KURZES HANDBUCH DER OPHTHALMOLOGIE

BEARBEITET VON

C. BAKKER-Batavia · M. BARTELS-Dortmund · C. BEHR-Hamburg · F. BEST-Dresden · R. BING-Basel · A. BIRCH-HIRSCHFELD-Königsberg I. PR. · A. BRÜCKNER-Basel · W. COMBERG-Berlin · R. CORDS-Köln · E. CRAMER†-Kottbus · R. DITTLER · Marburg · H. DOLD · Kiel · P. EISLER · Halle · H. ERGGELET-Jena · A. FRANCESCHETTI-Basel · E. FREY · Göttingen · W. GILBERT-Hamburg · C. GROUVEN-Halle · R. HELMBOLD-Danzig · K. VOM HOFE-Leipzig · J. IGERSHEIMER-Frankfurt A.M. · A. JESS Giessen · A. KOHLRAUSCH-Tübingen · H. KÖLLNER †·Würzburg · R. KÜMMELL-Hamburg · G. LENZ Breslau · L. LICHTWITZ-Altona · A. LINCK · Greifswald · W. LÖHLEIN · Jena · W. MEISNER-Greifswald · H. OTTO-Halle · R. A. PFEIFER-Leipzig · F. QUENSEL-Leipzig · W. REIS-Bonn · H. RÖNNE-Kopenhagen · W. RUNGE-Chemnitz · C. H. SATTLER · Königsberg I. PR. · F. SCHIECK-Würzburg · R. SEEFELDER-Innsbruck · H. STEIDLE-Würzburg · R. THIEL·Berlin · L. W. WEBER †·Chemnitz · O. WEISS-Königsberg I. PR. · FR. WOHLWILL-Hamburg · M. ZADE-Heidelberg · H. ZONDEK-Berlin · M. ZUR NEDDEN-Düsseldorf

HERAUSGEGEBEN VON

F. SCHIECK UND A. BRÜCKNER

WÜRZBURG   BASEL

ERSTER BAND

ANATOMIE · ENTWICKLUNG MISSBILDUNGEN · VERERBUNG

SPRINGER-VERLAG BERLIN HEIDELBERG GMBH
1930

ANATOMIE · ENTWICKLUNG
MISSBILDUNGEN · VERERBUNG

BEARBEITET VON

P. EISLER · A. FRANCESCHETTI
R. A. PFEIFER · R. SEEFELDER

MIT 423 ZUM TEIL FARBIGEN ABBILDUNGEN

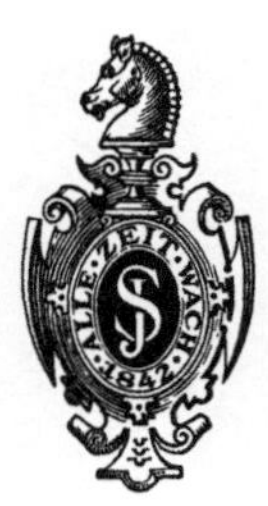

SPRINGER-VERLAG BERLIN HEIDELBERG GMBH
1930

ISBN 978-3-540-01126-2   ISBN 978-3-642-92495-8 (eBook)
DOI 10.1007/978-3-642-92495-8

Vorwort.

Die zunehmende Zahl medizinischer Monographien und Handbücher nötigt zu einer besonders gewissenhaften Prüfung der Frage, ob ein neues Werk wie das vorliegende „Kurze Handbuch der Ophthalmologie" eine Berechtigung besitzt oder nicht. Herausgeber und Verlag glaubten, diese Frage bejahen zu dürfen. An Lehrbüchern, die dem praktischen Augenarzt während seiner Studenten- und ersten Assistentenjahre bewährte Führer waren, fehlt es zwar nicht. Doch reichen sie für den, der das Bestreben nach Fortbildung und wissenschaftlicher Vertiefung hat, nicht aus. Andererseits sind die großen Sammelwerke, welche auf breiter wissenschaftlicher Grundlage die Kenntnisse zusammenfassen, zu umfangreich, um den Praktiker über das für ihn Wesentliche genügend schnell orientieren zu können. Das vorliegende, auf 7 Bände und einen Ergänzungsband (Operationslehre) berechnete Handbuch soll diese sich immer mehr fühlbar machende Lücke ausfüllen. Unter Beschränkung auf das Notwendige bei der Literatur und unter Vermeidung zu sehr ins einzelne gehender theoretischer Erörterungen will es dem Ophthalmologen eine kurz gefaßte, aber doch möglichst vollständige Übersicht über sein Gebiet nach dem gegenwärtigen Stande der Forschung geben. Besonderer Wert ist auch auf die Darstellung der Beziehungen zu den Nachbargebieten gelegt.

In dankenswerter Weise hat sich eine größere Zahl von Fachgenossen bereit finden lassen, gemeinsam mit den unterzeichneten Herausgebern sich dieser nicht immer leichten und oft genug wenig dankbaren Aufgabe zu unterziehen. Nach Möglichkeit ist erstrebt worden, trotz der vielen Mitarbeiter die Einheit des Handbuches zu wahren.

Der Verlag hat durch die Ausstattung und namentlich durch die Bereitwilligkeit, ein reiches Abbildungsmaterial aufzunehmen, den vielfältigen Wünschen der Autoren und der Herausgeber in jeder Hinsicht Entgegenkommen bewiesen. Die Unterzeichneten danken den Mitarbeitern und dem Verlag auf das wärmste.

Mit Trauer gedenken wir der Fachgenossen, die in der langen Zeit von 1912 bis heute uns als Mitarbeiter entrissen worden sind, und die die Drucklegung ihrer Beiträge sowie die Vollendung des Werkes nicht mehr erleben durften.

Möge das „Kurze Handbuch der Ophthalmologie" vielen der zuverlässige Berater werden, als welcher das Werk seiner ganzen Anlage nach gedacht ist.

Würzburg und Basel, im November 1929.

Die Herausgeber

F. SCHIECK. A. BRÜCKNER.

Inhaltsverzeichnis.

---

[1] Die Herausgeber und der Verlag haben dem Wunsche des Verfassers nachgegeben
und in diesem Abschnitt eine Orthographie zugelassen, die von der in den anderen Abschnitten abweicht. Sie haben sich in diesem Falle zu dem Zugeständnis entschlossen,
weil die Übernahme lateinischer Bezeichnungen in den deutschen Sprachgebrauch hier
eine Anwendung erfährt, die einer gewissen Begründung nicht entbehrt.

Seite

Inhaltsverzeichnis. XI

Die Anatomie des menschlichen Auges.

Von

P. Eisler - Halle a. d. Saale.

Mit 111 Abbildungen.

I. Allgemeines.

Die Einrichtung zur Aufnahme von Lichtreizen ist beim Menschen wie bei allen Wirbeltieren, mit Ausnahme des Lanzettfischchens, am Gesichtsteile des Kopfes bilateral-symmetrisch in den beiden Sehwerkzeugen, den Augen, untergebracht. Bei jedem Auge wird der wichtigste Teil, die mit den Lichtsinneszellen ausgestattete Haut und deren Ernährungsvorrichtung nebst einer Reihe weiterer, der Zuleitung des Lichtes und der Regelung der einzulassenden Lichtmenge dienender Einrichtungen von einem durch eine feste Hülle nach außen abgeschlossenen, mehr oder weniger kugeligen Körper, dem Augapfel, Bulbus oculi, beherbergt. Indem nun noch äußere Einrichtungen zur Bewegung und zum Schutze des Augapfels hinzutreten, erscheint das Sehwerkzeug als eine außerordentlich zusammengesetzte Bildung, die sich weit von den sog. niederen Sinnesorganen entfernt. Denn bei diesen finden sich die Einrichtungen zur Aufnahme der entsprechenden Reize entweder ganz an der Oberfläche, wie beim Geruchs- und Geschmacksorgan, oder doch der Oberfläche sehr nahe, wie beim Tastorgan. Nur im Gehörorgane ist die Aufnahmestelle für Schallreize in ähnlicher Weise in die Tiefe gerückt hinter eine größere Reihe vorgeschalteter Nebeneinrichtungen. Der Versuch, die beiden zusammengesetzten Sinneswerkzeuge bis in die Einzelheiten zu vergleichen, liegt nahe und ist auch, z. B. von G. Schwalbe, durchgeführt worden. Aber ein solcher Vergleich ist nicht statthaft, weil die Entwicklung der Hauptbestandteile in beiden Organen durchaus verschieden vor sich geht. Beim Ohr entstehen die Sinneszellen aus dem vom Ectoderm eingestülpten und abgeschnürten Gehörbläschen, an das der Hörnerv von der Hirnanlage aus heranwächst. Die Sinneszellen des Auges dagegen sind Teile eines gegen das Ectoderm hin vorgewachsenen Hirnabschnittes, der den Zusammenhang mit dem Mutterboden nicht verliert. Schon bei ganz jungen Embryonen, bei denen das primitive Vorderhirnbläschen noch nicht geschlossen ist, zeigt sich an dessen Boden jederseits ein Grübchen, das sich bald zu einer hohlen, lateralwärts gerichteten Ausstülpung, dem primaren Augenbläschen, vertieft. Aus diesem entwickelt sich die die Lichtsinneszellen tragende Haut, die Netzhaut, wobei der Stiel des Bläschens sich zu der nach dem Hirn ableitenden Nervenbahn, dem Sehnerven, umbildet. Die genauere Schilderung dieser Vorgänge ist an anderer Stelle dieses Bandes zu finden[1]; hier mag es genügen, darauf hinzuweisen, daß die Netzhaut außer den Sinneszellen noch eine Anzahl von Nervenzellenschichten enthält, die ohne Zweifel bereits der

---

[1] Siehe Kapitel Seefelder: Entwicklung des Auges.

teilweisen Verarbeitung der aufgenommenen Lichtreize dienen und mit Recht als
Hirnschichten bezeichnet werden. Die wesentlichen Teile des Auges sind somit
als ein gegen die Körperoberfläche vorgeschobener Hirnlappen, als Ophthalm-
encephalon (Schwalbe) aufzufassen, an dem der Sehnerv den Wert einer
intercentralen Verbindungsbahn besitzt. Die um Netzhaut und Sehnerven
ausgebildeten, dem Mesoderm entstammenden Hüllen lassen sich dann auch
bis zu einem gewissen Grade mit den ernährenden und schützenden Hüllen
des Hirns, der Leptomeninx und Pachymeninx, vergleichen, obschon damit
kaum mehr als eine ziemlich oberflächliche, schematische Vorstellung gewonnen
wird. Von Bedeutung ist, daß ein Teil der das Licht zuleitenden Vorrichtungen,
vor allem die Linse, aus dem Ectoderm, also von der Körperoberfläche her
entsteht. Die Linsenanlage tritt zunächst als Verdickung des Ectoderms gegenüber dem Augenbläschen auf, senkt sich dann grubig ein und schnürt sich
schließlich als Epithelbläschen gegen die Oberfläche ab, in ganz ähnlicher Weise
wie das Gehörbläschen, wächst dann aber nicht wie dieses weiter zu Schläuchen
aus, sondern beschränkt sich auf innere Umgestaltungen.

Unterscheidet sich somit das Sehwerkzeug der Wirbeltiere als Ausstülpung
des Neuralrohres von den anderen Sinneswerkzeugen, die von der Körperoberfläche ausgehen, so wird dieser Unterschied noch dadurch vergrößert,
daß in diesen die Sinneszellen den von außen herankommenden Reizen zugewandt,
im Auge dagegen abgewandt und zumeist noch von den Hirnschichten überlagert sind. Sie haben sich gegen den Hohlraum des Neuralrohres, gegen den
Ventrikel des Augenlappens hin entwickelt, und die ableitenden Nervenfasern
liegen dementsprechend außen, auf der vom Ventrikel abgekehrten Fläche
des Sinnesepithels. Dies steht in schroffem Gegensatze zu dem Verhalten der
wirbellosen Tiere, bei denen sich die Augen trotz einer großen Mannigfaltigkeit
der Ausbildung im einzelnen aus dem Ectoderm entwickeln und bis auf wenige
Ausnahmen die Lichtaufnahmezellen gegen das Licht richten. Daraus ergibt
sich, auch wenn man den ganz abweichenden Bau der Sinneszellen, etwa als
Sonderanpassung, außer Betracht läßt, eine grundsätzliche Schwierigkeit für
die Ableitung des Wirbeltierauges von dem der Wirbellosen. Da aber anderseits die Annahme einer Herkunft der Wirbeltiere von wirbellosen Vorfahren
nicht von der Hand zu weisen ist, hat es nicht an Versuchen gefehlt, die
Gegensätze zu überbrücken. Unter den Wirbellosen sind die Ascidienlarven
als einzige Form bekannt, bei der sich das (unpaare) Auge als Grübchen im Gehirn
entwickelt und seine Lichtsinneszellen gegen die Höhlung des Hirnbläschens
wendet; das Licht hat bei der völligen Durchsichtigkeit der Tiere Durchtritt
durch die Körperwand. Ray Lankester (1880) sah hier eine Anknüpfungs-
möglichkeit, indem er für die Vorfahren der Wirbeltiere zunächst ebenfalls
Durchsichtigkeit des Körpers annahm; mit der späteren Verdichtung der
Gewebe sollte dann unter Mitwirkung der natürlichen Auslese ein Vorwachsen
der Hirnaugen gegen die Körperoberfläche erfolgt und dabei secundar die
Bildung der Linse von der Körperoberfläche aus angeregt worden sein. Obwohl
schon Balfour (1880) diese Annahme zurückwies, kehrt sie bei Jelgersma
(1906) in etwas veränderter, aber ebensowenig überzeugender Form wieder.
v. Kennel (1881) ging von der Entwicklung der Annelidenaugen aus und suchte
durch Aufstellung reichlich künstlicher Zwischenformen die Verbindung zwischen
dem Grubenauge der Wirbellosen und dem Gehirnauge der Wirbeltiere wahrscheinlich zu machen. Die Art der Entwicklung der Linse führte dazu, in ihr
das ursprüngliche Wirbeltierauge zu sehen, das secundar von einer Hirnvor-
stülpung ersetzt sein sollte [Beraneck (1890), von Kupffer (1894), M. Nussbaum (1899), Burckardt (1901)], doch konnten auch diese Versuche nicht
befriedigen. Die Entdeckung der einzelstehenden Lichtsinneszellen im Rücken-

mark des Amphioxus [R. Hesse (1898)] veranlaßte Boveri (1904) dazu, das Hirnauge durch Zusammenrücken solcher Einzelelemente erklären zu wollen; er fand aber für diese schwierige Vorstellung keine Anhänger. Balfour (1880) hatte schon den Gedanken ausgesprochen, daß das Auge der Wirbeltiervorfahren sich im Bereiche des Hirns entwickelt haben müßte, als die Anlage des Centralnervensystems noch an der Körperoberfläche lag, und erst mit der Einstülpung der Hirnanlage in das Innere des Hirns gelangt wäre. Derselben Ansicht sind Froriep (1906) und Keibel (1906), indem sie auf die Augengrübchen auf der noch nicht geschlossenen Vorderhirnplatte bei jungen Wirbeltierembryonen hinweisen. Man könnte meines Erachtens noch einen Schritt weiter gehen und annehmen, daß auch bei den Wirbeltieren das Auge ursprünglich als Grube aus dem Ectoderm des rostralen Körperendes gebildet wurde, rostral zu dem noch auf einer niederern Entwicklungsstufe stehenden Centralnervensystem. Als dann dieses in einer späteren Epoche seine Anlage rostralwärts ausdehnte, hatte das Auge bereits eine so große eigene Entwicklungsenergie gewonnen, daß es von der neuen Ectodermwucherung nicht mehr unterdrückt, sondern nur durch Umwachsung in sie einbezogen werden konnte und seitdem als Teil des Medullarrohrs angelegt wird. Der Schluß des Rohres vermochte an der längst festgelegten Fähigkeit dieses Zellbezirkes Lichtsinneszellen zu bilden, offenbar nichts mehr zu ändern, anderseits war aber der nunmehr nur von außen her kommende, das basale Ende der Zellen zunächst treffende Lichtreiz nicht imstande, eine grundlegende Änderung im Bau und in der Richtung der Zellen herbeizuführen, doch gab er wahrscheinlich die Anregung dafür, daß die Wand des Neuralrohres an der Stelle der Augenanlage gegen das Licht hin vorwuchs. Damit ständen wir aber erst am Anfang des langen Weges bis zur vollen Ausgestaltung des Sehwerkzeuges mit seinen optischen und mechanischen Hilfseinrichtungen, und wenn auch eifrige Forschung der letzten Jahrzehnte bemüht war, Licht in die verwirrende Menge hier noch offener Fragen zu bringen, so finden wir zwar die Zahl und Genauigkeit der tatsächlichen Feststellungen erheblich gesteigert, wissen durch die Versuche von Spemann (1901) und Lewis (1903, 1905) an Amphibienlarven, daß die Linsenbildung erst durch die Annäherung des Augenbläschens an das Ectoderm in Gang gesetzt wird, selbst aber nichts zu der Eindellung des Augenbläschens im Augenbecher beiträgt, ferner, daß nach Entfernung der Linse aus der Augenanlage eine neue zellige Linse vom Rande des Augenbechers entsteht, aber für die Kenntnis und Erkenntnis der ursächlichen Wirkungsweisen bei den einzelnen Bildungsvorgängen bedeutet das nur einen geringen Fortschritt.

Das kleine Gebiet des Auges gehört zweifellos zu den nach allen Richtungen hin am meisten durchgearbeiteten Stellen des Körpers. In seiner „Organologie des Auges" hat Pütter (1908) gesammelt und vom morphologischen, systematischen und physiologischen Standpunkt aus verwertet, was an Forschungsergebnissen über die Lichtsinnesorgane im ganzen Tierreiche vorhanden war. Die ungemeine Mannigfaltigkeit, die uns da in den einzelnen Einrichtungen entgegentritt, zeigt die Schwierigkeiten, auf die eine ursächliche Betrachtungsabsicht stoßen muß. So weisen z. B. schon die Lichtsinneszellen der Wirbeltiere, die von denen der wirbellosen durchaus verschieden sind, viel mehr gestaltliche Abweichungen untereinander auf, als aus functionalen Gründen zu erwarten wären. „Warum die gleiche Function (außerordentliche Lichtreizbarkeit) einen so verschiedenen formalen Ausdruck findet, ist eine Frage, die an das große Problem des Verhältnisses von Form und Function rührt" (Pütter). Wir müssen also vorläufig die tatsächlichen Verhältnisse nehmen, wie sie sich darstellen. Deshalb erscheint auch die Frage nach der „Anpassung an die Function" beim Sehorgan noch verfrüht, gleichgültig, ob man dabei nur an die

Lichtsinneszellen oder auch an die Hilfseinrichtungen denkt. Wir können wohl bei den Binde- und Stützgeweben eine Anpassung an die Beanspruchung verfolgen, weil wir die dabei in Betracht kommenden mechanischen Kräfte übersehen und ihre Wirkungsweise zu verstehen meinen. Dagegen kennen wir bei den Lichtsinneszellen weder den eigentlichen functionalen Bau, noch die Bedeutung der einzelnen Abschnitte genügend, wissen nichts darüber, ob der aufgenommene Lichtreiz in den Zellen schon eine erste Bearbeitung erfährt oder einfach weitergeleitet wird, auch noch kaum etwas von anatomisch nachweisbarer Abnützung und Erneuerung im Zelleib oder Kern oder von Altersverschiedenheiten. Wir vermögen uns keine Vorstellung darüber zu machen, wie der Lichtreiz, d. h. die Benützung des Auges, bei Frühgeburten eine entsprechend frühere Bildung der Markscheiden im Sehnerven veranlaßt, und sehen bei dem einzigen Teile im Auge, der das ganze Leben über durch Zellvermehrung wächst, bei der Linse, nicht Verbesserung, sondern Verschlechterung ihrer Eigenschaften für die Bildentwerfung. Uhlenhuth (1914) verpflanzte bei Salamanderembryonen die Augen an andere Stellen der Körperoberfläche und hielt die eine Hälfte der Versuchstiere im Licht, die andere im Dunkeln. Nach einer vorübergehenden Degeneration trat vollständige Regeneration ein, ohne daß die neu ausgewachsenen Sehnervenfasern einen centralen Anschluß gewinnen konnten. Dabei zeigte sich, daß bei den Dunkeltieren die Regeneration rascher einsetzte als bei den Helltieren, und daß bei jenen auch nach 15 monatiger Absperrung des Lichtes völlig normale Netzhäute vorhanden waren. Uhlenhuth schließt daraus, daß weder die Regeneration eine functionale sei, noch deren Schnelligkeit von functionalen Reizen abhänge.

Es fehlen also beim Sehwerkzeug vorläufig irgendwelche erkennbare Anhaltspunkte, aus denen auf eine „Anpassung an die Function" geschlossen werden könnte. Man bekommt das so gut wie fertige Organ ins Leben mit und muß lernen, von ihm, so wie es eben ist, den tunlich besten Gebrauch zu machen.

In der hier folgenden Darstellung des gröberen und feineren Baues des Auges und seiner Nebeneinrichtungen ist jeweils ein kurzer Hinweis auf die physiologische Bedeutung der Teile selbstverständlich, wobei dann die Lücken in unseren Kenntnissen und Vorstellungen zutage treten werden. Auf die Gedanken, die Krauss (1926) in seinem Aufsatz über „Ophthalmobiologie" andeutungsweise ausgesprochen hat, ist aber nicht weiter eingegangen worden.

II. Übersicht über den Bauplan des Sehorgans.

Der beim Menschen etwa kugelige Augapfel liegt im vorderen Abschnitt der knöchernen Augenhöhle, *Orbita*. Von seinem hinteren Umfange zieht wie ein dicker Stiel der Sehnerv, *N. opticus*, rückwärts in die Tiefe der Augenhöhle, um von da in die Schädelhöhle und in das Hirn zu gelangen (Abb. 1). Die Wand des Augapfels besteht zum größten Teil aus drei concentrisch, zwiebelschalenartig, angeordneten Häuten; daher der Name *Bulbus*. Die zu innerst gelegene Netzhaut *(Retina, Tunica nervosa)* enthält die Lichtsinneszellen und, wie bereits erwähnt, noch eine Anzahl nervoser Elemente und hängt mit dem Sehnerven zusammen. Im vorderen Teile des Augapfels hat sie aber die Ausbildung zu einer Nervenhaut nicht erfahren und erscheint einfach als Innenschicht der mittleren Augenhaut. Diese, die Gefäßhaut *(Tunica vasculosa)*, läßt drei scharf gekennzeichnete Abschnitte unterscheiden. Sie ist, soweit die nervose Netzhaut reicht, Ernährungseinrichtung der Lichtsinneszellen und trägt den Namen Aderhaut *(Choroides* s. Uvea). Der nach vorn folgende Abschnitt zeigt einen stark abweichenden Bau, besonders durch eigenartige, strahlig angeordnete

Vorsprünge auf der Innenfläche, die *Processus ciliares,* und hat hiervon die Bezeichnung Strahlenkörper, *Corpus ciliare,* erhalten. Der vorderste Abschnitt der Gefäßhaut, Regenbogenhaut *(Iris)* genannt, verläßt die Wand des Bulbus und springt blendenartig mit kreisförmigem freiem Rande nach innen vor. Die von dem Rande umschlossene Öffnung ist das Sehloch, *Pupilla.* Sowohl die äußerste Schicht der Netzhaut, als die ganze Gefäßhaut ist mit dunklem Pigment ausgestattet. Die äußere Augenhaut, *Tunica fibrosa,* erscheint als widerstandsfähige Hülle des Bulbus. Sie ist zum größten Teile undurchsichtig weiß und in diesem Bereiche als harte oder weiße Augenhaut *(Sclera)* von einer vorderen durchsichtigen Kugelkappe, der Hornhaut *(Cornea),* unterschieden.

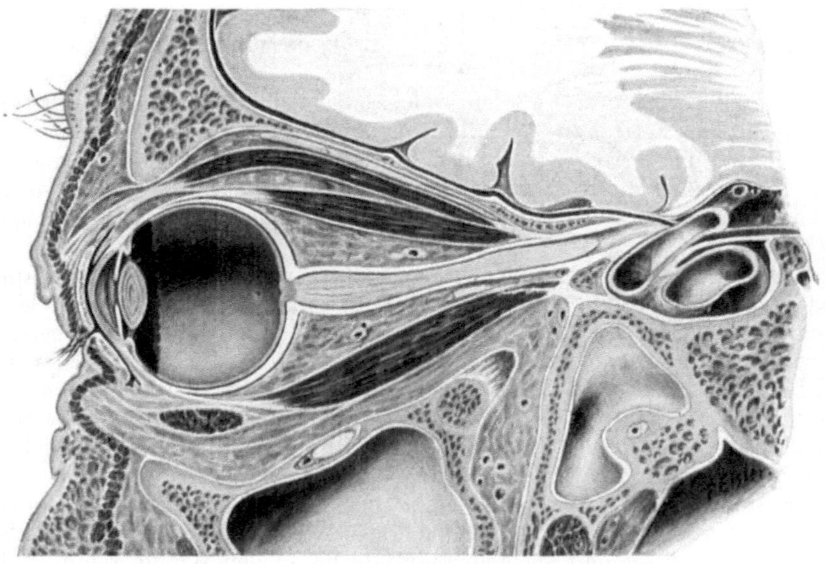

Abb. 1. Axialer Gefrierschnitt durch die rechte Augenhöhle eines Hingerichteten, laterale Hälfte. Nat. Gr. Der Schnitt trifft die Mitte der Hornhaut, die Pupille, die Linse, den Sehnerven vom Austritt aus dem Augapfel bis in den Canalis opticus, von weiterem Augenhöhleninhalt dicht unter dem Dache den N. frontalis, dann die Mm. levator palpebrae superioris, recti oc. sup. und inf. längs, den M. obliquus oc. inf. quer. Vom oberen und unteren Knochenrand der Augenhöhle zieht das Septum orbitale gegen die Hinterfläche der Lidmuskulatur. Außerhalb der Augenhöhle geht der Schnitt durch den Canalis infraorbitalis mit Inhalt, durch den Sinus maxillaris, dahinter durch die Fossa pterygopalatina, den Sinus sphenoidalis, darüber durch die A. carotis int. im Sinus cavernosus, im Hirn durch den Stirnlappen bis zum Corpus striatum.

Im Inneren ist hinter der Iris ein biconvexer durchsichtiger Körper, die Linse *(Lens crystallina),* mittels einer besonderen fädigen Einrichtung, des Strahlenbändchens *(Zonula ciliaris),* am Strahlenkörper befestigt. Durch die Regenbogenhaut und die Linse mit ihrer Aufhängung wird der Innenraum des Augapfels in drei Abschnitte zerlegt. Zwischen Cornea und Iris befindet sich die *vordere Augenkammer,* zwischen Hinterfläche der Iris und Vorderfläche der Linse und Zonula die *hintere Kammer;* beide Kammern stehen durch die Pupille miteinander in offener Verbindung und sind gefüllt mit dem völlig farblosen Kammerwasser, *Humor aqueus.* Der große Raum hinter der Linse und Zonula enthält ·eine ebenfalls farblose gallertartige Masse, den Glaskörper *(Corpus vitreum),* und wird danach als *Glaskörperraum* bezeichnet.

Das von vorn her einfallende Licht trifft auf seinem Wege zur Netzhaut also nur vollkommen durchsichtige Bestandteile des Auges (Hornhaut, Kammerwasser, Linse, Glaskörper) und wird nur in seiner Menge durch die verschiedene

Weite der Pupille in der durch eigene Muskulatur bewegungsfähigen Iris beeinflußt. Die Iris wirkt also tatsächlich wie eine in der Weite verstellbare Blende. Der ganze Raum hinter der Iris verhält sich wie eine Camera obscura, indem eine dunkle Pigmentierung der Wand störende Reflexion des eingefallenen Lichtes verhindert. Die Linse ist ebenfalls in ihrer Form, d. h. in der Krümmung ihrer beiden Flächen, veränderlich, je nachdem das Auge für das Sehen in die Ferne oder in die Nähe benutzt werden soll. Die entsprechende Einstellung (Accommodation) wird durch eine besondere, im Ciliarkörper gelegene Muskulatur besorgt. Die Einstellung bezweckt mit Hilfe der Linse ein scharfes Bild eines Gegenstandes auf der Netzhaut zu entwerfen. Letztere besitzt gegenüber der Pupille und der Linse im hinteren Teile des Bulbus eine durch besonderen Bau ausgezeichnete Stelle des schärfsten Sehens, die *Fovea centralis*; hier werden Formen und Farben am genauesten wahrgenommen, während die übrigen Abschnitte der Netzhaut mehr für die Wahrnehmung von Bewegungen befähigt sind.

Der Augapfel wird zum größeren Teile, etwa in den hinteren zwei Dritteln, von einem großen Fettkörper, der die Augenhöhle füllt, dem *Corpus adiposum orbitae,* umfaßt und getragen; daneben besteht aber noch eine bindegewebige Einrichtung, die den Bulbus unterstützt und in seiner Lage erhält. Das vordere Drittel des Augapfels mit der Hornhaut wendet sich nach außen gegen die Augenlider *(Palpebrae),* zwei starke freie Falten der äußeren Haut vor dem Eingang zur Augenhöhle, groß genug, um den vorwärts gewölbten Teil des Augapfels zu bedecken. Sie wenden ihre freien Ränder einander entgegen und lassen zwischen sich eine in der Weite verstellbare quere Spalte, die den Zugang zu dem zwischen Rückfläche der Falten und Vorderfläche des Augapfels befindlichen, für gewöhnlich capillaren Raum bildet. Die Falten bezeichnet man als oberes und unteres Augenlid, *Palpebra superior* und *inferior,* die Spalte zwischen beiden als Lidspalte, *Rima palpebralis,* den Raum hinter ihnen als Bindehautsack, *Saccus conjunctivalis.* Während der äußere Überzug der Lider die Merkmale der äußeren Haut im wesentlichen beibehält, nimmt im Bereiche des Bindehautsackes der Überzug die Merkmale einer Schleimhaut an. Als (Tunica) *Conjunctiva palpebralis* geht sie vom Lidrande bis in den Winkel zwischen Lid und Augapfel und schlägt sich hier als *Conjunctiva bulbi* auf letzteren hinüber. Die Übergangsstelle ist der Bindehautwinkel, *Fornix conjunctivae superior* und *inferior,* oder die Übergangsfalte, ausgezeichnet durch besondere Lockerheit und Verschieblichkeit der Schleimhaut.

Durch sechs willkürliche *Muskeln,* die in der Augenhöhle entspringen und verlaufen und ihre Endsehnen in die Sclera schicken, kann der Augapfel nach den verschiedensten Richtungen bewegt werden. Ein siebenter, ebenfalls die Augenhöhle durchziehender Muskel tritt in das Oberlid und dient zu dessen Hebung und dadurch zur Freilegung der Hornhaut. Verengung und Schluß der Lidspalte wird durch einen Abschnitt der mimischen Muskulatur bewirkt, der unter der Haut vor dem Eingang der Augenhöhle sich bis in den freien Lidrand vorschiebt. Neben diesen willkürlichen Muskeln findet sich in der Basis beider Lider flächenhaft angeordnete glatte Muskulatur.

Mit dem Bindehautsack hängt noch eine Nebeneinrichtung zusammen, die für eine dauernde Befeuchtung der Sackwände sorgt, der Tränenapparat. Die absondernde Drüse, *Glandula lacrimalis,* liegt in der Augenhöhle lateral oben nahe dem Eingang; ihre Ausführgänge münden lateral in den oberen Bindehautwinkel. Außerdem finden sich noch kleine, der Zahl nach schwankende, „accessorische Tränendrüsen" in der Lidbindehaut, und wahrscheinlich sondert die Bindehaut selbst ab. Die Bewegung der Lider vertreibt die wässerige Tränenflüssigkeit über die Bulbusoberfläche medianwärts. Dort beginnt nahe dem medialen Ende der Lidspalte mit einer kleinen Öffnung an jedem Lidrand die Absaugevorrichtung, durch die die Flüssigkeit nach der Nasenhöhle abgeführt wird.

Von *Nerven* kommt für das Auge und seine Nebeneinrichtungen eine größere Anzahl in Betracht. Der von der Netzhaut ableitende *N. opticus* ist, wie bereits eingangs gesagt, nicht einem typischen sensiblen oder sensorischen Nerven gleichzustellen, sondern als eine intercentrale Verbindung aufzufassen, wie der Tractus olfactorius. Sonst erhält die Netzhaut nur noch *Sympathicus*fasern für ihre Blutgefäße. Für die Gefäßhaut und die äußere Augenhaut stammen die sensiblen Nerven aus dem ersten Aste des *Trigeminus,* die motorischen für die Accommodations- und Irismuskulatur, sowie für die Blutgefäße teils vom parasympathischen Anteile des *N. oculomotorius,* teils aus dem *Sympathicus.* Die äußeren Augenmuskeln werden versorgt durch die *Nn. oculomotorius, trochlearis* und *abducens.* Zur Tränendrüse gelangen secretorische Fasern des *N. facialis.* Für die Lider und die Bindehaut werden sensible Fasern vom 1. und 2. Trigeminusaste abgegeben. Die zu den Lidern in Beziehung stehende mimische Muskulatur ist Gebiet des N. facialis, während der Oberlidheber vom N. oculomotorius, die glatte Muskulatur vom Sympathicus versehen wird.

Die Blutversorgung des Auges und seiner Hilfseinrichtungen wird in der Hauptsache von der *A. ophthalmica* übernommen, die als Ast der Carotis interna mit dem Sehnerven in die Augenhöhle tritt und hier sich an den Bulbus, die Augenmuskeln und die Tränendrüse verzweigt. Unter den Zweigen an dem Bulbus sondert sich die Arterie für die Netzhaut ab und nimmt ihren Weg durch den Sehnerven. Die Enden der A. ophthalmica gelangen noch über den Orbitalrand hinaus in die Lider und deren Umgebung, doch gehen sie hier mehrfach Verbindungen mit benachbarten Arterien des Gesichts ein.

III. Die Augenhöhle, Orbita.

Die beiden Augenhöhlen öffnen sich an der Grenze des Hirn- und Gesichtsschädels symmetrisch, seitlich von der Nase, mit weitem Eingang nach vorn. Ihre Gestalt wird teils mit einer liegenden vierseitigen Hohlpyramide, teils mit einem Hohlkegel verglichen, dessen Spitze occipitalwärts gerichtet ist; auch der Vergleich mit einem Keil, dessen vier etwa rechtwinklig zueinander gestellte Flächen rückwärts gegen eine kurze senkrechte Schneide zusammenlaufen, ist herangezogen worden (Graf Spee). Auf Genauigkeit kann keiner dieser Vergleiche Anspruch erheben insofern, als die vier Seitenflächen der Pyramide oder des Keils durch mehr oder weniger starke Abrundung der Kanten nur unscharf voneinander getrennt werden; da sie aber immerhin als einigermaßen ebene Flächen von der Krümmung eines Kegelmantels abweichen, so bleibt für die Beschreibung die Pyramide vorzuziehen. Als ihre Grundfläche ist die Ebene des Augenhöhleneingangs anzusehen, während die Pyramidenspitze an der tiefsten Stelle der Höhle in den Sehnervenkanal oder auf die Mitte seiner lateral-unteren Begrenzung durch die hintere Wurzel des kleinen Keilbeinflügels fällt. Dabei ist jedoch hervorzuheben, daß die Grundfläche durch stärkeres Hervortreten des Augenhöhlenrandes oben und unten eingeengt ist (Abb. 2).

An der Begrenzung der Augenhöhle beteiligen sich in der Regel sieben Schädelknochen, und zwar Stirnbein, Keilbein, Siebbein, Tränenbein, Oberkieferbein, Gaumenbein und Jochbein. Asymmetrien der beidseitigen Augenhöhlen im Umriß des Eingangs, in der Richtung ihrer Achsen und in der Neigung ihrer Wände sind die Regel, wie ja wirkliche Symmetrie der beiden Schädelhälften überhaupt nicht vorkommt.

Entsprechend den vier Seitenflächen der Pyramide werden vier Wände der Augenhöhle unterschieden, eine obere, eine mediale, eine untere und eine laterale. Nur die laterale Wand ist, wenigstens teilweise, scharf abgegrenzt, indem von hinten her zwei offene Spalten, die *Fissurae orbitales superior* und *inferior*, eine Strecke weit zwischen ihr und der oberen bzw. unteren Wand vorwärts einschneiden. Der Abschluß der Augenhöhle gegen die Schläfengrube durch eine knöcherne Seitenwand kommt unter den Säugern nur den Primaten zu; bei den Halbaffen ist nur der Eingang der Augenhöhle von einem vollständigen

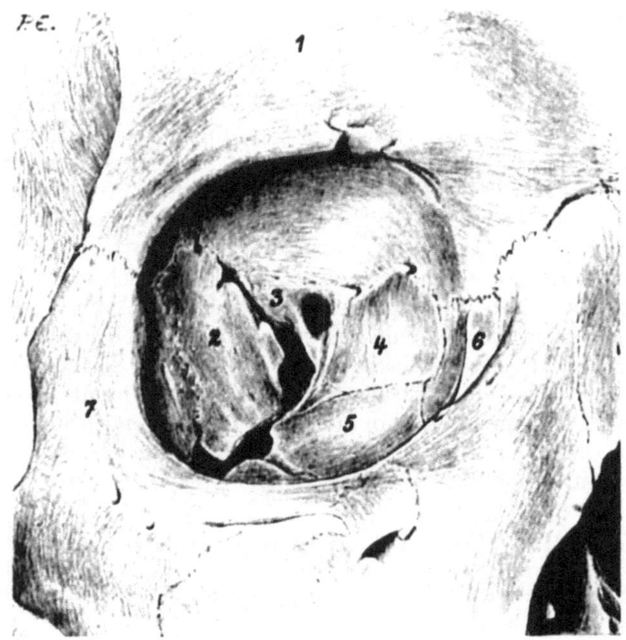

Abb. 2. Rechte Augenhöhle eines Mannes von vorn. *1* Os frontale, *2* Ala magna, *3* Ala parva ossis sphenoidalis, *4* Lamina papyracea ossis ethmoidalis, *5* Maxilla, *6* Os lacrimale, *7* Os zygomaticum. Am Os frontale im oberen Augenhöhlenrand eine breite Incisura supraorbitalis, medial dazu auf der Augenhöhlenfläche die hier rinnenförmig erscheinende Fovea trochlearis. Am Oberrande der Ala magna ein Foramen meningo-orbitale, am Hinterrand eine breite Spina musculi recti oc. lateralis; in der Ala parva der Canalis opticus. Am Oberrande der Lamina papyracea die Foramina ethmoidalia anterius und posterius. Auf der Augenhöhlenfläche der Maxilla der Sulcus infraorbitalis, nach vorn in den Canalis infraorbitalis übergehend, der sich auf der Gesichtsfläche im Foramen infraorbitale öffnet. Auf der Augenhöhlenfläche des Os zygomaticum dicht hinter dem Rande das Tuberculum orbitale oss. zygomatici, rückwärts dazu der Sulcus und das Foramen zygomatico-temporale. Zwischen Ala parva und magna die Fissura orbitalis sup.; zwischen Ala magna und Maxilla die Fissura orb. inf., in der die vordere Öffnung des Canalis rotundus sichtbar ist.

Knochenring umgeben, dahinter besteht lateral noch eine weite Öffnung gegen die Schläfengrube.

Die obere Wand, *Paries superior orbitae* (Dach der Augenhöhle, Lacunar orbitae), wird zum größten Teile von der Pars orbitalis des Stirnbeins gebildet und hinten durch die kleine dreieckige Orbitalfläche des kleinen Keilbeinflügels vervollständigt. Sie senkt sich nur wenig nach hinten und ist sowohl in der Längs- als in der Querrichtung concav; dabei liegt die stärkste Höhlung lateral vorn hinter dem Augenhöhlenrande. Die seitliche Begrenzung ist nur lateral hinten scharf, wo die Orbitalfläche des kleinen Keilbeinflügels an ihrem Unterrande durch die Fissura orbitalis superior von der lateralen Wand getrennt wird. In der Regel ist die Wand in den hinteren zwei Dritteln des Stirnbeinabschnittes dünn und durchscheinend, soweit nicht auf ihrer Hirnfläche Juga cerebralia aufgesetzt sind; im vorderen Drittel ergibt sich durch die aufsteigende Stirnbeinschuppe rasch eine erhebliche Verdickung, besonders, wenn der Sinus frontalis gering oder gar nicht ausgebildet ist (Abb. 3, 4, 1), während bei größerem Sinus auch der vordere Teil des Orbitaldaches sehr dünn sein kann.

Die obere Wand ist im ganzen glatt. Nur vorn, nahe dem Augenhöhlenrand und der seitlichen Grenze der Wand findet sich jederseits eine flache Vertiefung. Die mediale ist die kleine, rundliche, 3—4 mm im Durchmesser haltende, oft sehr seichte *Fovea trochlearis,* in der sich die Sehnenrolle, *Trochlea,* des M. obliquus oculi superior anheftet. Sie liegt etwa 5 mm hinter dem Orbitalrande (Abb. 2, 3). Die laterale Vertiefung, *Fossa glandulae lacrimalis,* wird durch die Anlagerung der Tränendrüse verursacht, ist umfangreicher, oft besser für die tastende Fingerspitze als für das Auge erkennbar und liegt im Bereiche des Proc. zygomaticus ossis frontis. Die Grube ist bei Kindern deutlicher als bei Erwachsenen.

Gelegentlich springt vom lateralen Umfange der Fovea trochlearis eine kleine, manchmal hakenförmige Knochenzacke, die *Spina trochlearis,* nach unten und vorn vor (Abb. 3). Sie hängt ebenfalls mit der bindegewebigen Trochlea zusammen. Ihre Länge schwankt zwischen einer leichten Andeutung und 4 mm [ADACHI (1895)]. Sie wird häufig nur einseitig und dann vorwiegend rechts angetroffen. Ihr Vorkommen berechnet sich für Europäer auf 10—15,4%; bei Japanern fand sie ADACHI in 10%, bei Aino in 8%, NAKANO (1920) bei Chinesen in 9%, SATAKE (1925) bei Koreanern in 7,7%. Die Oberfläche der Fossa gland. lacrimalis erscheint oft poros rauh (ZINN) infolge stärkerer Ausbildung des Haftbandes der Drüse (MERKEL). Sehr häufig findet sich lateral hinten an der Verbindung des Stirnbeinanteils mit dem großen Keilbeinflügel oder darüber im Stirnbein selbst ein aus der mittlen Schädelgrube nach vorn durchtretender kurzer Kanal, von dem aus sich eine schmale Rinne verschieden lang vorwärts erstreckt (Foramen meningoorbitale). Sie zeigt den Weg einer Anastomose der A. meningea media mit der A. lacrimalis (Abb. 2). Auch weiter medial erscheinen hin und wieder kleine Gefäßfurchen im hinteren Abschnitt der oberen Orbitalwand. — Seltener ist ein Knochenkanal, der sich vorn in der Nähe des Augenhöhlenrandes in der Mitte oder etwas lateral dazu an der oberen Wand öffnet. Er kommt entweder nur aus der Diploe der Stirnbeinschuppe oder geht nach der Außenfläche der Schuppe durch und enthält eine kleine Vene. TENCHINI fand bei einem 19 jährigen Manne 4 mm hinter dem Supraorbitalrande ein 2 mm weites Emissarium, das 35 mm lateral zur Crista galli in die Schädelhöhle trat. — Ein accessorischer Knochenkern im Proc. zygomaticus oss. frontis kann vom Stirnbein getrennt bleiben. Dann erscheint im hinteren Abschnitt der Fossa gland. lacrimalis eine spaltförmige Vertiefung oder ein Loch, durch das in einem Falle (v. IHERING) der Ramus lacrimalis der A. meningea med. verlief. — Ein seltener Schaltknochen zwischen kleinem Keilbeinflügel, Orbitalteil des Stirnbeins und Siebbein (HYRTL, Graf SPEE) ist ebenfalls auf einen atypischen Knochenkern zurückzuführen. Graf SPEE sah bei einem 10 jährigen Kinde an dieser Stelle beiderseits symmetrisch durch Ausbleiben der Verknöcherung eine 2 cm breite Knochenlücke, durch die am macerierten Schädel die Augenhöhle mit der Schädelhöhle zusammenhing. Es handelt sich wohl um dieselbe Öffnung, auf die ADACHI zuerst aufmerksam gemacht hat, und die er als Fontanelle auffaßt. SATAKE verzeichnet sie an 45 Schädeln erwachsener Koreaner neunmal einseitig und vierzehnmal beidseitig.

Als *Cribra orbitalia* bezeichnete H. WELCKER eigentümliche großporige Veränderungen am Orbitaldach medial zur Fossa gland. lacrim. nahe dem Vorderrand. Die halbmondförmigen bis rundlichen Bezirke erreichen einen transversalen Durchmesser von 2,5 cm und erstrecken sich dann medianwärts bis in die Nähe der Fovea trochlearis. Die Stirnhöhle fehlt darüber, und der Knochen erscheint bei Erwachsenen erheblich compact verdickt oder an der Oberfläche siebartig durchbrochen. Nach TOLDT (1886) entstehen sie durch den Übertritt des venosen Blutes aus der Diploe in periorbitale Venen; KOGANEI (1911) erklärt sie für Osteophytenbildungen analog den Cribra cranii an der Innenfläche der Knochen des Schädeldaches. Sie treten nach dem 7. Lebensjahre, und zwar meist symmetrisch auf, scheinen sich aber teilweise später wieder zu verlieren, denn KOGANEI fand sie bei erwachsenen Japanern aus der Gegend von Tokyo in 11%, bei Kindern dagegen in 27,4% der Fälle. Für Europäer werden 3,1—4,7% angegeben; für Neger, Australier, Malayen, Mongolen erhöht sich der Hundertsatz ganz bedeutend, selbst bis auf das Acht- bis Zehnfache; unter 180 Lappenschädeln waren sechzehnmal Cribra vorhanden [LASSILA (1923)].

Zuweilen schieben sich stark ausgebildete Stirnhöhlen weit rück- und lateralwärts in das Orbitaldach hinein, selten auch hintere Siebbeinzellen und selbst die Keilbeinhöhle, so daß im äußersten Falle das ganze Dach bis an und in den kleinen Keilbeinflügel verdoppelt erscheint. Im Alter kommt es trotz der Dünne der oberen Augenhöhlenwand doch nur selten zur Bildung von Durchbrüchen gegen die Schädelhöhle, eher noch gegen die Stirnhöhle, weil in der Schädelhöhlc die Pulsation des Hirns die für die Erhaltung oder Neuanbildung von Knochen erforderlichen mechanischen Reize liefert.

Die mediale oder nasale Wand der Augenhöhle, *Paries medialis* s. *nasalis* (Abb. 2, 3), setzt sich, von hinten nach vorn, aus der Orbitalfläche des Keilbeinkörpers, der Lamina papyracea des Siebbeins, dem Tränenbein und der oben daran stoßenden Orbitalfläche der Pars nasalis des Stirnbeins und aus

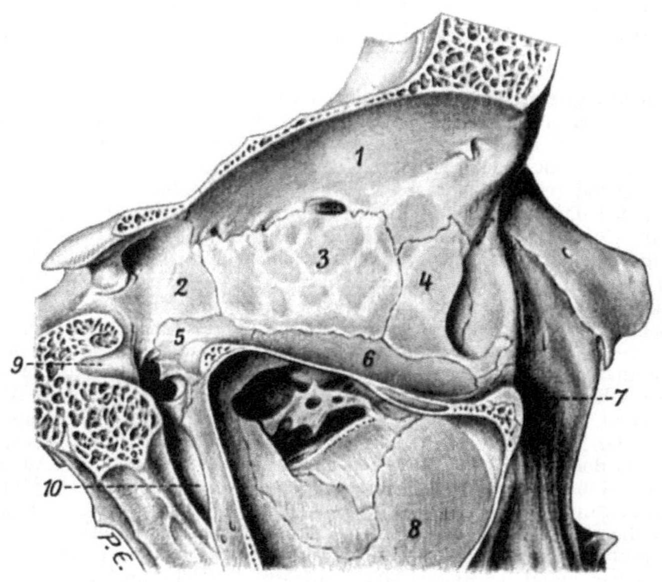

Abb. 3. Nasale Wand der rechten Augenhöhle eines Mannes. *1* Os frontale mit Fovea und Spina trochlearis, *2* Os sphenoidale mit Canalis opticus, *3* Lamina papyracea oss. ethmoidalis; am Oberrande drei Foramina ethmoidalia, *4* Os lacrimale mit starkem Hamulus lacrimalis, *5* Os palatinum, *6* Maxilla, *7* Os zygomaticum, *8* Sinus maxillaris; im Dach Schrägschnitt des Canalis infraorbitalis, *9* Canalis rotundus, *10* Fossa pterygopalatina mit Foramen sphenopalatinum.

dem Proc.́ frontalis des Oberkieferbeins zusammen. Der letztgenannte ist allerdings nach den Beziehungen zu den Weichteilen (Septum orbitale) nicht mehr zur Augenhöhle im engeren Sinne zu rechnen. Die Wand steht annähernd sagittal oder divergiert mit der anderseitigen leicht rückwärts. Sie ist entweder im ganzen eben oder der Länge nach etwas lateralwärts vorgewölbt (Abb. 104, S. 318). Alle beteiligten Knochen, außer dem Oberkieferbein sind durchscheinend dünn, nur 0,2—0,4 mm stark, so daß die von ihnen nasalwärts abgehenden Scheidewände der Siebbeinzellen als helle Streifen sichtbar werden (Abb. 3).

Im vordersten Abschnitt der medialen Wand bilden Tränenbein und Stirnfortsatz des Oberkieferbeins die Tränensackgrube, *Fossa sacci lacrimalis,* eine tiefe, aufrechtstehende, 4—6 mm breite, lateralwärts offene Rinne. Sie wird hinten durch die Crista lacrimalis posterior des Tränenbeins, vorn durch die Crista lacrimalis anterior des Oberkieferbeins begrenzt, so daß die Naht zwischen den beiden Knochen der Länge nach über den Boden der Rinne verläuft. Oben wird die Rinne seichter und verliert sich an der Pars nasalis des Stirnbeins; unten vertieft sie sich und geht an der Grenze der medialen und unteren Orbitalwand in den abwärts in die Nasenhöhle ziehenden Tränennasenkanal, *Canalis nasolacrimalis,* über. Die Eingangsöffnung dieses Kanals wird lateral mehr oder weniger vollständig durch das Tränenbein umrandet, indem die Crista lacrimalis posterior unten vorwärts zum *Hamulus lacrimalis* ausgezogen ist; in der Regel wird aber der vordere, größere Teil dieses Randes vom Oberkieferbein hergestellt.

An der Grenze gegen das Dach der Augenhöhle wird die mediale Wand im Bereich des oberen Randes der Papierplatte des Siebbeins von den zwei *Foramina ethmoidalia anterius* und *posterius* durchbohrt. Sie liegen in der Sutura frontoethmoidalis, werden aber zum größeren Teile ihres Umfanges vom Stirnbein gebildet, besonders das Foramen ethmoidale anterius, und führen in Kanäle, die zwischen dem Siebbeinlabyrinth und dem Margo ethmoidalis des Stirnbeins verlaufen. Durch das größere 1,5—2 mm weite Foramen ethmoidale anterius ziehen die Vasa ethm. ant. und der N. ethmoidalis anterior median-vorwärts zur Lamina cribrosa des Siebbeins und durch diese zur Nasenhöhle; das Foramen ethmoidale posterius führt die Vasa ethmoidalia posteriora medianwärts zur Nasenhöhle.

Ganz am hinteren Ende der medialen Orbitalwand, streng genommen nicht mehr zu ihr gehörig, öffnet sich lateralvorwärts der Sehnervenkanal, *Canalis opticus* s. Foramen opticum, für den N. opticus und die A. ophthalmica. Er ist durchschnittlich 6 mm weit [4 mm Canuyt, Terracol und Léger (1924)], 8—9 mm lang (Merkel) und verläuft durch den kleinen Keilbeinflügel rück-, median- und leicht aufwärts, wobei er sich allmählich etwas trichterförmig verengert. Der Abstand der beiderseitigen cerebralen Öffnungen beträgt im Mittel 14,7 mm, der orbitalen 28 mm (Canuyt, Terracol und Léger). Die Achsen der beidseitigen Kanäle schneiden sich über der Mitte des Türkensattels oder etwas dahinter. Sie bilden mit der (deutschen) Horizontalebene einen nach hinten offenen Winkel von 37,9°, mit der Medianebene einen nach vorn offenen Winkel von 38,3° [Goalwin (1924)]. Die orbitale Öffnung ist in der Regel höher als breit. Die mediale Wand ist zugleich ein Teil der lateralen Wand des Sinus sphenoidalis und gelegentlich einer hinteren Siebbeinzelle.

Von den Knochen der medialen Wand zeichnet sich das Tränenbein durch eine große Zahl von Spielarten aus. Es kann einseitig oder beidseitig fehlen [W. Gruber, Thomson, 1% le Double (1900), 1,5% Zabel (1900), 0,1% Merkel (1910), bei Lappen in 1,1% Lassila (1923)], wobei dann die Fossa sacci lacrim. in der Regel ganz vom Proc. frontalis des Oberkieferbeins gebildet, der hintere Abschnitt durch Fortsätze des Stirn- und Oberkieferbeins, auch mit Zwischenschiebung eines Siebbeinfortsatzes ersetzt wird (Goettsch). Der Knochen kann sehr klein (bis zu 2:2 mm) oder sehr schmal sein durch mehr oder weniger starke Verkümmerung des hinteren Abschnittes, der Facies orbitalis (5:200 Merkel), dessen Platz dann die Nachbarknochen oder Schaltknöchelchen einnehmen (s. u.). Bei Negern, Melanesiern und Papuas ist das Tränenbein absolut und relativ kleiner, bei eingeborenen Formosanern kürzer und breiter [Tsusaki (1924)] als beim Europäer. Selten wird es durch eine horizontale Naht in zwei übereinanderstehende Abschnitte geteilt. Die Crista lacrim. post. zeigt gelegentlich Zähnung des Randes oder kleine Lücken; völliges Fehlen ist selten, dagegen häufiger geringe Ausbildung mit gänzlichem Verstreichen des unteren Endes. In solchen Fällen ist auch der Hamulus nur schwach oder gar nicht vorhanden (61:100 Macalister, Thomson), während er anderseits öfter so lang wird, daß er den Eingang in den Canalis nasolacrimalis lateral vollständig umgreift, sogar an der Bildung des Infraorbitalrandes teilnimmt (Abb. 3). Schwegel beschreibt abnorm gerichtete Hamuli, die den Eingang des Tränennasenkanals in zwei Öffnungen zerlegen; dasselbe kann bei Verdopplung des Hamulus geschehen, wobei der eine an normaler Stelle liegt. — In der Umgebung des Tränenbeins treten nicht selten überzählige Knochenkerne auf, die sich zu selbständigen Schaltknöchelchen entwickeln können. So in der Naht zwischen Stirnfortsatz des Oberkieferbeins und Tränenbeins (Nebentränenbein Luschka, 6:184 Budge, Mayer). Ein in der Verlängerung des Hamulus gelegenes Knöchelchen (Ossiculum hamuli) verwächst meist mit diesem. Es grenzt gelegentlich an ein kleines, auf dem Infraorbitalrand zwischen Jochbein und Stirnfortsatz des Oberkieferbeins eingefügtes Knöchelchen (Béclard, Cloquet). An jugendlichen Schädeln findet sich häufig zwischen Unterrand des Hamulus und Oberkieferbein ein Knöchelchen (Rousseau, W. Gruber). Als Ossicula ethmolacrimalia werden Einschaltungen in der Naht zwischen Sieb- und Tränenbein bezeichnet, die, öfter in der Mehrzahl vorhanden, die beiden Knochen ganz voneinander trennen können. Je nachdem solch ein Ossiculum ethmolacrimale mit dem Stirnbein oder dem Oberkieferbein verschmilzt, schiebt sich der eine oder andere Knochen, meist mit dreieckigem Fortsatz, zwischen Sieb- und Tränenbein ein; in seltenen Fällen, bisher immer nur bei niederen Rassen gefunden, kommt es dabei zur Bildung einer Sutura fronto-maxillaris [Cohn (1915)]. — Die Lamina papyracea des Siebbeins ist in ihrer Höhe einigermaßen abhängig von der Höhe des Tränenbeins, wenn sie auch bei kurzer Sutura lacrimo-ethmoidalis im hinteren Abschnitt erheblich zunehmen kann. Bei im ganzen niedriger Papierplatte tritt die Orbitalplatte des Oberkieferbeins entsprechend an der medialen Wand empor. Eine verticale Naht, durch die die Papierplatte in einen vorderen und hinteren Abschnitt getrennt wird, ist selten; Frédéric (1909) traf sie unter 389 Schädeln siebenmal an. — Der Proc. orbitalis des Gaumenbeins wird gelegentlich, wenn auch selten, so groß, daß er sich zwischen Keilbein und Papierplatte eindrängt und so an der medialen Orbitalwand Anteil gewinnt. Noch seltener gelangt er zwischen den genannten Knochen bis zum Stirnbein hinauf (Adachi). — Zwischen die Foramina ethmoidalia ist oft ein drittes eingeschaltet — Satake fand bei Koreanern bis 5 Löcher —, anderseits kann das Foramen ethmoid. post. (selten) fehlen. Das Foramen ethmoid. ant. gehört häufig ganz dem Stirnbein an. Gelegentlich ist es höher als breit und durch eine am vorderen, vom Stirnbein gebildeten Rande oder hinten am Siebbein entspringende Knochenzacke oder -leiste in zwei übereinandergelegene Löcher geteilt.

Teilung des Canalis opticus durch eine transversale Knochenplatte in einen oberen weiteren Abschnitt für den Sehnerven und einen unteren engeren für die A. ophthalmica ist seit Soemmerring mehrfach beschrieben, aber selten, und entsteht durch Verknöcherung des trennenden Durablattes. Ist einmal der obere von beiden Kanälen der engere, so handelt es sich um einen Fall, bei dem die Arterie den Nerven atypisch schon im Kanal statt erst in der Augenhöhle von lateral her oben umgreift (le Double). Eine Andeutung von Zweiteilung ist beim Einblick in den Canalis opticus von vorn her häufiger zu bemerken. Eine große laterale Knochenzacke (Abb. 2) richtet ihre Spitze gegen eine kleinere mediale. Die Zacken befinden sich aber nicht innerhalb des Kanals, sondern dahinter, und zwar entspringt die laterale von der Wurzel des Proc. clinoideus ant., die mediale ist die Ecke des Tuberculum sellae. Beide liegen oberhalb des vorderen Umfanges der Fossula carotica des Keilbeins. Ich fand sie schon am Schädel 4—7 jähriger Kinder. — Am unteren Umfange der Augenhöhlenöffnung des Kanals erhebt sich von der Vorderfläche der schmalen unteren Wurzel des kleinen Keilbeinflügels ein kleines Knochenspitzchen oder -höckerchen lateral vorwärts. Diese *Spina fissurae medialis* [Nussbaum (1902)] oder das *Tuberculum musculare* [Kiss (1919)] hat Beziehungen zum Ursprung der Augenmuskeln und kommt in 87% der Fälle vor, ist auch bei Schimpanse und Orang vorhanden (Kiss). Wo es fehlt, kann es durch eine schmale Rauhigkeit oder ein seichtes Grübchen ersetzt sein. — Das Fehlen des Abschlusses des Canalis opticus gegen die lateral dazu gelegene Fissura orbitalis sup. (wie bei Beutlern und Walen) ist selten (Pouchet und Beauregard, le Double).

Im Alter treten sehr häufig im Tränenbein, seltener in der Papierplatte des Siebbeins, auch in der Wand des Canalis opticus gegen die Keilbeinhöhle oder eine Siebbeinzelle größere und kleinere Durchbrechungen durch Knochenschwund auf.

Die untere Wand der Augenhöhle, *Paries inferior* (Augenhöhlenboden, Pavimentum orbitae), wird zum größten Teil durch die Facies orbitalis des Oberkieferbeins dargestellt. Vorn lateral schließt sich daran der Proc. maxillaris des Jochbeins, hinten der Proc. orbitalis des Gaumenbeins (Abb. 2, 3). Eine glatte Naht vermittelt die Verbindung mit den Knochen der nasalen Wand. Der im ganzen ebene Augenhöhlenboden fällt temporal- und vorwärts schräg ab, geht aber nur im vorderen Drittel in die laterale Wand über, während die hinteren zwei Drittel von letzterer durch die Fissura orbitalis inferior getrennt bleiben. Über den so entstehenden freien, leicht abgerundeten Rand steigt aus der Spalte eine 2—4 mm breite Rinne, der *Sulcus infraorbitalis,* für den N. und die A. infraorbitalis. Sie zieht sagittal vorwärts und wird früher oder später durch eine von dem lateralen Rinnenrand ausgehende dünne, nach vorn sich verdickende Knochenplatte zu einem Rohr, dem *Canalis infraorbitalis,* geschlossen, dessen stärker gesenktes Vorderende 4—8 mm unterhalb des Randes der Augenhöhle im *Foramen infraorbitale* auf der Gesichtsfläche des

Oberkieferbeins mündet. Die Knochenplatte ist, auch beim Erwachsenen, an ihrem medialen Rande frei und durch eine feine nahtartige Spalte, die Sutura infraorbitalis, auch über den Orbitalrand hinweg bis zum Foramen infraorbitale vom Oberkieferbein abgesetzt. Außer am Vorderende ist der Augenhöhlenboden dünn, indem über der Kieferhöhle und den in den medialen Rand des Oberkieferanteils, wie in den Orbitalfortsatz des Gaumenbeins eindringenden Siebbeinzellen die Knochendicke oft nicht mehr als 0,5 mm beträgt.

Die Beteiligung des Gaumenbeins an der Bildung der unteren Wand schwankt in ziemlich weiten Grenzen je nach der Größe seines Proc. orbitalis. Nach ADACHI beschränkt sich bei Japanern die Beteiligung auf etwa die Hälfte der Fälle, und SATAKE vermißte sie an 49 Koreanerschädeln bei 14 beiderseits, bei 6 auf einer Seite. — Der hintere Abschnitt des Augenhöhlenbodens ist gelegentlich medial zum Sulcus infraorbitalis durch die Kieferhöhle·etwas blasenartig aufgetrieben. — Der Canalis infraorbitalis kann in seltenen Fällen

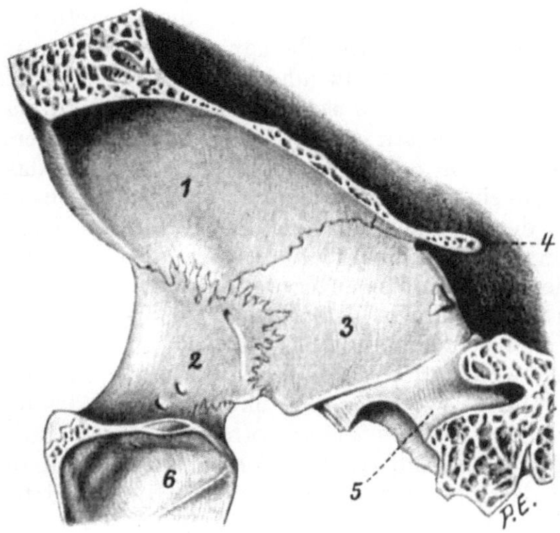

Abb. 4. Temporale Wand der rechten Augenhöhle eines Mannes. *1* Os frontale mit flacher Fossa glandulae lacrimalis, *2* Os zygomaticum mit zwei Foramina zygomatico-facialia und einem For. zygomatico-temporale, *3* Ala magna oss. sphenoidalis mit Spina musculi recti oc. lateralis am Hinterrande, *4* Ala parva oss. sphen., *5* Canalis rotundus, *6* Sinus maxillaris (der hintere Teil der Maxilla ist entfernt).

im Bogen um das Oberkieferbein durch dessen Verbindung mit dem Jochbein verlaufen (LANGER). — Der Ursprung des M. obliquus oc. inf. ist selten durch ein Grübchen lateral zum Eingang des Tränennasenkanals angedeutet. — Durchbrechungen der Wand durch Altersschwund scheinen trotz deren Dünnheit sehr selten zu sein.

Die laterale oder temporale Wand der Augenhöhle, *Paries lateralis* s. *temporalis* (Abb. 4) wird in der Regel hinten vom großen Keilbeinflügel, vorn vom Jochbein gebildet, wozu sich gelegentlich noch ein hier aufsteigender Zipfel des Proc. zygomaticus maxillae gesellt. Sie ist im ganzen eben, nur im Bereiche des Jochbeins medianwärts leicht concav und von allen Wänden die dickste. Die Facies orbitalis des großen Keilbeinflügels ist viereckig. Der obere Rand schließt sich mit leicht zackiger Naht an das Stirnbein an. Der vordere Rand ist zumeist stark zackig mit dem Jochbein verbunden. Nur seine untere Ecke tritt frei gegen die Fissura orbitalis inferior vor und geht in leichter Abrundung in den geradlinigen unteren Rand (Margo infraorbitalis) über, der, ebenfalls frei, rückwärts aufsteigend den hinteren Teil der Fissura orbitalis inferior begrenzen hilft. Der hintere Rand ist wiederum frei und schließt die Fissura orbitalis superior lateral und unten ab. Dicht vor dem hinteren Rande, ein wenig unterhalb seiner Mitte, erhebt sich ein glatter oder zackiger Vorsprung, die

Spina musculi recti lateralis (Merkel). Sie ist in 80% der Fälle vorhanden, und zwar links doppelt so häufig als rechts und bei Männern oft stärker ausgebildet als bei Frauen [Koczian (1910)]. Nussbaum (1902) unterscheidet davon eine randständige *Spina fissurae lateralis*. Die Facies orbitalis des Jochbeins begrenzt noch mit kurzem freiem Abschnitt des unteren Randes die Fissura orbitalis inferior vorn; hinterer und oberer Rand sind stark gezackt zur Verbindung mit dem großen Keilbeinflügel und mit dem Proc. zygomaticus des Stirnbeins. Dicht hinter dem Vorderrand und mit diesem gleichlaufend zeigt der Knochen meist eine mehr oder weniger stark hervortretende schmale An-schwellung von etwa 10—12 mm Länge; bei stärkerer Ausbildung erscheint ihre Oberfläche uneben, doch nicht eigentlich rauh [Tuberculum orbitale des Jochbeins Whitnall (1911)]. Das obere Ende befindet sich 3—4 mm [5—7 mm Buschkowitz (1927)] unterhalb der Sutura zygomatico-frontalis, das untere setzt sich in eine schmale glatte Leiste fort, die in stetiger Annäherung den Rand der Augenhöhle ungefähr am Übergange des lateralen Abschnittes in den unteren erreicht und in ihm verschwindet (Abb. 2). Der vor der Leiste gelegene Abschnitt des Augenhöhlenrandes ist gewöhnlich auffallend glatt und gerundet. An diese Anschwellung heften sich hauptsächlich die laterale Ausstrahlung der Sehne des M. levator palpebrae superioris, darunter das Lig. palpebrale lat. und unter diesem ein Streifen des Septum orbitale inferius (Abb. 86). Unweit des Hinterrandes der orbitalen Jochbeinfläche verläuft vom Vorderende der Fissura orbitalis inferior her eine schmale seichte Furche, der Sulcus zygomatico-temporalis für den gleichnamigen Nerven, aufwärts bis in die Nähe des Oberrandes zu einem kleinen Loch, dem For. zygomatico-orbitale sup., von dem aus ein feines Kanälchen den Knochen durchbohrt und im For. zygomatico-temporale auf der Schläfenfläche des Jochbeins in der Nachbarschaft des Proc. marginalis nach außen tritt. Nahe dem unteren Rande der temporalen Augenhöhlenwand, nach vorn von der Fissura orbitalis inferior, führen ein oder zwei Forr. zygomatico-orbitalia inff. in Kanälchen, die sich auf der Gesichtsfläche des Jochbeins in den For. zygomatico-facialia öffnen und für den N. subcutaneus malae bestimmt sind.

Die Zahl der Forr. zygomatico-orbitalia und der anschließenden Kanälchen wechselt; nicht selten fehlt eines überhaupt. — Das bereits beim Orbitaldach erwähnte Verbindungskanälchen zwischen mittlerer Schädelgrube und Augenhöhle für eine Anastomose der A. meningea med. mit der A. lacrimalis ist zuweilen abwärts auf die Platte des großen Keilbeinflügels gerückt. — Das Tuberculum orbitale des Jochbeins wurde von Whitnall an 2000 Schädeln von 23 „Rassen" in 95% der Fälle in wechselnder Ausbildung gefunden, von Buschkowitz an 419 Schädeln (davon 383 Erwachsener) in 72% bei Männern, 54% bei Frauen. Als Rassenmerkmal ist es nicht zu verwerten. Größere Häufigkeit auf der rechten Seite (Whitnall) konnte Buschkowitz nicht bestätigen, wohl aber ungleiche Ausbildung auf beiden Seiten. Bei besonders kräftiger Ausprägung erreicht es eine Höhe von 4 mm. Gelegentlich rückt es auf den Rand der Augenhöhle vor und gewinnt dann Bedeutung bei der Bestimmung der Orbitalbreite (s. S. 17). Vor dem Eintritt der Geschlechtsreife kommt das Tuberculum nur in 20% der Fälle vor.

Im Alter zeigt die temporale Augenhöhlenwand häufiger und stärker als die übrigen Wände Durchbrechungen infolge von Knochenschwund, und zwar im Bereiche der Sutura spheno-zygomatica. Hier trennt gelegentlich eine einzige weite Lücke Jochbein und großen Keilbeinflügel vollständig.

Der Länge nach steht von den Orbitalwänden die obere voran, dann folgen die untere, laterale und mediale, jedoch übertrifft bei Timoresen, Maori und Ägyptern die mediale Wand in der Regel an Länge die laterale, was bei Europäern (Schweizern) nur in 11% der Fall ist [Th. Wolff (1906)]. Bei Japanern und Koreanern sind alle Wände länger als bei Europäern (Adachi, Satake), bei Lappen länger als bei anderen Rassen (Lassila). An den von Satake untersuchten Japaner- und Koreanerschädeln ist außerdem die laterale Wand länger als die untere.

Die laterale Augenhöhlenwand wird in ihrem hinteren Abschnitt sowohl vom Dach als vom Boden durch je eine Spalte geschieden (Abb. 2). Diese beiden Fissurae orbitales vereinigen sich lateral unterhalb des Canalis opticus. Die *Fissura orbitalis superior* wird vom großen und kleinen Keilbeinflügel und vom Keilbeinkörper begrenzt und führt aus der mittleren Schädelgrube in die Augenhöhle. Sie zerfällt in einen weiten medialen (unteren) aufrechtstehenden und einen engen lateralen (oberen), leicht vorwärts aufsteigenden Abschnitt, wobei die Grenze etwa durch die Spina musc. recti lat. oder oft noch deutlicher durch eine von den Spinae fissurae lateralis und medialis (NUSSBAUM) verursachte Einengung angegeben wird. Die Weite, vor allem die des lateralen Abschnitts, wechselt in ziemlich erheblichem Maße, ist oft auch für beide Seiten des Schädels verschieden; nicht selten erscheint der laterale Abschnitt ebensoweit wie der mediale, und zwar auf Kosten des großen Keilbeinflügels, so daß die Spina musc. recti lat. als einschnürender Vorsprung wirkt. Die Länge bleibt links meist um 1—2 mm gegen rechts zurück (MERKEL).

Die *Fissura orbitalis inferior* liegt zwischen großem Keilbeinflügel und Jochbein einerseits, Gaumenbein und Oberkieferbein anderseits und folgt in Richtung und Neigung gegen die Transversalebene dem lateralen Rande des Augenhöhlenbodens. Ihr vorderes, breites Ende steht 10—18 mm vom vorderen Augenhöhlenrande ab (MERKEL). Sie ist länger als die Fissura orbitalis superior, hinten eng, vorn weit und verbindet die Augenhöhle hinten mit der Fossa pterygopalatina, vorn mit der Fossa infratemporalis. Die Breite des hinteren Abschnittes ist von der mehr oder weniger starken Auftreibung des Augenhöhlenbodens durch die Kieferhöhle abhängig. Durch die Fissur treten hinten der N. infraorbitalis und die gleichnamige Arterie, vorn der N. zygomaticus in die Augenhöhle.

Am kindlichen Schädel erscheinen beide Fissuren verhältnismäßig weit infolge schmälerer Ausbildung der Orbitalplatte des großen Keilbeinflügels. Eine Erweiterung erfahren sie dann wieder in höherem Alter (HYRTL).

Die Verbindung der Fissura orbit. sup. mit dem Can. rotundus, die bei vielen Säugern bis zu den Prosimiern und auch beim jungen menschlichen Fetus Regel ist, beobachtete LE DOUBLE einmal linksseitig am Schädel eines 7 jährigen Mädchens. — Bei den Säugern mit seitlicher Lage der Augen, aber auch noch bei den Halbaffen, fehlt die Fissura orbit. inf. zugleich mit der knöchernen temporalen Orbitalwand, so daß am Skelet Augenhöhle und Schläfengrube in breiter Verbindung stehen. Erst bei den Primaten tritt die vollständige knöcherne Scheidewand auf, und damit wird die Verbindung auf die Fissura orbit. inf. verengt. Diese ist bei niederen Affen (Pavianen) und Anthropoiden (Orang, Gorilla) viel enger als beim Menschen. Die breiteste Fissura inf. unter allen Rassen besitzen die Neger; sie ähnelt da derjenigen des neugeborenen Europäers (ZEILLER). Unter 2400 Schädeln fand GENNA (1923) einmal links, einmal beidseits eine knöcherne Unterbrechung der Fissur durch eine 10 mm breite Knochenspange, die sich vom Proc. orbitalis des Gaumenbeins zu einem kurzen dicken Fortsatze des Margo infraorbitalis des großen Keilbeinflügels herüberbrückte und durch Naht mit ihm verband. In dem ersten Falle durchbohrte der N. zygomaticus die Spange. Das Jochbein kann ganz von der Begrenzung der Fissura orbit. inf. ausgeschlossen sein, indem ein Fortsatz des großen Keilbeinflügels sich mit dem oben erwähnten aufsteigenden Zipfel des Proc. zygomaticus maxillae in einer Sutura sphenomaxillaris vereinigt [MERKEL, COHN (1915)]. Die zahlenmäßigen Angaben über diesen Punkt weisen große Unterschiede auf. Beidseitiger Ausschluß wurde beobachtet bei Japanern (ADACHI) in 53,4%, bei Russen (GRUBER) in 50%, bei Deutschen (WEBER) in 48,2%, bei Italienern (NICOLA) in 35%, bei Franzosen (LE DOUBLE) in 32,5%, bei Koreanern (SATAKE) in 24,5%, bei Lappen (HISINGER-JÄGERSKJÖLD) in 9,4%, was mit den Angaben von LASSILA übereinstimmt.

Die Gesichtsöffnung, *Apertura orbitalis,* oder der Eingang der Augenhöhle, wird durch einen kräftigen Knochenrand, *Margo orbitalis,* eingefaßt, an dem sich in der Regel oben das Stirnbein, unten Jochbein und Oberkieferbein beteiligen. Dieser Rand springt am oberen Umfange *(Margo supraorbitalis),* besonders im lateralen Abschnitte, ziemlich scharfkantig stark nach unten vor.

Am unteren Umfange *(Margo infraorbitalis)* ist er glatt und wulstet sich lateral verhältnismäßig nur unbedeutend auf, erhebt sich jedoch medial zu der Crista lacrimalis anterior. Temporal ist der Orbitalrand am dicksten und hält sich im wesentlichen in der Ebene der lateralen Orbitalwand. Da er aber gleichzeitig vorwärts concav ausgeschnitten ist, biegt er nicht unbeträchtlich aus der vom Ober- und Unterrand angegebenen Ebene rückwärts. Im unteren Abschnitte verliert der laterale Rand oft ziemlich stark an Deutlichkeit durch das bei der lateralen Orbitalwand beschriebene Tuberculum orbitale ossis zygomatici (s. S. 14), durch das er gerade an einem wichtigen Meßpunkte zweigeteilt erscheinen kann. Nasal wird der Orbitalrand in stärkerem Maße unscharf, weil hier Ober- und Unterrand tatsächlich nicht ineinander übergehen; von oben her zieht am lateralen Umfange des Proc. nasalis des Stirnbeins als Ausläufer des Margo supraorbitalis eine mehr oder weniger gerauhte flache Kante vor der Fovea trochlearis gegen die Crista lacrimalis posterior herab, während die aus dem Margo infraorbitalis vor der Tränensackgrube aufsteigende Crista lacrimalis anterior verstreicht, ehe sie die Sutura fronto-maxillaris erreicht hat (s. Abb. 3). Bei Betrachtung des Schädels von vorn her wirkt infolgedessen als nasale Begrenzung des Orbitaleingangs die steilstehende Crista lacrimalis posterior und ihre Verlängerung gegen den Margo supraorbitalis. Die Crista lacrimalis anterior läuft medianwärts daran vorüber. — Bei einer großen Zahl von Säugern, besonders niederer Ordnungen, ist der Orbitalrand lateral nicht geschlossen, indem eine knöcherne Vereinigung des Stirn- und Jochbeins nicht zustande gekommen ist. Dadurch hangen dann im Skelet Orbita und Schläfengrube auch oberflächlich zusammen.

Der Margo supraorbitalis zeigt etwa 25 mm von der Mediane einen 3—5 mm breiten Ausschnitt oder ein Loch, die *Incisura supraorbitalis* oder das *Foramen supraorbitale,* für den Durchlaß gleichnamiger Nerven und Gefäße. Häufig ist medial dazu ungefähr in Höhe oder etwas unterhalb der Fovea trochlearis eine kleinere und flachere Einkerbung des Randes, die *Incisura frontalis,* vorhanden, ebenfalls für Nerven und Blutgefäße.

Nach Zweiback (1900) beträgt die Häufigkeit einer Incisura supraorbitalis etwa 70%, eines Foramen supraorbitale 22%. In knapp 3% ist letzteres zu einem 5—15 mm langen Canalis supraorbitalis ausgezogen; selten fehlen alle drei. Eine Incisura frontalis kommt in etwas über 47% vor, ein Foramen frontale nur in 2,5%. Asymmetrie beider Seiten ist nicht selten. Bisweilen trifft man überzählige Incisurae und Foramina supraorbitalia, auch Incisurae frontales.

An der Bildung des Margo infraorbitalis erscheint hin und wieder das Oberkieferbein nicht unmittelbar beteiligt, indem entweder das Jochbein seinen Proc. maxillaris mit langer Spitze medianwärts bis vor den Eingang des Ductus nasolacrimalis schiebt, oder ein großer Hamulus lacrimalis sich allein oder mit einem hier vorkommenden überzähligen Knöchelchen dem verlängerten Jochbein medial anschließt (Gruber).

Durch das stärkere Vorspringen des oberen und unteren Randes wird der Orbitaleingang enger und niedriger als der dahinter gelegene vorderste Abschnitt der Augenhöhle, in dem die Höhe gegen die Breite überwiegt. Gleichzeitig erfahren jedoch Supra- und Infraorbitalrand eine verhältnismäßige Streckung, so daß der Eingang in der Regel deutlicher viereckig (rechteckig) erscheint als ein weiter hinten gelegener Querschnitt der Augenhöhle. Doch bestehen erhebliche individuale Schwankungen in der Form, auch für beide Seiten desselben Schädels, zwischen kreisrundem oder kurz ovalem und gestreckt viereckigem Umriß. Selten liegt die Linie der größten Breite rein transversal, wie etwa in Abb. 11 (S. 23) links, sondern senkt sich mehr oder weniger stark lateralwärts, wodurch dann bei annähernd senkrecht bleibendem Temporal- und Nasalrande das Viereck des Orbitaleingangs schief wird. Das ist auch bei vergleichenden Messungen zu berücksichtigen.

Für solche wird die *Breite* und *Höhe des Eingangs* bestimmt und daraus nach der Formel $\dfrac{\text{Höhe} \times 100}{\text{Breite}}$ der *Orbitalindex,* aus Breite $\times$ Höhe die *Fläche des Orbitaleingangs* berechnet. Ferner mißt man die *Biorbitalbreite,* d. h. den transversalen Abstand der lateralen Endpunkte der beiden Orbitalbreiten, die vordere *Interorbitalbreite,* die Länge der *Orbitalachse* (Orbital-tiefe), den *Rauminhalt* (Capacität) der Augenhöhle und die *Neigungswinkel des Eingangs* gegen die drei Hauptebenen des Schädels.

Leider besteht hinsichtlich einiger Meßpunkte noch immer keine Einigkeit zwischen den Anthropologen, wodurch die Vergleichbarkeit der Untersuchungsergebnisse naturgemäß mehr oder weniger stark beeinträchtigt werden muß, zumal Umrechnung häufig unmöglich ist. Die folgenden kurzen Angaben schließen

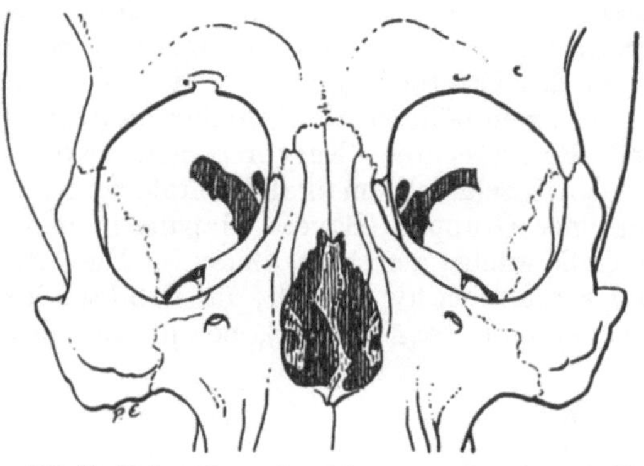

Abb. 5. Hohe Form des Einganges der Augenhöhle (Hypsiconchie) bei leichtem Turmschädel.

sich in der Hauptsache an das Lehrbuch von R. MARTIN (1914) an.

Die *Orbitalbreite* läuft vom Maxillo-frontale, dem Schnittpunkte der Verlängerung der Crista lacrimalis anterior mit der Sutura maxillo-frontalis parallel dem oberen (und unteren) Augenhöhlenrande zum Ectoconchion, dem Schnittpunkte mit dem temporalen Augenhöhlenrande. Die *Orbitalhöhe* steht senkrecht zur Breite und halbiert sie. Die absoluten Zahlen für die Breite schwanken zwischen 34 und 47 mm, für die Höhe zwischen 26 und 44 mm (GIUFFRIDA-RUGGERI); besonders hohe Zahlen zeigt der Homo neandertalensis. Die linke Orbita ist meist höher als die rechte. Die Verhältniszahl zwischen Höhe und Breite, der *Orbitalindex,* gibt einen allgemeinen Begriff von der Form des Augenhöhleneingangs (Abb. 5 bis 7): Mesoconch ($\varkappa\acute{o}\gamma\chi\eta$ = Orbita) nennt man Augenhöhlen mit Indices von 80—84,9, darunter liegende Zahlen bedeuten

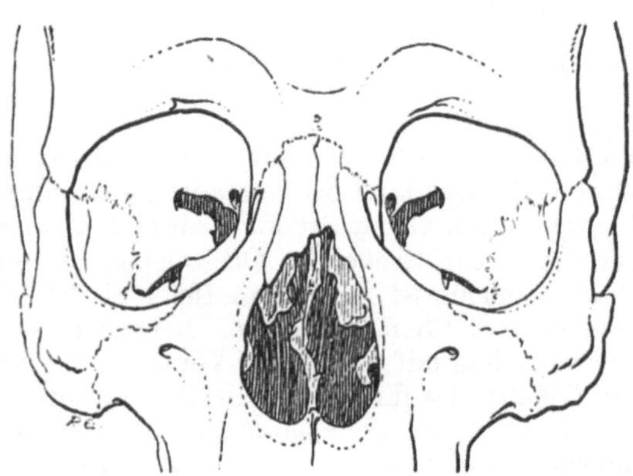

Abb. 6. Mittlere Form des Eingangs der Augenhöhle. (Mesoconchie.)

Chamaeconchie ($\chi\alpha\mu\alpha\acute{\imath}$ = niedrig), darüber liegende Hypsiconchie ($\mathring{v}\psi\acute{o}\varsigma$ = hoch). Zu den Chamaeconchen gehören z. B. die männlichen Tasmanier (73,9), zu den Mesoconchen die Feuerländer (77,1), Schweizer (81,2), Franzosen (83,8), zu den Hypsiconchen die Chinesen (85,8) und Eskimos (93,2). Trotz der großen individualen Verschiedenheiten in den einzelnen Rassen trifft man bei Tasmaniern, Australiern, Neucaledoniern und Feuerländern die niedrigsten Augenhöhlen, während bei Wedda, Mongolen, Amerikanern, Eskimos und den meisten Mongoloiden mehr Hinneigung zur Hypsiconchie bemerkbar wird. Am häufigsten ist jedoch Mesoconchie. Neugeborene und Kinder sind zunächst hypsiconch. Die Höhe wächst rascher als die Breite und erreicht bereits im 7.—10. Jahre

die endgültige Größe, während die Breite sehr viel langsamer zunimmt. Nach
Parsons (1921) ist dagegen beim Neugeborenen die Orbita sehr niedrig, zeigt
aber schon nach 3 Monaten eine erhebliche Zunahme der Höhe, und im 5. Jahre
ist der verticale Durchmesser dem horizontalen annähernd gleich. Frauen
haben in der Regel einen höheren Orbitalindex als Männer, zeigen übrigens
auch im Verhältnis zur Gesichtsgröße einen viel größeren Orbitaleingang als
diese. Im Greisenalter wird der Index größer durch Knochenschwund an den
Orbitalrändern. Im ganzen besteht eine deutliche Beziehung zwischen der
Form des Orbitaleingangs und des Gesichts, indem Langgesichter (Leptopro-
sopen) einen höheren Orbitalindex besitzen als Kurzgesichter (Chamaeprosopen)
und Breitgesichter (Euryprosopen) (Kollmann). Eine ähnliche Beziehung
zwischen Schädelform und Orbitaleingang ist, vorläufig wenigstens, innerhalb
einzelner Gruppen (Bayern, Japanern) beobachtet: mit zunehmender Brachycephalie wächst der Orbitalindex. — Die Affen sind bis auf spärliche Ausnahmen
außerordentlich hypsiconch; ihr Orbitalindex erreicht Höchstwerte von 115,1
(Cebus) und 129,4 (Orang), bei jugendlichen Affen sogar bis 132,0, d. h. die
Höhe übersteigt die Breite des Eingangs erheblich.

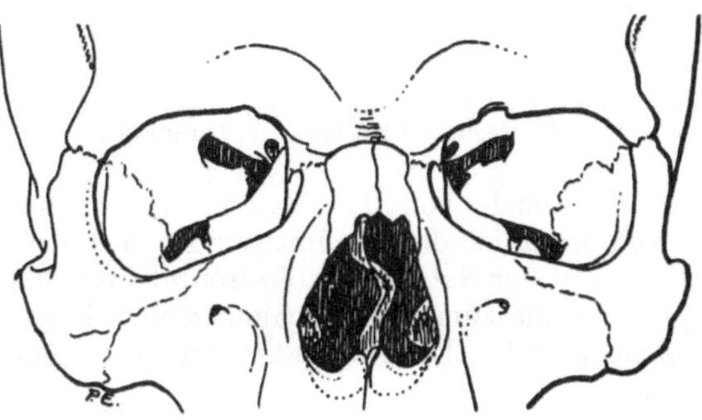

Abb. 7. Niedrige Form des Eingangs der Augenhöhle.
(Chamaeconchie.)

Der *Flächeninhalt* des Orbitaleingangs ist bei Europäern durchschnittlich kleiner (männliche Schweizer 1207 qmm) als bei Japanern (1502 qmm) und Koreanern (1520 qmm) (Satake). Die Länge der *Orbitalachse* (Tiefe der Orbita), gemessen von der Mitte der Eingangsebene oder von der Mitte der größten Breite zum lateralen Rande des Foramen opticum, wird von Merkel für den Mann mit 43 mm, für die Frau mit 40,5 mm angegeben, von anderen zwischen 39 und
50 mm; Satake fand bei Koreanern 47,4 mm, bei Japanern 46,9 mm. Die Tiefe
der weiblichen Orbita ist zwar absolut kleiner als die der männlichen, aber im
Verhältnis zur Größe des Orbitaleingangs und zur Schädellänge größer. Bei
Chamaeconchie ist die Orbita tiefer als bei Hypsiconchie, ebenso bei Dolichocephalie und Chamaeprosopie. Besonders seicht erscheint die Augenhöhle bei
Turmschädeln mit vorzeitiger Verwachsung der Kranz- und Pfeilnaht [Donald-
son (1902)]. Da die laterale Orbitalwand in der Regel länger ist als die mediale,
so steht die Achse nicht senkrecht auf der Eingangsebene. Die wirklich senkrecht
stehende „rationelle Achse" [Gaudenzi (1900)] weicht von der üblichen hinten
lateralwärts ab und trifft etwa die Spina musc. recti lateralis. Die beidseitigen
Orbitalachsen schneiden sich im Schädelraum hinter der Sattellehne über dem
Clivus. Ihre Fußpunkte in der Orbitaleingangsebene sind im Mittel 62 mm voneinander entfernt.

Der *Rauminhalt* der Augenhöhle beträgt beim männlichen Europäer 29,6 ccm,
beim weiblichen 26,2 ccm, für beide Seiten zusammen also 59,2 und 52,4 ccm,
beim Lappen etwa ebensoviel [Lassila (1923)], beim Neger 53,5 ccm, beim
Bismarckinsulaner 52,3 ccm, beim Indianer 56,1 ccm (Zeiller), beim Japaner
50,7 ccm, beim Koreaner 52,0 ccm (Satake). Danach hat der Europäer die
geräumigste Augenhöhle. Procentisch zum Schädelinnenraum ergeben sich
nur geringe Unterschiede zwischen den Rassen: Japaner 3,45, Koreaner 3,56,
Neger 3,8, Europäer 4,0, Indianer 4,1, Melanesier 4,5, Australier 4,6%. Bei

Dolichocephalie sind die Augenhöhlen verhältnismäßig geräumiger als bei Brachycephalie. Die anthropoiden Affen übertreffen in diesem Verhältnis den Menschen bedeutend: Schimpanse 12, Orang 13, Gorilla 17, Hylobates $20^0/_0$, obwohl beim erwachsenen männlichen Schimpansen und Orang die Schädelhöhle kaum kleiner ist als beim Menschen.

Der Winkel der Orbitalachse gegen die Medianebene beträgt $21-22^0$, gegen die Horizontale $15-30^0$ (BARDELEBEN); bei seichter Orbita ist der Winkel gegen die Mediane größer als bei tiefer, ebenso bei Brachycephalen, Euryprosopen und bei großem frontalem Neigungswinkel des Orbitaleingangs (s. u.). Bei jungen Kindern liegt die Achse noch in der Horizontalen (ZINN); ihr vorderes Ende senkt sich erst mit dem Abwärtswachsen des Gesichtsschädels.

Der Allgemeineindruck des Orbitaleingangs hängt ferner vom Umriß ab, der viereckig, abgerundet viereckig, rund, rhombisch oder schräg oval sein kann. Frauen, Hypsiconche, Brachycephale und Leptoprosope zeigen mehr rundliche Formen, Männer, Chamaeconche, Dolichocephale, Euryprosope mehr eckige [AMBIALET (1905)]; außerdem ist rechts der Umriß häufiger eckig als links (ADACHI). Wesentlich für den Eindruck ist auch der Supraorbitalrand mit dem angrenzenden Stirnteile, zunächst durch starke Ausbildung des Arcus superciliaris mit mehr oder weniger gehobener Glabella, wie sie bei allen Rassen vorkommt. Nimmt der Arcus bedeutenderen Umfang an, so geht er nach unten bis auf den Supraorbitalrand, medianwärts auf die Glabella und dehnt sich lateralwärts bis an die Grenze des Trigonum (Planum) supraorbitale, das sich von der Stirnfläche des Proc. zygomaticus ossis frontalis median-aufwärts bis zu einer von der Incisura supraorbitalis lateral-aufwärtsziehenden Linie erstreckt. Diese Form trifft man bei den jetzigen Australiern in $72^0/_0$ an. Wird schließlich auch das Trigonum supraorbitale in den Wulst einbezogen, so entsteht ein von der Glabella bis zur Sutura zygomatico-frontalis den Augenhöhlenrand bildender *Torus supraorbitalis*. Beide Tori können median verschmelzen zu dem dachartig vorgezogenen *Supraorbitalschirm*, wie er sich stark beim männlichen Gorilla und Schimpansen, deutlich, auch noch am Dach der Augenhöhle teilnehmend, beim Neandertalmenschen, in leichtem Grade zuweilen beim jetzigen Australier findet.

Der *horizontale Neigungswinkel* des Orbitaleingangs, d. h. der Winkel zwischen Orbitalbreite und der durch ihr mediales Ende gelegten Transversalen, beeinflußt den allgemeinen Eindruck der Orbita ebenfalls nicht unwesentlich. Eine rein horizontale Stellung der Orbitalbreite ist sehr selten; in der Regel senkt sie sich lateralwärts, z. B. beträgt der Winkel beim männlichen Europäer (Elsässer) $16,2^0$, beim Japaner $13,8^0$ (ADACHI), beim Schweizer $17,3^0$, beim Chinesen $12,3^0$ (REICHER), beim Japaner $15,5^0$, beim Koreaner $15,9^0$ (SATAKE). Obschon auch KALKHOFF (1913) angibt, daß im Mittel der Winkel beim Europäer größer sei als bei Guanchen, Negern und Malayen, kann man doch mit THERESE WOLFF zweifeln, ob er als rassendiagnostisches Merkmal verwertbar sei, denn die individualen Schwankungen innerhalb der einzelnen Gruppen sind recht bedeutend; sie fand für Schweizer einen Mittelwert von nur $11,7^0$, bei einer Schwankungsbreite von $4-23^0$, SATAKE für seine Koreaner eine solche von $7-27^0$, EVATT (1907) bei Negern in einem Falle $18-21^0$, daneben aber in dreien 0^0. Soviel hat sich aber herausgestellt, daß bei Frauen der Winkel kleiner ist als bei Männern, außerdem scheint er auch bei Chamaeconchie mit Euryprosopie kleiner zu sein als bei Hypsiconchie mit Leptoprosopie.

Die *sagittale Neigung* des Orbitaleingangs (orbitaler Eingangswinkel) wird gemessen durch einen nach hinten offenen Winkel zwischen Orbitalhöhe und Ohr-Augenlinie, der durch den tiefsten Punkt des Infraorbitalrandes und den Oberrand des äußeren Gehörgangs gelegten Geraden. Er beträgt beim Europäer

(Schweizer) 95,9⁰, bei den Mongoloiden hält er sich nahe an 90⁰ (Reicher);
bei Prognathie ist er kleiner als bei Orthognathie (Adachi, Satake). Bei Affen
bleibt er in der Regel unter 90⁰: Mycetes 51⁰, Orang 72⁰, Gorilla und Schimpanse
82⁰, aber Cynocephalus 93⁰, Theropithecus 103⁰ (Oppenheim).

Der *frontale Neigungswinkel* des Orbitaleingangs (Seitenstandswinkel)
zwischen der Orbitalbreite und der Frontalebene ist im Mittel beim Europäer
mit etwa 20⁰ (verschiedene Untersucher) größer als bei nichteuropäischen Rassen,
zeigt aber auch in den einzelnen Gruppen erhebliche Schwankungen. Dolichocephale besitzen einen größeren Winkel als Brachycephale. Bei Hylobates
beträgt der Winkel 6—14⁰, bei Orang 4—12⁰, bei Schimpanse 8⁰, bei Gorilla
5—6⁰. Im ganzen kann man also sagen, daß beim erwachsenen Menschen die
Augenhöhle sich vor-lateral-abwärts öffnet.

Die gegenseitige Lage beider Augenhöhlen hängt von der (vorderen) *Interorbitalbreite,* der Entfernung der beidseitigen Maxillofrontalia (s. o.) ab, die
wiederum in engster Beziehung zur Breite der Pars nasalis des Stirnbeins
steht. Der verschiedene Eindruck des Abstandes beider Augenhöhlen wird aber
viel mehr durch die Größe der *Biorbitalbreite,* der geradlinigen Entfernung
der beidseitigen Ectoconchia, bedingt. Das spricht sich im *Interorbitalindex* aus,
der, nach der Formel $\dfrac{\text{Interorbitalbreite} \times 100}{\text{Biorbitalbreite}}$ berechnet, deutliche Rassenunterschiede aufweist. Er beträgt für Europäer (Schweizer) 21,2—22,2, für
Malayen 19,9, für Chinesen 19,1, für Massai 18,8, für Feuerländer und Japaner
18,2, für Koreaner 18,0; man erkennt, daß die Annahme, Mongolen hätten eine
größere Interorbitalbreite als Europäer, nicht zutrifft. So fand auch Lassila
(1923) den Durchschnittswert des Index für alle Rassen, aber bei Frauen größer
als bei Männern. Bei Dolichocephalen ist der Index größer als bei Brachycephalen.
Die Anthropoiden zeigen bei geringerer Interorbitalbreite und sehr hohem Orbitalindex zum Teil höhere Werte als der Mensch (Gorilla 25,0, Schimpanse 25,6).

Die Annahme einer ursächlichen Beziehung zwischen dem Bau der Augenhöhle und
des Augapfels wurde von Stilling ausgesprochen und bis in die neueste Zeit verteidigt;
sie gipfelt in dem Satze: Je niedriger der Orbitalindex, um so höhergradig ist die Kurzsichtigkeit; die Einwirkung der niedrigen Augenhöhle wäre nur eine mittelbare, indem dabei
durch verhältnismäßigen Tiefstand der Fovea trochlearis die Sehne des oberen schrägen
Augenmuskels bei Einstellung des Auges auf die Nähe regelmäßig auf den wachsenden
Bulbus drücken und (unter teilweiser Mitwirkung gerader Augenmuskeln) dessen Verlängerung begünstigen soll. Schmidt-Rimpler konnte diese Vermutung nicht bestätigen,
Hamburger u. a. lehnten sie ebenfalls ab. Seggel fand zwar bei 9—10 jährigen Kurzsichtigen die Augenhöhle sehr niedrig, aber anderseits in den folgenden Jahren gerade
bei Kurzsichtigen ein stärkeres Höhenwachstum als bei Normal- und Weitsichtigen, so
daß schließlich erwachsene Kurzsichtige die höchste, Weitsichtige die niedrigste Augenhöhle
haben. Ask (1906) stellte an lebenden Schweden (Gelehrten, Insassen der oberen Klassen
höherer Schulen usw.) 1032 Messungen an; von 343 Augen Kurzsichtiger fielen 18,7⁰/₀
mit Chamaeconchie zusammen, während letztere bei Normalsichtigen nur in 3,6⁰/₀, bei Weitsichtigen in 3,9⁰/₀, bei Astigmatikern in 2,2⁰/₀ vorhanden war. Da der Orbitalindex bei
Kurzsichtigen auch im allgemeinen niedriger ist als bei Nichtkurzsichtigen, betrachtet
Ask seine Ergebnisse als Bestätigung der Stillingschen Ansicht. (Siehe auch das Kapitel:
Kurzsichtigkeit in Band II.)

Die räumlichen Beziehungen der Augenhöhle zu ihrer Umgebung sind teilweise
schon bei der Beschreibung der einzelnen Wände erwähnt. Nach oben grenzt
die vordere Schädelgrube mit dem Stirnhirn in der Regel unmittelbar an, außer
medial vorn, wo sich die Stirnhöhle eine Strecke weit in das Orbitaldach hineinschiebt. Gelegentlich dehnt sich diese Höhle so weit lateral- und rückwärts aus,
daß das ganze Augenhöhlendach bis zum kleinen Keilbeinflügel davon eingenommen wird. Auch hintere Siebbeinzellen können allein oder gleichzeitig mit
der vergrößerten Stirnhöhle weit in das Dach lateralwärts eindringen. Medial
bilden die Zellen des Siebbeinlabyrinths und dahinter die Keilbeinhöhle die

nächste Nachbarschaft. Von Wichtigkeit ist die zuweilen sehr vollständige Pneumatisation des kleinen Keilbeinflügels von einer hinteren Siebbeinzelle oder von der Keilbeinhöhle oder von beiden zugleich aus. RUPPRICHT (1924) veröffentlicht einige neue Beobachtungen und stellt die früheren zusammen, in denen der Canalis opticus auf drei Seiten oder vollständig (L. ONODI) von der Höhlung umfaßt wird und nur durch eine papierdünne Knochenwand von ihr getrennt ist. Die Pneumatisation kann durch die laterale oder mediale Wurzel des kleinen Keilbeinflügels oder durch beide vor sich gehen. Vorn reichen die Siebbeinzellen noch unter das Tränenbein, aber nur selten bis unter die mediale Wand der Tränensackgrube; diese stößt vielmehr in der Regel unmittelbar an die Nasenhöhle [THORSCH (1901)]. Der Boden der Augenhöhle ist in ganzer Ausdehnung Dach der Kieferhöhle. Hin und wieder wird aber hinten der Proc. orbitalis des Gaumenbeins noch vom Siebbeinlabyrinth aus pneumatisiert. Die Augenhöhle kann also im äußersten Fall auf drei Seiten, oben, medial und unten, von Nebenhöhlen der Nase umgriffen sein. Nur die laterale Wand ist am größeren vorderen Abschnitt zugleich Außenwand des Schädels und begrenzt die Fossa temporalis von vorn und medial her; der M. temporalis liegt ihr dicht an. Am hinteren Abschnitt der lateralen Wand stößt die Augenhöhle an die mittlere Schädelgrube mit der Spitze des Schläfenlappens. Hinter dem weiten medialen Abschnitt der Fissura orb. sup. befindet sich das obere Ende des Sinus cavernosus.

Zur Beurteilung der *Tiefe der Augenhöhle* am Lebenden muß man Beziehungen zu außerhalb der Höhle gelegenen, leicht zugänglichen Punkten am Kopfe suchen. Nach WEISS fällt die Orbitalöffnung des Canalis opticus annähernd in die durch die größte Jochbogenbreite gelegte Frontalebene. Besser scheint mir die Angabe von MERKEL, nach der die Frontalebene durch die orbitale Öffnung des Kanals die Fossa pterygopalatina und den Oberkiefer dicht hinter dem Weisheitszahne schneidet. Ferner liegt die Mitte der Fossa sacci lacrimalis in der gleichen Frontalebene mit dem 1. Prämolarzahn, so daß der Abstand von dessen vorderem Umfange bis zum hinteren Umfange des Weisheitszahns leidlich genau der Länge der nasalen Augenhöhlenwand entspricht. Die Lage der Tränendrüse läßt sich auf die von außen leicht tastbare Sutura zygomaticofrontalis beziehen, die sich etwa in gleicher Höhe mit der unteren Grenze der Fossa gland. lacrimalis hält. Durch die Augenhöhle kann man an das Foramen rotundum in der Fossa pterygopalatina gelangen, wenn es sich etwa darum handelt, eine Neuralgie des 2. Trigeminusastes zu bekämpfen. Der Weg führt durch die Fissura orbitalis inferior, in der am Schädel von vorn und lateral her das Loch sichtbar ist (Abb. 2), falls die Spalte nicht durch stärkere Vorwölbung des Augenhöhlenbodens in ihrem hinteren Abschnitte sehr verengt wird. Vom Übergange des lateralen Orbitalrandes in den unteren beträgt die Strecke bis zum Foramen rotundum 50—55 mm.

Der knöcherne Tränennasenkanal, *Canalis* s. *Ductus nasolacrimalis,* beginnt am unteren Ende der Fossa sacci lacrimalis und reicht in der lateralen Wand der Nasenhöhle bis zum Meatus narium inferior dicht unter dem Ansatze der unteren Nasenmuschel an die Crista conchalis des Oberkieferbeins. Er wird vom Oberkieferbein, Tränenbein und Proc. lacrimalis der unteren Muschel gebildet, und zwar so, daß das Tränenbein mit dem Margo lacrimalis, der Lunula lacrimalis des Oberkieferbeins und dem Proc. lacrimalis der unteren Muschel den Kanal medial begrenzt, während seine laterale gegen die Kieferhöhle vorgewölbte Wand im wesentlichen vom Oberkieferbein und nur am Eingang vom Hamulus des Tränenbeins hergestellt wird. Die Beteiligung der genannten Knochen an der Zusammensetzung der medialen Kanalwand zeigt mannigfache

Verschiedenheiten. Durch Verbreiterung rücken Margo und Lunula lacrimalis gelegentlich so eng aneinander, daß das Tränenbein nicht mit dem Proc. lacrimalis der unteren Muschel in Berührung kommt. Dabei kann dieser Fortsatz mangelhaft oder gar nicht ausgebildet sein. Bei vollkommenem Fehlen des Tränenbeins wird die mediale Kanalwand durch Fortsätze des Stirn- und Oberkieferbeins ergänzt (Gruber). Die Länge des Kanals beträgt 10—12 mm. Der kurz elliptische Querschnitt hat in der Nähe des Eingangs einen sagittal gestellten queren Durchmesser von 5—7 mm. Die Lichtung ist etwa sanduhrförmig [Zabel (1900)]. Der Kanal verläuft ab- und rückwärts; seine gestreckte Achse bildet mit der Horizontalen einen nach vorn offenen Winkel, dessen Größe individual, vielleicht auch nach den Rassen, in mäßigen Grenzen schwankt (Abb. 8—10). Nach Merkel geht bei Seitenansicht des Schädels die Achsenlinie an deutschen Schädeln im Mittel durch den ersten Molaren, an außerdeutschen

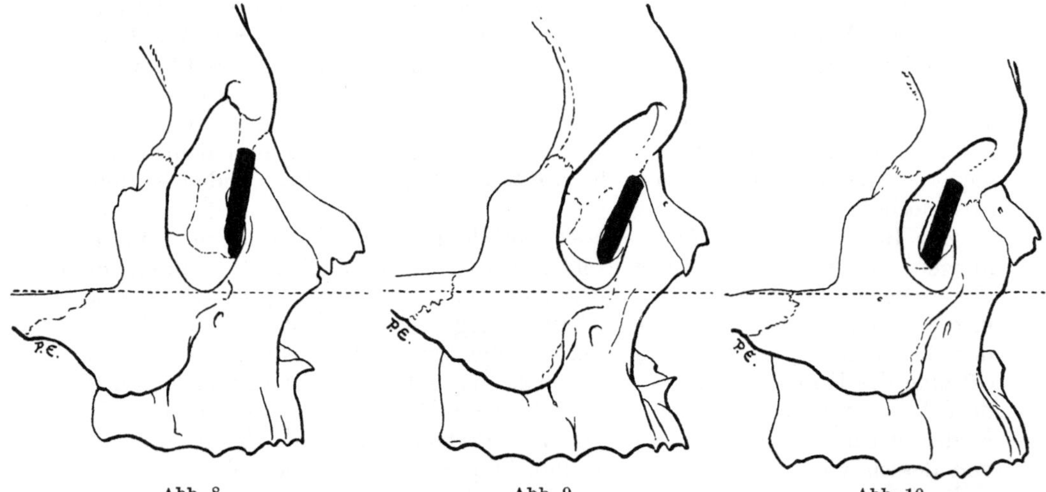

Abb. 8.   Abb. 9.   Abb. 10.

Abb. 8—10. Sagittaler Verlauf des Ductus nasolacrimalis: bei hohem Eingange der Augenhöhle geht die Verlängerung der Gangachse vor dem Margo supraorbitalis vorbei (Abb. 8), bei mittlerer Höhe des Eingangs streift die Achse diesen Rand (Abb. 9), bei niedrigem Eingange geht sie hinter den Rand (Abb. 10). Die punktierte Gerade deutet die Horizontale (Ohr-Augenlinie) an.

oft durch den zweiten, auch durch die Grenze zwischen zweitem und drittem Molaren. Bei Langgesichtern zieht die Verlängerung der Achse nach oben vor dem Margo supraorbitalis vorüber; bei Kurzgesichtern bleibt sie dahinter oder, wie Zabel es ausdrückt, die Eingangsöffnung des Kanals liegt im ersten Fall intrafacial, im zweiten intraorbital.

Neben dieser Neigung gegen die Horizontale findet sich in der Regel noch eine Abweichung des Kanals aus der Sagittalebene (Abb. 11—13). In der Mehrzahl der Fälle steht die Kanalachse auf der Sagittalebene in nach oben und vorn offenem spitzen Winkel (Abb. 11), convergiert also mit der anderseitigen ab- und rückwärts. Bei breiter Nasenöffnung verläuft die Achse in der Sagittalebene (Abb. 12). Eine Richtung der Achse ab-, rück- und lateralwärts soll nach Zabel nie vorkommen; in Abb. 13 ist jedoch ein derartiger Fall von einem fast scaphocephalen Schädel dargestellt. Bei Convergenz und meist auch bei parallelem Verlaufe der beidseitigen Kanäle geht die mediale Wand der Fossa sacci lacrimalis unter stumpfem, medianwärts offenem Winkel in die mediale Kanalwand über. Nur bei Divergenz haben Sackgrube und Kanal gleiche Richtung.

Um am Lebenden die Neigung des Kanals gegen die Horizontale annähernd festzustellen, empfiehlt Merkel, eine Gerade vom medialen Lidwinkel zur

Grenze zwischen 2. Prämolaren und 1. Molaren zu ziehen. Die Neigung gegen die Sagittale sucht ARLT durch Anlegung einer geraden Sonde an die Mitte des medialen Lidbandes und den Wangenansatz des Nasenflügels zu ermitteln. Ist der Abstand der beidseitigen Flügelansätze, wie in der Regel, größer als die der Lidbandmitte, „so beträgt die seitliche Declination die Hälfte dieser Differenz"; bei Gleichheit der Abstände fehlt eine seitliche Declination, bei Überwiegen des Abstandes der Lidbandmitten „ist die seitliche Declination negativ". Im allgemeinen dürfte meines Erachtens die Tangente an den Ansatz des Nasenflügels und den medialen Augenwinkel genügen.

Die periostale Auskleidung der Augenhöhle, die *Periorbita*, ist eine verhältnismäßig dünne, aber feste Bindegewebshaut, die sich leicht vom Knochen ablösen läßt, auch über den Nähten. An den Öffnungen, wo sie in das benachbarte Periost übergeht, haftet sie fester, besonders am Orbitalrand. An den Fissuren hängt sie mit deren dickem, filzigem Verschlußgewebe zusammen und ergänzt von der Fissura orb. inf. her den Sulcus infraorbitalis zum Kanal. An der Fossa sacci lacrimalis überkleidet die Periorbita den Boden der Grube mit einem dünnen Blatt, das sich abwärts in das Periost des Canalis nasolacrimalis fortsetzt; mit einer erheblich stärkeren Platte brückt sie sich von der Crista lacr. post. über den Tränensack hinweg zur Crista lacr. ant. hinüber und schließt so den Tränensack von der Orbita aus. Nur für die Tränenröhrchen

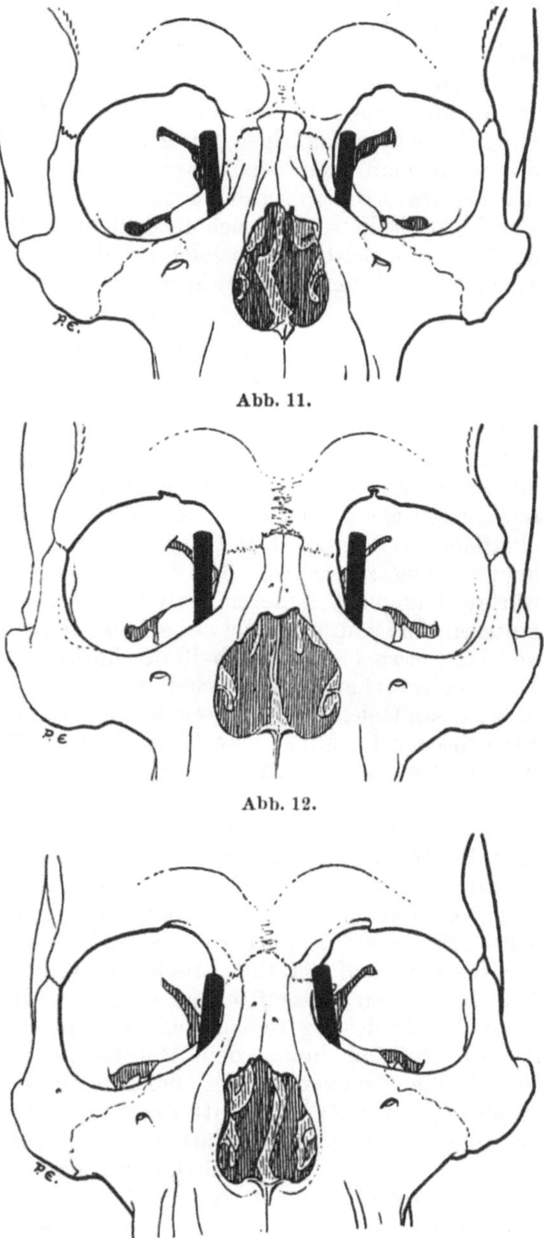

Abb. 11.

Abb. 12.

Abb. 13.

Abb. 11—13. Frontaler Verlauf der beiden Ductus nasolacrimales; abwärts convergent (Abb. 11), parallel (Abb. 12), abwärts divergent (Abb. 13).

bleibt eine Zugangsöffnung zum Tränensack ausgespart. Von der Innenfläche der Periorbita ziehen zarte Platten und lockere Stränge zwischen die Fettläppchen, an die Hüllen der durch die Orbita verlaufenden Gefäße und Nerven und an die bindegewebigen Überzüge der Augenmuskeln. Im Bereiche der Fissura orb. inf. enthält die Periorbita, hier auch „Membrana orbitalis" genannt, eine Anzahl glatter Muskelzellen, den *M. orbitalis* (H. Müller). Man mißt ihm vergleichend anatomische Bedeutung bei, indem man ihn als Rest der umfangreicheren Muskelbildung in der kräftigeren, elastischen Periorbita der Säuger mit Mangel einer knöchernen temporalen Orbitalwand ansieht (s. später S. 225).

Am hinteren Ende der Fissura orb. inf. zeigt die Periorbita unterhalb des Ursprunges der willkürlichen Augenmuskeln eine verhältnismäßig große Öffnung, durch die man rückwärts neben der V. ophthalmica inf. in das untere Ende der Fissura orb. sup., abwärts in die Fossa pterygopalatina gelangt (Abb. 1). Der M. orbitalis schiebt sich in dem die Öffnung ausfüllenden Fett unterhalb der Vene mit meist transversalen Bündeln bis an den Lateralumfang der unteren Wurzel des kleinen Keilbeinflügels rückwärts.

IV. Der Augapfel, Bulbus.

Der Vergleich des Augapfels mit einer Kugel ist ungenau, kann aber zunächst beibehalten werden, um eine Anzahl von Punkten und Linien zur Zurechtfindung festzulegen. So unterscheidet man einen *vorderen* und *hinteren Augenpol,* die durch die *Augenachse* verbunden werden, einen *Äquator,* dessen Ebene senkrecht zur Augenachse steht, und *Meridiane,* die von Pol zu Pol über die Bulbusoberfläche verlaufen. Der *Polus anterior* fällt mit dem Mittelpunkte der Hornhautwölbung zusammen, der *Polus posterior* entspricht der stärksten Rückwärtswölbung des hinteren Bulbusabschnittes. Der Sehnerv geht nasal zum hinteren Pole vom Augapfel ab; sein Mittelpunkt ist 3—4 mm vom Pole entfernt und liegt etwa 1 mm unterhalb des horizontalen Meridians [Salzmann (1911)]. Die anatomische (geometrische) Augenachse *(Axis oculi)* stellt zugleich den größten sagittalen Durchmesser des Augapfels dar und hat beim normalsichtigen Erwachsenen im Mittel eine Länge von 24,27 mm (C. Krause, 24 mm Flemming und Merkel, 24,02 mm v. Reuss, 24,26 mm Salzmann, 24,6 mm Sappey). Sie wird auch als *Axis oculi externa* von der *Axis oculi interna* unterschieden, die die Schnittpunkte der Augenachse mit der Hinterfläche der Hornhaut und der Innenfläche der Netzhaut verbindet; ihre Länge beträgt 21,74 mm. Salzmann bezeichnet als innere Achse die für die Refraction wichtige Strecke vom vorderen Pole bis zur Außenfläche der Netzhaut. Die anatomische Augenachse fällt praktisch mit der optischen Achse *(Axis optica)* zusammen, d. h. mit der Geraden, auf der theoretisch die Krümmungsmittelpunkte der Hornhaut und der beiden Linsenflächen, sowie der von Listing berechnete (einfache) Knotenpunkt des sog. reducierten Auges (etwa 0,56 mm vor der hinteren Linsenfläche, 7,205 mm hinter dem Hornhautscheitel) gelegen sind. Tatsächlich ist freilich die Centrierung der brechenden Flächen nicht vollkommen genau (Brücke), nach Zeeman tritt überhaupt nur selten der Fall ein, daß die genannten Punkte alle auf einer Geraden liegen, aber die Abweichungen sind so gering, daß sie vernachlässigt werden können, weil das Zustandekommen des Netzhautbildes nicht wesentlich gestört wird. Anatomische und optische Achse treffen im Augenhintergrunde die Stelle des schärfsten Sehens, die *Fovea centralis retinae,* nicht, vielmehr weicht die von der Fovea aus durch den Knotenpunkt gezogene Gerade, die Sehlinie *(Linea visus),* in einem Winkel von 4—7° von der optischen Achse hinten lateralwärts und etwa 3° 5′ nach unten ab. Auch diese Ungenauigkeit im Bau des Auges beeinträchtigt die Tätigkeit nicht merkbar (Abb. 14).

Die Äquatorialebene steht frontal und schneidet die Augenachse im *Drehpunkte* des Auges, der 1,29 mm hinter dem Mittelpunkte des Bulbus (Merkel) und nach dem eben Gesagten ein wenig medial zur Sehlinie liegt. (S. auch S. 197 bei Augenmuskeln.) In die Äquatorialebene fallen die *verticale* (oder Höhen-) *Achse* und die *transversale* (oder Quer-) Achse des Bulbus. Diese Achsen sind zugleich die entsprechenden größten Durchmesser des Bulbus, von der Außenfläche der Sclera gerechnet. Die Länge der verticalen Achse beträgt 23,6 mm

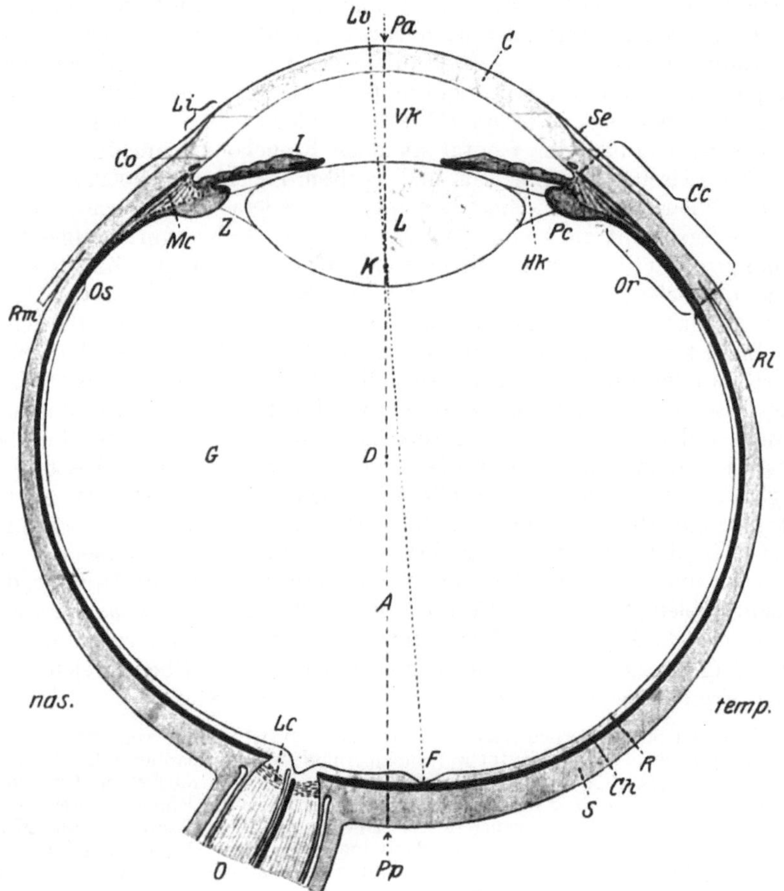

Abb. 14. Horizontalschnitt durch den Augapfel eines normalsichtigen Erwachsenen, schematisiert. (Nach SALZMANN.) 4 : 1. *A* Axis oculi geometrica, *C* Cornea, *Cc* Corpus ciliare, *Ch* Choroides, *Co* Conjunctiva bulbi, *D* Drehpunkt, *F* Fovea centralis, *G* Glaskörper, *Hk* hintere Augenkammer, *I* Iris, *K* Knotenpunkt, *L* Linse, *Lc* Lamina cribrosa, *Li* Limbus, *Lv* Linea visus, *Mc* M. ciliaris, *O* Nervus opticus, *Or* Orbiculus ciliaris, *Os* Ora serrata, *Pa* Polus anterior, *Pc* Processus ciliaris, *Pp* Polus posterior, *R* Retina, *Rl* Sehne des M. rectus oc. lateralis, *Rm* Sehne des M. rectus oc. medialis, *S* Sclera, *Se* Sulcus sclerae externus, *Vk* vordere Augenkammer, *Z* Zonula.

(C. KRAUSE, 23,3 mm MERKEL, 23,5 mm SAPPEY, 23,57 mm SALZMANN), die der transversalen 24,32 mm (C. KRAUSE, 24,3 mm FLEMMING, 23,6 mm MERKEL, 23,7 mm SALZMANN, 23,9 mm SAPPEY).

Die Längen der drei Durchmesser unterliegen offenbar individualen Schwankungen, wenn auch wohl nicht in der von SCHNABEL und HERRNHEISER (1895) angegebenen Breite, die für den sagittalen Durchmesser 22,5—26 mm betragen soll (SALZMANN). Am kurzsichtigen Auge fand v. REUSS (1881) für den sagittalen Durchmesser im Mittel 26,54 mm, am weitsichtigen 23,81 mm.

Mit Hilfe der genannten Achsen sind auch die *Sagittal-* und die *Transversalebene* bestimmt, die den Augapfel an der Oberfläche im *verticalen* und *horizontalen Meridiane* schneiden und dadurch an ihm vier Quadranten (je zwei nasale und temporale) abgrenzen. — Der äquatoriale Umfang des Bulbus mißt 72,2 mm (Merkel).

Aus den Maßzahlen läßt sich bereits entnehmen, daß der Bulbus in der Richtung des verticalen Durchmessers etwas gedrückt ist, mag nun nach Sappey und Merkel der sagittale oder nach Krause und Flemming der transversale Durchmesser der größere sein. Viel auffälliger wird aber die Abweichung von der Kugelgestalt durch eine ringförmige Einziehung des Bulbus nahe dem vorderen Pole, den *Sulcus sclerae* (Merkel, Sulcus sclerae externus Schwalbe, Sulcus corneo-scleralis); die frontal stehende Ringebene schneidet die sagittale Augenachse zwischen deren erstem und zweitem Sechstel (Merkel). Die tiefste Stelle des Sulcus fällt mit dem Übergange der Sclera in die Cornea zusammen. Die Cornea erscheint als kleine Kugelkappe dem Bulbus vorn aufgesetzt. Ihr Krümmungsradius beträgt im Mittel nur 7,75 mm [8,01 mm Zeeman (1911)], während der sclerale Bulbusabschnitt einen Krümmungsradius von 12,7 mm (Schwalbe) besitzt. Die Einwärtsbiegung des scleralen Abschnittes gegen den Sulcus hin ist eine ganz allmähliche und beginnt schon hinter dem Äquator. Zeichnet man den Bulbus in einen Kreis mit dem Krümmungsradius der hinteren Bulbushälfte, so berührt im vorderen Abschnitte nur der Hornhautscheitel, d. h. der vordere Augenpol, die Kreislinie (Merkel). Mit Hilfe eines solchen Kreises erkennt man leicht, daß die Sclera in dem vordersten Abschnitte sehr flach gekrümmt ist und fast kegelförmig gegen die etwas stärker gekrümmte Äquatorialzone abfällt. Zwischen dem nasalen Teile des Äquators und dem Sehnerven ist der Augapfel etwas abgeflacht, temporal zum Sehnerven dagegen stärker rück- und temporalwärts vorgewölbt. Der geometrische Äquator, d. h. die von beiden Polen gleichweit entfernte Linie, fällt mit dem *anatomischen Äquator*, der Linie, die alle Punkte der Augapfelwand mit größtem senkrechtem Abstande von der Augenachse vereinigt, nicht zusammen; dessen Ebene weicht vielmehr von der Frontalebene nasal nach vorn ab (Salzmann).

Die Tiefe des Sulcus corneo-scleralis sollte nach einer Annahme von Straub (1909), die aber durch Messungen nicht gestützt war, einen Anhalt für die Spannung der Zonula ciliaris abgeben und das jeweilige Verhältnis zwischen Tonus des Ciliarmuskels und intraocularem Drucke kennzeichnen, so daß bei Myopen mit flacher Linse die Rinne seichter, bei Hypermetropen tiefer als bei Emmetropen wäre. Dinger (1919) hat durch genaue Messungen an 21 Emmetropen, 29 Myopen und 10 Hypermetropen keine Bestätigung für eine solche Annahme erhalten. Die Rinne scheint tatsächlich nur als der Ausdruck des Unterschiedes der Krümmungsradien von Hornhaut und Sclera gelten zu können.

Eine weitere Abweichung des Bulbus von einer regelmäßigen Form besteht darin, daß die Sagittalebene den Bulbus nicht in eine temporale und nasale Hälfte teilt, sondern einen größeren temporalen Abschnitt von einem kleineren nasalen trennt. Die durch den Irisansatz, den Linsenäquator und den vorderen Rand der lichtempfindlichen Netzhaut (Ora serrata) gelegten Ebenen — dazu die Ebene des anatomischen Äquators —, sind nicht untereinander parallel, sondern nasalwärts gegeneinander geneigt (Brücke).

Das *Gewicht* des Augapfels des Erwachsenen schwankt zwischen 6,3 und 7,8 g (C. Krause, 6—8 g Sappey, 6,3—8 g Henle). Diese Schwankungen finden sich auch bei Normalsichtigen: Weiss (1898) erhält als Mittel von 5 emmetropischen Augen Erwachsener (3 Männer, 2 Frauen) 7,448 g. Beide Bulbi verhalten sich zum Gesamtgewicht des Körpers wie 0,023 : 100 (Vierordt). Das specifische Gewicht des Bulbus zeigt ebenfalls Verschiedenheiten. Es beträgt nach Huschke 1,022—1,0302, nach Fricke 1,0212—1,0216, nach Davy 1,091. Als

Volum geben HENLE 6000 cmm, KOSTER (1901) 6500, WEISS als Mittel aus 5 emmetropischen Augen 7180 cmm an.

Für das weibliche Auge sind nach SAPPEY die Bulbusdurchmesser etwas kleiner als für das männliche: im Mittel sagittal 23,9 mm, transversal 23,4 mm, vertical 23,0 mm; nach GREEFF ist jedoch der Unterschied nur unbedeutend oder fehlt ganz. Im Gewicht fand BISCHOFF sogar ein geringes Mehr gegenüber dem männlichen Bulbus (6,75: 6,5 g). Beim Neugeborenen (Abb. 15) zeigt die Sclera lateral hinten eine Ausbuchtung [*Protuberantia sclerae fetalis* BARACZ (1902)]. Der sagittale Durchmesser des Bulbus beträgt im Mittel 17,3 mm (SALZMANN) und ist größer als die beiden anderen; der verticale ist der kleinste. Weiterhin bleibt aber der sagittale Durchmesser im Wachstum verhältnismäßig zurück, während transversaler und verticaler sich in gleichem Verhältnis verlängern (WEISS). Der sagittale Durchmesser ist nach FAVAROLO (1927) schon beim Fetus der längste; er mißt im 9. Fetalmonat etwa 18 mm, im 1. Lebensmonat 19 mm, am Schlusse des 1. Jahres 21 mm und erreicht zwischen 8. und 10. Jahre seine endgültige Länge. Die Annahme, daß das kindliche Auge genauer der Kugelgestalt entspricht als das des Erwachsenen, läßt sich kaum aufrecht erhalten. BARACZ scheint beim Neugeborenen ebensolche Schwankungen in den Maßen gefunden zu haben, wie am ausgewachsenen Bulbus. Das gilt auch für das Gewicht, das beim Neugeborenen durchschnitt

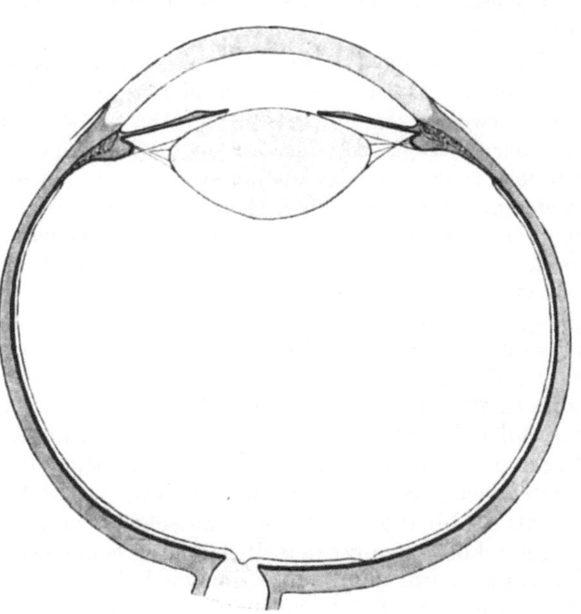

Abb. 15. Horizontalschnitt durch den Augapfel eines Neugeborenen. (Nach SALZMANN.) 4 : 1.

lich 2290 mg (WEISS, 3750 mg VIERORDT) beträgt. Beide Bulbi stellen vom Gesamtgewichte des Neugeborenenkörpers 0,28 Hundertteile dar (VIERORDT). Während der Gesamtkörper um das 19—21fache wächst, steigt das Gewicht des Bulbus nur um das 3,25—3,4fache, ähnlich wie beim Gehirn, das um das 3,76fache zunimmt. Das Volum des Bulbus des Neugeborenen steht mit 2189 cmm (WEISS) zum Bulbusvolum des Erwachsenen im Verhältnis von 1: 3,28. Das rascheste Wachstum des Bulbus fällt, wie am ganzen Nervensystem, in das erste Lebensjahr, bleibt auch noch bis in das 5. Jahr beträchtlich [SCAMMON und ARMSTRONG (1925)], dann folgt eine allmähliche Verlangsamung bis zur Pubertät, nach der aber bald die endgültige Größe erreicht wird. Nach SCAMMON und ARMSTRONG nimmt der Durchmesser des Augapfels beim Fetus in den ersten 6 Monaten außerordentlich rasch zu, dann mäßigt sich das Tempo. Zwischen Geburt und Reife vergrößern sich verticaler und horizontaler Meridian um etwa 40%, der Äquator um etwa 36%, was mir nicht ganz mit den obigen WEISSschen Angaben in Einklang zu stehen scheint. Das rasche Anfangswachstum nach der Geburt betrifft hauptsächlich den vorderen Abschnitt des Augapfels, aber auch diesen nicht gleichmäßig, indem z. B. die Vergrößerung der Hornhaut im wesentlichen früher beendet ist als die der angrenzenden Sclerazone bis zu den Ansätzen der Augenmuskeln. Anderseits hat im hinteren Abschnitte der Abstand der Fovea centralis vom Austritte des Sehnerven schon bei der Geburt die endgültige Größe, so daß in dieser Gegend ein weiteres Flächenwachstum, wenigstens in Netz- und Aderhaut, nicht mehr stattfindet.

Wie weit und ob überhaupt merkbare Rassenunterschiede in der Gestalt und Größe des Augapfels vorhanden sind, läßt sich vorläufig nicht übersehen, weil eine systematische Bearbeitung der Frage noch kaum begonnen hat. Für die Japaner gibt Adachi (1904) an, daß deren Auge nicht größer sei als das der Europäer. — Bei den anthropoiden Affen und dem Gibbon fielen Hotta (1905) makroskopische Unterschiede in der Gestalt gegen den Menschen nicht auf, während Heine (1906) den Bulbus eines siebenjährigen Gorilla regelmäßiger als den menschlichen geformt findet, indem alle drei Hauptdurchmesser gleich lang, nämlich 22,5 mm, waren.

Lagebeziehungen. Der Abstand beider Augen in der Ruhelage, gemessen zwischen den Hornhautscheiteln oder zwischen den Mitten der Pupillen, beträgt beim Erwachsenen etwa 64 mm [Helmbold (1914), Koegel (1916)] und ist offenbar abhängig von der Breitenentwicklung der Nasenhöhle mit ihren Nebenräumen. In der Ruhelage stehen die beidseitigen Äquatorialebenen in einer Frontalen, und die sagittalen Augenachsen verlaufen einander parallel. Der Bulbus liegt im vorderen weiten Abschnitte der Augenhöhle, aber nicht genau axial, sondern um 1—2 mm näher der temporalen und oberen Wand (Abb. 105, S. 320). Der vordere Augenpol soll eine durch den oberen und unteren Augenhöhlenrand gelegte Frontalebene gerade berühren oder nur wenig vorwärts überschreiten. Diese Ebene entspricht jedoch nicht der eigentlichen Eingangsebene der Augenhöhle, die gegen die frontale etwa 18—20° lateral-rückwärts abgelenkt ist (s. o. S. 20). Dadurch wird der Augapfel lateral weit leichter und mehr für den tastenden Finger oder für Verletzungen zugänglich als an einer anderen Stelle. Verbindet man die am stärksten zurückweichenden Stellen des lateralen Orbitalrandes beider Seiten, so schneidet diese Verbindungslinie die Bulbi hinter dem Äquator (Abb. 104, S. 318). Eine zwischen dem temporalen und nasalen Rande des Augenhöhleneinganges derselben Seite gezogene Gerade tritt lateral in der Gegend des Äquators in den Bulbus ein, medial etwa an der Corneo-scleralgrenze aus. Am meisten geschützt erscheint der Bulbus oben durch den stark überhängenden Supraorbitalrand und den Augenbrauenwulst, medial durch die Lidsehne (Ligamentum palpebrale mediale) und den Nasenrücken[1]. Der hintere Augenpol fällt bei der als normal angenommenen Lage des Bulbus ungefähr in die Mitte der Länge der Augenhöhle. In der allgemeinen Übersicht über den Bau des Sehorgans ist bereits (s. S. 6) erwähnt, daß etwa das vordere Drittel des Augapfels nach außen frei liegt, teilweise überzogen von der Bindehaut und je nach der Öffnung der Lidspalte mehr oder weniger bedeckt von den Augenlidern. Zu diesem Abschnitte des Bulbus gehört die ganze Cornea und von der Sclera ein oben und unten etwa 8,5 mm, lateral und medial etwa 10 mm breiter Teil.

Die nicht seltenen horizontalen Asymmetrien der Augen sondert Koby (1922) in zwei Haupttypen. Im ersten besteht eine, wohl meist angeborene, verschiedene Höhe der beiden knöchernen Augenhöhlen bei normalem Stande der Augäpfel darin. Die größere Höhe findet sich vorwiegend links; die Augenbrauen stehen entsprechend ungleich hoch. Der zweite Typus zeigt verschiedene Höhenlage der beiden Augäpfel in gleichhohen Augenhöhlen mit gleichhoch stehenden Brauen.

---

[1] Das im östlichen Oberbayern und in einem Teil von Tirol bei schweren Raufereien geübte „Ausdrücken", d. h. Heraushebeln, des Auges geschieht, wie ich mich in einem Falle überzeugen konnte, nicht von lateral her, sondern durch Eindrängen des Daumens am medialen Orbitalrand.

Zur Erhaltung des Bulbus in seiner Lage tragen neben dem orbitalen Fettpolster gewisse bindegewebige Einrichtungen bei, die mit den Augenmuskeln zusammenhängen und dort besprochen werden sollen. Doch werden durch sie weder die Bewegungen des Bulbus um seinen Drehpunkt, noch zeitweilig stärkeres Hervortreten oder Zurücksinken verhindert.

Im übrigen schwankt die Lage des Bulbus zum Eingange der Augenhöhle von Person zu Person in ziemlich weiten Grenzen, zum Teil sicher in Abhängigkeit von der Form des Schädels und der mehr oder weniger dadurch bedingten verschiedenen Gestaltung des Eingangs und der Tiefe der Augenhöhle. Besonders darauf gerichtete Untersuchungen am Lebenden in irgendwie maßgeblichem Umfange stehen noch aus. Nach dem Befund an einem $2^1/_2$jährigen Knaben führt DONALDSON (1903) stärker vorstehende Augen auf Seichtheit der Augenhöhle zurück, die ihrerseits durch vorzeitige Nahtverknöcherung verursacht sein soll. Für nicht krankhafte Fälle hat COHN (nach MERKEL) ein Zurückliegen des Bulbus hinter dem Orbitalrande bis zu 10 mm, anderseits ein Hervortreten über den Rand bis zu 12 mm gefunden.

In den von demselben Manne stammenden Abb. 1 und 100 (S. 302), steht der Augapfel so weit vor, daß die Frontalebene die Linse im Äquator schneidet. Man könnte daran denken, daß die zwecks Fixierung der Teile vorgenommene reichliche Durchspülung des Kopfes mit starker Formollösung von den Carotiden aus den Augapfel vorgetrieben habe, zumal der Mann, wie am ganzen Körper, so auch in der Augenhöhle ein beträchtliches Fettpolster zeigte. Diese Vortreibung könnte aber nur gering sein, denn die Durchspülung geschah bereits wenige Minuten nach der Hinrichtung; unter diesen Umständen wird die noch lebende Muskulatur durch den chemischen Reiz in stärkstmögliche Zusammenziehung versetzt, wie besonders in Abb. 100 zu erkennen, und verhindert somit eine Vortreibung des Augapfels auch gegen das Andrängen des durch die Gefäßfüllung zu höchster Prallheit gebrachten Fettpolsters. Im übrigen ist bemerkenswert, daß unter der gleichzeitigen Wirkung sämtlicher Antagonisten der Augapfel sich ziemlich genau in sagittale Richtung eingestellt hat, ein Zeichen, daß die Kräfte der Augenmuskeln einander annähernd das Gleichgewicht halten.

Von Rassenverschiedenheiten, die unter Umständen ebenfalls mit der Schädelform und der Tiefe der Augenhöhle zusammenhängen, ist wenig bekannt. Nach ADACHI (1904) liegt beim Japaner der Bulbus weiter nach vorn als beim Europäer, was durch die Flachheit der Nasenwurzel noch besonders betont erscheint. Untersuchungen an Leichen sind von geringem Wert, außer vielleicht an frischen Köpfen von Hingerichteten, weil mit dem Aufhören des Blutumlaufes der Turgor des die Augenhöhle füllenden Fettkörpers rasch abnimmt, so daß das Auge zurücksinkt. Auch beim Lebenden ist der wechselnde Turgor infolge veränderter Füllung der orbitalen Blutbahn vielfach die Ursache mehr oder weniger rasch eintretender zeitweiliger Schwankungen in der Lage des Bulbus, z. B. das Zurücksinken bei starker Wasserentziehung (Erbrechen, Durchfall) oder Ohnmacht, das Hervorquellen bei heftigen Gemütserregungen; ein Schwinden des Orbitalfettes und damit das Bild der „Hohläugigkeit" kommt erst verhältnismäßig spät zustande bei dauernder Unterernährung oder bei abzehrenden Krankheiten. (Näheres s. Bd. III im Abschnitt über Erkrankungen der Orbita.)

A. Die Häute des Augapfels.

1. Die faserige Augenhaut, Tunica fibrosa oculi.

Die äußere oder faserige Augenhaut (Faserhaut des Auges, Capsula fibrosa, Dura oculi, Pachymeninx ophthalmencephali) besteht im wesentlichen aus straffem Bindegewebe und ist die bei weitem dickste und festeste der Augenhäute. Durch ihr Gefüge besitzt sie einen hohen Grad von Derbheit, wodurch die Form des Augapfels gewährleistet wird. Voraussetzung dafür ist allerdings noch, daß der Flüssigkeitsinhalt des Augapfels nicht unter eine bestimmte Menge sinkt. Unter ihrem Druck erhält die äußere Augenhaut eine pralle Spannung, die dem tastenden Finger nur wenig nachgibt. Aus dem durch entsprechende Werkzeuge feststellbaren Maße der Eindrückbarkeit lassen sich Schlüsse auf die Höhe des intraocularen Flüssigkeitsdruckes ziehen (s. die Abschnitte über Glaukom in Bd. IV und klinische Untersuchungsmethoden in Bd. II). Sinkt letztere unter die Norm, so bewirkt der Druck der geraden Augenmuskeln unter Umständen beträchtliche Abplattungen des Bulbus, sog. Schnürfurchen. Schon bei oberflächlicher Betrachtung ist, wie bereits erwähnt, an der äußeren Augenhaut ein größerer hinterer, undurchsichtiger Abschnitt, die Sclera, von einem kleineren vorderen, durchsichtigen, der Cornea, zu unterscheiden.

a) Die weiße Augenhaut, Sclera.

Die *Sclera* (Sclerotica, Tunica albuginea oculi, Lederhaut, Sehnenhaut des Auges) bildet etwa 5 Sechstel der äußeren Augenhaut. Vorn, am Sulcus sclerae externus geht sie ohne Unterbrechung in die Hornhaut über; dabei schiebt sich das undurchsichtige Scleralgewebe mit zugeschärftem Rand eine Strecke weit außen über die Hornhaut hinweg, und zwar oben und unten etwas mehr als seitlich. Nicht selten ist auch ein geringeres Übergreifen der Sclera an der Innenfläche vorhanden, so daß auf einem Meridionalschnitt dieser Gegend der mehr oder weniger abgerundete Hornhautrand schon für das bloße Auge wie eingefalzt erscheint (*Hornhautfalz der Sclera*, Rima cornealis sclerae, Abb. 14, 23). Das von Meckel und Merkel beobachtete Übergreifen der Hornhaut auf die Außenfläche der Sclera ist jedenfalls sehr selten. Hinten zeigt die Sclera etwa 3—4 mm nasal zum hinteren Augenpol eine größere Durchbrechung für den Austritt des Sehnerven *(Foramen opticum sclerae)*. Diese hat an der inneren Oberfläche der Sclera einen Durchmesser von etwa 1,5 mm und erweitert sich nach außen trichterförmig, stellt aber nicht ein einfaches Loch dar, sondern wird von einem vorwiegend den inneren Scleraschichten entstammenden bindegewebigen Maschenwerk, der *Lamina cribrosa sclerae*, durchzogen, durch deren Öffnungen die Bündel des Sehnerven verlaufen. Am äußeren Umfange des For. opticum setzen sich die Außenschichten der Sclera in die dicke Bindegewebsscheide des Sehnerven fort. Kleine Durchbrechungen der Sclera bestehen in größerer Anzahl in der Umgebung des Sehnerven für den Eintritt der Nn. ciliares und der Aa. ciliares postt., ferner hinter dem Äquator für den Austritt der Vv. vorticosae und vorn in der Gegend des Sulcus sclerae ext. für Nerven und die Vasa ciliaria anteriora.

Die Dicke der Sclera ist nicht gleichmäßig (Abb. 14). Während sie am hinteren Augenpol und in der nächsten Umgebung des Sehnerven 1,0—1,5 mm beträgt, nimmt sie gegen den Äquator hin allmählich bis auf 0,4 mm ab, sinkt aber an den Stellen, wo die Sehnen der geraden Augenmuskeln dem Bulbus anliegen, noch weiter bis auf 0,3 und 0,25 mm. Durch die Einstrahlung dieser ebenfalls etwa 0,3 mm dicken Sehnen wächst die Dicke der Sclera im vorderen Abschnitte wieder auf 0,6 mm. Eine geringe Dickenzunahme tritt auch an den Anheftungsstellen der schrägen Augenmuskeln ein. Schmale streifenförmige Verdünnungen entstehen noch an den Stellen, wo die Ciliarnerven in meridionalen Rinnen über die Innenfläche der Sclera vorwärts ziehen. In ähnlicher Weise kommt eine geringe Verdünnung der Sclera in der Gegend des hinteren Augenpols von außen her dadurch zustande, daß die lateral zum Sehnerven eindringenden Ciliarnerven und -arterien sich in etwa meridional verlaufenden seichten Rinnen dem Bulbus anlagern. Dies Verhalten tritt am fetalen Auge besonders deutlich hervor (Koelliker) und führt vom 3. Fetalmonat ab unter der Einwirkung des intraocularen Druckes zu einer leichten Ausbuchtung der Bulbuswand, der *Protuberantia fetalis* (v. AMMON), die auch beim Neugeborenen noch vorhanden ist [BARACZ (1902), Abb. 15].

Dicht an der Grenze gegen die Hornhaut nimmt die Sclera mit ihren inneren Schichten teil an der Bildung der Wand eines ringförmig die Hornhaut umkreisenden Kanals oder Kanalsystems, des *Sinus venosus sclerae* (Schlemmii), der erst später genauer besprochen werden kann (Abb. 28). Bei gewaltsamer Ablösung der hier fester mit der Sclera verwachsenen Aderhaut wird auch die Innenwand des Sinus mit herausgerissen und dadurch eine ringförmige, der Lage nach etwa dem Sulcus sclerae ext. (S. 26) entsprechende, mehr oder weniger tiefe Rinne, die *Scleralrinne* (SCHLEMM, SCHWALBE, Sulcus sclerae int.) hergestellt. Ihre deutlichere hintere Begrenzung bildet der durch besonderes Gefüge ausgezeichnete, nach innen und vorn gewölbte *Scleralwulst* (hinterer Grenzring SCHWALBE). Die Außenfläche der Sclera lockert sich, soweit nicht gerade Muskelsehnen in sie einstrahlen, zu einer dünnen Schicht zarten *episcleralen Bindegewebes*, dessen Bündel hinter den Ansätzen der geraden Augenmuskeln in die den sog. TENONschen Raum (s. später) durchziehenden Bälkchen, vorn im Bereiche der Conjunctiva bulbi in das subconjunctivale Bindegewebe übergehen. Die innere Oberfläche der Sclera ist glatt und vom Austritt des Sehnerven bis gegen die Corneoscleralgrenze frei dem capillaren Spaltraume gegen die Aderhaut, dem *Spatium perichoroidale*, zugewandt. Bei der Abhebung der Sclera bleiben an ihr in der Regel abgerissene Teile der zarten, den Spaltraum durchziehenden Bindegewebsblätter als dunkelpigmentierte feine Flocken hängen, die aber nicht in engerer Verbindung mit dem scleralen Bindegewebe stehen und leicht zu entfernen sind. Sie als selbständige „Lamina fusca sclerae" aufzufassen, erscheint unberechtigt.

Die mechanischen Eigenschaften der Sclera ergeben sich aus ihrem Gefüge: neben großer Zugfestigkeit besteht eine erhebliche Biegsamkeit, aber nur geringe Elasticität, so daß es bei Verminderung der intraocularen Flüssigkeiten zu Faltenbildungen kommt. Bei scharfrandigen durchgehenden Verletzungen der Sclera am Lebenden tritt aber doch eine leichte elastische Zurückziehung der Wundränder auf und gibt Gelegenheit zum Vorfalle von Augeninhalt.

Die weiße Farbe der Sclera wird nicht so sehr aus der Armut an Blutgefäßen, als ebenfalls aus dem Gefüge verständlich. Trotz der Straffheit des Bindegewebes erscheint ein sehniger Glanz nur dort, wo die parallelbündeligen Augenmuskelsehnen einstrahlen; sonst wird das Licht von den in verschiedenen Richtungen überkreuzten Bündeln unregelmäßig zurückgeworfen. Eine bläuliche Färbung beobachtet man gelegentlich bei dünner Sclera an den Augen von Kindern und Frauen, auch in krankhaften Fällen (s. das Kapitel „Blaue Sclera" in „Erkrankungen der Sclera" in Band IV), als Ausdruck des Durchschimmerns der dunkelpigmentierten Aderhaut. Die manchmal recht auffallende gelbliche Farbe der Sclera im Alter ist wohl meist auf Einlagerung von Fettkörnchen, weniger auf Pigmentzellen zurückzuführen. Im übrigen sind die Faserbündel der Sclera stärker lichtbrechend als die der Cornea.

Bei ihrem rein bindegewebigen Bau gibt die Sclera beim Kochen Leim. MÖRNER (1894) findet darin neben Glutin (Collagen) ein Mucoid im Verhältnis von 7 : 1. Die stärkere Färbbarkeit des Scleralgewebes durch eine Anzahl von Farbstoffen gegenüber der Cornea beruht vielleicht nur auf dem physikalischen Unterschiede geringerer Quellbarkeit (H. VIRCHOW).

. F. P. FISCHER (1926) untersuchte die Quellbarkeit der Sclera verschiedener Säuger genauer und bestätigte zunächst das Vorhandensein örtlicher Unterschiede, die nach NAKAMURA (1925) durch solche der Dicke und des mikroskopischen Gefüges bedingt sind. Bei Änderung des Quellungsgrades, d. h. des Verhältnisses von Wasser zur festen Substanz in einem beliebigen Stande des Quellungsvorganges, ändert sich das optische Verhalten der Sclera. Bei Entquellung durch gesättigte Zuckerlösung, Alkohol und Citrate wird die

Sclera ganz durchsichtig wie die Hornhaut, zuerst in der Umgebung der Muskelansätze. Entsprechend dem Wasserverluste tritt eine Gewichtsabnahme ein, bei eben durchsichtig gewordener Sclera um 30%. Zugleich verändern sich die mechanischen Eigenschaften: die Sclera erscheint dünn, gummiartig, zäh, schrumpft etwas, behält aber ihre Form; sie wird fester, schwer zerreißbar, aber leichter schneidbar. Die Elasticität nimmt zu, die Dehnbarkeit ab. Die Quellung durch Wasser geht langsam vor sich, läßt sich aber durch n/1000 Kali- oder Natronlauge oder n/1000 Salzsäure bis zur Durchsichtigkeit steigern. Die dazu nötige Wasseraufnahme beträgt 15—20%. Die Sclera ist dann weicher, dehnbarer und minder elastisch. Durch Entquellung kann der normale Zustand wieder herbeigeführt werden. Wenn auch im Leben so starke Veränderungen nicht möglich sind, so lassen sich doch in viel engeren Grenzen Änderungen des Quellungsgrades denken. In physikalisch-chemischem Sinne ist die Sclera ein Gel mit ungleichmäßiger Anordnung der Teilchen in der dispergierenden Flüssigkeit und nimmt Flüssigkeit in das Innere des quellbaren Körpers unter Volumvergrößerung auf. Nach Fischers Ansicht findet bei Entquellung der Sclera eine Erhöhung des Dispersitätsgrades zusammen mit einer Gleichordnung der Teilchengröße statt, bei Quellung aber eine Erniedrigung des Dispersitätsgrades. Das histologische Bild läßt nicht erkennen, daß die Sclera durchsichtig geworden ist. Der Unterschied in der Quellbarkeit zwischen Hornhaut und Sclera ist nur ein quantitativer. Unter physiologischen Verhältnissen ist die Sclera undurchsichtig, weil sie ein anderes Gel ist als die Hornhaut, und infolge des durch ihren normalen Quellungsgrad bedingten Dispersitätsgrades.

Nach den Untersuchungen von Michel und H. Wagner (1886) am Auge des Schweins enthält die frische Sclera 65,51% Wasser (His 76%) und 0,867% Asche.

Feinerer Bau. Unter dem Mikroskop erscheint das faserige Bindegewebe zu kantigen Bündeln zusammengefaßt, die sich wieder zu flachen Bändern mit mehr oder weniger scharfen Rändern nebeneinander lagern (Abb. 16). Diese Bänder verlaufen in verschiedenen Richtungen, aber im ganzen parallel den Grenzflächen der Sclera und durchflechten sich außerordentlich innig, indem sie sich der Fläche nach aufspalten, andere Bänder umgreifen, die Spaltungsblätter teilweise wieder unter sich oder mit benachbarten, gleich oder ähnlich verlaufenden vereinigen, so daß an eine präparatorische Einzeldarstellung von Bändern oder Schichten nicht zu denken ist. Hinter dem Äquator ist die Verfilzung besonders stark: in einem meridional geführten Schnitte finden sich neben meridionalen und circularen (äquatorialen) in verschiedener Richtung schräg verlaufende Bänder, die sich nicht nur in der Richtung von außen nach innen, sondern auch unter seitlicher Ablenkung der Bündel durchkreuzen. Dabei treten gegen die innere Fläche der Sclera überwiegend grobe Bänder hervor, während gegen die episclerale Schicht eine Aufblätterung besonders der meridionalen Bänder in dünne Streifen statthat. Im vorderen Teile der Sclera sind die Bänder im allgemeinen dünner, 10—16 μ bei einer Breite von 100 bis 140 μ (Salzmann). Vor dem Äquator erhält der Bau der Sclera an den Eintrittsstellen der geraden Augenmuskeln ein besonderes Gepräge, indem die unter sehr spitzem Winkel einstrahlenden Sehnen zunächst geschlossen an der Oberfläche verlaufen, ehe sie sich ebenfalls aufspalten und dann bald in der Vereinigung mit meridionalen scleralen Bündeln verlieren. Die Sehnen der beiden schrägen Augenmuskeln, die hinter dem Äquator in die Sclera eingehen, verhalten sich ganz ähnlich, schließen sich aber schrägen und äquatorialen Bündeln an. Gegen die Hornhaut hin vereinfacht sich das Gefüge insofern, als meridionale und äquatoriale Bündel vorherrschen, die im allgemeinen eine geringere Dicke besitzen als im hinteren Teile der Sclera. Der sog. Scleralwulst besteht fast ausschließlich aus äquatorialen schmalen (30—50 μ), aber kräftigen Bündeln von elliptischem Querschnitte, zwischen die sich von vorn her die dünnen Balken des Gerüstwerkes an der Innenseite des Sinus venosus (Schlemmii) schieben (s. bei Kammerwinkel S. 103).

Derartige äquatorial verlaufende Bündel finden sich noch eine Strecke weit rückwärts nahe der inneren Oberfläche der Sclera zwischen schrägen und meridionalen Bündeln. Gelegentlich tritt eine Fortsetzung des Scleralwulstes vorn über die durch Verlängerung der Perichoroidalspalte zu ermittelnde Innenfläche der Sclera auf dem Meridionalschnitte spornartig nach innen vor zwischen das vordere Ende des Ciliarmuskels und das Gerüstwerk des Kammerwinkels. Dieser *Scleralsporn* ist ein etwa dreiseitig prismatischer Ring und besteht ebenfalls aus äquatorialen Bündeln, nur sind sie schwächer als im eigentlichen Scleralwulste.

Die auffallende Anhäufung äquatorialer Bündel im Scleralwulst und dem rückwärts angrenzenden Abschnitte der Sclera, zusammen mit dem vorwiegend

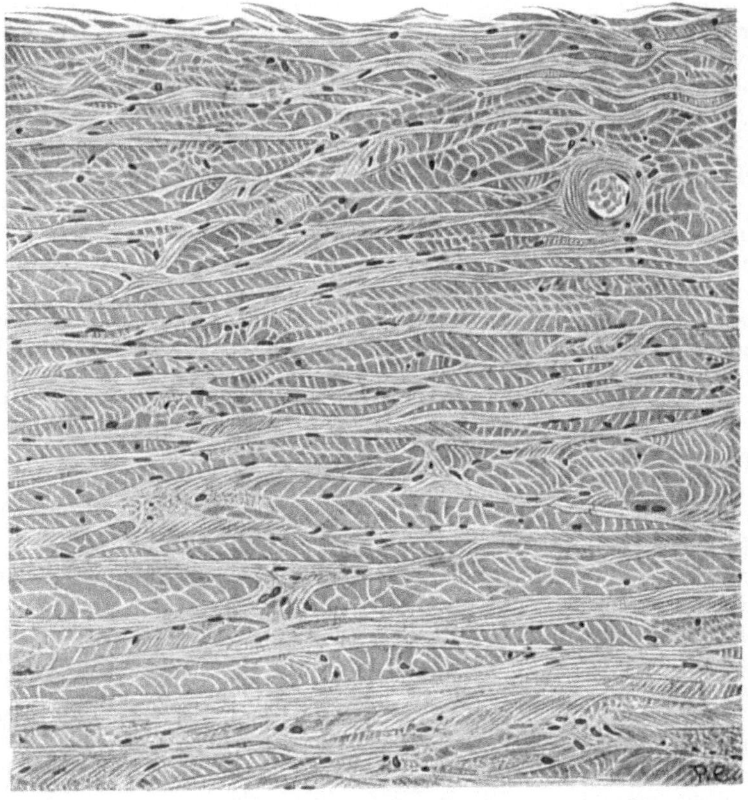

Abb. 16. Horizontaler Meridionalschnitt durch die Sclera aus dem hinteren lateralen Umfange des Augapfels eines 23jährigen Hingerichteten. Durchflechtung der Bündel. Oben rechts der Querschnitt einer Arterie. Am Oberrand lockere Episclerabündel. (Präparat von Prof. STIEVE.)

äquatorialen Verlaufe der Balken des vorwärts angrenzenden Gerüstwerkes des Kammerwinkels legt die Frage nach der Ursache solcher Anordnung nahe. Wir wissen, daß Bindegewebe auf wiederholte Zugbeanspruchung seine Fasern in die Richtung des Zuges einstellt, d. h. anbildet, und können daher aus der Faserung z. B. einer bindegewebigen Haut einen Rückschluß auf die gestaltend wirkenden Factoren machen. Der Gesamtbau der Sclera und Cornea aus überkreuzten Faserbündeln weist auf eine allgemeine Dehnungsbeanspruchung nach allen Richtungen in der Bulbuswand hin, wie sie dauernd durch die kleinen Schwankungen des intraocularen Druckes infolge des Gefäßpulses unterhalten werden. Der Bau des Scleralwulstes und seiner nächsten Nachbarschaft läßt nur an einen örtlich begrenzten und stets in gleicher Richtung wirkenden, an

der Innenfläche der Sclera angreifenden Zug denken, und dafür kommt meines
Erachtens nur der Ciliarmuskel, besonders während der Accommodationstätig-
keit in Betracht, indem er den unmittel- oder mittelbar von ihm beeinflußten
Bindegewebsbezirk nach innen gegen den nicht zusammendrückbaren Inhalt
der Vorderkammer, das Kammerwasser, preßt.

Die Lamina cribrosa wird erst beim Sehnerven eingehender besprochen
werden (s. S. 140), da sich an ihrer Bildung auch das Bindegewebe der Aderhaut
und Neuroglia beteiligen.

Die Sclera ist reich an zarten *elastischen Fasern,* die gestreckt und unverzweigt zumeist an der Oberfläche der Bindegewebsbündel und mit diesen
gleichgerichtet verlaufen (SATTLER, FUSS), bisweilen aber auch im Innern der
Bündel vorkommen (H. VIRCHOW); sie hängen nach PES (1907) mit den Ausläufern der fixen Sclerazellen zusammen. Örtliche Verschiedenheiten bestehen
insofern, als in der Umgebung des Sehnervenaustritts und im vorderen Abschnitte des Scleralwulstes eine erheblich größere Menge vorhanden ist als im
Äquatorbezirk, ferner die Anzahl gegen die innere Oberfläche der Sclera hin zunimmt, außer in der Nachbarschaft der Muskelansätze (ISCHREYT, FUSS). Um
den Sehnervenaustritt herum sind die elastischen Fasern der Sclera in der Hauptsache ringförmig, weniger schräg angeordnet (WINTERSTEINER und SATTLER). Beim
Fetus sind die elastischen Fasern noch sehr spärlich und zart, bilden sich aber beim
Kind rasch aus, so daß im 10. Lebensjahre fast die Verhältnisse wie beim Erwachsenen erreicht sind. Nach dem 30. Jahre treten Veränderungen nicht mehr
ein, jedoch schwankt die Menge individual beträchtlich; eine Abnahme der Zahl
im höheren Alter konnten FUSS (1906) und KREKELER (1923) nicht feststellen,
sie wird aber von PES (1908) behauptet. — In der Jugend ist nach KREKELER
das Gefüge der Bindegewebsbündel noch verhältnismäßig locker, die Sclera
demzufolge weicher, auch durchscheinender als nach dem 20. Jahre. Nach
dem 60. Jahre wird die Biegsamkeit der Sclera geringer, eine zunehmende
Starrheit greift Platz.

Von *Zellen* enthält die Sclera zunächst Bindegewebszellen in großer Zahl,
daneben verhältnismäßig spärlich Pigmentzellen und hie und da Wanderzellen.
Die Bindegewebszellen liegen den Faserbündeln eng an; die platten, außerordentlich dünnen Zelleiber hängen durch zarte, verschieden lange und breite
Fortsätze untereinander zusammen, bilden also ein Syncytium und zeigen
ebenso wie die flachen elliptischen Kerne leistenförmige Modelungen, die
zwischen die Bindegewebsbündel eingreifen. Sie verhalten sich also ähnlich
den Sehnenzellen, deren Kerne jedoch länger, dicker und nach der Färbung
weniger dicht erscheinen. Dieser Unterschied erlaubt es, die Augenmuskelsehnen auf lange Strecke zwischen den scleralen Bündeln zu verfolgen. An
der äußeren und inneren Oberfläche der Sclera sind ebenfalls platte Bindegewebszellen vorhanden, aber eine geschlossene Endotheldecke, wie sie SCHWALBE
als durch Versilberung darstellbar angibt, kann ich nicht bestätigen. Im Alter
nehmen nicht nur die Bindegewebszellen feine Fettröpfchen auf, sondern solche
werden auch zwischen die Fibrillen ausgefällt, am stärksten in der Gegend
des Äquators (KREKELER), wodurch die weiße Farbe der Sclera allmählich in
eine gelbliche übergeführt wird. Die gelegentlich anzutreffenden Kalkablage-
rungen bestehen aus Calciumphosphat (KREKELER). Vor dem 50. Jahre
findet man weder Fett noch Kalk.

Pigmentzellen, die sich in vielen Tieraugen reichlich finden, treten beim
Menschen nur in geringer Anzahl auf. Selbst in den sehr pigmentreichen Augen
der melanotischen Rassen beschränkt sich ihr Vorkommen auf die innersten
Teile der Sclera, außer in der Nachbarschaft des Sehnervenaustrittes, wo sie
sogar die Mitte der Dicke der Haut nach außen überschreiten, sich in die Lamina

cribrosa vorschieben, auch die in dieser Gegend in den Bulbus eindringenden Nerven und Gefäße begleiten können. In der Gestalt ähneln sie den Pigmentzellen der angrenzenden Suprachoroides; der körnige gelbe Farbstoff ist der gleiche (Melanin). Vielfach erhält man den Eindruck, als wären die Zellen von der Suprachoroides eingewandert. Bei der Unmöglichkeit, den mit Pigmentzellen versehenen Abschnitt als einigermaßen selbständige Schicht von der übrigen Sclera abzutrennen, ist auch hier die Bezeichnung ,,Lamina fusca sclerae" (BRÜCKE, SCHWALBE) nicht angebracht. — Nach OGAWA (1906) ist bei Japanern die Pigmentierung der Sclera stärker als bei Europäern.

Gelegentlich trifft man zwischen den Bündeln der Sclera, eher noch in den Bindegewebshüllen der durchtretenden Nerven und Blutgefäße, vereinzelte Wanderzellen, in der Regel an der Gestalt und der geringeren Dichtigkeit des Chromatins ihrer Kerne erkennbar.

Die Nerven der Sclera sind Abkömmlinge der Nn. ciliares und scheiden sich in durchtretende und eigene. Eigene Nerven der Sclera sind bereits von BOCHDALEK beschrieben, ihre feinere Verteilung und Endigungsweise ist aber erst mit Hilfe der neueren Untersuchungsverfahren bekannt geworden [SMIRNOW (1900), FRITZ (1904), AGABABOW (1904), ELEONSKAJA (1911), ATTIAS (1912)]. Die Nn. ciliares breves und longi durchsetzen in der Umgebung des Sehnervenaustritts, in der Regel gemeinschaftlich mit den Aa. ciliares postt., die Sclera in schräger Richtung vorwärts; sie sind dabei von einer verhältnismäßig dünnen Hülle einfachen Bindegewebes umschlossen. In den Perichoroidalraum gelangt ziehen sie an der Innenfläche der Sclera gestreckt meridional vorwärts bis in den Bereich des Orbiculus ciliaris und teilen sich da; ihre Äste gehen teils nach innen in den Ciliarkörper, teils nach außen in die Sclera, stets zusammen mit Blutgefäßen. Die Breite der Eintrittszone reicht von der Corneoscleralgrenze rückwärts bis zum hinteren Rande des M. ciliaris, manchmal auch noch darüber hinaus (FRITZ). Einige Ciliarnerven dringen wenige Millimeter vor dem Äquator bulbi ganz in die Sclera ein, verlaufen mehr oder weniger lange in deren tiefen Schichten und teilen sich dann in Äste für den Ciliarkörper oder für die Sclera (ATTIAS). Die nach außen durchtretenden Nerven sind entsprechend der Anordnung der Blutgefäße im Gebiet der Sehnenansätze der Augenmuskeln zahlreicher, besonders nasal und temporal (FRITZ). AXENFELD (1902) beschrieb zuerst eigentümliche Nervenschleifen, bei denen ein kräftiger Nerv im ganzen in die Sclera eindringt, senkrecht gegen deren Oberfläche, manchmal sogar bis unter die Conjunctiva bulbi aufsteigt, dann wieder nach innen umbiegt und durch dasselbe Loch die Sclera verläßt, um sich in den Ciliarmuskel zu verzweigen. Von dem etwa 1,5—1,7 mm vom Vorderrande der Sclera entfernten Schleifenscheitel, der gewöhnlich durch eine kernreiche Bindegewebsscheide verdickt erscheint, werden Zweige an die Corneoscleralgrenze, in die Hornhaut und an die Außenfläche der Sclera, zuweilen zur Vereinigung mit einem episcleralen Nerven abgegeben (FRITZ, ATTIAS). Als Ursache der Bildung solcher Schleifen nahmen FRITZ und GROENOUW (1905) an, daß sich eine Arterie dem vorwachsenden Nerven in den Weg gestellt hätte. ATTIAS kann das nicht bestätigen, die Schleife enthält nur kleine Vasa nervorum, und in der Nähe liegen in der Regel nur ganz kleine Blutgefäße. Auch ein Bevorzugen des oberen Scleraabschnittes im Bereich des Sehnenansatzes des M. rectus oc. sup. (FRITZ) scheint nicht zu bestehen. Die Anzahl solcher Schleifen ist übrigens auf eine oder zwei für ein Auge beschränkt. — Außer den um den Sehnerven eintretenden Ciliarnerven kommen für die Versorgung der Sclera noch zahlreiche, von episcleralen Nervenstämmchen sowohl hinter als vor dem Äquator abgehende Ästchen in Betracht, die teilweise sogar die Sclera durchbohren, um in die Aderhaut zu gelangen [AXENFELD (1895), BACH (1896)]. Im ganzen ist also die Sclera reich an eigenen Nerven,

3*

besonders im Bereiche des Ciliarkörpers; zumeist halten sich die Verzweigungen in der Nähe von Blutgefäßen. Agababow (1912) unterscheidet sensible, trophische, vasomotorische Nerven und die Nerven der Lamina fusca. Die sensiblen Fasern sind zunächst, auch in ihren Verzweigungen, markhaltig; nach Verlust des Markes endigen sie frei durch die ganze Ausdehnung und Dicke der Sclera mit Endknöpfchen oder -keulen, pinselförmig als Büschel feinster Fäserchen mit Endknöpfchen, mit größeren oder kleineren Endplättchen und mit Endbäumchen [W. Eleonskaja (1911)]. Die trophischen Nerven enden an der Oberfläche der Stromazellen. Sie sind marklos wie die vasomotorischen Nerven, die alle Gefäße begleiten und teilweise umflechten; zuweilen sollen an ihnen vereinzelte Ganglienzellen vorkommen. In der Lamina fusca, d. h. an der inneren Oberfläche der Sclera bilden (beim albinotischen Kaninchen) marklose Zweige markhaltiger Nerven der Suprachoroides ein ziemlich regelmäßiges Endnetz aus feinsten Fäserchen.

Auch bei den **Blutgefäßen** sind die durchtretenden von den eigenen der Sclera zu trennen. Jene bestehen aus den Aa. ciliares postt. longae et breves, die in der Gegend des Sehnervenaustritts, und den Aa. und Vv. ciliares anteriores, die an den Sehneneinstrahlungen der geraden Augenmuskeln die Sclera schräg nach innen und vorn durchbohren, ferner aus den 4—6 Vv. vorticosae, die unabhängig von Arterien durch schräge Kanäle etwas hinter dem Äquator nach außen gelangen. Das Verbreitungsgebiet dieser Gefäße ist im wesentlichen die Aderhaut. Um den Sehnervendurchtritt bilden Ästchen der Aa. ciliares postt. breves einen mehr oder weniger geschlossenen Ring, den *Circulus arteriosus ni. optici* (Halleri s. Zinnii). Aus ihm gehen feine Zweige zur Choroides und zum Sehnerven und seiner Pialscheide. Die eigenen Gefäße der Sclera sind im allgemeinen spärlich; nur im vordersten Teil, in der Umgebung des Hornhautrandes, finden sie sich in größerer Anzahl. Die feinen Arterien kommen aus einem episcleralen Netze, das hinten von Zweigen der Aa. ciliares postt. breves, besonders aber vorn von solchen der Aa. ciliares antt. vor deren Eindringen in die Sclera gespeist wird. Das Netz ist im ganzen weitmaschig, nur vorn um den Hornhautrand wird es in 5—6 mm Breite eng; hinten setzt es sich in das Gefäßnetz der äußeren Sehnervenscheide fort. Die kleinen Venen dieses Netzes münden vorn in Vv. ciliares antt., am Äquator in die Vv. vorticosae, am hinteren Augenpole bilden sie selbständige Stämmchen, die Venulae ciliares postt. Die Venen des episcleralen Netzes erhalten das Blut in der Hauptsache nur aus der Sclera, hinten auch noch teilweise aus dem Sehnerven. Vorn nehmen sie noch einen Teil des Blutes aus einem tiefen, einfachen Venengeflecht im Bereich des Scleralwulstes auf, dessen 12—20 Wurzeln im M. ciliaris liegen und dessen Abflüsse zum anderen Teil in die Venae ciliares antt. gehen. Diesem vorderen intrascleralen Venengeflecht ist ein feines Arteriennetz angeschlossen, das sowohl von den Aa. ciliares antt. [Maggiore (1917)], als von den Arterien des Ciliarmuskels Zuflüsse erhält. Gegen die Hornhaut endet das Gefäßnetz der Sclera nach außen vom Sinus venosus mit einer fortlaufenden Reihe flacher Bögen, von denen aus tiefe Capillarschlingen in den Hornhautrand vordringen (Leber) (s. Abb. 17). In der Grenzschicht der Sclera sind keine Capillaren vorhanden [Krückmann (1927)]. Da das außen und hinten den Sinus venosus umgebende Venengeflecht mit seinem Endothel unmittelbar in die der Dura des Hirns gleichzusetzende Sclera eingebettet ist, entspricht es nach Krückmann einem Gehirnsinus, dessen Wand auch nur von der Dura gebildet wird.

Mit dem vorderen intrascleralen Plexus steht auch der bereits erwähnte *Sinus venosus sclerae* (Schlemmii, Circulus venosus ciliaris, Canalis Schlemmii) in Verbindung. Dieses zuerst von Albinus injicierte, von Schlemm (1827) wieder entdeckte, eigenartige Gefäßgebilde umzieht ringförmig die Hornhaut, eingebettet in die Tiefe der Scleralrinne. Trotz mannigfacher individualer Verschiedenheiten erscheint als Grundform ein von außen nach innen abgeplatteter, sagittal 0,25—0,32 mm, transversal 0,03—0,048 mm breiter Kanal (Abb. 28, S. 73). Von seinen Rändern oder Flächen spalten sich häufig schmälere Kanäle auf eine Strecke weit ab. Hin und wieder zerfällt er auch in mehrere, untereinander anastomosierende Arme, die sich wieder zu einem Rohre vereinigen. KUBIK (1920) sah in emmetropen Augen einmal den Kanal außerordentlich weit vorn, unmittelbar an der freien Kammer, und einmal tief versteckt in der Sclera, in Höhe des Ciliarmuskels. Eine besondere Wand besitzt dies Gefäß nicht. Das auskleidende Endothel liegt nach außen dem Scleralgewebe, d. h. dem Übergange der innersten Hornhautschicht in die Sclera, unmittelbar an, nach innen dem sog. scleralen Gerüstwerke des Kammerwinkels, das bei diesem genauer geschildert werden wird (s. S. 100). Die Verbindung des Sinus mit dem intrascleralen Plexus wird durch eine geringe Anzahl

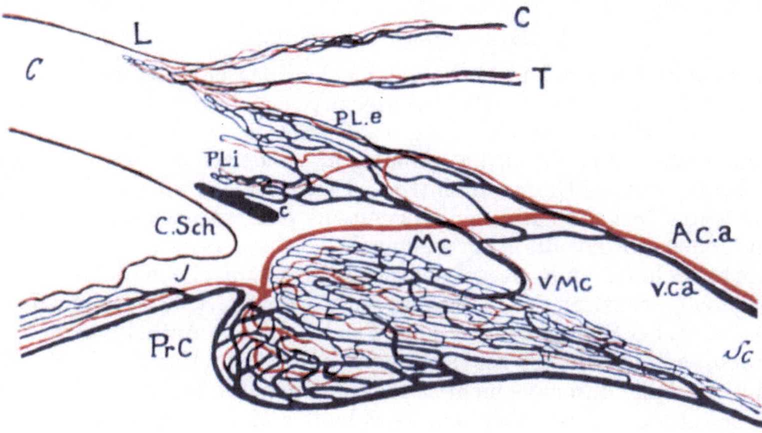

Abb. 17. Schematische Darstellung der Gefäße in der Kammerbucht und an der Sclero-cornealgrenze beim Menschen. (Aus E. SEIDEL nach MAGGIORE.) *C. Sch.* Sinus venosus sclerae, *Pbi* Plexus intrascleralis, *Pl e* Plexus episcleralis, *C* Plexus conjunctivalis, *T* Plexus der TENONschen Kapsel, *VMc* Vene des M. ciliaris, *Aca* A. ciliaris anterior, *Vca* Vena ciliaris ant., *C* verbindendes Venenästchen zwischen Sinus venosus und Plexus intrascleralis (Collector), *C* Cornea, *L* Limbus, *Sc* Sclera, *I* Iris, *Prc* Proc. ciliaris.

kleiner, nur 0,024 mm weiter (SCHWALBE) Gefäßstämmchen hergestellt [Collectoren: MAGGIORE (1917)], die von dem convexen Rand oder der Außenfläche des Sinus abgehen und stets schräg zu den Venen des Plexus verlaufen. Sie bestehen ebenfalls nur aus einem Endothelrohre. Die Öffnung gegen den Sinus ist spaltförmig schmal, wie auch die Lichtung der ganzen Gefäßstrecke durch Aneinanderlegen der Wände oft ganz verschwindet. Klappen sind weder im Sinus noch in den Abflüssen vorhanden. Der Sinus kann im herausgenommenen Auge leer oder mit Blutkörperchen gefüllt sein; am Lebenden ist mit dem Hornhautmikroskop eine Blutfüllung nicht zu erkennen. FUCHS (1900) gibt allerdings an, daß bei Personen mit zarter Sclera der Kanal bei seitlicher Beleuchtung im Dunkelzimmer von außen zu sehen sei; er erscheine dunkel, enthalte also offenbar beim Lebenden Blut. Demgegenüber fand KOEPPE (1920) mit dem Spaltlampenmikroskope beim Lebenden von der Kammerbucht her zwar durch deren Gerüstwerk durchschimmernde feine Blutgefäße der tieferen Sclerarandschichten, aber nichts vom Sinus. LEBER entscheidet sich dafür, den Sinus als Blutgefäß aufzufassen, das vielleicht zuweilen von dem auch durch ihn abgeführten Kammerwasser leergeschwemmt wird; KRÜCKMANN gelang es aber nicht, ihn von den Blutgefäßen aus zu füllen. Nach MAGGIORE ist er

ein Organ für sich, lymphatischer Natur, das dem vorderen scleralen Blutgefäßsystem angegliedert ist. Dann würde also gelegentlicher Blutgehalt in ähnlicher
Weise zu deuten sein, wie beim Ductus thoracicus, in dessen Endabschnitt
nach dem Tode, d. h. nach dem Aufhören des Lymphstromes, Blut aus der
V. subclavia eindringen kann. — Bei den Affen verhält sich der Sinus ähnlich
wie beim Menschen; bei anderen Säugern [Seidel (1923) Katze, Hund, Schwein,
Schaf, Pferd, Kaninchen, Maggiore Rind] trifft man an seiner Stelle oft einen
aus mehr oder weniger zahlreichen, plexusartig verbundenen Venen gebildeten
Gefäßkranz.

Lymphgefäße besitzt die Sclera nicht. Über die Auffassung der hauptsächlich von Schwalbe durch Einspritzung gefärbter Flüssigkeit zwischen den
Sclerabündeln und in den Bindegewebshüllen der durchtretenden Gefäße und
Nerven dargestellten Spalten als Lymphbahnen (Saftkanälchen) wird bei der
Hornhaut etwas eingehender zu sprechen sein.

b) Die Hornhaut, Cornea,

ist untrennbar mit der Sclera verbunden, indem das Gewebe der einen in dasjenige der anderen übergeht. Die Grenze zwischen beiden ist trotzdem genau
zu bestimmen, weil an dem Übergang die Durchsichtigkeit des Corneagewebes,
wenigstens makroskopisch, nicht allmählich, sondern plötzlich und ziemlich
gleichmäßig im ganzen Umfange eintritt. Das geschieht aber nicht gleichzeitig
durch die ganze Dicke der fibrosen Augenhaut, sondern nach außen zunehmend
später als innen, so daß die Abgrenzungsfläche der Hornhaut gegen die Sclera
einen Ringausschnitt eines Kegelmantels darstellt, der von der entsprechend
nach außen zugeschärften Sclera bedeckt wird (Abb. 23, S. 62). Das Spaltlampenmikroskop zeigt bei Betrachtung von der Fläche, daß die Aufhellung der scleralen
Bindegewebsbänder streifig vor sich geht [Koeppe (1920)]. Nach Kraupa
(1920) sind die Fälle durchaus nicht selten, in denen die Sclera lateral und medial
nicht in gewohnter Weise über den Hornhautrand hinweggreift, sondern umgekehrt dieser über jene. Dabei sieht man dann in der Tiefe, und zwar hinter
den Hornhautnerven, die undurchsichtige Sclera als graue Sichel centralwärts
vortreten. Oben und unten schließen sich die Sichelhörner dem oberflächlichen
Sclerarande an. Das mikroskopische Verhalten ist vorläufig noch unbekannt.
Bereits Meckel (1820, nach Merkel) hat äußeres Übergreifen der Hornhaut
über die Lederhaut beobachtet.

Von der Innen(Hinter)fläche betrachtet, erscheint die Hornhaut kreisrund,
weil die undurchsichtige Sclera ringsum in gleichem Abstande vom Mittelpunkte
der Hornhaut aufhört. Auf der Außenfläche jedoch schiebt die Sclera, wie
bereits erwähnt, ihren zugeschärften Rand oben und unten etwas weiter über
die Hornhaut als lateral und medial, so daß deren Umriß eine kurze Ellipse
mit transversalem längerem Durchmesser darstellt. Der eigentliche Hornhautrand, *Limbus corneae*, ist also von außen her nicht sichtbar. Der Durchmesser
der Hornhaut an der Basis beträgt 11,9—12 mm, der transversale Durchmesser
der Ellipse 11,63 mm, der verticale 11,2 mm; beim Neugeborenen ist das Mittel
für den transversalen Durchmesser 9,44 mm [Kaiser (1926)].

Diese Zahlen für den Durchmesser der Hornhaut sind als Mittel an mehr als 3000 Augen
gewonnen. Priestley Smith (1889) stellte an 500 Personen beiderlei Geschlechts im Alter
von 5—90 Jahren bei einer Variationsbreite des transversalen Durchmessers von 10,5 bis
13,5 mm das arithmetische Mittel von 11,6 mm fest, Friede (1923) an 1086 Augen 11,62 mm,
Peter (1925) an 1024 Augen von Kindern zwischen 5 und 16 Jahren 11,67 mm bei einer
Variationsbreite von 10,25—12,75 mm. Auch Unterschiede zwischen beiden Augen derselben Person begegneten Peter; sie betrugen bei 34 Kindern zwischen 0,25 und 0,5 mm.
Durchmesser [unter 11 mm (Microcornea) kommen nur in etwa $1,7^0/_0$ der Fälle vor, solche
über 12,5 mm (Megalocornea) in etwa $3.4^0/_0$; Igersheimer (1927) sah bei einem 6jährigen

Mädchen einen transversalen Durchmesser von 15 mm, GERTZ (1915) beobachtete Fälle von 16 und 18 mm, HALÁSZ (1926) von 17 mm (mit einem Radius von 8 mm und 6 mm Kammertiefe), ohne entsprechende Vergrößerung des Augapfels. Der Refractionszustand des Auges scheint ohne wesentlichen Einfluß zu sein: Normal-, Weit- und Kurzsichtigkeit zeigen annähernd die gleichen Mittelzahlen (PRIESTLEY SMITH). Sowohl überkleine als übergroße Hornhaut kann vererbt werden, doch ist kein einheitlicher Vererbungstypus erkennbar (PETER). FRIEDE möchte wie REIS (1920) in der Megalocornea des nicht krankhaft veränderten Auges ein atavistisches Merkmal erblicken. KAYSER (1920) will die Megalocornea als nicht mehr physiologisch von der einfach vergrößerten Hornhaut gesondert wissen, denn diese kann entstehen, wenn die Peripherie sich früher und stärker abflacht, während jene seitlich nicht abgeflacht ist und wie eine Halbkugel dem Augapfel aufsitzt, wodurch auch der besondere Glanz der „schönen großen" Augen bewirkt wird. Eine gute Bezeichnung dafür wäre „Cornea globosa" (HORNER). WRIGHT (1922) ist dafür, von Megalocornea und Microcornea nur in solchen Fällen zu sprechen, bei denen der vom normalen abweichende Umfang der Hornhaut das einzig Abnorme am Auge darstellt. KAISER untersuchte 229 Kinder beiderlei Geschlechts von der Geburt bis zum Ende des 6. Jahres und ergänzte dadurch die auf einer kleineren Anzahl von Fällen beruhenden Angaben von GROD (1910). Der transversale Durchmesser der Hornhaut, beim Neugeborenen im Mittel 9,44 mm, wächst bis zum Ende des 6. Monats auf 10,82 mm, bis zum Ende des 1. Jahres auf 11,39 mm. Die weitere Steigerung geht nur langsam vor sich; am Ende des 5. Jahres war ein Mittel von 11,5 mm erreicht. Das Hauptwachstum fällt also in das 1. Jahr, besonders in die ersten 6 Monate; in diesen nimmt die Größe der Hornhaut um 62% zu, bis zum 1. Jahre um 87%, bis zum 6. Jahre durchschnittlich um 89%. Am Ende des 6. Jahres haben Hornhaut und Augapfel den Hauptteil ihres Wachstums erledigt. Die Variationsbreite des transversalen Durchmessers der Hornhaut beträgt bei Neugeborenen 2,6 mm, bei Einjährigen 1,87 mm, vom 1.—6. Jahre 1,77 mm[1].

Die *Hornhauthöhe*, d. h. der Abstand des Hornhautscheitels von der Basisebene mißt 2,684 mm (HELMHOLTZ und KNAPP). Sie nimmt mit der Krümmung, aber auch mit der Größe der Hornhaut zu. Die *Dicke* der Hornhaut ist nicht an allen Stellen gleich, sondern am Scheitel geringer (0,8—0,9 mm) als am Rande (1,1 mm). Das steht offenbar mit der verschiedenen *Krümmung* der Vorder- und Hinterfläche in ursächlichem Zusammenhange. Die Vorderfläche ist etwa ellipsoid geformt mit einem Krümmungsradius im Scheitel von 7,8 mm im horizontalen, 7,7 mm im verticalen Meridiane (DONDERS). Von einem Rotationsellipsoide kann man gleichwohl nicht sprechen, da zwar in der Scheitelgegend, der optischen Zone der Hornhaut, die Wölbung sehr regelmäßig ist, peripher aber, besonders nasal, sich eine erhebliche Abflachung geltend macht (AUBERT u. a.). Die Krümmung der hinteren Fläche der Hornhaut ist stärker mit einem Radius von 6,6 mm [MERKEL, ophthalmometrisch gemessen 6,22 mm TSCHERNING (1898)] und scheint rein sphäroid zu sein. BAJARDI (1905) hat aber mittels der Reflexbildchen den Krümmungsradius der Hinterfläche der Hornhaut im horizontalen Meridiane zwischen 5,59 und 6,47 mm gefunden gegenüber 8,18—8,53 mm für die Vorderfläche. Der Radius für den verticalen Meridian der Hinterfläche berechnet sich in dem Falle mit 5,59 mm für den horizontalen auf 4,82 mm. Die Hornhaut vergrößert die dahinter gelegenen Teile, und zwar in der Pupillenebene um $1/_8$, in der Äquatorialebene der Linse um $1/_5$ (SALZMANN). — Das *Gewicht* der frischen Hornhaut beträgt 180 mg, das specifische Gewicht der Hornhaut des Rindes 1,054, des Schweines 1,051 [FELCHLIN (1926)].

Die *Krümmung* und *Größe* der Hornhaut ist nach GREEFF bei beiden Geschlechtern gleich oder fast gleich; PRIESTLEY SMITH und ROSA PETER vermerken aber einen deutlichen, wenn auch geringen, Unterschied im transversalen Durchmesser. Jener gibt als Mittel für Männer 11,65 mm, für Frauen 11,54 mm (Unterschied 0,11 mm), diese 11,74 und 11,59 mm (Unterschied 0,15 mm) an; Kinder bis zu 6 Jahren zeigen nach KAISER einen Unterschied von 0,23 mm.

---

[1] Siehe auch die angeborenen Anomalien der Form und Wölbung der Cornea in Band IV dieses Handbuches.

Einen Einfluß der Körperlänge (Kopfgröße) nehmen Bourgeois, Tscherning (1904) und Raeder (1923) an: große oder großköpfige Leute besitzen einen größeren Augapfel und einen größeren Durchmesser, aber in der Regel eine geringere Krümmung der Hornhaut als kleine, d. h. also, die Brechkraft der Hornhaut steht meist in umgekehrtem Verhältnisse zur Scheibengröße (Peter). Kaiser konnte aber bei Kindern einen einheitlichen Zusammenhang zwischen der Größe der Hornhaut und der des Gesamtkörpers (Länge, Gewicht, Kopfumfang) nicht sicher nachweisen. — Beim Neugeborenen ist die Hornhaut noch dicker als beim Erwachsenen (Petit, Baratz); v. Hippel fand für die frische Hornhaut 1,12 mm als größte Dicke. Während nach Baratz die Krümmung von der vierten Woche ab nicht wesentlich größere Unterschiede als beim Erwachsenen erkennen läßt, stimmt nach Kaiser das Wachstum des Durchmessers und des Radius der Hornhaut zeitlich völlig überein. Nach Merkel und Orr ist zunächst der Rand stärker gekrümmt als die Mitte, also umgekehrt wie beim Erwachsenen. Im höheren Alter tritt eine Abflachung der Hornhaut ein (Steiger, Valk).

Aus den Untersuchungen von Grod und Kaiser ergibt sich nun zwar, daß Hornhaut und Augapfel ihr *Wachstum* annähernd gleichzeitig beenden, aber in der Zuwachsgröße von der Geburt bis zum Abschluß unterscheiden sich beide beträchtlich. Denn das Gewicht des Augapfels nimmt von 2290 mg bei der Geburt auf 7448 mg beim Erwachsenen zu, das Volumen von 2189 auf 7180 cmm (Weiss), die Hornhautbreite von 9,44 mm auf 11,63 mm; für das ganze Auge beträgt also der Gesamtzuwachs an Gewicht das 2,19fache, an Volumen das 2,28fache, für die Hornhaut der Gesamtzuwachs aber nur das 0,23fache. Mit anderen Worten: die Hornhaut bleibt entsprechend ihrer bedeutenden Anfangsgröße am Auge des Neugeborenen später erheblich hinter dem Wachstume des Augapfels zurück. Für die Verwertung der Hornhautgröße zur Beurteilung der Größe des Augapfels, die man ja am Lebenden nicht unmittelbar messen kann, formt Wessely (1911) wie Grod den Satz, daß die Länge des transversalen Hornhautdurchmessers unabhängig vom Lebensalter in einem festen Verhältnisse zum Rauminhalte des Augapfels stehe insofern, als jede Vergrößerung des Hornhautdurchmessers um 0,5 mm mit einer solchen des Rauminhaltes von ungefähr 1 ccm einhergehe. Da im Alter, nach Priestley Smith schon vom 40. Jahre ab, eine ziemlich deutliche Verminderung des Durchschnittswertes der Hornhautbreite bemerkbar wird, ist Wessely geneigt, auch eine Verkleinerung des Augapfels anzunehmen. Hierfür wäre aber zunächst noch zu ermitteln, ob es sich bei der Verkleinerung der Hornhaut nicht vielleicht nur um eine stärkere Trübung des Limbus handelt (Salzmann).

Die Hornhaut zeigt eine größere Steifigkeit als die Sclera und behält deshalb auch nach dem Ausschneiden ihre Form besser als diese. Die Hauptmasse besteht aus sehr dichtem Bindegewebe, das sich vor dem der Sclera durch eine größere Regelmäßigkeit des Gefüges und erheblich stärkere Quellbarkeit auszeichnet. Die *Durchsichtigkeit* ist am Lebenden normalerweise eine vollkommene; die bei sehr starker Beleuchtung dem Beschauer bemerkbare grauweiße Trübung darf auf Spiegelung des Lichtes an mikroskopischen Bauteilen zurückgeführt werden. Steigerung des intraocularen Druckes, auch durch Druck von außen auf den Bulbus, ergibt ebenso wie Verringerung eine Trübung, die so lange anhält, bis die normalen Druckverhältnisse wieder hergestellt sind. Die Trübung nach dem Tode wird durch Quellung der bindegewebigen Grundsubstanz verursacht, indem nach dem Absterben der hinteren Zellbedeckung der Hornhaut das Kammerwasser in diese diffundieren kann. Auch im Leben tritt Quellung und Trübung ein, sobald diese Zelldecke verletzt wird. In allen diesen Fällen handelt es sich offenbar um Änderung in der

Spannung der Hornhautfasern, die entsprechend ihrer bindegewebigen Natur nach v. EBNER schwach positiv doppelbrechend sind; bei Steigerung der Spannung nimmt die Doppelbrechung zu (FLEISCHL), bei Verringerung wahrscheinlich ab. Die Quellung betrifft nach v. EBNER wohl vorzugsweise die zwischen den Fasern befindliche Substanz, nicht die Fasern selbst, wie SCHWALBE mit LEBER und RANVIER meint, so daß auch dadurch eine stärkere Spannung der Fasern erzeugt würde. Bei der Fragwürdigkeit einer derartigen Zwischensubstanz (s. u.) würde aber auch eine moleculare Flüssigkeitsaufnahme in die Faser selbst zu deren stärkerer Spannung führen. Die Quellung scheint übrigens schon sehr bald nach dem Tode zu beginnen, denn FELCHLIN (1926) bemerkte, daß die Dickenmaße der Hornhaut nach dem Tode größer sind als die optisch am Lebenden bestimmten. — Aus Versuchen an der Hornhaut des Kaninchens entnimmt F. P. FISCHER (1927), daß die Hornhautgrundsubstanz vor Quellung von außen und innen durch das Epithel und Endothel geschützt ist, solange deren natürlicher Quellungsgrad nicht ansteigt; dies scheint gesichert, solange der Salzgehalt einerseits der Bindehautflüssigkeit, anderseits des Kammerwassers nicht wesentlich erniedrigt wird. Die Hornhaut erweist sich als eine semipermeable Membran, die dem Durchtritt von Wasser einen sehr erheblichen Widerstand entgegenstellt. Kochsalz bzw. Chlorionen werden in Richtung von außen nach innen, wenn auch in beschränktem Maße, durchgelassen, in Richtung von innen nach außen aber zurückgehalten. Das Hindernis für den Durchtritt bildet nicht die Grundsubstanz, sondern Epithel und Endothel. Die Eigentümlichkeit der gerichteten oder auswählenden Durchlässigkeit verliert die Hornhaut, wenn sie quillt.

Die Absorptionsgrenze für ultraviolettes Licht liegt an der menschlichen Hornhaut bei einer Wellenlänge von 293 $\mu\mu$. Der Brechungsindex der Hornhautsubstanz wird von W. KRAUSE mit 1,3507, von AUBERT mit 1,377, von MATTHIESSEN mit 1,3771 angegeben (Luft = 1, Wasser = 1,335). Die Brechkraft der an der Vorderfläche von Luft umgebenen Hornhaut ist im verticalen Meridian 0,5—0,75 D stärker als im horizontalen. Es besteht also schon im normalen Auge ein geringer Astigmatismus, d. h. die durch die Hornhaut einfallenden Lichtstrahlen besitzen keinen gemeinsamen Brennpunkt. Die vordere Brennweite beträgt im horizontalen Meridian 22,506 mm, im verticalen 22,535 mm, die hintere Brennweite 30,190 bzw. 30,144 mm. ABDERHALDEN (1926) gibt die vordere Brennweite für das Hornhautsystem mit 23,227 mm, die hintere mit 31,031 mm an[1].

Beim Kochen gibt die Hornhaut wie die Sclera einen dem Chondrin ähnlichen Leim, der nach MÖRNER ein Gemenge aus Glutin und einem Mucoid im Verhältnis von 4:1 nebst Spuren von Eiweiß darstellt. Die Grundsubstanz (der frischen Hornhaut des Schweines) enthält 72,75% Wasser und 0,66% Asche (J. v. MICHEL und H. WAGNER), ist also wasserreicher als die Sclera.

In dem **Aufbau der Hornhaut** macht der bindegewebige Anteil, die *Cornea propria,* die Hauptmasse aus. Sie schließt nach außen mit einer dichteren und verhältnismäßig dicken Grenzschicht, der *Lamina basalis anterior* oder BOWMANschen Haut ab, nach innen mit der dünneren *Lamina basalis posterior* oder DESCEMETschen Haut. Auf der vorderen Grenzschicht sitzt ein geschichtetes Plattenepithel, das *Epithelium corneae,* während die hintere Grenzschicht von dem einfachen *Endothelium camerae anterioris* bedeckt wird (Abb. 18).

Entwicklungsgeschichtlich sind an der Zusammensetzung der Hornhaut die äußere Haut und die Hüllen des embryonalen Augenbechers beteiligt. Von der äußeren Haut, d. h. von deren Abkömmling, der Bindehaut des Auges,

---

[1] Näheres zu diesen dioptrischen Fragen findet sich in Band II dieses Handbuches.

stammt nach Schwalbe das Hornhautepithel und ein schmaler Saum lockeren Bindegewebes, der sich vom Rande her zwischen Epithel und Cornea propria einschiebt und Gefäße, die sog. Randschlingen, mit sich führt *(Pars cutanea s. conjunctivalis corneae).* Von den Hüllen des Augenbechers liefert die Sclera die rein bindegewebige Grundsubstanz der Hornhaut *(Pars scleralis corneae),* die Aderhaut das hintere Endothel und die hintere Grenzschicht *(Pars uvealis s. choroidalis corneae).* Waldeyer rechnete zum conjunctivalen Abschnitte die vordere Grenzschicht und noch einen kleinen Teil der Grundsubstanz, zum choroidalen Abschnitte noch Teile der Aderhaut, die sich vom Rande her zwischen hintere Grenzschicht und Endothel eine Strecke weit einschieben sollen. Nach

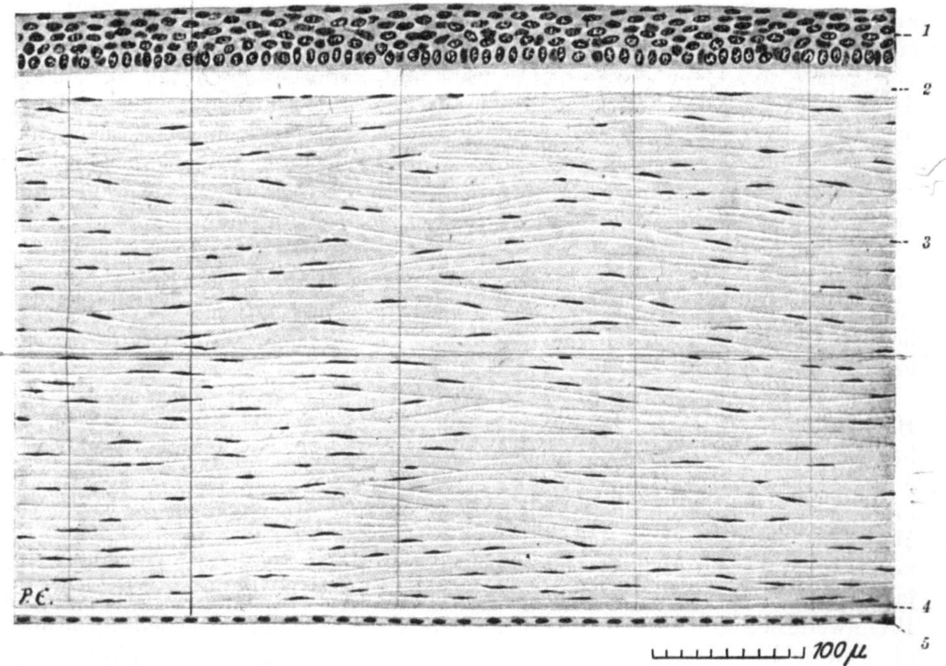

Abb. 18. Meridionaler Schnitt durch die Cornea; von einem Hingerichteten. (Präparat von Prof. Stieve.) *1* Epithelium corneae, *2* Lamina basalis anterior (Bowmani), *3* Cornea propria, *4* Lamina basalis posterior (Descemeti), *5* Endothelium camerae anterioris.

v. Ebner gehört die vordere Grenzschicht noch zum conjunctivalen Anteile; der choroidale umfaßt nur die hintere Grenzschicht und deren Endothel. Seefelder (1926) schließlich sieht nach seinen Befunden an Embryonen keinen zwingenden Grund, einen Scleralanteil der Cornea propria zu unterscheiden; die Propria gehört ganz zum conjunctivalen Anteile, hintere Grenzschicht und Endothel zum uvealen.

Cornea propria. Für die Beschreibung vernachlässigen wir die entwicklungsgeschichtlichen Beziehungen und betrachten als Cornea propria alles, was zwischen dem Hornhautepithel und der hinteren Grenzschicht liegt. Das sehr dichte Bindegewebe der Grundsubstanz erscheint auf senkrechten Durchschnitten der Hornhaut aus einer großen Anzahl (40—60) der Oberfläche annähernd paralleler Blätter zusammengesetzt, zwischen denen bei entsprechender Färbung Zellkerne als sehr schmale, langgestreckte Spindeln in wechselnden Abständen sichtbar werden. Das Bild ist am regelmäßigsten etwa von der Mitte der Dicke der Hornhaut nach innen, im ganzen aber wesentlich regelmäßiger als das eines Scleradurchschnittes. Die Blätter gehen nicht wie bei niederen Wirbeltieren (z. B. beim Frosch), durch die ganze Breite der Hornhaut, sondern es handelt sich beim Menschen und den Säugern um platte, 90—260 μ breite Bänder (His) mit zugeschärften Rändern, ähnlich wie in der Sclera. Die Bänder bestehen aus 5—9 μ dicken Bündelchen, die ihrerseits aus glatten, gestreckten und parallel nebeneinander gelagerten Bindegewebsfäserchen (Fibrillen) zusammengefügt sind. Nach Salzmann setzen sich die Bänder aus feinen Elementarlamellen von 1,3 μ [1 μ Pes (1906)] zusammen, die fest aufeinanderliegen. Die Grenzen der Bündelchen sind feiner als in der Sclera, die Fasern verhältnismäßig dick und ungeteilt; eine Durchkreuzung oder Durchflechtung der Fasern innerhalb der Blätter findet nicht statt (H. Virchow). Aber auch eine so starke Aufspaltung und Durchflechtung der Bänder, wie sie die Sclera zeigt, besteht nicht, obwohl jeder Versuch, die Bänder präparatorisch zu sondern, vergeblich ist, weil offenbar gegenseitige Faserübergänge vorhanden sind. Die mit dem Ziel einer Sonderung von Blättern und überhaupt einer Aufhellung des feineren Baues ausgeführten Versuche waren zumeist recht gewaltsam. Injection von Luft, Öl und anderen Flüssigkeiten ist natürlich imstande, das Hornhautgefüge auseinander zu reißen, und zwar liegen die entstandenen Spalten und Röhren nicht nur auf der Grenze zwischen den Bändern, sondern teilweise in den Bändern selbst, soweit der Einstich solche verletzt hat.

Die in der Dicke der Hornhaut aufeinanderfolgenden Bänder überkreuzen sich in den verschiedensten Richtungen ohne erkennbare Regelmäßigkeit, wie sie etwa beim Frosch nachgewiesen ist, in dessen Hornhaut die Blätter in ihrer Faserung annähernd rechtwinklig zueinander geordnet sind. Ob die Bänder die ganze Breite der Hornhaut durchlaufen, oder ob wie bei anderen Säugern (H. Virchow) kürzere Bänder vorkommen, die zwischen anderen zugeschärft enden, ist noch nicht sichergestellt. Ein structurloses Grenzhäutchen auf den breiten Flächen der Bänder (Ranvier) läßt sich färberisch nicht nachweisen. Ranviers interlamellare Kittsubstanz zwischen den Grenzhäutchen benachbarter Blätter, die sich bei Silberbehandlung der Hornhaut bräunt, ist ebenso zweifelhaft, wie die zwischen den Fibrillen angenommene Zwischensubstanz, die nach v. Ebner jedenfalls von sehr weicher, vielleicht flüssiger Beschaffenheit und deshalb nicht wohl als Kittsubstanz zu bezeichnen wäre.

Aus dem größeren Wasser- und geringeren Aschegehalte der Hornhaut gegenüber der Sclera, sowie aus ihrer größeren Dicke und Steifigkeit darf man meines Erachtens schließen, daß die Hornhaut sich normal in einem Zustande von Quellung befindet, deren Stärke dauernd auf einer typischen Höhe gehalten wird. Die Regelung der dazu nötigen Flüssigkeitsmenge geschieht durch die in der Grundsubstanz liegenden Zellen und das Endothel der vorderen Kammer, das den Eintritt von Kammerwasser in die Hornhaut überwacht. Nehmen wir an, daß die normale Quellungsflüssigkeit colloidaler Natur ist und von den Hornhautfibrillen aufgenommen wird, woraus sich deren verhältnismäßige Dicke erklären würde, so müssen diese Fibrillen einen hohen Grad von Klebrigkeit erhalten und unter der elementaren Wirkung des Quelldruckes so fest aneinander gepreßt werden, daß für eine Zwischensubstanz zwischen ihnen, aber auch zwischen den Bündeln und Bändern gar kein Raum bleibt. Auch bei stärkster Quellung haften die Bänder an den zellfreien Stellen fest aneinander. H. Virchow hat eingehend die verschiedenen Gesichtspunkte erörtert, die für das Vorhandensein einer Zwischensubstanz in Betracht zu ziehen wären, kommt aber zu dem Schlusse, daß wir so gut wie nichts über ihr Verhalten wissen, und daß vieles auch ohne sie verständlich wird. Was im besonderen die Fibrillen anbetrifft, die schon von Rollett durch übermangansaures Kali, von Schweigger-Seidel durch 10%ige Kochsalzlösung einzeln dargestellt wurden und als rund angegeben werden, so ist wohl daran zu denken, daß Gerbung oder Schrumpfung durch die angewandten Flüssigkeiten die Trennung durch Aufhebung der Klebrigkeit begünstigte. H. Virchow meint, daß nur bei Annahme einer quellbaren Zwischensubstanz die Möglichkeit eines Übergangs der Sclerafaser in die Corneafaser bestehe, wobei allerdings der optische Unterschied zwischen beiden unverständlich bleibe. Die Schwierigkeiten werden meiner Ansicht nach nicht größer, wenn man den Übergang, wie es jetzt wohl allgemein geschieht, annimmt, aber den optischen Unterschied gerade auf die gequollene Beschaffenheit der Hornhautfaser zurückführt. Zu forschen ist jedenfalls nach den Wirkungsweisen, die gerade den vor der wassergefüllten vorderen Kammer gelegenen Abschnitt der Faserhaut des Auges in einen bestimmten Quellungszustand bringen. Von dieser normalen Quellung würde dann natürlich die krankhafte und postmortale ödematose Schwellung der Hornhaut zu trennen sein.

Die vordere Grenzschicht (Reichert, Lamina basalis anterior s. externa, Bowmansche Haut, Lamina elastica ant. Bowmani) besteht ebenso aus leimgebendem Bindegewebe wie die übrige Grundsubstanz, doch ist sie viel dichter, läßt ein besonderes Gefüge nicht erkennen, sondern erscheint im Schnitt gleichartig und zellenlos. Die offenbar sehr eng gelagerten Fibrillen sind wahrscheinlich stark untereinander verfilzt (H. Virchow). Die Schicht wird der verdichteten subepithelialen Grenzschicht der Cutis gleichgestellt, ist aber dicker. Die Angaben über die Dicke schwanken ziemlich erheblich: Henle verzeichnet 4,5—10 μ, v. Ebner 6,7—9 μ, Stöhr-v. Möllendorff bis 10 μ, Schwalbe 19—20 μ, Salzmann 10—16 μ; ich selbst messe an meinen Präparaten 9—19 μ. Gegen den Hornhautrand wird sie nach Schwalbe allmählich, nach v. Ebner rasch dünner, nach H. Virchow ändert sie ihre Dicke nicht wesentlich; nach meinen Beobachtungen an Müller- und Zenkerpräparaten beträgt der Dickenverlust gegen den Rand hin 2,5—4 μ; auch wechselt das Verhalten des Randbezirkes, indem entweder die bis unter das Conjunctivaepithel fast gleichmäßig dicke Platte ganz plötzlich mit kurzer, leicht zugeschärfter Kante aufzuhören scheint oder schon eine Strecke weit noch unter dem Corneaepithel eine Verdünnung beginnt, die zu schlanker Zuschärfung des Randes führt. Hin und wieder treten unweit des Randes an der Unterseite der Grenzschicht flache Gruben auf, die bis unter die Oberfläche vordringen und von Bindegewebe der Grundsubstanz ausgefüllt sind; zwischen den Gruben zeigt die Grenzschicht die Dicke des centralwärts anstoßenden Abschnitts. Merkel erwähnt in seiner topographischen Anatomie eine ähnliche Beobachtung. Auch über die seitliche Ausdehnung der Grenzschicht weichen die Angaben stark voneinander ab. Schwalbe läßt sie bereits 1—1,5 mm vom Hornhautrande enden, da wo das Gebiet der Randgefäße der Hornhaut beginnt; nach v. Ebner verliert sie sich am Hornhautrande gänzlich, ohne sich auf die Bindehaut der Sclera fortzusetzen; H. Virchow sieht sie etwa 6 Epithelzellenbreiten vor dem Übergang des Epithels der Cornea in das der Conjunctiva mit abgerundetem Rande aufhören, von dichtem, offenbar noch zur Hornhautgrundsubstanz zu rechnendem Bindegewebe umfaßt; nach Merkel besteht eine Fortsetzung in die feine subepitheliale Grundlamelle der Conjunctiva; Schaffer (1920) spricht von einem Übergang in das lockere Bindegewebe der Conjunctiva bulbi. Dem möchte ich mich anschließen. In der Regel endet die homogene Schicht dicht unter dem Epithel, nur gelegentlich schiebt sich einmal auf kurze Strecke eine zarte Schicht gefäßlosen conjunctivalen Bindegewebes über den Rand. Dieser scheint nicht eine gleichmäßige Kreislinie zu bilden, sondern mehr oder weniger zackig in die Conjunctiva vorzustoßen. An den Zacken spaltet er sich der Fläche nach in zwei oder drei dünne Bündel des conjunctivalen Bindegewebes auf. So kommt auch die allgemeine Dickenabnahme des Randbezirks durch Abspaltung dünner

Bindegewebsbündel zustande, die zwar von den oberflächlichen Bündeln der Hornhautgrundsubstanz nicht ohne weiteres zu unterscheiden sind, zumal sie auch sehr lange schlanke Kerne besitzen, aber doch der Conjunctiva angehören, indem sie weiter seitwärts sich zwischen den Gefäßen des Randsaumes verlieren. Das sind also diejenigen Bündel, die zusammen mit der vorderen Grenzschicht den conjunctivalen Anteil der Hornhautmasse darstellen. — Die vordere Grenzschicht fehlt in der Hornhaut der Haussäugetiere [His, Zietzschmann (1906)].

Das Einstrahlen von Bündeln der Grundsubstanz in die Grenzschicht findet an deren ganzer Unterfläche statt. In dem obersten (äußeren) Teile der Grundsubstanz werden die bindegewebigen Bänder dünner und schmäler und nehmen eine schräge Richtung gegen die Grenzschicht an. Daneben werden auch steiler aus größerer Tiefe der Grundsubstanz mehr oder weniger bogenförmig aufsteigende Faserzüge [Stützfasern (Bowman), Fibrae arcuatae, Fasciculi arcuati (H. Virchow)] beobachtet, die ebenfalls in die Grenzschicht einbiegen. Ihre von Rollett nachgewiesenen Fibrillen verlieren sich rasch in der gleichartigen Masse der Grenzschicht. Während His (und neuerdings H. Virchow) diese Bogenfasern als Kantenansichten steiler gelagerter Bänder auffaßte, hielt Henle daran fest, daß es sich um dünne Bündel weniger Fibrillen handele, die nicht wie die übrige Grundsubstanz quellbar seien, obschon sie der Lichtbrechung nach zum Binde-, nicht zum elastischen Gewebe gehören. Die dem Hornhautepithel zugewandte Fläche greift mit dicht beieinander stehenden kleinen Fortsätzen in die basale Fläche der tiefsten Epithelzellen. Die aus der Cornea propria zum Hornhautepithel ziehenden Nerven durchbohren die Grenzschicht senkrecht oder schräg in schmalen geraden Kanälchen [Nervenporen (Engelmann, 1867)].

Auch in der Nähe der hinteren Grenzschicht erscheint die Grundsubstanz der Hornhaut dichter infolge minderer Dicke der Bindegewebsbänder. Die geringere Quellbarkeit dieses Abschnittes gegenüber dem mittleren Teile der Hornhaut bei interstitialer Wassereinspritzung möchte H. Virchow auf ausgiebigere Vereinigung der Bänder untereinander beziehen.

Im Randgebiete der Cornea propria sind circular verlaufende Bänder in einer oberflächlichen und einer tiefen Schicht vorhanden (His). Die tiefen Bänder liegen in der Nähe der Außenwand des Sinus venosus sclerae; sie sind schmal und verhältnismäßig dick, von elliptischem Querschnitt.

Die Zellen der Grundsubstanz, jetzt *fixe Hornhautzellen* genannt, liegen als stark abgeflachte Gebilde zwischen den bindegewebigen Bändern, im allgemeinen parallel der Hornhautoberfläche, aber gelegentlich, besonders bei Bändern mit gerundeten Rändern, in anderen Ebenen. Das Zellprotoplasma ist in der Norm gleichmäßig feinkörnig; der Kern, bei Neugeborenen noch ein plattes Ellipsoid, zeigt bei Erwachsenen höchst unregelmäßige Gestalt. Neben ihm findet sich ein Diplosom ohne deutliche Sphäre [Ballowitz, Wolfrum (1903)]. An gefärbten Dickendurchschnitten einer vorsichtig gehärteten Hornhaut erhält man nur die langgestreckten, sehr schmal spindelförmig erscheinenden Kantenansichten der Kerne zwischen den Grenzconturen der Bänder. Sind zwischen diesen durch Schrumpfung mehr oder weniger klaffende Spalten entstanden, so erkennt man auch den senkrecht zu seiner Fläche geschnittenen Zelleib als zarten Faden, der von den Enden des Kerns ausgeht. Die Gestalt und Ausdehnung dieser Zellen wird nur an Flächenschnitten deutlich, vor allem nach Behandlung der Hornhaut mit Goldchlorid, die dem Protoplasma eine dunkelviolette Farbe verleiht (Abb. 19). Die sehr verschieden gestalteten Zelleiber senden breite und schmale, vielfach durch feinste, rechtwinklig dazwischen gespannte Brücken zusammenhangende Fortsätze aus, die sich mit ebensolchen benachbarter Zellen der gleichen, aber auch der nächstfolgenden höheren oder tieferen Schicht vereinigen; auch breites Aneinanderstoßen der Zellen ist nicht selten. Durch die Verbindung der Zellausläufer entsteht so ein die ganze Hornhaut durchziehendes Gerüstwerk syncytialen Charakters. Die Form der Zellen und die Richtung der Ausläufer hangen stark von dem Verlaufe der Bänder ab, zwischen denen sie liegen; das gilt auch im wesentlichen für die Kerne. Auf den Flächen der Zellen und ihrer Fortsätze bilden sich unter dem Drucke der Fibrillenbündelchen flache parallele Rinnen, die durch niedrige Leisten (Crêtes d'empreinte Ranvier) voneinander getrennt sind, ein Zeichen, daß die Hornhautzellen die von ihnen eingenommenen Räume vollständig ausfüllen, nicht in Flüssigkeit enthaltenden offenen Spalten (Saftkanälchen) liegen.

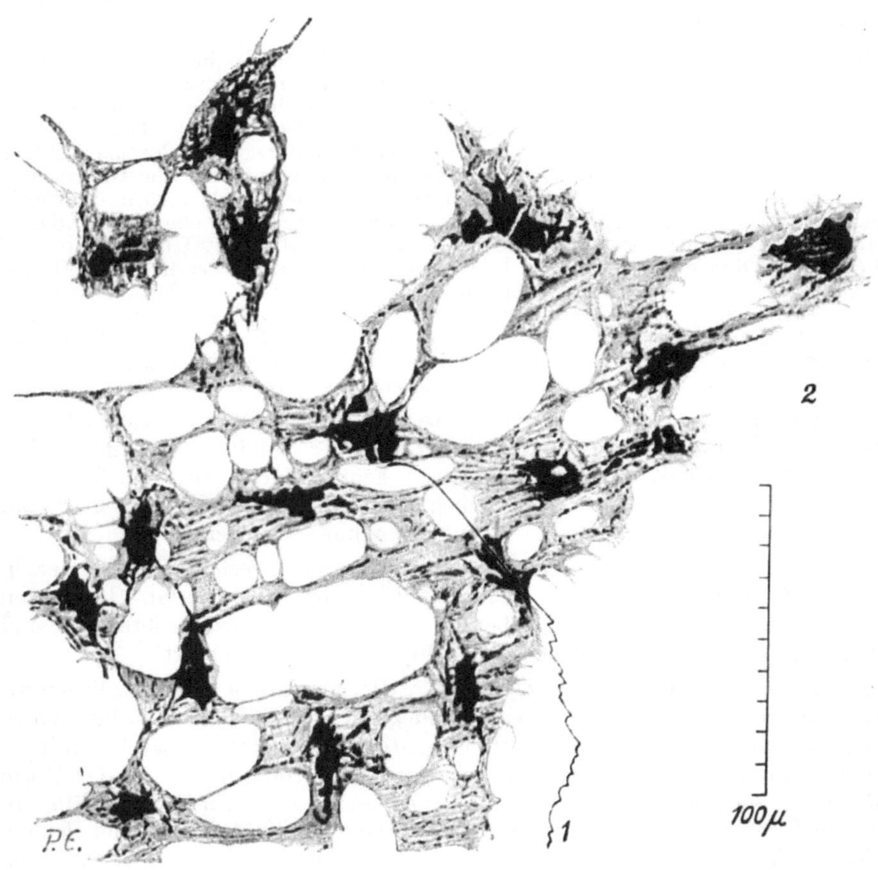

Abb. 19. Zellen der Cornea propria, vergoldet. Von einem Hingerichteten. (Präparat von Prof. Stieve.) *1* Nervenfaser, die mit flachem Knöpfchen an oder in einer Zelle zu enden scheint; *2* vergoldete interfasciculare Spalte.

Außer den fixen Hornhautzellen sind in der gesunden Cornea propria stets Wanderzellen (Leucocyten) in wechselnder Anzahl vorhanden ohne örtliche Beschränkung. Sie werden nicht nur zwischen den Bändern der Grundsubstanz, sondern auch im Innern der Bänder zwischen den Fibrillenbündeln gefunden, bedürfen also offenbar für ihr Eindringen und ihre Fortbewegung keiner vorgebildeten Hohlräume, sondern drängen durch die elementare Keilwirkung ihrer vorgeschobenen Protoplasmamolekel die entgegenstehenden Gewebsmassen auseinander. Auf Dickendurchschnitten der Hornhaut sind sie nur bei stärkeren Vergrößerungen von den fixen Hornhautzellen zu unterscheiden, indem ihr Kern weniger spindel-, eher etwas wurstförmig und weniger dicht erscheint.

An der lebenden Hornhaut sah Koeppe (1920) bei Spaltlampenbeleuchtung im Mikroskop ein zartestes, oft spinnwebartiges Netzwerk (besser Gerüstwerk) mit sehr wechselnder Maschengröße und sternchenförmigen graulichen „Netz-knoten", die nach der Tiefe an Größe zunehmen. Die Maschen stellen sich gegen den Limbus hin mehr radial. Das Bild ist in der Jugend weniger deutlich als im Alter. KOEPPE deutet es als das Saftlückensystem; es handelt sich vielleicht tatsächlich um das Gerüstwerk der fixen Hornhautzellen. Weiter bemerkte er, daß die Hornhautsubstanz vom Ende der dreißiger Jahre ab stärker grau erscheint, und daß im Alter die Hornhautlamellen leicht wellig werden. Da er für beides als Ursache einen gewissen Wasserverlust für möglich hält, erhebt sich die Frage, wodurch wohl die Hornhaut sich die notwendige Prallheit bewahren kann.

In polarisiertem Licht erkennt man nach KOEPPE (1921) bei 40—60facher Vergrößerung das interfasciculare Kittliniensystem als Netzwerk sich vielfach etwa rechtwinklig kreuzender dunkler Linien. Sie sind im allgemeinen gerade, bisweilen dichotomisch verzweigt, und strahlen vom Limbus unter bestimmten Winkeln ein; in der Hornhautmitte scheinen sie zu eigentümlichen „Stern-bezirken" zusammenzulaufen. Eine Durchflechtung der Bänder, die sich gegen die Mitte hin verjüngen, kommt dabei nicht zustande, sondern nur eine Überkreuzung. Die Kittsubstanz ist entweder einfach brechend oder mit radialen Achsen doppelbrechend.

Die Entdeckung der Hornhautzellen geht auf TOYNBEE (1841) zurück; HENLE hatte um die gleiche Zeit wenigstens die Zellkerne gesehen. Genauere Beschreibungen gaben STRUBE und R. VIRCHOW (1851) und besonders HIS (1856). Langwierige Auseinander-setzungen, an denen sich hauptsächlich RECKLINGHAUSEN, RANVIER, SCHWALBE, LEBER u. a. beteiligten, betrafen die Frage, ob die Hornhautzellen in mit Flüssigkeit gefüllten Hohl-räumen (Saftlücken) lägen oder dicht von den Bindegewebsblättern umschlossen würden. Man unterschied zwischen Hornhautkörperchen und Hornhautzellen, die sich in gleicher Weise zueinander verhalten sollten, wie die Knochenkörperchen und Knochenzellen. Da in der embryonalen Hornhaut zwischen den protoplasmatischen Zellkörpern und den Blättern der Grundsubstanz Lücken nicht bestehen, sollten in der weiteren Entwicklung solche durch einen Vorgang von Vacuolenbildung zustande kommen (SCHWALBE). Der Streit dürfte jetzt allmählich entschieden sein zugunsten der Annahme, daß die Hornhaut-zellen die von ihnen eingenommenen Räume ganz ausfüllen, denn, wie LEBER mehrfach betont hat, die starke Imbibitionsfähigkeit der Grundsubstanz würde das Vorhandensein freier Flüssigkeit gar nicht zulassen. — Gestalt und Größe der Hornhautzellen weichen bei den verschiedenen Wirbeltieren stark von einander ab. RANVIER unterschied einen membranosen und einen corpuscularen Typus. Bei jenem stehen die Zellen durch breite Fortsätze miteinander in Verbindung (Hund, Meerschweinchen, Ratte), so daß die Abgren-zung der Zellkörper gegen die Fortsätze unsicher wird; beim corpuscularen Typus sind die Zellkörper gut abgegrenzt, indem die Fortsätze schlank und schmal sind und ein zierliches Gitterwerk bilden (Frosch, Eidechse, Vögel, Kaninchen, Pferd, Rind). Die menschlichen Hornhautzellen gehören mehr dem membranosen Typus an. Die Größe der Hornhaut-zellen bei den Wirbeltieren ist im allgemeinen um so geringer, je deutlicher corpuscularer Typus besteht; bei den Säugern sind die Zellen der vorderen Schichten kleiner als die der hinteren (HIS). Breites Aneinanderstoßen mehrerer Zellkörper mit Bildung von Kittlinien wurde von HOYER bei jungen Katzen, von SCHWALBE beim Hund gesehen, kommt auch beim Menschen vor (H. VIRCHOW). Die Abhängigkeit der Zellformen und ihrer Ausläufer von der Anordnung der Bündel der Grundsubstanz ist überall bemerkbar. Zellen, deren Ausläufer sich rechtwinklig kreuzen und verbinden, nennt E. FUCHS „orthoclon" (Frosch, Kaninchen), solche mit wechselnder Richtung der Ausläufer „dendroclon". Während beim Menschen im Protoplasma der fixen Hornhautzellen Fett in Tröpfchen, selten auch Pigment (DONDERS) nur bei Erkrankung der Cornea vorkommt, hat MAWAS bei Säugern normal Fettkörnchen nachgewiesen. Pigment findet sich bei Tieren in Zellen nahe der Corneo-scleralgrenze, doch hält H. VIRCHOW sie nicht für fixe Hornhautzellen (HIS, HOYER), weil sie auch im Innern der Bänder liegen und dicker, mehr wurstförmig sind.

Über den Gehalt der Hornhaut an **elastischen Fasern** gehen die Angaben weit auseinander. SATTLER und STUTZER (1898) leugnen ihr Vorkommen über-haupt; dagegen läßt TARTUFERI (1903) sie in ungeheurer Menge vorhanden sein: feinere und gröbere Fasern sollen ein ganz dichtes Netz nach allen Richtungen hin bilden mit Verbreiterung der Fasern an den Knotenpunkten. KIRIBUCHI (1898) und MC ILROY (1906) finden, wie schon früher HENLE und WALDEYER, elastische Fasern hauptsächlich im Randgebiete der Hornhaut; in dem centralen Abschnitte fehlen sie. Nach DE LIETO VOLLARO (1907) sind bei Rind und Pferd die elastischen Fasern sehr zahlreich, bilden am Hornhautrande Büschel, die sich dann in einzelne Fasern auflösen; diese verlaufen gestreckt in der Richtung der Bindegewebsbänder, teilen sich spitz- oder rechtwinklig und verbinden sich untereinander zu einem großen Netzwerke. Sie besitzen räumliche und genetische Beziehungen zu den fixen Hornhautzellen, zeigen gleiche Anordnung wie deren Ausläufer, sind sogar gelegentlich bis in den Zellkern zu verfolgen. SEEFELDER (1909), der die HELDsche Färbemethode benutzte, beschreibt auch für die menschliche Hornhaut gerüstartige Verbindung der elastischen Fasern. In der vorderen Grenzschicht fehlen sie ganz, sind in den oberflächlichen Schichten der Grundsubstanz dünner und spärlicher, in den tieferen Schichten so zahlreich wie in der Sclera, am dichtesten aber unmittelbar vor der hinteren Grenzschicht,

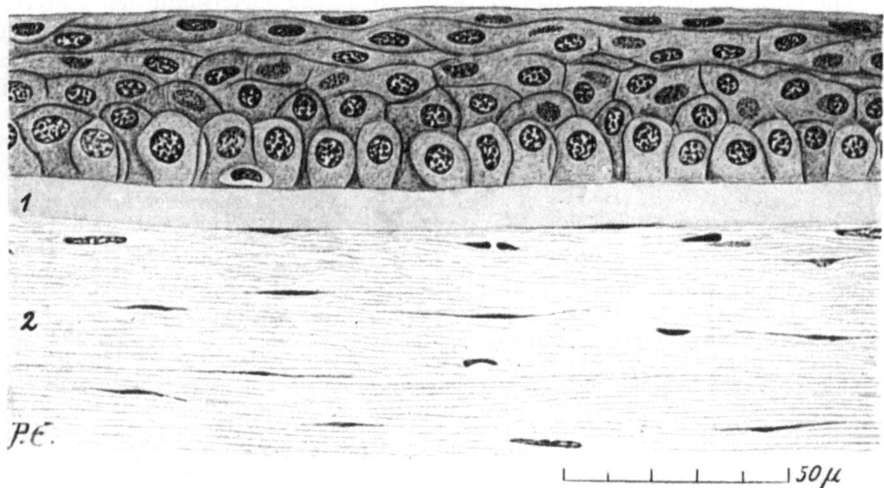

Abb. 20. Das Epithel der Cornea. Von einem Hingerichteten. (Präparat von Prof. STIEVE.)
1 Lamina basalis anterior (Bowmani), *2* Cornea propria.

so daß man da von einer „Lamina elastica corneae" sprechen könnte. Gegen den Rand der Hornhaut werden auch diese Fasern spärlicher und scheinen mit denen der Corneoscleralgrenze zusammenzuhangen. Die Fasern treten schon im 3.—4. Fetalmonat (MC ILROY, SEEFELDER) in reichlicher Menge auf. Da setzt sich das Zellprotoplasma teilweise noch als Scheide auf die Faser fort; auch später sieht man hie und da noch einen Zellausläufer in eine Faser übergehen oder eine solche im Innern der Zelle nahe dem Kern beginnen.

Das vordere Epithel der Hornhaut (Abb. 20) ist ein geschichtetes Plattenepithel und bedeckt die vordere Grenzschicht in einer Dicke von 50—100 μ (v. EBNER, 30 μ HENLE, 50 μ BOWMAN, 45 μ am Hornhautscheitel, 81 μ am Rande SCHWALBE, 37—58 μ SALZMANN). v. EBNERs Angabe erscheint mir auch für die frische Hornhaut zu hoch. An fixiertem Material vom Erwachsenen messe ich nur 33—42 μ. Nach v. EBNER ist das Epithel über dem Hornhautscheitel am dünnsten, doch dürfte ein so großer Unterschied zwischen Scheitel und Rand, wie ihn SCHWALBE verzeichnet, kaum vorkommen; H. VIRCHOW spricht dem Epithel überall die gleiche Dicke zu. Offenbar bestehen da Schwankungen, denn ich fand sowohl VIRCHOWs Angaben bestätigt, als auch eine Dickenabnahme gegen den Hornhautscheitel bis zu 5 μ. Das Epithel geht zwar peripher in das geschichtete Plattenepithel der Conjunctiva sclerae über, ist aber im Aufbau charakteristisch von diesem verschieden. Im Leben erscheint es vollkommen durchsichtig, trübt sich aber nach dem Tode rasch. Die Zellen sind in 5—7 Lagen übereinandergeschichtet und lassen sich ihrer Gestalt nach in drei Unterabteilungen, eine basale, eine mittlere und eine oberflächliche sondern. Nach v. EBNER sind die Zellen der basalen Schicht positiv, die der oberflächlichen negativ einachsig doppelbrechend, die mittlere Schicht verhält sich indifferent.

Die basale Schicht zeigt zwei Formen von 14—18 μ hohen Zellen, breite hellere und schmale dunklere. Die hellen Zellen erscheinen meist wie gequollen, bisweilen fast kugelig mit kugeligem, mehr in die obere Zellhälfte gedrücktem Kerne von 5—7 μ Durchmesser und sehr zartem Protoplasmagerüst. Die dunklen Zellen stehen offenbar unter dem Seitendrucke der hellen und werden mit ihrem kernhaltigen Abschnitte keulenförmig nach oben aus der Reihe herausgepreßt. Der Kern nimmt dabei mehr oder weniger ellipsoide Gestalt an, der Zelleib ist fein gekörnt. An der basalen Fläche wird eine homogene oder dicht gekörnelte [ZIMMERMANN (1898)] „Fußplatte" [LOTT (1873)] beschrieben, von der feine Zähnchen in die vordere Grenzschicht greifen. Ob diese Zähnchen von abgerissenen längeren, tiefer in die vordere Grenzschicht eindringenden Fortsätzen herrühren, ist noch eine offene Frage. WOLFRUM (1903) fand während der Entwicklung nicht nur eine protoplasmatische Verbindung der Epithelzellen untereinander, sondern auch mit den obersten Zellen der Grundsubstanz. PROWAZEK (1905) beschreibt in den basalen Zellen der Kaninchenhornhaut Fibrillen neben dem Kerne, die durch die Zellbasis in die vordere Grenzschicht gehen. Die Köpfe beider Zellformen wölben sich nach oben vor. Dadurch wird die Unterfläche der inneren Zellen der mittleren Schicht in der verschiedensten Weise eingebuchtet („Flügelzellen"). Diese Schicht enthält durchschnittlich zwei Reihen sehr unregelmäßig polyedrischer Zellen, die nach außen gewölbt und durch Intercellularbrücken verbunden sind. Der Kern ist elliptisch, der Zelleib meist durch feine Körnelung dunkel. Die oberflächliche Schicht besteht aus 2—3 Lagen stärker abgeplatteter Zellen von teilweise beträchtlicher Flächenausdehnung. Auch die äußerste Lage ist nicht verhornt und ihre flachellipsoiden Kerne bleiben färbbar; sie wölben die Zellen nach innen, so daß die Oberfläche des Corneaepithels ganz glatt erscheint. Daher rührt der hohe Glanz der Hornhaut.

MANS (1924) stellte wie FRIEBOES (1923) ein die ganze Dicke des Epithels von der vorderen Grenzschicht bis in die oberflächlichsten Zellen durchziehendes System zusammenhangender Tonofibrillen dar, das nach bestimmten Gesetzen verspannt ist, um jeder mechanischen Beanspruchung gerecht zu werden. Dies dürfte ja wohl schwer nachzuprüfen sein. Das Auftreten der Fasern weist meines Erachtens zunächst nur darauf hin, daß das Hornhautepithel ähnlich wie die Epidermis, deren Tonofibrillen schon lange bekannt sind, mechanischen Beanspruchungen ausgesetzt ist. MANS hält den Übergang der Fasern in die vordere Grenzschicht für wahrscheinlich; jedenfalls verbindet sich das auch im Conjunctivaepithel des Limbus bestehende Faserwerk innig mit den Bindegewebsfasern der Unterlage. Daß das lebende Hornhautepithel weich und formveränderlich ist, konnte F. P. FISCHER (1927) durch Reflexphotographie festhalten. Bei Überwischen der Hornhaut mit dem Lide entstehen oberflächliche Runzeln und Furchen, die einen pflastersteinartigen Reflex geben, aber rasch wieder schwinden. Der Abstand zweier annähernd paralleler Furchen beträgt 25—100 μ.

Zwischen den Epithelzellen sind noch, wie sonst in der Epidermis, sternförmige LANGERHANSsche Zellen gefunden [RIBBERT (1878)], die KOELLIKER (1889) für eingewanderte farblose Bindegewebszellen hält; nach H. VIRCHOW gleichen sie von der Fläche Epithelzellen. Frieboes vermutet, daß sie gleichbedeutend mit den von ihm behaupteten, von Mans übrigens nicht gesehenen „Epithelfasermutterzellen" sind. Außerdem trifft man zwischen den Zellen der basalen Schicht, meist dicht an der vorderen Grenzschicht nicht selten Wanderzellen, die entweder von der Conjunctiva her oder durch die Nervenkanälchen der vorderen Grenzschicht eingewandert sein können.

Die auch von H. Virchow erwähnten breiteren, mit Flüssigkeit [„Epithellymphe" (Flemming)] gefüllten Intercellularlücken zwischen den Zellen der basalen Schicht habe ich weder an Müller- noch an Zenker-Präparaten bestätigen können. H. Virchow empfindet auch selbst den Widerspruch zwischen den augenscheinlichen Druckformen der Zellen und der Annahme offener Intercellularspalten. Die Wanderzellen brauchen auch hier keine vorgebildeten weiten Bahnen, sondern schaffen sich selbst den nötigen Raum in den normal engen Intercellularspalten.

Über den Umfang des regelmäßigen Verbrauchs und Ersatzes des Hornhautepithels beim Menschen ist noch so gut wie nichts bekannt. Man findet zwar auch beim Erwachsenen Mitosen unregelmäßig verstreut in den Zellen der basalen und vielleicht auch der mittleren Schicht, wie während der Entwicklung [Wolfrum (1903)], aber über ihre Häufigkeit wissen wir ebensowenig, wie über die Menge der etwa abgeschuppten Zellen der oberflächlichen Schicht. Entsprechend den besonderen, vom benachbarten Conjunctivalepithel verschiedenen Ernährungsverhältnissen infolge der Lage über einem völlig gefäßlosen Gewebsbezirk ist die Annahme nicht von der Hand zu weisen, daß Verbrauch und Erneuerung der Zellen nur gering sind. Nach der Untersuchung an Säugern durch Lott (1871), Rollett (1873) und besonders Vossius (1882) geschieht der Ersatz durch Teilung der basalen Zellen, wobei dann immer eine der Tochterzellen in die höhere Schicht gedrängt wird. Bei der Färbung des lebenden Auges mit Methylenblau nehmen nur die absterbenden gequollenen und sich ablösenden Epithelzellen den Farbstoff an, wie Knüsel und Vonwiller (1922) mittels Spaltlampenmikroskops feststellen konnten. Besser kennen wir seit Eberth und Wadsworth (1870), F. A. Hoffman (1870) und Heiberg (1871) die starke Regenerationsfähigkeit der Zellen bei dem Vorgange der Ausfüllung von unter Umständen bis auf die vordere Grenzschicht reichenden Epithelverlusten. In solchem Falle gleiten die angrenzenden Zellen der basalen und mittleren Schicht unter Abflachung und Streckung ihres Körpers, Verschwinden der Zellgrenzen, Aussproßung von Fortsätzen, concentrisch in den Defect hinein, ohne daß zunächst eine karyokinetische Teilung der Zellen stattfindet. Mitosen treten in den tiefen Zellschichten erst auf nach erfolgter Deckung des Verlustes [Eberth, Mayzel (1873)]. Bei dem Gleiten der basalen Zellen muß sich natürlich die engere Verbindung der Fußplatten mit der vorderen Grenzschicht lösen, bildet sich aber nach Deckung des Verlustes wieder [Prowazek (1905)].

Die hintere Grenzschicht, Lamina basalis posterior (Membrana Descemeti s. Demoursii, Lamina elastica posterior Todd-Bowman, innere Basalmembran Henle, glasartige Lamelle der Hornhaut Brücke) schließt sich als scharf abgegrenzte Haut der Innenfläche der Cornea propria dicht an, von der vorderen Kammer nur durch eine dünne Endothelschicht getrennt. Ihre Dicke beträgt beim Neugeborenen 2—3 μ, beim Erwachsenen in der Mitte 6—8 μ [H. Müller, 8—10 μ Fritz (1906)], am Rande 10—12 μ; v. Ebner findet 13—20 μ. Im Alter nimmt die Dicke weiter zu bis auf 15—20 μ (H. Müller).

Die Membran erscheint vollkommen durchsichtig, gleichartig und stärker glänzend als die Bänder der Grundsubstanz der Cornea. Beim Ablösen von der Grundsubstanz, auch bei Verletzungen, z. B. die ganze Hornhaut durchsetzenden

Wunden, rollt sie sich stark nach vorn ein, besteht aber nicht aus elastischem Gewebe. Sie verliert mit dem Alter an Biegsamkeit und Fähigkeit zur Einrollung und wird spröde und brüchig. Ihr Gehalt an Wasser übertrifft (beim Schwein) mit $78,16\%$ den der Grundsubstanz um etwa $5,5\%$ [MICHEL und H. WAGNER (1886)]. Im Wasser und den verschiedenen Reagentien bleibt sie durchsichtig und leistet deren Einwirkung lange Widerstand. Ihrem chemischen Verhalten nach ähnelt sie der Linsenkapsel [MÖRNER (1893)], enthält im wesentlichen eine etwa zwischen den Mucinarten und dem Elastin, aber diesem näherstehende Proteinsubstanz, das „tierische Membranin", das in kochendem Wasser, Säuren, Alkalien, Trypsin schwerer löslich und stickstoffreicher ist als dasjenige der Linsenkapsel. Die Haut besitzt eine große Affinität zu einer ganzen Anzahl von Farbstoffen, unterscheidet sich also auch dadurch vom eigentlichen elastischen Gewebe.

Die Bemühungen, ein bestimmtes Gefüge der DESCEMETschen Haut aufzudecken, haben zu nur wenig befriedigenden Ergebnissen geführt, wenn auch PESCHEL (1905) durch Untersuchungen mit dem Ultramikroskop zu der Ansicht kommt, daß ebenso wie bei der vorderen Grenzschicht eine Structur vorhanden sein müsse. Eine gelegentlich bemerkbare zarte Streifung könnte durch schubweise Anbildung von Substanz bedingt sein [KOELLIKER (1852), H. MÜLLER (1856)]. Beim Vorhandensein eines feinfibrillaren Baues [TAMAMSCHEFF (1869), CIACCIO (1875)] müßten auch einmal Querschnitte der Fibrillen anzutreffen sein (H. VIRCHOW). Die an tierischem Material durch langdauerndes Kochen in Wasser (HENLE, RANVIER, BERGER), durch Maceration in 10%iger Kochsalzlösung (SCHWEIGGER-SEIDEL) oder mehrtägige Selbstmaceration (RANVIER), durch Kochen in Essigsäure (*Mensonides* nach HENLE) an der menschlichen Hornhaut isolierten zarten, structurlosen Blättchen, die wie die ganze Haut die Neigung zur Einrollung nach vorn zeigen, lassen sich wohl unschwer auf schichtweise Substanzverdichtung bei den einzelnen Anbildungsschüben beziehen, wenn es sich nicht etwa um rhythmische Fällungen durch die Fixierungsflüssigkeit handelt. Gegen einen faserigen oder blätterigen Bau spricht auch die Art des Brechens (H. VIRCHOW).

Peripher ist die DESCEMETsche Haut nicht scharf berandet, sondern spaltet sich an der Hornhautgrenze unter ziemlich rascher Verdünnung in schmale Bündel auf, die teilweise in den choroidalen Abschnitt des Gerüstwerks der Innenwand des Sinus venosus sclerae übergehen. Eine größere Anzahl der Bündel biegt dabei in circulare (äquatoriale) Richtung um. Auf diese Weise entsteht eine platte, aus äquatorialen und mehr oder weniger meridionalen Faserbündeln geflochtene Zone, der *Grenzring der* DESCEMET*schen Haut* (SCHWALBE, vorderer Grenzring im Gegensatze zu dem hinteren Grenzring oder Scleralwulst). Schon REICHERT und BOWMAN sahen in der Nähe des Randes der Hornhaut den Beginn dieser Auflösung auf der Vorderfläche der DESCEMETschen Haut in Gestalt eines anfangs feinfaserigen, allmählich stärker werdenden Netzwerkes, wodurch auch die Verdünnung der Haut verständlich wird. An dieser Stelle schiebt sich zwischen Grundsubstanz der Hornhaut und DESCEMETsche Haut ein schmaler Gewebsstreifen mit dicht gestellten Kernen keilförmig ein, der dem scleralen Abschnitte des genannten Gerüstwerkes angehört.

Während beim Kinde die ganze Innenfläche der hinteren Grenzschicht vollkommen glatt ist, zeigt sie etwa vom 20. Jahre ab homogene warzenartige, in concentrische Reihen geordnete Auswüchse *(Drusen)*, die zuerst von BERRES (1837) abgebildet worden sind. Nach ALT (1896) trifft man sie bisweilen auch schon bei Kindern. Ihre Bildung beginnt am Rande und setzt sich axialwärts fort (HASSALL, HENLE, H. MÜLLER). Beim Erwachsenen zählt man 2—4 Reihen; im Alter nimmt die Zahl und die Höhe, zuerst am Rande, zu. Ihre Gestalt

ist die eines halben Ellipsoids, dessen längere Achse äquatorial steht; an der
Basis sind sie etwa 10 μ breit, die Höhe übersteigt anfangs die Dicke des Hornhautendothels, etwa 5 μ, nicht, kann aber im Alter 20 μ erreichen (H. Müller).
Beim Vorwachsen gegen das Endothel der vorderen Kammer dehnen sie über
ihrem Scheitel die Zelleiber zu zartesten Platten aus; die Zellkerne bleiben in
den Tälern liegen und erscheinen dann kleiner. Asayama (1901) fand bei stärkerer
Ausbildung der Drusen eine lochartige Durchbrechung des Endothels, ist aber
selbst im Zweifel, ob diese im Leben bestanden haben könne, ohne daß eine
Quellung der Hornhaut durch eindringendes Kammerwasser eingetreten wäre.

Das Endothel der Hornhaut (Endothelium camerae anterioris, Descemet-
sches Endothel, hinteres Epithel der Hornhaut) besteht aus einer einfachen
Schicht platter, 4,5—6,7 μ dicker, beim Erwachsenen 19—22 μ (v. Ebner)
im Durchmesser haltender Zellen von vorwiegend sechseckiger Gestalt; dazwischen kommen aber nicht selten auch fünf- und siebeneckige Zellen vor
(Abb. 21). Der stark abgeflachte Kern hat kreisrunden oder kurzelliptischen
Umriß und wölbt in der Regel den Zelleib nicht gegen die vordere Kammer vor.
Das Protoplasma des Zelleibs ist hell mit sehr feiner Körnelung. Beim Kinde
sind die Zellen kleiner, durch schmale Linien gegenseitig abgegrenzt. Später

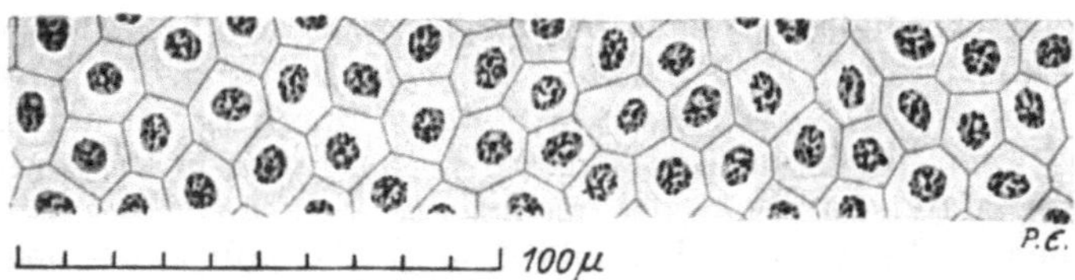

Abb. 21. Endothelium camerae anterioris der Hornhaut eines einjährigen Kindes.

werden die Intercellularräume breiter und lassen protoplasmatische Intercellularbrücken erkennen. An dem Hornhautrande hört die geschlossene Endothel-
fläche insofern auf, als die Zellen unter stärkerer Abflachung auf die Bälkchen
des die Kammerwand des Sinus venosus sclerae bildenden Gerüstwerks übergehen und sie mit einer Scheide umgeben. Dabei wölben sich die Kerne stellenweise stark gegen den Kammerraum vor. Zellgrenzen sind in der Regel hier
nicht mehr vorhanden; sie beginnen schon in der Warzenzone undeutlich zu
werden und zu schwinden. — Im Spaltlampenmikroskop erscheint am Lebenden
das Endothel als gelbbräunliches Mosaik aus sechseckigen Elementen [Vogt
(1919)].

Das Endothel verändert sich nach dem Tode rasch infolge von Maceration
durch das Kammerwasser. Mitosen werden in dem Endothel nur in der Embryonalzeit und wenige Monate nach der Geburt beobachtet. Beim Wachstum der
Cornea vermehren sich die Zellen nicht, sondern vergrößern sich augenscheinlich nur durch Flächendehnung. Der Ersatz etwa zugrunde gegangener Zellen
erfolgt vielleicht vom Kammerwinkel her (H. Virchow). Zawarzin (1909)
sah beim Pferd nach der Geburt lebhafte amitotische Teilung der Endothelkerne sowohl durch directe Amitose als durch Knospung und meint, wenn sie
auch nicht immer zu Zellteilung führe, so doch zu Flächenvergrößerung und
so zu Ersatz für zugrunde gegangene Zellen.

Die physiologische Bedeutung eines geschlossenen gesunden Hornhautendothels liegt in der Regelung des Flüssigkeitsübertritts aus der vorderen
Kammer in die Hornhaut. Bei Verletzung oder teilweisem Verluste des Endothels
ergibt sich sofort eine Aufnahme von Kammerwasser in die Cornea propria
mit Verstärkung der Quellung und Trübung. Außerdem erkennt man jetzt

allgemein dem Endothel die Aufgabe und Fähigkeit zu, die DESCEMETsche Haut
zu bilden und deren allmähliche Verdickung durch Nachschub von Substanz
zu besorgen. Die Deutung der embryonalen Entwicklungsvorgänge ist allerdings nicht einheitlich. WEINSTEIN (1903) will das Endothel von der Mitwirkung
ganz ausschließen und läßt (beim Kaninchen) die DESCEMETsche Haut aus den
hinteren Grenzlamellen der Cornea propria hervorgehen, die durch die beständige
Anfeuchtung mit Kammerwasser eine Hyalinisation erfahren sollen. Nach
WOLFRUM (1903) wird bei Säugerembryonen die DESCEMETsche Haut zwischen
zwei Zellagen abgeschieden, deren innere später zum Hornhautendothel wird.
KNAPE (1909) wiederum sieht beim Hühnchen zwischen Ectoderm und Linsenanlage zuerst ein eigentümliches Stützgewebe aus kernlosen Fäden; eine darin
auftretende zarte Verdichtungszone wird zur DESCEMETschen Haut. An deren
Innenfläche schieben sich die Zellen des späteren Hornhautendothels entlang,
während in das Stützgewebe zwischen Ectoderm und DESCEMETscher Haut
von der Seite her Mesoderm zur Bildung der Cornea propria eindringt. RANVIERS
(1898) Versuche haben gezeigt, daß nach Verletzung der DESCEMETschen Haut
und des Endothels die Ausfüllung der Verletzungsspalte zunächst durch Regeneration des Endothels geschieht, das mehrschichtig wird. Damit schwindet
zugleich die Schwellung und Trübung der Hornhaut. Die durchtrennte DESCEMET-
sche Haut hat sich vorwärts eingerollt; ihre Wiederbildung erfolgt nicht von
den Rändern her, sondern setzt an der Convexität der eingerollten Stelle an,
wobei das Endothel das Material liefert.

Eine atypische, aber häufige, meist erst im Alter auftretende Erscheinung
an der Hornhaut ist der **Greisenbogen** (Arcus senilis, Gerontoxon). So nennt
man eine, in voller Ausbildung ringförmige, 1,5—2 mm breite, weißlich graue,
später mehr bräunliche Trübung, die im Abstand von etwa 1 mm vom Rande
die Hornhaut umzieht. Oben und unten ist sie breiter als seitlich, beginnt auch
dort je als schmale Sichel. Die Trübung wird durch feine Körnchen hervorgerufen und betrifft die ganze Dicke der Cornea; sie ist am stärksten in den
äußeren Schichten, danach in den inneren, die DESCEMETsche Haut einbegriffen;
in der vorderen Grenzschicht, in der nur ein subepithelialer Streifen frei bleibt,
ist die Lagerung der Körnchen so dicht, daß einzelne nicht mehr zu unterscheiden
sind. In der Mitte scheint die Trübung fehlen zu können, denn KOEPPE (1920)
sah in zwei Fällen an der Spaltlampe einen doppelten Bogen, d. h. einen oberflächlichen und einen tiefen. Als Ursache stellte CANTON (1863) eine Einlagerung
feinkörnigen Fettes in die Substantia propria fest, die nach HIS sowohl in den
Lamellen als in den fixen Hornhautzellen, nach FUSS (1905) jedoch nur in ersteren
auftritt. PARSONS (1902) konnte die in absolutem Alkohol, Äther und Xylol
löslichen Körnchen mit Sudan III und Scharlach R, aber nicht mit Osmiumsäure färben; JOEL (1923), der bei zwei Brüdern einen bereits im 22. Jahre
entstandenen Greisenbogen fand, erkannte die trübende Substanz als Cholesterin: bei beiden Brüdern war der Cholesteringehalt des Blutes beträchtlich
erhöht. Die Bildung scheint beim männlichen Geschlecht häufiger zu sein als
beim weiblichen, tritt auch erblich und dann besonders frühzeitig auf (CANTON).
Die klinische und pathologisch-anatomische Beschreibung des Greisenbogens
wird im Kapitel Hornhauterkrankungen (Band IV dieses Handbuches) ausführlich gegeben.

GOLDBERG (1907) beobachtete bei Lebenden nach dem 22. Jahre durch das
Hornhautmikroskop an der Innenfläche der Hornhaut häufig bis 9 μ große
Pigmentkörnchen; in späterem Alter zeigte etwa ein Drittel der untersuchten
Augen diesen Befund, ohne daß Entzündungserscheinungen bemerkbar waren.

Nach KOEPPE (1920) sind derartige hell- bis goldgelbe, selten dunkelbraune
Stippchen und Bröckelchen im normalen Auge typisch vom Beginn der dreißiger

Jahre an, kommen aber zuweilen auch schon vor dem 20., nicht vor dem 15.Jahre zu Gesicht. Sie liegen bald mehr unterhalb des Pupillargebiets, bald mehr gegen den Kammerwinkel hin, meist jedoch in der unteren Hornhauthälfte. Die Zahl ist im ganzen gering, kann bis auf 30 steigen; im Alter nimmt sie deutlich zu. Es handelt sich wahrscheinlich um Pigmentzellen oder Zerfallsreste solcher von der Irisvorderfläche oder vom Pupillarsaum. Eine Grenze gegen krankhafte Pigmentauflagerungen ist schwer zu ziehen, doch ist das physiologische Maß jedenfalls überschritten, wenn die Menge, besonders gegen den Kammerwinkel hin, sogleich auffällt. Seltener und sehr vereinzelt zeigt sich auch einmal ein weißlicher Tüpfel, wahrscheinlich ein Leucocyt. — Eine andere Erscheinung an der Rückfläche der Hornhaut ist die sog. „Tröpfchenlinie", ein schmaler, durch eine Anzahl einzelner (Rund-) Zellen gebildeter, vom unteren Pupillarsaum im verticalen Meridian abwärtsziehender Streifen. Im Focallichte der Spaltlampe bemerkt man kleine, weißleuchtende Punkte, im durchfallenden, von der Iris reflectierten Lichte kleine durchsichtige Tropfen. Diese Linie wurde zuerst von Türk bei Erkrankungen der Uvea beobachtet, doch fand Lüssi (1922) sie in 201 normalen Kinderaugen 99 mal, Irma Guggenheim (1923) bei 125 Kindern 43 mal, darunter 10 mal beiderseits. Sie ist also im Alter von 7—16 Jahren fast in der Hälfte der Fälle vorhanden, etwa 0,1 mm breit, 0,4 bis 0,6 mm hoch. Sie verschwindet oft während der Beobachtung, auch konnten Lageveränderungen der Zellen gegeneinander festgestellt werden. Nach Guggenheim ist die Ursache der Linie, wenigstens zum Teil, in der Schwerkraft und in der Wärmeströmung im Kammerwasser zu suchen. Eine entsprechende Strömungslinie hat bereits Ehrlich (1882) mit Fluoresceinversuchen nachgewiesen.

Die Nerven der Hornhaut, zuerst von Schlemm (1830) bis an deren Rand verfolgt, kommen aus den Nn. ciliares. Diese schicken, nachdem sie durch den Perichoroidalraum den Orbiculus ciliaris erreicht haben, ihre Äste teils nach innen in den Ciliarkörper, teils (30—40 Henle) nahe der Corneoscleralgrenze nach außen steil in die Sclera. Einige Ciliarnerven dringen schon wenige Millimeter vor dem Äquator in die tiefen Schichten der Sclera ein und wenden sich nach mehr oder weniger langem Verlauf entweder nach innen zum Corpus ciliare oder fast rechtwinklig gegen die Oberfläche der Sclera [Attias (1912)]. Für die Mehrzahl liegt der Eintritt in die Sclera 2—4 mm (auch weniger) vom Limbus entfernt. In der Regel sind die Nerven von Blutgefäßen begleitet, die in der Nähe der Cornea sich meist zu einzelnen, den Nerven nicht unmittelbar angelagerten Schlingen mit nur spärlichen seitlichen Verbindungen vereinfachen. Im Perichoroidalraum sind die Nerven bandartig flach, runden sich dann in der Sclera, werden aber schon vor dem Eintritt in die Hornhaut wieder flach. Die anfangs gewöhnlich steil gegen die Oberfläche der Sclera ansteigenden Stämmchen wenden sich allmählich, der Oberfläche mehr oder weniger parallel, gegen das mittlere Drittel der Hornhautdicke und teilen sich früher oder später dichotomisch in Äste erster bis dritter Ordnung. Zwischen den Stämmen und Ästen benachbarter Nerven kommen spitzwinklige oder bogenförmige Verbindungen zustande, von deren Scheitel Nerven zur Hornhaut ziehen; doch ist dies nicht regelmäßig der Fall. Vielmehr bleibt annähernd die Hälfte der Nerven unabhängig bis in die Hornhaut, so daß ein „Plexus anularis", wie er auch noch von Fritz (1904) angenommen wurde, nicht besteht (Abb. 22). Die Breite der ungeteilten Stämmchen mißt vor der Cornea etwa 30 μ, der aus nachbarlichen Verbindungen gebildeten bis über 70 μ; letztere enthalten 40 und mehr Nervenfasern.

Der Eintritt in die Hornhaut erfolgt nicht für alle Scleralnerven in derselben Höhe, sondern zwar vorwiegend in der vorderen Hälfte des mittleren Drittels

der Dicke, meist mit kräftigen Bündeln, aber nach der Oberfläche hin dringen
noch zahlreiche feine Bündel ein, die teils von steil zur Episclera aufsteigenden
Nerven, teils gelegentlich auch von schwachen, aus der Episclera schräg nach
vorn und innen in die Sclera eindringenden Stämmchen abgegeben werden.
In das hintere Viertel der Hornhaut gelangen keine oder nur wenige Nerven;
in diesem Falle sind es immer Ästchen von Ciliarnerven, die erst dicht an
der inneren Corneoscleralgrenze in die Sclera eintreten. In der Hornhaut selbst

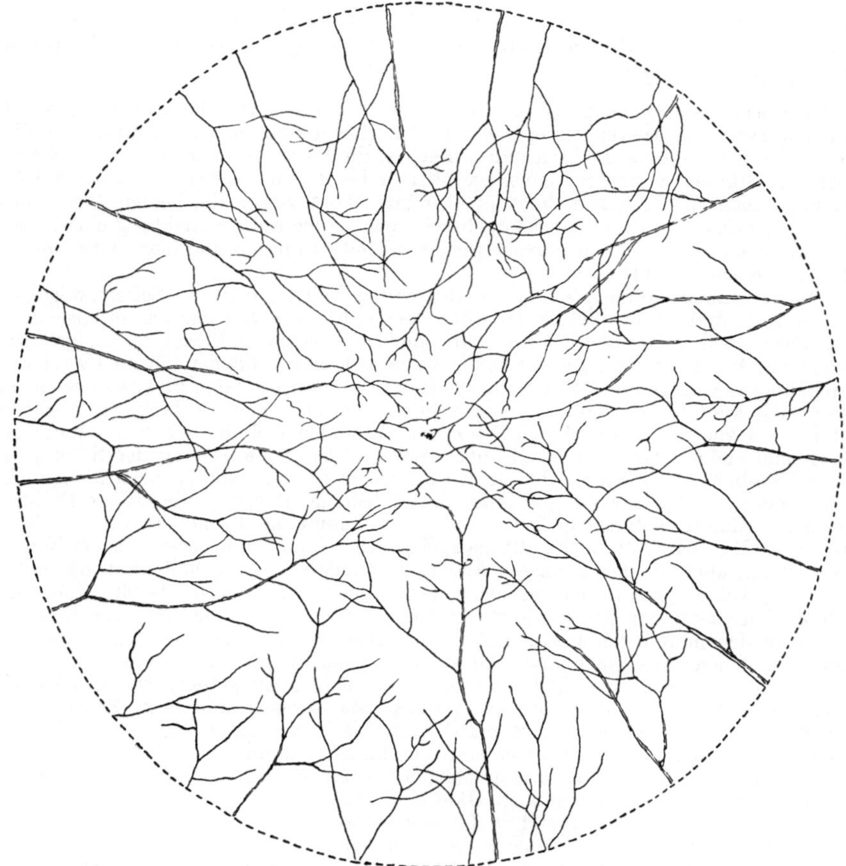

Abb. 22. Verlauf der Nerven in der Hornhaut eines menschlichen Neugeborenen. (Nach BACH.)

wurden nach den hinteren Schichten umbiegende Nervenzweige, wie sie verschiedentlich beschrieben sind, von ATTIAS nicht gefunden. Die vordersten
Schichten der Hornhaut erhalten außerdem noch zahlreiche Nerven aus dem
episcleralen circumcornealen Plexus, der in der Episclera und Subconjunctiva
ringförmig den Limbus corneae umgibt. 14 größere und mehrere kleine Ästchen
der Scleralnerven, die neben Blutgefäßen durch die Sclerallöcher nahe dem Limbus oder weiter hinten, hauptsächlich nasal und temporal, an die Oberfläche
gelangen, sowie episclerale, von hinten her über die Außenfläche des Bulbus
verlaufende Nerven (FRITZ) bilden 4—5 übereinanderliegende, aber untereinander verbundene Netze [BOUCHERON (1891)] mit großen polygonalen Maschen,
deren Seiten gegen den Limbus und die Subconjunctiva aus gestrecktem in
welligen Verlauf übergehen. Aus diesem Plexus ziehen Nerven teils in die

Conjunctiva, teils fasern sie sich nahe dem Limbus zwischen den Gefäßmaschen der Episclera in ein feinstes Netz auf, teils treten sie in die Hornhaut, und zwar die zarten tiefen, subconjunctivalen Bündelchen dicht unter der vorderen Grenzschicht.

Die Zahl der in die Hornhaut eindringenden Nerven wird sehr verschieden angegeben. Hoyer fand 60, Schwalbe etwa 60, Sämisch 40—45, Dogiel 60—80, Bach (beim Neugeborenen) 30, v. Ebner 24—36; Attias zählte im ganzen 65—70, davon sind 30 sclerale Stämme, die übrigen feineren und kürzeren „periphere Hornhautbündelchen". In der Abb. 22 nach Bach sind nur die tiefen Nervenstämme dargestellt, die peripheren Verästelungen waren in dem betreffenden Präparate nicht gefärbt.

In der Hornhaut streben die Nerven im ganzen gegen die Hornhautmitte; indem die tieferen sich dabei gleichzeitig immer mehr der Oberfläche nähern, werden nach der Mitte hin die vorderen Hornhautschichten immer reicher, die hinteren immer ärmer an Nerven. Die größeren Stämme verlaufen, bevor sie sich gröber teilen, gestreckt radial. Erfolgte eine Teilung noch in der Sclera dicht am Limbus, dann ziehen die beiden Äste concav gegeneinander gekrümmt in die Hornhaut hinein, ehe sie die radiale Richtung einschlagen; seltener hält sich ein Stamm eine Strecke weit parallel dem Limbus und biegt dann um oder schließt sich einem radialen an.

Die Nervenstämme können schon vor der ersten Teilung einzelne Seitenzweige aussenden, die selbständig centralwärts verlaufen oder sich einem Nachbarstamm anschließen oder, häufiger, steil vorwärts in den oberflächlichen marginalen Plexus (s. u.) gelangen. Außerdem sah Attias in der Nähe des Limbus von mehreren Stämmen ein oder zwei stark geschlängelte Fasern gegen die Oberfläche ziehen, ohne den marginalen Plexus zu erreichen; sie teilen sich kurz hintereinander 3—4mal dichotomisch, ohne an Dicke zu verlieren, enthalten 2—8 spindelförmige Anschwellungen, verbinden sich in der Regel nicht mit Nachbarn und enden zugespitzt im Hornhautgewebe. Die erste Teilung der Stämme geschieht gewöhnlich 0,5—1,0 mm, aber auch weiter vom Limbus und ist meist nicht dichotomisch, sondern ungleich, wobei der dünnere Ast bald im Bogen in die radiale Richtung umschwenkt. Eine trichotomische Teilung als erste kommt im allgemeinen nicht mehr als einmal in einer Hornhaut vor, doch trifft man gelegentlich Fälle mit ausgesprochener Neigung zur Dreiteilung, auch an den kleineren Ästen. Der mittlere Ast behält dann die radiale Richtung bei, während die beiden seitlichen, unter einem Winkel von 70—90° abgehenden Äste allmählich ebenfalls gegen die Mitte umbiegen; doch kann auch einer von ihnen zur Oberfläche in den marginalen Plexus aufsteigen. Nur selten kreuzen sich die Äste erster Ordnung mit denen eines Nachbarstammes. Kurz nach der Teilung schicken diese Äste manchmal einen feinen geschlängelten Zweig, wenig oder nicht geteilt, zur Oberfläche in mehr periphere Abschnitte des Hornhautepithels, wie übrigens anderseits Zweige weiter vorn in die Hornhaut eintretender Scleralstämme bis in die centralen Teile des Epithels gelangen. Verbindungen zwischen Ästen erster Ordnung sind, außer durch feine Fäserchen, beim Menschen selten. Nach der Hornhautmitte hin nehmen mit dem Aufsteigen der Nerven gegen die Oberfläche die Teilungen an Häufigkeit zu. Der Anstieg erfolgt nicht stufenförmig, d. h. die Nerven verlaufen nicht auf längere Strecke zwischen zwei Hornhautblättern. Nach der zweiten Teilung, und besonders zwischen den Ästen höherer Ordnung, finden sich zuweilen bogenförmige oder kreuzweise Verbindungen durch feine Fäden, bei den kleineren oberflächlicheren Stämmen auch schon zwischen Ästen niederer Ordnung. Obgleich individual einmal reichlichere Verbindungen zwischen Ästen niederer Ordnung desselben Stammes vorkommen, kann man beim Menschen nicht von einem wirklichen „Fundamental-, Grund- oder Stromaplexus" der Hornhaut sprechen, wie er bei Säugern und niederen Wirbeltieren zu bestehen scheint.

Dagegen bilden die aus dem episcleralen circumcornealen Plexus oberflächlich in den Limbus corneae eindringenden conjunctivalen und episcleralen Bündel zusammen mit den von den scleralen Stämmen aufsteigenden Zweigen und mit Fasern, die erst bis in das centrale Hornhautgebiet ziehen und dann nach der Peripherie umbiegen, einen *Plexus paramarginalis superficialis* [besser Plexus marginalis superficialis (Attias), das subbasale Geflecht (Hoyer)]. Er ist bis 1,5 mm breit, schiebt sich axialwärts etwa bis 1 mm weit unter die vordere Grenzschicht und breitet sich dabei etwas nach der Tiefe aus, während er peripher ohne scharfe Grenze mit dem circumcornealen Plexus zusammenhängt. Die ihn zusammensetzenden Nerven verlaufen meist wellig oder im Bogen und teilen sich dichotomisch, wobei die Gabeläste sich manchmal erst mit einem weit entfernten Nerven vereinigen. Häufig sind ziemlich regelmäßige Schlingenbildungen, von deren Scheitel ein Fädchen abgeht, das sich bald dichotomisch teilt; der eine Zweig wendet sich zunächst gegen die Peripherie, kehrt aber dann in das Netz zurück, der andere dringt entweder durch die vordere Grenzschicht in das Epithel oder verliert sich zugespitzt in der Grundsubstanz. Stärkere Nervenbündel können weit centralwärts ziehen, biegen aber unter Bildung einer Schlinge in den Plexus zurück. Dieser bleibt immer im äußeren Drittel der Hornhaut, oberflächlich zu den großen Stämmen.

Die terminalen Nervenbündel aus den letzten Teilungen der tiefen Stämme und aus dem marginalen Plexus stehen vor dem Durchtritte durch die vordere Grenzschicht meist nicht mit ihren Nachbarn in Verbindung; eine Anzahl aber bildet dicht unter der Grenzschicht ein wenig umfangreiches Schluß- oder Endnetz *(Plexus terminalis)*, das bei Tieren überhaupt die Ausgangsstelle der zum Epithel gelangenden Bündel ist. Unmittelbar vor dem Eintritt in die Nervenpori der Grenzschicht teilen sich die Endbündel in der Regel noch einmal dichotomisch.

Von den in die Hornhaut eindringenden Nerven zeigen die oberflächlichen nur verhältnismäßig spärlich markhaltige Fasern. An den tiefen Stämmen hat zwar der Markverlust in der Regel schon in der Sclera begonnen, da er aber nicht gleichzeitig den ganzen Nervenquerschnitt ergreift, so bringen die Stämme neben einer Anzahl markloser ein mehr oder weniger dickes Bündel markhaltiger Fasern in die Hornhaut mit. Solche behalten ihre Markscheide bis in die Nähe der ersten Teilung, selten darüber hinaus; je früher also die Teilung erfolgt, um so kürzer ist die intracorneale Markstrecke. Ihre Länge überschreitet in der Regel 1,5 mm nicht, doch kommen Ausnahmen bis zu 3 mm vor. Hin und wieder erscheint eine Faser nach einer kurzen marklosen Strecke noch einmal in geringer Ausdehnung markhaltig; in dem Zwischenraum lassen sich manchmal noch deutlich Reste lipoider Substanz nachweisen, jenseits der zweiten Markstrecke aber nicht mehr. An den RANVIERschen Schnürringen gehen zuweilen marklose Fasern ab; Seitenzweige mit einer markhaltigen Faser findet man in der Regel nur in der Nähe des Limbus.

Die *Spaltlampenmikroskopie* der lebenden Hornhaut bringt die markhaltigen Nerven als graugelbliche Stämme zu Gesicht, die sich noch bis 0,5 mm über die Endschlingen des Randgefäßnetzes hinaus erstrecken; geeignete Beleuchtung läßt auch die Tiefenlage im einzelnen unterscheiden [VOGT (1921)]. Die anfangs abgeplattete Gestalt der tiefen Stämme wird nach der ersten Teilung wieder rundlich. Der Aufstieg axial-vorwärts wird als geschwungen oder leicht wellig bezeichnet; auch ein Verlauf im Zickzack wurde beobachtet. In vier Fällen (bei Jugendlichen) spannte sich in der Teilungsgabel eines Nerven etwa in der Hornhautmitte ein grauliches Häutchen schwimmhautartig aus, das vielleicht der Nervenscheide angehörte [KOEPPE (1920)]. KNÜSEL und VONWILLER (1922) fanden bei Färbung der lebenden menschlichen Hornhaut mit polychromem Methylenblau hauptsächlich die oberflächlichen Nerven gefärbt. Die Bilder sind ähnlich denen, die ATTIAS beschreibt und zeichnet. Die oberflächlichsten Nerven treten aus der Bindehaut in die Hornhaut über, um sich im Limbus oder einige Millimeter centralwärts davon zu verlieren oder in einem Kölbchen zu enden. In seltenen Fällen bilden Bindehautnerven eine Schleife auf der Hornhaut und kehren zur Bindehaut zurück. Viele Fasern sind segmentiert, andere gequollen, ein Beweis, daß die Varicositäten nicht ausschließlich postmortale Bildungen darstellen. In allen Schichten der Hornhaut, auch dicht über dem Endothel, erscheinen blaue Pünktchen, die von den Beobachtern als nervöse Endapparate gedeutet werden, obschon der Zusammenhang mit Nerven nicht immer sichtbar ist.

Die Nerven sind reich an Kernen, die sich nach Größe und Färbbarkeit unterscheiden. Den Umfang der Nerven begleiten innerhalb einer feinen Scheide und in Richtung des Nervenverlaufs 20 μ lange, 2—3 μ breite, stark färbbare Kerne auch über die feinsten Verzweigungen bis unter die vordere Grenzschicht, wo schließlich die Scheide nicht mehr nachzuweisen ist. Im Innern der markhaltigen Bündel liegen die 12:4 μ messenden ellipsoiden Kerne der SCHWANNschen Scheide. Zwischen den marklosen Fasern, nur bis in die Verzweigungen erster Ordnung zu verfolgen, finden sich dunklere längliche Kerne mit zugespitzten Enden in einer zarten Scheide. Außerdem trifft man in den Teilungsgabeln polymorphe Kerne, meist von Herzform, mit feinkörnigem Chromatin, um die ein Protoplasmaleib nicht zu erkennen ist. Ihre Bedeutung ist noch dunkel; um Ganglienzellen handelt es sich jedenfalls nicht. Auch die feinsten marklosen Zweige sind von einer dünnen Schicht „Circumfibrillarsubstanz" umhüllt, in der gelegentlich lipoide Körnchen erscheinen. Nach NAGEOTTE (1921) handelt es sich um eine netzförmige Gliascheide, die erst beim Durchgange des Nerven durch die BOWMANsche Haut verloren geht. Seit BOEKE (1925) beim Frosch einwandfrei feststellen konnte, daß die marklosen Fasern zwischen den Hornhautlamellen in dem Protoplasma der fixen Hornhautzellen und ihrer Fortsätze verlaufen, darf man annehmen, daß die circumfibrillare Substanz nichts anderes ist als ein feiner Überzug aus diesem Protoplasma. — Zwischen Feten, Neugeborenen und Erwachsenen bestehen anatomische Unterschiede im Verhalten der Hornhautnerven nicht [VERDERAME (1912)].

Von *Nervenendigungen* fand ATTIAS in der Conjunctiva corneae eine geringe Anzahl der von DOGIEL (1890) beschriebenen Knäuelchen und Plättchen, centralwärts zu den Randschlingen der Blutgefäße aber nur Endschlingen und -häkchen bis 1 mm vom Limbus, Endblättchen noch 0,5 mm weiter. In der Hornhaut selbst trifft man bisweilen feine Fäserchen mit Endknöpfchen. Endigungen in den fixen Hornhautzellen hat auch ATTIAS nicht beobachtet, schließt aber Beziehungen zu den Zellausläufern nicht aus. In der Abb. 18 (S. 46) liegt ein Nervenfädchen mit seiner Endanschwellung so auf dem dünnen Rand einer Hornhautzelle, daß die Möglichkeit einer intracellularen Endigung nicht zu bestreiten ist.

Der größte Teil der die vordere Grenzschicht durchbohrenden Nerven hat nach ATTIAS mit dem marginalen Plexus nichts zu tun. Die Fasciculi perforantes werden beim Menschen in der Regel je von Fasern nur eines Nervenzweiges gebildet; sie enthalten bis 12, die centralsten Bündel bis 15 Nervenfasern; in den peripheren Teilen der Hornhaut führen die durchbohrenden Nerven nur wenige Fasern, manchmal nur eine. In dem Nervenporus sind keine Kerne mehr vorhanden, höchstens trifft man einmal eine Wanderzelle darin. Nach dem Austritt auf die Vorderfläche der Grenzschicht lassen sich an den Nerven drei Abschnitte unterscheiden (H. VIRCHOW): die basale Ausbreitung, die intraepitheliale Ausbreitung und die Endigung. Bei der erstgenannten verlaufen die Nerven zunächst noch eine Strecke weit in einer sich allmählich abflachenden Rinne der Grenzschicht, dann teilen sie sich in einzelne auseinanderstrebende Fäserchen, die sich aber alle centralwärts wenden; sie liegen dabei in Rinnen der Fußflächen der Basalzellen. Die Ausbreitung ist nie sternförmig, manchmal federbuschartig. Weiterhin biegen sie knieförmig um, gewöhnlich parallel der Grenzschicht, bleiben anfangs noch zwischen den unteren Abschnitten der Basalzellen und dringen dann allmählich in die oberen Schichten vor, immer in Anpassung an die Zellformen. Einige Fasern ziehen unmittelbar nach dem Verlassen des Porus auf kürzestem Wege gegen die Oberfläche des Epithels. Selten findet sich eine Teilung einer Nervenfaser. Ein intraepithelialer Plexus (HOYER) besteht ebensowenig wie ein subepitheliales Endnetz [COHNHEIM, NAGEOTTE (1921)], höchstens kommen Überkreuzungen vor. In der Regel wird die Hornhautmitte weder sub- noch intraepithelial überschritten. Die steil aufsteigenden Fasern enden meist in den mittleren Epithelschichten, die anderen in den oberflächlichen; in den tiefen Schichten sind Endigungen nicht vorhanden. Neben freien Endigungen zwischen den oberflächlichsten Zellen, wobei die zugehörige Faser vorher eine Strecke parallel der Oberfläche verlaufen sein kann, liegen zwischen den Zellen der nächstfolgenden Schichten reichlich eiförmige, bis 2,5 μ große, und runde Endapparate (ATTIAS). Im ganzen erscheint die Oberfläche der Hornhaut sehr gleichmäßig mit Nerven versorgt. ATTIAS bringt die Abbildung der Flächenansicht einer Gruppe oberflächlicher Epithelzellen, auf der eine ziemliche Anzahl verschieden großer Endapparate in den Intercellularräumen sichtbar ist. Trotz der Bestimmtheit dieser Zeichnung und der Angaben über den Verlauf der Nervenfasern zwischen den Epithelzellen wird man nach den neuen Untersuchungen von BOEKE (1925) die Art der Nervenversorgung des Hornhautepithels beim Menschen einer genauen Nachprüfung unterziehen müssen.

BOEKE weist an 3 μ dicken Schnitten der Hornhaut des Baumfalken und des Frosches überzeugend nach, daß die Nn. perforantes mit ihren Verzweigungen nicht subepithelial oder in den Zwischenräumen der basalen Zellschicht verlaufen, sondern innerhalb des Protoplasmas der Basalzellen, nahe deren Fußende. Auch die gegen die Oberfläche aufsteigenden Zweige ziehen unbekümmert um die Zellgrenzen stets intracellular, und zwar immer in den peripheren Protoplasmaschichten. Beim Übertritt aus einer Zelle in die andere nehmen sie einen Protoplasmamantel mit, so daß an solcher Stelle die Zellgrenzen, auch die Intercellularbrücken verwischt erscheinen. Die Endigungen in Endknöpfchen, Endösen oder Endnetzchen liegen ebenfalls intracellular, aber mehr in der Nähe des Kerns, den sie gelegentlich sogar einbuchten.

Versuche über Regeneration der Hornhautnerven ergaben ISHIZU (1922) schon zwei Tage nach Durchschneidung der Nerven am Limbus Auswachsen der centralen Stümpfe ohne bestimmte Richtung der Fasern.

Blutgefäße fehlen der Hornhautgrundsubstanz so gut wie vollständig. Zwar schiebt sich das Bindegewebe der Conjunctiva bulbi als Ringprisma *(Limbus s. Anulus conjunctivae)* mit schneidenartig scharfer Kante oben und unten noch 1—2 mm, seitlich 0,5—1 mm weit über den Limbus corneae, aber die Blutgefäße darin, das sog. Randnetz, dringen mit ihren Endschlingen nicht in die Grundsubstanz ein. Das bei menschlichen und Schaf-Feten von J. MÜLLER und HENLE angegebene weit über die Hornhaut reichende Gefäßnetz besteht nach den Untersuchungen von HIRSCH (1902, 1906) nicht; präcorneale Capillaren finden sich nur in einer Randzone von höchstens 1 mm Breite. Die bei Tieren in den tiefen Nervenstämmen eine Strecke weit in die Hornhaut gelangenden capillaren Gefäßschlingen (tiefe Randschlingen) sind beim Menschen nie so regelmäßig und gut ausgebildet (KOELLIKER). Diese tiefen Gefäße sind offenbar nur *Vasa nervorum.* Sie lagern sich schon in der Sclera den Nerven nahe an und dringen bis 1 mm, höchstens 1,5 mm, in die Hornhaut ein. Die einfachen, nur aus zuführendem und abführendem Schenkel bestehenden Schlingen liegen oft innerhalb der Nervenscheide oder auch zwischen den Nervenfasern. In diesem Falle wird die Wand der nur 4—6 μ breiten Capillare nur aus Endothel gebildet; außerhalb des Nerven besitzt sie noch eine äußere Schicht mit gestreckten Kernen. Gelegentlich treten ganz kleine secundare Schlingen in die angrenzende Grundsubstanz. So weit die Gefäße innerhalb der Nerven verlaufen, erscheinen diese breit und verschmälern sich dann plötzlich. Die Zahl der Vasa nervorum beträgt etwa 20; unabhängig von Nerven dringen sclerale Gefäßschlingen nie weiter als 0,01 mm in die Hornhaut vor (ATTIAS).

Lymphgefäße sind in der Hornhaut überhaupt nicht vorhanden. L. TEICHMANN (1861) konnte Lymphgefäße der Conjunctiva bulbi nur bis zum Limbus verfolgen. Die besonders von SCHWALBE verteidigten Saftlücken oder Saftkanälchen der Grundsubstanz könnten bestenfalls den Gewebslücken in lockereren bindegewebigen Bildungen gleichgestellt werden, wären dann aber ebensowenig wie diese Lymphbahnen. Einstichinjectionen mit Luft oder farbigen Flüssigkeiten sind ohne Gewaltanwendung nicht möglich und ergeben stets künstliche

Auseinanderdrängung der Gewebsbestandteile, besonders wenn die eingespritzte Flüssigkeit (Wasserstoffsuperoxyd Magnus) Gasblasen entwickelt. Das gilt auch für die sog. perivascularen (besser circumvasalen) Lymphscheiden und perineuralen Kanäle der die Sclera durchbohrenden Blutgefäße und Nerven. Die Annahme solcher nicht mit Endothel ausgekleideter Lymphspalten als Quellgebiete der eigentlichen Lymphgefäße war verständlich für eine Zeit, in der man das Lymphgefäßsystem noch mit offenen, unvollständig umwandeten Wurzeln im Gewebe beginnen ließ. Seitdem aber durch überaus zahlreiche Untersuchungen festgestellt ist, daß das Lymphcapillarsystem aus vollständig geschlossenen Endothelröhren gebildet wird, daß also Lymphe nur durch Vermittlung des Endothels aus der Gewebsflüssigkeit gewonnen werden kann, ist jener Annahme der Boden entzogen. Bestünden offene Saftbahnen in der Hornhautgrundsubstanz, so würden sie am leichtesten und schönsten durch Versuche nachzuweisen sein, wie ich sie vor mehr als 40 Jahren mit Eberth häufig ausgeführt habe. Bei Stichinfectionen der Hornhaut verbreiten sich die Mikrokokken bei ihrer Vermehrung nicht etwa weithin in den hypothetischen Saftbahnen, sondern dringen von dem Stichkanal aus mit mehr oder weniger spitzen Sternzacken in die Nachbarschaft, indem sie keilartig Bündel und Fibrillen auseinandertreiben.

2. Die Gefäßhaut des Auges, Tunica vasculosa oculi.

(Tunica media, Tunica uvea, Traubenhaut, Tractus uvealis,
Leptomeninx ophthalmencephali Schwalbe.)

Die Gefäßhaut ist mesodermalen Ursprungs wie die äußere Augenhaut und trägt ihren Namen von dem außerordentlichen Reichtum an Blutgefäßen, die zu einem großen Teile der Ernährung der Sehzellenschicht der Netzhaut, außerdem aber der Absonderung der wäßrigen Flüssigkeiten des Auges dienen. Die größtenteils zarte, leicht zerreißliche Haut liegt vom Austritt des Sehnerven bis zum Scleralwulste der Sclera dicht an, wendet sich aber dann unter stumpfem Winkel nach innen als freie, fast kreisrunde Platte, die in der Mitte eine ebenfalls kreisrunde Unterbrechung, das Sehloch *(Pupilla)* zeigt, sich mit dessen Rand der Vorderfläche der Linse anlagert und dadurch wesentlich zu der hinteren Begrenzung der vorderen Augenkammer beiträgt. Die Gefäßhaut läßt somit zunächst zwei Abschnitte unterscheiden: der vordere, der blendenartig in den Innenraum des Bulbus vorspringt und von außen durch die Hornhaut sichtbar ist, wird als Regenbogenhaut *(Iris)* bezeichnet, der hintere als Aderhaut *(Choroides)*. Diese ist im allgemeinen je nach Pigment- und Blutgehalt dunkelrotbraun oder rostbraun gefärbt, doch bemerkt man schon mit unbewaffnetem Auge auf der Außenfläche eine größere Anzahl heller meridional verlaufender Streifen, die Ciliarnerven und -arterien; sie verlieren sich vorn allmählich in einer grauweißlichen, etwa 3 mm breiten Randzone, die einem glatten Muskel, dem *M. ciliaris,* entspricht. Etwas schwächer treten in der Regel vier annähernd gleichmäßig über den Umfang der Aderhaut verteilte Systeme tieferer Gefäße hervor, die in zierlicher Weise in ebensoviele hinter dem Äquator gelegene Knotenpunkte zusammenstreben, die sog. Wirtel- oder Strudelvenen *(Venae vorticosae)*; ihre Zeichnung erscheint deutlicher bei der Betrachtung von der Innenfläche nach Entfernung der Netzhaut und ihres Pigmentepithels. Die Innenfläche der Aderhaut wird durch die Ora serrata der Netzhaut in zwei ungleiche, dem Aussehen und Bau nach verschiedene Bezirke zerlegt: der hintere, die eigentliche Aderhaut *(Choroides propria)*, hat eine glatte Innenfläche, die sich dem Pigmentepithel des lichtempfindlichen Teiles der Netzhaut anschmiegt, und reicht nach vorn bis zu der Ora serrata; der vordere schmälere, 5—6 mm breite Bezirk, der Strahlenkörper (*Corpus ciliare* im Sinne von SCHWALBE) nimmt gegen die Iriswurzel hin beträchtlich an Dicke zu durch das Auftreten glatter Muskulatur (M. ciliaris) auf seiner scleralen Fläche und ist an seiner Innenfläche durch etwa 70 meridional gestellte Vorsprünge, die *Processus ciliares*, ausgezeichnet (s. Abb. 27). Die Choroides im weiteren Sinne wird hinten von dem Sehnerven durchbrochen (Foramen opticum choroidis), hängt hier aber mit diesem und der Sclera fester zusammen, indem sie sich an der Bildung der den Nerven durchsetzenden Lamina cribrosa beteiligt. Vorn verwächst sie mit dem Scleralwulst und dem Gerüstwerke der Innenwand des Sinus venosus sclerae. Außerdem stellen die durch die Sclera in die Aderhaut tretenden Blutgefäße und Nerven eine festere Verbindung mit der Sclera her; auch im Bereiche der Fovea centralis retinae ist ein stärkeres Anhaften zu bemerken. Im übrigen erscheint der Zusammenhang ziemlich lose. Eine lockere, aus zarten stark pigmentierten Blättern bestehende Außenschicht der Aderhaut, die *Lamina suprachoroides*, schließt sich der Innenfläche der Sclera so innig an, daß eine klare Grenze auch mikroskopisch nicht immer zu ziehen ist, zerreißt aber beim Abheben der Sclera und läßt auf ihr braune, flockige Fetzen zurück, die man früher als besondere „Lamina fusca sclerae" unterschied. Infolge dieses Abreißens erhält auch die Oberfläche der Aderhaut (unter Wasser) ein flockiges Aussehen. Die capillaren Spalten zwischen den Blättern der Suprachoroides faßt man als Perichoroidalraum *(Spatium perichoroidale)* zusammen. Er wird von einer Anzahl Nerven und Blutgefäßen durchzogen. Die Innenfläche der Gefäßhaut ist von der Ora serrata an nach vorn bedeckt von dem nicht zu einer lichtempfindlichen Netzhaut differenzierten, nur aus zwei Lagen epithelialer Zellen bestehenden Abschnitte der embryonalen Augenanlage, der *Pars ciliaris* und der *Pars iridica retinae* (Abb. 23).

Das **Blutgefäßsystem** der Tunica vasculosa (Ciliargefäßsystem) setzt sich zusammen aus den Aa. ciliares postt. breves, Aa. cill. postt. longae und Aa. cill. anteriores und den Vv. ciliares postt. und antt. Von den Arterien schicken die *Aa. ciliares postt. breves* 20 oder mehr Ästchen meist in der Nähe des hinteren Augenpoles, weniger zahlreich nasal zum Sehnerven, nur spärlich ober- und unterhalb von ihm, ziemlich geradlinig durch die Sclera in den hinteren Teil des Perichoroidalraumes; sie dringen dann rasch in die Choroides ein. Ferner durchbohren zwei *Aa. ciliares postt. longae,* je eine nasal und temporal, jene 3,6 mm, diese 3,9 mm vom Sehnerven entfernt, zusammen mit einem N. ciliaris longus die Sclera etwas weiter vorn sehr schräg in einem durchschnittlich 4 mm langen Kanal. Sie verlaufen im Perichoroidalraum im horizontalen Meridiane gestreckt und astlos vorwärts bis zum M. ciliaris und gabeln sich dort je in zwei schräg auseinanderweichende Äste, die in den Muskel eindringen. An dessen vorderem Umfange biegen diese Äste in äquatoriale Richtung um und vereinigen sich je mit dem entgegenkommenden Aste der Gegenseite. Indem weiter die beiden primaren Äste sich im Gabelungswinkel durch äquatoriale Gefäße in Verbindung setzen, entsteht der *Circulus arteriosus iridis* (maior), ein Ringgefäß, das im übrigen nicht in der Iris selbst, sondern noch im Ciliarkörper liegt; aus ihm werden die Ciliarfortsätze und die Iris versorgt. Die *Aa. ciliares antt.* kommen aus den Arterien der geraden Augenmuskeln und treten von deren Sehnen aus nahe dem Hornhautfalze schräg vorwärts durch die Sclera und in den M. ciliaris. Ihre Zweige verbinden sich teilweise mit dem Circulus art. iridis (maior), teilweise bilden sie mit Zweigen der Aa. cill. postt. longae im Ciliarmuskel einen unvollständigen *Circulus arteriosus musculi ciliaris.* Von ihm aus gehen 10 bis 15 Aa. recurrentes rückwärts in die Choroides (Abb. 24).

Die Venen des Ciliargefäßsystems stimmen weder in der Zahl, noch im Verlauf, noch in der Art der Verästelung mit den Arterien überein; sie sind wie alle

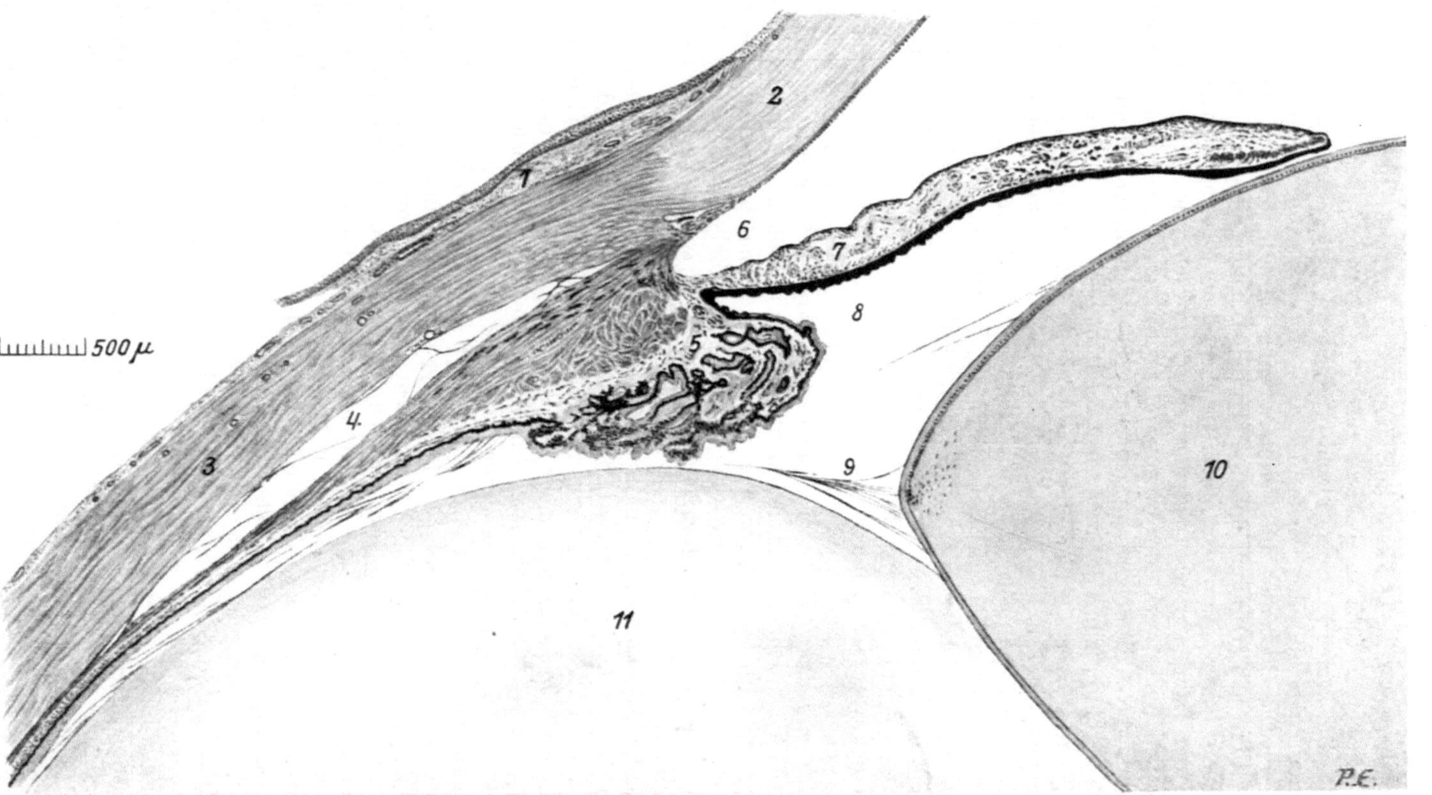

Abb. 23. Meridionalschnitt durch den vorderen Abschnitt des Augapfels eines Hingerichteten. (Präparat von Prof. STIEVE.) *1* Conjunctiva bulbi, *2* Cornea, *3* Sclera, *4* Spatium perichoroidale, durch Schrumpfung der Nachbarschaft erweitert, *5* Corpus ciliare mit Processus ciliaris und M. ciliaris, *6* vordere Kammer (Winkel), *7* Iris, *8* hintere Kammer, *9* Zonula ciliaris, *10* Linse, *11* Glaskörper.

intraocularen Venen klappenlos. Die Vv. ciliares postt. s. vorticosae, in der Regel 4, sammeln das Blut aus Iris, Ciliarfortsätzen und Choroides je in einem kurzen, 1,5—2 mm [Fuchs (1884)] weiten, schräg rückwärts gewandten Anfangsstück *(Sinus vorticosus*, Ampulle) im Perichoroidalraum und treten dann 2,5 bis 3,5 mm hinter dem Äquator in einen weiten, sehr schräg rückwärts gerichteten, etwa 5,5 mm langen Kanal der Sclera. Die Austrittsstellen befinden sich zu beiden Seiten der Mm. recti oculi sup. und inf., und zwar die der beiden oberen Venen 7—8 mm, die der beiden unteren 5,5—6 mm hinter dem Äquator; dabei liegt die laterale obere am weitesten nach hinten, die laterale untere am weitesten nach vorn; zugleich nähern sich die beiden lateralen Venen dem verticalen Meridiane mehr als die medialen (Fuchs, vgl. Abb. 73 bis 76, S. 204). Zuweilen teilt sich der Venenstamm vor dem Austritt aus der Sclera, so daß an deren Oberfläche 5 oder mehr Venen erscheinen, oder es sammelt sich ein Teil der Venenwurzeln in ein besonderes Stämmchen, das sich nicht mit dem sinusartigen Anfangsstück, sondern entweder in der Sclera, oder nach selbständigem Durchgang durch die Sclera erst draußen mit dem Hauptstamm vereinigt. Die Zahl der Vv. vorticosae kann auf 6 größere vermehrt sein, neben denen zuweilen noch einige kleinere vorhanden sind. Selten treten kleine Venen aus der Choroides weiter hinten, bis in die Gegend des Sehnerven, durch die Sclera.

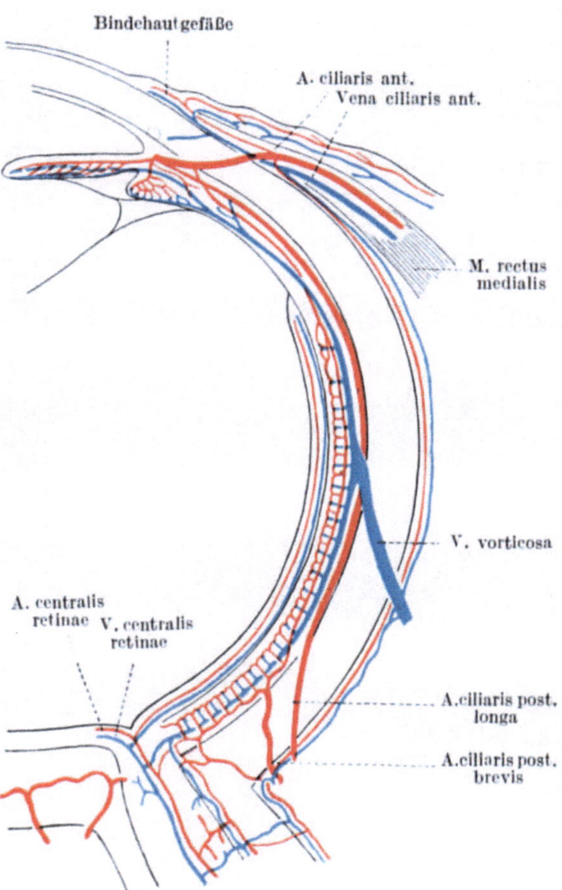

Abb. 24. Schema der Blutgefäße des Augapfels. (Nach Th. Leber.)

a) Die Aderhaut, Choroides

(Choroides propria, Chorioidea) besitzt vorn eine Dicke von etwa 50 μ, hinten von 150 μ (nach Vennemann 200—300 μ, nach Wolfrum am hinteren Augenpole sogar von 300—350 μ, nach Salzmann am hinteren Pol 220 μ, peripher 100—150 μ). Die Art der Fixierung des Präparates und die verschiedene Füllung der Blutgefäße, auch Altersunterschiede, vermögen kaum den großen Abstand zwischen den Maßangaben zu erklären. In dem Präparate, das der Abb. 25 zugrunde liegt und aus dem hinteren Umfange des Augapfels stammt, sind sämtliche Gefäße prall mit Blut gefüllt, trotzdem erreicht die Choroides nur die Dicke von 155 μ. Die Ein- und Austrittsstellen von außen kommender oder nach außen gehender Blutgefäße sind stets etwas gegen die Nachbarschaft verdickt. Im Alter nimmt die Dicke durch Schwund des Stromas und teilweise Verödung ganzer Gefäßbezirke ab [Wolfrum (1908)]. Den Hauptbestandteil der Choroides machen die Blutgefäße aus. Dabei bilden die Capillaren eine besondere Schicht nach innen von den großen Gefäßen, die *Lamina chorocapillaris.* Sie wird durch zwei feine Häutchen, die *Lamina elastica* und *Lamina basalis,* von dem Pigmentepithel der Netzhaut getrennt. Beide wurden früher als „Glashaut" der Choroides

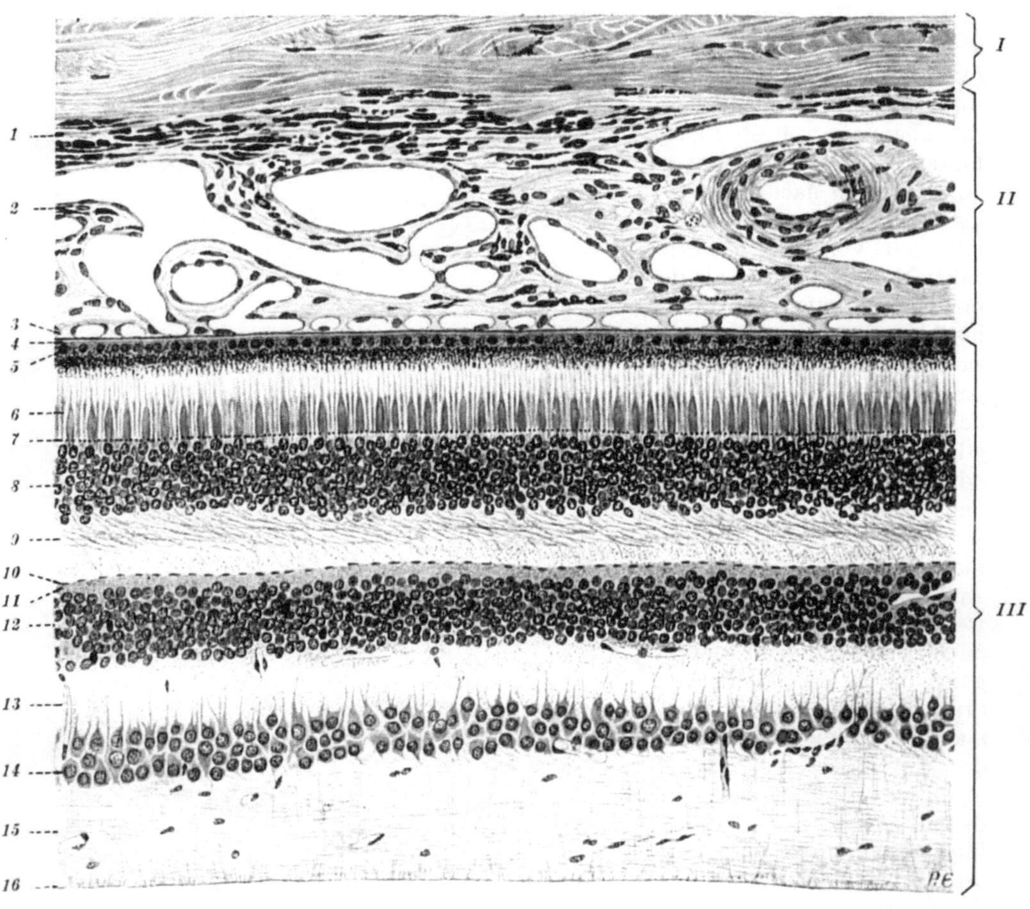

Abb. 25. Horizontaler Meridionalschnitt durch den temporalen hinteren Abschnitt der Augenhäute, 2,5 mm lateral zur Fovea centralis. Vom Hingerichteten. (Präparat von Prof. Stieve.) *I* Innerste Schichten der Sclera, *II* Choroides, *III* Retina. *1* Lamina suprachoroides, *2* Lamina vasculosa (die pralle Füllung der Gefäße mit Blutkörperchen ist weggelassen), *3* Lamina chorocapillaris, *4* Glashaut, *5* Pigmentepithel der Retina, *6* Schicht der Stäbchen und Zapfen, *7* Membrana limitans externa, *8* äußere Körnerschicht, *9* Henlesche Faserschicht, *10* Zapfenfaserfüße, *11* äußere plexiforme Schicht, *12* innere Körnerschicht, *13* innere plexiforme Schicht, *14* Schicht der Ganglienzellen, *15* Schicht der Nervenfasern *16* Membrana limitans interna.

zusammengefaßt. Auf der scleralen Seite geht die Schicht der gröberen Gefäße ohne scharfe Grenze in die Suprachoroides über. Wir unterscheiden also an der Aderhaut 5 Schichten, und zwar von außen nach innen die Lamina suprachoroides, die Schicht der gröberen Gefäße (Lamina vasculosa), die Lamina chorocapillaris, die Lamina elastica und die Lamina basalis. Im Leben steht die Choroides offenbar unter einer mäßigen Spannung, denn Einrisse neigen etwas zum Klaffen (Salzmann).

Die **Lamina suprachoroides** (MONTAIN, besser epichoroides) ist dunkelbraun und erscheint auf Durchschnitten nicht überall gleich dick, etwa zwischen 10 und 35 μ. Sie hat blätteriges Gefüge; 5—9 zarte, 2—3 μ dicke Blätter sind im allgemeinen durch capillare Spalten voneinander getrennt, hangen aber vielfach in regelloser Weise zusammen, verschmelzen gelegentlich zu mehreren, um sich gleich darauf wieder zu spalten. Die Grundlage der Blätter bildet je eine structurlose, nicht leimgebende, unregelmäßig durchlochte Platte mit spärlich eingestreuten flachen Kernen. Sie darf als ein Syncytium aufgefaßt werden, denn Zellgrenzen um die Kerne sind bei den gebräuchlichen Färbungen nicht zu bemerken. SCHWALBE hält diese allerdings für Kerne von Endothelzellen, die die Blätter auf einer, vielleicht auch auf beiden Flächen überziehen sollen. An Durchschnitten ist ein derartiger Endothelüberzug nicht zu sehen; ebensowenig kann ich den von SCHWALBE angegebenen Endothelüberzug der Innenfläche der Sclera und der Außenfläche der Choroides propria bestätigen, wodurch der Perichoroidalraum abgegrenzt werden sollte. Nach SEIDENMANN (1899) sind

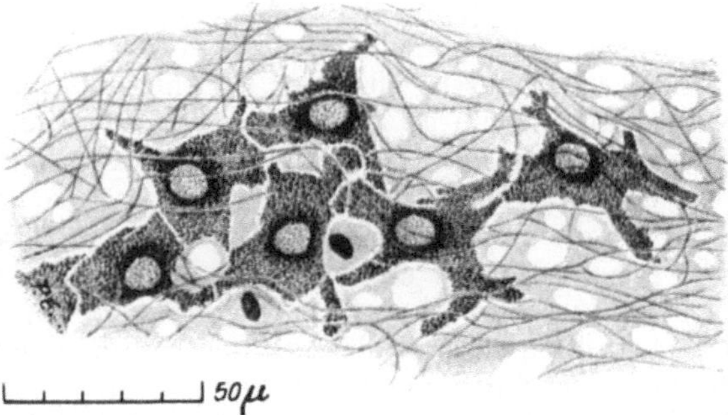

Abb. 26. Teil eines Häutchens der Suprachoroides aus dem Auge eines Erwachsenen, von der Fläche, mit einer Gruppe Pigmentzellen und zahlreichen elastischen Fasern, die teilweise über die Zellen hinwegziehen. In der vielfach durchlochten syncytialen Unterlage zwei dunkle Kerne.

die Zellen der Suprachoroidesblätter flache Bindegewebszellen. Die Grundsubstanz der Blätter wird von zahlreichen, sehr feinen elastischen Fasern durchzogen, die, wie es scheint, im wesentlichen meridional verlaufen, aber sich vielfach teilen und untereinander verbinden, so daß der Eindruck eines lockeren Netzes mit eckigen Maschen entsteht. In die Grundsubstanz sind ferner flache, bis 50 μ und mehr messende *Pigmentzellen* (Chromatophoren) eingelagert, teils einzeln, teils in größeren oder kleineren Gruppen. Die Gestalt der Zellen ist sehr verschieden, bald plump mit kurzen stummelförmigen Fortsätzen, bald mehr oder weniger sternförmig mit schlanken Fortsätzen, die sich hin und wieder mit denen der Nachbarzellen verbinden, jene mehr in den äußeren, diese mehr in den inneren Blättern; daneben finden sich auch fortsatzlose rundliche oder polygonale Zellen. Das Pigment besteht aus kugeligen oder ellipsoiden Körnchen von gelber bis dunkelbrauner Farbe (Melanin) und füllt die Zellen dicht bis in die Fortsätze; der runde oder kurz elliptische, platte Kern schimmert als heller Fleck durch. Vielfach sieht man Zellen und deren Fortsätze durch helle Linien in mehrere Stücke zerschnitten, wobei oft, aber nicht überall die über die Zellen hinweglaufenden elastischen Fasern die Pigmentkörnchen verdrängt zu haben scheinen (Abb. 26).

Die Pigmentzellen der Choroides sind nach MIESCHER (1923) im Gegensatze zu den Chromatophoren der Haut selbständige Pigmentbildner (Melanoblasten). Die Pigmentbildung im Auge von Säugern und Vögeln ist ein Oxydationsvorgang. Die embryonalen Pigmentzellen enthalten ein oxydierendes Ferment mit specifischer Einstellung auf Dioxyphenylalanin („Dopaoxydase"). Das legt den Schluß nahe, daß die Pigmentvorstufe diesem verwandt, vielleicht sogar gleich ist. Die Pigmentbildung geht nur einmal vor sich, denn die in ihrem Beginne auftretende Reaction schwindet mit dem Abschlusse wieder für das ganze Leben. Das Pigmentkorn besteht aus dem wahrscheinlich eiweißartigen Pigmentträger, der dem Korne die Form gibt, und dem fest daran adsorbierten Farbstoffe. Die farblosen Vorstufen sind mit Hämatoxylin färbbar; ihre Herkunft ist noch nicht aufgeklärt, eine Ableitung von der Kernsubstanz der Zellen (v. Szily, Meirowsky) jedenfalls noch unbewiesen.

Durch die Suprachoroides ziehen Blutgefäße und Nerven zum Ciliarkörper in meridionaler Anordnung und gestreckt. Sie werden seitlich von prismatischen Streifen leimgebenden Bindegewebes begleitet, die Arterien auch von Bündeln längsverlaufender glatter Muskulatur, die sich vorn in den Ciliarmuskel verliert (Salzmann). Die von Axenfeld und Naito (1902) beobachteten Fälle, in denen ein Ciliarnerv in die Sclera eindrang und nach Bildung einer Schleife in die Suprachoroides zurückkehrte, sind bereits bei der Sclera besprochen (S. 35).

Vorn endet die Suprachoroides mit der Anheftung der Gefäßhaut an die Sclera, auf 2 oder 3 Blätter verdünnt, indem die übrigen nach und nach in den Ciliarmuskel übergegangen sind. Die Pigmentzellen werden spärlicher und schlanker; nicht selten sind die Pigmentkörnchen sehr hell gefärbt oder auch ganz farblos. Hinten in der Nachbarschaft des For. opticum choroidis verbinden sich die Blätter inniger untereinander, ebenso mit der Sclera und der Gefäßschicht der Choroides. Dadurch wird der Perichoroidalraum fast völlig aufgehoben. Der Pigmentreichtum ist hier und entlang den im horizontalen Meridiane verlaufenden langen Ciliarnerven und -arterien besonders groß.

Gegen die **Schicht der gröberen Gefäße,** die Lamina vasculosa (Tunica vasculosa Halleri ant.), ist die Suprachoroides nicht scharf abgesetzt, sondern ihre innersten Blätter gehen in die Grundsubstanz zwischen den Gefäßen über, die nur ein dichteres Gefüge zeigt, aber auch noch vielfach von spaltförmigen und rundlichen, im Leben offenbar mit Flüssigkeit gefüllten Lücken durchsetzt ist. In der Hauptsache wird die Schicht von einer großen Menge arterialer und venoser Gefäße hergestellt, der gegenüber die Grundsubstanz an Masse sehr zurücktritt. Von den Gefäßen nehmen die größeren eine oberflächliche Lage ein, so daß man noch eine Schicht der gröberen Gefäße von einer dünnen Schicht der mittleren Gefäße, der präcapillaren Arterien und postcapillaren Venen, unterschieden hat (Sattler), ohne daß jedoch eine deutliche Grenze zu ziehen wäre. An Gefäßen kommen für die Lamina vasculosa von Arterien die Aa. cill. postt. breves und Aa. recurrentes, von Venen die Wurzeln der Vv. vorticosae in Betracht. Die Aa. cill. postt. breves liegen im hinteren Abschnitte der Choroides zunächst noch oberflächlich, von der Suprachoroides bedeckt, treten aber bald unter mehrfacher dichotomischer Teilung unter die Venenwurzeln und an die Innenfläche der Choroides, wo sie ihre Zweige in die Chorocapillaris abgeben. Dabei ziehen die Stämmchen ziemlich gestreckt und nur verhältnismäßig spärlich miteinander anastomosierend meridional nach vorn, wo ihre Enden etwa in der Gegend des Äquators in unregelmäßiger Wellenlinie mit den Enden der aus dem Ciliarkörper kommenden Aa. recurrentes zusammentreffen [Passera (1897)]. Die Wurzeln der Vv. vorticosae ordnen sich in zwei Hauptbezirke, einen oberen und einen unteren, die durch den horizontalen Meridian und die diesem entlang laufenden langen Ciliarnerven und -arterien sehr deutlich begrenzt werden. Außerdem sind die Gebiete der einzelnen Venen gut voneinander zu scheiden, indem die Grenze in der Regel ebenfalls auf einem Meridiane liegt, beim Vorhandensein von 4 Vv. vorticosae also auf dem verticalen. Die Zuflüsse aus der Umgebung der Sehnervenpapille ziehen ziemlich gestreckt radial vorwärts, diejenigen aus dem Ciliarkörper radial rückwärts zum Sinus vorticosus. Aus den von diesen beiden Gruppen eingeschlossenen Teilen der Aderhaut gehen die Zuflüsse unter spitzem Winkel von den Grenzlinien ab zunächst vorwärts, annähernd parallel unter sich, und biegen dann gegen den Sinus hin um. Je näher dem Ciliarkörper, um so kürzer werden die vorwärts gerichteten Abschnitte der Wurzelvenen, um so früher tritt die Umbiegung ein. Zuletzt wird durch einen kleinen Fächer der Anschluß an die vorderen radialen Wurzeln gewonnen. Auf dem Wege zum Sinus vereinigen sich die benachbarten Wurzeln allmählich zu Stämmchen, so daß schließlich nur eine geringe Anzahl stärkerer Venen an dem Sinus zusammentrifft. Die aus der Umgebung des Sehnerven kommenden Wurzelvenen stehen bis fast zur Hälfte ihrer Länge durch quere Anastomosen untereinander in Verbindung, besonders reichlich und kräftig in der Nachbarschaft der Papille. Durch die Maschen dieses Netzes treten die Äste der kurzen hinteren Ciliararterien auf die Innenseite der Venenwurzeln. Gelegentlich findet sich nasal und temporal im Abstande von 1,5—2 mm von der Papille in Zusammenhang mit dem Venennetze je eine weite halbringförmige vorwärts convexe Anastomose, die also die Hauptgrenzlinie überschreitet. Außerdem besteht immer eine Anzahl kleiner, vorwärts concaver Anastomosenbögen zwischen den Anfängen der von den Grenzlinien vorwärtsstrebenden Abschnitte der Wurzelvenen benachbarter Bezirke. HEERFORDT (1912) hat darauf hingewiesen, daß es Fälle gibt, in denen der Sinus vorticosus sich unter die hinten zugeschärfte Seite des Einganges des schräg die Sclera durchsetzenden Venenkanals schiebt, meist wohl infolge starker von hinten herantretender Venen. Die dadurch entstehende dünne „Sinoscleralplatte" kann alsdann, besonders wenn sie noch einen breiten weichen Choroidalsaum an ihrer Kante besitzt, bei erhöhtem intraocularem Drucke klappenartig den Abfluß des Venenblutes verhindern.

Die stärkeren Arterien besitzen eine mehrschichtige Ringmuskulatur, daneben auch nach H. MÜLLER äußere Längsmuskulatur, die aber nur streifenförmig den seitlichen Umfang des Gefäßrohres bekleidet. An den präcapillaren Arterien enthält die Wand eigentümlich gestaltete Muskelzellen, die mit vielen Fortsätzen das Gefäß polypenartig umgreifen (WOLFRUM). Es ist möglich, daß es sich dabei um sog. Pericyten (ZIMMERMANN) handelt. Sonst sind glatte Muskelzellen in der Grundsubstanz nicht vorhanden. Die Wand der Venen ist zart und nur spärlich durch collagene Fibrillen und flache, in feine Ausläufer ausgezogene Bindegewebszellen verstärkt. Solche unpigmentierte Zellen mit feingekörntem Körper und langen Fortsätzen finden sich auch frei in der Grundsubstanz. Dicht über der Chorocapillaris und dieser parallel ordnen sich die Zellen zu einer einfachen, übrigens keineswegs allerorts deutlichen Lage, die zusammen mit collagenen und elastischen Fibrillen aus der Grundsubstanz und der Chorocapillaris eine Art Grenzschicht, die *supracapillare Zell-* und *Fibrillenschicht,* bildet. Sehr feine collagene und elastische Fasern durchziehen die Grundsubstanz der Gefäßschicht in ziemlicher Menge, wobei besonders jene sich hauptsächlich den Gefäßen anschmiegen. In der Umgebung des Sehnerven ordnen sich derbere Bündel collagener und elastischer Fasern in den äußeren Schichten der Choroides ringförmig um den Nerven; aus diesem sog. elastischen Grenzring der Choroides treten Bündel meist in Begleitung von Blutgefäßen in den Nerven. Der Gehalt an pigmentierten Zellen *(Chromatophoren)* schwankt in weiten Grenzen; besonders reich ist in der Regel die Gegend um den Sehnerven. Die Zellen sind im allgemeinen schlanker als in der Suprachoroides, verschmelzen häufiger mit ihren Fortsätzen und liegen in die Blätter eingebettet, aus denen sich die Grundsubstanz zusammensetzt. Die supracapillare Schicht ist pigmentlos.

Die Zellen der supracapillaren Schicht wurden von SATTLER als ein zusammenhangendes Endothel aufgefaßt, das ohne Unterbrechung in Endothelscheiden um die Blutgefäße übergehen sollte, als Wand sog. perivascularer Lymphräume; diese wurden auch von SCHWALBE anerkannt und sind noch bei SALZMANN (1912) angeführt. Sattler ist (nach Wolfrum) später von seiner Ansicht abgekommen, und ebenso werden die perivascularen Lymphräume mit Recht jetzt nicht mehr erwähnt.

Wenn ich von einer *supra*capillaren Schicht spreche, statt nach dem bisherigen Gebrauch von einer „sub"capillaren, so geschieht dies, weil meines Erachtens folgerichtig eine scleralwärts zu der Chorocapillaris gelegene Schicht nicht subcapillar genannt werden darf, solange man nicht die Suprachoroides als Subchoroides bezeichnet. Sonst entsteht unabweislich Verwirrung. Einer solchen wird ja schon genügend Vorschub geleistet durch die mangelnde Einheitlichkeit in der Stellung der Abbildungen in den Büchern. Es mag für den Einzelnen Gefühlssache sein, ob er bei der bildlichen Wiedergabe von Abschnitten der mehrschichtigen Wandung eines kugligen Hohlkörpers, wie des Augapfels, das Innen oder das Außen nach oben stellen will, aber es könnte darin wohl durch Übereinkommen Gleichmäßigkeit erzielt werden. Ganz allgemein wird der Dickendurchschnitt der Hornhaut mit dem Außenepithel nach oben abgebildet, der Netzhautdurchschnitt aber steht bei Henle und vielen Neueren mit der nach außen gewandten Stäbchen- und Zapfenschicht nach unten, bei Max Schultze, Wagner, Schwalbe, Merkel, Cajal, Stöhr u. a. nach oben, bei v. Ebner in Koellikers Handbuch der Gewebelehre findet sich beides sogar auf derselben Seite nebeneinander, während die Netzhautschemata fast überall (außer bei Rauber-Kopsch) die Stäbchen und Zapfen nach oben wenden. Die Fovea centralis wiederum schaut fast durchweg mit der Concavität nach oben, und so liegt auch bei den Choroidesbildern die Chorocapillaris meist nach oben. Aber nur v. Ebner hat, soviel ich sehe, folgerichtig auch die Iris mit der Pars retinalis nach oben gezeichnet. Dem Wissenden mag vielleicht dieses Durcheinander unerheblich erscheinen, für den Lernenden ist das meiner Erfahrung nach sicher nicht der Fall.

Die **Lamina chorocapillaris** [Escherich (1838), Membrana *Ruyschiana* Todd und Bowman 1856)] ist völlig pigmentfrei und besteht ausschließlich aus einem Netz weiter Capillaren, das in einfacher Lage ausgebreitet ist. Im hinteren Abschnitte des Bulbus und besonders in der Gegend der Fovea centralis werden die Maschen des Netzes vielfach so eng, daß die Breite der Capillaren die der Zwischenräume übertrifft. Die Capillaren sind einfache Endothelrohre, in denen die Zellkerne zumeist auf den scleralen und seitlichen, seltener auf den retinalen Umfang verteilt sind. Die scheinbar homogene, vielleicht colloidale Grundsubstanz, worin die Capillaren gebettet sind, zeigt, wenigstens im Bereiche des engen Netzes, keine zelligen Elemente, sondern nur feine collagene und elastische Fäserchen, die von der supracapillaren Fibrillenschicht zu der Lamina elastica und basalis ziehen; dabei halten sich die elastischen Fasern näher an den Capillarwandungen [Wolfrum (1908)]. Die supracapillare Fibrillenschicht liegt scleral, die Lamina elastica retinal den Capillaren dicht an. An der Ora serrata hört die Chorocapillaris, deren functionale Bedeutung offenbar in der Ernährung der äußeren, gefäßlosen Schichten der Netzhaut zu sehen ist, wie diese mit unregelmäßig gezacktem Rande auf. Am Sehnervenaustritt anastomosieren die Capillaren mit dem Capillarsystem des Nerven und seiner Scheiden.

Die in der Gegend des hinteren Augenpoles rundlichen oder unregelmäßig eckigen Maschen des Capillarnetzes nehmen nach vornhin immer mehr eine in äquatorialer Richtung gestreckte Form an und zugleich an Breite zu, obschon der Durchmesser der Capillaren im Mittel wächst. Nach Leber (1903) beträgt

	die Weite der Capillaren	die Breite der Maschen	die Länge der Maschen
am Opticusaustritt	12—20 μ	3—18 μ	3—18 μ
am Äquator	10—30 μ	6—20 μ	36—111 μ
an der Ora serrata	10—36 μ	6—36 μ	60—400 μ

Die zuführenden Arterien- und abführenden Venenästchen stehen schräg zur Chorocapillaris und zerfallen rasch in auseinanderweichende, wechselweise angeordnete Endzweige, deren Bezirke um so beschränkter erscheinen, je enger das Capillarnetz ist.

Die Abgrenzung der Aderhaut gegen die Netzhaut, die unter dem Namen **Glashaut,** Lamina vitrea (ARNOLD), BRUCHsche Haut, Basalmembran (HENLE), Lamina elastica (LUSCHKA) früher als einfache Schicht von etwa 1,5 μ Dicke (HENLE) betrachtet wurde, läßt mit Hilfe neuer Untersuchungsverfahren zwei durch einen feinen Spalt getrennte Schichten, die der Chorocapillaris unmittelbar anliegende *Lamina elastica choroidis* und die mit dem Pigmentepithel der Netzhaut verbundene *Lamina basalis* unterscheiden. Ein zweischichtiger Bau wurde im wesentlichen schon von SATTLER erkannt und danach mehrfach bestätigt, u. a. von LINDSAY JOHNSON und COATS. Der erstere rechnet allerdings die Lamina basalis zur Netzhaut als „Membrana terminans retinae", während COATS (1905) nur meint, sie scheine aus dem Pigmentepithel entstanden zu sein. Eine genaue und erschöpfende Darstellung der Verhältnisse gibt WOLFRUM (1908), dem wir hier folgen werden.

Die *Lamina elastica* ist etwa 0,5 μ dick und aus feinen collagenen und elastischen Fasern zusammengesetzt, die reichlich durch die Chorocapillaris hindurch in die supracapillare Fibrillenschicht übergehen. Es handelt sich also nicht um ein selbständiges Häutchen, sondern mehr um den inneren Abschluß des elastischen Fibrillensystems der Aderhaut, und LINDSAY JOHNSON berichtet, daß bei Trennungsversuchen die Chorocapillaris zerreißt. Die elastischen Fasern sind weniger zahlreich als die collagenen, verlaufen meist gestreckt und verfilzen sich durch öftere Teilungen gitterförmig, mit Knotenpunkten an den Stellen, wo Fasern in die Chorocapillaris umbiegen.

Die *Lamina basalis* ist noch nicht halb so dick wie die Lamina elastica; von der Fläche gesehen erscheint sie von feinsten Löchern verschiedener Größe und wechselnder Reichlichkeit durchbrochen, sonst aber structurlos und jedenfalls nicht elastisch. Nach ihrer Färbbarkeit steht sie zwischen Protoplasma und Bindegewebe. Aus der Lamina elastica treten collagene Fibrillen durch den Trennungsspalt in die Basalmembran, sind darin aber nicht weiter nachweisbar. Anderseits bleiben bei der Entfernung des Pigmentepithels der Netzhaut stets Protoplasmareste an der Membran haften und können das Bild einer polygonalen Felderung ergeben, die HENLE und SCHWALBE als Abdruck der Pigmentepithelzellen deuteten. WOLFRUM ist nach diesem Verhalten geneigt, die Basalmembran als gemeinsames Erzeugnis des ectodermalen Pigmentepithels und der mesodermalen Choroides zu betrachten, zumal entwicklungsgeschichtliche Befunde ebenfalls dafür sprechen.

Die Verbindung der Lam. elastica und Lam. basalis ist offenbar ziemlich locker, denn in dem Trennungsspalt, der im allgemeinen etwas breiter ist als die Dicke der Basalmembran, kommen gelegentlich (bei Entzündungen) Wanderzellen vor, die die Basalmembran von der Elastica abdrängen.

Beide Häutchen bewahren ihr Aussehen und ihre räumlichen Beziehungen bis in die Nähe der Ora serrata und bis an den Sehnervenaustritt. Die Basalmembran läßt sich nach vorn bis an die Iriswurzel verfolgen, die Elastica hört schon vorher im Ciliarkörper in besonderer Weise auf, wie bei diesem näher auszuführen sein wird. Am Sehnerven endet die Basalmembran mit dem Pigmentepithel; schiebt sich dieses bis an den Nerven vor, so erreicht auch die Basalmembran dessen oberflächliche gliose Begrenzungsschicht. Die Elastica begleitet sie entweder bis dahin oder krempt sich nach vorn um und endet geradeaus stumpf oder greift auch noch um den Rand des Pigmentepithels auf dessen Innenfläche über. Von der Umbiegungsstelle treten keine elastischen Fasern in den Sehnerven, sondern schlagen sich nach außen und innen um und enden kurz. Dagegen spalten sich etwa 2 Papillenbreiten vor dem Sehnerven von der hier verdickten Elastica kräftige Bündel in die Grundsubstanz der Choroides ab und gelangen teilweise in den elastischen Grenzring der Choroides (s. o.); ob aber über ihn hinaus in den Nerven, ist zweifelhaft. Im Alter zeigt die Basalmembran öfter stellenweise Verdickungen in Gestalt von mehr oder weniger umfangreichen Flecken oder von halbkugeligen, drusigen Auswüchsen, die sich in das Pigmentepithel, selbst bis zu seiner Zerstörung, vordrängen; auch Kalkablagerung kommt darin vor (H. Müller).

Bei Neugeborenen ist die Choroides noch sehr arm an Pigment; im Alter wird sie wieder heller und soll schließlich wieder fast farblos werden können (Merkel). Bei vielen Säugern, deren Augen im Dunkeln, d. h. bei schwacher Belichtung „leuchten", findet sich ein sog. *Tapetum lucidum choroidale,* eine mehr oder weniger umfangreiche, pigmentlose Einschaltung in die Choroides mit verschiedenfarbig irisierender innerer Oberfläche, über der auch in dem Pigmentepithel der Netzhaut die Pigmentkörnchen ganz oder fast ganz fehlen. Das Tapetum liegt stets zwischen der Gefäßschicht und der Chorocapillaris an Stelle der supracapillaren Zell- und Fibrillenschicht. Die auf Brücke (1845) zurückgehende Unterscheidung eines *Tapetum cellulosum* (bei Carnivoren, Pinnipediern und Prosimiern) von einem *Tap. fibrosum* (bei Beutlern, Walen, Artio- und Perissodactylen) bedeutet keinen wesentlichen Gegensatz, denn stets sind Zellen die Hauptelemente [Pütter (1908)]. Das typische Tap. cellulosum besteht aus rechteckigen, endothelartig flachen Zellen, die in 4—35 Schichten (Pinnipedier) dicht übereinander gelagert sind. Im Tap. fibrosum sind die Zellen sehr langgestreckt, faserartig. Alle Zellen enthalten doppelbrechende Guaninkalkkrystalle (Kühne), die das Licht nach allen Seiten stark zurückwerfen. Nach Bruni (1922) sollen nicht Krystalle, sondern fibrillenähnliche, die Zellen in allen Richtungen durchziehende Gebilde den Widerschein verursachen. Murr (1925) untersuchte die Entwicklung des Tapetum bei Rind, Ziege und Schaf und fand den Beginn der Fibrillenbildung um die Mitte des 3. Fetalmonats. Dicke Tapeta besitzen auch Blutgefäße in Gestalt (10—30 μ) weiter Capillaren (Pütter). Zur Chorocapillaris treten die Blutgefäße in ziemlich regelmäßigen Abständen senkrecht durch das Tapetum und verzweigen sich zierlich sternförmig (Stellulae vasculosae Winslowi). Sattler (1876) betrachtete die supracapillare Zell- und Fibrillenschicht beim Menschen und bei tapetumlosen Säugern als Reste der Tapeta, was jetzt nicht mehr statthaft erscheint.

Die **Nerven** der Tunica vasculosa sind, besonders im Ciliarkörper und in der Iris, sehr zahlreich. Von den im Perichoroidalraum nach vorn ziehenden Nn. ciliares breves und longi beteiligen sich nur die ersten an der Versorgung der Choroides. Feine aus markhaltigen und marklosen Fasern zusammengesetzte Ästchen bilden mit ihren Verzweigungen im hinteren Abschnitte des Perichoroidalraumes bis in die Gegend der Vv. vorticosae ein Geflecht. Aus diesem treten feine marklose Fasern an die Gefäße der Choroides. Nach Seidenmann (1899) wird jedes Gefäß von 2 oder 3 Nervenfasern bis in den Ciliarkörper begleitet, wobei ihre Zweige sich zu einem Plexus in der Adventitia, einem zweiten unmittelbar auf der Muscularis und zu einem zarten Netz für die Chorocapillaris und die intervasalen Räume verbinden, das sich auch auf der Lamina elastica ausbreitet [Bietti (1897), Smirnow (1899)]. Freie (sensible) Nervenendigungen sind bisher in der Choroides noch nicht beobachtet. Das Vorhandensein von Ganglienzellen, einzeln oder in Gruppen von 2 oder 3, in dem suprachoroidalen Geflecht und an der Oberfläche der Gefäße wird von H. Müller, W. Krause (1861), Schweiger-Seidel, Saemisch (1862), Jerofejew (1880), Iwanoff, Agababow und Salzmann (1912) angegeben, von Retzius und Seidenmann aber für die ganze Gefäßhaut geleugnet. Jerofejew sah bei Neugeborenen in der Suprachoroides Ganglien bis zu 30 Zellen; auch bei jungen Tieren (in den ersten Monaten) sollen die Zellen reichlicher vorkommen als bei erwachsenen [AGABABOW 1912)]. Würde sich dies einwandfrei bestätigen lassen, so erhöbe sich die Frage, wie und wodurch die spätere Verminderung der Zellen einträte.

b) Der Strahlenkörper, Corpus ciliare,

nimmt die Strecke zwischen Ora serrata einerseits, innerer Corneoscleralgrenze und Iriswurzel anderseits ein und zeigt gegenüber der Aderhaut starke

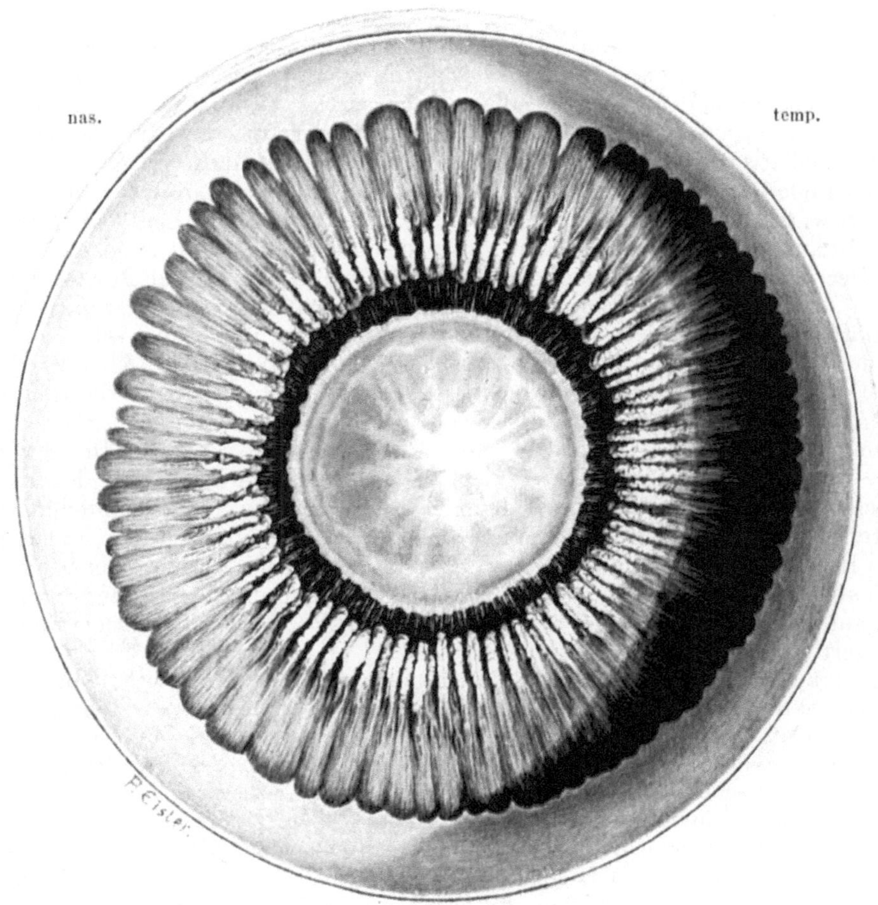

Abb. 27. Innenfläche der vorderen Hälfte eines in Formol gehärteten rechten Augapfels von einem Erwachsenen, nach Entfernung des Glaskörpers: Ora serrata, Orbiculus ciliaris, Corona ciliaris, Zonula ciliaris, Lens crystallina. 4,5 : 1.

Veränderungen im gröberen und feineren Bau (Abb. 27). Abgesehen davon, daß die Ora serrata nasal mit langen, temporal mit kurzen Zacken oder nur leicht wellig vorwärts greift, ist der Ciliarkörper im ganzen temporal breiter als nasal (5,6—6,3 mm : 4,6—5,2 mm SALZMANN). An die Ora schließt sich vorwärts eine im Mittel etwa 3—3,5 mm breite Zone an, die bei erhaltener Zonula ciliaris dunkel graubraun gefärbt ist und dem bloßen Auge eine glatte Innenfläche, bei Lupenbetrachtung dichtgestellte meridionale Fältchen oder Leistchen zeigt. In der Fortsetzung der Zacken der Ora serrata ziehen dunklere Streifen [Striae ciliares O. SCHULTZE (1901)], leistenartige Verdickungen des Pigmentepithels

der Pars ciliaris retinae, meridional nach vorn gegen die Täler zwischen den
Processus ciliares. Dieser *Orbiculus ciliaris* (Henle) wird nach vorn allmählich
dicker und geht ohne scharfe Grenze in das etwa 2—2,5 mm breite *Corpus ciliare*
im engeren Sinne (Henle) über. Dessen Dicke wächst rasch auf 1,0—1,5 mm
teils durch die größere Mächtigkeit des außen aufgelagerten *M. ciliaris,* teils
durch die innen sich erhebenden *Processus ciliares.* Diese treten wegen ihrer
hellgrauen bis weißen Farbe gegen den dunkleren Grund scharf als zierlicher
Strahlenkranz (Corona radiata) hervor.

Im ganzen erscheint der Ciliarkörper auf dem Meridionalschnitte dreieckig,
mit der kürzesten Seite, von der auch die Iris entspringt, vorn an die Kammerbucht grenzend, hinten mit schlanker Spitze gegen die Ora serrata auslaufend.
Die Hauptschicht der Choroides, die Lamina vasculosa, setzt sich als „Grundplatte" (H. Virchow) durch den Ciliarkörper bis zur Iriswurzel fort, wobei sie
zum M. ciliaris nach innen, zu den Proc. ciliares nach außen gelegen ist. Am vorderen Ende des Bodens der Ciliartäler stößt die Grundplatte in Art einer gegen
die Iriswurzel unterhöhlten Stufe oder einer kräftigen Querleiste vor, dem „Sims"
[H. Virchow (1885)]. Er ist sehr gut in den Abb. 30 und 31 zu sehen.

Der **M. ciliaris,** als glatter Muskel zuerst von Brücke und Bowman erkannt, umzieht den Ciliarkörper als dreiseitig prismatischer Ring, der im Querschnitt ein langes Dreieck mit rechtem oder stumpfem Winkel vorn und innen
in der Nachbarschaft der Iriswurzel bildet, während die Spitze sich über die
Außenfläche des Orbiculus hinstreckt. Die längste Seite grenzt an die Suprachoroides und endet vorn am Scleralwulst, die kürzeste wendet sich gegen die
Kammerbucht und die Iriswurzel. Der Muskel erreicht vorn eine Dicke von
0,5—0,6 mm; seine Zellen sind etwa 45 μ lang und 6—9 μ breit (v. Ebner).
Nach der Anordnung der Muskelbündel lassen sich zwei Hauptabteilungen
unterscheiden: in der einen verlaufen die Bündel meridional, in der anderen,
von H. Müller (1857) entdeckten, äquatorial oder circular. Dazwischen schiebt
sich aber von innen und hinten eine dritte Abteilung mit unregelmäßigem Bündel-
verlauf, die radialen Bündel von Iwanoff (1869) (Abb. 28). Die meridional
gefaserte Abteilung, der Brückesche *Muskel* (M. tensor choroidis Brücke),
liegt außen, unter der Suprachoroides, begrenzt als innere Wand den vorderen
Abschnitt des Perichoroidalraumes. Ihre Anfänge erscheinen etwa in Gegend des
Äquators als kleine, platte, einfache oder strahlig verzweigte Bündel glatter
Muskelzellen (sog. Muskelsterne) zwischen den Blättern der Suprachoroides,
in deren elastische Geflechte mit Büscheln elastischer Fasern auslaufend (Salzmann). Diese Bündel nehmen nach vorn an Menge zu und vereinigen sich
zunächst in der Fläche netzförmig, dann aber auch mit den stufenweise weiter
vorn beginnenden tieferen Lagen zu einem Gerüste, dessen meridional gestellte
Zwischenräume sich im Bereiche des Orbiculus zu schmalen Spalten verengen,
so daß eine dichtgebündelte Muskelmasse entsteht. Da die Blätter der Suprachoroides dabei zwischen die oberflächlichen Lagen des Muskels einbezogen
werden, erklärt sich das Vorhandensein von Pigmentzellen in diesem Muskelabschnitte. Für die tiefsten, im Bereiche des Orbiculus hinzutretenden Bündel
vermitteln Büschel elastischer Fasern zwischen den Gefäßen der Grundplatte
hindurch eine Verbindung mit der Lamina elastica des Orbiculus [Wolfrum
(1908)]. Die Länge der meridionalen Abteilung beträgt etwa 3 mm, ihre Dicke
macht vorn etwa ein Drittel derjenigen des Gesamtmuskels aus, verringert sich
aber wieder gegen die vordere Anheftung hin. Das Bindegewebe zwischen den
eng gelagerten Bündeln ist spärlich. Vorn setzen sich höchstens die äußersten
Bündel an den Scleralwulst, indem sie mit meridionalen feinfaserigen Binde-
gewebsbündeln zwischen dessen äquatoriale Bündel eindringen und vielleicht
noch bis in das sclerale Gerüstwerk des Kammerwinkels gelangen. Die Haupt-

masse endet individual verschieden. In dem einen Falle stößt sie an einen im Querschnitt elliptischen, äquatorial verlaufenden Ring eng gelagerter glatter Muskelzellen und scheint, wenigstens teilweise, darein umzubiegen, wie bereits SCHWALBE bemerkte. Der Ring grenzt unmittelbar an die Innenfläche des Scleralwulstes und hängt vorwärts mit dem Gerüstwerk der Kammerbucht an der

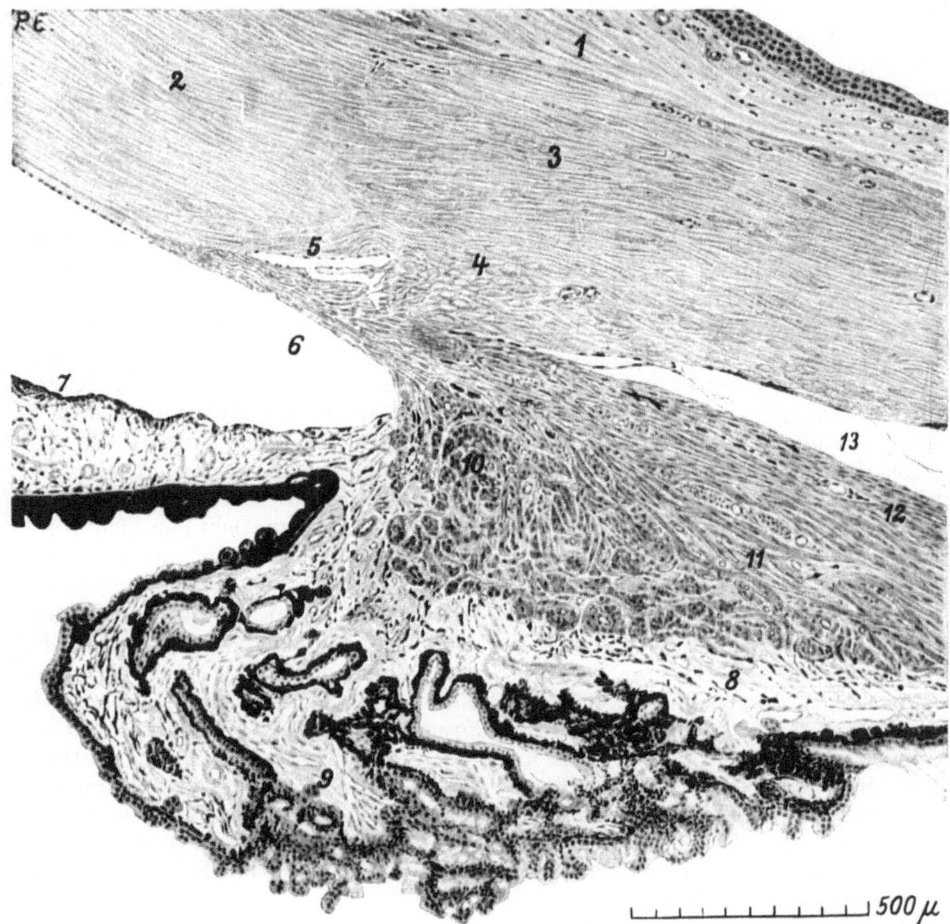

Abb. 28. Horizontaler Meridionalschnitt durch das Corpus ciliare eines 22jährigen Hingerichteten. (Präparat von Prof. STIEVE.) *1* Conjunctiva bulbi, *2* Cornea, *3* Sclera, *4* Scleralwulst, *5* Sinus venosus sclerae, *6* Kammerwinkel, darüber das Gerüstwerk des Kammerwinkels, *7* Iris, Ciliarabschnitt, *8* Grundplatte des Corpus ciliare, *9* Processus ciliaris, *10* Pars circularis (MÜLLER), *11* Pars radialis (IWANOFF), *12* Pars meridionalis (BRÜCKE) des M. ciliaris, *13* Spatium perichoroidale, durch Schrumpfung des Glaskörpers klaffend.

Innenwand des Sinus venosus sclerae zusammen (Abb. 28). Ein anderer Fall zeigt nur wenig oder gar keine solchen äquatorialen Muskelbündel; dann ziehen vom Ende des BRÜCKEschen Muskels Bindegewebsbündel meridional vorwärts unmittelbar in das Gerüstwerk der Kammerbucht oder zwischen die Bündel eines mehr oder weniger stark ausgebildeten Scleralsporns. Bilder der letzten Art hatte offenbar ASAYAMA (1901) vor sich, der den BRÜCKEschen Muskel sich senkrecht an den Scleralwulst setzen läßt; die feinen Sehnenfasern gehen in den Sporn und zum geringeren Teil durch ihn hindurch, wobei die Faserbündel sich allmählich verjüngen und spitz an dem nächsten Balken des Gerüstwerks enden (Asayama). Treten einmal kräftig ausgebildeter Endring des Muskels und Scleralsporn zusammen auf, so liegen beide dicht hintereinander; auch dabei können meridionale Sehnenbündel bis an das Gerüstwerk durchgehen.

Die äquatorial gefaserte Abteilung, der Müllersche *Ringmuskel* (M. compressor lentis H. Müller) nimmt die vordere innere Ecke des Muskeldreiecks ein, liegt also hinter der Iriswurzel. Die äquatorial gestellten Spalten in dem Gerüste der Muskelbündel sind, besonders nach innen hin, weit und enthalten reichliches, sehr lockeres Bindegewebe. Nach hinten geht diese Abteilung unter Änderung der Bündelrichtung in die radiale Abteilung über. Deren Bündel streben aus dem Winkel zwischen den beiden anderen Abteilungen unter vielfacher Verflechtung und zunehmender Auflockerung rück- und vitralwärts auseinander, biegen aber meist vor Erreichung der Grundplatte in äquatoriale Richtung um, so daß auf Meridionalschnitten die Grundplatte bis in den Orbiculus hinein von Querschnitten äquatorial verlaufender Bündel besäumt wird. Vorn setzt sich diese Abteilung zwischen dem Müllerschen und Brückeschen Muskel in bindegewebige Züge fort, die sich in das Gerüstwerk des Kammerwinkels verfolgen lassen.

In der Mächtigkeit der radialen, mehr noch der äquatorialen Abteilung bestehen individual beträchtliche Unterschiede, die teilweise mit Unterschieden in der Länge der sagittalen Achse des Augapfels zusammenfallen. Beim Kurzsichtigen mit übernormaler Achsenlänge ist die äquatoriale Abteilung schwach oder fehlt ganz, beim Weitsichtigen mit unternormaler Augenlänge ist sie dagegen besonders stark ausgebildet. In jenem Falle ist die vordere innere Ecke des Muskeldreiecks mehr oder weniger abgerundet, in diesem tritt sie kräftig vor; dabei ist die Gesamtmasse des Ciliarmuskels beim Kurzsichtigen nicht verringert, denn der Muskel ist gleichzeitig verlängert. Wenn man nun auch von einem myopischen und einem hypermetropischen Typus des Ciliarmuskels sprechen darf, so ist doch zu erwähnen, daß im normalsichtigen Auge der Ciliarkörper gelegentlich auf der nasalen Seite Annäherung an den hypermetropischen, auf der temporalen Seite an den myopischen Typus zeigt (Salzmann). Schon beim Neugeborenen sind erhebliche individuale Verschiedenheiten in dem Verhältnis der Masse des meridionalen und äquatorialen Anteiles des Ciliarmuskels zu beobachten. Lange (1901) fand unter 36 Augen die Ringmuskulatur achtmal nur schwach, sechsmal stark. Die schwache Ausbildung des Ringmuskels bei erwachsenen Kurzsichtigen beruht also nicht auf einer Inactivitätsatrophie (Iwanoff), sondern auf angeborenem Mangel, wie schon Merkel und Orr und E. v. Hippel festgestellt hatten. Im Alter nimmt der Ciliarmuskel eine derbere Beschaffenheit an (Huschke).

Das Bindegewebe zwischen den Muskelbündeln ist reich an elastischen Fasern, Nerven und Blutgefäßen, die mit dichten Capillarnetzen die Bündel umspinnen. Die baumartig verzweigten Arterien sind Ästchen der Aa. ciliares postt. longae und antt., bzw. des Circulus arteriosus musculi ciliaris. Die Venen bilden an der Innenfläche und am Hinterrande des Muskels zahlreiche feine Stämmchen, die zu den Venen der Ciliarfortsätze gehen; ein kleiner Teil sammelt sich am Vorderrande des Muskels und zieht durch die Sclera in vordere Ciliarvenen, nimmt auf dem Wege dahin auch Zuflüsse aus dem Sinus venosus sclerae auf. Pigmentzellen sind in dem Bindegewebe des Ciliarmuskels verhältnismäßig nur spärlich vorhanden.

Im **Orbiculus ciliaris** fehlt, wie erwähnt, die Chorocapillaris. In Fortsetzung der Gefäßschicht der Choroides liegen dicht nebeneinander meridional verlaufende Venen, die das Blut aus der Iris und dem Ciliarkörper den Vv. vorticosae zuführen und netzförmig untereinander verbunden sind. Nach außen von ihnen ziehen die Aa. recurrentes aus dem Muskel zur Choroides, um erst dort nach innen von den Venen sich über der Chorocapillaris auszubreiten. In dem Bindegewebe zwischen den Gefäßen kommen Pigmentzellen nicht oder nur sehr spärlich vor. Zwischen dieser vereinfachten Gefäßschicht und der hier bereits verdünnten Suprachoroides ist das hintere Ende des Ciliarmuskels eingeschaltet, dessen Bündel in der oben geschilderten Weise mit elastischen Sehnen zwischen den Gefäßen hindurch in die Lamina elastica einstrahlen. Diese wird dadurch dicker als in ihrem Choroidesabschnitt. Sie liegt den meridionalen Venen dicht an bis in die Gegend der hinteren Enden der Ciliarfortsätze und löst sich da rasch büschelförmig in das Bindegewebe der Grundplatte auf. Noch im Bereiche der Choroides, 7—8 Zellbreiten des retinalen Pigmentepithels von der Ora serrata entfernt, beginnt der zuvor enge Spalt zwischen Lamina elastica und L. basalis sich zu erweitern, und diese Erweiterung nimmt vorwärts zu bis an die Ciliarfortsätze, wo die geschlossene Elastica aufhört. An Stelle der den Spalt durchsetzenden geringen Mengen collagener Fibrillen tritt ein dichtes, feinfaserig verfilztes, zellreiches Bindegewebe ohne elastische Beimengung. Diese pigmentlose collagene Schicht wird vorn an den Ciliarfortsätzen besonders mächtig und endet erst kurz vor der Iriswurzel (WOLFRUM); sie nimmt im Alter an Dicke und Fibrillenreichtum zu. Während die mit der Lamina elastica verbundene Außenfläche der Schicht glatt ist, erheben sich auf der Innenfläche, schon von der Ora serrata ab feine, verzweigte, vielfach gitter- oder netzförmig untereinander verbundene Leistchen, die flache Grübchen umgrenzen (*Reticulum* des Corp. ciliare H. MÜLLER). In der Nähe der Ora sind diese Vertiefungen etwa rechteckig mit meridionalem längerem Durchmesser, etwa bis 70 μ lang und bis 35 μ breit; nach vorn wird der Umriß mehr rundlich, der Durchmesser sinkt auf 20—30 μ. Hier ist auch der freie Rand der Leisten vielfach verdickt und dadurch der Eingang der Grübchen verengt. Die Lamina basalis bleibt in ihrer Dicke unverändert und hängt mit der collagenen Schicht innig zusammen, folgt dementsprechend deren Gestaltung genau. Nach SALZMANN nimmt sie im vorderen Drittel der Ciliarfortsätze an Mächtigkeit zu, bei älteren Personen bis zur Dicke der DESCEMETschen Haut, während WOLFRUM da nur eine Auflagerung hyalinisierten Bindegewebes sieht. Am Beginn der Corona ciliaris bilden die hohen Leisten des Reticulum häufig längliche Hügel, verlieren sich aber in den Ciliartälern und an der Seitenfläche der Ciliarfortsätze allmählich.

Die **Pars ciliaris retinae,** die den Orbiculus ciliaris innen bedeckt, besteht aus 2 Zellschichten: die äußere, der Lamina basalis anliegende ist einfach die Fortsetzung der Pigmentepithelschicht der Netzhaut, die innere, unpigmentierte, ist als nicht zu einer lichtempfindlichen Netzhaut ausgestalteter Abschnitt des embryonalen Augenbechers zu betrachten. Die Zellen der Pigmentschicht sind weniger regelmäßig, bei Flächenbetrachtung auch nicht mehr so deutlich gegeneinander abgegrenzt als über der eigentlichen Netzhaut, mit rundlichen oder kurz stäbchenförmigen Körnern eines von dem Melanin der Choroides chemisch verschiedenen Pigments (Fuscin KÜHNE) dicht vollgestopft. Sie füllen die eben beschriebenen Grübchen des Reticulum mehr oder weniger vollständig aus. In den kleineren Grübchen mit verengtem Eingang können die eingeschlossenen Zellmassen auf dem Dickendurchschnitt den Eindruck kurzer traubiger Drüsen hervorrufen (HENLE), sind auch irrtümlicherweise für solche gehalten worden und sollten das Kammerwasser absondern [COLLINS (1891), VOSSIUS (1896) und BUCHANAN (1897)]. MAWAS (1910) bemerkt ganz richtig dazu, daß ja die innere Epithelschicht ununterbrochen über diese Scheindrüsen hinwegzieht. Die innere Zellschicht, das *Ciliarepithel,* liegt der Pigmentschicht lückenlos an, durch ein Kittleistensystem, das nach WOLFRUM als Fortsetzung der Membrana limitans externa der Netzhaut aufzufassen ist, eng mit ihr verbunden. Die Zellen dieser Schicht sind von der Ora serrata ab zunächst hochcylindrisch, nehmen aber dann nach vorn allmählich an Höhe ab, so daß sie im Bereich der Ciliarfortsätze nur noch etwa cubische Form besitzen. Außer am vordersten Abschnitt der Ciliarfortsätze und in der Tiefe der Ciliartäler sind sie in der Regel frei von Pigment. Besonders im hinteren Teile des Orbiculus fällt die verschiedenartige Stellung der schlanken Cylinderzellen auf, indem ihre Längsachse aus der radialen Richtung entweder nach vorn oder nach hinten abgelenkt ist; dazu sind die freien inneren Enden der Zellen gewöhnlich noch umgebogen. In einer schmalen, der Ora serrata benachbarten Zone gehen aus diesen Zellen Büschel feinster welliger Protoplasmafibrillen nach allen Richtungen gegen und höchstwahrscheinlich in den Glaskörper. Aus anderen Zellen, vor allem auch in den vorderen Teilen des Orbiculus bis in die Ciliartäler hinein, treten feine starre Fäserchen aus, die entweder vorwärts zum Linsenrand oder rückwärts zur Oberfläche des Glaskörpers ziehen. (Genaueres später bei Glaskörper und Zonula ciliaris.) Soweit Fibrillen der einen oder anderen Art an Zellen nicht vorhanden sind, weist die innere Zelloberfläche eine zarte, structurlose Cuticula auf, die Wolfrum und Salzmann als Fortsetzung der Membrana limitans interna der Netzhaut bewerten. Dieses Grenzhäutchen läßt sich bis auf die Rückfläche der Iris verfolgen. Es wird nach Salzmann im Leichenauge dadurch deutlicher, daß es sich stellenweise von den Zelloberflächen blasig, auf dem Schnittbilde in kurzen Bögen abhebt (Abb. 71, S. 192), wobei die Fußpunkte der Bögen sich als Leisten zwischen die Zellen einsenken. Im Alter sind diese Leisten oft beträchtlich verdickt, erscheinen da auch nicht selten als echte Faltungen der Cuticula mit vitralwärts offenem Spalte, zwischen denen sich das Ciliarepithel unregelmäßig, sogar faltig (gewuchert?) vordrängen kann.

Die **Processus ciliares** sind 2,0—2,5 mm lange, 0,12—0,15 mm breite, platten- oder leistenartige Erhebungen des Ciliarkörpers, die im vorderen Teile des Orbiculus flach beginnen und vorwärts rasch an Höhe, bis auf 0,6—0,8 mm, zunehmen. In ihrem hinteren Ende vereinigen sich in der Regel eine Anzahl (3 oder 4) der feinen meridionalen Fältchen des Orbiculus, doch trifft man auch Fortsätze, wo dies nicht der Fall ist. Vorn springen die Fortsätze mit abgerundetem Rand in einer Länge von etwa 0,5 mm frei gegen die Augenachse vor, so daß bei Betrachtung von der Glaskörperseite her die Iriswurzel verdeckt erscheint. Auf die Hinterfläche der Iris gehen sie beim Erwachsenen nicht über; beim Neugeborenen aber bilden sie häufig auf ihr noch spitz auslaufende Falten bis zu 0,25 mm Länge; diese verlieren sich indes bald und lassen höchstens noch knospenartige Erhebungen des Pigmentepithels zurück (Lauber). Die Zahl der größeren Fortsätze schwankt nicht wesentlich um 70 herum, aber in den Tälern zwischen ihnen finden sich vielfach, wenn auch nicht regelmäßig, schmälere und niedrigere Fortsätze und Falten *(Plicae ciliares)*, die nicht oder nur wenig über die vordere Grenze des Ciliarkörpers hinausreichen und meist dunkler gefärbt sind als die hohen Fortsätze. Sie gehen entweder ebenfalls aus den meridionalen Fältchen des Orbiculus hervor oder hangen mehr oder weniger mit warzenartigen und wurstförmigen Erhebungen zusammen, die sich, oft in mehreren Reihen, vom Orbiculus her in die Ciliartäler hineinschieben (Abb. 29).

Die hohen Fortsätze stehen übrigens nicht rundum gleich dicht, sind auch ungleich in Länge und Höhe; nach Merkel sind sie oben nasal länger, höher und weniger dicht gestellt als unten temporal, doch kommen dabei offenbar nicht unerhebliche individuale Verschiedenheiten in Betracht (Abb. 27).

Die Hauptmasse der Ciliarfortsätze oder der Corona radiata liegt (in gut fixierten Präparaten) vor der Äquatorialebene der Linse (Abb. 23). Die Spitzen oder Kuppen der Fortsätze ragen ungleich weit vor, so daß ihre Gesamtheit nur ganz im allgemeinen concentrisch zum Linsenrand angeordnet ist; die senkrechte Entfernung von diesem beträgt 0,1—1,0 mm. Diese Angabe bezieht sich zwar auf das Leichenauge, bei dem mit einer Verringerung des Linsendurchmessers und des Turgors der Ciliarfortsätze, außerdem mit dem Fehlen des Tonus des Ciliarmuskels zu rechnen ist, aber auch durch die Untersuchungen am lebenden Albino (BECKER), sowie am iridectomierten Auge schien die Streitfrage, ob die Spitzen der Fortsätze den Linsenrand vorn achsenwärts überragen oder nicht, in letztem Sinne entschieden. Demgegenüber betont HESS (1910) auf Grund seiner Befunde an frischen oder frisch fixierten Augen, daß die Fortsätze im höheren Alter, durchaus nicht selten aber auch schon in mittleren Jahren bis an den Linsenrand, ja über ihn hinaus bis auf die vordere Linsenfläche reichen. So kann z. B. bei

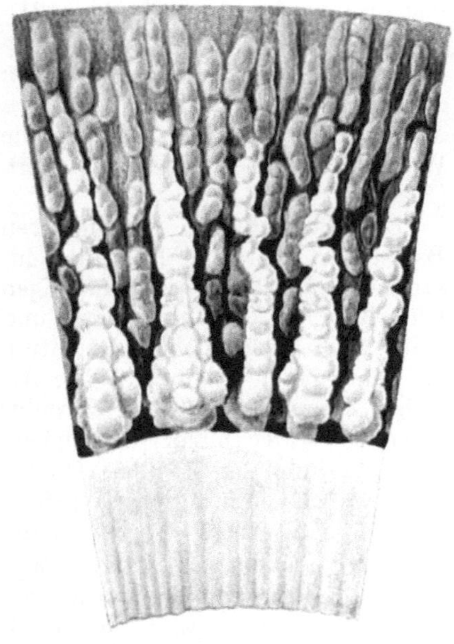

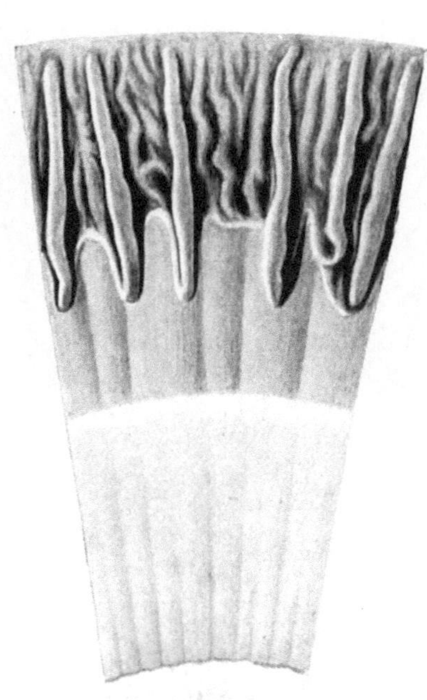

Abb. 29. Ciliarkörper einer 80jährigen Frau. (Nach HESS.) Die keulenförmig verdickten Ciliarfortsätze schieben ihre Kuppen noch vor den Linsenrand.

Abb. 30. Ciliarkörper des Neugeborenen. (Nach HESS.) Die Ciliarfortsätze sind noch einfach und schmal, so daß zwischen ihnen der Boden der Ciliartäler und der Sinus breit offen liegen.

einem Linsendurchmesser von 10 mm die Öffnung der Corona, gemessen zwischen den Kuppen zweier gegenüberstehender Fortsätze, nur 9 mm weit sein (Abb. 29).

Der freie, gegenüber der Wurzel meist verbreiterte Rand der Fortsätze zeigt ebenso, wie teilweise die Seitenfläche beim Erwachsenen eine mehr oder weniger eng geschlängelte, selbst mäandrische Wulstung oder eine größere Menge unregelmäßiger, knolliger Auswüchse von weißer Farbe. Zuweilen wird die Firste durch eine Längsfurche geteilt, oder der Fortsatz erscheint am vorderen oder hinteren Ende gespalten. Nicht selten ist eine entlang der Firste verlaufende feine Vene sichtbar. Die Wulstung ist nicht, wie MERKEL und KALLIUS meinen, von der Stärke und der Contraction des Ciliarmuskels abhängig, denn HESS hat mehrfach Augenpaare untersucht, wo der Ciliarmuskel der einen Seite im Eserinkrampf, der der anderen in Atropinruhe fixiert war, ohne einen Unterschied im Verhalten der Ciliarfortsätze beider Seiten bemerken zu können. Die weiße Farbe rührt nicht vom Schwund des Pigmentes auf der Höhe der Fortsätze her, sondern im wesentlichen von der Auflagerung traubenförmiger Wucherungen des Ciliarepithels (KERSCHBAUMER (1888), HESS].

Beim Neugeborenen und Jugendlichen sind die Ciliarfortsätze schmal, gestreckt und ziemlich weit voneinander entfernt, so daß der von flachen, unregelmäßigen Fältchen bedeckte Boden der Ciliartäler frei zu übersehen ist; die Färbung ist gleichmäßig dunkel (Abb. 30). Im Alter werden die Fortsätze breiter und plumper, stärker gewunden, linsenwärts oft keulenförmig verdickt, und dadurch wird der Einblick in die Täler erschwert. Die weiße Farbe der Firsten tritt häufig, aber nicht regelmäßig, im mittleren und höheren Alter auf, nicht in der Jugend; sie findet sich zuweilen auch auf den Plicae ciliares. Wo sie im höheren Alter mehr oder weniger fehlt, sind die Fortsätze auch schmal und dunkel, fast wie in der Jugend (Abb. 31). Stark verdickte, vor dem Linsenrande gelegene Vorderenden verengen die hintere Kammer und können auch durch Vorwärtsdrängen der Iris die Weite des Kammerwinkels verringern (Hess).

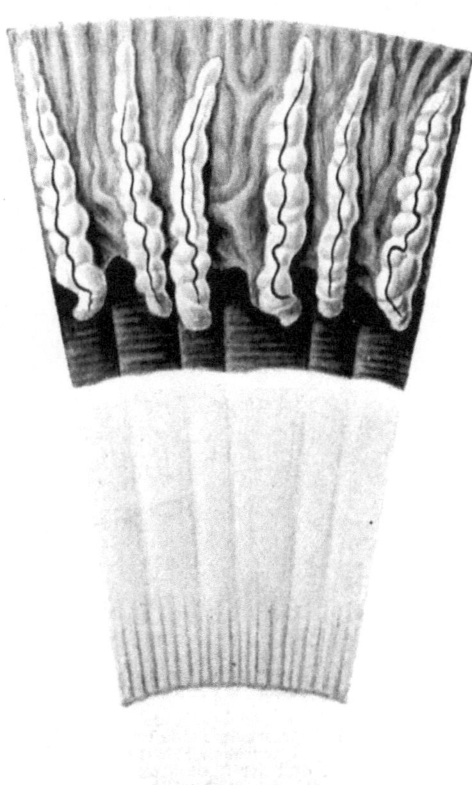

Abb. 31. Ciliarkörper einer 59jährigen Frau. (Nach Hess.) Die Ciliarfortsätze sind sehr einfach geblieben. Großer Abstand der Kuppen vom Linsenrande.

Die Betrachtung des feineren Baues der Fortsätze läßt den Zusammenhang ihrer bindegewebigen Unterlage mit der Grundplatte und einen außerordentlichen Reichtum an Blutgefäßen erkennen. Die Arterien stammen aus dem Circulus arteriosus iridis (maior) und gehen, teilweise durch den M. ciliaris, in den vorderen Abschnitt der Ciliarfortsätze. Dabei erhält entweder jeder Fortsatz eine eigene Arterie, oder zwei oder mehr Fortsätze werden von einer stärkeren Arterie beschickt. Die Arterien zerfallen rasch in eine große Zahl vielfach anastomosierender Zweige, die ein dichtes, die Hauptmasse der Fortsätze darstellendes Netz weiter Capillaren bilden. Aus diesem sammeln sich für jeden Fortsatz an dessen Oberfläche mehrere kleine Venen, von denen die stärkste über die Firste hin verläuft, und ziehen in der bereits beschriebenen Weise meridional durch den Orbiculus zur Choroides und zu den Vv. vorticosae (Leber). Gegen die die Innenfläche der Fortsätze bedeckende Pars ciliaris retinae wird das Stroma durch die Lamina basalis und die feinfaserige Bindegewebsschicht abgesetzt, die bereits im Orbiculus auftrat und eine Dicke von $3\text{---}4\,\mu$ (Schwalbe) erreicht. Von der Pars ciliaris retinae ist die Pigmentzellenschicht, wenigstens auf den Firsten und den angrenzenden Teilen der Seitenflächen der Fortsätze, verdünnt und pigmentarm; vielfach erscheint auch die Pigmentierung nicht mehr in zusammenhangender Linie, sondern von zahlreichen kleinen Lücken unterbrochen (Abb. 28). Die innere aus cubischen Zellen bestehende Schicht ist farblos bis auf eine kurze Strecke in dem Winkel zwischen Vorderrand der Fortsätze und Iriswurzel; da beginnen auch diese Zellen sich plötzlich dicht mit Pigment zu füllen, wie weiterhin auf der Iris selbst. Im Stroma der Fortsätze sind Pigmentzellen nur sehr spärlich vorhanden; nur in der Spitze treten sie etwas reichlicher auf, weshalb diese auch in der Regel eine dunklere Färbung zeigt. Die Grundplatte, die in den Ciliartälern, soweit sich darin nicht Plicae ciliares von ihr erheben, unmittelbar an die Pars ciliaris retinae grenzt, enthält mehr Pigmentzellen, besonders in der Nähe des Ciliarmuskels.

Als Hinweis auf die Bedeutung der Ciliarfortsätze für die Absonderung des Kammerwassers sieht v. EBNER die bisweilen, obschon nicht in allen Augen, bemerkbaren Veränderungen an den Zellen des Ciliarepithels auf der Höhe der Fortsätze an, die teilweise wie vacuolisiert an Becherzellen erinnern, während andere mehr dunkel und feinkörnig erscheinen. Auch MAWAS hält die in den inneren Zellen auftretenden Mitochondrien, lipoiden Bläschen und Vacuolen, sowie die verschiedene Gestalt, Lage und Färbbarkeit der Kerne für Merkmale einer absondernden Tätigkeit, und zu dem gleichen Schlusse kommen SEIDEL (1920), GILBERT (1921), CARRÈRE (1923), ALBRICH (1923) und STELLA (1926). Demgegenüber führt CARLINI (1910) die Veränderungen des Ciliarepithels nach Abfluß des Kammerwassers auf Zersetzung zurück. C. RABL (1900) spricht sich gegen eine absondernde Tätigkeit der Pars ciliaris retinae aus, und BLOTEVOGEL (1924) nimmt die gelungenen Versuche von Farbstoffspeicherung in den Epithelzellen nicht als Beweis für Secretionsvorgänge[1].

Die **Nerven** *des Ciliarkörpers* werden hauptsächlich von den Nn. ciliares breves, nur wenige von den Nn. ciliares longi abgegeben. Im vorderen Abschnitte der Suprachoroides gabeln sich die Nervenstämmchen an der Außenfläche des M. ciliaris, ehe sie sich in den Muskel einsenken. Dort bilden sie mit marklosen und markhaltigen Bündeln den *Plexus gangliosus ciliaris* (W. KRAUSE, Grundplexus AGABABOW), von dem aus feine marklose Fasern die Muskulatur außerordentlich reich in Flächennetzen durchflechten. Ihre Enden treten in die Muskelzellen und lagern sich je mit einem zierlichen Endring oder einem Endnetzchen neben den Kern, wobei sie diesen mehr oder weniger eindellen [BOEKE (1926)]. In dem Bindegewebe zwischen den Muskelbündeln finden sich etwas in die Länge gezogene Endbäumchen, in der Grundplatte Endbüsche [AGABABOW (1896), BIETTI (1897), beide wohl sensibler Natur. Die Ciliarfortsätze enthalten massenhaft marklose Fasern, die die Gefäße begleiten und mit feinen Enden in deren Wand eindringen. Andere Nerven scheinen daneben nicht vorhanden zu sein. Ganglienzellen trifft man in dem Ciliargeflecht beim Menschen nur vereinzelt und weit voneinander entfernt (AGABABOW); nach JEROFEJEW sind sie kleiner als in der Choroides.

c) Die Regenbogenhaut, Iris

ist der von außen durch die Hornhaut sichtbare Teil der mittleren Augenhaut, dessen Pigmentgehalt die individuale Augenfarbe bestimmt. Die Iris hat die Form einer dünnen Scheibe und ist von einer kreisrunden Öffnung, dem Sehloch (*Pupilla*), durchbrochen, so daß sie wie eine optische Blende vor die Linse geschaltet ist; eine entsprechend angeordnete Innenmuskulatur, der *Sphincter* und *Dilatator pupillae*, regelt die Weite der Blendenöffnung. Der Außenrand der Scheibe *(Margo ciliaris,* Iriswurzel) sitzt am vorderen Umfange des Ciliarkörpers in der Nähe von dessen scleraler Anheftung; der freie Innenrand *(Margo pupillaris)* lagert sich lose der Vorderfläche der Linse an. So wird die Iris zur Scheidewand zwischen vorderer und hinterer Augenkammer, läßt aber in der Pupille eine Verbindung zwischen beiden offen. Da der vordere Pol der Linse merklich vor der durch den Ciliarrand gelegten Ebene steht, bildet die Iris keine plane

---

[1] Näheres findet sich im Band II (Kapitel WEISS) und IV (Kapitel THIEL) dieses Handbuches.

Scheibe, sondern wird durch die vordere Linsenwölbung zu einem flachen Kegelmantel erhoben, dessen nach hinten gewandte Öffnung in der Größe ihres Winkels von der jeweiligen Gestalt der Linse abhängt. Der bei Betrachtung des Auges von vorn durch die überstehende Sclera verdeckte Ciliarrand ist in der Regel kein reiner Kreis, sondern eine kurze quergestellte Ellipse, deren Durchmesser senkrecht 12,0—12,25 mm, wagrecht 12,25—12,50 mm betragen, sich also ähnlich verhalten wie die entsprechenden Durchmesser des Bulbus [Wolfrum (1926)]. Die Pupille liegt nicht genau in der Mitte der Iris, sondern ist etwas (um ein Sechstel ihres Durchmessers H. Weber) nasal-abwärts verschoben. Die Größe der Pupille steht mit dem jeweiligen Contractionszustande der in der Iris vorhandenen Muskulatur in Beziehung; sie schwankt zwischen 1,5 mm bei stärkster Verengung *(Miosis)* und 9—10 mm bei stärkster Erweiterung *(Mydriasis)*, doch kommen hierin individuale und Altersverschiedenheiten vor. So findet man am Lebenden bei ruhender Accommodation Weiten von 3 bis 6 mm, im Leichenauge im Mittel etwa 4 mm. Nach Tange (1902) ist die mittlere Pupillenweite bei Frauen etwas größer als bei Männern, bei Kurzsichtigen größer, bei Weitsichtigen kleiner als bei Normalsichtigen. Die kreisrunde Pupille darf für die Säuger als typisch angesehen werden, doch trifft man daneben auch eine quergestellte Ellipse oder ein queres Rechteck mit abgerundeten Ecken bei Huftieren, Känguruh, Murmeltier, Bartenwalen, eine aufrecht stehende Ellipse, die jedoch nach dem Tode in die Kreisform übergeht, bei Otaria (Pütter). Bei Nachtraubtieren ist die Pupille im Licht ein aufrechtstehender Spalt, öffnet sich aber im Dunkeln fast zum Kreis.

Der Abstand der beiderseitigen Pupillen *(Pupillardistanz)* mißt im Mittel bei erwachsenen Deutschen beiderlei Geschlechts etwa 64 mm, und zwar bei Männern 65,33 mm, bei Frauen 62,76 mm, so daß ein durchschnittlicher Unterschied von 2,57 mm besteht [Helmbold (1914), Koegel (1916)]. Der Abstand wächst mit der Breitenzunahme des Kopfes und der Stirn, wird also bei erhaltener Stirnnaht besonders groß sein. Auch die Schädelform kommt in Betracht, indem Kurzköpfe einen größeren Abstand zeigen als Langköpfe (Martin).

Bei 5000 Soldaten ergab sich als Mittel 62,2 mm mit einer Schwankungsbreite von 53—71 mm (Martin). Unter 3000 Münchner Knaben besaßen die 9 jährigen einen durchschnittlichen Abstand von 55,8 mm, die 15 jährigen 59,75 mm, die 20 jährigen 62,54 mm (Seggel (1894)]. Züricher Schulkinder wiesen im 4. Jahr für Knaben 49 mm, für Mädchen 47 mm auf, im 10. Jahr 55 mm für beide Geschlechter, im 15. Jahre 59 mm für Knaben, 58 mm für Mädchen; bei Erwachsenen betrug der Abstand 63 mm für Männer, 61 mm für Frauen [Steiger (1906)].

Die oben als Mittel für deutsche Erwachsene angegebenen Zahlen erscheinen beträchtlich höher; sie nähern sich den von Woinow (1870) und Mannhardt (1871) mitgeteilten und sind die vereinigten Durchschnittswerte aus den neueren Untersuchungen von Helmbold und Koegel, die von jenem an 300 („Germanen"), von diesem an 350 Personen vorgenommen wurden. Im besonderen erhielt Helmbold bei Männern einen Pupillenabstand von 65,23 mm, bei Frauen von 62,12 mm, Koegel bei Männern 65,43 mm (bei einer Schwankungsbreite zwischen 54 und 75 mm), bei Frauen 63,4 mm (53—71,5 mm). Koegel widmete gleichzeitig seine Aufmerksamkeit den Beziehungen zwischen Pupillenabstand und Refraction. Die Ansicht Pflügers (1875, 1876), wonach Weitsichtige einen kleinen, Kurzsichtige einen größeren Abstand als Normalsichtige besitzen sollten, war zwar von einer Reihe von Forschern geteilt, von anderen aber, zuletzt von C. Hess (1903) und Meyerhof (1910) abgelehnt worden. Koegel fand nun bei 135 Hypermetropen einen mittleren Abstand von 63,16 mm (Männer 63,81 mm, Frauen 62,27 mm), bei 140 Emmetropen 64,39 mm (Männer 65,1 mm, Frauen 63,23 mm), bei 75 Myopen 65,13 mm (Männer 67,27 mm, Frauen 64,7 mm), also sehr deutliche Unterschiede im Sinne Pflügers. Er und Helmbold maßen außerdem die Entfernung der Mitte der Nasenwurzel von der Mitte beider Pupillen; dabei stellte dieser völlige Symmetrie bei 10% der Männer und 16% der Frauen fest, jener bei 13,5% der Männer und 16,4% der Frauen. Helmbold hatte neben Deutschen auch 225 Slawen untersucht und bei den Männern einen Pupillenabstand von 64,12 mm, bei den Frauen von 61,12 mm gefunden; völlige Symmetrie zeigten 14% der Männer, 12% der Frauen. Koegel benutzte während des Krieges die seltene Gelegenheit, in den Gefangenenlagern an Vertretern mehrerer europäischer und außereuropäischer Völkerschaften Messungen vorzunehmen, und zwar zumeist an Gruppen von 300 Personen. Bei Vlamen ergaben sich Abstände zwischen 54 und 75 mm, bei Wallonen zwischen 57 und 76 mm; bei beiden lag der Gipfel der Häufigkeitscurve zwischen 64 und 65 mm mit größerer Neigung zu höheren Zahlen. Annähernde Symmetrie, d. h. Asymmetrie bis 1 mm nach rechts oder links eingerechnet, bestand bei 89% der Vlamen und 90,3% der Wallonen; der höchste Grad von Asymmetrie erreichte 2,5 mm. Unter den Franzosen wurden bei Nordfranzosen Pupillenabstände zwischen 54 und 74 mm, mit dem Gipfel zwischen 66 und 67 mm beobachtet, bei Südfranzosen zwischen 56 und 75 mm (Gipfel bei 65—66 mm), bei Bretonen zwischen 56 und 74 mm (Gipfel bei 64—65 mm). Annähernde Symmetrie fand sich bei Nordfranzosen in 83,7%, bei Südfranzosen in 92,7%, bei Bretonen in 92%. Bei Engländern schwankten die Pupillenabstände zwischen 55 und 74 mm (Gipfel bei 63—64 mm), bei Schotten zwischen 58 und 70 mm (Gipfel bei 63—64 mm), bei Iren zwischen 57 und 75 mm (Gipfel bei 64—65 mm). Annähernd symmetrisch verhielten sich von den Engländern 73%— hier kamen nach beiden Seiten Asymmetrien bis zu 4 mm vor — von den Schotten 85,3%, von den Iren 92%. Unter den Russen wiesen die Großrussen Abstände zwischen 56 und 74 mm auf (Gipfel bei 65 bis 66 mm), Weißrussen zwischen 58 und 74 mm (Gipfel bei 65—66 mm), Ukrainer zwischen 57 und 73 mm (Gipfel bei 63—64 mm mit starker Neigung zu höheren Zahlen). Annähernde Symmetrie bei 92,3% der Großrussen, 97,5% der Weißrussen und 92% der Ukrainer. Bei den Tataren bewegten sich die Pupillenabstände zwischen 55 und 74 mm (Gipfel bei 62 bis 63 mm); annähernde Symmetrie in 92,7%. Unter 150 Gurkhas wurden Abstände zwischen 57 und 72 mm gemessen (Gipfel bei 62—63 mm); annähernde Symmetrie bei 98%. KOEGEL (1919) teilt schließlich noch die von HOLMGREN (1879) an 200 Schweden gewonnenen Maße mit, die zwischen 54 und 70 mm schwanken und einen ungewöhnlich steilen Abfall der Häufigkeitscurve von dem bei 64—65 mm liegenden Gipfel zeigen. Von Beziehungen zwischen Pupillenabstand und anderen Körpermaßen ließ sich im allgemeinen ein Zusammengehen kleinerer Kopfindices mit kleineren Pupillenabständen erkennen, während ein bestimmtes Verhältnis zur Körperlänge nicht hervortrat.

Die **Dicke** der Iris wird ebenfalls vom Contractionszustand beeinflußt, ist aber auch ohnedies örtlich und individual verschieden; an der dicksten Stelle erreicht sie bei mittlerer Pupillenweite 0,3—0,6 mm, an der Wurzel kann sie bis auf 0,05 mm sinken (WOLFRUM). Dabei entfällt der größere Teil der Dicke auf die lockere, mehr schwammige, vordere Abteilung (Irisstroma), der kleinere auf die hinten angelagerte Pars iridica retinae.

Die **Farbe** der Iris ist auf der Rückseite, außer beim überhaupt pigmentlosen Albino, stets tiefschwarz durch die hier oberflächlich liegende Pars iridica retinae, auf der Vorderseite je nach dem Pigmentgehalte der vorderen Gewebsschichten blau bis schwarz mit allen Übergängen. Blonde Personen besitzen vorwiegend eine blaue, graue oder grünliche Iris, braun- und schwarzhaarige eine braune bis schwarze. Die blaue Iris zeichnet sich durch besonderen Glanz und große Durchsichtigkeit aus, so daß schon bei Lupenbetrachtung eine ganze Reihe von Einzelheiten im Bau der vorderen Schichten erkennbar ist. Die blaue Farbe wird im allgemeinen als Interferenzerscheinung in dem zartfaserigen, als trübe Schicht wirkenden Gewebe vor der dunklen Hinterschicht der Iris aufgefaßt. GSTETTNER (1905, 1911) führt sie auf Doppelbrechung des Lichtes in dem Bindegewebe zurück; da diese durch Dehnung zunimmt, wird das Blau bei Miosis heller. Ganz pigmentlos ist übrigens auch die blaue Iris in ihrem vorderen Abschnitt nicht [GALLOWAY (1912)]. Das Pigment tritt beim Menschen wahrscheinlich nur als Gelbbraun auf [GSTETTNER (1910)]. Steigerung der Pigmentmenge, die in der vordersten Schicht der Iris beginnt, legt zunächst einen gelben Ton über das aus der Tiefe kommende Blau und ergibt grünlich; weiterhin wird die vordere Gewebsschicht ganz undurchsichtig, und die Iris erhält je nach der Stärke der Lichtabsorption eine heller oder dunkler braune bis sammetartig schwarze Färbung. Das Pigment ist gewöhnlich ziemlich gleich verteilt, häuft sich aber in helleren Augen in der sog. Krause (s. S. 82) etwas stärker an (STREIFF). Zuweilen zeigt ein verschieden breiter Sector geringere Pigmentierung (*partielle Heterochromie*, Iris bicolor), auch kommt hie und da abweichende Färbung *(Heterochromie)* beider Augen derselben Person vor. Besonders

auffallend ist die verhältnismäßig selten auftretende dreieckige oder strichförmige
Einsprengung einer metallisch gelb oder gelbrötlich glänzenden Partie, die
vom Ciliarrande her mehr oder weniger weit pupillenwärts vordringt; sie erinnert
an die metallisch glänzende Iris der Raubtiere, bei denen ein Iristapetum vorhanden ist (s. S. 93). Neugeborene, auch der farbigen Rassen und der Säugetiere, besitzen meist eine schwärzlichblaue Iris, denn das Gewebe ist noch sehr
faserarm, die Interferenz deshalb nur gering. Das Vorkommen von Pigment,
abgesehen von den weiter unten besprochenen „Klumpenzellen", schon bei
der Geburt [KÖNIGSTEIN (1881)] ist beim Europäer jedenfalls sehr selten. Japanische Kinder haben zunächst eine grünlichschwarzbraune Iris, die erst im 6. Jahre
den grünlichen Schimmer verliert, um schließlich dunkel- bis gelbbraun zu werden
(WAKII). Bei Kaffern ist die Iris zur Zeit der Geburt dunkelbraun, erhält später
eine grünliche Beimischung; im Greisenalter kann sie blaugrau erscheinen
(FRITSCH), wohl hauptsächlich durch Vermehrung des Bindegewebes (HAU-
SCHILD). Die höchstens Spuren von Pigment enthaltende Iris der Albinos ist
durchscheinend graulichrot, weil das aus dem Augeninnern zurückgeworfene
Licht auch durch die zahlreichen Blutgefäße der vorderen Irisschichten geht.
Die graue Irisfarbe ist sicher nicht immer Folge einer Verdichtung des Stromas,
denn sie kommt schon bei Kindern vor (GALLOWAY). Für anthropologische
Untersuchungen unterscheidet man schwarzbraun, dunkelbraun, braun, hell-
braun, grünlich, dunkelgrau, hellgrau, dunkelblau, blau, hellblau, albinotisch.
R. MARTIN hat zur Sicherung übereinstimmender Bezeichnung eine Augen-
farbentafel herausgegeben, die noch eine Anzahl von Zwischenstufen enthält.
Bei allen Primaten besteht eine deutliche Beziehung zwischen Iris- und Ober-
hautpigmentierung; melanotische Rassen zeigen nur äußerst geringe individuale
Schwankungen. Nur beim Europäer erscheint, wohl infolge zahlreicher
Mischungen, eine individuale Lockerung dieses Zusammenhangs (MARTIN).

Unter 2204 Personen weiblichen Geschlechts fand FRETS (1925) bei 422 (19,1%) blaue
Augen, unter 1172 männlichen Personen bei 390 (22,8%). Die Kinder blauäugiger Eltern
sind ebenfalls blauäugig. Bis zu genauer Feststellung braucht man jedenfalls nicht anzunehmen, daß genotypisch blauäugige Eltern nichtblauäugige Kinder haben könnten[1].
Warum beim weiblichen Geschlechte mehr braune Augen vorkommen als beim männlichen, bleibt vorläufig noch zu ermitteln.

Die **Vorderfläche der Iris** (Abb. 32) wird durch eine unregelmäßig gezackte,
dem Pupillarrand im ganzen concentrische Linie, die *Iriskrause* [KRÜCKMANN
(1908), Circulus arter. iridis minor SCHWALBE] in zwei Abschnitte zerlegt, die
schmalere, innere, *Pupillarzone* (Anulus iridis minor MERKEL) und die etwa
doppelt so breite, äußere, *Ciliarzone* (Anulus irid. maior MERKEL); individuale
Schwankungen in der Breite der beiden Zonen sind häufig.

Die *Krause* bildet die stärkste Vorragung der Iris in die vordere Kammer und
zeigt sich schon bei geringer Vergrößerung aus unregelmäßigen Strängen (Trabekeln) zusammengesetzt, die sich zu einem vielfach von Lücken unterbrochenen
Ring verbinden. Diese Stränge sind teils noch offene, teils verödete Blutgefäße.
Durch radial oder schräg in die Pupillarzone tretende und dort in eine tiefere
Schicht radialer Stränge übergehende Fortsätze wird die Krause häufig mehr
oder weniger stark gegen die Pupille verzogen. Durch die Ciliarzone verlaufen
in dichter oberflächlicher Schicht radiale, reichlich untereinander verbundene
Stränge in die Krause. Es handelt sich meist um Blutgefäße, die sich entweder
in der Krause teilen und in circulare Richtung umbiegen, kurze Anastomosen
mit benachbarten bilden oder in die Pupillarzone weiter gehen. Bei mittlerer
Pupillenweite sind diese Stränge leicht geschlängelt. Die Krause ist die Stelle,
an der im fetalen Leben die Iris mit der Pupillarmembran verwachsen war.

---

[1] Siehe hierzu auch Kapitel „Vererbung" in diesem Band.

Darauf weisen auch beim Erwachsenen noch häufig [in 45,1⁰/₀ der Fälle STÄHLI (1913)] bei stärkerer Vergrößerung erkennbare, frei in die Vorderkammer

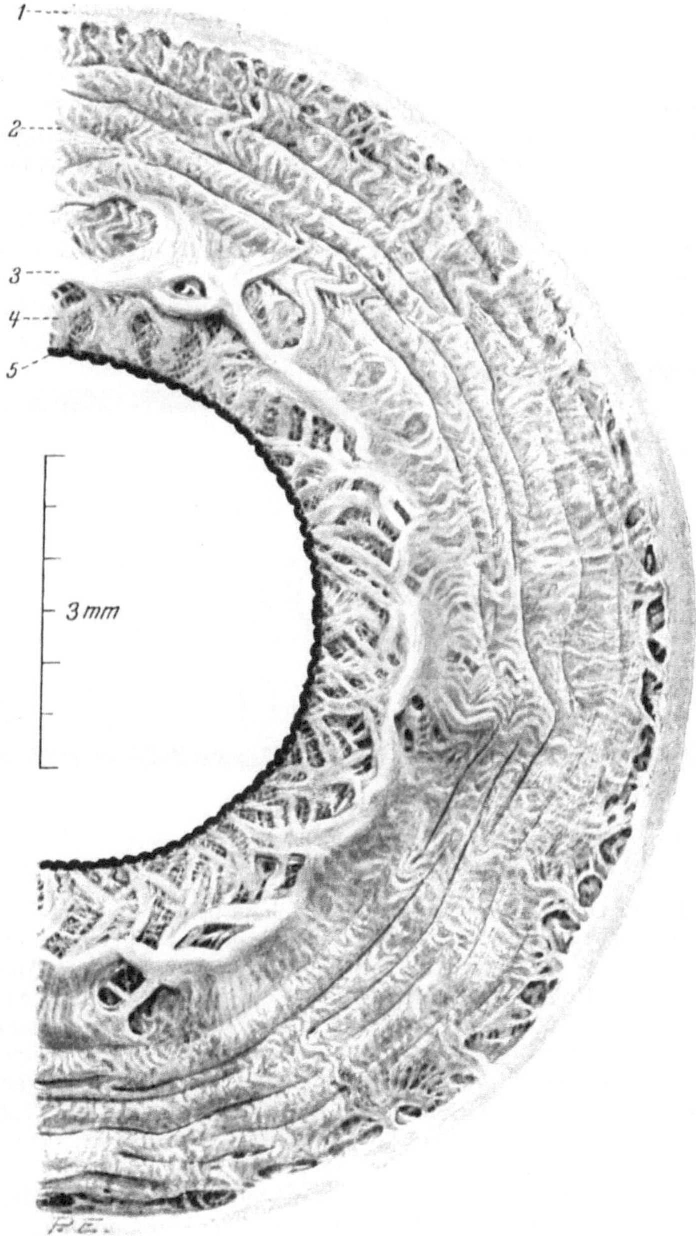

Abb. 32. Hellblaue Iris von einer männlichen Leiche. Vorderfläche. *1* Kammerwinkelwand des Ciliarkörpers, *2* Zona ciliaris, *3* Krause, *4* Zona pupillaris, *5* Pupillarsaum.

vorspringende Stränge hin, Reste verödeter Gefäße und feine Fäden, die teils ebenfalls frei enden, teils sich durch die Pupillarzone spannen oder auf die Linse heften; seltener sind membranose Reste [BRÜCKNER (1907)].

Eine Iriskrause kommt unter den Säugern nur noch beim Gorilla vor (WOLF-RUM). Die Bezeichnung als Circulus art. iridis minor beruhte auf der irrtümlichen Annahme einer ringförmigen Kette feiner Anastomosen zwischen den Ästchen der radialen Gefäße. Eine solche besteht jedenfalls beim Erwachsenen nicht, wenn auch beim Neugeborenen Reste eines Ringgefäßes gelegentlich beobachtet sind. LOHMANN (1906) fand die Krause in $7^0/_0$ der Fälle excentrisch zur Pupille, und zwar in $3^0/_0$ einseitig, sonst beidseits und davon $95^0/_0$ symmetrisch. In 84 Fällen war die Krause medial-oben an die Pupille herangerückt, in 10 Fällen oben, in 6 Fällen oben und unten bis zur Verstreichung der Pupillarzone.

Die vordere Grenzfläche der Iris, am blauen Auge wegen ihrer Durchsichtigkeit nicht wahrnehmbar, erscheint bei Erwachsenen unter schräger Beleuchtung meist uneben durch flache Höcker, ringförmige Falten, radiale Leistchen und besonders durch in die Tiefe führende Lücken mit dunklem Grund, die *Lacunen*

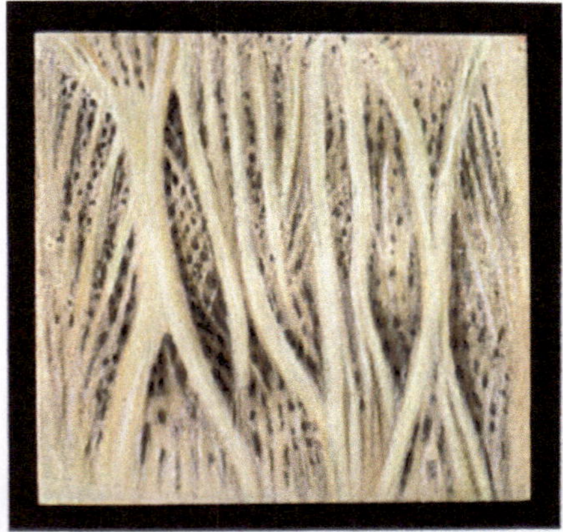

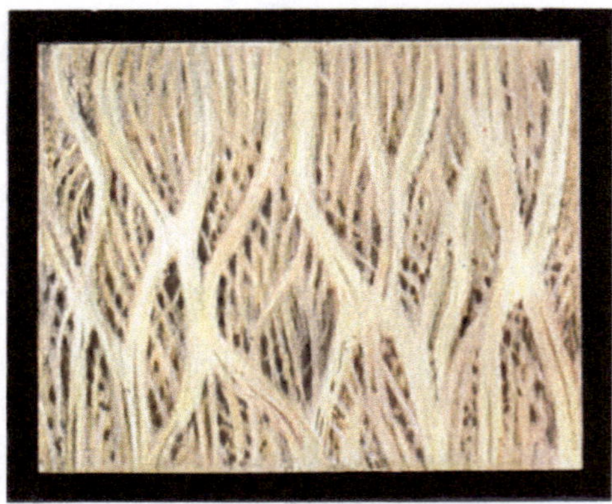

Abb. 33.   Abb. 34.

Abb. 33 u. 34. Iris: Normale Krypten der Pupillarzone bei enger Pupille.
Spaltlampenbild vom Lebenden. (Aus KOEPPE.)

oder *Krypten* [FUCHS (1885)], die sich hauptsächlich zu beiden Seiten der Krause und am ciliaren Anheftungsrande finden, im Umfange stark wechseln und bei reichlicherem Auftreten der Oberfläche ein eigentümlich zerrissenes Aussehen verleihen (Abb. 33 und 34). Diese Krypten sind bei Neugeborenen noch spärlich, werden erst im 8. Fetalmonate mit dem Schwunde der Pupillarmembran, am Ciliarrande mit der Rückbildung des Lig. pectinatum (s. später) bemerkbar [LAUBER (1908)]. Sie ändern ihre Form nach dem jeweiligen Contractionszustande der Iris, zuweilen fehlen sie ganz. Unter den Säugern sind Krypten bisher nur beim Gorilla, und zwar auf der pupillaren Seite der Krause, beobachtet (WOLFRUM).

An der *Ciliarzone* der Iris lassen sich drei Abteilungen unterscheiden, der glatte Teil neben der Krause, der mittlere wellige Teil und der Randteil (FUCHS). In den glatten Teil ziehen, aber nicht ständig, schwach angedeutete radiale Leistchen oder Fältchen, die bald verstreichen und wohl zumeist als Ausdruck oberflächlich gelegener Gefäßabschnitte, also als Structurfalten, gedeutet werden können. Die hier gelegenen Krypten sind tief und in der Regel scharf begrenzt; sie entstehen durch Auseinanderweichen der oben erwähnten radialen Stränge vor deren Verbindung mit der Krause. Die wellige Beschaffenheit des mittleren Abschnittes der Ciliarzone beruht auf einer Anzahl (bis 8 oder 9) zum Pupillarrand annähernd concentrischer Contractionsfalten, die bei Miosis abgeflacht, bei Mydriasis höher gestaucht werden. Sie bilden ausnahmsweise ganze Kreise, gewöhnlich nur mehr oder weniger lange Kreisbögen, die sich wechselweise ineinander schieben. Die zwischenliegenden Furchen sind an der braunen Iris weniger pigmentiert und werden daher bei Miosis auch dem bloßen Auge als hellere Streifen sichtbar. Der Randteil ist durch eine große Anzahl kleiner, seichter Krypten manchmal wie siebartig durchlöchert. Bei größerer Breite tritt diese Kryptenzone unter dem Scleralrande hervor und wirkt dann, besonders bei blauen Augen, als dunkler *Randsaum* der Iris.

Die *Pupillarzone* (Abb. 35) erscheint in der Regel etwas vertieft, wie stufenförmig gegen die Ciliarzone abgesetzt, und ebenfalls in 3 Abschnitte teilbar:

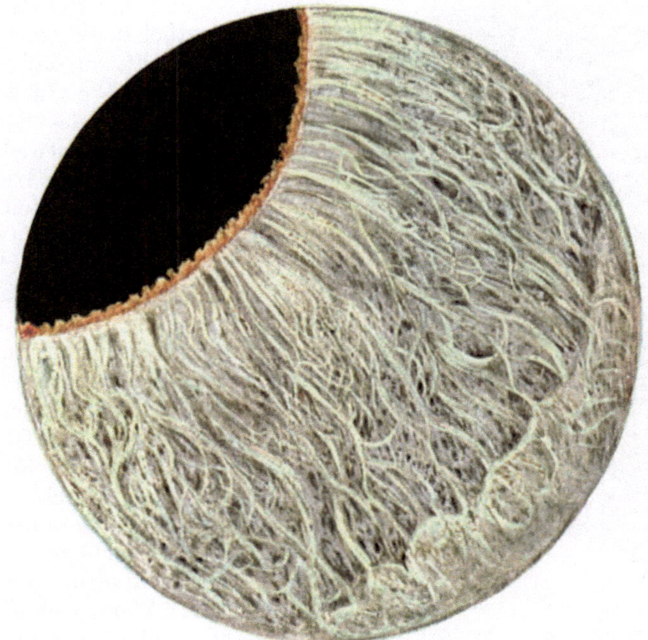

Abb. 35. Iris: Pupillarzone und Krause bei enger Pupille. Spaltlampenbild vom Lebenden.
(Aus KOEPPE.)

die periphere Kryptenzone, die mittlere oder Sphincterzone und den Pigmentsaum. In Abb. 32 ist sehr gut zu sehen, wie die groben und feinen Stränge der Pupillarzone bei Leichenstellung der Pupille, d. h. im Gleichgewichtszustand der Iris, sich zum größten Teile rechtwinklig untereinander verbinden. Diese Anordnung ist meines Erachtens eine Anpassungserscheinung an die wechselweise Zugbeanspruchung des Bindegewebes der Pupillarzone bei Erweiterung und Verengerung der Pupille. Die compactere Krause verhindert offenbar ein Übergreifen des richtenden Zuges auf die Ciliarzone. Die Krypten werden von den aus der Krause pupillarwärts ziehenden Strängen und deren Quer- und Schrägverbindungen umrandet. In der mittleren Zone ist am blauen Auge der Kreismuskel der Iris als platter, fast durchsichtiger, bei indirect seitlicher Beleuchtung opakgelblicher Ring erkennbar, der bei mittlerer Pupillenweite die Krause nicht erreicht. Bei Neugeborenen tritt er deutlicher hervor mit weißlicher oder hellrosagelblicher Färbung. Am Pupillarrande krempt sich die dunkel pigmentierte Pars iridica retinae etwas nach vorn um und bildet einen schmalen dunkelbraunen Saum *(Pupillarsaum)*, der im ganzen fein gekerbt ist (Abb. 36). In der Regel (etwa $80^0/_0$ der Fälle) ist der Saum im oberen Teil beträchtlich breiter als unten [Höhmann (1912), Vogt (1922)], erscheint oben auch nicht selten wesentlich dichter, als gewelltes Band, während unten, besonders bei Kindern, Lücken von 0,25—1 mm, in der unteren Mitte selbst von 2—3 mm Weite vorkommen. Die Breite des Saumes beträgt bei Kindern (6.—16. Jahr) oben 0,05—0,06 mm, unten 0,01—0,02 mm, bei Erwachsenen (18.—63. Jahr) oben 0,065 mm, unten 0,03—0,04 mm bei mittlerer Pupillenweite. Die jeweilige Pupillenweite beeinflußt die Breite des Saumes sehr deutlich; so nimmt sie z. B. bei Miosis von durchschnittlich 0,05 mm auf 0,1 mm und mehr zu (Vogt). Der Pupillarsaum verhält sich oft in beiden Augen verschieden. Bei Kindern erreicht gelegentlich das Pigmentblatt den Pupillarrand nicht, so daß der Saum überhaupt fehlt. Die Lückenbildung im unteren Umfange des Saumes fällt manchmal mit Unterentwicklung des mesodermalen Anteils der Iris in dieser Gegend infolge mangelhaften Schlusses der embryonalen Augenspalte zusammen (Vogt). Bei atypischer Verbreiterung des Pupillarsaumes, fälschlich „Papilloma iridis" oder „Ectropium uveae" genannt, treten gelegentlich an ihm stark pigmentierte Wucherungen (Flocculi Stähli (1920)] auf, ähnlich den als Traubenkörner bekannten Gebilden am Oberrande der Pupille der Equiden und Ruminanten; doch besteht ein wesentlicher Unterschied, indem die Traubenkörner ein bindegewebiges Stratum enthalten, die Flocculi nicht [Bock (1888)]. Greeff (1921) betrachtet die Flocculi als eine atavistische Erscheinung, indem er (etwas weit zurück) die Opercula der Fischpupille zum Vergleiche heranzieht.

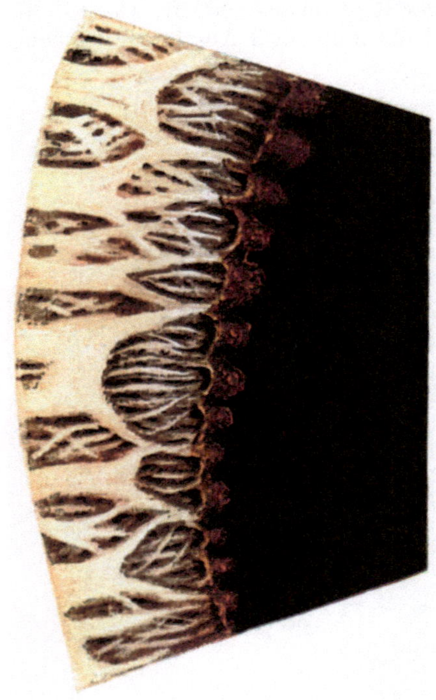

Abb. 36. Iris: Normaler Pupillarsaum bei enger Pupille. Stärker vergrößertes Spaltlampenbild vom Lebenden. (Aus Koeppe.)

Auf der schwarzen **Hinterfläche** *der Iris* finden sich zwei Faltensysteme, ein radiales und ein circulares. Die Radialfalten sind durch seichte Furchen getrennte, flache Vorwölbungen von wechselnder, aber im Durchschnitt mäßiger Breite, die vielfach sectorenartig vom Ciliar- zum Pupillarrand durchgehen. Die Grenze zwischen Ciliar- und Pupillarzone wird dadurch gekennzeichnet, daß etwa 1 mm vom Pupillarrande auf jeder Radialfalte eine Anzahl schmaler, durch scharfe Furchen geschiedener Fältchen auftritt, von denen aber nur ein Teil den Pupillarrand erreicht. Indem die Furchen sich mit dem Pigmentepithel noch um den Pupillarrand fortsetzen, erzeugen sie die Kerbung des dunklen Pupillarsaumes. In der Ciliarzone greifen die Radialfalten noch etwas in die davor gelegenen Schichten der Iris hinein und sind wahrscheinlich abhängig von dem Bau des M. dilatator (Wolfrum), sind also Structurfalten; zu den Ciliarfortsätzen haben sie jedenfalls keine ursächlichen Beziehungen (Fuchs, Merkel). Die feinen Radialfältchen der Pupillarzone dagegen sind offenbar durch den Sphincter pupillae hervorgerufene Contractionsfalten. Das circulare Faltensystem besteht aus schmalen, eng gestellten Leistchen in der Ciliarzone, die nur im allgemeinen concentrisch verlaufen, im einzelnen aber vielfach durch Teilung und Verschmelzung mit benachbarten untereinander zusammenhangen. Gegen die Pupillarzone werden sie flacher und verschwinden schließlich ganz. Sie gehören nur der Pigmentepithelschicht an, und sind, da sie dem Neugeborenen noch fehlen, wohl auf die Wirkung des angrenzenden M. dilatator zurückzuführen, wodurch die Epithelzellen streifenweise emporgestaucht werden. Diese also zunächst als Contractionsfalten aufzufassenden Bildungen bleiben dann als Structurfalten erhalten, indem offenbar an den Stauchungsstellen eine Zellvermehrung eintritt, wie sie das Mikroskop auch tatsächlich zeigt. VOGT (1923) fand an normalen Augen in der Umgebung des Pupillarsaumes auf der Rückfläche des retinalen Irisblattes Unregelmäßigkeiten in Form von Radial- und Querwülsten, die sich zwischen die gewöhnlichen Wülste einschieben oder sie scheinbar mehr oder weniger überdecken. Das axiale Ende der Wülste erreicht in der Regel den Pupillarsaum nicht; wo es aber einmal streckenweise geschieht, erhält man entweder das Bild der Flocculi oder einer Verdoppelung des Saumes.

Die geschilderte Oberflächenmodelung verändert sich mit dem jeweiligen Contractionszustande der Iris. Bei Miosis nimmt an der Vorderfläche die Breite der Pupillarzone erheblich zu; die Pupille verliert meist ihre Kreisform und wird vieleckig, teils weil der Pigmentsaum verbreitert erscheint und bei seiner ungleichen Kerbung verschieden weit vordrängt, teils wohl auch wegen der ungleichen Spannung der von der Krause in die Pupillarzone gehenden Stränge. Durch diese wird die Krause zu einer unregelmäßigen Zackenlinie verzogen, die nicht mehr concentrisch zur Pupille verläuft. Die Krause und die ganze Ciliarzone werden flacher, die Circularfurchen ausgeglichen. Die auf der Ciliarseite an die Krause gelangenden radialen Stränge strecken sich, und dabei verschwinden auch die radialen Fältchen. Die Krypten in der Nachbarschaft der Krause verziehen sich in radialer Richtung zu schmalen Spältchen, selbst bis zu völligem Verschluß, während die Krypten am Ciliarrande in der Breite kaum ab-, in radialer Richtung aber zunehmen, so daß der dunkle Randsaum breiter unter der Sclera hervortritt. Auf der Hinterfläche erhöhen sich die radialen Falten gegen die Pupille hin bedeutend, die circularen werden etwas breiter und flacher. Bei Mydriasis wird auf der Vorderfläche der Iris die Krause höher, sogar pupillenwärts wulstig überhängend, indem die sehr verschmälerte Pupillarzone mehr oder weniger darunter gerückt ist; der pigmentierte Pupillarsaum kann ganz verschwinden. In der ebenfalls verschmälerten Ciliarzone legen sich die radialen Stränge in starke Schlangenwindungen und schieben sich dabei in mehrere Schichten übereinander; die oberflächlichen Windungen treten teilweise stärker gegen die Vorderkammer vor, so daß neben der Krause die Radialfalten deutlicher werden. Die circularen Contractionsfalten sind hoch und eng zusammengedrängt. Die Krypten neben der Krause erscheinen zu tangentialen Spältchen verzogen, am Ciliarrand ebenfalls in radialer Richtung verengt, so daß der dunkle Randsaum mehr oder weniger unter der Sclera verschwindet. Auf der Hinterfläche können die Radialfalten in der Pupillarzone und verschieden weit auch in der Ciliarzone ganz ausgeglichen sein, während die Circularfalten sich eng aneinander drängen.

Auffälligere Abweichungen vom typischen Verhalten der Iris, soweit sie der Beobachtung mit bloßem Auge oder mit der Lupe zugänglich und weder als krankhaft, noch als Mißbildungen aufzufassen sind, ergeben sich z. B. aus verschiedenen Möglichkeiten bei der Rückbildung der Pupillarmembran. Greift die Rückbildung streifenweise bis in die Ciliarzone hinein, so schwinden die Blutgefäße in entsprechender Ausdehnung und die Krause erfährt eine Unterbrechung. Macht dagegen die Rückbildung schon in der Nähe des Pupillarrandes halt, so kommt es nicht zu einer deutlichen Krausenbildung, die radialen Stränge ziehen bis gegen die Pupille, und die Ciliarzone geht unscharf in die Pupillarzone über [,,Radiärtypus" der Iris im Gegensatz zum ,,Krausentypus" STREIFF (1915)]. Häufig ist ferner an der Verschlußstelle der fetalen Augenspalte die Ausbildung der mesodermalen Schichten mehr oder weniger zurückgeblieben, so daß dann unten und etwas nasal, meist in beiden Augen, die Vorderfläche der Iris eine muldenförmige Einsenkung (STREIFF) oder eine große Krypte (FUCHS) zeigt; die Stelle ist im blauen Auge dunkler infolge des stärkeren Durchscheinens der Pigmentschicht. An dieser hat LANGENHAN hier größere Lichtdurchlässigkeit festgestellt. In der Ciliarzone blauer Augen Erwachsener finden sich bisweilen, hauptsächlich gegen den Ciliarrand hin an den Radialsträngen flache weißliche Knötchen [,,Irisknötchen" WÖLFFLIN (1902)] mit etwas verwaschenem Rand, auch in größerer Anzahl; sie lassen sich schon mit der Lupe in feinere Stränge, zum Teil vielleicht verödete Gefäße, auflösen, die durch etwas dichteres Bindegewebe zusammengehalten sind (WOLFRUM). Zu den angeborenen Anomalien rechnen die gelegentlich, in einer Anzahl von 1—9, zu beobachtenden gröberen Einkerbungen des Pupillarrandes. Sie lassen sich jedenfalls nur zum Teil auf die von C. RABL (1918) genauer beschriebenen, an vier bestimmten Stellen gelegenen Kerben des embryonalen Augenbecherrandes beziehen, die vielleicht durch vier Venen verursacht werden. LINDBERG (1920) vermutet, daß die anderen auch auf gefäßhaltige Bindegewebsstränge zurückgeführt werden können, hat aber keine tatsächlichen Unterlagen dafür. v. PELLATHY (1926) berichtet über eine Familie, in der bei der Großmutter, der Mutter und 2 Kindern hauptsächlich am linken Auge die vorderen Irisschichten so schwach ausgebildet waren, daß die hintere Pigmentschicht stellenweise beim Sphincter frei lag. Ähnliches fand GLÜCK (1927) bei einem Vater und zweien seiner 12 Kinder: beiderseits waren auf dem dunklen Hinterblatte nur spärliche grauliche Reste der vorderen Irisschichten vorhanden, entweder infolge mangelhafter Anlage des mesodermalen Vorderblattes oder zu weit gehender Resorption der Pupillarmembran.

Von Veränderungen der Iris mit *zunehmendem Lebensalter* ist bereits der Pigmentierung gedacht. Die Einlagerung von Pigment in die vorderen Schichten der ursprünglich schwarzblauen Iris erfolgt mit sehr verschiedener Geschwindigkeit; bald wird schon wenige Wochen nach der Geburt eine bräunliche Färbung sichtbar, bald erst nach mehreren Monaten. Am Ende des 2. Jahres ist in der Regel die endgültige Farbe erreicht, doch kommt nicht selten ein Nachdunkeln bis zum 15. Jahre, in dem die Ausbildung der Iris im wesentlichen vollendet ist, und darüber hinaus vor. Bei den farbigen Rassen vollzieht sich die Pigmentierung rascher. In höherem Alter werden blaue Augen heller bis zu einem weißlichen Grau, weil durch Zunahme des Bindegewebes und Verdickung der Fibrillen (WOLFRUM) die Durchsichtigkeit der vorderen Schichten abnimmt. Die Aufhellung brauner Augen beruht wahrscheinlich auch auf einer Abnahme des Pigmentes. Daneben kommt es hin und wieder zu teilweisem Pigmentschwund der vorderen Grenzschicht in radialen Streifen, so daß auch bei dunkler Iris die Gefäßstränge sichtbar werden [VOGT (1922)]. Das Starrerwerden des Bindegewebes mindert die Bewegungsfähigkeit der Iris, aber zugleich die Schwellbarkeit und damit den Glanz. Der Pupillarsaum wird im Alter bisweilen unregelmäßig höckerig wohl durch Anlagerung von Pigmentkörnchen, die stellenweise traubenartig verklumpt sein können (VOGT). Häufig ist umgekehrt Schwund des Pigments im Pupillarsaum, meist zunächst unten [AXENFELD (1911), RÜBEL (1912), HINNEN (1921), VOGT (1922)]. Setzt sich der Schwund auf die ganze retinale Irisschicht fort, so erscheint diese bei Durchleuchtung löcherig. An den pigmentlos gewordenen Stellen nimmt der Saum oft ein zundriges Aussehen an durch zarte circulare Faserzüge, die aus den radialen Fasern der Pupillarzone abbiegen und mehr oder weniger mit Pigmentkörnchen besetzt sind (Vogt). Nicht selten beobachtet man ferner das Auftreten einer grau durchscheinenden gleichartigen Masse (Hyalin) in dem Saume [Fuchs (1885), Meller (1904), Seefelder (1909), Axenfeld], die bei stärkerer Ausbildung die Beweglichkeit der Pupille immer mehr einschränkt. Die dem Saum angeschlossene Zone des Pupillarabschnittes kann bis auf 0,1—0,3 mm Breite ebenfalls glasig oder glatt umgewandelt und dabei gelegentlich rinnenförmig vertieft sein („Circummarginale Gürtel- oder Rinnenbildung" Vogt); die normalen feinen Stränge und Spalten reichen nur bis an die Zone heran. In anderen Fällen zeigt sich in ähnlicher Breite, besonders bei schwacher oder fehlender Pigmentierung der vorderen Irisschichten, streckenweise eine schokolade- oder schmutziggraubraune Verfärbung von öligem Aussehen, manchmal mit Schwund der feinen radialen Stränge bis auf spärliche Fäden, die mit isolierten Pigmentkörnchen besetzt sind („Circummarginale Destruction des Oberflächenstromas" Vogt).

Das **mikroskopische Bild** eines Radialschnittes der Iris unterrichtet zunächst über die örtlichen Unterschiede in der Dicke der ganzen Haut und über das Verhältnis zwischen dem *vorderen, uvealen* (mesodermalen) und dem *hinteren, retinalen* (ectodermalen) *Anteil,* auch über die Bedeutung der Mächtigkeit des Wurzelabschnittes für die sagittale Weite der Kammerbucht (vgl. Abb. 23). In dem uvealen Anteile, dem *Irisstroma,* macht sich, etwa von der Krause bis an die Wurzel heran, die Trennung in zwei dichtere Schichten, das *vordere* und *hintere Stromablatt,* durch eine äußerst lockere Zwischenschicht, die *Irisspalte* [Fuchs (1885)], bemerkbar, in der auffallend dickwandige Blutgefäße verlaufen. Hat der Schnitt eine größere Krypte getroffen, so sieht man, daß sie das Vorderblatt durchbricht und bis in die Fuchssche Spalte herabreicht. Das *Hinterblatt* enthält in der Pupillarzone den Querschnitt des M. spincter pupillae. Der retinale Anteil grenzt an das Hinterblatt mit einer dünnen feingefaserten Schicht, dem M. dilatator pupillae. Dieser ist eng verbunden mit einer breiten schwarzen Schicht, die an ihrer freien Seite mit ungleich hohen Höckern besetzt ist und erst nach Bleichung des Pigments im wesentlichen zwei Lagen von Zellen unterscheiden läßt. Die vordere Lage ist flach und gehört unmittelbar mit der feinfaserigen Dilatatorschicht zusammen; die hintere Lage zeigt zwischen den Höckern ebenfalls eine einfache, etwas höhere Zellschicht, in den Höckern selbst sind je nach deren Höhe 4—12 und mehr Zellen zusammengedrängt. Die Höcker sind im übrigen nichts anderes als die Querschnitte der circularen Fältchen auf der Irishinterfläche (Abb. 37).

Das **vordere Stromablatt** (Krückmann, Lamella iridis anterior Zinn, Membrana Zinnii oder Wasserhaut der Iris F. Arnold, vordere Begrenzungshaut Henle, vordere Grenzschicht Schwalbe, Kryptenblatt Streiff) ist am dicksten in der Gegend der Krause, nimmt rasch gegen den Pupillarrand hin ab und verdünnt sich ebenso am Ciliarrande, manchmal bis fast zum Verschwinden. Es enthält verzweigte Bindegewebszellen mit oder ohne Pigment, deren Ausläufer sich zu einem protoplasmatischen Netzwerke verbinden, collagene Fibrillen und Gefäße, darunter auch zu bindegewebigen Strängen verödete, die aus der Fuchsschen Spalte herantreten. Gegen die vordere Kammer besteht die Grenzschicht hauptsächlich aus mehreren Lagen dichtgedrängter, bei farbiger Iris meist pigmentierter Zellen (Chromatophoren), deren Fortsätze wie verfilzt erscheinen, und aus spärlichen Bindegewebszügen. Sie ist am dicksten auf der Höhe der Contractionsfalten und im glatten Teile der Ciliarzone bis zur Krause. Zellfortsätze und Bindegewebszüge sind im allgemeinen vorwiegend radial gerichtet. Ein gegen die vordere Kammer abschließendes Endothel ist beim Erwachsenen nicht vorhanden, wie sich deutlich an den Krypten erkennen läßt, deren Lichtung wandlos in das Hohlraumsystem des Netzwerks und der Fuchsschen Spalte übergeht. Die Zellen der vorderen Grenzschicht stellen zwar die Hauptfläche ihrer Leiber meist der Oberfläche mehr oder weniger parallel [Fuchs (1885, 1913)], aber höchstens stellenweise in geschlossenem Verband; vielmehr gelangen dazwischen auch das Gerüstwerk der Zellausläufer und collagene Fibrillen an die Oberfläche, besonders in der Tiefe der Contractionsfurchen, so daß neben den Krypten noch zahlreiche kleinere Lücken dem KammerwasserZutritt in das schwammige Stroma gewähren.

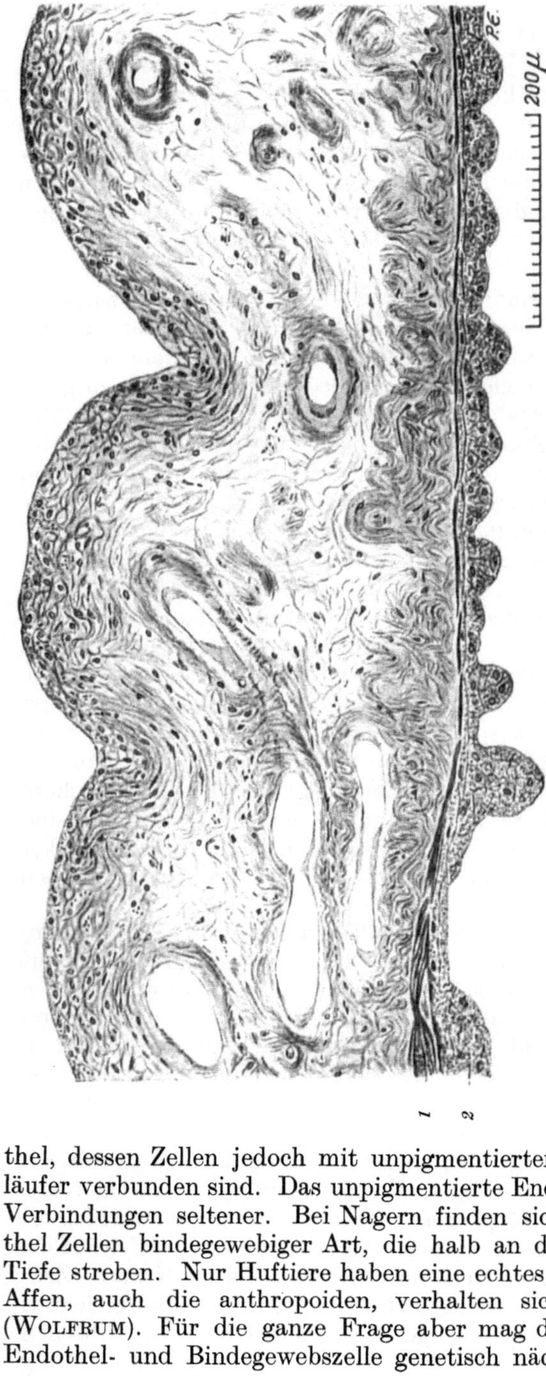

Die Frage eines vorderen Irisendothels ist viel umstritten; vor allem Schwalbe hielt an dem Vorhandensein einer zusammenhangenden unpigmentierten Zellschicht fest. An der glatten, noch kryptenarmen Iris vom Neugeborenen und Kindern im ersten Jahr gewinnt man tatsächlich stellenweise den Eindruck einer solchen, aber die Zellen stehen zum Teil an ihrer Unterfläche durch Ausläufer offenbar mit dem Netzwerk in Verbindung. Auf derartiges dürften die Angaben von J. Arnold und Faber zurückzuführen sein, nach denen die Endothelzellen sich dachziegelartig decken sollten. Halbaffen besitzen ein lückenloses, unpigmentiertes Endo-

Abb. 37. Radialschnitt durch die contrahierte Iris eines Hingerichteten in der Nähe ihres Ciliarrandes (links). (Präparat von Graf Spee.) Das Pigment ist durch Bleichung größtenteils entfernt. Starke Falten der vorderen Grenzschicht. Die schwarzen feinen Pünktchen und kurzen Striche im Stroma und besonders in der vorderen Grenzschicht sind Nervendurchschnitte. *1* M. dilatator pupillae, links scheinbar mehrschichtig, *2* Pigmentepithel mit Contractionsfalten.

thel, dessen Zellen jedoch mit unpigmentierten Zellen des Stromas durch Ausläufer verbunden sind. Das unpigmentierte Endothel der Raubtiere zeigt solche Verbindungen seltener. Bei Nagern finden sich neben scheinbar reinem Endothel Zellen bindegewebiger Art, die halb an der Oberfläche liegen, halb in die Tiefe streben. Nur Huftiere haben eine echtes, unpigmentiertes Endothel. Die Affen, auch die anthropoiden, verhalten sich wie der erwachsene Mensch (Wolfrum). Für die ganze Frage aber mag doch daran erinnert werden, daß Endothel- und Bindegewebszelle genetisch nächste Verwandte sind.

Das **hintere Stromablatt** [zusammen mit dem lockeren Gewebe der Irisspalte = Gefäßschicht MICHEL, Mittelschicht FABER, Muskelblatt FUCHS, Kryptengrundblatt STREIFF (1904)] erstreckt sich durch die ganze Breite der Iris und ist beim Fehlen der Irisspalte nicht von der lockeren Mittelschicht zu trennen. Am dicksten ist es in der Pupillarzone, wo es den Sphincter pupillae einschließt. Das protoplasmatische Gerüstwerk der unpigmentierten Zellen ist im ganzen spärlicher als im Vorderblatt, die Zellfortsätze lagern sich im Bereiche der Blutgefäße teils radial, teils umgreifen sie die Gefäße korbartig. Gegen die Dilatatorschicht stehen sie häufig mehr oder weniger senkrecht. Von der Vorderfläche des Sphincter streicht die Mehrzahl der Fortsätze ciliar- und vorwärts, von dem Ciliarrand und der Rückfläche des Muskels ciliar- und rückwärts (Abb. 38). Die collagenen Fasern sind ebenso fein wie im Vorderblatt und in der Hauptsache radial gerichtet, häufen sich aber über dem Dilatator und um den Sphincter zu dichteren Massen an. Die zugehörigen Bindegewebszellen sind verhältnismäßig spärlich. Elastische Fasern finden sich außer in der Wand der Blutgefäße und im ciliaren Randgebiet nur ausnahmsweise [EPPENSTEIN (1911), WOLFRUM (1926)]; nach MARTINOTTI (1899) sollten sie an der Muskulatur in deren Faserrichtung, also radial

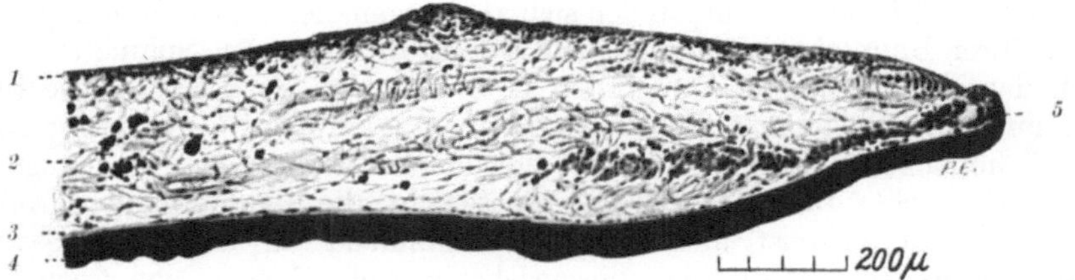

Abb. 38. Radialschnitt durch die Iris eines Hingerichteten: Pupillarteil mit dem Querschnitte des Sphincter pupillae. (Präparat von Prof. STIEVE.) *1* vordere Grenzschicht, *2* Irisstroma, beide mit zahlreichen KOGANEIschen Klumpenzellen, *3* M. dilatator pupillae, *4* Stratum pigmenti iridis, *5* Pigmentsporn am Pupillarrande, links daran anschließend der M. sphincter pupillae.

und circular, vorhanden sein, nach MÜNCH (1906) nur circular am Sphincter, nicht an den Blutgefäßen, nach DE LIETO VOLLARO (1910) in geringer Menge in den hinteren Schichten, spärlich auch im Pupillargebiet; SALZMANN (1912) hat sie hinter dem Sphincter nicht darstellen können. Der Mangel elastischer Fasern in der Iris ist nach ihm um so auffallender, als Iriswunden besonders stark klaffen.

Die *Irisspalte* (FUCHS) ist, wie erwähnt, keine wirkliche Trennung des vorderen und hinteren Stromablattes, sondern nur eine außerordentlich aufgelockerte Stromaschicht, in der außer Blutgefäßen nur spärliche Zellen und bei unvollkommener Färbung fast keine Fasern zu sehen sind. Unter den Säugern zeigt nur der Gorilla ähnliches (WOLFRUM), bei den Affen, Nagern und besonders bei den Wassersäugern (PÜTTER) ist das Stroma zwar locker, aber ohne größere Lücken, sonst findet man es im allgemeinen viel fester als beim Menschen infolge größeren Zellreichtums und derberen Bindegewebes. WOLFRUM (1926) wertet die Auflockerung in der aufsteigenden Reihe als regressive Erscheinung, die also beim Menschen am weitesten gediehen wäre. Ich möchte sie zunächst nur als Ergebnis der Abscherung deuten, die notwendigerweise bei lebhaftem Pupillenspiel eintreten muß. In der hinteren, mit dem Dilatator enger verbundenen Stromaschicht wird das verhältnismäßig zellarme Bindegewebe bei Dilatatorwirkung ohne nennenswerten Widerstand wellig zusammengeschoben. Die vordere zell- und faserreiche Stromaschicht dagegen ist bei weitem derber, steifer, wie sich schon aus der Plumpheit der Contractionsfalten und dem Unterschlüpfen der Pupillarzone unter die Krause entnehmen läßt, so daß in der Zwischenschicht eine Zerrung und Dehnung in radialer, im Bereich der Contractionsfalten auch in verticaler Richtung entsteht. Daß hier Spannung und Entspannung bei Mydriasis und Miosis nicht als Wechselreiz zu einer Neubildung und Verstärkung des Bindegewebes, höchstens zu einer Verlängerung der protoplasmatischen Zellverbindungen führen, hängt offenbar von den mangelhaften Ernährungsverhältnissen dieses Stromateils ab, in dem, wie wir sehen werden, ein Capillarnetz nicht vorhanden ist. Bei dem Mangel an elastischen Fasern werden die erweiterten Zwischenräume von eindringendem Kammerwasser gefüllt und offengehalten. Der ganze Vorgang kann also als Anpassung an die besondere Beanspruchung aufgefaßt werden.

Das **Pigment im Irisstroma** ist teils in verzweigten Chromatophoren, teils in fortsatzlosen „Klumpenzellen" [Koganei (1885)] enthalten in Form von gelbbraunen runden Körnchen [Gstettner (1910)], die aber in dichter Masse dunkelbraun bis schwarz ergeben. Die Chromatophoren senden zumeist in der Fläche ihres platten Zelleibes pigmentierte Fortsätze aus, die sich mit denen benachbarter Zellen verbinden. Das so entstehende Netz- oder Gerüstwerk durchflicht sich mit demjenigen der unpigmentierten Stromazellen. Im vorderen Stromablatt und in der vorderen Grenzschicht lagern sich die Zellen im wesentlichen parallel der Oberfläche, im Hinterblatte bilden sie dicht über dem Dilatator eine einfache Schicht, stellen sich aber gegen den Ciliarrand hin großenteils mit ihrer Hauptachse senkrecht zur Dilatatorfläche. Am Sphincter liegen sie teils den Flächen an, teils umgreifen sie die Bündel des Muskels. Die Blutgefäße umspinnen sie mit ihren Fortsätzen außerhalb der Adventitia; sonst stehen sie im lockeren Stroma in den verschiedensten Richtungen, wenn auch die radiale vorherrscht. In der vorderen Grenzschicht, die überhaupt den größten Pigmentreichtum aufweist und dadurch bestimmend für die Irisfarbe wird, kommt es zuweilen zur Bildung umschriebener Anhäufungen von Chromatophoren, die sich mehr oder weniger warzenartig über die Vorderfläche erheben [Naevi Fuchs (1913)]. Bei hellen bis blauen Augen sollen nach E. Fischer die Stromapigmentzellen fehlen oder vermindert sein; nach Fuchs wären zwar die Zellen stets vorhanden, nur schwankte der Pigmentgehalt. Münch (1925) wiederum erklärt, eine Verringerung der Menge des Pigmentes liege nicht vor, nur seien die Pigmentkörnchen fast oder ganz farblos, lassen sich aber mit dem Cajal-Bielschowskyschen Versilberungsverfahren schwarz färben. Die Koganeischen Klumpenzellen sind meist rundlich oder vieleckig, besitzen zum Unterschied gegen die Chromatophoren eine deutliche Zellmembran und etwas dunkleres, teilweise wetzsteinförmiges Pigment, das zur Verklumpung neigt, wie auch die Zellen selbst vielfach zu mehreren zusammengeballt als grobe schwarze Brocken im Stroma liegen (Abb. 38). Sie stammen aus dem retinalen Anteile der Iris, sind also ectodermaler Abkunft [Elschnig und Lauber (1906, 1907, 1908)]. Gelegentlich finden sich auch sehr pigmentarme Klumpenzellen, was aber nicht als Degenerationserscheinung aufzufassen ist (Wolfrum). Ihre Zahl bleibt selbst in der dunkel gefärbten Iris verhältnismäßig gering; sie fehlen aber auch, ebenso wie die Chromatophoren, in der blauen Iris nicht ganz. Für die Farbe der Iris sind sie offenbar ohne Belang. Man trifft sie in der Regel um den Sphincter und zwischen dessen Bündeln, ferner im glatten Teile der Ciliarzone, seltener weiter peripher, ausnahmsweise einmal auch überall [Fuchs (1920)]. Am Ciliarrande des Sphincter häufen sie sich bisweilen zusammen mit anderen pigmentierten Zellen in einem vom Dilatator schräg pupillarwärts aufsteigenden Faserzuge stärker an (Michelscher Pigmentsporn). Ähnliche Anhäufungen an der Unterfläche des Sphincter (Fuchssche Pigmentsporne) hangen gelegentlich durch Lücken des Sphincter hindurch mit oberflächlich zum Muskel gelegenen Klumpenzellen zusammen. Als Grunertscher Pigmentsporn wird eine Ansammlung von Klumpenzellen an der ciliaren Ausstrahlung des Dilatator bezeichnet.

Kann bei den Klumpenzellen kaum noch ein Zweifel darüber herrschen, daß sie und ihr Pigment von der Pars iridica retinae herzuleiten sind, so harrt die Frage nach der Herkunft des Pigments der Chromatophoren noch der endgültigen Beantwortung. Für die Unabhängigkeit von dem retinalen Irisblatt spricht der Befund bei Halbalbinos, wo bei pigmentarmem Zustande des Retinaepithels eine pigmentierte Iris vorhanden ist [FUCHS (1913)]. (Siehe aber auch MIESCHER S. 65.)

Bei den farbigen Rassen, besonders bei Negern und Hereros, kann der Pigmentgehalt der Iris den bei stark pigmentierten Affen übertreffen; warzige Anhäufungen von plumpen Chromatophoren und Klumpenzellen in der vorderen Grenzschicht sind nicht selten (WOLFRUM). HAUSCHILD (1909) unterscheidet in der Form der Chromatophoren einen negroiden, mongoloiden und europäischen Typus. Der negroide Typus (Neger, Melanesier) zeigt plumpe, wenig verzweigte Zellen, der mongoloide (Chinesen, Japaner, Inder) zierlichere Zellfortsätze, der europäische die zierlichsten. Nach WOLFRUM, der über ein großes Material von Augen melanotischer Rassen verfügte, ist dieses Rassenmerkmal unsicher, da gelegentlich auch beim Neger Zellen mit feinen Fortsätzen zu beobachten sind. Klumpenzellen kommen wahrscheinlich bei allen Säugern vor (LAUBER). Die Säuger mit metallisch gelb oder bräunlichgelb glänzender Iris, wie z. B. die Katzenarten, besitzen ein sog. *Tapetum iridis*. Die Chromatophoren der vorderen Stromaschichten sind mehr oder weniger vollständig durch längliche an beiden Enden zugespitzte oder zugeschärfte, seltener mehrfach verzweigte Zellen ersetzt, in denen ein aus feinen Nadeln bestehendes Pigment, auch in den Fortsätzen, parallel der Längachse angeordnet ist. Wiederkäuer und Rüsseltiere (außer dem Schwein), auch die Halbaffen, haben zwar ein Tapetum, doch wird es durch Chromatophoren der vorderen Grenzschicht verdeckt. Unter den Affen enthält bei Macacus die Iris sehr langgestreckte, mit spärlichen Fortsätzen untereinander verbundene Zellen mit ausgesprochener Längsanordnung des Pigments; bei anderen Affen und bei den Anthropoiden sind derartige Zellen nicht mehr deutlich nachweisbar. Die Tapetumzellen stammen wahrscheinlich auch von den Zellen der Pars iridica retinae ab (WOLFRUM).

Im normalen Irisstroma trifft man vereinzelt Wanderzellen (SALZMANN), eosinophile und Mastzellen, daneben Plasmazellen und ihnen ähnliche (plasmacytoide) Zellen [A. FUCHS (1920)] sowie Lymphocyten, von diesen öfter auch kleine Anhäufungen zwischen Iriswurzel und circularem Abschnitte des Ciliarmuskels (WOLFRUM).

Die **Muskulatur der Iris,** der M. dilatator und M. sphincter pupillae, entwickelt sich aus dem äußeren Blatte des embryonalen Augenbechers, dessen einfache Zellschicht sich am Pupillarrand in die ebenfalls einfache Schicht des inneren Blattes umschlägt. Während aber der Dilatator dauernd mit seinem Mutterboden in Zusammenhang bleibt, rückt der Sphincter von diesem weg in das hintere Stromablatt hinein. Die freiere Lage und die verhältnismäßige Dicke machen es verständlich, daß der Sphincter schon früh als Muskel erkannt wurde [MAUNOIR (1812)]. Die dünne helle Schicht der Dilatator-Fibrillen dagegen faßte ihr Entdecker BRUCH (1844) als homogene Basalmembran und Fortsetzung der Glashaut der Choroides auf. Erst HENLE (1866) stellte den Bau der Schicht aus radial nebeneinander gelagerten, weder elastischen, noch collagenen Fibrillen fest und glaubte, sie als echten Dilatator pupillae bezeichnen zu dürfen. Es hat lange gedauert, bis sich der Widerspruch dagegen beruhigt hat, und noch in neuerer Zeit [STUTZER (1898), FRUGIUELE (1899)] wurde das Vorhandensein eines Dilatators beim Menschen geleugnet oder an anderer Stelle (in den Stromazellen) gesucht [MÜNCH (1905, 1906)]. Den ersten Nachweis der Entwicklung aus dem äußeren Blatte des Augenbechers erbrachten für den Dilatator VIALLETON (1897), für den Sphincter NUSSBAUM (1899).

Der *M. dilatator pupillae* (BRUCHsche Haut, Glaslamelle der Iris, hintere Begrenzungslamelle SCHWALBEs und vorderes Epithelblatt der Pars iridica retinae) erstreckt sich als geschlossene Platte von der Iriswurzel bis in die Pupillarzone, erreicht aber den Pupillarrand nicht. Die Platte ist in die radiale Faltung der hinteren Irisfläche mit einbezogen. Sie besteht aus einer Lage in radialer Richtung langgestreckter flacher Zellen, die an beiden Enden über die Fläche zugeschärft sind und einen plattellipsoiden Kern besitzen (Abb. 37). Die Dicke der Lage beträgt etwa 8μ, die Breite der Zellen 7μ, die Länge 60μ; die Kerne messen 4—$6 : 14\,\mu$ (Salzmann). An der dem Irisstroma zugewandten Seite ist das Zellprotoplasma zu feinen, drehrunden, an den Enden zugespitzten contractilen Fibrillen umgebildet; sie liegen radial gleichlaufend nebeneinander und überschreiten in ihrer Länge diejenige des Zelleibes nicht. Seitlich ist jedoch die Fibrillenplatte breiter als die zugehörige Zelle und kommt so mit den Nachbarplatten zur Überdeckung (Wolfrum). Die Dicke der Fibrillenplatte schwankt zwischen 6 und $10\,\mu$ (Henle), $3\,\mu$ bei Miosis, $6{,}5\,\mu$ bei Mydriasis (Wolfrum). Beim Neugeborenen ist die Fibrillenlage in der Regel noch dünn, entwickelt sich also noch weiter; damit stimmt auch überein, daß noch im zweiten Jahre die Dilatatorwirkung unvollständig ist. Die Zellen sind mit meist rundlichen Pigmentkörnchen von verschiedener Größe gefüllt. Eine Abgrenzung des Zelleibes gegen die Fibrillen ist nicht vorhanden, was schon daraus zu entnehmen ist, daß häufig Fibrillen schräg oder bogenförmig die Zelle neben dem Kerne durchziehen und dann wieder in die gemeinsame Lage zurückkehren; ferner aber auch daraus, daß bei Versuchen, die Fibrillenschicht für sich darzustellen, stets Pigment und Kerne an ihr haften bleiben. Die Dilatatorzellen verhalten sich also ganz gleich den primitiven Epithelmuskelzellen, wie wir sie bei niederen Wirbellosen (Coelenteraten) sehen. In seltenen Fällen erscheint die Dilatatorschicht im peripheren Abschnitte der Iris mehrfach, teilweise 5—6fach; dabei hat dann die tiefste Schicht das typische Aussehen, die höheren Schichten bestehen aus Muskelzellen von mesodermalem Typus mit spärlichem Pigment um den Kern oder sind ganz pigmentlos [Forsmark (1905), Wolfrum]. Mit dem Irisstroma kommt eine innige Verbindung zustande, indem collagene Fibrillen sich flach dem Dilatator anlagern, die Myofibrillen umspinnen und sich bis in die Kerngegend verfolgen lassen, und indem ferner die Stromazellen zumeist senkrechte Protoplasmafortsätze zwischen die Myofibrillen senden oder sich mit kleinen Verdickungen an sie heften. Bei Miosis wird die Dilatatorschicht dünn, die langgestreckten Kerne drängen sich stärker an die Fibrillen heran, bei Säugern sogar zwischen die Fibrillen [Zietzschmann (1906), Klinge (1908)]; bei Mydriasis verdicken sich die Fibrillen, die Zelleiber werden epithelartig hoch, die Kerne mehr rundlich. Dafür, daß sich die Iris bei Mydriasis nicht entsprechend der Verkleinerung ihrer Fläche verdickt, braucht man nicht mit Münch Contractilität der Stromazellen zum Auspressen der Flüssigkeit anzunehmen: die Krypten und Lücken in der vorderen Grenzschicht bieten bei Zusammenschiebung des Stromas genügend Gelegenheit zum Abfluß.

Gegen die Pupille hin wird der Dilatator allmählich schwächer und hört 4—10 Zellbreiten vor dem Pupillarsaume ganz auf; seine Schicht wird durch einfache niedrige Epithelzellen fortgesetzt, die am Pupillarsaum in die hintere Zellschicht der Pars iridica retinae (Pigmentepithel der Iris) umbiegen. Das Ende des Dilatator geht, meist mit Bündeln von mesodermalem Typus und unter netzförmiger Verflechtung, muskulos in den Sphincter über. Schon vorher, am Michelschen Pigmentsporn, spalten sich einzelne oder kleine Gruppen von teilweise pigmentierten Muskelzellen aus dem Dilatator ab und ziehen schräg vor- und pupillenwärts zu dem und über den peripheren Rand des Sphincter unter Umbiegung in circulare Richtung in dessen erstes Bündel hinein („Speichenbündel", weil sie bei Betrachtung von der Fläche Radspeichen an der Nabe vergleichbar sind).

Nach der Iriswurzel zu verliert die Dilatatorplatte auf eine Breite von etwa 0,5 mm (Forsmark) die radiale Faltung und wird eben, zeigt aber kurz vor ihrem ciliaren Ende Andeutungen von welligen Biegungen entsprechend den Ciliarfortsätzen und -tälern. Hier schon lösen sich Züge ab, die schräg vorwärts in das Gerüstwerk der Kammerbucht zu verfolgen sind; außerdem finden sich gelegentlich Gruppen circular gelagerter Muskelzellen dicht über dem Dilatatorende [ELSCHNIG und LAUBER (1907)]. Dieses selbst liegt etwa da, wo das Pigmentepithel der Iris sich auf die Ciliarfortsätze hinüberschlägt. Die Fibrillenschicht wird spärlicher, die Zellkörper werden unregelmäßiger, die Kerne rücken dichter zusammen. Ein Teil der Fibrillen nimmt circularen Verlauf an, so daß eine Art von Ringmuskel entsteht. Aus ihm gehen in verschiedenen Ebenen und Richtungen Fortsätze ab und in Bindegewebszüge über, die teils in das uveale Gerüstwerk der Kammerbucht, teils in eine ringförmige Lage elastischer Fasern zwischen Ciliarmuskel und Kammerbucht einstrahlen. Diese Bindegewebszüge sind nicht elastisch, aber auch nicht rein collagen, stellen vielleicht eine Abart elastischer Fasern dar (WOLFRUM). Eine muskulose Verbindung mit dem M. ciliaris (v. SZILY) hat WOLFRUM nicht beobachtet. BERNER (1925) beschreibt dagegen von der verdickten Peripherie des Dilatator ausgehende Verbindungsfasern aus pigmentierten Muskelzellen, die zum M. ciliaris ziehen und mit ihm verschmelzen. Da sie immer in schräger Richtung verlaufen, sind sie in Radialschnitten nicht nachzuweisen.

Beim Neugeborenen ist die Ausbildung des Dilatators anscheinend noch nicht vollendet; Fibrillen sind bereits vorhanden, die zugehörigen Zellen aber noch mehr epithelhaft. Das ciliare Ende verhält sich in der Regel wie beim Erwachsenen, das pupillare ist vom Sphincter nur durch wenig Bindegewebe getrennt (WOLFRUM).

Mit dieser Beschreibung des menschlichen Dilatator, die sich den neuen Untersuchungen WOLFRUMS (1926) anschließt, stimmen auch die Angaben von HERZOG (1901) und von v. SZILY (1906) überein. WIDMARK (1900) sieht vor der Pigmentepithelschicht langgestreckte Muskelzellen mit rundem Querschnitt und stabförmigen Kernen, ähnlich wie KOELLIKER (1897), nach dem der Dilatator sich zu dem Pigmentepithel verhält wie die glatten Muskelfasern der Schweißdrüsen zu deren Epithel. GRUNERT (1898) findet ebenfalls nur einschichtiges Epithel an der Hinterfläche der Iris und läßt von diesem den Dilatator abstammen. Dagegen ist für LEVINSOHN (1906) und NAKAIZUMI (1907) der Dilatator gleich der alten BRUCHschen Haut und mit eigenen Stäbchenkernen versehen, unabhängig von der vorderen Epithelschicht der Pars iridica retinae. AD. SZILY (1902) läßt den Dilatator durch fibrillare Differenzierung einer kernlosen Lamelle hervorgehen, die durch Verschmelzung aus den basalen Enden der Zellen des äußeren Augenbecherblattes entstanden ist. CIRINCIONE (1922) gibt an, daß bei der im 7. Fetalmonate beginnenden Entwicklung des Dilatator auf der vorderen Epithelschicht eine zarte, in der Regel structurlose Basalmembran vorhanden sei, die sich scharf gegen das Irisstroma, aber nur undeutlich gegen die Epithelzellen abgrenze.

Der Dilatator kommt allen Wirbeltieren zu. Bei den Anthropoiden und niederen Affen verhält sich die Fibrillenschicht wie beim Menschen, nur die Zellkerne liegen dichter [HOTTA (1905)]. Unter den Haussäugern besitzt der Hund die dickste Fibrillenschicht; bei Wiederkäuern und Schwein ist sie zu radialen Leisten verdickt [KLINGE (1908)]. Muskulose Verbindungen mit dem Ciliarmuskel finden sich bei der Katze. Beim Fischotter besteht der sehr starke Dilatator aus mehreren Lagen [STOCK (1902)], der ähnlich gebaute der Robbe zeigt die Kerne innerhalb der Muskelschicht, nicht in der dahinter liegenden Protoplasmamasse (GABRIÉLIDÈS (1906)]. Beim neugeborenen Kaninchen sind Dilatatorfibrillen noch nicht entwickelt, das hintere Irisepithel ist noch zweischichtig [GRYNFELTT (1898)].

Der *M. sphincter pupillae* umzieht die Pupille als flacher Ring von 0,6 bis 0,8 mm Breite (WOLFRUM, 0,8—1,0 mm MERKEL, 0,6—1,2 mm v. EBNER, 0,6 bis 0,9 mm VOGT, 0,9 mm SALZMANN, 0,45—1,06 mm FUCHS) und 0,1 mm Dicke (WOLFRUM, 0,07—0,1 mm MERKEL, 0,1—0,17 mm SALZMANN, 0,016—0,08 mm FUCHS); die Größe des Querschnitts berechnet FUCHS (1918) mit 0,018 bis

0,077 qmm. Die Dicke ist meist gleichmäßig, nicht selten aber am ciliaren, zuweilen auch um ein geringes am pupillaren Rande größer (Abb. 38). Der Querschnitt erscheint manchmal nicht geradrandig, sondern leicht vorwärts concav oder S-förmig geschwungen, aber von dem jeweiligen Contractionszustand abhängig. Der Abstand von der Dilatatorschicht ist gegen den Pupillarrand stets kleiner als am Ciliarrande, mit Unterschieden von 30 und 70 μ. Vom Pupillarsaume wird der Muskel durch eine schmale Bindegewebsschicht getrennt. Collagene, im wesentlichen radial verlaufende Fibrillen überkleiden den Muskel, besonders dicht an der Vorderfläche, und dringen zwischen seine Bündel ein. Die Breite dieser Scheidewände, die auch Blutgefäße und Klumpenzellen enthalten, wechselt individual und damit auch die Dichte der Lagerung der Bündel. Auf die vom ciliaren Rande und der Hinterfläche des Muskels schräg ciliar- und rückwärts zum Dilatator ziehenden muskulosen und collagenen Verbindungen ist bereits oben hingewiesen. Die Muskelbündel bestehen aus 45—67 μ langen Zellen (v. Ebner) von mesodermalem Typus, d. h. ein Mantel aus contractilen Fibrillen umschließt ein centrales Protoplasma mit stäbchenförmigem Kern. Die Bündel durchflechten sich spitzwinklig der Fläche und der Tiefe nach und zeigen nur an den Rändern des Muskels eine mehr circulare Anordnung. Bei Contraction, die infolge dieses Baues stets vom ganzen Muskel ausgeführt wird, verengt sich der Ring, wird im Querschnitt dicker, aber nur wenig breiter (Fuchs); mit zunehmender Weite der Pupille ändert sich die Breite weniger als zu erwarten wäre: so maß Vogt (1922) bei einer Pupille von 4 mm eine Breite von 0,8 mm, bei 8 mm Pupille 0,6 mm. Bei stärkster Dehnung in Mydriasis erscheint der Muskel aber dünn und schmal. — Der Sphincter des Kindes ist bereits so breit wie der des Erwachsenen, nur dünner (Merkel und Orr).

Die Tatsache, daß bei Miosis der pigmentierte Pupillarsaum stärker sichtbar wird trotz der beträchtlichen Dehnung des Pigmentblattes der Iris in radialer Richtung, sucht Forsmark auf die Spannung der vorderen Stromaschichten und auf Pressung der hinteren Sphincterteile durch die vorderen zurückzuführen. Statt dieser nimmt Wolfrum Druck des Sphincter auf die hinter ihm gelegene Bindegewebsplatte an, die radial auszuweichen suche, und mangelhaften Gegenzug an der Hinterfläche, da in dieser Gegend der Dilatator fehle. Der Dilatator ist aber meines Erachtens bei Miosis überhaupt gänzlich entspannt, und die dünne und lockere Bindegewebsschicht könnte einem Drucke von vorn her leicht nach hinten in die zahlreichen radialen Fältchen auf der Rückseite der Pupillarzone ausweichen. Wir haben nun die schräg ciliar- und rückwärts vom Ciliarrand und der Hinterfläche des Sphincter ausgehenden Muskel- und Bindegewebszüge kennen gelernt, die sich in der Dilatatorschicht verankern. Durch deren Anspannung bei Contraction des Sphincter wird der ganze pupillenwärts gelegene Abschnitt der im ciliaren Abschnitte stattfindenden Dehnung im wahrsten Sinne des Wortes entzogen und, da sich gleichzeitig die von ihm bedeckte Fläche der Pupillarzone erheblich verkleinert, so nachgiebig gemacht, daß er von den angespannten vorderen Stromaschichten stärker über den Pupillarrand nach vorn gekrempt werden kann. Dieser Sondermechanismus der Pupillarzone ermöglicht auch ein Verständnis für das Zustandekommen der engen radialen Fältelung der Hinterfläche.

Die Entwicklung des Sphincter beginnt bei Embryonen von 8—9 cm Länge (4. Monat), indem sich im noch unpigmentierten äußern (vordern) Blatte des Augenbechers dicht an der Umbiegungsstelle in das innere (hintere) eine Zellwucherung bildet, die sich zapfen- oder kolbenartig, besser wohl leistenartig, verlängert und zunächst, nach Cirincione (1922) bis zum 9. Monat, mit der Ausgangsstelle in Verbindung bleibt. Diese erste Anlage wächst ciliarwärts aus und erhält Zuschüsse aus dem hinter ihr gelegenen Abschnitte des äußeren

Epithelblattes in Gestalt von „Spornen", die in sie eindringen und später zu „Speichenbündeln" werden. Die Sphincterzellen sind ursprünglich stark pigmentiert; gelegentlich ist ein Rest der Pigmentierung noch bei der Geburt nachweisbar [AD. SZILI (1902), JUSELIUS (1908), LAUBER (1908)].

Der Sphincter ist bei allen Wirbeltieren vorhanden, nur wechseln die Breite und Dicke. Die Reptilien und Vögel besitzen einen quergestreiften Sphincter, der sich über die ganze Breite der Iris ausdehnt. Beim Gorilla ist der ciliare Rand verdickt und etwas vorwärts gekrümmt (WOLFRUM). Bei niederen Affen ist der Muskel verhältnismäßig schwach (HOTTA); bei Hund, Katze und Wiederkäuern zeichnet er sich durch seine Breite aus. Bei elliptischer Pupille [Schwein: MICHEL (1875), Pferd: EVERSBUSCH (1885), Schaf: RICHTER (1909)] und ähnlich bei spaltförmiger [Katze RASELLI (1923)] wird der im allgemeinen gleichbreite Sphincter an den Schmalseiten der Pupille durch radial in das Irisstroma ausstrahlende Muskelzüge verhindert, eine gleichmäßige concentrische Verengerung der Pupille herbeizuführen.

Das **Pigmentepithel** *der Iris*, d. h. die hintere Zellschicht der Pars iridica retinae, schlägt sich am Pupillarsaum in den nicht zu Dilatatorzellen umgewandelten Abschnitt der vorderen Zellschicht um. Infolge der in der Regel außerordentlich dichten Pigmentierung sind Zellgrenzen zunächst nicht erkennbar; sie treten erst nach Entfärbung des Pigments hervor. Die Zellen sind niedrige, unregelmäßig sechsseitige Prismen [FUCHS (1913)] mit kugligem Kern. In den Tälern zwischen den früher besprochenen concentrischen Leisten sitzen sie unmittelbar auf den Dilatatorzellen. Die Leisten sind emporgestauchte solide Zellmassen, in denen nur noch die basalen Zellen dem Dilatator anliegen. Die freie Oberfläche der Zellen zeigt, wie am Ciliarkörper, eine Cuticula, die sich leicht im ganzen als zartes Häutchen (*Limitans iridis*) ablöst und sich bis zur Verbindung des Pupillarsaumes mit der vorderen Grenzschicht der Iris verfolgen läßt. Das Pigment besteht, unabhängig von der Rasse (WOLFRUM), aus verschieden großen rundlichen Körnchen neben spärlichen kurzen Nadeln (FUCHS) von gelber, brauner bis schwarzer Farbe und füllt den ganzen Zellkörper gleichmäßig, wenn auch in individual wechselnder Dichte. Der Zusammenhang des Pigmentepithels mit der Dilatatorschicht ist ziemlich locker, besonders im Alter, wo auch eine Abnahme des Pigments einzutreten pflegt. Gelegentlich setzt sich vom Pupillarsaum aus Pigment auf die Vorderfläche des pupillaren Randes des Sphincter fort und wird da von Irisstroma überlagert [ELSCHNIG und LAUBER (1907)]. Da der Sphincter sich von dieser Stelle aus entwickelt, liegt es nahe anzunehmen, daß ein Teil der ciliarwärts vorwachsenden Zellwucherung sich nicht in Muskelzellen umgewandelt und bei der späteren Pigmentierung das Pigment festgehalten hat. VOGT (1922) beobachtete sehr häufig ein Übergreifen von Stromaspangen auf den normalen Pigmentsaum, besonders oben, nasal und temporal, manchmal auch rundum. Diese „Stromakrallen" sollen aber nichts mit der eben erwähnten Bildung gemein haben.

Die Entwicklung des Pigments der Pars iridica retinae beginnt nach JUSELIUS (1907) beim Embryo von 8—10 cm Länge am ciliaren Rande des vorderen Epithelblattes, schreitet in diesem bis zum Pupillarrande fort, geht dann auf das hintere Blatt über und erreicht in diesem den Ciliarrand beim Embryo von 19 cm Länge.

Von den **Blutgefäßen** *der Iris* kommen die Arterien aus dem Circulus art. iridis maior. Sie sind zahlreich, entspringen, häufig mit denen der Ciliarfortsätze, aus dem vorderen Umfange des Circulus und treten, gewöhnlich in kleinen Gruppen, entsprechend dem Ansatze der Ciliarfortsätze in die Iriswurzel. Von da streben sie je nach dem Contractionszustande der Iris mehr oder weniger geschlängelt, aber im ganzen radial unter allmählicher Aufspaltung pupillenwärts, da und dort in kurzen Bögen anastomosierend. Ein Teil der Ästchen geht in die Krause, der größere darunter hinweg in die Pupillarzone und zerfällt da in die Endzweige, die von beiden Flächen her den Sphincter umfassen und ihn mit einem feinen Capillarnetz um- und durchspinnen. Sonst sind Capillaren noch an der Vorderfläche der Pupillarzone etwas reichlicher vorhanden; vor dem Dilatator bilden sie ein weitläufiges Netz, unter der vorderen Grenzschicht sind sie spärlich. Die hier verlaufenden Gefäßchen bestehen zumeist aus kleinen Venen. Die aus den Capillarnetzen sich sammelnden, reichlich untereinander verbundenen Venenstämmchen nehmen ebenfalls radialen Verlauf und vereinigen sich gegen die Iriswurzel büschelförmig. Dann wenden sie sich auf die Innenfläche des Ciliarkörpers und münden in die Venen der Ciliarfortsätze, die dem System der Vv. vorticosae zugehören (Leber).

Allen Gefäßen der Iris ist eine auffallend dicke Wandung gemeinsam. Sie wird im wesentlichen aus sehr feinen collagenen Fibrillen hergestellt, die größere Gefäße gleichmäßig dicht umspinnen, bei kleineren und Capillaren eine dichte Außen- um eine lockere Innenhülle bilden. Diese Adventitia hängt durch Fibrillen mit dem umgebenden Stroma zusammen, enthält aber nur an stärkeren Gefäßen Bindegewebszellen. An den größeren Arterien ist eine fast geschlossene Media vorhanden, an kleineren finden sich nur vereinzelte circulare Muskelzellen; eine Elastica ist bis in die kleinsten Arteriolen deutlich. Die Wand der Venen ist dünner, besitzt aber auch eine Elastica. An den Capillaren liegen auf der Adventitia langgestreckte Zellen (Wolfrum), die wohl den von Eberth, Rouget und S. Mayer beschriebenen, von Marchand (1923) als „Adventitialzellen", von Zimmermann (1923) als „Pericyten" bezeichneten Zellen entsprechen. Ihre von Vimtrup (1922) behauptete Contractilität wird von Zimmermann und Benninghoff (1926) bestritten. Herzog (1915) leitet diese Zellen von dem Endothel ab. Die von Salzmann (1912) angenommenen „perivascularen Scheiden (Perithel)" der Venen, die unmittelbar an das Endothel grenzen sollen, erwähnt Wolfrum nicht.

Lymphgefäße fehlen auch der Iris; die offenen Räume in dem lockeren Stroma stehen durch die Krypten und die Lücken in der vorderen Grenzschicht so frei mit der vorderen Kammer in Verbindung, daß in ihnen auch nur Kammerwasser enthalten sein kann. Koeppe (1920) sah mit dem Spaltlampenmikroskop in der lebenden, pigmentarmen Iris außer perivascularen Lymphscheiden innerhalb der wolligen Adventitia unmittelbar unter der zarten Oberflächenschicht ein allerfeinstes, röhrenartiges System mit dichotomischen, pupillenwärts gerichteten Verzweigungen, mitunter den Blutgefäßen folgend, ferner bläschenartige Vorwölbungen der obersten Zellagen. Im Alter werden diese Bildungen deutlicher, die Röhrchen ampullenförmig aufgetrieben. Ein Zusammenhang mit den perivascularen Lymphscheiden war nicht festzustellen; gegen den Pupillarrand verschwinden sie allmählich. Koeppe hält sie für subendotheliale Lymphräume, deren (gänzlich hypothetische) Wandung im Alter infolge von Ernährungsstörungen degeneriere. Thiel (1927) deutet die bei indirecter Beleuchtung entlang den dunkel erscheinenden Trabekeln sichtbaren hellen Streifen anders als Koeppe: es seien wahrscheinlich die „in der Seitenfläche gesehenen Deckzellen". Bläschen, auch in Reihen, beobachtete er nur bei Iriserkrankungen. Wolfrum hat in seinen Präparaten offenbar weder die Koeppeschen, noch die von Magnus und Stübel durch Wasserstoffsuperoxyd erzeugten „Lymphräume" gefunden.

Mit **Nerven** ist die Iris außerordentlich reich versehen. Aus dem Ciliarplexus treten starke gemischte, beim Menschen aber vorwiegend marklose Nervenstämmchen radial in die Iriswurzel, nahe deren Oberfläche, teilen sich bald und bilden durch seitliche Verbindungen ein unregelmäßiges peripheres Ringgeflecht vor den größeren Gefäßen. Von diesem verlaufen stärkere Bündel meist markloser Fasern zunächst noch radial, vielfach mit den Gefäßen, pupillenwärts, gehen dann aber unter wiederholter Teilung in ein weitmaschiges Netz über, von dem aus feine und feinste marklose Fasern sich unter Aufsplitterung und Vereinigung zu Netzen über die ganze Iris bis zum Pupillarrand ausbreiten. Man unterscheidet 4 solcher Netze, eines im vorderen Stromablatt, eines um die Gefäße, eines dicht vor dem Dilatator und eines um und im Sphincter. Das wahrscheinlich sensible Netz im Vorderblatt ist minder dicht als das über dem Dilatator, das als ungeheures Gewirr äußerst feiner Fasern erscheint (WOLFRUM). An den Gefäßen liegen in der Adventitia gröbere Fasern, von denen feinste Fäden steil an das Endothelrohr herantreten, dort mit kleinen Anschwellungen enden oder es unter weiterer Aufsplitterung umfassen. Die Stromazellen und besonders die Chromatophoren sind ebenfalls reich umsponnen; nach WOLFRUM ist wahrscheinlich jede Zelle mit Nerven versehen. Die Anlagerung ist immer so eng, daß nicht zu sagen ist, ob und wann es sich um eine Nervenzelle handelt. Man wird auch hier wohl an den Nachweis BOEKEs (s. bei Nerven der Cornea S. 58) zu denken haben, daß die marklosen Nervenfasern auf ihrem Wege sich den Bindegewebszellen nicht nur äußerlich anlagern, sondern in den äußeren Schichten des Protoplasmas und in den Zellfortsätzen verlaufen, sich auch eine zarte Protoplasmahülle mitnehmen. Dann werden auch die an den Teilungsstellen der marklosen Fasern in der Iris wie im Ciliarkörper gefundenen, von spärlichem Protoplasma umgebenen Kerne verständlich. Anderseits müßten die Angaben über das Vorhandensein und das Verhalten von echten Nervenzellen in der Iris neuerdings mit der von BOEKE besonders ausgearbeiteten BIELSCHOWSKY-schen Untersuchungsweise nachgeprüft werden, denn diese Angaben gehen weit auseinander. Nachdem von J. ARNOLD (1863) und FABER (1876) das Vorkommen von Ganglienzellen behauptet, von A. MEYER (1879) für die menschliche Iris als wahrscheinlich bezeichnet worden war, sprachen sich PANSE (1877), FORMAD (1878), FÜRST (1880), SCHWALBE dagegen aus. Nach AGABABOW sind Ganglienzellen in der Iris nur sehr spärlich. MÜNCH (1905) findet beim Menschen und besser noch beim Affen zwischen den großen Stromazellen kleine Nervenzellen von dem primitiven Typus der CAJALschen Zellen in den Endausbreitungen des Sympathicus als Knotenpunkte eines echten, elementaren, aus den Zellausläufern gebildeten Nervennetzes; die Verbindung mit den Stromazellen geschieht durch einfachen Contact, durch kleine Endkegel oder durch Anlagerung der Nervenzelle selbst. SCHOCK (1911) konnte dies besonders für die Affeniris bestätigen. So sprechen auch SALZMANN (Mensch) und KIRPITSCHOWA-LEONTOWITSCH (1911) (Kaninchen) die Zellen in den Nervennetzen für Ganglienzellen an. HOSCH (1890) sah Nervenzellen im Sphincternetz, und auch POLLOCK (1914) beschreibt vom Kaninchen einen motorischen Nervenplexus mit Nervenzellen im Sphincter und Dilatator, der nach Entfernung des Ganglion ciliare und des Ganglion cervicale supremum bestehen bleibt; LANGLEY (1920) läßt jedoch die Zellen nicht für Nervenzellen gelten. Die Tatsache, daß Zellen die unmittelbare Fortsetzung von Nervenfibrillen bilden, die in das Zellprotoplasma übergehen, daß ferner die Zellausläufer massenhaft anastomosieren, und daß die Kerne viel heller als in Bindegewebs- oder SCHWANNschen Zellen sind, führt WOLFRUM, wie MÜNCH und SCHOCK, zur Annahme eines sympathischen Nervensyncytiums. Freie Nervenendigungen im Stroma gibt es nicht (AGABABOW). Die motorischen Endigungen sind jedenfalls noch genauer zu erforschen. Nach WOLFRUM setzen sich die Nerven an die Muskelzellen der Gefäße mit Endfüßchen; am Sphincter zeigen sich mit der HELDschen Färbung radial über ganze Zellreihen hinwegziehende dunkle Bänder; auf den einzelnen Zellen bleibt dabei eine schwärzliche Auflagerung, die durch feine gestreckte Fibrillen mit den Nachbarn verbunden ist. Aus der Beschreibung geht aber nicht hervor, ob der Zusammenhang dieser Bildungen mit dem Nervennetze festgestellt ist. Aus dem dichten Netz über dem Dilatator treten feinste Fäserchen entweder unmittelbar an die Myofibrillenschicht heran oder durch Vermittlung eines eigentümlichen Gebildes, das stark lichtbrechende Körnchen enthält und wieder feinste Fortsätze entsendet. Außerdem finden sich da noch fern vom Muskel gelegene, gestreckte Zellen mit langen Ausläufern, die oft von einer kleinen Anschwellung feinste Fasern an die Dilatatorzellen geben; die Art der Endigung ist noch unbekannt.

Der Kammerwinkel, Angulus camerae anterioris.

Der zwischen dem Übergang der Sclera in die Cornea und dem Wurzelteile der Iris gelegene verengte Randabschnitt der vorderen Augenkammer ist der *Kammerwinkel* (Kammerbucht, Iriswinkel, Hornhaut-Iriswinkel, Fontanascher Raum), dessen tiefste Stelle sich bis dicht an die Vorderfläche des Ciliarmuskels heranschiebt (Abb. 28, S. 73). Die Weite des Winkels hängt wesentlich vom Verhalten der Iriswurzel ab: ist diese, wie in der Regel, dünn, weicht also gegen die Ciliarzone der Iris zurück, so ist der Winkel weit und an seinem Scheitel mehr oder weniger ausgerundet. Beim Neugeborenen ist er noch eng und spitz; die völlige Ausweitung geschieht zwischen dem 2. und 4. Lebensjahre. Im menschlichen Auge geht der Winkel ohne Grenze in die Vorderkammer über, bei vielen Säugern aber wird er teils von dickeren oder dünneren Strängen, die sich von der Vorderfläche der Iris zur Corneoscleralgrenze frei hinüberbrücken [„Irisfortsätze“ Iwanoff und Rollett (1869), Iriszipfel], teils in der Nachbarschaft des Ciliarmuskels von locker netzförmig untereinander verbundenen Balken durchzogen. Hueck (1841), der diese Bildung beim Rind untersuchte, gab ihr den Namen „Lig. pectinatum iridis“, weil die Balken dem bloßen Auge beim Anspannen durch Rückwärtsumlegen der Iris in ihrer ziemlich regelmäßigen Folge etwa den Eindruck der Zähne eines Kammes gewähren. Die Lücken zwischen den Strängen und Balken werden als Fontanascher Raum bezeichnet; sie öffnen sich gegen die Vorderkammer. Beim Menschen finden sich freistehende Stränge nicht mehr, aber in der Tiefe des Kammerwinkels, vor dem M. ciliaris, sind in individual wechselndem Maße untereinander verbundene Balken und Pfeiler vorhanden, die zwischen sich gelegentlich seichte Buchten oder ein spärliches Lückensystem zeigen. Nach innen stehen sie mit der Iriswurzel durch eine meist geringe Menge feinfaserigen Gewebes in Zusammenhang; nach außen und vorn gehen sie in ein eigentümliches System durchbrochener Platten über, das nach innen vom Sinus venosus sclerae (Schlemmii) die Scleralrinne ausfüllt und außerdem teilweise Anschluß an den Ciliarmuskel zeigt. Dieses *Gerüstwerk der* menschlichen *Kammerbucht* [H. Virchow, Plattenwerk Schwalbe, Trabeculum corneosclerale Krückmann, Lig. cribriforme Henderson (1921)] mit dem Namen Lig. pectinatum zu belegen [Asayama (1901)], entbehrt der Berechtigung. Dann ist es schon besser, mit H. Virchow auch das Lig. pectinatum der Säuger in das Gerüstwerk der Kammerbucht einzubeziehen und bei Unterscheidung eines scleralen und eines uvealen Anteils es diesem zuzurechnen. Es würde danach beim Menschen der vordere Abschnitt des uvealen Anteils, die freien Stränge, fehlen und nur der hintere Abschnitt erhalten sein.

Im Meridionalschnitt erscheint das Gerüstwerk etwa dreieckig, mit schlanker Spitze vorn, an und außen über dem peripheren Rande der Descemetschen Haut, hinten vom Scleralwulste und der Vorderfläche des Ciliarmuskels, innen von der Vorderkammer, außen zum größten Teile vom Sinus venosus sclerae begrenzt. Was von den Bestandteilen des Gerüstwerks an den Scleralwulst stößt und in ihn übergeht, rechnet zum scleralen Abschnitte, das übrige zum uvealen; eine scharfe Trennung beider ist nur beschränkt durchzuführen. Den Hauptanteil aber macht jedenfalls der sclerale Abschnitt aus. Wie früher gesagt, hebt sich die innerste Schicht der Cornea propria, etwa 0,28—0,32 mm axial zum

Vorderrande des Sinus venosus sclerae (SCHWALBE), von der DESCEMETschen Haut und dem vorderen Grenzring unter spitzem Winkel ab, um auf die Außenfläche des Sinus und dort in sclerales Bindegewebe überzugehen. In diesen Winkel schiebt sich der sclerale Abschnitt des Gerüstwerks. Nach ASAYAMA, der das Gerüstwerk am menschlichen Auge in Flächenpräparaten untersuchte, besteht es aus vielen durchlochten Platten, die sich aus vorwiegend äquatorial gelagerten, verschieden breiten, dünnen Balken zusammensetzen. Die Balken sind mit den Nachbarn durch spitzwinklige Randabspaltungen verbunden und

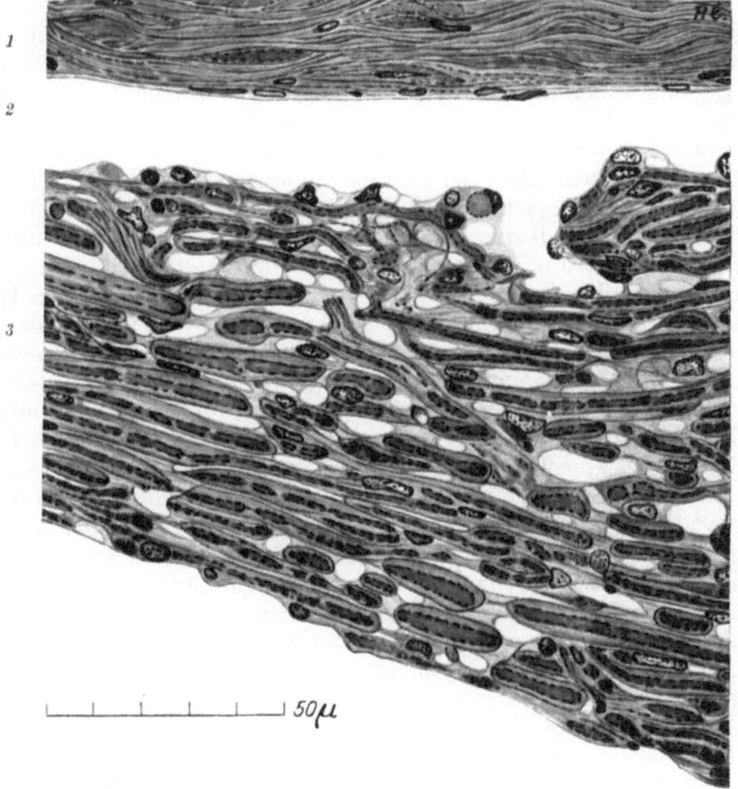

Abb. 39. Ein Abschnitt aus dem Gerüstwerk des Kammerwinkels der Abb. 28 an der Innenwand des Sinus venosus sclerae. Färbung der elastischen Fasern. ZENKERsche Flüssigkeit, molybdänsaures Hämatoxylin. (Präparat von Prof. STIEVE.) *1* Sclera, *2* Sinus venosus sclerae, *3* Gerüstwerk.

lassen so äquatorial gestellte Lücken zwischen sich. Abspaltungen von der Fläche vereinigen in ähnlicher Weise die Platten untereinander. Die Grundlage eines Balkens ist ein Band oder eine Anzahl nebeneinander geordneter Bänder aus dichtem, feinfaserigem Bindegewebe. Jedes Band wird an der Oberfläche rundum bekleidet von einer Schicht ziemlich derber elastischer Fasern, die in der Längsrichtung des Balkens verlaufen. Das Ganze ist umgeben von einer gleichmäßig glashellen Hülle, die beim Übergange von einem Balken auf den andern die Winkel der Lücken ausrundet, so daß diese zumeist elliptische Form besitzen. Die Spalten zwischen den Platten werden reichlich von schmalen und breiten Protoplasmabrücken durchzogen, zwischen denen wiederum runde oder elliptische Lücken mannigfaltiger Größe bleiben. In diesen Brücken, mehr oder weniger den Balken angelagert, finden sich Kerne in großer Zahl (Abb. 39). Die Weite der Spalten zwischen den Platten kann sich an Meridionalschnitten sehr verschieden darstellen, teilweise wohl infolge der Behandlung des Präparates; wo die Spalten offen stehen, erreicht sie, im mittleren Abschnitte des Gerüstwerks, die Dicke der Balken, überschreitet sie auch stellenweise nicht unerheblich. Über die Herkunft der homogenen Hüllen der Balken erhält man noch am ehesten Aufschluß, wenn man das Endothel der Vorderkammer von der Descemetschen Haut her verfolgt. Es setzt sich unter stärkerer Abflachung und Verbreiterung der zu jedem Kern gehörenden Protoplasmamasse auf die innerste Platte des Gerüstwerks fort; Zellgrenzen sind nicht mehr zu erkennen. Hie und da sieht man die stärker vorspringenden Kerne unmittelbar auf der elastischen Faserschicht der Balken liegen, während das Zellprotoplasma die Hülle bildet. An den Löchern der Platte geht das Protoplasma ohne Grenze in dasjenige der Brücken innerhalb der Spalten über. Ganz ähnlich zeigen auch die der Innenwand des Sinus venosus anliegenden Balken die Endothelkerne oft dicht auf der elastischen Faserschicht. Im Innern des Gerüstwerks wird man dann häufig Stellen finden, besonders bei leichter Hebung und Senkung des Tubus, sowie an Schräg- und Längsschnitten der Balken, an denen die zarten Brücken glatt mit der Masse der Balkenhülle zusammenhangen. Die Brücken sind eben viel dünner als das Präparat, d. h. als die Balkenquerschnitte, so daß der Rand der Hüllen zumeist als scharfe Grenzlinie hervortritt, die Masse der Hüllen stärker lichtbrechend erscheinen muß als die Masse der Brücken. Man darf also vielleicht sagen: das Gerüstwerk des Kammerwinkels besteht aus bindegewebig-elastischen, flachen, vielfach untereinander verbundenen Balken, eingeschlossen in ein schwammartiges Syncytium. Diese Auffassung würde sich auch mit dem Befund bei Neugeborenen vereinigen lassen, bei denen die Balken noch sehr spärliche Bindegewebsfibrillen enthalten, fast ganz aus glasiger Masse zu bestehen, die Zahl der Lücken geringer, die Kerne dichter scheinen (Asayama). Ich teile also nicht die Ansicht Salzmanns, der die glasigen Balkenhüllen mit der Descemetschen Haut in Verbindung bringt und von einem aus dem Hornhautendothel fortgesetzten Syncytium überzogen sein läßt, obwohl er selbst erwähnt, daß auf der Fläche der Balken der äußerst dünne Überzug nicht von der Hülle abgrenzbar sei. Damit soll aber nicht gesagt sein, daß die die Balken umhüllenden glasigen Teile des Syncytiums nicht dichter und widerstandsfähiger wären als die kernhaltigen Teile in den Lücken.

An der Innenwand des Sinus venosus sclerae zeigen die Platten hinten, gegen den Scleralwulst hin, ebenfalls vorwiegend äquatorial geordnete Balken, nach vorn zu aber wird deren Verlauf unregelmäßig, und es kommt gelegentlich zu sternförmigen Verbindungen. Die Spalten zwischen und die Lücken in diesen äußersten Platten des Gerüstwerks sind eng. Das Endothel des Sinus schließt die Lücken der Grenzplatte, hängt hier unmittelbar mit dem Gerüstsyncytium zusammen und beteiligt sich wie dieses an der Bildung der Balkenhüllen; die Kerne sitzen vielfach dicht auf der elastischen Faserschicht der Balken. Die Platten verschmelzen nach vorn hin, die feinen Bindegewebsfibrillen der Balken biegen zumeist in meridionale Richtung um, oft unter strahliger Ausbreitung, schieben sich an der innersten Schicht der Cornea propria entlang und gehen schließlich als fast homogene dünne Platte in die Außenfläche der Descemetschen Haut über. In ähnlicher Weise verhalten sich die übrigen Platten des scleralen Anteils des Gerüstwerks: sie werden nach vorn dünner, wenden teilweise die Fasern ihrer Balken in meridionale Richtung, gelangen über den vorderen Grenzring in den Winkel zwischen innerster Hornhautschicht und Randabschnitt der Descemetschen Haut und setzen sich an deren Außenfläche. In dem Winkel verschwinden die Spalten zwischen den Balken, aber auch die glasigen Hüllen, und es bleiben zwischen den Faserzügen nur flache Bindegewebszellen, deren Kerne, wie bereits SCHWALBE bemerkte, gegenüber der Umgebung eigentümlich gehäuft erscheinen. Der Mantel kräftiger elastischer Fasern um die Balken verliert sich ebenfalls rasch. Nach hinten verbindet sich das Gerüstwerk mit dem Scleralwulst, indem die Balken unter Verlust ihrer glasigen Hülle zwischen die viel dickeren äquatorialen Bündel des Wulstes eindringen. Sie ändern dabei zum größten Teile die Richtung ihrer Bindegewebsfibrillen zu schrägem oder meridionalem Verlauf und gehen entweder in meridionale Sclerabündel über oder verlieren sich allmählich. Auch hier werden die Balken nur von flachen Bindegewebskernen begleitet. Die elastischen Fasern an den Oberflächen der Balken zeigen zunächst noch keine Verminderung; sie werden erst spärlicher und verschwinden schließlich ganz zugleich mit denen der äquatorialen Bündel des Scleralwulstes. Diese Bündel besitzen in der Nachbarschaft des Sinus venosus und des Gerüstwerks an ihrer Oberfläche einen dichten Mantel und im Innern eine wechselnde Anzahl dicker elastischer Fasern meist äquatorialen Verlaufs. Ungefähr in gleicher Linie mit dem vorderen Ende der meridionalen Bündel des Ciliarmuskels oder des Perichoroidalspaltes hört diese elastische Beigabe ziemlich plötzlich auf; zum mindesten werden die Fasern so dünn, daß sie im Meridionalschnitte nicht mehr auffallen.

Als *uvealen Abschnitt* des Gerüstwerks der Kammerbucht wird man den Teil bezeichnen können, der vor dem vorderen Ende des Ciliarmuskels liegt und nach innen bis zur Iriswurzel reicht. In der Breite des Sinus venosus ist eine Abgrenzung gegen den scleralen Abschnitt des Gerüstwerks höchstens darin zu finden, daß die Platten vorwärts durch Verschmelzung rasch an Zahl abnehmen; der Bau der Platten und Balken läßt jedenfalls keinen Unterschied erkennen. Vorn hört der uveale Abschnitt am vorderen Grenzring auf, worin von der anderen Seite die DESCEMETsche Haut endet. Die Art des Übergangs weicht nicht merklich von der Endigung der scleralen Platten ab. Hinten bestehen in dem Anschluß an den Ciliarkörper offenbar individuale Schwankungen. Liegt vor dem Vorderende des meridionalen Abschnittes des Ciliarmuskels noch die früher (S. 33) erwähnte, im Meridionalschnitte spornartige Fortsetzung des Scleralwulstes, so verhalten sich die Balken zu ihr gerade so, wie die des scleralen Gerüstwerks zum eigentlichen Scleralwulste, verlieren ihre glasige Hülle, behalten aber ihre Bedeckung von elastischen Fasern und dringen unter teilweiser Änderung ihrer Faserrichtung als schmale Streifen zwischen die äquatorialen Scleralbündel. Endet in solchem Falle der BRÜCKEsche Muskel mit Umbiegung seiner Bündel in äquatoriale Richtung, so sieht man feine Bindegewebsbündel in den Muskelring einstreichen, aber ohne Begleitung elastischer Fasern. Fehlen die muskulosen Ringbündel oder sind sie nur spärlich, so ziehen aus dem Ende des meridionalen Muskels bindegewebige Bündel in die Fortsetzung des Scleralwulstes und vereinigen sich vielleicht mehr oder weniger mit den Balkenfasern. Denselben Eindruck gewinnt man, wenn weder ein Scleralsporn noch eine nennenswerte äquatoriale Ablenkung der Ciliarmuskelbündel vorhanden ist: dann verschwinden zunächst die offenen Lücken zwischen den Gerüstbalken und damit die glasigen Hüllen; die dicken elastischen Fasern bleiben noch eine Strecke weit erhalten, ehe die Verbindung mit der bindegewebigen Endigung des Muskels erfolgt.

Nach innen von dieser Verbindung schiebt sich das uveale Gerüstwerk teils gegen das vordere Ende des radialen, teils zwischen die Bündel des äquatorialen (MÜLLERschen) Abschnittes des Ciliarmuskels. Die Lücken im Gerüstwerke werden unregelmäßig und spärlich; die glasigen Hüllen der Balken sind nur noch im Bereiche der Lücken vorhanden; die dicken elastischen Fasern verschwinden früher als die Lücken. Die Balken nehmen überwiegend meridionalen Verlauf an und gehen so unmittelbar in die aus dem radialen Muskelabschnitte hervortretenden Bindegewebsbündel über.

Gegen die Vorderkammer wird das geschilderte Gerüstwerk noch von einer innersten Schicht bedeckt, die in ihrem Bau gänzlich von dem der Gerüstplatten abweicht. Bei bester Ausbildung reicht diese Schicht von der Iriswurzel bis zum vorderen Grenzring und erscheint als weitläufiges Netz cylindrischer, 10—20 μ dicker, etwa radial verlaufender Bindegewebsbündel, die durch schräge Verbindung untereinander in vorwiegend meridionaler Richtung ausgezogene Maschen herstellen. Die Bündel sind sehr feinfaserig, gleichmäßig dick, nur an den Verbindungsstellen etwas anschwellend, von feinen elastischen Fasern umsponnen (Henle) und, soweit sie frei liegen, von Endothel überzogen. Vorn gehen sie entweder unmittelbar oder nach Bildung eines engeren Netzes mit mehr äquatorial gerichteten Maschen in den vorderen Grenzring über; hinten biegen sie, mehr oder weniger pfeilerartig vorspringend, auf die Iriswurzel um (Irispfeiler) und splittern dabei in feinste Fäserchen auf, die teils in das Irisstroma, teils in die Grundplatte des Ciliarkörpers einstrahlen. Nach Wolfrum hangen sie mit den bindegewebigen Endigungen des M. dilatator iridis zusammen. Hier trifft man häufig Pigmentzellen zwischen den Fasern. Bei geringer Ausbildung endet diese Schicht vorn früher oder später auf der innersten Gerüstplatte; sie kann auch ganz fehlen, anderseits aber in seltenen Fällen am vorderen und hinteren Ende mehrere Maschenlagen zeigen [Asayama, Kubik (1920)].

Nur diese innerste Schicht nannte Henle Lig. pectinatum und erkannte den Unterschied gegen das Gerüstwerk an der Innenseite des Schlemmschen Kanals. Sie ist der Rest einer beim menschlichen Fetus (Anfang des 6. Monats) zunächst ausgedehnteren Bildung, die aber in der Regel im letzten Fetalmonate verkümmert [Seefelder und Wolfrum (1906)]. Bei den Affen ist der sclerale Anteil des Gerüstwerks weniger dicht als beim Menschen. Unter den Anthropoiden besitzt der Schimpanse noch den vorderen Abschnitt des uvealen Gerüstwerks in Gestalt endothelbekleideter kegelförmiger Fortsätze von der Vorderfläche der Iriswurzel an das sclerale Gerüstwerk zwischen Descemetscher Haut und Sclera (H. Virchow); bei Orang und Gibbon ist er nicht vorhanden (Wolfrum). Von den Säugern mit deutlicher Ausbildung dieses Teils des uvealen Gerüstwerks zeigen die Huftiere starke bindegewebige Balken, z. B. beim Rind in drei Reihen hintereinander, die sich breit und kegelförmig senkrecht vom Ciliarteil der Irisvorderfläche erheben. Sie treten mit kurzem cylindrischem Endstück an den vorderen Grenzring und rückwärts dazu an die Balken des scleralen Gerüstwerks und gehen darein unter Umbiegung ihrer Fasern in äquatoriale Richtung über. Bei den Raubtieren ziehen dünne, fadenförmige Stränge von der Sclerocornealgrenze durch den Eingang der Kammerbucht schräg rückwärts zur Vorderfläche der Iris [Fritz (1906)]. Beide Formen sind mit einem Endothelbelage versehen.

Der Abfluß aus der Vorderkammer findet nach den Untersuchungen von Seidel (1923) nur durch den Sinus venosus oder, wo ein solcher bei Tieren nicht vorhanden und durch ein feines Venengeflecht ersetzt ist, durch diese Blutgefäße statt. Seidel bestimmt die Größe der Endothellücken in den scleralen und episcleralen Gefäßen zwischen 20 und 10 $\mu\mu$, während die in der Wand des Sinus venosus größer sein müssen, und bezeichnet danach die Venenwände des Kammerwinkels als Ultrafilter. Daß der Abfluß durch das grobe Filter des Gerüstwerks des Kammerwinkels geht, sieht man am überzeugendsten in krankhaften Fällen, in denen körnige Pigmentmassen aus der Iris ausgeschwemmt werden und nun die Lücken in dem Gerüstwerk verstopfen, wie man es auch künstlich durch Einspritzung von Tusche in die Vorderkammer erzielen kann. Ein Übertritt der Pigmentkörner in den Sinus venosus läßt sich nicht feststellen.

Bei seinen engen Beziehungen zu dem Gerüstwerke wird der Ciliarmuskel durch seinen Tonus und noch mehr durch seine Contraction auf dieses und mittelbar auf den Sinus venosus wirken müssen. Nach Küsel (1906) verengen die meridionalen Bündel des Muskels den Sinus, dagegen erweitern ihn die äquatorialen und vorderen radialen Bündel. Eine solche Gegensätzlichkeit braucht man meines Erachtens nicht anzunehmen. Alle Teile des Muskels erweitern zunächst sicher die äquatorial verlaufenden Lücken zwischen den Gerüstbalken in meridionaler Richtung; die äquatorialen und vorderen radialen Muskelbündel

werden dabei auch noch eine Erweiterung der Spalten zwischen den Gerüstplatten hervorbringen. Die Verbindung der Platten untereinander ist aber derart,
daß zum mindesten die vordere Hälfte der inneren Sinuswand nach innen gezogen,
also auch der Sinus erweitert wird.

Für die vorwiegend äquatoriale Anordnung des Bindegewebes in den Gerüstbalken sahen wir (S. 33) als hauptsächlichen Factor den örtlich umschriebenen, mit Unterbrechungen wirkenden Zug des Ciliarmuskels an, der durch den
Widerstand des Kammerwassers äquatorial gerichtet wird. Die große Menge
dicker elastischer Fasern in dem Gerüstwerk und dem angrenzenden Abschnitte
des Scleralwulstes, die ebenfalls äquatorialen Verlauf zeigen, deutet ferner
darauf hin, daß die damit ausgestatteten Bindegewebsbündel unter einer dauernden, aber in kleinen Grenzen schwankenden Zugbeanspruchung stehen, die in
kleineren oder größeren Pausen in wechselndem Grade gesteigert wird. Jenes ist
durch den intraocularen Druck und seine kleinen pulsatorischen Schwankungen,
dieses durch die Accommodation gegeben.

3. Die Nervenhaut des Auges, Tunica nervosa oculi.

Die zur Aufnahme und ersten Verarbeitung der Lichtreize bestimmten und
die Verbindung mit dem centralen Nervensystem bewirkenden Einrichtungen
leiten sich, wie früher erwähnt, entwicklungsgeschichtlich von einer am primaren
Vorderhirn seitlich unten gegen das Ectoderm lateralwärts ausgestülpten bläs-
chenförmigen Anlage, dem Sehlappen, her. Scheinbar im Anschluß an die vom
Ectoderm ausgehende Bildung der Linse kommt es zu einer Eindellung dieser
Blase, indem deren Wandung concentrisch zum Blasenscheitel dorsal und seitlich über die Linsenanlage vorwächst. So entsteht der Augenbecher (die secundare Augenblase), der zunächst noch ventralwärts in der sog. embryonalen
Augenspalte offen ist, also eine lateral tiefe und breite, auf den Ventralumfang
des Augenblasenstiels schmal und seicht auslaufende Rinne darstellt. Erst mit
dem Schlusse der Augenspalte durch Verwachsung der Rinnenränder ist der Augenbecher vollendet und umfaßt mit seiner lateralwärts schauenden Öffnung den
Linsenrand. Der ganze Vorgang spielt sich zwischen dem Ende der 2. und dem
Ende der 4. Embryonalwoche ab. Der Becher ist doppelwandig, indem der mit
der Zwischenhirnhöhle in Verbindung stehende Hohlraum der primaren Augenblase, der Ventrikel des Sehlappens, sich vorläufig noch als schmaler Spalt bis
in den Becherrand erhält. Bei der weiteren Entwicklung wird die innere Becher-
wand größtenteils zum nervosen Abschnitt der Netzhaut ausgestaltet, die äußere
Wand liefert nur das einschichtige Pigmentepithel darüber, der Augenblasenstiel
führt als Sehnerv die ableitenden Nervenfasern zum Hirn.

a) Die Netzhaut, Retina.

Die Netzhaut[1] bedeckt die Innenfläche der mittleren Augenhaut in deren
ganzer Ausdehnung bis zum Pupillarrande der Iris. Dabei zeigt das der äußeren

---

[1] Der Name „Netzhaut" geht auf HEROPHILUS aus Chalcedon (320 v. Chr.) zurück.
Zieht man nach Durchschneidung der beiden äußeren Augenhäute den Bulbus auseinander,
so löst sich die Netzhaut mit dem von ihr umschlossenen Glaskörper von der Choroides und
hängt nur noch an dem Austritt des Sehnerven wie ein faltig zugezogener Beutel fest, ein
Bild, das HEROPHILUS zu dem Vergleich mit einem zugezogenen Fischnetz führte [GREEFF
(1899)]. Demgegenüber erinnert C. RABL (1918) daran, daß nach HYRTL (Onomatologia
anatomica 1880) die Bezeichnung Retina weder aus dem Griechischen, noch aus dem Latei-
nischen, sondern aus dem Arabischen stammt und ursprünglich die Bedeutung „Überwurf,
Hülle" (für den Glaskörper) hatte; so spricht auch GALEN von der Tunica amphiblestroides
(von $\dot{\alpha}\mu\varphi\iota\beta\dot{\alpha}\lambda\lambda\epsilon\iota\nu$ anziehen) und VESAL vom Involucrum corporis vitrei. Einen Überblick über
die Geschichte der Erforschung des feineren Baues der Netzhaut gibt GREEFF im Handbuch
der gesamten Augenheilkunde von GRAEFE und SAEMISCH, 2. Aufl. Mikroskopische Anatomie des Sehnerven und der Netzhaut, Bd. I, 2. Abt., Kap. V.

Wand des Augenbechers entstammende Pigmentepithel verhältnismäßig geringe örtliche Verschiedenheiten. Der Abkömmling der inneren Wand dagegen erscheint scharf in zwei ungleich große Abteilungen gesondert; die größere, den Augenhintergrund auskleidende *Pars optica* (Schwalbe) ist in eine Anzahl von Schichten ausgestaltet und enthält neben anderen die Sinneszellen für die Lichtaufnahme; sie endet an der Grenze des Orbiculus ciliaris, etwa 5 mm hinter der Iriswurzel, mit einem zackigen Rande, der *Ora serrata*, unter plötzlicher Dickenabnahme und setzt sich als einfache Epithelschicht in die *Pars caeca*

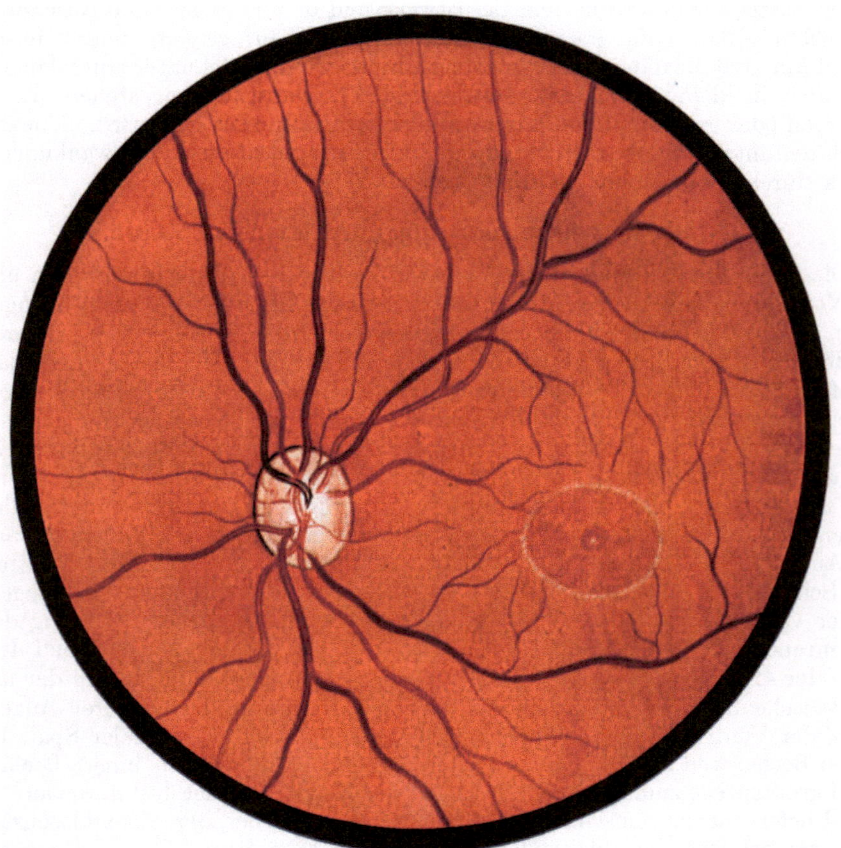

Abb. 40. Augenspiegelbild der Netzhaut (durch Drehung um 180° aufrecht gestellt): Sehnervenpapille, Area und Fovea centralis. (Aus Schieck: Grundriß.)

(C. Rabl) fort, die zusammen mit dem Pigmentepithel das Corpus ciliare als *Pars ciliaris retinae* und die Hinterfläche der Iris als *Pars iridica retinae* überzieht. Deren Bau ist bereits bei dem Corpus ciliare (S. 75) und der Iris (S. 93) besprochen.

Die *Pars optica* ist zart und zerreißlich, beim Lebenden und noch einige Minuten nach dem Tode vollkommen glasig durchsichtig, so daß die darin verlaufenden größeren Blutgefäße frei zu schweben scheinen. Aber schon 5—10 Minuten nach dem Tode [Fr. W. Müller (1923)] beginnt eine weißliche Trübung, die bald die Netzhaut undurchsichtig macht. Ganz in der Tiefe des Augenhintergrundes heben sich zwei Stellen besonders hervor, der Austritt des Sehnerven (*Papilla nervi optici*) und der gelbe Fleck (*Macula lutea*) mit der *Fovea centralis* (Abb. 40). Die Sehnervenpapille, auch „blinder Fleck" genannt, ist kreisrund,

nur selten kurz elliptisch und dann häufiger aufrecht, als querelliptisch (MAUTH-
NER), von weißer, im Leben durch den Gehalt an Blutcapillaren leicht rötlicher
Farbe mit einem Durchmesser von 1,4—1,7 mm (1,18—1,9 mm. ELSCHNIG) und
liegt im horizontalen Meridiane des Bulbus 3,9 mm nasal zum hinteren Augenpol.
In der leicht vertieften Mitte, der *physiologischen Excavation* der Papille, erscheinen die Stämmchen der Netzhautgefäße und biegen über den Rand in die
Netzhaut um. Die Macula lutea ist eine gegen die Umgebung verdickte, querelliptische oder kreisrunde, seltener hochelliptische, unscharf begrenzte Stelle von
etwa 2 mm größtem Durchmesser [2 mm Breite, 3 mm Höhe ROLLET und JAC-
QUEAU (1898)]. Ihre Mitte liegt 3,915 mm temporal zur Mitte der Sehnervenpapille
und 0,785 mm [LANDOLT (1871), im Mittel 1 mm ROLLET und JACQUEAU]
tiefer als diese. Nach FISON (1921) befindet sich die obere Grenze der Macula
gewöhnlich in Höhe der Papillenmitte, oft auch etwas tiefer; selten steht die
Fovea centralis in gleicher Höhe mit der Mitte der Papille, sehr selten höher.
Verschiedenen Abstand in beiden Augen beobachtete LINEBACK (1927). Die
Macula trägt ihren Namen von einer diffusen, fast alle Schichten der Netzhaut
betreffenden Gelbfärbung, die sich auch nach dem Tode noch längere Zeit [bis
3 Wochen SCHMIDT-RIMPLER (1903)] erhält, aber weiter in die Umgebung ausbreitet. Beim Lebenden nimmt die Färbung nur etwa ein Drittel der Breite
der Macula ein, und zwar hauptsächlich den mittleren Teil der *Fovea centralis*,
einer Vertiefung in der Mitte der Macula, in deren Grund die Netzhaut stark
verdünnt ist. Hier wird die Färbung je nach dem Durchscheinen der Pigmentepithelschicht orange- bis braungelb. In rotfreiem Licht ist die Farbe etwa
citrongelb auf grünem oder weißgrünem Grunde, central am gesättigtsten [VOGT
(1921)]; am schönsten erscheint sie bei dunkelhaarigen Kindern und dunkel-
farbigen Rassen [DIMMER (1907)]. Ferner herrscht in der Jugend die citron-
gelbe, im höheren Alter die orangegelbe Färbung vor [CHEVALLEREAU und POL-
LACK (1907)]. COMBERG (1927) sah bei einem Falle von Netzhautablösung die
gelbe Farbe schon im Augenspiegelbild ohne rotfreies Licht.

Die von GULLSTRAND noch 1905 verfochtene Ansicht, daß die Gelbfärbung
lediglich eine Leichenerscheinung sei, hat wohl kaum Anhänger gefunden, aber
einige Untersuchungen angeregt, die auch zu einer schärferen Begriffsbestim-
mung von Macula und Fovea führten. Mit dem Nachweis, daß im Leben
und unmittelbar nach dem Tode die gelbe Färbung nur eine Ausdehnung
von 0,5—1 mm zeigt, während die Fovea ungefähr so groß wie die Sehnervenpapille ist, etwa 1,5 mm und mehr Durchmesser besitzt [DIMMER (1891)], kann
folgerichtig die Fovea nicht mehr als Teil der Macula bezeichnet werden; das
Gegenteil ist der Fall. Die wohl auf Diffusion zu beziehende Ausbreitung der
Färbung nach dem Tode auf 2—3 mm und darüber umfaßt mehr oder weniger
den verdickten Bezirk der Netzhaut, der wie bei Säugern ohne Fovea „Area centralis" zu benennen wäre. Es würde also etwa heißen müssen: *In der Umgebung
des hinteren Augenpols ist ein unscharf begrenzter Abschnitt der Netzhaut verdickt
zur Area centralis; in dieser enthält eine grubige Vertiefung, die Fovea centralis,
eine im Leben auf den Boden und einen Teil der Grubenböschung beschränkte Gelbfärbung, die Macula lutea.*

Auch die übrige Pars optica der Netzhaut ist, bis auf einen 3—4 mm breiten
Streifen an der Ora serrata (KÜHNE), nicht farblos, wenigstens nicht am unbe-
lichteten Auge, sondern zeigt eine zarte Purpurfärbung, die aber im Licht rasch
verbleicht. Zuerst von WILL (1840) bei Krebsen, dann von H. MÜLLER (1851)
beim Frosch gefunden, wurde diese Färbung von BOLL (1876) als allgemeine
Eigenschaft der Netzhaut erkannt. Der *Sehpurpur* (Rhodopsin) oder das *Sehrot*
durchtränkt diffus die Außenglieder der Stäbchen. KÜHNE (1877—1879), der
den Farbstoff genauer untersuchte, stellte fest, daß sein Verschwinden nicht eine

Folge des Absterbens der Netzhaut, sondern der Einwirkung des Lichtes ist, und daß im Dunkeln eine Wiederbildung eintritt, wahrscheinlich vom Pigmentepithel aus. Das Sehrot kommt bei fast allen Wirbeltieren vor in Abstufungen vom Rosa bis zum Purpurviolett. Man hat beobachtet, daß beim Ausbleichen des Sehrots als Zwischenstufe das *Sehgelb* (Xanthopsin) auftritt. HOLM (1923) stellte dies auch an Ratten fest, die eine stark rote Netzhaut besitzen, aber nur unter sehr kräftiger Belichtung durch Bogen- oder Sonnenlicht, nicht in zerstreutem Tageslicht. Das Sehgelb hält ziemlich lange stand; volles Ausbleichen tritt erst nach 14—20 Minuten ein. Bei Unterbrechung der starken Belichtung bildet sich das Sehgelb rasch zu Sehrot, oder beim Bestehenbleiben diffuser Beleuchtung zu einem Gelblichrot zurück, das dann in 10 Minuten ganz ausbleicht. Beim normalen Sehvorgang kommt es sicher nicht zur Ausbildung von Sehgelb. — Das Sehrot läßt von den sichtbaren Strahlen nur die roten und violetten durch, die dazwischenliegenden absorbiert es (ABDERHALDEN). Es hat nach PÜTTER (1908) wahrscheinlich die Bedeutung eines „Sensibilisators", der die Erregbarkeit der Stäbchen in der Dämmerung steigert.

Die *Dicke* der Pars optica beträgt in der nächsten Umgebung der Sehnervenpapille 0,4 mm, 8 mm nasal zur Papille 0,2 mm, am Äquator etwa 0,15 mm, an der Ora serrata nur noch 0,14—0,09 mm. Temporal zur Papille erreicht die Netzhaut im Bezirke der Area centralis eine Dicke bis zu 0,49 mm (SCHWALBE), verdünnt sich aber in der Tiefe der Fovea centralis auf 0,1—0,08 mm.

Die schon im frischen Zustande wenig widerstandsfähige Haut erweicht nach dem Tode rasch und zeigt bald durch Quellung verursachte Faltenbildung. Am frühesten tritt eine Querfalte zwischen der Sehnervenpapille und der Fovea centralis auf (Plica centralis aut.), die also eine Leichenerscheinung darstellt, ebenso wie die locharige Durchbrechung des dünnen Bodens der Fovea. Dahin gehört jedenfalls auch die sog. LANGEsche Falte, eine in kindlichen Augen entlang der Ora serrata rundum laufende, in den Glaskörper vorspringende Abhebung des Randteiles der Netzhaut [LANGE (1893, 1901)].

Die aus einer Anzahl Schichten aufgebaute Pars optica enthält ähnlich der Hirnrinde neben den nervosen Elementen ein aus langgestreckten Neurogliazellen hergestelltes Stützgerüst, die *Stützfasern* (H. MÜLLER) oder *Radialfasern* (KOELLIKER), die fast die ganze Dicke der Netzhaut durchsetzen und innen wie außen mit einem zarten Grenzhäutchen, den *Membranae limitantes interna* und *externa* abschließen. Von den nervosen Bestandteilen bilden die *Sehzellen* (W. MÜLLER (1874)] unter dem Pigmentepithel eine aus langen, dicht stehenden, epithelartigen Zellen zusammengesetzte äußere Abteilung, die *Neuroepithelschicht* (SCHWALBE). Auf sie folgt als innere Abteilung die *Gehirnschicht* (SCHWALBE), die aus verschiedenartigen Ganglienzellen mit ihren Ausläufern und aus den Sehnervenfasern besteht.

Die übliche, in der Hauptsache von M. SCHULTZE eingeführte weitere Unterscheidung von Schichten in diesen beiden Abteilungen beruht auf der räumlichen Anordnung der einzelnen Teile ohne Rücksicht auf die anatomischen Einheiten und dient zur Erleichterung der Beschreibung. Aus diesem Grunde hat sie ihre Geltung behalten, auch nachdem durch GOLGI und RAMON Y CAJAL die gegenseitige Unabhängigkeit der Nervenzellen in der Netzhaut festgestellt und damit die Möglichkeit gegeben war, die Schichten in Nerveneinheiten (Neurone im Sinne WALDEYERs) zusammenzufassen.

Schichten der Netzhaut (Abb. 41):
1. Pigmentepithelschicht.
2. Schicht der Stäbchen und Zapfen.
3. Membrana limitans externa.

4. Äußere Körnerschicht.
4a. HENLEsche Faserschicht.
5. Äußere plexiforme (reticulare) Schicht.

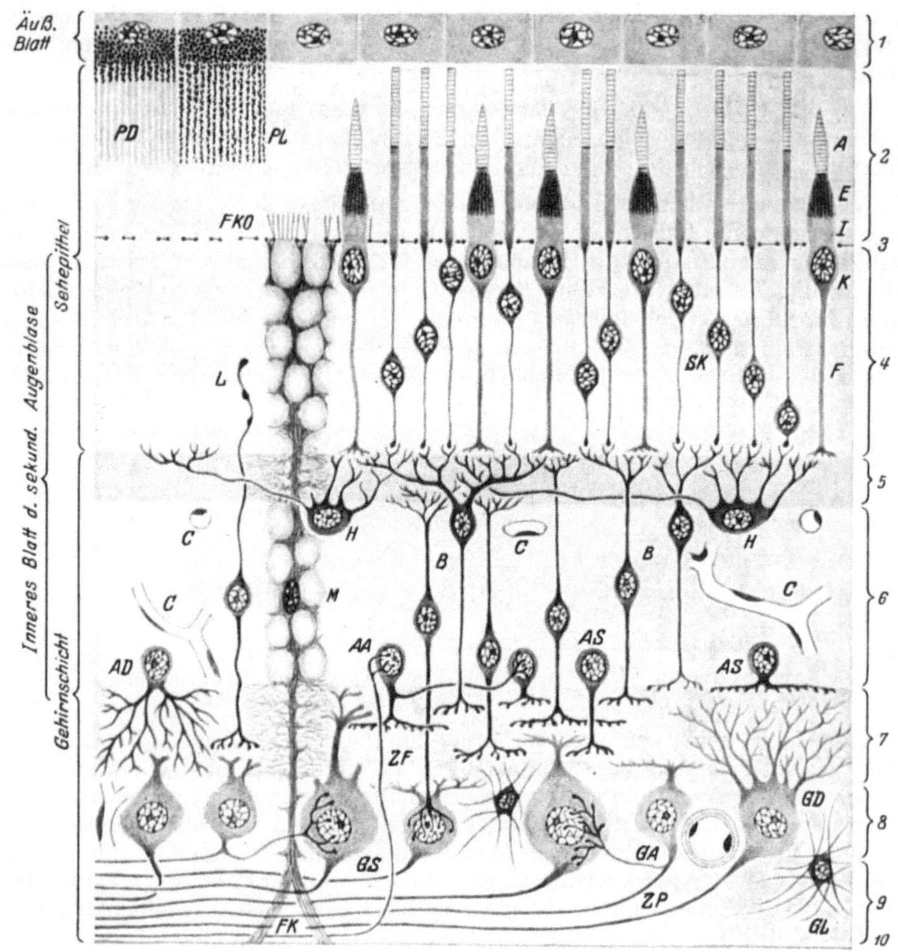

Abb. 41. Schema der menschlichen Netzhaut, nach Ergebnissen der GOLGIschen Silberimprägnation dargestellt. (Nach SCHAFFER.) *1* Pigmentepithel, *2* Stäbchen- und Zapfenschicht, *3* Membrana limitans externa, *4* äußere Körnerschicht, *5* äußere plexiforme Schicht, *6* innere Körnerschicht, *7* innere plexiforme Schicht, *8* Ganglienzellenschicht, *9* Nervenfaserschicht, *10* Membrana limitans interna.

A Außenglied,	*GA* Ganglienzellen mit	*M* Kern einer MÜLLERschen
AA Associationsamacrine,	Associationscollaterale,	Stützfaser,
AD Diffuse Amacrine,	*GD* Diffuse Ganglienzelle,	*PD* Pigmentzelle in Dunkel-
AS Schichtbildende Amacrine,	*GL* Gliazelle,	stellung,
B Bipolaren,	*GS* Schichtbildende Ganglien-	*PL* Pigmentzelle in Licht-
C Capillaren,	zelle,	stellung,
E Ellipsoid,	*H* Horizontalzelle,	*SK* Stäbchenkorn,
F Zapfenfaser,	*I* Innenglied (Myoid),	*ZF* Centrifugale Faser,
FK Faserkegel,	*K* Zapfenkorn,	*ZP* Centripetale Faser.
FKO Faserkörbe,	*L* LANDOLTsche Keule,	

6. Innere Körnerschicht.
7. Innere plexiforme (reticulare) Schicht.
8. Ganglienzellenschicht.
9. Nervenfaserschicht.
10. Membrana limitans interna.

Von diesen Schichten entsprechen 2—4 Schwalbes Neuroepithelschicht und (nach der herrschenden Ansicht) zugleich den 1. Neuronen, 5—10 der Gehirnschicht und zugleich den 2. (5—7) und 3. (8—9) Neuronen. Wir brauchen uns hier nicht mit der Streitfrage zu beschäftigen, ob die Neuronenlehre berechtigt ist oder nicht, dürfen aber jedenfalls die Einheiten der Neuroepithelschicht nicht als Neurone betrachten, sondern nur als ganz besonders ausgebildete Sinneszellen.

Wie die Dicke der ganzen Pars optica, so zeigt nach den Messungen von H. Müller auch die der einzelnen Schichten in den verschiedenen Bezirken beträchtliche Unterschiede, die bei den Einzelbesprechungen erwähnt werden sollen.

Das **Pigmentepithel der Netzhaut** *(Tapetum nigrum)* liegt im fertiggebildeten Auge als einfache Zellschicht den äußeren Abschnitten der Sehzellen eng an, bleibt aber beim Ablösen der Netzhaut an der Choroides haften und wird deshalb auch jetzt wieder, wie früher vor der Kenntnis seiner entwicklungsgeschichtlichen Zugehörigkeit, vielfach zur Choroides gerechnet. Die im Mittel 12—18 μ breiten Zellen sind vorwiegend niedrige, sechsseitige Prismen mit einem Kern, doch finden sich häufig auch vier-, fünf-, sieben- und achtseitige Formen, die

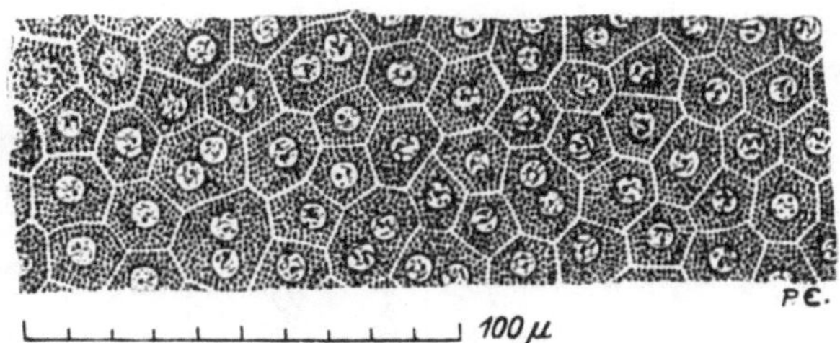

Abb. 42. Pigmentepithel der Netzhaut vom Erwachsenen. Flächenansicht.

letzten beiden meist von größerer Breite und mit 2 Kernen (Abb. 42). Örtliche Verschiedenheiten bestehen insofern, als die Zellen in der Gegend der Fovea centralis schmal sind und dadurch verhältnismäßig hoch erscheinen, gegen den Äquator hin breiter, aber niedriger werden; an und vor dem Äquator sind die Zellen am breitesten, verlieren aber allmählich ihre regelmäßige Form und sind in der Gegend der Ora serrata klein und flach. Die der Choroides zugewandte Grenzfläche der Zellen (Kuppe) ist glatt, seltener ganz leicht gewölbt (Abb. 43); von der gegen die Retina schauenden Basis gehen zahlreiche feine lange Protoplasmafortsätze zwischen die Stäbchen und Zapfen, erreichen aber die Membr. limitans externa nicht. Der kurzellipsoide, verhältnismäßig chromatinarme Kern liegt näher der Kuppe, mit seiner Längsachse dieser parallel. Das Pigment der Zellen häuft sich zumeist im basalen Abschnitte der Zelle bis zum seitlichen Umfange des Kerns an, die Kuppe zeigt in der Regel wenig oder gar kein Pigment; die basalen Fortsätze verhalten sich je nach der Belichtung der Netzhaut verschieden, indem im Dunkeln das Pigment sich gegen den Zelleib zurückzieht, im hellen Lichte dagegen in die Fortsätze hineinwandert (Kühne und Sewall). Das Pigment (Fuscin Kühne) ist von brauner Farbe und besteht aus rundlichen Körnchen, vorwiegend aber aus kurzen, an den Enden mehr oder weniger schräg gespitzten Stäbchen oder Nadeln von 1—5 μ Länge. In den Zellfortsätzen finden sich nur solche Nadeln, parallel den Stäbchen und Zapfen, gegen die Kuppe hin hauptsächlich Körnchen [Raehlmann (1907)]. Von dem in der Choroides (und sonst im Körper) vorkommenden Melanin unterscheidet sich das Fuscin durch größere Widerstandsfähigkeit gegen chemische und thermische Einflüsse, aber geringere Lichtbeständigkeit, denn es bleicht im Lichte bei Sauerstoffzutritt allmählich aus (KÜHNE, MAYS). Unter dem Ultramikroskop erscheinen nach RAEHLMANN die rundlichen Pigmentkörner tief rotbraun, die länglichen hell braungelb. Außer ihnen sind noch feinste, kurze ultramikroskopische Stäbchen von hellgelblicher Farbe in großer Menge vorhanden. Sie beteiligen sich an der Bildung der Fuscinnadeln, indem sich eine Anzahl von ihnen durch eine protoplasmatische Masse mit einem längeren Stäbchen verbindet. Diese Masse ist bei Dunkeltieren rot und bleicht wie der Sehpurpur im Lichte aus, weshalb RAEHLMANN sie als diesem gleich ansieht. Die seitliche Begrenzung der Pigmentzellen ist scharf und farblos; eine dünne Neurokeratinschicht überzieht die Seitenflächen und auch die Kuppe [ANGELUCCI (1878), KÜHNE (1879)] und erklärt vielleicht teilweise das festere Haften der Zellen an der Glashaut der Choroides. HOLM (1923) fand bei der Ratte, daß das Pigmentepithel fester an der Netzhaut haftet während der Wiederbildung des Sehpurpurs, also im Dunkelauge. Die Angabe von LINDSAY JOHNSON (1896), nach der sich an der Außenfläche des Pigmentepithels noch eine „Membrana terminans retinae" befinden soll, die durch feine Fibrillen mit der Glashaut der Choroides in Verbindung stehe, hat insofern Berechtigung, als die Lamina basalis der Choroides nach WOLFRUM zum Teil vom Pigmentepithel zu stammen scheint (s. S. 69). Die von VERHOEFF (1903) im Pigmentepithel beschriebene gefensterte Membran, die nach Structur und Farbreaction der Membr. limitans ext. gleichen und als zarte Linie nahe den Innenrändern der Zellen liegen soll, ist noch nicht von anderer Seite bestätigt; es könnte sich um ein Kittleistensystem handeln.

Die leichte Ablösbarkeit der Netzhaut vom Pigmentepithel hält HALBEN (1910) für ein Zeichen von Schädigung der Pigmentfortsätze oder der Stäbchen; normalerweise sei der Zusammenhang ziemlich fest.

Daß dem Pigmentepithel eine secretorische Function zukommt, indem es den Sehpurpur in den Außengliedern der Stäbchen erneuert, ist bereits erwähnt. Außerdem nimmt KOLMER (1909) an, daß es die Ernährung der Sehzellen zu besorgen hat; er findet durch die Wirbeltierreihe von den Cyclostomen bis zu den Affen den Außengliedern der Stäbchen und Zapfen dicht angelagerte feine Tröpfchen, die er als Secret der Pigmentzellen deutet.

Eine bedeutend höhere Meinung von der Tätigkeit des Pigmentepithels hat SCHANZ (1922). Überall in der Natur, sagt er, wirkt Licht nur da, wo es absorbiert wird. Das Pigment im Pigmentepithel absorbiert das sichtbare Licht und schleudert nach Art der lichtelectrischen Zerstreuung Electronen aus, die von den Stäbchen und Zapfen aufgefangen werden. Diese wirken dann wie das Drahtnetz, womit man bei Prüfung der lichtelectrischen Zerstreuung die Electronen auffängt, und leiten die Erregung zum Centrum weiter. Den Actionsstrom kann man im Sehnerven messen. Dem Lichte verschiedener Wellenlänge entsprechen Electronen verschiedener Geschwindigkeit. Die Wanderung des Pigmentes in der Lichtretina ermöglicht, daß eine größere Menge Electronen herausgeschleudert wird. SCHANZ sieht seine Annahme gestützt durch Untersuchungen von BROSSA und von KOHLRAUSCH und LADENBURG. ABELSDORFF bemerkt dazu, daß schon der Entdecker des Sehpurpurs, BOLL, das Pigmentepithel als Lichtaufnahmeschicht betrachtet hat. Man wird zunächst einwenden können, daß der Albino auch ohne Pigment sieht. Dann aber weist BEST (1923) darauf hin, daß die Actionsströme im Sehnerven nur anzeigen, daß etwas geschieht, aber nicht, was geschieht. Der zugehörige Stoffwechselvorgang ist uns unbekannt; im Nerven handelt es sich jedenfalls nur um ein Fortschreiten eines „chemischen" Vorganges. Die erste Einwirkung des Lichtes, d. h. einer electromagnetischen Wellenbewegung, auf die Lichtaufnahmeeinrichtungen der Netzhaut muß photoelectrisch zu verstehen sein. BEST lehnt die Annahme von SCHANZ ab, denn nach JOLY sendet das Pigmentepithel bei Belichtung keine Electronen aus, sondern denkt wie Sheard an eine Volumionisation. Zudem ist so gut wie sicher der Sehpurpur die lichtempfindliche Substanz, von der bei Erklärung der objectiven Vorgänge beim Sehen ausgegangen werden muß[1].

Über das Absterben und den Ersatz der Pigmentzellen ist nichts bekannt [Krückmann (1899)]. Das Pigment fehlt gänzlich oder bis auf Spuren im Retinaepithel der menschlichen und tierischen Albinos, außerdem im Bereiche des Tapetum lucidum der Choroides (s. S. 70). Bei dem Tapetum lucidum retinale (Kühne) der Knochenfische, Reptilien und des Straußes sind die Zellen des Retinaepithels mit Guaninkalkkrystallen, die das Licht total reflectieren, dicht angefüllt.

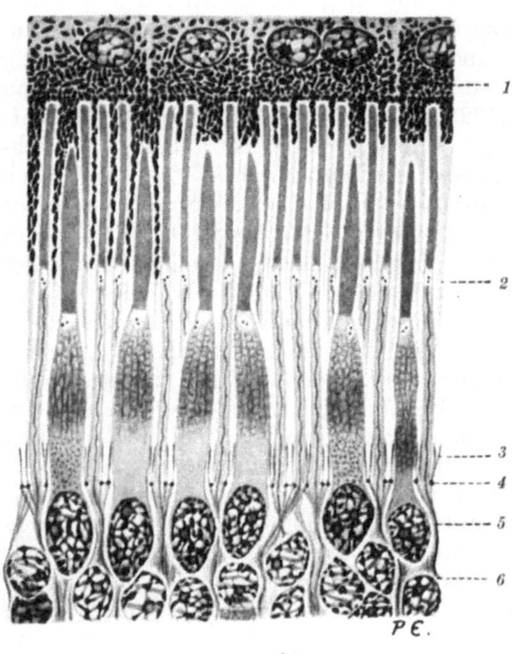

Abb. 43. Retina von einem 24jährigen Hingerichteten; Area centralis; Färbung mit molybdänsaurem Hämatoxylin. (Präparat von Prof. Held.) *1* Pigmentepithel der Retina, links mit Herabsteigen der Pigmentkörner in die langen Protoplasmafortsätze, *2* Stäbchen und Zapfen, die Außenglieder dunkel gefärbt, *3* Faserkörbe, *4* Membrana limitans externa, *5* Zapfenkörner, *6* Stäbchenkörner. Zwischen den Körnern zur Limitas ext. aufsteigende Stützfasern.

Die Schicht der Stäbchen und Zapfen (Stratum bacillorum)
(Abb. 43).

Die Stäbchen und Zapfen sind die außerhalb der Membrana limitans externa gelegenen Abschnitte der zwei Arten von Neuroepithelzellen und hangen durch Löcher der Limitans mit den die Kerne enthaltenden Innenabschnitten zusammen. An jedem von ihnen ist ein *Außen*- und ein *Innenglied* deutlich zu unterscheiden. Dieses geht durch die Limitans in die *Stäbchen*- oder *Zapfenfaser* über, die in einer Anschwellung das *Stäbchen*- oder *Zapfenkorn*, d. h. den Kern enthält. Die Gesamtheit der Körner bildet die *äußere Körnerschicht*. Die Stäbchenfaser endet mit einem *Endkügelchen* in der äußeren Lage der äußeren plexiformen Schicht, die Zapfenfaser mit dem *Zapfenfuß* oder *Zapfenkegel* in deren innerer Lage.

Die Stäbchen und Zapfen stehen dicht und steil, im Schnittbild palisadenartig nebeneinander. Das gegenseitige Zahlenverhältnis verschiebt sich örtlich in dem Sinne, daß in der Fovea centralis nur Zapfen vorhanden sind; in nächster Umgebung der Fovea erscheinen die Zapfen von einfachen Reihen von Stäbchen umgeben, gegen den Äquator hin nimmt die Menge der Stäbchen rasch zu, und im Bereiche der Ora serrata finden sich Zapfen nur noch spärlich. Die Höhe der Schicht beträgt in der Umgebung der Fovea bis 55 μ (H. Müller, bis 60 μ M. Schultze, Greeff, bis 40 μ Dimmer) und sinkt bis zur Ora serrata auf 40 μ, an deren Rande sogar bis auf 17 μ (Greeff).

Die **Stäbchen** (Bacilli, engl. rods, frz. bâtonnets) sind sehr schlanke, cylindrische Gebilde von durchschnittlich 1,5—1,8 μ (H. Müller, 2 μ M. Schultze,

---

[1] Man vergleiche hierzu auch das Kapitel Kohlrausch in Band II dieses Handbuches.

1,75 μ WELCKER) Dicke; HEINE (1905) findet am Äquator die Stäbchen sechs-
kantig und 2,5—3 μ dick. Ihre Länge entspricht der oben angegebenen Höhe
der Schicht. Sie sind sehr hinfällig und werden bald nach dem Tode durch Quellung stark verändert, verkrümmt, zerbrochen, blasig aufgetrieben, besonders
im Innenglied, und zerfallen schließlich unter Austritt heller Tropfen. Die beiden
physikalisch und chemisch verschiedenen Abschnitte, das Außen- und Innenglied,
sind schon in frischem Zustande deutlich getrennt durch eine gerade Querebene
etwa im Verhältnis von 3 : 4 (W. KRAUSE). Das *Außenglied* zeigt frisch fettartigen Glanz, ist stärker lichtbrechend als das Innenglied, und zwar positiv
doppelbrechend mit längsgerichteter optischer Achse. Es endet mit ebener Quer-
fläche oder ganz flacher Wölbung an der Basis der Pigmentzellen. Eine zarte, als
Neurokeratin angesprochene Hülle umschließt einen homogen erscheinenden
Inhalt, der in frischem Zustande durch den Sehpurpur gleichmäßig rot, später hell-
gelb gefärbt ist. Er ist offenbar sehr lecithinhaltig (SCHAFFER), nimmt in Osmiumsäure ähnlich dem Myelin der Nervenscheiden eine gleichmäßig braune Färbung
an, die sich aber von der schwarzbraunen des Nervenmarks durch einen helleren,
grünbraunen Ton unterscheidet. KÜHNE bezeichnet deshalb die Substanz als
Myeloid. Dünne Osmiumsäure, aber auch schon Serum oder Glaskörperflüssigkeit, bringen an diesem Myeloid zunächst eine Querstreifung, dann eine Sonderung in 0,45—0,6 μ dicke, übereinandergeschichtete Plättchen oder Scheiben
hervor, die als Ausdruck einer vorgebildeten Structur, von anderer Seite aber als
künstliches Erzeugnis [FRANZ (1910), MAWAS (1913)] aufgefaßt werden. Durch
Quellung der Plättchen und Auflösen der Zwischensubstanz kommt es zur
Sprengung der Hülle, und die Plättchen werden frei. Dabei erscheint oft das
Außenglied eine Zeitlang hakenförmig gebogen, indem offenbar ein Längsstreifen
der Neurokeratinhülle erhalten geblieben ist; an ihm haften die Plättchen
mit einem kleinen Abschnitt ihres Randes eng nebeneinander und drängen ihn
durch die weitere Quellung ihres freien Abschnittes in die Bogenform.

Die zahlreichen Untersuchungen über den feinen Bau des Außengliedes
haben noch nicht zu übereinstimmenden Ergebnissen geführt. RITTER fand
beim Vogel, W. KRAUSE bei Amphibien, neuerdings FRANZ (1910) durch Photo-
graphien mit ultraviolettem Lichte bei Eulen nicht Plättchen, sondern spiralige
(besser wohl schraubige) Fibrillen in der Rindenschicht um eine hellere centrale
Substanz. Gegen deren Präformation spricht nach v. EBNER die regelmäßige,
nach der Achse gerichtete Doppelbrechung der frischen Stäbchen, die sich wohl
mit einer Plättchenstructur, aber nicht mit schraubigen Fäden vereinigen läßt.
Die von *Hensen* beim Frosch, von M. SCHULTZE bei Säugern beobachtete Längsstreifung wird von HESSE (1903) auf Verdickungen, von FRANZ (bei Eulen) auf
Längsfibrillen der Hülle bezogen; HELD (1906) gelang es beim Frosch und Menschen in der Hülle des Außengliedes neben regelmäßig auf den Umfang verteilten
feinsten Längsfibrillen einen stärkeren Faden von ebenfalls rundem Querschnitte
darzustellen, der, manchmal leicht wellig, unter allmählicher Zuspitzung das
freie Ende des Außengliedes erreicht; er beginnt bereits im peripheren Ende
des Innengliedes (s. u.). Dieser Faden ist es höchstwahrscheinlich, der beim
Zerfall des Außengliedes die Plättchen noch für eine Weile einseitig zusammenhält. Der axiale Teil ist in seiner Lichtbrechung von der Rinde verschieden
(ZENKER), stellt aber keine isolierbare Achsenfaser dar (v. EBNER). Auch an
kurz nach dem Tode gut conservierten Präparaten zeigt das ganz gleichmäßig
gefärbte Außenglied vielfach Querzerklüftung in ungleich lange Stücke bei
erhaltener Hülle. SCHWALBE faßt das ganze Außenglied als Cuticularbildung auf.

Das *Innenglied* des Stäbchens erscheint frisch homogen, wird aber bald
infolge der Gerinnung des Protoplasmas feinkörnig. Es ist weniger lichtbrechend
als das Außenglied und nicht doppelbrechend. Durch Osmiumsäure wird es

nur leicht gebräunt und färbt sich im Gegensatz zum Außengliede mit Carmin und sauren Farbstoffen. In der Dicke übertrifft es das Außenglied nicht oder jedenfalls nur unwesentlich; die von v. Ebner verzeichnete leichte Verdickung am Übergang in das Außenglied oder eine allgemeine geringe convexe Ausbauchung (Schwalbe, Greeff) dürften wohl schon Zeichen beginnender Quellung sein. Eine besondere Hülle scheint zu fehlen. Dicht an der Grenze gegen das Außenglied findet sich in einem hellen Hof ein Diplosom, dessen Körnchen in der Regel übereinander, aber zuweilen auch schräg oder quer nebeneinander liegen. Im Anschluß daran durchzieht ein meist leicht geschlängelter, bei Färbung mit molybdänsaurem Hämatoxylin sehr deutlicher Faden die Achse des Innengliedes und läßt sich noch über die Membr. limitans ext. hinaus in die Stäbchenfaser verfolgen. Nach Held und Schaffer geht dieser Achsenfaden von dem inneren Korn des Diplosoms aus, während das äußere Korn mit dem Faden des Außengliedes verbunden ist; ferner zeichnet Held noch einen Zusammenhang beider Körner durch ein zartestes Fädchen. In dem Präparate, das der Abb. 43 zugrunde liegt, waren diese Verbindungen nicht gefärbt, der Faden des Außengliedes wegen dessen zu dunkler Färbung nicht zu erkennen. Von M. Schultze wurde am äußeren Ende des Innengliedes ein dessen ganze Dicke einnehmendes, längliches Gebilde beschrieben, das sich aus starren, im allgemeinen längsgestellten Fäserchen zusammensetzt. Dieser Fadenapparat ist nach Schwalbe und W. Krause gleichbedeutend mit dem bei Fischen, Amphibien und Reptilien an derselben Stelle gelegenen „linsenförmigen Körper" (M. Schultze, Stäbchenellipsoid, Opticusellipsoid W. Krause). Ebensowenig wie v. Ebner habe ich mich von seinem Vorhandensein beim Menschen überzeugen können. Merkel nahm für das Innenglied eine glashelle Hülle an und hielt eine feine Längsstreifung an seinem unteren Ende für den Ausdruck einer Faltung dieser Hülle; es handelt sich jedoch dabei wohl nur um Fibrillen der zum Stützgerüst der Netzhaut gehörenden sog. *Faserkörbe* auf der Membr. limitans externa.

Die **Zapfen** (Coni) sind außerhalb des Bereiches der Fovea centralis kürzer und massiger als die Stäbchen, bestehen ebenfalls aus einem Außen- und einem Innenglied und haben im allgemeinen die Gestalt einer langhalsigen, etwas gebauchten Flasche, wobei das Außenglied dem Flaschenhals entspricht. In ihrem chemischen und physikalischen Verhalten stimmen sie mit den Stäbchen überein, sind aber noch hinfälliger als diese. Die Länge der Zapfen im Augengrund außerhalb der Fovea centralis wird mit 30—36 μ angegeben [H. Müller, M. Schultze, 50 μ Wolfrum (1908)], davon etwa $^2/_3$ für das Innenglied, die größte Dicke mit 6,7 μ (Schwalbe, 7—7,5 μ Greeff, 6 μ Heine), doch wechseln die Maße nach der Örtlichkeit in derselben Netzhaut beträchtlich. Die beistehenden Messungen von Greeff sind an Osmiumpräparaten ganz frischer Augen genommen. Daraus geht hervor, daß die Länge von dem hinteren Augenpole bis zur Ora serrata erheblich ab-, die Dicke etwa in gleichem Verhältnis zunimmt. In dem Präparate der Abb. 43 aus der Area centralis sind die Längenunterschiede zwischen Außen- und Innenglied der etwa 40 μ langen Zapfen nur unbedeutend.

Ort	Länge des Außengliedes μ	Länge des Innengliedes μ	Dicke des Innengliedes μ
1. Dicht an der Ora serrata . .	6	16	7,5
2. 3 mm von der Ora	6,5	21	7
3. Mitte zwischen Ora und Papille	7	24	7
4. Peripherie der Macula	13	41	5,5
5. Macula	22	42	4
6. Fovea centralis	38	47	2,5

Das *Außenglied* ist schlank kegelförmig, meist mit einer sanften Schwellung in der Mitte. Das freie Ende läuft bei guter Erhaltung spitz aus, rundet sich aber offenbar sehr bald unter Verkürzung ab. Eine feine Hülle aus Neurokeratin umschließt einen stark lichtbrechenden, homogenen Inhalt, der wie in den Außengliedern der Stäbchen zum Zerfall in Plättchen neigt, an gut fixierten Präparaten häufig Quer- und Längszerklüftung in unregelmäßige Schollen bei mehr oder weniger vollständiger Erhaltung der Hülle aufweist. Er ist frei von Sehpurpur. Eine Querebene, die stets weiter nach innen liegt als die der Stäbchen, bildet als zarte Linie die Grenze gegen das *Innenglied*. Dies besitzt nach GREEFF ebenfalls eine sehr feine Hülle. Im Innern findet sich dicht unter der Grenzmembran ein Diplosom in einem hellen Hof, wie es scheint, meist excentrisch an die Wand gerückt; die Körnchen stehen gerade oder schräg übereinander. Hier treten die ersten Veränderungen nach dem Tode in Gestalt blasiger Auftreibungen auf. Der darauf folgende gebauchte Abschnitt, etwa die äußeren $^2/_3$ des Innengliedes, wird ausgefüllt von dem sog. *Zapfenellipsoid,* einer eigentümlichen Bildung von wabigem Bau, die am inneren Ende nur unscharf begrenzt ist. Eine Längsstreifung wird vorgetäuscht durch das Aneinanderschließen der Seitenwände der längsgereihten Waben. Querschnitte zeigen, daß die Wabenstructur die ganze Dicke des Körpers einnimmt, der sich mit essigsaurem oder molybdänsaurem Hämatoxylin stark färbt. Seine Länge beträgt 10—13 μ. Der übrige Teil des Innengliedes gegen die Limitans ext. hin ist homogen oder mehr oder weniger feinkörnig; hie und da enthält er aber auch eine Fortsetzung des Ellipsoids (Abb. 43 ganz rechts). Dieser Abschnitt ist contractil und dadurch in seiner Länge stark veränderlich [*Zapfenmyoid* ENGELMANN (1883)]. Die Contraction geht in der Richtung der Längsachse vor sich, und zwar bei Belichtung, ist aber bei Säugern und besonders beim Menschen weit geringer als bei niederen Wirbeltieren [VAN GENDEREN STORT (1887)]; so ist z. B. bei dem Fisch Abramis brama und beim Frosch (ENGELMANN) im Licht eine Verkürzung von etwa 50 μ auf 5 μ beobachtet. Im Dunkeln streckt sich das Myoid wieder. Beim Durchtritt durch die Limitans ext. nimmt das Innenglied in der Regel um ein Geringes in der Dicke ab, jenseits der Limitans aber sogleich wieder zu, um das Zapfenkorn zu umschließen. Ein flächenhaftes Aufsitzen des Zapfens auf der Limitans (GREEFF) besteht jedenfalls nicht. Die von der Limitans ausgehenden Faserkörbe umfassen auch die inneren Enden der Zapfen. Die sehr schlanken Zapfen der Fovea centralis zeigen große Ähnlichkeit mit den Stäbchen, übertreffen sie aber noch an Länge; das Innenglied enthält ein schmales Ellipsoid. Über diese Zapfen wird bei der Besprechung der Fovea centralis noch einiges zu sagen sein.

Das Zapfenellipsoid findet sich bei allen Säugern, ebenso bei den übrigen Wirbeltieren außer bei Reptilien (SCHWALBE). Die zum Teil älteren Angaben über eine faserige Structur des Ellipsoids, einen Filz in schrägen Spiralen durcheinander gewirrter Fibrillen (W. KRAUSE) oder aus parallelen Fäden, die nach beiden Enden des Ellipsoids convergieren [LEBOUCQ (1910)], bedürfen wohl noch einer Nachprüfung mit neuen Untersuchungsverfahren. HELD sah auch an den Zapfen vom äußeren Korn des Diplosoms aus einen Längsfaden in die Hülle des Außengliedes gehen; der vom inneren Korne kommende, feinere Faden ließ sich centralwärts nicht über das Ellipsoid hinaus verfolgen. SEEFELDER (1910) beobachtete beim Fetus von 34 cm Länge hin und wieder einen von einem Diplosomkorne nach innen ziehenden Faden, der sich in der Nähe des Kerns verlor. Nach LEBOUCQ ziehen durch das Ellipsoid 3—4 von den Centrosomen stammende Fäden bis in die Gegend des Kerns der Zapfenzelle. Die im äußeren Ende des Innengliedes bei Fischen (Ganoiden), Amphibien, Reptilien und Vögeln vorkommenden, aus einer fettartigen Substanz bestehenden, farblosen oder verschieden gefärbten Kugeln („Ölkugeln") sind unter den Säugern nur bei Beuteltieren gefunden worden (C. K. Hoffmann).

Brammertz (1915) konnte bei Hecht, Frosch, Taube und Kaninchen vorwiegend in der Stäbchen- und Zapfenschicht Glykogen, oft in nicht unbeträchtlichen Mengen, nachweisen. Müller (1926) sah es beim Frosch als homogene Masse im sog. Paraboloid der Nebenzapfen der Doppelzapfen, außerdem in der äußeren Körnerschicht, der Henleschen Faserschicht, der äußeren plexiformen Schicht und der äußeren Zone der inneren Körnerschicht, ganz selten auch in den Innengliedern der Stäbchen. Nach Schmitz und Moormann (1927) liegt es beim Frosch im Zapfenmyoid, bei der Taube im Myoid der Haupt- und Nebenzapfen, nicht in Stäbchen; bei Säugern (Rind, Schwein) gelang der Nachweis nicht. Es dient als Kohlehydratreserve für die Wiederbildung von Hexosephosphorsäure und Lactacidogen, sobald durch die Contraction des Myoids bei Belichtung Phosphorsäure und Spuren von Milchsäure abgespalten worden sind.

Die *Zahl* der Zapfen in der menschlichen Netzhaut ist von Salzer (1880) beim Neugeborenen auf 3 360 000, von W. Krause auf 7 000 000 berechnet, wovon 13 000 auf das Gebiet der Macula, 4000 auf die Fovea centralis entfallen [W. Krause, Becker (1881)]. Demgegenüber sind 75 000 000 (170 000 000 W. Krause) Stäbchen vorhanden. Über die Verteilung in den verschiedenen Bezirken der Netzhaut ist bereits das Wesentliche gesagt (S. 112). Wenn am Rande der Fovea centralis die Zapfen nur durch einfache Reihen von Stäbchen getrennt erscheinen, so nimmt doch deren Zahl in den angrenzenden Teilen rasch auf 3 und 4 zu. Die ersten außerhalb der nur Zapfen enthaltenden Fovea centralis auftretenden Stäbchen sind noch sehr fein, ungefähr $1\,\mu$ dick und cylindrisch; in der Gegend des Äquators wird der Querschnitt der $2{,}5\!-\!3\,\mu$ dicken Stäbchen sechseckig [Heine (1905)]. Auch die sehr eng gestellten Zapfen im Grunde der Fovea zeigen sechseckigen Querschnitt [Heine, Fritsch (1907)].

Das Zahlenverhältnis zwischen Stäbchen und Zapfen schwankt in der Wirbeltierreihe in weiten Grenzen. Bei den meisten Reptilien sind in der Netzhaut nur Zapfen vorhanden, dagegen nur Stäbchen unter den Fischen bei den Selachiern, unter den Säugern bei Nachttieren (Igel, Fledermaus, Maulwurf, Nyctipithecus). Bei anderen Nachttieren (Eulen, Siebenschläfer, Maus, Ratte) finden sich nur spärliche verkümmerte Zapfen, bei den Tagvögeln übersteigt die Zahl der Zapfen die der Stäbchen durch die ganze Netzhaut (Greeff).

Die Membrana limitans externa

(Membr. reticularis Held) ist nichts Selbständiges, sondern hängt mit dem System der Stützfasern unmittelbar zusammen. Sie gleicht einem Sieb mit sehr dicht nebeneinanderstehenden größeren und kleineren, meist kreisrunden Löchern, zwischen denen nur ganz schmale, äußerst dünne Substanzbrücken bleiben. Die Ränder der Löcher sind ringförmig verdickt, erscheinen im Schnitt als eine Reihe von Punkten, die durch kurze feine Linien verbunden sind, doch trifft man häufig zwischen zwei Unterbrechungen der Reihe nur einen Punkt, wenn nämlich die Löcher so dicht aneinander gerückt sind, daß die sich streifenden Randverdickungen verschmolzen. Die Löcher dienen den Innengliedern der Stäbchen und Zapfen als Durchgang zu ihren Zellen. Die Randverdickungen faßt Held (1904) als Kittleisten auf; Leboucq betrachtet die ganze Limitans als intercellularen Kitt, so daß also von Anfang an eine gefensterte Haut bestanden habe. Dieser Auffassung möchte ich mich nicht ohne weiteres anschließen, denn ich habe den Eindruck, daß die Verdickungen nicht an den durchtretenden Stäbchen und Zapfen haften, sondern einen schmalen Spalt übrig lassen, der an einer Kittstelle doch auch bei Schrumpfung nicht entstehen dürfte. Dagegen liegt meines Erachtens der Vergleich der Beziehungen zwischen Limitans und Stützfasern mit denen zwischen den Deitersschen Stützzellen des Cortischen Organes im Ohr und deren Phalangen nahe, die nach Hensen als Cuticularbildungen der DEITERSschen Zellen zu betrachten sind. Das führt dann zum Vergleiche mit den einfachen Verhältnissen bei den Stützzellen des Riechepithels und seiner durchlochten Limitans olfactoria (v. BRUNN) und nimmt dem Einwand v. EBNERs gegen die Zusammengehörigkeit von Stützfasern und Limitans ext. seine Bedeutung. Nach v. EBNER entsteht die Limitans als cuticulare Abgrenzung der Netzhaut bereits zu einer Zeit, wo eine Sonderung der Sehzellen, Nerven- und Stützzellen noch nicht zu erkennen ist. Die Lücken treten in der anfangs geschlossenen Membran erst auf, wenn die Stäbchen und Zapfen von den Sehzellen nach außen vorwachsen. Auch chemisch und färberisch unterscheiden sich die Stützfasern von der Limitans. Das ist aber schließlich bei jeder Cuticula gegenüber ihren Erzeugerzellen der Fall. Von den Verdickungsringen erhebt sich nach außen je ein Kranz etwa 5 μ langer, feiner Fädchen, die sich mit ihren leicht spindelförmig anschwellenden freien Enden an das Innenglied des betreffenden Stäbchens oder Zapfens anlegen. Dies sind die *Faserkörbe* (M. SCHULTZE, Nadeln W. KRAUSE), von denen bereits die Rede war. An der Innenseite ist die Limitans, und zwar hauptsächlich ebenfalls an den Randverdickungen, mit den büschelförmig aufgespaltenen Stützfasern verbunden.

Die äußere Körnerschicht (Abb. 43, 44, 25)

trägt ihren Namen von der dichten Anhäufung der Kerne, der sog. Körner, der Sehzellen, zwischen denen die fadenförmigen Zellkörper, die Stäbchen- und Zapfenfasern, kaum bemerkbar sind. Außerdem enthält die Schicht blätterartige Ausbreitungen der MÜLLERschen Stützfasern, die die Körner mehr oder weniger einhüllen, und vielleicht die sog. LANDOLTschen Keulen (Abb. 40). Die Dicke der Schicht nimmt von 50—60 μ in der Nachbarschaft der Fovea auf 25—30 μ an der Ora serrata ab. Die ellipsoiden Körner stehen mit ihrer Längsachse senkrecht zur Limitans ext. und bilden 5—8 Lagen. Die erste von diesen, dicht unter der Limitans, wird fast ausschließlich von den Zapfenkörnern eingenommen, zwischen denen nur Raum für die Stäbchenfasern und die Endbüschel der Radialfasern bleibt; die übrigen Lagen bestehen aus Stäbchenkörnern, außer in der Fovea centralis, wo besondere Verhältnisse obwalten. Die Übereinanderlagerung der Stäbchenkörner ist die Folge des großen Unterschiedes zwischen den Durchmessern der Stäbchenfasern und -körner.

Das Innenglied des Stäbchens geht bei oder unmittelbar nach dem Durchtritte durch die Limitans ext. in die nur etwa 0,5 μ breite Stäbchenfaser über, ein sehr zartes Gebilde, das schon bald nach dem Tode Quellungserscheinungen in Gestalt von Varicositäten zeigt. Nach mehr oder weniger geschlängeltem Verlaufe durch die Körnerlagen erreicht die Faser die äußere Grenze der äußeren plexiformen Schicht und endet da mit einer glatten kugeligen oder eiförmigen Auftreibung, dem *Endkügelchen*. In wechselnder Höhe zeigt die Faser eine spindelförmige oder ellipsoide Anschwellung, das *Stäbchenkorn*. Es beherbergt unter einer dünnen Hülle durchsichtigen Protoplasmas den 6—9 μ langen, 4—6 μ breiten Kern, dessen Gestalt zwischen Ellipsoid, Ovoid und Kugel schwankt. Das ziemlich reichlich vorhandene Chromatin weist gelegentlich eine auffallende Anordnung auf, indem ein Teil der Gerüstbälkchen deutlich quer zur Längsachse des Kerns verläuft. In das Chromatingerüst ist in der Regel nur ein Kernkörperchen eingelagert. In den vorderen Bezirken der Netzhaut, in denen die äußere Körnerschicht dicht an die äußere plexiforme Schicht herantritt, bilden vielfach die Stäbchenkörner der tiefsten Lage das Ende der Stäbchenfaser.

An den Zapfenzellen tritt das Innenglied des Zapfens breit durch die Limitans ext. und schwillt sogleich zum *Zapfenkorn* an, das ebenfalls unter äußerst dünner

Protoplasmahülle den meist ellipsoiden Kern enthält. Dieser ist 8—10 μ lang, 5—6 μ breit, reicher an Chromatin als der Kern der Stäbchenzelle und besitzt häufiger zwei Kernkörperchen. Die vom inneren Ende des Zapfenkorns weiterziehende Zapfenfaser ist 1,1—1,3 μ dick (Schwalbe) und endet mit einer oft kegelförmigen Ausbreitung, dem *Zapfenfuß*, von dem seitlich kurze sog. „Basilarfäden" ausgehen, an der Oberfläche der inneren Zone der äußeren plexiformen Schicht.

Der im ganzen radiale Verlauf der Stäbchen- und Zapfenfasern ändert sich in bemerkenswerter Weise im Bereiche der Area centralis und wird dort zugleich mit der aus der Verlaufsänderung sich ergebenden Henleschen Faserschicht geschildert werden (S. 130).

Über den Bau der Stäbchenkerne schwebten lange große Meinungsverschiedenheiten. Henle (1863) hatte bei Säugern eine Anordnung des Chromatins in queren Scheiben gefunden; unter anderen späteren Beobachtern dieser Erscheinung sah Flemming (1876, 1882) bei der Katze, Wiederkäuern, dem Kaninchen und Meerschweinchen compacte Querscheiben von Chromatin, stellte aber (1898) eine Querstreifung beim Menschen in Abrede. M. Schultze konnte mittels Salpetersäure die Kerne in mehrere Stücke quer zerfällen. Stöhr (1899) betont das zwar nicht regelmäßige, aber häufige Vorkommen von Querstreifung beim Menschen, das er bereits 1886 festgestellt hatte: ein den ganzen Kern durchziehendes Netzwerk von Chromatin hat ringförmig die Kernoberfläche umziehende Bestandteile. Die Verschiedenheit der Bilder werde durch Veränderlichkeit der Structuren bedingt; die Querschichtung sei die Norm, sie gehe in das Gerüstwerk über, das dann körnig zerfalle. Schaper (1899) kann einen Zusammenhang der gelegentlichen Querstreifung mit der typischen Querschichtung bei Säugern nicht anerkennen, ebensowenig die Veränderlichkeit der Structuren. Nach Löwenstamm (1899), einem Schüler von Greeff, handelt es sich nie um eine eigentliche Querstreifung; die untereinander zusammenhangenden Chromatinbalken sind mit der Kernmembran nur durch Fortsätze verbunden. — Hinsichtlich der Veränderlichkeit der Structur des Stäbchenkerns ist zu erwähnen, daß Maun (1894) bei Belichtung der tierischen Netzhaut Verminderung des Chromatingehaltes und Vergrößerung der Stäbchenkerne, Pergens (1899) nur die erste fanden, während Greeff keine Chromatinverminderung, vielleicht aber eine Volumzunahme feststellen konnte. Nach Birch-Hirschfeld (1900) ist im belichteten Kaninchenauge das Chromatin der Stäbchenkerne glatt, im Dunkelauge zackig.

Hie und da trifft man im Augenhintergrunde Kerne von Zapfenzellen, sog. vorgelagerte Körner, dicht über der Limitans ext. [Stöhr (1887)], auch gelegentlich noch in der Limitans steckend [Solger (1890)]; besonders zahlreich sah ich sie in nächster Umgebung der Sehnervenpapille. Die Zapfen sind in solchem Falle kürzer und schmäler als in der Regel, auch fehlt die deutliche Abgrenzung von Außen- und Innenglied (Dimmer). Es handelt sich dabei offenbar um kleine Mißbildungen (Dimmer, Greeff).

Die Frage, ob die Stäbchen- und Zapfenzellen als eigenartig ausgebildete Epithelien des primitiven Augenblasenventrikels oder als Nervenzellen aufgefaßt werden müssen, ist sowohl bei Würdigung der histologischen Tatsachen (Dogiel, Dimmer, v. Ebner) als nach R. y Cajals (1896) Untersuchung der Netzhautentwicklung endgültig in erstem Sinne zu entscheiden, so daß es nicht mehr statthaft erscheint, sie als erstes Neuron der Netzhaut zu bezeichnen.

Nach Dogiel (1891) kommen auch beim Menschen in der äußeren Körnerschicht sog. Landoltsche Keulen (Ranvier) vor, kolbenförmige Gebilde dicht unter der Membr. limitans ext., die je durch eine kräftige, mehr oder weniger geschlängelt die äußere Körnerschicht radial durchziehende Faser mit dem äußeren

Fortsatz einer bipolaren Nervenzelle der inneren Körnerschicht zusammenhangen. Zuerst von LANDOLT (1871) bei geschwänzten Amphibien entdeckt, wurden sie später auch beim Frosch (W. KRAUSE, DOGIEL, CAJAL), bei Ganoiden [DOGIEL (1883)], Selachiern [G. RETZIUS (1896), NEUMAYER], Eidechse (GREEFF) und Vögeln (DOGIEL, CAJAL) beschrieben. Ihre Verbindung mit den bipolaren Nervenzellen haben C. K. HOFFMANN (1876), EMERY (1876) und RANVIER nachgewiesen. Über ihre Bedeutung herrscht noch Dunkel. DOGIELs Befund

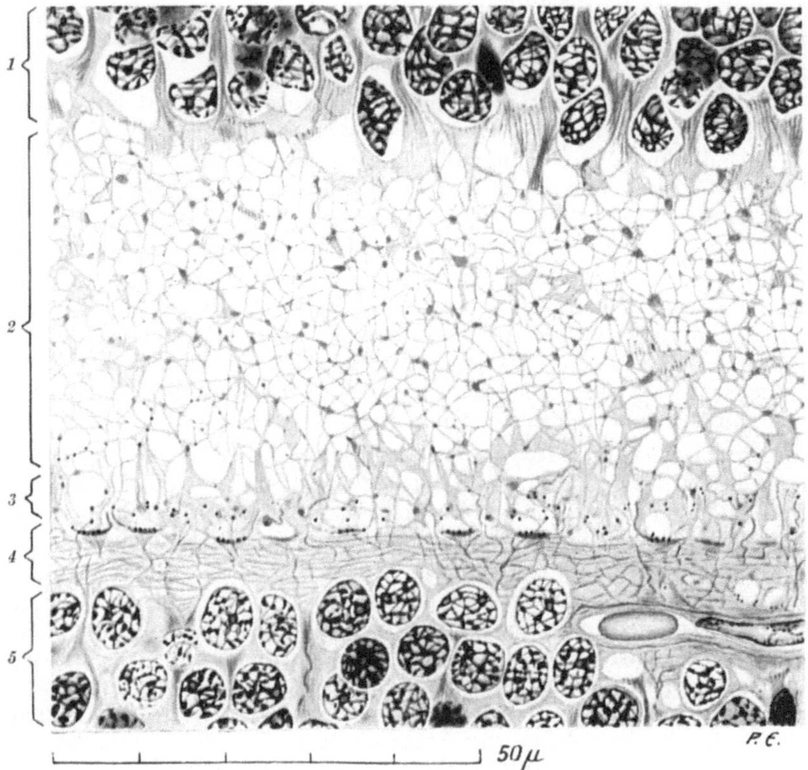

Abb. 44. Retina: Fortsetzung der Abb. 43. *1* Äußere Körnerschicht; zwischen den Kernen der Stäbchenzellen ein dunkler, nicht ausdifferenzierter Kern einer Stützfaser; *2* HENLEsche Faserschicht; die Fasern der Sehzellen meist quer oder schräg durchschnitten, durch zarteste, von den Stützfasern ausgehende Häutchen verbunden; *3* Schicht der Zapfenfaserfüße und der Endknöpfchen der Stäbchenfasern; *4* äußere plexiforme Schicht, darin eine Anzahl steil aufsteigender Ausläufer von Bipolaren, die unter büschelförmiger Endaufspaltung an die Zapfenfaserfüße treten; *5* innere Körnerschicht; rechts eine Capillare mit einem roten Blutkörperchen und einem Endothelkern.

beim Menschen ist übrigens von anderer Seite bisher nicht bestätigt worden; auch für die Säuger fehlen noch Angaben.

Die äußere plexiforme Schicht

(R. Y CAJAL, Zwischenkörnerschicht H. MÜLLER, äußere granulierte oder moleculare Schicht HENLE, äußere reticulare oder subepitheliale Schicht SCHWALBE, Basalschicht RANVIER, äußere feinkörnige Schicht v. EBNER) ist verhältnismäßig schmal, kaum über 10 μ dick, und weder gegen die äußere Körnerschicht (oder die HENLEsche Faserschicht), noch gegen die innere Körnerschicht scharf begrenzt (Abb. 44). In der Regel enthält sie keine Zellen und erscheint bei schwacher Vergrößerung feinkörnig, bei starker teilweise als Faserfilz. An ihrem

Aufbau beteiligen sich die Enden der Sehzellen, die nach außen strebenden
Ausläufer der Zellen der inneren Körnerschicht und seitliche Fortsätze der
Müllerschen Stützfasern. Nach der Dichte lassen sich zwei Zonen unterscheiden:
in der äußeren, locker gebauten, finden sich die Endkügelchen der Stäbchenfasern nebst den sie umgreifenden Endbäumchen der Nervenzellen der inneren
Körnerschicht; die innere, dichtere Zone besteht aus einem Flechtwerk feiner
horizontaler und aufsteigender Fasern dieser Nervenzellen und den an der
Außengrenze in geringen Abständen und gleicher Höhe angelagerten Zapfenfüßen mit ihren kurzen Ausläufern.

Die innere Körnerschicht

(äußere gangliose Schicht Henle, Ganglion retinae und Schicht der Spongioblasten W. Müller) besteht vorwiegend aus verschieden gestalteten Nervenzellen, den Endbäumchen centrifugaler Nervenfasern, den kernhaltigen Abschnitten der Müllerschen Stützfasern, vielleicht auch Gliazellen (v. Ebner)
und Capillaren der Netzhautgefäße. Die Schicht ist in der Umgebung der Fovea
centralis 35—40 μ dick mit 6—9 Lagen von Zellen, nimmt aber nach vorn bald
ab und mißt in der Gegend der Ora serrata nur noch etwa 20 μ mit 2 oder
3 Zellagen. Ihr Bau ist äußerst verwickelt und erst mit Hilfe der Golgischen
Chromsilber- und der Ehrlichschen Methylenblaumethode durch Tartuferi
(1887), Dogiel (1891), Cajal (1894) genauer kennen gelehrt worden. Die Nervenzellen dieser Schicht weisen 3 Haupttypen auf, Horizontalzellen, Bipolarzellen
und Spongioblasten oder amacrine Zellen (Abb. 25, 41, 44, 45).

Die *Horizontalzellen* [Cajal, tangentiale Fulcrumzellen W. Müller (1871),
Basalzellen Ranvier, concentrische Stützzellen Schiefferdecker (1886)]
bilden die erste Lage unter der äußeren plexiformen Schicht. Der nach innen
vorgewölbte Zelleib hat einen Durchmesser von 10—15 μ (W. Krause, 12—20 bis
40 μ Cajal) und entsendet seitlich eine Anzahl (5—7) kräftiger, tangential
oder etwas nach außen gerichteter Protoplasmafortsätze, die sich wiederholt
dichotomisch verzweigen und ohne Bildung von Endbäumchen mit den gleichen
Verzweigungen nachbarlicher Zellen ein reiches Gitterwerk in der Innenzone
der äußeren plexiformen Schicht herstellen. Von diesen Verzweigungen steigen
zahlreiche feine Fäserchen in die Außenzone der äußeren plexiformen Schicht
bis zur Höhe der Endkügelchen der Stäbchen auf. Der feine Achsencylinder
verläuft ebenfalls tangential, gibt mehrere Collaterale ab und löst sich wie
diese in eine Anzahl zarter Fasern auf, die frei in der Außenzone der äußeren
plexiformen Schicht enden.

Neben diesen (äußeren) Horizontalzellen findet sich bei Säugern noch eine
zweite Lage (innerer) Horizontalzellen mit zwei Unterarten, von denen die eine
nur tangentiale Fortsätze besitzt, die andere aber außerdem einen absteigenden
Fortsatz nach innen sendet. Die letzte Art ist groß, kegelförmig mit nach
innen gerichteter Spitze; die dicken tangentialen Protoplasmafortsätze sind
verhältnismäßig kurz und lösen sich nach einigen dichotomischen Teilungen
in Büschel kurzer, knotiger, mit einem Endknopfe versehener Fasern auf. Der
in der Regel einfache, dicke absteigende Protoplasmafortsatz durchzieht die
innere Körnerschicht radial, gelangt bis in den äußeren Bezirk der inneren
plexiformen Schicht und teilt sich da in zwei entgegengesetzt verlaufende Arme,
die nach ein paar weiteren Teilungen einen reichen tangentialen Plexus bilden.
Der dicke Achsencylinder ist sehr lang, ohne Collaterale, verläuft ebenfalls
tangential und löst sich innerhalb der äußeren plexiformen Schicht zu einer
flachen, weit ausgedehnten baumförmigen Endverzweigung auf, von der sich
kurze feine Fortsätze zwischen die Endkügelchen der Stäbchenfasern erheben.

Die Zelle ohne absteigenden Fortsatz verhält sich im wesentlichen ähnlich. KOLMER (1918) beobachtete in den äußeren Horizontalzellen außerhalb der Area centralis bei Mensch und Schimpanse 5—18 μ lange, 1—2,5 μ dicke, an den Enden abgerundete stäbchenförmige Körper (Krystalloide).

Die *bipolaren Zellen* bilden hauptsächlich die mittleren Lagen der inneren Körnerschicht und sind dadurch ausgezeichnet, daß sie sowohl nach außen als nach innen je einen radialen Fortsatz abgeben, von denen der äußere, aufsteigende, wohl als Protoplasmafortsatz, der innere, absteigende, als Nervenfortsatz aufzufassen ist (v. EBNER). Man unterscheidet nach der Art der Endverzweigungen des aufsteigenden Fortsatzes Bipolare mit senkrechter (radialer) und Bipolare mit horizontaler (tangentialer) Endausbreitung. Die *Bipolaren mit radialer Verzweigung* (Stäbchenbipolaren CAJAL) liegen mit ihren großen ellipsoiden Körpern in wechselnder Höhe. Der Kern ist meist kugelig und kleiner als der der Horizontalzellen. Der in der Regel einfache äußere Fortsatz ist dick und teilt sich in der Innenzone der äußeren plexiformen Schicht in ein dichtes Büschel feiner radialer Fäserchen, deren Enden die Endkügelchen der Stäbchen eng umfassen. Der absteigende Fortsatz ist kräftig und lang, geht durch die innere plexiforme Schicht bis nahe an die Ganglienzellenschicht und teilt sich in wenige kurze Zweige, die sich mit Endknöpfchen in der Regel an eine Ganglienzelle anlegen, aber gelegentlich auch frei in der inneren plexiformen Schicht enden. Die Körper der *Bipolaren mit tangentialer Verzweigung* (Zapfenbipolaren CAJAL) finden sich vornehmlich in den inneren Lagen der Körnerschicht. Der äußere Fortsatz teilt sich in der Innenzone der äußeren plexiformen Schicht in ein flaches Büschel tangential nach allen Seiten abgehender Zweige, die zu den Zapfenfüßen und deren Basilarfäden in enge Beziehung treten, obschon eine solche zu gelegentlich tiefer herabreichenden Endkügelchen von Stäbchenfasern nicht ausgeschlossen erscheint. Diese Möglichkeit besteht (und wird jetzt auch angenommen) besonders bei den sog. *Riesenbipolaren* (CAJAL), deren große kegelförmige Körper dicht unter der äußeren plexiformen Schicht liegen und ihre tangentiale Verzweigung weithin ausbreiten. Der absteigende Fortsatz der Zapfenbipolaren gelangt nicht bis zur Ganglienzellenschicht, sondern endet mit spärlichen kurzen Zweigen in wechselnder Höhe innerhalb der inneren plexiformen Schicht.

Die *amacrinen Zellen* [CAJAL — a privativum, $\mu\alpha\varkappa\varrho\delta\varsigma$ und $\emph{ι}\varsigma$, $\emph{ι}\nu\delta\varsigma$ Faser —, Spongioblasten W. MÜLLER (1875), unipolare Zellen RANVIER, parareticulare Zellen KALLIUS] nehmen die innerste Lage der inneren Körnerschicht ein; kennzeichnend für sie ist das Fehlen eines Nervenfortsatzes. Ihr im allgemeinen großer Körper (10—14 μ) wölbt sich mit glatter Oberfläche mehr oder weniger nach außen vor und läßt nur von seinem inneren Umfang einen oder mehrere Protoplasmafortsätze ausgehen. Der meist ellipsoide Kern ist größer und färbt sich mit den gewöhnlichen Kernfarben stärker als der der Bipolaren. Mit CAJAL unterscheidet man nach Art und Ort der Endverzweigungen diffuse und schichtenbildende Amacrine. Die *diffusen Amacrinen* schicken ihre Fortsätze schräg divergierend in die innere plexiforme Schicht und verzweigen sich frei endend in deren ganzer Dicke, wenn auch hauptsächlich in den inneren Abschnitten. Bei den *schichtbildenden Amacrinen* senkt sich ein starker Fortsatz radial in die innere plexiforme Schicht und spaltet sich in wechselnder Höhe in rechtwinklig abbiegende Äste, deren flache tangentiale Endverzweigung sich weithin ausbreiten kann und sich mit in gleicher Höhe endenden Verzweigungen der Zapfenbipolaren und der Ganglienzellendendriten durchflicht. CAJAL teilt nach diesen Ausbreitungen die innere plexiforme Schicht in fünf Unterschichten, obschon bei den Säugern deren gegenseitige Abgrenzung weniger deutlich ist als bei niederen Wirbeltieren, besonders bei den Vögeln. An den

Zellen der ersten Unterschicht fehlt der radiale Fortsatz, die Tangentialzweige
divergieren gleich vom Zelleib aus.

Eine dritte Zellart der gleichen Lage bezeichnet Cajal nicht ganz folgerichtig als *Associationsamacrine,* denn sie besitzen einen Nervenfortsatz. Von
dem großen Zellkörper geht ein kräftiger Fortsatz ab, der sich alsbald in der
ersten Unterschicht der inneren plexiformen Schicht in ein Büschel kurzer
dicker Zweige spaltet. Von einem dieser Zweige trennt sich ein sehr langer
Nervenfortsatz, zieht an der Außengrenze der inneren plexiformen Schicht entlang und löst sich schließlich in ein dichtes, flaches, weit ausgebreitetes Endbäumchen auf, das die radialen Fortsätze echter Amacrinen umgreift. An die
Körper der Associationsamacrinen lagern sich die Endzweige centrifugaler,
aus dem Hirn stammender Nervenfasern an.

Die innere plexiforme Schicht

(Cajal, Lage grauer Nervenfasern Pacini, granulose Schicht H. Müller,
innere granulierte oder moleculare Schicht Henle, innere reticulare Schicht
Schwalbe, cerebraler Plexus Ranvier) hält sich im hinteren Abschnitte der
Netzhaut auf einer ziemlich gleichmäßigen Dicke von etwa 40 μ, nimmt aber
dann gegen die Ora serrata hin bis auf 20 μ ab und ist an dieser meist nicht
mehr deutlich gegen die nächstfolgende Schicht abgrenzbar. Abgesehen von
den Zellen der Blutgefäßwandungen erscheint die Schicht in der Regel ganz
frei von Zellen, bei schwacher Vergrößerung fein gekörnt, mit einstrahlenden
gröberen Dendriten der Ganglienzellenschicht und Andeutungen der Müllerschen Stützfasern. Starke Vergrößerung zeigt im Schnittbild ein von kleinen
Lücken unterbrochenes Flechtwerk, worin sich die Endverzweigungen der
Zapfenbipolaren, Amacrinen, der Horizontalzellen mit absteigendem Fortsatz,
der Dendriten der Ganglienzellen, die centrifugalen Nervenfasern, die Fortsätze
der Stützfasern und Ausläufer von Gliazellen der Ganglienzellenschicht innig
verfilzen. Die Lücken enthalten freiliegende Querschnitte und kurze Stücke
längs getroffener Fasern, deren Zugehörigkeit vorläufig nicht festzustellen ist.
Eine Andeutung von Unterschichten kann ich beim Menschen weder mit
schwacher noch mit starker Vergrößerung erkennen (Abb. 25, 45).

Die Ganglienzellenschicht

(innere gangliose Schicht Henle, Ganglion nervi optici W. Müller, multipolare Zellen Ranvier) zeigt im Bereiche der Area centralis mit 8—10 Zell-
lagen bei einer Dicke von 60—80 μ ihre stärkste Ausbildung. Schon in der
Nachbarschaft der Area geht sie auf 3 und 2 Lagen und 40—35 μ Dicke zurück;
im größten Teile der Netzhaut aber sind die Zellen in einfacher Schicht nebeneinander gereiht, in der Gegend der Ora serrata in teilweise großen Abständen,
vielfach in der Nervenfaserschicht bis dicht an die Membrana limitans int.
heran. Außer Ganglienzellen enthält die Schicht noch kleine Gliazellen und
gelegentlich „versprengte Amacrine" (Cajal), d. h. Zellen ohne Nervenfortsatz.
Die Größe der Ganglienzellen schwankt zwischen 10 und 30 μ (H. Müller,
36 μ Koelliker). In den peripheren Teilen der Netzhaut herrschen die großen
Zellen vor, in der Area die kleinen. Ihre Form wird teilweise durch die enge
Aneinanderlagerung beeinflußt, hängt aber doch hauptsächlich von der Zahl
der Fortsätze und dem Ort und der Art ihres Ausganges ab. In der Regel entspringen am äußeren Umfange der Zelle die Protoplasmafortsätze, entweder
gleich zu mehreren oder, wie besonders in der Area, zunächst einfach; vom inneren
Umfange begibt sich der Nervenfortsatz in die Nervenfaserschicht (Abb. 25, 45).
Der Zelleib ist frisch vollkommen durchsichtig, trübt sich aber nach dem Tode

bald und wird körnig; Nissl-Färbung zeigt Tigroidschollen, Pigment ist nicht vorhanden. Der sehr helle Kern ist zumeist groß und enthält ein großes Kernkörperchen in einem zarten Chromatingerüst. Die Protoplasmafortsätze treten in die innere plexiforme Schicht und verzweigen sich darin in ähnlich mannigfaltiger Weise wie die der Amacrinen. Cajal hat deshalb auch die Ganglienzellen

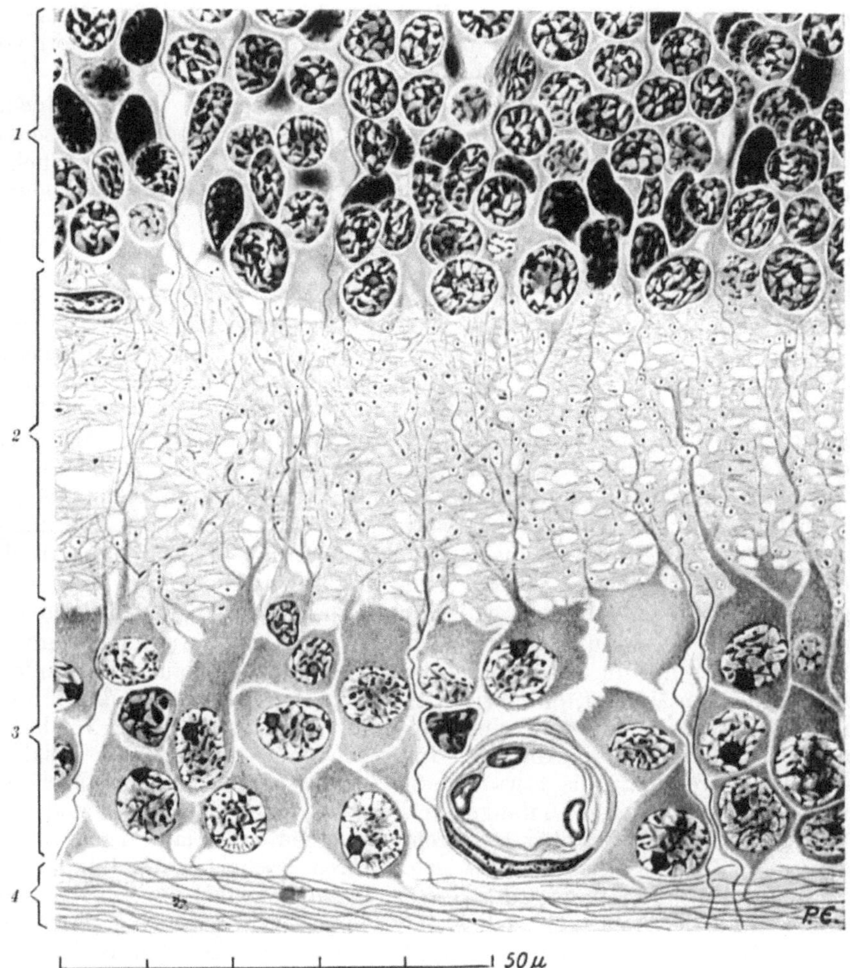

Abb. 45. Retina: Fortsetzung der Abb. 43. *1* Innere Körnerschicht; die dunklen Kerne gehören Stützfasern an; *2* innere plexiforme Schicht; aus vielen Lücken des Schwammwerkes sind die feinen Querschnitte von Zellausläufern herausgefallen; oben links der Endothelkern einer Blutcapillare; *3* Schicht der Ganglienzellen; in der Wand des Blutgefäßquerschnittes ein langer Pericytenkern; von den vier durch die Schicht hindurchlaufenden, geschlängelten Fäden sind die beiden linken augenscheinlich Stützfasern, die beiden rechten vielleicht centrifugale Nervenfasern; die beiden eckigen, dunkleren Kerne gehören Gliazellen an; *4* Schicht der Nervenfasern.

in diffuse und schichtbildende unterschieden. Bei der *diffusen Form* durchsetzen die schräg auseinanderstrebenden Dendriten mit ihren Endverzweigungen die ganze Dicke der inneren plexiformen Schicht, ohne sich tangential auszubreiten. Die in der Größe sehr verschiedenen *schichtbildenden Zellen* lassen von ihren Fortsätzen in wechselnder Höhenlage eine, zwei, auch drei tangentiale Ausbreitungen von größerem oder geringerem Umfange mit bald feinen, bald groben Fasern ausgehen. Hauptsächlich in der Gegend der Area kommen zuweilen

„Zwillingsganglienzellen" vor (Dogiel, Greeff), d. h. zwei Zellen nicht immer gleicher Größe sind durch eine wechselnd lange und dicke Protoplasmabrücke verbunden, aber nur eine von ihnen besitzt einen Nervenfortsatz. — Von einem Teil der Nervenfortsätze gehen kurz nach ihrem Austritt aus der Ganglienzelle rechtwinklig Collateralzweige ab und bilden ein feines Geflecht, in dessen Maschen die Ganglienzellen liegen [Marenghi (1900) bei Säugern].

Die sog. „versprengten Amacrinen" (Cajal) sind kleine Zellen ohne Nervenfortsatz, deren Dendriten sich in dem inneren Abschnitt der inneren plexiformen Schicht zu feinsten und dichten Endbäumchen aufspalten.

Die *Neurogliazellen* der Ganglienzellenschicht schicken von ihrem kleinen, eckigen oder rundlichen Körper gewöhnlich eine gröbere Faser oder ein Büschel feiner Fäserchen in den inneren Abschnitt der inneren plexiformen Schicht und ein oder mehrere Büschel in die Schicht der Nervenfasern, wo sie zumeist in deren Verlaufsrichtung umbiegen.

Die Nervenfaserschicht

(Schicht der Opticusfasern) enthält in der Hauptsache die von den Ganglienzellen ausgehenden centripetalen, daneben in geringerer Menge centrifugale Nervenfasern, die inneren Enden der Müllerschen Stützfasern, Gliazellen und die Stämme der Netzhautblutgefäße. Die marklosen, im Mittel 1—2 μ, in äußersten Fällen 0,5—5 μ (v. Ebner) dicken Nervenfasern strömen von allen Seiten der Papilla nervi optici zu, so daß an deren Rande die Schicht die größte Dicke, 0,2 mm, erreicht, während sie in 1,5 mm Entfernung davon nur 80 μ, am oberen und unteren Rande der Area centralis 20 μ, in einer Entfernung von 8 mm 10—12 μ mißt, weiter nach der Peripherie hin aber nur undeutlich von der Ganglienzellenschicht zu trennen ist. Die Nervenfasern vereinigen sich im allgemeinen zu 22—26 μ breiten, geflechtartig zusammenhangenden Bündeln, nur in der geraden Verbindung mit der Fovea centralis sind die Bündel schmal. Außer diesen zeigen nur die aus dem nasalen Bezirke der Netzhaut stammenden Bündel rein radialen Verlauf, die übrigen treten in Bogen von oben und unten her an die Papille heran; in dem peripheren (vorderen) Abschnitte der Netzhaut verlaufen alle Bündel radial (Abb. 46). Im besonderen kommen vom nasalen Umfange der Fovea centralis etwa 25—30 ziemlich gestreckte Bündelchen; die vom oberen und unteren Umfange der Fovea abgehenden Bündel sind anfangs gebogen, strecken sich aber bei ihrem convergenten Verlaufe zur Papille. Am temporalen Umfange der Fovea und der Area erscheinen die Bündel an ihrem Scheitel als 3—6 mm breite Schleifen, deren Schenkel den oberen und unteren Abschnitt der Area durchziehen. Dies ganze, im wesentlichen der Area angehörende System nennt man das *papillomaculare Bündel*. Am Boden der Fovea findet sich nach Dogiel (1892) ein weitmaschiges Geflecht feinster Bündelchen, die sich am Rande dem papillomacularen Systeme beigesellen. Das Vorhandensein dieses Geflechtes und die Stärke seiner Ausbildung dürfte zum Teile davon abhangen, ob und wieviel Ganglienzellen am Boden der Fovea gelegen sind. Aus dem temporal an die Area grenzenden Teile der Netzhaut sammeln sich die Nervenbündel in zwei Ströme, die auf ihrem Wege zur Papille das papillomaculare System oben und unten im Bogen umgreifen. Ihr Auseinanderweichen erzeugt einen vom Scheitel der eben erwähnten Schleife eine Strecke weit temporalwärts verlaufenden hellen Streifen.

Sjaaff (1923) fand beim Kaninchen, daß die in der Netzhautperipherie breit nebeneinander gelagerten Nervenfasern zu einer mehr compacten Masse zusammengebracht werden durch eine Fältelung, die gegen die Papille zunimmt. Daraus, meint er, werde verständlich, daß bei peripheren Netzhautschädigungen degenerierte Fasern im Sehnervenquerschnitte sowohl central als peripher auftreten.

Im ganzen selten [4:1000 MAYERWEG (1903)] trifft man *markhaltige Nerven-fasern* in der Netzhaut, die von der Sehnervenpapille vorwiegend nach oben und unten auf verhältnismäßig geringe Entfernung zu verfolgen sind, aber auch in der Area vorkommen [NAKAIZUMI (1902)]. Manchmal nur mikroskopisch nachweisbar können sie gelegentlich in solcher Menge vorhanden sein, daß sie

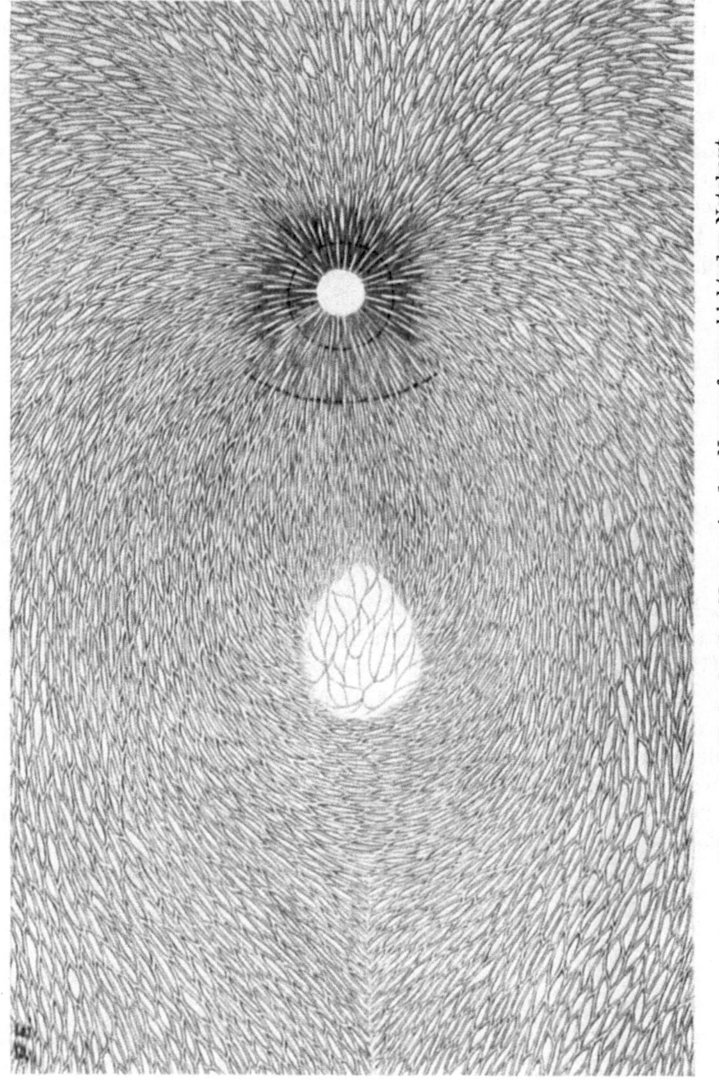

Abb. 46. Schema des Verlaufes der Nerven in der Nervenfaserschicht der Netzhaut. Der Umriß der Sehnervenpapille und die Breite des papillomacularen Bündels sind durch gebrochene Linien angedeutet. In der Fovea centralis ein lockeres Netz zarter Nervenfasern. (Frei nach J. v. MICHEL und GREEFF.)

ophthalmoskopisch und makroskopisch als mehr oder weniger breite, hell-gelbe oder weiße Büschel oder Felder mit feiner radialer Streifung und faseriger Zerklüftung des peripheren Endes, zuweilen auch, wenn die Markscheide noch außerhalb der Papille aufhört, als isolierte weiße Flecken oder Herde erscheinen. KRAUPA (1920) sah solche Flecken auch auf die Papille beschränkt. Diese Atypie ist nicht angeboren, da bei der Geburt die Markbildung auch im Sehnerven noch nicht so weit gediehen ist [FLECHSIG (1876), BERNHEIMER (1889), WEST-PHAL (1897), v. HIPPEL (1899), DEGNER (1912), C. H. SATTLER (1915)]. Dagegen spricht für Erblichkeit, wenn in einer Familie 6 Fälle auftreten [Kiso (1928)]. Ohne näher auf die Auseinandersetzungen der Beobachter eingehen zu wollen, mag doch erwähnt sein, daß große und kleine Formen unterschieden werden. Jene sollen dadurch bedingt sein, daß die betreffenden Personen außer dem (vielleicht im x-Chromosom enthaltenen) Vererbungselement noch einen angeborenen oder erworbenen Factor besaßen, z. B. Lues. Obwohl vielfach gleichzeitig mit der Atypie andere angeborene Anomalien nachzuweisen waren, und obwohl bei Geisteskranken von Wollenberg (nach Mayerweg) 40 Fälle an 6131 Personen festgestellt wurden, entbehrt meines Erachtens die Annahme einer ursächlichen Verknüpfung dieser Tatsachen vorläufig noch einer genügenden statistischen Stützung (s. Bd. V, Erkrankungen der Netzhaut).

Die in der Nervenfaserschicht mitverlaufenden *centrifugalen Fasern*, die offenbar aus Zellen im centralen Nervensystem stammen, sind bei Säugern äußerst schwer zu färben (Cajal), beim Menschen bisher überhaupt noch nicht dargestellt. Beim Hunde treten sie als feine Fasern steil durch Ganglienzellen- und innere plexiforme Schicht und spalten sich zwischen den Amacrinen in einige

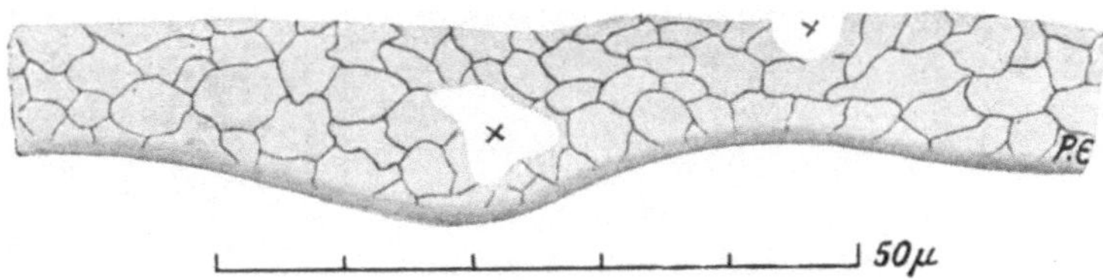

Abb. 47. Aus der Netzhaut eines Hingerichteten. (Präparat von Prof. Held.)
Ein Streifen der Membrana limitans interna mit der Felderung durch die Fußplatten der Stützfasern.
Bei × Lücken durch Herausreißen von Teilen der Platten.

wenige, mit Endknöpfchen versehene Zweige auf, die den Körper und Protoplasmafortsatz einer Amacrine eng umfassen. Nach den ausgiebigeren Untersuchungen Cajals an Vögeln handelt es sich dabei um Associationsamacrine.

Von den Müllerschen Stützfasern durchziehen die Fußenden die Nervenfaserschicht und umgreifen mit ihren Teilungen die Nervenbündel und Gefäßstämme. Die kleinen Gliazellen schicken ihre zahlreichen feinen und langen Fortsätze zwischen die Nervenbündel, aber auch zwischen die Ganglienzellen bis in die innere plexiforme Schicht. Sie sind am reichlichsten in der Nachbarschaft der Papille. An den Wänden der Blutgefäße endet das Gliagerüst nach Krückmann mit einer Art Grenzhäutchen (Limitans perivascularis).

Die Membrana limitans interna

erscheint im Schnitt als glänzende feine Linie von etwa 1—2 μ Dicke, ist aber ebensowenig selbständig wie die Membr. limitans externa. Die Müllerschen Stützfasern enden an der Innenseite der Nervenfaserschicht kegelförmig verbreitert, und diese Basalkegel stoßen mit unregelmäßiger Begrenzung in einer geschlossenen Fläche zusammen [Schelske (1863), G. Retzius (1871, 1894, 1904)] (Abb. 47). Man kann diese Basalplatten als cuticulare Verdichtung der Substanz der Radialfasern auffassen und mit Schwalbe und Schaffer von einem „Margo limitans" sprechen. Der Umfang der Basalplatten wechselt in weiten Grenzen, ist aber in den vorderen Abschnitten der Netzhaut größer als in den centralen. Über den größeren Gefäßen sind die Platten quer zum Gefäßverlauf ausgezogen (Schelske). Die Limitans durchzieht auch die Fovea centralis; auf der Sehnervenpapille verliert sie sich allmählich, an der Ora serrata geht sie als Cuticula des Orbiculusepithels weiter. — Das Vorhandensein einer

Limitans interna wird verschiedentlich geleugnet, z. B. von TORNATOLA (1901, 1904), ADDARIO (1904) und LEBOUCQ (1924). SALZMANN trennt sie von den Stützfasern und führt die Felderung auf Abdrücke der Basalkegel zurück.

Das Stützgewebe der Netzhaut

hat bereits vorgreifend bei der Schilderung der einzelnen Schichten erwähnt werden müssen, so daß nur noch eine Zusammenfassung mit einigen Ergänzungen nötig ist. Dieses Stützgewebe ist nicht bindegewebiger, sondern glioser Natur, wie das des centralen Nervensystems, und wird dargestellt durch die von H. MÜLLER entdeckten Stützfasern (Radialfasern KOELLIKER, epitheliale Zellen CAJAL) und die Spinnenzellen. Die *Stützfasern* erstrecken sich von der Membrana limitans int. bis zur Membrana limitans ext., sind lange, eigenartig ausgebildete Gliazellen, deren 6—8 μ langer, 4—5 μ breiter Kern im Bereiche der inneren Körnerschicht liegt, und lassen sich den Ependymfasern des Centralnervensystems vergleichen. In dem hinteren Teile der Netzhaut ordnen sich die Fasern etwa meridional in Reihen, peripher stehen sie weniger regelmäßig. In den Fasern lassen sich feine glänzende Fibrillen nachweisen, die von Trypsin, Magensaft, Säuren usw. nur schwer angegriffen werden [OGNEV (1904)]. Die zwischen den Nervenfaserbündeln zur Limitans int. gelangenden basalen Abschnitte der Fasern sind nicht selten in mehrere Enden aufgespalten und entsenden nach allen Seiten feine Fäserchen und Plättchen, die sich scheidewandartig zwischen die Nervenbündel schieben und die Blutgefäße umhüllen [KRÜCKMANN (1905)]. Zwischen den Ganglienzellen bilden gröbere, teilweise nur kurze Fortsätze mehr oder weniger tiefe Buchten. In der inneren plexiformen Schicht gehen reichlich feine, vielverzweigte Fortsätze senkrecht ab und endigen frei; in der äußeren plexiformen Schicht sind die Stützfasern glatt oder besitzen nur kurze seitliche Fortsätze. Innere und mehr noch äußere Körnerschicht sind dadurch ausgezeichnet, daß von den Stützfasern aus zarte Platten und Häutchen zwischen die Zellen dringen und sie mehr oder weniger vollständig einkammern. Soweit eine HENLEsche Faserschicht besteht, sind die Stäbchen- und Zapfenfasern durch solche äußerst dünne Häutchen verbunden, wie man auf Schnitten, die die HENLEschen Fasern quer treffen, bemerken kann (Abb. 43). Die dadurch entstehenden ziemlich weiten Hohlräume enthalten offenbar Flüssigkeit. Die büschelförmige Aufspaltung der Stützfasern gegen die Limitans ext. und die über diese noch hinausreichenden Faserkörbe nebst ihren Beziehungen zu den Stäbchen und Zapfen sind schon früher besprochen. Die *Spinnenzellen*, Gliazellen mit eckigem, rundlichem oder spindelförmigem Körper geringen Umfangs finden sich im wesentlichen nur in der Ganglienzellen- und Nervenfaserschicht, besonders dicht in der Nähe der Papille. Doch traf MARENGHI auch in der äußeren plexiformen Schicht und zwischen den inneren Körnern Zellen mit zahlreichen feinen, allseitig ausstrahlenden Fortsätzen, die er ebenfalls für Gliazellen hält, weil sie sich von den Horizontalzellen durch den Mangel eines Nervenfortsatzes unterscheiden.

Die Untersuchung der Stützeinrichtungen der Netzhaut mit Hilfe des RANVIERschen Silberverfahrens hat VAN DER STRICHT (1922) teilweise zu Ergebnissen geführt, die wohl noch weiter geprüft werden müssen. Die Limitans int. wird bestätigt. In der Nervenfaserschicht trennt eine intercellulare Kittsubstanz die Stützfasern voneinander und von den Nervenfasern, in der Ganglienzellenschicht umgibt sie die Ganglienzellen und Stützfasern. Diese sind in der inneren plexiformen Schicht dünner und bilden mit zahlreichen Seitenzweigen das Neurospongium. In der inneren Körnerschicht werden die Zelleiber durch einen schwarzen Kitt getrennt, worin die Radialfasern und die Ausläufer der Bipolaren liegen; wie in der Ganglienzellenschicht ist jedes Neuron durch mehrere Radialfasern gestützt. Zu der äußeren plexiformen Schicht ziehen die Radialfasern von der inneren Körnerschicht mit feinen häutigen Platten, die mit Ausläufern zusammenhangen. In der äußeren Körnerschicht findet sich ein verhältnismäßig spärlicher Intercellularkitt. Die Limitans ext. wird nicht durch die Stützfasern, sondern durch Schlußleistchen (Bandelettes obturantes) gebildet. Um die Innenglieder der Sehzellen besteht ein System schwarzer Linien, die als Gerüstwerk unregelmäßiger Trabekel die Gruppen der Sehzellen umgrenzen und verbinden. Die vitrale Fläche des Pigmentepithels deckt eine gefensterte Membran mit sehr engen Öffnungen und dichten Trabekeln, die in den Intercellularkitt übergehen (vgl. Verhoeff S. 111). Wahrscheinlich ist noch eine Substanz vorhanden, die die Außenglieder der Stäbchen und Zapfen trennt.

Area und Fovea centralis.

Das Gebiet der Area centralis erscheint, wie früher erwähnt (S. 107), gegen die umgebende Netzhaut verdickt. Die Breite der Stelle wechselt individual je nach der Ausdehnung der *Fovea centralis,* doch wird der Umfang annähernd durch einen Kreis bestimmt, dessen Halbmesser gleich dem Abstande der Fovea vom temporalen Rande der Papille, etwa 3,5 mm ist (Salzmann). Diese meist querelliptisch, seltener kreisrund begrenzte Grube ist in der Regel etwas breiter als die Sehnervenpapille, im Mittel 1,7 mm (Dimmer), und läßt einen Boden oder Grund *(Fundus),* eine Böschung *(Clivus)* und einen Randwall *(Limbus)* unterscheiden. Der Wall ist nasal stets etwas dicker als temporal (0,275—0,41: 0,22—0,35 mm Greeff) und dementsprechend ist auch die Böschung, die nasal zwischen 15° und 30° schwankt, temporal etwas flacher. Die Böschung geht in der Regel einfach in den nach vorn concaven Bodenabschnitt der Grube über, der einen Durchmesser von 0,12—0,3 mm (Greeff, 0,2—0,4 mm Dimmer) besitzt; an der tiefsten Stelle der Fovea beträgt die Dicke der Netzhaut nur 75—120 μ [Greeff, 150 μ Rochon-Duvigneaud (1907)]. Seltener ist ein ganz flacher oder nur wenig concaver Boden, der bis zu 0,7 mm Durchmesser erreichen und in der Mitte eine kleine Sonderfoveola mit einem Krümmungsradius von nur etwa 40 μ zeigen kann. Mit der Ausdehnung der Bodenfläche nimmt die Steilheit der Böschung zu, doch finden sich auch enge Fovea mit steiler Böschung und umgekehrt weite Fovea mit flacher Böschung. Überhaupt zeigt die Schnittlinie der normalen Fovea eine große Mannigfaltigkeit. Fritsch (1908) stellt nach seinen Beobachtungen an einem reichen Rassenmaterial sieben verschiedene Typen der Foveabildung auf. Als vollendeten Typus der Fovea betrachtet er (1901) die Form mit breitem ebenem Grund, deutlicher Foveola, steiler Böschung und glattem Rand, wie sie Affen (Cercopithecus) eigentümlich ist. Lineback (1927) fand diese Form in zwei Paar Menschenaugen und sieben Paar Augen von Macacus rhesus. Eine Area mit Fovea kommt unter den Säugern außer beim Menschen nur bei den Anthropoiden und den echten Affen vor; die übrigen Säuger besitzen nur eine ungefärbte Area centralis, die im wesentlichen den Bau des Limbus beim Menschen aufweist [Ganser (1882), Schwalbe (1887), Chievitz (1889)]. Unter den Nichtsäugern ist eine Fovea bei Vögeln und Reptilien (Chamaeleon) bekannt. Fehlen der Fovea sah Fritsch (1907) bei einem albinotischen Herero, Elschnig (1913) bei einem Europäer-Albino. Hierbei handelt es sich offenbar um eine Hemmungsbildung aus der Zeit des 6. oder 7. Embryonalmonats, wo normal die Entwicklung der Fovea beginnt. Die Entfernung der Fovea von der Papille stimmt bereits im siebenten Fetalmonat mit derjenigen im erwachsenen Auge überein [Seefelder (1910)]. Die Gelbfärbung betrifft alle Schichten mit Ausnahme der äußeren Körner und der Stäbchen und Zapfen; die Henleschen Faserschicht ist noch schwach gefärbt [Dimmer (1894)].

Über den feineren Bau der Fovea centralis ist zunächst zu bemerken, daß im Bereiche der Böschung die einzelnen Abschnitte der Gehirnschicht allmählich, und zwar von innen nach außen fortschreitend, nach verhältnismäßig rascher Dickenabnahme ganz aufhören. Dadurch bleibt schließlich am Boden der Fovea zwischen Limitans ext. und int. nur die Sehzellenschicht übrig, die aber auch in der Mitte der Fovea nur noch wenige Körner enthalten kann. Außerdem ist die Fovea in einer Breite von 0,3—0,5 mm völlig gefäßlos (Abb. 48).

Das *Pigmentepithel* erscheint im Areabezirk als sehr regelmäßiges Mosaik schmaler (12 μ), stark mit Fuscin gefüllter Zellen, die nur wenig höher sind als die der Umgebung.

Die *Stäbchen-* und *Zapfenschicht* zeigt bereits in der Umgebung der Fovea eine erhebliche Abnahme der Stäbchen; im Bereiche des Clivus verlieren sie sich allmählich unter gleichzeitiger Verschmälerung [bis auf 1 μ HEINE (1905)] gänzlich, so daß über dem Grunde der Fovea ausschließlich Zapfen stehen. Der Durchmesser des stäbchenfreien Bezirks wird mit 0,5 mm angegeben [KOSTER (1895), 0,44 mm WOLFRUM (1908)], unterliegt aber offenbar auch individualen Schwankungen. Die Zapfen der Fovea sind sehr schlank und stäbchenartig, indem Außen- und Innenglied die gleiche Dicke von 3 μ (1,5—3 μ H. MÜLLER, 2,8—3,4 μ M. SCHULTZE, 3,3 μ WELCKER, 3 μ MERKEL, 2—2,5 μ SCHWALBE, ROCHON-DUVIGNEAUD, 3—3,5 μ DIMMER, 2,5—3 μ GREEFF, 4 μ HEINE, 1,5 μ WOLFRUM) besitzen. Diese Zahlen sprechen schon für das Vorhandensein erheblicher individualer Unterschiede in der Feinheit der Foveazapfen, wodurch der wechselnde Grad der centralen Sehschärfe bedingt wird [FRITSCH (1908)]. Die Länge übersteigt mit 60—75 μ (SCHWALBE, bis 85 μ GREEFF, 70—75 μ ROCHON-DUVIGNEAUD, 60—80 μ, einmal 90 μ WOLFRUM) diejenige der Zapfen in der übrigen Netzhaut bedeutend. Auch über die Anordnung der Zapfen gehen die Angaben weit auseinander. Nach M. SCHULTZE stehen die Zapfen in zwei Systemen von Bogenlinien, die sich rechtwinklig schneiden, ähnlich der Guillochierung auf dem Deckel mancher Taschenuhren. Nach FRITSCH (1900) wird das Gebiet der Foveola von 50—60 regellos angeordneten Zapfen eingenommen; im übrigen Foveagrunde zeigt das Flächenbild spiralige, sich unter 45° kreuzende Reihen, die im Randgebiete meridionale Richtung einschlagen. Demgegenüber findet HEINE (1901) ein fast mathematisch genaues Mosaik

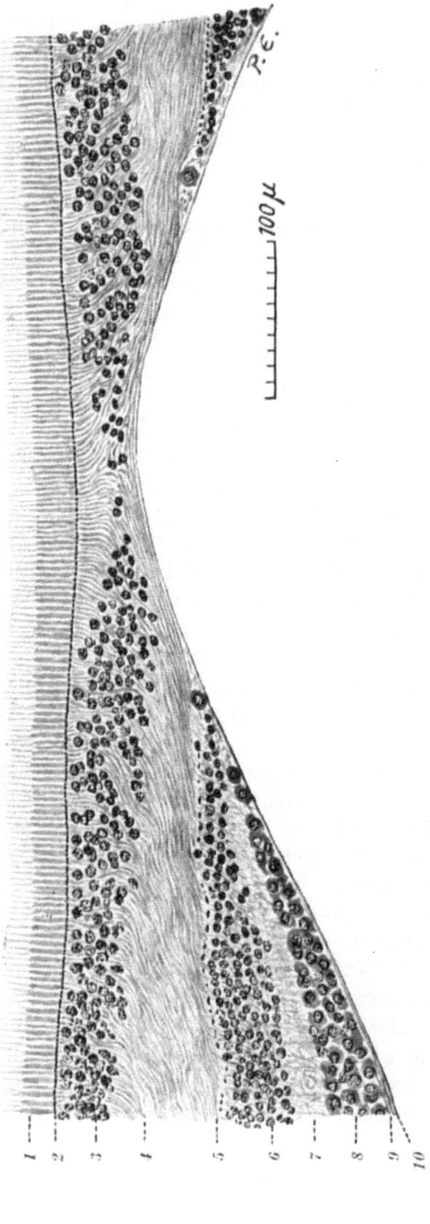

Abb. 48. Schnitt durch die Fovea centralis. (Präparat aus der anat. Sammlung in Rostock.) *1* Schicht der Stäbchen und Zapfen, *2* Membrana limitans externa, *3* äußere Körnerschicht, *4* HENLESche Faserschicht, *5* äußere plexiforme Schicht mit den Zapfenfaserfüßen, *6* innere Körnerschicht, *7* innere plexiforme Schicht, *8* Schicht der Ganglienzellen, *9* Schicht der Nervenfasern, *10* Membrana limitans interna.

sechseckiger Zapfenquerschnitte, zum großen Teile in schnurgeraden Reihen. Der sechseckige Querschnitt der Zapfen als Folge dichter Stellung wird auch von M. SCHULTZE und GREEFF erwähnt, von FRITSCH nach seinen Rassenuntersuchungen aber nur für die periphere Zone der Fovea bis in die Gegend, wo die ersten Stäbchen auftreten, bestätigt, während centralwärts davon oft weite Spalten zwischen den Zapfen bleiben. WOLFRUM hebt die drehrunde Form der Foveazapfen bei Mensch und Affen hervor. Danach scheint kein allgemein gültiger Typus der Anordnung zu bestehen. Unter den Haussäugern, denen allen nur eine Area centralis ohne Fovea zukommt, besitzen scharfsichtige Hunderassen (Rattler, Jagdhunde) eine völlig stäbchenfreie Area [ZIETZSCHMANN (1906)].

Die *Membrana limitans externa* wird durch die große Länge der Zapfen im Grunde der Fovea notwendigerweise nach innen convex vorgewölbt *(Fovea externa retinae)*, denn eine Ausbiegung des Pigmentepithels gegen die Choroides ist nicht gut denkbar. Diese schon von M. SCHULTZE, WADSWORTH (1881), neuerdings von FRITSCH und von WOLFRUM (auch bei Affen) beobachtete und auf die größere Zapfenlänge zurückgeführte Fovea ext. wird von HENLE, MERKEL, SCHWALBE, KUHNT, DIMMER (1902) und GREEFF als typische Bildung nicht anerkannt. Nach v. EBNER wird die Verschiedenheit der Befunde nur verständlich, wenn man entweder mit DIMMER annimmt, daß Zapfen, die länger als Stäbchen sind, durch Reagenswirkung künstlich verlängert wurden, oder indem man sich vorstellt, daß die Foveazapfen von veränderlicher Länge, contractil, sind und im Zustande der Verlängerung die Limitans nach innen vorwölben, dagegen im contrahierten Zustande der Länge der Stäbchen gleichkommen. SEEFELDER (1910), der die Entwicklung der Netzhaut verfolgte, fand erst 3—4 Monate nach der Geburt die Fovea centralis ziemlich fertig ausgebildet und eine deutliche Fovea externa.

Die *äußere Körnerschicht* enthält nur Zapfenkörner. Diese sind nicht in gleicher Weise verschmälert wie ihre Zapfen und finden daher bei deren dichter Stellung nicht alle nebeneinander Platz, sondern werden mehr oder weniger von der Limitans ext. weg nach innen verdrängt und in unregelmäßiger Weise locker übereinander geschichtet. Am Rande der Fovea zählt man etwa 4 bis 5 Lagen, in der Mitte sind in günstigem Falle nur ein paar verstreute Körner vorhanden, während seitlich davon die Schicht nach vorheriger starker Auflockerung sich rasch gegen die Mitte hin verdünnt und abbricht. Die tiefer liegenden Körner hangen mit ihren Zapfen je durch eine ziemlich dicke Faser zusammen, wodurch sich auch die Lockerheit der Schichtung erklärt. Diese Verbindungsfasern liegen im Grunde der Fovea als besondere Schicht frei, indem die Zapfenkörner, etwa 0,1—0,15 mm von der Mitte beginnend, sich mehr und mehr von der Limitans entfernen bis zu einem Abstand von 12—20 μ. Die centralsten Fasern setzen zunächst die Richtung der Zapfen fort, wenden sich dann aber mehr oder weniger plötzlich nach der Peripherie, um zu ihren Körnern zu gelangen. Die eigentlichen, von den Körnern nach innen abgehenden Zapfenfasern sind sehr lang und bilden in ihrer Gesamtheit die HENLEsche *Faserschicht* zwischen äußeren Körnern und äußerer plexiformer Schicht, in der die Zapfenfaserfüße gelegen sind. Diese zuerst von BERGMANN (1854) beschriebene, von M. SCHULTZE innere Partie der äußeren Körnerschicht, von HENLE „äußere Faserschicht" genannte Schicht ist zwar nicht auf das Gebiet der Area beschränkt, fällt aber hier durch ihre Mächtigkeit und ihren besonderen Bau auf. Im Grund der Fovea ist sie noch dünn (10—20 μ) und grenzt unter Umständen unmittelbar an die Membr. limitans interna. Dann nimmt sie rasch an Dicke zu bis zum Rande der Fovea, wo sie temporal bis auf 60 μ, nasal bis auf 80 μ anschwillt. Außerhalb der Fovea wird sie allmählich wieder schwächer, zeigt aber in einer Entfernung von 2,5 mm von der Mitte der Fovea noch eine Dicke von etwa 30 μ (Abb. 25, S. 64). Die centralsten Zapfenfasern streichen in meridionalem Verlaufe tangential an der Limitans int. des Foveagrundes entlang. Die peripher anschließenden Fasern liegen auch noch fast parallel zur Schichtung der Netzhaut. Weiterhin wird das Bild beherrscht von welligen Fasermassen mit schräg nach innen und vorn gerichtetem Verlauf; die Enden der Fasern biegen mit kurzer Krümmung steil in die äußere Körnerschicht und die äußere plexiforme Schicht ein. Außerhalb der Area, wo schon die Stäbchenfasern in der HENLESchen Schicht überwiegen, werden die steilen Faserstrecken immer länger, die schrägen kürzer, bis sie völlig verschwinden und die ganzen Fasern radial verlaufen. Die MÜLLERschen Stützfasern nehmen in der HENLESchen Schicht die allgemeine Faserrichtung an. In dem vorderen Abschnitte der Netzhaut ist die HENLESche Schicht dünn oder fehlt ganz, wenn die innersten Stäbchenkörner bis an die Außenzone der äußeren plexiformen Schicht herantreten. Die Zapfenfasern der HENLESchen Schicht sind doppelbrechend [DIMMER (1894)].

Die *äußere plexiforme Schicht* verschmälert sich gegen den Grund der Fovea und hört etwa 0,13—0,39 mm (DIMMER) von deren Mitte unbestimmt auf, wenn man nicht das Ende der Reihe der Zapfenfaserfüße als Grenze nehmen will.

Die *innere Körnerschicht* erscheint am Rande der Fovea auf 60—70 μ mit 9—10 Lagen von Körnern verdickt, endet aber nach Auflockerung unter ziemlich rascher Verdünnung auf 1 oder 2 Körnerlagen etwa in gleicher Linie mit den letzten Zapfenfaserfüßen. Die Horizontalzellen werden gegen den Grund der Fovea hin spärlich oder fehlen ganz (DOGIEL, DIMMER); die Amacrinen verhalten sich ebenso, nachdem sie vorher am Rande der Fovea sich auf 2 bis 3 Lagen vermehrt hatten. Wozu vereinzelte oder als einfache lockere Lage in den Winkel zwischen HENLEScher Faserschicht und Limitans int. vorgeschobene Kerne gehören, ist nicht leicht festzustellen; vielleicht sind es Kerne von MÜLLERschen Stützfasern.

Die *innere plexiforme Schicht* verdünnt sich ganz allmählich und verschwindet etwa in 0,1—0,3 mm Entfernung von der Mitte der Fovea.

Die *Ganglienzellenschicht* erhebt sich am Rande der Fovea nasal auf eine Dicke von 57—85 μ, temporal von 45—75 μ (DIMMER) mit 6—8 Zellagen, nimmt aber entlang der Böschung rasch ab bis auf eine Lage, die schließlich an die innere Körnerschicht grenzt. Einzelne Zellen können noch über diese hinaus in den Winkel zwischen HENLEScher Faserschicht und Limitans int. vorgeschoben sein. Die Zellen sind ziemlich gleichmäßig groß, birn- oder spindelförmig. Nicht selten finden sich in die innere Körnerschicht verlagerte Ganglienzellen. Die mit der GOLGIschen Methode gewonnenen Ergebnisse machen es wahrscheinlich, daß jede Ganglienzelle des Foveagebietes nur zu einer Bipolaren und diese nur zu einer Sehzelle in Beziehung steht, während in der übrigen Netzhaut das Verhältnis im Mittel 1:130 ist.

Die *Nervenfaserschicht* zeigt am Rande der Fovea noch eine Dicke von etwa 20 μ, nasal etwas mehr als temporal, verdünnt sich aber rasch und hört an der Böschung schon 0,4—0,7 mm (DIMMER) von der Mitte der Fovea als geschlossene Schicht auf. Zarte Nervenbündel sind aber noch im Grunde der Fovea gefunden worden (DOGIEL).

Die nur dem Menschen und den Affen eigentümliche Gelbfärbung der Macula ist in ihrem Umfange offenbar starken individualen Schwankungen unterworfen und reicht oft noch nicht bis zum Rande der Fovea (DIMMER). Der alkohollösliche Farbstoff durchtränkt diffus die Netzhautschichten mit Einschluß der HENLESchen Faserschicht; die äußeren Körner und die Zapfen sind farblos.

Im allgemeinen darf man eine wie in Abb. 48 gebaute Fovea als annähernd idealen Typus betrachten, weil die Mitte fast frei von Zellen ist. Aber es ist bisher nicht bekannt, wie oft dieser Typus vorkommt; man weiß nur, daß mannigfache individuale Verschiedenheiten bestehen. So sah Rochon-Duvigneaud unter 4 Augen dreimal die äußere Körnerschicht in der Mitte der Fovea dicker als seitlich davon, außerdem noch vereinzelte innere Körner. Demnach muß auch die äußere plexiforme Schicht vorhanden gewesen sein. Auch Heine (1927) bildet einen Fall ab, in dem die äußere Körnerschicht im Grunde der Fovea dicker ist als in der Nachbarschaft. Vereinzelte Ganglienzellen in der Mitte der Fovea sind offenbar nicht selten. Wie weit die centrale Sehschärfe durch derartige Bauunterschiede etwa beeinflußt wird, dürfte nur durch das Zusammentreffen mehrerer günstiger Umstände festzustellen sein. Die Fovea mit flachem Boden zeigt in dessen ganzer Breite vereinfachten Bau, d. h. Verringerung der Zellen, wobei sich beide Augen ungleich verhalten können [Lineback (1927)].

Faßt man alles zusammen, wodurch die Fovea centralis vor den anderen Bezirken der Netzhaut ausgezeichnet und offenbar zu functionalen Höchstleistungen geeignet ist, so fällt zunächst die fast völlige Freilegung der lichtempfindlichen Einrichtungen für den herzutretenden Lichtstrahl in die Augen, herbeigeführt durch die Seitwärtsverdrängung aller übrigen Netzhautelemente; ferner die Verlängerung, Verschmälerung und dichte Stellung der lichtempfindlichen Einrichtungen (160000 Zapfen auf 1 qmm gegenüber 132000 im extrafovealen Teil der Netzhaut); schließlich die „isolierte Querleitung", bei der zu jeder Sehzelle eine Bipolare und eine Ganglienzelle gehören, gegenüber der sonst bestehenden „concentrierten Querleitung", wo eine Ganglienzelle für eine größere Zahl von Sehzellen bestimmt ist, und damit größtmögliche Verkürzung des Durchmessers des „Innervationskreises" (Pütter), d. h. der Strecke, um die zwei Gegenstände entfernt sein müssen, damit sie getrennt wahrgenommen werden. Die Tatsache, daß bei allen übrigen Säugern, mit Ausnahme der Affen, eine Fovea fehlt, auch der menschliche Embryo bis zum 6. Monat nur eine Area centralis besitzt, während anderseits bei Reptilien eine, bei Vögeln sogar zwei Foveae vorhanden sind, stellt die Forschung vor die zweifellos äußerst schwierige Aufgabe, die Factoren für diese Sonderbildung, also die Beziehungen zwischen Form und functionaler Beanspruchung und Betätigung aufzudecken.

Das **Gebiet des Sehnervenaustrittes** zeigt die Netzhaut durch die aus ihrer innersten Schicht in den Sehnerven übergehende Masse der Nervenfasern in allen übrigen Schichten kreisförmig durchbrochen. Der Rand verhält sich dabei individual sehr verschieden. In der Regel ist er temporal und unten steil abgeschnitten oder leicht gerundet und von dem Umbiegungswinkel der Nervenfasern durch ein spongioses „intermediares" (Kuhnt) Gewebe glioser Natur getrennt. Die Schichten gehen teilweise und etwas unbestimmt in dies Gewebe über, nachdem die Ganglienzellenschicht sich mehr oder weniger mit der inneren Körnerschicht vereinigt hat. Die Sehzellen erscheinen als ziemlich breite cylindrische Körper an der Innenfläche der Limitans ext. und schicken durch diese nur Rudimente von Stäbchen nach außen. Die Pigmentzellen sind ziemlich hoch, pigmentarm und fortsatzlos. Nasal und oben schärft sich der Rand allmählich zu, indem die Schichten, mit der Ganglienzellenschicht beginnend, zurückbleiben, so daß nur die Pigmentschicht in den Umbiegungswinkel der Nervenfasern vorstößt. Das intermediare Gewebe ist sehr spärlich oder fehlt ganz. Dies kann auch einmal rundum der Fall sein, ebenso wie die Stäbchen- und Zapfenschicht gelegentlich fast unverändert bis zum Rande reicht, nur daß dann auffallend viel Zapfenkerne nach außen von der Limitans ext. liegen.

Ora serrata.

Der vorderste Abschnitt der Pars optica retinae geht in einer kaum mehr als 0,1 mm breiten Zone (H. MÜLLER) plötzlich in die Pars caeca, d. h. in die einfache, unpigmentierte Epithelschicht der Pars ciliaris retinae, über und verdünnt sich dabei, unter Einrechnung des Pigmentepithels, von etwa 140 μ auf 30—50 μ (Abb. 49). Der Abfall vollzieht sich meist in sanfter Rundung, bisweilen aber als Steilrand, sogar mit überhangender Kante (v. EBNER), besonders an den Spitzen der Zacken (SALZMANN); außerdem erfolgt er temporal früher als nasal, zumindest temporal 5,6 mm, nasal 4,6 mm vom Kammerwinkel (SALZMANN) — „Excentricität" der Ora (BRÜCKE) —, und schließlich früher gegenüber den Processus ciliares als gegenüber den Tälern zwischen diesen. Dadurch entstehen rundliche, vorwärts offene Buchten im Rande, getrennt durch mehr oder weniger lange Zacken, deren Zahl derjenigen der Ciliartäler entspricht (Abb. 27, S. 71). Die Zacken sind in der Regel nasal bedeutender ausgebildet als temporal, wo häufig der Netzhautrand nur eine leichte Wellenlinie darstellt; doch können gelegentlich einmal die Zacken rundum gleich sein (O. SCHULTZE). — Eine gezackte Ora besitzt auch der Schimpanse [H. VIRCHOW (1901)], während sonst bei Säugern nur ein glatter Rand besteht [Ora terminalis PÜTTER, Limbus retinae ALEXANDER (1921)]. Die Zacken als Ergebnis von Accommodationsanstrengungen zu betrachten [SCHOEN (1895)], ist nicht ohne weiteres angängig, denn sie sind schon beim Fetus und Neugeborenen vorhanden [v. HIPPEL (1897), O. SCHULTZE (1901)] und da manchmal stärker als beim Erwachsenen. Sie entstehen bei der scheinbaren Zurückziehung der Netzhaut, die in früher Entwicklungszeit unverdünnt bis über den Ciliarkörper reicht, aber dann bei dessen Weiterentwicklung zur Pars ciliaris retinae verdünnt wird. Beim siebenmonatigen Fetus liegt die Ora noch über der Mitte des Ciliarmuskels (WOLFRUM).

Bei Flächenbetrachtung des Übergangssaumes mit schwacher Vergrößerung unter auffallendem Lichte treten kleinere und größere, rundliche oder unregelmäßig begrenzte, auch gangartige verlängerte Stellen mit verwaschenen Umrissen hervor, an denen die Pigmentschicht stärker durchscheint. Es handelt sich um cystenartige, mit Flüssigkeit gefüllte Hohlräume in der Dicke der Netzhaut, die im Alter regelmäßig und auf ziemlich große Breite vorkommen und zu einer erheblichen Verdickung des Netzhautabschnittes führen können, aber auch in der Jugend, selbst bei Kindern vor dem 4. Jahre [OCHI (1927)], nicht fehlen, nur da kleiner und weniger ausgebreitet sind (BLESSIGsche Hohlräume, „periphere cystoide Entartung" der Netzhaut GREEFF, „Ödem der Netzhaut" M. SCHULTZE und IWANOFF). Die Veränderung tritt bei Jugendlichen zuerst an der temporalen Seite auf (O. SCHULTZE).

Im mikroskopischen Bilde sieht man bereits in ziemlich großer Entfernung (0,5—1,0 mm SALZMANN) vom Rande Ganglienzellen- und Nervenfaserschicht ihre Selbständigkeit verlieren, doch schieben sich vereinzelte Ganglienzellen bis gegen den Rand hin vor. Die äußere plexiforme Schicht wird frühzeitig unkenntlich, indem in sie und die HENLEsche Faserschicht Elemente der äußeren und inneren Körnerschicht immer zahlreicher eindringen, bis endlich beide Körnerschichten ineinander übergehen. Damit endet auch die schon vorher undeutlich gewordene innere plexiforme Schicht. An die vereinigten Körnerschichten schließt noch im Bereiche des Randwulstes die innere Zellschicht der Pars ciliaris retinae an, wo die Membr. limitans ext. sich unter spitzem Winkel an das Pigmentepithel angelegt hat und verschwunden ist. Die Stäbchen- und Zapfenschicht kann sich offenbar verschieden verhalten; entweder gehen zunächst, wenigstens scheinbar, die Stäbchen verloren und es bleiben außen auf der Limitans ext. nur noch kurze, stummelförmige Bildungen (Zapfen?) ohne Außenglied, die in dem Winkel zwischen Limitans und Pigmentschicht hinein immer niedriger

werden, oder Stäbchen und Zapfen sind, wie in der Abb. 49, mit starkem Überwiegen der ersten bis fast in den genannten Winkel erhalten. Die Stützfasern
nehmen gegen den Rand an Masse zu, umziehen die cystenartigen Hohlräume
und geben ihnen eine Auskleidung mit einem unregelmäßigen Mosaik kernloser
Platten, durchaus ähnlich der Membr. limitans interna. Am Rande selbst
verdrängen sie schließlich alle anderen Netzhautelemente und gehen dann als
unpigmentierte innere Zellenschicht der Pars ciliaris retinae weiter, nach außen
bedeckt von der Fortsetzung des Pigmentepithels. Dieses zeigt nur insofern
eine Veränderung, als seine Zellen weniger regelmäßig und in meridionaler
Richtung verlängert sind. Zwischen beiden Schichten bleibt, wie früher (S. 76)
erwähnt, eine Fortsetzung der Membr. limitans ext. nachweisbar [Wolfrum
(1908)].

Nach Maggiore (1924, 1925) reicht die Stäbchen- und Zapfenschicht nasal
viel näher an die Ora heran als temporal. Die Stäbchen verlieren zunächst
die Abgrenzung der Außen- und Innenglieder, die Zapfen werden immer kürzer
und stellen nach Schwund der Außenglieder nur noch flache Kuppeln dar.

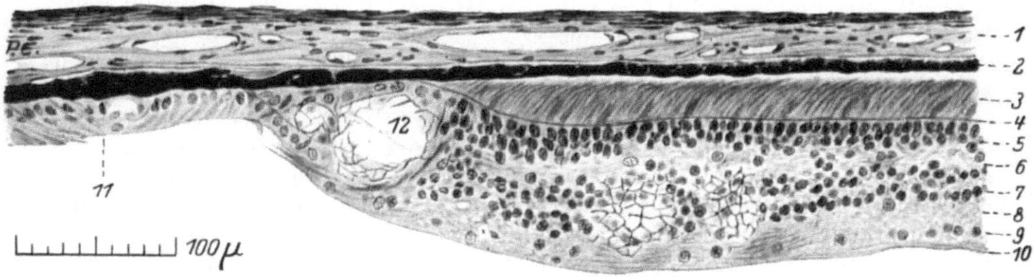

Abb. 49. Meridionalschnitt durch Choroides und Retina an der Ora serrata. Von einem 22jährigen
Hingerichteten. (Präparat von Prof. Stieve.) *1* Choroides, *2* Pigmentepithel, *3* Stäbchen und
Zapfen, *4* Membrana limitans externa, *5* äußere Körnerschicht, *6* äußere plexiforme Schicht,
7 innere Körnerschicht, *8* innere plexiforme Schicht. *9* Ganglienzellen- und Nervenfaserschicht,
10 Membrana limitans interna, *11* Epithel des Orbiculus ciliaris, *12* cystoider Hohlraum; weiter
rechts sieht man Stücke der Wand zweier solcher Räume.

Eine typische Stäbchen- und Zapfenschicht hört temporal 0,9—2 mm, nasal
0,1—0,9 mm, oben und unten 0—2,25 mm hinter der Ora auf.

Eine genauere Schilderung vom Ablaufe der cystoiden Entartung finden wir
bei Salzmann. Danach wird zuerst das Netzhautgewebe dicht am Rande im
Inneren lückenhaft und zu einem groben Gerüstwerk umgewandelt. Dann
entstehen glattwandige Hohlräume in der äußeren plexiformen Schicht und
erstrecken sich von da bald mehr in die äußere, bald mehr in die innere Körnerschicht hinein. Sie sind rundlich oder oval, scharf begrenzt und meist leer,
selten durch Reste der äußeren plexiformen Schicht in Abteilungen zerlegt.
Die größeren Höhlen gehen so nahe an die Limitans ext. heran, daß nur eine
Lage äußerer Körner übrig bleibt, die aber auch noch schwinden kann; nach
innen gelangen die größeren Höhlen bis in die Nervenfaserschicht. Weiterhin
verdichtet sich das Zwischengewebe zu Scheidewänden aus eng gedrängten,
straff gespannten, protoplasmatischen Fasern mit länglichen Kernen, zwischen
denen die auseinander gerückten äußeren Körner liegen. Die Netzhaut kann
dabei bis auf das Doppelte an Dicke zunehmen. Fortschreitende Vergrößerung
bringt die Höhlen zu breitem Zusammenfluß, so daß von den Scheidewänden
nur einzelne Säulen stehen bleiben. Niemals kommt es zu einer Durchbrechung
der Limitans. — Als Ursache vermutet Ochi (1927) Lymphstauungen.

Der Randabschnitt der Netzhaut ist blind (Donders). Nach Scullica
(1925) liegt die optische Grenze, an die noch Lichtstrahlen gelangen können,

bei Emmetropen 7 mm hinter der Ora (temporal?); bei Myopen und Hypermetropen besteht kein wesentlicher Unterschied. Im linsenlosen Auge vermindert sich die Entfernung auf 3,5 mm.

b) Der Sehnerv, Nervus opticus (Abb. 1, 50, 100, S. 302).

Der Sehnerv ist gemäß seiner Entwicklung und seinen endgültigen Beziehungen als intercentrale Bahn aufzufassen, die die Verbindung zwischen dem nervosen Abschnitte der Netzhaut und den primaren Opticusganglien im Hirnstamme vermittelt, und besitzt daher auch in seinem Bau die Kennzeichen einer solchen. Er beginnt im Auge mit der Sammlung der aus der Netzhaut zusammenströmenden Nervenfasern an der Papille und tritt durch Choroides und Sclera in das retrobulbare Fettgewebe, 2,5—3 mm nasal und 0,5—1 mm abwärts vom hinteren Augenpol. In leichtem Anstieg und mit flacher S-förmiger, anfangs nasal-, dann temporalwärts convexer Krümmung gelangt er nach einem Wege von 25—35 mm, je nach der Länge der Augenhöhle, in den knöchernen Canalis opticus, geht durch diesen hindurch und unter Beibehaltung der Richtung rück-, median- und etwas aufwärts bis zur Vereinigung mit dem anderseitigen zur Sehnervenkreuzung, dem *Chiasma nervorum opticorum*, 8—12 mm oberhalb des Tuberculum sellae. Das Chiasma verwächst mit dem Boden der 3. Hirnkammer am vorderen Umfange des Infundibulum und entsendet jederseits lateral-rückwärts den Tractus opticus, der als plattrundlicher Strang über das Tuber cinereum hinweg den Hirnschenkel dicht an dessen Eintritt in das Großhirn umgreift, unmittelbar medial an der Fissura choroidea, d. h. an dem dünnhäutigen Verschlußstreifen des Unterhorns des Seitenventrikels entlang, und teils in das Corpus geniculatum laterale übergeht, teils am vorderen Umfange des Corp. geniculat. mediale in die Tiefe taucht (vgl. Abb. 50). Man kann demnach am Sehnerven bis zum Chiasma einen intraocularen, einen intraorbitalen, einen intracanalicularen und einen intracranialen Abschnitt unterscheiden, von denen jeder einige Besonderheiten zeigt.

Die Krümmung des intraorbitalen Abschnittes des Nerven ist, genau genommen, eine leichte Schraubung, da zu der beschriebenen S-förmigen Biegung in der Horizontalebene noch eine ähnliche, wenn auch schwächere Biegung in der Verticalebene tritt, hinter dem Augapfel abwärts, vor dem Canalis opticus aufwärts convex. Die Schraubung windet demnach rechts rechtsherum, links linksherum. Die Stärke der Krümmung des Nerven schwankt individual beträchtlich. Der Unterschied zwischen geradem Abstande des Augapfels vom Eingange des Canalis opt. und der Länge des Nerven zeigte nach den Messungen von WEISS Grenzwerte von 9 und 3 mm. Dieses „Abrollungsstück" ermöglicht dem Sehnerven, den Augenbewegungen ohne Gefahr einer Zerrung zu folgen; es ist bei Frauen meist etwas größer als bei Männern. Nach WEISS steht der Austritt des Nerven aus dem Augapfel in der Regel etwas höher als der Eintritt in den Canalis opticus. Die Länge des Sehnerven vom Augapfel bis zum Chiasma hielt sich bei 12 von SCHAEFFER (1924) untersuchten Erwachsenen zwischen 35 und 55 mm; nur in 4 Fällen war die Länge beiderseits gleich, sonst fanden sich Unterschiede zwischen 1 und 7 mm. Für die intracraniale Strecke des Nerven ergaben sich in 25 Fällen Längen zwischen 4 und 17 mm. Unter 125 Fällen lag das Chiasma in 96% ganz oder teilweise über dem Diaphragma sellae und der Hypophyse. Nur in 5 Fällen war es so weit vorgerückt, daß es mit der Unterfläche teilweise den Sulcus chiasmatis einnahm, während WALLIS (1917) die Häufigkeit mit 1:10 verzeichnet; in 12%, also nicht so selten, wie es ZANDER (1897) schien, befand es sich ganz über dem Diaphragma sellae vor dem Dorsum, in 79% reichte es noch zum Teile über das Dorsum sellae, in 4% lag es auf und durchschnittlich 1,5 mm hinter dem Dorsum. Der Abstand des Chiasma vom Diaphragma wechselte zwischen 0 und 10 mm, doch betrug der Durchschnitt nur wenig über 1 mm. Der Winkel, in dem sich die beiden Sehnerven vereinigen, wird bei langer intracranialer Strecke spitz, außer wenn das Chiasma besonders breit ist (Abb. 111, S. 345).

Die Hüllen des Hirns setzen sich auch auf den Sehnerven fort als dreiblättrige *Vagina nervi optici*. Die eng anliegende Pia ist vom Chiasma ab noch auf kurze Strecke leicht ablösbar, weiterhin aber, noch intracranial, nur unter Zerreißung oberflächlicher Nervenbündel und überzieht den Nerven bis auf den intra-ocularen Abschnitt, wo ihre Fasern schließlich in die inneren Schichten der

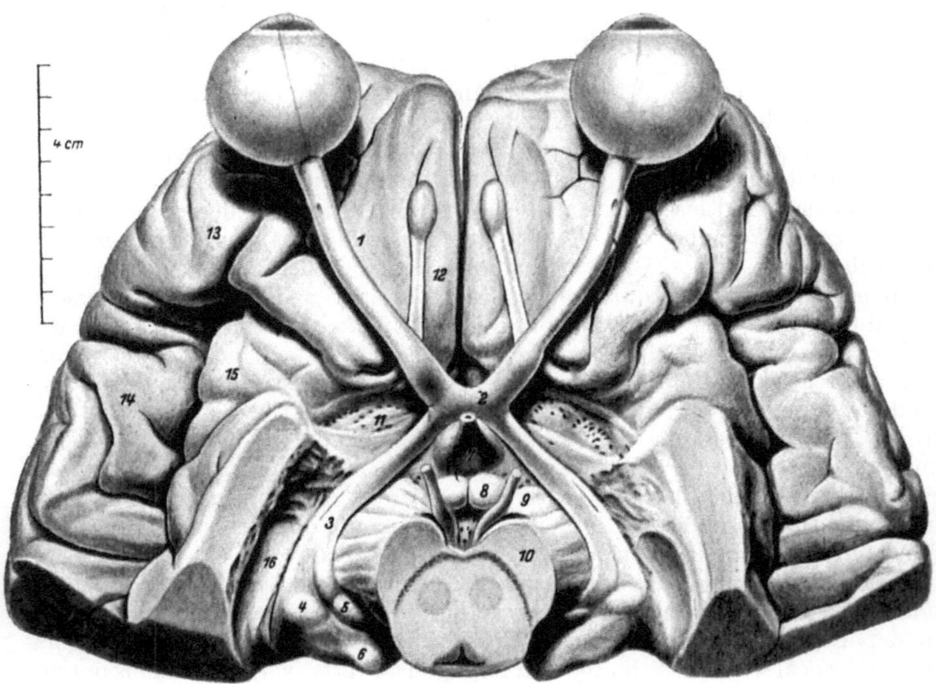

Abb. 50. Die Augäpfel im Zusammenhange mit dem Hirn. Der Hirnstamm ist rostral zur Brücke horizontal durchtrennt, so daß der Schnitt noch das rostrale Ende der Rautengrube trifft. Die Schläfenlappen und die Hypophyse sind abgetragen. *1* N. opticus mit der Eintrittsstelle der Central-gefäße, *2* Chiasma opticum, *3* Tractus opticus, *4* Corpus geniculatum laterale, *5* Corpus geniculatum mediale, *6* Pulvinar thalami optici, *7* Tuber cinereum mit Infundibulum, *8* Corpora mamillaria, dahinter Fossa interpeduncularis mit Substantia perforata posterior, *9* N. oculomotorius, *10* Pedunculus cerebri, *11* Substantia perforata anterior, vorn von der Stria olfactoria lat., hinten vom Gyrus diagonalis rhinencephali begrenzt, *12* Tractus und Bulbus olfactorius, *13* Lobus frontalis, *14* Lobus parietalis (Operculum), *15* Insel, *16* Dach des Unterhornes des Seitenventrikels.

Sclera umbiegen. Die Arachnoides tritt erst am intracranialen Ende des Canalis opticus näher an den Sehnerven heran und begleitet ihn ebenfalls bis auf den intraocularen Abschnitt. Die Dura geht in die bindegewebige Auskleidung des Canalis opticus über, trennt sich aber an dessen orbitalem Ende von der Periorbita, umhüllt den Nerven bis an den Bulbus und fließt dort breit mit der Sclera zusammen. Zwischen der Dural- und der Pialscheide besteht ein ver-hältnismäßig weiter Spaltraum, das *Spatium intervaginale* (Schwalbe); es wird durch die Arachnoidalscheide ungleich in einen Subdural- und einen Subarachnoi-dalraum geteilt, von denen jener für gewöhnlich nur ein capillarer Spalt ist. Im intraocularen Abschnitte des Sehnerven erkennt man schon makro-skopisch zwei Unterabteilungen, eine schmälere innere, durchscheinende und eine breitere äußere von weißer Färbung, beide getrennt durch einen glänzend weißen Querstreifen. Dieser ist die bereits früher bei der Sclera erwähnte *Lamina cribrosa*; an ihr erhalten die marklos aus der Netzhaut kommenden Nervenfasern ihre Markscheide. Auch die intraorbitale Strecke des Sehnerven läßt sich in einen vorderen und einen hinteren Abschnitt teilen, indem nur der vordere die Vasa centralia retinae enthält. In dieser Strecke ist der Nerv annähernd cylindrisch und mit den Scheiden 4,5—5 mm dick; im intracranialen Teil wird der Querschnitt querelliptisch mit einem Durchmesser von 4:3 mm. Das Chiasma ist sagittal 7 mm, transversal 9—11 mm [W. KRAUSE, 12,8 mm GÉRARD (1904)] breit und 5 mm (W. KRAUSE, 3,5 mm GÉRARD) dick. Nach den Messungen von SCHAEFFER (1924) betrug in 25 Fällen die sagittale Breite im Mittel 6,66 mm (4—10 mm), die transversale 10,8 mm (8—14 mm).

Die Sehnervenscheiden.

Die derbe *Duralscheide* ist im Canalis opticus nicht vom Periost zu sondern, außer an einem Streifen am unteren Umfange des Sehnerven, wo die A. ophthalmica verläuft; auch mit den beiden anderen Schichten ist sie, wenigstens im orbitalen Abschnitte des Kanals, und da besonders lateral und oben, fest verwachsen. Im hinteren Ende der Augenhöhle hängt sie mit dem sehnigen Ursprungsring der Augenmuskeln innig zusammen. Ihre Dicke beträgt im orbitalen Teile 0,35—0,5 mm (KUHNT), nimmt aber vor dem Übergang in die Sclera auf 0,7 mm zu. Sie besteht aus kernarmem, straffem Bindegewebe, dessen Bündel außen im wesentlichen längs, nach innen aber schräg oder ringförmig verlaufen. Die letzte, 6—7 mm lange Strecke hinter dem Bulbus zeigt nur Längsbündel, mehr oder weniger in concentrische Blätter geordnet. Die Spalten zwischen diesen enthalten lockeres Bindegewebe mit flachen Zellen, die irrtümlich als Endothel von Lymphspalten angesprochen worden sind (MICHEL). Ein geschlossenes Endothel besitzt die Duralscheide aber nur auf ihrer Innenfläche. Feine elastische Fasern sind ziemlich reichlich vorhanden und schließen sich in der Hauptsache dem Verlaufe der Bindegewebsbündel an. Die Verbindung mit der Sclera geschieht fast in deren ganzer Dicke, indem die Bündel der Duralscheide etwa rechtwinklig umbiegen und zunächst schräg gegen die Vorderfläche der Sclera ziehen, aber bald zwischen den scleralen Bündeln verschwinden. Die Duralscheide ist arm an Blutgefäßen; an der Oberfläche bildet eine Fortsetzung des episcleralen Gefäßnetzes Längsmaschen, aus denen Zweige in die Tiefe gehen und sich in spärliche Capillaren aufteilen.

Die *Arachnoidalscheide* ist ein zartes, geschlossenes Häutchen, etwa 10 μ dick, aus zwei Lagen äußerst dünner Zellen mit ziemlich großen, sehr flachen Kernen, von denen gelegentlich 2 und 3 in einer Zelle vorhanden sind. Als stützende Unterlage des Häutchens darf ein Gitterwerk feiner, strahlig oder pinselförmig ausgebreiteter Fibrillenbündel betrachtet werden, die zu kurzen, dicken, meist runden und unverzweigten Bälkchen zusammengeschlossen aus der Duralscheide kommen. Teils aus diesen Bälkchen unmittelbar, teils aus dem Gitterwerk gehen dickere und dünnere verzweigte, ein lockeres Gerüst bildende Bälkchen durch den Subarachnoidalraum in die Pialscheide über. Die Bälkchen sind vielfach geschlängelt, drehrund und von glasigem Aussehen infolge der innigen Zusammenpressung ihrer feinen collagenen Fibrillen. Zarte, im ganzen spärliche, elastische Fasern begleiten die Fibrillenbündel, andere feinste umspinnen sie. Alle Bälkchen sowohl im Subdural- als im Subarachnoidalraum sind röhrenförmig von Endothelzellen überzogen, die sich dem Endothel der vaginalen Oberfläche der Dural- und Pialscheide anschließen, während die Fibrillenbündel sich denen der Pialscheide beimengen. Die Arachnoidalscheide liegt in der Regel der Duralscheide dicht an und verwächst zuletzt im vorderen Ende des Scheidenraums mit ihr und der Pialscheide. Ein eigenes

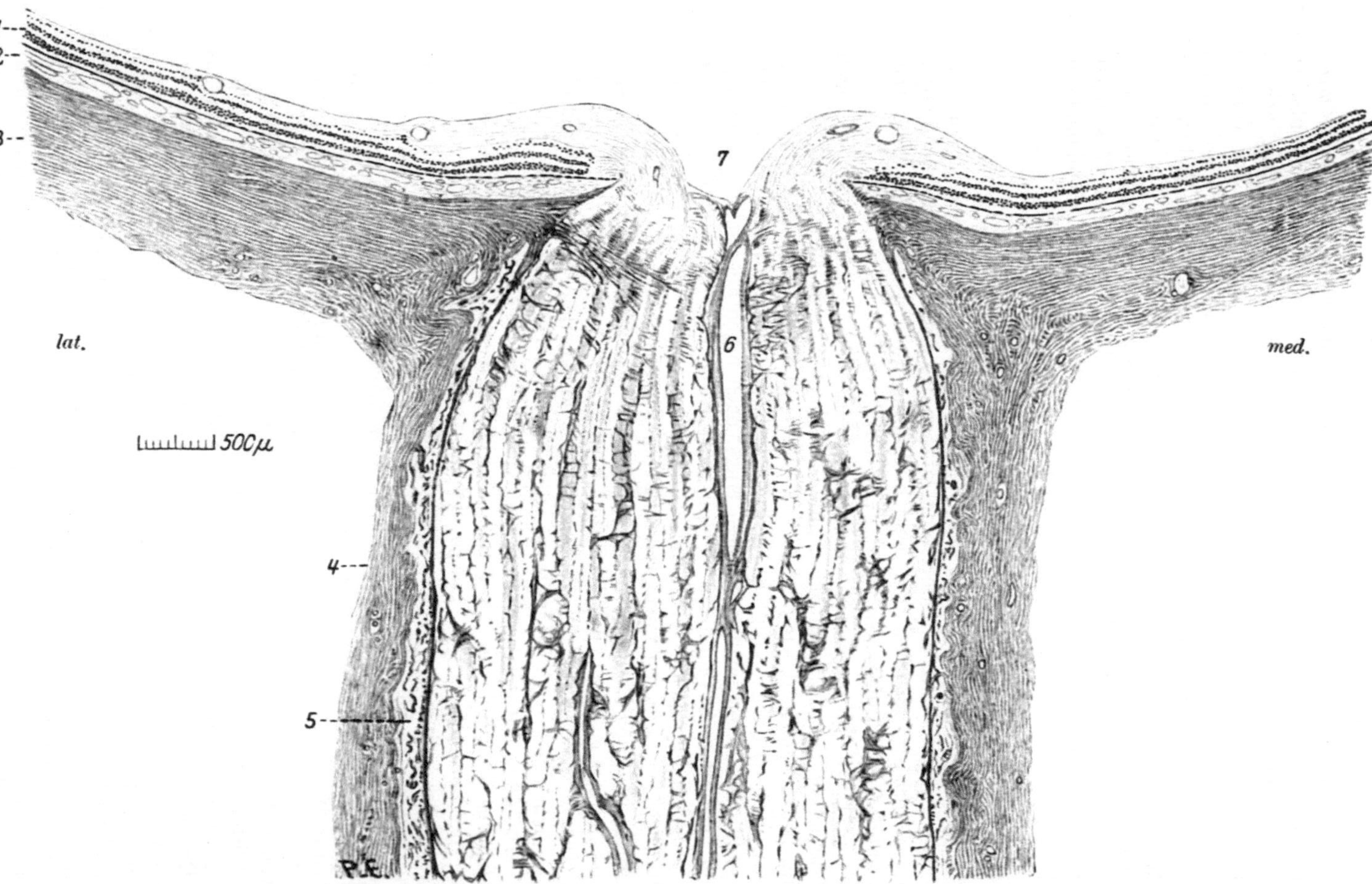

Abb. 51. Horizontaler Längsschnitt des N. opticus und seines Durchtrittes durch die Augenhäute. (Präparat von Graf SPEE.) *1* Retina, *2* Choroides, *3* Sclera, *4* Duralscheide des Sehnerven, *5* Spatium intervaginale (subarachnoidale), *6* A. centralis retinae, darüber die Lichtung der V. centralis, *7* Excavatio papillae nervi optici.

Gefäßsystem besitzt die Arachnoidalscheide nicht; es treten nur in den dickeren Bälkchen Blutgefäße aus der Dural- nach der Pialscheide durch. — Nach SALZMANN verbinden sich die groben Balken aus der Dural- zur Pialscheibe nicht mit der Arachnoidalscheide, sondern diese stülpt sich längs der Balken nach innen ein und überzieht sie noch eine lange Strecke. Das äußere Endothel der Arachnoidalscheide ist häufig gewuchert, so daß es streckenweise mehrschichtig wird, sogar gelegentlich Perlkugeln aus concentrisch geordneten Zellen zeigt.

Die *Pialscheide* ist erheblich dünner als die Duralscheide, aber wie diese straff bindegewebig mit äußerer Rings-, innerer Längsfaserung, zwischen denen gelegentlich schräg überkreuzte Bündel eine mittlere Schicht darstellen; bei dicker Scheide überwiegen die Längsfasern. Von der Innenfläche der Scheide dringen zahlreiche, verschieden starke Bindegewebszüge im allgemeinen radial zwischen die Nervenbündel mit annähernd rechtwinklig zu deren Längsachse verlaufender Faserung (Abb. 51). Sie bilden keine geschlossenen Scheidewände, sondern nur ein unregelmäßiges Gitterwerk. Die Vasa centralia retinae nehmen bei ihrem Eintritt in den Sehnerven von der Pialscheide eine kräftige Bindegewebshülle mit, die sie als *centralen* oder *axialen Bindegewebsstrang* bis zur Papille behalten. Am Vorderende des Intervaginalraums verdickt sich die Pialscheide allmählich durch außen aufgelagerte Ringfasern und biegt in der Hauptsache mit ihren Bündeln nach außen um zwischen die innersten Bündel der Sclera, beteiligt sich aber auch an der Bildung der Lamina cribrosa. Vorderste Bündel gelangen in die Choroides und lassen sich bis in deren Vorderfläche verfolgen (SCHWALBE, v. EBNER, GREEFF). Elastische Fasern verlaufen hauptsächlich longitudinal, treten auch in die Scheidewände über, wo sie sich meist der Richtung der collagenen Fasern anschließen; nach der Mitte des Nerven hin nimmt ihre Zahl ab [FUCHS (1916)]. An der Oberfläche und im Inneren der Pialscheide bilden reichliche Blutgefäße Netze, die durch die Bälkchen der Arachnoides Zuflüsse aus der Duralscheide erhalten und in den Scheidewänden Zweige in den Sehnerven schicken. Die Netze hangen rückwärts mit denen der Pialscheide des intracranialen Teils des Sehnerven und des Chiasmas zusammen.

Der *intervaginale Raum* endet blind immer hinter dieser Vereinigung der Pialscheide mit der Sclera, also in Höhe der Grenze zwischen 1. und 2. innerem Viertel oder zwischen innerem und mittlerem Drittel der Dicke der Sclera, zugleich ungefähr in Höhe der hinteren Grenze der Lamina cribrosa. Der Abschluß ist entweder zugeschärft oder ringförmig erweitert, bisweilen auch eine Strecke weit spaltförmig nach außen in die Sclera geschoben. Der Zusammenhang der beiden Abteilungen des Scheidenraumes mit den entsprechenden intracranialen Räumen wurde von KEY und RETZIUS (1870) durch Einspritzungen von diesen aus nachgewiesen, doch ist die Verbindung jedenfalls nicht offen, sondern muß im Bereiche des Canalis opticus durch Druck erzwungen werden. Es erscheint mir deshalb auch durchaus nicht sicher, mit MERKEL als Inhalt des Subarachnoidalraumes des Sehnerven Cerebrospinalflüssigkeit anzunehmen.

Die *Nervenversorgung* der Sehnervenscheiden untersuchte PH. STÖHR d. J. (1922). Die Duralscheide ist reich an Nerven; in dem derben Bindegewebe verlaufen bis 64 μ dicke Bündel, die sich spitzwinklig dichotomisch teilen und mit benachbarten stellenweise zu einem förmlichen Maschenwerk verbinden. In der Pialscheide werden die Gefäße ziemlich spärlich versorgt von feinsten longitudinalen Fasern, die sich spitzwinklig aufspalten und wieder verbinden, aber keine freien Enden wie in der Hirnpia zeigen. Die meisten Nerven sind unabhängig von Gefäßen, an Zahl und Stärke viel geringer als in der Duralscheide und in der Hirnpia. Die Bündel messen bis 40 μ in der Breite, verlaufen mehr oder weniger gewunden, stehen meist durch feine Äste untereinander in Verbindung und bilden unregelmäßig verteilte geschlossene Netze. Freie Endigungen wurden ebensowenig wie Ganglienzellen gefunden. Die Gefäßnerven stammen wahrscheinlich aus dem Plexus caroticus, die Pialnerven aus dem Oculomotorius (Bochdalek), der schon intracranial Zweige an die Pia schickt. Nach W. Krause (1875) und Kuhnt wird die A. centralis bis an die Sehnervenpapille umsponnen von einem ganglienlosen Plexus aus Nervenstämmchen mit ein oder zwei markhaltigen und 10—12 marklosen Fasern. Dor (1899) sah aus dem Plexus caroticus zwei kleine Nervenbündel zu den Seitenwinkeln der Chiasmascheide, ferner eine bedeutende Anzahl von Fasern aus der grauen subopticalen Schicht zur Pialscheide der oberen Chiasmateile ziehen.

Der Sehnervenstamm (Abb. 51, 52)

beginnt an der Papilla nervi optici mit der Umbiegung der aus der Netzhaut kommenden Nervenfasern in den Canalis opticus sclerae. Diese Durchtrittsöffnung erweitert sich in der Regel kegelförmig nach außen; der innere Eingang wird von dem Pigmentepithel der Retina, der Membrana basalis der Choroides und dem mehr oder weniger scharfkantig, im Längsschnitt spornartig vorgeschobenen Rand der Sclera eingefaßt und hat einen Durchmesser von 1,5 bis 2 mm, während der des Ausgangs 3—4 mm beträgt. Es kommen aber auch verschiedene Abweichungen von dieser Form vor, indem der Kegel nasal- oder temporalwärts schief gestellt ist oder Pigmentepithel und Choroides zurückbleiben, so daß die Sclera allein den Rand bildet, oder auch die Sclera einen stumpfen, mehr oder weniger nach innen zurückfallenden Rand zeigt, so daß die engste Stelle des Kanals etwas nach außen verlagert wird. Nach Heine (1899) besteht bei Normalsichtigen eine Ausbuchtung des Kanals im Bereiche (des kräftigen Abschnitts) der Lamina cribrosa. Der innere engere Teil des Kanals wird bis zu einer Tiefe von 0,6—0,8 mm von einem straff bindegewebigen Gerüstwerk durchsetzt, eben dieser **Lamina cribrosa**. Aus den circular gefaserten inneren Schichten der Wand des Scleralkanals biegen hintereinander Bündel und Balken nach innen um, dringen radial in den Nerven, verbinden sich der Fläche wie der Tiefe nach untereinander und enden in dem axialen Bindegewebe um die Centralgefäße. Nach der Stärke der Bündel unterscheidet man unschwer einen kräftigeren hinteren (äußeren) Abschnitt des Gerüstwerks, der rückwärts an den markhaltigen Teil des Sehnerven grenzt und mit dessen pialen Scheidewänden zusammenhängt, von einem zarteren, vorderen, der etwa in der Ebene der inneren Kanalöffnung abschließt. Dieser Abschluß ist leicht vorwärts concav oder eben, manchmal auch leicht convex, während der hintere Abschluß der Lamina in der Regel stärker rückwärts convex ist. Die Mehrzahl der Balken ist breiter als (in sagittaler Richtung) dick; sie enthalten gewöhnlich ein capillares Blutgefäß. Die Lücken des Gerüstwerkes für den Durchgang der marklosen Fasern des Sehnerven sind radial elliptisch, nur gegen die Centralgefäße hin rundlich, am engsten im hinteren Teile des starkbündeligen Abschnittes, weiter im vorderen zartbündeligen Abschnitte. Im Sehnerven des Kindes sind die Lücken noch etwas enger als beim Erwachsenen (E. Fuchs). Eine Einlagerung von spärlichen Pigmentzellen in die Balken kommt gelegentlich vor, besonders wenn der benachbarte Abschnitt der Sclera solche zeigt. Nach Ogawa (1906) sind bei Japanern die Zellen zahlreicher, ohne daß dies makroskopisch bemerkbar wird. Oguchi (1909) fand hier einen großen Haufen choroidalen Pigments von der lateralen Oberfläche des Sehnerven bis an die Centralgefäße, der aber nicht bis an die Papille heranreichte.

Den feineren Bau der Lamina cribrosa und ihrer Umgebung hat E. Fuchs (1916) eingehend untersucht. Der vorgeschobene Teil der Sclera, der den

Innenrand des Scleralkanals umzieht und als Bindegewebs-, Scleral-, Scheidenring, Gliaring (Krückmann), Scheidenfortsatz, Grenzgewebe (Elschnig, Salzmann) benannt worden ist, besteht ganz aus circularen Fasern, die sich rückwärts den ebenfalls circulargefaserten innersten Scleraschichten anschließen. Dieser Ring trennt in der Regel den Nerven von der Choroides, so daß aus dieser kein oder nur ein unbedeutender Zuschuß in die Lamina gelangt, selbst wenn der Ring nicht bis zur Lamina basalis der Choroides nach vorn reicht. Statt der bisweilen gebrauchten Unterscheidung der Lamina cribrosa in einen (inneren) choroidalen und einen (äußeren) scleralen Anteil ist besser nach der vorwiegenden Gewebsart von einem gliosen und einem bindegewebigen Anteile zu sprechen. Hinter dem Scleralringe finden sich manchmal in geringem Abstande von der Wand des Scleralkanals längsverlaufende, einzeln stehende Bindegewebsbündel, die sich rückwärts in die „peripheren Septen" des Sehnerven (s. u.) verfolgen lassen. Die Wand des Scleralkanals zeigt im vordersten Abschnitt eine innere Zone aus circularen Gliafasern, eine äußere aus Bindegewebsfasern, dazwischen eine gemischte, ebenfalls meist circularfaserige Zone, die aber von den aus den Ringsbündeln der Sclera in radiale Richtung umbiegenden Laminabündeln und aus der Gliazone radial in die Sclera ziehenden Gliabündeln durchquert wird. Oft fehlt diese Zonenbildung: die Sclera lockert sich nach innen blättrig auf und wird dabei immer mehr von Glia durchsetzt, so daß die Grenze der Wand gegen den Nerven unscharf wird. Die Glia dringt verschieden tief in die Sclera ein; der Scleralring kann stellenweise ganz bindegewebig oder ganz glios sein. Nach hinten nimmt die Glia allmählich ab, bis schließlich das Bindegewebe der Sclera unmittelbar an die Nervenbündel mit ihrem Gliagerüste grenzt. Am centralen Gefäßstrange wird die bindegewebige Gefäßscheide vorn von einer circularen Gliafaserung umgeben, die aber weiter hinten meist ganz schwindet. In der Lamina cribrosa bestehen die zarten Balken des vorderen Abschnittes aus radialen Gliafasern, die aus der circularen Gliazone centralwärts umbiegen; spärliches Bindegewebe ist nur um etwaige Gefäße vorhanden. Die starken Bindegewebsbalken des hinteren Abschnittes sind anfangs auch noch von Glia überzogen, dann finden sich nur noch einzelne radiale Gliafasern, die das Bindegewebe, ähnlich wie elastische Fasern, längs durchflechten und spärlich selbst in den hintersten Balken noch anzutreffen sind. Die Menge ist individual verschieden. Manchmal wird ein Balken plötzlich oder allmählich glios und damit schmäler. Fuchs betont diesen Befund der innigen Verbindung von Glia und Bindegewebe besonders gegenüber den abweichenden Angaben einer Reihe anderer Forscher und weist darauf hin, daß nach Kleczowski in einem bestimmten Stadium der Sehnervenentwicklung die Lamina ganz aus gliosen Faserzügen besteht. Diese bleiben später im vorderen Abschnitt erhalten, im hinteren kommt Bindegewebe durch Einwachsen von außen hinzu.

Elastische Fasern verlaufen im allgemeinen gleichsinnig mit und zwischen den collagenen. Ihre Menge schwankt individual beträchtlich. Auch das Lebensalter scheint von Einfluß, denn im Alter sind die Fasern zahlreicher und dicker, doch treten sie gelegentlich auch einmal beim Kinde sehr reichlich und dick auf. Daß sie den Hauptbestandteil der Lamina ausmachen [Sattler (1897)] oder diese fast ausschließlich zusammensetzen [Bietti (1899)], ist nur für einzelne Fälle gültig. — Aus dem elastischen Grenzringe der Choroides biegen bisweilen einzelne Fasern radial ab und lassen sich auf kurze Strecke in die Papille verfolgen; da sie aber auch oft fehlen, wird sowohl die positive Angabe von Bietti, als die negative von Kiribuchi (1898) bestätigt. Im Scleralringe sind neben zahlreichen circularen auch vereinzelte longitudinale Fasern vorhanden; manchmal dringen auch spärliche und kurze Fasern in die gliosen Laminabälkchen. Im Bereiche des Scleralkanals findet sich in der Sclera ein dichtes

Netz vorwiegend circularer Fasern, die unmittelbar an der Kanalwand am engsten liegen, am dicksten etwas nach außen davon sind; viele Fasern biegen radial in die Laminabalken um. Dies tut auch ein Teil der im hinteren Abschnitte der Kanalwand reichlicheren, elastischen Längsfasern, die sonst zumeist in die inneren Schichten der Pialscheide übergehen. Die bindegewebigen Längsbündel an der Wand des Scleralkanals sind reich mit elastischen Längsfasern ausgestattet, die sich nach hinten in die peripheren Septen fortsetzen. In den Laminabalken trifft man die elastischen Fasern bald in sehr großer, bald in geringerer Anzahl. Sie kommen alle aus der Sclera, verlaufen hauptsächlich radial, biegen aber auch in die Nebenbalken um. Am reichlichsten sind sie in der Peripherie der Lamina, nehmen in der Mitte an Zahl ab, um die Centralgefäße aber wieder zu. Hier ordnen sie sich circular, wie die meisten Fasern in der Adventitia, bilden aber keine abgrenzbare Scheide (Sattler).

Verschiedenheiten in der Stärke, Lage und Krümmung der normalen Lamina cribrosa betreffen im wesentlichen nur den bindegewebigen Abschnitt. Fuchs sondert nach dem Längsschnittbilde zwei Typen. In dem ersten Typus erscheint die Lamina aus einer Reihe von vorn nach hinten aufeinanderfolgender kurzer, zarter Fasern zusammengesetzt, die meist kürzer sind als die dazwischen liegenden Nervenbündel und ziemlich viel Glia enthalten; die Lücken sind rundlich. Der zweite Typus zeigt derbe, längere, manchmal bis zum centralen Gefäßstrange durchgehende, an Glia verhältnismäßig arme Bündel und längliche Lücken. Die Dicke der Lamina hängt von der Zahl und Dicke ihrer Blätter ab und schwankt zwischen 0,25 und 0,75 mm. Für die Lage sind bestimmend die Abgangsstellen der Balken von der Wand des Scleralkanals und der Stand des hinteren Laminascheitels. Bei flacher, d. h. weit vorn liegender Lamina entstehen die vordersten Balken in Höhe der inneren Sclerafläche (ohne Scleralring) oder noch davor aus dem Bindegewebe des Ringes, die hintersten nur 0,2 mm dahinter, während sie sonst im Durchschnitte 0,4 mm hinter der vorderen Sclerafläche abgehen. In Fällen besonderer Tieflage der Lamina kommen die vordersten Balken 0,3 mm, die hintersten bis zu 1,2 mm hinter der inneren Sclerafläche aus der Wand des Kanals. Der hintere Laminascheitel ist durchschnittlich 0,53 mm, bei größerer physiologischer Excavation 0,57 mm von der inneren Scleralfläche entfernt; bei flacher Lamina kann der Abstand auf 0,28 mm sinken, bei tiefer bis auf 0,9 mm steigen. Eine dicke Sclera läßt in der Regel auch eine dicke und tiefe Lamina erwarten. Ungleiche, schräge Lage der Lamina ist nicht selten, besonders bei hochgradiger Myopie, wo die temporale Wand des Scleralkanals immer mehr hereingezogen wird, so daß sie schließlich mit ihrem vordersten Teile nach vorn schaut, wobei der Abgang der Laminabalken vorwärts und auch auf die nach vorn schauende Scleralfläche rückt. Nur ausnahmsweise liegt die Lamina ganz eben. Die gewöhnlich schon stärker gewölbte hintere Fläche kann flach kegelförmig werden, wenn von dem axialen Bindegewebsstrange noch Balken ausgehen, die die Sclera nicht erreichen. Die Lamina cribrosa ist bei manchen Säugern (Carnivoren, Kaninchen, Elefant Sattler) nur gering, bei anderen wieder (Pferd, Wiederkäuer, Schwein, Eichhörnchen) sehr kräftig ausgebildet.

Sie fehlt bei allen Tieren, die normalerweise markhaltige Nervenfasern in der Retina haben, ganz (s. Henke-Lubarsch, Handb. d. path. Anat. Bd. XI, Teil 1, S. 673).

Hinter der Lamina cribrosa verhält sich das **Bindegewebe** im Sehnerven ziemlich gleichartig bis in die Nähe des Chiasma. Die von der Innenfläche der Pialscheide ausgehenden radialen Faserzüge zeigen keine regelmäßige Anordnung, was auf einem Querschnitte des Nerven deutlich hervortritt (Abb. 52). Auf einem solchen scheint der Nerv durch bindegewebige Scheidewände in 800—1200

[DEYL (1895)] Bündel ganz verschiedener Größe zerlegt, die häufig durch einfache oder verzweigte Nebenscheidewände mehr oder weniger tief eingeschnitten sind (primare und secundare Septen LEBER). Vielfach fallen unregelmäßig verteilte, knotige oder streifenförmige Verdickungen der Scheidewände auf. In dem Abschnitte des Nerven, der die Centralgefäße enthält, verbinden sich die Scheidewände mit dem axialen Bindegewebsstrang. Die richtige Bewertung dieses Bildes wird erst durch die Betrachtung des Längsschnittes möglich. Statt geschlossener Scheidewände sieht man nur die Nervenbündel umspinnende

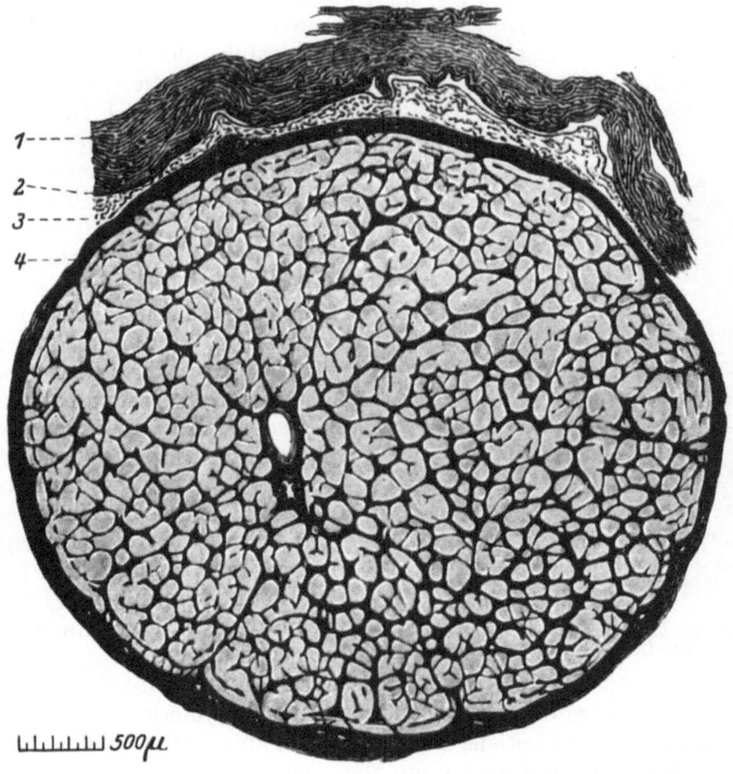

Abb. 52. Querschnitt des Sehnerven mit den Centralgefäßen von einem Erwachsenen.
1 Duralscheide, *2* Arachnoidalscheide, stellenweise von der Duralscheide abgehoben,
3 Spatium intervaginale mit Filamenten, *4* Pialscheide.

Fasern, die hie und da in Bandform vereinigt sind. Die Fasern verlaufen vorwiegend rechtwinklig zu den Nervenbündeln, biegen aber auch oft einfach oder geteilt in die Längsrichtung um und vereinigen sich dann auf wechselnd lange Strecken zu Längsbalken zwischen den Nervenbündeln. Da diese nun keineswegs alle parallel nebeneinander liegen, sondern sich teilen oder verschmelzen können, treten auch in dem bindegewebigen Gitterwerk entsprechende Verschiebungen hervor. Darauf sind die sog. secundaren Scheidewände des Querschnittes zurückzuführen, während die knotigen und streifenförmigen Verdickungen der Ausdruck quergeschnittener Längsbalken sind. An den Unterbrechungsstellen der bindegewebigen Scheidewände findet man, besonders hinter der Lamina cribrosa, Glia oder Reihen von Gliakernen (FUCHS). Elastische Fasern sind den Bindegewebszügen in deren Richtung reichlich beigemengt und nehmen gegen den Bulbus hin an Menge zu [BIETTI (1899)]. — Eine eigentümliche Bildung ist hier noch zu erwähnen. Der Querschnitt des vorderen Teiles des Sehnerven zeigt in einem Abstande von 40—80 μ von der Innenfläche der Pialscheide und dieser parallel eine einfach, vielfach unterbrochene Reihe meist dünner Scheidewände, die sowohl mit den radialen Scheidewänden als mit der Pialscheide Verbindungen besitzen. Diese „peripheren Septen" [Fuchs (1885)] finden sich bis etwa 14—18 mm hinter dem Bulbus und erreichen vorwärts gelegentlich die Lamina cribrosa, wo sie mit longitudinalen Faserbündeln an der Wand des Scleralkanals zusammenhangen (Fuchs s. o.). Sie sind auch auf dem Längsschnitte zu erkennen, zugleich bemerkt man aber (Abb. 51 links), daß es sich gar nicht um ein einheitliches System handelt, sondern daß von hinten nach vorn nacheinander mehrere der Oberfläche des Nerven naheliegende Längsscheidewände sich allmählich der Pialscheide nähern und zuletzt mit ihr verschmelzen. Man wird also auch hier die Erklärung in der Teilung und Vereinigung der Nervenbündel zu suchen haben. Nach Greeff befindet sich zwischen den peripheren Septen und der Pialscheide nur Glia. — Die der Lamina cribrosa hinten angeschlossenen Scheidewände, besonders die zarteren, enthalten noch viel Glia oder sind rein glios. Doch bestehen auch hierin individuale Verschiedenheiten, immer aber in geradem Verhältnis zu dem wechselnden Gliagehalt der Laminabalken. In den stärkeren Scheidewänden überwiegt jedenfalls das Bindegewebe (Fuchs). Die Nervenbündel besitzen im Inneren nur ein Gliagerüst, an ihrer Oberfläche ein Netzwerk von Gliafasern, aber keine geschlossene Scheide.

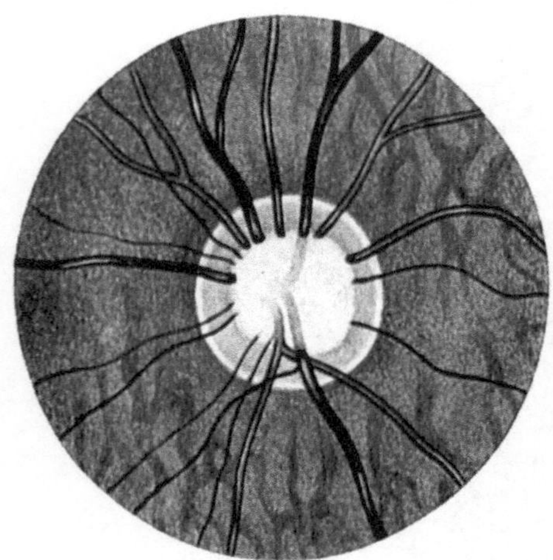

Abb. 53. Große physiologische Excavation. (Aus Köllner.)

Im intracranialen Abschnitte des Sehnerven wird vom Canalis opticus ab gegen das Chiasma hin die Scheidewandbildung allmählich geringer und hört zuletzt ganz auf, so daß das centrale Ende des Sehnerven ebenso wie das Chiasma und der Tractus opticus nur verhältnismäßig locker von der Pia umhüllt ist; die Nervenbündel sind dann nur von Glia umgeben.

Die **Papilla nervi optici** (Sehnervenkopf) ist die flache ringwallartige Erhebung, in der sich die aus der Netzhaut kommenden marklosen Nervenfasern über dem Rande des Canalis opticus sclerae zusammendrängen, ehe sie in den Kanal zur Bildung des Sehnerven eintreten. Durch die Umbiegung entsteht eine gegen den Glaskörper offene trichterförmige Grube, deren Boden etwa mit der vorderen Grenze der Lamina cribrosa zusammenfällt. An ihr kommt der axiale Bindegewebsstrang des Sehnerven mit den Centralgefäßen an die Oberfläche, gewöhnlich excentrisch, und zwar nasal. Der Trichter wird zu einer napfförmigen Grube, der *physiologischen Excavation,* wenn das Scleraloch verhältnismäßig weit ist, so daß die über den Rand kommenden marklosen Nervenfasern, die in den mehr axialen Bezirk der Lamina cribrosa ziehen, nur eine dünne Schicht auf dem flachen Boden bilden. Dieser erscheint dann im ophthalmoskopischen Bilde durch das Bindegewebe der Lamina cribrosa weiß, oft mit graulichen Tupfen als Ausdruck der optischen Querschnitte der Nervenbündel (Abb. 53). Die Größe der Excavation ist verschieden; die Tiefe kann bis 1 mm betragen. Nach Bednarski (1925) besitzen Emmetropen in 86%, Hypermetropen in 34%, hochgradige Myopen in 5% eine physiologische Excavation.

Sie ist bei Hypermetropen gewöhnlich besonders groß, bei Emmetropen weniger oft, bei Myopen selten. In einem Falle von zunehmender Myopie verschwand die vorher vorhandene Excavation im Laufe eines Jahres. — Der Wall ist temporal am niedrigsten, weil die Fasern des papillomacularen Bündels feiner und weniger zahlreich sind als die im übrigen Umfange. Die Böschung der Trichterwand wechselt mit der Weite der Excavation, ist aber in der Regel nasal am steilsten. Die Breite der eigentlichen Papille läßt sich bei der allmählichen Abflachung des Walles gegen die Netzhaut nicht genau feststellen: man mißt die Weite der engsten Stellen des Eingangs des Canalis opticus sclerae oder der Durchbrechung der Choroides, die im Mittel 1,7 mm (1,18—1,9 m ELSCHNIG) beträgt. Das ist also der Durchmesser der auch im ophthalmoskopischen Bilde weißrötlichen Rundung, deren helle Farbe auf dem Durchscheinen des weißen Bindegewebes der Lamina cribrosa durch die an Blutcapillaren reichen marklosen Nervenmassen beruht. Der Umriß der Papille ist bisweilen oval verzogen oder unscharf; die Excavation kann schon beim Neugeborenen vorhanden sein. Die aufrecht elliptische Form der Papille ist meist bei Kurzsichtigen anzutreffen. Kleine Papillen, wie sie besonders bei Hypermetropen vorkommen, erheben sich manchmal etwas deutlicher hügelartig über die Netzhautebene, so daß die austretenden Gefäße in diese zurückbiegen müssen (ELSCHNIG). Eine ophthalmoskopisch sichtbare Pigmentierung der Papille [PICK (1900), COATS (1908)] ist selten. Dagegen umzieht öfter eine schwarze, mehr oder weniger breite Linie *(Pigmentring)* die Papille, wenn das hier häufig mehrschichtige Pigmentepithel bis an den Scleralrand vortritt. Bleibt das Pigmentepithel etwas gegen den Scleralrand zurück, was meist am temporalen Umfange geschieht, so erscheint eine weiße *Scleralsichel*, seltener ein völliger *Scleralring* oder Gliaring (KRÜCKMANN). Zuweilen, besonders bei Kurzsichtigen, schiebt sich das Pigmentepithel mit der Basalmembran der Choroides einseitig (nasal) oder rundum über den Rand des Scleralloches hinweg auf die Sehnervenscheibe als rötlichgelbe oder -graue, leicht durchscheinende Sichel oder Ring *(Supertractionssichel* oder *-ring)*. Bei stärker schrägem Durchtritte des Sehnerven durch die Sclera, ebenfalls meist bei Kurzsichtigen, beobachtet man die *Distractionssichel*, ein sichelförmiges weißes Feld ohne jede Zeichnung am temporalen Rande der Papille, als Ausdruck des vorwärts schauenden Abschnittes der Innenfläche des Sclerakanales. Als *Halo senilis* bezeichnet man einen oft ziemlich gleichbreiten Ring um die Papille, der im nicht myopischen Auge als Folge einer Altersatrophie des Pigmentepithels auftritt und ophthalmoskopisch keine oder nur undeutliche Aderhautzeichnung erkennen läßt. Selten sind atypische Grübchen auf der Papille neben der typischen Excavation [viermal unter 55000 Patienten REIS (1908), PREDIGER (1909), WESSELY (1910), GEBB (1910)], in denen cilioretinale Gefäßchen an die Oberfläche kommen können. Die Vermutung WESSELYs, daß ein ursächlicher Zusammenhang zwischen dem Gefäßdurchtritt und der Grübchenbildung bestehe, und daß da, wo ein Grübchen ohne Gefäß angetroffen wird, eine Obliteration eines solchen stattgefunden haben möchte, wird von GEBB angezweifelt. — Außer in der Wandung der durchtretenden Blutgefäße ist Bindegewebe in der Papille nicht vorhanden; die Nervenbündel werden meist annähernd quer von Büscheln feiner Gliafasern umfaßt, deren kleine Zellen in Reihen angeordnet sind.

Von atypischen, aber nicht krankhaften Bildungen im Bereiche der Papille ist außer der seltenen Pigmentierung bereits (S. 125) das Auftreten markhaltiger Nervenfasern erwähnt, die in Gestalt gelblicher oder rein weißer Büschel zumeist nach oben und unten ausstrahlen; sie umhüllen die Netzhautgefäße so, daß diese streckenweise ganz versteckt sein können. Als Überbleibsel aus der Fetalzeit kommen mehr oder weniger weit in den Glaskörper hineinragende Reste der A. hyaloidea vor, die an ihrer Basis mit der Centralarterie zusammenhangen, zuweilen als kräftiger bindegewebiger Zapfen („präpapillarer Pfropf") mit glioser Umhüllung. Ein weißer, aus dem weit vortretenden Bindegewebe der Centralgefäße bestehender Fleck (Kuhntscher „centraler Bindegewebsmeniscus"), in anderen Fällen eine aus Bindegewebe und Glia zusammengesetzte lockere glasige Schicht über der Excavation und den Papillengefäßen sind wohl ebenfalls darauf zurückzuführen. Angeboren, aber nicht mit der A. hyaloidea in Verbindung zu bringen sind ferner die mehrfach (Günzburg, Bondi, Hirsch u. a.) beobachteten, von der Papille in den Glaskörper verschieden weit vordringenden und wieder zur Papille zurückkehrenden Gefäßschlingen.

Von den Säugern besitzen die meisten eine runde Papille, dagegen die Ein- und Paarhufer, Kaninchen, Eichhörnchen (Deyl) eine querovale, andere Nager (Murmeltier: Sömmering, Ziesel: Rejsek) eine quer streifenförmige, der Hund eine dreieckige, Schakal, Fuchs, Wolf eine nierenförmige, Cynictis (Johnson) eine aufrecht ovale Papille; eine Excavation ist immer vorhanden, wechselt aber in Form und Größe. Bei Halbaffen ist die Papille dunkel pigmentiert [Johnson (1901)].

Die **intraoculare Strecke** des Sehnerven besteht in ihrem vorderen Abschnitt, also im Bereiche des gliosen Teiles der Lamina cribrosa, noch aus marklosen Nervenfasern. Die Markscheiden beginnen erst im Bereiche des bindegewebigen Abschnittes, und zwar nicht für alle Fasern gleichzeitig, so daß die Dickenzunahme des Nerven allmählich vor sich geht. Die Bindegewebsbalken liegen den Nervenbündeln nicht dicht an, sondern sind von ihnen durch eine Gliahülle getrennt, deren meist quer verlaufende Fasern hier sehr viel dicker sind als in der Papille [Jacoby (1905)]. Ein Neurilemm fehlt den Sehnervenfasern.

Im **intraorbitalen Abschnitte** des Nerven dringen 6—15 mm [Deyl (1896), 10—20 mm Schwalbe, 10—12 mm Merkel] hinter dem Bulbus von unten und nasal (Deyl) oder gerade von unten [Henckel (1898)] die *Vasa centralia retinae* ein, wobei in der Regel die Vene dem Bulbus näher liegt als die Arterie. Der Nerv zeigt an der Eintrittsstelle eine Einziehung, während die Duralscheide sich oft etwas kegelförmig nach außen erhebt. Mit dem von der Dural- und Pialscheide mitgenommenen dicken Bindegewebsmantel, dem centralen Bindegewebsstrange, gelangen die Gefäße rasch in die Nähe der Achse des Nerven und ziehen vorwärts zur Papille, die Vene gewöhnlich lateral neben der Arterie [Vossius (1883)]. Das Bindegewebe ordnet sich, offenbar unter dem Einfluß der Pulsation, zu mehreren concentrischen Blättern um die Gefäße, besonders um die Arterie, reichlich ausgestattet mit meist längs verlaufenden elastischen Fasern, die vorn mit denen der Lamina cribrosa und weiterhin mit denen der Choroides zusammenhangen (Bietti).

Der hintere Abschnitt der intraorbitalen Strecke des Nerven, in dem die Vasa centralia fehlen, zeigt eine schwächere Ausbildung des pialen Septensystems als der vordere. Dagegen sind im intracanalicularen Abschnitte die Septen wieder besonders kräftig und gefäßreich. Hier enthält der Nerv in einer dicken axialen Bindegewebshülle eine *V. centralis post.* (Kuhnt, Vossius), die ihr Wurzelgebiet im hinteren Abschnitte der intraorbitalen und in der intracranialen Nervenstrecke besitzt.

Die Gliazellen des Sehnerven hinter der Lamina cribrosa sind länglich sternförmig; ihre sehr feinen längs- und querverlaufenden Ausläufer umspinnen die Nervenbündel mit einem dichten Filz und trennen sie so von dem pialen Bindegewebe. An der Innenfläche der Pialscheide bildet dieser Filz den „peripheren Gliamantel" des Sehnerven (Greeff), der besonders dick in der Nähe des Bulbus, dann wieder im intracanalicularen und intracranialen Abschnitt ist. Am Chiasma beträgt die Dicke vorn und seitlich etwa $40\,\mu$, hinten aber etwa $250\,\mu$ (Greeff).

MARCHESANI (1926) unterscheidet auch im Sehnerven mehrere Formen von Gliazellen. Die Sternzellen sind teils *protoplasmatische Astrocyten* mit ovalem Kern, reichlichem Protoplasma und kurzen Fortsätzen, teils *fibrose Astrocyten* mit wenig Protoplasma und langen, faserhaltigen Fortsätzen. Dazu kommen noch die *Microgliazellen* (HORTEGA) mit verhältnismäßig kleinem Kern, spärlichem Protoplasma und hirschgeweihähnlichen Fortsätzen und die *Oligodendrogliazellen* mit größerem Kern, reichlichem Protoplasma und langen, fadenförmigen Fortsätzen. Die Astrocyten bilden ein regelmäßiges Gerüstwerk, die Oligodendroglia steht in naher Beziehung zu den Nervenfasern, die Microgliazellen sind regelmäßig verteilt. Nach ENRIQUEZ (1926) nehmen die Oligodendrogliazellen mehr den axialen, die fibrosen Astrocyten mehr den peripheren Bezirk des Nerven ein.

Als „Corpora amylacea" werden kugelige Bildungen von 15—25 μ Durchmesser bezeichnet, die sich reichlich in atrophischen Sehnerven, aber gelegentlich auch in normalen, besonders im Alter, finden, bei manchen Säugern ständig, auch im Chiasma und Tractus opticus, vorhanden zu sein scheinen. Von glasigem Aussehen sind sie manchmal geschichtet und von einer homogenen Kapsel umgeben. Sie liegen in der Glia zwischen den Nervenbündeln, auch im Gliamantel, offenbar in Gliazellen oder deren Ausläufern. Mit Jod färben sie sich gelb, mit Jodschwefel- oder -salzsäure violett, mit Hämatoxylin tiefblau, mit van Gieson gelblich oder rot, geben also nicht die charakteristischen Amyloidreactionen (GREEFF).

Die **Nervenfasern** des Sehnerven gehören meist zu den feinsten markhaltigen Nervenfasern überhaupt. Ihre mittlere Dicke beträgt 2 μ (KUHNT, 1,1—4,5 μ W. KRAUSE, 1,0—1,5 μ C. H. SATTLER), doch kommen dazwischen noch zahlreiche, kaum meßbar feine und spärliche dickere (bis 10 μ) vor. Die Schätzungen der Menge schwanken zwischen 40 000 (KUHNT), 438 000 (SALZER) und etwa 800 000 (W. KRAUSE). Bei den letzten Zahlen entfallen durchschnittlich 7—8 Zapfen oder etwa 130 Stäbchen und Zapfen auf eine Nervenfaser. Die Dicke der Bündel wird für die marklose Strecke im vorderen Teile der Lamina cribrosa mit 30 bis 50 μ, für die markhaltigen Abschnitte hinter der Lamina mit 108—144 μ angegeben (W. KRAUSE). Zur Zeit der Geburt ist der intraorbitale Abschnitt des Sehnerven meist noch völlig marklos; erst 9—10 Wochen später ist die Markscheidenbildung vollendet (BERNHEIMER, WESTPHAL). Die centrifugalen Fasern sind von den centripetalen nicht zu unterscheiden. GUDDEN betrachtet die dünnen Fasern als „Sehfasern", die dicken als „Pupillar- oder Reflexfasern", die die Regelung der Irisbewegungen vermitteln sollten; KOELLIKER kann aber weder eine anatomische Trennungsmöglichkeit, noch eine physiologische Notwendigkeit für das Bestehen einer solchen Faserart anerkennen. WESTPHAL (1898) stellt die Vermutung auf, daß aus den Ciliarnerven stammende Fasern unregelmäßig über den ganzen Querschnitt des Sehnerven verteilt sind. Sie sind dicker als die eigentlichen Sehfasern und erhalten ihre Markscheide früher. C. H. SATTLER (1915) bestätigt die Angabe BERNHEIMERs, daß die Entwicklung der Markscheiden vom Tractus opticus und Chiasma aus nach der Peripherie hin erfolgt, also auffallenderweise cellulipetal, statt cellulifugal, denn die große Zahl der Fasern schließt aus, daß es sich etwa um centrifugale Fasern handeln könnte, die also nicht retinalen Ganglienzellen entstammten. In diesem Reifestadium sind centripetale und centrifugale Fasern weder in der Dicke, noch im zeitlichen Ablaufe der Markbildung mit Sicherheit zu unterscheiden. Bei ausgetragenen Neugeborenen kommen bedeutende individuale Schwankungen in der Ausdehnung der Markbildung vor, indem z. B. in einzelnen Fällen Kinder von geringerer Körperlänge schon, wenn auch spärlich, markhaltige Fasern bis an die Lamina cribrosa besitzen, während bei längeren die ersten Markfasern noch eine Strecke von der Lamina entfernt sind. Die Dicke der Markfasern bewegt sich beim reifen Fetus im Tractus opticus zwischen 0,8 und 1,8 μ, im Sehnerven zwischen 0,5 und 1,5 μ. Im Beginne der Markentwicklung scheint das Gliagewebe besonders reich an Lecithin zu sein: die jungen Markscheiden sind zunächst nicht röhrenförmig, sondern bestehen aus Lecithinkörnchen. Eine Beschleunigung der Markbildung durch die Einwirkung des Lichtes war von Flechsig (1876) angenommen worden, der bei einer 46 cm langen Frühgeburt nach 2—3 Tagen einen weißen Opticus gefunden hatte, während bei einem Totgeborenen von 54 cm Länge der Nerv noch hyalin oder nur grauweiß war. Held (1896) kam durch Versuche an blindgeborenen Säugern, denen er die eine Lidspalte öffnete, zu einem gleichsinnigen Ergebnis. Für den Menschen mußte Sattler die Frage wegen zu geringen Untersuchungsmateriales noch offen lassen. — Das tatsächliche Vorhandensein centrifugaler Fasern im Sehnerven, die als Pupillarreflexbahn zu deuten wären, scheint Lenz (1927) nachgewiesen zu haben; er verfolgte an Reihenschnitten Züge von Nervenfibrillen aus dem centralen Ende des Tractus opticus zu dem „Polkern", von dem aus der Sphincter pupillae versorgt wird. (Näheres darüber ist im Kapitel Pfeifer dieses Bandes zu finden.)

Der im ganzen parallele Verlauf der Nervenfasern wird durch die häufigen, gegen das Chiasma an Zahl zunehmenden Teilungen und Vereinigungen der Bündel wenig beeinflußt. Im *Chiasma,* wo eine Bündelung nur noch durch die reihenweise Anordnung der Gliazellenkerne angedeutet ist und die Fasern sich teilweise in Fibrillen aufsplittern, kommt es zu einer innigen kreuzweisen Durchflechtung der Bündel beider Sehnerven, so dicht, daß an Flächenschnitten des Chiasma sich äußerst schwer bestimmen läßt, ob die Überkreuzung alle Fasern betrifft oder nicht. Die Schwierigkeiten werden noch dadurch vergrößert, daß von außen Faserzüge an das Chiasma herantreten, die vielleicht mit dem Sehen gar nichts zu tun haben. Die Commissura inferior (Gudden) verbindet die beidseitigen Thalami und Corpora geniculata medialia miteinander und stößt mit ihrem Scheitel an die Oberfläche des Chiasmas. Dimmer (1899) meint eine Beimengung von Sehnervenfasern gesehen zu haben. Die Meynertsche Commissur, nach Ansicht Koellikers, der aber Bernheimer (1900) nicht zustimmt, eine Verbindung der beiden Corpora hypothalamica (Luysii), liegt von der Guddenschen durch eine Schicht grauer Substanz getrennt, hinten oben am Rande des Chiasmas. Die Commissura ansata (Hannover) verläuft in einem grauen Belage, der von der Lamina terminalis cinerea und dem Boden des Recessus chiasmatis des 3. Ventrikels auf die obere und vordere, vom Tuber cinereum auf die untere Fläche des Chiasmas tritt [Wilbrand und Saenger (1904)], und führt Fasern aus der Lamina terminalis und den Pedunculi corporis callosi, die sagittal (gekreuzt?) teils über die obere (Koelliker), teils über die vordere und untere Fläche (Henle) des Chiasmas gegen das Tuber cinereum ziehen; andere Fasern steigen steil aus der grauen Innenfläche der Sehhügel herab und dringen unter Überkreuzung in das Chiasma; Beziehungen zum Sehnerven konnte Koelliker nicht sicher nachweisen. — Der Streit über vollständige oder nur teilweise *Kreuzung der Sehnerven* ist in neuerer Zeit wieder lebhafter geworden, besonders seitdem Koelliker (1896) sich gegen Gudden den Verteidigern der vollständigen Kreuzung [Biesiadecki (1861), Mandelstamm (1873), Michel (1887), W. Krause und Scheel] angeschlossen, zumindest (1899) das Vorhandensein einer nennenswerten Anzahl ungekreuzter Fasern geleugnet hatte. Barbieri (1924) stellt sich ganz auf seine Seite, während hauptsächlich von Merkel und den Ophthalmologen die alte Annahme Joh. Müllers (1826) einer nur teilweisen Kreuzung verfochten wird. Durch Auszählung fand v. Sölder (1898) in der medianen Kreuzung weniger Fasern, als bei vollständiger Kreuzung zu erwarten wäre. Individuale Schwankungen scheinen möglich, denn Bernheimer (1896) schätzt das Verhältnis zwischen ungekreuzten und gekreuzten Fasern auf mindestens 1:3, Wieting (1898) auf 4:5; nach Pichler (1900) aber sind die gekreuzten Fasern nur wenig zahlreicher als die ungekreuzten.

Um die Ermittlung der Lage der kreuzenden und nicht kreuzenden Fasern und des papillomacularen Bündels, das beide Faserarten enthält, im Sehnerven, Chiasma und Tractus opticus haben sich zahlreiche Forscher bemüht, wie die Zusammenstellung von WILBRAND und SAENGER (1904)[1] zeigt. Aussicht auf Erfolg ist bei Untersuchung beiderseits gesunder Augen und Sehnerven nicht zu erwarten, und so sind die bisherigen Ergebnisse im wesentlichen an mehr oder weniger geschädigtem Material gewonnen. Da auch hierbei die Deutung der mikroskopischen Bilder mannigfache Schwierigkeiten bietet, und da offenbar auch individuale Verschiedenheiten eine Rolle spielen, ist es begreiflich, daß volle Sicherheit und Übereinstimmung noch nicht erreicht sind.

Die *papillomacularen Fasern* schließen sich im Sehnerven hinter der Lamina cribrosa zu einem dreiseitig prismatischen Bündel zusammen, dessen Kante dem centralen Bindegewebsstrang, dessen Rücken der Pialscheide lateral und etwas unten anliegt (VOSSIUS, UHTHOFF, BUNGE, WIDMARK, HENSCHEN, WIL-BRAND und SAENGER). Weiterhin wird es mehr rinnenförmig mit der Convexität an der Peripherie. Hinter dem Eintritte der Centralgefäße rundet es sich mehr oder weniger, rückt axialwärts und nimmt meist schon im hinteren Teile der Augenhöhle eine centrale Lage ein. Im intracranialen Teile des Sehnerven hat es entsprechend dessen Abplattung etwa querelliptischen Querschnitt. Auch im Chiasma bleibt es entweder mehr central, etwas schräg medianwärts abfallend, oder erscheint etwas nach oben gedrängt, liegt zunächst mit dem anderseitigen symmetrisch zur Mediane, dann vereinigt es sich mit ihm durch die Faserkreuzung. Die kreuzenden Fasern befinden sich in dem prismatischen Anfangsabschnitte zwischen den die obere und untere Fläche des Bündels bekleidenden nicht kreuzenden, nach der Rundung des Bündels medial neben ihnen. Der verhältnismäßig große Anteil des papillomacularen Bündels am Querschnitte des Sehnerven, etwa ein Viertel nach der Schätzung BUNGEs, trotz der Kleinheit der Area centralis im Vergleiche zur Ausdehnung der Netzhaut, hängt in der Hauptsache mit der „isolierten Querleitung" im Gebiete der Fovea — für jeden Zapfen eine Bipolare, eine Ganglienzelle und eine Nervenfaser —, zusammen [MICHEL (1874), NETTLESHIP und WALTER (1883)].

Die *kreuzenden Fasern* der übrigen Netzhaut bilden hinter dem Augapfel ein geschlossenes Bündel, das den Sehnervenquerschnitt medial und etwas dorsal einnimmt, am axialen Bindegewebsstrang an das papillomaculare Bündel grenzt und es weiterhin nach seiner Abrundung medial und oben umgreift. Diese Lage bleibt im ganzen unverändert bis gegen das Chiasma hin (HENSCHEN).

Über das Verhalten der *nichtkreuzenden Fasern* im Sehnerven herrscht immer noch Unsicherheit. GUDDEN sah sie als Bündel von der medialen Seite des Nerven durch das Chiasma zur lateralen Seite des Tractus ziehen, und in gleichem Sinne fand VOSSIUS den Anfang des Bündels im nasalen Abschnitte der Papille. Im Gegensatze dazu beobachtete CRAMER (1898) das Bündel im Sehnerven lateroventral, im Chiasma lateral, im Tractus dorsal, an den letzten beiden Stellen mit unscharfer Begrenzung wegen der Einmengung gekreuzter Fasern. Nach DIMMER (1899) und HENSCHEN (1900) bilden die ungekreuzten Fasern im vorderen Teile des Sehnerven zwei Bündel am oberen und unteren Rande, die sich im hinteren Teile zu einem, die centralwärts verschobene papillomaculare Fasermasse lateral und unten umgreifenden Bündel vereinigen; dies steigt im Chiasma von der lateralen gegen die dorsale Oberfläche empor, allmählich mit gekreuzten Fasern vermengt, und gelangt in den mittleren und oberen Abschnitt des Tractus. Das würde zu der Angabe von SAMELSOHN (1882) stimmen, daß die ungekreuzten Fasern im oberen und unteren Abschnitte

---

[1] Die Neurologie des Auges Bd. III, 1. Dort auch umfangreicher Schriftennachweis.

der Papille liegen und aus den die Fovea (besser die Area) schlingenförmig umfassenden Nervenfasern bestehen.

Im **Chiasma** erfährt die Verfolgung der Fasern dadurch die größten Schwie·rigkeiten, daß die Kreuzung nicht nur in Horizontal-, sondern auch in Frontalebenen vor sich geht, daß ferner ein Teil der gekreuzten Fasern Schleifen mit vorwärts gerichteter Convexität (Michelsche Schleifen) ziemlich weit in das Ende des anderseitigen Sehnerven schickt, ehe er den Weg rückwärts in den Tractus einschlägt, während ein Teil der kreuzenwollenden Fasern erst mit rückwärts gerichteter Convexität eine Strecke weit in den gleichseitigen Tractus vorstößt, bevor er in den Körper des Chiasmas einbiegt. Dazu kommt schließlich, daß die ungekreuzt bleibenden Faserbündel sowohl von kreuzenden als gekreuzten Fasern durchsetzt werden. Mit Hilfe des Stereomikroskopes hat Wilbrand (1926) die früheren Darstellungen von Bernheimer (1900) und Wilbrand und Saenger (1904) erweitern können.

Der mikroskopische Beginn des Chiasmas fällt nicht mit dem makroskopischen Eintritte des Sehnerven in die große Querverbindung zusammen, sondern liegt noch im Endstücke des Nerven. An dessen oberem Umfange wird die Grenze durch eine von der Innenfläche der Pialscheide in die Nervenmasse eindringende schräge Leiste (Pialfortsatz, Pialleiste Wilbrand und Saenger) angegeben. Sie besteht aus Glia, wird also besser *Glialeiste* genannt [E. Schindler (1926)], erscheint etwa 4 mm vor dem Chiasma am lateralen Rande des Nerven und zieht, 0,5—1,0 mm breit, in einer Länge von 4—5 mm nach dessen medialem Rande am vorderen Winkel des Chiasmas. Anfangs flach, wird sie allmählich höher, so daß sie auf dem Querschnitte zapfenartig vorragt, und schickt von ihrer Fläche zarte Gliascheidewände zwischen die bandartig platten Nervenbündel; die bindegewebigen Scheidewände aus der Pia mit ihren rundlichen Lücken haben hier aufgehört. Für die unteren Schichten im Sehnerven kann man als Beginn des Chiasmas den Scheitel der Michelschen Schleifen ansehen.

An der Glialeiste werden die oberflächlichen, bis dahin achsenparallelen Fasern des Sehnerven wie an einem Damme medianwärts und nach unten an den Rand des Nerven abgelenkt, biegen dann rückwärts in die vordere Commissur des Chiasmas, gehen darin schräg absteigend zur anderen Seite, dringen in das Ende des Sehnerven, bilden darin vorwärts convexe Schleifen (das vordere Knie Wilbrand) und wenden sich darauf rückwärts, um achsenparallel in den Tractus zu ziehen.

In dem untersten Teile des Sehnerven biegen die Fasern am temporalen Rande rechtwinklig medianwärts, verlaufen anfangs dicht an der Pialscheide, dann unter Auseinanderweichen und Auffaserung der Bündel aufwärts, weiter im Bogen rückwärts um den vorderen Winkel des Chiasmas in dessen vordere Commissur, schließen sich da an die vorher beschriebenen an und treten mit diesen abwärts zur Schleifenbildung in den anderseitigen Sehnerven, um endlich mehr temporal parallel zur Pialscheide rückwärts zum Tractus zu streben.

Über dieser Fasergruppe strahlen die bis dahin in der Achse des Sehnerven verlaufenen Bündel in mächtigen Zügen in das Chiasma ein. Die dem medialen Nervenrande zunächst gelegenen biegen mit starker Krümmung in den anderseitigen Sehnerven und beteiligen sich da kräftig an der Bildung des vorderen Knies; je weiter nach der temporalen Seite des Nerven und dem lateralen Chiasmawinkel hin, um so stärker biegen die Bündel medianwärts um, ziehen gestreckt gegen den anderseitigen Chiasmawinkel und gelangen dann in leichtem Bogen in den anderseitigen Tractus. Die am weitesten temporal gelegenen Bündel dringen zunächst unter wieder stärkerer rückwärts convexer Krümmung in den gleichseitigen Tractus zur Bildung des „hinteren Knies", ehe sie transversal zur anderen Seite ziehen, um in den Tractus einzubiegen.

Die letztaufgeführten Kreuzungszüge durchsetzen schichtenweise zusammen mit aufgespaltenen gekreuzten Bündeln von der anderen Seite das nach oben und hinten deutlicher und mächtiger hervortretende ungekreuzte Bündel, das dadurch auch selbst in Schichten zerlegt wird. Auch über die obere Fläche des ungekreuzten Bündels verlaufen kreuzende, aus der Gegend des lateralen Chiasmawinkels aufsteigende, aufwärts convexe Fasern in schmalen, aber dichten Zügen, deren Zahl und Umfang individual verschieden ist; sie ziehen, wie alle Kreuzungsfasern im mittleren und hinteren Abschnitte des Chiasma, horizontal zur anderen Seite. Der ungekreuzte Anteil des papillomaculären Bündels grenzt medial oder medial-oben an die übrige ungekreuzte Fasermasse.

Die Schlingen des vorderen Knies werden hauptsächlich von den tieferen (unteren) Schichten der gekreuzten Fasern gebildet, die des hinteren Knies mehr von den oberen. Gekreuzte Fasern, die zum Teile das ungekreuzte Bündel durchsetzen, schließen sich an dessen lateralem Umfange zu einem im Querschnitte sichelförmigen Faserzuge, dem „temporalen Halbmonde", zusammen, der am lateralen Chiasmawinkel beginnt und unter zunehmender Mächtigkeit an der Pialscheide entlang rückwärts in den Tractus übergeht.

Bei der Frage, ob jedes in Fibrillen aufgesplitterte gekreuzte Bündel bei dem Durchgange durch die (anderseitige) ungekreuzte Fasermasse sich mit dem in der Schicht über ihm gelegenen ungekreuzten Bündel zu einer corticalen Sinneseinheit verbinde, oder ob eine solche durch Vereinigung je einer gekreuzten mit einer ungekreuzten Fibrille zustande komme, neigt WILBRAND auf Grund klinischer Beobachtungen der ersten Annahme zu.

Das Verhalten der Nervenfasern im Tractus opticus wird in dem Abschnitt über die anatomischen Verbindungen des Auges mit dem Centralorgane behandelt werden (siehe das folgende Kapitel PFEIFER).

c) Die Gefäße des Sehnerven und der Netzhaut.

Der Sehnerv wird in seinem intracranialen Abschnitte von kleinen Zweigen der A. ophthalmica und der A. cerebri anterior versorgt, das Chiasma an seiner Vorderseite von der A. cerebri ant. und der A. communicans ant., am lateralen Umfange von der A. carotis int., am hinteren von dieser und der A. communicans post., der Tractus opticus von den beiden letztgenannten und der A. choroidea. Die Gefäßchen verbinden sich in der Pia zu einem feinen Plexus, aus dem sich zarte Zweige in den Nerven senken. Der intraorbitale Abschnitt liegt im Versorgungsgebiete der A. ophthalmica und ihrer Äste. Die Zweige bilden auf der Dural- und Pialscheide langmaschige Netze, die untereinander, ferner im Canalis opticus mit den intracranialen Netzen und am Bulbus einesteils mit dem episcleralen Netz, andernteils mit den scleralen und choroidalen Gefäßen am Rande der Lamina cribrosa zusammenhangen. Von den Vasa centralia retinae, deren Eintritt in den Nerven bereits beschrieben ist, gibt die Arterie an der Stelle, wo sie in die Längsrichtung umbiegt, kleine Ästchen rückwärts und einen oder zwei größere Ästchen, meist im axialen Bindegewebsstrang, vorwärts, deren Verzweigungen sich in den Scheidewänden mit den von der Pialscheide her eindringenden vereinigen. Der Stamm der A. centralis bleibt dann in der Regel bis an die Lamina cribrosa astfrei, während die Vena centralis mehrfach Zuflüsse erhält, auch aus dem hinteren Teile des intraorbitalen Nervenabschnittes. Die in diesem und dem intracanalicularen Teile des Sehnerven axial gelegene *V. centralis posterior* [KUHNT (1881)] kann fast die Stärke der V. centralis ant. erreichen. Sie tritt entweder im Canalis opticus unten neben der A. ophthalmica aus dem Nerven und um seinen Lateralumfang nach hinten in den Sinus cavernosus (VOSSIUS) oder noch in der Orbita in eine Vene der Pialscheide.

Im intraocularen Abschnitte schickt die A. centralis Zweige in das dichte Gefäßnetz der Lamina cribrosa und verbindet sich dabei, aber nur capillar, mit Zweigen aus dem *Circulus arteriosus sclerae* s. nervi optici (Zinnii s. Halleri). Dieser in der Sclera dicht neben dem Sehnerven gelegene Arterienring wird aus mehreren Ästchen der Aa. ciliares postt. breves gebildet und gibt außer in die Lamina cribrosa Zweige rückwärts in die Pialscheide und stärkere vorwärts in die Choroides. Begleitvenen fehlen dem Arterienring und seinen Ästen, die ebenso wie die Äste der Centralarterie Endarterien sind; das Blut der Lamina cribrosa fließt in die Vena centralis retinae ab. Mit dieser von Leber vertretenen Darstellung des Verhaltens der Gefäße im intraocularen Teile des Sehnerven erklärte sich Magitot nicht einverstanden. Beauvieux und Ristitch

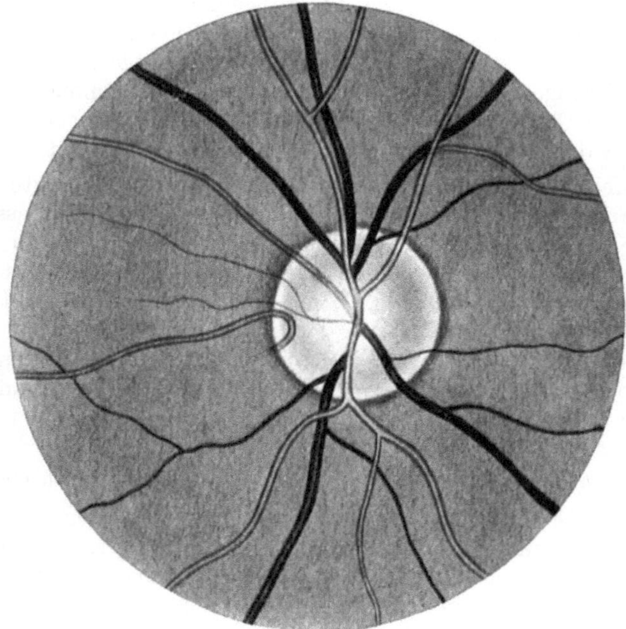

Abb. 54. Große cilio-retinale Arterie. (Aus Köllner.)

(1924) injicierten die Centralgefäße gesondert und fanden, daß die A. centralis allein den Sehnerven bis zum Augapfel versorgt und von ihrem Eintritte rückwärts auf eine Länge von 5—6 mm Collaterale in den Nerven, auch an den unteren Umfang der Pialscheide schickt. Die übrige Pialscheide wird von außen her mit Blut versehen. In der Lamina cribrosa bestehen keine Anastomosen zwischen der Centralarterie und dem Circulus arteriosus (Magitot), sondern die ganze Lamina gehört zu dessen Gebiet. Dagegen hat die V. centralis zahlreiche Verbindungen mit den Choroidalvenen in der Nachbarschaft der Papille, mit den Scleral- und den kurzen hinteren Ciliarvenen. In die Centralvene münden auch Zweige aus dem Sehnerven, während andere in die Venen der Pialscheide und damit in die V. ophthalmica gehen.

In das lockere Gefäßnetz des schwächeren vorderen Teils der Lamina cribrosa unter der Basis der Papille ziehen zahlreiche feine Arterien aus der Choroides und dem Circulus arteriosus; sie nehmen auch an der Versorgung der Papille und einer schmalen Randzone der Retina teil. Die zugehörigen Venen gehen in der Regel in die Choroides zurück. Hin und wieder ist eines (seltener zwei) von diesen Gefäßen, Arterie oder Vene, stärker ausgebildet, meist auf der temporalen Seite, und wird dann ophthalmoskopisch sichtbar *(cilioretinale Gefäße)* (Abb. 54). Die Häufigkeit beläuft sich auf 1:7 [ELSCHNIG, 1:5 JACKSON (1920)]. Die Arterien stammen in solchem Falle stets aus dem Circulus arteriosus (ELSCH-NIG); gelegentlich versorgen sie auch einen größeren Teil des temporalen Netz-hautgebietes als Ersatz für fehlende Ästchen der Centralarterie (Aa. maculares). Die retinociliaren Venen biegen um den Netzhautrand in die Choroides um, treten nur selten in die Sclera oder durch diese nach außen [KUHNT (1881)]. KRAUPA (1914) beobachtete an Stelle der völlig fehlenden V. centralis eine starke cilioretinale Vene. Umgekehrt erschien in einem Falle von BLOCH (1906) die fehlende A. centralis durch cilioretinale Arterien ersetzt zu sein; aus der oberen Hälfte der Netzhaut wurde das Blut einer Vena centralis zugeführt, aus der unteren einer am unteren Rande der Papille verschwindenden Vene. Zu den Seltenheiten

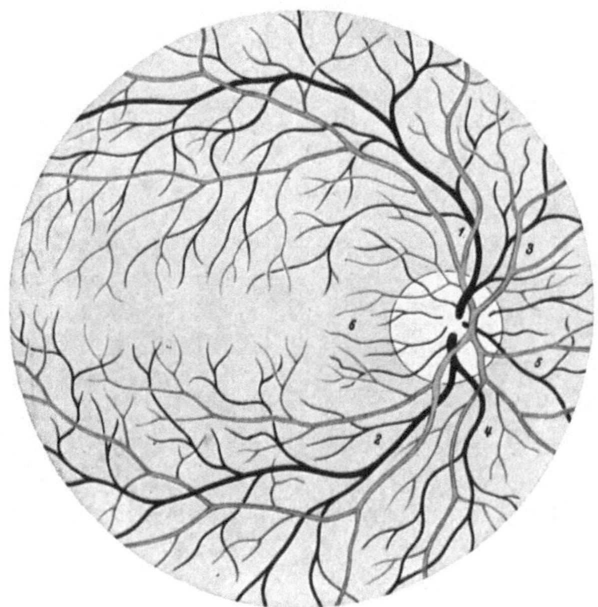

Abb. 55. Die Gefäße der menschlichen Netzhaut. (Nach E. JÄGER und LEBER.) Arterien hell, Venen dunkel. *1* A. und V. temporalis retinae superior, *2* A. und V. temporalis retinae inferior, *3* A. und V. nasalis retinae superior, *4* A. und V. nasalis retinae inferior, *5* A. und V. medialis retinae, *6* A. und V. macularis.

gehört auch der Übergang einer „opticociliaren" Vene aus der Choroides durch die Papille in die Vena centralis retinae [KUHNT, ELSCHNIG, KRAEMER (1920)]. (Siehe auch RÖNNE, Die Erkrankungen des Sehnerven in Band V des Handbuches.)

Die *Gefäße der Netzhaut* (Abb. 55) bleiben nach den eben geschilderten Verbindungen vollkommen unabhängig von dem ciliaren Gefäßsystem. Die Vasa centralia teilen sich beim Auftauchen an der Oberfläche der Papille zunächst in je einen auf- und absteigenden Hauptast, die *A.* und *V. papillaris superior* und *inferior* (MAGNUS); meist liegt die Teilung der Vene noch im Sehnerven, so daß auf der Papille nur die beiden Äste sichtbar sind. Die Venen sind stärker als die Arterien, im Mittel 245:210 μ (HERTEL). Noch im Bereich der Papille zerfällt jeder der Hauptäste in einen nasal- und einen temporalwärts gerichteten Ast, die *A.* und *V. nasalis* und *temporalis superior* und *inferior*, von denen die nasalen die schwächeren sind. Wie zuweilen die erste Teilung der Arterie auch bereits innerhalb des Opticus erfolgt, ebenso kann das, obschon seltener, mit der zweiten Teilung beider Gefäße der Fall sein, so daß auf der Papille nur die

Äste austreten. Ganz selten liegt die zweite Teilung über den Rand der Papille hinaus in der Netzhaut.

Die nasalen Gefäße nehmen einen annähernd meridionalen Verlauf nach vorn, nachdem meist einer von ihnen noch auf der Papille einen transversalen Ast, die *A.* und *V. mediana* (Magnus) ausgesandt hat. Die temporalen Gefäße umziehen die Fovea centralis oben und unten bogenförmig und schicken von ihrer Concavität Zweige hinein. Außerdem kommen von der Papille zwei kleine transversale *Aa. maculares sup.* und *inf.* nebst entsprechenden Venen herzu. Die

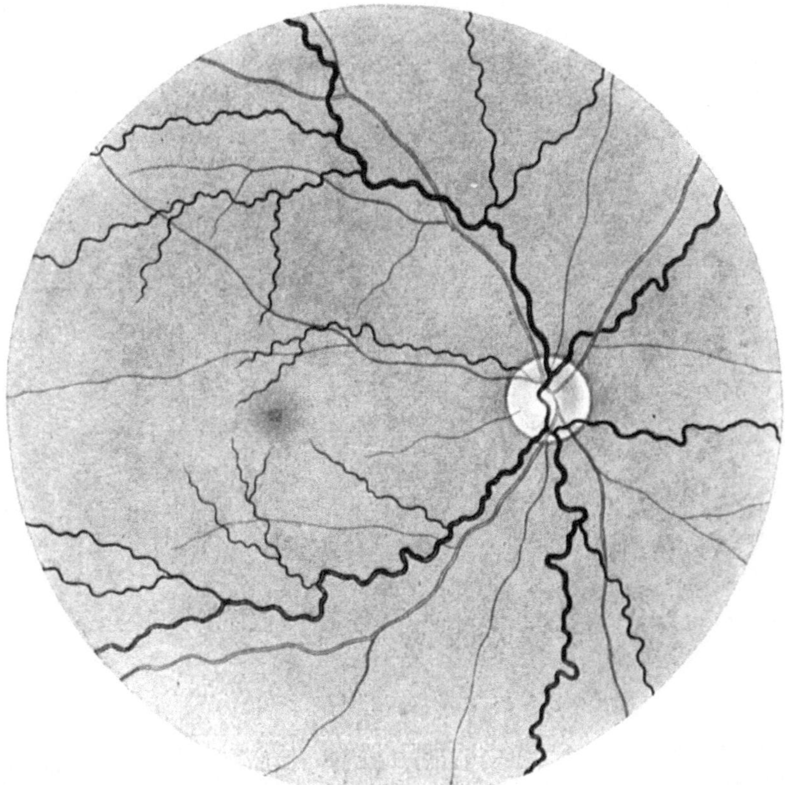

Abb. 56. Mäßig starke angeborene Schlängelung (Tortuositas) der Netzhautvenen. (Aus Köllner.)

Arterien entspringen in der Regel schon im Sehnerven von der Centralarterie, sofern sie nicht von Ästen des Circulus arteriosus abzweigen; die Venen gehen entweder in die Centralvene oder biegen in die Choroides um. Über der Fovea selbst ist nur höchst selten ein größeres Gefäß (Vene) gesehen worden [Mauthner (1868), Randall (1887)].

Nach der Verteilung der Gefäße lassen sich drei Ernährungsgebiete in der Netzhaut unterscheiden, das des oberen, das des unteren Hauptastes der A. centralis und das papillomaculare Dreieck [C. Hirsch (1896)]. Die Grenzen der Gebiete bilden gemeinsam ernährte „neutrale" Streifen; solche finden sich aber auch zwischen nasalem und temporalem Aste des oberen und unteren Gebietes. Das papillomaculare Dreieck hat als Basis die Papillenbreite und darüber hinaus die Breite des Netzhautstreifens, den die beiden temporalen Arterien als ungeteilte Stämme durchlaufen. An der Spitze des Dreiecks liegt die Fovea an der Grenze der drei selbständigen Ernährungsgebiete und daher in der Regel

(70,18%) auch von allen dreien versorgt: außer den beiden kleinen Aa. maculares beteiligen sich 2 oder 3 (auch mehr) Zweige der temporalen Arterien des oberen und unteren Hauptastes, die im Bogen gegen die Fovea ziehen. In 24,5% aller Augen wird die Fovea nur von solchen Zweigen versorgt, d. h. die Aa. maculares fehlen. Der Rest entfällt auf „Monstrositäten", wie z. B. die sehr seltene Versorgung der Fovea bloß von Zweigen des unteren Hauptastes.

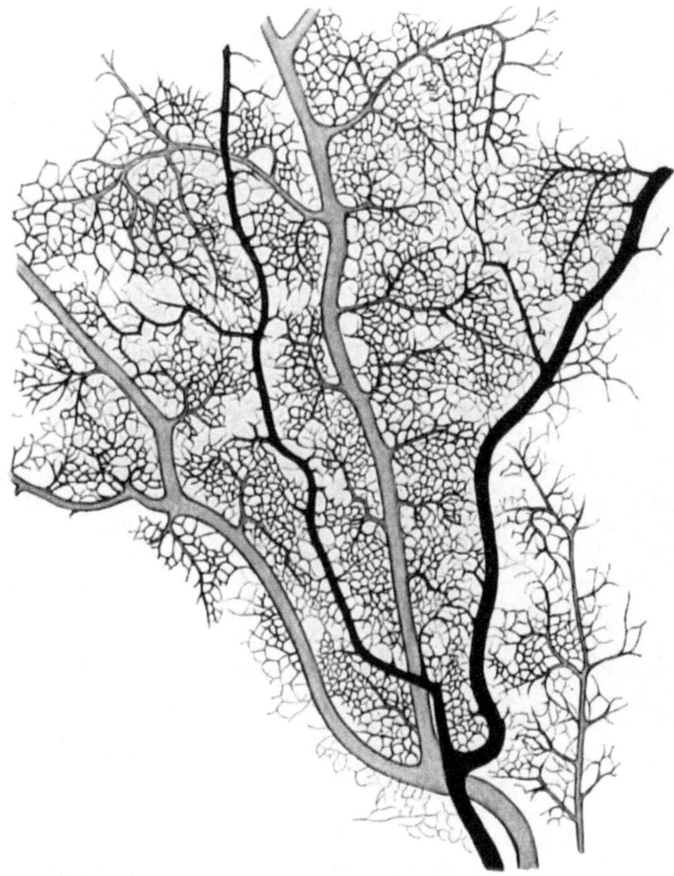

Abb. 57. Verzweigung der Netzhautgefäße beim Neugeborenen. Arterie dunkel, Vene hell. (Nach MAGITOT aus BAILLIART.)

Über ein atypisches Verhalten der Centralarterie auf der Papille ist des öfteren berichtet. Ein Ast erster Ordnung dringt schlingenförmig in den Glaskörper vor und kehrt ein oder mehrere Male um sich selbst gewunden, auf die Papille zurück [GÜNZBURG (1899), BONDI (1899), HIRSCH (1899)]; in dem Falle von HIRSCH war die Schlinge 2,31 mm lang. COPPEZ (1908) sah beiderseits fast gleich einen Gefäßring um die Papille, der stellenweise doppelt oder dreifach war und vor dem Pigmentepithel, aber hinter den Ästen der Centralgefäße lag, ohne mit ihnen zu anastomosieren. Von dem Ringe gingen 6 Gefäße nach verschiedenen Richtungen ab.

Im allgemeinen erscheinen die Arterien gestreckter, weniger geschlängelt als die Venen, doch trifft man gelegentlich ein- oder beiderseitig angeborene starke Schlängelung, selbst Windung der Gefäße, die dann mehr oder weniger in den Glaskörper vorspringen können *(Tortuositas vasorum)* (Abb. 56). Arterien und Venen verlaufen nicht dicht nebeneinander, sondern in Abständen, überkreuzen sich aber vielfach. Anastomosen kommen zwischen den Arterien gar nicht, bei den Venen nur in der Nähe der Ora serrata zwischen benachbarten Wurzelvenen vor. Im ophthalmoskopischen Bilde sind die Arterien durch ihre hellrote Farbe und einen breiteren helleren Längsstreifen ausgezeichnet gegenüber den dunkler roten Venen, die nur einen sehr schmalen helleren Streifen aufweisen. Dieser Reflexstreifen und das Fehlen der Anastomosen bilden Unterscheidungsmerkmale gegen etwa sichtbare Choroidalgefäße. Eine Pulsation der Arterien ist bei der üblichen Ophthalmoskopie nicht wahrzunehmen, nur im Spaltlampenmikroskop werden auf der Papille die arteriellen Pulswellen deutlich [Koeppe (1922)]. Dagegen besteht ein individual verschieden starker Venenpuls negativer Art, bei dem die Verengung des Gefäßes unmittelbar vor dem Radialispuls, die Erweiterung nach ihm eintritt. (Siehe Band V bei Erkrankungen der Retina.)

Die stärkeren Gefäße verlaufen in der Nervenfaserschicht gewöhnlich dicht an der Membrana limitans int., diese mehr oder weniger gegen den Glaskörper emporwölbend, und teilen sich in dieser Schicht bis zu präcapillaren Arterien und postcapillaren Venen. Die präcapillaren Arterien entspringen in verhältnismäßig weiten Abständen rechtwinklig aus den Arteriolen, beginnen noch in der Nervenfaserschicht mit der Abgabe von Capillaren, ziehen durch die Ganglienzellen-, innere plexiforme und innere Körnerschicht und lösen sich dabei in Capillaren auf, die besonders

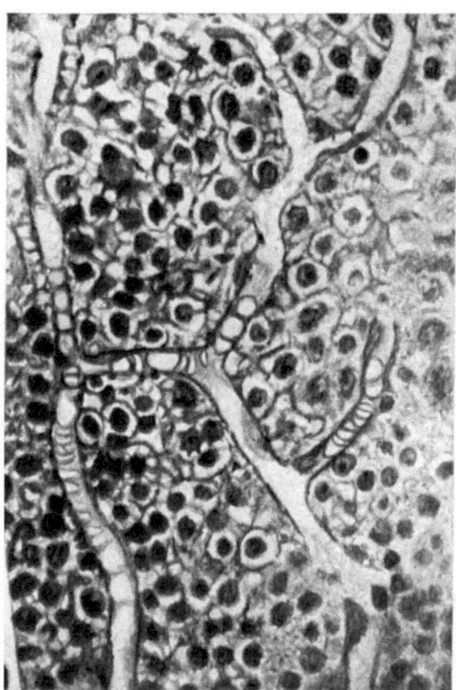

Abb. 58. Capillaren in der inneren Körnerschicht der Netzhaut eines Affen. (Aus Fortin.)

an der äußeren und inneren Grenze der inneren Körnerschicht geschlossene Netze bilden (Abb. 57). Aus diesen entwickeln sich die postcapillaren Venen, die ebenfalls radial bis zur Nervenfaserschicht verlaufen, um dort annähernd rechtwinklig in die Venenstämmchen zu münden. Die äußere Grenze der inneren Körnerschicht wird nicht überschritten; die weiter nach außen gelegenen Schichten sind völlig gefäßlos. Die Capillaren messen 5—6 (bis 10) μ in der Breite, die Maschenweite der Netze schwankt zwischen 20 und 75 μ, wobei das Netz an der äußeren Grenze der inneren Körnerschicht verhältnismäßig am engsten erscheint. Fortin (1926) betont, daß die Capillaren der Netze in der inneren Körnerschicht allesamt die gleiche Breite besitzen, die er nach Beobachtungen am eigenen Auge beim Lebenden auf 3 μ schätzt. Die Blutkörperchen werden beim Durchgang in ellipsoide Form gepreßt, erscheinen aber stets durch eine schmale Plasmaschicht voneinander getrennt, als ob sie sich gegenseitig abstießen (Abb. 58).

Im Gebiete der Fovea enden die Capillarschlingen am Rande des Fundus, d. h. am Rande des nur von Sehzellen eingenommenen Abschnittes. Der Durchmesser des gefäßlosen Teiles der Fovea zeigt erhebliche individuale Verschiedenheiten, auch für beide Augen, zwischen 0,3 [SCHAPER (1893)] und 0,8 mm [DIMMER (1894)] im anatomischen Präparat, 0,13—0,28 mm (DIMMER) bis 0,75 mm [BECKER (1881)] im entoptischen Bild; in der Regel beträgt er $^1/_3$ der Foveabreite (DIMMER).

Gegen die Ora serrata hin verhalten sich die Gefäße einfacher. Schon in der Nähe des Äquators ziehen sich die Capillaren allmählich nach innen zurück. Schließlich lösen sich die Arterien baumförmig in arteriale Capillaren auf, die noch in den inneren Netzhautschichten in flachen Bögen in die venosen Capillaren übergehen. Die Wurzelvenen verlaufen zunächst noch eine Strecke weit der Ora serrata parallel, ehe sie rückwärts umbiegen, bilden aber keine zusammenhangende Ringvene.

Die Netzhautgefäße entwickeln sich erst ziemlich spät. Die A. centralis, die beim jungen Embryo sich von unten in die Rinne des Augenblasenstiels lagert und als A. hyaloidea durch den Augenbecher bis auf die Linsenanlage fortsetzt, schickt zunächst von der Papille aus Ästchen über die Innenfläche der Netzhautanlage, die die Membrana vasculosa retinae bilden; von dieser aus dringen Zweige in die Netzhaut. Beim Embryo von 8,5 cm ist die Netzhaut noch ganz gefäßlos [H. MÜLLER (1862)]; zwischen dem 3. und 6. Monat erreichen die Gefäße die Ora serrata, im 6. Monat ist die Vascularisation vollendet [O. SCHULTZE (1892)]. Sie ist also zunächst, wie am embryonalen Medullarrohre, rein oberflächlich und bleibt dies auch an der Außenseite des Augenbechers in der Chorocapillaris entsprechend der geringen Dicke des Pigmentblattes; an der Innenseite aber dringen mit dem Dickerwerden der Netzhaut senkrechte Ästchen in die Tiefe. Bei vielen niederen Wirbeltieren, aber auch bei einigen Säugern, erhält sich der anfängliche einfache Zustand [SPALTEHOLZ (1923)].

Wie beim Menschen besteht eine vollständige Gefäßversorgung der Netzhaut durch die A. centralis bei allen Primaten, unter den übrigen Säugern bei einem Teile der Ungulaten, Carnivoren, Insectivoren, Nager und Beutler; die Cetaceen besitzen eine Centralarterie, die aber aus einer Wundernetzbildung von Aa. ciliares postt. im Intervaginalraum hervorgeht; bei den übrigen Carnivoren, den Pinnipediern und dem Eichhörnchen geschieht die Versorgung meist ganz durch cilio-retinale Arterien. Beim Hasen und Kaninchen erhält nur der mit markhaltigen Nervenfasern versehene Teil Gefäße, die aber die Nervenfaserschicht nicht überschreiten. Nur auf der Papille oder wenig darüber hinaus enthält die Netzhaut Gefäße bei Pferd, Tapir, Elefant, Hyrax, bei den Fledermäusen, einem Teile der Nager, den Edentaten und den meisten Beutlern; ganz gefäßlos ist sie bei Rhinoceros, Hystrix, Dasypus, Bradypus, Echidna. Gefäßlos ist auch die Netzhaut der übrigen Wirbeltiere, nur die des Aals ist sogar bis an die Limitans ext. mit Capillaren versehen, die von Ästen der A. hyaloidea an der Oberfläche des Glaskörpers stammen [W. KRAUSE (1876), W. KÜHNE und SEWALL (1880). H. VIRCHOW (1881), DENISSENKO (1882), LINDSAY JOHNSON (1901)].

Der feinere Bau der Arterien zeigt im Bereiche der Papille noch eine geschlossene Media aus drei Lagen von Ringmuskelzellen, in den kleinen Arterien bis zu 30 μ herab ist noch eine Lage vorhanden. Die Adventitia ist anfangs ziemlich mächtig, wird aber an kleinen Arterien sehr zart. Auf der dünnen Wand der präcapillaren Arterien, der Capillaren und der postcapillaren Venen findet man bei gewöhnlicher Färbung lange, quer oder längsgestellte Kerne von Pericyten oder ROUGETschen Zellen, d. h. Zellen, die mit zahlreichen untereinander zusammenhangenden Verzweigungen das Gefäßrohr mehr oder weniger vollständig umspinnen. Diese Zellen sind nicht contractil, wie bisher angenommen wurde, können die Gefäße nicht verengern, sondern sind bindegewebiger Natur (s. S. 98). Die Venen besitzen keine Muskelzellen in ihrer Wand.

Lymphgefäße sind weder im Sehnerven, noch in der Netzhaut vorhanden. Was man als circumvasale Lymphscheiden oder als Lymphbahnen zwischen den Nervenbündeln aufgefaßt hat, sind durch Eintreiben von Injectionsmassen [HIS (1865), SCHWALBE (1870) usw.] gewaltsam erzeugte Erweiterungen von Spalten in nachgiebigen Geweben, die auch bei etwaigem Festhalten an der alten Vorstellung von offenen Lymphgefäßwurzeln mit solchen nichts zu tun

hätten, da niemals der Abfluß der Injectionsflüssigkeit in wirklich endothel-
umkleidete Lymphgefäße nachgewiesen ist. Von neueren Forschern ist es vornehmlich Koeppe, der an verschiedenen Stellen des lebenden Auges, so auch
in der Netzhaut mit dem Spaltlampenmikroskope bei 45facher Vergrößerung
circumvasale Lymphscheiden und „solitare Lymphgefäße" zwischen den Nervenbündeln sieht. Die Lymphscheiden erscheinen, besonders deutlich auf der
Papille, als zartester graulicher Mantel, an den Arterien zarter und durchsichtiger
als an den Venen. Der Gliamantel ist als weißliche Einscheidung gesondert
zu erkennen, wie auch Krückmann (1916) angibt. Die solitaren Lymphgefäße,
an anderer Stelle aber nur als Saftlücken der Netzhaut bezeichnet, werden als
feinstes, gräulichgelbes bis gräulichweißes, sehr feinmaschiges Flechtwerk
unter, zwischen und über den Lagen der Nervenfasern beschrieben; ihr Durchmesser ist meist äußerst gering. Doch kommen daneben stärkere, den Nervenbündeln parallele Stämmchen, unter der Limitans int. etwas stärkere röhrenförmige Gebilde, gelegentlich mit spärlicher Verzweigung vor, die in das feine
Saftlückensystem übergehen, auch mit den circumvasalen Lymphscheiden
zusammenzuhangen scheinen. In verschiedenen krankhaften Zuständen des
Auges findet Koeppe als besonderes Kennzeichen diese Lymphgefäße erweitert,
manchmal mit ampullenförmigen Auftreibungen. Gegenüber solchen bestimmten
Angaben muß es auffallen, daß das anatomische Präparat selbst bei starker Vergrößerung nichts von diesen Bildungen zeigt; auch Koeppe hat den anatomischen
Nachweis bisher nicht geführt. Was nun die von einer Anzahl von Forschern
zäh verteidigten circumvasalen Lymphscheiden anlangt, so handelt es sich,
falls man sie nicht als Kunsterzeugnisse ansehen will (Held, Krückmann,
Wolfrum), bei ihnen offenbar um Gebilde der gleichen Art, wie wir sie als
makroskopische Scheiden um die größeren Körperarterien kennen. Da hat die
pulsatorische Erweiterung des Gefäßes das umgebende lockere Bindegewebe
bis auf eine bestimmte Entfernung von der Gefäßwand zurückgedrängt und zu
einer Scheide verdichtet, die pulsatorische Verlängerung dagegen die noch
zwischen der Adventitia und der Scheide bestehenden Bindegewebszüge in
die Länge gezogen und gelockert, so daß schließlich ein von verhältnismäßig
spärlichen und zarten Bindegewebsbälkchen durchsetzter Spaltraum entstand,
in dem sich die Arterie ungehindert bewegen kann. Dieser Spaltraum ist weder
eine Lymphscheide, noch mit Endothel ausgekleidet, ist einfach eine Summe
erweiterter Gewebsspalten und enthält auch nur gewöhnliche Gewebsflüssigkeit,
die bekanntlich noch keine Lymphe ist. Um die Netzhautgefäße vertritt die Glia
das Bindegewebe, wird aber ebenso durch den Puls von der Gefäßwand abgedrängt und bildet in gleicher Weise eine Gefäßscheide. Ein Unterschied besteht
nur insofern, als die Gliascheide keine faserige Verbindung mit der bindegewebigen Gefäßwand besitzt [Krückmann (1905)].

Der Augenhintergrund, Fundus oculi,

zeigt im Augenspiegelbild eine rote Färbung, die aber mit dem Sehrot nichts
zu tun hat, denn dieses ist mit dem Augenspiegel, außer bei Tieren mit weißem
Tapetum [Abelsdorff (1898)], überhaupt nicht zu sehen, wie sich am albinotischen Auge nachweisen läßt. Gemeinhin wird angenommen, daß das durch
das Pigment der Netzhaut und Aderhaut und deren Blutgefäße hin- und
zurückgehende Licht nach Absorption der blauen und violetten Strahlen den
Schein verursache. Demgegenüber sucht Marx (1909) wahrscheinlich zu
machen, daß lediglich das Pigmentepithel der Netzhaut in Frage komme, denn
das Spectrum des Reflexes enthalte keine Absorptionsstreifen des Hämoglobins
und Oxyhämoglobins; das Pigment zeigt spectroskopisch starke Absorption

des Blau und Violett. KOEPPE (1922) wiederum findet mit dem Spaltlampenmikroskop stets die zwei Absorptionsbanden des Oxyhämoglobins; bei stärkerer Pigmentierung des Netzhautepithels wird das Spectrum des Augenhintergrundes nur lichtschwächer und sowohl im Rot als im Blauviolett verkürzt. Auch KOBY (1923) erhält die Absorptionsstreifen; sie verschwinden bei Blutleere und Compression des Bulbus. Starke Durch- und Beleuchtung dicker Pigmentschichten ergibt nie rotes, höchstens bräunliches bis gelbliches Licht. MARX leugnet das Vorhandensein der Streifen nicht weiter, bleibt indes bei

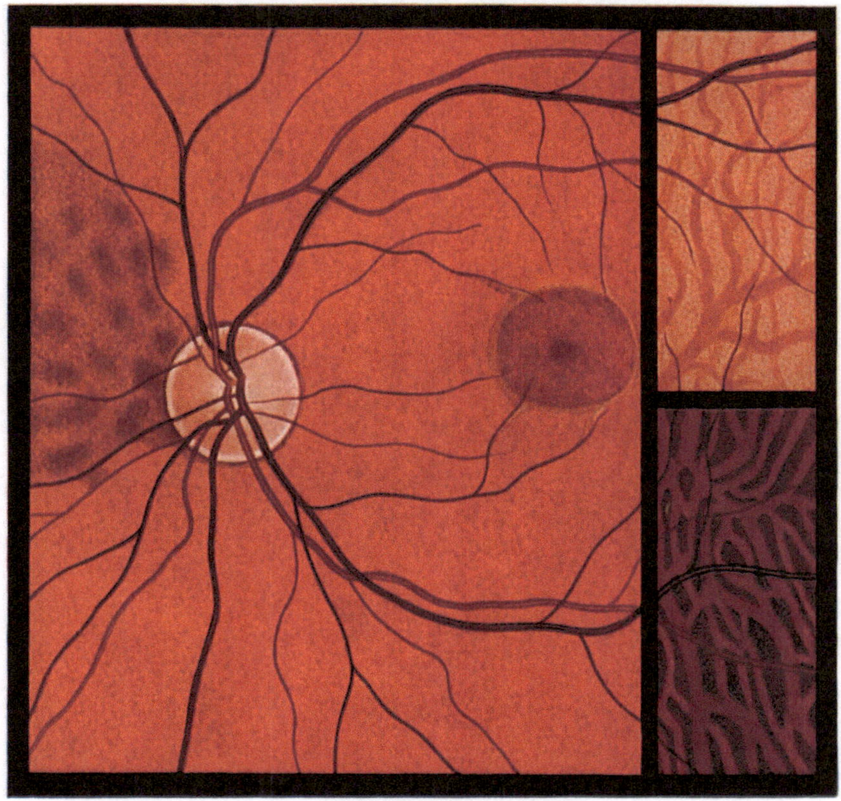

Abb. 59. Normaler Augenhintergrund. Papille ohne physiologische Excavation, mit Bindegewebsring, aber ohne Pigmentring. In der Macula lutea ist der ringförmige Macularreflex sowie der Foveareflex erkennbar. Die kleine Tafel rechts oben zeigt das Aussehen des albinotischen, die rechte untere das des getäfelten Augenhintergrundes, während in der Haupttafel der Hintergrund gleichmäßig ist. (Aus KÖLLNER.)

seiner Meinung; er hatte (1922) Kaninchen mit Kochsalz und Methylenblau durchspült, ohne daß der rote Reflex verloren gegangen wäre. Das stimmt schließlich auch zu dem Befunde von HAAB (1916), der bei einer Patientin mit schwerer Lipämie und einem fast vollständig aus Fettemulsion bestehenden Blute normalroten Augenhintergrund sah. LO CASCIO (1924) entscheidet sich dafür, die rote Farbe zum größeren Teil auf das Blut der Ader- und Netzhautgefäße, zum kleineren auf das Pigmentepithel zurückzuführen, also gerade umgekehrt wie SALZMANN (1912).

Wohl hauptsächlich in Abhängigkeit vom Pigmentgehalte des Netzhautepithels unterliegt die Färbung nach Individuum und Rasse beträchtlichen Schwankungen. Beim Europäer mit normaler Pigmentierung (Abb. 59) finden wir ein gleichmäßiges lebhaftes Rot, gelegentlich mit einem leicht gelblichen Ton; brünette Individuen mit stärkerer Pigmentierung zeigen mehr ein Braunrot, oft mit leichter Beimengung von Grau. Dies tritt bei den melanotischen Rassen stärker hervor: Malayen, Mongolen, Indianer (Abb. 60) haben einen rötlich bronzefarbigen bis dunkel rotbraunen, Neger (Abb. 61) einen dunkel

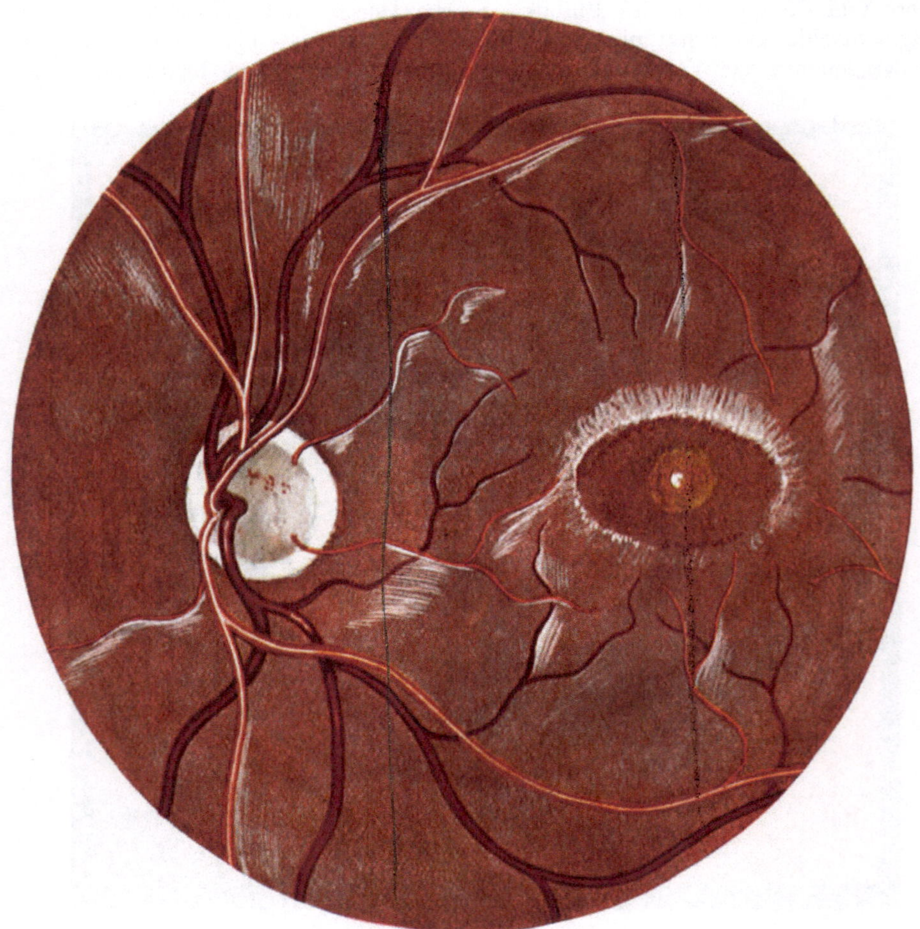

Abb. 60. Typus des Augenhintergrundes eines Asiaten (Inders oder Mongolen) im Augenspiegelbild. Das Pigment im Pigmentepithel ist so stark entwickelt, daß die rote Farbe des Fundus einen Bronzeton bekommt. Dieser Ton ist nicht den Mulatten der Negerrassen eigen, aber kennzeichnend für die Voll- und Halbblutindianer Amerikas, sowie für die Japaner und Chinesen. Sehr ausgeprägt sind die Reflexe auf der Limitans int. retinae. Vor allem fällt die Macula lutea als ein wirklich gelber Fleck auf. (Originalabbildung und Text von Harry Vanderbilt Würdemann, Seattle, Wash., U.S.A.)

grauroten oder -braunen bis grauen Augenhintergrund. Bei geringem Pigmentgehalte des Netzhautepithels erscheinen die Aderhautgefäße mehr oder weniger deutlich im Bild als grobes Netz roter Kanäle, von den dünnen darüber liegenden Netzhautgefäßen außer durch die Art des Verlaufes durch das Fehlen des hellen Reflexstreifens unschwer zu unterscheiden; die Maschen des Netzes sind durch das braune Aderhautpigment ausgefüllt („getäfelter Augenhintergrund", Abb. 59, rechts unten). Große Pigmentarmut oder Pigmentmangel im Netzhautepithel und in der Aderhaut, wie im albinotischen Auge, läßt zwischen den roten Netz- und Aderhautgefäßen die gelblichweiße Innenfläche der Sclera erkennen (Abb. 59,

rechts oben). Da die Gegend des hinteren Augenpols in der Regel am stärksten
pigmentiert ist, beobachtet man nicht selten gegen die Peripherie hin eine Abnahme der gleichmäßigen Färbung des Augenhintergrundes, ein Hellerwerden
infolge Durchscheinens der Sclera.

Die Sehnervenpapille ist im normalen Auge als große runde oder aufrecht

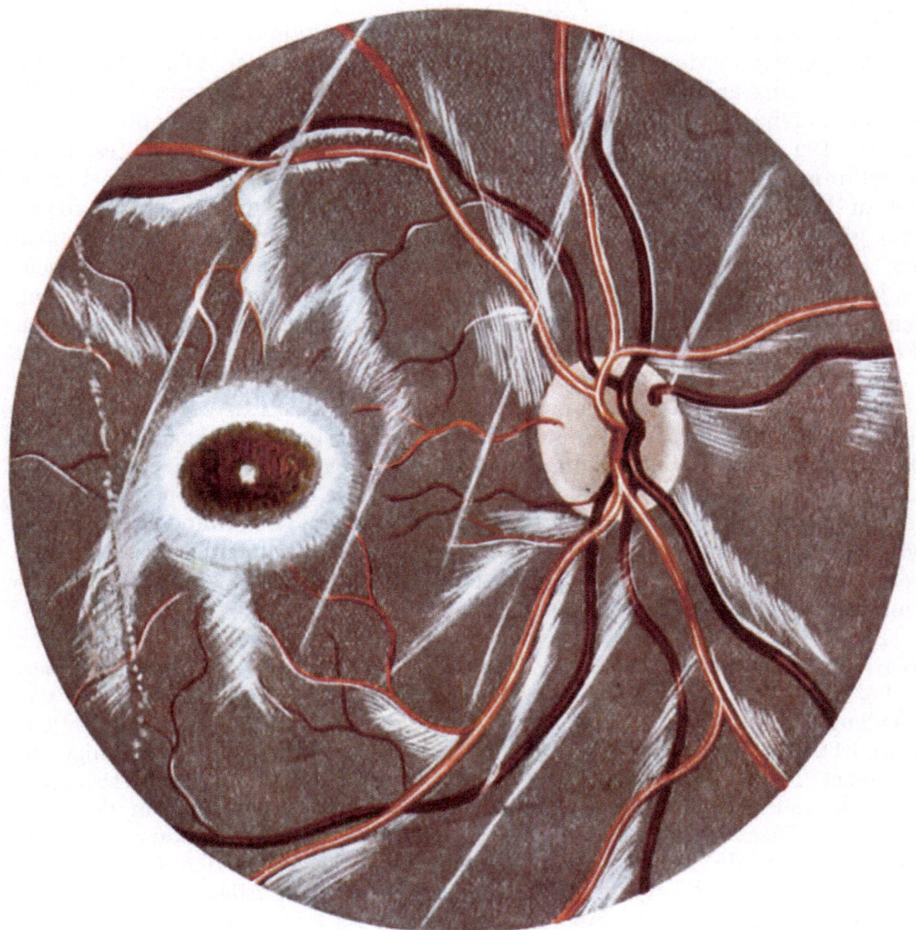

Abb. 61. Augenhintergrund eines Negers im Augenspiegelbild. Der sehr dunkle Fundus zeigt
stark hervortretende Lichtreflexe, und es entsteht die sog. seidenglänzende Retina. Die Macula
ist von einem breiten Reflexbande umgeben; der kleine leuchtend weiße Fleck entspricht der Fovea
centralis. Die ganze Maculapartie hat einen gelblichen Farbton. Die Gefäßwände tragen ebenfalls
starke Reflexstreifen und die Zickzackreflexe wechseln mit der Bewegung des Auges. Dergleichen
Reflexe sieht man häufig bei Brünetten und den dunkelhäutigen Rassen. Das Pigmentepithel
ist so dunkel, daß die rote Farbe der Aderhaut kaum durchleuchtet. (Originalabbildung und Text
von HARRY VANDERBILT WÜRDEMANN, Seattle, Wash., U.S.A.)

elliptische rötlichweiße Scheibe stets deutlich, auch wenn Pigment- und Scleral-
oder Gliaring fehlen; beim Bestehen einer physiologischen Excavation umschließt
je nach deren Größe ein mehr oder weniger breiter rötlichweißer Ring eine weiße
Fläche, aus der die Netzhautgefäße hervorbrechen. Das Bild wird gelegentlich
durch einen atypisch stärker schrägen Verlauf des Scleralkanals verändert,
indem man dann die normalerweise durch den verengten Eingang dem Blick
entzogene Seitenwand des Kanals auf einer Seite in perspectivischer Verkürzung

als weiße Sichel (Distractionssichel) sieht. Bei typisch geradem Scleralkanal erscheint der Stamm der A. centralis höchstens im optischen Querschnitt und seine erste Gabelung unter einem Winkel von 180°. An einem temporalwärts schrägen Kanale setzt sich die rötlichgraue Färbung des überhangenden nasalen Teiles der Papille scharf gegen den weißen Grund der Excavation ab, die Arteriengabel bildet einen temporalwärts offenen Winkel, aber der Stamm wird von dem Überhange verdeckt. Bei nasalwärts schrägem Kanal ist der Gabelwinkel nasalwärts offen („verkehrte Gefäßverteilung"), der Stamm kann auf eine lange Strecke verfolgt werden, weil die nasale Wand der Excavation, an der die Arterie liegt, fast ganz sichtbar ist. Die Gefäßpforte, d. h. der Austritt der Gefäße aus der Lamina cribrosa, erscheint dann stark temporalwärts verschoben (Salzmann). Der Bezirk der Fovea centralis ist als etwas dunkler gefärbtes, meist querelliptisches Feld von etwas größerem längerem Durchmesser als die Papille und an dem Mangel sichtbarer Blutgefäße erkennbar; bis zum mittleren Lebensalter gibt ein schwacher Reflexring oder -ringabschnitt um den Randwall noch eine schärfere Abgrenzung gegen die Nachbarschaft (Macula-, besser *Fovearandreflex*). Der Boden der Fovea erscheint als kleiner roter Fleck mit kleinem, sichelförmigem oder, beim Vorhandensein einer Foveola, punktförmigem Reflex [*Foveolareflex* Dimmer (1907)]. Die dunklere Färbung des Foveabezirkes ist teils darauf zurückzuführen, daß die Grubenböschung das von ihr reflectierte Licht nicht wieder durch die Pupille austreten läßt (Salzmann), teils auf die Verdünnung der Netzhaut und die stärkere Pigmentierung des Pigmentepithels. — Die Ausbreitung der Netzhautgefäße läßt sich leicht verfolgen. Den hellen Längsstreifen auf den größeren Gefäßen leitete man bisher von einer Reflexion des Lichtes an der Oberfläche der Blutsäule ab, weil die Gefäßwand selbst durchsichtig wäre. Koeppe konnte aber mittels des Spaltlampenmikroskops nachweisen, daß an den Arterien die gespannte Ringmuskulatur, an den Venen die Tunica externa das Licht zurückwirft.

Bei Jugendlichen, besonders mit dunklem Augenhintergrunde, kommen noch weitere meist flächenhafte, aber auch strichförmige Reflexe von silberweißer Farbe zu Gesicht; bei reichlicher Ausbildung spricht man wohl von „Seidenglanz" der Netzhaut. Die Ursache der geraden strichförmigen Reflexe (Abb. 61), die auch die Gefäße überschreiten, ist wahrscheinlich, wenigstens zu einem Teile, auf Faltungen der Limitans int. zurückzuführen (Dimmer). Lichtschwache Ringe oder Ringstücke um die Papille sind vielleicht der Ausdruck eines leicht welligen Abfalles der Papille gegen die Retina. Stark glänzende Streifen neben den Blutgefäßen (Begleitreflexe) liegen in den Concavitäten der Limitans int., die durch die etwas über die Netzhautfläche vorgewölbten größeren Gefäßrohre mit emporgezogen wird. Außerhalb dieser Stellen und des Foveabezirkes findet man mit dem Spaltlampenmikroskop noch feinste Reflexe in den Grübchen und Rinnen, die zwischen den oberflächlichen Nervenfaserbündeln entstehen (Koeppe). In rotfreiem Lichte erhält man gelegentlich auch die durch Nervenfaserbündel verursachte *Nervenfaserstreifung,* am deutlichsten entlang den oberen und unteren Netzhautgefäßen, selten temporal [Dimmer-Pillat (1927)]. Als „Tiefenreflex des Netzhautcentrums" bezeichnet Koeppe eine eigentümliche Erscheinung, die er bei der Spaltlampenmikroskopie des Foveabezirkes in indirectem Licht beobachtete. Statt eines Foveareflexes von der Clivusfläche zeigt sich manchmal eine in der Dicke der Netzhaut sich ausbreitende graue, unscharf begrenzte Wolke von der Form eines leicht plattgedrückten Rotationsellipsoids oder eines ringartigen Teiles eines solchen. Unmittelbar um die tiefste Stelle der Fovea liegt das ringförmige Maximum der Helligkeit, die nach der Peripherie zuerst langsam, dann schneller abnimmt. Die Ausdehnung der Erscheinung beträgt etwa $1\frac{1}{2}$—2 Papillendurchmesser. Auf die sich noch ganz im Ungewissen bewegenden Erklärungsversuche des Beobachters soll hier nicht weiter eingegangen werden (s. a. Bd. V, Erkrankungen der Netzhaut).

B. Die Linse, Lens crystallina.

Die menschliche Augenlinse ist ein fester, biconvexer Körper mit frontal gestellter Hauptebene, der hinter der Iris, vor dem Glaskörper durch eine besondere Aufhängevorrichtung, die Zonula ciliaris (Zinnii), in seiner Lage erhalten wird. Die Vorderfläche der Linse liegt dem Pupillarrande der Iris an und bildet mit dem die Pupille ausfüllenden mittleren Abschnitte einen Teil der Hinterwand der vorderen Kammer, während der periphere Abschnitt sich gegen den Linsenrand immer mehr von der Iris entfernt und so zum Hauptteile der hinteren Wand der hinteren Kammer wird. Mit der Hinterfläche bettet sich die Linse in eine Vertiefung des vorderen Umfanges des Glaskörpers *(Fossa patellaris)*. Vorder- und Hinterfläche gehen mit abgerundetem Rande ineinander über; die stärkste

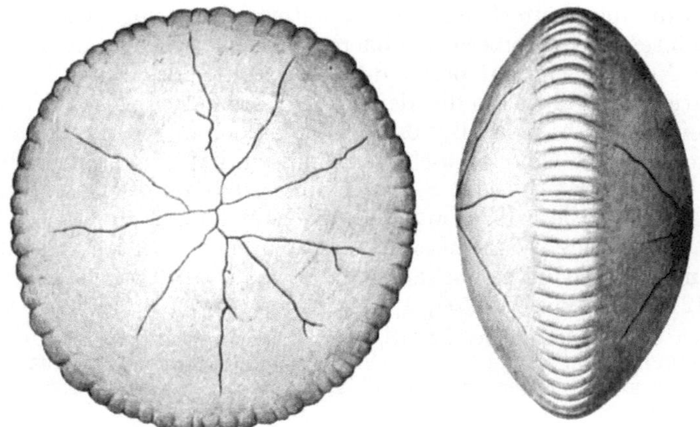

Abb. 62. Linse eines 25jährigen Mannes von hinten und von der Kante: Randwülste und zusammengesetzter Linsenstern. (Nach C. RABL.)

Vorwölbung des Randes ist der *Linsenäquator*. Dementsprechend werden die Scheitelpunkte der vorderen und hinteren Wölbung als *vorderer* und *hinterer Linsenpol* bezeichnet; zwischen beiden erstreckt sich die *Linsenachse* (Abb. 62).

Die Form der Linse ist veränderlich je nach der Einstellung des Auges auf die Ferne oder die Nähe. Sie steht vermöge ihres noch zu beschreibenden inneren Gefüges unter einer elastischen Spannung, die ihren höchsten Grad beim Sehen in die Ferne, also im ruhenden Auge, erreicht, indem durch den Zug der Zonula am Linsenrande eine Abflachung der Wölbung eintritt; beim Sehen in die Nähe dagegen erschlafft die Zonula, so daß die Linse mit sinkender Eigenspannung eine stärkere Wölbung erhält. Eine frisch herausgenommene jugendliche Linse stellt sich infolge völligen Ausgleichs der elastischen Spannung in ihre stärkste Wölbung ein (HELMHOLTZ), die demnach die Ruhe- oder Eigenform der Linse ist. Aus der Veränderlichkeit der Form ergibt sich auch eine solche der Maße der Linse. Diese werden aber ferner außer durch individuale Schwankungen, selbst zwischen beiden Augen, durch die verschiedene Anlage des Auges (Normal-, Über- und Kurzsichtigkeit) und durch die verschiedene Beschaffenheit der Linse in den einzelnen Lebensaltern beeinflußt, so daß gültige Mittelwerte kaum für bestimmte Altersgruppen festzustellen sind, denn auch da kommen noch starke Abweichungen vor. Mit diesem Vorbehalte sind die hier aufgeführten

Zahlen zu betrachten, die teils von Leichenlinsen, teils (Dicke, Krümmung) ophthalmometrisch am Lebenden genommen sind.

Der äquatoriale Durchmesser beträgt beim Erwachsenen 9—10 mm (Schwalbe, 9 mm Merkel, 9,1 mm Krause), die Länge eines Linsenmeridians 12 mm (Schwalbe), die Länge der Achse im Mittel etwa 4 mm (Schwalbe, 3,7 mm Tscherning, 3,76 mm Zeeman), schwankt aber zwischen 3,7 und 4,4 mm (Merkel, 3,6 und 4 mm Krause, 2,9—5,1 mm Tscherning) je nach der Einstellung auf Ferne oder Nähe; die Leichenlinse ist durchschnittlich 4,9 mm dick (W. Krause). An der Linse des Neugeborenen findet v. Pflugk (1909) für den äquatorialen Durchmesser 6,77 mm, für den sagittalen 3,76 mm, Hess (1910) für jenen 7,2—7,4 mm. Die Oberfläche der Linse berechnet Hess (1905) beim Neugeborenen auf etwa 143 qmm, beim Erwachsenen auf etwa 250 qmm. Von Belang ist noch der Abstand des Hornhautscheitels von der Vorderfläche der Linse, die (optische) Vorderkammertiefe, die Helmholtz am Lebenden auf durchschnittlich 3,593 mm bestimmte. Die Krümmung der beiden Linsenflächen ist verschieden, und zwar ist die der Vorderfläche stets geringer als die der Hinterfläche; die Äquatorialebene liegt also stets vor der Mitte der Linsenachse. Außerdem bilden die Flächen nicht reine Kugelkappen, sondern die Vorderfläche entspricht dem Abschnitt eines Ellipsoids, gewonnen durch Rotation der Ellipse um die kleine Achse, die hintere Fläche dem Scheitelabschnitt eines Paraboloids (Brücke). In den beim Sehen hauptsächlich in Betracht kommenden Scheitelabschnitten messen die Krümmungsradien für die Ferne vorn 10,0 mm (Helmholtz, 8,3 mm Knapp, 10,64 mm Tscherning, 11,05 mm Zeeman), hinten 6,9 mm (6,06 mm Zeeman), für die Nähe vorn 6,0 (5,2) mm, hinten 5,5 (5,0) mm. Die Linse des Erwachsenen wiegt 0,28—0,29 g; die Gewichtszunahme von der Geburt an macht etwa $^1/_3$ aus. Das specifische Gewicht beträgt 1,121 [Nunneley (1858), 1,079 Chenevix (1803), 1,100 Davy (1829)].

Messungen der Vorderkammertiefe (S_1S_3) und der Linsendicke (S_3S_4) am Lebenden sind seit Helmholtz von zahlreichen Forschern ausgeführt worden. Raeder (1922) untersuchte verschiedene Lebensalter; er bediente sich dazu einer sehr genau arbeitenden eigenen Vorrichtung und erhielt für:

		0—20 J. mm	21—40 J. mm	41—60 J. mm	über 60 J. mm
Normalsichtige:	S_1S_3	3,69	3,57—3,42	3,27—3,15	3,04
	S_3S_4	3,92	4,05	4,40	4,84
Übersichtige:	S_1S_3	3,37	3,28	2,99	3,03
	S_3S_4	3,95	4,28	4,65	4,84
Kurzsichtige:	S_1S_3	3,83	3,85	3,66	
	S_3S_4	3,90	3,84	4,45	

Die Angaben über die Vorderkammertiefe sollen erst bei Besprechung der Augenkammern berücksichtigt werden. Die Hinterfläche der Linse liegt bei den Normalsichtigen im 65. Jahre 0,2 mm weiter hinten als im 25. Jahre, die Vorderfläche 0,33 mm weiter vorn. Die Linse junger Übersichtiger ist etwa 0,2 mm dicker als die der Normalsichtigen. Überhaupt ist die Dicke der Linse bei Übersichtigen bis gegen das 60. Jahr größer, bei Kurzsichtigen in jedem Alter geringer als bei Normalsichtigen. Die Linse der Kurzsichtigen scheint gleichlaufend mit ihrem Dickenwachstum von der Hornhaut wegzurücken, so daß das Vorwachsen der vorderen Linsenfläche teilweise ausgeglichen wird. Das hängt vielleicht irgendwie mit der Verlängerung der sagittalen Augenachse zusammen, die in der Jugend und bei höheren Graden der Kurzsichtigkeit auch in späterem Alter ständig zunimmt. Als Ganzes liegt die Linse im kurzsichtigen Auge am tiefsten. Der Abstand des Linsenmittelpunktes vom Hornhautscheitel beträgt bei

Übersichtigen   unter 40 Jahren 5,48 mm, über 40 Jahren 5,43 mm
Normalsichtigen   „   40 Jahren 5,63 mm,   „   40 Jahren 5,42 mm
Kurzsichtigen   „   40 Jahren 5,83 mm,   „   40 Jahren 5,90 mm.

Über- und Normalsichtige zeigen also eine Vorwärtsverlagerung des Mittelpunktes, Kurzsichtige das Gegenteil. Bei jenen befindet sich die Hinterfläche der Linse in jedem Alter vor dem Krümmungsmittelpunkte der Hornhaut, bei diesen dahinter. Das Verhältnis der Lage des Linsenmittelpunktes zur Länge der Augenachse ist nach ZEEMAN (1911) bei Übersichtigen 4,04, bei Normalsichtigen 4,27, bei Kurzsichtigen 4,28 mm. — Aus den Zahlen über die Linsendicke geht schließlich noch hervor, daß die Angabe von SAPPEY und JÄGER, wonach die Länge der Linsenachse schon vor der Geburt ihre endgültige Größe erreichen soll, nicht zutrifft.

Der Mensch besitzt von allen Säugern, die Primaten einbegriffen, die flachste und im Verhältnis zur Größe des Bulbus, abgesehen von den Wassersäugern (PÜTTER), die kleinste Linse (RABL). Die Entfernung von der Kugelform drückt sich im *Linsenindex* aus, d. h. dem Verhältnis der Achsenlänge zum Äquatorialdurchmesser (RABL). Nach den oben angegebenen Maßen würde der Index beim Erwachsenen größer als zwei sein; RABL findet an einer in Kaliumbichromat und Osmiumsäure fixierten Linse vom Erwachsenen mit einem Äquatorialdurchmesser von 8,0 mm und einer Achsenlänge von 4,69 mm einen Index von 1,70. Der Linsenindex wächst jedenfalls bis zum mittleren Lebensalter, die Linse wird also flacher; für die höheren Altersgruppen fehlen noch ausreichende Maßangaben. Für die Größe der Linse ergibt die anschaulichste Zahl das Verhältnis des Linsenvolums zum inneren Bulbusvolum, das sich z. B. bei der Katze auf 7,8, beim Menschen auf 18, bei Balaenoptera borealis auf 26,4 stellt (MATTHIESSEN). Daß Dunkeltiere größere Linsen haben, stimmt nicht für die ganze Wirbeltierreihe, trifft aber im ganzen für die Säuger zu, unter denen die kleinen Nager, dann einige Beutler und Raubtiere die größten Linsen besitzen (PÜTTER).

Die Form der Linse zeigt bei den Säugern nicht so starke Unterschiede wie bei den niederen Wirbeltieren; kugelig oder fast kugelig ist sie bei den Wassersäugern (PÜTTER), bei Ratte und Maus, sonst ist sie biconvex mit geringerer Krümmung der Vorderfläche außer bei den Carnivoren, bei denen die vordere Fläche stärker gekrümmt ist als die hintere, so daß die Äquatorialebene die Achse hinter der Mitte schneidet (RABL). Die Linse der Affen ist verhältnismäßig größer als die menschliche; bei Inuus, andeutungsweise auch bei Macacus, besteht hinter dem Äquator eine seichte ringförmige Furche (RABL), die PÜTTER nur noch beim Embryo von Hyrax, v. PFLUGK (1909) auch beim menschlichen Neugeborenen fand; ZEEMAN (1908) hatte ihr Vorhandensein am Lebenden aus der Verdoppelung des Reflexbildes an der hinteren Linsenfläche in 3,5 mm Abstand von der optischen Achse erschlossen. — Die Annahme, daß die Linse des neugeborenen Menschen sich noch der fetalen Kugelform nähere, ist nach v. PFLUGK nicht berechtigt. Aus den an gefrorenen Linsen erhaltenen Maßen (s. o.) bestimmte er den Linsenindex zu 1,80. So dürfte auch die Angabe, daß die Linse mit steigendem Alter flacher werde, noch einmal nachzuprüfen sein, denn die oben angeführten Messungen RAEDERs am Lebenden lassen eine fortschreitende Zunahme der Linsendicke erkennen, während eine Vergrößerung des Äquatorialdurchmessers nach dem 3. Jahrzehnte nicht mehr stattzufinden scheint.

Die Linse besteht beim Erwachsenen aus einer weichen, klebrig zähen, zerdrückbaren Außenmasse, der *Rinde* (Substantia corticalis lentis) und dem festeren, wasserärmeren *Kern* (Nucleus lentis); der Übergang jener in diesen geschieht allmählich. Die Ausbildung eines Kerns fängt gegen das 30. Jahr an, soll aber zuweilen bis in den Beginn des 5. Jahrzehnts hinausgeschoben sein. Das Ganze wird von einer dünnen Haut, der *Linsenkapsel* (Capsula lentis) umschlossen und erhält dadurch seine elastische Schmiegsamkeit. Auf dieser beruhen eigentümliche Erhebungen, meridional gestellte, kurze Leisten des Linsenrandes, deren Zahl derjenigen der Ciliartäler entspricht: sie sind, wie TOPOLANSKI (1892) erkannte, durch den Zug der hier ansetzenden Zonulafasern hervorgerufen (Abb. 62, 27), individual verschieden stark ausgeprägt und werden hinter dem Äquator undeutlich. Außer beim Menschen sind sie nur noch bei den Affen vorhanden [RABL (1900)]. Nach Iridectomie und bei Iriscolobom sieht man sie auch am Lebenden [TERRIEN (1907)]; im atropinisierten Auge sind sie deutlicher als im eserinisierten [HESS (1895), BACH-AXENFELD (1919)]. Neuerdings geben GALLEMAERTS und KLEEFELD (1921) sowie NAKAIZUMI (1922) zwar an, beim Lebenden den Linsenrand ganz glatt und kreisförmig gefunden zu haben, anderseits aber konnte Meesmann (1922) an einer traumatisch subluxierten Linse die Leisten deutlich feststellen.

An der Linse des Neugeborenen sieht man schon mit bloßem Auge bei schräger Beleuchtung auf beiden Flächen eine dreistrahlige Zeichnung, deren Strahlen vom Pol ausgehen, Winkel von 120⁰ einschließen und in einem noch beträchtlichen Abstande vom Äquator enden. Diese *Linsensterne* sind die Kantenbilder je dreier radial in die Tiefe dringender Flächen, an denen die Linsenfasern enden, der sog. *Linsennähte*. Der vordere Stern streckt einen Strahl vertical nach unten, der hintere erscheint um 60⁰ gegen den vorderen versetzt und streckt einen Strahl vertical nach oben. Die Strahlen sind bei der Geburt schon nicht mehr einfach, sondern der hintere Dreistrahl zeigt stets, der vordere bisweilen dichotomische Verzweigung, und zwar ist (auch beim Erwachsenen) der verticale Ast hinten der gewöhnlich nicht oder wenig verzweigte, vorn der verzweigte [A. Vogt (1919)]. Leichte Abweichungen der Sterne von dieser Stellung und von der genauen Winkelgröße sind nicht selten, oft schon zwischen beiden Linsen derselben Person. Mit zunehmendem Alter vervielfachen sich die Strahlen gegen die Oberfläche der Linse durch Aufspaltung und Verzweigung, so daß beim Erwachsenen stets unregelmäßige Sterne mit wandelbarer Strahlenzahl gefunden werden; die Zahl der Hauptstrahlen schwankt dann zwischen 6 und 10, die der Nebenstrahlen zwischen 10 und 16 (A. Vogt). In der Tiefe der Linse bleibt die dreistrahlige Sternform erhalten. Die Beziehung der Linsenfasern zu den Nähten wird später besprochen.

Im Lichte der Spaltlampe sind schon bei schwacher Vergrößerung an der Hinterfläche der Linse ständig Überbleibsel der embryonalen A. hyaloidea zu erkennen. Sie erscheinen nasal und etwas nach unten vom hinteren Linsenpol als gewundene grauweiße Linien, die gewöhnlich einen der Linse fest anliegenden Knäuel bilden; von ihm geht ein mehr oder weniger schraubig gewundener Faden nach unten ab, dessen Ende frei im Glaskörper pendelt. Zwischen diesen Resten und dem hinteren Pole beobachtete Vogt (1919) in der Mehrzahl aller gesunden Augen auf der Hinterfläche der Linse eine weiße oder weißgraue *Bogenlinie,* oft von deutlichem Asbestglanz. Sie ist nasalwärts concav, etwa 0,02—0,06 mm, ausnahmsweise bis 0,15 mm breit und nähert sich mit ihrem am regelmäßigsten gekrümmten Abschnitte, dessen Radius etwa 1 mm beträgt, dem hinteren Linsenpole auf etwa 0,75—1 mm. Die Enden der Bogenlinie verlieren sich gewöhnlich nach oben und unten allmählich, wobei sich die Schenkel manchmal strecken oder auch, besonders der untere, einrollen oder abbiegen. Der Hyaloidearest schließt sich oft mit feinen Fädchen an die Bogenlinie an, während temporal gelegentlich feinste, der Convexität parallele, glänzende, faserartige Streifchen und Linien vorhanden sind, die sich bis zum Pole und noch darüber ausbreiten, so daß die den Bogen umgebende Partie etwas heller erscheint als die von ihm umschlossene. Dadurch erhält man öfters den Eindruck, als ob die Bogenlinie den scharfen, etwas verdickten Rand eines feinen grauen Häutchens darstellt, das die Hinterfläche der Linse überzieht.

Außer dieser Bogenlinie findet sich bisweilen nasal dazu eine zweite, temporalwärts concave. Ihre Schenkel richten sich gewöhnlich spitzwinklig gegen die der ersten Linie, bilden nur selten mit ihnen einen annähernden Kreis, in dem dann der Ansatzknäuel des Hyaloidearestes liegt. Ganz vereinzelt trifft man auch auf der übrigen Linsenhinterfläche kürzere, weiße Bogenlinien, nicht zu verwechseln mit den unregelmäßigen, lichtschwachen Gefäßresten der Tunica vasculosa lentis, die meist über die ganze Hinterfläche verbreitet sind. Beim Fehlen der scharfen Bogenlinien sieht man gelegentlich nur die oben erwähnte feine concentrische Faserstreifung. Endlich war bei 2 Personen beiderseits die typische Bogenlinie in radial angeordnete, 12—15 μ breite, 20—40 μ lange Stückchen zerfällt, die je in einem Auge sich allmählich bis auf etwa 200 μ verlängerten, um dann ebenso wieder abzunehmen. — Eine der typischen menschlichen durchaus ähnliche, aber temporalwärts concave Bogenlinie besteht auch beim erwachsenen Kaninchen und Hunde. Ob sie als Umschlagsstelle eines feinen Grenzhäutchens des Glaskörperkanals auf die Linse zu deuten ist, bleibt noch zu ermitteln. WILDI (1924), der die Bogenlinie ebenfalls bei Kaninchen und Hund, nicht aber bei Katze, Schwein und Kalb fand, hält sie dafür, und die Beobachtung von HOFFMANN (a. S. 186) scheint unmittelbar dafür zu sprechen.

Die lebende Linse ist völlig wasserklar und durchsichtig. Im Gegensatze zu den meist farblosen Tierlinsen zeigt die menschliche in der Regel eine leicht gelbliche Färbung, bei Neugeborenen mit grünlicher Beimischung. Gegen das 50. Jahr nimmt die Farbe, im Kerne beginnend, an Stärke zu und kann sich im höheren Alter bis zu dunkelgelb und gelbbraun steigern, so daß die Lichtdurchlässigkeit, zunächst für blaues Licht, schließlich überhaupt in hohem Grade beeinträchtigt wird. Außerdem kommt der Linse eine geringe, die der übrigen brechenden Augenmedien übertreffende Fluorescenz zu (HELMHOLTZ).

Die Durchlässigkeit der brechenden Augenmedien für kurzwelliges Licht ist vielfach untersucht worden. Die Linse verhält sich individual und nach dem Alter verschieden. Während die Absorptionsgrenze an der Hornhaut bei Wellenlängen von 295—293 $\mu\mu$ liegt [HALLAUER (1909), SHOJI (1923), HOFFMANN (1927)], rückt sie an der Linse auf 305 $\mu\mu$ (4jähriges Kind SHOJI), bis zum 35. Jahre gegen die Grenze zum Violett auf 390—370 $\mu\mu$, später ins Violett und Blau bis auf 445 $\mu\mu$ (HOFFMANN). Linsenlose Augen nehmen noch Licht von 315—310 $\mu\mu$ wahr. Nach SHOJI steht die Stärke der Absorption in geradem Verhältnis zum Eiweißgehalte der Medien. So absorbiert der eiweißreichere Linsenkern stärker als die Rinde; die Kernabsorption steigt im Alter auffallend entsprechend der raschen Zunahme des Eiweißgehaltes.

ROGGENBAU und WETTHAUER (1927) bestimmten an Rinds- und Kalbsaugen auch die Mengen des von Hornhaut, Linse und Glaskörper durchgelassenen kurzwelligen Lichtes. Sie fanden, daß mit zunehmender Verschiebung der Lichtstrahlen nach der kurzwelligen Seite bereits im sichtbaren Teile des Spectrums und dann besonders im Ultraviolett die zur Netzhaut gelangenden Lichtmengen zunehmend geringer werden. Im Gelbgrün (Wellenlängen 578 bis etwa 500 $\mu\mu$) absorbiert die Hornhaut stärker als die Linse; im blauen Spectralbezirke kehrt sich das Verhältnis um. Bei 405 $\mu\mu$ läßt die Hornhaut des Rindes 50%, die des Kalbes 65%, die Linse des Rindes 38%, des Kalbes 45%, der Glaskörper beider 85% durch; bei 312 $\mu\mu$ geht durch die Linse des Rindes nichts mehr, durch die des Kalbes noch 6%, durch die Hornhaut des Rindes 25%, des Kalbes 38%, durch den Glaskörper 63%; für 296 $\mu\mu$ war nur die Kalbshornhaut für 5%, der Glaskörper für 15% durchlässig. Dieselben Forscher ermittelten (1927) für langwellige Strahlen die größte Durchlässigkeit der Rinderlinse etwa bei Wellenlänge 0,750 μ, die stärkste Absorption bei Wellenlängen von 1,000—1,200 μ.

Die Linsenkapsel ist sehr elastisch, leistet stumpfer Gewalt erheblichen Widerstand, ist aber leicht zu zerreißen und zu durchschneiden. Die Schnittränder ziehen sich unter Faltung der Haut stark zurück; ausgeschnittene Streifen rollen sich nach außen um. Die Kapsel ist negativ doppelbrechend mit senkrecht zur Oberfläche gerichteter optischer Achse [v. EBNER (1892)]; ihr Brechungsindex beträgt 1,3576 [MATTHIESSEN (1879)], ist also kleiner als der der Hornhaut (1,3771). In der eigentlichen Linsenmasse wächst das Brechungsvermögen von der äußeren Rindenschicht stetig bis zum Linsenkern, wodurch die Linse im ganzen ein erheblich höheres Brechungsvermögen, d. h. eine geringere Brennweite erhält, als wenn sie nur aus Kernmasse bestände (PÜTTER). Für die äußere etwa 100 μ dicke Rindenschicht ist der Brechungsindex 1,3886 [MATTHIESSEN, 1,3880 PÜTTER, 1,36 HALBEN (1905)], für den Kern 1,4106 (MATTHIESSEN, 1,4107 PÜTTER, 1,4452 HALBEN), der Gesamtindex 1,4367 (PÜTTER), nach

Stadfeldt (1900) zwischen 1,4260 und 1,4434, wobei Frauen durchweg einen höheren Index besitzen als Männer. Gegenüber der Höhe des Gesamtindex tritt für die Wirkung der Linse die sphärische Krümmung ihrer Oberfläche ganz zurück, so daß gelegentlich beide Flächen im Bereiche der Pupille eben sein können, z. B. beim Mauersegler und bei der Gemse (Pütter). Die Brennweite der menschlichen Linse ist, wie bei allen Lufttieren, sehr lang und mißt 12,3 Achsenlängen der Linse (Pütter).

Der chemischen Zusammensetzung nach enthält die Linsenmasse ohne Kapsel $60^0/_0$ Wasser, $35^0/_0$ wasserlösliche, $2,5^0/_0$ unlösliche Eiweißstoffe, $2,0^0/_0$ Fett und Spuren von Cholesterin und höchstens $0,5^0/_0$ Asche [Kühne (1868)]. Nach Jess (1922) sind 3 Eiweißarten vorhanden: α-Crystallin, β-Crystallin und Albumoid. Die Crystalline sind wasserlöslich, das in Wasser und verdünnten Säuren unlösliche Albumoid steht den Globulinen nahe, enthält aber, wie die Crystalline, kein Glycocoll. Außerdem ist das Albumoid arm an Alanin und Valin, das β-Crystallin arm an Leucin. Die Linse ist isotonisch mit einer 1,25 $(1,15$—$1,35)^0/_0$igen Kochsalzlösung [Scalinci (1908)]. Die Linsenkapsel unterscheidet sich chemisch von elastischem Gewebe dadurch, daß sie durch concentrierte Säuren rasch zerstört wird (Kühne) und sich bei längerem Kochen in Wasser auflöst [Strahl (1852)], ist aber ebensowenig leimgebendes Bindegewebe, denn die neutral reagierende Lösung wird beim Erkalten nicht gallertig, gibt auch mit Gerbsäure nur eine geringe, mit Millons Reagens etwas stärkere flockige Ausfällung, die sich mit der Zeit rötlich färbt, wird durch Essigsäure, verdünnte Salz- und Schwefelsäure, Metallsalze nicht beeinflußt; ferner spricht gegen Bindegewebe die Löslichkeit in Trypsin. Einer Einreihung unter die übrigen Glashäute des Körpers oder einem Vergleiche mit dem Sarcolemm [Chittenden (1879)] steht die Quellbarkeit in Essigsäure entgegen.

Best (1922) erörtert die Wechselbeziehungen zwischen Hornhautkrümmung, Brennweite der Linse und Länge der Augenachse. Je größer der Hornhautradius und je größer die Brennweite der Linse ist, um so länger ist die Augenachse. Das Wesen der Normalsichtigkeit läßt sich danach folgendermaßen kennzeichnen. Wenn von zwei normalsichtigen Augen mit gleichlangem Hornhautradius das eine eine längere Linsenbrennweite zeigt, so muß es auch eine längere Achse haben, oder, wenn von 2 Augen mit gleicher Linsenbrennweite das eine einen größeren Hornhautradius besitzt, so muß dieses auch eine längere Achse aufweisen, oder von 2 Augen mit gleich langen Achsen muß das mit dem kürzeren Hornhautradius eine längere Linsenbrennweite haben.

Der feinere Bau der Linse läßt innerhalb der Kapsel das *Linsenepithel* und die *Linsenfasern* unterscheiden, wovon diese den Hauptteil der eigentlichen Linsenmasse darstellen. Ursprünglich erscheint die vom Ectoderm abgeschnürte embryonale Linse als ein mehr oder weniger kugeliges Bläschen, dessen Wand aus Epithelzellen gebildet ist. Diese wachsen an dem medialen, vom Ectoderm abgewandten Umfange des Bläschens lateralwärts in dessen Hohlraum hinein als lange Prismen aus, bis sie an die Innenfläche der dem Ectoderm zugewandten Epithelzellen stoßen, also den ganzen Hohlraum ausgefüllt haben. Das sind die ersten Linsenfasern. Die Zellen des lateralen Umfanges des Bläschens bleiben bis an den Äquator als Linsenepithel erhalten und liegen nach Ausbildung der Kapsel deren Innenfläche unmittelbar an. Die Epithelgrenze am Äquator ist dann die Stelle, an der die Zellen sich, solange die Linse wächst, in Linsenfasern umwandeln, so daß hinter dem Äquator nur solche an die Kapsel grenzen.

Das **Linsenepithel** (Epithelium lentis) wird von einer einfachen Schicht niedriger unregelmäßiger Zellen gebildet, die meist die Form sechsseitiger Prismen von 13—22 μ (v. Ebner, 19—21 μ Schwalbe, bis 32 μ Becker) Durchmesser und 2,5 μ Höhe (Rabl) haben. Das helle Zellprotoplasma ist fein gekörnt, der 9—11 μ messende, flachrunde oder ellipsoide Kern mit zartem Chromatingerüst und 1 oder 2 Kernkörperchen versehen. Die Zellen greifen vielfach mit

Fortsätzen zwischeneinander, die aber nicht als Zellbrücken anzusehen sind [HOSCH (1901)], sondern als Ausläufer, die nicht die ganze Höhe der Zelle einnehmen [BARABASCHEFF, LEBER (1901)]. Beim Neugeborenen sind die Zellen höher und schmäler, platten sich also erst mit der Vergrößerung der Linse ab. Sie sind stets im Bezirke des vorderen Poles am niedrigsten, nehmen nach dem Äquator hin zunächst allmählich, zuletzt aber rasch auf das Drei- bis Vierfache (9 μ) an Höhe zu, wobei sie zugleich entsprechend schmäler werden, so daß bei Flächenbetrachtung die jetzt in die Längsachse der Zellen eingestellten Kerne dunkler und bei kleinerem Durchmesser eng aneinander gedrängt erscheinen. Eine Regelmäßigkeit in der Anordnung der Zellen dieser Gegend ist nicht zu erkennen, aber unmittelbar daran schließt sich eine beim Menschen nur schmale, bei Säugern erheblich breitere Zone bis zur Epithelgrenze, in der die Zellen in meridionale Reihen geordnet sind. Die Wichtigkeit dieser Reihenbildung für den Aufbau des faserigen Anteils der Linse durch seine vergleichend anatomischen Untersuchungen aufgedeckt zu haben, ist das Verdienst von C. RABL. Wir werden davon noch im einzelnen zu sprechen haben, ebenso auch von der Art, wie das Epithel am Äquator die Bildung neuer Linsenfasern übernimmt. Zellteilungen treten in den meridionalen Reihen nie auf, wohl aber in der davor gelegenen Zone der dichtgedrängten Zellen; von dieser also geht die Vermehrung der meridionalen Reihen aus.

Die eigentliche Masse der Linse (Substantia lentis) setzt sich aus den **Linsenfasern** zusammen, langen, bandartig platten Zellen von vorwiegend sechseckigem Querschnitt, die ihre breite Fläche der Linsenoberfläche zuwenden und mit ihren Kanten wechselweise zwischen die der Nachbarn greifen, so daß in senkrecht zu den Fasern geführten Linsendurchschnitten mehr oder weniger regelmäßige Zickzacklinien hervortreten. Die Breite beträgt in der Rindenschicht etwa 10—12 μ (HENLE, SCHWALBE, O. SCHULTZE, RABL, 5,5—11 μ v. EBNER), im Kern 7—8 μ, die Dicke in der Rinde 4,5—5,5 μ (HENLE, SCHWALBE, 1—6 μ O. SCHULTZE, 2—4 μ v. EBNER, kaum 2 μ, an der Kernstelle 5 μ SALZMANN), im Kerne 2,5 μ. Die Länge bleibt auch bei den oberflächlichsten Fasern etwa um ein Drittel hinter der Länge eines Linsenmeridians zurück und beträgt etwa 7—8 mm (7—10 mm BECKER, bei Neugeborenen 5,5 mm ROBINSKI (1882)]. An beiden Enden verdicken sich die Fasern zu kantigen Kolben. Jede Faser enthält einen ellipsoiden Zellkern mit spärlichem Chromatin und einem Kernkörperchen und ist an dieser Stelle etwas über die Fläche ausgebaucht. In der Rinde sind die Fasern glattrandig, im Kern dagegen erscheinen die Kanten mit mehr oder weniger regelmäßigen Zacken besetzt, die nicht als Intercellularbrücken zu deuten, sondern wahrscheinlich auf eine Schrumpfung oder Stauchung zurückzuführen sind (BECKER, RABL). In der weichen Rinde enthalten die Zellen innerhalb einer verdichteten Oberflächenschicht, einer Crusta im Sinne von F. E. SCHULTZE, eine helle, zähflüssige Masse, die bei Zerstörung der Zellwand in Gestalt unregelmäßiger Tropfen (Eiweißkugeln) austritt. Gegen den Linsenkern hin wird der Linseninhalt ziemlich rasch, d. h. in einer verhältnismäßig schmalen Übergangszone, fester und schließlich im Kern älterer Linsen zugleich mit der Zellwand gleichmäßig hornartig hart (Sclerosierung). Bei diesem Verdichtungs- und Entwässerungsvorgang fallen die Zellkerne der Entartung (Chromatolyse) anheim und verschwinden, so daß die innersten Fasern kernlos erscheinen. Im höheren Alter dringt die Verhärtung immer mehr gegen die Oberfläche vor, so daß die Formveränderlichkeit der Linse allmählich abnimmt. Für den Zusammenhalt der Fasern wird eine geringe Menge von Kittsubstanz angenommen, die an den Schmalseiten der Fasern und in den Nahtlinien etwas reichlicher ist. Mit einer Verkittung würde sich allerdings die von GULLSTRAND ausgesprochene, von STANKA bestätigte Ansicht, wonach sich die Linsenfasern

bei der Accommodation gegenseitig verschieben müßten [Wilbrand und
Saenger (1927)], nicht gut vertragen.

Über die Anordnung der Linsenfasern haben erst die Untersuchungen
Rabls Klarheit gebracht. Vorher sprach man der Linse einen schaligen Bau zu,
weil sie sich nach Behandlung mit verdünnten Säuren oder dünnem Alkohol

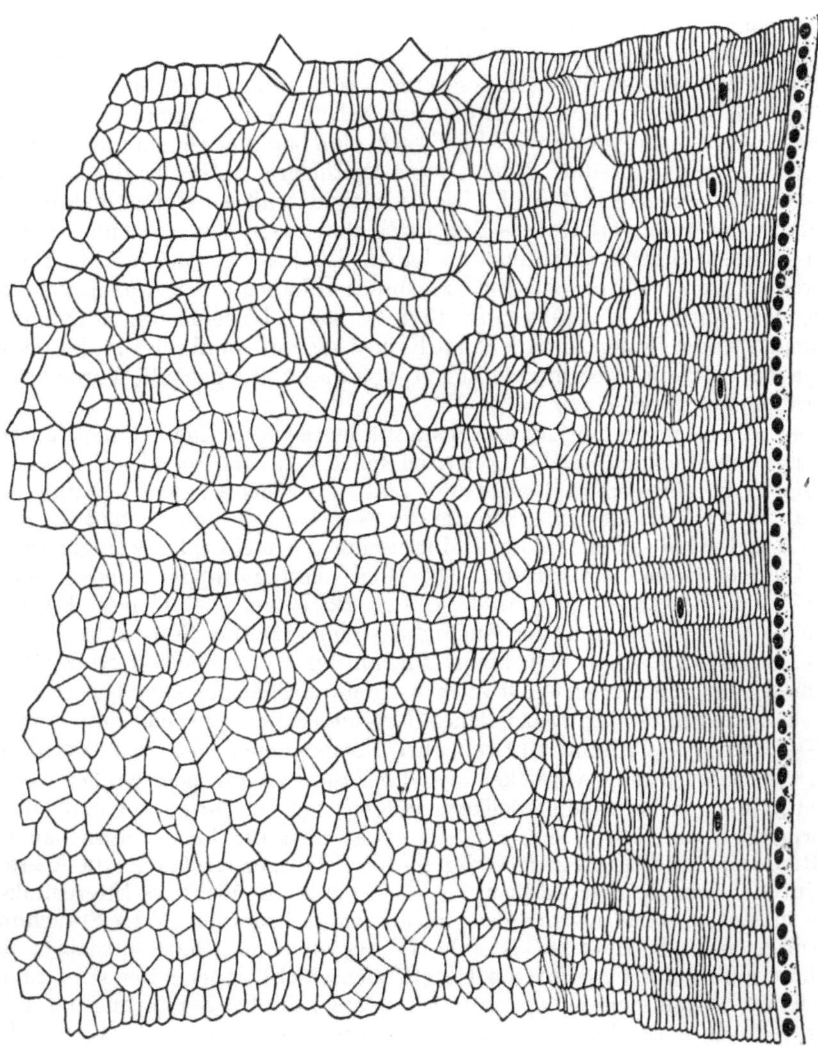

Abb. 63. Radiallamellen der menschlichen Linse. (Aus C. Rabl.)

in zwiebelschalenartig über den Kern geschichtete Blätter zerlegen läßt. Die
Oberflächen dieser Schalen sind aber entsprechend der wechselweisen Ineinander-
fügung der Fasern nicht glatt, sondern unregelmäßig. Rabl zeigte, daß die
Wirbeltierlinsen, außer im Centrum, oft in außerordentlicher Regelmäßigkeit
aus radial gestellten Blättern mit den breiten Seiten übereinander geschichteter
Fasern aufgebaut sind *(Radiallamellen)*, wie man es am besten auf reinen
Äquatorialschnitten sieht (Abb. 63). Man könnte also eher den Vergleich mit
dem Bau einer Orange gebrauchen. Die Bildung der radialen Blätter hängt

ursächlich mit der Anordnung des Linsenepithels vor der Epithelgrenze in meridionale Reihen zusammen. Am Äquator stellen sich die letzten Zellen der meridionalen Reihen immer stärker schräg zur Linsenachse, wobei sie sich mit dem äußeren (basalen) Ende nach hinten umlegen, und gehen allmählich ohne scharfe Grenze in Linsenfasern über. Zunächst verschmälert sich das innere (axiale) Ende der Zelle zu einem scharfen Keil; dessen Kante wächst bandartig dünn aus und schiebt sich vorwärts über die Kante der davorstehenden Zelle (Abb. 64). Indem die meridionalen Reihen sich an ihrem vorderen Ende dauernd aus dem angrenzenden Epithelbezirk ergänzen, werden die jeweils hintersten schrägen Zellen mit ihren basalen Enden auf der Innenfläche der hinteren Kapselwand polwärts gedrängt. Sie verbreitern und verlängern sich dabei, so daß die Zellkerne sich immer mehr von der Kapsel entfernen und in die Tiefe rücken. Weiterhin verlängern und verbreitern sich auch die inneren Enden der Zellen und gleiten an der Innenfläche des Epithels gegen den vorderen Pol hin. Während die jüngsten Fasern noch nach außen concav gebogen sind, kommt es bei den älteren durch die Verdickung der Enden bei dünner bleibendem Mittelstück verhältnismäßig rasch zur Ausbildung einer Concavität gegen die Linsenachse und Einfügung in die allgemeine concentrische Schichtung. SCHWALBE hat diese Stelle des Krümmungswechsels den „Randwirbel der Linse" genannt. Die Kerne der jungen und alten Fasern zeigen auf einem Meridionalschnitte der

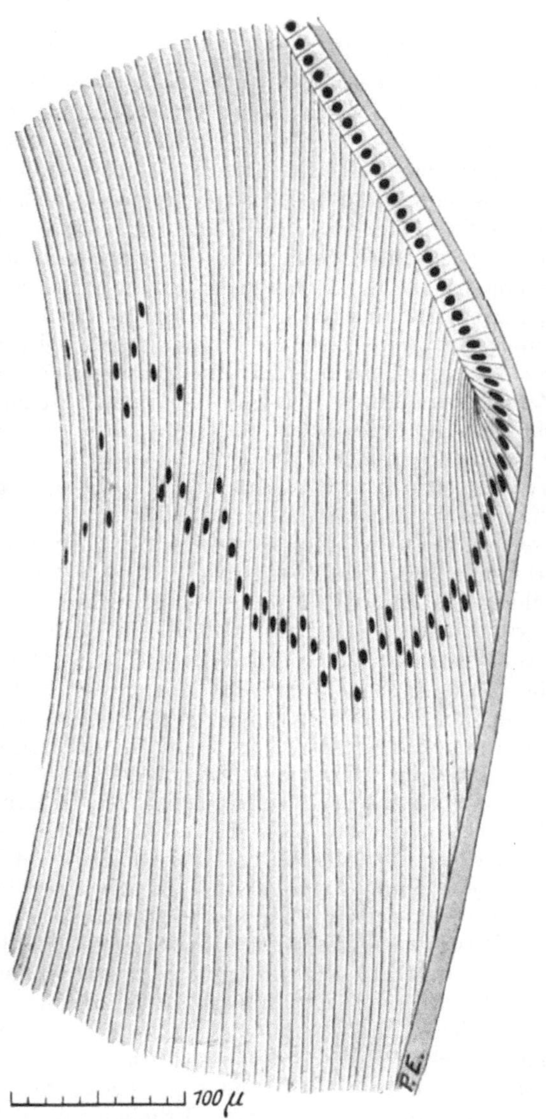

Abb. 64. Äquatorgegend der Linse eines 6monatigen Fetus. Epithelgrenze, Randwirbel, Kernbogen. (Präparat von Prof. STIEVE.)

Linse eine eigenartige Anordnung, die *Kernzone* [H. MEYER (1851)] oder den *Kernbogen* [O. BECKER (1883)], von etwa S-Form, indem ihre Reihe vom Äquator aus zunächst auf kurze Strecke nach hinten convex verläuft, dann rasch zu einer größeren Convexität nach vorn umbiegt, um sich schließlich achsenwärts aufzulösen; die am weitesten achsenwärts vorgerückten Kerne gehen jeweils allmählich zugrunde. Nach RABL fällt die Kernzone der Primaten und besonders des Menschen im Vergleich mit anderen Säugern durch Armut an Kernen auf. — Die Form des Bogens im Meridionalschnitt ändert sich mit dem Alter, d. h. mit der Geschwindigkeit des Nachschubes von Epithelzellen und ihrer Umbildung in Linsenfasern. So ist er beim Fetus und in den ersten Lebensjahren schön und weitgeschwungen, später wird er bei langsamer und spärlicher Faserbildung kürzer und eckig.

Wie bei allen Wirbeltieren lassen sich auch beim Menschen die Linsenfasern in Central-, Übergangs- und Haupt- oder Grundfasern scheiden (Rabl). Die Central- (oder Achsen-)fasern sind noch ungeordnet, aber etwa parallel um die Linsenachse herum gelagert. Sie stammen aus der Zeit vor der Bildung meridionaler Reihen der Epithelzellen am Äquator der embryonalen Linse. Anfangs sind sie dünn und länger als später; sobald sie kürzer und dicker werden, erhalten sie welligen oder zackigen Umriß. Ihr Querschnitt ist 6- (auch 5- und 4-)eckig, dazwischen finden sich auch Riesenquerschnitte von mehr rundlicher Form. Schon bei älteren Feten liegt die Centralfasermasse der vorderen Linsenfläche näher als der hinteren. Die Übergangsfasern nehmen auf dem Äquatorialschnitt eine sehr breite Zone ein, ohne scharfe Abgrenzung nach innen und außen. Sie entstanden zu der Zeit des Embryonallebens, als an der Epithelgrenze die Zellen erst begannen, sich in meridionale Reihen zu ordnen. Dementsprechend sind die Radiallamellen noch sehr unregelmäßig, vielfach wie durcheinandergeschoben; auffallend häufig kommen Teilungen und Zwischenschaltungen, auch Verschmelzung von Lamellen zu Gesicht. Gegen die Oberfläche hin werden die Faserquerschnitte allmählich regelmäßiger, im allgemeinen kleiner als die der Centralfasern, doch sind auch hier noch große rundliche Querschnitte anzutreffen. Kerne fehlen, wie in den Centralfasern. Übergangs- und Centralfasern bilden den Linsenkern. Die Haupt- oder Grundfasern stellen die Hauptmasse der Linsenfasern dar und sind alle in Radiallamellen geordnet. Deren Anzahl hängt von der Zahl der meridionalen Epithelzellenreihen ab und die Anzahl dieser wieder von der Art der Teilung der vor den Reihen gelegenen nicht geordneten Epithelzellen. Vermehrung der Lamellen durch Teilung oder Zwischenschaltung, die seltenere Verschmelzung von Lamellen, Einschaltung ganz kurzer Lamellen, das Einschieben sehr schmaler oder auf das Zwei- und Dreifache verbreiterter Fasern, Unterbrechung der Lamellen durch ganz ungeordnete Abschnitte: all dies läßt sich auf Vorgänge in den meridionalen Reihen des Linsenepithels zurückführen. Die Affen und der Mensch zeigen von allen Säugern die größte Unregelmäßigkeit. Die unbeschreibliche Mannigfaltigkeit der Faserquerschnitte möchte Rabl als Ausdruck einer außerordentlichen Plasticität der Fasern und also auch einer sehr großen Elasticität und Schmiegsamkeit der ganzen Linse auffassen, der gegenüber die Linse der übrigen Säuger verhältnismäßig starr erscheinen muß. Dafür sprechen auch die nur bei den Primaten vorhandenen Kerbungen des Linsenrandes. Nun haben Hess und Heine (1898) nachgewiesen, daß die Accommodationsbreite bei Affen und Mensch die anderer Säuger weit übersteigt; anderseits erkannte Topolanski (1892), daß der Zug der Zonula in die leistenartigen Erhebungen der Linsenkapsel auch das darunter-gelegene Epithel und die angrenzenden Linsenfasern hineinsaugt. Beide Beobachtungen zusammengenommen machen meines Erachtens die größere Unregelmäßigkeit des Baues der Primatenlinse als Folge mechanischer Störungen im Bereiche der meridionalen Zellreihen und der in Bildung befindlichen jungen Linsenfasern begreiflich.

Die Breite der Fasern nimmt in den Lamellen von innen nach außen zu, wenn auch infolge der Einschaltung neuer Lamellen weniger als bei den Tieren, in deren Linse so gut wie keine Vermehrung der Lamellen statthat (Reptilien und Vögel). Eine Zunahme der Dicke scheint selbst bei sehr regelmäßig gebauten

Säugerlinsen nicht recht deutlich, indem unerwartet ganze Zonen dünner Fasern auftreten können, ohne daß etwas Bestimmtes über die Ursache auszusagen wäre (Rabl). Vogt (1921) findet in der Äquatorialebene beim Menschen am Rande zunächst eine 15 und mehr Fasern dicke Zone mit regelmäßig platt sechseckigen Querschnitten. Nach innen folgt eine Zone etwas dickerer Fasern; sie geht in eine Zone großer Unregelmäßigkeit über, in der die sehr mannigfaltig gestalteten Faserquerschnitte die der Randzone um das Vielfache übertreffen. Daran schließt sich eine Zone mit regelmäßigen dünnen Fasern, weiterhin eine Zone dickerer Fasern mit etwas verwaschenen Grenzen als Überleitung in eine amorphe Zone mit schwer erkennbaren Fasergrenzen, die die großen Polygone der Centralfasern umgibt. Da alle Fasern ursprünglich einmal an der Oberfläche gelegen und regelmäßigen Querschnitt besessen haben, folgert Vogt, daß sie nach der Verdrängung in die Tiefe zu einem bestimmten Zeitpunkte bestimmte Veränderungen erleiden, die für Fasern gleichen Alters ähnliche sind.

Die Zahl der Radiallamellen ist beim Erwachsenen erheblich größer als beim Kinde; Rabl fand bei 2 Erwachsenen 2258 und 2111, bei einem Kind von 3 Monaten 1474. Das stimmt sehr gut mit den Messungen und Berechnungen von Harting (1848) überein, die 2058 Randfasern für den Erwachsenen, 1475 für den Neugeborenen ergaben. Sehr bemerkenswert ist, daß beim viermonatigen Fetus nach Harting bereits 1450 Randfasern vorhanden sind, aber nur halb so dick und breit wie beim Neugeborenen. Wenn sich das bestätigt, so würde sich die Fetallinse, wenigstens von einem gewissen Zeitpunkt ab, lediglich durch Massenzunahme der einzelnen Fasern vergrößern, während nach der Geburt das Wachstum durch Einfügung neuer Radiallamellen vor sich geht. Ob und wieweit hierbei individuale Schwankungen in Betracht zu ziehen sind, läßt sich begreiflicherweise bei der Schwierigkeit, eine größere Anzahl von Linsen auszuzählen, vorläufig nicht entscheiden, doch könnte es nach den Befunden von Busacca (1924) so scheinen. Dieser zählte beim menschlichen Embryo von 45 mm Länge etwa 430 Radiallamellen, beim Embryo von 90 mm 635, beim Fetus von $4^1/_2$ Monaten 1118, im 8. Monat 1300, bei der Geburt 1814. Beim zweijährigen Kinde waren 2121, im 2. Jahrzehnt 2173—2250 Lamellen vorhanden. Bei einem siebenmonatigen Fetus enthielt eine Radiallamelle 600, beim zweijährigen Kinde 900 Fasern. Busacca schließt aus der geringen Zunahme der Lamellenzahl nach dem 2. Jahre, daß die Linse um diese Zeit ungefähr ihre endgültige Größe erreicht habe, also nicht, wie bisher allgemein angenommen wird, das ganze Leben über weiter wachse. Kernteilungen hat er im Linsenepithel Erwachsener nie gesehen. Lassen wir diesen Punkt zunächst beiseite, so ist der Schluß Busaccas schwer mit den Messungen Raeders (s. S. 164) zu vereinigen, die zweifellos eine Dickenzunahme mit dem Alter erweisen. Nun wird bei Reptilien und Vögeln die Zahl der Radiallamellen, d. h. der sie bildenden meridionalen Epithelreihen schon in ganz frühen Stadien für das ganze Leben festgelegt (Rabl): es hindert meines Erachtens nichts für die Säuger und den Menschen, von einem bestimmten Alter ab das gleiche anzunehmen. — Hier verdient noch erwähnt zu werden, daß nach Rabls Untersuchungen die beiden Linsen desselben Tieres nur einen unbedeutenden, in einem Falle (Katze) gar keinen Unterschied in der Lamellenzahl aufweisen.

Über die Anzahl der Linsenfasern liegen für den Menschen Schätzungen bisher nicht vor; sie werden gewiß sehr erschwert durch die große Unregelmäßigkeit und die wechselnde Größe der Faserquerschnitte. Rabl hat den Versuch an den regelmäßig gebauten Linsen vom Eichhörnchen und von der Katze gemacht. Bei einer Eichhörnchenlinse mit 1286 Lamellen erhielt er 945 210 Fasern, bei einer anderen mit 1233 Lamellen 1 006 992, bei einer Katzenlinse mit 3441 Lamellen 4 945 950, bei einer anderen mit 3632 Lamellen 5 778 685 Fasern. Zwischen den Lamellen treten zuweilen auch in der gesunden Linse eigenartige spindelförmige Spalten mit homogenem oder körnigem Inhalt auf, die bis einige Zehntel Millimeter lang sein können (O. Schultze). Über ihre Entstehung und Bedeutung ist nichts bekannt. Rabl, der sie besonders reichlich beim Schwein und Marder, nicht aber beim Menschen fand, möchte sie für krankhaft halten, sieht sie jedenfalls nicht für Kunsterzeugnisse an.

Im voraufgehenden sind bereits die **Linsennähte** als die Ansatz- oder Anlagerungsstellen der Enden der Linsenfasern kurz erwähnt. Nähte fehlen nur in der centralen (axialen) Fasermasse. Alle Linsenfasern gehen einmal über den

Äquator, aber auch die oberflächlichsten haben nur die Länge von etwa $^2/_3$ eines Meridians, so daß also keine Faser beide Pole erreicht; Fasern, die an einem Pole enden, kommen nur mit $^1/_6$ ihrer Länge über den Äquator auf die andere Linsenfläche. Legen wir den dreistrahligen Linsenstern des menschlichen Neugeborenen zugrunde, um die Anordnung der Fasern an den Nähten uns klar zu machen, so müßte nach dem eben Gesagten jeder Strahl eines Sterns etwa $^1/_3$ eines Meridians lang sein, was den tatsächlichen Verhältnissen ziemlich entspricht. Dann würden theoretisch von gleichalterigen, als gleich lang anzunehmenden Fasern auf jeder Linsenfläche nur 3 vorhanden sein, die vom Pole durch die Mitte der Strahlenwinkel über den Äquator hinweggreifen und an der Spitze der Strahlen enden. Die übrigen Fasern reihen sich an den Strahlen in der Weise nebeneinander, daß z. B. die von der peripheren Hälfte des oberen Strahles des vorderen Sterns beiderseits abgehenden Fasern an die Oberseite der centralen Hälften der beiden seitlichen Strahlen des hinteren Sterns gelangen. Alle Fasern überschreiten den Äquator in meridionaler Richtung, aber nur die 6 Polfasern behalten diese Richtung in ganzer Länge, die übrigen müssen ihre Enden gegen die Strahlen hin umbiegen. Die von beiden Seiten an einen Strahl herantretenden Fasern bilden so eine eigentümliche Zeichnung, der man den Namen *Linsenwirbel* (Vortex lentis) beigelegt hat. Bei dreistrahligen Sternen bestehen also 6 solcher Wirbel; mit der späteren Vermehrung der Strahlen nimmt auch die Zahl der Wirbel zu. Da beim dreistrahligen Sterne die Länge zweier Strahlen geringer ist als ein Drittel des Äquators, so müssen die Fasern am Äquator breiter sein als an den Enden. Je zahlreicher und länger die Nähte im Vergleich zum Abstand ihrer Enden sind, um so breiter wird die Ansatzstelle der Fasern. Darauf beruht die kolbenförmige Anschwellung der Faserenden in der Rinde älterer Linsen. Nun ist ferner die Äquatorlinie länger als die Äquatoriallinie durch die Strahlenenden eines vielstrahligen Linsensterns, deshalb muß die Breite der Fasern am Äquator größer sein als zwischen den Strahlenenden; das Verhältnis ist beim 5jährigen Kind 18:13,5 (A. Vogt). Die Nähte selbst enthalten keine faserigen Bestandteile; eine teils gleichmäßige, teils feinkörnige Masse verbindet wie ein Kitt die Enden der Linsenfasern. Am Lebenden zeigen die Strahlen unter dem Spaltlampenmikroskop einen optisch leeren Raum zwischen zwei grauen Streifen, die sich am Strahlenende vereinigen; der Ansatz der Linsenfasern erscheint als feine Zähnelung (Gallemaerts und Kleefeld).

Linsennähte finden sich bei allen Säugern in großer Mannigfaltigkeit der Sternform; den Dreistrahl zeigt die Linse des Seehundes und des Bären, während der Delphin und die Leporiden die einfache Linearnaht besitzen, wie sie die niederen Wirbeltiere aufweisen, soweit deren Linsen nicht überhaupt nahtlos sind (Schildkröten, Echsen, Vögel). Die lineare Naht ist auf der hinteren Linsenfläche eine horizontale, auf der vorderen eine verticale, etwa durch den Pol gehende Gerade; sie ist als Grundform anzusehen, aus der sich die zusammengesetzten Nahtformen ableiten lassen. Rabl verfolgte ihre Entwicklung bei Selachiern und besonders beim Schwein. Die axialen (centralen) Fasern stellen zu einem bestimmten Zeitpunkt ihr Längenwachstum ein und werden nun von den an der Epithelgrenze neu gebildeten Fasern concentrisch überlagert und in der Richtung der Linsenachse zusammengepreßt, wobei sich ihre Enden axialwärts biegen. Indem die jungen Fasern ihre Enden gegen die Pole vorschieben, entsteht, zunächst am hinteren Pol, zwischen ihnen ein Grübchen. Dieses wird zwischen den Enden der dauernd nachgeschobenen neuen Fasern zu einer queren Spalte ausgezogen, die sich allmählich zu einer Linie schließt. Die vordere Nahtlinie tritt etwas später auf und muß, da alle Fasern gleichen Alters auch gleichlang sind, senkrecht zu der hinteren stehen. Weiterhin beginnt die hintere Linie sich stumpfwinklig zu biegen und von dem abwärts convexen

Scheitel entwickelt sich nach und nach ein senkrecht absteigender Strahl. In ähnlicher Weise kommt dann der dritte Strahl an der Vorderseite zustande. Obwohl wir nun aus dieser Schilderung ein gutes Verständnis von der Bildung einer Naht gewinnen und damit auch die späteren zusammengesetzten Nahtformen uns aufbauen können, bleibt vorläufig doch die Grundfrage offen, aus welchen Ursachen die nebeneinanderliegenden gleichalterigen Fasern den Äquator mit ungleichen Strecken überschreiten und nicht, wie bei den nahtlosen Linsen, vorn und hinten bis zum Pol auswachsen.

Die **Linsenkapsel** zeigt nicht überall die gleiche Dicke; an der Vorderfläche der Linse mißt sie 11—15 μ (SCHWALBE, 20 μ MERKEL, O. SCHULTZE, 6,5 μ RABL, 11—18 μ v. EBNER), an der Hinterfläche 5—7 μ (SCHWALBE, 5 μ MERKEL, SCHULTZE, 2 μ RABL, 4,5—6,8 μ v. EBNER). Nach O. SCHULTZE nimmt die Kapsel vom vorderen Pole gegen den Äquator an Dicke zu und bleibt auch hinter dem Äquator auf kurze Strecke dick, um dann rasch dünner zu werden. C. RABL meint dagegen sagen zu können, daß bei den Primaten die Dicke vorn gegen den Äquator hin mit dem Höherwerden des Linsenepithels ab-, hinter diesem aber in einer schmalen Zone stark, beim Menschen etwa auf das Doppelte zunimmt. Dieses bei anderen Säugern nicht beobachtete, streifenförmige Anschwellen der Kapsel fällt mit der Stelle der Linse zusammen, an der sich bei Inuus und dem menschlichen Neugeborenen die oben erwähnte seichte Ringfurche findet. Auch O. SCHULTZE bemerkte beim Neugeborenen eine Kapselverdickung hinter dem Zonulaansatz; sie verschwindet aber späterhin. SALZMANN verlegt das vordere Maximum etwa 3 mm vom vorderen Pol oder 1 mm axialwärts vom Zonulaansatze. Die dünnste Stelle fällt immer mit dem hinteren Pol und seiner Nachbarschaft zusammen. Die beigefügte Tabelle gibt eine Anzahl Messungen aus verschiedenen Lebensaltern.

Dicke der Linsenkapsel in μ (SALZMANN).

Nr.	Alter	Vorderer Pol	Maximum der vorderen Fläche	Äquator dicht hinter Epithelgrenze	Maximum der hinteren Fläche	Hinterer Pol
1	14 Tage	6	8	3	18	2,5
2	2½ Jahre	8	12	7	18	2
3	7 ,,	8	13	9	17	2
4	9 ,,	8	15	8	22	2
5	15 ,,	9	14	14	23	3
6	19 ,,	12	23	17	26	3
7	23 ,,	11	18	14	21	3
8	26 ,,	10	18	10	17	3
9	32 ,,	12	16	16	21	2,3
10	35 ,,	14	21	17	23	4
11	36 ,,	9	21	16	22	3,4
12	40 ,,	16	22	16	18	3
13	41 ,,	11	18	18	23	3
14	48 ,,	11	22	15	28	3,4
15	53 ,,	14	25	16	23	3
16	56 ,,	18	23	14	16	3
17	71 ,,	14	21	9	9	2,3

Auf dem Durchschnitt erscheint die Kapsel homogen, gelegentlich auch mit feiner, der Oberfläche paralleler Streifung. Diese wird als Andeutung eines blättrigen Gefüges aufgefaßt, zumal durch Behandlung mit übermangansaurem Kali oder 10%iger Kochsalzlösung eine Zerlegung in Blätter gelingt [BERGER (1882)]. O SCHULTZE hält sie nicht für typisch, sondern mit O. BECKER (1883).

für ein Alterszeichen; Rabl deutet sie als Ausdruck einer Schichtung, wie sie bei einer Anzahl von Säugern sehr deutlich und regelmäßig auftritt. Von der Oberfläche der Kapsel läßt sich, besonders im Bereiche der Zonulaanheftung, ein zartes Häutchen, die *Zonulalamelle* (Berger), pericapsulare Membran (G. Retzius), ablösen, wobei feinste Verbindungsfäserchen mit der eigentlichen Kapsel durchrissen werden.

Über die Herkunft der Kapsel sind verschiedene Ansichten geäußert worden, doch scheint die Annahme einer Entstehung aus der dem Mesoderm entstammenden embryonalen Gefäßhülle der Linse (Tunica vasculosa lentis) allmählich verlassen zu werden. Denn eine Linsenkapsel ist auch bei niederen Wirbeltieren vorhanden, bei denen eine embryonale Gefäßhaut überhaupt nicht gebildet wird (Rabl); sie erscheint ferner als feines Häutchen schon um das ganz junge Linsenbläschen, ehe sich noch die Gefäßhaut entwickelt, und sie wächst schließlich nach der Geburt mit der Vergrößerung der Linse sowohl der Fläche als der Dicke nach weiter [Ritter (1898)]. Bei dieser Sachlage wird man eher der Meinung von Koelliker, Kessler, Keibel, Rabl u. a. beitreten, die in der Linsenkapsel eine cuticulare Abscheidung der Linsenzellen sehen. Hiervon ist auch Druault (1913) überzeugt, der das Wachstum der Kapsel beim Menschen bis zur Geburt verfolgte. Anfangs wächst die Kapsel im hinteren Abschnitte schneller und dicker, dann verdickt sich auch der vordere bis zur Geburt, vor der aber noch eine besondere Verdickung in der Peripherie eintritt; der äquatoriale Bezirk nimmt etwas langsamer an Dicke zu. In der Gegend des hinteren Pols wird die endgültige Dicke schon im 4. Monat erreicht; die Peripherie des hinteren Kapselabschnittes zeigt von der 10.—11. Woche an eine raschere Zunahme bis zur Geburt und übertrifft dann alle anderen Bezirke an Dicke. Im 7. Monat entfernt sich diese Verdickung vom hinteren Pol, hält sich aber in gleichem Abstande vom Äquator. Die Flächenvergrößerung der Kapsel erfolgt im wesentlichen am Äquator. Die jungen, durch ihre rasche Verlängerung ausgezeichneten Linsenfasern scheiden besonders reichlich Cuticularsubstanz ab. Beauvieux (1922) nimmt über dem vom Linsenepithel erzeugten Teile der Kapsel noch Reste der embryonalen Tunica vasculosa an und über diesen (am Äquator) die Zonulalamelle. In jüngster Zeit ist die Frage, ob die Zonulalamelle tatsächlich da endet, wo sie bei Gewaltanwendung abzureißen pflegt, oder ob sie sich über die ganze Linse ausdehnt, nur inniger als am Rande mit der Kapsel verbunden, wieder in den Vordergrund gerückt durch eine Reihe von Beobachtungen an Glasbläsern, bei denen sich im Bereiche der Pupillenöffnung an der Vorderfläche der Linse ein äußerst zartes Häutchen in mehr oder weniger großem Umfange abgelöst hatte [Elschnig (1922, 1923, 1926), Kubik (1923), Rotter (1926), Fleischer (1927), Theobald (1927)]. Während Meesmann diese „Kapsellamelle" von der Zonulalamelle trennen will wegen der scharfen Grenze beim Abreißen, halten sie Fleischer und Theobald für deren Fortsetzung, wie Wollenberg (1926), nach dem sie sich biologisch und physikalisch selbständig verhält.

Die Ernährung der Linse kann nur durch die Kapsel geschehen. Aus dem Befund an einer durch Kupferaufnahme getrübten Linse schließt Jess (1922), daß auch durch die vordere Kapsel, besonders im Pupillargebiet, ein ständiger Diffusionsstrom eindringt, und daß den damit eingeführten Stoffen gegenüber das Linsenepithel eine auswählende und schützende Wirkung ausübt, bevor die Weiterleitung durch die interlamellaren Räume erfolgt.

Wir können auch bei der Linse nicht an den Ergebnissen der Spaltlampenmikroskopie am Lebenden vorübergehen. Bei der starken Beleuchtung lassen sich die Nähte durch die ganze Linse übersehen. Bekannt waren ferner die Spiegelbilder an Vorder- und Hinterfläche des Kerns, die Kernbildchen von Hess

(1905). A. VOGT fand eine ganze Anzahl von Flächen in der Linse, die das Licht stärker zurückwerfen als die zwischen ihnen gelegene Masse. Er nennt sie „Discontinuitätsflächen" und trennt sie in „Embryonal"- und „Alterskernflächen"; dazu kommt noch die nahe der Kapsel gelegene, weniger auffallende „Abspaltungsfläche" (Abb. 65). Jede von ihnen hat einen vorderen und einen hinteren Abschnitt, die beide in der Äquatorialebene ineinander übergehen. Der „Embryonalkern" entspricht der bis zur Geburt gebildeten Linsenmasse, der „Alterskern" beginnt im 3. Jahrzehnte des Lebens deutlich zu werden, von dem an die Discontinuitätsflächen überhaupt immer klarer hervortreten. Am Embryonalkern ist ein peripheres und ein centrales Flächenpaar zu unterscheiden, dieses dadurch gekennzeichnet, daß zwischen seine beiden Hälften das „centrale Intervall" eingeschoben ist. Die Krümmungshalbmesser der axialen Abschnitte der Flächen nehmen von innen nach außen an Länge zu, ein Zeichen dafür, daß sich die Linse im Laufe der Entwicklung abplattet. Eine scharfe, im anatomischen Bau der Linse gegebene Abgrenzung der Flächen konnte VOGT bei der darauf gerichteten Untersuchung (s. o.) nicht nachweisen. Auf der Alterskernfläche, am stärksten im axialen Gebiet, erscheinen bei schräger Beleuchtung Höcker, Wälle, an den Nahtstellen Firsten, die sich gegen die Peripherie abflachen und verlieren. Sie sind bei durchfallendem Lichte nicht erkennbar und stören das Sehen nicht merklich. Vereinzelt sind auch auf dem Embryonalkern ähnliche Bildungen vorhanden. Die optischen Discontinuitätsflächen bestehen auch bei Säugern (Hund, Katze, Kalb, Kaninchen, Schwein). — GALLATI (1923) bestätigte an 77 Personen im Alter von 16—81 Jahren die VOGTschen Ergebnisse. Nach ihm wächst die Rinde während des Lebens um

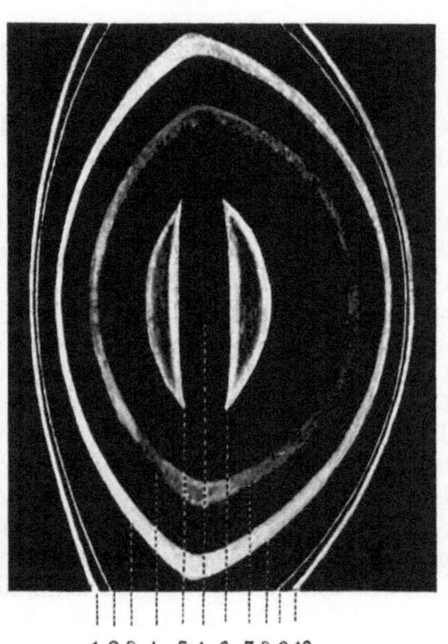

Abb. 65. Die Discontinuitätsflächen der menschlichen Linse im sagittalen optischen Längsschnitt. (Aus VOGT.) Pfeil = centrales Intervall; *5, 6* centrale Embryonalkernflächen mit den dreistrahligen Linsensternen; *4, 7* periphere Embryonalkernflächen mit beginnender Verzweigung der Sternstrahlen; *3, 8* Alterskernflächen, treten etwa um das 10. Jahr auf, sind peripher meist deutlicher als axial, entfernen sich peripher von der Linsenoberfläche; *2, 9* Abspaltungsflächen, axial näher an Linsenoberfläche, werden im Alter weniger deutlich; *1, 10* vordere und hintere Kapsel.

ein Sechstel der Gesamtwerte der Linsendicke, die Kernwerte bleiben um ebensoviel zurück. Das geschieht bei beiden Linsen ganz gleichmäßig und allmählich, bezieht sich aber nur auf das optische Verhalten, das selbst bei völliger Sclerosierung der Linse, wobei Rinde im klinischen Sinne nicht mehr vorhanden ist, zu Recht besteht. Zu unterscheiden ist also der durch Sclerosierung der centralen Linsenabschnitte entstandene Linsenkern und der durch einen erhöhten Brechungsindex ausgezeichnete Kern, dessen Grenzen von dem Sclerosierungsvorgange ganz unabhängig sind.

Mit Hilfe des Spaltlampenmikroskops hatte VOGT (1918) Trübungen der Linse in normalen Augen bemerkt. PELLATON (1923) durchforschte 164 normale Augen von Kindern bis zum 16. Jahre und fand Punkt- und Staubtrübung, meist peripher, in fast allen Fällen, etwas gröbere (Schlieren-) Trübungen in 24,39%, meist peripher, nur viermal axial hinten, farbig glänzende Punkte in 28,4%, häufiger peripher, beginnende Coronarcataract (VOGT) im 12.—16. Jahre in 6%, äquatorial, Hakentrübungen, die den Kernäquator meist nasal unten umgreifen, in 9,7%, vordere axiale Embryonalcataract als schneeweiße Herde am vorderen Rande des centralen Intervalls und davor im Gebiet der vorderen Y-Naht als feinste Pünktchen in 27%, Punkttrübungen im Bereiche der hinteren Y-Naht in 9,75% und unregelmäßige Trübungen in 6%. — Gallemaerts und Kleefeld sahen in 20% der Fälle auf der Vorderfläche der Kapsel Reste der embryonalen Gefäßhaut, teilweise mit der Iriskrause in Zusammenhang.

C. Der Glaskörper, Corpus vitreum.

Der Glaskörper, Corpus vitreum (s. hyaloides), füllt als wasserklare weiche Gallerte den Raum zwischen der Hinterfläche der Linse und der Innenfläche der Netzhaut, den *Glaskörperraum,* fast vollkommen aus. Er hat demnach etwa die Gestalt einer Kugel, die an ihrem vorderen Umfang in der Richtung der Augenachse leicht abgeplattet und durch die Linse zu einer Grube, der *Fossa patellaris* (s. hyaloidea), eingedellt ist. Im hinteren Abschnitte liegt er der Pars optica retinae eng an; von der Ora serrata vorwärts aber hebt er sich von der Pars ciliaris retinae im Gebiete des Orbiculus ciliaris ab, lagert sich mit seiner vorderen Wölbung wieder an den hinteren Abschnitt der Kämme der Ciliarfortsätze, durch die er leicht rinnenförmige Eindrücke erhält, und biegt schließlich entlang der hinteren Fläche der Zonula nach der Hinterfläche der Linse um, wo er sich in geringem Abstande vom Äquator und diesem concentrisch durch das sog. *Lig. hyaloideo-capsulare* [Wieger (1883)] anheftet; im übrigen ist er der Linsenkapsel nur lose angelagert [*postlenticularer Raum* Berger (1887)]. Dieser vordere Teil des Glaskörpers ist durch eine dichtere Oberflächenschicht, die *vordere Grenzschicht,* abgeschlossen und bildet damit die innere Wand eines an der Ora serrata als schmaler Spalt beginnenden, nach vorn erweitert in die Ciliartäler übergehenden Raumes, des *Orbicular-* oder *Choroidalraumes* (v. Garnier), der die hintere Strecke der Zonula enthält und zwischen den Fasern von deren vorderer Strecke hindurch mit der hinteren Augenkammer zusammen hängt. Zwischen der Grenzschicht und der Hinterfläche der vorderen freien Strecke der Zonula ist ein freier Raum nicht vorhanden, vielmehr liegen beide einander innig an. (Über den sog. Canalis Petiti s. S. 194.) Hie und da schickt der Glaskörper Brücken quer durch den Orbicularraum, die im Bereiche der Ciliartäler als „Ligamente" [Campos (1898)] von der vorderen Grenzschicht zur Limitans int. des Ciliarepithels ziehen (Salzmann). Im Bereiche der Pars optica retinae fehlt eine deutliche, wenigstens eine gleich feste Grenzschicht; bei dem Versuche, den Glaskörper aus einem frischen Auge zu entfernen, entstehen hier leicht Einrisse. Besonders fest haftet der Glaskörper im Gebiete der Sehnervenpapille, am Orbiculus vor der Ora serrata in etwa 1,5 mm breitem Streifen (Glaskörperbasis Salzmann, Glaskörperursprung Wolfrum) und an der hinteren Linsenfläche. — Beim Fetus tritt die A. hyaloidea von der Papille her durch den Glaskörper an die Hinterfläche der Linse zur Bildung des circumlentalen Gefäßplexus. Sie verödet beim Menschen schon vor der Geburt und verschwindet allmählich in der Regel spurlos, doch sind Reste von ihr auch noch nach der Geburt anzutreffen.

In frischem Zustande zeigt der Glaskörper ein völlig gleichartiges Aussehen und, im Gegensatze zu dem vieler Säuger (Schwalbe), eine leicht klebrige Beschaffenheit. Während seine Masse bei Kindern eine ziemlich gleichmäßige Festigkeit besitzt, wird sie beim Erwachsenen in den axialen Teilen weicher, so daß man *Rinde* und *Mark* (Kern) unterscheiden kann. Unverletzt aus dem Auge herausgenommen hält er seine Form einigermaßen nur in Flüssigkeiten; in Luft breitet er sich auf der Unterlage aus. Im ganzen ist er in allen Richtungen gleich zug- und druckfest. An Durchsichtigkeit übertrifft er alle übrigen brechenden Medien des Auges außer dem Kammerwasser. Die verhältnismäßig starke Durchlässigkeit für kurzwelliges Licht (s. S. 167) ist nach SHOJI Folge seines geringen Eiweißgehaltes. Der Brechungsindex beträgt 1,3348 (AUBERT, 1,3314 MATTHIESSEN), das specifische Gewicht 1,0089 [GIACOSA (1882), 1,014 beim Rind, 1,006 beim Schwein FELCHLIN (1926)]. Neben Wasser enthält der Glaskörper $0,018^0/_0$ Eiweiß, $0,2^0/_0$ Fette und Lipoide, $0,005^0/_0$ Cholesterin, ferner Calcium etwa in gleicher Menge wie das Blut [JESS (1923)]. Die Menge der festen Bestandteile bestimmten LOHMEYER (1845) für das Kalb mit $1,36^0/_0$, MICHEL und WAGNER (1886) für den Ochsen mit $1,19^0/_0$ ($1,13^0/_0$ JESS); der durch Abpressen der Flüssigkeit gewonnene Rückstand ist außerordentlich gering, nach LOHMEYER $0,021^0/_0$, nach BAURMANN beim Rind etwa $0,93^0/_0$; BARBIERI (1924) findet sogar, daß der Glaskörper durch Schlagen ganz flüssig wird und restlos durch das Filter geht. Centrifugierung des frischen Glaskörpers führt nicht zu einer Trennung der wässerigen und geformten Bestandteile (VOGT nach FELCHLIN). Die Dialyse ergibt, daß die Flüssigkeit im Glaskörper (des Rindes) frei von Eiweißcolloiden ist, in der Hitze nicht gerinnt, mit Phenophthalein neutral reagiert, sich also als Lösung von Crystalloiden in Wasser darstellt. Der übrige Teil ist eine gelatinose Masse, Eiweißsubstanz, und gerinnt in der Hitze. Die Wasserstoffionenconcentration ist $p_H = 7,75$ [SCALINCI (1925), 4,4 BAURMANN, 6,5 MEESMANN (1926)]. Nach MEESMANN befindet sich der Glaskörper dauernd in einem alkalischen Quellungszustande.

Die Frage nach dem **feineren Gefüge des Glaskörpers** wird bereits seit mehr als 80 Jahren erörtert und ist auch jetzt noch nicht zur Ruhe gekommen, obwohl vergleichende Anatomie und Entwicklungsgeschichte, Spaltlampen- und Ultramikroskop zu Rate gezogen worden sind.

Vorher hatten DEMOURS (1741), ZINN (1753) und ARNOLD (1823) einen zelligen, d. h. kammerigen oder wabigen Bau mit unsichtbaren Scheidenwänden angenommen. PAPPENHEIM (1842) spricht sich als erster für eine concentrische Anordnung feinster Häutchen aus und BRÜCKE (1843, 1845) stellte solche durch Einlegen des Auges in Bleizuckerlösung dar, sah aber außerdem von der Membrana hyaloidea aus eine Menge äußerst feiner Membranen in den Glaskörper gehen, und zwar in Ebenen, die man sich nach allen Richtungen hin durch die gerade Verbindung zwischen Papille und hinterem Linsenpole gelegt denken kann. Das wäre also eine radiale Anordnung der Membranen, wie sie HANNOVER (1845) nach Chromsäurebehandlung des menschlichen Glaskörpers beschreibt; bei Säugern findet er nur concentrischen „zwiebelartigen" Bau um den aus der Fetalzeit stammenden Canalis hyaloideus, beim Menschen aber dazu noch von der Wand des Kanals ausgehende radiale Scheidewände, die den Glaskörper „apfelsinenartig" in 180 Sectoren zerlegen. BOWMAN (1848) erklärt den schaligen Bau als Fällungserscheinung, denn auch an beliebig zurechtgeschnittenen Stücken vom Glaskörper treten die Niederschläge immer parallel der Oberfläche auf. Eine radiale Anordnung bestehe wohl beim Fetus, beim Erwachsenen aber ein Gerüst aus Fasern, die sich in allen Richtungen überkreuzen. J. GERLACH (1853) schließt sich im wesentlichen HANNOVER an, ebenso D. SMITH (1868). DONCAN (1854) leugnet das Vorhandensein von Scheidewänden im Sinne HANNOVERs, gibt nur faltige Streifen hinter der Linse zu, die von den vorderen Seitenteilen der Hyaloidea zu kommen scheinen. Trotzdem ist er von einer Einteilung des Glaskörpers in Fächer überzeugt. Nach FINKBEINER (1855) sind die concentrischen und radialen Häutchen aus feinen Fasern zusammengesetzt. Ein Netzwerk aus feinen, sich vielfach kreuzenden und untereinander verbundenen Fasern, dessen gröbere Knotenpunkte sie als Zellen oder Kerne auffassen, sehen C. O. WEBER (1860) und BLIX (1868). IWANOFF (1865, 1872) bemerkt von Fasern eine dünne Lage aus mehreren locker verbundenen Schichten, die in der Gegend der Ora serrata beginnt und mit welligen Bündeln parallel der Oberfläche vorwärts geht, um die ganze Oberfläche des Glaskörpers zu bedecken; ferner findet er feine geschlängelte Fasern in dem äquatorialen Bezirk, aber erst an der Ora in großer Zahl, die er für den Anfang der Zonula hält; Membranen sind im Glaskörper nicht vorhanden. Nach CIACCIO (1870) besteht der Glaskörper ganz aus dünnen, runden, engverfilzten Fasern in einer etwas klebrigen homogenen Masse; die Fasern sind auch im frischen Glaskörper deutlich. H. VIRCHOW (1885) stellt ebenfalls für eine Anzahl Wirbeltiere und den Menschen ein engmaschiges Gerüstwerk aus glatten runden Fasern mit strahligen Knotenpunkten fest; stellenweise, besonders an der Oberfläche des Glaskörpers, sind die Gerüstmaschen so in die Länge gezogen, daß die Fasern sich dicht aneinander legen wie ein streifiges Gewebe. Nach Haensell (1886, 1888) zeigt der Glaskörper neugeborener Säuger und Menschen Zellen, deren protoplasmatische Ausläufer ein Netz bilden und zu Lamellen geordnet sind. Aus den Zellkernen ziehen Fasern durch die Protoplasmafortsätze und verbinden sich mit denen anderer Zellen zu einem Gerüstwerk. Später bildet sich das Protoplasma zur Grundsubstanz um, so daß nur das Gerüst mit Knotenpunkten übrig bleibt. Bei Erwachsenen ist sowohl die Rinde als die centrale Partie geschichtet, aber in dieser gehen gefensterte Membranen von der Wand des Glaskörperkanals radial gegen die Rinde. Straub (1888) wiederum findet im Glaskörper eine große Zahl gleich aussehender Häute; 8—10 beginnen an der Ora serrata und verlaufen mehr parallel der Netzhaut rückwärts, 3—4 kommen von der vorderen Grenzhaut und halten sich mehr parallel zur hinteren Linsenfläche. An der Papille treten die Häute wieder zusammen. Im Meridionalschnitt erscheinen sie meist als dünne Bänder, die durch sehr viel zartere Gebilde untereinander verbunden sind. Rauber (1894) unterscheidet meridional-concentrische (lamellose) und radiale Fibrillenzüge; hinter der Linse sind die Fasern besonders zahlreich und durcheinander gewirrt. Die ersten guten Abbildungen gibt G. Retzius (1894), der für den faserigen Bau des Glaskörpers eintritt, wie in der Folge noch Tornatola (1897, 1898), Addario (1901—1904), Haemers (1903), v. Lenhossék (1903), Wolfrum (1907, 1908), Gullstrand (1911), Mawas und Magitot (1912), Salzmann (1912), Studnička (1913), Erggelet (1914), Szent-Györgyi (1917), Koeppe (1918), Koby (1920), Vogt (1921), Comberg (1922), Lewis (1922), Déjean (1923), Leboucq (1924), Contino (1925) und Heesch (1927).

Gegenüber dieser langen Reihe von Verfechtern einer geformten Stützeinrichtung des Glaskörpers hält eine Anzahl von Forschern an dem ablehnenden Standpunkt R. Virchows (1852, 1853) fest und betrachtet den Glaskörper als structurlose Gallerte; so Henle (1866), Koelliker (1867), Stilling (1869), Lieberkühn (1872), Schwalbe (1874, 1887), Beauregard (1880), Schiefferdecker (1891), v. Bambeke (1899), Bertacchini (1901), Merkel, Keibel und neuerdings Baurmann (1923, 1926), Scalinci (1925) und Fracassi (1925). Sie berufen sich darauf, daß der frische Glaskörper unter dem gewöhnlichen Mikroskop tatsächlich geformte Bestandteile faseriger oder faserig-häutiger Art nicht erkennen läßt, und sehen alle nach Behandlung der Präparate mit chemischen Mitteln erzielten Structuren als Fällungs- oder Entmischungserzeugnisse an. Schwalbe schreibt zwar, wie Iwanoff und Stilling, der Rinde eine concentrische Schichtung zu, betont aber ausdrücklich, daß es sich einfach um schalig angeordnete Lagen von Glaskörpergallerte handle, die durch flüssigkeitsgefüllte Spalten getrennt seien; er gibt auch für den Kern die Möglichkeit des Vorhandenseins capillarer Spalten zu, die vom Centralkanal radial zur Rinde gehen. Besonders bemerkenswert erscheinen die Ausführungen von Baurmann, der die Erfahrungen der Colloidchemie und die Ergebnisse der neueren Fällungsversuche mit Gallerten herbeizieht. Nach seiner Meinung ist der Gegensatz zwischen der Menge der Fasern im fixierten Präparat und der Menge des festen Rückstandes beim Auspressen des Glaskörpers so ungeheuer, daß die Präexistenz der Fasern unmöglich ist. Auch die oberflächliche Verdichtung des Glaskörpers sei eine Fällungserscheinung. Die Untersuchung frischen Glaskörpers vom Rinde mit dem Immersionsultramikroskop läßt nun ein dichtes Gewirr feinster ultramikroskopischer Fäden erkennen, die sich in allen Richtungen überkreuzen, ohne miteinander verbunden zu sein. Sie sind bis wenigstens 30 μ lang; ihre Dicke liegt jedenfalls noch oberhalb der Wahrnehmbarkeitsgrenze von 15 $\mu\mu$, der gegenseitige Abstand beträgt im Mittel etwa 2,1 μ. Vielfach ordnen sich auch die Fäden zu Zügen, indem sie streckenweise vorwiegend parallel gerade oder leicht wellenförmig oder eng gekräuselt verlaufen. Sie zeigen außerdem die Neigung, sich der Oberfläche des Glaskörpers parallel zu lagern, wohl auch etwas dichter als in tieferen Bezirken, ohne daß eine mikroskopisch faßbare Grenzmembran entsteht. Demnach besteht der Glaskörper aus 2 Phasen, einer festen und einer flüssigen. Beim Dialysieren gegen Aqua destill. gehen nur Wasser und Salze durch die Membran, die Fasern bleiben zurück. Der Glaskörper ist also eine colloide, den Hydrogelen zuzurechnende Masse. Dafür spricht auch die Fähigkeit zu entquellen und wieder zu quellen, wobei die ultramikroskopische Faserstructur wieder auftritt. Daß die Aufquellung nur bis zum alten Umfange geschieht (Zinn), beruht wohl darauf, daß der Glaskörper sich in frischem Zustande nahe seinem Quellungsmaximum befindet. Baurmann kommt zu dem Schluß: Der Glaskörper ist makro- und mikroskopisch eine homogene, kernlose Gallerte mit ultramikroskopischer Gelstructur; er ist kein Gewebe im engeren Sinne, sondern ein Zellproduct, das an ein Secret erinnert. Die Flüssigkeit wird darin gebunden durch moleculare Anziehung; die geringe Menge gelbildender Substanz (etwa 0,1%) vermag dies durch die riesige Oberflächenentwicklung der ultramikroskopischen Fäden.

Man kann diesen Ausführungen Baurmanns eine starke Überzeugungskraft zubilligen, braucht aber meines Erachtens darum noch nicht auf die Anerkennung eines mikroskopischen Fasergerüstes neben dem ultramikroskopischen Fadenwerk zu verzichten, auch wenn dies Gerüst im frischen Glaskörper nicht nachzuweisen ist. Man darf ohne Scheu zugestehen, daß ein sehr großer Teil der durch Härtung und Färbung zur Anschauung gebrachten feineren Bauverhältnisse der Gewebe Kunsterzeugnisse im weiteren Sinne darstellt, wird aber, wenn verschiedene Behandlungsweisen gleiche Ergebnisse erzielen, anzunehmen berechtigt sein, daß schon in dem nichtbehandelten Gewebe kleinste Teilchen in bestimmter Weise geordnet und gerichtet sind. Der eine Einwand BAURMANNs, daß die Präexistenz eines Fasergerüstes mit der geringen Menge festen Rückstandes nicht zu vereinigen sei, scheint mir bei der großen Feinheit der Fasern nicht stichhaltig. Dem zweiten Einwande, daß ein Glaskörper aus Flüssigkeit plus mikroskopischem Gerüst ein optisch schlechtes, weil trübes Medium sei, und daß in einem für durchfallendes Licht klaren structurierten Medium nach den Gesetzen der Optik die Structurelemente klein sein müssen im Verhältnis zur Wellenlänge des Lichtes, wie bei den Ultrastructuren, kann man entgegenstellen, daß auch bei unserer Voraussetzung die bestimmt geordneten kleinsten Teilchen wohl dieser Forderung entsprechen, ganz abgesehen davon, daß Hornhaut und Linse ja auch klare structurierte Bildungen sind.

Unter den Forschern neuerer Zeit, die den Faserbau des Glaskörpers schildern, verdient vor allen G. RETZIUS genannt zu werden, zumal er seiner Abhandlung viele schöne Abbildungen beigefügt hat, von denen einige allgemein bekannt geworden sind. Er untersuchte eine größere Anzahl von Wirbeltieren, beschränkt aber im wesentlichen seine Angaben auf Kaninchen und Mensch. Das eigentliche Glaskörpergewebe besteht danach aus einem äußerst verwickelten Geflecht feinster, ziemlich steif aussehender, meist gekörnter (varicoser) Fasern mit Knotenpunkten, aber ohne Netzbildung; ob eine Verbindung in den Knotenpunkten vorliegt, ist fraglich. Das Geflecht zeigt örtliche Verschiedenheiten, beginnt auch in den centralen Teilen, besonders hinter der Linse, sich schon verhältnismäßig frühzeitig teilweise aufzulösen, so daß unregelmäßige Räume mit fetzigen Gewebsresten übrig bleiben. Um den hinteren Abschnitt des Glaskörpers ist eine Membrana hyaloidea, außer der Limitans int. retinae, als structurlose, glasklare Haut vorhanden, an deren Innenfläche spindelförmige oder verzweigte, mehr oder weniger platte Zellen unregelmäßig verteilt sind. Sie hat mit der vorderen Grenzschicht nichts zu tun, sondern geht an der Ora serrata einfach in die Limitans int. der Pars ciliaris retinae über. Die vordere Grenzschicht ist keine selbständige Membran; sie ist noch im 3. Lebensjahr sehr dünn, wird erst nach dem 20. Jahre deutlich und erreicht im späteren Alter gelegentlich bedeutende Dicke. Sie erscheint structurlos, weil die Fasern in ihr äußerst dicht zusammengepreßt sind, besteht aber aus einer Menge faseriger Blätter, von denen eine Anzahl sich an der Innenfläche der Grenzschicht abspaltet und rückwärts in den Glaskörper zieht, wo dann unter welligen Biegungen eine „pferdeschweifartige" Auflösung in das allgemeine Fasergeflecht erfolgt. Durch Abgabe dieser Lamellen wird die Grenzschicht gegen die Linse hin dünner; an der hinteren Linsenfläche fehlt sie, so daß das Glaskörpergewebe unmittelbar an der Linsenkapsel haftet. In der Nähe der Ora serrata löst sich die ganze vordere Grenzschicht in mehrere Faserlamellen auf, die zum Teil in verschiedenen Abständen wellig in den Glaskörper einbiegen und bis an dessen hinteres Drittel verfolgbar sind, ehe sie unter Zerfall in Einzelfasern verschwinden, zum Teil an der Oberfläche des Glaskörpers parallel der Netzhaut nach hinten ziehen und die bekannte concentrische Streifung verursachen. Alle diese Lamellen sind nicht frei, sondern hangen untereinander durch das feinfaserige Glaskörpergeflecht zusammen, stellen gewissermaßen nur verschiedene Faserströmungen vor.

Das Vorhandensein einer Membrana hyaloidea wurde in der Folge nicht bestätigt [TORNATOLA, WOLFRUM, SZENT-GYÖRGYI, FRACASSI (1923), LEBOUCQ]. Ferner ergab sich, daß die an der Ora serrata beginnende Faserströmung, das „RETZIUSsche System", nicht durch Auflösung der Grenzschicht entsteht, sondern nach ADDARIO und WOLFRUM von den hohen Zellen des Ciliarepithels dicht vor der Ora, teilweise auch aus den MÜLLERschen Stützfasern der Ora, wo dann die Limitans int. retinae unterbrochen erscheint (WOLFRUM). Hier hängt der Glaskörper besonders fest an der Bulbuswand, ähnlich wie am Rande der Sehnervenpapille, wo verhältnismäßig kräftige Fibrillen von den Zellen des vorderen Gliarings durch die Nervenfaserschicht hindurch gestreckt nach vorn in den Glaskörper strahlen. Die Faserung an der Ora ist am längsten bekannt, wird übrigens auch von BAURMANN zugegeben.

Von dieser „Glaskörperbasis" geht nach SALZMANN (1912) fast das ganze Glaskörpergerüst aus. Aus der etwas verworrenen Faserung sondert sich eine dichtere Lage ab, die *hintere Grenzschicht*. Sie zieht an der Netzhaut entlang rückwärts, feinstreifig parallel zur Oberfläche, meist leicht wellig, wie offenes Frauenhaar. Am dicksten an der Ora serrata verdünnt sie sich nach hinten allmählich durch Abschwenken von Fasern in den Glaskörper hinein und hört in der Gegend der Papille ganz auf. Mit der Limitans int. retinae ist sie ziemlich fest verbunden, deshalb hebt sich diese bei Härtungsschrumpfung mit dem Glaskörper ab. Diese Beschreibung paßt auf das RETZIUSsche System. Sonstige Fasern der Glaskörperbasis strahlen auseinanderstrebend gegen den lockeren Glaskörperkern hin. Etwa 1,5 mm vor der Ora keilt der Vorderrand der Glaskörperbasis aus, und bis etwa zur Mitte des Orbiculus findet sich nur noch ein sehr lockeres Faserwerk. Etwa 2 mm vor der Ora beginnt wieder eine Verdichtung des Glaskörpergerüstes, manchmal ziemlich scharfrandig gegen die lockere Faserung, so daß hier eine Lücke, die „Zonularspalte" (Salz-mann), in der Glaskörperwandung vorhanden ist. Diese oberflächenparallel gestreifte Verdichtung bildet als *vordere Grenzschicht* den Abschluß gegen die hintere Kammer und die Linse. Sie ist viel dünner, aber dichter als die hintere Grenzschicht, bleibt gleichmäßig bis an den Linsenrand; dann verdünnt sie sich stark gegen die Mitte der Fossa patellaris, ohne aber ganz zu schwinden. Gegen die hintere Kammer setzt sie sich scharf ab, gegen den Glaskörper deutlicher als die hintere Grenzschicht, obwohl auch aus ihr Fasern in den Glas-körper abbiegen. Das Glaskörpergerüst besteht aus unmeßbar feinen, weichen Fibrillen von der gleichen Brechkraft wie die Flüssigkeit, die sich nach allen Richtungen durchflechten. Membranen finden sich im Innern des Glaskörpers nicht, aber die Grenzschichten setzen sich aus concentrischen Lamellen zusammen, die von einem Netze von Fibrillen, noch viel feiner als im Glaskörperkern, hergestellt werden; je weiter nach außen, um so zarter werden die Fibrillen, um so dichter die Netze, doch ist auch die äußerste Lamelle noch nicht homogen.

Einen wichtigen Beitrag zur Kenntnis des Baues des Glaskörpers beim Menschen liefert Szent-Györgyi, ein Schüler v. Lenhosséks. Für die Existenz der Fibrillen sprechen nach seiner Ansicht schon die bei derselben Tierart immer ganz regelmäßig an derselben Stelle und in derselben Anordnung wiederkehrenden Fasersysteme. Er zerlegte gewöhnlich von den beiden zusammengehörigen Bulbi verschiedener Altersstufen den einen in dicke Meridional-, den anderen in Äquatorialschnitte. Als einzig wesentlichen morphologischen Bestandteil des Glaskörpers findet er ein Gerüst aus feineren oder gröberen, verzweigten und anastomosierenden Fibrillen, das zu selbständigem Wachstum und vielseitiger Aus-gestaltung befähigt ist. Die Anordnung in gewisse typische Fasersysteme hat wahr-scheinlich mechanische Ursachen. Die inneren Ausgestaltungsvorgänge setzen sich bis in das reifere Alter fort, selbst wenn schon stellenweise senile Veränderungen beginnen. Die Ausbildung geht bis zum 20. Jahre rasch vor sich und führt fast zu einer völligen Um-lagerung der Fibrillensysteme, die weiterhin langsam nur noch schärfer ausgeprägt werden. Etwa um das 40. Jahr zeigen sich die ersten Rückbildungen in den axialen Teilen; diese sind mit dem 60. Jahre größtenteils aufgelöst, während die peripheren Structuren erhalten bleiben. Trotz individualer Verschiedenheiten lassen sich meridionale, circulare und radiale Systeme sondern. In den Systemen sind, wenigstens im vorderen Abschnitte des Glas-körpers bis an oder etwas über den Äquator hinaus, die Fasern zum Teile lagenweise durch eine homogene Zwischensubstanz zu feinen Blättern („Membranellen" = den Faserlamellen Retzius) vereinigt, die sich aber im hinteren Teile des Glaskörpers in das allgemeine Fibrillen-gerüst auflösen. Der siebenmonatige Fetus besitzt noch den Glaskörperkanal mit einer hauptsächlich längsgefaserten Wandschicht; um diese ist der axiale Teil des Glaskörpers unregelmäßig gefasert. In der Rinde ist eine meridionale Faserung deutlich, darunter ein sagittal faseriger intermediarer Abschnitt. Beim Kinde von 2 Monaten befindet sich der Glaskörperkanal im Schwund, die Wandschicht löst sich auf, so daß intra- und extracanali-culares Faserwerk zusammenfließen. Eine festere Rinde und ein weicheres Mark sind noch nicht zu unterscheiden. Ein Kind von 3 Jahren und 4 Monaten läßt den Beginn des radialen Fasersystems erkennen. Im 13. Jahre zeigt der äußere Teil des Glaskörpers eine gewisse Ruhe, der innere noch starke Längsfaserzüge, die später schwinden. Vom 20. Jahre ab erscheinen keine neuen Fasersysteme mehr. Der endgültige Typus bei einem 46jährigen Manne weist eine festere Rinde mit meridionaler und circularer Faserung auf. Die meridio-nalen Fasern entsprechen im wesentlichen dem Retziusschen System, das unmittelbar vor der Ora serrata als schmales, ziemlich dichtes Bündel entspringt. Von den schon bei Retzius erwähnten Faserlamellen dieses Systems bilden die am weitesten nach innen ge-legenen eine „innere Grenzschicht der Rinde" etwa im mittleren Drittel des Glaskörpers, die sich nach hinten auflockert und verschwindet; zwischen ihr und der Oberfläche finden sich noch ein paar solcher concentrischer, aber schwächerer und kürzerer Verdichtungs-schichten. Vor dem Retziusschen System geht vom Ciliarepithel in schmaler Zone die lockere Faserung der Intermediarschicht ab und biegt über jenes nach hinten in sagittale Richtung um. Ihm gesellen sich noch einige von der Innenfläche der vorderen Grenzschicht abgespaltene, aber sich bald auflösende Blätter zu. Das Glaskörpermark hat einen Durch-messer von 7 mm und enthält ein sehr lockeres Fibrillengerüst, in dem nur einzelne stärkere sagittale Züge auftreten; an verschiedenen Stellen ist in Gestalt faserfreier Lücken der Beginn der Rückbildung des Gerüstwerks bemerkbar. Im Augengrunde liegt an der Ober-fläche noch ein zarteres concentrisch, d. h. meridional gefasertes System, das sich seitlich aber schon vor Erreichung der Faserung des Retziusschen Systems im allgemeinen Gerüste verliert. In der Umgebung der Papille wird es von vorwärts in den Glaskörper strebenden Fibrillen durchsetzt. Auf Äquatorialschnitten zeigt sich eine feine dichte Circularfaserung, teilweise noch bis in die Intermediarschicht. Außer den concentrischen Verdichtungen innerhalb des Retziusschen Systems fällt eine radiale Streifung der Rinde auf, hervorgerufen durch zahlreiche, sich in ziemlich gleichen Abständen haltende Verdichtungen des zwischen den circularen Fasern befindlichen und mit ihnen zusammenhangenden Gerüstwerks. Diese Streifung ist in sagittaler Richtung auf das Gebiet des RETZIUSschen Systems beschränkt, beginnt zunächst andeutungsweise hinter der Ora serrata, ist am Äquator am besten ausgebildet, indem sie von der Netzhaut bis zur inneren Grenzschicht der Rinde durchgeht, und verschwindet hinter dem Äquator. Eine ganz gleichartige radiale Streifung besteht auch in der Intermediarschicht bis an die Grenze des axialen Bezirks; die Verdichtungen beginnen breitbasig an der inneren Grenzschicht der Rinde und laufen innen meist in eine umgebogene Spitze aus, die eine Zusammensetzung aus Querschnitten feinster Membranellen erkennen läßt. Die Streifung nimmt vorn in Höhe der Ora serrata ihren Anfang und reicht etwas weiter hinter den Äquator als die der Rinde, bildet im hinteren Abschnitt, wo die innere Grenzschicht aufhört, vielfach die Fortsetzung der Rindenstreifung. Im vorderen Abschnitte des Glaskörpermarkes, teilweise im Anschluß an intermediare Verdichtungen, finden sich noch schmale, axialwärts umbiegende Streifen als Ausdruck von Membranellen, die im Meridionalschnitt als sagittale Faserzüge erscheinen. Auch im Bereiche des meridionalen Fasersystems im Augengrunde sind Andeutungen von radialen Verdichtungen vorhanden. Diese radiale Streifung erinnert stark an HANNOVERs Apfelsinenhypothese; es handelt sich bei den Verdichtungen tatsächlich um ein Auseinanderweichen der Fasermassen des RETZIUSschen und des intermediaren Systems und ein Zusammendrängen zu meridional-radial gestellten, scheidewandartigen Bildungen, die den Glaskörper auf die Länge ihrer sagittalen Ausdehnung in Sectoren teilen. Merkwürdigerweise zählt SZENT-GYÖRGYI deren ebensoviel wie HANNOVER, nämlich etwa 180. Er weist dabei auf Beobachtungen von EVERSBUSCH (1899) hin, nach denen Blutungen im Glaskörper sich vom Centrum her sternförmig ausbreiten.

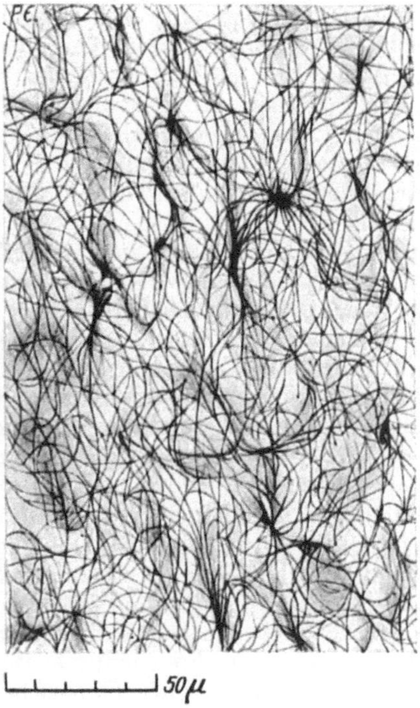

Aus jüngster Zeit stammen die Untersuchungen von LEBOUCQ. Dieser findet übereinstimmend bei Katze, Hund, Kaninchen, Meerschweinchen, Affe und Mensch Fasern und Fibrillen glioser Natur durch den ganzen Glaskörper. Von der Sehnervenpapille, aus der Netzhaut (in allen Altersstufen), von der Ora serrata und dem Ciliarkörper geht die Neuroglia in den Glaskörper, außerdem kommen Fasern von der Hinterfläche der Linse. Alle Fasern verlaufen lang, parallel oder leicht divergent unter zunehmender Verfeinerung gegen das Centrum des Glaskörpers und sind untereinander durch ein Fibrillennetz verbunden, das in der Peripherie eng, gegen das Centrum immer lockerer

Abb. 66. Fadengerüst des Glaskörpers eines Erwachsenen, 1,7 mm hinter dem hinteren Linsenpole. Die Fäden liegen in zarten Häutchen, die im Bilde stellenweise als leichte Schatten erscheinen. ZENKERsche Flüssigkeit; molybdänsaures Hämatoxylin. (Präparat von Prof. STIEVE.)

wird, so daß also das Glaskörpergewebe im Inneren weniger dicht ist. Am dünnsten sind die Fasern aus der Sehnervengegend, am stärksten die von der Ora serrata und der Linse. Die Fasern von der Linse sind sehr lang und strahlig angeordnet; die Fasern aus der Netzhaut erscheinen wie eine Folge überkreuzter Bündel, die sich central mit denen der Gegenseite und der Linse vermengen. Auf Schnitten tangential zur Innenfläche der Netzhaut zeigen die Basen der Fasern meridionale oder schraubige Anordnung. Eine Membr. limitans retinae, an der sich im fertigen Auge die Glaskörperfibrillen anheften (WOLFRUM u. a.), ist nach LEBOUCQ ebensowenig vorhanden wie eine verdichtete Glaskörperhülle; beim Abreißen des Glaskörpers von der Netzhaut entstehen Pseudomembranen an der Oberfläche, aber auch an beliebigen Rißflächen des Glaskörpers. Den Faserlamellen RETZIUS oder den Membranellen SZENT-GYÖRGYIS ist LEBOUCQ offenbar nicht begegnet.

Die Abb. 66 gibt das mit molybdänsaurem Hämatoxylin gefärbte Faserwerk des Glaskörpers eines Mannes in der Nähe des hinteren Linsenpoles wieder. Man sieht zumeist sehr zarte, gleichmäßig dicke Fasern mit glatter Oberfläche; die vereinzelten dunklen Pünktchen sind optische Querschnitte aus der

Focalebene heraustretender Fasern. Überall bemerkt man einfache Teilungen und Verbindungen, also eine Gerüstbildung, im Gegensatz zu Ciaccio, Retzius und Haemers, die nur eine Verfilzung der Fasern anerkennen. Ein Teil der Fasern ist lang, mehr oder weniger gestreckt und verläuft in annähernd sagittaler Richtung; der größere Teil ist in mannigfacher Weise und in den verschiedensten Richtungen geschwungen. Hie und da entstehen durch Überkreuzung zahlreicher Fasern knotenartige Verdichtungen, ohne daß eine Verschmelzung der Fasern eintritt. Über die etwas verwaschenen grauen Stellen im Bilde gab erst die Untersuchung mit Immersion Aufschluß. Eine ganze Anzahl scheinbarer, oft etwas stärkerer Fasern erwies sich als optischer Längsschnitt feiner, farbloser Häutchen, deren wellige Biegungen durch Heben und Senken des Tubus leicht zu verfolgen waren, bis die Häutchen sich flach in die Focalebene lagerten. Ob die wirklichen Fasern alle in solchen Häutchen liegen, ob und wie ferner die Häutchen sich untereinander verbinden, etwa zur Herstellung kammeriger Hohlräume, konnte ich nicht ermitteln. Nur soviel war mit Sicherheit zu erkennen, daß die aus größeren Knoten gegen den Beschauer emportretenden Fasern durch zarte Häutchen untereinander zusammenhangen.

Die Glaskörperfasern sind weder leimgebendes Bindegewebe, noch elastisch; Studnička bezeichnet sie als eine Abart der embryonalen präcollagenen Baufibrillen. Die Mehrzahl der neueren Beobachter faßt sie als Glia auf. Zu den Fasern gehörige Zellen sind jedoch im Glaskörper nicht vorhanden. Nach Déjean (1924) sind die Fasern ein Ausscheidungsproduct der Netzhautzellen, das zunächst eine gleichmäßige Masse bildet, dann feine Fäserchen aus sich hervorgehen läßt, die in verschiedenen Richtungen verlaufen. Was hier an Zellen, wenigstens beim Erwachsenen, meist nahe der Oberfläche (Cellulae subhyaloideae Ciaccio) gefunden wird, gehört wahrscheinlich zu den Wanderzellen, — Iwanoff (1865) sah im überlebenden Glaskörper amöboide Bewegungen an ihnen —, doch ist auch die Vermutung aufgetaucht, daß es vielleicht aus der Netzhaut ausgewanderte Gliazellen seien (Seefelder, Mawas und Magitot, Leboucq). Nach Fracassi (1923) sind sie mesodermaler Abkunft und stammen aus der Wand der embryonalen A. hyaloidea; sie sollen sich auch nach Schwund der Arterie noch vermehren und zur Bildung von Glaskörper beitragen. Contino (1923) stellte mittels des Golgischen Verfahrens in mit Sublimat gehärteten Glaskörpern „asteroide“, d. h. den Astrocyten der Glia ähnliche Zellen dar. Sie lagen in einer gewissen Entfernung von der Oberfläche in einer einige Millimeter breiten Zone, drangen aber nie bis zur Mitte vor. Von einem centralen Knoten gingen kurze Fortsätze schopfartig nach allen Seiten, längere bündelförmig nur gegen das Centrum des Glaskörpers hin. Er faßte sie als Gliazellen auf. Greeff (1927) konnte nach demselben Verfahren diesen Befund bestätigen, nicht aber nach Härtung in sublimatfreien Flüssigkeiten. Die Entdeckung ganz ebenso aussehender „Spinnenzellen“ in dem coagulierten, stärker eiweißhaltigen Kammerwasser eines mit Zenkerscher Flüssigkeit behandelten Auges führte zu Versuchen mit in 1%igem Sublimat coaguliertem Hühnereiweiß und in derselben Flüssigkeit gelöster Gelatine: das Ergebnis waren ebenfalls „Spinnenzellen“ derselben Form. Greeff schließt daraus, daß Contino auch nur Kunsterzeugnisse vor sich gehabt habe. Koeppe gibt an, daß im lebenden normalen Glaskörper mit dem Spaltlampenmikroskope Zellen zu erkennen seien.

Fehlt auch eine gesondert darstellbare „Membrana hyaloidea“, wie sie früher als Glaskörperhülle angenommen wurde, so wird doch eine schwache oberflächliche Verdichtung des Faserwerkes im Bereiche der Pars optica retinae als „hintere Grenzschicht“ von Carlini (1912) angegeben (s. auch

SALZMANN S. 181). Die als vordere Grenzschicht bezeichnete Oberflächenverdichtung von der Linse bis in die Gegend der Ora serrata ist jetzt wohl allgemein anerkannt. Sie erreicht die Ora nicht ganz, sondern verliert sich etwa 2 mm davor zwischen den vom Ciliarepithel in den Glaskörper ziehenden Fasermassen an der Zonularspalte (SALZMANN). Beim Kind noch dünn, nimmt sie mit den Jahren an Mächtigkeit zu und besitzt beim Erwachsenen eine Dicke von 0,023 mm (SZENT-GYÖRGYI, 0,012—0,059 mm SALZMANN); gegen die Linse hin wird sie schwächer. Die im wesentlichen meridionale, nach SALZMANN netzförmige Faserung tritt bei der dichten Zusammenpressung der Fasern nicht hervor, doch ist auf dem Meridionalschnitt in der Regel ein blättriges Gefüge angedeutet. An der Außenfläche wird die Grenzschicht durch äquatoriale Faserzüge verstärkt, die von den dicht aufliegenden, meridional verlaufenden Zonulafasern rechtwinklig abbiegen [Graf SPEE (1902)]; SALZMANN erwähnt auch eine innere Verstärkung durch kräftige meridionale Fasern. Die Verbindung mit der Hinterfläche der Linse geschieht in der Nähe des Randes, gelegentlich durch einen besonderen Verdichtungsring mit äquatorialer Faserung [Lig. hyaloideo-capsulare WIEGER (1883), SALZMANN, Graf SPEE, CARLINI]; in der Fossa patellaris ist die Grenzschicht stark verdünnt. — Die erste Andeutung der vorderen Grenzschicht in der späteren Fetalzeit liegt innerhalb des Glaskörpers, der sich da noch mit den Verzweigungen der A. hyaloidea zwischen Ciliarkörper und Linsenrand nach vorn bis unter die Iriswurzel schiebt. Selbst beim dreijährigen Kind ist der ganze Orbicularraum außer von der Zonula noch von Glaskörperfibrillen eingenommen, die von der Limitans des Ciliarepithels kommen und durch die dünne Grenzschicht hindurchziehen (SZENT-GYÖRGYI). Einen Rest davon sieht SALZMANN beim Erwachsenen in einer zarten Fibrillenmasse, die sich mit dreiseitig prismatischer Basis neben dem Lig. hyaloideo-capsulare von der vorderen Grenzschicht erhebt und, allmählich sich verschmächtigend, auf der Linsenkapsel zwischen den hinteren Zonulafasern hindurch bis zum Linsenäquator, selbst bis an die vorderen Zonulafasern verfolgbar ist. Außerdem gehen, auch beim Erwachsenen, von der Oberfläche der Grenzschicht im Orbicularraume feine Fibrillen schräg vorwärts zwischen den Zonulafasern hindurch an das Ciliarepithel oder die Limitans ciliaris, und bisweilen treten über den Ciliartälern meridional gestellte zarthäutige Anhänge auf, die bereits erwähnten „Ligaments cordiformes" (CAMPOS), die sich in den Tälern zu Bändern und Fasern aufspalten und damit an die Limitans ciliaris heften (s. S. 178).

Viel umstritten ist der sog. *Canalis hyaloideus* oder der Centralkanal des Glaskörpers, der sich als röhrenförmiger, mit wässeriger Flüssigkeit gefüllter Hohlraum von der Sehnervenpapille aus durch den Glaskörper zur hinteren Linsenfläche, etwa in der Mitte zwischen Pol und nasalem Rand, erstrecken soll. Nach seinem Entdecker STILLING (1869) ist er nicht als Überbleibsel des sog. Canalis Cloqueti aufzufassen, in dem beim Embryo die A. hyaloidea verläuft, sondern erst nach der Rückbildung der Arterie zu finden und nimmt nach der Geburt oft erheblich an Durchmesser zu. Er erscheint also als eine Bildung, die sich mit dem Wachstume des Auges entwickelt. Der Kanal soll durch ein besonderes Häutchen, das vorne und hinten in die Rinde des Glaskörpers übergeht, begrenzt sein und als Abzugsweg der Glaskörperflüssigkeit zum Lymphgefäßgebiet des Sehnerven dienen (STILLING, SCHWALBE, LEBER). Beim Neugeborenen mißt der Durchmesser 0,5 mm, beim Erwachsenen 2 mm. SALZMANN führt ihn als Tatsache an und läßt ihn, wie die älteren Beschreiber, mit einer trichterförmigen Erweiterung, der Area Martegiani, an der Papille beginnen. CIRINCIONE (1902), WOLFRUM (1908, 1910), SEEFELDER (1910), MAWAS und MAGITOT (1912) leugnen das Vorhandensein des Kanals im menschlichen Auge, nach Franz (1913) kommt er nur selten vor. Szent-Györgyi sah zwei Monate nach der Geburt nur noch eine schwache Andeutung von ihm. Er hat nie einen freien Hohlraum, sondern ist vor wie nach dem Schwunde der Arterie mit einem lockeren Fibrillengerüst erfüllt. Stilling (1913) hält aber seine Behauptung aufrecht und stützt sich dabei auf die Bestätigung durch Schaaff (1907, 1910) und Bribach (1910). Vogt und Koeppe konnten mit dem Spaltlampenmikroskop im lebenden Auge nichts von dem Kanal bemerken, dagegen fand ihn Baurmann (1926) im frischen Glaskörper des menschlichen Neugeborenen: er besitzt keine eigene Wand, nur die ultramikroskopischen Glaskörperfäden passen sich in ihrer Lagerung der rundlichen oder spaltförmigen Lichtung des Kanals an, indem sie teils parallel, teils schräg zu dessen Längsrichtung verlaufen. Auch nach Contino (1925) ist der Kanal beim Menschen in der Jugend nachweisbar und verhältnismäßig größer als bei den Tieren. Hoffmann (1926)

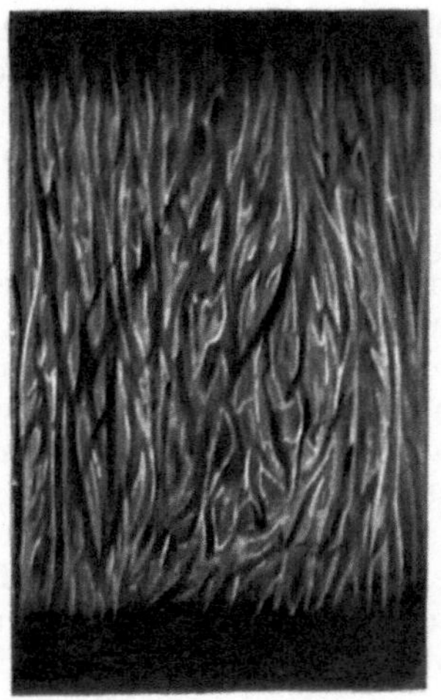

Abb. 67. Normales Glaskörpergerüst im Spaltlampenbild. (Aus Vogt.)

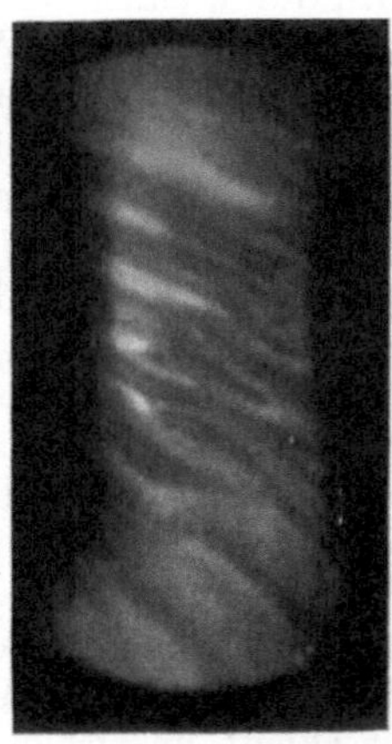

Abb. 68. Ultramikroskopisches Bild der vorderen Grenzfläche des frischen Glaskörpers vom Rind. Lichtbild. (Aus Baurmann.)

fand im Auge eines 8jährigen Kindes, dessen Glaskörper nach Stoß getrübt war, unter der Spaltlampe den retrolentalen Raum optisch leer, aber dicht hinter der Mitte der hinteren Linsenfläche die Vogtsche Bogenlinie sehr klar concentrisch um den Hyaloidearest. Von hier aus erschien die Glaskörperoberfläche nabelartig eingezogen, so daß man tief in einen nach hinten sich trichterförmig verjüngenden Kanal hineinschaute, dessen Wände reflectierten. — Beim Suchen nach einem hinteren Abflußwege der Glaskörperflüssigkeit in den Sehnerven erhielt Behr (1912) an 6 lebenden menschlichen Augen nach Einspritzung von Tusche und Methylenblau in den Glaskörper dasselbe negative Ergebnis wie früher Nuël und Benoit; bei Einspritzung von Berlinerblau durch Einstich in den Sehnerven des Leichenauges dringt zwar die Farbe in der Netzhaut bis über den Äquator nach vorn, nicht aber in den Glaskörper.

Bei einem Rückblick auf die Arbeiten über den Feinbau des Glaskörpers wird man zwar nicht sagen können, daß die Frage durch die Vertreter eines faserigen Gefüges bereits zufriedenstellend beantwortet sei, aber es ist doch in einer Reihe von Punkten Übereinstimmung erzielt, die weiterer Forschung den Weg weist.

Die *Untersuchung* des lebenden Glaskörpers *mit dem Spaltlampenmikroskop* hat nun keineswegs zu einer Klärung der Verhältnisse geführt, sondern nur neue Fragen aufgeworfen. Trotz der verhältnismäßig geringen, zur Verwendung möglichen Vergrößerung hat sie Ergebnisse gebracht, die in völligem Gegensatze zu der Ergebnislosigkeit der mikroskopischen Untersuchung des frischen Glaskörpers selbst mit stärksten Vergrößerungen stehen.

GULLSTRAND (1911) sah mehrere verschieden tiefliegende, wie aus einem Netzwerke gebildete Membranen, die sich hauptsächlich in frontaler Richtung auszudehnen schienen. ERGGELET (1914) beschreibt teils zart, teils derber erscheinende Häutchen, glatt oder mit convergenten oder parallelen Falten; außerdem kommen mehr bandförmige, sehr häufig fädige Bildungen verschiedener Stärke mit geradem oder welligem Verlauf und sehr feine Pünktchen vor. Dazwischen bestehen optisch leere Räume; so nicht selten hinter der Linse ein leeres Kugelsegment, das manchmal durch eine der Linsenfläche fast parallele Membran von den weiter hinten erkennbaren Structuren getrennt wird. Bewegungen des Auges haben leichte Wellenbewegung der Häutchen und Bänder im Gefolge, besonders mehr gegen die Tiefe hin. KOEPPE (1918) findet hinter dem scheinbar leeren retrolentalen Raume die „vordere Grenzschicht" des Glaskörpers als Netzwerk graulicher, vielfach gekreuzter Fasern mit Lücken dazwischen. Neben einer mehr oder weniger senkrechten Haupt- oder Längsfaserung unterscheidet er eine etwa horizontale Neben- oder Querfaserung. Die Fasern liegen nicht in Häutchen, aber Faltenbildung zeigen sowohl die vordere Grenzschicht als die tieferen Schichten. KOBY (1920) beobachtet verschiedene Typen eines faserigen Glaskörpergerüstes mit leeren Räumen zwischen den Fasern. Im Raume hinter der Linse reicht die Faserung häufig bis nahe an die Linsenkapsel. Eine Membrana hyaloidea ist im linsenlosen Auge oft nachzuweisen. Nach VOGT (1921) wechseln Bauart und Deutlichkeit des Glaskörpergerüstes in normalen Augen beträchtlich, doch herrscht der blätterige Bau vor. Die Blätter sind meist senkrecht und frontal dicht hintereinander geordnet und geben bei Bewegung, bei aufrechter Kopfhaltung, verticale Falten (Abb. 67). COMBERG (1922) bemerkt, daß der optisch leere Raum hinter der Linse nichts mit der capillaren postlenticularen Spalte zu tun hat, er ist auch bei fehlender Linse hinter der Grenzschicht vorhanden vor den tiefer gelegenen Fasergerüstschichten. Also handelt es sich wohl um eine Flüssigkeitszone, die wenig sichtbare Fasern enthält. Im linsenlosen Auge konnte auch mit den stärksten Vergrößerungen des Spaltlampenmikroskops die vordere Grenzschicht nicht in ihre Baubestandteile aufgelöst werden. VERAGUT (1923) stellte bei 24facher Vergrößerung in 82 normalen Kinderaugen stets ein Glaskörpergerüst fest. In $91,46^0/_0$ handelte es sich um frontale, faltige Häutchen, die nicht immer in allen Teilen des Gesichtsfeldes gleiche Lichtstärke besaßen. Ein rein fädiges Gerüst wurde nicht bemerkt, wohl aber in $8,44^0/_0$ ein teils fädiges, teils faltiges, wobei die fädigen Abschnitte frontal zwischen den faltigen angeordnet waren. Einzelfäden zeigten sich in $35,37^0/_0$, gewöhnlich nasal unten, aber auch temporal unten, in $84,15^0/_0$ fanden sich meist weiße, daneben gebliche bis gelbe, oft hell aufleuchtende Punkteinlagerungen. Der retrolentale Raum ist in der Regel leer, enthält aber oft eine feine Faserstructur.

Diese weitgehend übereinstimmenden Angaben mit den Befunden am frischen und gehärteten anatomischen Präparat in Einklang zu bringen, scheint zunächst kaum möglich. Fasern von der Feinheit derer in der Abb. 66 dürften mit den benutzten schwachen Vergrößerungen in ungefärbtem Zustande auch beim Gebrauch von Bogenlicht nicht zu erkennen sein. Dagegen könnten wohl die zarten, von mir oben erwähnten Häutchen bei geeigneter Stellung einen Teil des Lichtes zurückwerfen, obschon ich nicht den Eindruck habe, als ob die Häutchen vorwiegend frontal angeordnet seien. Zur Lösung der Frage hat BAURMANN neue und meines Erachtens befriedigende Untersuchungen mit einer 235facher Vergrößerung bei Benutzung von Bogenlicht und Mikrospalt angestellt. Er erhält an der vorderen Grenzfläche des herausgenommenen Glaskörpers Bilder wie mit dem Spaltlampenmikroskop, nämlich eine stark reflectierende Fläche von dunklen und hellen, oft Y-förmig sich trennenden und verbindenden Streifen durchzogen. Die Streifen bestehen aus senkrecht zu ihrer Längsachse verlaufenden ultramikroskopischen Fäden, die gleichgerichtet und wellenförmig geschwungen sind, so daß sie das Licht ungleich, auf den Wellenbergen am stärksten zurückwerfen (Abb. 68). Die Fäden kommen aus der Tiefe des Glaskörpers und ordnen sich gegen die Linse in eine leicht gewellte Fläche.

Der Befund ist am Glaskörper des Rindes der gleiche wie beim neugeborenen Menschen. Es hängt sowohl an der Oberfläche als in der Tiefe des Glaskörpers von der Einfallsrichtung des Beleuchtungsbüschels zur Verlaufsrichtung der Fäden ab, ob diese heller oder dunkler hervortreten. Daher auch die Verschiedenheit der Bilder bei der Spaltlampenmikroskopie. Optisch leer erscheinen bei

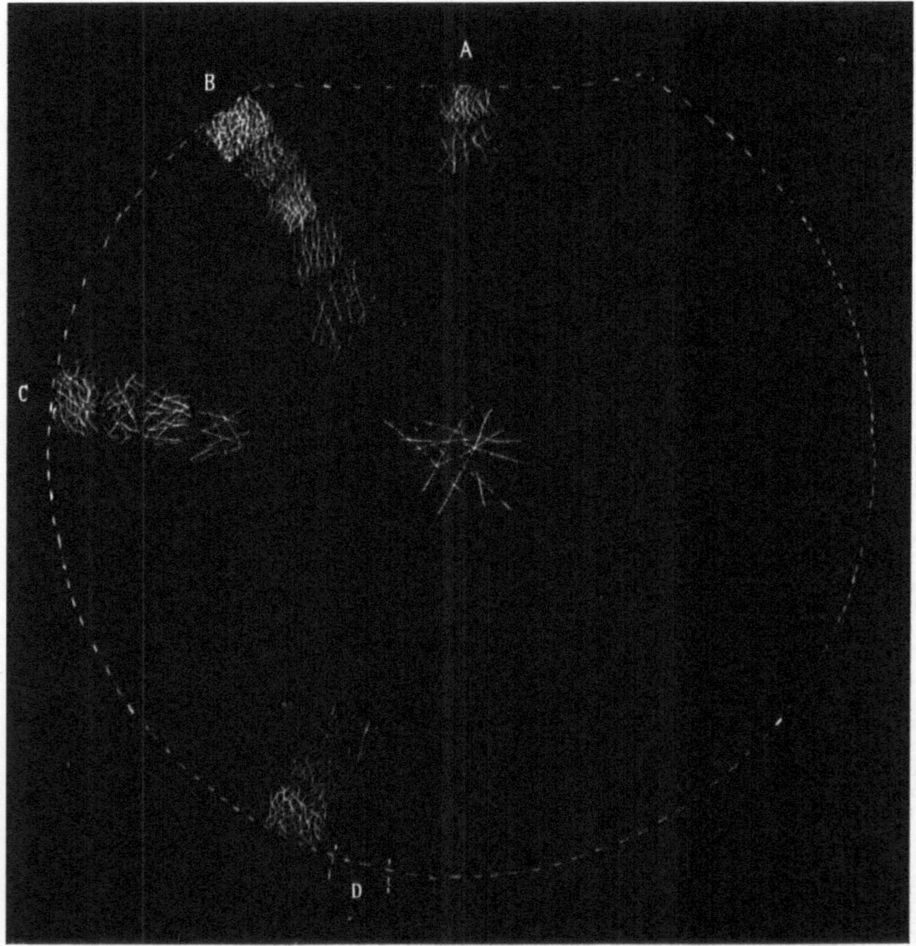

Abb. 69. Schematische Aufzeichnung der verschiedenen Structuren des Glaskörpers. (Aus Heesch.) *A* Fossa patellaris, *B* Gegend der Ora serrata, *C* Gegend des Äquators, *D* Sehnervenpapille.

geringerer Lichtstärke und schwächerer Vergrößerung Gebiete, in denen die Ultrafäden völlig ungeordnet liegen.

Wie hier Baurmann eine einleuchtende Vermittlung zwischen Spaltlampenbild im lebenden Auge und ultramikroskopischem Bau des frischen, herausgenommenen Glaskörpers bietet, so strebt Heesch (1926, 1927) nun auch eine solche zwischen ultramikroskopischem Befund im frischen und mikroskopischen Fadengerüst im fixierten Präparat an. Im Immersionsultramikroskop ist der feinfädige Bau des frischen Glaskörpers völlig einheitlich, nur in der Packungsdichte bestehen Unterschiede zwischen Centrum und Peripherie: der allgemeine Faserfilz zeigt im vorderen Teile des Glaskörpers, in der Gegend der Ora und des Orbiculus cil. eine breite Schicht dichteren Gefüges, zugleich mit kürzeren Fäden als im Centrum (Abb. 69). Fixation von Ochsenaugen in Formol, ZENKER, MÜLLER und steigendem Alkohol ergibt überall dasselbe feinfädige Gefüge wie im frischen Glaskörper, nur die Packungsdichte ist erheblich verschieden; sie nimmt von Formol über MÜLLER und ZENKER zum Alkohol zu. Die örtlichen Unterschiede sind weniger deutlich als im frischen Präparate. Die mikroskopische Structur läßt sich zwanglos durch Zusammenlagerung der Ultrafäden bis zu Aggregaten mikroskopischer Sichtbarkeit erklären. Bei Färbung des frischen Glaskörpers erscheinen die Ultrafäden weiß auf farbigem Dunkelfeld. Die Färbung der mikroskopischen Fäden kommt durch Zwischenlagerung der Farbstoffteilchen zwischen die sich zusammenlagernden Ultrafäden zustande, wo sie adsorptiv festgehalten werden. Daß die mikroskopischen Glaskörperfäden im Schnitt in bevorzugten Richtungen verlaufen, möchte HEESCH als Folge ungleichmäßigen Eindringens der Fixierungsflüssigkeiten durch die Augenhäute ansehen.

Über die *Herkunft* des Glaskörpers gehen die Meinungen der zahlreichen Forscher, die von der Entwicklungsgeschichte Aufschluß erhofften, noch weit auseinander. Die Ansicht, daß der Glaskörper ein Transsudat aus der embryonalen A. hyaloidea darstelle [KESSLER (1871), BEAUREGARD (1880), SPAMPANI (1901)] kann als verlassen gelten. Das Eindringen von Mesoderm in den Augenbecher und die Ausbildung des Systems der A. hyaloidea legte den Gedanken nahe, den Glaskörper von mesodermalen Zellen herzuleiten [SCHÖLLER (1848), R. VIRCHOW (1851), MAGNI (1882), RETZIUS (1894), CARINI (1899), BERTACCHINI (1901), DE WAELE (1900, 1902), WALDEYER, BENEKE (1903), CIRINCIONE (1905), CALDERARO (1909), MONESI (1921), FRACASSI (1923)]. Als Beweis für die Abkunft des Glaskörpers von echter Bindesubstanz wurde auch das atypische Auftreten von Fett [LANGE (1897)], Knorpel [HESS, SELIGSOHN (1905)] und Knochen [v. WITTICH (1853)] angesehen. Gegen den mesodermalen Ursprung spricht aber die Tatsache, daß bei den Schwanzlurchen, Reptilien und Vögeln ein Glaskörper entsteht, ohne daß jemals embryonales Bindegewebe im Augenbecher vorhanden gewesen wäre. In neuerer Zeit gewann man mehr und mehr die Überzeugung, daß schon in früher Embryonalzeit sich die Anlage der Netzhaut und Linse an der Bildung des Glaskörpers beteiligt; umstritten blieb nur die Größe des ectodermalen Anteils am endgültigen Glaskörper. Nach CIRINCIONE bedeutet der ectodermale Anteil nur eine zeitweilige „Ausfüllungsmasse", nach VAN PÉE (1902) tritt er zwar früher auf als der mesodermale, jedoch überwiegt dieser später an Masse. So läßt auch FRORIEP (1905) den fertigen Glaskörper aus einer innigen Verbindung beider Anteile hervorgehen, aber der Charakter der neuen Gewebseinheit werde nicht durch die äußerst zarte und hinfällige ectodermale Grundlage, sondern durch den kräftigeren mesodermalen Einbau bestimmt. STUDNIČKA (1913) hält wenigstens nicht für ausgeschlossen, daß gewisse Abschnitte des fertigen Glaskörpers auf Mesoderm zurückzuführen sind. Im Gegensatz dazu bezeichnen ADDARIO (1902), KOELLIKER (1903), v. SZILY (1904, 1908), WOLFRUM (1907), SUGANUMA (1907, 1908), DRUAULT (1913) den im Anschluß an die Glaskörpergefäße entstandenen mesodermalen Glaskörper als vorübergehend; er schwindet mit der Rückbildung der Gefäße, so daß der fertige Glaskörper eine ectodermale Bildung ist. Für diese zuerst von TORNATOLA (1897) ausgesprochene Auffassung entscheiden sich unter anderen auch RABL (1899), FISCHEL (1900), v. LENHOSSÉK (1903), AXENFELD, SEEFELDER (1910), MAWAS und MAGITOT (1912), FRANZ (1913), HOWARD (1920), LEBOUCQ (1924); MARCHAND (1911) fand in einem Ovarialteratom augenartige Bildungen mit Netzhaut und deutlich gliosem Glaskörper. MAWAS und MAGITOT unterscheiden nach ihren Untersuchungen an menschlichen Embryonen und Neugeborenen den ursprünglichen (primordialen), den zeitweiligen (transitorischen) und den endgültigen (definitiven) Glaskörper. Der erstgenannte besteht aus äußerst feinen protoplasmatischen Ausläufern der Stützzellen der Netzhaut, vorübergehend auch der Zellen des Linsenbläschens. Die „intraocularen Mesodermmassen", die von der 4. Woche ab als Blutgefäße und Bindegewebszellen in den Augenbecher eindringen, haben mit dem Glaskörper nichts zu tun. Die Zellen im Glaskörper stammen von der Retina, verfetten, lösen sich auf und beteiligen sich mindestens an der Bildung der Glaskörperflüssigkeit. Der zeitweilige (hyaloidische) Glaskörper entsteht etwas später aus Gliazellen, die die A. hyaloidea umhüllen und als gliöses Netz zuerst im Sehnerven um die Gefäße auftreten. Die haarförmigen Ausläufer der Zellen bilden Glaskörperfasern; von den Gefäßen abgelöste Zellen werden blasig und gehen zugrunde. Das Fasernetz schwindet mit den zugehörigen Gefäßen. Die Herstellung des endgültigen Glaskörpers beginnt mit der 10. Woche. Die Stützzellen der Netzhaut liefern von neuem zahlreiche, dichte und feine Fibrillen; außerdem senden die Zellen des sich um diese Zeit ausbildenden Ciliarkörpers sogleich Fibrillen aus, die teils vordere

Glaskörperfasern, teils Zonulafasern bilden. Vom 3.—7. Monat drückt der endgültige Glaskörper den hyaloidischen immer mehr gegen die Sehnervenpapille hin zusammen. Nach Druault tritt der endgültige Glaskörper zunächst als dünne Schicht zwischen Netzhaut und äußersten Glaskörpergefäßen auf, verdickt sich allmählich und verdrängt so den mesodermalen Glaskörper. Das würde sich mit der Ansicht von Franz vereinigen lassen, wonach dem Glaskörper der Wert einer stark gewucherten Basalmembran der Netzhaut zugesprochen werden könnte. Vorher schon hatten Mawas und Magitot, unter Ablehnung einer Limitans int. retinae, den Glaskörper nur als einen Teil der Netzhaut bezeichnet.

Bei unvollkommener Rückbildung der fetalen Glaskörpergefäße bleiben gelegentlich, auch beim Erwachsenen ophthalmoskopisch oder mit dem Spaltlampenmikroskop Reste nachweisbar, die entweder an der Sehnervenpapille haften, wie der „centrale Bindegewebsmeniscus" (Kuhnt) und der „präpapillare Pfropf" (S. 146), mehr oder weniger der hinteren Linsenfläche angelagert sind oder frei im Glaskörper schwimmen. So sah z. B. Ruhwandl (1907) den verödeten Stamm der A. hyaloidea und einen großen Teil seiner Verzweigungen an der Hinterfläche der Linse und dazu noch Gefäßreste im Glaskörper; in je einem Falle von van Duyse (1902) und Hirsch (1904) war die Arterie von der Papille bis zur Linse erhalten, verlief im horizontalen Meridian auf der nasalen Seite und befestigte sich an der Linse nahe dem Äquator. Bei einem achtjährigen Kinde fand Hoffmann (1926) ein schlauchartiges, graurosabräunliches Gebilde, etwa ein Drittel Papillenbreite dick, das aus dem nasalen Abschnitte der Papille hervortrat, horizontal über die Macula hinweg bis zur temporalen Seite des Ciliarkörpers, nahe dem Linsenäquator, ging und sich mit schalenförmiger, zackiger weißer Trübung an die hier etwas faltige Linsenkapsel heftete. Am Ursprung dreieckig und bandartig flach verjüngte es sich gegen die Macula zu einem rundlichen Strang und war mit der Netzhaut verwachsen. Offenbar handelte es sich um eine frühembryonale Verlagerung der A. hyaloidea aus der Mitte des Glaskörpers an die Netzhaut. Venose Blutgefäßstämmchen in der derben Einscheidung waren vielleicht Netzhautvenen. Ein ähnlicher Fall ist nur noch von Sulzer (1888) veröffentlicht. Man vergleiche hierzu auch das Kapitel Mißbildungen in diesem Band.

D. Das Linsenbändchen, Zonula ciliaris (Zinnii).

Das *Linsenbändchen* — Strahlenbändchen der Linse, *Zonula ciliaris* (Zinnii) — hält die Linse in ihrer Lage und spielt zugleich eine wesentliche Vermittlerrolle bei der Accommodation (Abb. 70). Es erstreckt sich als Ring in einer sagittalen Breite von etwa 6 mm aus der Gegend der Ora serrata durch den Orbicularraum bis auf den Linsenrand und läßt dabei zwei Abschnitte unterscheiden. Davon ist der breitere hintere nach außen mit der Pars ciliaris retinae verwachsen, nach innen der vorderen Grenzschicht des Glaskörpers eng angepreßt, während der vordere vom Vorderrande des Ciliarkörpers frei zum Linsenrande durch den circumlentalen Raum herüberspringt (vgl. auch Abb. 27, S. 71). Der hintere Abschnitt erscheint als glasig durchsichtige Platte, die aus mehr oder weniger dicht gelagerten, gestreckten, hauptsächlich meridional verlaufenden Fasern zusammengesetzt, also keine geschlossene Haut ist [Topolanski (1891)]. Hinten dünn und teilweise von den in den Glaskörper ziehenden ciliaren Faserbüscheln durchbrochen, nimmt diese Faserplatte nach vorn durch Hinzutreten neuer Fasern an Dicke zu. Am Ciliarkörper paßt sie sich dessen Faltungen an, doch bleibt die Mehrzahl der Fasern in der Tiefe der Ciliartäler; an den Seitenflächen und über dem Kamme der Ciliarfortsätze liegen sie nur in dünner Schicht, lassen auch häufig die Kuppen der Fortsätze ganz frei (Abb.71). Im vorderen Abschnitte der Zonula entfernen sich die Fasern voneinander und fassen den Linsenrand zwischen sich. In den Ciliartälern hebt sich die Faserplatte nach vorn allmählich vom Ciliarepithel ab, so daß zwischen beiden je ein sich gegen die hintere Augenkammer öffnender Raum entsteht; diese „Recessus camerae posterioris" [KUHNT (1881)] sind nach hinten nicht geschlossen, sondern zwischen den Zonulafasern mit dem Orbicularraum in Zusammenhang [CZERMAK (1885)].

Die Dicke der Zonulafasern schwankt zwischen derjenigen feinster Bindegewebsfibrillen und 9—22 μ (KOELLIKER), sogar bis 30 μ (HENLE) und 40 μ (SALZMANN). Die dickeren Fasern (Zonulabalken RETZIUS, Faserstäbchen Graf SPEE) splittern sich an beiden Enden in Fibrillen auf, zeigen selbst aber keine fibrillare Längstreifung; SALZMANN nimmt eine Verschmelzung, O. SCHULTZE nur eine Verkittung der Fibrillen an. Die längsten Fasern messen beim

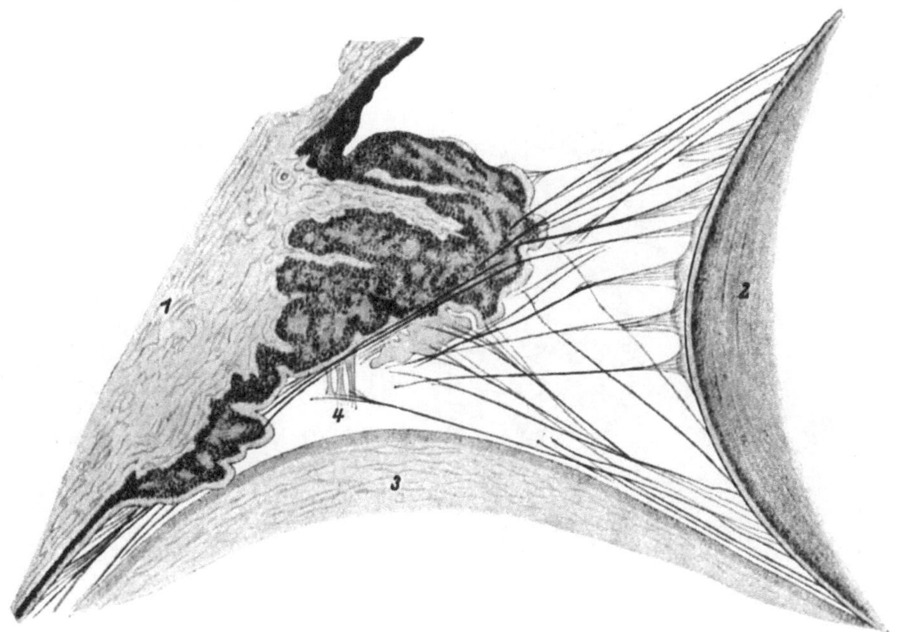

Abb. 70. Zonula ciliaris des Menschen. (Nach RETZIUS.) *1* Corpus ciliare und Processus ciliaris mit Iriswurzel, *2* Linse, *3* Glaskörper, *4* Anheftungsfasern. Am Linsenäquator ist die Zonulalamelle etwas abgehoben.

Erwachsenen bis zu 7 mm [EGGER (1924)]. Die Fasern sind wasserhell und scharfkantig, nicht elastisch, sondern steif, werden bei Erschlaffung nicht wellig, sondern knicken eher winklig ein (SALZMANN), lassen sich aber stark dehnen, bevor sie reißen. Bei erworbener Linsenluxation verkürzen sich die zerrissenen Zonulafasern nicht, sondern springen gegen den Ciliarkörper zurück, wo sie sich gewunden zu einem Knäuel ballen; an der Linse zurückgebliebene Faserreste rollen sich zusammen [BURK (1912)]. Die Lichtbrechung der Fasern ist fast so stark wie bei elastischen; die positiv einachsige Doppelbrechung wird durch Phenole und Phenolaldehyde nicht umgekehrt, wie bei elastischen und leimgebenden Fasern, sondern nur abgeschwächt (v. EBNER); Essigsäure und Kalilauge geben nur ein Blaßwerden, keine Quellung (HENLE). Färberisch stellen sich die Zonulafasern zwischen elastische und Gliafasern [AGABABOW (1897)], sind aber chemisch mit beiden nicht verwandt (SALZMANN).

Für die morphologische Bewertung der Fasern ist auch die Kenntnis ihrer Herkunft von Bedeutung. Die älteren Autoren betrachteten zumeist, wie WINSLOW, die Zonula als Fortsetzung der Glaskörperhaut (Membrana hyaloidea), die nur HENLE zur Netzhaut rechnete. Eine Entwicklung der Fasern im vorderen

Glaskörpergewebe mit nachträglicher Anheftung an die Limitans der ciliaren
Netzhaut beschreibt Retzius. Für DE Waele (1902), Toufesco (1906) und
Baldwin (1912) ist die Zonula mesodermalen Ursprungs wie der Glaskörper,
entsteht in diesem und verbindet sich erst hinterher mit der ciliaren Limitans.
Sonst ist neuerdings die Annahme einer ectodermalen Abkunft allgemein, wobei
die Mehrzahl der Forscher die Fasern von den inneren Zellen der Pars ciliaris
retinae ableitet; nur v. Lenhossék (1911), der Glaskörper und Zonula von
den embryonalen Linsenzellen entstehen läßt, hält die Anheftung an den Ciliarkörper für secundar. Agababow verlegt die hinteren Enden der Fasern zwischen
die Zellen des Ciliarepithels. Terrien (1898) — und mit ihm O. Schultze —

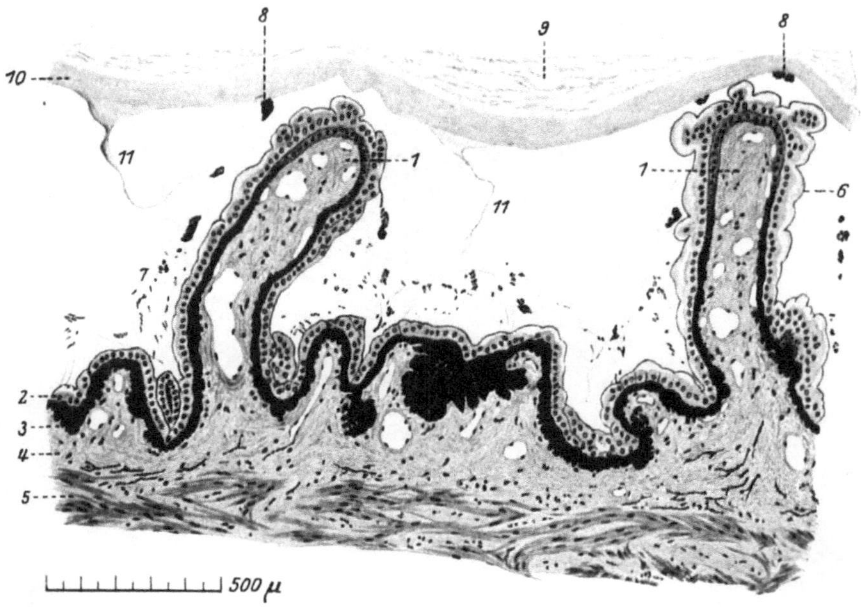

Abb. 71. Corpus ciliare, Äquatorialschnitt durch den hinteren Teil der Corona. (Nach Salzmann.)
1 Processus ciliaris, *2* Ciliarepithel, *3* Pigmentepithel, *4* Grundplatte, *5* M. ciliaris, *6* Membrana
limitans interna ciliaris, stellenweise vom Ciliarepithel abgehoben, *7* Querschnitte von Zonulafasern,
8 innerste Zonulafasern, *9* Glaskörper, *10* vordere Grenzschicht, *11* Ligaments cordiformes (Campos).

setzt die Fasern den Müllerschen Stützfasern der Netzhaut gleich und sieht
sie zwischen den Zellen beider ciliarer Netzhautschichten bis an die Basalmembran
der Choroides vordringen. Nach Schoen (1895), Koelliker und Studnička
entwickeln sie sich aus protoplasmatischen Fortsätzen, nach Mawas (1908)
als cuticulare Bildungen der Zellen des Ciliarepithels, in Zusammenhang mit
der ciliaren Limitans interna. Auch Carlini (1912) betont, wie v. Lenhossék
und Salzmann, die Verbindung der Fasern nur mit der Limitans gegenüber
Wolfrum (1908). Dieser findet, daß auf den Zellen, von denen Zonulafasern
ausgehen, die Limitans int. fehlt. Die Fasern setzen sich aus feinsten Fibrillen
zusammen, die den Zelleib bis zur Limitans ext., d. h. einem Kittleistensystem
zwischen innerer und äußerer Zellschicht des ciliaren Netzhautabschnittes,
durchziehen. An der Oberfläche der Zellen hüllen feine Protoplasmafortsätze
die Fibrillen noch eine Strecke weit ein. Die Zellen mit Zonulafibrillen sind den
Müllerschen Stützzellen der Netzhaut gleich zu stellen, die Fasern den Gliafasern, denn auf der Höhe der Zacken der Ora serrata setzen sich Müllersche
Stützzellen unmittelbar in Zonula- und Glaskörperfasern fort. Beauvieux
(1922) läßt ebenfalls die Fasern, die er als exoplasmatische Bildungen der Zellen

des Ciliarepithels anspricht, bis zur Basis dieser Zellen durchgehen. Nach DÉJEAN (1925) sind die Fasern Fortsätze der Epithelzellen, während CARRÈRE (1925) die Ursprungsfibrillen zwischen den Zellen sieht.

In größerer Anzahl kommen Zonulafasern aus dem Epithel erst 1,0—1,5 mm vor der Ora serrata (CZERMAK, TOPOLANSKI, RETZIUS); die Hauptursprungslinie wiederholt dabei annähernd die Zähnelung der Ora. Eine geringe Anzahl von Fasern kommt auch aus dem Kern und (nasal) aus der hinteren Grenzschicht des Glaskörpers durch die Zonularspalte (s. S. 182) und schließt sich den meridionalen Fasermassen an (SALZMANN). Nach vorn erstrecken sich die Ursprünge auf dem Boden der Ciliartäler bis zum Sims und auf die Seitenflächen der Ciliarfortsätze. Feine, im vordersten Abschnitte der Ciliartäler entspringende Fasern treten durch die KUHNTschen Räume an die zur Linse gehenden Bündel. Neben diesen „Spannfasern" beschreibt BERGER (1882) kurze stärkere „Stützfasern" (Anheftungsfasern RETZIUS), die die Zonulafasern an den Ciliarfortsätzen festhalten, besonders von hinten kommende lange Fasern an der Stelle, wo sie winklig gegen die Hinterfläche der Linse umbiegen (RETZIUS); nach SALZMANN verbinden sich diese Fasern nicht mit den langen Zonulafasern, sondern strahlen in die Grenzschicht des Glaskörpers ein oder gehen in circulare Fasern über. CZERMAK unterscheidet außer den an die Linse gehenden „orbiculo- und ciliocapsularen" Fasern noch „orbiculo - ciliare" und „interciliare"; diese spannen sich in den Ciliartälern von einer Wand zur anderen, während jene im hinteren Abschnitte des Orbiculus entspringen und sich an die Wurzel der Ciliarfortsätze heften [GERLACH (1880), KUHNT (1881)]. Es ist mir aber wahrscheinlich, daß ein Teil dieser Fasern von den Ciliarfortsätzen rückwärts in die vordere Grenzschicht des Glaskörpers zieht. Feinfaserige Abspaltungen von den meridionalen Faserbündeln, die in äquatoriale Richtung umbiegen und in die vordere Grenzschicht des Glaskörpers einstrahlen, finden sich im Bereiche des Orbiculus, über den Höhen der Ciliarfortsätze und am Rande der Fossa patellaris (Graf SPEE), besonders am Lig. hyaloideo-capsulare. Innerste Fasern (hintere Zonulabündel RETZIUS, centrale Faserlage Graf SPEE) kommen weit hinten vom Orbiculus, halten sich dicht an der vorderen Grenzschicht des Glaskörpers, verlaufen oft auch entlang den Firsten der Ciliarfortsätze und enden an der hinteren Linsenfläche oder in der Grenzschicht (SALZMANN). — Beim älteren Fetus und beim Neugeborenen entstehen Zonulafasern noch von dem peripheren Drittel der hinteren Irisfläche [v. GARNIER, LANGE (1901), SZENT-GYÖRGYI]; sie schwinden zugleich mit den faltenartigen Ausläufern der Ciliarfortsätze auf die Iris und mit den Resten des über den Linsenrand vorgeschobenen Glaskörpergewebes (S. 185). Auch später lösen sich offenbar viele Fasern wieder auf, denn bei Feten und Neugeborenen ist ihre Zahl erheblich größer als bei Erwachsenen (CZERMAK, RETZIUS); sie werden aber im Alter dicker.

Im vorderen Abschnitte der Ciliartäler teilen sich die Fasermassen je in zwei Bündel. Aus zwei benachbarten Tälern vereinigen sich die einen Ciliarfortsatz zwischen sich nehmenden Bündel und ziehen gegen die dem Fortsatz entsprechende meridionale Leiste am Linsenäquator (s. S. 165). Dabei weichen die Fasern jedes Bündels zu einem meridional gestellten dreieckigen Fächer auseinander, um den Äquator zu umfassen, und splittern sich vor dem Ansatz in Büschel auseinanderstrebender Fäserchen auf. Die am weitesten auf die Vorderfläche der Linse vorgeschobenen oberflächlichsten Fasern heften sich in einer zum Äquator concentrischen Linie an die Linsenkapsel, nur hin und wieder unterbrochen an den Stellen, wo breitere Furchen zwischen den Leisten weiter vordringen. Die Ansätze der tieferen Fasern ziehen sich gegen den Äquator allmählich mehr auf die Leisten und ihre Abhänge zurück; in den Furchen sitzen meist nur schwächere Fasern. An den Äquator treten in der Regel nur feinere

rundliche Fasern, die sich ziemlich plötzlich pinselförmig aufspalten. Auf die
hintere Linsenfläche greift die Zonula nicht so weit über als auf die vordere
[0,1—0,2:0,5 mm Egger (1924)]; die Anheftungslinie liegt unweit der Epithelgrenze etwa da, wo die ersten fertigen Linsenfasern die Innenfläche der Kapsel
erreichen. Die Zonulafasern verlaufen hier oft genau parallel den Kittlinien
zwischen den Linsenfasern. Vorn wie hinten lassen sich die Zonulafasern in
feinster Aufsplitterung noch eine kurze Strecke (0,4 mm Salzmann) über die
Ansatzlinie verfolgen, ehe sie mit der Linsenkapsel verschmelzen. Die Ausstrahlungen der Faserbündel zum Linsenäquator bilden ein nur verhältnismäßig
locker mit der Linsenkapsel zusammenhangendes Faserhäutchen, die *Zonulalamelle* (Membrana pericapsularis Retzius), die sich mit feinsten meridionalen
Fäserchen in die Anheftung der vorderen und hinteren Faserabteilung fortsetzt
(Graf Spee) (s. auch Linsenkapsel S. 176). Indem nun der größere Teil der hinten
im Orbiculusgebiet entspringenden Fasern zur Vorderfläche, von den vorn an
den Ciliarfortsätzen entspringenden aber eine Anzahl zur Hinterfläche der Linse
zieht, ergibt sich eine lose Faserkreuzung (Gerlach), gelegentlich offenbar
mit Verklebung sich kreuzender Fasern, aber keine Durchflechtung.

Individuale Abweichungen in der Art des Zonulaansatzes an die Linsenkapsel dürften auch bei verschiedener Ausprägung der meridionalen Leisten
des Linsenrandes nicht erheblich sein.

Im Orbicularraume finden sich vielfach, beim Neugeborenen jedoch noch
spärlich, protoplasmareiche Zellen, die sich mit langen, oft verdickt endenden
Ausläufern an die Zonulafasern schmiegen und augenscheinlich bewegungs-
fähig sind. Wolfrum sah solche Zellen sich aus dem Ciliarepithel herausschieben.
Da auch an der Ora serrata eine Durchwanderung der Limitans int. retinae
durch gliose Zellen beobachtet wird, möchte er die Zellen an der Zonula ebenfalls
in der Hauptsache als Gliazellen auffassen. Salzmann hält sie für gewöhnliche
Wanderzellen.

Der sog. *Canalis Petiti* war eine Zeitlang der Gegenstand lebhafter Erörterungen. Die älteren Autoren, die die Zonula noch als geschlossene häutige
Fortsetzung einer Membrana hyaloidea betrachteten und entweder in zwei
Blätter gespalten den Linsenrand umfassen oder ungeteilt auf die Vorderfläche
der Linse treten ließen, bezeichneten mit diesem Namen den Raum zwischen
den beiden Blättern oder zwischen der einfachen Haut und dem Glaskörper
um den Linsenrand herum. Schwalbe (1870) ließ die Zonula ebenfalls aus der
Membrana hyaloidea hervorgehen, die sich von der Ora serrata ab vorwärts
allmählich von der Glaskörpergallerte abheben und entsprechend der Oberfläche
des Ciliarkörpers gefältelt an die Linse treten sollte. Der Ansatz an dieser gab
die Fältelung in Form einer Wellenlinie wieder, die von der vorderen Fläche der
Linse über den Äquator noch etwas auf die Hinterfläche übergriff. Die Auflösung der im hinteren Abschnitte noch eine geschlossene Haut bildenden Zonula
zu freien Fasern war erkannt. Zwischen diese faltige Zonula und die hüllen-
lose Glaskörpergallerte nun verlegte Schwalbe den Petittschen Raum, der
rückwärts sich zu einer capillaren Spalte verengt, vorwärts aber zwischen den
Zonulafasern hindurch mit der hinteren Kammer zusammenhängt. Den Streit,
zunächst mit Merkel, der wie Henle eine dichte Anlagerung der Zonula an
den Glaskörper behauptete und damit einen Petittschen Kanal leugnete, in
seinen Einzelheiten zu verfolgen, besteht kein Anlaß, seitdem durch die neueren
Untersuchungsverfahren die Verhältnisse klargelegt sind. Einen abgeschlossenen
Canalis Petiti gibt es ebensowenig wie abgeschlossene Kuhntsche Recessus
camerae posterioris (Czermak u. a.). Man sollte deshalb diese Bezeichnung
überhaupt fallen lassen, auch wenn Beauvieux wieder auf die älteste Anschauung
zurückgreift. Er findet das Gebiet der Zonulafasern vorn und hinten je durch

eine Membran lückenlos abgeschlossen. Der so gebildete Canalis Petiti enthält eine viscose, glaskörperähnliche Flüssigkeit. Die Ciliarfortsätze tauchen in Kammerwasser und liegen vor der vorderen Membran. Diese begrenzt auch rückwärts die Recessus camerae post., die nicht bis zur Ora reichen.

E. Die Augenkammern, Camerae oculi.

Der Raum zwischen der Hornhaut einerseits, der Vorderfläche der Linse, der Zonula und dem Ciliarkörper anderseits wird durch die Iris in zwei Abteilungen, die *vordere* und die *hintere Augenkammer* (Camera oculi ant. und post.) geschieden. Die Rückwand der **Vorderkammer** wird also von der Vorderfläche der Iris und dem in der Pupille freiliegenden Bezirke der Vorderfläche der Linse gebildet und ist insoweit veränderlich, als je nach der Weite der Pupille die Beteiligung der Linse größer oder geringer ausfällt. Die Gestalt der Vorderkammer nähert sich einem Kugelabschnitt, dessen Grundfläche entsprechend der flachen Kegelform der Iris und der Wölbung der Linse etwas eingedellt ist. Die Größe macht etwa 4% des Rauminhaltes des Augapfels aus [MAGITOT und MESTREZAT (1921)]. Die Kammer schiebt sich ringsum mit dem *Kammerwinkel* oder der *Kammerbucht* (s. diese S. 100) zwischen Iriswurzel und Corneoscleralgrenze und hat hier einen größten Durchmesser von 12 mm. Die sog. *optische Tiefe* der Vorderkammer ist der Abstand des Hornhautscheitels vom vorderen Linsenscheitel; sie wurde von HELMHOLTZ für den Lebenden mit 3,593 mm angegeben. Nach Abzug der Hornhautdicke in der Scheitelgegend (0,9 mm) erhält man die wirkliche Vorderkammertiefe. Sie wechselt mit dem jeweiligen Accommodationszustande des Auges. Die bei Besprechung der Linse angeführte Tabelle der Befunde RAEDERs an verschieden gebauten Augen Lebender der einzelnen Alterstufen (s. S. 164) bringt auch die Zahlen für die optische Vorderkammertiefe. Sie zeigt, daß beim Normalsichtigen mit zunehmendem Alter eine deutliche Abflachung der Vorderkammer eintritt. Die größte Tiefe betrug 4,17 mm bei einem 23jährigen Manne, die geringste 2,34 mm bei einer 76jährigen Frau. In den einzelnen Altersgruppen besteht aber eine Schwankungsbreite von etwa 25%. Die Größe der Hornhaut ist augenscheinlich von Einfluß: in der Regel trifft große Kammertiefe mit großer Hornhaut zusammen. Bei seichter Kammer hat die Hornhaut einen Halbmesser von 7,85 mm, bei tiefer von 8,0 mm. Bei Frauen hält sich die Kammertiefe um ungefähr 0,8% unter dem entsprechenden Altersdurchschnitt. Für die Flachheit der Vorderkammer beim Übersichtigen ist die wesentliche Ursache wohl in dem dauernden Accommodationszustande zu suchen. Die Kammertiefe des kurzsichtigen Auges übertrifft in jedem Alter die des normal- und übersichtigen.

Eine geschlossene zellige Begrenzung ist nur auf der Hinterfläche der Hornhaut und auf dem Gerüstwerke der Kammerbucht als Endothelium camerae anterioris vorhanden; auf der Linse und der Irisvorderfläche fehlt sie, so daß die weiten Spalten im Irisstroma vielfach, besonders durch die Krypten, mit dem Raume der Vorderkammer in Verbindung stehen.

Die **hintere Kammer** setzt sich aus dem einheitlichen präzonularen Raume (CZERMAK) oder der hinteren Kammer im engeren Sinne, dem ebenfalls einheitlichen circumlentalen Raume, den 70 Ciliartälern mit den Recessus camerae posterioris und dem wiederum einheitlichen Orbicularraume zusammen. Der Orbicularraum reicht hinten bis zur Glaskörperbasis vor der Ora serrata und bis zur Zonulaspalte, vorn bis an das hintere Ende der Ciliarfortsätze und wird nach innen durch die vordere Grenzschicht des Glaskörpers, nach außen durch das Ciliarepithel begrenzt; hinten wird er ganz, vorn zum größten Teile von der Masse der noch zusammenliegenden Zonulafasern eingenommen. Seine radiale

Tiefe beträgt hinten etwa 0,01 mm, vorn 0,1 mm (Salzmann). Die Ciliartäler
werden in ihrem hinteren Teile nach innen auf eine meridionale Länge von 0,8
bis 1,0 mm durch die vordere Grenzschicht des Glaskörpers gedeckt; die radiale
Tiefe dieses Abschnittes erreicht vorn etwa 0,5 mm. Der vordere Teil der Täler
öffnet sich nach innen in den circumlentalen, nach vorn in den präzonularen
Raum. Der circumlentale Raum erstreckt sich zwischen der vorderen Grenz-
schicht des Glaskörpers, die hier den Wall der Fossa patellaris darstellt, den
Firsten der Ciliarfortsätze, dem Linsenrand und der vordersten Schicht der
Zonulafasern und besitzt eine frontale Breite von etwa 0,5 mm. Der präzonulare
Raum befindet sich zwischen der Hinterfläche der Iris, der Vorderfläche der
Linse und Zonula und den Kuppen und vorderen Abhängen der Ciliarfortsätze.
Er ist ganz frei von Zonulafasern. Seine größte Tiefe, axial neben den Kuppen
der Ciliarfortsätze, mißt 0,4—0,6 mm; die frontale Breite ist jeweils von dem
Contractionszustande der Iris abhängig. Die Weite der Kammer ist am größten
bei enger Pupille. Die Verbindung mit der vorderen Kammer zwischen Pupillar-
zone der Iris und Linsenkapsel ist in der Norm ein capillarer Spalt.

Auch in der hinteren Kammer ist nur ein Teil der Wandung mit einem geschlossenen Zellbelage versehen, soweit sie nämlich von den Partes ciliaris und
iridica retinae gebildet wird. Daß dabei dem Ciliarepithel noch die besondere
Aufgabe zufällt, das Kammerwasser abzusondern, ist bereits früher (S. 79)
erörtert. Im gesunden Auge ist die Absonderung wahrscheinlich nur gering
[Albrich (1923)]. Näheres findet sich in Bd. II und IV dieses Handbuchs
(Kapitel Weiss und Thiel).

Beide Kammern sind gefüllt mit dem klaren, farblosen **Kammerwasser,**
Humor aqueus. Seine Menge beträgt nur 231—323 cmm, sein Gewicht 0,233
bis 0,325 g, das specifische Gewicht 1,007 [Peters (1919), 1,0053 Vierordt,
1,0034—1,0036 Leber]. Die Menge wechselt nach der Größe des Hornhautdurchmessers und der Kammer, wird auch vom Bau des Auges beeinflußt:
Magitot und Mestrezat fanden beim Emmetropen 0,15 ccm, bei einem Myopen
mit 15 dptr 0,3 ccm. Den Brechungsindex bestimmt Rados (1922) mit 1,3351
[1,33366—1,33485 Freytag (1907)], also gleich dem des Wassers und kaum
verschieden von dem des Glaskörpers. Außer Wasser enthält der Humor nach
den Angaben von Magitot und Mestrezat (1921):

Mineralische Substanzen	0,844%	Natrium bicarbonicum	0,165%
Organische Substanzen	0,234%	Phosphorsäure	0,0073%
Albumine	0,016%	Schwefelsäure	0,0031%
Harnsäure	0,046%	Nitrate	0,00037%
Ammoniak	0,000076%	Calciumoxyd	0,0105%
Traubenzucker	0,094%	Magnesiumoxyd	0,03%
Kochsalz	0,711%		

Abderhalden (1926) erwähnt auch noch Milchsäure. Der Mineralgehalt
ist merklich niedriger als der des arterialen und venosen Blutes [Lebermann
(1925)]. Die Hauptmenge stellen die Chloride; sie erhöht sich nach dem Tode;
eine Vermehrung des Eiweißgehaltes des Kammerwassers geht fast stets mit
einer Verminderung des Kochsalzgehaltes einher [Ascher (1922)]. Das Eiweiß
besteht aus Serumalbumin und Serumglobulin; nach Rados fehlt es in den
meisten Fällen ganz, so daß das Kammerwasser als eine der moleculardispersen
sehr nahestehende Lösung betrachtet werden könnte. Franceschetti (1927)
fand mit dem refractometrischen Verfahren 0,019—0,030% Eiweiß; das nach
der Entleerung der Kammer neugebildete Wasser zeigt beträchtlich höhere Werte,
0,07—0,14%. Der Gehalt an Traubenzucker entspricht durchschnittlich dem des
Vollblutes, ist aber geringer als der des Plasmas [1:1,2 Ask (1927)]. Die Harnstoff-
menge steht in geradem Verhältnis zu der im Blutserum [Pagani (1926)]. Das

normale Kammerwasser ist schwach alkalisch, aber immer noch etwas stärker als das Blut: HERTEL und MEESMANN (1924) bestimmten $p_H = 7{,}7—7{,}8$, während im Blute $p_H = 7{,}3—7{,}35$ ist. Mit zunehmendem Alter verschiebt sich im allgemeinen die Reaction nach der sauren Seite hin [KUBIK (1926), SCHALL (1927)]. Da das Kammerwasser zwischen das arteriale und venöse System eingeschaltet ist, muß nach KUBIK seine Kohlensäurespannung etwas höher als im arterialen Blute sein; KRONFELD (1926) setzt sie, ebenso wie die Sauerstoffspannung, gleich der des venösen Blutes. GILBERT und PLAUT (1922) weisen auf die Analogie zwischen Kammerwasser und Liquor cerebrospinalis hin, die beide normal sehr wenig Lymphocyten und so wenig Eiweiß enthalten, daß es mit Ammoniumsulfat nicht nachweisbar ist. H. WOLF (1922) hat im Kammerwasser gesunder und nicht entzündlich erkrankter Augen freie Zellen nicht gefunden.

V. Die Bewegungsvorrichtungen des Augapfels.

Der Augapfel zeichnet sich gegenüber anderen Organen des Körpers durch eine besonders ausgiebige, behende und auf das feinste abstimmbare Beweglichkeit aus. Wie bei einem freien Kugelgelenke können Bewegungen nach allen Richtungen hin, d. h. Drehungen um alle drei Achsen des Augapfels ausgeführt werden. Man hat deshalb auch den Augapfel gern mit dem kugligen Gelenkkopfe verglichen, und SCHWALBE sah noch die zugehörige Pfanne in der bindegewebigen sog. TENONschen Kapsel, die durch eine, wenn auch nicht ganz freie, gelenkraumähnliche Spalte von dem hinteren Umfange des Augapfels getrennt wäre. Daß dies nicht der Fall ist, wird später gezeigt werden. Der Augapfel liegt in einer seiner hinteren Wölbung entsprechenden Aushöhlung des orbitalen Fettpolsters, hängt aber mit dessen lockerem Bindegewebe ohne größere Spaltenbildung zusammen. Offenbar fehlen die Vorbedingungen für die Entstehung freier Gleitflächen: für den prallgefüllten, als fester Körper zu bewertenden Augapfel müßte eine annähernd gleichfeste Unterlage vorhanden sein, wenn Reibung in Verbindung mit Druck in dem zwischenliegenden Bindegewebe eine gelenkraumartige oder schleimbeutelartige Spalte erzeugen sollte. Die weichelastische Masse des Augenhöhlenfettes und ihre lockerfaserige Verwachsung mit dem Augapfel behindern dessen Drehungen nicht merkbar, zumal rasche große Ausschläge der Bewegungen nur selten vorkommen. Ob und wieweit eine Beschränkung durch den Widerstand des dicken, vom hinteren Umfange des Augapfels ausgehenden Sehnerven bewirkt wird, dürfte nicht leicht festzustellen sein; eine gewisse Steifheit besitzt der Nerv jedenfalls auch im Leben, und auf mechanische Beziehungen zu den Bulbusbewegungen scheint mir die Mächtigkeit und der vorwiegend längsfaserige Bau seiner Duralscheide hinzudeuten. Den Eindruck echter Hemmungsvorrichtungen aber machen einige kräftige Bindegewebszüge, die, obschon nur mittelbar, vom Augapfel an die knöcherne Augenhöhlenwand treten.

Man unterscheidet nun zwei Arten von Bewegungen des Augapfels, *Translations-* und *Drehbewegungen*. Die Translationsbewegungen, für den Sehvorgang kaum von Bedeutung, bestehen in den geringfügigen Verschiebungen des Augapfels vor- und rückwärts, wie sie durch wechselnde Blutfülle der retrobulbaren Gewebes, durch stärkeren Gefäßpuls in diesem und durch die glatte Muskulatur in der Umgebung des Augapfels hervorgerufen werden können. Sie treten auch auf beim Übergange der Ferneinstellung der Augen zur Fixierung eines nahen, vor dem einen Auge befindlichen Gegenstandes, bei starker Erweiterung und bei festem Verschluß der Lidspalte, sowie in geringem Maße bei den Drehbewegungen zusammen mit kleinen seitlichen Verschiebungen und Senkungen der

Augäpfel. Die Drehbewegungen geschehen nach der herrschenden Annahme um den *Drehpunkt* des Augapfels. Er liegt auf der Sehachse, im normalsichtigen Auge etwa 1,3 mm hinter deren Mitte, etwa 13,5 mm hinter dem Hornhautscheitel. In ihm schneiden sich die drei *Drehachsen* rechtwinklig. Die sagittale Achse deckt sich mit der Sehachse, die beiden anderen stehen vertical und transversal dazu. Durch diese Achsen ist zugleich die Stellung der drei *Hauptebenen* bestimmt, von denen die sagittale die Wand des Augapfels im verticalen, die horizontale im horizontalen Meridian, die frontale (äquatoriale) etwa im Äquator trifft.

Das Vorhandensein eines unbeweglichen Drehpunktes wird von Brennecke (1922) in Abrede gestellt. Die Versuche, einen solchen zu ermitteln, gehen bis auf Scheiner (1619) zurück. Donders und Doijer (1866, 1870) ermittelten als Entfernung vom Hornhautscheitel beim Normalsichtigen 13,45 mm, beim Übersichtigen 13,22 mm, beim Kurzsichtigen 14,52 mm, untersuchten aber nicht, ob der Drehpunkt für jede Richtung und Größe der Drehung am Orte bleibt. Dies wurde weiter als Tatsache genommen, obwohl J. J. Müller (1868) und Berlin (1871) bei gehobenem Blicke den Punkt weiter hinten fanden als bei gesenktem. Brennecke entdeckte mit Hilfe einer neuen Vorrichtung starke Verlagerungen des Drehpunktes, aus denen nur ganz allgemein zu schließen ist, daß die Entfernung vom Hornhautscheitel beim Übersichtigen kleiner ist als beim Kurzsichtigen.

Für genauere Untersuchungen der Augenbewegungen hat Helmholtz noch eine Anzahl von Bezeichnungen angegeben, von denen hier nur einige genannt zu werden brauchen; weitere Ausführungen sind im physiologischen Abschnitte (Band II) dieses Handbuches zu finden. Die Verbindung des Drehpunktes mit dem außerhalb des Auges und vor ihm befindlichen fixierten, d. h. scharf auf die Fovea centralis eingestellten Punkte, dem „Blickpunkte", ist die *Blicklinie*, die weder mit der Sehachse noch mit der Gesichtslinie zusammenfällt; doch sind die Abweichungen nicht so groß, daß sie praktisch berücksichtigt werden müßten. Die Blicklinien beider Augen bestimmen die *Blickebene*, als deren Grundlinie die Verbindung der beidseitigen Drehpunkte gilt. Des weiteren nimmt man ein in der Augenhöhle feststehendes Achsensystem mit einer verticalen, einer transversalen und einer sagittalen Achse an, die sich im Drehpunkte des Augapfels schneiden. Sie decken sich mit den gleichnamigen Achsen des Augapfels, wenn bei aufrechter Kopfhaltung der Blick geradeaus in die Ferne gerichtet ist. Die Blickebene liegt dann horizontal, die Blicklinien verlaufen parallel, der Augapfel nimmt die Ausgangs- oder *Primarstellung* ein. Aus dieser gelangt der Augapfel durch Drehung um die verticale Achse lateral- oder medianwärts ebenso, wie durch Drehung um die transversale Achse auf- oder abwärts in die beiden möglichen *Secundarstellungen*. Im ersten Falle bewegen sich sagittale und transversale Achse vom Ort und geraten in Winkelstellung zu den entsprechenden festen Augenhöhlenachsen; die Blickebene bleibt horizontal; der horizontale Meridian behält seine Stellung zur Blickebene bei. Die Größe des Ausschlags der Bewegung wird durch den *Seitenwendungswinkel* gemessen, d. h. den Winkel zwischen Blicklinie und Medianlinie der Blickebene. Im zweiten Falle kommen sagittale und verticale Achse in Winkelstellung zu den entsprechenden orbitalen Achsen, der verticale Meridian behält seine Stellung zur Blickebene, diese aber wird aus der horizontalen Lage gehoben oder gesenkt. Der Ausschlag der Bewegung wird durch den *Erhebungswinkel* angegeben, d. h. den Winkel zwischen der Blickebene in Primarstellung und der in Secundarstellung, wobei der nach oben offene Winkel als positiver, der nach unten offene als negativer Erhebungswinkel bezeichnet wird. — Zwischen den beiden reinen Secundarstellungen sind nun noch unzählige Stellungen des Augapfels möglich, bei denen keine seiner drei Achsen am Orte bleibt, indem eine Drehung median- oder lateralwärts nach oben oder unten ausgeführt wird. Bei diesen *Tertiarstellungen* tritt noch eine Drehung um die Blicklinie, eine *Rollung* oder *Raddrehung* des Augapfels auf; der in der Primarstellung verticale Meridian steht dann nicht mehr senkrecht zur Blickebene, sondern weicht von der zu dieser senkrechten Lage um einen bestimmten Winkel, den sog. *Raddrehungswinkel*, ab.

Die Augenmuskeln und der Heber des Oberlides.

Zur Erzeugung der Bewegung um drei Achsen sind drei Paare antagonistisch angeordneter willkürlicher Muskeln erforderlich und vorhanden, die vier geraden und die zwei schrägen Augenmuskeln. Von ihnen kommen die geraden Augenmuskeln von hinten her aus der Tiefe der Augenhöhle und greifen am vorderen Umfange des Augapfels in der Nähe der Hornhaut an, die schrägen treten vom vorderen Abschnitte der medialen Augenhöhlenwand lateral-rückwärts an den hinteren Umfang des Augapfels. Aus dieser Anordnung ergibt sich ganz im allgemeinen ein Antagonismus der geraden und schrägen Muskeln, indem jene auf den Augapfel einen Zug nach hinten, diese einen solchen nach vorn ausüben, wohl mit dem Erfolge, daß der Augapfel seine Lage in sagittaler Richtung nicht wesentlich ändert. Zur Feststellung der Wirkung jedes Muskels bedarf es der Kenntnis der *Zuglinie,* oder besser der *Zugebene* und der zugehörigen Drehachse. Die Zugebene enthält die Mittelpunkte des Ursprungs und des Ansatzes des Muskels und den Drehpunkt des Auges, die Drehachse geht senkrecht zur Zugebene durch den Drehpunkt. Bei der Beschreibung der einzelnen Muskeln wird das Notwendige darüber zu sagen sein. Im übrigen gilt für die Bewegungen des Auges ebenso wie für die der beweglichen Skeletverbindungen, daß normalerweise stets mehrere Muskeln zusammenwirken, und zwar nach Tschermak (1927) so, daß sich Drehachsen ergeben, die (sehr angenähert) einer gemeinsamen Ebene angehören. Dadurch erwachsen schon der Untersuchung der Bewegungen des Einzelauges, mehr aber noch derjenigen der „associierten" Bewegungen beider Augen große Schwierigkeiten.

Die geraden Augenmuskeln, Mm. recti oculi superior, medialis, lateralis und inferior, entspringen zusammen mit dem oberen schrägen, M. obliquus oculi superior, und mit dem in das Oberlid ziehenden Oberlidheber, M. levator palpebrae superioris, um die orbitale Öffnung des Canalis opticus herum so eng beieinander, daß ihre Sehnen eine kurze, trichterförmige Röhre, den *Anulus tendineus communis* (Zinnii) bilden. Dieser Ursprungsring hat etwa kurzelliptischen Querschnitt mit schräg-lateral-abwärts gerichtetem längerem Durchmesser, umgreift den Sehnervenkanal oben, medial und unten dicht am Rande, wobei es teilweise zu einer Verwachsung der Sehnen mit der Duralscheide des Sehnerven kommt und tritt lateral noch auf die festfilzige Bindegewebsplatte, die die Fissura orbitalis sup. gegen den Schädelraum verschließt, und auf den Hinterrand des großen Keilbeinflügels. Außerhalb des Ringes bleibt der engere laterale Abschnitt und der untere Teil des weiten medialen Abschnittes der Fissur. Innerhalb des Ringes liegen im Canalis opticus der Sehnerv und der Eintritt der A. ophthalmica, ferner die laterale Wurzel des kleinen Keilbeinflügels und lateral-abwärts dazu in einer kleineren Öffnung der Verschlußplatte der Fissur, dem ovalen „Foramen nervi oculomotorii" (Merkel), der Eintritt der Nn. oculomotorius, abducens und nasociliaris in die Augenhöhle.

Die Bezeichnung „Anulus tendineus" ist unzutreffend, jedenfalls nicht so aufzufassen, als ob die Muskelursprünge von einem circularfaserigen Ringe straffen Bindegewebes abgingen. Vielmehr heften sich die Sehnen in der Hauptsache in typischer Weise an den Knochen, nur im Bereiche der Fissura orb. sup. bestehen Besonderheiten. Zwischen den Spinae fissurae lateralis und medialis (Nussbaum s. S. 15) spannt sich ein sehnigfaseriger Strang entsprechend der gegenseitigen Stellung der Spinae horizontal und fast in Fortsetzung der Ebene der lateralen Augenhöhlenwand. Dies „Ligamentum Zinnii" [Zinn (1755)] beteiligt sich an der Bildung des unteren Randes des Foramen oculomotorii.

Den eigentlichen Ring stellen die geraden Augenmuskeln her. Der *Rectus oc. sup.* liegt auf dem oberen Umfange des schräg zum For. opticum aufsteigenden Sehnerven. Die aponeurotisch platte, 3—4 mm lange Ursprungssehne formt eine abwärts offene Rinne um den Nerven und erreicht oben den Rand des For. opticum nur unter gleichzeitiger fester Verwachsung mit der Duralscheide des Nerven, während seitlich die Trennung von dieser leicht auszuführen ist. Lateral greift die Ursprungslinie bis an die Basis der Spina fissurae medialis herab, medial gelegentlich bis etwa zur Mitte des Randes des For. opticum. Der kurzsehnige Ursprung des *Rectus oc. medialis* besetzt den Rand des Sehnervenloches bis an oder über den Ursprung des Rectus sup., unten bis zur Wurzel der Spina fiss. medialis, so daß also der Sehnerveneintritt nur von diesen beiden Muskeln umrahmt wird. Der *Rectus oc. lateralis* bezieht die größere

Menge der an seiner Innenfläche unten gelegenen Bündel durch Vermittlung 2—3 mm langer Sehnen, die sich dem Zinnschen Band eng anschmiegen, von dem oberen und hinteren Umfange der Spina fiss. medialis. Die dazu gehörigen Außenbündel kommen kurzsehnig von dem Zinnschen Band, und weiterhin ein paar Millimeter aufwärts von der Orbitalfläche des großen Keilbeinflügels dicht neben dem Rande der Fissur. Die oberen Bündel des Muskels entspringen von einem Sehnenbogen, der das For. oculomotorii lateral und oben umgreift und sich vom lateral-vorderen Ende des Zinnschen Bandes zum Lateralrande des For. opticum auf die Außenfläche der Sehne des Rectus sup. hinüberbrückt. Das For. oculomotorii ist demnach die Lichtung eines Sehnenbogens des Rectus lat., dessen beide Schenkel sich an die laterale Wand des Canalis opticus heften. Fast ständig erhält der Rectus lat. einen schmalen Zuschuß von der Spina mi. recti lateralis („Lacertus mi. recti lat." Merkel), der, anfangs durch wenig lockeres Bindegewebe vom Hauptmuskel getrennt, bald in dessen Lateralfläche übergeht. Der *Rectus oc. inferior* entspringt kurzsehnig vom vorderen und unteren Umfange der Spina fiss. medialis und von der ganzen Länge des Zinnschen Bandes, unter (nach außen von) dem Rectus oc. lat., beteiligt sich also eigentlich nicht unmittelbar an der Begrenzung des For. opticum oder des For. oculomotorii. Dadurch aber, daß die Recti lat. und medialis mit ihren Unterrändern gleich von dem Ursprunge an der Spina fiss. medialis ab stark auseinanderweichen, erscheint der Muskel breit in der Wand des Muskeltrichters, innig angepreßt an und in gleicher Flucht mit dem Rectus medialis. — Die flache 2—3 mm lange Ursprungssehne des *M. levator palpebrae superioris* bedeckt die des Rectus sup. medial, greift aber medial auch noch etwas über den Ursprung des Rectus medialis abwärts bis ungefähr in Höhe der Mitte des For. opticum. Sie wird da wieder medial überlagert vom kurzsehnigen Ursprunge des *M. obliquus oc. superior,* dessen Breite etwa der Höhe des For. opticum entspricht, der aber außerdem an der medialen Augenhöhlenwand (Keilbeinkörper) noch mehrere Millimeter weit, gelegentlich bis fast in die Fallinie des For. ethmoidale post., vorwärts greift.

Der letzte Augenmuskel, der *M. obliquus oc. inferior,* entspringt schmalsehnig ganz vorn vom Boden der Augenhöhle am lateralen Umfange des Einganges des Tränennasenkanals. Alle Muskeln sind in der Richtung auf die Orbitalachse abgeplattet.

Entwicklungsgeschichtlich ist bemerkenswert, daß sich die Augenmuskeln bei den Säugern und beim Menschen verhältnismäßig viel später ausbilden als bei den übrigen Wirbeltieren. Die Mm. rectus inf. und obliquus inf. entstammen einer gemeinsamen Anlage [Lešer (1924)].

Die obige Darstellung der Muskelursprünge in dem Augenmuskelringe stützt sich auf vorsichtige Trennung und Verfolgung mittels der Präpariernadel und ergänzt in manchem die früheren Beschreibungen, ohne wesentlich von ihnen abzuweichen. Mit der Duralscheide des Sehnerven verwächst nur die Sehne des Rectus oc. superior. Spärliche Bündel dieses Muskels können auf den obern Schenkel des Sehnenbogens des Rectus oc. lat. übertreten und sich so an der Begrenzung des Foramen oculomotorii beteiligen. Der Ursprung des Rectus oc. medialis erreicht nicht immer die Spina fiss. medialis, so daß der Rectus oc. inf. in die Lücke einrückt. Ein völlig anderes Ergebnis erhielt Kiss (1919) bei der Untersuchung von 15 Köpfen. Danach entspringen die 4 Recti, der Levator palp. und der Obliquus sup. durch Vermittlung eines gemeinsamen Sehnenblättchens (Centrum tendineum) lateral unterhalb des Sehnervenloches an einem kleinen Knochenvorsprunge (Tuberculum musculare, das offenbar mit Nussbaums Spina fiss. medialis übereinstimmt). Sehnerv und A. ophthalmica gehen entweder zwischen 2 Schenkeln der Sehne des Rectus sup. oder seltener zwischen diesem und dem Levator hindurch, die Nn. oculomotorius, abducens und nasociliaris zwischen zwei Ursprungsschenkeln des Rect. lat., seltener zwischen diesem und dem Rect. inferior. Weitere Einzelheiten erübrigen sich. Obwohl Kiss bei Mycetes und Schwein im wesentlichen dasselbe wie beim Menschen gefunden hat, ist es mir bei diesem nicht gelungen, auch nur einigermaßen Ähnliches zustande zu bringen.

M. *levator palpebrae superioris,* Heber des Oberlides.

Dieser Muskel kommt zwar für die Augenbewegungen nicht in Betracht, wird aber zur Erleichterung der weiteren, an die Muskulatur der Augenhöhle anknüpfenden Darlegungen schon hier beschrieben; seiner Herkunft nach gehört er übrigens zu den Augenmuskeln, denn er spaltet sich von der Anlage des M. rectus oc. superior ab. Ein Vorgreifen auf später genauer zu Besprechendes läßt sich nicht vermeiden.

Der sehnige Ursprung des Muskels vom kleinen Keilbeinflügel ist etwa 3 mm breit. Der im Mittel 4 cm lange Muskelbauch zieht am Dache der Augenhöhle vor- und ein wenig lateralwärts (s. Abb. 1 und 100, S. 302) und verbreitert sich dabei auf 15—20 mm, so daß er die Gestalt eines schlanken Dreiecks erhält. Der Übergang in die aponeurotisch flache Sehne geschieht in der Gegend des Margo supraorbitalis in einer schräg median-vorwärts gerichteten Linie. Die ungefähr 15 mm lange Sehne breitet sich fächerförmig bis auf etwa 30 mm nach dem Ansatze hin aus, aber nicht symmetrisch zum Eingange der Augenhöhle, denn der mediale Rand der Sehne überschreitet medianwärts die Incisura supraorbitalis nicht, während der laterale noch in der Augenhöhle an deren lateraler Wand endet. Der Hauptteil der Sehne tritt über den Fornix sup. hinweg durch den lockeren unteren Randabschnitt des Septum orbitale sup. (s. S. 220) in das Oberlid und spaltet sich dabei in feine Bündelchen, die in dem lockeren Bindegewebe vor der Lidplatte steil absteigend in einer Höhe von etwa 10 mm zwischen den Bündeln der Pars palpebralis des M. orbicularis oc. hindurch bis ungefähr 3 mm oberhalb des freien Lidrandes in die Haut gelangen (Abb. 90, S. 260). Die Aufspaltung der Sehne erfolgt längs einer Linie, die etwas oberhalb des lateralen Lidwinkels beginnt und in leicht abwärts concavem Bogen medianwärts aufsteigt. Die letzten medialen, in die Lidhaut gelangenden Sehnenfasern bestreichen knapp die mediale Ecke der Oberlidplatte; daneben ist in der Regel noch eine Anzahl dem dünnen Medialrande der Sehne angehörender Bündelchen vorhanden, die sich schon hinter dem Septum orbitale unbestimmt im Bindegewebe auflösen. Vom lateralen Lidwinkel ab lateralwärts heftet sich die Sehne zunächst hinter dem Septum orbitale an den oberen Schenkel des lateralen Lidbandes, schickt aber auch über dessen Vorderfläche Bündel in das dichte Bindegewebe am unteren Umfange des Augapfels. Weiterhin greift sie vom Knochenansatze des lateralen Lidbandes aufwärts durch die Masse der Tränendrüse auf die laterale Orbitalwand über (s. Abb. 85 u. 86, S. 238) in einer fast verticalen, 7—8 mm langen, oben etwas nach hinten abbiegenden Linie, die bis zu 4 mm hinter den lateralen Augenhöhlenrand zurückweicht.

Der Levator gewinnt auf seinem Wege Beziehungen zu den besonderen Bindegewebsbildungen, die als sog. Capsula Tenoni den Augapfel umgeben (s. S. 211). Dem Ansatze des Levator an das laterale Lidband ist es wohl zuzuschreiben, daß bei geöffneter Lidspalte der laterale Augenwinkel höher steht als bei geschlossener. Eine Anheftung der eigentlichen Levatorsehne auch an die Vorderfläche der Oberlidplatte wird in neuerer Zeit noch von H. WOLFF (1896, 1905), CLERMONT (1909) und HESSER (1913) behauptet; nach WOLFF liegt die Ansatzlinie etwa 5 mm oberhalb des Lidrandes und diesem parallel; die Sehnenfasern sollen rückwärts in die Lidplatte zwischen die Tarsaldrüsen dringen. CLERMONT läßt den Ansatz an die untere Hälfte der Vorderfläche der Lidplatte, seitlich bis zu den Ligg. palpebralia, erfolgen. HESSER wiederum sieht die Sehne mit dem Septum orbitale sup. zu einer Membran verschmelzen, die sich, 3—4 mm oberhalb des Lidrandes beginnend, an die Lidplatte heftet. Demgegenüber kann man an Lidern, deren lockeres Bindegewebe durch eine reichliche Einspritzung des Kopfes mit Formol usw. stark geschwellt ist, mit Leichtigkeit feststellen, daß die Sehnenfasern nur vorwärts in die Haut ausstrahlen (Abb. 90, S. 260). An die Lidplatte, und zwar an deren oberen Rand, setzt sich nur der glatte M. tarsalis sup. (Mülleri) (s. Abb. 85 u. 90), der später mit der übrigen glatten Muskulatur der Augenhöhle besprochen werden wird (s. S. 224). Dieser Muskel hängt zwar mit der Unterfläche des Levatorbauches einige Millimeter hinter der Fleisch-sehnengrenze recht innig zusammen, indem seine Bündel bis in das Perimysium int. vordringen, auch hie und da ein paar abirrende quergestreifte Levator-fasern mit sich nehmen, darf aber nicht als abgespaltene untere „Ausbreitung“ des Levator (H. Virchow) aufgefaßt werden. Der Ansatz an die Lidplatte wird nicht durch eine echte Sehne vermittelt, sondern, wie auch sonst bei glatter Muskulatur, durch das die Bündel umhüllende, stark mit elastischen Fasern gemengte Bindegewebe. Groyer (1906) spricht der Levatorsehne den Charakter einer gewöhnlichen Muskelsehne ab; sie verhalte sich ähnlich dem Lacertus fibrosus des Biceps brachii. Die Aufblätterung nach vorn vereinige sich oberhalb des oberen Lidplattenrandes so innig mit dem Septum orbitale, daß schon da, besonders aber zwischen Lidplatte und M. orbicularis oc. eine Bindegewebs-masse liege, die ebenso gut zum Septum wie zur Levatorsehne gehöre. Über die Beziehung der Sehne zum Septum wird bei diesem einiges zu sagen sein; Groyer hat sie jedenfalls nicht erkannt. Der Vergleich mit dem Lacertus hat insofern Berechtigung, als der Ansatz der Levatorsehne an die knöcherne Augenhöhlen-wand eine sog. Ankerung (Nebensehne) darstellt wie der Lacertus: beide kommen durch Einwirkung eines seitlichen Zuges auf die Hauptsehne zustande, der für den Levator vom M. orbicularis (s. S. 248) beim Lidschluß ausgeübt wird.

Der *motorische Nerv* des Oberlidhebers stammt vom oberen Aste des N. oculo-motorius, der von dem Nerven für den oberen geraden Augenmuskel Zweige durch diesen und in der Regel auch um dessen medialen Rand in die Unter-fläche der hinteren Hälfte des Levator schickt.

Von der Regel abweichende, mit dem Levator in Beziehung stehende Muskel-bildungen siehe am Schlusse dieses Abschnittes (S. 209).

Mm. recti oculi, gerade Augenmuskeln.

Die kurzen Sehnen der geraden Augenmuskeln trennen sich 1—2 mm vom Ursprung, indem die Muskeln nach vorn auseinanderweichen und den Aug-apfel zwischen sich fassen, etwa wie streifenförmige Abschnitte der 4 Flächen einer Hohlpyramide oder wie der Mantel eines Hohlkegels (Augenmuskelkegel Schwalbe). Die Mm. recti medialis und lateralis sind nun so angeordnet, daß ihre Zugebene bei Primarstellung des Augapfels mit dessen Horizontalebene zusammenfällt, also durch den horizontalen Meridian geht; die Drehachse steht senkrecht im Drehpunkte und deckt sich demnach mit der verticalen Achse des Augapfels. Die Mm. recti superior und inferior dagegen überschreiten den Augapfel in schräger Richtung; ihre Zugebenen fallen zwar tatsächlich nicht ganz zusammen, doch darf die geringe Ablenkung praktisch vernachlässigt werden. Die Ebenen stehen senkrecht auf der Horizontalebene, schneiden aber die Sagittalebene unter einem Winkel von 25—27°; dementsprechend bildet die in der Horizontalebene von medial-vorn lateral-rückwärts durch den Dreh-punkt ziehende Drehachse den gleichen Winkel mit der Querachse des Aug-apfels.

Der Verlauf der Muskeln ist gestreckt und bis ungefähr in die Nähe der End-sehne so, daß eine Verlängerung des Muskelbauches den Augapfel nicht berühren würde. Erst in dessen Bereiche bringt eine sanfte Biegung die dünnen und breiten Sehnen unter spitzem Winkel an die Sclera heran (s. Abb. 1), mit deren Bündeln sie sich innig verflechten (s. S. 32). Die Mm. recti medial.

und lat. halten sich zunächst auf längere Strecke dicht an der entsprechenden Augenhöhlenwand, nur durch lockeres Bindegewebe mit der Periorbita in Zusammenhang, ehe sie in das orbitale Fett eindringen (s. Abb. 104, S. 318). Der M. rectus inf. tritt nur etwa bis zur Mitte seiner Länge in nähere Beziehung zum Boden der Augenhöhle, je nachdem dieser im hinteren Abschnitte mehr oder weniger vorgewölbt ist, während der M. rectus sup. von Anfang an durch den M. levator palp. sup., der ihn medial überlagert, vom Augenhöhlendach ferngehalten wird.

Nach den Bestimmungen von A. W. Volkmann (1869) beträgt die *Länge* des Rectus sup. 41,8 mm, des Rectus medial. 40,8 mm, des Rectus lateralis 40,6 mm, des Rectus inf. 40,0 mm. Den größten *Querschnitt* weist der Rect. medial. mit 17,39 qmm auf, dann folgen der Rect. lat. mit 16,73 qmm, der Rect. inf. mit 15,85 qmm, und der Rect. sup. mit 11,34 qmm. Im *Gewicht* bleibt die Reihenfolge die gleiche: Rect. medial. 0,747 g, Rect. lat. 0,715 g, Rect. inf. 0,671 g, Rect. sup. 0,514 g, jedoch ist gelegentlich der Rect. lat. schwerer als der Rect. medial (Bischoff, Volkmann).

Schneller (1898) untersuchte die Verhältnisse der Recti medial. und lat. beim Erwachsenen und Neugeborenen und fand im Mittel für den Rect. medial.: Volum 709,5 (Neugeb. 278,6) cmm, Querschnitt 17,4 (10,27) qmm, Länge 40,7 (28,0) mm, Breite 10,3 (7,9) mm, Dicke 1,69 (1,3) mm, für den Rect. lat. Volum 679,8 (272,55) cmm, Querschnitt 14,7 (8,625) qmm, Länge 45,8 (31,6) mm, Breite 9,2 (6,9) mm, Dicke 1,6 (1,25) mm. Er kommt zu dem Schlusse, daß die Verhältnisse der Länge, Breite und Dicke der Augenmuskeln von der Geburt an während des ganzen Lebens annähernd gleich bleiben. Gegenüber den Volkmann-schen Maßen fällt hier besonders die Länge des Rect. lat. auf.

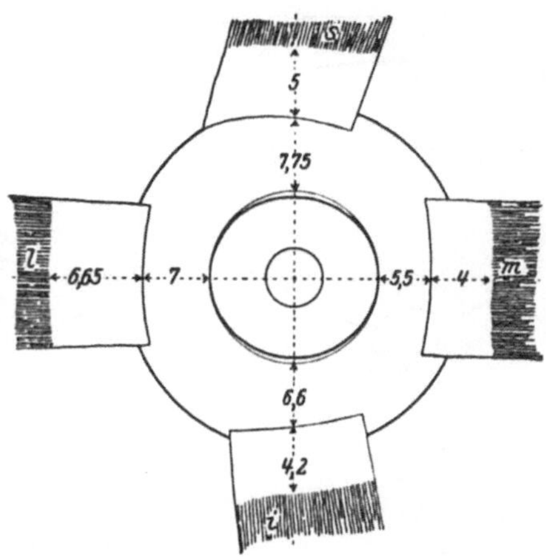

Abb. 72. Ansätze der geraden Augenmuskeln an einem rechten Augapfel, von vorn. Geometrische Projection. 1,5 : 1. (Mit Benützung der Abb. bei Spalteholz.) Der mittlere Abstand der Sehnen vom Hornhautrand und die Länge der Sehnen in Millimetern. Die punktierten Linien geben den verticalen und horizontalen Meridian an. *m* M. rectus oc. medialis, *i* M. rect. oc. inferior, *l* M. rect. oc. lateralis, *s* M. rect. oc. superior.

Die durchschnittliche *Länge der Insertionssehne* ist nach

	Merkel-Kallius	Sattler	Hesser
Für den Rectus sup. . .	5,8 mm	5,0 mm	5,0 mm
Für den Rectus inf. . .	5,5 mm	4,2 mm	4,5 mm
Für den Rectus medial..	3,7 mm	4,0 mm	3,5 mm
Für den Rectus lat. . .	8,8 mm	6,65 mm	8,0 mm

Praktisch wichtiger erscheint der *Abstand der Ansatzlinien* der Sehnen *vom Rande der Hornhaut* (Abb. 72). Aus der folgenden Zusammenstellung der von verschiedenen Forschern angegebenen Mittelmaße läßt sich ersehen, daß augenscheinlich kleine, individuale Abweichungen vorkommen; vielleicht sprechen auch Unterschiede in der Größe des Augapfels mit [Motais (1903)].

	Sappey	Tillaux	Fuchs	Testut	Merkel
Rect. medial. .	5,5 mm	6,0 mm	5,5 mm	5,8 mm	6,5 mm
Rect. inf. . .	6,7 ,,	6,0 ,,	6,5 ,,	6,5 ,,	6,8 ,,
Rect. lat. . . .	7,2 ,,	7,0 ,,	6,9 ,,	7,1 ,,	7,2 ,,
Rect. sup. . . .	8,5 ,,	8,0 ,,	7,7 ,,	8,0 ,,	8,0 ,,

	Sattler	Motais	Weiss	Weiss (bei Neugeborenen)
Rect. medial. .	5,5 mm	5,5 mm	5,85 mm	3,6 mm
Rect. inf. . .	6,5 ,,	6,0 ,,	6,85 ,,	5,0 ,,
Rect. lat. . . .	7,0 ,,	6,8 ,,	6,75 ,,	4,9 ,,
Rect. sup. . . .	7,75 ,,	8,0 ,,	8,01 ,,	5,8 ,,

Die Sehnenansätze stehen also nicht auf einer zur Hornhaut concentrischen Kreislinie, sondern auf einer Spirale, die sich vom Rect. medialis über Rect. inf. und Rect. lat. zum Rect. sup. immer mehr vom Hornhautrande entfernt (Tillaux). Nach Motais gilt für alle Wirbeltiere, also auch den Menschen, die Regel, daß je größer der Winkel zwischen der Längsachse eines geraden Augenmuskels und dem sagittalen Augendurchmesser ist, um so mehr sich der sclerale Ansatz vom Hornhautrande entfernt. Die Weissschen Maße stimmen allerdings nicht ganz zu einem solchen Schema. Außerdem ist aber zu berücksichtigen, daß die Breite der Sehnenansätze verhältnismäßig groß und die Stellung der

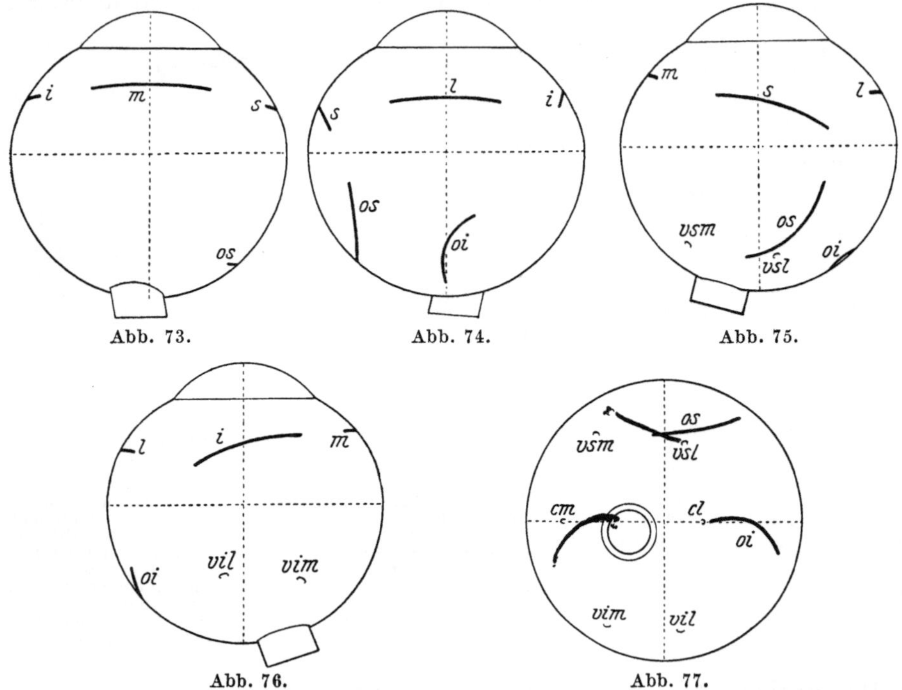

Abb. 73.   Abb. 74.   Abb. 75.

Abb. 76.   Abb. 77.

Abb. 73—77. Ansatzlinien der Augenmuskelsehnen an einem rechten Augapfel von medial, lateral, oben, unten und hinten. Geometrische Projection. 1,5 : 1. (Mit Benützung der Abb. bei Spalteholz und Salzmann.) Die punktierten Linien geben in Abb. 73 und 74 den horizontalen Meridian und den geometrischen Äquator, in Abb. 75 und 76 den verticalen Meridian und den Äquator, in Abb. 77 den verticalen und horizontalen Meridian an. *m* M. rectus oc. medialis, *l* M. rect. oc. lateralis, *s* M. rect. oc. superior, *i* M. rect. oc. inferior, *os* M. obliquus oc. superior, *oi* M. obliquus oc. inferior, *cm* A. ciliaris posterior longa medialis, *cl* A. cil. post. longa lateralis, *vsm* V. vorticosa superior medialis, *vsl* V. vorticosa superior lateralis, *vim* V. vorticosa inferior medialis, *vil* V. vorticosa inferior lateralis.

Ansatzlinien zum Hornhautrande zum Teil stark asymmetrisch ist. Zu erwähnen ist auch noch, daß zuweilen, wenn auch selten, eine kleine Portion sich von der Unterfläche der Hauptsehne abspaltet und etwas hinter dieser in die Sclera senkt.

Fuchs sieht in der Zunahme der Entfernung der Ansätze von der Hornhaut den Ausdruck einer entsprechend verminderten Tätigkeit der Muskeln. Wenn man aber die Größe des Querschnittes als Ergebnis der Arbeitsleistung eines Muskels auffaßt, so gewinnt man mit den Volkmannschen Zahlen für das Verhältnis der Tätigkeit der Muskeln die absteigende Reihe Rect. medial., Rect. lat., Rect. inf., Rect. sup. = 1,53; 1,44:1,39:1. Setzt man in der gleichen Folge das Verhältnis der Entfernungen der Sehnenansätze von der Hornhaut nach den Fuchsschen Zahlen ein = 1:1,254:1,187:1,4, so erkennt man, daß die Reihe nicht gleichmäßig aufsteigt, das spricht also gegen die Annahme von Fuchs. Die Weissschen Maße der Abstände, bei denen sich Rect. medial.: Rect. lat.: Rect. inf.: Rect. sup. wie 1:1,15:1,17:1,36 verhalten, würden zu einer solchen Annahme stimmen, doch ist mit dieser Festellung noch nichts für das Verständnis des ursächlichen Zusammenhanges erreicht.

An normal- und kurzsichtigen Augen zeigen die Abstände der Sehnenansätze von der Hornhaut keinen Unterschied, an übersichtigen Augen dagegen rücken die Sehnen im ganzen näher an die Hornhaut heran (Fuchs).

Die *Breite des Ansatzes* der Sehnen beträgt nach

	Fuchs	Sattler	Weiss	Weiss (bei Neugebor.)
beim Rect. sup.. .	10,6 mm	10,8 mm	10,75 mm	6,95 mm
beim Rect. medial	10,3 „	11,0 „	10,76 „	7,35 „
beim Rect. inf.. . .ı	9,8 „	10,0 „	10,3 „	6,25 „
beim Rect. lat.. .	9,2 „	10,0 „	9,67 „	5,85 „

Im einzelnen kommen aber ziemlich erhebliche Schwankungen der Breite zur Beobachtung.

In der *Stellung der Ansatzlinien zur Hornhaut* läßt sich eine Abhängigkeit von der Zugebene des zugehörigen Muskels unschwer erkennen. Bei den Recti medial. und lat. liegen die Linien symmetrisch, d. h. mit ihren Enden gleichweit vom Hornhautrande, während sie bei den Recti sup. und inf. mit dem lateralen Ende zurückweichen. Die Gestalt der Linien ist selten ganz gerade; die Recti sup. und inf. zeigen in der Regel eine deutliche vorwärts convexe Krümmung, manchmal auch eine unregelmäßige staffelförmige Knickung; bei den Recti medial. und lat. kann die Linie gerade oder schwach vor- oder rückwärts convex sein. Für die Entfernung der Enden benachbarter Ansatzlinien findet Sattler im Mittel zwischen Rect. sup. und lat. 6,5 mm, zwischen Rect. lat. und inf. 7,0 mm, zwischen Rect. inf. und medial. 5,5 mm und zwischen Rect. medial. und sup. 7,0 m (Abb. 73—77).

Nach Knüsel (1923) kann man am Lebenden, nicht bei Kindern, aber häufig in höherem Alter und stets bei hochgradigen Myopen, unter Spaltlampen- beleuchtung und bei stärkster Medianwärtsdrehung des Auges die Sehne des M. rectus lateralis durch die Bindehaut sehen.

Mm. obliqui oculi, schräge Augenmuskeln.

Der *M. obliquus oc. superior* (s. maior, M. trochlearis s. patheticus) ver- läuft vom Ursprung ab zunächst in dem Winkel zwischen Dach und nasaler Wand der Augenhöhle dicht an der Periorbita gerade nach vorn bis zur Fovea trochlearis. Etwa zwischen vorderem und mittlerem Drittel dieser Strecke geht aus dem verhältnismäßig schwachen, in transversaler Richtung leicht abgeplatteten Muskelbauche die Sehne hervor, die rasch cylindrische Gestalt annimmt. An der Fovea trochlearis tritt die Sehne in eine 4—6 mm lange, lateralrückwärts concav gebogene Röhre, die sog. Rolle *(Trochlea).* Deren Wand wird entweder zu etwas mehr als der Hälfte des Umfanges von dichtem ringsfaserigem Bindegewebe und im medialen Umfange durch die knöcherne, mit Periorbita ausgekleidete Fovea oder ganz von Bindegewebe gebildet und ist in solchem Falle durch kurze bandartige Faserzüge an den Knochen geheftet (Abb. 89). In den lateralen concaven Bezirk der Rohrwand ist bei Erwachsenen ein sattelförmiger hyaliner, teilweise etwas faseriger Knorpel eingelagert, der eine Dicke von 1 mm erreichen kann (Schwalbe). Nicht selten entwickelt sich in den hinteren lateralen Wandabschnitt vom Stirnbein herab eine mehr oder weniger lange Knochenzacke, die *Spina trochlearis* (Abb. 3, S. 10), aber augenschein- lich nur, wenn die Röhre teilweise vom Knochen hergestellt wird, wo dann auch die Fovea am deutlichsten ausgeprägt ist. Nach Giacomini kann die Trochlea ganz verknöchern. Innerhalb der Röhre findet sich gewöhnlich nur ein sehr loses, leicht verschiebbares Bindegewebe zwischen Röhrenwand und Sehne, das nach hinten von der Trochlea allmählich in die Scheide des Muskels über- geht (Schwalbe). Häufig ist aber zwischen der lateralen Wand der Röhre

und dem concav darüberlaufenden Abschnitte der Sehne ein kleiner Schleim-
beutel, die Bursa trochlearis, vorhanden.

Nach dem Durchgange durch die Trochlea biegt die Sehne leicht ansteigend
(s. Abb. 85, S. 238) unter einem Winkel von etwa 50^0 (53—54^0 Merkel) lateral-
rückwärts um und zieht zwischen Rect. sup. und Augapfel zu dessen hinterem
oberem Umfange, um sich dort größtenteils lateral zum verticalen Meridian anzu-
setzen. Diese prätrochleare Strecke der Sehne hat eine Länge von durchschnittlich
19,5 mm (Merkel) und anfangs noch cylindrische Gestalt, plattet sich aber
über dem Augapfel ab. Die Ansatzlinie ist etwa 10 mm breit und lateral-rückwärts
convex. Sie steht so schräg, daß ihr laterales Ende sich bis auf 3 mm (Sattler,
4,6 mm Merkel) dem lateralen Ende des Ansatzes des Rectus sup. nähert;
der Abstand ihrer Mitte vom Hornhautrande beträgt 16 mm (Merkel, 17,9 mm
C. Krause), der ihres hinteren (medialen) Endes vom hinteren Augenpol 8 mm,
der Winkel zwischen ihrer Bogensehne und dem verticalen Meridiane zwischen
30^0 und 62^0 (Weiss). Nach Fuchs lassen sich zwei Typen des Ansatzes unterscheiden, eine mehr meridionale und eine mehr äquatoriale Lage der Ansatzlinie. Whitnall (1921) findet am kurzsichtigen Auge die Linie parallel und
im ganzen lateral zum Verticalmeridian. Die Zugebene des Obliquus sup.,
die den Austritt der Sehne aus der Trochlea, die Mitte ihres Ansatzes und den
Drehpunkt des Auges enthält, neigt sich gegen die Horizontalebene des Augapfels unter einem nach hinten offenen Winkel von 82^0, gegen die Äquatorialebene unter etwa 40^0, so daß die schräg vor- und lateralwärts verlaufende Drehachse mit dem vorderen Ende höher steht als mit dem hinteren und die Horizontalebene unter einem Winkel von 8^0 schneidet.

Während der M. obliquus sup. durch den Umweg über die Trochlea zum längsten
Augenmuskel wird, ist der *M. obliquus oc. inferior* (Abb. 85, S. 238) der kürzeste
von allen. Seine kurze Ursprungssehne sitzt dicht am Lateralrande des Einganges
in den Tränennasenkanal (Abb. 89, S. 250), oft in einem flachen Grübchen des
Knochens und greift nicht selten noch etwas auf das über die Tränensackgrube
gespannte Blatt der Periorbita über. Anderseits beobachtete Whitnall (1921)
unter 100 Fällen 55 mit einem größeren Abstande des Ursprungs vom Tränennasengang, darunter 14 zwischen 5 und 7 mm. Der kräftige Muskelbauch zieht in
leichtem Bogen unter einem Winkel von etwa 50^0 mit der Sagittalebene lateral-
rück- und aufwärts zwischen dem Boden der Augenhöhle und dem Rectus inf.
zum lateral-hinteren Umfange des Augapfels und setzt sich etwa 10 mm breit
mit auf- und vorwärts schwach convexer Linie unterhalb und etwa bis zur
Höhe des horizontalen Meridians an. Das vordere Ende der Linie liegt
ungefähr 10 mm hinter dem unteren Ende der Ansatzlinie des Rectus lat., das
hintere Ende nähert sich im horizontalen Meridiane dem hinteren Augenpol
auf 4—2 mm; der Abstand der Mitte vom Hornhautrande beträgt 17,3 mm
(Merkel, 19,1 mm C. Krause), der vorwärts offene Winkel der Bogensehne
der Ansatzlinie mit dem horizontalen Meridiane schwankt zwischen 16^0 und
30^0 (Weiss). Ist der Ursprung des Muskels stärker lateralwärts verschoben, so
rückt auch die Ansatzlinie über den horizontalen Meridian empor (Whitnall).
Derartig große individuale Unterschiede in der Stellung der Ansatzlinie sind
nur bei den schrägen Augenmuskeln und besonders beim unteren festgestellt.
Zugebene und Drehachse des Obliquus inf. fallen ziemlich genau mit denen des
Obliquus sup. zusammen.

Wenn Fuchs angibt, die Sehnen der beiden Obliqui lägen so, daß sie,
besonders bei der Einstellung des Auges auf die Nähe, die oberen und unteren
Vv. vorticosae zudrücken könnten, so dürfte das kaum als Regel anzusehen sein,
denn die notwendige Folge wäre eine Stauung des Blutes in der Aderhaut,
die wiederum zu einer Erweiterung der vorderen Abflüsse führen müßte.

Von den Rändern der Sehnen aller Augenmuskeln gehen zarte platte Bindegewebszüge und -häutchen (Adminicula MERKEL) in das lockere Gerüstwerk des TENONschen Raumes (s. S. 214).

Rassenanatomische Untersuchungen über die Augenmuskeln liegen bisher nur für die Japaner vor. Nach ADACHI (1900) beträgt das Gewicht des Rectus sup. mit den Sehnen durchschnittlich 0,38 g, des Rectus inf. 0,5 g, des Rectus lat. 0,56 g, des Rectus medial. 0,57 g, des Obliquus sup. 0,21 g, des Obliquus inf. 0,2 g. Verglichen mit den VOLKMANNschen Zahlen ergibt sich daraus, daß die Muskeln des Japaners wesentlich leichter sind als die des Europäers. Das gegenseitige Verhältnis ist aber ungefähr das gleiche, eine Tatsache, die sich nicht recht mit der Angabe von KUBO vereinigen läßt. Danach sollen beim Japaner die Recti sup. und inf. verhältnismäßig bedeutend stärker sein als beim Europäer, wahrscheinlich weil jener von oben nach unten, dieser von links nach rechts lese, eine Annahme, die nur stichhaltig sein würde, wenn sich nachweisen ließe, daß die Besitzer der untersuchten Muskeln sich im Leben wirklich viel mit Lesen beschäftigt hätten. — Die durchschnittliche Länge der Ansatzsehnen mit 5,5 mm für den R. sup., 5,0 mm für den R. inf., 3,7 mm für den R. medial., 8,0 mm für den R. lat. weicht nur unbedeutend von der beim Europäer ab; die Breite des Ansatzes — R. sup. 10,0 mm, R. medial. 9,9 mm, R. inf. 9,0 mm, R. lat. 8,4 mm — erscheint im allgemeinen geringer, wodurch die Abstände zwischen

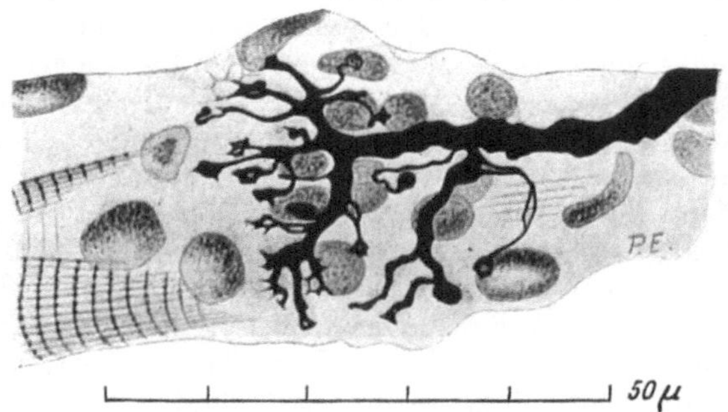

Abb. 78. Motorische Nervenendigung in einem menschlichen Augenmuskel.
(GOLGI-Präparat von Prof. HETT.)

den Ansätzen sich entsprechend vergrößern. Der Abstand der Ansätze vom Hornhautrand — R. medial. 5,5 mm, R. inf. 6,8 mm, R. lat. 7,3 mm, R. sup. 8,3 mm — stimmt fast mit den SAPPEYschen Zahlen für den Europäer überein.

Die **Innervation der Augenmuskeln** übernehmen die Nn. oculomotorius, trochlearis und abducens, die alle drei neben den motorischen Fasern auch sensible aus dem Ram. ophthalmicus des N. trigeminus führen. Im besonderen versorgt der N. oculomotorius mit einem oberen Aste den Rectus sup. und den Levator palp. sup., mit einem unteren Aste die Recti medial. und inf. und den Obliquus inf., der N. trochlearis den Obliquus sup. und der N. abducens den Rectus lateralis. Die Nerven erscheinen im Verhältnis zu der Größe der Muskeln auffallend dick und teilen sich vor dem Eintritt in den Muskelbauch in mehrere Äste. Der Eintritt selbst erfolgt noch hinter, beim Obliquus inf. etwa in der Mitte des Muskelbauches, und zwar bei den vier geraden Augenmuskeln und dem Heber des Oberlids auf der der Augenhöhlenachse zugewandten Fläche, beim oberen schrägen an der Oberkante, beim unteren schrägen auf der dem Boden der Augenhöhle zugekehrten Fläche (Abb. 100, S. 302). Innerhalb der Muskeln wiesen v. BARDELEBEN und FROHSE (1897) zwischen den noch makroskopischen Verästelungen Schlingenbildungen nach. LEVINSOHN (1901) findet die Nerven für die einzelnen Muskelfasern oft sehr breit (6—9 μ); sie zerfallen in wechselnder Entfernung von der Faser in mehrere (bis 5), häufig stark geschlängelte Endästchen, die entweder in eine gemeinsame Endplatte übergehen oder sich mit getrennten Endplättchen nebeneinander an die Faser legen (Abb. 78). Den Reichtum an Nerven bringt LEVINSOHN (und neuerdings SCHWARZ) mit der leichten Beweglichkeit und der großen Beanspruchung der Muskeln in Beziehung, indem er annimmt, daß die Menge der leitenden Nervensubstanz um so größer sei, je zahlreicher die Impulse sind, die vom Hirn aus auf dieser Bahn übertragen werden. Nicht unwesentlich ist meines Erachtens aber auch, daß die Muskelfasern sehr dünn sind, ihre Anzahl demnach in den Augenmuskeln verhältnismäßig sehr groß ist. Sensible Nervenendigungen sind nach Dogiel (1906) auf der Oberfläche der Muskelfasern, an deren Verbindung mit der Sehne, in der Sehne und im intramuscularen Bindegewebe anzutreffen. An der Oberfläche der Fasern außerhalb des Sarcolemms kommen entweder einfache kurze Verzweigungen mit Endanschwellungen oder reichverzweigte Endausbreitungen vor; am Übergang in die Sehne zeigen die Ausbreitungen die Form schlanker Kelche; in der Sehne und im interstitialen Bindegewebe sind die Endigungen entweder umkapselt (Muskel- und Sehnenspindeln) oder frei, gelegentlich in langgestreckter Pinselform.

Betrachten wir nach der vorstehenden Schilderung jetzt noch kurz die aus dem anatomischen Verhalten abzuleitenden **Leistungen** der einzelnen Augenmuskeln, so finden wir nur ein Antagonistenpaar, das den Augapfel aus der Primarstellung in eine reine Secundarstellung führen kann, nämlich die Recti medial. und lateral., deren Drehachse sich mit der Verticalachse des Augapfels deckt. Sie bewirken also eine reine Median- und Lateralwärtswendung des Auges. Für die reine Auf- und Abwärtswendung (Hebung und Senkung des Blickes) sind die Recti sup. und inf. wegen der schrägen Stellung ihrer Drehachse allein nicht geeignet, denn sie drehen zugleich medianwärts. Der Ausgleich geschieht durch die lateralwärts drehende Componente der Obliqui, so daß für die Hebung des Blickes Rectus sup. und Obliquus inf., für die Senkung Rectus inf. und Obliquus sup. zusammenarbeiten. Zur Erzielung der Tertiarstellungen sind stets drei Muskeln tätig, und zwar für die Blickrichtung medianaufwärts Rectus medial., Rectus sup. und Obliquus inf., lateralaufwärts Rectus lat., Rectus sup. und Obliquus inf., medianabwärts Rectus medial., Rectus inf. und Obliquus sup., lateralabwärts Rectus lat., Rectus inf. und Obliquus sup.

Über den **feineren Bau der Augenmuskeln** ist schon lange bekannt, daß die Muskelfasern zu den dünnsten der gesamten quergestreiften Muskulatur des Körpers gehören, indem sie bis auf 11 und 9 μ Durchmesser herabgehen. Die Annahme eines ursächlichen Zusammenhanges mit der besonders gearteten Tätigkeit der Muskeln ist wohl gerechtfertigt. Thulin (1914) fand nun bei Menschen und bei Affen drei verschiedene Typen von Fasern in den Augenmuskeln. Bei der einen Art liegen die Fibrillen in Bündelchen, die unregelmäßig verlaufen, „zopfartig durchflochten" erscheinen können und durch Sarcoplasma breit getrennt sind. Eine andere Faserart zeigt verhältnismäßig spärliche Fibrillen, meist an der Oberfläche einer reichlichen Sarcoplasmamenge. Am auffallendsten aber sind Fasern, an denen die Masse der Längsfibrillen von schraubig, teilweise auch rein ringförmig in annähernd senkrecht zur Faserlängsachse gestellten Ebenen verlaufenden Fibrillenbündeln innerhalb des Sarcolemms umschlungen werden. Solche „hypolemmale quergestreifte Ringbinden" wurden von M. Heidenhain in der Skeletmuskulatur bei Myotonia atrophica und congenita entdeckt, von Slank auch bei Myxödem, von Bocaloglu und Sriban bei primarer Myopathie nachgewiesen. Schwarz (1925) untersuchte diese Ringbinden an den normalen Augenmuskeln des Hundes genauer. Die Dicke der Binden schwankt zwischen 4,2 und 12,9 μ, unabhängig von der Stärke der Muskelfaser, die Breite zwischen 30,6 und 425,0 μ. Die Fibrillen bilden nicht geschlossene Ringe, sondern sind stets schraubig angeordnet. Die mit Binden versehenen Muskelfasern zeigen diese in der Regel in der Mehrzahl, aber von ungleicher Breite und Dicke. Eine Einschnürung der Fasern an den Bindenstellen ist meist nicht vorhanden. An den gewöhnlich verdünnten Rändern der Binden häufen sich die Muskelkerne an, während sie in der Binde selbst nur spärlich sind. Die Bindenfasern verteilen sich nun nicht durch den ganzen Muskel, sondern liegen alle nebeneinander und nehmen ein mehr oder weniger großes Feld des Muskelquerschnittes ein, bei den vier geraden Augenmuskeln auf der der Augenhöhlenachse zugewandten Seite, wo der Nerv eindringt (Thulin), beim oberen schrägen Augenmuskel mehr in der Mitte. Die gröberen Nervenbündel umgrenzen gewissermaßen das Bindenfaserfeld. Schwarz vermutet hinsichtlich der Bedeutung der Binden, daß es sich um eine Bremsvorrichtung zwecks größtmöglicher Genauigkeit der Augeneinstellung handle. Dabei bleibt die Frage offen, warum nur ein bestimmter Muskelbezirk mit Bindenfasern ausgestattet ist. Das gilt auch für die Annahme M. HEIDENHAINs über die Entstehung der Binden. Nach ihr ist das Sarcolemm, wie das hypolemmal gelegene Sarcoplasma, da es bei der Zusammenziehung der Muskelfaser eine tangentiale Spannung erfährt, der natürliche Ort für das Zustandekommen von Fibrillensystemen in der nämlichen tangentialen Richtung, denn es liegt im Bereiche der Wahrscheinlichkeit, daß die Fibrillenbildung eintritt auf der Basis einer der Tangentialspannung entsprechenden Metastructur. — SCHWARZ bemerkte in seinen Präparaten außer Fasern mit Durchflechtung der Fibrillenbündel vereinzelt noch solche, die sich verzweigten und untereinander, analog den Herzmuskelfasern, verbanden. Sehr selten sind Fasern, die vor ihrem Ende rechtwinklig umbiegen, am Ende sich büschelförmig aufspalten und unter allmählichem Schwächerwerden der Fibrillenbündel zwischen den normalen Fasern verlieren.

Dem *elastischen Gewebe* in den Augenmuskeln widmete SCHIEFFERDECKER (1904) seine besondere Aufmerksamkeit. Das ziemlich reichliche intramusculare Bindegewebe enthält eine große Menge meist sehr dicker elastischer Fasern, die hauptsächlich parallel den Muskelfasern verlaufen, aber auch durch die Verbindung von Seitenzweigen stärker als in anderen Muskeln enge Netze um die Muskelfasern bilden. Beim Neugeborenen sind die elastischen Fasern erst im Perimysium ext. und in den Anfängen der von ihm aus in den Muskel dringenden Scheidewände vorhanden; im Inneren fehlen sie noch gänzlich. Sie wachsen also, wie SCHIEFFERDECKER meint, vom Perimysium ext. aus in den Muskel hinein. Wann die endgültige Durchwachsung erreicht wird, ist nicht festgestellt. Der Reichtum an elastischen Fasern ist jedenfalls so groß, daß man den Muskel fast als ein elastisches Band ansehen könne. Im Ruhezustande der Muskeln werde der Augapfel durch diese elastischen Bänder gleichmäßig nach hinten gezogen — offenbar stärker, als das elastische Gewebe der schrägen Augenmuskeln, die gar nicht berücksichtigt sind, vorwärtsziehend wirkt. Bei der Bewegung des Augapfels diene der Gegenhalt des elastischen Bandes der Sicherung einer gleichmäßigen und feinen Ausführung. Zur Unterstützung eines genauen und raschen Arbeitens komme vielleicht die elastische Umspinnung der einzelnen Muskelfasern in Betracht insofern, als sie nach der Contraction die Fasern auf den Ruhezustand verdünnen helfe. Suchen wir zunächst nicht nach dem Zweck der auffallenden Menge elastischer Fasern in den Augenmuskeln, sondern nach ihrer Leistung, so ergibt schon eine einfache Überlegung, daß der Widerstand der Längsfasern die Dehnung des Muskels, derjenige der umspinnenden Fasern die Zusammenziehung erschweren muß, denn in jenem Falle ist ein Teil der Arbeit des Antagonisten, in diesem ein Teil der Arbeit des betreffenden Muskels selbst auf die notwendige Dehnung der elastischen Fasern zu verwenden. Bei coordinierter Tätigkeit mehrerer Muskeln wird die Feinheit und Genauigkeit der Einstellung des bewegten Teiles durch die auf entsprechende Stärke abgestimmte Innervation der einzelnen Muskeln geregelt. Die Einschaltung elastischer Widerstände, also passiver Einrichtungen, läßt die Möglichkeit elastischer Schwankungen bei der Einstellung offen, zu deren Beseitigung die Muskeln Sonderarbeit leisten müssen. Die ursächlichen Wirkungsweisen für die Entstehung des elastischen Gewebes in den Augenmuskeln sind im Grunde die gleichen wie an anderen Stellen des Körpers: Dauerbeanspruchung auf Zug, dessen Stärke periodisch schwanken kann, hier gegeben in dem wechselnden Tonus der antagonistisch wirkenden Muskelgruppen, dazu unterbrochene (intermittierende) Beanspruchung auf Zug verschiedener Stärke, hier gegeben durch die wechselnde Größe der Muskelzusammenziehungen. Der großen Zahl vorwiegend kleiner Zugreize der letzten Art ist meines Erachtens die besondere Dicke der elastischen Fasern in den Augenmuskeln zuzuschreiben. Wir verstehen bei dieser Auffassung auch leicht, daß die Muskeln des Neugeborenen im Innern noch keine elastischen Fasern aufweisen; was an solchen im äußeren Perimysium vorhanden ist, kommt auf Rechnung des beim älteren Fetus sicher bestehenden Muskeltonus und der, wenn auch noch spärlichen, Augenbewegungen.

Abweichungen der Augenmuskeln vom typischen Verhalten sind selten; auch sog. überzählige Muskelbildungen kommen in der Augenhöhle nicht oft vor. Bei diesen handelt es sich wohl meist um Teile typischer Muskelanlagen, die während der Entwicklung des Augenhöhleninhaltes durch entgegenstehende Blutgefäße oder Nerven aus dem Verband der noch zelligen Anlage abgesprengt und beim weiteren Wachsen mehr oder weniger in andere Richtung abgelenkt wurden. Am bekanntesten ist ein seit VESAL vielfach beschriebenes schlankes Muskelchen zwischen Levator palp. und Obliquus sup., das in Ursprung und Verlauf bald mehr jenem, bald mehr diesem angenähert ist und sich vorn an die Trochlea oder die prätrochleare Scheide des Obliquus sup. heftet oder auch in das Bindegewebe oder an den Orbitalrand unterhalb der Trochlea sehnig ausstrahlt. Es ist der „Comes mi. obliqui superioris" von ALBINUS, der „Tensor trochleae" von BUDGE (1859) oder der „Gracillimus orbitae" BOCHDALEKs (1868). BUDGE gibt seine Häufigkeit mit $10^0/_0$ an, nach WHITNALL ist er aber seltener. Gelegentlich tritt er auch geteilt auf, wobei das zweite Bündel in der Ausbreitung der Levatorscheide gegen die Trochlea hin (H. VIRCHOW) oder an der TENONschen Kapsel unter der Sehne des Obliquus sup. endet [WHITNALL (1921)]; im letzten

Falle wurde der Doppelmuskel von einem Zweige des N. trochlearis versorgt, und der Obliquus sup. war breiter als sonst. Ich traf einmal ein kräftiges Muskelbündel, das vom Medialrande des Levator palp. durch die Anastomose zwischen V. ophthalmica inf. und V. ophthalmica sup. abgetrennt erschien und einen Teil in das Bindegewebe unterhalb der Trochlea schickte, selbst aber mit schmaler Sehne medial neben dem Hauptmuskel in das Oberlid ging. Der von Cadarso und Goyanes (1925) beobachtete Muskel war ein typischer Gracillimus. Bochdalek fand den Gracillimus einmal beiderseits zusammen mit einem „M. anomalus transversus orbitae". Dieser entsprang etwa in der Ebene des Äquator bulbi medial am Dache der Augenhöhle, zog quer über den Levator palp. hinweg und setzte sich lateral wieder an das Dach an. Der Gracillimus ging auf der einen Seite zumeist in den Transversus über, nur mit wenigen Fasern an die Tenonsche Kapsel; auf der anderen Seite kam er zweiköpfig aus dem Hintergrunde der Augenhöhle und gab einen kleineren Abschnitt an die Lamina papyracea, einen größeren in den Transversus und in die Scheide des Obliquus superior. Einen Transversus beschreibt auch Whitnall als 2 mm breiten Muskelstreifen, der quer durch den vorderen Teil der Augenhöhle, eine Strecke weit auch zwischen Levatorbündeln hindurch, verlief und sich mit leicht rückwärts gewandten Enden in die Periorbita der lateralen und medialen Augenhöhlenwand an der Grenze zwischen deren vorderem und mittlerem Drittel setzte. Der Muskelbauch war mit der benachbarten Fascie, und besonders mit dem Levator in Verbindung. Der in diesem Falle ebenfalls vorhandene, neben dem Medialrande des Levator gelegene Gracillimus ging unter dem Transversus hinweg an die Trochlea und die prätrochleare Scheide des Obliquus superior. Außerdem löste sich vom Lateralrande des Levator ein schmales Bündel, das mit einem Zipfel an der Lateralwand der Augenhöhle, mit einem anderen in der Kapsel der Tränendrüse endete. In zwei anderen Fällen bestand nur eine Anheftung an die Tränendrüse („M. retractor glandulae lacrimalis"). Der Transversus ist wahrscheinlich aus dem Levator abgelenkte Muskulatur; darauf deuten besonders kleine Formen hin (Whitnall). — le Double (1901) beobachtete einmal beiderseits den Ursprung des Obliquus sup. in der Gegend der Trochlea; ein andermal begleitete ein neben der Trochlea entspringender, Muskelfasern enthaltender Strang die prätrochleare Sehne des Obliquus. — Vom Rectus sup. trennte sich einmal am Ursprung ein 15 mm langes Bündel ab, das lateral am Sehnerven vorüber ab- und vorwärts zur Mitte des Rectus inf. ging und vom unteren Aste des N. oculomotorius versorgt wurde [Aubaret (1909)]. — Der Rectus medial. kann im hinteren Drittel mit dem Rect. inf. verschmolzen sein. Wicherkiewicz (1907) stieß bei einer Schieloperation auf einen Rectus medial., der sich 16 mm hinter seinem Ansatz in zwei Teile spaltete, deren Sehnen im Ansatz eine 4 mm breite Lücke zwischen sich ließen. — Der Rectus lat. gab nach Curnow (1873) einmal ein Bündel an die laterale Augenhöhlenwand, ein zweites vorwärts an die Unterlidplatte. Moseley (1853) berichtet von einem mehrere Male gefundenen Muskel, der von der lateralen Augenhöhlenwand vor der Sutura sphenozygomatica in das Bindegewebe der Umgebung des lateralen Augenwinkels ging. Außerdem sah er den Rectus lateralis Bündel zum Rectus inf. und zur lateralen Augenhöhlenwand schicken. Im hinteren Drittel der Augenhöhle trat einmal ein 7 mm langes, 2 mm breites Bündel vom Rectus lat. unter dem Sehnerven hindurch zum Rectus medialis [Whitnall (1911)]. — Vom Rect. inf. zog einmal ein breites, durch den unteren Ast des N. oculomotorius versorgtes Bündel lateral am Sehnerven vorbei in den Rectus sup. (Whitnall). Als „M. obliquus accessorius inferior" bezeichnet Rex (1887) ein beiderseits vorhandes schlankes Muskelbündel, das vom Augenmuskelring zwischen Rectus lat. und Rectus inf. kommend am Lateralrand des letztgenannten vorwärts verlief und zum Teile sich ihm etwa in dessen Mitte anschloß, zum Teile breitsehnig in die Ursprungssehne des Obliquus inf. überging. Die Innervation geschah durch feine Zweige des unteren Oculomotoriusastes. Schlemm beschreibt ein vom lateralen Rande des Rectus inf. durch den atypisch verlaufenden Nerven des Obliquus inf. abgespaltenes, zum Unterrande des Rectus lat. ziehendes Muskelbündel. — Pascheff (1927) entdeckte in einer Geschwulst, die unterhalb des Sehnerven breit mit dem Knochen verwachsen war und zugespitzt frei vorwärts in die Augenhöhle ragte, umgeben von einer gefäß- und fettreichen, unvollständigen Bindegewebshülle zahlreiche Muskelbündel, von Lymphfollikeln und Fett durchsetzt und stark mit Lymphzellen infiltriert. Sie stammten wohl von einer in früher Embryonalzeit erfolgten Absprengung aus der noch zelligen Anlage eines typischen Augenmuskels, vielleicht des Rectus inferior. — Das völlige Fehlen des Rectus medial. bei divergentem, des Rectus lat. bei convergentem Schielen (Krause, le Double) gehört schon zu den, übrigens sehr seltenen, groben Bildungsfehlern.

Der bei niederen Wirbeltieren von den Amphibien ab vorhandene, auch bei den Säugern weit verbreitete *M. retractor bulbi*, der sich kegelförmig an den hinteren Umfang des Augapfels setzt, kommt offenbar nur sehr selten und dann auch nur andeutungsweise beim Menschen vor. Nussbaum (1893) teilt einen Fall mit, in dem ein atypischer Muskel medial zum Rectus lat. und mit diesem zusammen sehnig entsprang; er teilte sich nach vorn in 3 Köpfe, von denen je einer sich mit den Muskelbäuchen des Rectus sup., lat. und inf. vereinigte. le Double fand in zwei Fällen zarte Muskelbündel, die sich lateral zum

Sehnerven an den hinteren Umfang des Augapfels ansetzten; sie entsprangen zwischen Rectus sup. und lat. am Sehnenring und an der Sehnervenscheide. FLEISCHER (1907) entdeckte bei einem Neugeborenen mit Microphthalmus an der Unterseite des Sehnerven einen etwa 10 mm langen, 1,12 mm breiten Muskel, der hinten aus der Duralscheide des Nerven entsprang und etwa 4 mm hinter dem Augapfel wieder sehnig in dieser endigte; ein feiner Zweig aus dem Stamme des Oculomotorius trat von lateral unten her in den Muskel. Diese Innervation macht die Auffassung des Muskels als Retractorrest etwas zweifelhaft, denn der typische Retractor wird vom N. abducens versorgt [NUSSBAUM, CORNING (1900), E. CORDS (1924)]; DU BOIS-REYMOND (1907) findet freilich bei Hund, Katze und Kaninchen nur für den dem Rectus lat. zugewandten Abschnitt die Versorgung durch den Abducens, für die übrigen durch den Oculomotorius.

VI. Das Bindegewebe der Augenhöhle.

Der nicht vom Augapfel nebst dem Sehnerven und von den Augenmuskeln beanspruchte Teil der Augenhöhle wird von Fett, dem *Corpus adiposum orbitae,* ausgefüllt. Wie überall da, wo Fett in nicht weiter benützten, aber durch mehr oder weniger starre Wände dauernd offen gehaltenen Räumen nur als Füllmasse abgelagert wird (Knochenmark, Wangenfettpfropf), ist auch dieses Polster von großer Zartheit und Beständigkeit, schwindet erst in den äußersten Stadien allgemeiner Abmagerung. Die Zartheit des Fettes beruht auf der verhältnismäßig sehr geringen Menge von Bindegewebe, das die Läppchen begrenzt. Im hinteren Abschnitte der Augenhöhle ziehen die feinen lockeren Bindegewebsblätter vorwiegend in der Längsrichtung von hinten nach vorn, die platten Fettläppchen schichten sich entlang dem Sehnerven und den Augenmuskeln; vorn am Augapfel verlaufen von der Außenfläche der Muskeln oder ihrer Scheiden feine Bindegewebszüge spitzwinklig vorwärts zur Periorbita, so daß hier die Fettläppchen etwa dachziegelig angeordnet sind; in dem reichlicheren Bindegewebe unter dem vorderen Teile des Augapfels trifft man mehr rundliche, circular gelagerte Läppchen.

Das Bindegewebe der Augenhöhle ist also in deren hinterem Abschnitte spärlich und locker; es hängt ziemlich lose mit der Duralscheide des Sehnerven zusammen, ohne einen „supravaginalen Spaltraum" (SCHWALBE) freizulassen und geht in das Perimysium der Augenmuskeln und in die Periorbita über. Im Bereiche des Augapfels nimmt es an Menge zu und bildet hier teils eine Hülle um den Augapfel, die *Capsula Tenoni,* teils feste Hüllen um den vorderen Abschnitt der Augenmuskeln, die *Muskelscheiden,* und ferner festere Verbindungszüge zwischen TENONscher Kapsel und Augenhöhlenwand, die *Retinacula oculi* [HESSER (1913)] s. Ligamenta capsularia (H. VIRCHOW) (Abb. 79, 80, 105, S. 320). Obschon wegen besserer Übersichtlichkeit diese drei Bildungen getrennt beschrieben werden, müssen wir doch von vornherein betonen, daß sie eng zusammengehören, ganz besonders auch in ursächlicher Beziehung. Wir schließen gleich die Schilderung des *Septum orbitale,* d. h. der bindegewebigen Haut an, die den Inhalt der Augenhöhle ober- und unterhalb der Lider nach außen gegen die Haut und deren Muskulatur abgrenzt.

Die **Capsula Tenoni** (Albuginea bulbi MALGAIGNE, Tunica vaginalis bulbi HYRTL, Kapsel des Bulbus HENLE, Vagina bulbi, BONNETsche Kapsel LANGER, Portion centrale de l'aponévrose orbitaire SAPPEY, Fascia bulbi MERKEL-KALLIUS), zuerst von TENON (1806) genauer beschrieben, hat in der Folge zahlreiche Bearbeitungen erfahren, unter denen die von H. VIRCHOW (1902) und HESSER (1913) besonders hervorzuheben sind; ein ausführlicher geschichtlicher Überblick findet sich bei HESSER. Die Kapsel umgibt den Augapfel vom Sehnervenaustritte bis zum Rande der Hornhaut. Gegen die Sclera kann sie im allgemeinen ohne Schwierigkeit abgegrenzt werden, gegen die Augenhöhle wird die Grenze wegen des Einstrahlens von Bindegewebsblättern aus dem Fette

stellenweise etwas unbestimmt. Dies ist hauptsächlich am hinteren Umfange
des Augapfels der Fall, wo die Kapsel locker und dünn, in der Nachbarschaft
des Sehnerven, der Gegend des Eintritts der ciliaren Nerven und Arterien, oft
äußerst zart erscheint und sich etwa 5—6 mm vom Sehnerven gegen diesen
hin allmählich mit der Sclera verbindet. Vorwärts gegen den Äquator bulbi
wird die Kapsel dicker bis zum Fornix conjunctivae und erreicht da medial
und unten eine Mächtigkeit von 3—4 mm. Nach H. VIRCHOW endet sie hier
und hängt mit der Tunica propria der Conj. bulbi und palpebrarum zusammen,
nach HESSER setzt sie sich in zwei Bindegewebsblätter fort, von denen das eine

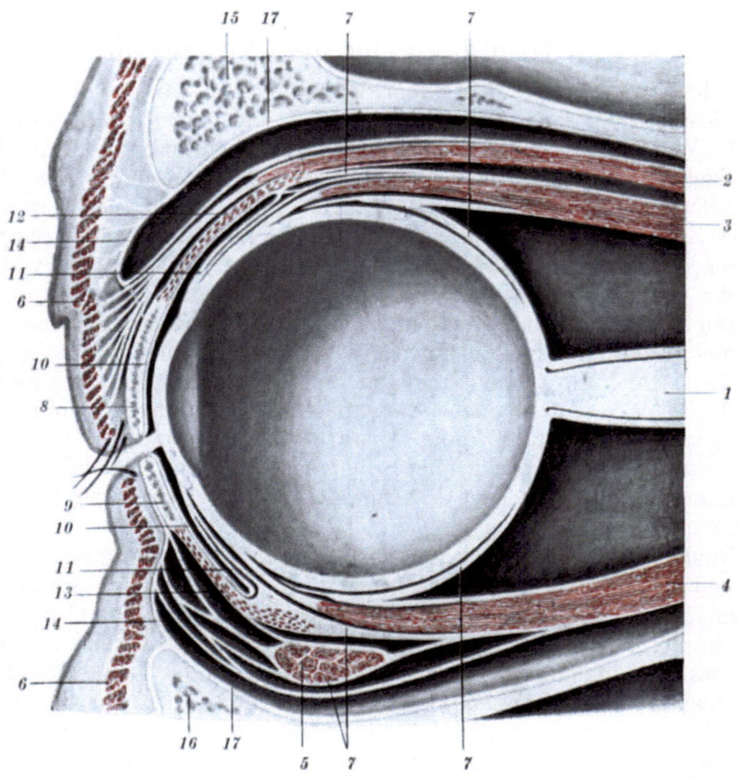

Abb. 79. Schematischer Sagittalschnitt des Auges und seiner Umgebung. (Nach HESSER.) *1* N.
opticus, *2* M. levator palp. sup., *3* M. rectus oc. sup., *4* M. rectus oc. inf., *5* M. obliquus oc. inf.,
6 M. orbicularis oc., *7* Capsula Tenoni, *8* Tarsus sup., *9* Tarsus inf., *10* Conjunctiva palpebralis,
11 Conjunctiva bulbaris, *12* M. capsulo-palpebralis, pars sup., *13* idem, pars inf., *14* Septum orbitale,
15 Os frontale, *16* Maxilla, *17* Periorbita.

über den Fornix hinweg in die Lider tritt (Pars palpebralis HESSER) und sich
bald in der Tunica propria der Conjunctiva verliert, ohne die Lidplatte zu
erreichen, das andere sich unter der Conj. bulbi gegen den Hornhautrand vorschiebt, aber noch vor diesem mit der Conjunctiva und mehr oder weniger auch
mit der Sclera verschmilzt (P. subconjunctivalis HESSER). Diese Bindegewebsblätter sind dünn, nur die P. palpebralis des Unterlides erscheint mächtiger
durch die Einlagerung von Bündeln des glatten M. tarsalis inf., während im
Oberlide der M. tarsalis sup. mehr als geschlossene Masse vor der lockeren P. palpebralis der Kapsel herabsteigt. Die subconjunctivalen Blätter enthalten straffe
sagittale Fasern aus den Muskelscheiden. Am Fornix wird der Winkel zwischen
den beiden auseinanderweichenden Blättern durch bogenförmige, aber lockere
Bindegewebszüge ausgerundet, die aus der Propria der Conjunctiva in sie einbiegen.

Der dicke, gürtelförmige Abschnitt der TENONschen Kapsel läßt sich lateral
und oben unschwer in zwei Blätter trennen, die nur durch lockeres Gewebe zusammenhangen. Die eine, laterale, Strecke reicht vom Unterrande des Rectus
oc. lat. bis in die Nähe des Lateralrandes des Rect. sup.; das äußere Blatt geht
nach vorn in die P. palpebralis, das innere in die P. subconjunctivalis der Kapsel
über, hinten vereinigen sich beide etwas hinter der Äquatorebene in dem äußeren
Blatte der bindegewebigen Scheide des Rectus lateralis. In der oberen Strecke
liegt das äußere Blatt der Unterfläche des Levator palp. an und setzt sich nach
hinten in dessen Scheide fort, das innere Blatt deckt die obere Fläche des Rectus

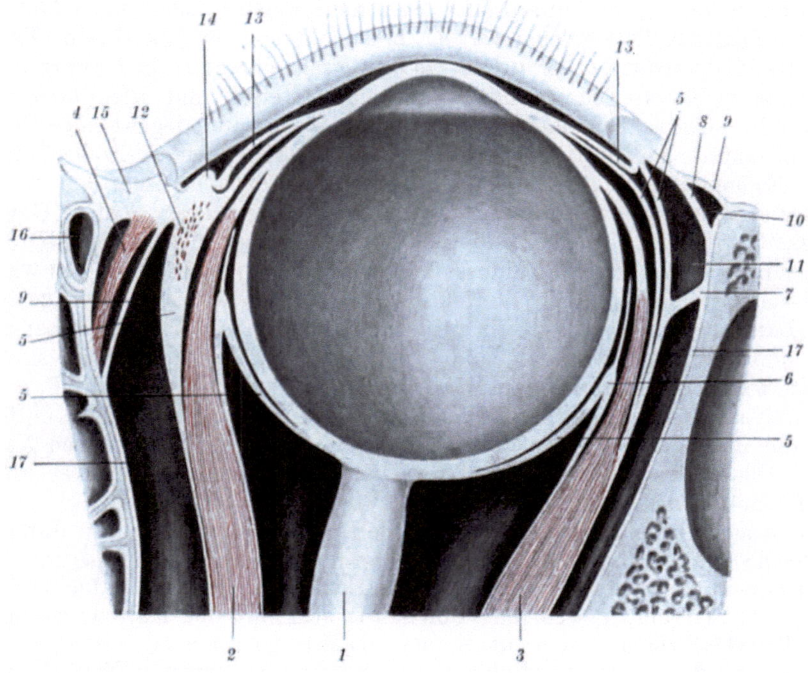

Abb. 80. Schematischer Transversalschnitt des Auges und seiner Umgebung. (Nach HESSER.)
1 N. opticus, *2* M. rectus oc. medialis, *3* M. rectusoc. lat., *4* Pars lacrimalis (Horneri) des M. orbicularis oc., *5* Capsula Tenoni, *6* Lippe der Capsula Tenoni im Spatium subcapsulare, *7* Retinaculum
oc. laterale, *8* Aponeurose des M. levator palp. sup., *9* Septum orbitale, *10* Recessus sup.,
11 Recessus inf. glandulae lacrimalis, *12* M. capsulo-palpebralis, pars media, *13* Conjunctiva bulbaris,
14 Caruncula lacrimalis, *15* Lig. palpebrale mediale, *16* Saccus lacrimalis, *17* Periorbita.

sup., ist häufig, besonders wenn vorwärts noch festere Verbindungen mit dem
äußeren Blatt bestehen, noch einmal spaltbar und geht hinten in die Scheide
des Muskels über. Die Trennungsmöglichkeit reicht lateral bis zwischen die
beiden lateralen Blätter, hinten bis über die Äquatorebene hinaus, medial nicht
bis zum Oberrande des Rectus medialis. Vorn endet das äußere Blatt an der
Unterfläche des M. tarsalis sup. in der P. palpebralis, das innere in der P. subconjunctivalis der Kapsel. H. VIRCHOW hat mit Recht darauf hingewiesen,
daß diese Blättertrennung auf Scherungen innerhalb des Kapselgewebes zurückzuführen ist. Im oberen Bezirke verschieben sich Levator palp. und Rectus
sup. bei ihrer verschiedenartigen Tätigkeit zunächst in sagittaler, außerdem
aber bei den Drehungen des Auges um die sagittale und verticale Achse in
transversaler (äquatorialer) Richtung gegeneinander. Im lateralen Bezirke
haftet das Kapselgewebe fester auf der Außenfläche des Rectus lat., aber zugleich
mittels des Retinaculum oc. lat. an der lateralen Wand der Augenhöhle, so

daß auch hier bei den Augenbewegungen Scherspannungen in sagittaler (meridionaler) und äquatorialer Richtung auftreten müssen, die eine Lockerung der mittleren Kapselschicht zustande bringen. Am medialen unteren Umfange des Augapfels kommen solche Wirkungsweisen nicht in Betracht, das Kapselgewebe ist lockerfilzig, aber nicht blätterig. Die Kapsel ist hier vom Fornix ab 3—4 mm weit rückwärts besonders dick durch Einlagerung glatter Muskulatur, kleiner Fettläppchen und einer großen Menge äquatorial verlaufender elastischer Fasern (Hesser). Der medial zum Rectus medialis gelegene Abschnitt ist vorn mit dem Septum orbitale verwachsen und hat zwischen den beiden Bündeln der P. lacrimalis des M. orbicularis oc. hindurch engere Beziehungen zu dem Bindegewebe der Caruncula lacrimalis.

Durch Scherung in äquatorialer und meridionaler Richtung bildet sich nun zwischen der Tenonschen Kapsel und der Sclera ein Spaltraum (Tenonscher Raum Schwalbe, *Spatium subcapsulare*), durchaus gleichwertig dem Spaltraum zwischen Scheide und Wand der Arterien und wie dieser nicht glattwandig, sondern von einem sehr zarten und lockeren bindegewebigen Gerüstwerk, in das auch die Adminicula der Augenmuskelsehnen übergehen, durchzogen. Es handelt sich also nur um ein flächenhaftes System mehr oder weniger erweiterter Bindegewebslücken, ausgefüllt von einer capillaren Schicht Gewebsflüssigkeit; ein auskleidendes Endothel (Schwalbe) ist nicht vorhanden. Die Auffassung des Tenonschen Raumes als eines großen Lymphraumes (Schwalbe) dürfte als überwunden gelten; Verbindungen mit Augenlymphgefäßen bestehen nicht (Langer), und die durch Einspritzung farbiger Masse erzielten Zusammenhänge mit dem Perichoroidal- und dem Subduralraume des Hirns sind als Gewalterzeugnisse erkannt. Der Spaltraum reicht vorn bis unter die Pars subconjunctivalis der Kapsel, hinten bleibt er etwa 5 mm vom Sehnerven entfernt, rückt nur im Bereiche des Ansatzes des M. obliquus inf. näher an den Nerven heran. Die weitesten Lücken und das zarteste Fasergerüst zeigt er an der Innenfläche der Augenmuskelsehnen (H. Virchow).

Die Augenmuskeln müssen, um zur Sclera zu gelangen, schräg durch die Tenonsche Kapsel und das Spatium subcapsulare gehen, liegen also mit ihren Enden eine Strecke weit in diesem. Beim Eintritt in den Spaltraum verlieren sie ihre starken bindegewebigen Hüllen, die sich mit der Kapsel vereinigen. Diese **Muskelscheiden** sind nicht einfach als Muskelfascien zu bewerten, denn solche fehlen den in das nachgiebige Orbitalfett eingebetteten Muskeln überhaupt. An den geraden Augenmuskeln überzieht nur ein zartes Perimysium ext. den Muskelbauch vom Ursprunge bis etwa in eine durch den hinteren Augenpol gelegte Frontalebene; erst von da ab vorwärts ist in einer Länge von 10 bis 12 mm eine dichte und kräftige Scheide ausgebildet. Sie haftet zunächst auf eine Strecke von 5—6 mm innig an dem Muskelbauch, denn ihre längs verlaufenden Fasern kommen unter sehr spitzen Winkeln tief aus dem intramuscularen Bindegewebe; die reichlich beigemengten elastischen Fasern verlaufen an der Außenfläche der Muskeln ebenfalls längs, an der Innenfläche vorwiegend quer (Hesser). Das Außenblatt der Scheide strahlt vorwärts einfach in die Tenonsche Kapsel ein, das Innenblatt verschmilzt am hinteren Umfange der Kapselöffnung für den Muskeldurchtritt mit dem Kapselgewebe zu einer keilförmigen „Lippe", wobei die in der Richtung des Muskels ankommenden Scheidenfasern sich im Lippenrande mit querverlaufenden Kapselfasern durchflechten; diese biegen an beiden Seiten des Kapselschlitzes schlingenartig vorwärts um und sind reichlich von elastischen, dem Lippenrande parallelen Fasern begleitet. Von dem Lippenrande erstreckt sich ein zartes Bindegewebsblättchen in dem Tenonschen Raume vorwärts in den Winkel zwischen Muskelsehne und Sclera, eine den Adminicula der Augenmuskelsehnen ganz ähnliche Bildung und wie diese seitlich sich in das lockere Gerüstwerk des Spaltraumes auflösend. Die Muskelscheide breitet sich etwas über die Muskelränder seitwärts in die Kapsel aus, am medialen Rande des Rectus sup. in Gestalt einer dreieckigen Platte, die vorne in die Kapsel und in die prätrochleare Scheide des Obliquus sup. (s. u.) übergeht; vom lateralen Rande des Rectus sup. aus lassen sich die Fasern der Ausbreitung hinten in die Scheide des Rectus lat., vorn in die Kapsel und weiterhin in das Retinaculum oc. lat. verfolgen. Am Rectus inf. wird das äußere Scheidenblatt beim Übergang in die TENONsche Kapsel durch den schräg lateral-rückwärts in die Kapsel eindringenden Obliquus inf. gespalten und schickt dann von dessen Vorderrand aus noch einige plattenartige Ausläufer in das Septum orbitale des Unterlides. Meist trennt sich schon weiter hinten noch ein äußerstes Blatt der Scheide des Rectus inf. ab und schickt seine Ausläufer unter dem Obliquus inf. hinweg in das Septum orbitale (Abb. 79, 1).

Von den schrägen Augenmuskeln besitzt der Obliquus sup. zwei Scheiden, eine prätrochleare und eine retrotrochleare. Die prätrochleare ist eine dichte Bindegewebshülle des rückläufigen Abschnittes der Sehne und erstreckt sich, etwa 7 mm lang, vom Vorderrande der Trochlea zur TENONschen Kapsel. Am oberen Umfange lassen sich mehr oder weniger deutlich Blätter trennen, die lateralwärts mit der Kapsel und mit den Scheiden des Rectus sup. und des Levator palp. zusammenhangen. Mit der Sehne des Obliquus ist sie ziemlich fest verbunden, zumal aus der Sehne abgespaltene Bündel in sie einstrahlen. Die retrotrochleare Scheide verhält sich etwa wie die der Recti. Vom Hinterrande der Trochlea ab rückwärts umhüllt sie den Muskel auf eine Länge von 15 bis 20 mm, wobei sie sich allmählich verdünnt; der Rest des Muskelbauches zeigt nur ein zartes äußeres Perimysium. SUTTON (1920) beanstandet, wie mir scheint, mit Recht, diese Sonderung einer prä- und retrotrochlearen Scheide, denn er findet, daß beim Obliquus sup. die Muskelscheide wie bei den geraden Augenmuskeln vom Muskelbauch bis in die TENONsche Kapsel nicht unterbrochen wird; sie geht mit der Sehne durch die Trochlea, gibt nur bei ihrem Ein- und Austritt an deren Ränder dünne Bindegewebsblätter. Man kann sich durch Feinschnitte leicht davon überzeugen.

Der Obliquus inf. ist auf der etwa 10 mm langen Strecke vom Ursprunge bis zum Eintritt in die TENONsche Kapsel nur von lockerem Bindegewebe umgeben, das unter geringer Massenzunahme in das Kapselgewebe übergeht. Auf dem ebenfalls etwa 10 mm langen Wege durch die Kapsel hängt diese fester mit der Außenfläche des Muskels zusammen, wird dadurch auch in ihrem Gefüge beeinflußt; von einer eigentlichen Muskelscheide kann man aber nicht wohl sprechen. Die Kapsellippe am Durchtritte des Obliquus inf. ist gut ausgeprägt, unter der Sehne des Obliquus sup. nur angedeutet.

Die Scheide des Levator palp. gehört ebenfalls nur der vorderen Hälfte des Muskelbauches an und nimmt vorwärts allmählich an Dicke zu. Das obere (äußere) Blatt der Scheide geht nicht weit über die Fleischsehnengrenze hinaus und endet an einer rückwärts convexen Linie in einem ebenso gebogenen, mehr oder weniger kräftigen Faserbündel, das lateral in die TENONsche Kapsel unter der Tränendrüse, medial an die Trochlea und die Orbitalwand verläuft. Vor diesem Bündel ist die Levatorsehne nur von einem dünnen Blatte straffer Querfasern fascienartig bedeckt, das sich lateral mit der Sehne zwischen den beiden Abteilungen der Tränendrüse dicht hinter dem Ansatze des Septum orbitale an die laterale Augenhöhlenwand heftet und vor dem lateralen Lidbande herab hinter dem Septum orbitale des Unterlides in die festeren transversalen Bindegewebsmassen unterhalb des Augapfels verliert; medial vereinzeln sich die queren Fasern und strahlen rasch über den medialen Rand der Levatorsehne hinweg in die obersten Schichten der TENONschen Kapsel. Der vordere Rand verdünnt sich bis auf spärliche Fasern, die das Septum orbitale sup. nicht immer erreichen. Dies quergefaserte, fest mit der Sehne verwachsene Blatt ist offenbar das Ergebnis zeitweiser Beanspruchung der Sehne auf Zug in querer Richtung; mit jeder Lidhebung rückt der vorher lose auf weicher Unterlage ruhende Abschnitt der Sehne über die feste Wölbung des Augapfels und erleidet durch diese und durch etwaige Drehungen des Auges einen leichten Druck von unten, der die Sehnenbündel etwas auseinanderdrängt und so das unmittelbar angrenzende Bindegewebe querspannt. Das obenerwähnte rückwärts convexe Faserbündel vor der Muskelsehnengrenze des Levator (in Abb. 79 durch eine Verdickung angedeutet) dürfte seine Entstehung dem Querzuge verdanken, der beim Blick abwärts an dieser Stelle über der Levatorsehne auftreten muß, denn bei dieser Augenstellung ist der Muskel ebenso wie der Rectus sup. gedehnt und der Anfang der Sehne stärker über dem Augapfel gepreßt. Whitnall faßt das Bündel als ein Hemmungsband auf, an das beim Zuge des Levator der Oberrand des Lides stoßen soll, so daß eine weitere Lidhebung verhindert werde. Da doch eigentlich nur die Lidplatte als festerer Teil anstoßen könnte, diese aber unter der Levatorsehne liegt, ist mir eine solche Annahme unwahrscheinlich. — Das untere (innere) Blatt der Levatorscheide hängt mit dem äußeren Blatte der Scheide des Rectus sup. zusammen und geht wie dieses in die Tenonsche Kapsel über. Von den Rändern des Levator breiten sich die vereinigten Scheidenblätter flügelartig aus und strahlen als oberflächlichste Schicht in die Kapsel, lateral auch in das Retinaculum lat., medial in die prätrochleare Scheide des Obliquus sup. bis zur Trochlea und zur medialen Augenhöhlenwand.

Alle Muskelscheiden sind nun ihrem Baue nach nicht Fascien, die ja quer zur Richtung der Muskeln gefasert sind, sondern Ankerungen an benachbarte Teile, mechanisch gezüchtet durch deren größere oder geringere Lageverschiebung gegen den Muskel bei Bewegungen, die keineswegs immer durch den zugehörigen Muskel veranlaßt zu sein brauchen. In der menschlichen Skeletmuskulatur sind bekannte grobe Ankerungen der Lacertus fibrosus des Biceps brachii, das Caput reflexum des Rectus femoris und das Lig. popliteum obliquum des Semimembranosus. Geht eine Ankerung vom Muskelbauche ab, so sind ihre Faserbündel mehr oder weniger tief in das intramusculare Bindegewebe eingepflanzt, und während des Wachstums des Muskels werden häufig an dessen Oberfläche neugebildete Muskelfasern auf die Ankerung abgelenkt, wie wir das auch bei den geraden Augenmuskeln und beim Oberlidheber finden. Die mit einer Sehne verbundenen Ankerungen erscheinen leicht als einfache Abspaltungen von Sehnenbündeln, wie am prätrochlearen Abschnitte der Sehne des Obliquus sup.; tatsächlich aber hangen auch in diesem Falle die Fasern der Ankerung mit dem interfasciculiaren Gewebe der Sehne zusammen.

Die Öffnungen in der Tenonschen Kapsel für den Eintritt der Muskeln in den Tenonschen Raum sind entsprechend dem Muskelquerschnitt an dieser Stelle gestaltet, für die Recti und den Obliquus inf. schlitzförmig, für den Obliquus sup. kurz-elliptisch. Die Breite des Schlitzes beträgt für den Rectus inf. etwa 5 mm, für Rectus sup. und medial. 6 mm, für Obliquus inf. 7 mm, für Rectus lat. 8 mm. Der Schlitz für den Rectus inf. befindet sich etwa 3 mm vor der Äquatorebene, für den Rectus medialis 1—2 mm, für den Rectus sup. 3 mm, für den Rectus lat. 5 mm dahinter. Der schräg lateral-vorwärts gestellte Schlitz des Obliquus inf. liegt mit seiner Mitte etwa 4 mm lateral und hinter dem lateralen Ende des Schlitzes für den Rectus inf., die Öffnung für den Obliquus sup. 4—5 mm medial zu und etwas vor dem medialen Ende des Schlitzes für den Rectus superior. Bei ihrem Verlauf in der Kapsel besitzen die Muskeln keine Scheide mehr; ihre Außenfläche ist lose an die innere Kapselschicht geheftet, die Innenfläche nur durch das zarte Gerüstwerk des Tenonschen Raumes mit Sclera und Kapsellippe in Verbindung. Der intracapsulare Abschnitt der Muskeln ist verschieden lang und umfaßt, außer beim Obliquus sup., neben der Sehne noch eine mehr oder weniger lange Strecke des Muskelbauches. Nach den Messungen von HESSER beträgt diese Strecke beim Rectus sup. 3 mm, beim Rectus inf. 0,5 mm, beim Rectus medial. 3,5 mm, beim Rectus lat. 4 mm, beim Obliquus inf. etwa 9 mm; in diesem Bereiche ist der Muskelbauch von einem zarten Perimysium überzogen.

Die TENONsche Kapsel gewinnt an mehreren Stellen Beziehungen zur knöchernen Augenhöhlenwand, die unter den verschiedensten Namen beschrieben worden sind: Fascienzipfel, Faisceaux tendineux, Ailes ligamenteuses, Ailerons ligamenteux, Portions orbitaires des muscles de l'oeil, Tendons accessoires des muscles, Tendons orbitaires ou de TENON, Tendons d' arrêt, Expansions orbitaires de la capsule de TENON, Prolongements orbitaires ou du second ordre, Ligamentzipfel, Lacerti fibrosi, Check ligaments. Diese Namen bezeichnen nicht alle die gleichen Bildungen, doch kann hier von einer Auseinandersetzung darüber abgesehen werden, da sie nach den neueren Darstellungen von H. VIRCHOW und HESSER zumeist nur noch geschichtliche Bedeutung haben; einen Überblick findet man bei HESSER.

Die bereits besprochene Ausstrahlung der Muskelscheide des Rectus sup. und des Levator palp. zur Trochlea und zur nasalen Augenhöhlenwand erscheint in Masse und mechanischer Bedeutung geringfügig gegenüber den *Verbindungen der* TENON*schen Kapsel mit der temporalen Augenhöhlenwand*, den Retinacula oculi laterale und inferius (HESSER). Das *Retinaculum oc. lat.* ist vertical ungefähr 10 mm breit, kommt in der Gegend des Äquators aus der Kapsel und setzt sich in vorwärts-concaver Linie in gleicher Höhe mit der Sehne des Levator palp., aber hinter der unteren Tränendrüse, an den Knochen. HESSER unterscheidet drei Abschnitte, die sich in dem bogenförmigen Ansatz ausdrücken, aber auch in der Dichtigkeit des Gefüges voneinander abweichen. Der obere Abschnitt (Lig. capsulare sup. H. VIRCHOW) ist fast sehnenartig dicht, enthält die lateralen Ausläufer der Scheiden des Rectus sup. und Levator palp. und verläßt die Kapsel unmittelbar oberhalb des Rect. lat.; nach einem Wege von 2—3 mm erreicht er die Augenhöhlenwand nahe der Sutura zygomatico-frontalis und dem oberen Ende des Levatoransatzes und nimmt dort ein 3—4 mm langes Feld ein, das bis durchschnittlich 10 mm hinter den lateralen Augenhöhlenrand reicht (Abb. 86, S. 239). Der untere Abschnitt (Lig. capsulare inf. H. VIRCHOW) ist weniger dicht, aber teilweise auch sehnigfaserig, kommt knapp unterhalb des Rectus lat. aus dem unteren lateralen Umfange der Kapsel, worin seine Fasern bis zwischen Rectus inf. und Obliquus inf. zu verfolgen sind (Abb. 105, S. 320), und heftet sich an die Hinterfläche des Lig. palpebrale lat. und darüber an den Knochen hinter dem unteren Ende des Levatoransatzes, von da horizontal rückwärts bis gegen 8 mm hinter dem lateralen Augenhöhlenrande. Der mittlere Abschnitt ist sehr wechselnd ausgebildet, mehrfach von Fettläppchen unterbrochen und in filzige Bündel zerlegt, geht aus der Kapsel, am äußeren Blatte der Scheide des Rectus lat., kurz vor dessen Kapselschlitz, ab und setzt sich zwischen oberem und unterem Abschnitt an die orbitale Fläche des Jochbeins entweder in schmalem, steilem Streifen oder in beträchtlicher sagittaler Tiefe bis gegen den Eintritt des N. zygomaticus in die Augenhöhle. — Das Retinaculum lat. bildet die hintere Wand eines Raumes, der vorn durch die Levatorsehne und das Lig. palpebrale lat., medial von der TENONschen Kapsel, lateral von der Augenhöhlenwand begrenzt ist. Dieser *Recessus inferior* (HESSER) wird von der unteren Tränendrüse eingenommen (Abb. 80).

Das *Retinaculum oc. inferius* ist bandartig flach, im Mittel 15 mm lang und 3—4 mm breit. Es kommt vom unteren Umfange der TENONschen Kapsel am Vorderrand und der Unterfläche des Obliquus inf., wo dieser den Rectus inf. kreuzt, zieht lateral- und etwas vor- und abwärts durch das Fett und heftet sich 11—14 mm unterhalb des lateralen Augenwinkels dicht hinter dem Orbitalrande in horizontaler Linie an das Jochbein. Der Vorderrand des Bandes kann, besonders lateral, engere Beziehungen zum Septum orbitale eingehen. Beide Retinacula bestehen im wesentlichen aus leimgebendem Bindegewebe.

Bei der *Entwicklung* erscheint die erste Anlage der Tenonschen Kapsel im Embryo von 34 mm und ist im Stadium von 40 mm schon ganz ansehnlich [Speciale-Cirincione (1909)]. Goldstein (1923) sieht die erste Anlage der Kapsel beim Embryo von 12 mm als dünne Schicht zusammengedrängter Mesenchymzellen an der Unterseite des Augenbechers; beim Embryo von 15 mm erreicht sie als bogenförmiger Strich den Fornix conjunctivae inferior. Die Ausbildung wird deutlicher zu der Zeit, wo Sclera und Choroides auftreten und die Augenmuskeln schon von einer Scheide umgeben sind. Im Stadium von 64 mm ist der Zusammenhang zwischen der Kapsel und den Muskelscheiden erkennbar. Der Embryo von 90 mm zeigt eine Tenonsche Kapsel aus spindelförmigen Zellen mit Übergang in die Bindehaut des Augapfels und der Lider.

Ein Verständnis der bisher besprochenen bindegewebigen Einrichtungen wird man nur gewinnen können, wenn man sie zunächst nicht auf ihren Zweck, d. h. auf ihre Wirkung hin betrachtet, sondern wenn man versucht, die *ursächlichen mechanischen Wirkungsweisen* für ihre Entstehung aufzufinden. Dabei ist grundsätzlich festzuhalten, daß irgendwie geformtes Bindegewebe das Erzeugnis von Zugbeanspruchungen ist, indem die vorhandenen und etwa auf den Zugreiz sich neu bildenden Bindegewebsfasern sich in die Richtung des Zuges einstellen. Aus dem Gefüge kann man also ablesen, ob die Beanspruchung in einer oder in mehreren Richtungen stattgefunden hat oder noch stattfindet. Das sehr zarte und spärliche Bindegewebe in dem Fette hinter dem Augapfel beweist, daß dieser weder in der Ruhe, noch bei Bewegungen einen wesentlichen Druck rückwärts ausübt, denn ein solcher würde meridionale und äquatoriale Spannungen in dem Gewebe hervorrufen. Aus der vorwiegend dem Sehnerven parallelen Längsanordnung der Fettläppchen und ihrer bindegewebigen Scheidewände ist eher auf einen geringen Zug vorwärts zu schließen, wie er ja tatsächlich bei den Drehungen des Auges wechselweise um den Nerven herum eintreten muß. Eine Anhäufung oder Ausbildung von Bindegewebe um den Augapfel selbst in Form der Tenonschen Kapsel bewirken zunächst die Drehungen, die in dem an der Sclera haftenden Bindegewebe tangentiale Spannungen erzeugen; da die Drehungen in allen Richtungen vor sich gehen können, ergibt sich auch eine Durchkreuzung der Fasern in allen Richtungen, also filziges Gefüge der Kapsel, wie wir es besonders am hinteren Umfange des Augapfels sehen. Vorn, in der gürtelartigen Verdickung der Kapsel, treten gleich mehrere weitere Beeinflussungen hinzu. Zieht sich ein Muskel zusammen, so vergrößert sich bei der Abrollung der Winkel zwischen ihm und dem Augapfel, und gleichzeitig rollt dieser unter dem Muskel fort: es entstehen zwischen beiden sich spitzwinklig überschneidende Spannungen in der Zugebene des Muskels, die zur Verdickung der Kapsel führen. Bei jeder Muskelzusammenziehung ändert sich ferner die Lage der übrigen Muskeln, außer des reinen Antagonisten, zum Augapfel im Sinne einer seitlichen Verschiebung, so daß von den Muskelrändern aus ein Zug auf das Kapselgewebe ausgeübt wird, der auf dessen Verdickung und stärkere Verfilzung hinwirkt, umgekehrt aber auch die Verbindung zwischen Muskel und Kapsel verfestigt, indem die Zugbeanspruchung auch auf das intramusculare Bindegewebe übergreift. Eine weitere Folge der festeren Verbindung ist dann, daß bei den seitlichen Verschiebungen nicht nur unter dem Muskel eine Scherung zwischen Kapsel und Sclera zustande kommt, sondern auch seitwärts vom Muskel, indem die Kapsel mitgezerrt und dabei stärker gegen die

Sclera gepreßt wird. So entsteht der Tenonsche Raum, der nicht weiter über den Augapfel ausgedehnt ist, als diese Scherungen reichen. Es ist sicher nicht richtig, mit Hesser eine, wenn auch geringe Drehung des Augapfels in der Kapsel anzunehmen, sondern die Kapsel wird bei den Drehungen immer nur stellenweise über dem Augapfel verschoben. Die seitliche Ausbreitung der Muskelscheiden ist aus dem eben gesagten verständlich. Die Muskelscheiden selbst sind merkwürdig dadurch, daß sie nur dem Ansatzabschnitte des Muskels angehören, längsfaserig und reich an elastischen Fasern sind, die mit dem intramuscularen elastischen Gewebe zusammenhangen. Ihr Vorhandensein läßt darauf schließen, daß in den Muskelscheiden die gleichen Wirkungsweisen tätig sind wie in den Muskeln (s. o. S. 209). Die Faserung gibt die Richtung des Zugreizes an; die Ausdehnung über den Muskelbauch zeigt, wie weit rückwärts der Zug in dem den Muskel umhüllenden Bindegewebe wirksam wird. Dieser Zug geht von der Kapsel aus, die der Muskel durchbohrt und tritt bei dessen Aufrollung auf den Augapfel durch die Tätigkeit des oder der Antagonisten und bei den seitlichen Verschiebungen auf; der vordere Widerhalt findet sich in der mit der Sclera verschmelzenden Pars conjunctivalis der Kapsel, wie deren gelegentlich sehr deutliche feste Parallelfaserung in der Fortsetzung der Muskelscheiden erweist. Das in der Lippe und um die Ecke des Kapselschlitzes verlaufende schlingenförmige Faserbündel (Hesser) wird offenbar erzeugt durch den in Zug umgesetzten Druck des noch im Kapselschlitz gelegenen Teiles des Muskelbauches bei der Zusammenziehung und der damit verbundenen Abrollung, teilweise wohl auch durch die seitlichen Verschiebungen. Was endlich die Retinacula anbetrifft, so werden sie ähnlich wie echte Skeletbänder durch wiederholten Zug in der gleichen Richtung, der nicht über eine bestimmte Endgröße hinausgeht, zustande gebracht. Die Recti sup. und inf. und die beiden Obliqui ziehen den Augapfel nasalwärts; bei dessen Drehungen ändert sich außerdem Lage und Entfernung der äquatorialen Kapselteile gegen die temporale Augenhöhlenwand. Dies geschieht für das Retinaculum lat. in stärkerem Maße ober- und unterhalb des Rect. lat., weniger in der Breite des Muskels, weil er sich ja bei seiner Abrollung vom Augapfel abhebt und so der temporalen Augenhöhlenwand näher bleibt. So versteht man die verhältnismäßige Lockerheit des mittleren Abschnittes des Retinaculum laterale. Daß dessen Grundfläche am Augapfel überhaupt umfangreicher und filziger ist als am Knochen, darf man auf die unendlich vielen Stellungsmöglichkeiten der in Betracht kommenden Punkte des Augapfels bei den verschiedenen Bewegungen zurückführen, während die Zugrichtung in der Gegend des Knochens in geringem Umfange pendelt. Schließlich verlangt noch der auffallende, mehr oder weniger horizontale Knochenansatz des oberen und unteren Abschnittes des Retinaculum lat. eine Aufklärung. Hierin spricht sich meines Erachtens deutlich aus, daß zu der Entstehung dieser Abschnitte hauptsächlich die Raddrehungen des Augapfels beigetragen haben. Das gleiche trifft offenbar auch für die Ausbildung des Retinaculum inf. zu. Es geht von der Tenonschen Kapsel ungefähr am Überkreuzungswinkel des Rectus inf. mit dem Obliquus inf. ab und verläuft in der Richtung der Zugresultante, wenn beide Muskeln zusammenarbeiten. Beide Retinacula sind wegen ihrer festen Verbindung mit der Kapsel selbstverständlich an der Schaffung des Tenonschen Raumes beteiligt.

Hat man sich so mit der Entstehungsgeschichte der bindegewebigen Bildungen in der Augenhöhle einigermaßen vertraut gemacht, so bietet der Versuch, ihre Bedeutung für die Bewegungen und die Ruhelage des Auges festzustellen, keine wesentlichen Schwierigkeiten. Man braucht ja meist nur den umgekehrten Weg der Betrachtung einzuschlagen. Ein Band, das durch häufig wiederholte, eine bestimmte Streckengröße nicht überschreitende, immer in der gleichen Richtung

vor sich gehende Entfernung zweier Punkte voneinander auf eine bestimmte
Länge gezüchtet worden ist, wird zur Hemmung jedes Bestrebens, die beiden
Punkte gelegentlich einmal noch weiter auseinander zu rücken, also zu einer
Begrenzung der Bewegung der Teile in der Bildungs- und damit auch der Faserrichtung des Bandes. Das Retinaculum lat. hemmt demnach zunächst eine
Verschiebung des Augapfels medianwärts durch die Recti sup. und inf. und
die beiden Obliqui bei deren Gesamt- oder Einzeltätigkeit, beschränkt die
Wirkung der Recti lat. und medial. und die Raddrehungen. Das Retinaculum
inf. wirkt hauptsächlich hemmend auf die Tätigkeit des Rectus inf. und Obliquus
inf., wahrscheinlich auch etwas auf die des Rectus medial., da sein Kapsel-
ansatz etwas vor der verticalen Drehachse liegt. Für den Obliquus inf. kommt
als Hemmung noch die prätrochleare Scheide des Obliquus sup. mit den daran-
gehenden Ausbreitungen der Muskelscheiden des Levator palp. und Rectus sup.
in Betracht. Beim Obliquus sup. wird eine Hemmung außer durch das Retinaculum lat. auch durch die prätrochleare Scheide gegeben, indem diese sich zwar
über der Sehne zusammenschiebt, in ihrer breiten Verwachsung aber bei der
Abrollung gespannt wird; nach Merkel beschränkt auch die retrotrochleare
Scheide die Zusammenziehung des Muskels. Im allgemeinen darf man die Muskelscheiden aber durchaus nicht als Bremsvorrichtungen des jeweils zugehörigen
Muskels betrachten, wie das Hesser tut; ihre Verwachsung mit der Tenonschen
Kapsel, besonders auch in den seitlichen Ausbreitungen, kann nur die Wirkung
des Muskels auf den Augapfel unterstützen. Dagegen wird die Muskelscheide
zusammen mit den intramuscularen elastischen Längsfasern zu einer elastischen
Hemmung für den oder die Antagonisten, und zwar in steigendem Grade mit
deren zunehmender Zusammenziehung. Die Einwärtsdrehung des Auges durch
den Rectus medial. wird wahrscheinlich außer durch das Retinaculum lat.
und die Muskelscheide des Rectus lat. noch durch die Verwachsung der medialen
Kapselverdickung mit dem Septum orbitale im Bereiche des Bodens des Tränensees etwas gehemmt.

Da das Auge sich am Orte dreht, d. h. der Drehpunkt bei den verschiedenen
Bewegungen seine Lage nicht wesentlich verändert, so müssen die activen
und passiven am Augapfel angreifenden Bewegungsvorrichtungen einander
das Gleichgewicht halten. Die Tenonsche Kapsel sichert durch das Retinaculum
lat. und die prätrochleare Scheide die Aufhängung des Augapfels und verhindert
zugleich dessen Verschiebung ab- und rückwärts, leise unterstützt durch das
Fettpolster der Augenhöhle, denn bei dessen Schwund sinkt das Auge tiefer in
die Höhle hinein.

Das **Septum orbitale** (Henle, Fascia superficialis Budge, Augenlidapo-
neurose Arnold, Ligaments larges des tarses Winslow, Lig. tarsi sup. und inf.
Hyrtl, Fascia palpebralis sup. und inf. Schwalbe) ist eine geschlossene bindegewebige Haut im Eingange der Augenhöhle, die im allgemeinen von deren Rand
ausgehend sich bis in die Lider erstreckt (Abb. 81). Hinter ihr liegt das Fettpolster der Augenhöhle mit dem Augapfel und seinen Muskeln, der M. levator
palp. sup. mit Ausnahme des Lidendes seiner Sehne, ferner die Tränendrüse,
die Fornices conjunctivae sup. und inf., das Lig. palpebrale lat. und die orbitalen
Ränder der beiden Lidplatten, auf deren Vorderfläche sie ihr Ende findet. Nach
vorn ist das Septum, besonders oberhalb des Oberlides, durch lockeres Bindegewebe so weit von der Unterfläche des M. orbicularis oc. getrennt, daß es nicht
etwa als Fascie dieses Muskels aufgefaßt werden kann, ganz abgesehen von der
den Muskelbündeln ungefähr parallelen Faserung. Die ziemlich unbedeutenden Bindegewebszüge und -blätter, die sich zwischen dem unterflächlichen
Perimysium des M. orbicularis und dem Septum ausspannen, sind nicht

abgespaltene Bestandteile von diesem, sondern ebenso, wie die zum Perioste des benachbarten Knochens ziehenden, durch die Verschiebungen des Muskels gegen die Unterlage entstanden. Die obere Abteilung *(Septum superius)* haftet lateral an dem scharfen Augenhöhlenrande des Jochbeinfortsatzes des Stirnbeins, greift auch häufig noch auf eine Wulstung an dessen Außenfläche über, die dann zuweilen eine leichte Rauhung zeigt. Oben hält sich das Septum an den scharfen Oberaugenhöhlenrand und an die den Oberaugenhöhlenausschnitt zum Loche schließende Faserbrücke; medial folgt es dann der nicht immer sehr deutlichen rauhen Linie, die vor der Fovea trochlearis über den Nasenteil des Stirnbeins schräg ab- und rückwärts auf die Augenhöhlenfläche des Tränenbeins

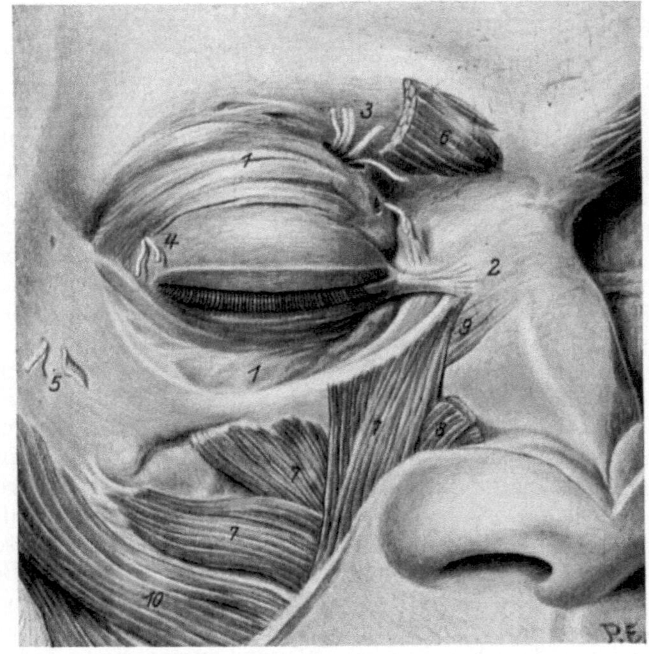

Abb. 81. Rechter Augenhöhleneingang eines Mannes nach Entfernung der Haut und des M. orbicularis oculi. *1* Septum orbitale, *2* Lig. palpebrale mediale, *3* Nervi supraorbitalis, frontalis und supratrochlearis; etwas darunter N. infratrochlearis und Öffnung für die A. dorsalis nasi, *4* N. lacrimalis, *5* N. zygomatico-facialis, *6* M. corrugator, *7* M. quadratus labii superioris, *8* M. nasalis, pars transversa, *9* M. anomalus maxillae, *10* M. zygomaticus.

zieht. Hier geht es an der Augenhöhlenfläche des Ursprungs der P. lacrimalis des Orbicularis in die untere Abteilung über. Diese, das *Septum inferius,* kommt lateral nicht vom Augenhöhlenrande, sondern greift etwa von der Stirn-Jochbeinnaht (Sutura zygomatico-frontalis) abwärts auf die Gesichtsfläche des Jochbeins über, so daß von dieser ein etwa zwickelförmiges, gegen den Unteraugenhöhlenrand allmählich spitz zulaufendes, in der Mitte bis 4 mm breites, manchmal glänzend glattes Feld von dem Septum bedeckt wird. In die so entstehende schmale Tasche, die, ein echter „Recessus praemarginalis", in Abb. 86 (S. 239) von innen her sichtbar ist, schiebt sich ein Läppchen des Augenhöhlenfettes. Das Septum inf. folgt weiterhin in seiner Anheftung dem unteren Augenhöhlenrande und geht dann am Lateralumfange der Tränensackgrube hinter den Tränensack und über die Pars lacrimalis des Orbicularis auf die Augenhöhlenfläche des Tränenbeins. Die Vereinigung der beiden Septumabteilungen über der Innenfläche der P. lacrimalis als Fascie dieses Muskels zu bewerten

(H. Virchow), liegt kein Grund vor: es fehlen alle Merkmale einer solchen. — Zwischen dem Knochenansatze der Levatorsehne, dem Septum sup. und der lateralen Augenhöhlenwand bleibt ein von oben zugänglicher, nach unten spitz zulaufender Raum, der *Recessus sup.* (Hesser), der einen Teil der oberen Tränendrüse aufnimmt (Abb. 80).

Die Dicke des Septums ist örtlich sehr ungleich; das Septum sup. ist größtenteils kräftig, das Septum inf. zumeist zart und durchscheinend; beide werden aber medial, wo sie auf das Tränenbein zurückweichen, gleichmäßig dünn. Der Lateralabschnitt des Septum sup. ist besonders mächtig, von sehnenartig dichtem Gefüge. Die straffen, in leichtem Bogen querverlaufenden Fasern bilden nach der Mitte hin ein paar sehnige Streifen mit lockeren Zwischenschaltungen, verlieren sich aber medial rasch in den dünnen Abschnitt. Im Septum inf. ist nur ein solcher festerer Streifen vorhanden, der aus der Gegend der Stirnjochbeinnaht kommt, schräg medianwärts eine Strecke weit entlang dem unteren Rande der Unterlidplatte zieht und dann rasch verschwindet. In der Nachbarschaft des lateralen Lidwinkels, wo die auseinanderweichenden festeren Streifen der beiden Septa ein dreieckiges Feld offenlassen, schiebt sich eine dünne Bindegewebsplatte ein, die über die Vorderfläche des lateralen Lidbandes hinweg in lockeres Gewebe auf der Vorderfläche der Lidplatten ausstreicht. Sehr dünn und locker geht das Septum inf. auf die Vorderfläche der Unterlidplatte über. Beim Septum sup. ist die Verbindung mit der Vorderfläche der Lidplatte, wenn man überhaupt von einer solchen sprechen will, schwer darzustellen, weil hier der Durchbruch der pinselförmig aufgelösten Sehnenbündel des Levator palp. den Rand des Septum völlig zerfasert. Man muß schon bei Nadelpräparation unter Wasser die Levatorbündel einzeln entfernen, um auch hier die Beziehungen des lockeren Septumrandes zu dem ebenfalls lockeren Bindegewebe auf der Lidplatte zu erkennen; die transversalen Septumfäserchen verlieren sich in diesem ohne scharfe Grenze. Es ist aber, außer im lateralen Abschnitte des Lides, überhaupt nur sehr wenig, was von diesen Fäserchen hinter die Levatorsehne gelangt. An sagittalen Feinschnitten sind natürlich die Septumfasern quer getroffen, so daß nur die dichtere Lagerung der Querschnitte die Aufmerksamkeit auf sich zieht (Abb. 90, S. 260). Dies ist bei der Betrachtung schematisierter Schnittbilder, in denen das Septum als geschlossene Linie gezeichnet ist, im Sinne zu behalten. Eine „Verschmelzung" des Septum sup. mit der Levatorsehne zu einer Membran, wie Hesser angibt, findet jedenfalls nicht statt, sondern es handelt sich lediglich um eine lose Durchwebung zweier senkrecht zueinander gerichteter Fasersysteme. Bei einer makroskopischen Darstellung der Verhältnisse von der Augenhöhle her wird man allerdings schon bei geringer Anspannung der Levatorsehne durch gegenseitige Verklemmung der Fasern den Eindruck eines festen Zusammenhanges erhalten. Beim Heben des Oberlides durch den Levator wird das Septum sup. entsprechend dem Sulcus orbitopalpebralis der Haut rückwärts eingefaltet. Der dabei von dem dahinter gelegenen Abschnitte des orbitalen Fettpolsters ausgeübte Druck darf wohl als eine der Ursachen für die transversale Faserung des Septum sup. angesehen werden. Verbindungen mit den hinter ihm gelegenen Teilen geht das Septum sup. nicht ein, es ist auf der Rückseite glatt. Das Septum inf. dagegen wird von Faserzügen und -blättchen aus dem unteren Umfange der Tenonschen Kapsel und der Scheide des Rectus inf. erreicht, auch das Retinaculum inf. kann streckenweise mit ihm verwachsen sein. An der Vereinigung beider Septumabteilungen hinter dem Tränensee kommt es zu einer breiteren Verwachsung mit der Tenonschen Kapsel (s. o.). Größerer Fettreichtum der Augenhöhle wölbt das Septum gelegentlich recht beträchtlich über den Rand der Augenhöhle nach vorn (Recessus praemarginalis sup. und inf. H. Virchow, besser wohl Rec. ultramarginalis oder praeorbitalis); umgekehrt kann es bei Schwund des Fettes hinter die Ebene des Augenhöhleneinganges zurücksinken.

Außer dem Durchbruche der Levatorsehne zeigt das Septum noch eine Anzahl Lücken für den Austritt von Nerven und Gefäßen. Oberhalb des lateralen Augenwinkels erscheinen N. und A. lacrimalis, medial an den Einkerbungen des Supraorbitalrandes und in der Gegend der Trochlea die Aa. und Nn. supraorbitales und frontales, die Nn. supra- und infratrochlearis und die Verbindungen der Gesichts- mit den Augenhöhlengefäßen.

Die erste Anlage des Septum wird beim Embryo von 38,5 mm Länge kurz nach dem Erscheinen der Levatorsehne bemerkbar und zieht vom Augenhöhlenrande in das verdichtete Lidmesoderm [SPECIALE-CIRINCIONE (1909)].

VII. Die glatte Muskulatur in der Augenhöhle.

An zwei Stellen bestehen größere Anhäufungen glatter Muskelbündel in der Augenhöhle, in der Umgebung der vorderen Hälfte des Augapfels und im Bereiche der Fissura orbitalis inferior. Sie wurden von H. MÜLLER (1858) entdeckt und zuerst von HARLING (1865) ausführlicher beschrieben; unabhängig von beiden fand sie bald darauf SAPPEY (1867). Neben den Untersuchungen von GIACOMINI (1887), LANG-HEINRICH (1893), H. VIRCHOW (1906), FLEISCHER (1907), LANDSTRÖM (1907) trugen hauptsächlich diejenigen von BURKARD (1902), die sich über die ganze Wirbeltierreihe erstrecken und von GROYER (1903), die die Verhältnisse bei den Säugern schildern, zur Vertiefung der Kenntnis dieser Muskulatur bei. Die verschiedenen Angaben für den Menschen unterzog HESSER (1913) einer eingehenden Nachprüfung an Augen Erwachsener und fast reifer Feten unter Verwendung graphischer Reconstruction. Seine Ergebnisse sind im folgenden verwertet.

Die glatte Muskulatur um die vordere Hälfte des Augapfels bildet eine fast ununterbrochene Schicht, die nur lateral eine mehr oder weniger breite Lücke aufweist. Vor dem Fornix conjunctivae reicht die Schicht bis in die Nähe des orbitalen Randes der Lidplatte, beim Fetus gelegentlich bis auf deren Vorderfläche. Lateral, gegen die Lücke, hört die Muskulatur schon eine Strecke hinter dem Fornix auf; medial enden die vordersten Bündel 1,0—1,5 mm hinter dem Boden des Tränensees. Die Ausdehnung über den Fornix rückwärts ist an den einzelnen Stellen verschieden tief, mit starken individualen Schwankungen. Die hintere Grenze ist unscharf: die Muskulatur wird allmählich weniger und besteht schließlich nur noch aus vereinzelten kleinen Bündeln. Beim Erwachsenen erstreckt sie sich hinter dem Fornix in den 4 Quadranten weiter rückwärts als im verticalen und horizontalen Meridiane. Die meridionale Gesamtausdehnung beträgt durchschnittlich im lateralen oberen Quadranten etwa 16 mm, im verticalen Meridian oben 10 mm, im medialen oberen Quadranten 13 mm (mit starker Schwankung), im horizontalen Meridiane medial 4 mm, im medialen unteren Quadranten 11 mm, im verticalen Meridian unten 8 mm, im lateralen unteren Quadranten 11 mm.

Im allgemeinen handelt es sich nicht um eine geschlossene, oberflächlich gut begrenzte Muskelhaut, sondern die Muskelbündel sind in örtlich wechselnd starker Schicht in fetthaltiges Bindegewebe eingelagert. Nur im oberen Umfange bilden sie eine dichtere, selbständig darstellbare, mattgelbliche Platte von etwa 1 mm Dicke, die lose an der Unterfläche der Levatorsehne, etwas fester an der oberen Conjunctiva palpebralis haftet (Abb. 85, 79). Sie ist an ihrem oberen Rande mit der Unterfläche des Bauches des Levator ungefähr 2 mm hinter dessen Übergang in die Sehne, und in ganzen Breite (15—20 mm) verbunden, indem ihre Bündel teilweise bis in seiner intramusculares Bindegewebe eindringen, anderseits aber auch eine Strecke weit von abgelenkten, quergestreiften Levatorfasern durchflochten sind. Das ist der alte *M. palpebralis* s. *tarsalis sup.* von H. Müller. Er setzt sich nach einem Verlaufe von etwa 10 mm unter leichter Verbreiterung mit Hilfe einer etwa 1 mm langen, reichlich mit elastischen Fasern ausgestatteten Bindegewebsschicht in der Hauptsache an den ganzen orbitalen Rand der Lidplatte, hinter der A. marginalis sup.; das durch spärliche, von der vorderen Fläche des Muskels abgelöste Bündel beeinflußte Bindegewebe streicht vor dem Arterienbogen herab über die Lidplatte hin, ohne mit ihr zu verschmelzen (Abb. 90, S. 260). Lateral schiebt sich eine dünne Schicht von Muskelbündeln noch eine kurze Strecke über die Vorderfläche der unteren Tränendrüse, eine bedeutend stärkere dehnt sich zwischen der Drüse und dem Fornix nach hinten in die Tenonsche Kapsel aus, abwärts bis in die Gegend des lateralen Augenwinkels. Dieser Abschnitt hat oben keine Beziehungen mehr zum Levator, enthält auch, besonders in der Tiefe, mehr schräg und querverlaufende Bündel. Solche finden sich übrigens auch zwischen den sagittalen Bündeln des M. palpebralis superior. Dieser hat medial, entsprechend dem Medialrande der Levatorsehne, einen dicken ziemlich gut abgesetzten Rand, an den sich nach hinten in die Tenonschen Kapsel hinein dünne, vereinzelte Bündel anschließen. Im ganzen übrigen Umkreise liegen die oberen Muskelbündel ebenfalls meist oberflächlich, in der Tenonschen Kapsel. An der Unterfläche des Augapfels dringen sie in die Schicht zwischen Obliquus inf. und Rectus inf., davor in die Pars palpebralis inf. der Tenonschen Kapsel bis in die Nähe des orbitalen Randes der Unterlidplatte (Abb. 79). Am mächtigsten ist die Muskulatur in der Oberlidgegend und im lateralen oberen Quadranten, auch verhältnismäßig dicht mit netz- oder gerüstförmiger Verbindung der Bündel, schwächer im unteren lateralen Quadranten und in der Unterlidgegend, schwach und spärlich an der Unterfläche des Augapfels und im medialen oberen Quadranten. In dem dicken medialen Abschnitte der Tenonschen Kapsel sind zahlreiche, aber zerstreute Bündel vorhanden, ähnlich auch im medialen unteren Quadranten (Abb. 80).

Außer in der Oberlidgegend verlaufen die Muskelbündel scheinbar regellos nach verschiedenen Richtungen, wobei offenbar auch noch individuale Abweichungen vorkommen. Am schwierigsten ist die Feststellung in den unteren Bezirken; die meisten Bündel sind mehr oder weniger vorwärts gerichtet, zu einem großen Teile schräg gegen den medialen Augenwinkel abgelenkt, daneben sind aber auch äquatoriale Bündel vorhanden. Ich traf gelegentlich im lateralen unteren Quadranten eine wohlausgeprägte, wenn auch lockere, gelbe, netzig gebaute Platte, die mit ihrem oberen Rande noch in die Fornixfalte eindrang und annähernd parallel dem Fornix gefasert war; lateral reichte sie bis in den unteren Abschnitt des Reticulum lat. rückwärts, medianwärts wurde sie etwa unterhalb der Mitte der Unterlidplatte für die makroskopische Herausarbeitung undeutlich. An der Medialseite des Augapfels richten sich die Bündel vorwiegend meridional, sind aber reichlich mit äquatorialen gemengt. — Verstreuten glatten Muskelbündeln begegnet man auch an anderen Stellen der Tenonschen Kapsel, auch in der Sehne des Levator palp., aber nur selten in der Plica semilunaris.

Hesser schlägt für die Gesamtheit der glatten Muskulatur um den vorderen Teil des Augapfels die Bezeichung *M. capsulo-palpebralis* vor und unterscheidet daran eine *Pars sup.*, die den Müllerschen M. palpebralis s. tarsalis sup. mit umfaßt, eine *Pars inf.* mit Einschluß des M. palpebralis s. tarsalis inf. (Müller) und eine *Pars medialis.*

Die Leistung der Pars sup. besteht wohl in der Unterstützung der Levatorwirkung. Die Pars inf. zieht wahrscheinlich das beim Lidschluß median-aufwärts bewegte Unterlid beim Öffnen der Lidspalte lateral-abwärts; die Formänderung des Unterlides beim Senken des Blickes kommt vielleicht auch durch die Pars inf. zustande, z. B. die stärkere Zurückziehung des lateralen Lidabschnittes beim Blick lateral-abwärts. Ein Einfluß des ganzen M. capsulopalpebralis auf den Ausdruck des Auges darf als ziemlich sicher angenommen werden; die (geringe) Vortreibung des Augapfels bei weitest geöffneter Lidspalte ist vielleicht teilweise Wirkung der meridionalen Bündel, während die gleichzeitige Senkung dem Druck des Levator palp. zugeschrieben werden könnte Eine Betätigung des M. capsulo-palpebralis bei der Verteilung der Tränenflüssigkeit über den Augapfel (GROYER, FRÜND) oder eine Spannung der seitlichen Blindsäcke der Bindehaut (SATTLER) kommt nach HESSERs Ansicht nicht in Betracht.

**Die glatte Muskulatur der Fissura orbitalis inf., der *M. orbitalis* von H. MÜLLER, war bei Tieren schon von GIRARD (1820) bemerkt, von GURLT (1834) in ihrer morphologischen Bedeutung erkannt worden. Sie schließt die Augenhöhle gegen die Schläfengrube ab und besitzt demnach bei den Säugern, denen eine knöcherne temporale Augenhöhlenwand fehlt, die größte Flächenausdehnung. Bei den Primaten und beim Menschen ist sie auf das Gebiet der Fissura orbitalis inf. beschränkt, hat dabei aber an Mächtigkeit zugenommen (BURKARD). Sie füllt die Fissur vollständig aus und reicht hinten unter dem Ursprungsringe der Augenmuskeln durch die Fissura orbitalis sup. bis in den vordersten Teil der medial-unteren Wand des Sinus cavernosus. Seitlich greift sie unter allmählicher Verdünnung über den Rand der Fissura inf. bis etwa 4 mm weit auf die Periorbita über, und zwar vorn mehr lateral, hinten mehr medial; in der Fissura sup. schieben sich die medialen Bündel am Keilbeinkörper höher hinauf als die lateralen am großen Keilbeinflügel. Vorn kann die ganze Breite 10 bis 12 mm betragen, hinten geht sie nicht über 3 mm hinaus. Der in der Fissura inf. selbst gelegene Teil des M. orbitalis ist am dichtesten in der Mitte, d. h. an der schmalsten Stelle der Fissur und erreicht da eine Dicke von etwa 2 mm; davor und dahinter ist der Muskel lockerer und meist dünner, ragt aber stellenweise bis zu 4 mm, gelegentlich mit verstreuten Bündeln auch noch weiter, in die Fossa pterygopalatina oder infratemporalis hinein. Die Augenhöhlenfläche des Muskels ist concav, glatt und von einer dünnen Bindegewebsschicht überzogen, die seitlich in die Periorbita übergeht. Die Richtung der oberflächlichen Muskelbündel ist vorwiegend transversal, in der Tiefe der Fissur mehr vertical, ganz hinten mehr oder weniger sagittal.

Der M. orbitalis steht ebenso wie der M. capsulo-palpebralis unter dem Einflusse des *Halssympathicus*.

Über die *Leistung* des tätigen M. orbitalis beim Menschen und bei den Primaten läßt sich kaum eine nur einigermaßen gestützte Vermutung äußern. Während man bei Säugern ohne knöcherne temporale Augenhöhlenwand durch Reizung des Halssympathicus eine Hervortreibung des Augapfels erzielen kann, indem der umfangreiche M. orbitalis bei Zusammenziehung den Raum der Augenhöhle verkleinert, hat schon H. MÜLLER darauf hingewiesen, daß beim Menschen der Muskel nach seiner anatomischen Anordnung zu ähnlichem nicht befähigt ist. Die von ARAN (1860) zuerst ausgesprochene Annahme, daß der Exophthalmus bei der BASEDOWschen Krankheit auf einer Dauerzusammenziehung des M. orbitalis beruhe, war auch wieder aufgegeben worden. Neuerdings hat sie aber FRÜND (1911) als wenigstens teilweise berechtigt bezeichnet, wenn auch er, wie KRAUSS (1911, 1912), die Hauptwirkung der Dauerzusammenziehung des Muskels in einer Verengerung des Abflusses der Augenhöhlenvenen sieht, die eine Blutstauung in der Augenhöhle mit nachfolgender Vortreibung des Augapfels verursachen soll. HESSER hat sich eingehend mit dieser Ansicht befaßt, auch an Reihenschnitten durch das hintere Ende der Augenhöhle

die Lagebeziehungen der Vv. ophthalmicae sup. und inf. zu dem M. orbitalis
nachgeprüft. Er gibt zu, daß die durch die Fissura orb. inf. nach der Fossa
infratemporalis austretenden Venen durch den Muskel zusammengedrückt
werden können; eine Verengung der Vv. ophthalmicae aber ist in der Regel
nicht möglich; wo eine solche in gewissen Fällen an der V. ophthalmica inf.
denkbar und vielleicht ausnahmsweise einmal an der V. ophthalmica sup. nicht
ganz auszuschließen sei, werde doch keine Stauung eintreten, da der Abfluß
des Blutes in die Gesichtsvenen offen bleibe.

VIII. Die Augenlider, der Bindehautsack und die Tränenorgane.

A. Makroskopisches Verhalten.

Die **Augengegend** *(Regio orbitalis)* wird umrahmt von Stirn, Nase, Wange
und Schläfe und ist gekennzeichnet durch die quergestellte Lidspalte *(Rima
palpebralis)* zwischen oberem und unterem Augenlid, in der je nach ihrer Öffnung
der vordere Abschnitt des Augapfels mehr oder weniger sichtbar ist. Von den
Grenzen der Augengegend ist die gegen die Stirn scharf betont durch den Haar-
streifen der Augenbraue *(Supercilium)* auf der als Brauenwulst bezeichneten
Hautverdickung. Die mediale Begrenzung gegen den seitlichen Abfall der
Nasenwurzel wird um so deutlicher, je stärker die Nase vorspringt. Gegen die
Wange ist die Abgrenzung medial durch eine schräg lateral-abwärts ziehende
rinnenförmige Einsenkung, die Wangenlidfurche (Arlt, *Sulcus palpebro-
malaris* s. infrapalpebralis) ausgedrückt, unten und lateral dagegen, besonders
bei jugendlichen Personen, in der Regel ziemlich unscharf. Nur durch das Zu-
rückfallen der Wangenwölbung kommt es zu einer seichten, bogenförmigen
Vertiefung, die bis lateral unterhalb des lateralen Augenwinkels reicht, aber nicht
immer die unmittelbare Fortsetzung des medialen Abschnittes der Wangenlidfurche darstellt; bei leichter Schwellung der Gegend unterhalb des Unterlides,
die häufig auftritt und im Alter fast ständig ist, wird die Abgrenzung schärfer
(Abb. 82). Sie liegt in ganzer Ausdehnung unterhalb des knöchernen Augenhöhlenrandes, doch besteht eine Abhängigkeit von der Menge des in die Wangenhaut abgelagerten Fettes insofern, als mit dessen Zunahme die Furche aufwärts
rückt (Abb. 100, S. 302). Anderseits ergibt bei abzehrenden Krankheiten die
Abnahme des Augenhöhlenfettes mit dem Zurücksinken des Augapfels auch
ein solches der Haut, so daß der Infraorbitalrand scharf hervortritt und als
untere Grenze der Augengegend erscheint. Nach der Schläfe hin ist die ungefähr
mit dem vorderen Ende der Linea temporalis zusammenfallende Grenze an
der Haut oft durch das bogenförmig absteigende schwache Lateralende der
Augenbraue, gelegentlich auch durch eine von der Braue bis in die Nähe des
lateralen Augenwinkels reichende sanfte Vorwölbung angedeutet.

Die **Augenbraue** spielt für den Eindruck der Augengegend eine wichtige
Rolle. Menge, Dichtigkeit, Länge, Stärke und Färbung der Haare, Form des
Haarstreifens und Höhe des Brauenwulstes kommen dabei in Betracht. Die
Modelung des supraorbitalen Abschnittes des Stirnbeins (Arcus superciliaris,
Torus supraorbitalis s. S. 19) ist von Belang für den Brauenwulst, der aber
außerdem auch schon als Hautbildung hervortritt. Denn hier durchflechten sich
die an die Haut gehenden Enden einer Anzahl mimischer Muskeln (Mm. frontalis, orbicularis oculi, depressor supercilii, procerus nasi), die später noch
genauer besprochen werden, und darunter schiebt sich ein leidlich abgrenz-
bares Fettpolster. Ein mehr oder weniger vollständiges Fehlen der Brauen-

haare findet man meist nur bei rothaarigen Personen, bei denen dann der kahle Brauenwulst durch lebhaftere Rötung gegen die Nachbarschaft absticht. Die Brauenhaare sind gewöhnlich kurz (7—16 mm), steif und von der Farbe des Kopfhaares oder, bei Blonden, auch dunkler; außer am medialen Ende der Braue stehen sie sehr schräg mit lateralwärts gerichteter Spitze, offenbar unter dem Einflusse der hier angreifenden Hautmuskulatur.

In der Regel lassen sich drei Abschnitte an der Braue unterscheiden, der Kopf, der Körper und der Schwanz. Der Kopf ist das mediale Ende und reicht bis zur lateralen Grenze der Nasenwurzel; er kann dichteste Behaarung aufweisen, anderseits aber auch nur spärlich bewachsen sein. Die Haare stehen im ganzen nach oben und vorn, medial mehr oder weniger medianvorwärts. Der Brauenkörper entspricht in der Länge ziemlich genau der Breite der Lidspalte und ist, auch bei schwachem Brauenkopf, immer reich an Haaren, die bei älteren Leuten zuweilen recht lang werden. Indem die oberen Haare sich schräg-lateralabwärts, die unteren schräg-lateralaufwärts wenden, bilden sie bei Zusammentreffen eine scharfe Kante, die bei größerer Länge der Haare dachartig vorspringen kann. Der abwärts gebogene Brauenschwanz ist oft sehr arm an Haaren, die manchmal ziemlich breit verstreut und im allgemeinen lateral-aufwärts gerichtet sind. Die Form der ganzen Braue ist seltener ein Kreisbogen, meist, auch schon bei Kindern, flach S-förmig geschwungen. Der Brauenkopf liegt am unteren Umfange des Arcus superciliaris in Höhe des medialen Abschnittes des Supraorbitalrandes; der Körper er

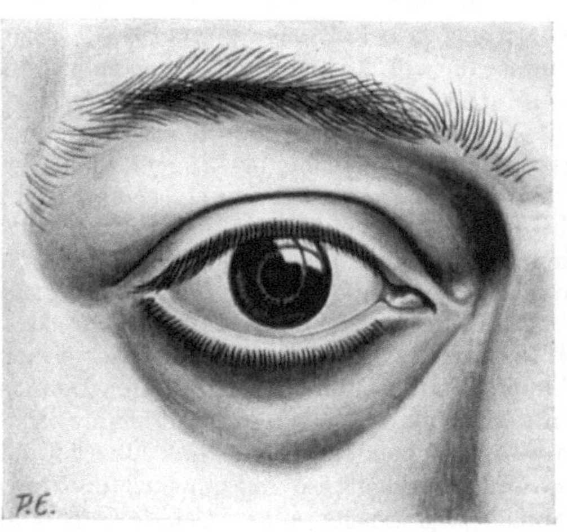

Abb. 82. Rechtes Auge eines jungen Mannes.

hebt sich lateralwärts allmählich über diesen Rand, und der Schwanz biegt auf dem Jochbeinfortsatz des Stirnbeins herab bis in Höhe der Stirnjochbeinnaht. Viel trägt jedenfalls zur endgültigen individualen Form der Braue die Tätigkeit der hier an die Haut tretenden Muskeln bei. Ein Vorrücken des Brauenkopfes medianwärts bis zur Verwachsung mit dem anderseitigen über der Nasenwurzel (*Synophrys*) kommt bei starken Augenbrauen und besonders bei dunkelhaarigen Südländern vor.

Die Brauenhaare erscheinen von allen Haaren am frühesten [Contino (1907)]. Bei Neugeborenen treten sie aber meist nur im Brauenkopf deutlich hervor. Vielfach beobachtet man mit dem Alter eine Zunahme der Menge, Dicke und Länge der Haare, ein „Buschigwerden" der Braue. — Geschlechtsunterschiede bestehen insofern, als beim Manne der Brauenwulst gewöhnlich stärker vorspringt und dicker, die Braue selbst breiter, dichter und langhaariger ist als bei der Frau. Außerdem ist der Abstand der Braue von der Lidfurche beim Manne geringer als bei der Frau. Die Bedeutung der Brauenhaare ist dunkel, wenn man ihnen nicht etwa die Aufgabe zuschreiben will, das Auge zu beschatten und den Schweiß von ihm abzuhalten. Frédéric (1905) fand bei Affen in der Braue in der Gegend des Supraorbitalrandes Spür-(Sinnes-)haare von 1—4 cm Länge. Da aber beim Menschen zu keiner Zeit der Entwicklung eine Andeutung von Sinneshaaren zu beobachten ist, läßt sich eine Ableitung der Braue von solchen nicht genügend begründen.

15*

Die beiden durch die Lidspalte getrennten Abschnitte der Augengegend einfach als Oberlid und Unterlid zu bezeichnen und an jedem einen Tarsalteil (mit der eingelagerten Lidplatte) und einen Orbitalteil (Henle, Basalteil Schwalbe) zu unterscheiden, entspricht nicht ganz den tatsächlichen Verhältnissen. Denn so klar die eigentlichen Lider an ihrer Rückseite abgegrenzt sind, so wenig deutlich sind sie es in der äußeren Haut, mag die Lidspalte geschlossen oder offen sein. Im letzten Falle wird der obere wie der untere Abschnitt je durch eine Furche, die **Lidfurche** *(Sulcus orbitopalpebralis superior* und *inferior)* in zwei Teile zerlegt, von denen der der Lidspalte benachbarte beim Lidschlag bewegt wird. Ihn darf man ohne großen Fehler als eigentliches Lid, *Palpebra superior* und *inferior,* bezeichnen; der unbewegte Abschnitt kann weiter Augenhöhlenteil, *Pars orbitalis sup.* und *inf.* (P. supra- und infrapalpebralis m.) genannt werden. Der Sulc. orbitopalpebralis inf. ist beim Blick geradeaus wenig ausgesprochen, prägt sich erst mehr aus, wenn beim Senken des Blickes das Unterlid etwas abwärts bewegt wird. Der Sulc. orbitopalpebr. sup. ist dagegen eine tiefe, schräg nach hinten oben gerichtete Einziehung der Haut. Bei Kindern verläuft der spaltförmige Eingang ziemlich genau parallel dem freien Rande des Oberlides, das zum größeren Teil unter die Pars suprapalpebr. geschoben ist. Später, oft schon bei Jugendlichen, nimmt die Furche zunächst über der Mitte der Lidspalte eine gestrecktere Form an, indem die nur sehr locker an die Unterlage angeheftete Haut der Pars suprapalpebr. weiter gegen den Lidrand herabsinkt und allmählich die sog. *Deckfalte* bildet. Diese ist über der Mitte des Lides verhältnismäßig flach, lateral aber leicht vorgewulstet. Auch medial tritt in mittlerem Lebensalter oberhalb des medialen Augenwinkels ein weicher Hautwulst der Pars suprapalpebr. wie eine Fortsetzung der Deckfalte hervor, hat aber mit dieser nichts zu tun. Denn er bleibt unverändert am Ort, wenn in der Folge die Deckfalte weiter herabrückt und schließlich mit schräglateralabwärts ziehendem Rande das Oberlid in seinen lateralen zwei Dritteln vollständig überlagert, so daß nur noch die Spitzen der Wimperhaare hervorschauen. Solch stark ausgeprägte Deckfalte trifft man bei alten Leuten beiderlei Geschlechts, die aus irgendeinem Grunde die Augenbraue durch Muskeltätigkeit gewohnheitsmäßig tief stellen.

Unterhalb des medialen Wulstes weist die Haut häufig eine rundliche Nische auf (Abb. 82), die unten von dem leistenartig auslaufenden medialen Ende des Oberlides berandet wird; ihr Vorhandensein hängt von der Anordnung und Masse der hier gelegenen Hautmuskulatur (M. orbicularis oculi, M. depressor supercilii) ab (Abb. 88).

Bei manchen, meist weiblichen Personen, kommt es auch in späteren Jahren nicht zur Ausbildung einer Deckfalte; die Pars suprapalpebralis bleibt kurz und am Sulc. orbitopalpebralis mehr oder weniger gegen die Augenhöhle eingezogen, so daß das Oberlid auffallend breit freiliegt. Diese „schweren" Lider geben dem ganzen Gesicht einen besonderen Ausdruck.

An europäischen Kindern beobachtet man oft eine eigenartige Ausbildung der Pars suprapalpebralis. Sie besteht darin, daß die Deckfalte schon verhältnismäßig tief herabtritt, sich aber außerdem medial mit lateral-abwärts concavem Rande bis in die seitliche Nasenhaut erstreckt. Diese zuerst von Schoen (1828) beschriebene, von Ammon (1831) als *Epicanthus* bezeichnete Fortsetzung der Deckfalte kann so tief herabreichen, daß sie den medialen Augenwinkel ganz überlagert, wie beim sog. Mongolenauge (s. u.). Mit fortschreitendem Wachstum verliert sich die Bildung ziemlich rasch und ist bei Erwachsenen äußerst selten. Das spricht gegen die Auffassung als Entartungszeichen. Erblichkeit ist wahrscheinlich [Hitschmann (1898), Brückner (1905)]. Nach den von Martin (1914) mitgeteilten Zahlen fand sich Epicanthus in der Münchener

Bevölkerung im Alter von 1—6 Monaten beim männlichen Geschlecht in 33,1%, beim weiblichen in 32,6%; im 2. Lebensjahr sank das Vorkommen auf 20,3 und 18,0%, im 7.—11. Jahre auf 4,4 und 3,2%, im 12. bis 25. Jahre auf 3,3 und 2,6%. Starke Formen zeigten sich nur in 6% aller Fälle. In Rußland scheint Epicanthus häufiger zu sein (METSCHNIKOFF). Bei den meisten negroiden Völkern und bei den Affen ist er weder im kindlichen noch im späteren Alter bekannt. Nur bei den Hottentotten ist er vorhanden und bei südafrikanischen Bastardkindern sah ihn E. FISCHER in 33%. In einigen Fällen traf ich bei gutgenährten Kindern im 1. Lebensjahre eine von der Fläche der nasalen Hälfte des Unterlides ausgehende kleine Hautfalte, die median-aufwärts ziehend den medialen Augenwinkel teilweise verdeckt. Ich habe aber bisher nicht die Möglichkeit gehabt, dieser Erscheinung weiter nachzugehen. Um ähnliches handelt es sich offenbar in den von BRAUN (1922) mitgeteilten 6 Fällen von Epicanthus des Unterlides bei Kindern von 3—14 Jahren, wenn auch da die kleine zum medialen Ende des Oberlides aufsteigende Falte den Lidwinkel frei ließ und angeborene Ptosis bestand. Zusammen mit 8 Fällen aus der Literatur ergibt sich, daß Erblichkeit zweifellos eine Rolle spielt. Gemeinsame Merkmale waren breiter Nasenrücken, abnorm großer Abstand des medialen Lidwinkels von der Nasenmitte, verkürzte, schräg lateralwärts aufsteigende Lidspalte, geringe Verticalausdehnung des Oberlides und verringerte Beweglichkeit des Augapfels nach oben. BACHSTEZ (1916) erwähnt von diesen Merkmalen nichts; er fand die Falte, die er für eine Hemmungsbildung zu halten geneigt ist, bei 207 Neugeborenen 19 mal beiderseits, in Andeutungen noch häufiger. Da sie bei Erwachsenen überhaupt nicht bekannt ist, verstreicht sie wahrscheinlich allmählich. Bei übermäßiger Ausbildung oder eigentlich als Mißbildung kann sie aber, wie BACHSTEZ bei 2 vierjährigen und besonders bei einem 9 jährigen Kinde beobachtete, bis über die Mitte des Unterlides lateralwärts reichen und etwas über den Lidrand emporragen, dabei den Lidrand so nach hinten drehen, daß die Wimpern aufgerichtet sind und teilweise auf dem Augapfel schleifen.

Beim „Mongolenauge" hängt die Deckfalte so tief herab, daß sie den ganzen Lidrand überlagert und nur die Spitzen der Wimpern freiläßt; medial setzt sie sich vor dem medialen Augenwinkel als sichelförmige Randfalte (*Plica marginalis* KOLLMANN s. nasalis) wie der Epicanthus bis in die seitliche Nasenhaut fort. Der Sulc. orbitopalpebralis ist gar nicht sichtbar; die offene Lidspalte erscheint dadurch oben von der Deckfalte begrenzt und, da deren temporales Ende höher steht als das nasale, stark schräg gestellt, schief geschlitzt. Das ganze Gebiet zwischen Augenbraue und Lidspalte macht den Eindruck einer leichten Schwellung, zumal der Arcus superciliaris nur schwach ausgebildet ist. Dieser Augentypus findet sich bei Südchinesen in 100%, bei Delimalaien in 80%, bei Japanern in 76%, bei Orang Kubu in 70%, bei Battak in 60%, bei Javanen in 52% und bei südamerikanischen Indianern (Schingu) in 41% (MARTIN). Nach ADACHI (1906) setzen sich beim Japaner die Sehnenbündel des M. levator palpebrae superioris tiefer als bei Europäern, Negern und Affen gegen den Lidrand hin an die Lidhaut; das lockere Unterhautgewebe ist reichlicher [ONISHI (1911)] und enthält ebenso, wie das centrale Bindegewebe des Lides, bis vor die Lidplatte viel Fett (ADACHI), so daß die Haut herabsinkt und den Sulc. orbitopalpebralis verstreichen läßt; es bleibt von ihm nur eine Andeutung, oft dicht am Lidrande, übrig. Die Dicke des Lides wird noch verstärkt durch die größere Ausdehnung der unteren, durch das weitere Hervortreten der oberen Tränendrüse [MASUGI (1912)]. Die bei Buschmännern, Hottentotten und südafrikanischen Bastards vorkommende Deckfalte über dem mittleren und lateralen Teile des Oberlides steigt lateral nicht auf, wie bei den Mongolen, sondern zieht abwärts wie beim Europäer und läßt den medialen

Augenwinkel frei (Poech, E. Fischer). A. Forster (1919) betrachtet den Epicanthus und die Mongolenfalte als Zeichen einer fortschreitenden Entwicklung von der ursprünglichen Dolichocephalie zur secundaren Brachycephalie mit Abflachung der Arcus superciliares bei noch zurückgebliebener Nasenentwicklung. Für Bolk (1923) dagegen ist die Mongolenfalte ein fixierter fetaler Zustand, der bei pigmentierten Rassen Endzustand wird. Der menschliche Fetus von 28—30 cm Scheitel-Steiß-Länge besitzt einen Epicanthus, der dann nur mit der Oberlidfalte zu verschmelzen braucht, um die typische Mongolenfalte zu ergeben.

Die **geöffnete Lidspalte** reicht seitlich bis zur lateralen und medialen Vereinigung der Lider *(Commissura palpebrarum lateralis* und *medialis)*. Die dabei entstandenen Winkel *(Angulus* s. *Canthus oculi lateralis* s. temporalis und *medialis* s. nasalis) sind verschieden geformt. Der laterale Augenwinkel ist spitz und einfach durch die glatte Fortsetzung der Lidränder gebildet; der mediale Augenwinkel ist dagegen beim Erwachsenen zu einer schmalen Bucht ausgezogen, indem die Ränder beider Lider etwa 5 mm von ihrem medialen Ende unter stumpfem Winkel aus der vorherigen Krümmung sowohl in der Frontal- als in der Sagittalebene abbiegen und eine Strecke weit im Abstande von 2,5—3 mm parallel verlaufen, ehe sie sich bogenförmig verbinden. Diese Bucht heißt der Tränensee *(Lacus lacrimalis)*. In ihm tritt nicht, wie in der übrigen Lidspalte, ein Teil des Augapfels zutage, sondern eine rosa gefärbte, halbellipsoide oder von oben nach unten etwas zusammengedrückte Erhabenheit, das Tränenwärzchen *(Caruncula lacrimalis)*. Es schickt einen kurzen, kegelförmigen Fortsatz „Schweif" (H. Virchow) lateral-abwärts hinter das Unterlid. Seiner Basis ist lateral eine schmale, dem Augapfel flach angeschmiegte schleimhäutige Falte mit lateralwärts concavem Rande angeschlossen, ein Teil der *Plica semilunaris*, deren Enden hinter den Lidern liegen. Am Eingange des Tränensees wird die Abknickung der Lider noch besonders betont durch je einen kleinen kegelförmigen Vorsprung des Lidrandes, die Tränenpapille *(Papilla lacrimalis)*; auf ihrer etwas nach hinten gewandten Spitze findet sich eine feine Öffnung, der Tränenpunkt *(Punctum lacrimale)*, der Eingang in das Tränenkanälchen. Papille und Punkt liegen am oberen Lide weiter medial als am unteren.

Der freie Lidrand *(Margo palpebralis)* ist von den Tränenpapillen ab lateralwärts etwa 3 mm breit und glattflächig, durch zwei Kanten begrenzt. Die vordere Kante *(Limbus palpebralis anterior)* ist mit kurzen verhältnismäßig dicken und steifen Haaren, den Augenwimpern *(Cilia)*, besetzt und am Oberlide leicht, am Unterlide stärker abgerundet. Die hintere Kante *(Limbus palp. posterior)* legt sich an den Augapfel an und ist in der Regel scharf, d. h. die Fläche des Lidrandes steht rechtwinklig zur Hinterfläche des Lides; beim Lidschluß passen also die Randflächen und Hinterkanten beider Lider glatt aufeinander. Nur selten ist die hintere Kante ein wenig gerundet oder abgeschrägt, so daß bei geschlossener Lidspalte zwischen beiden Hinterkanten und Augapfel ein dreiseitig prismatischer capillarer Hohlraum *(Rivus lacrimalis* Boerhave) entsteht, der aber beim Aufeinanderpressen der Lider wahrscheinlich verschwindet.

Die *Wimpern* stehen in 3—4 (Schlemm), gelegentlich sogar in 5 Reihen (H. Virchow) hintereinander, nicht ganz regelmäßig gestaffelt, im Oberlid in einer sagittalen Tiefe bis zu 2 mm, im Unterlide von 1 mm. Sie treten schräg nach vorn aus und sind im Oberlid abwärts, im Unterlid aufwärts convex gekrümmt. Die Haare der verschiedenen Reihen streben mit ihren Spitzen gegeneinander, so daß diese in einer Linie liegen. Die Zahl der *Wimpern* ist im Oberlid erheblich größer als im Unterlid [140—150:50—75 Moll (1857), Donders (1858), im Oberlide zuweilen über 200 Maehly (1879)], auch sind sie dort kräftiger und länger. Die Länge in der Lidmitte beträgt oben 8—12 mm, unten 6—8 mm, der Querschnitt 0,1:0,09 mm; Kinder und Frauen besitzen in der Regel verhältnismäßig längere Wimpern als Männer. Die Farbe entspricht derjenigen der Kopfhaare, ist aber bei Blonden meist etwas dunkler; auffallend hell, gelblichweiß ist sie oft bei Rothaarigen. Im Alter läßt sich zwar eine Abnahme der Farbstoffmenge nachweisen, doch kommt es normalerweise nie zu einem Ergrauen und Weißwerden [CONTINO (1907)], das in jüngeren Jahren nur nach Verletzungen, Krankheiten und seelischen Erregungen [BOCK, VOGT (1905), GASTEIGER (1925)], aber auch ohne erkennbare Ursache [RINDFLEISCH (1902)] beobachtet worden ist (BOCK). Die Lebensdauer der Wimpern geht nicht über 5—6 Monate hinaus (MOLL, DONDERS). — Atypisches Auftreten von je 10—12 langen Wimpern an den den Tränensee begrenzenden Lidabschnitten sah WICHERKIEWICZ in einem Falle. Bei Japanern beträgt die Zahl der Wimpern im Oberlid 160—190, im Unterlid 80—90, ist also größer als beim Europäer [ADACHI (1906)].

Die Gestalt der offenen Lidspalte wird vielfach als mandelförmig bezeichnet, ähnelt aber beim Blick geradeaus gewöhnlich mehr dem Umriß eines Kugelzweiecks, wobei allerdings zu bemerken ist, daß die concave Krümmung des Randes am Oberlid in der Regel erheblich stärker ist und der Scheitel der Krümmung weiter medial steht als am Unterlid. Vom Augapfel ist die Hornhaut beim Erwachsenen fast ganz sichtbar, nur oben zu einem geringen Teile vom Oberlide bedeckt, während der untere Rand das Unterlid berührt oder nur wenig davon entfernt bleibt. Beiderseits von der Hornhaut liegen noch etwa dreieckige Abschnitte der von Bindehaut überzogenen Sclera, „das Weiße im Auge", frei. Die Lidspalte ändert ihre Gestalt mit der Änderung der Blickrichtung, da die Lider so biegsam sind, daß sie sich der Wölbung der Hornhaut anpassen. Die (quere) Breite der Lidspalte ist individual sehr verschieden; sie beträgt beim männlichen Europäer im Mittel etwa 30 mm (27,6 mm FUCHS), bei Frauen gewöhnlich etwas weniger. Die größte Höhe (Weite) schwankt zwischen 10 und 14 mm. Ungleichheit der Lidspalten beider Seiten ist nicht selten. Der laterale Augenwinkel nähert sich dem lateralen Augenhöhlenrand auf 5—7 mm und steht bei geöffneter Lidspalte 2—5 mm (4—6 mm MERKEL und KALLIUS) über der durch den medialen Augenwinkel gezogenen Horizontalen. Wenn hierdurch nicht der Eindruck einer Schrägheit der Lidspalte erweckt wird, so beruht das offenbar zum Teil auf der Weite der Spalte, nicht zum wenigsten aber darauf, daß die Längsachse des Tränensees in der Regel nicht horizontal, sondern leicht median-abwärts verläuft. Bei besonders kurzen und kleinen Lidspalten spricht der Volksmund von „Schweinsaugen"; das sog. „runde Auge", das häufiger bei Kindern und Frauen angetroffen wird, zeichnet sich durch geringere Breite der Lidspalte im Verhältnis zur Höhe aus; außerdem ist bei Kindern der laterale Zugang zum Tränensee verhältnismäßig viel weiter als bei Erwachsenen. Die vorher erwähnte „Mandelform", bei Südeuropäern und semitischen Völkern häufig, aber wohl nicht Rasseneigentümlichkeit, kommt durch steileren Anstieg des medialen Abschnittes des Oberlidrandes und durch spitzeres Auslaufen des lateralen Augenwinkels zustande.

Beim Erwachsenen verhält sich die Breite der offenen Lidspalte zur Höhe wie 3:1, beim Neugeborenen und jungen Kinde wie 2:1. Bei Neugeborenen beträgt nach FUCHS die Breite der Lidspalte im Mittel 18,5 mm. Sie nimmt mit dem Wachstume des Kopfes rascher zu als die Höhe. Vom 4.—8. Jahre mißt sie im Mittel 24,3 mm, vom 8.—10. Jahre 25,4 mm, vom 10. Jahre ab findet man die Zahlen des Erwachsenen. — Im Greisenalter nimmt gelegentlich bei mageren Personen die Höhe der Lidspalte um soviel zu, daß die ganze Hornhaut freiliegt. Anderseits sieht man aber auch oft in höherem Alter die Lidspalte durch Herabsinken des Oberlides an Höhe verlieren, wodurch die Hornhaut im oberen Teile stärker bedeckt wird.

Reitsch (1926) hat sich eingehender mit der allmählichen Veränderung der Form und Größe der Lidspalte und deren Verhalten zur Hornhaut befaßt. Beim älteren Fetus oder bei der sieben- und achtmonatigen Frühgeburt ist die Lidspalte noch so klein, daß sie bei Primarstellung von der Hornhaut fast völlig ausgefüllt wird, und daß die Sclera daneben kaum zum Vorschein kommt. Eine starke Ähnlichkeit mit dem Tierauge ist unverkennbar, zumal auch in diesem Stadium die Plica semilunaris verhältnismäßig groß ist. Die weitere Entwicklung führt dann aber zu dem durchaus eigenartigen Menschenauge. Beim ausgetragenen Neugeborenen und beim Säugling ist der Augapfel auch noch viel zu groß für die Lidspalte; die Hornhaut liegt in dieser so, daß die Pupille gerade dem Rande des Unterlides aufsitzt oder teilweise noch darunter geschoben ist, während der obere Hornhautrand entweder gerade an den Oberlidrand stößt oder noch ein wenig davon bedeckt wird. Die Verbindungslinie der Augenwinkel geht durch oder über die Mitte der Pupille. Von den seitlichen Sclerafeldern ist noch wenig zu sehen. Das ändert sich aber schon in den ersten Wochen und Monaten, indem infolge des rascheren Wachstums der Gesichtsweichteile die Lidspalte allmählich in die richtige Lage zum Augapfel rückt, so daß zwischen Kind und Erwachsenem in dieser Hinsicht kein großer Unterschied besteht. Erst im Greisenalter werden oft mit der Verkleinerung der Lidspalte die Sclerafelder wieder kleiner. In dem runden Kinderauge liegt die Hornhaut fast ganz frei, in der breiten Lidspalte des Erwachsenen wird ihr oberer Teil vom Oberlide bedeckt, beim Greise oft noch in stärkerem Maße (Abb. 83). An der kindlichen Lidspalte erscheint der mediale Augenwinkel abgerundet, die Tränencarunkel noch klein, der Tränensee lateralwärts weit offen, weil die Winkelung der Lidränder an den Tränenpunkten noch fehlt, so daß die Ränder glatt bis zum Augenwinkel durchlaufen. Schon eine geringe Tätigkeit der mimischen Muskulatur um das Auge bringt aber am Unterlide die Winkelung an typischer Stelle, wenn auch nur vorübergehend, hervor. Später wird der Tränensee nasalwärts verlängert

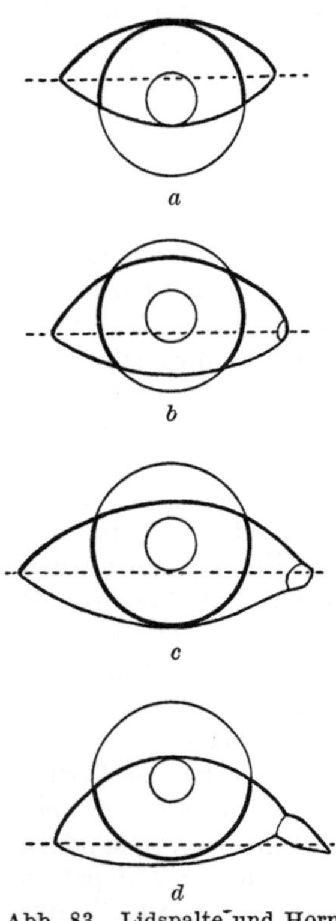

Abb. 83. Lidspalte und Hornhaut in verschiedenen Lebensaltern. (Nach Reitsch.) *a* Neugeborener, *b* Kind, *c* Erwachsener, *d* Greis.

und durch die Tränenpapillen temporalwärts abgegrenzt, der mediale Augenwinkel, auch schon bei jugendlichen Erwachsenen, oft spitz ausgezogen und etwas abwärts gerichtet, indem die Vorderkante des Oberlides ohne Unterbrechung ihres Bogens bis in den Winkel zieht. Die Vorderkante des Unterlides aber zeigt jetzt vor der unteren Tränenpapille einen stumpfen Winkel. Im späteren Alter verlieren die Ränder des Tränensees häufig ihre gestreckte Form und werden leicht concav, etwa wie die Tränenröhrchen. Meist ändert sich dann auch die Form und Lage des lateralen Augenwinkels, indem er sich infolge von Dehnung des lateralen Lidbandes, wie v. Blaskowicz (1922) meint, etwas senkt und weniger spitz wird. Daß sich im höheren Alter die Lidspalte transversal verkürze und nasalwärts rücke, dürfte nicht einfach zu beweisen sein.

Bei Asymmetrien im Verhalten beider Lidspalten zur Hornhaut handelt es sich nach Koby (1922) entweder um zu hohen Stand des Auges in normaler

Augenhöhle oder häufiger um eine einseitige Höhenverschiebung der Augenhöhle, in der der Augapfel normal liegen kann. In jenem Falle bleibt bei Primarstellung zwischen Hornhaut und Unterlid ein Streifen Sclera frei, in diesem wird die Hornhaut noch etwas vom Unterlide bedeckt.

Rassenunterschiede in der Form der Lidspalte betreffen sowohl die Höhe (Weite), als die Breite. Beim Japaner erreicht die mittlere Höhe nur 8,78 mm; die geringste Höhe zeigen die Völker des hohen Nordens [IWANOWSKY (1899)], die Tschuktschen, Jakuten, Tungusen, Ostjaken, Samojeden, Lappländer, Eskimos, daneben aber auch die Buschmänner und Hottentotten. Die Schiefheit des engen Augenschlitzes ist wohl, wie bei der Besprechung der Deckfalte des Mongolenauges erwähnt, hauptsächlich auf den Verlauf des Randes dieser Falte zurückzuführen, denn der z. B. bei Japanern für Männer mit 4,62 mm, für Frauen mit 4,58 mm angegebene Höhenunterschied zwischen lateralem und medialem Augenwinkel weicht nicht wesentlich von den Befunden beim Europäer ab. — Die durchschnittliche Breite der Lidspalte beträgt nach der Zusammenstellung von MARTIN in Millimetern bei Chinesen männlich 26,6, Javanen männlich 27,0, weiblich 26,4, Parisern männlich 27,5, weiblich 30,0, Japanern männlich 28,9, weiblich 28,0 [nach KIJOSAWA (1906) männlich rechts 25,9, links 25,4, weiblich rechts 24,4, links 24,0], Deutschen männlich 30,0, weiblich 29,0, Rumänen männlich 32,0, Griechen 32,9, türkischen Zigeunern 33,3, Kalmücken männlich 34,8, weiblich 31,7.

Beim *Schließen der Lidspalte* tritt erst die ungleiche Höhe der Lider deutlich hervor: das Oberlid wird weit herabgedrängt und bedeckt etwa Dreiviertel des vorderen Umfanges des Augapfels; das Unterlid bewegt sich nur 2—3 mm aufwärts. Die Lidspalte erscheint dann als abwärtsconvexe Linie, deren beide Enden in eine Gerade umbiegen, das mediale manchmal leicht nach unten abgelenkt. Die stärkeren Wimpern des Oberlides drücken die des Unterlids abwärts und verhüllen die Spaltlinie, außer im medialen Endstück. Beim Lidschlusse bleibt der mediale Augenwinkel am Ort, der laterale rückt 5—6 mm herab, so daß er in der Regel um etwa 1 mm tiefer steht als jener. Die auffallende Verschieblichkeit des lateralen Augenwinkels in verticaler Richtung ist auf die Verbindung der Sehne des M. levator palp. mit dem lateralen Lidbande zurückzuführen. Die Lidränder berühren sich in ganzer Fläche, doch so, daß die hinteren Kanten etwas höher liegen als die vorderen. Die Lidfurchen verstreichen; die Haut der Deckfalte geht bei Jugendlichen glatt in die des Oberlides über; bei älteren bleibt eine schmale, dem Lidrande etwa parallele Stauchfalte zwischen zwei seichten Furchen stehen, deren obere dem Grunde des Sulc. orbitopalpebralis entspricht.

Die Wölbung des Oberlides wird durch die darunter gelegene, stärker als der übrige Augapfel gewölbte Hornhaut merkbar beeinflußt, indem diese eine besondere, je nach der Stellung des Auges örtlich wechselnde Vortreibung erzeugt; an dem glatten dünnen Lide Jugendlicher grenzt sich die Hornhautwölbung meist deutlich ab. Die Lider schmiegen sich also dicht an den Augapfel an, sind nur durch eine capillare, mit Tränenflüssigkeit gefüllte Spalte von ihm getrennt.

Die Haut der ganzen Augengegend ist zarter und dünner als die übrige Gesichtshaut und trägt nur wenige, sehr feine Wollhaare. In der Jugend noch glatt, wird sie durch die rege Tätigkeit der mimischen Muskulatur in der Umgebung der Lidspalte wechselweise so reichlich gedehnt und gestaucht, daß sie bereits im mittleren Lebensalter von unverwischbaren feinen Furchen und Falten überzogen wird und allmählich ein welkes Aussehen annimmt. Dazu trägt das von vornherein sehr lockere, normalerweise fettlose Unterhautgewebe viel bei, das durch die mannigfachen Verschiebungen der Haut bald überdehnt wird. Daraus wird auch verständlich, daß Flüssigkeitsergüsse (Ödeme, Blutunterlaufungen) hier auffallend rasch zu Schwellung der Haut bis zum Verschlusse der Lidspalte führen. Die Unfähigkeit in solchen Fällen, die Lidspalte willkürlich zu öffnen, ist nicht Folge einer Überdehnung der zur Haut des Oberlides gehenden Sehne des M. levator palp. sup. (Merkel), sondern der rein mechanischen Unmöglichkeit, die geschwellte Haut einzufalten. Nur an den Rändern des Tränensees ist die hier sehr dünne Haut kurz und unverschieblich auf die Unterlage, das sog. mediale Lidband, geheftet. — Die Farbe der Haut der Augengegend ist im allgemeinen blaß, auch bei lebhafter Färbung der übrigen Gesichtshaut. Nicht selten zeigt sich eine leichte bräunliche Pigmentierung, besonders bei dunkelhaarigen Personen, und zwar mehr um den medialen Augenwinkel und im Unterlidabschnitt. Eine vorübergehende dunklere Färbung der Unterlidgegend (Halo, „Schatten unter den Augen“) kommt nach starken Anstrengungen, auch bei Jugendlichen, und bei Frauen während der Menstruation vor. Da in der Regel dabei die Haut des ganzen Bezirkes mehr oder weniger eingesunken ist, handelt es sich wohl um ein Nachlassen des Turgors der Cutis und Subcutis mit verhältnismäßig engerem Zusammenrücken der Epidermiszellen, wodurch der Schatten bei pigmentreicheren Personen bräunlich, bei pigmentarmen mehr gräulich erscheint, in beiden Fällen unter Umständen mit einem leichten bläulichen Ton infolge des Durchschimmerns der Venen. Dies ist auch die Ursache der ausgesprochen bläulichen bis blauen Färbung, die man häufig bei älteren Personen mit schlaffer, durch Überdehnung verdünnter, gewöhnlich durch reichlichere Flüssigkeitsansammlung mehr oder weniger geschwellter Haut (sog. Wassersäcke) beobachten kann.

Der zwischen den Lidern von außen her zugängliche capillare Raum ist der **Bindehautsack** *(Saccus conjunctivalis)*. Seine Wandung wird gebildet durch die weiche, dünne, schleimhautartig schlüpfrigfeuchte Bindehaut, *Tunica conjunctiva,* die als *Tunica conjunctiva palpebralis* die Hinterfläche der Lider bekleidet und sich von da als *Tun. conj. bulbi* auf den vorderen Umfang des Augapfels hinüberschlägt. Die Verbindungsstelle der beiden Abschnitte ist die obere und untere Übergangsfalte, der *Fornix conjunctivae superior* und *inferior.* Die Farbe ist im Bereiche der Lider und der Übergangsfalten ein mehr oder weniger lebhaftes Rosa mit mattem, „sammetartigem“ Glanze; über dem Augapfel kommt eine Eigenfarbe normalerweise nicht zur Geltung, so daß das Weiß der Sclera unbehindert hervortritt. Die Bindehaut ist in der ganzen Ausdehnung der Lidplatten unverschieblich mit diesen verwachsen, im übrigen locker und faltbar bis an den Rand der Hornhaut, wo sie scheinbar mit einem weichen, sehr flachen Wulste, dem *Limbus conjunctivae,* endet; tatsächlich wird sie aber als *Pars conjunctivalis corneae* untrennbar in die Hornhaut aufgenommen.

Der Bindehautsack schiebt sich auf der Wölbung des Augapfels rückwärts außer im medialen Augenwinkel, wo er den Tränensee auskleidet; hier ist er auch am seichtesten, während er oben entsprechend der verticalen Breite des Oberlides die größte Tiefe aufweist. Der weiteste Abstand des Fornix von der (geschlossenen) Lidspalte beträgt oben 22—25 mm, unten 11—13 mm. Oben erstreckt er sich etwa 8 mm, unten 10 mm hinter die Ebene des Augenhöhleneinganges, lateral ungefähr bis an die Frontalebene, die durch die am weitesten zurückspringende Stelle des lateralen Augenhöhlenrandes gelegt ist (Merkel). Im Bereiche des Fornix zeigt die Bindehaut circulare Fältchen, die bei den Bewegungen des Auges verstreichen und sich wieder bilden. Die früher erwähnte, ständige *Plica semilunaris,* die in der geöffneten Lidspalte lateral vom Eingange des Tränensees teilweise sichtbar ist, läuft mit ihrem längeren unteren Schenkel etwa über der Mitte des unteren Fornix in die Lidbindehaut aus, während der obere Schenkel sich schon eher der Faltung des oberen Fornix anschließt. Der bei geöffneter Lidspalte freiliegende Abschnitt der Falte ist etwas breiter und steifer als die von den Lidern verdeckten Teile. Bei Erwachsenen schwankt die größte Breite zwischen 1,0 und 2,5 mm. Die beträchtliche Lockerheit der Bindehaut im Fornix und in seiner Nachbarschaft, ebenso an der Plica semilunaris gestattet widerstandslos alle Bewegungen des Auges, wobei jeweils auf der der Blickrichtung abgewandten Seite Conjunctiva fornicalis und palpebralis zur Verlängerung der Conjunctiva bulbi, und umgekehrt auf der in der Blickrichtung gelegenen Seite Conjunctiva bulbi zur Verlängerung der Conjunctiva palpebralis verwandt werden muß.

Die *Plica semilunaris* ist als Rest des dritten Augenlides oder der Nickhaut der Säuger aufzufassen. Sie wird schon bald nach den Lidern als Wucherung der Bindehaut angelegt, unabhängig von der erst viel später erscheinenden Caruncula lacrimalis, und ist eine Zeitlang ziemlich mächtig [ASK (1908)], auch noch im frühen Kindesalter verhältnismäßig breiter als bei Erwachsenen. Die erste Anlage fand POPOFF (1912) beim Embryo von 18 mm. Im Stadium von 30 mm erscheint sie nach WIBAUT (1926) als kleine verticale, von der Conjunctiva bulbi ausgehende Falte im unteren Bindehautsacke, von einem Punkte lateral zum späteren unteren Tränenpunkte bis nahe an den medialen Augenwinkel. Beim Embryo von 35 mm ist die Falte 95 μ lang, erreicht den medialen Augenwinkel aber erst beim Embryo von 40 mm. In den späteren Fetalmonaten wächst die Falte ziemlich stark, vor allem im unteren Ausläufer, der auch weiterhin der bedeutendere bleibt.

Mit diesen Hörnern der Plica semilunaris hängt vielleicht eine atypische, bei Kindern vorkommende Bildung, der sog. *Epitarsus* [SCHAPRINGER (1899)] genetisch zusammen. Er erscheint als ein von der Bindehaut der Übergangsfalte sich erhebendes Häutchen, das sich an die Conjunctiva tarsi anlegt und mit dieser an seinem freien Rande und mehr oder weniger an der ihr zugewandten Fläche verwächst, so daß es ganz oder teilweise untergreifbar ist. Beide Flächen des Häutchens tragen Bindehautepithel. WIBAUT erwähnt Beobachtungen von KIRSCH, KEUTGEN und HIRSCHBERG. Er selbst traf unter 24 eigenen Fällen das Häutchen 12 mal am Oberlid, 7 mal am Unterlid, 5 mal an beiden; nicht immer an beiden Augen symmetrisch, sondern manchmal auf einem nur Andeutungen, die etwa nur in einigen weißlichen, der Bindehaut aufgelagerten Strichen bestanden. Das Häutchen kann ganz mit der Conjunctiva tarsi verwachsen, sehr dünn, auch stellenweise geschwunden sein, so daß die Bindehaut durch die Lücken schaut; einmal hatte sich eine Cyste unter oder in dem Häutchen gebildet. Bemerkenswert war ein Befund an eineiigen Zwillingen, von denen der eine einen regelrechten Epitarsus aufwies, der andere nur eine feine Linie am Tarsus, genau entsprechend der Anheftungsstelle bei jenem. Nur in einigen Fällen machte sich die Bildung unangenehm bemerkbar dadurch, daß sie Entropium congenitum erzeugt hatte. Da sich oft bei Feten Andeutungen epithelialer Verklebung zwischen den Hörnern der Plica semilunaris und der Lidbindehaut zeigen, liegt es nahe, den Epitarsus als eine Überschußbildung der Hörner in verticaler und lateraler Richtung anzusehen. Für die Verklebung und Verwachsung mit dem Lide ist Gelegenheit und Zeit genug während der Fetalmonate, in denen die Lidspalte verklebt ist. — In Europa gilt der Epitarsus als sehr selten; WIBAUT schätzt einen Fall auf 1000—1500 Kinder. In Japan soll er nach INOUIJE öfter vorhanden sein.

Ausnahmsweise breite Formen der Plica semilunaris kommen bei allen Rassen vor. Von den Aino berichtet MASUGI, daß der Abstand der Mitte des Faltenrandes vom nasalen Hornhautrande bei stärkster Lateralwärtsdrehung des Augapfels nur 8—12 mm, in einem Falle sogar nur 3 mm betrug. Bei den niederen Affen und den Anthropoiden ist die Falte kräftiger als beim Menschen und in der Regel durch ein kleines Knorpelstückchen versteift. Solche Knorpeleinlage ist auch bei afrikanischen Negern ($75^0/_0$), Hottentotten und Herero ($48^0/_0$), Aino ($41^0/_0$), Japanern ($20^0/_0$), sehr selten bei Europäern ($0,73^0/_0$) beobachtet. Die Form des Knorpels ist meist rundlich, stumpfrandig, biconvex, die Größe sehr verschieden; bei einem Hottentotten war er 3,8 mm hoch, 2,5 mm breit und 1 mm dick, bei einem Japaner betrug der größte Durchmesser sogar 7 mm. — Eine Verdoppelung der Falte, die GIACOMINI (1887) von einem Buschmann, P. BARTELS (1911) von einem Herero beschreibt, hält H. VIRCHOW für ein bei der Härtung des Auges aus der Conjunctiva bulbi entstandenes Kunsterzeugnis.

Im Bereiche des Tränensees verschiebt sich die Bindehaut bei Augenbewegungen nicht. Die *Caruncula lacrimalis* liegt mit ihrer Wölbung tiefer als die Ränder des Tränensees, ist weich und wird beim Lidschluß ein wenig in verticaler Richtung zusammengedrückt. Sie entwickelt sich beim Embryo von 41 mm durch Abgliederung vom Hinterrande des Unterlides zwischen medialem Lidwinkel und unterem Tränenpunkt [ASK, CONTINO (1909), POPOFF).

Die Abgliederung beginnt, während die Lider noch verklebt sind. Diese Verklebung, die also die obere Fläche der Carunkel betrifft, löst sich, früher als am übrigen Lidrand, beim Embryo von 50 mm Länge (Contino). Trotz der schleimhäutigen Beschaffenheit ihres Überzuges trägt die Carunkel auf ihrer Oberfläche 10—15 [4—6—12 Enslin (1905)] sehr feine etwas schräg nasalwärts gestellte Härchen. Deren verhältnismäßig große Talgdrüsen scheinen als weißliche Pünktchen durch.

Die Lider werden nun zwar zunächst als reine Hautfalten angelegt, gehen aber in der weiteren Entwicklung ihren eigenen Weg, der zur Ausbildung einer ganzen Reihe von Sondereinrichtungen führt. Eine Anzahl von diesen ist bereits erwähnt: das Zartbleiben der äußeren Bedeckung, der Wimperbesatz, die Umwandlung der nicht mehr dauernd freiliegenden Flächen zur schleimhäutigen Conjunctiva, die Abgliederung der Plica semilunaris und der Caruncula lacrimalis. Des weiteren wächst schon frühzeitig aus der Umgebung willkürliche Muskulatur in die Falten hinein, und ein Teil des Unterhautbindegewebes verdichtet sich zu den Lidplatten *(Tarsi)*. Außer einer Anzahl mikroskopischer Sonderbildungen entsteht von der Bindehaut aus die Tränendrüse *(Glandula lacrimalis)*, von der äußeren Haut aus das System der die Tränenflüssigkeit abführenden Wege *(Ductuli* und *Saccus lacrimalis, Ductus nasolacrimalis)*.

Von den Muskeln ist der Levator palpebrae sup. (S. 201) und die zu den Lidern in Beziehung tretende glatte Muskulatur (S. 223) bereits besprochen; die mimischen Muskeln der Augengegend werden am Ende der Darstellung der makroskopischen Verhältnisse im Zusammenhange behandelt werden.

Die **beiden Lidplatten** (*Tarsi*, Lidknorpel d. A.) (Abb. 84) sind derbe, aber leicht biegsame Einlagerungen in die Lider aus sehr dichtem faserigem Bindegewebe, die sich vom Lidrand ab mit ihrer Hinterfläche der Lidbindehaut sehr innig anschließen und somit auch in ihrer Krümmung derjenigen des Augapfels anpassen. Eine reinliche Ausschälung ist schwierig, besonders an dem der Lidspalte abgewandten Rande der Platten, wo sich deren Gewebe, im unteren Lide mehr als im oberen, auflockert und in das nachbarliche Bindegewebe übergeht. Man bezeichnet diesen Rand als *orbitalen* gegenüber dem *freien* Rande entlang der Lidspalte, der nasal in der Tränenpapille, temporal am lateralen Augenwinkel endet. Die Dicke der Platten beträgt 0,8—1,0 mm, die Länge des freien Randes etwa 20 mm. Die größte Höhe des Tarsus superior erreicht etwa 9—12 mm, die des etwas dünneren und weicheren Tarsus inferior nur etwa 5—6 mm. Der orbitale Rand des Tarsus sup. erhebt sich in steiler Convexität, der des Tarsus inf. ist nur flach gebogen; die freien Ränder sind gerade oder, wenn die Härtung bei vollem Lidschluß erfolgte, am Tarsus sup. leicht convex, am Tarsus inf. entsprechend concav. Die Tarsi enthalten langgestreckte Talgdrüsen, die *Glandulae tarsales* (Meibomi), die an der Rückfläche der Lider durch die rötliche Bindehaut als gelbliche, senkrecht dem Lidrande zustrebende Streifen mit bloßem Auge zu erkennen sind. Ihre Mündungen liegen als Reihe feinster Öffnungen auf dem Lidrande nahe der hinteren Lidkante.

Mit dem Skelet stehen die Lidplatten an beiden Enden durch die Lidbänder, *Ligamenta palpebralia mediale* und *laterale,* in Verbindung. Das mediale Lidband heftet sich etwa 10 mm unterhalb der Sutura frontomaxillaris an den Stirnfortsatz des Oberkieferbeins vor der Tränensackgrube (Abb. 81); es ist, wie später bei der Muskulatur genauer auszuführen sein wird, zum bei weitem größten Teile gar kein Band, sondern Sehne des M. orbicularis oculi. Immerhin gehen aus dieser straffe Faserbündel in geringer Zahl an die medialen Enden der beiden Lidplatten im Bereich der Tränenpapillen, doch läßt sich schwer entscheiden, ob nicht auch diese Bündel nur Sehnen des Lidrandmuskels sind. Demgegenüber ist das Lig. palpebrale laterale ein echtes Band (Abb. 83, 85, 84). Mit der Rhaphe palpebralis des M. orbicularis oculi und mit dem Septum orbitale steht es in keiner Beziehung, sondern liegt hinter ihnen, sogar noch hinter der seitlichen Ausstrahlung der Levatorsehne, zwischen ihr und dem unteren Abschnitte des Retinaculum oculi laterale. Es heftet sich 2—3 mm hinter dem lateralen Augenhöhlenrand etwa 5—6 mm hoch an eine oft recht deutliche Wulstung auf der Augenhöhlenfläche des Jochbeins [Tuberculum orbitale oss. zygomatici WHITNALL (1911)]. Ein oberer, mehr vorn gelegener Abschnitt zeigt sehnig dichtes Gefüge und tritt in der Hauptsache an die laterale Ecke des Tarsus sup., weniger an die des Tarsus inf.; ein unterer Abschnitt ist zwar fest, aber nicht sehnig, und streicht entlang dem Fornix inf. medianwärts an den Rand der Unterlidplatte.

Bei den Anthropoiden verhalten sich die Lidplatten wie beim Menschen; niedere Affen besitzen einen hohen steifen Tarsus sup., dessen Breite aber die der Hornhaut nicht überschreitet, seitlich dazu, ebenso wie im Unterlid, nur eine niedrige, unbestimmte Verdichtung (H. VIRCHOW). Bei den übrigen Säugern fehlen die Tarsi vielfach; tarsusähnliche Bildungen finden sich bei Echidna (im Unterlid), Dasyurus, Perameles lagotis, Schwein [v. EGGELING (1904)], nach ZIETZSCHMANN (1904) bei allen Haussäugern, wobei freilich als Tarsus auch alle derberen hüllenartigen Bindegewebszüge um die Tarsaldrüsen einbegriffen sind. Unabhängig von solchen Drüsen besteht er bei Echidna, Schwein und Macacus [ARGAUD und FALLOUEY (1913)].

Die **Tränendrüse,** *Glandula lacrimalis,* liegt als rötlichgelbliches, aus mehr oder weniger locker untereinander verbundenen Läppchen zusammengesetztes Organ im wesentlichen lateral oberhalb des lateralen Augenwinkels dicht am Eingange der Augenhöhle und wird durch die Sehne des

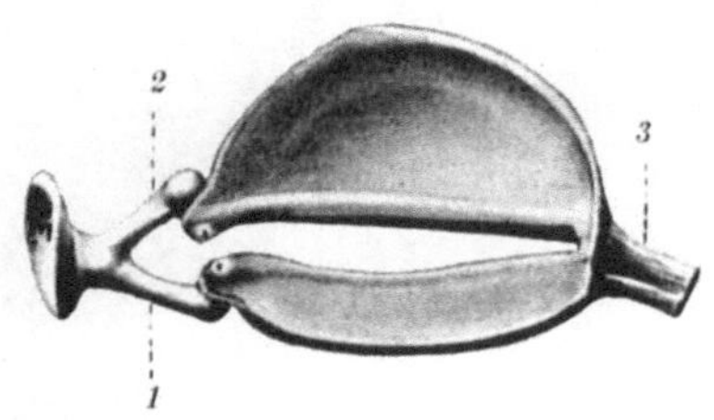

Abb. 84. Die beiden Lidplatten eines rechten Auges von der Rückseite. *1* oberes, *2* unteres Tränenröhrchen mit den Tränenpunkten und einem Stückchen der Wand des Tränensackes, *3* laterales Lidband.

M. levator palp. sup. und ein von der TENONschen Kapsel ausgehendes Bindegewebsblatt unvollkommen in zwei Abteilungen zerlegt, die sich hinter dem freien Rande der genannten Sehne vereinigen. Versprengte körnchengroße Läppchen im umgebenden Bindegewebe sind nicht selten (Abb. 85, 86).

Die obere oder orbitale Abteilung, *Glandula lacrimalis superior* (ROSENMÜLLER, Gl. innominata GALENI, Gl. lacrim. orbitaria CRUVEILHIER, Portion orbitaire SAPPEY, Gl. lacr. principalis WIEDERSHEIM, Groupe orbitaire BÉRAUT) ist verhältnismäßig dichtlappig, durchschnittlich vertical etwa 20 mm, sagittal 10—12 mm breit und 5—6 mm dick, aber mit starken individualen Schwankungen. Von ungefähr ovalem Umriß, mit dem Orbitalrand annähernd parallelem längerem Durchmesser lagert sie sich mit gewölbter Oberfläche in die Fossa glandulae lacrimalis des Stirnbeins bis herab zur Sutura zygomatico-frontalis, mit concaver Unterfläche, wenigstens im vorderen Abschnitt, auf die Levatorsehne; der hintere Abschnitt tritt an den Lateralrand des Levator und Rectus oc. sup. heran. Der vordere schmale Rand erreicht den Augenhöhlenrand und stößt an das Septum orbitale, der hintere, mehr aufgelockerte Rand drängt sich in das Fett der Augenhöhle bis etwa an die Grenze zwischen dem ersten und zweiten Viertel von deren Länge ein. Die obere Tränendrüse steckt also vorn in dem Recessus sup. (HESSER). Das umgebende Bindegewebe ist locker, durchaus nicht kapselartig zusammengeschlossen, doch finden sich zwischen der Periorbita und der convexen Drüsenfläche mehr oder weniger dichte, gelegentlich sogar sehnige Faserzüge, die in das Bindegewebe um die Läppchen ausstrahlen (Lig. Soemmerringi) (Abb. 105); sie mit MERKEL als „Lig.

suspensorium glandulae lacrimalis" zu bezeichnen, halte ich nicht für zutreffend, denn gerade die straffsten dieser Bündel verlaufen sagittal.

Die untere oder palpebrale Abteilung der Drüse, *Glandula lacrim. inferior* (Rosenmüller, Glandd. congregatae Monroi, Gl. lacr. accessoria, Gl. lacr. palpebralis, Portion palpébrale Sappey, Groupe palp. Béraut), ist kleiner als die obere. Ihre 15—40 Läppchen bilden kleine Gruppen oder liegen einzeln in reichlichem, lockeren Bindegewebe. Diese vertical etwa 9—11 mm, sagittal 8 mm breite, 2 mm dicke Masse schiebt sich in den Recessus inf. zwischen Unterfläche der lateralen Ausbreitung der Levatorsehne und Retinaculum oc. lat. (s. S. 217) über das laterale Drittel des Fornix sup. bis auf 3—4 mm (auch näher)

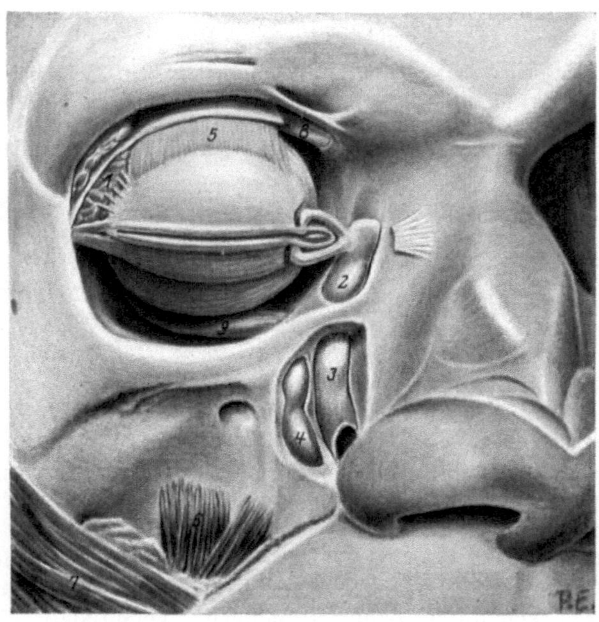

Abb. 85. Tränenapparat des rechten Auges eines Mannes nach Entfernung des Septum orbitale, des vorderen Orbitalfettes, der Blutgefäße und Nerven. Die Sehne des M. levator palp. superioris ist entlang dem Supraorbitalrande abgeschnitten, an beiden Lidplatten ist das mediale Ende und das Lig. palpebrale mediale weggenommen, das Oberkieferbein ist teilweise weggemeißelt. *1* Glandula lacrimalis, durch die Levatorsehne in 2 Abschnitte zerlegt, *2* Saccus lacrimalis mit den beiden Ductuli lacrimales, *3* Ductus nasolacrimalis bis zur unteren Öffnung, *4* Schleimhaut des Sinus maxillaris, *5* Pars superior des M. capsulo-palpebralis, *6* M. caninus, *7* M. zygomaticus, *8* prätrochleare Sehne des M. obliquus oc. sup. und Trochlea, *9* M. obliquus oc. inferior.

an den orbitalen Rand des Tarsus sup. heran, unten bis an das Lig. palpebrale lat. und zuweilen mit einem verschieden langen Fortsatz über dessen Hinterfläche in den Fornix inferior. Die Beziehungen zu dem glatten M. capsulopalpebralis sup., dessen tarsaler Abschnitt medial an die untere Drüse grenzt, und dessen laterale Ausbreitung mit spärlichen Bündeln über ihren Medialrand, zumeist aber an ihrer Unterfläche hin zieht, sind schon früher (S. 224) besprochen. Eine Bindegewebskapsel fehlt auch hier.

Das Gewicht der oberen Drüse wird mit 0,72 g, das der unteren mit 0,22 g angegeben. Götz (1908) gibt als Durchschnittsgewicht für die ganze Drüse 0,78 g; bei der Frau ist die Drüse größer und schwerer als beim Manne, am schwersten bei Frauen mittleren Alters. Die kindliche Drüse hat nur ein Viertel bis ein Drittel der Größe der erwachsenen (Kirstein). Das specifische Gewicht der Drüsensubstanz beträgt 1,0583 (Krause).

Die untere Drüse fehlt zuweilen, wenn auch sicher nicht so häufig, wie es nach den Befunden von BOCK (1896) scheinen könnte, der sie an 20 Augen 7 mal vermißte.

Die Ausführgänge, *Ductus excretorii glandulae lacrimalis*, sind dünne, nicht über 0,5 mm starke, und sehr zartwandige Schläuche. Aus der oberen Drüse kommen deren 3—5, gehen durch die untere Drüse hindurch, nehmen dabei aus dieser unter spitzem Winkel herantretende Gänge auf und münden eine kurze Strecke vor dem Fornix sup. in unregelmäßigen Abständen, 4—5 mm vom orbitalen Rande der Lidplatte entfernt, in den Bindehautsack. Die lateralste, zugleich weiteste (bis 0,45 mm) Mündung liegt in Höhe des lateralen Augenwinkels (SAPPEY). Außerdem treten aus der unteren Drüse noch 3—9 feinere Gänge aus, die sich teils zwischen die Hauptgänge lagern, teils sich deren Reihe medial anschließen. Durchschnittlich kann man etwa 10—14 Öffnungen in der Bindehaut zählen. Die Gänge liegen 7—9 mm von der Oberfläche der Haut entfernt (MERKEL).

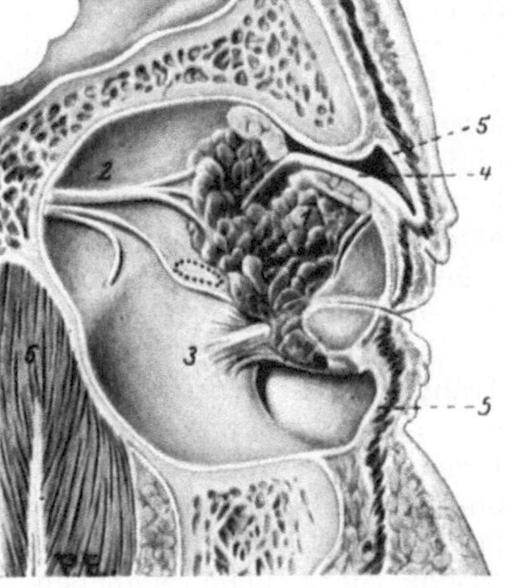

Abb. 86. Aus einem sagittalen Gefrierschnitte durch den Kopf eines Hingerichteten. Vorderer Teil der Lateralwand der linken Augenhöhle nach Entfernung des Augapfels, der Blutgefäße und des Fettes. *1* Glandula lacrimalis, oben etwas angeschnitten, *2* N. lacrimalis; am unteren Aste die Verbindung mit dem N. zygomatico-temporalis durch die Periorbita, *3* Lig. palpebrale laterale; der Ansatz an die Lidplatten durch einen Zipfel der unteren Tränendrüse verdeckt, *4* Sehne des M. levator palp. sup., *5* Septum orbitale, *6* M. temporalis. Das durch Punkte abgegrenzte Feld ist die Hauptansatzstelle des Retinaculum oc. laterale. Unterhalb des Lig. palpebrale lat. der Eingang in den Recessus praemarginalis.

Nach MASUGI (1912) ragt bei Japanern der Vorderrand der oberen Drüse über den Augenhöhlenrand hervor, der laterale untere Rand kann etwas tiefer stehen als beim Europäer. Die untere Drüse ist stets stärker ausgebildet als bei diesem, kann auch am Lebenden bei Umkrempung des Oberlids und medianwärts gedrehtem Auge fast immer gesehen werden. Die obere Drüse ist 17—22 mm breit, 11—15 mm lang, 4—6 mm dick, die untere 15—23 mm breit, 7—15 mm lang, 3—7 mm dick. — ALT (1900) fand bei einem Neger die obere Drüse größer als bei Weißen.

Die Tränendrüse der Anthropoiden und der niederen Altweltaffen verhält sich nicht wesentlich anders als die menschliche; bei den Neuweltaffen dagegen liegt ein der oberen Drüse entsprechender Teil in der Fossa temporalis und schickt seinen Ausführgang durch ein Loch des Jochbeinabschnittes der lateralen Wand der Augenhöhle in diese. Auch bei den Halbaffen, denen eine knöcherne Lateralwand der Augenhöhle fehlt, findet sich der entsprechende Drüsenteil in der Schläfengrube [VAN TROTSENBURG (1901)].

Die Entwicklung der Tränendrüse beginnt beim Embryo von 30,5 mm (BROMAN); beim Embryo von 32 mm Länge (10. Woche) mit noch weit offener Lidspalte sind nach SPECIALE-CIRINCIONE (1908, 1909) 5—6 in rascher Folge nacheinander auftretende Ectodermwucherungen lateral oben im Fornix an der Grenze der Lid- und Übergangsbindehaut vorhanden. ASK (1910) findet beim Embryo von 33 mm 5 gute Anlagen auf der Vorderseite des Bindehautsackes, einige auch am Unterlid. Die anfangs sehr lateralwärts gerichtete Anlage wird durch die Vergrößerung des Augapfels allmählich mehr nach oben geschoben. Die knopfförmigen Wucherungen verlängern sich bald zu Keulen und wachsen zu geschlossenen Strängen aus. An deren Enden sprossen beim Embryo von 38 mm die ersten Verzweigungen hervor. Um diese Zeit erscheint die seitliche Ausbreitung der Sehne des Levator palp. und bildet mit Fasern der TENONschen Kapsel eine auf dem Verlaufe der Drüsenstränge gelegene Faserplatte, die die Stränge in zwei ungleiche Abschnitte zerlegt. Aus den oberhalb der Platte befindlichen Endverzweigungen der Stränge entwickelt sich die obere Tränendrüse. Beim Embryo von 40 mm setzt eine neue Wucherung der Bindehaut zu 5—8 weiteren Drüsensträngen ein, die aber langsamer und nicht über die Levatorsehne hinaus wachsen; ihre erste Verzweigung erfolgt beim Embryo von 54 mm. Daraus und aus kurzen, beim Embryo von 50 mm auftretenden Seitensprossen der früheren Stränge wird die untere Tränendrüse gebildet. Beim Embryo von 60 mm sind beide Abteilungen deutlich. Die Höhlung der Stränge beginnt beim Embryo von 50 mm.

Die **Abfuhreinrichtungen für die Tränenflüssigkeit** sind durch die ganze Breite des Bindehautsackes von den Zufuhrwegen getrennt. Sie beginnen an den Tränenpunkten, *Puncta lacrimalia,* und enden in der Nasenhöhle unter der unteren Muschel. An jeden Tränenpunkt schließt sich ein Tränenröhrchen, *Ductulus lacrimalis* (Canaliculus lacr., Cornu limacum, Spiramentum, Hirquum, Ductus lateralis lacrimarum ROSENMÜLLER). Beide Röhrchen verlaufen unter der Haut der Ränder des Tränensees und münden in den Tränensack, *Saccus lacrimalis* (Utriculus lacr., Infundibulum) in der knöchernen Tränensackgrube, und dieser geht über in den Tränennasengang, *Ductus nasolacrimalis* (Ductus lacrimalis, Duct. nasalis, Canalis lacrim. membranaceus), der sich in den gleichnamigen Knochenkanal in der lateralen Wand der Nasenhöhle einbettet. Die zugehörigen Skeletverhältnisse sind bereits im Anschluß an die knöcherne Augenhöhle geschildert (S. 21).

Die *Tränenpunkte* liegen auf der etwas rückwärts gewandten Spitze der Tränenwärzchen, *Papillae lacrimales,* die sich am medialen Ende des Lidrandes neben dem Zugange zum Tränensee erheben. Von ihnen ist das untere in der Regel etwas niedriger und breiter, steht zugleich etwas weiter lateral als das obere, so daß der untere Tränenpunkt sich bei offener Lidspalte auf oder lateral neben dem Rande der Plica semilunaris befindet, der obere dagegen auf deren Fläche ruht. Beim Schließen der Lidspalte gleitet der untere Tränenpunkt etwas aufwärts und auf die Conjunctiva bulbi, der obere auf der Plica semilunaris abwärts. Die Öffnung der Tränenpunkte ist kreisrund oder elliptisch, mit dem längeren Durchmesser parallel dem Lidrand, seltener schlitzförmig, senkrecht zum Lidrand. Ihre Weite ist im Unterlid etwas größer als im Oberlid und schwankt zwischen 0,32 und 0,64 mm [HALBEN (1903)]. Die Tränenpunkte bleiben stets offen. Bei Jugendlichen fehlen die Tränenpapillen häufig, so daß der Tränenpunkt in Höhe des Lidrandes liegt und der Tränensee breit in die Lidpalte übergeht. Anderseits sind die Papillen im Alter oft zitzenartig verlängert, wobei ohne sonstige Veränderung des Lidrandes die Tränenpunkte den Augapfel nicht mehr berühren, sondern, zuweilen etwas nach außen gewendet, freistehen [SCHIRMER (1904)].

An den 9—10 mm langen *Tränenröhrchen* läßt sich ein kürzerer, verticaler (1,8—2,25 mm) und ein längerer transversaler (7—8 mm) Abschnitt unterscheiden. Der Übergang zwischen beiden ist beim älteren Fetus und beim Neugeborenen ein scharfes, rechtwinkliges Knie, rundet sich aber später mehr oder weniger ab. Vom Tränenpunkt ab verengt sich innerhalb der Papille die Lichtung des Röhrchens zunächst in einer Länge von 0,3—0,4 mm trichterförmig bis auf 0,08—0,1 mm Durchmesser (Pars papillaris SCHWALBE, Trichter FOLTZ). Von dieser Stelle (Angustia GERLACH) ab erweitert sich das Röhrchen birnförmig bis auf etwa 1 mm zur *Ampulla ductus lacrimalis* (SAPPEY). Diese Erweiterung beginnt mit einer leichten spindelförmigen oder nur lateralwärts gerichteten Auftreibung (horizontales Divertikel HEINLEIN, GERLACH) und endet mit einer etwas stärkeren Ausbuchtung (verticales Divertikel) vor dem Eingange in den transversalen Abschnitt. Dieser ist gewöhnlich gegen den Tränensee und ebenso nach hinten leicht concav gebogen, im Unterlide meist etwas länger als im Oberlid und in der Regel durch Aneinanderlagerung von

Vorder- und Hinterwand bis auf die Hälfte der Länge abgeplattet; erst das mediale Endstück zeigt wieder eine mehr rundliche Form. Dabei dreht sich das Röhrchen allmählich so um seine Längsachse, daß die anfangs nach vorn schauende Fläche zur unteren wird. Die Weite der Lichtung beträgt am lateralen Ende des transversalen Abschnitts etwa 1,3:0,05 mm, am medialen Ende 0,5:0,3 mm (HALBEN). Die Dünne und Dehnbarkeit der Wandung läßt jedoch die Einführung von Sonden bis zu 1,5 mm Dicke zu, wobei nur die Trichterenge einen stärkeren Widerstand leistet; die Krümmung der Kanälchen überwindet man dabei durch Lateralwärtsziehen der Lider (HEINLEIN).

Die beiden Tränenröhrchen streben um den medialen Abschluß des Tränensees gegeneinander, um entweder jedes für sich oder beide zu einem gemeinsamen Endstücke (Sammelrohr GERLACH) vereinigt in den Tränensack zu münden, nachdem sie das die Tränensackgrube überbrückende Blatt der Periorbita durchsetzt haben. Die Einmündungsstelle liegt noch etwas vom vorderen Schenkel des medialen Lidbandes gedeckt am lateral hinteren Umfange des Sackes, 1,5—2 mm unterhalb von dessen Kuppe. Gelegentlich ist bei Einzeleinmündung die des oberen Röhrchens hinter und selbst etwas unter die des unteren verschoben.

Die Angaben über die Häufigkeit eines gemeinsamen Endstückes gehen weit auseinander; während HUSCHKE es nur in 14% der Fälle fand, traf LESSHAFT (1868) es unter 112 Augen 109 mal; auch ALT hält es für die Regel. Bei Japanern besteht es in 24% der Fälle [ASHIKAGA (1922)]. Die Länge schwankt zwischen 0,8 und 3 mm. Die Streitfrage, ob das gemeinsame Endstück zu den Röhrchen oder zum Tränensacke gehöre, dürfte jetzt endgültig entschieden sein, nachdem KUHNT (1891), HERTEL (1899), ROCHON-DUVIGNEAUD (1900) und HALBEN die Übereinstimmung des feineren Baues mit dem der Wand des Tränensackes festgestellt haben (s. S. 292). Danach würde es sich in allen Fällen um eine Ausstülpung des Sackes handeln (MAIERscher Sinus BOCHDALEK). Bei Einzelmündung ist die Öffnung in der Sackwand gelegentlich ein horizontaler Schlitz von 1 mm Länge (HALBEN).

Tränensack und Tränennasengang gehen so ineinander über, daß man sie auch als Tränengang oder Tränenschlauch (Ductus lacrimalis) zusammengefaßt und nur als dessen orbitalen und nasalen Teil unterschieden hat.

Der **Tränensack** nimmt die durch die Periorbita ausgekleidete und überbrückte knöcherne Tränengrube fast völlig ein und hängt mit deren Wand durch lockeres Bindegewebe zusammen. Das obere geschlossene Ende, *Fundus* s. *Fornix sacci lacrimalis,* ist entsprechend der Form der Grube etwas verschmälert und abgeplattet; in leerem Zustande des Sackes überragt es den Oberrand des medialen Lidbandes nur wenig oder gar nicht, bei Füllung mit Luft, Flüssigkeit oder erstarrender Masse läßt es sich aber unter Verdrängung des lockeren Bindegewebes 2—3 mm darüber hinaustreiben. Der leere Sack ist 11—12 mm lang mit 5—6 mm sagittalem, 3—4 mm transversalem Durchmesser; nach AUBARET (1909) ist die Lichtung gewöhnlich geschlossen zu einer sagittalen, vorn etwas lateralwärts abbiegenden Spalte. Die Dicke der Sackwand beträgt etwa 0,75 mm, auf der Knochenseite etwas weniger. Zwischen dem Unterrande des medialen Lidbandes und dem Eingange des knöchernen Nasenganges ist die Wand des Sackes dünner und in größerem Umfange verhältnismäßig leicht zugänglich, da sie außer von dem Blatte der Periorbita nur vom M. orbicularis oculi und von der dünnen Haut bedeckt wird. Diese Stelle des Sackes ist bisweilen etwas vor- und lateralwärts ausgebuchtet (ARLTscher Sinus oder Recessus).

Der häutige **Tränennasengang** liegt zum größten Teile in dem knöchernen Tränennasenkanal, nur durch eine dünne Wand von der vorderen Bucht der

Kieferhöhle getrennt, mit seinem unteren Ende aber individual verschieden lang in der Nasenschleimhaut. Er setzt die Richtung des Tränensackes nicht einfach fort, sondern wird gleich zu Beginn etwas medianwärts abgelenkt, zeigt aber weiterhin in der Regel eine leichte vorwärts-convexe Krümmung, zu der noch eine schwache lateralwärts gewandte Convexität kommen kann. Die durch lockeres Bindegewebe mit dem Periost verbundene Gangwand ist nicht überall, auch nicht im ganzen Umfange eines Querschnittes, gleich stark; während oben die Dicke 1,0—2,0 mm beträgt, kann sie unten stellenweise bis auf 0,5 mm sinken, anderseits aber bis zu 4 mm zunehmen. Auch die Form und Weite der Lichtung wechseln: im Anfang ist sie fast kreisrund mit einem Durchmesser von etwa 3 mm, nach unten wird sie weiter, aber plattet sich in transversaler Richtung ab mit einem sagittalen Durchmesser von 4—5 mm.

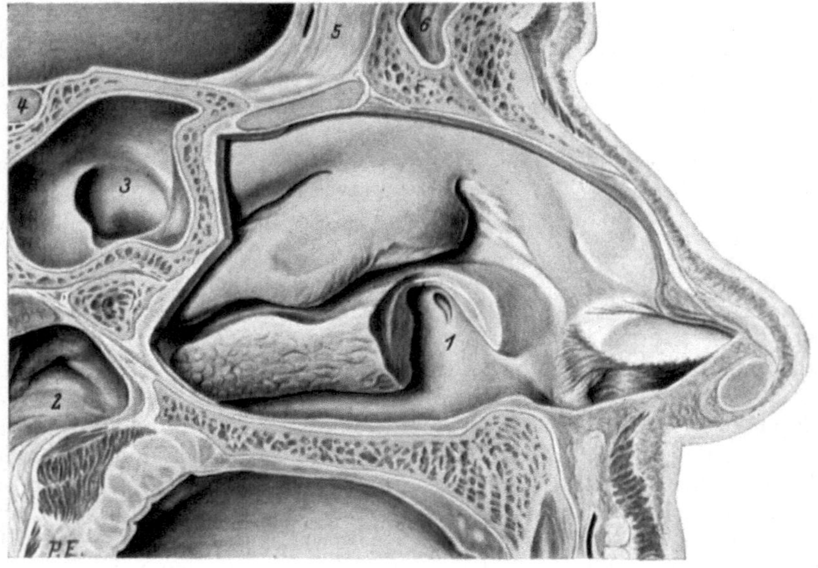

Abb. 87. Sagittaler Gefrierschnitt durch den Kopf eines Hingerichteten. Die Nasenscheidewand ist bis auf das vordere und hintere Randstück entfernt, um die linke Nasenhöhle freizulegen; aus der unteren Muschel ist ein Teil ausgeschnitten. *1* Apertura inferior ductus nasolacrimalis, *2* Cavum nasopharyngeum mit dem Ostium pharyngeum tubae auditivae und dem Recessus pharyngis lateralis, *3* Sinus sphenoidalis, *4* Hypophysis cerebri, *5* Falx cerebri, *6* Sinus frontalis.

Am Anfange des Ganges ist die Lichtung in der Regel etwas verengt durch eine im lateralen und vorderen Umfange vorspringende Falte der Wand, die durch eine Periostverdickung veranlaßt wird (Maier, Henle). — Aubaret (1910) findet bei Feten den ganzen Tränenschlauch gleich weit, cylindrisch, ohne Trennung von Sack und Gang. Auch beim Erwachsenen sei der eigentliche Typus ein gleichmäßig weiter Schlauch, nur in der Mitte mit einer engeren Stelle. Daraus ergeben sich vier secundare Typen, nämlich Ausweitung im oberen oder unteren Abschnitt oder in beiden oder im Ganzen. Nach Joerss soll der linke Gang meist enger sein als der rechte. In höherem Alter tritt eine Erweiterung, selbst auf das Doppelte ein (Hyrtl). Die Länge des Ganges ist teils von dem Bau des Gesichtsschädels, teils von der Höhenlage der Mündung abhängig und schwankt zwischen 10 und 24 mm; Iwata (1927) fand sogar einmal 42,8 mm, davon 33 mm oberhalb des Ansatzes der unteren Nasenmuschel.

Die Mündung des Tränennasenganges in die Nasenhöhle (Abb. 87) kann sehr verschiedene Formen aufweisen, die aber alle als Endergebnis einer normalen

Entwicklung aufgefaßt werden dürfen. Als äußerste Grenzfälle stellen sich dar einerseits eine bis 5 mm weite Öffnung, dicht unter dem Ansatze der unteren Nasenmuschel, anderseits eine Fortsetzung des Ganges in der Schleimhaut der lateralen Wand des unteren Nasenganges bis zum Boden der Nasenhöhle und in dessen Schleimhaut selbst bis nahe an den Canalis nasopalatinus oder den Hinterrand des Nasenlochs mit ein- oder mehrfacher fensterartiger, schlitz- oder rinnenförmiger Öffnung in verschiedener Höhe. Im ersten Falle ist die Länge des Ganges unterhalb des Muschelansatzes gleich Null, im zweiten unter Umständen 25 mm und mehr. Der Gang endet dann als Blindsack. Als häufigste Form der Mündung wird im allgemeinen eine 2—4 mm unterhalb des Muschelansatzes gelegene, ovale Öffnung von 2—3 mm Höhe und 1—1,5 mm Breite angesehen, in der der Tränennasengang die Schleimhaut unter sehr spitzem Winkel durchsetzt, so daß also seine laterale Wand tiefer herabreicht als die mediale. Diese ist nur eine manchmal äußerst dünne Schleimhautfalte, die als HASNERsche Klappe oder Falte bezeichnet wird, obwohl sie schon MORGAGNI, ROSENMÜLLER und E. H. WEBER bekannt war. Bei besonderer Abplattung des Gangendes und größerer Höhe der Falte kann sich diese wohl gelegentlich an die laterale Wand des Ganges anlegen, aber es erscheint mir auch in solchem Falle sehr fraglich, ob sie regelmäßig den Verschluß bei der Ausatmung vollzieht und bei der Einatmung wieder aufhebt (KOPSCH). Manchmal erstreckt sich von der Öffnung eine Schleimhautrinne mehr oder weniger weit an der lateralen Wand des unteren Nasenganges herab, anderseits ist die Öffnung oft nur ein enger, quer oder schräg gestellter Spalt: seltener trifft man oberhalb der eigentlichen Mündung eine zweite Öffnung [WALZBERG (1876), SCHWALBE, MONESI (1904)]. Das Ende des Ganges tritt immer einige Millimeter vor der höchsten Stelle des unteren Nasenganges (Fastigium) herab (IWATA), durchschnittlich 6 mm hinter dem Vorderrande der unteren Muschel, 30 mm hinter dem Vorderrande des Nasenloches (MERKEL). Bei Leuten mit platter Nase soll die Mündung weiter hinten liegen als bei solchen mit stark vorspringender Nase (PONCEAU). Nach SANTOS FERNANDEZ (1921) soll der Tränennasengang bei Weißen länger, aber enger sein als bei Negern, die Mündung in die Nase bei Weißen eng und oval, bei Negern weit und rundlich. Bei dem verhältnismäßigen Formenreichtum, der schon beim Weißen beobachtet wird, dürfte diese Angabe Allgemeingültigkeit nur beanspruchen können, wenn sie sich auf große Zahlen gründete.

In der Wand der abführenden Tränenwege wird eine Anzahl von Falten (Klappen, Valvulae) und Ausbuchtungen (Diverticula) beschrieben, die aber, soweit sie ständig angetroffen werden, bei gewöhnlicher Ausbildung nicht von practischer Bedeutung sind. Abgesehen von der erwähnten HASNERschen Klappe (Plica lacrimalis KOPSCH), die bisweilen einmal einer Sondierung des Tränennasenganges von der Nase aus hinderlich werden könnte, wären hierher zu rechnen der die trichterförmige Verengung im Beginne der Tränenröhrchen erzeugende kleine ring- oder sichelförmige Wulst der Schleimhaut (FOLTZsche oder BOCHDALEKsche Klappe), eine mehr oder weniger, auch ringförmig in den Tränensack vortretende Falte an der Einmündung der Tränenröhrchen [ROSENMÜLLERsche Klappe, Valvula lacr. sup. Merkeli (KOPSCH)] und der verengende Vorsprung der Wand am Übergang des Tränensackes in den Tränennasengang [BÉRAUTsche Klappe, Valv. lacr. inf. Krausei (KOPSCH)]. Die von HYRTL und VLACOVICH gesehene spiralige (besser schraubige) Fältelung der Wand im transversalen Abschnitte mit erstarrender Masse aufgespritzter Tränenröhrchen ist offenbar durch die schraubig die Röhrchen außen umgreifenden feinen Sehnen der Pars lacrimalis des M. orbicularis oculi (s. d.) erzeugt. Schraubige, nicht ständige Längsfalten im Tränennasengang lassen sich vielleicht als Ausdruck eines gesteigerten Flächenwachstums der Schleimhaut deuten, wobei die convexe Krümmung des Ganges vor- und lateralwärts in Betracht zu ziehen ist, denn ein nach zwei zueinander senkrecht stehenden Richtungen gebogener Körper nimmt schraubigen Verlauf an (z. B. die Rippen).

Von Ausbuchtungen der Wand, die als ständig oder wenigstens sehr häufig anzusehen sind, wurden das horizontale und verticale Divertikel in der Ampulle der Tränenröhrchen, der Maiersche und Arltsche Sinus im Tränensack schon angeführt. Bei dem Maierschen Sinus ist übrigens für die Frage, ob er als gemeinsames Endstück (Sammelrohr) der beiden Tränenröhrchen zu bewerten ist (Malgaigne, Sappey) oder als Ausbuchtung der Tränensackwand, worein die Tränenröhrchen besonders münden (vorwiegend deutsche Auffassung), noch der Befund von Iwata an älteren Feten von Belang, wonach stets bei diesen ein gemeinsames Endstück vorhanden war; es bleibt dabei allerdings noch unentschieden, ob dieses nicht später noch in die Tränensackwand einbezogen werden kann. Im Tränennasengang ist beim Erwachsenen zum mindesten sehr häufig (unter 15 Gängen 12mal Iwata), eine am lateralen Umfange nach oben abgehende schlauchförmige, bis 5 mm lange Ausbuchtung vorhanden, deren Öffnung 3—6 mm über dem Ansatze der unteren Nasenmuschel liegt; die Weite der Öffnung überschreitet gelegentlich 2 mm. Bei einer Sondierung des Ganges von oben her würde diese Ausbuchtung unbemerkt bleiben.

Die *Abweichungen* von den regelmäßigen Verhältnissen im Bereiche der abführenden Tränenwege sind zwar mannigfaltig, aber nicht häufig. Ihre Entstehung läßt sich zumeist aus der Entwicklung des Gangsystems begreifen. Angeborenes Fehlen des ganzen Systems von den Tränenpunkten bis zur Nasenhöhle stellte Manz mehrfach, Vossius (1891) einmal einseitig fest. Am leichtesten zu beobachten sind Abweichungen in der Form, Lage und Zahl der Tränenpunkte und Papillen. Diese können sich bis zu 3 mm erheben oder ganz verstrichen sein (Bochdalek). Die Tränenpunkte befinden sich zuweilen nicht auf der Spitze, sondern auf der hinteren oder vorderen Fläche der Papille (Bochdalek). Statt eines runden Tränenpunktes besteht ein Schlitz [Wicherkiewicz (1894)] oder medial zu dem typischen Tränenpunkte ist das Tränenröhrchen schlitzförmig offen [Vossius (1891), Cosmettatos (1906), Küsel (1906), Krämer (1910), Depène (1911), Lampert (1920)]. Beide Punkte der einen Seite sind vorhanden, aber verschlossen [Gradle (1922)]. Lüdde (1912) stellte in vier Fällen das Fehlen eines Punktes fest, Zehender (1883) und Lafite-Dupont (1895) in je einem Falle das Fehlen von drei Punkten, das Fehlen aller vier Punkte v. Reuss (1886). Beide unteren Punkte nebst Röhrchen fehlten in den Fällen von Magnus (1880), Wicherkiewicz (1894) und Cabannes (1896). Fehlen eines Tränenröhrchens bei erhaltenem Punkte sah Cosmettatos. Statt der fehlenden Punkte und Röhrchen einer Seite fand Werncke (1909) eine große Öffnung in der Wand des Tränensackes, durch die der Besitzer Zigarettenrauch ausblasen konnte.

Überzählige Tränenpunkte mit oder ohne überzählige Röhrchen sind ebenfalls verschiedentlich beschrieben. Die überzähligen Punkte liegen in der Regel medial zu den typischen und münden in das entsprechende Röhrchen. Solche Fälle mit einem überzähligen Punkte berichten unter anderen Wicherkiewicz, Cabannes, v. Hippel (1900), Cosmettatos, Tooke (1911). In dem Falle von Schoute (1901) lag der überzählige Punkt an der unteren nasalen Seite der Tränencarunkel, das zugehörige Röhrchen mündete gesondert in den Tränensack. In je einem Falle von v. Graefe (1854) und Bochdalek (1866) ging von dem überzähligen Punkte ein etwa 2 mm langes Röhrchen aus, das blind vor dem Tränensack endete. Drei Tränenpunkte an einem Lide fanden Bochdalek und Chase (1912); die beiden atypischen zeigten Schlitzform. Vier Punkte nebeneinander am Unterlide beobachtete MAJEWSKI (1912); alle vier mündeten in einen gemeinsamen Raum, der in das typische Tränenröhrchen überging. Der von HATTINK (1912) veröffentlichte Fall, in dem ein mit dem Tränensacke verbundenes Röhrchen sich nach außen auf einem mit Haaren besetzten Wärzchen unterhalb des medialen Lidbandes öffnete, gehört streng genommen nicht hierher, sondern zu den angeborenen Tränensackfisteln, hat sich aber wahrscheinlich in ähnlicher Weise wie ein typisches Tränenröhrchen entwickelt (s. S. 246). Das gleiche gilt wohl von den Fällen HARMANs (1903), wo bei zwei Kindern feine Gänge unterhalb des medialen Augenwinkels an der Seitenfläche der Nase nach außen mündeten; eingespritzte Flüssigkeit gelangte in die Nase. PICHLER (1922) sah bei einem alten Manne zwischen Carunkel und innerem Lidwinkel eine fistelartige Öffnung, die in einen etwa stecknadelkopfgroßen, augenscheinlich blinden Sack führte, während REGANATI (1923) von einer feinen Öffnung an derselben Stelle in den Tränensack gelangte.

Von den Atypien des Tränensackes ist zunächst sein Fehlen, d. h. zumeist wohl das Fehlen eines oberhalb der Einmündung der Tränenröhrchen ausgebildeten Fundusblindsackes zu erwähnen [MANZ, BAYER (1908), LE PAGE (1909)]. Unter 50 Präparaten vermißte AUBARET (1909) den Blindsack 19mal. Einen „Saccus lacr. accessorius", vor dem eigentlichen Sack und mit diesem durch einen queren Kanal verbunden, beschreibt VLACOVICH (1871). LUSCHKA (1867) sah eine Teilung des Sackes in einen weiteren medialen und einen engeren lateralen Abschnitt durch eine sagittale Scheidewand, während in den Fällen von TARTUFERI (1902) und MONESI (1903) eine Verdoppelung durch eine frontale Scheidewand vorlag. Angeborene, auf die äußere Haut sich öffnende Tränensackfisteln wurden von VOSSIUS (1891), LUNDSGAARD (1902), COSMETTATOS, LÖHLEIN (1908), RÖMER (1919) angetroffen. Die von v. SZILY (1920) sogenannte „Fistula int. sacci lacrim." führte durch eine atypische Lücke im Tränenbein in die Nasenhöhle.

Der Tränennasengang kann an seinem Eingange statt durch den gewöhnlichen lateralen Wulst durch eine rundum gehende Falte (ARLT) oder durch eine Schleimhautplatte mit feiner Öffnung in der Mitte verengt sein (BOCHDALEK). Falten wechselnder Größe kommen auch im übrigen Gange vor. Längsteilung des Ganges bis in die dadurch zwiefache Mündung durch eine sagittale, manchmal durchbrochene Scheidewand erwähnt BOCHDALEK. Neben der häufigen, lateralaufwärts ziehenden, röhrenförmigen Ausbuchtung finden sich bisweilen ähnliche kürzere oder längere, spitzwinklig oder senkrecht abgehende, auf- oder abwärts umbiegende, blind endende Schläuche, auch in der Mehrzahl, in verschiedener Höhe der Gangwand, vorwiegend an deren lateralem Umfange [ROCHON-DUVIGNEAUD (1899), CIRINCIONE (1901)]. Vereinigt sich ein solcher Schlauch an seinem Ende wieder mit dem Hauptgange, so erscheint dieser streckenweise verdoppelt. REGANATI (1923) bemerkte einmal beim Sondieren des Kanals das Fehlen der knöchernen Hinterwand.

Außer den verschiedenen Möglichkeiten der Gestalt und Höhenlage der Mündung des Tränennasenganges in den unteren Nasengang ist öfter das Fehlen einer Öffnung, d. h. ein Ausbleiben des Durchbruches des Ganges durch die Nasenschleimhaut beobachtet, z. B. von VLACOVICH (1871) bei 36 Neugeborenen 4mal, von NAGEL (1920) einmal bei einem Kinde von 4 Monaten. Das untere Ende des Ganges ist dann ampullenartig erweitert [HASNER („Bulla"), MANFREDI (1872), VOSSIUS (1891), PETERS (1908) („Sacculus terminalis MANFREDI")]. PICHLER (1911) sah in einem solchen Falle einen engen Schleimhautgang von dem Zusammenstoße von Nasenflügel, Wange und Oberlippe aus in das Naseninnere, aber nicht bis zum Tränennasengang, vordringen. Verlauf und Mündung des Ganges auf der oberen Fläche der unteren Muschel wurde einmal von FALTA

(1904) gefunden, eine in eine kurze Rinne auslaufende Mündung im mittleren Nasengang unterhalb des Proc. uncinatus von Carrère und Cazejust (1922).

Die seit den Untersuchungen von Born (1877) und Koelliker (1879) veröffentlichten Angaben über die *Entwicklung der abführenden Tränenwege* wurden von Iwata (1927) an 34 menschlichen Embryonen und Feten von der 3. Woche bis zur Geburt nachgeprüft und ergänzt. An der vom Grunde der Tränenrinne blattartig in die Tiefe gewachsenen Epithelleiste schnürt sich in der 4. Woche als erste Ganganlage der Rand als solider Epithelstrang ab. Vom oberen Ende des Stranges entwickeln sich in der 7. Woche als zwei solide Epithelsprossen die Anlagen der Tränenröhrchen gegen die medialen Enden der Lider hin. In der 10. Woche hat die Anlage des unteren Röhrchens, etwas früher als die des oberen, das Lidepithel erreicht. Das noch solide Ende durchbricht alsdann das Epithel und breitet sich zunächst pilzhutförmig darüber aus, ehe die Verwachsung damit eintritt. Mit der 10. Woche besitzt das ganze Gangsystem eine Lichtung, nur die Enden sind noch geschlossen. Vom 5. Monat ab sind die Tränenpunkte offen. Das untere mehr oder weniger kolbige Ende der Ganganlage wächst verschieden weit nach unten aus, selbst verhältnismäßig weit unter den Boden der primitiven Nasenhöhle. Die Annäherung und Anlagerung an die Unterfläche des Nasenhöhlenepithels schwankt örtlich und zeitlich. Die Berührung und der Durchbruch geschieht seltener am Ende, meist am medialen Umfange des Ganges etwas oberhalb des Endes. In der Regel ist im 6. Monate die Mündung offen, doch sind Verzögerungen nicht selten; das ganze nasale Ende kann bei der Geburt noch ohne Lichtung sein [Schaeffer (1922)]. Jedenfalls also entwickeln sich die Tränenröhrchen nicht vom Lidepithel, der Tränennasengang nicht von dem Nasenhöhlenepithel aus. Die Bildung von Ausbuchtungen (Divertikeln) beginnt schon in der 7. Woche und war im ganzen in 42% der Fälle vorhanden; sie erfolgt meist lateralwärts, etwa an der Grenze des oberen und mittleren Drittels des Ganges. Frühzeitig zeigen sich oft secundare Ausbuchtungen und im Hauptgange solide Epithelzapfen, die sich mehr oder weniger zu kleinen Buchten höhlen können. Das typische Divertikel tritt zuerst auf. — Diese Epithelzapfen, grubigen oder schlauchförmigen Ausbuchtungen der ableitenden Tränenwege, — auch in den Tränenröhrchen kommt es während der Entwicklung zur Bildung von Buchten neben den typischen —, sprechen meines Erachtens für ein verhältnismäßig, offenbar aber individual verschieden starkes Flächenwachstum des Epithels, hauptsächlich in der Längsrichtung der Anlage, mit dem die nachbarlichen mesodermalen und ectodermalen Gebilde nicht gleichen Schritt halten. Gelangen solche Ausbuchtungen, wozu man schließlich auch das nasale Ende der Anlage rechnen kann, unter Verdrängung des Bindegewebes an ein minder energisch wachsendes Epithel, so erfolgt ein Durchbruch. So werden überzählige Tränenpunkte, angeborene Tränensackfisteln, Verdoppelung des Tränennasenganges mit zwei nasalen Öffnungen verständlich. Die Teilung des Tränensacks durch eine Scheidewand in zwei hinter oder nebeneinander gelegene Abschnitte, die am unteren Ende zusammenhangen, läßt sich darauf zurückführen, daß neben dem typischen Sack eine schlauchförmige Ausbuchtung emporwuchs. Auf Entwicklungshemmungen, d. h. vorzeitiger Einstellung des Wachstums, beruhen anderseits die Fälle von Fehlen der Tränenpunkte, der Tränenröhrchen, des Fundus des Tränensackes, der Mündung in die Nasenhöhle. Auf teilweise Rückbildung der typischen Anlage dürfte der Fall von Cosmettatos, Fehlen des Tränenröhrchens bei vorhandenem Tränenpunkt, zu beziehen sein, während es sich in den Fällen v. Graefes und Bochdaleks, überzähliger Tränenpunkt mit blind endendem Röhrchen, höchstwahrscheinlich um Rückbildung des Stieles einer vom typischen Tränenröhrchen oder vom Tränensack ausgegangenen Ausbuchtung handelte.

Völliges Fehlen des ganzen Gangsystems ist wohl nur als Folge einer mangelhaften Anlage der Tränenrinne oder der von ihrem Boden auswachsenden Epithel-
leisten anzusehen; umgekehrt hat sich in dem Pichlerschen Falle augenscheinlich das untere Ende der Tränenrinne nicht geschlossen.

Die mimische Muskulatur der Augengegend.

Bevor wir auf die Darlegung des feineren Baues der Lider und Tränenorgane
eingehen, soll hier das makroskopische Verhalten derjenigen Muskeln beschrieben

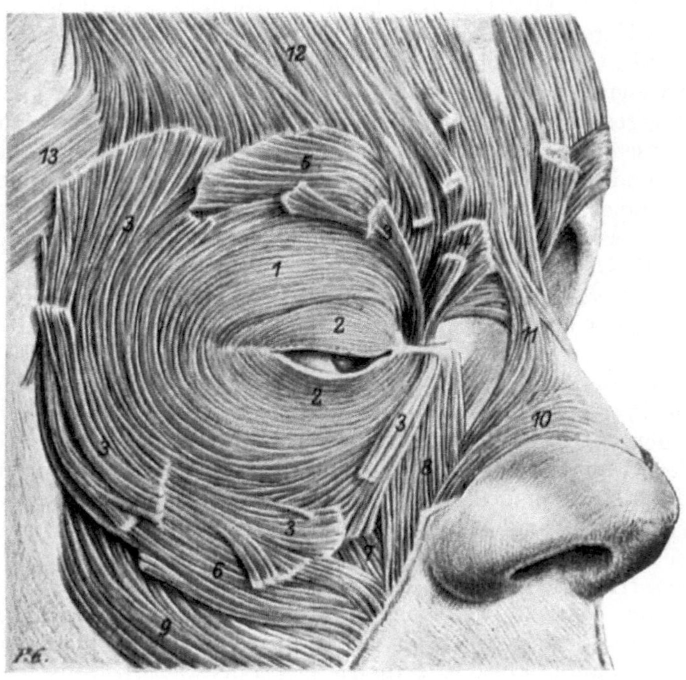

Abb. 88. Hautmuskulatur der Augengegend von einem Manne mit sehr kräftiger mimischer Muskulatur. 4 : 5. _1_ Pars orbitalis, _2_ Pars palpebralis, _3_ Fasciculi aberrantes des M. orbicularis oculi,
_4_ M. depressor capitis supercilii, darunter quer gelagerte Bundel, die einen M. transversus radicis
nasi bilden, _5_ M. corrugator, _6_ Pars zygomatica, _7_ Pars infraorbitalis, _8_ Pars angularis des M. quadratus labii superioris, _9_ M. zygomaticus, _10_ Pars transversa des M. nasalis, _11_ M. procerus,
_12_ M. frontalis, _13_ M. auriculo-frontalis (Var.).

werden, die dicht unter der Haut den Eingang der Augenhöhle und dessen Umgebung bedecken, teilweise bis an den Lidrand herantreten und die Mimik
der ganzen Augengegend beherrschen (Abb. 88). Soweit sie Skeletanheftungen
besitzen, drängen diese sich auf verhältnismäßig engem Raume um den medialen
Augenwinkel zusammen. Im ganzen breiten sich die Muskeln in einfacher Lage
aus; die Bildung mehrerer Schichten beschränkt sich im wesentlichen auf die
Augenbrauengegend. Hier wird auch die Verbindung der Muskeln untereinander so innig und verwickelt, daß Greeff (1888) mit Recht von einem „Augen-
brauenfilze" spricht. Die Wirkung der einzelnen Abschnitte ist jedoch klar
zu unterscheiden. Die von lateral her in die Lider einwachsende Muskelanlage
hat schon beim Embryo von 53 mm Länge den Lidrand erreicht [Contino
(1907)].

Zu dieser Gruppe gehören die Mm. orbicularis oculi, corrugator (supercilii),
procerus und frontalis.

M. orbicularis oculi (Santorini), Kreismuskel des Auges.

Synonyma: Sphincter (Molinetti), Orbiculaire des paupières (Winslow), Orbicularis palpebrarum (Quain), Orbicolare delle palpebre (Romiti).

Der Muskel bildet eine querelliptische, im allgemeinen dünne und blasse Platte mit einer im längeren Durchmesser gelegenen, mehr an den medialen Pol herangerückten, der Lidspalte entsprechenden Durchbrechung. Die Platte erstreckt sich ringsum über den knöchernen Augenhöhlenrand hinaus, am wenigsten medial, am meisten lateral und unten. Die centralen, von der Lidspalte aus die Lider bedeckenden Bündel sind schmäler und dünner als die peripheren, die nur in Nähe des medialen Augenwinkels ebenfalls schmal erscheinen. Die gebräuchliche Unterscheidung einer *Pars palpebralis* von einer peripheren *Pars orbitalis* ist nicht durch eine scharfe anatomische Abgrenzung beider Teile, sondern im wesentlichen durch die Möglichkeit einer voneinander unabhängigen Betätigung gerechtfertigt. Der Ursprung des der eigentlichen Lidbewegung dienenden Abschnittes läßt sich anatomisch vollkommen klar gegen den übrigen Orbicularis sondern; weniger kennzeichnend ist das Verhalten der lateralen Enden der Palpebralisbündel in der sog. Rhaphe palpebralis, von der gleich noch die Rede sein wird. Als dritter Bestandteil der Muskulatur kommt die tiefgelegene *P. lacrimalis* hinzu.

Die *Pars palpebralis* (Stratum int. s. Orbicularis int.) umfaßt die Muskulatur, die die Lider nicht nur im Bereiche der Lidplatten, sondern darüber hinaus in der ganzen Höhe des Bindehautsackes bedeckt, und wird durch die Lidspalte in eine P. palpebralis sup. und inf. getrennt. Die P. palpebralis entspringt zumeist sehnig vom Proc. nasofrontalis maxillae, von der Wand des Tränensackes, d. h. von dem die Tränensackgrube überbrückenden Blatte der Periorbita, und von der Orbitalfläche des Tränenbeins. Die feinen Ursprungssehnen der einzelnen Bündel vereinigen sich zum Teil zur Bildung der *Lidsehne, Tendo palpebralis* (Lig. palpebrale mediale Bna, Lig. tarsi mediale, Tendo palpebrarum, Tendo musculi orbicularis), die mit zwei Schenkeln, jedoch nicht in Art eines Sehnenbogens (Henle, Merkel), über den Tränensack greift. Der starke vordere Sehnenschenkel erstreckt sich vom medialen Augenwinkel als plattrundlicher Strang transversal medianwärts in einer Länge von etwa 10 mm und heftet sich 10—12 mm unterhalb des medialen Teiles der Sutura frontomaxillaris an die Crista lacrimalis ant. und die Oberfläche des Proc. nasofrontalis an; die Hälfte der vorderen Länge entfällt auf den Knochenansatz. Die Breite beträgt lateral etwa 3 mm, medial 2 mm, doch können sich die Enden der oberflächlichen Fasern leicht fächerförmig ausbreiten. In der lateralen Hälfte ist die Sehne mit ihrem etwas höherstehenden Hinterrande dem Tränensacke eng angelagert, mit ihrer vorwärts geneigten Oberfläche an die hier sehr dünne Haut angewachsen. In den Rand des Oberlides schickt die Sehne einen kurzen, in den des Unterlides einen etwas längeren Fortsatz. Der hintere Sehnenschenkel ist kürzer, nicht geschlossen, sondern nur aus einigen breit nebeneinanderliegenden, schwachen Sehnenbündeln hergestellt, die sich an und neben die Crista lacr. des Tränenbeins heften, ohne engere Beziehung zum Tränensacke zu gewinnen.

Die Muskelbündel verhalten sich zu ihren Ursprungssehnen in beiden Lidern verschieden. Im Bereiche des Tränensees erscheint die Randmuskulatur dick und umschließt von der Papilla lacr. an je einen Ductulus lacrimalis. Durch dieses Zwischentreten der Tränenröhrchen wird in beiden Lidern ein Teil der Muskelbündel aus der allgemeinen Verlaufsrichtung abgelenkt. Die der Vorderkante der Lider zunächst gelegenen, die Tränenröhrchen von vorn her deckenden Bündel gehören den oberflächlichen Fasern des vorderen Sehnenschenkels an, die sich am weitesten medial an den Knochen heften. Die im *Oberlid* aufwärts folgenden Bündel entspringen dann nacheinander rückwärts kurzsehnig aus der periorbitalen Decke der Tränensackgrube (im folgenden der Kürze halber als Wand des Tränensackes bezeichnet) und bis 3 mm weit über die Crista lacr. post. hinaus auf der Orbitalfläche des Tränenbeins. Die obersten Bündel des Palpebralis sup. sind also im Ursprunge die hintersten. Die Muskelbündel, die die Fläche des Oberlidrandes einnehmen und hier unter dem Tränenröhrchen hervorziehen, kommen ebenfalls von der Mitte des Umfanges des Tränensackes. Die unmittelbar darüberliegenden, einer tieferen Schicht des Palpebralis sup. angehörenden Bündel scheinen vom oberen Umfange des Tränenröhrchens zu kommen, tatsächlich sind aber ihre Sehnen sehr schräg, fast längs mit der hinteren Wand des Röhrchens fest verwachsen und entspringen als ein Teil des hinteren Lidsehnenschenkels nahe der Crista lacrim. vom Tränenbein. Die wenigen aufwärtsfolgenden Bündel der tiefen Palpebralisschicht, die nicht durch das Tränenröhrchen aus ihrer Richtung abgelenkt sind, schließen sich in ihren Ursprüngen denen der oberflächlichen Schicht an und greifen auf die Tränensackwand nur bis vor den hinteren Sehnenschenkel über.

Im *Unterlide* reihen sich die den Randbündeln abwärts folgenden Bündel am Unterrande des vorderen Sehnenschenkels medianwärts an, wobei die Ursprungssehnen allmählich in leichter Schraubung um den Vorderrand des Schenkels auf dessen Unterfläche rücken, so daß das unterste Bündel des Palpebralis inf. am weitesten medial unter dem vorderen Sehnenschenkel steht und etwa gerade von der Crista lacrim. ant. entspringt. Eine tiefere Schicht des Palpebralis inf. liegt teilweise mit den fleischigen Enden ihrer Bündel der Unterfläche des vorderen Sehnenschenkels an, kommt kurzsehnig von der Wand des Tränensackes in dessen ganzer Breite und noch 2—3 mm breit von der Tränenbeinfläche. Diese Ursprungslinie ist abwärts leicht concav; dadurch bleiben die vom Tränenbein abgehenden, zur hinteren Unterlidkante tretenden tiefen Bündel vom Tränenbeinursprunge des Palpebralis sup. in einem Abstande von 3—6 mm. Sie verlaufen am unteren Umfange des unteren Tränenröhrchens. — Die Muskelbündel der Fläche des Unterlidrandes nehmen im medialen Augenwinkel ihren Weg oberhalb des Tränenröhrchens und entspringen teils mit analogen Bündeln des Oberlides von der Wand des Tränensackes vor der Einmündung des Röhrchens, teils kommen ihre Sehnen als untere Portion des hinteren Lidsehnenschenkels von der Crista lacrim. post. über den hinteren auf den oberen Umfang des Tränenröhrchens. Dadurch, daß diese Sehnen mit den entsprechenden des Oberlides im Augenwinkel durch kurze, straffe Bogenfäserchen verbunden werden, entsteht die schöne Ausrundung des Winkels.

Die am Ursprung etwas zusammengedrängten Bündel der Pars palpebralis breiten sich lateralwärts etwa concentrisch über die Lider aus, wobei sie sich im Oberlid, oberhalb der Lidplatte in der Tiefe des Sulc. orbitopalpebralis sup. gelegentlich sehr lose nebeneinander lagern. Lateral zur Lidspalte biegen obere und untere Bündel gegeneinander um und vereinigen sich in der transversal verlaufenden *Rhaphe palpebralis*. Diese ist mindestens auf der Unterfläche des Muskels und in der Nachbarschaft der Lidspalte immer deutlich und hängt hier mit dem Septum orbitale und dem noch tiefergelegenen Lig. palpebrale laterale nur sehr locker zusammen. Weiter lateral ist sie häufig verwischt, indem Bündel über sie hinwegtreten, oder gar nicht mehr vorhanden, indem die Bündel sich auf- und abwärts wechselweise durcheinander schieben und ihre Endsehnen im Perimysium int. auslaufen lassen.

An der Oberfläche des Palpebralis, und zwar im prätarsalen Abschnitte beider Lider, besonders aber des unteren, finden sich oft, vielleicht ständig, eine Anzahl sehr feiner, sehr blasser, aber noch makroskopischer Bündel, die in verhältnismäßig großem gegenseitigem Abstande lateralwärts verlaufen und sich bis

über die Lidmitte hinaus in dem lockeren Unterhautgewebe verlieren. Medianwärts convergieren sie und lassen sich auf den vorderen Schenkel der Lidsehne
verfolgen.

Im Bereiche des Tränensees wird der hintere Rand der Lider und der medialen
Lidcommissur durch eine besondere Muskelportion, die *Pars lacrimalis* (Horneri)
Bna, gebildet. Bei vorsichtiger Entfernung der dünnen Haut medial zu den
Tränenpunkten und Säuberung der Augenwinkelgegend von außen tritt in
tieferer Ebene als der Sehnenbogen des Augenwinkels, durch eine kleine, lockeres
Bindegewebe enthaltende, platt trichterförmige Lücke davon getrennt, ein
lateralwärts concaver Muskelsaum hervor, der oben und unten in den Hinter-
rand des Lides einbiegt und ziemlich spitz am Tränenpunkte zu enden scheint.

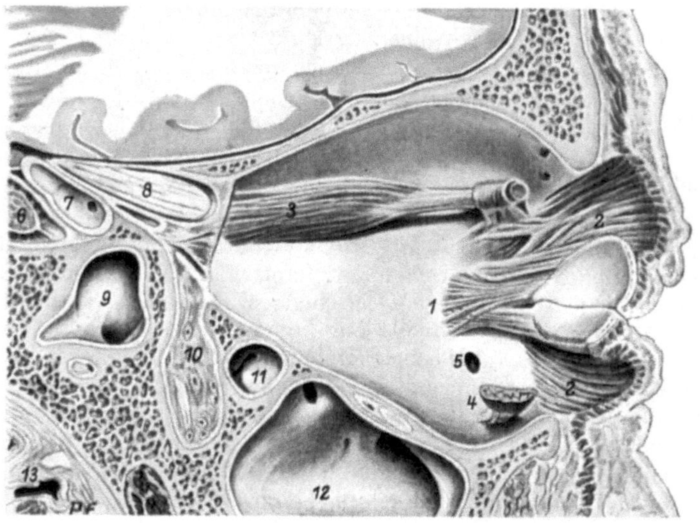

Abb. 89. Axialer Gefrierschnitt durch die rechte Augenhöhle eines Hingerichteten. 1 : 1.   Der
Augapfel mit seinen Anhängen und das orbitale Fettpolster sind entfernt, die Ursprünge der Mm.
recti oc. und des M. levator palp. sup. im Hintergrunde der Augenhöhle geradlinig abgeschnitten,
die medialen Hälften der Lidplatten erhalten.   *1* Pars lacrimalis (Horneri) des M. orbicularis
oculi, *2* orbitale Fläche des M. orbicularis (zwischen den Schenkeln des Gabelbündels im oberen
Abschnitte traten die in diesem Falle vereinigten Nn. supra- und infratrochlearis aus), *3* M.
obliquus oc. sup.; die Sehne ist nach dem Durchtritt durch die Trochlea abgeschnitten; darüber die
Öffnungen in der Periorbita für die Nn. frontalis und supraorbitalis; *4* Ursprung des M. obliquus
oc. inf.; *5* atypische Öffnung in der Periorbita, die in eine kleine, fettgefüllte Höhle hinter dem
Tränensacke führte; *6* Hypophysis cerebri, *7* Segment der A. carotis int. mit Eingang in die
A. ophthalmica, *8* N. opticus in seinem Knochenkanal, darunter die A. ophthalmica, *9* Sinus
sphenoidalis, 10 Fossa pterygopalatina, 11 eine Siebbeinzelle, |*12* Sinus maxillaris, *13* Tuba
auditiva (Ostium pharyngeum).

Der zugehörige Muskelbauch wird bei der Präparation von hinten her freigelegt
(Abb. 89). Er füllt als annähernd sagittal gestellte Platte den Raum zwischen
den Tränenbeinursprüngen des Palpebralis sup. und inf. aus, schiebt aber seinen
fleischigen Ursprung mit leichter Convexität noch weiter auf der Tränenbeinfläche nach hinten, bis 6 mm von der Crista lacrim. post. und bis an die Ansatzlinie des Septum orbitale. Der Muskel ist hier bei guter Ausbildung etwa 7 mm
breit, verschmälert sich aber dann entsprechend dem Abstande der Palpebralisursprünge und besitzt bis zur Teilung in seine beiden Schenkel eine Länge
von 8—9 mm. Die sehr feinen, dicht gefügten Muskelbündel ordnen sich in zwei
flache, einander teilweise überdeckende Dreiecke, deren Spitze in die hintere
Lidkante tritt. Wo beide Teile im Augenwinkel gleich den Blättern einer leicht
geöffneten Schere auseinanderweichen, ist der spitze Winkel durch eine zwickel-
artige Verstärkung des Perimysiums ausgerundet. Dies ist die Stelle, an der

die mit dem Septum orbitale verwachsene TENONsche Kapsel den Boden des Tränensees erreichen kann. Die Hauptebene der P. lacrimalis steht senkrecht zu der Ebene der beiden Schenkel der Lidsehne oder der Tränensackursprünge der P. palpebralis.

Die P. lacrimalis tritt nun in ganz bestimmte und enge Beziehungen zu den Tränenröhrchen und deren Ampullen. Jeder der beiden Abschnitte bedeckt zunächst das zugehörige Tränenröhrchen von hinten, dann im Bereiche des Tränensees von hinten und von der Seefläche; an der Ampulle verläuft ein stärkeres Bündel hinten, ein schwächeres vorn vorüber. Lateral dazu vereinigen sie sich wieder kurz bis zur Mündung der ersten Tarsaldrüse, dann aber werden sie plötzlich sehr blaß, fasern sich auf und verschwinden für das bloße Auge. Das Mikroskop zeigt, daß die feinen Muskelbündel beim Weiterziehen die Ausführgänge der Tarsaldrüsen und die Haarbälge der Wimpern umgreifen, sich also dem Lidrandabschnitte des Orbicularis (Pars marginalis m. orbicularis H. VIRCHOW, M. ciliaris RIOLANI) anschließen. Um die Tränenröhrchen beschreiben also die Bündel der P. lacrimalis etwa eine Viertelschraubung; eine Anzahl der Bündel setzt sich dabei an die Wand der Röhrchen.

Nur die hier geschilderte Muskelportion verdient nach ihren Beziehungen den Namen einer Pars lacrimalis. Was bisher als M. sacci lacrim. Horneri, Compressor sacci lacrim., Dilatateur inférieur du sac (BOURJOT ST. HILAIRE), M. lacrimalis (ARNOLD), Tensor tarsi, M. lacrimalis post. (HENKE) bezeichnet worden ist, umfaßt zweifellos gelegentlich die oben und unten angrenzenden Tränenbeinbündel der Pars palpebralis mit. Das geht sowohl aus den Angaben über die Breite des Muskels (8—11 mm), als aus denen über die Ausbreitung der Bündel hervor. Das Erkennen des tatsächlichen Verhaltens kann allerdings dadurch erschwert sein, daß häufig Bündel von der Rückfläche des Palpebralis sup. in wechselnder Zahl über die Innenfläche der echten P. lacrimalis fächerförmig medianabwärts abirren bis an den Tränenbeinursprung des Palpebralis inferior. Diese Bündel stammen aber nicht aus dem Lidrandabschnitte, sondern durchaus entsprechend der ganzen Anordnung der Ursprünge des Palpebralis sup. aus dessen peripherer Partie, so daß dadurch eine klare Abgrenzung ermöglicht wird. Eine solche ist ferner gegeben durch die oben erwähnte trichterförmige Lücke am medialen Lidwinkel. Sie führt in einen flachen Spaltraum zwischen der Außen(Medial)fläche der Pars lacrimalis und der Lateralfläche des hinteren Lidsehnenschenkels. Vom Tränensack und den Mündungsenden der Tränenröhrchen ist die P. lacrimalis durch den hinteren Lidsehnenschenkel getrennt, kann also weder verengernd noch erweiternd auf den Tränensack wirken; ebensowenig ist er ein Tensor tarsi, da er sich gar nicht an die Lidplatten ansetzt. Eine Verengerung kann der Muskel nur an den Ampullen der Tränenröhrchen hervorbringen.

Die P. lacrimalis war bereits DUVERNEY (1749) bekannt. ROSENMÜLLER (1797) gibt eine Abbildung seines M. sacci lacrimalis. Gleichzeitig mit HORNER (1823) beschrieben TRASMONDI und FLAJANI und LIPPI den Muskel. Den Übergang in den M. ciliaris erkannte zuerst LUSCHKA (1862).

Als M. ciliaris (RIOLANI) wird in neuerer Zeit der sehr zartbündlige Muskelstreifen bezeichnet, der unmittelbar am Lidrande um die Ausführgänge der Tarsaldrüsen und die Cilienbälge verläuft (M. subtarsalis MOLL). RIOLANUS (1626) selbst begriff unter diesem Namen augenscheinlich die prätarsalen Bündel der P. palpebralis.

Auf die verschiedenen Auffassungen des sog. Lidbandes als Sehne des Orbicularis, als Ligament der Lidplatten, als Sehnenbogen braucht hier nicht weiter eingegangen zu werden.

Die *Pars orbitalis* (Stratum ext. s. Orbicularis ext. aut., Pars ectoorbitalis GEGENBAUR), der periphere Abschnitt des Orbicularis oculi, ist nur für den groben Augenschein ein einheitlicher Muskel. Eine verhältnismäßig geringe Anzahl der Bündel bildet allerdings noch halbe Ellipsen für die obere und untere

Hälfte des Abschnittes; die Mehrzahl biegt am lateralen und medialen Umfange des Muskels aus der geschlossenen Bahn nach oben und unten ab an die Haut, die Galea oder an Nachbarmuskeln, und zwar mit großen Schwankungen von Person zu Person. Auch die Skeletanheftung bietet große Verschiedenheiten; ein beträchtlicher Teil der Bündel im lateralen Umfange des Muskels besitzt eine solche überhaupt nicht. Die der P. palpebralis in Ursprung und Verlauf angeschlossenen Bündel kommen lateral noch zur Vereinigung, indem die oben und unten gegeneinander umbiegenden Enden sich zugespitzt oder aufgespalten verschränken.

Für die obere Hälfte der P. orbitalis entspringen die ersten, an die P. palpebralis grenzenden Bündel fleischig von der Orbitalfläche des Tränenbeins, dicht vor dem Ursprunge des obersten Palpebralisbündels. Von da schreitet der Ursprung kurzsehnig über die Kuppel des Tränensacks, dicht oberhalb der Palpebralisursprünge, oberhalb und hinter dem vorderen Lidsehnenschenkel, bis zur Crista lacrim. ant. und ein wenig auf die Fläche des Proc. nasofrontalis. Tiefe laterale Bündel entspringen an der Crista lacrim. des Tränenbeins und über der Kuppel des Tränensacks bis in Höhe der Sutura fronto-lacrimalis, gelegentlich noch von der P. nasalis des Stirnbeins bis unterhalb der Fovea trochlearis. Die Bündel ziehen anfangs steil aufwärts. Die lateralen zwei Drittel biegen zur Bildung des Orbitalis lateralwärts um, das mediale Drittel dagegen strahlt mit divergenten Bündeln in den Kopf der Augenbraue.

Zum Teile bedeckt von den aufsteigenden Bündeln entspringt ein zweiter Abschnitt vom oberen Ende des Proc. nasofrontalis, medial bis zur Sut. fronto-maxillaris aufwärts, lateral stärker auch noch von der P. nasalis des Stirnbeins bis an die niedrige Grenzkante gegen deren Orbitalfläche, vor der Fovea trochlearis (Abb. 89). Die Mehrzahl der Bündel dieses Abschnittes geht divergent aufwärts in den Kopf der Augenbraue, medial unter Durchkreuzung mit dem Procerus in die Haut der Glabella, lateral in den Frontalis; nur wenige Bündel biegen im Bereiche der Braue stärker lateralwärts um in den Orbitalis, gelangen aber kaum über den Schwanz der Braue hinaus und enden teils an der Haut, teils zwischen oberen Lateralbündeln des Orbitalis. Die Gesamtheit der medialen oberen Orbicularisbündel an den Kopf der Braue ist als Herabzieher der Braue (Arlt), Depressor supercilii (Lesshaft), M. superciliaris medialis (Greeff), *Depressor capitis supercilii* (H. Virchow) bezeichnet worden, da sie unabhängig von dem übrigen Orbicularis arbeiten kann.

Die untere Hälfte der P. orbitalis schließt sich im Ursprunge dem der untersten Bündel der P. palpebr. inf. an. Ein paar Bündel kommen noch kurzsehnig von der Wand des Tränensacks unter dem vorderen Lidsehnenschenkel, überdeckt von den vordersten tiefen Ursprüngen des Palpebralis inferior. Dann zieht der Ursprung entlang dem Unterrande der Lidsehne medianwärts auf die Fläche des Proc. nasofrontalis, kann sich um das mediale Ende der Lidsehne noch eine Strecke weit aufwärts schieben und auch oberhalb der Sehne noch eine Partie des Knochens besetzen, medial zu dem ersten Abschnitte der oberen Orbitalishälfte, so daß die von hier ausgehenden Bündel beim Absteigen das mediale Ende der Lidsehne überlagern. Tiefe Bündel kommen sehnig vom Margo infraorbitalis, abwärts zu der Crista lacrim. ant., bis auf eine Länge von 18 mm unterhalb der Lidsehne. — Eine zweite Muskelportion entspringt oben medial neben der ersten und unter deren Bündeln abwärts sehnig vom Proc. nasofrontalis nahe dem Infraorbitalrande, lateral neben dem Ursprunge des sog. Cap. angulare des Quadratus labii superioris.

Die Bündel der ersten Portion gehen, zum größten Teil dem Palpebr. inf. angeschlossen, im Bogen lateralwärts zur Vereinigung mit entsprechenden Bündeln der oberen Hälfte der P. orbitalis. Doch spreißeln sich ständig oberflächliche dünne Bündelgruppen ab, die sich in verschiedener Entfernung vom Ursprung unter der medialen Hälfte der Lidspalte direkt an die Haut heften. Die Bündel der zweiten Portion biegen zwar auch zumeist lateralwärts um, erreichen aber lateral nicht mehr entsprechende obere Bündel, sondern verschränken sich mit unabhängigen lateralen unteren Bündeln. Ein verschieden großer Teil dieser Portion kann divergent lateral-abwärts in die Haut über dem Quadratus labii sup. bis zur Nasolabialfalte einstrahlen.

Im lateralen Umfange erscheint die Pars orbitalis nur selten glattrandig; in der Regel biegen Bündel sowohl oben als unten lateralwärts aus dem Ringe ab. Hauptsächlich aber tritt lateral oben eine Unterbrechung des Orbitalisringes für etwa die Hälfte seiner Breite ein, indem die aus dem lateralen Umfange des Muskels aufsteigenden Bündel, medianaufwärts auseinanderweichend, in die Haut des Schwanzes der Augenbraue in der nächsten Umgebung, zwischen und unter die Bündel des M. frontalis und rückwärts dazu in die lockere Schläfengalea auslaufen. An der Unterfläche sieht man noch mehr scheinbar geschlossene Bogenzüge, da sich hier eine Anzahl Bündel mit denen des Corrugator und des Depressor supercilii verschränkt. Lateral unten spalten sich ebenfalls größere Bündelgruppen ab, die, median-abwärts divergierend, an die Haut der Wange über dem Jochbein, mit dem M. zygomaticus gegen die Oberlippe, über den M. quadratus sup. zur Nasolabialfalte und bis zum Nasenflügel gelangen können. Häufig durchkreuzen sie sich mit den vom medialen Augenwinkel herkommenden Hautbündeln; sie sind auch mit diesen zusammen von HENLE als „M. malaris“ bezeichnet worden.

Der Außenrand der Pars orbitalis setzt sich bei genauem Zusehen aus vier Abschnitten, 2 medialen und 2 lateralen zusammen. Der mediale obere ist der Depressor supercilii (medialis), der laterale obere endet in der Hauptsache im Schwanze der Braue (Depressor supercilii lateralis); die beiden unteren sind die beiden Bündelsysteme des HENLEschen M. malaris, die man Mm. levatores malae lateralis und medialis nennen könnte. Die beiden lateralen Abschnitte verbinden sich untereinander durch Verschränkung und Verflechtung ihrer Bündel, daneben kommen aber gar nicht selten auch bis fast rechtwinklige Überkreuzungen von Bündeln vor. Zwischen den Bündeln der oberen, mehr noch zwischen denen der unteren Abschnitte finden sich ebenfalls Verbindungen durch Verschränkung, so daß leicht der Eindruck geschlossener Ellipsen entsteht. Hin und wieder ist der P. orbitalis noch ein 5. indifferenter Abschnitt angefügt, der lateral, tangential neben den beiden lateralen Abschnitten, seine Bündel oben in die Schläfengalea, unten in die Haut der Jochbeingegend schickt.

Lagebeziehungen: Der M. orbicularis oc. liegt in ganzer Ausdehnung unmittelbar unter der Haut, in dem im Bereiche der Lider sehr lockeren und fettlosen Unterhautgewebe, von der Basis der knöchernen Nase lateralwärts bis auf den vordersten Abschnitt der Schläfengegend, von der Augenbraue abwärts bis zur Wange in Höhe des Nasenflügels. An den Lidern ist die dünne Cutis über dem Muskel verschieblich, peripher hangen beide fest zusammen. Der Muskel bedeckt die Lidplatten, das Septum orbitale, Tränensack und -röhrchen, den M. corrugator, die Ursprünge des M. quadratus lab. sup., bei großer Ausdehnung auch den M. zygomaticus, einen geringen Teil der Schläfenfascie, den Austritt der Nn. supraorbitalis, frontalis, supra- und infratrochlearis, lacrimalis und zygomaticofacialis, der Vasa supraorbitalia und angularia. Die letztgenannten treten dicht oberhalb des Ursprunges des oberen Orbitalabschnittes unter den Muskel und um dessen Medialrand oder durch einen Sehnenbogen im Ursprung an die Oberfläche; die Vena facialis ant. bohrt sich in der Regel durch den tieferen Ursprung des unteren Orbitalis, um unter diesem am Infraorbitalrande weiterzulaufen. Oben verbindet sich der Orbicularis mit den Mm. frontalis,

corrugator und procerus, unten mehr oder weniger mit den zur Oberlippe tretenden Muskeln. Durch das tiefe Hereinrücken des Ursprungs auf die mediale
Wand der Augenhöhle wird auch das Septum orbitale an dieser Stelle bis gegen
den Hinterrand des Tränenbeins zurückgedrängt. Es sei noch besonders hervorgehoben, daß die Ursprungslinien des Palpebralis sup. und des Orbitalis sup.
über den Tränensack einander horizontal parallel verlaufen, und zwar so, daß
das peripherste Palpebralisbündel neben dem centralsten Bündel des Orbitalis
entspringt. Dadurch erscheint der Orbicularis oberhalb des medialen Augenwinkels nach hinten gefaltet, und die beiden Blätter dieser Falte verkleben
miteinander in einem schmalen Dreieck mit nach oben gerichtetem spitzestem
Winkel. Die bei manchen Personen recht tiefe kleine Hautnische oberhalb
der Lidsehne (s. Abb. 82) entspricht der Einsenkung dieser Muskelfalte. Auch
sonst macht sich in der Umgebung des Auges, wenigstens im späteren Alter,
eine Anzahl von Hautmodelungen bemerklich, die auf den Orbicularis und seine
Tätigkeit zurückzuführen sind. Die flache Wangenlidfurche, die, neben dem
medialen Augenwinkel beginnend, lateral-abwärts zieht, wird medial begrenzt
durch den Wulst des peripheren Abschnittes des Orbitalis inferior.

Innervation: Der Orbicularis erhält seine motorischen Nerven aus dem
Ramus sup. nervi facialis von der Unterfläche her. Eine Gruppe von Zweigen
tritt über das Jochbein, über und durch den Ursprung des M. zygomaticus
unter den Lateralrand der P. orbitalis; eine zweite Gruppe dringt oben an der
Verbindungsstelle mit dem M. frontalis unter den oberen Abschnitt des Muskels
und zieht etwa in Brauenhöhe medianwärts; eine dritte Gruppe kommt unter
dem M. zygomaticus hervor, folgt etwa dem Verlaufe der V. facialis ant. unter
dem unteren Orbicularisabschnitt, erhält noch Zuschüsse aus dem Plexus
infraorbitalis durch den M. quadratus labii sup. hindurch und erreicht mit ihren
letzten Fäden über den medialen Augenwinkel hinaus den M. depressor supercilii medialis (Frohse).

Die *Blutversorgung* des Orbicularis übernehmen die Aa. transversa faciei,
infraorbitalis, angularis, supraorbitalis, lacrimalis und die Rami frontalis und
zygomaticoorbitalis der A. temporalis.

Abweichungen: 1. Die Ausdehnung des Orbicularis schwankt in weiten Grenzen, besonders
im Bereiche des unteren Abschnittes des Orbitalis, der manchmal kaum den Infraorbitalrand abwärts überschreitet. Daneben finden sich nicht selten breitere Spalten zwischen
Außen- und Innenabschnitt der P. orbitalis inferior. — 2. Durch Emporrücken des Ursprungs
der P. orbitalis inferior kann es zu mehr oder weniger breiter Verbindung mit dem Depressor
supercilii medialis kommen. Mediale Randbündel der P. orbitalis inf. erlangen bisweilen
eine atypische Anheftung am Jochbein, laterale Randbündel (selten) am Oberkiefer unter
dem Quadratus labii superioris. Atypische Bündel sind sonst noch beobachtet aus den
beiden Partes palpebrales an den lateralen Augenhöhlenrand (Henle), aus dem Orbicularis zum Levator palpebrae sup. (Knott), oberhalb des medialen Lidwinkels mit beiden
Enden an den Knochen oder mit einem an den Tränensack geheftet (Schwegl). — 3. Ablenkung von Bündeln aus dem typischen Verlaufe ist besonders medial-oben nicht selten,
indem oberflächliche oder tiefe Orbitalisbündel, statt gegen den medialen Augenwinkel
herabzubiegen, transversal gegen die Glabella oder den Nasenrücken oder in den M. procerus
ausstreichen (Ruge, Popowsky), als wechselnd starke Abschnitte des Depressor supercilii
ihre obere Enden quer nach den genannten Stellen hinwenden (M. transversus glabellae,
M. transv. radicis nasi s. Abb. 88).

Leistung: Die P. palpebralis bewirkt den Lidschlag, indem vor allem die
stärker gekrümmten peripheren Bündel sich bei der Verkürzung zu strecken
suchen und dadurch die gewölbten Lidplatten gegen die Lidspalte drängen;
bei stärkerer Zusammenziehung zur Erzielung eines festen Lidschlusses wird
gleichzeitig durch die Lidplatte ein Druck auf den Augapfel in sagittaler Richtung
ausgeübt. Im übrigen ist der Lidschluß durchaus kein einfacher Vorgang, bei
dem etwa das Oberlid nur auf das etwas gehobene Unterlid herabklappt. Der
Palpebralis inf. senkt zunächst den lateralen Augenwinkel und schiebt dann

das Unterlid median- und etwas aufwärts; das Oberlid bewegt sich in einem Bogen, erst lateral-, dann median-abwärts. Die Lidspalte verkürzt sich demnach [REITSCH (1926)]. Beim jugendlichen Auge schließt sich die Lidspalte vom lateralen Augenwinkel her; in späterem Alter aber legt sich zuerst der untere Rand des Tränensees an den oberen. Der untere Tränenpunkt rückt dicht neben oder auch unter den oberen. Die beiden Lidplatten, besonders die untere, gleiten etwas medianwärts und werden dabei mit ihren medialen Enden am Augapfel gehalten und zugleich etwas rückwärts gezogen durch die Tränenbeinursprünge des Palpebralis und die Pars lacrimalis. Der Ablauf des Lidschlusses its also derart, daß die hinteren Lidkanten die Tränenflüssigkeit von der Oberfläche des Augapfels abstreifen und zugleich nach den Tränenpunkten hintreiben. Zusammen mit der P. lacrimalis erweitert die P. palpebralis die Tränenröhrchen in ihrem transversalen Abschnitt, preßt aber gleichzeitig den verticalen Abschnitt zusammen, so daß sofort bei Öffnung der Lidspalte wieder eine capillare Saugwirkung an den Tränenpunkten eintritt. Auf den Tränensack vermag sie, auch im Vereine mit den Tränensackbündeln der P. orbitalis, höchstens im Sinne einer Erweiterung zu wirken, vorausgesetzt, daß die periorbitale Bedeckung der Fossa sacci lacrimalis so viel Nachgiebigkeit zeigt, daß der Zug durch die lockere Adventitia bis zu der Sackwand gelangt. Nach GALLENGA (1926) zieht die Pars lacrimalis die Tränenröhrchen in Richtung des Tränensackes unter Verkürzung des Weges und Verkleinerung des Winkels zwischen verticalem und horizontalem Schenkel; die unmittelbar an die hintere Wand des Röhrchens gehenden Fasern erweitern deren Lichtung. — Die P. orbitalis schiebt die Haut gegen die Lidspalte zusammen, wie es beim Blinzeln geschieht. Dabei läßt sich die Tätigkeit der verschiedenen Abschnitte verhältnismäßig leicht feststellen, da sie bei einiger Übung einzeln in Bewegung gesetzt werden können. Von den lateral ringförmig vereinigten Bündeln wird im oberen Abschnitte das Oberlid herabgedrängt, unabhängig vom Palpebralis, und die Augenbraue etwas gesenkt. Dadurch wird die Haut zwischen Oberlidfurche und Braue allmählich zur Deckfalte herabgezogen und, sobald diese erst ständig geworden ist, durch die Tätigkeit des oberen Orbitalis und vor allem des lateralen Depressor supercilii noch verstärkt; der mediale Depressor bleibt bei der Entstehung der Falte unbeteiligt, vertieft nur durch die wulstige Herabziehung des Brauenkopfes die Nische neben der Nasenwurzel. Der Ringteil des unteren Orbitalis schiebt das untere Lid deutlich aufwärts und staucht dabei zunächst unter der lateralen Hälfte der Unterlidfurche die Haut zu einer queren Falte empor. Diese Falte wird länger und wulstig und bringt die Lidfurche zum Verstreichen unter der Mitwirkung der medialen und lateralen Hautbündel des unteren Orbitalis, die auch die Wangenhaut heben. Dabei erzeugen die oberflächlichen, kürzeren, oberhalb der Wangenlidfurche gelegenen medialen Bündel zwischen dieser Furche und dem Lidrand eine große Anzahl feiner, lateralwärts offener, ineinandergeschobener Winkelfalten, während die lateralen Bündel die Haut über sich etwa quer zu ihrer Faserrichtung vom Wangenhöcker aufwärts in Falten stauchen, die teils gegen den lateralen Augenwinkel, teils darunter gegen die laterale Hälfte des Unterlides zusammenstreben. Die diese Falten trennenden Furchen bleiben mit zunehmendem Alter als sog. „Krähenfüßchen" bestehen. Es muß aber erwähnt werden, daß an ihrer Bildung auch die Mm. quadratus labii sup. und zygomaticus beteiligt sind. Ober- und Unterlidfurche sind unabhängig vom Orbicularis; an ihnen wird mit der Haut auch die P. palpebralis eingefaltet (H. VIRCHOW).

M. procerus (SANTORINI), schlanker Nasenmuskel.

Syn.: Depressor glabellae (H. VIRCHOW), Pyramidal (WINSLOW), Pyramidalis nasi (QUAIN), Piramidale (ROMITI).

Der in seiner Größe stark schwankende Muskel erstreckt sich vom knöchernen Nasenrücken zur unteren Stirngegend. In einfachster Form entspringt er fleischig am Beginne der Verbreiterung des Nasenbeines dicht neben der Mittellinie. Der zunächst plattrundliche Muskelbauch zieht steil aufwärts und breitet sich unter rascher Verdünnung fächerartig aus. Die mittleren Bündel gehen an die Haut der Glabella noch etwas über die Höhe des Brauenkopfes, teilweise durch den M. frontalis; ein Teil aber bleibt unter diesem in der Galea. Laterale Bündel treten unter Durchkreuzung mit dem Depressor supercilii medialis in den Brauenkopf und darüber in den Frontalis, mit dem sie sich verschränken oder schaltsehnig verbinden. Mediale Bündel überkreuzen sich spitzwinklig mit solchen der Gegenseite und gehen teils über dem Frontalis in die Haut, teils unter ihm in die Galea.

Bei kräftiger Muskulatur wird der Procerus in der Regel zweischichtig. Die tiefe Schicht verhält sich etwa, wie eben geschildert; die oberflächliche dagegen greift mit verbreitertem unterem Ende dünnsehnig auf die Cartilago lateralis nasi unter die Pars transversa des Nasalis oder über und durch diese bis auf den Oberrand der Cartilago alaris. In diesem Falle sind laterale Randbündel in verschiedener Breite mit oberen Randbündeln der P. transversa des Nasalis durch Verschränkung oder Schaltsehnen vereinigt. Die Überkreuzung der beidseitigen oberflächlichen Abschnitte beginnt schon über der knöchernen Nase, und die überkreuzten Bündel können lateralwärts teilweise in die Haut des Brauenkopfes umbiegen.

Lagebeziehungen: Der Muskel liegt oberflächlich unter der Haut der Nasenwurzel, nach oben bald mehr über, bald mehr unter der Ausbreitung des Depressor supercilii medialis, von dessen Ursprung er aber in der Regel weit getrennt ist. Der Raum zwischen ihm und dem Nasenbein ist durch lockeres Bindegewebe ausgefüllt. Die medialen Ränder der Muskeln beider Seiten berühren sich oft über dem Nasenbeine so innig, daß eine Trennung schwierig wird. Die in das Gebiet der Knorpelnase herabsteigenden Abschnitte weichen jedoch lateralwärts auseinander.

Innervation: Bei der einfachen Form des Procerus kommt der motorische Nerv aus dem infraorbitalen Geflechte des N. facialis mit den Ästen, die unter dem Orbicularis oc. gegen den medialen Augenwinkel vordringen. Bei stärkerer oberflächlicher Portion erhält diese einen langen Zweig aus der P. transversa des Nasalis, der aus den infraorbitalen Facialisästen unter dem Quadratus lab. sup. stammt.

Die *Blutgefäße* gehören dem Gebiete der Aa. dorsalis nasi und ethmoidalis ant. an.

Abweichungen: 1. Die Muskeln beider Seiten können in der Größe sehr ungleich sein. Ein- oder beidseitiges Fehlen ist selten (Harrison, Macalister, le Double). — 2. Sehr selten scheint vollständige Sonderung gegen den Frontalis vorzukommen (Macalister, le Double). — 3. Die Anheftung an das Nasenbein kann durch starke Ausbreitung der P. transversa des Nasalis verhindert sein. — 4. Verbindung mit dem Cap. angulare des Quadratus lab. sup. ist sehr selten, ebenso Ansatz unterer Bündelenden in die Haut der Nase. Dagegen trifft man schaltsehnige Verbindung mit Corrugatorbündeln häufiger.

Leistung: Der Muskel ist mit der P. orbitalis sup. des Orbicularis oc. und den Depressores supercilii Antagonist des M. frontalis. Er staucht die Haut oberhalb der Nasenwurzel zu einem starken Querwulst (bei gleichzeitiger Senkung des Brauenkopfes) und legt die Haut der Nasenwurzel in parallele Querfalten.

M. corrugator (supercilii Santorini), Runzler der Augenbraue.

Syn.: Sourcilier (Winslow), Muscolo sopracigliare (Romiti).

Der kräftige, dunkelrote, grobgebündelte Muskel gehört der medialen Hälfte der Augenbrauengegend an. Er entspringt fleischig oder kurzsehnig an der medialen Wölbung des Arcus superciliaris, gelegentlich bis an die Mittellinie (Abb. 81). Der im ganzen schräg-lateral-aufwärts ziehende Muskelbauch lagert sich auf eine bis gegen die Incisura supraorbitalis reichende Abflachung des Stirnbeins (Facies corrugatoria H. VIRCHOW). Die medialen oberflächlichen Bündel verlaufen ziemlich steil, die tiefen und die lateralen fast transversal. Von den oberflächlichen Bündeln durchbricht ein Teil bündelweise den M. frontalis und gelangt mit Frontalis- und Orbicularisbündeln zur Haut dicht oberhalb der Augenbraue in einer Linie, die lateral zum Brauenkopfe beginnt und bis zum Anfange des Brauenschwanzes reicht. Die Hauptmenge der tiefen Bündel bleibt an der Unterfläche des Frontalis und geht, etwa in gleicher Breite wie der Hautansatz, aber weiter oben, fächerartig in die Stirngalea. Vielfach finden sich hier schaltsehnige Verbindungen mit Frontalisbündeln, lateral mit tiefen Bündeln des Depressor supercilii lat., und sehnige Ausstrahlungen in das dicke subgaleale Bindegewebe oberhalb des Proc. zygomaticus des Stirnbeins. In der Regel biegt auch ein Teil des Corrugator lateral unter Verschränkung der Bündel in den Orbicularis oc. ein.

Lagebeziehungen: Im Ursprungsabschnitt ist der Muskel durch lockeres Bindegewebe und Fett von der Unterfläche des Procerus getrennt, lagert sich aber weiterhin dem Frontalis und Orbicularis enger an. Die Unterfläche ist in breiter Berührung mit dem Perioste des Stirnbeins, soweit sie nicht durch die am Margo supraorbitalis aus der Augenhöhle hervortretenden Nerven- und Gefäßstränge davon abgedrängt wird. Äste von diesen durchbohren den Muskelbauch an verschiedenen Stellen. Die A. frontalis tritt gewöhnlich um den Ursprung des Muskels aufwärts.

Innervation: Von den oben unter den Lateralrand des Orbicularis oc. tretenden Temporalästchen des N. facialis verläuft eines entlang dem Supraorbitalrand in den Muskel. Die *Blutgefäße* stammen aus den Aa. frontalis, supraorbitalis und dem Stirnaste der A. temporalis superficialis.

Abweichungen: 1. Fehlen des Muskels, ebenso völlige Trennung des Muskels vom Orbicularis, ist selten (MACALISTER). — 2. Der Muskel erscheint gelegentlich, bei starker Ausbildung der Gesichtsmuskulatur, mit dem Orbicularis verschmolzen, indem sich sein Ursprung vor der Fovea trochlearis abwärts bis zwischen die Depressorbündel ausbreitet. Anderseits tritt er zuweilen gleich als breite Platte an die Oberfläche (Abb. 88). — Der Ursprung kann am Supraorbitalrand lateralwärts bis auf den bindegewebigen oder knöchernen unteren Abschluß des Foramen supraorbitale, mit tiefen Bündeln auch auf die Facies corrugatoria (s. o.) übergreifen. — 3. Teilweise Verbindung der beidseitigen Muskeln durch eine quere Schaltsehne auf der Glabella kommt vor. — 4. Zerfällung des Muskels in 2 oder 3 Abteilungen ist nicht selten.

Leistung: Der Muskel runzelt nicht die Braue, sondern die Haut der Glabella, indem er unter gleichzeitiger leichter Senkung die ganze Braue medianwärts zieht und die Glabellarhaut jederseits von der Mittellinie zu einem dicken Wulste staucht, so daß eine (auch mehrfache) steile Furchung der Haut oberhalb der Nasenwurzel auftritt. Zum lateralen Abschnitte des Frontalis wirkt er als Antagonist.

M. *frontalis* (RIOLANUS), Stirnmuskel.

Syn.: M. epicranius frontalis (HENLE), Frontal (WINSLOW), Frontalis (QUAIN), Frontale (ROMITI).

Der Stirnmuskel ist eine dünne Fleischplatte von etwa 6—9 cm größter Länge, 6 cm größter Breite und nimmt die halbe Stirnbreite von der Augenbraue bis gegen die Kopfhaargrenze ein. Eine Skeletanheftung ist nicht vorhanden. Unten tritt der Muskel an die Haut der Augenbraue, medial bis in den Brauenkopf, lateral etwa bis zum Anfange der Linea temporalis. Dabei kommt es zu Durchflechtungen und Verschränkungen mit lateralen Bündeln des Orbicularis oc., mit dem Corrugator und Depressor medialis supercilii und mit dem Procerus.

In der Glabellargegend verbinden sich die Frontalisbündel in der Regel durch Verschränkung und Schaltsehnen innig mit dem Procerus. Auch im Gebiete des Brauenkopfes sind stets tiefe Bündel in gleicher Weise mit Bündeln der genannten Muskeln vereinigt. Im Muskelbauche sind die auffallend dünnen Bündel dicht nebeneinander gelagert und verlaufen im wesentlichen in Sagittalebenen. Stellenweise wird eine spitzwinklige Durchkreuzung der Bündel vorgetäuscht, indem an die Oberfläche durchtretende Nerven- und Gefäßäste den Muskel in unregelmäßige, sich wieder zusammenschließende Streifen zerlegen. Der Muskelbauch ist lateral länger als medial. Von dem scheitelwärts convexen Oberrande gehen die Sehnen rückwärts in die Galea.

An der Oberfläche ist der Muskel von einer dünnen, aber festen Bindegewebsschicht bedeckt, die auf lange Strecken auch noch die durchbrechenden, in der Richtung der Muskelbündel weiterlaufenden Gefäß- und Nervenäste überzieht: es ist die mit dem Perimysium filzig zusammenfließende Fascia subcutanea. Auf die Unterfläche des Muskels heftet sich eine ziemlich derbe, sehnige Platte von der Galea bis zur Höhe des Arcus superciliaris, wo sie sich auf der Unterfläche des Corrugator und Procerus rasch in das lockere Bindegewebe verliert; ich habe diese Platte „Stirngalea" genannt. Die Sehnenfasern verlaufen in ihr in der Richtung der Frontalisbündel und sind zum Teile directe Sehnen des Corrugator, Procerus und der beiden Depressores supercilii. In beide Bindegewebsplatten strahlen aber außerdem reichlich feine Sehnen des Frontalis ein. Denn dieser ist nach meinen Befunden aus einer größeren Anzahl 18—20 mm langer Abschnitte mosaikartig zusammengesetzt.

Lagebeziehungen: Der Frontalis liegt, nur durch die Stirngalea und den Corrugator davon getrennt, auf der Stirnbeinschuppe und reicht mit der höchsten Convexität seines Oberrandes bis etwas über die Mitte des Abstandes des Stirnbeinhöckers von der Kranznaht. Das Stirnbein zeigt im Bereiche des Muskeldruckes eine lateral über den Höcker hinausgehende leichte Abflachung und Glättung. Die Oberfläche des Muskels ist durch das erwähnte Bindegewebsblatt fest mit dem kurzfaserigen Unterhautgewebe verbunden. Über die Oberfläche ziehen steil aufwärts die Nn. supraorbitalis und frontalis mit den gleichnamigen Arterienästen, die mit dem von lateral herkommenden Stirnaste der A. temporalis superfic. anastomosieren; gegen die Glabella hin convergieren die Äste der Stirnvene. Lateral greift der Muskel nur wenig über die Linea temporalis auf die Schläfenfascie über; medial grenzt er bei guter Ausbildung an den Muskel der Gegenseite, wobei obere Bündel gelegentlich unter spitzwinkliger Überkreuzung übereinander geschoben sind, ist aber auch nicht selten bis zur Glabella herab mehr oder weniger breit von dem anderseitigen getrennt. Immer bleibt zwischen den convexen Oberrändern beider Frontales scheitelwärts ein spitzer Winkel von wechselnder Größe offen.

Innervation: Die aus den Rami temporales des N. facialis stammenden Zweige treten lateral unten an die Unterfläche des Muskels und breiten sich unter Geflechtbildung median-aufwärts aus. Der unterste, transversal verlaufende Zweig durchbohrt den Corrugator, um an die mit dem Procerus zusammenhangende Portion zu gelangen; die oberen Zweige zerfallen erst in der Nähe des oberen Muskelrandes in ihre Endfäden, versorgen aber auf ihrem Wege auch die von ihnen überschrittenen Bündelabteilungen.

Die *Blutgefäße* sind Zweige der Rami zygomatico-orbitalis und frontalis der A. temporalis superfic., ferner der Aa. supraorbitalis, lacrimalis und frontalis.

Abweichungen: 1. Vollständiges Fehlen des Muskels ist nur einmal beobachtet (Macalister). — 2. Der Muskel ist gelegentlich dick und in einzelne Bündel zerfällt (Macalister, Knott). Die Größe wechselt. Nach Chudzinski besitzen die Mongolen den größten, die Neger den kleinsten Frontalis; der Europäer steht in der Mitte. Der obere Rand kann die

Kranznaht erreichen (5:28 KNOTT). — 3. Knochenanheftungen (lateral-unten) sind jedenfalls äußerst selten. — 4. Eine sehnige Inscriptio, die CHUDZINSKI bei einem Mongolen 12 mm unterhalb der lateralen oberen Ecke des Muskels beobachtet, stellt einen der Fälle dar, in denen die leicht übersehenen feinen Schaltsehnen zwischen den einzelnen Abteilungen an einer Stelle auch für die gröbere Bearbeitung hervortreten.

Leistung: Bei unbehinderter Zusammenziehung hebt der Muskel die Augenbraue und schiebt die Stirnhaut über sich in wulstige Querfalten, weshalb DUCHENNE ihm den Namen ,,Muscle de l'attention ou de l'étonnement" beigelegt hat. Dabei wird die Gegend oberhalb der Lidspalte verbreitert, bei älteren Personen auch die Deckfalte zum Verstreichen gebracht. Wird das untere Ende des Muskels durch seine Antagonisten, die Depressores supercilii, Procerus und Corrugator, festgehalten, so muß er theoretisch die Galea und damit die Kopfhaut vorwärts ziehen, wenn gleichzeitig der M. occipitalis nachgibt. Tatsächlich ist aber nur eine geringe Anzahl von Personen dazu imstande. In der Hauptsache besteht die Tätigkeit des Frontalis im Zusammenwirken mit den genannten Antagonisten bei der Erzeugung der außerordentlich ausdrucksvollen Mimik der Augengegend.

B. Feinerer Bau der Lider und Tränenorgane.

Ein Sagittalschnitt durch die **Lider** zeigt in der Reihenfolge von vorn nach hinten Epidermis, Cutis, Subcutis, den Querschnitt des M. orbicularis, die centrale Bindegewebsschicht (SCHWALBE), besonders im Oberlid, die Lidplatte mit den Tarsaldrüsen und die Lidbindehaut. Am Lidrande wendet sich die Muskelplatte des Orbicularis mit ihrer Kante rückwärts bis in die Lidplatte hinein, so daß die Haarbälge der Wimpern und die Ausführgänge der Tarsaldrüsen zwischen den Muskelbündeln nach außen durchtreten müssen (Abb. 90).

An der dünnen *Haut* der Vorderfläche der Lider bedeckt eine etwa 0,1 mm dicke Epidermis die 0,3—0,5 mm dicke Cutis, die sich verhältnismäßig deutlich gegen die sehr lockere Subcutis abgrenzt. Die Cutispapillen sind, soweit sie überhaupt bestehen, niedrig und ungleichmäßig. Die Bälge der feinen, gering oder gar nicht pigmentierten Wollhärchen zeigen eine ziemlich große Talgdrüse, aber keinen M. arrector. Schweißdrüsen sind am Unterlide reichlich, am Oberlide dagegen, besonders gegen den Lidrand hin, nur spärlich vorhanden; ihre wenig gewundenen Knäuel liegen meist tiefer in der Subcutis als die Haarpapillen. Die Subcutis ist im Bereiche des eigentlichen Lides vor dem M. orbicularis fettlos; erst eine Strecke oberhalb der Oberlidfurche und unterhalb der Unterlidfurche beginnen kleine Fettläppchen aufzutreten. Bei einem Japaner enthält dagegen, wie früher erwähnt, sowohl die Subcutis als die centrale Bindegewebsschicht Fett [ADACHI (1906)]. Nach WALDEYER trifft man in der Regel außer den Pigmentkörnchen in den tiefen Epidermiszellen Pigmentzellen von gelber bis dunkelbrauner Färbung. Am Lidrand ändert sich das Bild von der ersten Wimperreihe ab nach hinten erheblich, vor allem durch die Verdichtung und Verdickung des Cutisbindegewebes zum ,,Cilienlager" (H. VIRCHOW) um die Wimperbälge und mehr noch zum Tarsus um die Tarsaldrüsen. Die Subcutis ist verschwunden, die Bündel des Orbicularis liegen in dem dichten Cutisgewebe und rücken nahe an die Oberfläche heran. Auf der Cutis erheben sich gut ausgeprägte Papillen, schlanker und nahe beieinander gegen die hintere Lidkante, breiter gegen die Wimperbälge hin; zwischen diesen weist der Sagittalschnitt zwar auch papillenartige Cutisbildungen auf, doch handelt es sich da nur um Querschnitte unregelmäßiger, netzartig verbundener Leisten (H. VIRCHOW). Die Epidermis des Lidrandes ist etwas dicker als die der Vorderfläche des Lides; das Stratum corneum ist sehr dünn, das Str. granulosum besteht aus 2 Zellagen [CONTINO (1907)], das Str. mucosum zeigt deren auf den Papillen wenigstens 4, zwischen

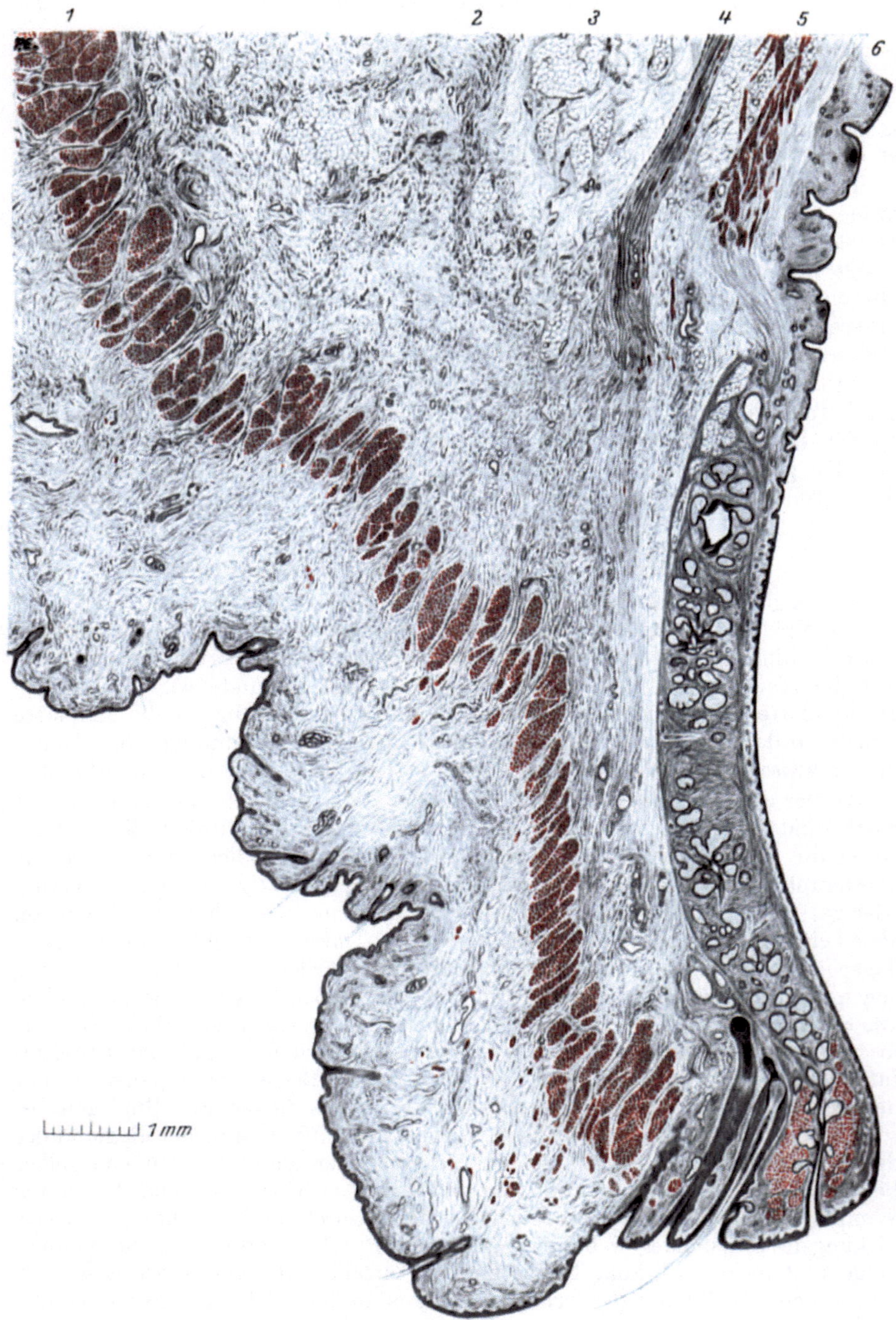

Abb. 90. Sagittalschnitt durch die Mitte des Oberlides eines 22jährigen Hingerichteten. Durch reichliche Formolinjection des Kopfes ist eine starke Schwellung des lockeren Bindegewebes hervorgerufen. (Präparat von Prof. STIEVE.) *1* M. orbicularis oculi, *2* Septum orbitale, *3* vorgeschobenes Augenhöhlenfett, *4* Sehne des M. levator palpebrae superioris mit eingesprengter glatter Muskulatur, *5* Pars sup. des M. capsulo-palpebralis (M. tarsalis sup. MÜLLER), *6* Conjunctiva palpebralis. Oberhalb des Cilienlagers der Querschnitt des Arcus tarseus sup.; am Oberrande des Tarsus Querschnitt der A. marginalis; im Tarsus eine Gland. tarsalis (Meibomi), deren Gang im oberen Ende stark erweitert ist. In der Haut sind 4 kleine Schweißdrüsenknäuel getroffen.

den Papillen 10—11 (H. Virchow). Die tiefsten Zellen führen, außer an der hinteren Lidkante, nach Contino bei Jugendlichen reichlich Pigment, das aber bei Neugeborenen noch nicht vorhanden ist und im höheren Alter schwindet. Eine Basalmembran zwischen Epidermis und Cutis ist in der Mitte des Lidrandes am stärksten (Contino). Die dichte Cutis des Lidrandes zeichnet sich, besonders im Bereiche des Cilienlagers, durch den Reichtum an elastischen Fasern aus [Alfieri (1898)]; sie bilden nahe der Oberfläche ein plattenartiges Geflecht, aus dem kräftige Züge in die Papillen treten [Bauer (1894)].

Während der Entwicklung kommt es beim Menschen, wie bei vielen Säugern, vorübergehend zu einem Verschlusse der Lidspalte durch eine Verklebung (Verlötung) des Epithels der beiden Lidränder. Nach Contino (1907) beginnt diese Verklebung im Anfange des 3. Monats beim Embryo von 32 mm Länge an den Augenwinkeln und schreitet gegen die Mitte der Lidspalte fort; Ask (1908) sah sie beim Embryo von 33 mm schon fast vollständig. Sie beschränkt sich nicht auf die Epidermis der Lidränder, sondern ergreift auch die angrenzenden Hautabschnitte, so daß sie sich noch etwas über die Augenwinkel hinaus erstreckt. Die wuchernde Epidermis tritt als Wulst an der Verklebungslinie hervor. Der ganze Vorgang stellt sich meines Erachtens als eine Aufeinanderpressung der Lider dar, verursacht durch die der embryonalen Haut ganz allgemein zukommende Eigentümlichkeit, rascher zu wachsen als die darunterliegenden Teile. Dafür spricht auch die Einbeziehung der den Lidrändern benachbarten Hautstreifen, nachdem die Ränder verklebt sind. Die Verklebung überhaupt wird möglich dadurch, daß die aneinandergelagerten Bezirke gleiches Flächenwachstum zeigen; sie würde zu einer wirklichen Verwachsung der Lider führen müssen, wenn die Aufeinanderpressung stark genug wäre, um das Epithel zu erdrücken. Da dieses selbst aber eine bedeutende Wachstumsenergie besitzt, fängt es unmittelbar nach der Verklebung an, auf deren Wiederlösung hinzuarbeiten. Die wuchernden Basalschichten häufen eine Zellenlage auf die andere; nur am Außenrande der Verklebungsfläche ist Gelegenheit, die von beiden Seiten andrängenden Zellenmassen nach außen zu schieben (Epidermiswulst), im übrigen aber werden die immer schlechter ernährten oberflächlichen Lagen beider Seiten allmählich trocken gepreßt, sterben ab, „verhornen". Mittlerweile haben sich von den Lidrändern aus die Wimperanlagen mit ihren Drüsen und die Tarsaldrüsen so weit entwickelt, daß sie ihre Abscheidungen in diese toten Zellenmassen hineinschicken. Unter dem zunehmenden Secretionsdrucke müssen darin Spalten entstehen, durch die die völlige Lösung der Verklebung eingeleitet wird. Unterstützend wirken dabei wahrscheinlich die wachsende Wölbung des Augapfels, der Zug des Levator palpebrae sup. und wohl auch die hervortretenden Wimpern. Der Beginn der Lösung fällt auf das Ende des 5. Monats (Contino).

Das *Cilienlager* stellt im Oberlid ein bindegewebiges, ungefähr dreikantiges Prisma dar, auf dem Sagittalschnitt ein ungleichseitiges rechtwinkliges Dreieck, dessen kurze Kathete am Lidrande liegt, während die lange mit der Vorderfläche der Lidplatte verwachsen ist; die Hypotenuse gibt die schräge untere Begrenzung der centralen Bindegewebsschicht ab. Entlang der oberen Kante des Prismas verläuft der Arcus arteriosus tarseus. Außer den Wimperbälgen, deren Balgscheide die Dichte des Lidplattengewebes besitzt, enthält es die zugehörigen Talgdrüsen und die Schweißdrüsen des Lidrandes, außerdem in dem weniger dichten Gewebe um die letztgenannten eine Anzahl größerer Blutgefäße und Orbicularisbündel. Hier trifft man auch an der Vorderfläche und oberhalb der Muskelbündel oft eine kleine platte Lage von Fettzellen. Im Unterlid ist das Cilienlager nur undeutlich abgesetzt, teils wegen der Geringfügigkeit der centralen Bindegewebsschicht, teils und hauptsächlich wegen der verhältnismäßigen

Mächtigkeit des Lidrandabschnittes des Orbicularis, der mit auffallend groben Bündeln zwischen den Wimperbälgen hindurchzieht (Abb. 91).

Die Wimperbälge der verschiedenen Reihen sind von ungleicher Länge. Die Angabe von H. Virchow, daß die vordersten Wimpern immer am tiefsten in das Lid eingepflanzt seien, kann ich für das Oberlid nur in den Fällen bestätigen, in denen der Sagittalschnitt zwei Reihen von Bälgen getroffen hat. Dann reicht allerdings der vordere Balg mit seinem Papillenende bis in die obere Kante des Cilienlagers, nahe an den Arcus tarseus, in einer Länge von 2—2,5 mm heran. Bei drei Reihen aber nimmt der mittlere Balg diese Stelle ein, die beiden anderen sind kürzer. Die Hauptrichtung der Bälge ist schräg nach vorn, in der Sagittalebene entweder parallel, d. h. in gleicher Neigung gegen die Lidrandebene, oder convergent, indem die hinteren Reihen stärker gegen den Lidrand geneigt sind. Dazu kommt noch eine gruppenweise Convergenz in frontaler Richtung (H. Virchow). Im ganzen sind die Bälge gestreckt, nur die an die Vorderfläche der Lidplatte heranreichenden Papillenenden der hinteren Reihen weisen in der Regel eine Ablenkung vorwärts auf, wenn nicht, wie man gelegentlich beobachten kann, der Balg rückwärts in die Lidplatte und zwischen die Tarsaldrüsen eindringt (Abb. 92). Die Ablenkung wird verständlich aus den bei der Kurzlebigkeit der Wimpern nicht seltenen Bildern, in denen der Balg die Wimper noch als Kolbenhaar enthält und am centralen Ende die Anlage des neuen Haares als schmalen Epithelzapfen vortreibt. Man gewinnt durchaus den Eindruck, als ob der junge Sproß den Widerstand der angrenzenden festen Lidplatte nicht zu überwinden vermöchte. Diese Ablenkung darf dann wiederum als Ursache für das verhältnismäßig häufige Vorkommen (11 : 25 H. Virchow) zweier Wimpern, einer alten und einer jungen, in einem Balge angesehen werden, indem die Spitze des jungen Haares an dem Kolben des alten schräg vorbeiwächst. Etwas anderes sind die von H. Virchow und Contino (1910) beschriebenen Teilungen von Wimperbälgen. Virchow fand unter 36 Bälgen an dreien einen dorsalen Seitensproß mit dünnem Haar, Contino bei einer

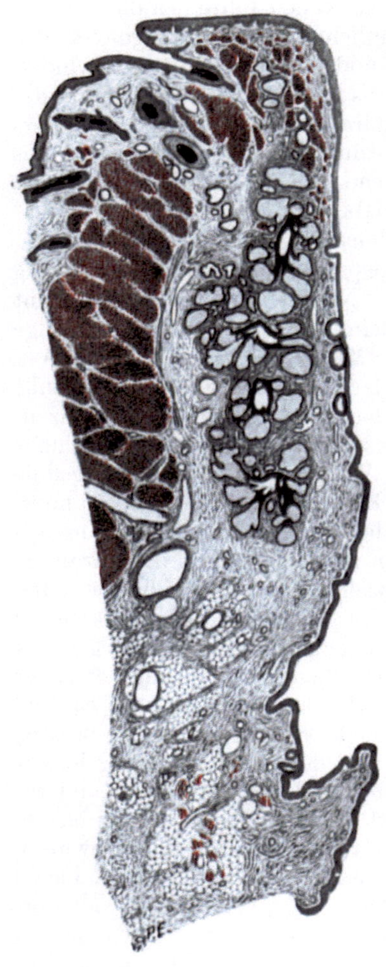

Abb. 91. Sagittalschnitt aus der medialen Hälfte des Unterlides eines 39jährigen Hingerichteten. Von der Vorderfläche des Lides ist ein erheblicher Teil durch einen Frontalschnitt entfernt, der Lidrand und die Lidbindehaut bis zur ersten Fornixfalte sind vorhanden. Kugelige Einsenkungen des Bindehautepithels hinter dem Tarsus; in der Nähe des Fornix sind 2 Henlesche Krypten durch den Schnitt gestreift. Unscharfe Begrenzung des Tarsus, besonders am unteren Rande; starke Tarsaldrüse, deren etwas erweiterter Hauptgang viermal getroffen ist. Undeutliche Abgrenzung des Cilienlagers; weit verstreute Durchschnitte von Glandulae ciliares. An der Rückseite des M. orbicularis zieht ein Nerv empor. Der Arcus tarseus ist verhältnismäßig eng, die A. marginalis (vor dem Unterrande des Tarsus) dagegen sehr weit. Zwischen den Fettläppchen im unteren Ende des Schnittes eine Anzahl Bündel der Pars inf. des M. capsulo-palpebralis. (Präparat von Prof. Hett.)

50 jährigen Frau auf hundert Bälge 13 Zwillinge und einen Drilling. Unter den Zwillingen begann die Trennung der Bälge bei zweien zwischen der Mündung und den Talgdrüsen, bei den übrigen jenseits von diesen. Beide Bälge können normalgroß, unternormal oder ungleichgroß sein. Stets hat ein Balg die Richtung des gemeinsamen Endstückes (Hauptbalg); der Nebenbalg weicht oft so stark von dieser Richtung ab, daß er fast das Oberflächenepithel berührt. Die beiden Wimpern sind nie gleichweit entwickelt. An den Zwillingsbälgen fehlte stets die Schweißdrüse, an dem Drillingsbalg auch die Talgdrüse. CONTINO meint, daß bei solchen Mehrfachbälgen Drüsenanlagen eine falsche Entwicklung eingeschlagen haben und zu Wimperbälgen geworden seien.

In dem Abschnitte des Wimperbalges zwischen den Mündungen der Talgdrüsen und der Öffnung auf den Lidrand ist das Stratum granulosum und besonders das Strat. corneum mächtiger als an der Epidermis des Lidrandes; dadurch wird dieser Abschnitt nach außen hin leicht trichterförmig ausgeweitet.

Arrectores pilorum besitzen die Wimperbälge nicht. Nach ZIETZSCHMANN (1904) sind bei Pferd, Schwein, Rind und Schaf ziemlich ständig, oft sehr reichlich, senkrechte glatte Muskelbündel im Lidrande vorhanden, die H. VIRCHOW aber nicht für Arrectores ciliorum hält, weil nur einzelne von ihnen an die Wimperbälge treten.

Die *Augenwimpern* unterscheiden sich in ihrem Bau nicht wesentlich von anderen Haaren, zeigen aber die Eigentümlichkeit, daß sie nicht nur in eine schlanke Spitze auslaufen, sondern in der Regel auch gegen das Wurzelende wieder dünner werden. Man wird ohne großen Irrtum annehmen dürfen, daß bei der kurzen Lebensdauer der Wimpern und ihrem raschen Ersatz auf die Zeit stärkster Tätigkeit der Haarzwiebelzellen ein allmähliches Absinken der Haarfaserentwicklung eintritt, entsprechend der fortschreitenden Rückbildung der Haarpapille. Sobald dann die Zellen der Haarzwiebel die Erzeugung von Haarfasern ganz eingestellt haben, bleibt die Wimper als Kolbenhaar in der zusammensinkenden Wurzelscheide festgeklemmt, bis in der von dieser endständig ausgesproßten Knospe die junge Wimper kräftig genug geworden ist, um es herauszuschieben. Die Form des Querschnittes wechselt auch bei den Wimpern desselben Lides; sie kann rund, elliptisch, eckig, sogar gerillt sein (H. VIRCHOW).

Die erste Anlage der Wimpern erscheint im 3. Monate beim Embryo von 37 mm Länge, im Oberlide früher als im unteren und zuerst an der vorderen Lidkante. Der erste Wechsel der Wimpern erfolgt in der zweiten Hälfte des 6. Monats. Eine Rückbildung von Wimperbälgen, wie sie von GREFBERG (1882) behauptet wurde, kommt nicht vor [CONTINO (1907)].

Zu jedem Wimperbalge gehören in der Regel zwei größere typische *Talgdrüsen* (ZEISSsche Drüsen), dazwischen oft noch ein paar kleine, manchmal nur aus einem Acinus bestehende. Ihr Ausführgang wird von der Epidermis der Wurzelscheide ausgekleidet. Die Einmündung kann an jeder Stelle des Balgumfanges geschehen, häufiger aber vorn und hinten (H. VIRCHOW), nicht seitlich (CONTINO). Der Drüsenkörper ist oft ganz dicht an die Wurzelscheide angepreßt, ohne Zwischenlagerung der bindegewebigen Balgscheide.

Außer den Talgdrüsen treten den Schweißdrüsen im feineren Baue nahe verwandte Drüsen zu den Wimperbälgen in Beziehung, die *Glandulae ciliares* (Molli), die übrigens von MOLL (1857) weder entdeckt, noch genau beschrieben sind (H. VIRCHOW). Sie stellen sich als korkzieherartig ziemlich enggewundene, aber keine Knäuel bildende Schläuche mit wechselnd weiter Lichtung dar, deren dünner, gerader Ausführgang unter sehr spitzem Winkel in den Cilienbalg zwischen Talgdrüse und Lidrand mündet (Abb. 92). Dies geschieht in der Regel am vorderen Umfange des Balges, seltener seitlich oder hinten, zuweilen sehr nahe dem Lidrand, jedenfalls aber nur sehr selten auf dessen Fläche. Nicht jeder Wimperbalg erhält eine solche Drüse, doch kommen anderseits Bälge mit zwei Drüsen vor, die vorn und hinten oder vorn übereinander einmünden; einmal sah H. Virchow einen Balg mit drei Schweißdrüsen. Da die Wimperbälge in sagittaler Richtung weniger Raum zwischeneinander freilassen als in transversaler, so liegen die Drüsenkörper vorwiegend seitlich zu ihnen, davor oder (seltener) dahinter eigentlich nur in solchen Sagittalschnitten, die nur einen Teil der Bälge treffen. Die Länge der ganzen Drüse schwankt zwischen 1,0 und 2,0 mm; die vorderen und hinteren Drüsen sind meist kürzer als die mittleren, also etwa entsprechend der Länge der Wimperbälge, über deren Papillenende hinaus sie im Oberlide nicht oder höchstens in der hinteren Reihe

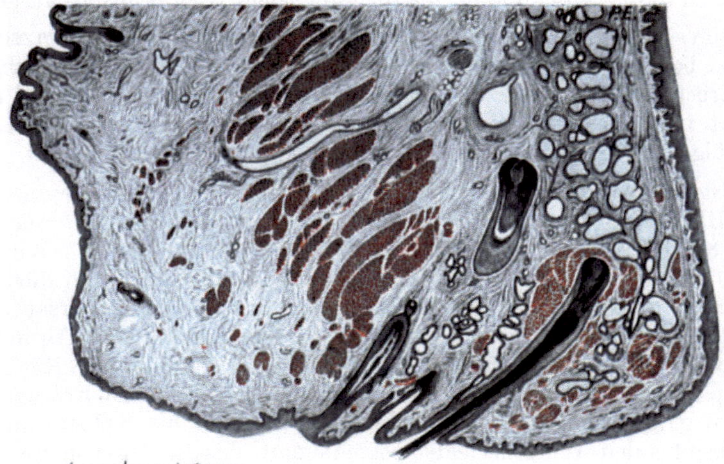

Abb. 92. Sagittalschnitt aus der lateralen Hälfte des Lides der Abb. 90. Lidrand mit Glandulae ciliares (Molli) im Cilienlager. Der hinterste Cilienbalg schiebt sich in den Tarsus hinein und drängt die Glandula tarsalis rückwärts. In der Haut zwischen Cutis und Subcutis eine Anzahl zartwandiger Lymphgefäßdurchschnitte. (Präparat von Prof. Stieve.)

reichen; im Unterlid ist das häufiger der Fall, wie auch das Vordringen in die Lidplatte zwischen die Tarsaldrüsen und anderseits zwischen die Bündel des Orbicularis (Abb. 91).

Dem feineren Baue nach ist deutlich der enge Ausführgang von dem Drüsenkörper mit weiter Lichtung zu unterscheiden. Der Ausführgang zeigt 3 Abschnitte: den Epidermisteil, d. h. die in der Wand des Balges gelegene Strecke, ferner die kegelförmige Verdickung und das Hauptstück (H. Virchow). In den Epidermisteil setzt sich das Stratum granulosum der Balgepidermis fort, das offenbar auch noch, wenigstens in beschränktem Maße, verhornen kann. Außerhalb des Balges besitzt der Ausführgang zweischichtiges Epithel; die äußere Schicht ist im Kegelabschnitt mehrreihig, im Hauptstück zweireihig und besteht aus cubischen oder polyedrischen Zellen; die innere Schicht ist einfach, mit platten, in der Längsrichtung des Ganges gestreckten, undeutlich begrenzten Zellen, deren Protoplasma dichter und stärker färbbar erscheint. Das Hauptstück des Ganges schließt sich mit trichterförmiger Erweiterung an den Drüsenkörper an; in diesem Teil ist die äußere Epithelschicht einreihig. Die Lichtung des Drüsenkörpers ist im Gegensatze zu derjenigen gewöhnlicher Schweißdrüsen stets weit, gelegentlich noch mit Sonderausbuchtungen, nur das blinde Ende des Schlauches wird sehr eng (Contino). Das einschichtige Drüsenepithel sitzt auf einer einfachen, nicht überall vollständigen Schicht glatter Muskelzellen, die leicht schraubig zur Längsrichtung des Schlauches verlaufen; der große, stäbchenförmige oder ellipsoide Kern wölbt den sonst flachen Zellenleib nach innen empor. Die Drüsenzellen sind, besonders während der Tätigkeit, hoch cylindrisch, mit Kittleisten zwischen den freien Enden (Contino), doch trifft man oft daneben Schlauchstücke mit sehr niedrigem, selbst plattem Epithel. In der tätigen Zelle liegt der runde Kern im basalen Abschnitt, das Protoplasma ist feinkörnig und scheint gegen die freie Oberfläche dichter zu werden. Das Secret quillt aus der Zellkuppe zunächst in fingerförmigen Streifen hervor, die zu gestielten Tröpfchen anschwellen oder zu einem größeren Tropfen zusammenlaufen, wie solche sich frei in der Drüsenlichtung finden; sie sind wahrscheinlich wasserlöslich. Ob aber die Abscheidung tatsächlich Schweiß darstellt, ist noch fraglich (H. Virchow). Die Drüsenschläuche werden von einer

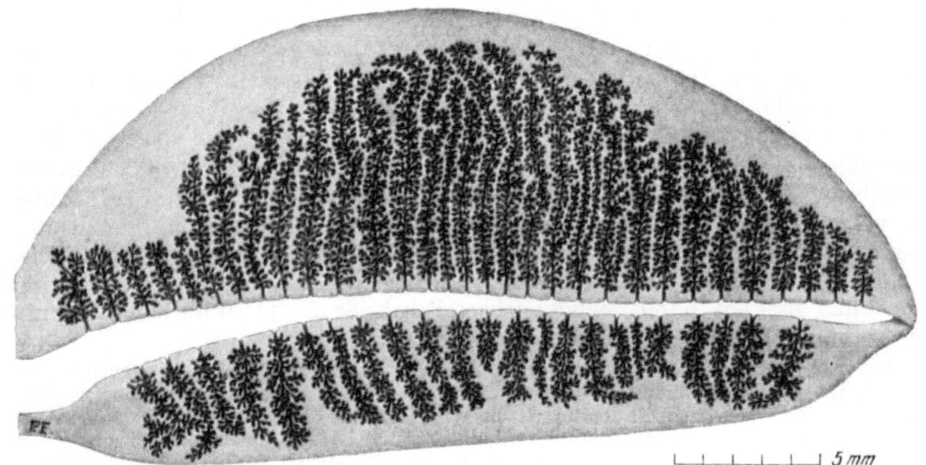

Abb. 93. Die Lidplatten mit den Glandulae tarsales (Meibomi). Die durchsichtig gemachten Platten zeigen nur den mit Sudan gefärbten Drüseninhalt. (Präparat von Prof. Kopsch.)

feinfaserigen bindegewebigen Tunica propria mit senkrecht zur Richtung der Muskelzellen gestellten Kernen umhüllt. Aus dem plattenartigen Geflechte des Lidrandes erstrecken sich reichlich elastische Fasern entlang den Wimperbälgen durch die ganze Höhe des Cilienlagers (Alfieri) und bilden um die Ciliardrüsen einen dichten Filz [Carlini (1907)].

Die Talgdrüsen der Lidplatten, *Glandulae tarsales* (Meibomi), die das Sebum s. Lema palpebrale (Augentalg, Augenbutter) absondern, zeichnen sich vor anderen Talgdrüsen dadurch aus, daß sie nicht mit Haaren zusammenhangen, sehr lang sind und eigentlich den Eindruck machen, als sei eine Menge gewöhnlicher Talgdrüsen je um einen langen Hauptgang aufgereiht, mit dem sie sich durch Seitengänge verbinden (Abb. 93). Die Länge der Drüsen entspricht ungefähr der Höhe der Lidplatten, steigt also in der Mitte des Oberlides bis auf 7 und 8 mm; im Unterlide geht sie über 4,5 mm nicht hinaus. Im Oberlide sind die Drüsen im allgemeinen schlank und verhältnismäßig locker gebaut, im Unterlide breiter mit enger zusammengedrängten Alveolen. Da sie in einfacher Schicht liegen und zugleich der gegenseitige Abstand der Drüsenkörper im Oberlid etwas geringer erscheint als im Unterlid, so ergibt sich für jenes eine größere Anzahl (27—30) als für dieses (20). Im ganzen verlaufen die Drüsen parallel und gegen den Lidrand senkrecht, doch sind diejenigen in der medialen

und lateralen Ecke der Lidplatte, gewöhnlich wenigstens, mit den Fundus-
enden gegen die Lidmitte abgelenkt. Außerdem sind nicht selten in dem mittleren
Abschnitte der Oberlidplatte kurze Drüsen zwischen die langen eingeschaltet,
wobei diese dann von den Seiten her wellig in die Lücke hineinbiegen; auch
hakenförmige Krümmungen der blinden Enden kommen hier vor. Eine stellenweise Zweischichtung kann an horizontalen Schnitten vorgetäuscht werden,
wenn bei der bisweilen zu beobachtenden Längsteilung einer Drüse die beiden
Hauptgänge sich nicht neben, sondern mehr hintereinander lagern. Im einzelnen
ist der Hauptgang nie ganz gestreckt, sondern infolge der ungleichen Größe
der ihn umgebenden eigenen Acini, manchmal auch durch das Herandrängen
der Nachbardrüse unregelmäßig gebogen; gelegentliche spindel- oder bläschen-
förmige Aufweitungen beruhen wohl auf vorübergehenden Secretstauungen.
Das Mündungsende des Ganges, das auf eine Länge von etwa 0,5—0,7 mm
keine Alveolen mehr trägt, ist in der Regel eng [90—110 μ (v. Ebner)], mit
querelliptischer Lichtung. Die Seitengänge treten unter spitzem Winkel lidrandwärts in den Hauptgang. Die Alveolen sind meist gelappt und mehr oder
weniger gekerbt, seltener einfach; ihr Durchmesser schwankt zwischen 90 und
220 μ (v. Ebner). Der Anschluß an den Seitengang geschieht entweder allmählich, trichterförmig, oder häufiger ganz unvermittelt, wobei der Gang etwas
in den Alveolus hineingestaucht erscheinen kann. Die Alveolen zeigen über
einer dünnen bindegewebigen Tunica propria einen nicht immer geschlossenen
Randbelag von niedrig cylindrischen oder platten, fettfreien Zellen; die Lichtung
ist völlig mit Talgzellen ausgefüllt, deren Zerfall aber erst im Seitengange
beginnt. Dieser besitzt ein dreischichtiges Epithel aus, auch in der Basalschicht,
platten Zellen. Im Hauptgange steigt die Zahl der Schichten auf vier, gegen
das Ende hin auf 6 mit cylindrischen Basalzellen. Im Mündungsabschnitt
ist Verhornung in geringem Grade bemerkbar.

Die Bezeichnung der Meibomschen Drüsen als Glandulae tarsales ist eigentlich nur
für den Menschen und die anthropoiden Affen anwendbar, aber auch, da nur bedingt, weil
auch noch andere Drüsen in den Lidplatten vorkommen können. Bei den niederen Affen
liegen sie schon teilweise außerhalb der Lidplatte und bestehen auch bei Säugern, denen
die Lidplatten fehlen. Vermißt werden sie bei den Wassersäugern [Stannius, Pütter
(1902)], bei Echidna, Dasypus, Manis (v. Eggeling) und beim Elefanten (H. Virchow). —
Meibomsche Drüsen zusammen mit Haaren sind beim Igel und Schnabeltier (v. Eggeling)
beobachtet. Darauf gründet sich die Annahme, daß die Meibomschen Drüsen ursprünglich
überhaupt Haarbalgdrüsen waren, an denen die Haare verloren gingen. Dann würde es
immerhin auffallen müssen, daß aus der Ontogenese keine vorübergehenden Andeutungen
eines solchen Zusammenhanges bekannt geworden sind. Benda (1893) hält zwar eine kleine
Mesodermwucherung am Ende der embryonalen Anlage der Meibomschen Drüsen für eine
rudimentare Haarpapille, bringt aber keinen Beweis für seine Ansicht. In Fällen von sog.
Distichiasis beim Menschen findet man an Stelle der Meibomschen Drüsen noch eine Reihe
von Wimpern [Kuhnt (1899), Brailey (1906)]. Nach v. Szily (1923) ist die Distichiasis
vera als echte, idiotypische, recessiv vererbliche Mißbildung aufzufassen. Sie entsteht
wohl dadurch, daß normale Anlagen Meibomscher Drüsen zu einem gewissen Zeitpunkt
eine andere Entwicklung einschlagen und Haare bilden, damit teilweise auf ein stammes-
geschichtlich älteres Verhalten zurücksinken. Die regelwidrige Wimpernreihe besitzt
die Merkmale unfertiger behaarter Meibomscher Drüsen, wie z. B. beim Igel. v. Szily
hält es nach den vergleichend anatomischen Befunden für wahrscheinlich, daß von der
typischen Meibomschen Drüse über die mit einem Haar versehene unfertige Meibomsche
Drüse bis zur gewöhnlichen Wimper mit ihren Anhangsdrüsen, die an Stelle einer Meibomschen Drüse liegt, alle Übergänge vorkommen. Er hat (1922) einen solchen Übergangsfall
modelliert mit einem Haar in einer Meibomschen Drüse von noch nicht der Hälfte der
normalen Länge, aber ohne Mollsche Drüse.

Beim Embryo werden die Drüsen später angelegt als die Wimpern mit deren
Talgdrüsen und Schweißdrüsen, sind aber am Ende des 3. Monats vorhanden
(Contino). Sie beginnen schon bei geringer Länge Talg zu erzeugen. Bis zur
Mitte des Fetallebens sind sie im oberen Lide nicht länger als im unteren und
stehen am nasalen Ende des Oberlides besonders dicht, vielleicht durch die

vorrückende Anlage des Tränenröhrchens zusammengedrängt. Diese dichtere Stellung findet sich noch beim reifen Fetus, gelegentlich auch beim Erwachsenen [Ask (1908)], doch beobachtet man bei diesem auch das Gegenteil (H. Virchow).

Die Oberlidplatte, *Tarsus superior,* ist aus dichten Bündeln faserigen Bindegewebes hergestellt und hebt sich dadurch deutlich von der Umgebung ab. Vorn und hinten schließen sich verticale Bündel zu einer Grenzschicht zusammen, von denen die hintere innig mit der Lidbindehaut verwächst, indem sie deren tiefere Blutgefäße noch ummantelt. Die vordere Grenzschicht dagegen geht mit der davorgelegenen centralen Bindegewebsschicht so gut wie gar keine engeren Beziehungen ein, erscheint glatt. Nur unten kommt eine breite Verbindung mit dem Cilienlager zustande, die aber nur gegen das laterale Ende der Lidplatte so innig wird, daß man von einer „Randausbreitung des Tarsus" (H. Virchow) sprechen kann. Zwischen den beiden Grenzplatten umflechten enggefügte sagittale, transversale und schräge Bündel die Tarsaldrüsen. Gegen den Lidrand herrschen verticale Bündel vor, die die Randbündel des M. orbicularis umgreifen und, in sagittaler Richtung ineinander übergehend, den unteren Abschluß der Lidplatte bilden, während transversale Faserzüge unter spitzwinkliger Durchkreuzung Öffnungen für den Durchtritt der Mündungsenden der Tarsaldrüsen freilassen. Gegen die Ecken wird das Gefüge der Lidplatten weniger dicht, sobald die Tarsaldrüsen kürzer werden und wegfallen. Die verticalfaserigen Grenzschichten sind kaum noch angedeutet; zwischen den immer noch dicken, stark durchkreuzten Faserbündeln bleiben zahlreiche, von verhältnismäßig weiten Blutgefäßen und kleinen Fettanhäufungen eingenommene Lücken. Fettläppchen finden sich auch im vorderen Abschnitte des orbitalen Randes der Lidplatte vor der A. marginalis, die in der ganzen Länge des Randes mit der Platte verbunden ist. Hinter dem Arterienbogen tritt die Hauptmasse der unter dem Einflusse des glatten M. capsulo-palpebralis (Mülleri) stehenden Bindegewebsfaserungen vertical in die Lidplatte. — Die Unterlidplatte, *Tarsus inferior,* zeigt eine vordere und hintere Grenzschicht aus verticalen Bündeln kaum andeutungsweise. Bei der dichten Lagerung der Alveolen der Tarsaldrüsen ist die Durchflechtung der Faserbündel hauptsächlich nur zwischen den Drüsen gut zu erkennen und geht ohne Grenze in das Bindegewebe des Cilienlagers über. Am orbitalen Rande der Platte setzen sich die die letzten Alveolen der Tarsaldrüsen umhüllenden Bündel unmittelbar in die Scheidewände eines zwischen Orbicularis und Bindehaut eingeschobenen, von starken Blutgefäßen durchzogenen Fettpolsters fort (Abb. 91).

Die Lidplatten sollen nach Bauer (1894) sehr reich an höchst feinen elastischen Fasern sein, die zwischen den Drüsen sagittal verlaufen; Contino findet dagegen nur spärliche oder gar keine Fasern. Der orbitale Rand der Oberlidplatte ist nach Moll (1857) hauptsächlich aus elastischem Gewebe hergestellt.

Die Entwicklung der Lidplatte fällt beim Menschen mit dem Beginne der abscheidenden Tätigkeit der Tarsaldrüsen zusammen (Ask), doch läßt sich daraus keine ursächliche Verknüpfung ableiten; denn wie es Säuger mit Meibomschen Drüsen ohne Tarsus gibt, so trifft man z. B. beim Schwein und bei niederen Affen (Macacus) beide nebeneinander, räumlich ganz getrennt [Argaud und Fallouey (1923)]. Man wird also folgerichtig auch nicht jede derbere bindegewebige Umhüllung der Meibomschen Drüsen als Tarsus bezeichnen dürfen.

Der **M. orbicularis oc.** weist in der P. palpebralis ganz außerordentliche Unterschiede in der Dicke der Muskelfasern auf: zwischen Fasern von 50 μ Durchmesser und solchen von 4—5 μ kommen in demselben Bündel alle Übergänge vor. Die Fasern unter 15 μ zeichnen sich durch ziemlich regelmäßig kreisförmigen Querschnitt aus. Es bleibt noch mit Hilfe einer vollständigen Sagittalschnittreihe durch ein Lid festzustellen, wie sich diese Fasern in ihrer ganzen Länge verhalten. Im *Oberlid* ist die Muskelplatte bis etwa in Höhe der Oberkante des Cilienlagers nur ungefähr 0,5 mm dick, da die durchschnittlich 1 mm breiten, flachen, an den Rändern mehr oder weniger zugeschärften Muskelbündel dachziegelig mit Abfall nach vorn übereinandergestaffelt sind, eine Wirkung der schräg zwischen den Bündeln zur Haut durchtretenden Sehnenbündel des M. levator palpebrae. Vor dem Cilienlager wird die Muskelplatte ziemlich unvermittelt dicker, die auf 1,5 mm verbreiterten Muskelbündel neigen sich stärker, parallel der Vorderfläche des Cilienlagers und schieben sich bis nahe an den Lidrand heran. Von da beginnt dann der *Lidrandabschnitt* des Orbicularis, der durch das Cilienlager rückwärts in den Tarsus bis hinter die Meibomschen Drüsen greift. Vor der Vorderfläche des Pars palpebralis zeigt der Sagittalschnitt in der Subcutis verstreute dünne und dünnste Bündelquerschnitte, vom Lidrand aufwärts rasch an Zahl abnehmend, aber einzeln auch noch in Höhe der Oberlidfurche vorhanden. — Im *Unterlid* ist die Platte der P. palpebralis dicker und nicht so fein aufgespalten wie im Oberlid; die Muskelbündel sind zwar auch durchschnittlich 1 mm breit, aber massiger und mehr horizontal übereinandergeschichtet. Nur beim Übergang in den Lidrandabschnitt drehen sie sich, wie im Oberlid, mit der Vorderkante allmählich bis fast um 90° lidrandwärts, d. h. bis sie parallel der hinteren Lidfläche stehen. Die vor der Palpebralisplatte in die Unterhaut vorgeschobenen dünnen Muskelbündel sind auch im Unterlide vorhanden.

Die Lagebeziehung der P. palpebralis zur Vorderfläche der Lidplatte ist in beiden Lidern verschieden insofern, als sich im Oberlide zwischen Muskel und Lidplatte die *centrale Bindegewebsschicht* (Schwalbe, prätarsale Schicht H. Virchow) einschiebt, die im Unterlide fast fehlt. Sie erstreckt sich nach oben hin bis an das Septum orbitale und geht weiterhin vor diesem in das retromusculare Bindegewebe der Deckfalte über; unten endet sie an der Vorderfläche des Cilienlagers. Sie enthält als vordere Abteilung die nach dem Durchbruche durch das Septum orbitale entlang der Hinterfläche der P. palpebralis herabstreichenden, vielfach von Blutgefäßen durchsetzten Sehnenfasern des Levator palpebrae sup., die nach und nach zwischen den Bündeln des Palpebralis in das Unterhautgewebe treten. Die hintere Abteilung besteht aus zartfaserigem, lockerem Bindegewebe, das im wesentlichen auch vertical geordnet ist; darin verlaufen noch etliche Blutgefäße, besonders entlang der Kante des Cilienlagers der Arcus arteriosus tarseus, und die größeren Nervenstämmchen. Im Unterlide befindet sich zwischen der Muskelplatte des Palpebralis und der schlecht abgegrenzten Vorderfläche der Lidplatte nur eine geringe Schicht lockeren Bindegewebes mit den Nerven und den teilweise in die Lidplatte hineingedrängten Blutgefäßen; die gelegentlich sehr starke A. marginalis zieht vor dem unteren Rande der Lidplatte entlang.

Der *Lidrandabschnitt des Orbicularis oc.*, P. marginalis mi. orbicularis (H. Virchow, M. ciliaris Riolani, M. tarsalis) ist nichts Selbständiges, wie schon aus der Beschreibung der makroskopischen Verhältnisse hervorging, sondern wird aus Bündeln der P. palpebralis hergestellt, denen sich die Bündel der P. lacrimalis zugesellen. Auf dem Sagittalschnitte gewinnt man den Eindruck, als ob die Platte der P. palpebralis sich entlang dem Lidrande nach hinten krümme, wobei, wie erwähnt, die Bündelquerschnitte sich allmählich senkrecht gegen den Lidrand richten. Der Abstand von der Fläche des Lidrandes beträgt durchschnittlich 0,25 mm. Im Oberlide kann man mit H. Virchow vier Abteilungen unterscheiden: Pars ciliaris, P. tarsalis ant., P. tars. post. und P. interglandularis. Die P. ciliaris besteht aus schwachen Bündeln, die aus dem präciliaren Abschnitte des Palpebralis oder aus der P. tarsalis ant. in das Cilienlager einbiegen, jeweils eine Strecke weit, meist zwischen den Hälsen der Wimperbälge verlaufen, um dann wieder nach vorn oder nach hinten auszutreten. So kommt es, daß man im Sagittalschnitte zuweilen quer oder schräg getroffene oder auch gar keine Bündel sieht. Die P. tarsalis ant. ist kräftig, liegt zwischen Cilienlager und Hauptgang der Tarsaldrüsen und erstreckt sich nach oben noch zwischen deren Alveolen bis zu einer Entfernung von etwa 1,5 mm vom Lidrand, ist also etwa 1,25 mm hoch. Zwischen den Gruppen der Wimperbälge drängt sich dieser Teil gelegentlich stark nach vorn. Die P. tarsalis post. ist schwächer, reicht aber um weniges (0,1—0,2 mm) höher hinauf, und wird hinten noch von der hinteren Grenzschicht der Lidplatte bedeckt. Beide tarsale Teile sind gegen den Lidrand von dünnen Bündeln gebildet, der hintere besteht auch oben aus solchen. Als P. interglandularis gelten Bündel, die zwischen den Tarsaldrüsen und deren Alveolen schräg von einem Tarsalteil in den anderen ziehen; sie wird, wie die P. ciliaris, im Sagittalschnitt oft vermißt. — Im Unterlid ist die Unterscheidung der vier Abteilungen schwieriger durchzuführen; die P. interglandularis läßt sich von den beiden Tarsalteilen kaum trennen, und ebenso bleibt es dem Gutdünken des Beschauers anheimgestellt, wie er die ganz besonders mächtige P. ciliaris begrenzen will. Das Cilienlager ist ja im Unterlide nur undeutlich abgesetzt. Nimmt man die erste Wimperreihe als Marke, so sieht man, daß der Lidteil des Orbicularis sich einfach geschlossen hinter den schwachen und kurzen Wimperbalg schiebt bis gegen die tief eingepflanzten, starken Bälge der 2.—4. Reihe. Zwischen diesen und den wieder kurzen, schwachen Bälgen der 5. Reihe liegt dann ein grobes Bündel, das ohne weiteres als P. ciliaris bezeichnet werden darf; es grenzt mit seinem hinteren Abschnitte breit an die P. tarsalis ant. und an die MEIBOMschen Drüsen. An der P. palpebralis ist in der Abb. 91 durch das Eindringen einer MOLLschen Drüse zwischen die groben Muskelbündel die Grenze des ciliaren Teils eben angedeutet. Die P. tarsalis ant. ist kräftig, keilförmig; die Basis des Keils breitet sich unter der Mitte des Lidrandes aus, die Keilkante schiebt sich zwischen Hinterfläche der abgesonderten P. ciliaris und die MEIBOMschen Drüsen. Die P. tarsalis post. ist schwächer, aber höher; ihre letzten dünnen Bündel erstrecken sich bis 1,75 mm vom Lidrand und sind nur durch eine ganz dünne Schicht Lidplattengewebes von der Bindehaut getrennt. Beide Tarsalteile werden an der Cutis des Lidrandes von dünnen Bündeln gebildet. Die dichtgelagerten kräftigen Bündel, die sich zwischen die Alveolen der MEIBOMschen Drüsen drängen und deshalb als P. interglandularis angesehen werden können, haben nur etwa die halbe Höhe der P. tarsalis post., in die sie ohne Grenze übergehen.

Im Bereiche des Tränensees, wo weder eine Lidplatte noch Wimpern vorhanden sind, beginnt eine P. marginalis des Orbicularis sich in der Umgebung der Ampullen der Tränenröhrchen zu sondern (Abb. 94). Medial dazu ist der transversale Teil des Tränenröhrchens rings von Muskelbündeln umgeben, besonders am vorderen und am vorderen oberen Umfang, am schwächsten hinten und hinten oben. Hier finden sich vorwiegend dünne und dünnste Bündel, die, wie wir bei der Beschreibung der makroskopischen Verhältnisse gesehen haben, der P. lacrimalis des Orbicularis angehören. Die längeren Durchmesser der gröberen Bündel stehen zur Längsachse des Röhrchens fast, aber nicht rein radial, entsprechend dem leicht schraubigen Verlaufe der Bündel. Medial zur Ampulle trennt sich von den hinten oben zum Röhrchen gelegenen Bündeln eine schwache Schicht ab, die an dem vorderen Umfange des senkrechten Abschnittes des Röhrchens vorüberzieht; sie erstreckt sich mit dünnen Bündeln bis in die Spitze der Tränenpapille. In dieser Gegend zeigen sich die ersten noch sehr schmächtigen Wimpernbälge und bereits verhältnismäßig große

Mollsche Drüsen; jene liegen vor der eben erwähnten Muskelschicht und die
Mollschen Drüsen drängen sich von hinten her so zwischen die groben vorderen
Muskelbündel ein, daß sie, wenn auch unvollkommen, eine ziemlich massige
P. ciliaris abgrenzen. Aus dieser gehen weiter lateral, sobald die erste Meibomsche Drüse und damit die Lidplatte auftritt, Bündel in deren hintere Schichten,
doch scheinen die dünnen, die Ampulle umgreifenden Muskelbündel in den
beides Partes tarsales immer die dem Lidrande nächsten zu bleiben.

Die Bündel der verschiedenen Abteilungen der P. marginalis des Orbicularis
werden von feinen elastischen Fasern umsponnen (Bauer). Über die Endigung
der Muskelfasern ist so gut wie nichts bekannt. Sofern Fasern den lateralen
Augenwinkel nicht erreichen, enden sie wahrscheinlich im Bindegewebe der

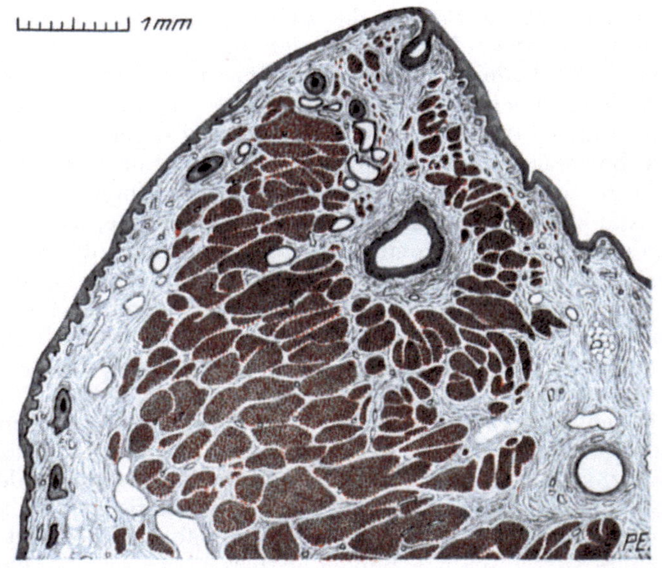

Abb. 94. Sagittalschnitt durch die Papilla lacrimalis des Unterlides eines 39jährigen Hingerichteten.
Der Schnitt streift den senkrechten Schenkel des Tränenröhrchens in der Gegend des Trichters
und trifft den von den Bündeln des M. orbicularis oc. umgebenen wagerechten Schenkel medial
zur Ampulle quer. Oben zwischen den Muskelbündeln ein paar quergetroffene kleine Cilienbälge
und eine Anzahl Durchschnitte von Glandulae ciliares. Rechts unten die A. palpebralis inf. medialis.
Etwas davor und links unten am Rande je ein weites zartwandiges Lymphgefäß.
(Präparat von Prof. Hett.)

Lidplatte (H. Virchow). Zur Cutis abirrende Bündelchen sind beim Menschen
selten, sollen aber bei Affen und Halbaffen öfter vorkommen. Bei den Anthropoiden ist der Lidrandabschnitt des Orbicularis schwächer als beim Menschen,
aber stärker als bei niederen Affen (Adachi).

Als Wirkung des Lidrandabschnittes des Orbicularis ist zunächst nur eine
Straffung und damit Versteifung des Lidrandes anzunehmen, wie sie beim
Zusammenpressen der Lider (Zukneifen des Auges) gebraucht wird, grundsätzlich nicht verschieden von der Wirkung des vor dem Cilienlager befindlichen dickeren Randabschnittes der P. palpebralis. Dabei ist ganz besonders
an den plötzlichen und heftigen Lidschluß zu denken, den man z. B. bei jungen
Kindern zu Beginn des Weinens beobachtet, und der aus der eben mit Tränen
gefüllten Lidspalte die ersten Tropfen wie Kugeln herausschleudert. Soweit
die Bündel sich um die Wimperbälge und die Meibomschen Drüsen herum-
legen, besteht die Möglichkeit einer Auspressung der Drüsenausführgänge als
Nebenwirkung; die Drüsenkörper der Wimperbalgdrüsen liegen teilweise, die

der MEIBOMschen Drüsen allermeist außerhalb des Wirkungsbereiches dieser Muskulatur.

Die **Bindehaut** verhält sich in ihrem feineren Bau in dem mit den Lidplatten verwachsenen Bezirke abweichend von den übrigen Abschnitten, so daß man die Conjunctiva tarsalis von der C. mobilis unterscheiden kann. Diese wiederum zerfällt in die C. palpebralis, C. bulbaris und Conjunctiva fornicalis; endlich läßt sich noch ein Ringstreifen der C. bulbaris als C. cornealis absondern (H. VIRCHOW).

Die *Conjunctiva tarsalis* ist an der Lidkante etwa 0,25 mm dick und nimmt gegen den orbitalen Rand der Lidplatte bis auf 0,35 mm zu. Sie zeigt in beiden Lidern im Anschluß an die hintere Lidkante auf eine Höhe von etwa 0,5—0,7 mm (*Randzone*, admarginale Zone H. VIRCHOW) durch das Epithel durchscheinende, senkrecht zur Lidkante gestellte, verhältnismäßig breite Leisten der Tunica propria mit undeutlichen Papillen. Darüber folgen im Oberlid erst kleine, dann allmählich größere runde Papillen, über die, wie über die Leisten, das Epithel glatt hinwegzieht. An diese mittlere Zone schließt sich ohne scharfe Abgrenzung eine obere, noch etwas über den orbitalen Rand der Lidplatte hinausreichende Zone. In ihr tritt eine nach oben zunehmende Zerklüftung der Bindehaut-oberfläche auf, indem zunächst kleine Grübchen und kurze Spalten, weiterhin längere, verzweigte und sich untereinander verbindende spaltförmige Rinnen die Schleimhaut in rundliche, vieleckige oder gelappte Felder (Plateaux) ver-schiedener Größe zerteilen. Diese schon bei Lupenbetrachtung erkennbare Modelung [der „Papillarkörper" von EBLE (1828), das Rinnensystem von STIEDA (1872)] ist es hauptsächlich, die der Lidbindehaut das sammetartige Aussehen verleiht, jedoch tragen auch die durch die glatte Epitheldecke durchscheinen-den Papillen dazu bei. Eine Regelmäßigkeit in der Anordnung der Rinnen ist nicht ersichtlich, wenn auch ein paar Rinnen ungefähr entlang dem oberen Rande der Lidplatte verlaufen. In dieser Gegend sind die Rinnen am tiefsten und können sich an ihrem Boden seitwärts verbreitern, so daß die Felder etwas unterschnitten werden. Gelegentlich kommen statt der spaltförmigen Unter-schneidungen kurze Röhrenbildungen vor. Nach H. VIRCHOW bestehen die Felder aus Gruppen von Papillen, über die das Epithel glatt hinwegzieht; von anderer Seite, so auch von GREEFF (1902) und NAKAGAWA (1903) wird das Vorhandensein von Papillen geleugnet. Offenbar kommen hierin weitgehende individuale Schwankungen vor: in den an die mittlere Zone anschließenden kleinen Feldern finde ich oft noch deutliche Papillen, weiter oben nur noch Andeutungen. Schwankend ist auch die Ausdehnung des Rinnengebietes gegen den Lidrand hin. Im äußersten Falle reichen die Felder bis auf 1,5 mm an den Lidrand heran [SATTLER (1877)], wobei an die Mitte des Lides zu denken ist, denn in den Eckbezirken der Lidplatte stößt die Felderzone unmittelbar an die Randzone. Im übrigen trifft man kurze, seichte, auch verzweigte Rinnen in der mittleren Zone manchmal bis weit gegen die Randzone hin. Die Bildung von Feldern beginnt gegen Ende des 5. Monats nach der Geburt [RÄHLMANN (1883)].

Am Unterlide ist die Rinnen- und Felderzone nicht vorhanden. Auf eine schmale mittlere Zone folgt, etwa von der halben Höhe der Lidplatte abwärts, ein Bindehautstreifen, in dem die Propria statt Papillen ein Netz von Leisten aufweist. Entsprechend den Netzmaschen senkt sich das Epithel zu kleinen Grübchen und „Epithelsäckchen", mehr oder weniger kugeligen Hohlräumen mit engem Zugang, in die Tiefe. Ihre Anzahl schwankt in weiten Grenzen.

Das Epithel der Randzone ist in der Nachbarschaft der Lidkante noch ein vielschichtiges Plattenepithel, wie auf dem Lidrande, aber ohne die Merkmale

der Epidermis, d. h. ohne Eleidinbildung und Verhornung, die beide genau
an der Lidkante aufhören. Allmählich nimmt dann die Anzahl der Zellschichten
ab, wobei die oberflächlichen Zellen höher werden. In der mittleren Zone des
Oberlides vermindert sich über den kleinen, niedrigen Papillen die Zahl der
Zellenlagen des Epithels weiter auf 2—3, zwischen den Papillen auf 4—5; die
oberflächlichen Zellen werden cubisch bis hochcylindrisch, die basalen cubisch
oder platt. Über den größeren Papillen gegen die Rinnenzone hin finden sich nur
noch 2 Lagen von Zellen, die basalen von cubischer, die oberflächlichen von
cylindrischer Gestalt; zwischen den Papillen senkt sich das Epithel tiefer, bis
zu 6 Zellhöhen ein. Ein Cuticularsaum an der freien Oberfläche der Cylinderzellen (Waldeyer, Tartuferi) ist nicht vorhanden, höchstens eine crustaartige
Verdichtung des Protoplasmas; dagegen sind die Oberflächen der Zellen durch
Kittleisten verbunden (H. Virchow). In der Rinnenzone ist das Epithel an
der Oberfläche der Felder ebenso wie an den Wänden der Rinnen zweischichtig,
basal cubisch, oberflächlich cylindrisch; dabei zeichnen sich die Cylinderzellen
in den Rinnen durch besondere Höhe und Schlankheit aus. Zwischen den
Cylinderzellen auf der Fläche der Felder finden sich manchmal kleine Inseln
cubischer Zellen.

Das Epithel der tarsalen Bindehaut des Oberlids enthält meist, aber keineswegs immer, Schleim(Becher)zellen in individual stark wechselnder Zahl;
niemals liegen sie in der basalen Zellschicht. Sofern sie bereits im oberen Teile
der Randzone vorkommen, sind sie klein und reichen von der Oberfläche durch
2—3 Zellschichten in die Tiefe. Ihre Längsachse ist gegen die Lidkante geneigt,
offenbar infolge desselben Druckes oder Schubes, der die Kerne der Epithelzellen dieser Gegend in der gleichen Richtung schräg stellt. Über den Papillen
der mittleren Zone können die Schleimzellen noch verhältnismäßig spärlich
sein und stehen dann einzeln oder in kleinen Gruppen. Ihr freies Ende bleibt
vielfach etwas gegen die allgemeine Epitheloberfläche zurück und öffnet sich
dann in ein flach schüsselförmiges Grübchen; ein solches kann auch einer ganzen
Gruppe gemeinsam sein, ist dabei aber oft stärker kegelförmig vertieft. In der
Rinnenzone finden sich Schleimzellen im Epithel sowohl der Felder als auch
der Rinnen bis auf deren Boden. Die Zellen besitzen eine feste, elastische Membran [Green (1894)], die die Weigertsche Elastinfärbung annimmt [Ishikuro
(1903)]; die Theca enthält Secretkörnchen oder homogenen Schleim, gelegentlich
auch ein Wabenwerk, dessen Wände sich färben, oder fädiges oder netzartiges
Protoplasma (H. Virchow). Die Tatsache, daß Schleimzellen manchmal ganz
fehlen, anderseits bei alten Personen und bei chronischen Bindehautkatarrhen
besonders zahlreich sind, ließ sie früher als krankhafte Erscheinung auffassen
[Reich (1874), Ciaccio (1874), Sattler (1877)]. Man trifft sie jedoch ebenso
in sicher normalen Bindehäuten, wenn wir auch nicht wissen, welcher Art der
Reiz ist, der gewöhnliche Epithel-(Cylinder-)zellen zur Umwandlung in Schleimzellen anregt. Contino (1908) fand Schleimzellen in der Bindehaut schon beim
Embryo von 86 mm.

Das Epithel der Conjunctiva tarsalis des Unterlides ist nirgends zweischichtig; jenseits der Randzone zeigt es 3 oder 4 Schichten. Im letzten
Falle sind die basalen Zellen cubisch, die oberflächlichen cylindrisch oder
conisch, indem die Zellen der zweiten Schicht sich mit einem schmalen Fortsatze
zwischen deren basale Enden schieben; die Zellen der 3. Schicht sind polyedrisch
(H. Virchow). Die Zahl der Schleimzellen ist erheblich größer als im Oberlid.
In der Randzone können sie, klein und ganz oberflächlich, schon unmittelbar
an der hinteren Lidkante beginnen; gelegentlich stehen sie im übrigen Tarsal-
gebiete so dicht, daß zwischen je zweien nur eine schmal zusammengepreßte
Epithelzelle an die Oberfläche gelangt. Die „Epithelsäckchen" (s. Abb. 91)

sind mit einer doppelten Zellage ausgekleidet; über cubischen oder platten Basalzellen stehen Cylinderzellen, an deren vorgewölbten Kuppen reichlich feine Tröpfchen hervorquellen, so daß die Säckchen offenbar Drüsen darstellen. H. VIRCHOW neigt zu der Annahme, die jetzt auch vielfach geteilt wird, daß überhaupt allen Cylinderzellen der Bindehaut secretorische Fähigkeit zukomme, die Bindehaut als „Flächendrüse" zu betrachten sei. Zwischen den Cylinderzellen der Epithelsäckchen trifft man vereinzelte Schleimzellen. Die Säckchen kommen in der Bindehaut auch über den Bereich der Lidplatte hinaus vor; sie treten schon im 7.—8. Fetalmonat auf [THEODOROFF (1895)]. Wanderzellen, kenntlich an dem wurstförmigen Kern, sind im Epithel der Conjunctiva tarsalis beider Lider nicht selten.

Das Bindegewebe der Conj. tarsalis läßt, wenn auch nicht immer klar, eine Tunica subconjunctiva und eine T. propria unterscheiden. Die Subconjunctiva, in der die größeren Gefäße im wesentlichen senkrecht gegen den Lidrand verlaufen, ist mit der Lidplatte verwachsen, aber weniger dicht als deren Gewebe, und im allgemeinen von geringer Mächtigkeit. Die Propria nimmt im Oberlide nach oben hin entsprechend der wachsenden Höhe der Papillen und Felder an Dicke zu; sie schließt gegen das Epithel mit einer feinfaserigen, dichten Basalschicht ab, ist aber sonst in der Rand- und im unteren Abschnitte der mittleren Zone lockerer als die Subconjunctiva. Im oberen Abschnitte der mittleren und in der Felderzone ist der Übergang zwischen beiden ganz unbestimmt. Schon in der Randzone beginnt unter der Basalschicht eine besondere Auflockerung der Propria nach Art des reticularen Bindegewebes, die nach oben hin allmählich mächtiger wird. In die Maschen dieses Gewebes lagern sich in wechselnder Menge kleine Zellen mit stark färbbaren Kernen ein, so daß man auf den ersten Blick den Eindruck einer lymphoiden Infiltration gewinnt. Es handelt sich jedoch nicht um Rundzellen, sondern um eckige, rundkernige Plasmazellen, zwischen denen allerdings auch spärliche Lymphzellen vorhanden sein können. Gegen die Grenze zwischen Felderzone und Conjunctiva mobilis palp. hört diese Infiltration allmählich auf. Lymphfollikelartige Anhäufungen von Rundzellen (Noduli lymphatici conjunctivales) trifft man auch in der gesunden Tarsalbindehaut des Oberlides in geringer Anzahl, in der Regel in der Felderzone (Abb. 90). Sie liegen ohne scharfe Abgrenzung dicht unter dem Epithel, das auch von Lymphzellen durchsetzt sein kann und an diesen Stellen immer frei von Schleimzellen ist. In der Jugend fehlen sie oder sind nur angedeutet [SCHMID (1871)].

Im Unterlide beschränkt sich die feste Verbindung zwischen Conjunctiva und Tarsus etwa auf dessen Lidrandhälfte, dann bildet das conjunctivale Bindegewebe eine an Dicke langsam zunehmende, verhältnismäßig lockere Schicht, worin Subconjunctiva und Propria höchstens nach der Größe der Blutgefäße unterschieden werden können. Die Infiltration mit Plasmazellen findet sich auch im Unterlid und erstreckt sich über den Bereich des Tarsus hinaus unter fortschreitender Verringerung bis in die fornicale Bindehaut.

Echte Drüsen sind in der Conj. tarsalis nur sehr spärlich vorhanden, wenn man nicht die zuerst von HENLE als blinddarmförmige Drüsen beschriebenen, röhrenförmigen Epitheleinsenkungen als solche auffassen will. Diese „Epithelröhren" (H. VIRCHOW, HENLESche Krypten oder Drüsen) sind einfache, senkrecht oder leicht schräg in die Propria eindringende Schläuche bis zu etwa 0,3 mm Länge mit rundem oder etwas abgeplattetem Querschnitt. Sie kommen nach BAUMGARTEN (1880) in beiden Lidern vor, auch noch über den Tarsus hinaus, und zwar am häufigsten in deren medialem, am seltensten im mittleren Drittel. Der gegenseitige Abstand beträgt etwa eine Röhrenbreite (HENLE, H. VIRCHOW). Das zweischichtige Epithel zeigt basal niedrige, oberflächlich cylindrische Zellen, wie die Rinnen und die Epithelsäckchen. Schleimzellen

zwischen den Cylinderzellen finden sich in sehr wechselnder, gelegentlich recht
großer Zahl. Gegenüber diesen in ihrer Bedeutung zweifelhaften Bildungen
kommen als wirkliche Drüsen nur die zuerst von v. Wolfring (1872) aufgefundenen *tarsalen Tränendrüsen* in Betracht. Sie gehören mit den in der
Conj. mobilis palpebralis und fornicalis in größerer Anzahl vorhandenen accessorischen Tränendrüsen (Henle) zusammen und zeigen den gleichen tubulosen
Bau wie die große Tränendrüse. Ihre Zahl wechselt, ist aber immer gering;
für das Oberlid stellte Terson (1892) in 80% der Fälle durchschnittlich drei,
im Unterlid in 33% nur eine Drüse fest. Sie liegen im orbitalen Randabschnitte
der Lidplatte entweder mehr oder weniger in der Nachbarschaft der Enden
der Meibomschen Drüsen oder auch zwischen deren Alveolen, im Oberlid
entlang dem ganzen Rande der Lidplatte, aber am seltensten medial [Alt (1900)],
im Unterlid hauptsächlich temporal. Ihre Gestalt ist platt linsen- oder kuchen-
förmig und in der Regel gelappt. Die Größe schwankt beträchtlich, doch kann
der Durchmesser 4 mm erreichen. Die Drüsenschläuche werden außerhalb
der concentrisch gefaserten Basalhaut von lockerem, mit Plasmazellen durch-
setztem Bindegewebe umgeben und sind mit einschichtigem Cylinderepithel
ausgekleidet; die runden Kerne halten sich im basalen Teile der dicht und fein
gekörnelten Zellen. Der kurze Ausführgang mündet senkrecht auf die Oberfläche
der Bindehaut; sein zweischichtiges Epithel hat basal platte, gegen die Lichtung
cylindrische Zellen. — Die embryonale Anlage der Drüsen fällt in das Ende
des dritten Monats [Contino (1909)].

Die *Conjunctiva mobilis* zeichnet sich gegenüber der unverschieblich auf den
Lidplatten festsitzenden Conj. tarsalis durch einen weit größeren Reichtum
an lockerem Bindegewebe aus, das stellenweise, besonders im fornicalen Abschnitt
und seiner Nachbarschaft, eine ausgiebige Verschiebung und Faltung zuläßt.
Eine ungefähre Abgrenzung nach der Tiefe hin stellen die von der Tenonschen
Kapsel aus sowohl in die Conj. palpebralis als in die Conj. bulbaris eindringenden, dichteren Bindegewebsblätter (s. S. 212) her, die aber weder bis an die
Lidplatten, noch bis an den Hornhautrand gelangen. Am Oberlid ist dann eine
Strecke weit die Hinterfläche des M. capsulo-palpebralis (Mülleri) die Grenze,
am Unterlide das dem orbitalen Rande der Lidplatte angeschlossene Fettpolster;
am Augapfel vereinigt sich das conjunctivale mit dem episcleralen Bindegewebe.
Die ständigen, im wesentlichen transversal verlaufenden Falten in der fornicalen und in den anstoßenden Abschnitten der palpebralen und bulbaren Bindehaut erhalten Abzweigungen aus den Blättern der Tenonschen Kapsel; außerdem ziehen kräftigere Bindegewebsbündel bogenförmig von Falte zu Falte,
besonders reichlich in der Gegend des Fornix; da biegen sie von der Conj. bulbi
zur Conj. palpebralis herüber und füllen den Winkel zwischen den beiden
Blättern der Tenonschen Kapsel aus, wobei sie sich teilweise mit diesen durchflechten (H. Virchow).

In der Conj. palpebralis des Oberlids nimmt das Epithel, das in der Felderzone der tarsalen Bindehaut nur zwei Schichten zeigte, rasch an Höhe, bis zu
sechs Schichten, zu; im Unterlid ist der Übergang ein allmählicher, da schon
in der Conj. tarsalis vierschichtiges Epithel vorhanden ist. Die oberflächliche
Schicht besteht aus Cylinderzellen. Dies Epithel setzt sich über die Conj.
fornicalis auf die Conj. bulbaris fort. Hier tritt vor dem Übergang in das
Epithel der Conj. cornealis, der oben etwa in der Mitte zwischen Fornix und
Hornhaut, unten nahe dem Fornix erfolgt, eine Veränderung ein insofern,
als die Zahl der Schichten durchschnittlich nur vier beträgt, das Epithel aber
durch Vergrößerung der Zellen der mittleren Lagen bis um ein Viertel dicker
wird als an anderen Stellen (H. Virchow). Schleimzellen, teils kurze, zwischen
den oberflächlichen Cylinderzellen, teils längere, die durch 2—3 Zellschichten

in die Tiefe reichen, finden sich in der ganzen Conj. mobilis, am reichlichsten im Unterlid. In der Conj. fornicalis trifft man Schleimzellen, die, in der Tiefe gelegen, mit der Oberfläche nur durch einen Gang zwischen Epithelzellen verbunden sind oder, wenn es sich um eine Gruppe handelt, in einen kugeligen, von Cylinderzellen umschlossenen Hohlraum mit engem Ausgange zur Oberfläche münden.

Die starke Auflockerung des Bindegewebes der Propria unter dem Epithel, wie sie in der Conj. tarsalis beschrieben wurde, besteht auch in der Conj. palpebralis und fornicalis; in der Conj. bulbaris ist die Propria ganz besonders locker und feinfaserig. Die Einlagerung plasmatischer oder lymphoider Zellen ist schon in der Conj. palpebralis ziemlich geringfügig und nimmt gegen die Conj. bulbaris immer mehr ab, so daß sie hier ganz fehlen kann.

Als *Conjunctiva cornealis* wird ein etwa 2 mm breiter Streifen der Conj. bulbaris unterschieden, der am Rande der Membrana terminalis ant. (Bowmani) der Hornhaut zugeschärft oder leicht gewulstet *(Limbus conjunctivae)* endet, d. h. in die Hornhaut übergeht. Das Epithel des Limbus gleicht eine Strecke weit dem der Hornhaut, nur zeigt es 6 Zellschichten statt 5. Dann werden die basalen Cylinderzellen zunächst schmäler und allmählich niedriger, cubisch. Die platten, oberflächlichen Zellen erscheinen dicker, an ihrer basalen Fläche gewölbt, so daß sie die darunter gelegenen eindellen, ein Bild, das sich in den folgenden Schichten wiederholt und den geraden Gegensatz zum Hornhautepithel darstellt (H. VIRCHOW). Dies Epithel setzt sich noch auf verhältnismäßig beträchtliche Entfernung auf die Conj. bulbaris fort, ehe die Zellen der oberflächlichen Schicht Cylinderform annehmen. HIWATARI (1921) traf bei Japanern in 2,5% im Limbusepithel eine Insel mit Cylinderepithel und einmal unter 14 Fällen eine Schleimhautinsel mit Becherzellen. — Unter dem Spaltlampenmikroskop wird an der Oberfläche der Conj. cornealis bis auf den Rand der Hornhaut die „Epithelbetauung" bemerkbar, feinste Tröpfchen von der Größe je einer Epithelzellenfläche [VOGT (1921)]. Ihre Bedeutung ist noch dunkel; jedenfalls wird man auch bei der Überzeugung, daß die Bindehaut im allgemeinen wie eine flächenhafte Drüse Flüssigkeit absondert (SCHIRMER, H. VIRCHOW), nicht ohne weiteres solche Stellen mit viellagigem Plattenepithel einbegreifen. — Schleimzellen kommen in den oberflächlichen Schichten nur spärlich vor, Wanderzellen in der basalen Zellschicht häufiger als im Hornhautepithel.

Das Bindegewebe der Conj. cornealis ist verhältnismäßig dichter als das der übrigen Conj. bulbaris und verschmilzt im Limbus untrennbar mit dem episcleralen Bindegewebe zu kräftigen Faserbündeln, die sich in allen Richtungen durchkreuzen und noch vor Erreichung der BOWMANschen Haut in die oberflächlichen Lagen der Hornhaut übergehen. Eine dichtere, feinfaserige Basalschicht unter dem Epithel weist gegen dieses ähnliche, nur weniger regelmäßige kleine Fortsätze auf, wie die BOWMANsche Haut (s. S. 45). Sie verlieren sich in der Conj. bulbaris mit der Basalschicht. Am oberen und unteren Umfange der Hornhaut bildet die Propria der Conj. cornealis in einer radialen Breite von 1—1,5 mm [CIACCIO (1873)] schmale, netzartig untereinander verbundene leistenartige Erhebungen, die zuerst von MANZ (1859) beschrieben wurden. Das Epithel macht die Erhebungen nicht mit, senkt sich aber in die durch sie entstandenen Fächer bis zu 13 Schichten Tiefe ein (H. VIRCHOW). Von dem Netze ziehen spitz oder breit endende Leisten radial gegen den Hornhautrand („MANZsche Leisten"). Im übrigen scheint die Ausbildung dieser Modelungen nicht unbeträchtlichen individualen Schwankungen zu unterliegen. H. VIRCHOW fand in einem Falle die Propria fast glatt, in einem anderen kein Netz, sondern fast um die ganze Hornhaut, mit Ausnahme je eines kleinen nasalen und temporalen Abschnittes, in einer bis 0,5 mm breiten Zone sehr feine, dichtstehende radiale Leisten, die sich gelegentlich gegen die Hornhaut hin teilten. Auch Hiwatari weist auf die invidual sehr ungleiche Ausbildung (bei Japanern) hin; bei einem Kinde vermißte er die Leisten ganz. Vogt nennt die radialen Leisten „Palisaden" und gibt nach seinen Untersuchungen am Lebenden als größte Breite der Zone im unteren Randbezirk 0,9 mm an; der gegenseitige Abstand der Palisaden beträgt 0,1—0,15 mm, ihre Dicke 0,03—0,05 mm. In der Regel führt jede Palisade eine kleine Arterie in das später zu besprechende Randnetz. — Elastische Fasern sind in der Conj. bulbaris und cornealis nach de Lieto Vollaro (1907) sehr zahlreich vorhanden und bilden außer einem die verschiedenen Höhen der Bindehaut durchziehenden Gerüste drei Geflechte: eines mit radialer Anordnung der Fasern, ein aus diesem durch Abbiegen und Verflechtung von Fasern entstandenes ringförmiges, dicht am Hornhautrand, und ein oberflächliches, aus dem Fasern in die Erhebungen der Propria aufsteigen. Dieser Reichtum an elastischen Fasern hält die Bindehaut des Augapfels bei allen Bewegungen glatt; anderseits klaffen bei der vorwiegend radialen Richtung der Fasern tangential zur Hornhaut stehende Wunden der Bindehaut stark. Im Alter nimmt die Zahl der elastischen Fasern durch teilweisen Zerfall ab, so daß die Bindehaut faltig werden kann.

Einfache röhrenförmige Einsenkungen des Epithels sind in der Conj. mobilis, außer am Übergange der Conj. tarsalis in die Conj. palpebralis, offenbar sehr selten. Henle fand sie in der Gegend des unteren Fornix, ich einmal ebenda im nasalen Abschnitt, Ciaccio in der Conj. cornealis, Calderaro (1908) in der Conj. bulbi.

Die von C. Krause (1842) zuerst als Glandulae mucosae beschriebenen *versprengten* („disseminierten") *Tränendrüsen* der Conj. mobilis [accessorische Tränendrüsen Henle, Krausesche Drüsen, Glandes sous-conjonctivales Sappey (1853)] kommen hauptsächlich am Oberlid entlang einer etwa dem Fornix entsprechenden, nasal gelegentlich in mehrere gespaltenen Linie [Terson (1893)], aber auch bis gegen den Tarsus herab in der vorderen und in der hinteren Wand des Bindehautsackes vor (H. Virchow), im Unterlide fast nur im temporalen Viertel in der Fornixgegend. Die Angaben über die Menge schwanken erheblich: W. Krause zählte im Oberlide bis 42, im allgemeinen 8—20 am Fornix sup., daneben eine wesentliche Anzahl im Übergangsgebiet, 2—6 im Unterlid, 1—4 in der Tränencarunkel, Ciaccio 11—18 im oberen, 2—4 im unteren Lid, Terson 8—30 im oberen, bis 4 im unteren Lid, bei alten Leuten durchschnittlich weniger. Zwischen mikroskopischer Kleinheit und 1,0 mm Durchmesser (Ciaccio) sind sie in allen Größen anzutreffen, im Mittel 0,4—0,5 mm (Terson); die kleinsten finden sich nasal [W. Krause, Béraud (1858)], nach Terson aber werden sie nasal wieder etwas größer. Während die kleinen Drüsen sich nahe dem Epithel der Bindehaut halten, liegen die größeren in der Regel tief. Der Drüsenkörper ist im Gegensatze zu der Lappung der tarsalen Tränendrüsen geschlossen, mit der Längsachse parallel zur Bindehautfläche gestellt (Terson, H. Virchow); der Ausführgang geht schräg-lidrandwärts durch die Bindehaut [Alt (1900)], ist zuweilen gewunden (Terson) und mündet entweder im Fornix oder auf der palpebralen Fläche (Ciaccio). Der Bau der Drüsen stimmt wie bei den tarsalen mit dem tubulosen der Haupttränendrüse überein; Ciaccio und Terson beobachteten Schleimzellen im Ausführgang. Drüsenschläuche und Ausführgang sind von einer geringen Menge lockeren Bindegewebes mit eingelagerten Plasmazellen umhüllt; eine besondere Kapsel fehlt. Ciaccio konnte Nerven bis an die Drüsenschläuche heran verfolgen. — Die erste Anlage tritt gegen Ende der 11. Woche beim Embryo von 170 mm auf; im 8. Fetalmonat ist die Drüse fertig (Contino). Die fornicalen Drüsen entwickeln sich früher als die tarsalen, im Oberlide früher als im Unterlid. Auch nach der Geburt werden noch Drüsen angelegt; diese büßen wohl ihre Fähigkeit, weiter zu wachsen, nie ein [Ask (1910)]. Nach Falchi (1905) sind in frühen Stadien die Anlagen der Tränen- und Krauseschen Drüsen von Lymphräumen umgeben, die später schwinden.

Die *Plica semilunaris* besitzt auf ihrer Bulbusfläche das gleiche sechsschichtige Epithel wie die angrenzende Conj. bulbaris. An der Kante der Falte vermehren sich die Zellschichten auf 8—10, wobei die basalen Zellen cylindrisch, die der mittleren Schichten spindelförmig gegen die Oberfläche gestreckt, die obersten Zellen oft kegel- bis cylinderförmig erscheinen. Auf der Lidfläche wird das Epithel wieder sechsschichtig mit cylindrischen Basalzellen. In der Furche gegen die Caruncula lacr. ist es zweischichtig mit cubischen und cylindrischen Oberflächenzellen wie in den Rinnen der Conj. tarsalis. Das Epithel der Plica ist außer der Höhe der Caruncula lacrim. die einzige Stelle der ganzen Bindehaut, wo öfter Mitosen gefunden werden. Mit Ausnahme der Furche gegen die Tränencarunkel zeigt die Plica ganz besonders auf ihrer Lidfläche und der Kante einen größeren Reichtum an Schleimzellen als die übrige Bindehaut. Neben oberflächlichen, einzeln oder in Gruppen stehenden, 2—3 Zellschichten hohen Zellen kommen tiefe einzeln, durch einen schmalen intraepithelialen Gang mit der Oberfläche verbunden und in Gruppen vor, die in einen gemeinsamen Gang münden. Diese Schleimzellenschläuche können bis an die basalen Zellen herabsteigen; sie sind am Eingange stets von gewöhnlichen cubischen Zellen eingefaßt (H. Virchow). Die bindegewebige Grundlage der Plica ist sehr gefäßreich und besteht aus vielfach überkreuzten Faserbündeln (Eversbusch), wird gegen die Oberfläche dichter, doch bleibt unter dem Epithel eine stark aufgelockerte Schicht mit einer geringen Einlagerung von Plasmazellen; H. Virchow erwähnt die Bildung unregelmäßiger niedriger Papillen. Der mehrfach beim Menschen festgestellte Knorpel der Plica ist elastisch, von einem starken Perichondrium umgeben [P. Bartels (1911)]; der Nickhautknorpel scheint dagegen in der Regel hyalin zu sein (H. Virchow, Zietzschmann). Soweit Muskulatur in der Plica beobachtet ist, handelt es sich um glatte Muskelzellen, die offenbar dem M. capsulo-palpebralis (Hesser) angehören; sie verlaufen etwa sagittal und können Beziehungen zu einem vorhandenen Knorpel eingehen [Giacomini (1892), Fleischer (1907)]. Quergestreifte Muskelfasern gelangen beim Menschen nicht in die Plica; bei Affen [Peters (1890)] und beim Orang (P. Bartels) treten aus der Orbita kommende quergestreifte Fasern an den Knorpel der Plica. Drüsen sind nur selten in der menschlichen Plica vorhanden und dann meist nur in der Einzahl. Ask (1908) bemerkt, daß sich in der zeitweise recht großen Plica des Embryo eine rudimentare Drüse zu entwickeln scheine. Contino (1909) fand bei 18 unter 19 Embryonen und Feten, öfter auch bei Erwachsenen in der oberen Hälfte der Plica nahe deren freiem Rande eine keulenförmige Drüse, die schon beim Embryo von 41 mm angelegt wird und beim Erwachsenen eine Länge von 1 mm erreichen kann. Sie mündet auf der Lidfläche der Plica; ihre Hohlräume sind mit Becherzellen ausgekleidet. Bei einem Buschmanne sah Giacomini (1887) außer vier kleinen Krauseschen Drüsen eine größere, die er als Hardersche Drüse deutet.

Von Affen zeigte nach H. Virchow ein Macacus rhesus auf der Bulbusfläche der Plica 10 kleine Einzeldrüsen; nach Peters kommen auch bei anderen Affen Krausesche Tränendrüsen im oberen Teile der Plica vor. Die Nickhaut der Säuger enthält die im Bau einer Tränendrüse entsprechende Nickhautdrüse [Wharton (1659)] und die tiefer gelegene, fettausscheidende Hardersche Drüse [Harder (1694)], die an der Bulbusfläche der Nickhaut mündet.

Die *Caruncula lacrimalis* läßt am Lebenden unter dem Spaltlampenmikroskop eine reichliche, kulissenartige Fältelung der Oberfläche erkennen (Koeppe). Das Epithel auf der Höhe der Carunkel ist nach H. Virchow verschieden von dem des Abhanges. Die Höhe bedeckt ein vielschichtiges Plattenepithel mit cylindrischen Basalzellen, das in den Tälern zwischen den niedrigen und unregelmäßigen Papillen der Propria bis zu 15 Schichten hoch wird und deutliche Intercellularbrücken aufweist. Eine Verhornung der oberflächlichen Zellen findet nicht statt außer im Vorraume der Haarbälge bis zur Mündung der Talgdrüse. Die basalen Zellen sind spärlich pigmentiert. Schleimzellen sind nur in geringer Menge vorhanden, einzeln oder in Gruppen, ähnlich wie auf der Plica semilunaris. Wanderzellen sind in diesem Epithel nicht häufig.

Bei manchen Säugern, z. B. beim Hund [Fey (1914)], ist das nasale Ende der Carunkel mit dem medialen Lidwinkel durch eine Brücke verbunden, über die verhornende Epidermis auf die Carunkel tritt. Peschel (1903) traf das gleiche Verhalten beiderseits bei einem Knaben. Eine geringe oberflächliche Verhornung besteht auch beim Macacus nemestrinus (H. Virchow).

Auf dem Abhange der Carunkel nimmt das Epithel die Merkmale des typischen Bindehautepithels an, die Zahl der Zellschichten sinkt auf 10 und darunter, die basalen Zellen sind cubisch, die oberflächlichen cylindrisch oder cubisch; Schleimzellen treten, einzeln oder in Gruppen, reichlich auf, und ebenso wächst die Menge der Wanderzellen.

Am Boden des Tränensees beim Übergange auf die Ufer ist das Epithel fünf- bis sechsschichtig mit basalen cubischen, oberflächlichen cylindrischen oder cubischen Zellen. Am Uferrande liegt vielschichtiges Plattenepithel über zahlreichen hohen Papillen, die aber in der Gegend der Tränenpapille aufhören.

Das Bindegewebe der Carunkel ist unter dem Epithel stark aufgelockert mit reichlicher Einlagerung auf der Höhe vorwiegend lymphoider, am Abhang plasmatischer Zellen. Fett in Läppchen ist ziemlich reichlich vorhanden. Glatte Arrectores pilorum fehlen; quergestreifte Muskelfasern trifft man als spärliche, bandartige Züge im lateralen unteren Abschnitte der Carunkel. Sie kommen von hinten her aus dem für das Unterlid bestimmten Abschnitte der P. lacrimalis des Orbicularis oc., verlaufen anfangs hinter, weiter lateral teilweise auch vor den Talgdrüsen und enden vielleicht im dichten Bindegewebe. In den Schweif der Carunkel scheinen auch Bündel aus dem Unterlid einzutreten (H. Virchow). Diese Fasern gelangen in die Carunkel, bevor sich deren Anlage vom Unterlid abschnürt [Contino (1909)]. Beim Schimpansen sah Virchow Muskelfasern an der nasalen Seite ziemlich dicht an der Oberfläche.

Von Drüsen enthält die Carunkel außer den mit bloßem Auge sichtbaren Talgdrüsen accessorische Tränendrüsen und Schweißdrüsen. Die Talgdrüsen sind im Verhältnis zu der Kleinheit der Haare mächtige Bildungen: sie erreichen eine Größe von 0,3—0,7 mm [Enslin (1905)]. Ihre Zahl beträgt durchschnittlich 13 (Ciaccio). Über die accessorischen Tränendrüsen schwanken die Angaben. W. Krause (1854), der sie in der Carunkel entdeckte, fand 1—4 von sehr verschiedener Größe, Ciaccio zuweilen, Contino häufig, Alt fast regelmäßig 1 oder 2; nach Cirincione sind sie ständig vorhanden, Terson sah sie nur einmal, Ask nie. Nach Contino sitzen sie in der Regel im unteren Ende der Carunkel, nach Alt nahe der unteren oder oberen Abdachung; sie münden auf der Carunkel oder auf der Plica semilunaris. — Die Schweißdrüsen der Carunkel entsprechen in ihrem Bau den Mollschen Drüsen des Lidrandes und münden, wie diese, in einen Haarbalg. Sie sind (nach H. Virchow) zuerst von Waldeyer erwähnt, aber offenbar nicht immer vorhanden. Denn während eine ganze Reihe älterer Forscher sie bestätigte, konnten andere dies nicht. In neuerer Zeit traf Alt gelegentlich 1 oder 2 im Centrum der Carunkel, Terson begegnete ihnen nur einmal und Contino bezeichnet sie als ziemlich selten auch bei Feten.

Soweit Säuger daraufhin untersucht sind (Haussäuger, Carnivoren), besitzen sie die genannten Drüsen ebenfalls, wenn auch in sehr wechselnder Ausbildung. So sind z. B. beim

Schweine die Talgdrüsen sehr klein, die Schweißdrüsen aber so zahlreich, daß fast die ganze Carunkel aus ihnen besteht [Szakall (1900)]. Die beim Hunde bisher als accessorische Tränendrüse beschriebene Drüse (Zietzschmann, Szakall) ist nach Fey vielleicht eine Drüse ganz eigener Art ("Carunkeldrüse"). Ihre Zellen ähneln, bis auf das Fehlen intercellularer Secretcapillaren, gewöhnlich denen einer serosen Drüse, geben aber zuweilen eine schwache, ausnahmsweise eine volle Schleimreaction.

Die erste Anlage von Haarbälgen auf der menschlichen Carunkel tritt beim Embryo von 58 mm auf, die der Haarpapillen bei 72 mm, der Talgdrüsen bei 125 mm, der Mollschen und Krauseschen Drüsen bei 210 mm [Contino (1909)].

Außer in der Carunkel zeigt die Bindehaut Fett nur hie und da in Form kleiner Gruppen von Fettzellen; die tarsale Bindehaut ist ganz frei davon.

Pigment kommt in der Bindehaut des Europäers nur in geringer, makroskopisch nicht merkbarer Menge in den basalen Zellen des Epithels der Conj. bulbi in der Umgebung der Hornhaut und auf der Höhe der Carunkel vor. Das epitheliale Pigment in der Nähe des Hornhautrandes findet sich vornehmlich im Bereiche der Lidspalte in Gestalt mehr oder weniger großer Inseln, meist dreieckig mit der Basis gegen den Limbus (Koeppe). Bei farbigen Rassen ist in unmittelbarer Umgebung der Hornhaut, beim Neger noch ziemlich weit in die Conj. bulbi hinein, das epitheliale Pigment noch reichlich, gelbbraun bis dunkelbraun; beim Neger steigt es bis in die obersten Epithelschichten, auch an der Lidkante [Hauschild (1909)]; bei Chinesen und Indern trifft man überall Pigment in kleinen Mengen in den Basalschichten, auch vielleicht im Fornix [E. Fischer (1905)]. Auch die Indianer haben pigmentierte Conjunctiva und Limbus [Bietti (1898)]. Bei Javanen zeigt die Bindehaut im allgemeinen einen Stich ins Braune; sehr häufig sind auch unregelmäßige, braunschwarze Flecke (Naevi pigmentosi), meist am Rande der Hornhaut, oft einen kleinen Bogen bildend. Bei älteren Leuten, die viel im Freien arbeiten, werden diese Flecke so groß und zahlreich, daß sie das Weiße im Auge größtenteils verdecken; sie finden sich meist an den dem Licht ausgesetzten Stellen, bei Entzündungen aber auch in der vom Licht abgewandten tarsalen Bindehaut [Steiner (1907)]. Dagegen ist die bei Japanern ständige Pigmentierung des Epithels [Redslob (1922)] an den von den Lidern bedeckten Teilen stärker als im Bereiche der Lidspalte; bisweilen dringt sie bis in die angrenzenden Teile der Hornhaut vor. Die Propria enthält stets Chromatophoren (Hiwatari). Pigmentzellen im Bindegewebe fand Coppez beim Neger im Lidrande bis an den Orbicularis heran; nach Krause (1905) sind auch beim Europäer im Bindegewebe der Conjunctiva am Hornhautrande Pigmentzellen vorhanden, in der Regel farblos, aber durch alle Übergänge mit gefärbten Pigmentzellen verbunden. Sie treten besonders im höheren Alter auf, am häufigsten am Rande der Sclerallöcher als Ringe um die ein- und austretenden Blutgefäße, aber auch in Begleitung der Blutgefäße sowohl in der Bindehaut als in der Episclera. Dabei bleiben die circumvasalen Lymphscheiden (s. S. 283) frei; das Pigment liegt außerdem immer in einer Schicht, entsprechend der Ebene der Gefäßmaschen, also an den Seiten der Gefäße, ohne sie zu umkreisen (Koeppe, Vogt) (s. a. Schick, Bindehauterkrankungen Bd. IV des Handbuches).

Über die Lebensdauer und den Ersatz des Bindehautepithels ist nichts bekannt; die Abnutzung ist wahrscheinlich nur gering, wenn auch Lafon (1910) berichtet, daß das normale Bindehautsecret neben spärlichen neutrophilen, polynuclearen Leucocyten platte Epithelzellen enthalte. Auch von dem Schicksale der Schleimzellen wissen wir nichts. Die reticulare Auflockerung der Propria unter dem Epithel mit Einlagerung von Plasma- oder Lymphzellen fehlt bei den Neugeborenen noch [Axenfeld (1898)], erst vom 3. Lebensmonat ab trifft man Infiltration und Lymphknötchen, besonders in der oberen Übergangsfalte [SOLOVCOV (1923)].

Die **Blutzufuhr** zu den Lidern und zur Bindehaut wird im wesentlichen von Ästen der A. ophthalmica übernommen, deren Verzweigungen untereinander und mit Zweigen der der Augengegend benachbarten *Arterien*gebiete Verbindungen eingehen. Für die Lider kommen die Aa. dorsalis nasi, frontalis, supraorbitalis und lacrimalis aus der Ophthalmica, der Ramus zygomatico-orbitalis der A. temporalis superfic., die Aa. infraorbitalis, angularis, gelegentlich auch die A. transversa faciei in Betracht. Die Aa. lacrimalis und frontalis geben in der Nähe des lateralen und medialen Augenwinkels je eine A. palpebralis ab. Diese teilen sich alsbald in eine *A. palpebralis sup.* und *A. palpebr. inf. lateralis* und *medialis,* die hinter dem M. orbicularis oc., vor der Lidplatte einander entgegenstreben. Die A. palpebralis medialis tritt entweder ganz oder nur mit dem unteren Aste unterhalb des vorderen Schenkels des medialen Lidbandes hervor. Im Unterlide vereinigen sie sich zu dem einfachen *Arcus tarseus inf.,* der etwa 3 mm von dem Lidrande entfernt liegt. Im Oberlide zerfällt in der Regel jede A. palpebr. sup. in zwei Äste, einen oberen und einen unteren. Die unteren Äste bilden entlang der oberen Kante des Cilienlagers, etwa 2,5 mm über dem Lidrande, den *Arcus tarseus sup.* [untere Randarterie FUCHS (1878), Arc. tars. sup. internus LANGER (1878)]; der aus der Vereinigung der oberen Äste entstandene Bogen zieht entlang dem orbitalen Rande der Lidplatte, vor der Anheftung der Pars sup. des M. capsulo-palpebralis, als *A. marginalis sup.* (obere Randarterie FUCHS, Arc. tars. sup. externus LANGER). Eine entsprechende Randarterie fehlt im Unterlid als ständiges Gefäß, ist aber häufig durch Zweige der Aa. infraorbitalis und zygomatico-orbitalis oder transversa faciei angedeutet, kann auch manchmal stärker als der Arcus sein (Abb. 91).

Im *Oberlide* senden der Arcus tarseus und die obere Randarterie Ästchen nach vorn an den Orbicularis und durch ihn zur Haut, ferner einander entgegen zur Bildung eines Netzes auf der vorderen Fläche der Lidplatte, von dem aus Zweige in diese eindringen und die Tarsaldrüsen mit Capillaren umspinnen. Der Arcus versorgt mit absteigenden Ästchen das Cilienlager und den Lidrand, gibt aber außerdem entlang dem Lidrand und durch den unteren Teil der Lidplatte *Rami perforantes inferiores* (FUCHS) zum unteren Teile der Conj. tarsalis (Rami conjunctivales intt. LANGER); sie bilden hier oberhalb der hinteren Lidkante in mehreren Reihen übereinander gelegene, sehr lange Capillarschlingen, den „Randschlingensaum der Bindehaut" (FUCHS). Nach oben steht dieses System mit den Verzweigungen der *Rami perforantes supp.* (FUCHS, Rr. conjunctivales supp. LANGER) in Verbindung, die, 5—8 an Zahl, aus der oberen Randarterie durch die Sehne der P. superior des M. capsulo-palpebralis in die Conj. tarsalis gelangen. Auf diese Weise wird die Conj. tarsalis außerordentlich reich und dicht mit Blutgefäßen versehen; unter dem Spaltlampenmikroskop erkennt man auch am Lebenden 2—3 Gefäßnetze übereinander [KOEPPE (1920)]. Wenn trotzdem die Farbe der normalen, ungereizten Bindehaut dieser Gegend nur blaßrot ist, so läßt sich wohl annehmen, daß die Gefäße in der Regel nicht prall gefüllt sind (H. VIRCHOW). Die Capillaren zeichnen sich durch Weite und eigentümliche Ausbuchtungen aus (LANGER). Sie liegen dicht unter dem Epithel und drängen sich häufig mit der bindegewebigen Basalschicht der Propria so tief in dieses hinein, daß sie von ihm bis über die Hälfte des Umfanges umschlossen erscheinen. In die Lidplatte und an die Tarsaldrüsen treten von der Bindehaut her nur spärliche Zweige. Die Felder der Conj. tarsalis und die großen Papillen der Conj. palpebralis zeigen nach KOEPPE unter dem Spaltlampenmikroskop eine besondere Anordnung der Gefäße: eine oder mehrere präcapillare Arterien leiten und vereinigen sich in der Breite des Feldes oder der Papille zu einem einfachen oder mehrfachen Kranze, gelegentlich mit querdurchlaufenden Capillaren, aus dem sich die Venenwürzelchen sammeln. Gegen den Fornix werden diese Kränze oder Knäuel umfangreicher und dichter, Wundernetzen sehr ähnlich.

Die *Venen* sind viel zahlreicher und weiter als die Arterien, und die größeren Stämmchen schimmern durch die Haut und die Bindehaut hindurch. Außer auf der Vorderfläche der Lidplatte verlaufen sie im allgemeinen nicht mit den Arterien. Vorn, etwas oberhalb des Lidrandes, entsteht aus zarten Wurzeln eine Anzahl aufwärts ziehender Stämmchen, die 3—5 mm oberhalb des Lidrandes vor dem Orbicularis oc. zu einem groben Netze zusammenfließen. Die aus diesen abführenden Venen wenden sich im lateralen Abschnitte des Lides über die Vorderfläche des Orbicularis zu den oberflächlichen Schläfenvenen; im mittleren und medialen Lidabschnitte durchbohren sie den Orbicularis und begeben sich zu dem großen Venenbogen, der über dem Supraorbitalrande

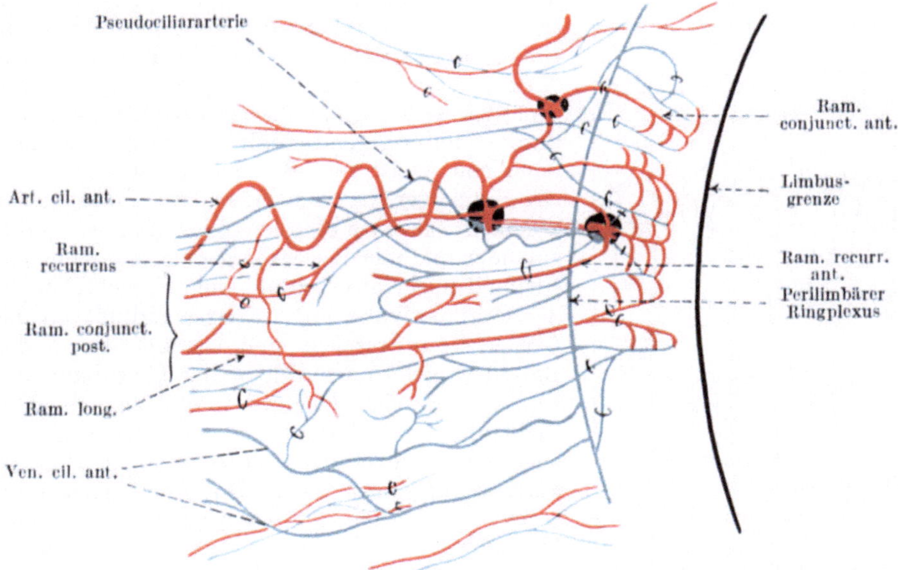

Abb. 95. Schema der Blutgefäße der Conjunctiva bulbaris und cornealis. (Aus Koeppe.) Durch kleine elliptische Marken ist der Übertritt der Gefäße aus der Episclera in die Conjunctiva angedeutet.

die V. angularis mit der V. temporalis verbindet. Diese Venen nehmen das Blut aus dem Gebiete des Arcus tarseus auf, also aus dem Orbicularis, dem Cilienlager, der Lidplatte mit den Tarsaldrüsen und aus dem unteren Teile der Conj. tarsalis. Die aus den Papillen der hinteren Lidkante kommenden Stämmchen verlaufen erst eine Strecke weit senkrecht zur Lidkante und einander parallel, ehe sie nach vorn umbiegen und durch die Lidplatte gehen (Langer). Aus dem Gebiete der oberen Randarterie, also aus dem oberen Abschnitte der Conj. tarsalis und aus der Conj. palpebralis sammeln sich die Venen in einem groben Netze zwischen der P. sup. des M. capsulo-palpebralis und der Sehne des Levator palp., aus dem das Blut rückwärts in die Venen des Levator und des Rectus oc. sup., demnach in das Gebiet der V. ophthalmica abfließt.

Im *Unterlide* versorgt der Arcus tarseus den Lidrand, die Vorderfläche der Lidplatte und die Tarsaldrüsen, teilweise auch den Orbicularis; zur Conj. tarsalis durch die Lidplatte dringende Ästchen sind in der Regel spärlich oder fehlen ganz. Zur Haut und der Hauptmasse des Orbicularis treten Äste der benachbarten Gesichtsarterien. Die Conj. tarsalis ist, wie im Oberlid, sehr gefäßreich und erhält ihr Blut bei fehlender oder unvollkommen ausgebildeter Randarterie durch Zweige der Arterie des M. rectus oc. inferior (Fuchs). Aus den starken Venennetzen wird das Blut in der Hauptsache den Gesichtsvenen zugeführt.

Die Gefäße der *Conj. bulbaris* hat Koeppe am Lebenden mit dem Spaltlampenmikroskop eingehend untersucht; die Arterien stammen aus den Aa. conjunctivales postt. und für einen verhältnismäßig schmalen Bezirk um die Hornhaut aus den Aa. conj. anteriores (Abb. 95). — 1. In der Gegend des medialen und lateralen Augenwinkels kommen aus der Anastomose zwischen den Aa. ophthalmica und angularis einerseits, zwischen den Aa. lacrimalis und zygomatico-orbitalis anderseits je 4—6 verhältnismäßig kräftige *Aa. conjunctivales postt.*, treten von oben und unten in die Conj. bulbaris ein und ziehen mehr gegen den oberen und unteren Rand der Hornhaut. Sie geben oberflächlich feine Zweige in die Bindehaut der Umgebung des Augenwinkels und ganz feine Zweige in die Episclera. Präcapillare und capillare Anastomosen bilden ein ringförmiges Arteriennetz um die Hornhaut. Die Anastomosen verlaufen teils episcleral, teils conjunctival, teils auch an der Grenze. Die obere und untere Limbusgegend erhält bisweilen auch oberflächliche, meist verhältnismäßig schwache Arterien, die geradenwegs aus dem Fornixgebiet kommen; sie anastomosieren hie und da untereinander und mit den vorhergenannten (Abb. 96). Vielfach erscheint ein Ram. longus (auch 2 und 3) der Conjunctivales postt., der geradlinig an der Grenze von Episclera und Conjunctiva in das Randnetz geht oder sich in der Umgebung des Limbus verzweigt. Er gibt oft feine Ästchen, auch rückläufig, zur Anastomose mit einzelnen Ästchen oder rückläufigen Verzweigungen der Aa. ciliares anteriores. — 2. Die *Aa. ciliares antt.* treten aus den Sehnen der Augenmuskeln ziemlich dicht über der Sclera aus, halten sich im wesentlichen in der Episclera und verschwinden dann 2—3 mm vom Hornhautrande durch Löcher in der Sclera in die Tiefe. Gegenüber den Aa. con-

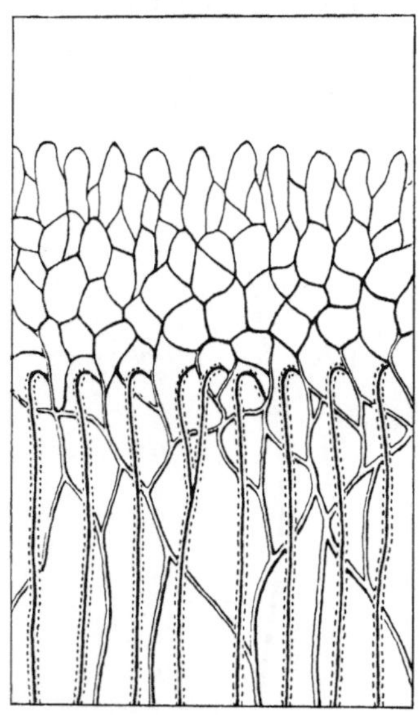

Abb. 96. Blutgefäße der Conjunctiva bulbaris und cornealis, schematisch. (Nach Vogt.) Arterien (Aa. conjunctivales post.) und Venen der Palisadenzone, Randnetz der Hornhaut. Die circumvasalen Lymphscheiden der Arterien punktiert.

junctivales postt. zeichnen sie sich durch stärkere Schlängelung aus. Sie teilen sich, meist dichotomisch, entweder gleich bei dem Austritt aus den Sehnen oder auf halbem Wege zum Scleralloch und schicken einen mehr oder weniger geschlängelten Ast zur Verbindung mit der benachbarten Arterie, manchmal im Scleralloch. Bei Fehlen oder mangelhafter Ausbildung einer A. ciliaris ant. sind oft die Nachbarn stärker. Nicht selten findet bis kurz vor dem Scleralloche keine Abgabe von Ästen statt, anderseits trifft man rückläufige, meist gestreckte Ästchen, die mit solchen der Aa. conj. postt. anastomosieren. Häufig entspringt kurz vor dem Scleralloch ein Ram. recurrens, der sich mehr oder weniger geradlinig lidwinkelwärts an Episclera und Sclera begibt und sich präcapillar mit entsprechenden Ästen der Aa. conj. postt. verbinden kann. Ihm gegenüber zieht oft ein viel zarterer *Ram. conjunctivalis ant.* (auch mehrfach) hornhautwärts und gewöhnlich oberflächlich in das Randnetz. In der Regel aber verschwindet die Arterie in dem Scleralloch. Dann kommt etwa in der Mitte zwischen diesem und dem Limbus aus einem engeren, vorderen ciliaren Scleralloch eine feine Arterie heraus, um in das Randnetz zu gehen. Die Zahl dieser vorderen Sclerallöcher ist 2—3 mal so groß wie die der hinteren. Die Arterien verlaufen offenbar vom Stamme aus eine Strecke weit intrascleral. Auch von ihnen wendet sich oft gleich nach dem Austritte ein feiner Ram. recurrens zu der Gegend zwischen den hinteren Sclerallöchern, der mit Zweigen der Aa. conjunctivales postt. anastomosiert. Im Alter macht sich eine stärkere Schlängelung der Arterie bemerkbar.

Nach H. Virchow bilden in der Conj. cornealis die aus der Conj. bulbaris und aus der Episclera stammenden Arterien nahe dem Limbus durch reichliche Anastomosen je ein feines arteriales „Randnetz" mit unregelmäßigen Maschen, das 0,9—1,0 mm breit ist und die Palisadenzone (s. o. S. 276) um 0,3—0,4 mm hornhautwärts überragt (Vogt). Beide dicht übereinanderliegende Netze vereinigen sich erst im äußersten Saume des Limbus in capillaren, in einer Breite von 0,2—0,3 mm (Vogt) bis unter das Epithel am Rande der Bowmanschen Haut vorstoßenden „Randschlingen". Aus der Schilderung von Koeppe entnehme ich, daß die von H. Virchow betonte Trennung des conjunctivalen und episcleralen Arteriensystems sich auf den oberen und unteren Abschnitt des Limbus (die Palisadenzone) beschränkt. Nach Krückmann (1927) enthält das Randnetz nur wenige Arteriolen, aber viele Venolen (richtiger Venulen) capillaren Charakters, die jedoch selten voneinander zu unterscheiden sind. Anastomosen zwischen den Endschlingen sollen stets als krankhaft anzusehen sein.

Unter normalen Verhältnissen ist am Lebenden von diesen Gefäßen mit bloßem Auge nichts zu sehen. Mit dem Spaltlampenmikroskop erkennt man, daß sie fast ganz blutleer sind. Im Alter wird das ganze Randnetz um ein Drittel, selbst um die Hälfte schmäler durch Verschluß eines Teils der Endmaschen (Vogt). Sogenannte circumvasale Lymphscheiden an den Gefäßen dieser Gegend werden sowohl von Koeppe als von Vogt erwähnt; sie sind nicht immer deutlich, am ehesten an den Venen festzustellen, wo ihre Dicke bis ein Viertel des Gefäßdurchmessers betragen kann. Nach Koeppe finden sie sich übrigens allgemein an den Gefäßen der Bindehaut.

Der Abfluß des Blutes aus der Conj. bulbaris geschieht teils durch die Vv. conjunctivales postt., teils durch die Vv. ciliares antt., auf beiden Wegen zur Vena ophthalmica. Die *Vv. conjunctivales postt.* entstehen aus einem teils oberflächlichen, teils episcleral gelegenen Netzwerke verhältnismäßig schwacher Gefäße, das auch mit den Ciliarvenen und dem circumcornealen Netze Verbindungen eingeht. Die zu dem Gebiete der Aa. ciliares antt. gehörenden Venen bilden gelegentlich etwa zwischen den vorderen und hinteren Sclerallöchern einen annähernd ringförmig die Hornhaut umziehenden Kanal oder ein Geflecht aus verschieden starken Gefäßen, das Zuflüsse aus der Conj. bulbi, die Vv. conjunctiv. antt., aus dem Randnetz und die aus den Sclerallöchern austretenden Venen aufnimmt und sein Blut teils conjunctival und episcleral in die Vv. conjunctivales postt. am Lidwinkel, teils in die tiefergelegenen Venen um die A. ciliares antt. schickt. Die *Vv. ciliares antt.* kommen ein- oder mehrfach neben den Arterien aus den hinteren Sclerallöchern; sie ziehen teils nach dem Lidwinkel, um in die Vv. conjunctivales postt. zu münden, teils an den Arterien entlang in die Muskelsehnen. Am Austritt aus dem Scleralloche stehen sie mit den Vv. episclerales und dadurch weiterhin mit den Vv. vorticosae in Verbindung. Nicht selten sind Fälle, in denen dem Verlaufe der Ciliararterien entsprechende Venen fehlen und die aus den vorderen Sclerallöchern hervortauchenden Venen in das Ringgeflecht münden (Koeppe). — Kraupa (1927) beobachtete nicht allzu selten als angeborene Atypie episclerale starke Venenschlingen, die aus dem Gewebe des lateralen Lidbandes(?) im temporalen Augenwinkel triangelförmig vorsprangen und dahin zurückkehrten; sie lagen in der Subconjunctiva, erstreckten sich mehr oder weniger weit gegen den

Hornhautrand und gingen nur unwesentliche Verbindungen mit den Gefäßen des Bulbus und der Episclera ein.

Die Caruncula lacrimalis und die Plica semilunaris werden durch Zweige der A. palpebralis medialis versorgt, die diese vor ihrem Eintritt in das Lid abgibt. Die Venen gehen in die Vv. conjunctivales postt. mediales.

Die **Lymphgefäße** *der Lider* und *der Bindehaut* sind teils durch Einstich-injectionen an der Leiche [Teichmann (1861), Fuchs (1878), Grunert (1901), Most (1905), Bartels (1909)], teils mit Hilfe des Spaltlampenmikroskops am Lebenden [Koeppe (1920)] genauer erforscht. Im Oberlide bestehen drei Lymphgefäßnetze, das cutane, das prätarsale und das conjunctivale. Das letztgenannte zeigt die höchste Ausbildung mit den engsten Maschen entlang dem orbitalen Rande der Lidplatte, wobei sich die Lymphgefäße in mehrere Schichten übereinander ordnen. Die eigentliche Conj. tarsalis durchzieht bis etwa 2 mm oberhalb des Lidrandes ein weitmaschiges Netz verschieden starker Gefäße, von denen die größeren teilweise dicht unter dem Epithel liegen. Dies Netz nimmt aus der Lidplatte sehr feine Lymphgefäße auf, die dort die Tarsaldrüsen mit weiten Maschen umspinnen, aber auch durch die Lidplatte nach vorn mit dem prätarsalen Netze zusammenhangen. Gegen den Lidrand hin wird das conjunctivale Netz wieder dichter mit parallel zur hinteren Lidkante gerichteten Maschen; von diesem Abschnitte gehen stärkere Stämmchen entlang den Rami perforantes inff. der Blutgefäße durch die Lidplatte in das prätarsale Netz, andere am Lidrande nach vorn in das Hautnetz. Das prätarsale Netz ist sehr weitläufig, seine spärlichen Gefäße sammeln sich am orbitalen Rande der Lidplatte, anastomosieren aber auch durch den Orbicularis oc. mit dem Hautnetze. Die prätarsalen und cutanen Lymphgefäße besitzen Klappen, die conjunctivalen nach Fuchs nicht, was jedoch Merkel bezweifelt. Im Unterlide verhalten sich die Lymphgefäße ähnlich, doch fehlen stärkere, die Lidplatte durchsetzende Stämmchen, so daß Beziehungen zwischen conjunctivalem und prätarsalem Netze nur durch die Gefäße um die Tarsaldrüsen hergestellt werden. Nach Fuchs gelingt es bisweilen, durch Einstich in die Tarsaldrüsen schalenförmige Räume zwischen dem Drüsenepithel und der Basalmembran zu füllen, die mit den umspinnenden Lymphcapillaren in Verbindung stehen sollen, demnach als Lymphräume aufzufassen wären. Ich sehe in ihnen ebenso, wie in ihrem Zusammenhange mit den Lymphcapillaren nur Gewalterzeugnisse, deren Zustandekommen nicht verwunderlich ist, wenn man sich vergegenwärtigt, daß die Drüsenalveolen ganz von Zellen ausgefüllt sind und die der zarten Basalmembran außen anliegenden Lymphcapillaren nur eine äußerst dünne Endothelwand besitzen.

In der Conj. bulbaris wurden Lymphgefäße zuerst von F. Arnold nachgewiesen, beim Menschen durch Teichmann genauer untersucht. In der Conj. cornealis liegt ein zierliches Capillarnetz von etwa 1 mm Breite rings auf dem Rande der Hornhaut (Circulus lymphaticus). Gegen die Hornhaut zeigt es geschlossene Schlingen, peripher geht es meist einfach, seltener durch Vermittlung eines etwa 22 μ dicken Grenzgefäßes in die episcleralen und conjunctivalen Lymphgefäße über. Auch Koeppe sah am Lebenden eine Art Ringgeflecht durch Anastomosen winklig geknickter episcleraler Gefäße entstehen, wie es ihm scheint, häufiger oben und unten. Die Conj. bulbaris zeigt unter einem feineren, gleichmäßigeren Netze ein tieferes, gröberes, mit wechselnd dicken, Klappen führenden Gefäßen. Die ableitenden Stämmchen streben im allgemeinen den Lidwinkeln zu (Abb. 97). Koeppe weist noch besonders darauf hin, daß mit dem Spaltlampenmikroskop eine Verbindung zwischen den Lymphcapillaren des Limbus und den circumvasalen Scheiden ebensowenig festzustellen ist, wie ein Zusammenhang mit den Saftlücken der Hornhaut, obwohl diese die äußersten Randschlingen der Capillaren stellenweise umgreifen.

Die S. 279 erwähnte Eigentümlichkeit der Pigmentzellen des conjunctivalen Bindegewebes in der Umgebung der Hornhaut, sich um die Gefäße nur in der Ebene der Gefäßmaschen anzusammeln, läßt bei stärker pigmentierten Personen, besonders schön aber bei den dunklen Rassen, das oberflächliche Lymphcapillarnetz im Spaltlampenmikroskop als helle Kanäle auf dunklem Grunde erscheinen [ASCHER (1923)] (s. Abbildung bei SCHIECK in Bd. IV des Handbuches). Da merkwürdigerweise auch künstlich eingebrachter Farbstoff (Methylenblau) seine Körnchen ganz ebenso entlang den Gefäßwänden anhäuft [KNÜSEL (1923)], darf man vermuten, daß es sich um eine Farbstoffspeicherung in farblosen Chromatophoren (KRAUSE) handelt, die gerade so angeordnet sind wie die pigmenthaltigen. Die Frage, welche ursächlichen Wirkungsweisen eine solche Anordnung herbeiführen, bleibt vorläufig noch offen.

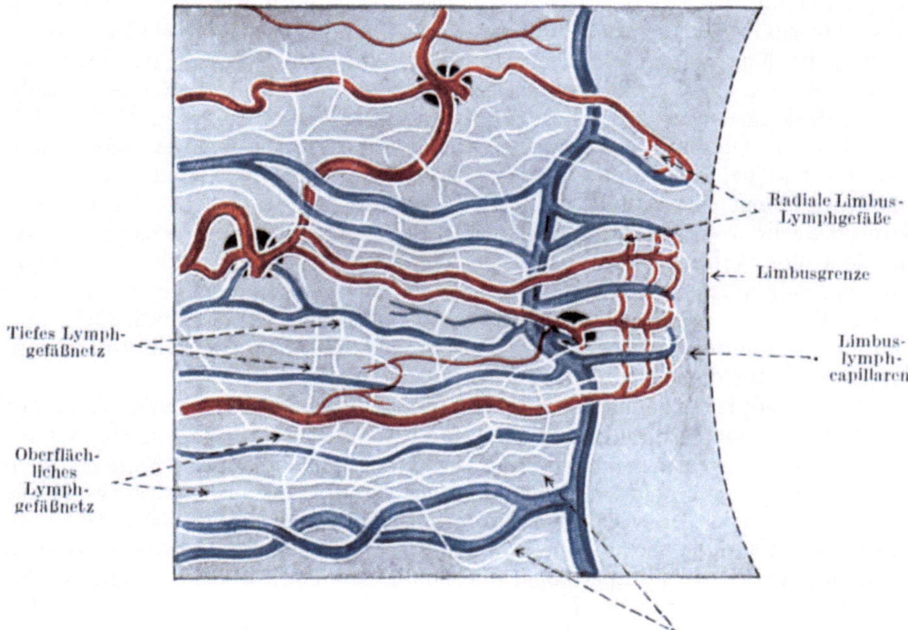

Abb. 97. Schema der Lymphgefäße der Conjunctiva bulbaris und cornealis. (Aus KOEPPE.) Die Lymphgefäße und die circumvasalen Lymphscheiden sind weiß.

Die Abflußbahnen der einzelnen Systeme bleiben zunächst bis in die Wangengegend in verschiedenen Höhen (GRUNERT). Sie folgen dann auf ihrem weiteren Wege annähernd den Blutgefäßen, besonders den Arterien. So schließen sich die Lymphgefäße des Oberlids und der zugehörigen Gebiete der Bindehaut der A. zygomatico-orbitalis, einige wenige der A. angularis an, die des Unterlids und der zugehörigen Bindehautbezirke der A. transversa faciei und der A. angularis. Sowohl an den medialen, als an den lateralen Abflüssen lassen sich oberflächliche, mehr aus der Haut kommende, vor dem Orbicularis und den Gesichtsmuskeln, und tiefe, hinter den Muskeln und im Fett der Wange verlaufende Gefäße unterscheiden. Die medialen Abflußbahnen sammeln sich am Oberlide vom medialen Augenwinkel, aus der Caruncula lacrim. und der medialen Hälfte des Unterlides; 2—4 oberflächliche Gefäße ziehen über den Orbicularis und die Wangenmuskeln, vereinigen sich schließlich zu einem Stamme und gelangen in die Lymphoglandulae mandibulares, gewöhnlich in die media; die tieferen

Gefäße münden ebenfalls in die Lgll. mandibulares, gewöhnlich in die posteriores (Grunert); gelegentlich sind in ihre Bahn Wangenlymphdrüsen (Lgll. buccales infraorbitales) eingeschaltet (Most, Bartels). Die lateralen Abflußbahnen sammeln sich vom größten Teile des Oberlids, von der lateralen Hälfte des Unterlides und den entsprechenden Bindehautabschnitten. Vom Oberlide verlaufen 2—4 oberflächliche und 1—3 tiefere Stämmchen zunächst quer über die Schläfe und biegen dann abwärts, um teils auf, teils in der Ohrspeicheldrüse zu den Lgll. parotideae zu ziehen. Darein münden auch 3—4 oberflächliche, 1—3 tiefere Gefäße aus dem Unterlid, nachdem sie im Bogen über die eigentliche Wangengegend und den Wangenfettpfropf verlaufen sind. Zuweilen gehen oberflächliche Gefäße an der Ohrspeicheldrüse vorbei zu einer oder zwei am unteren Pole der Drüse gelegenen Lgll. cervicales superficiales (Most).

Die **Nerven** *der Lider und der Bindehaut* stammen in ihrem sensiblen Anteile von dem ersten und zweiten Aste des N. trigeminus, im motorischen vom N. facialis. Oberhalb der Lidspalte und ihrer lateralen Verlängerung sind es hauptsächlich die Nn. frontalis und supraorbitalis, die von ihren an der medialen Hälfte des oberen Augenhöhlenrandes gelegenen Austrittsstellen eine Anzahl *Rami palpebrales superiores* im Bogen schräg lateral-abwärts gegen die Oberlidkante senden. Oberhalb des lateralen Augenwinkels treten noch ein paar unbedeutende Fädchen des N. lacrimalis dazu; um und über dem medialen Augenwinkel verzweigen sich die Nn. supra- und infratrochlearis. Die Gegend des Unterlides wird vom N. infraorbitalis beherrscht, der gleich nach seinem Austritt aus dem For. infraorbitale einen sich fächerförmig aufspaltenden *N. palpebralis inferior* aufwärts schickt. Aus dem N. facialis kommen die Rami zygomatici über den vorderen Abschnitt des Jochbogens und der Schläfe und schlüpfen unter den Orbicularis oc., wo sie sich mit den ebenfalls unter dem Muskel verlaufenden sensiblen Nerven verflechten.

Vor der Lidplatte ziehen die Nervenstämmchen mehr oder weniger senkrecht zum Lidrande im Abstande von etwa 2—3 Wimperbreiten [Bach (1896)] bis in die Gegend des Arcus tarseus und verbinden sich hier durch Seitenästchen zu einer Bogenreihe, von der aus sich der Randplexus des Lides [v. Mises (1882)] entwickelt. Dieser ist ein außerordentlich reiches und zierliches Netzwerk feiner, untereinander verbundener Zweige, das sich bis zum Lidrand erstreckt; es versorgt dabei die Wimperbälge, den ciliaren und prätarsalen Abschnitt des Orbicularis und die Haut des Lidrandes, wobei zahlreiche Zweige in das Epithel eindringen und zwischen den Zellen mit freien Spitzen enden (Bach). Am Lidrand entlang und mit den Rr. perforantes des Arcus tarseus gehen Zweige zum unteren Abschnitte der Conj. tarsalis, zu den Tarsaldrüsen und dem retrotarsalen Abschnitte des Orbicularis. Im Unterlide fehlen die die Lidplatte durchsetzenden Zweige. Auf dem Wege zum Randplexus geben die Lidnerven Zweige vorwärts in den Orbicularis und durch ihn hindurch in die Haut des Lides, rückwärts um den orbitalen Rand der Lidplatte zur Bindehaut, wo sie sich sowohl in die Conj. tarsalis, als gegen den Fornix hin ausbreiten. Die letztgenannten Zweige gelangen auch über den Fornix hinweg in die Conj. bulbi. Lateral oben beteiligt sich hier der N. lacrimalis etwas ausgiebiger als an der Versorgung des Lides. Außerdem kommen noch einige Zweige von Ciliarnerven hinzu, die 5—6 mm vom Hornhautrande durch die Sclera treten (Sappey) und in das Geflecht um die Hornhaut gehen.

Von Nervenendigungen findet man am Lidrande außer den erwähnten freien Endigungen im Epithel Meissnersche Tastkörperchen und Krausesche Endkolben in den Papillen, in der Conjunctiva freie Endigungen im Epithel (Ciaccio, Dogiel), unter dem Epithel Endbüschel, Endnetzchen, einfache Endverdikkungen [Crevatin (1903)] und Krausesche Endkolben von kugeliger, ellipsoider oder stark gestreckter Gestalt. Die Endkolben liegen in den Papillen, wo solche vorhanden sind, sonst jedenfalls in der Regel dicht unter dem Epithel. Ihre Länge schwankt zwischen 20 und 100 μ. Sie stehen einzeln oder in Gruppen bis zu 6, in der Conj. bulbaris, wie es scheint, auch individual sehr unregelmäßig verteilt. Am zahlreichsten sind sie im lateral-oberen Abschnitte der Conj. bulbaris [CIACCIO (1873)] und in der Umgebung des lateralen Augenwinkels [PONCET (1876)]. In der Conj. tarsalis rechnet man etwa 20 auf 0,5 qmm. Nach KNÜSEL (1925) sind bei Spaltlampenlicht die Nerven der Conj. bulbi auch

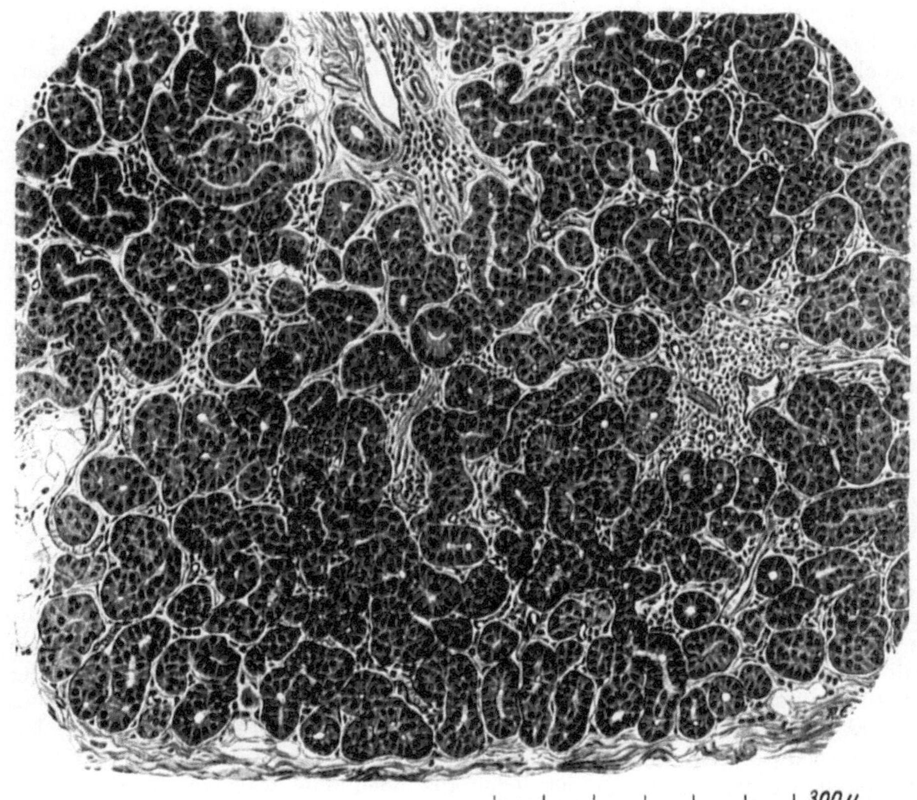

Abb. 98. Schnitt durch die Tränendrüse eines Hingerichteten. Oben neben der größeren Vene ein interlobularer Ausführgang. Reichliche Anhäufungen plasmatischer Zellen zwischen den Drüsenschläuchen. (Präparat von Prof. STIEVE.)

makroskopisch als weiße, glänzende Stränge sichtbar, die sich gegen den Limbus dichotomisch teilen.

Die **Tränendrüse** wird teils als zusammengesetzte tubulose [STÖHR, FLEMMING, SCHIRMER, H. VIRCHOW, v. MÖLLENDORFF (1922)], teils als tubuloalveolare Drüse betrachtet [KOELLIKER, v. EBNER, SCHAFFER (1920)]; das von MAZIARSKI (1901) hergestellte Plattenmodell läßt beide Auffassungen zu, denn an den verzweigten Drüsenschläuchen sitzen verschiedentlich kurze Ausbuchtungen. Die leicht abgeplatteten Schläuche haben eine Länge von 0,08—0,12 (bis 0,18) mm und einen Durchmesser von 0,023—0,03, an den blinden Enden bis 0,04 mm (SCHIRMER, 0,045—0,09 mm v. EBNER). Die Schläuche werden durch lockeres Bindegewebe gruppenweise zu kleinen Läppchen zusammengefaßt, mehrere davon bilden ein größeres Läppchen, und aus einer Anzahl von solchen baut sich das makroskopische Drüsenläppchen auf. Jede Schlauchgruppe mündet in einen intralobularen Ausführgang; ein interlobularer Gang nimmt die Ausführgänge eines größeren Läppchens auf und vereinigt sich mit anderen gleicher Ordnung zu dem makroskopischen Sammelrohr (Abb. 98).

Die Drüsenschläuche sind mit einschichtigem, hohem Cylinderpithel ausgekleidet; auf einem Querschnitte stehen 12—18 Zellen von 20—26 μ Höhe und 6—10 μ Breite (v. Ebner). Der runde Kern hält sich nahe der Basis. Zimmermann (1898) unterscheidet drei Abschnitte in der Zelle, einen basalen, fein radial gestreiften bis zum Kern, einen mittleren mit gleichmäßigem Gerüst und die helle, mit Secretkörnchen gefüllte, häufig in die Lichtung vorgewölbte Spitze. In dieser liegt ein Diplosom aus zwei kurzen, winklig gegeneinander geneigten Stäbchen, gelegentlich in einer hellen Sphäre. Die Zellen sind an und nahe der Oberfläche durch Kittleisten verbunden, soweit nicht zwischenzellige Secretcapillaren sich in die Lichtung des Schlauches öffnen. Schirmer (1904) findet die meisten (ruhenden) Zellen mit Secretkörnern geradezu vollgepfropft; die Körner färben sich nur schwach, sind fast gleichgroß und geben der Zelle ein grobwabiges Aussehen. Einzelne Zellen enthalten daneben noch mehr oder weniger zahlreiche, mit Hämatoxylin verschieden stark färbbare große und kleine Körner, die vielleicht noch unreifes Secret darstellen. Zwischen diesen prall gefüllten Zellen sind immer einige („tätige") von geringerer Größe mit trübem, feinkörnigem, engwabigem Protoplasma vorhanden. Färbung nach Altmann läßt massenhaft feinste, fuchsinophile Körnchen hervortreten, ganz besonders auch in den trüben Zellen, vielfach wie an zartesten roten Fädchen aufgereiht, an den Zellgrenzen, auch kranzartig um den Kern und in der Basis zuweilen radial angeordnet. Außerdem kommt normal in den Zellen Fett in feinsten Tröpfchen vor [Axenfeld und Bietti (1900)]. Auffallend ist die wechselnde Färbbarkeit der Kerne, die alle Übergänge von stärkster Basophilie zu deutlicher Oxyphilie zeigt.

Die Secretkörner des inneren Zellabschnittes fließen allmählich zu größeren Tropfen zusammen und gelangen teils durch die zwischenzelligen Secretcapillaren, teils an der freien Zelloberfläche, die dabei manchmal wie geborsten erscheint, in die Lichtung des Schlauches. Nach der Ausstoßung des Secrets ist die Zelle trübe und niedriger, so daß die vorher nur etwa 6—7 μ weite Schlauchlichtung auf 15 μ und mehr zunehmen kann. Nicht selten trifft man dann in der Lichtung größere Mengen Secretes als gleichartige, schwachgefärbte Masse, in die hie und da noch Secretkörner eingestreut sein können. Um diese Masse zu Tränenflüssigkeit werden zu lassen, ist jedenfalls noch eine wäßrige Zugabe nötig, doch weiß man über deren Herkunft vorläufig nichts.

Obschon hin und wieder die sämtlichen Zellen eines Schlauchquerschnittes trübe, frei von Secretkörnern sind, enthält doch in der Regel der Schlauch Zellen der verschiedensten Füllungszustände. Noll (1901) hat bei der Katze selbst nach mehrstündiger electrischer Reizung der Drüse noch mit Secretkörnern gefüllte Zellen, wenn auch in minderer Anzahl, gefunden. Der Verbrauch der Zellen ist offenbar gering: Teilung oder Entartung von Kernen ist selten. Die Zellen füllen sich nach Ausstoßung des Secretes immer von neuem. Nach Goetz (1908) nimmt vom 1. Lebensjahr an die Höhe der Drüsenzellen ab, die Lichtung der Schläuche wird entsprechend weiter.

Unter den absondernden Drüsenzellen liegen, noch innerhalb der Basalmembran, sehr flache, auf dem Durchschnitte wenig bemerkbare sog. Korbzellen mit plattem Kern, wie sie auch von den Speicheldrüsen bekannt sind. Sie hangen durch platte Protoplasmafortsätze untereinander zusammen, so daß die Drüsenschläuche von einem netzartigen Syncytium mit platten Kernen umfaßt werden. Streng genommen ist also die Auskleidung der Drüsenschläuche nicht von einer, sondern von zwei Zellagen gebildet. KOLOSSOW (1898) hält die Korbzellen für contractil. Die Basalmembran ist dünn und besteht aus feinen, dichtgelagerten Bindegewebsfäserchen.

Das hohe Cylinderepithel wird beim Übergange der Drüsenschläuche in die intralobularen Ausführgänge (Schaltstücke) allmählich, nicht selten aber auch ziemlich unvermittelt, niedriger, cubisch; manchmal sind die an die erweiterte Lichtung grenzenden Zellen gestreckt und kaum höher (10 μ) als der dann auch zu einem kurzen Ellipsoid zusammengedrückte Kern. Die basalen Korbzellen verhalten sich wie in den Drüsenschläuchen.

In den interlobularen Ausführgängen ist das Epithel deutlich zweilagig: niedrige, cylindrische oder cubische Zellen sitzen auf einer Schicht ziemlich flacher Zellen. Diese Schicht erscheint aber vielfach lückenhaft, so daß die Innenzellen an solchen Stellen bis auf die Basalmembran reichen. Nach den Sammelröhren hin und in diesen selbst ist die basale Zellschicht geschlossener.

Wie weit das Epithel der Ausführgänge an der Absonderung der Tränenflüssigkeit beteiligt ist, harrt noch der Entscheidung. v. EBNER bemerkt, daß der Übergang des hohen Epithels der Drüsenschläuche in das niedrigere der intralobularen Ausführgänge sich „ohne Charakteränderung" der Zellen vollziehe, und GRUNERT (1903), der nach Vergiftung von Hunden mit Paraphenylendiamin vermehrte Tränenabsonderung erhielt, deutet den Umstand, daß auch die innere Zellschicht der Ausführgänge stark gefärbte Körner zeigte, im Sinne einer Beteiligung.

Das Bindegewebe zwischen den Drüsenschläuchen ist in der Jugend spärlich, reticular und führt in seinen Maschen eine geringe Menge Plasmazellen. Auch zwischen den kleinen Drüsenläppchen und entlang den Ausführgängen findet sich äußerst lockeres Bindegewebe, und die Einlagerung von Plasma- und Rundzellen kann stellenweise so beträchtlich werden, daß das Bild von Lymphknötchen entsteht. Nach RIQUIER (1911) nimmt die Menge des Bindegewebes bis zum 20. Jahre erheblich zu, verändert sich von da ab aber nicht mehr wesentlich. Demgegenüber findet GOETZ (1908) in späterem Alter noch eine reichliche Vermehrung, so daß die Drüsensubstanz nur mehr als kleine Inseln erscheint. In der Tränendrüse des Neugeborenen fehlt nach AXENFELD (1898) das reticulare Bindegewebe noch ebenso wie in der ganzen Bindehaut: HANNES (1911) stellte aber schon bei Neugeborenen Plasmazellen fest, während Lymphocyten erst später auftreten. Elastisches Gewebe ist in der Tränendrüse reichlich vorhanden; in der Kapsel sind es dicke Fasern, die der Drüsenfläche parallel verlaufen, in den Scheidewänden bilden die Fasern gröbere, um die Schläuche zarte Geflechte [FUMAGALLI (1897, 1898)].

Die *Blutgefäße* und *Nerven* dringen entlang den interlobularen Ausführgängen in die Drüse ein und umspinnen mit ihren Endverzweigungen die Drüsenschläuche. Die Versorgung mit Blut fällt der A. lacrimalis zu, die ihre Drüsenäste abgibt, bevor sie sich in die Aa. palpebrales latt. teilt. Die Venen vereinigen sich zur V. lacrimalis, die sich rückwärts in die V. ophthalmica ergießt.

Mit *Nerven* wird die Drüse aus dem ersten und zweiten Aste des N. trigeminus versehen, wozu noch die mit den Blutgefäßen verlaufenden Sympathicuszweige treten. Der vom Ram. ophthalmicus entspringende N. lacrimalis nimmt in seinem unteren Aste einen die Periorbita durchbohrenden Ast des N. zygomatico-temporalis auf, der sich von dem durch die Fissura orbitalis inf. auf die laterale Wand der Augenhöhle tretenden N. zygomaticus aus dem Ram. maxillaris des Trigeminus ablöst (Abb. 99). Die vielfach behandelte Frage, woher die die Tränenabsonderung erregenden Nervenfasern stammen und auf welchem Wege sie in die Drüse gelangen, scheint für den Menschen von KÖSTER (1900, 1902) durch die sorgfältige Beobachtung und vorsichtige Beurteilung von 65 Fällen

reiner Facialislähmung befriedigend gelöst. Da die Tränenabsonderung stets
gestört ist bei einer Verletzung des Ganglion geniculi, nicht aber peripher zu
diesem, müssen die Absonderungsfasern dem centralen Abschnitte des Facialis-
stammes angeschlossen sein und ihn am Gangl. geniculi verlassen. In Betracht
kommt alsdann nur der N. petrosus superficialis maior, wie schon Jendrassik
(1893, 1894) behauptet hatte. Dieser Nerv gehört dem Bulbarsystem des Parasympathicus an und führt auf dem Wege des N. pterygoideus (Vidii) präganglionare Fasern dem Gangl. sphenopalatinum zu, von dem aus postganglionare Fasern
durch einen der Nn. sphenopalatini in den N. zygomaticus und in dessen Verbindung mit dem N. lacrimalis übertreten. Die Tatsache, daß bei angeborener
Facialislähmung mit Aplasie des Facialiskernes in der Oblongata die Tränenabsonderung nicht aufgehoben ist [Heubner (1900)], läßt weiter darauf
schließen, daß das Centrum für die präganglionaren Fasern des N. petros. superfic.

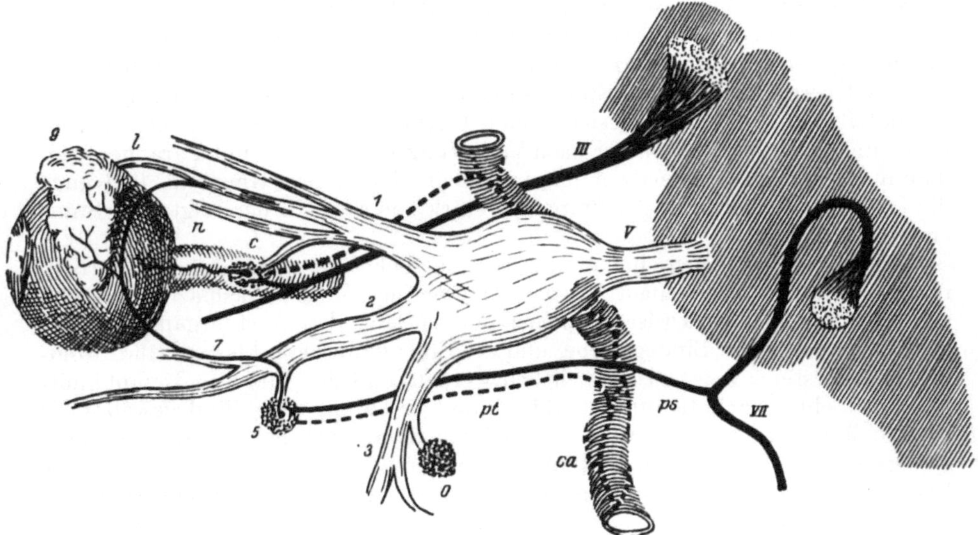

Abb. 99. Schema der mit den Ganglia ciliare und sphenopalatinum in Verbindung und zu dem
Inhalte der Augenhöhle in Beziehung stehenden Nerven. (Nach Villiger.) *III* N. oculomotorius,
V N. trigeminus mit Ganglion trigemini und *1* Ram. ophthalmicus, *2* R. maxillaris, *3* R. mandibularis, *VII* N. facialis, *c* Gangl. ciliare, *ca* A. carotis int. mit sympathischem Plexus, *9* Glandula
lacrimalis, *l* N. lacrimalis, *n* N. nasociliaris, *o* Gangl. oticum, *ps* N. petrosus superficialis maior,
pt N. pterygoideus (Vidii), *5* Gangl. sphenopalatinum, *7* N. zygomaticus.

maior im Kerne des N. intermedius zu suchen ist, die Fasern aber schon in der
Oblongata in die Facialisbahn übergehen. Wenn nach diesen Feststellungen
Weigner (1904) findet, daß der N. zygomaticus trotz der Verbindung mit dem
N. lacrimalis nicht ständig Zweige an die Tränendrüse gibt, so darf man vielleicht
annehmen, daß die postganglionaren Fasern aus dem Ganglion sphenopalatinum
rückläufig durch den zweiten Ast des Trigeminus in das Gangl. trigemini
(Gasseri) und von da in den N. lacrimalis ziehen. — Nach seinen Versuchen an
Hund, Katze und Rhesusaffen hält Köster eine Innervation der Tränendrüse
durch den N. facialis bei diesen Tieren für sicher ausgeschlossen; auf welchem
Wege hier die Absonderungsfasern in den N. lacrimalis gelangen, bleibt noch
zu erforschen.

Über die Verteilung der Nerven in der Drüse ist noch zu sagen, daß aus
dem Nervennetz in die Drüsenschläuche feine Zweige durch die Basalmembran
zwischen die Drüsenzellen treten und diese mit einem zarten intercellularen
Netz umfassen [Dogiel (1893)]; nach Puglisi-Allegra (1903) sollen sie sogar
in die Zellen selbst eindringen. Derselbe will auch in den interlobularen Geflechten

öfters Ganglienzellen sympathischer Natur gefunden haben. Aus dem intercellularen Netze werden wahrscheinlich auch die Korbzellen mit Zweigen versehen in der Art, wie es KOLMER (1915, 1928) an der HARDERschen Drüse verschiedener Säuger festgestellt hat.

Die vergleichenden Untersuchungen WORONOWs (1903) an einer ganzen Reihe von Säugern und der Ente haben keine auffallenden Unterschiede zwischen menschlicher und tierischer Drüse erkennen lassen.

Die *Tränen* kennzeichnet SCHIRMER als sterile, wasserklare oder leicht trübe, opalescierende, farblose Flüssigkeit von alkalischer Beschaffenheit und salzigem Geschmack; das specifische Gewicht beträgt bei 20^0 C 1,0086 [ARLT (1855)]. Die Menge der in 16 Stunden Wachens abgesonderten Tränen berechnet SCHIRMER auf 0,5—0,66 g; während des Schlafens ruht die Drüse vollkommen. 100 Teile Tränen enthalten nach:

	FRERICHS I (1846)	FRERICHS II	ARLT-LERCH	MAGAARD (1882)	v. RÖTTH (1922)
Wasser	99,06	98,70	98,223	98,12	
Epithelien	0,14	0,32			
Albumin	0,08	0,10	0,504	1,4638	0,4
Schleim, Fett	0,3	0,34	Spuren		
Kochsalz	0,42		1,257	0,4160	0,948
Phosphate u. andere Salze	0,42		0,016	nur Chloride	

Die Eiweißstoffe bestehen aus Globulin und Albumin [GÜRBER und BACH (1894)]; nach MUCK (1900) ist auch Rhodan in den Tränen vorhanden, doch ist noch zweifelhaft, ob es von der Tränendrüse oder der Bindehaut ausgeschieden wird. Die Alkalicität beruht auf dem Gehalte von $0,29^0/_0$ Natr. hydrocarbonicum (v. RÖTTH). Eine schwache antiseptische Wirkung, die sich aber nicht auf Bacterium coli commune, Micrococcus prodigiosus, roten Kieler Wasserbacillus, Ozänabacillus und Tuberkelbacillus erstreckt, ist mehrfach festgestellt worden; das Wirksame sind vielleicht die Eiweiße, da deren Ausfällung durch Kochen die antiseptische Wirkung aufhebt [HELLEBERG (1901)]. SCHNEIDER (1910) findet im normalen Secret der Tränendrüse und der Bindehaut keine bactericiden Substanzen. Bei infectiosen Bindehautentzündungen geben die eingewanderten Leucocyten bactericide „Leucine" ab.

Die Wand der **Tränenröhrchen** ist vom Tränenpunkte bis zur Einmündung in den Tränensack mit einem geschichteten Plattenepithel von 40—120 μ Höhe bekleidet, das aus 6—12 Zellagen besteht. Die auffällige Schwankungsbreite in der Höhe hängt mit der Gestalt des Röhrenquerschnittes zusammen. An den platten Wandabschnitten ist das Epithel niedriger als an den Umbiegungsstellen. Das Verhältnis ist in der Mitte des Röhrchens 40:120 μ, am Ende 64:80 μ. Die basalen Zellen sind hochcylindrisch mit lang-ellipsoiden, radial gestellten Kernen. Dann folgen mehrere Schichten rundlich polyedrischer Zellen, die gegen die Röhrenlichtung an Größe verlieren. In den obersten Schichten flachen sich die Zellen stark ab, die Färbbarkeit der Kerne schwindet und die an die Lichtung grenzenden Schüppchen werden abgestoßen. Zwischen den Zellen der mittleren Schichten sieht man hie und da Schleimzellen, im transversalen Schenkel des Röhrchens etwas reichlicher als im verticalen. Eine Basalmembran, wie sie SCHWALBE, MERKEL, KUHNT (1891) u. a. annehmen, ist nach ROBIN und CADIAT (1875) und HALBEN (1903) nicht vorhanden, die basalen Cylinderzellen sitzen vielmehr unmittelbar auf und zwischen den Fasern eines dichten, der Propria angehörenden elastischen Geflechts. In der Propria der Röhren ist, worauf schon HENLE hingewiesen hat, das Bindegewebe zum

größten Teile durch elastisches Gewebe verdrängt. Feine elastische, sich in allen
Richtungen überkreuzende Fasern bilden unter dem Epithel eine dichte Lage
(„Basalmatte" Halben) bis in die Spitze der Tränenpapille; sie sendet nach
allen Seiten radiale Fasern aus, die sich mit weiter peripher verlaufenden Rings-
und Längsfasern zu einem wahren elastischen Mantel durchflechten. Von diesem
gehen Faserbündel zwischen die Bündel der die Röhrchen umgebenden Muskulatur und umspinnen sie schlingenförmig. Die Dicke der Propria beträgt über
den Flächen des Röhrchens zwischen 0,16 und 0,32 mm, über den Umbiegungs-
rändern zwischen 0,03 und 0,11 mm; an jenem überwiegen die radialen, an diesem
die circularen elastischen Fasern; um das Tränensackende herrschen die letzten vor.

Das Verhalten der das Tränenröhrchen umschließenden willkürlichen Muskulatur ist teilweise schon besprochen (S. 255). Die den verticalen Schenkel umgreifenden Bündel stellen durch ihre Überkreuzung von vorn nach hinten und
umgekehrt einen Schließmuskel her, der aber in einem dem Lidrande parallelen
Schnitte nicht ringförmig, sondern ungefähr viereckig erscheint (Sphincter quadrangularis papillae lacrimalis Halben). Um den transversalen Schenkel verlaufen nach Halben die Muskelbündel nicht spiralig [Krehbiel (1878), gemeint
ist schraubig), sondern in der Hauptsache dem Röhrchen parallel, nur teilweise
unter spitzem Winkel zu ihm; dies ist aber nichts anderes als ein Teil eines
Schraubenganges. In der Wirkung ändert sich dadurch nichts, denn da die
Ursprünge der Bündel auf einem weiteren Bogen stehen als die Dicke der
Röhrchen beträgt, wird die mit der Zusammenziehung verbundene Streckung
der Bündel den transversalen Röhrchenschenkel nur erweitern können.

Im **Tränensack** ist das Epithel zweischichtig oder zweizeilig mit Cylinderzellen über niedrigeren Basalzellen; die Cylinderzellen schieben sich vielfach
mit zugespitztem basalem Ende zwischen die Zellen der Basalschicht. Die Höhe
der Cylinderzellen wird schon von Henle und Schwalbe hervorgehoben und
erreicht 50—60 μ, daneben kommen aber auch Zellen von nur 16 μ vor (Halben).
Schaeffer (1922) ist, soviel ich sehe, in neuerer Zeit der einzige, der für den
Tränensack zweischichtiges Flimmerepithel angibt. Schleimzellen finden sich
einzeln oder gruppenweise. Eine dünne Basalmembran grenzt das Epithel
gegen das sehr lockere, reticulare Bindegewebe der Mucosa ab, das schon beim
älteren Fetus und beim Neugeborenen reichlich lymphoide Zellen enthält.
Die Stärke der Infiltration nimmt mit dem Alter zu, doch treten lymphknoten-
artige Bildungen erst vom 40. Jahre ab auf [Hertel (1899)], ohne daß es sich
um krankhafte Erscheinungen handelt [Tartuferi (1902)]; sie bleiben aber
immer ziemlich selten (Werncke). Nach Halben zeigen sie im Centrum
8—10 μ große, epitheloide Zellen, in der Rinde 5—8 μ große Rundzellen. Die
derbere Submucosa führt, besonders auf der Knochenfläche des Sackes, zahlreiche Blut- und Lymphgefäße (Rochon-Duvigneaud). Venenplexus können
so stark ausgebildet sein, daß sie unter Umständen die Lichtung des Sackes
zum Schwinden bringen (Schaeffer). Mit elastischem Gewebe ist die Sackwand reichlich ausgestattet. Temporal und vorn kreuzen sich dicke und lange
Fasern in einem groben Geflecht, aus dem feine Fasern in die Mucosa bis unter
das Epithel ziehen und sich dort membranartig verflechten; auf der dem Knochen
zugewandten Seite sind die Fasern sehr fein. Die elastischen Geflechte des
Sackes gehen in den elastischen Mantel der Tränenröhrchen über. Ist ein
gemeinsames Endstück der Röhrchen vorhanden, so weist es den Bau der Sackwand auf, zweischichtiges Cylinderepithel und reticulare Mucosa, ist also, wie
schon früher erwähnt, als Ausstülpung des Tränensackes zu bewerten. Der obere
Abschnitt der Sackwand steht in enger Beziehung zum vorderen Schenkel
des medialen Lidbandes, der sich nach Halben fast ausschließlich aus sehr
kräftigen elastischen Fasern zusammensetzt, deren Zwischenräume von dünneren

Fasern ausgefüllt werden. Unterhalb des Lidbandes wird der elastische Mantel des Sackes schwächer, die Fasern sind feiner und lockerer verflochten; dies ist die Stelle der Sackwand, die zu Ausbuchtung neigt (ARLTscher Sinus).

Neben kleinen, mit Schleimzellen ausgekleideten Epitheleinstülpungen kommen echte Drüsen im Tränensacke nur verhältnismäßig selten vor, so daß viele Untersucher sie überhaupt nicht gesehen haben. JOERSS rechnet mit 8% der Fälle; WERNCKE (1905) fand unter 14 gesunden Säcken 8 mit Drüsen sehr verschiedener Größe, bis 1,5 und 2,0 mm Länge. Es handelt sich in der Regel um zusammengesetzte tubulose Formen von der Art der serosen Drüsen mit einschichtigem Epithel auf zarter Basalmembran (KUHNT, JOERSS, HALBEN); ALT traf daneben auch alveolare Drüsen, ACCARDI (1924) im oberen Teile des Tränensackes eine alveolo-tubulose Drüse von der Art der KRAUSEschen Bindehautdrüsen. Sind mehrere größere Drüsen vorhanden — die Höchstzahl betrug in einem Falle von WERNCKE 6 —, so liegen die Ausführgänge dicht beieinander, bei kleineren zerstreut. Da WERNCKE Drüsen nur in gesunden Säcken nachweisen konnte, meint er, daß sie bei Krankheit zugrunde gehen.

Der **Tränennasengang** unterscheidet sich im feineren Baue nicht wesentlich vom Tränensacke. Die Dicke des zwei-, gelegentlich auch mehrschichtigen Cylinderepithels schwankt im oberen Abschnitte zwischen 18 und 45 μ, mißt im unteren Abschnitte durchschnittlich 36 μ, wie in der Nasenhöhle, und ist durchaus frei von Flimmerzellen. Über lymphoiden Einlagerungen in der Mucosa kann das Epithel auf 5 μ verdünnt sein und aus platten Zellen bestehen. Schleimzellen sind reichlicher als im Tränensack. Etwa vorhandene Divertikel besitzen ein 13—22 μ hohes Cylinderepithel mit spärlichen Basalzellen; Schleimzellen fehlen. Unter dem Epithel ist das Bindegewebe überall, auch an den Divertikeln, in wechselnder Dicke reticular aufgelockert und lymphoid infiltriert; follikelartige Häufung von Lymphzellen ist selten. Die ebenfalls ziemlich lockere Submucosa geht unmittelbar in das dichtere Periost über und enthält zahlreiche Blutgefäße, besonders Venen, die aber keine Plexus bilden; SCHAEFFER spricht allerdings noch von solchen. Fettzellen sind einzeln und in kleinen Gruppen fast überall anzutreffen. Gegen die Nasenöffnung des Ganges hin nimmt das reticulare Gewebe ab, die Blutgefäße werden spärlicher. Die Wand des Ganges ist arm an elastischem Gewebe. Drüsen fehlen ganz; die zuweilen in größerer Zahl auftretenden, 100—160 μ tiefen, etwa kugeligen Buchten der Schleimhaut sind mit dem gewöhnlichen Epithel ausgekleidet, also keine Drüsen [IWATA (1927)], für die sie SCHAEFFER noch hält.

Beim Ausbleiben des Durchbruches des Ganges in die Nasenhöhle staut sich eine gallertige, aus Schleim und abgestoßenem Epithel zusammengesetzte Masse in dem Gange, manchmal bis in den Tränensack hinauf, und wölbt die Schleimhaut kugelig in den unteren Nasengang vor (BOCHDALEKsche Endblase).

Die *Blutzufuhr* zu den Tränenröhrchen, der sie umgebenden Muskulatur und dem Tränensack übernehmen mehrere Zweige aus der A. palpebralis medialis, bevor diese in die Lider eintritt; der Tränensack erhält in der Regel auch noch einen Zweig aus der Arterie des M. obliquus oc. inferior. Ein Ast aus einer Anastomose der A. palpebralis medialis inf. und der A. infraorbitalis versorgt den Tränennasengang in ganzer Länge (MERKEL). Die Venen gehen teils in die Verbindung der V. angularis mit der V. ophthalmica, teils in die Venengeflechte der Wand des unteren Nasenganges.

Die *Nerven* für den Tränensack sind Zweige eines besonderen Ästchens des N. infratrochlearis, das auch für die Tränencarunkel und die Haut und Schleimhaut des medialen Augenwinkels bestimmt ist; wahrscheinlich beteiligen sich auch Fäden aus den Nn. palpebrales inff. des N. infraorbitalis. An den Tränennasengang treten von seiner Nasenöffnung her Zweige eines Ram. nasalis,

der sich von dem N. alveolaris sup. ant. ablöst und durch ein eigenes feines
Knochenkanälchen zur Schleimhaut des vorderen unteren Teiles der Nasenhöhle gelangt.

IX. Der Gefäß- und Nervenapparat des Auges.

A. Gefäße.

1. Arterien.

Die Blutversorgung des Auges und seiner Hilfseinrichtungen wird beim
Menschen in der Hauptsache von der A. ophthalmica aus der A. carotis int.
übernommen; der Zuschuß aus der A. carotis ext. ist in der Regel verhältnismäßig gering und beschränkt sich auf die Lider und den Tränenapparat. Das
Vorhandensein reichlicher und weiter Verbindungen beider Systeme würde aber
im Falle der Not eine genügende collaterale Blutzufuhr gewährleisten.

Die *A. ophthalmica* entspringt als 1,7—2 mm starkes Gefäß aus dem vorderen
Umfange der A. carotis int., unmittelbar nachdem diese oberhalb ihrer letzten
Krümmung medial zum Proc. clinoideus ant. durch das durale Dach des Sinus
cavernosus unter den Sehnerven getreten ist, verläuft 1—3 mm frei im Subduralraume vor- und etwas lateralwärts in den Canalis opticus und dringt
hier an der Unterfläche des Sehnerven in dessen Duralscheide ein, die sie erst
vor dem For. opticum in der Augenhöhle wieder verläßt. In dem Kanale liegt
sie bald mehr medial, bald mehr lateral unter dem Nerven. Gleich nach dem
Eintritt in die Augenhöhle windet sie sich unter dem N. nasociliaris hinweg
um den Lateralumfang des Sehnerven aufwärts und zwischen dem Nerven
und dem M. rectus oc. sup. schräg median-vorwärts, erreicht die mediale Augenhöhlenwand am unteren Rande des M. obliquus oc. sup. und geht in Begleitung
des N. nasociliaris an diesem entlang bis in die Nähe der Trochlea, wo die Teilung
in die Endäste erfolgt.

Die Äste der A. ophthalmica zeigen in Ursprung und Verlauf große individuale Unterschiede; nur für die mit den Ästen des N. trigeminus vorwärts-
ziehenden Arterien besteht eine gewisse Regelmäßigkeit. Sofern die Feststellungen von F. MEYER (1886), der sich bemühte, einen Haupttypus der Ast-
folge herauszufinden, sich auch an einem großen Untersuchungsmateriale bewahr-
heiten, wäre besonders bemerkenswert, daß die für das Auge wichtigsten Gefäße,
die Arterien der Netz- und Aderhaut, die ersten Äste der Ophthalmica sind.
Allen gemeinsam ist eine starke Schlängelung, wohl in Anpassung an die ausgiebige
Beweglichkeit des Augapfels und eine verhältnismäßig dünne Wandung, die mit
dem zarten Bindegewebe des orbitalen Fettpolsters nur lose zusammenhängt.

Außer feinen Zweigen an die Duralscheide des Sehnerven und an den Knochen
gibt die Ophthalmica noch im Canalis opticus und in der Duralscheide als
ersten Ast die etwa 0,28—0,3 mm dicke *A. centralis retinae* selbständig oder aus
einem gemeinsamen Stämmchen mit den Aa. ciliares mediales (F. MEYER) ab.
Sie hält sich am unteren Umfange des Sehnerven und tritt in diesen, 6—12 mm
vom Augapfel entfernt, schräg hinein, um in seiner Achse neben der V. centralis
retinae zur Papilla n. optici zu gelangen. Hier teilt sie sich in die *Aa. papillares
sup.* und *inf.*, die in die Nervenfaserschicht der Netzhaut eindringen und sich
darin nach einer weiteren Teilung je in einem *Ram. nasalis* und *temporalis sup.*
und *inf.* vorwärts bis zur Ora serrata ausbreiten. Die A. centralis retinae versorgt nur die Netzhaut, ist wegen des Mangels von Anastomosen zwischen
ihren Verzweigungen als „Endarterie" zu betrachten und schickt ihre Capillaren
nicht über die äußere Oberfläche der inneren Körnerschicht hinaus (s. S. 156).

Aus dem Stamme der Ophthalmica geht am Beginne der Windung um den
Sehnerven die *A. lacrimalis* lateralwärts und in der Nähe des oberen Randes des

M. rectus oc. lat. vorwärts, erhebt sich auf die obere Fläche der Tränendrüse, versieht diese mit einer großen Zahl von Zweigen und endet in der Nähe des lateralen Lidwinkels, wo sie sich in die *Aa. palpebrales laterales sup.* und *inf.* teilt. Diese entsenden *Aa. conjunctivales postt. laterales* zur Bindehaut und bilden dann, meist nach Vereinigung mit Zweigen der A. zygomatico-orbitalis aus der A. temporalis superficialis, in den Lidern zwischen dem M. orbicularis oc. und der Lidplatte durch breite Anastomose mit den Aa. palpebrales mediales den *Arcus tarseus sup.* und *inf.* (s. S. 280). Auf ihrem Wege nimmt die A. lacrimalis in der Regel einen oder mehrere Verbindungsästchen mit der A. meningea media auf, die *Rami meningo-orbitales,* entweder durch die Fiss. orbitalis sup. oder durch ein For. meningo-orbitale im großen Keilbeinflügel oder in der Sutura spheno-frontalis. Kleine Zweige treten durch die Fiss. orbitalis inf. oder ein For. zygomatico-temporale mit der A. temporalis profunda ant., durch ein For. zygomatico-faciale mit der A. transversa faciei in Verbindung. Außerdem entspringen neben feinen Zweigen zur Sehnervenscheide in der Regel Muskeläste für die Recti sup. und lat. und für den Levator palp. aus der A. lacrimalis.

Oberhalb des Sehnerven entläßt die Ophthalmica die in ihrer Stärke sehr wechselnde *A. supraorbitalis.* Sie wendet sich um den Medialrand des Levator palp. auf dessen Oberfläche und begleitet den N. frontalis vorwärts zur Incisura supraorbitalis (oder zum For. supraorb.), um dann zunächst unter, weiterhin auf dem M. frontalis zur Stirn aufzusteigen, wo sie je nach ihrer Größe ein mehr oder weniger umfangreiches Haut-, Muskel- und Knochengebiet versorgt und mit dem Ram. frontalis der A. temporalis superfic. anastomosiert. Entlang dem Dache der Augenhöhle schickt sie kleine Zweige an die Periorbita, in der Incis. supraorbitalis oder kurz vorher ein ständiges Ästchen in das Stirnbein, jenseits des Augenhöhlenrandes mehrere Zweige in den orbitalen Teil des Orbicularis oc. und in die Haut des suprapalpebralen Abschnittes der Augengegend.

Die *Rami musculares* für die Augenmuskeln können ziemlich unregelmäßig von den größeren Ästen und vom Stamme der Ophthalmica entspringen, sind aber häufig (oder meist) zwei selbständige Stämmchen; ein laterales oberes kommt aus dem Anfange oder Verlaufe der A. lacrimalis für die oberen und lateralen Muskeln, ein unteres mediales verläßt den Stamm der Ophthalmica bald nach der A. supraorbitalis. Dieses kreuzt den Sehnerven medial, gibt unter ihm den Mm. recti inf. und lat. Äste, ferner lateral am Rectus inf. entlang einen Ast in Begleitung des zugehörigen Nerven an den M. obliquus inf. und in das vordere Orbitalfett bis in das Unterlid und einen Ast am Medialrande des Rectus inf. entlang an Rectus medial., Obliquus inf. und Tränensack, meist auch noch Zweige in das Unterlid und zur Anastomose mit Zweigen der A. infraorbitalis. Der M. obliquus sup. erhält gewöhnlich noch selbständige Zweige aus dem Stamme der Ophthalmica. Die Arterien der geraden Augenmuskeln erschöpfen sich nicht in diesen, sondern enden vorn in den Aa. ciliares antt. (s. u.).

Die *Aa. ciliares posteriores* kommen entweder in wechselnder Anzahl vom hinteren Abschnitte der Ophthalmica und vom Anfang ihrer großen Äste oder meist (ARNOLD, F. MEYER) als zwei Stämmchen, ein mediales und ein laterales, nacheinander aus der Ophthalmica noch im Canalis opticus. Diese verlaufen zu beiden Seiten des Sehnerven, nachdem das mediale Stämmchen den Nerven von unten umgriffen und dabei (häufig) die Arteria centralis retinae abgegeben hat; sie teilen sich dabei mehrfach spitzwinklig in 10—20 stark geschlängelte Ästchen, die rings um den Sehnerven den hinteren Umfang des Augapfels erreichen. Hier zweigen sie feine *Aa. episclerales postt.* an die Außenfläche der Sclera und die TENONsche Kapsel ab und durchbohren dann als *Aa. ciliares postt. breves* die Sclera zumeist in der Nähe des hinteren Augenpols, weniger zahlreich nasal zum Sehnerven, nur spärlich über und unter ihm. Einige von ihnen geben innerhalb der Sclera Zweige ab zur Bildung des *Circulus arteriosus nervi optici* (Halleri s. Zinnii) um den Durchtritt des Sehnerven. Im übrigen gelangen sie in die Suprachoroides und unter fortgesetzter dichotomischer Teilung in die Choroides, in der sie sich an der Grenze gegen die Netzhaut in das Netz der Chorocapillaris auflösen; eine Anzahl zieht vorwärts bis an die Grenze gegen den Ciliarkörper und anastomosiert da mit aus diesem kommenden Aa. recurrentes.

Aus der Schar der hinteren Ciliararterien sondern sich zwei *Aa. ciliares postt. longae* ab, entspringen aber gelegentlich auch selbständig aus der Ophthalmica. Sie treten im horizontalen Meridiane lateral etwa 3,9 mm, medial etwa 3,6 mm vom Sehnerven entfernt sehr schräg in einem durchschnittlich 4 mm langen Kanale durch die Sclera in die Suprachoroides und ziehen in dieser gestreckt und unverzweigt vorwärts zum Ciliarmuskel. Hier teilt sich jede unter stumpfem Winkel in zwei Äste, die in den Muskel eindringen, an seinem Vorderrande in äquatoriale Richtung umbiegen und sich je mit dem entgegenkommenden Aste der Gegenseite vereinigen. Durch Einschaltung äquatorial verlaufender Verbindungsstücke in die beiden Gabelungen entsteht der *Circulus arteriosus iridis* (maior), der auch Äste der Aa. ciliares antt. aufnimmt und seinerseits zahlreiche Äste in die Iris und die Ciliarfortsätze schickt.

Die *Aa. ciliares antt.* sind, wie oben erwähnt, Äste der Arterien der vier geraden Augenmuskeln, in der Regel je zwei, beim Rectus lat. nur einer. Sie treten durch die Muskelsehnen vorwärts auf die Sclera und verlaufen mehr oder weniger geschlängelt gegen die Hornhaut hin, verschwinden aber 2—3 mm von deren Rande, indem sie sich in die Sclera senken. Vorher geben sie feine Zweige in das Episcleralnetz und verbinden sich mit den Nachbarn durch bogenförmige Anastomosen. Teils von diesen Bögen, teils von den Stämmen entspringen zahlreiche Ästchen, die entweder rückläufig in die Conj. bulbi ziehen und da mit Verzweigungen der Aa. conjunctivales postt. zusammenhangen oder als *Aa. conjunctivales antt.* radial in das Randnetz der Conjunctiva cornealis übergehen (s. S. 281). Innerhalb der Sclera bilden Zweige der Aa. ciliares antt. ein zartes Ringnetz um die Hornhaut, nach außen vom Sinus venosus sclerae (Schlemmii) (s. S. 37), während die Stämme der Arterien nach Abgabe von Zweigen an den Circulus arteriosus iridis in den Ciliarmuskel durchtreten und diesen mit den Verzweigungen der Aa. ciliares post. longae zusammen in einem dichten Netzwerk versorgen, aus dem überdies eine größere Zahl *Aa. recurrentes* zum vorderen Abschnitte der Choroides verläuft.

Aus dem Stamme der Ophthalmica kommen gegenüber den Foramina ethmoidalia die *Aa. ethmoidales,* gewöhnlich zwei, bei dem nicht seltenen Vorhandensein eines dritten Loches drei. Die schwächere *A. ethmoidalis post.* gelangt durch das For. ethmoidale post. an die Schleimhaut der hinteren Siebbeinzellen, auch des hinteren oberen Teiles der Nasenscheidewand und an die harte Hirnhaut im Bereiche des hinteren Abschnittes der Siebplatte und des Planum sphenoidale. Die *A. ethmoidalis ant.* begleitet den gleichnamigen Nerven in das For. ethmoidale ant., versorgt vordere Siebbeinzellen, entsendet über dem vordersten Abschnitte der Siebplatte die kleine *A. meningea ant.* seitlich an der Crista frontalis aufwärts, tritt dann durch die Fissura ethmoidalis und verzweigt sich in der Nasenhöhle an die laterale Wand des Atriums und den vorderen Teil der Nasenscheidewand, auch an die Stirnhöhle. — Nach F. Meyer ist die A. ethmoidalis post. in der Regel ein Ast der A. supraorbitalis.

Bevor die Ophthalmica die Augenhöhle zwischen Trochlea und Lig. palpebrale mediale verläßt, gibt sie die *Aa. palpebrales mediales sup.* und *inf.* ab, entweder gleich getrennt, wobei die Oberlidarterie gewöhnlich etwas früher entspringt und oberhalb des medialen Lidbandes in das Lid tritt, oder in einem gemeinsamen Stämmchen, das, wie sonst die Unterlidarterie, über die laterale

Fläche der P. lacrimalis des Orbicularis oc. hinweg und unter dem Lidbande hindurch verläuft und sich dann erst teilt. Gelegentlich kommen die beiden Arterien aus den Endästen der Ophthalmica, der A. frontalis und A. dorsalis nasi. Sie versehen die Carunkel, den Tränensack, die Tränenröhrchen, den medialen Abschnitt der Lider mit Zweigen, senden die *Aa. conjj. postt. mediales* zur Bindehaut und je ein stärkeres Ästchen nahe dem freien Rande der Lidplatte an deren Vorderfläche lateralwärts zur Bildung des *Arcus tarseus sup.* und *inf.* mit entsprechenden Ästchen der A. lacrimalis. Aus einer Anastomose der A. palpebralis medial. inf. mit Zweigen der A. infraorbitalis geht eine kleine Arterie an den Tränennasengang bis an dessen unteres Ende.

Die Endteilung der Ophthalmica erfolgt noch hinter dem Septum orbitale. Der obere Endast zieht als *A. frontalis* durch die Incisura frontalis zur Stirn empor; ihre Stärke steht im Wechselverhältnis zur Stärke der A. supraorbitalis. Der untere Endast, die *A. dorsalis nasi* tritt unterhalb der Trochlea durch den Orbicularis oc., verbindet sich in starker Anastomose mit der A. angularis und zweigt sich an Nasenrücken und Glabella nebst der da gelegenen Muskulatur auf.

Außer der Ophthalmica beteiligt sich die *A. infraorbitalis* an der Versorgung des Inhaltes der Augenhöhle, indem sie *Rami orbitales* an die Periorbita des Bodens, an Rectus und Obliquus oc. inf., selbst bis in das Unterlid (CRUVEILHIER, HENLE) und an die Tränendrüse [TANDLER (1926)] schickt. Ferner zieht (in der Regel?) ein Zweig der *A. temporalis profunda ant.* durch die Fissura orbit. inf. an die unteren Muskeln (GEGENBAUR, Ram. orbitalis der Maxillaris int. TANDLER).

Abweichungen: Die *A. ophthalmica* ist im Canalis opticus mehr oder weniger vollständig durch eine Knochenspange vom Sehnerven getrennt; — sie tritt statt lateral und über den Sehnerven an dessen medialer Seite in die Augenhöhle; — sie verläuft am oberen Rande des M. obliquus sup. und gibt über diesen hinweg die hintere oder beide Aa. ethmoidales ab; — sie kommt durch die Fissura orb. sup.; — sie entspringt mit zwei Wurzeln, die den Sehnerven zwischen sich fassen; — sie zweigt sich schon am Halse von der Carotis int. ab; — sie fehlt als Ast der Carotis int. und wird durch einen Ast der A. meningea media ersetzt, der durch die Fiss. orbit. sup. in die Augenhöhle gelangt. Umgekehrt ist gelegentlich die A. meningea med. ein rückläufiger Ast der Ophthalmica (ZUCKERKANDL). — Die *A. lacrimalis* kann ganz aus der A. meningea med. entstehen; — sie wird durch einen Ast der A. temporalis prof. ant. ersetzt, der durch die Fiss. orbit. inf. oder ein For. zygomatico-temporale verläuft; — die A. meningea media schickt statt der Anastomose mit der A. lacrimalis eine selbständige A. lacrimalis accessoria zur Tränendrüse. — Die *A. supraorbitalis* kann fehlen und durch die A. frontalis ersetzt werden oder umgekehrt. — Die *A. ethmoidalis ant.* fehlt und wird durch die A. ethm. post. ersetzt. — Die *A. dorsalis nasi* fehlt und wird durch die A. angularis der gleichen oder der Gegenseite über die Nasenwurzel hinweg ersetzt; — sie übernimmt das Gebiet der an der A. maxillaris ext. fehlenden A. angularis. — Die *A. infraorbitalis* endet schon in der Mitte des Can. infraorbitalis, indem sie sich mit einem Aste der Ophthalmica verbindet; — sie teilt sich bei sehr kurzem Can. infraorbitalis vor dem Eintritt in diesen und schickt den stärkeren Ast über den Infraorbitalrand unter den M. orbicularis, wo er sich medianwärts wendet und bogenförmig in die von der A. ophthalmica gebildete A. angularis übergeht.

Die vergleichende Anatomie zeigt die A. ophthalmica (int., aus der Carotis int.) als Hauptgefäß des Auges außer beim Menschen noch bei allen Beutlern, einigen Halbaffen und allen Affen. Sonst steht bei den Säugern die A. ophthalmica externa aus der A. maxillaris int. im Vordergrund, die von lateral her die Periorbita durchbricht und mehr oder weniger mit der A. ophthalmica int. anastomosiert [ZIETZSCHMANN (1912)].

2. Venen.

Die Venen aus dem Verbreitungsgebiete der A. ophthalmica sammeln sich
in Stämmchen, die sich nur zum Teile dem Verlaufe der Arterien anschließen,
und münden in zwei Abflußbahnen, die *Vv. ophthalmicae superior* und *inferior*.
Die stärkere von ihnen, die *V. ophthalmica sup.*, ist ein weites Gefäß und beginnt
als Stamm an der medialen Augenhöhlenwand in der Gegend zwischen Trochlea
und Lig. palpebrale mediale; sie entspricht im wesentlichen der A. ophthalmica,
die aber noch zwei kleine Begleitvenen besitzt (SPALTEHOLZ), tritt unter dem
M. rectus oc. sup. schräg lateral-rückwärts über den Sehnerven hinweg und
zwischen den Ursprungsenden der Mm. recti sup. und lat. hindurch an die Fiss.
orbit. sup. heran. Nach der allgemeinen Darstellung (HENLE, HYRTL, MERKEL,
RAUBER-KOPSCH, SPALTEHOLZ, GEGENBAUR-GÖPPERT, TOLDT-HOCHSTETTER,
TANDLER) geht dann die Vene durch die Fissur lateral oberhalb des Augenmuskel-
rings in den Sinus cavernosus, nach SCHWALBE jedoch durch den Ring, nach
FRÜND unterhalb des Ringes, oberhalb des M. orbitalis. HESSER, der der V. ophthalmica sup. besondere Aufmerksamkeit zuwandte, um die FRÜND-KRAUSS-
sche Annahme der Möglichkeit einer Verengerung der Vene durch den M. orbitalis
zu prüfen, kommt unter Zuhilfenahme von frontalen Reihenschnitten zu einer
neuen Auffassung vom Endverlauf der Vene. Danach biegt sie, lateral oberhalb des
Sehnenringes an der Fiss. orbit. sup. angelangt, plötzlich ab-, rück- und medianwärts um, zieht auf der orbitalen Seite des unteren Randes der Fissur an den orbitalen Nerven lateral vorüber nach dem unteren, medialen Abschnitte der Fissur,
wendet sich dort scharf rückwärts und tritt nach einem Wege von 2—3 mm
durch das untere Ende der Fissur in die vordere untere Ecke des Sinus cavernosus. Das verticale Stück der Vene zwischen oberem und unterem Knie ist
8—12 mm lang und verläuft hinter dem lateralen Teile des Sehnenringes, also
auch hinter der Spina mi. recti lat. auf der Periorbita. Da nun der Sehnenring
schräg, mit seinem medialen Abschnitte weiter hinten steht, so schiebt sich das
untere Knie und das Endstück der Vene etwas unter den medialen Abschnitt
des Ringes. Unter dem unteren Knie und dem Endstücke liegt das hintere
Ende des M. orbitalis. HESSER hat den hinteren Abschnitt der Augenhöhle
an 7 Schnittreihen und wohl auch mehrfach makroskopisch untersucht und
scheint in allen Fällen das geschilderte Verhalten der Vene gefunden zu haben.
Da der verticale Teil der Vene eng sein kann und für die gewöhnliche Bearbeitung
etwas versteckt verläuft, wäre es nicht verwunderlich, wenn er häufig übersehen
worden wäre. Dieser Weg der Vene und die Mündung in den Sinus lateral
neben und unter dem N. abducens sind mir wohl bekannt. Anderseits aber
muß doch zur Ehrenrettung der großen Reihe früherer Beobachter hervorgehoben
werden, daß es kaum etwas Einfacheres gibt, als nach Entfernung des knöchernen
Augenhöhlendaches und Schlitzung der Periorbita festzustellen, ob die Vene
durch den lateral-oberen Abschnitt der Fissur mit oder ohne Enderweiterung
(Sinus ophthalmicus), nach oder ohne Vereinigung mit dem Sinus sphenoparietalis in die vordere obere Ecke des Sin. cavernosus tritt oder nicht. Nach
meiner Erfahrung geschieht das erste in der überwiegenden Zahl der Fälle, und
es erscheint seltsam, daß HESSER dieser Art des Verlaufes nicht begegnet sein soll.

Die V. ophthalmica sup. wurzelt in dem Venennetze der Lider und den Vv. frontalis, nasalis, angularis und supraorbitalis; sie steht ständig oberhalb des medialen
Lidbandes in starker anastomotischer Verbindung mit der V. naso-frontalis.
Der Anfang des Stammes nimmt in der Augenhöhle noch mehrere kleine Zuflüsse aus der Gegend des medialen Augenwinkels, besonders auch einen über
die Sehne des M. obliquus sup. hinweg, auf. Von unten kommt eine kleine Vene
vom Tränensack, von oben eine stärkere aus der Stirnhöhle und der Diploe

des Stirnbeins. Die Mehrzahl der Zuflüsse mündet etwa in die Mitte des Stammes, wodurch dieser meist eine plötzliche Erweiterung erfährt. Durch besondere Stärke zeichnet sich in der Regel die *V. supraorbitalis* aus, die die gleichnamige Arterie begleitet. Von den *Vv. ethmoidales* ist gewöhnlich die hintere die größere; ihr Wurzelgebiet sind die oberen hinteren Teile der Nasenhöhle und die Siebbeinzellen, hängt aber intracranial auch mit den Venen der Dura und dem Sin. sagittalis sup., ferner entlang den Fila olfactoria mit den Venen des Tractus olfactorius zusammen. Die *V. lacrimalis* bringt das Blut aus der Tränendrüse, außerdem von den lateralen Teilen der Lider und der Bindehaut *(Vv. conjunctivales postt. latt.)*, teilweise aus den Mm. recti sup. und lat.; sie verbindet sich am lateralen Augenwinkel mit den Gesichtsvenen. Den Venen aus den Augenmuskeln sind die *Vv. ciliares antt.* angeschlossen, die, zahlreicher und feiner als ihre Arterien, ihre Zuflüsse aus der Conjunctiva bulbi und dem Randnetze *(Vv. conjunctt. antt.)*, aus dem vorderen Teile des episcleralen Venennetzes und der Sclera, sowie aus dem Ciliarmuskel erhalten; auf dem Wege durch die Sclera treten sie mittels der „Collectoren" (MAGGIORE) zu dem Sinus venosus sclerae (Schlemmii) in Beziehung. Die oberen *Venae vorticosae* kommen 7—8 mm hinter dem Äquator durch die Sclera und die TENONsche Kapsel und münden entweder in den Stamm der V. ophthalmica sup. oder in nahegelegene Äste; sie führen das Blut aus der Iris, den Ciliarfortsätzen, der Choroides und einem Teile des episcleralen Netzes ab. Die *Vv. ciliares breves* in der Umgebung des Sehnervenaustrittes gehören nur dem Gebiete des Circulus arteriosus ni. optici (Zinnii) an, anastomosieren in der Lamina cribrosa mit der V. centralis retinae und nehmen außerhalb der Sclera Blut aus dem episcleralen Netze und der Sehnervenscheide auf. Die *V. centralis retinae* sammelt das Blut aus der Netzhaut und dem Sehnerven und verläßt diesen etwas vor der Arterie. Sie mündet häufig selbständig in den Sinus cavernosus [WALTHER (1778)], steht aber durch Anastomosen, die gelegentlich zur Hauptbahn werden können, mit dem Stamme und Ästen der V. ophthalmica sup. und ebenso mit der V. ophthalmica inf. in Verbindung.

Die *V. ophthalmica inf.* sammelt ihre Wurzeln vorn am Boden der Augenhöhle aus dem Unterlid, den Mm. obliquus inf., rectus inf. und medial. und vom Tränennasengang, zieht lateral am Rectus inf. rückwärts, nimmt die unteren Vv. vorticosae und Muskelvenen aus den Recti inf. und lat. auf und vereinigt sich im Hintergrunde der Augenhöhle entweder mit der V. ophthalmica sup., um mit ihr lateral-oben durch die Fiss. orbit. sup. in den Sinus cavernosus zu gelangen, oder mündet in das untere Knie oder den Verticalabschnitt der V. ophthalmica sup. (HESSER) oder geht selbständig durch das laterale Ende der Fissur in den Sinus cavernosus oder in den Sin. sphenoparietalis; zuweilen zerfällt sie auch gegen ihr Ende hin in mehrere Stämmchen mit getrennten Einmündungen an den angegebenen Stellen. Die Vene steht vorn durch eine an der medialen Augenhöhlenwand aufsteigende Anastomose mit dem Anfange der V. ophthalmica sup. in Verbindung, ferner mit deren Stamme durch eine zweite, die dicht am medialen hinteren Umfange des Augapfels steil aufwärts verläuft. Eine ständige, oft sehr starke Anastomose tritt durch die Fiss. orbit. inf. an den Ram. profundus der V. facialis ant.; auch weiter hinten können kleinere Verbindungen mit dem Plexus pterygoideus vorhanden sein.

Alle Venen der Augenhöhle entbehren der Klappen, so daß der Blutstrom, der nach dem Einmündungswinkel der Äste in die Stämme in der Regel rückwärts fließt, gelegentlich auch einmal die umgekehrte Richtung einschlagen kann, denn soweit die Venen der angrenzenden Gebiete (Gesicht, Fossa infratemporalis) Klappen besitzen, öffnen diese sich herzwärts, lassen also den Abfluß ohne weiteres zu. Die Klappenlosigkeit der Augenhöhlenvenen birgt aber bei deren ausgiebigem Zusammenhange mit den Venen der Nachbarschaft, wie der Dura, der Nase und ihrer Nebenhöhlen, der Diploe, des Gesichts, der Fossa temporalis und infratemporalis, auch die Gefahr der leichten Verbreitungsmöglichkeit krankhafter Vorgänge.

Abweichungen in Verlauf und Einmündung der Zuflüsse zu den beiden Venae ophthalmicae sind so zahlreich, daß die vorstehende Schilderung nur ganz allgemein als Norm gelten kann. Zu erwähnen sind einige schon weit zurückliegende Beobachtungen über atypische Mündung der V. ophthalmica sup.: in den Sinus communicans anterior [HALLER (1762)], durch die Dura des Bodens der mittleren Schädelgrube [Vas aberrans VERGA (1856), Sin. ophthalmopetrosus HYRTL (1862)] in den Sin. petrosus sup. und in den Sin. transversus.

3. Lymphgefäße.

Lymphgefäße als endothelumwandete Röhren sind weder im Augapfel, noch sonst im Bereiche der Augenhöhle bekannt; nur in der Bindehaut des Auges bis an den Hornhautrand heran und in den Lidern sind sie einwandfrei nachgewiesen. Die bei der Besprechung dieser Gebiete gegebene eingehende Schilderung (s. S. 284) braucht hier nicht wiederholt zu werden. Daß die durch Einspritzung von Flüssigkeiten oder durch Aufträufeln von Wasserstoffsuperoxyd (MAGNUS) erzeugten oder unter dem Spaltlampenmikroskop beobachteten circumvasalen („perivaskulären") und sonstigen Hohlräume und Spalten einschließlich des TENONschen und des Perichoroidalraumes nicht als „Lymphräume" aufgefaßt werden dürfen, mag, wie es bereits verschiedentlich geschehen, hier noch einmal betont werden. Es handelt sich dabei immer um mehr oder weniger weite Spalten in mehr oder weniger lockerem Gewebe ohne eigene Endothelwand; die Annahme einer solchen hat späteren Nachprüfungen nirgends standgehalten und ebenso wenig ist bisher der klare Beweis erbracht, daß diese Räume mit echten Lymphgefäßen zusammenhangen. Sie sind einfach Gewebsspalten, gefüllt mit Gewebsflüssigkeit, die noch keine Lymphe ist. Nach allen neueren mit der nötigen Vorsicht angestellten Untersuchungen beginnt das Lymphgefäßsystem mit geschlossenen Capillärnetzen, und die Lymphe darin wird durch die vermittelnde Tätigkeit der Wandendothelien aus der umgebenden Gewebsflüssigkeit gewonnen. Wenn irgendwo, wie z. B. im Auge oder in der Zahnpulpa, echte Lymphgefäße vermißt werden, so erscheint doch jetzt der Gedanke nicht mehr fremdartig, daß die, vielleicht nur geringfügigen, Abfälle des Stoffwechsels in diesen Gebieten von den venosen Capillaren aufgenommen und fortgeführt werden. Einzig für den Sin. venosus sclerae (Schlemmii) besteht die Möglichkeit, ihn als Lymphbahn aufzufassen, die die (wassergelösten) Abbaustoffe vom Kammerwinkel her durch Vermittlung ihres Endothels aufnimmt. Bei dieser Betrachtungsweise würde dann beim Menschen außer den beiden bekannten Übergängen von Lymphgefäßen in das Venensystem (Duct. thoracicus und Truncus lymphaticus dexter) noch jederseits im Auge eine solche Verbindungsstelle vorhanden sein. Im übrigen weist SEIDEL (1923) mit Recht darauf hin, daß die Frage der Flüssigkeitsbewegung im Auge zunächst mit Lymphgefäßen gar nichts zu tun hat.

B. Nerven.

Von Nerven enthält die Augenhöhle außer dem Sehnerven motorische, sensible und sympathische, ferner einen Nervenknoten, das Ganglion ciliare. Die sympathischen Nerven stammen aus einem Centrum ciliospinale (BUDGE) im 1.—3. Segment des Brustmarkes; ihre präganglionaren Fasern ziehen durch den Halsteil des Grenzstranges und enden im Ggl. cervicale supremum. Aus diesem gelangen die postganglionaren Fasern in das die Carotis int. umspinnende Geflecht und schließlich teils mit der A. ophthalmica im Plexus ophthalmicus, teils den anderen Nervenstämmen angeschlossen, teils frei (für das Ganglion) in die Augenhöhle. Entlang den Verästelungen der A. ophthalmica erhält die ganze glatte Muskulatur der Augenhöhle ihre Versorgung; ferner erreichen sympathische Fasern mit der A. centralis retinae die Netzhaut, wo ihr Verbleib, soweit es sich nicht etwa nur um Vasomotoren handelt, unbekannt ist. Die motorischen und sensiblen Nerven kommen vom Hirnstamme im Gebiete der Brücke, verlaufen, nur von Pia umkleidet, durch den Subarachnoidalraum bis in die Nachbarschaft des Türkensattels und treten hier an verschiedenen Stellen in die Dura. Dabei verschmilzt zunächst die Arachnoides mit der Pialscheide, während die Dura erst eine wenige Millimeter lange röhrenförmige Einsenkung (Porus) bildet, bevor auch sie in die Nervenscheide übergeht. Auf dem weiteren Wege vorwärts stehen die Nerven in engen Lagebeziehungen zum Sinus cavernosus und gelangen schließlich durch die Fissura orbital. sup. in die Augenhöhle. Motorisch sind die Nn. oculomotorius (für die Mm. recti oc. sup., inf., medial., Obliquus inf. und Levator palp.), trochlearis (für den M. obliquus sup.) und abducens (für den M. rectus lat.); von den dreien ist der N. oculomotorius der stärkste, der N. trochlearis der schwächste. Als sensibler Nerv kommt im wesentlichen der erste Ast des N. trigeminus, der Ram. ophthalmicus, in Betracht, doch leistet der zweite Ast einen kleinen Zuschuß, der durch die Fiss. orb. inf. in die Augenhöhle und an die Tränendrüse tritt. Während die motorischen Nerven sich im Bereiche der Augenhöhle erschöpfen, liegen die Ursprungsgebiete der sensiblen teilweise weit außerhalb von deren Grenzen. Das Ganglion ciliare hängt mit allen drei Nervenarten zusammen. — Für die Beschreibung ergibt sich als vorteilhaft die Zerlegung des Nervenverlaufs in vier Abschnitte: 1. die Strecke vom Hirnstamme bis zum Eintritt in die Dura, — 2. der Verlauf in der Dura, — 3. der Eintritt in die Augenhöhle, — 4. der Verlauf in der Augenhöhle (Abb. 100). Der intracerebrale Abschnitt der Nerven vom Centrum bis an die Oberfläche des Hirnstammes wird in einer anderen Abteilung des Handbuches behandelt werden (s. Kapitel PFEIFER, dieser Band).

1. Der *N. oculomotorius* verläßt den Hirnstamm in geringer Entfernung vor der Brücke am medialen Rande der Basis des Hirnschenkels in Gestalt von 10—15 Bündeln, die zumeist im Sulcus oculomotorii und zwischen den nächstgelegenen Hirnschenkelbündeln, zu einem geringen Teile als laterale Wurzel (SCHWALBE) etwa 3 mm weiter lateral austreten (s. Abb. 50, S. 136). Diese Wurzelbündel geben feine Nervenfäden rückwärts an die benachbarten Arterien der Hirnbasis (BOCHDALEK, SCHWALBE) und vereinigen sich dann zu einem rundlichen Stamme von 3,0—3,5 mm Dicke. Er zieht zwischen den Aa. cerebelli sup. und cerebri post. hindurch (s. Abb. 110, S. 342) in der weiten Cisterna basalis vor- und lateralwärts, lateral neben dem Proc. clinoideus post. über den medialen Ansatzschenkel des Tentorium (Plica petroclinoidea medialis) hinweg auf das dreieckige Durafeld, das lateral durch den lateralen Ansatzschenkel des Tentorium (Plica petroclinoidea lateralis) begrenzt wird, medial in das Diaphragma sellae übergeht (s. Abb. 108, S. 332). Hier schlüpft der Nerv etwa in der Mitte zwischen den Proc. clinoidei ant. und post. in seinen vorwärts gerichteten Duraporus. Die Zahl der Nervenfasern des Oculomotorius ist auf 15000 geschätzt worden [ROSENTHAL (1845)], von denen die Mehrzahl einen Durchmesser von 20—25 μ, eine geringe Menge einen solchen von 2,5—7,5 μ aufweist [REISSNER (1861)].

Der *N. trochlearis* tritt am dorsalen Umfange des Hirnstammes dicht unter dem Colliculus inf. der Vierhügelplatte, neben dem Frenulum veli medullaris anterioris mit 2—4 schwachen Bündeln aus, die sich alsbald zu einem höchstens

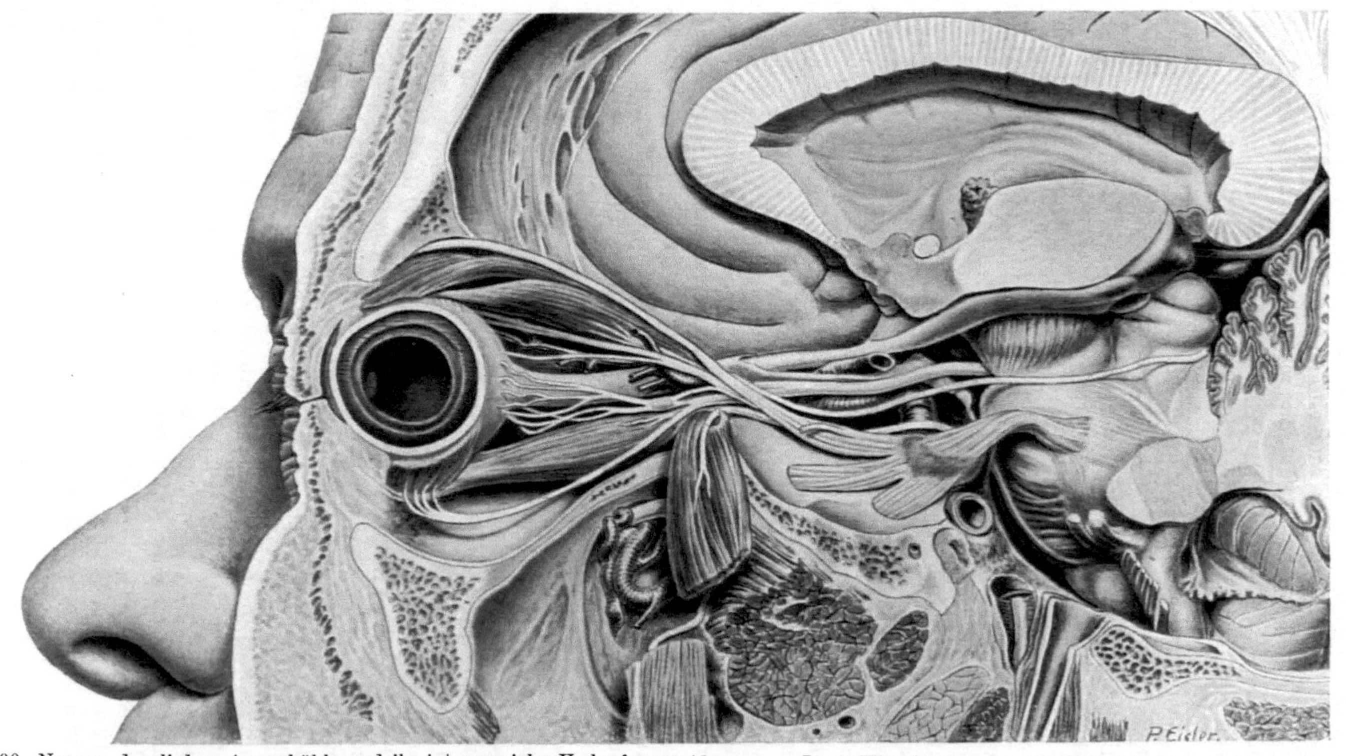

Abb. 100. Nerven der linken Augenhöhle und ihr intracranialer Verlauf vom Abgang aus dem Hirnstamm an. Sagittaler Gefrierschnitt durch den Kopf eines Hingerichteten. Natürl. Gr. (geometrische Aufnahme). Der Schnitt trifft vorn den temporalen Abschnitt des Augapfels, hinten das Foramen jugulare. Übergreifende Knochenteile sind zur Freilegung der Augenhöhle, der mittleren und hinteren Schädelgrube abgemeißelt, die linke Hirnhälfte ist bis auf den Hirnstamm entfernt, ebenso die Dura der mittleren Schädelgrube und die Wand des Sinus cavernosus; der vordere Abschnitt der Regio pterygoidea ist von Fett befreit, das erste Knie der A. carotis int. weggeschnitten; die Äste der A. ophthalmica sind gekürzt, nur der Stamm ist erhalten.

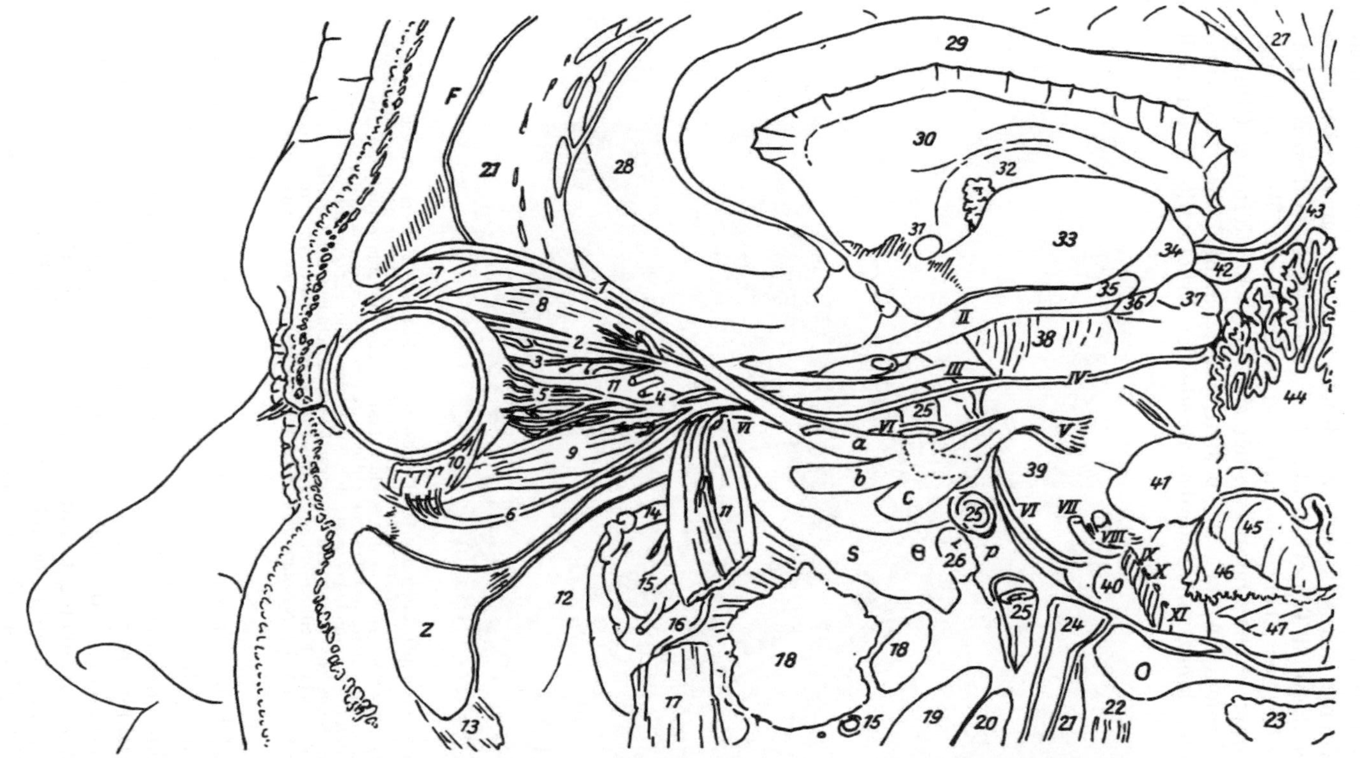

Abb. 100a. *F* Os frontale, *Z* Os zygomaticum, *S* Pars squamosa, *P* Pars petrosa oss. temporalis, *O* Os occipitale. *II* Tractus opticus, *III* N. oculomotorius, *IV* N. trochlearis, *V* N. trigeminus mit Ganglion trigemini (*a* erster, *b* zweiter, *c* dritter Ast), *VI* N. abducens, *VII* N. facialis, *VIII* N. acusticus (zwischen VII und VIII N. intermedius), *IX* N. glossopharyngeus, *X* N. vagus, *XI* N. accessorius. *1* N. supraorbitalis, *2* N. nasociliaris, *3* N. ciliaris longus, *4* Ganglion ciliare, *5* Nn. ciliares breves, *6* Ram. inferior ni. oculomotorii, *7* M. levator palp. sup., *8* M. rectus oc. sup., *9* M. rect. oc. inf., *10* M. obliquus oc. inf., *11* M. rect. oc. lat. (Rest, lateral-abwärts zurückgeschlagen), *12* Tuber maxillare, *13* M. masseter, *14* N. infraorbitalis, *15* A. maxillaris int., *16* N. buccinatorius, *17* M. temporalis, *18* M. pterygoideus ext., *19* Glandula parotis, *20* M. digastricus mandibulae, *21* M. rectus cap. lat., *22* M. obliquus cap. sup., *23* M. rectus cap. post. mai., *24* V. jugularis int., *25* A. carotis int. (unten mit dem N. caroticus lat. des Grenzstranges des Sympathicus), *26* Tuba auditiva (davor im Knochen der Rest der A. meningea media), *27* Falx cerebri, *28* Lobus frontalis dexter cerebri, *29* Corpus callosum, *30* Septum pellucidum, *31* Commissura cerebri ant., *32* Fornix, *33* Schnittfläche des Thalamus opticus, *34* Pulvinar thalami, *35* Corpus geniculatum laterale, *36* Corp. geniculat. mediale, *37* Corp. quadrigeminum, *38* Pedunculus cerebri, *39* Pons, *40* Oliva, *41* Durchschnitt der Kleinhirnschenkel, *42* Epiphysis, *43* V. magna cerebri (Galeni), *44* Schnittfläche der linken Kleinhirnhemisphäre, *45* Uvula, *46* Velum medullare posterius, *47* Tonsilla.

1 mm dicken Stamme zusammenschließen. Er verläuft in der Cisterna ambiens zuerst etwas lateral-, dann vorwärts über den Bindearm und das Schleifenfeld in die Furche zwischen Hirnschenkel und Brücke und wird an der Hirnbasis zwischen Hirnschenkel und Tentorium über (vor) und medial zu dem N. trigeminus sichtbar, hält sich aber dicht unter dem Rande des Tentorium und erreicht gleich darauf seinen Duraporus, der sich mit schlitzförmiger Öffnung gerade in dem Trennungswinkel der beiden Ansatzschenkel des Tentorium einsenkt. Der Nerv kreuzt am rostralen Rande der Brücke die A. cerebelli

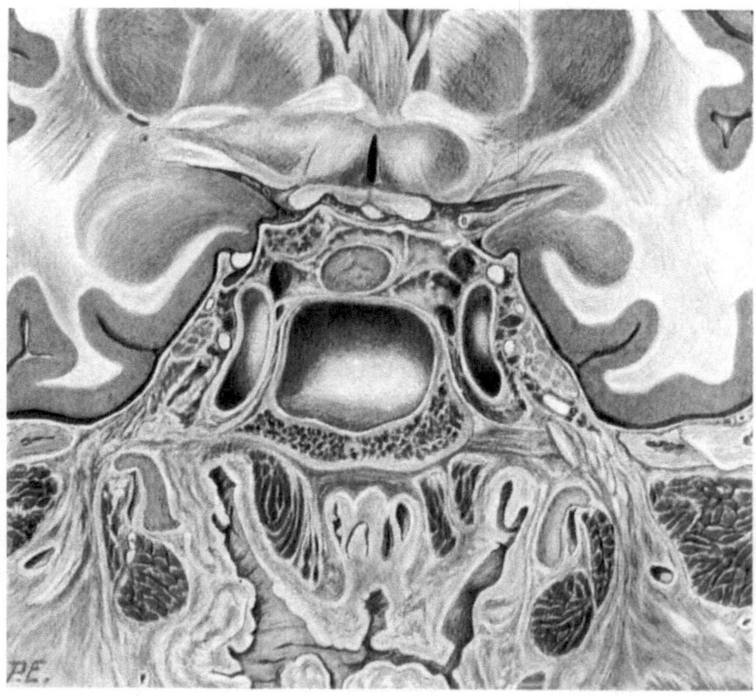

Abb. 101. Frontaler Gefrierschnitt durch den Kopf eines Hingerichteten. Sinus cavernosus. 11 : 9. Man blickt nach hinten. Der Schnitt fällt rechts vom Beschauer etwas weiter nach vorn als links. Er trifft den Stammteil des Endhirns und den Schläfenlappen, die Vallecula cerebri lateralis (Substantia perforata ant.), den Anfang des Tractus opticus, rechts noch mit ein wenig Chiasma, das Infundibulum, links den Proc. clinoideus post. der Sattellehne, die Sattelgrube mit Hypophyse, den hinteren Teil des Sinus cavernosus mit dem verticalen Abschnitte der Carotis int. zwischen dem 2. und 3. Knie, die rechte Keilbeinhöhle (die linke hört schon weiter vorn auf), das Foramen ovale, die hintere Wand des Nasenrachenraums und den gehobenen weichen Gaumen.

sup. rostral. Die Zahl der Fasern des Trochlearis beträgt etwa 1200 (Schwalbe, 1100—2000 C. Krause).

Der *N. trigeminus*, der dickste Hirnnerv überhaupt, kommt auf dem ventralen Umfange des Brachium pontis dicht neben dem lateralen Rande der Brücke, etwa an der Grenze zwischen deren rostralem und mittlerem Drittel, mit 80 bis 100 in zwei ungleiche Gruppen getrennten Bündeln hervor. Die kleinere Gruppe (Portio minor, Radix motoria) besteht aus motorischen Fasern, liegt rostral neben der erheblich größeren Gruppe (Portio maior, Radix sensitiva), die nur sensible Fasern führt, wendet sich aber sogleich als selbständiges, plattrundliches Stämmchen auf deren caudale Fläche. Die Bündel der Portio maior legen sich zu einem starken, in craniocaudaler Richtung abgeplatteten Stamme von 5—6 mm Breite und etwa 3 mm Dicke zusammen, der nach kurzem Wege

vor- und lateralwärts an der Oberkante des Felsenbeins, unweit von dessen
Spitze, caudal und lateral zum Trochlearis, in seinen Duraporus gelangt. Dieser
hat eine große querelliptische Öffnung, unten von der Impressio nervi trigemini,
oben vom Ansatzrande des Tentorium und dem darin verlaufenden Sinus petrosus sup. begrenzt und stellt den Zugang zu einem größeren Raume, dem Cavum
Meckeli, dar (s. u.).

Der *N. abducens* erscheint an der ventralen Oberfläche des Hirnstammes
mit 6—8 zarten Bündeln am Caudalrande der Brücke, in dem Lateralabschnitte
der Furchc zwischen dieser und den Pyramidensträngne der Oblongata bis vor

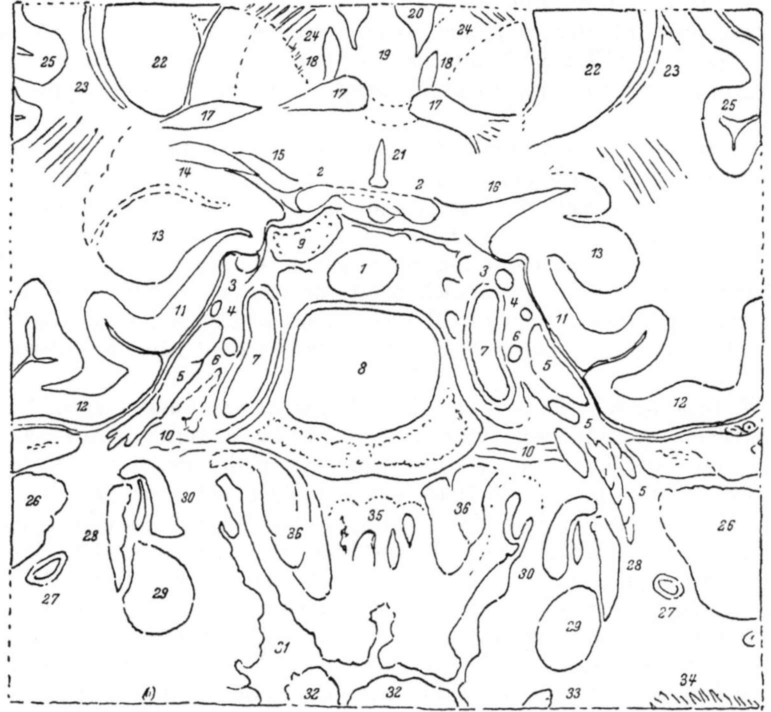

Abb. 101 a. *1* Hypophysis cerebri, lobus post., darüber Sinus intercavernosus post., *2* Tractus optici,
zwischen beiden das Infundibulum, *3* N. oculomotorius, rechts im Sinus cavernosus, links im Begriff
in diesen einzutreten, *4* N. trochlearis, *5* Ganglion nervi trigemini, links am unteren Ende in den
N. mandibularis übergehend; rechts ist dieser frei, schräg geschnitten im Foramen ovale, darüber
die Portio minor, *6* N. abducens, *7* A. carotis int., *8* Sinus sphenoidalis, *9* Proc. clinoid. post.,
10 bindegewebige Verschlußplatte des For. lacerum, *11* Gyrus uncinatus (hippocampi), *12* Gyrus
fusiformis, *13* Nucleus amygdalae, *14* Stria olfactoria lat., *15* Gyrus diagonalis rhinencephali,
16 Substantia perforata ant., *17* Commissura ant., *18* Nucleus caudatus, *19* Columnae fornicis,
20 Ventriculus lat., *21* Ventriculus tertius, *22* Nucleus lentiformis, *23* Claustrum, *24* Capsula int.,
25 Insula, *26* M. pterygoideus ext., *27* A. maxillaris int., *28* M. tensor veli palatini, *29* M. levator
veli palatini, *30* Tuba auditiva, *31* Schleimhaut des Cavum nasopharyngeum am Eingange in den
Recessus lat. pharyngis, *32* Palatum molle, *33* M. constrictor pharyngis sup., *34* M. pterygoideus
int., *35* Tonsilla pharyngea, *36* M. longus capitis.

die Olive. Die Bündel bilden bald einen rundlichen Stamm von 1,7—2 mm
Durchmesser, der in der Cisterna pontis rostral- und etwas lateralwärts zieht
und dabei die A. cerebelli inf. ant. (und auditiva int.) dorsal kreuzt. Er tritt
mit kurzer Ventralbiegung in seinen Duraporus an der Spitze des Felsenbeins
medial und etwas caudal zu dem N. trigeminus, dicht lateral neben dem Sin.
petrosus inferior. Die Zahl der Fasern des Abducens wird mit 2000—2500
(SCHWALBE, bis 3600 C. KRAUSE) angegeben.

2. Bei ihrem Verlaufe in der Dura zur Seite des Türkensattels rücken die
vier Nerven zusammen, und zwar um so mehr, je mehr sie sich der Fiss. orbit.

sup. nähern. Dabei stehen sie auf der ganzen Strecke in enger Beziehung zu dem Sin. cavernosus. An dessen vorderem Ende durchsetzen sie noch den mehrere Millimeter dicken bindegewebigen Verschluß der Fissur in röhrenförmigen Kanälen, an deren Wand sie durch eine geringe Menge lockeren Bindegewebes geheftet sind (Abb. 101, s. auch Abb. 108, S. 332).

Der *N. oculomotorius* behält im wesentlichen seine Richtung bei, senkt sich nur ein wenig und gelangt im lateralen Teile des Daches des Sin. cavernosus unter den Lateralrand des Proc. clinoideus ant. und an den Lateralumfang der unteren Wurzel des kleinen Keilbeinflügels. Er liegt da beim Eintritt in die Fissur von allen Nerven am weitesten medial, lateral unten zum Foramen opticum. Von dem Hohlraume des Sinus ist er nur durch ein schwaches Bindegewebsblatt getrennt, das sich nach vorn noch weiter verdünnt. Auf diesem Wege, oft erst in der Fissur, nimmt der Nerv feine sympathische Fäden aus dem Plexus caroticus, in der Fissur einen sensiblen Zweig vom Ram. ophthalmicus auf.

Der *N. trochlearis* durchzieht den oberen Teil der Lateralwand des Sin. cavernosus, in der Regel ohne besondere Richtungsänderung und erreicht unter dem Proc. clinoideus ant. den Lateralumfang des etwas stärker lateralwärts verlaufenden Oculomotorius. Hier kann sich seine vorher derbe Duralscheide ebenfalls zu einem zarten Trennungsblatte gegen den Sinus verdünnen. In der Fissur besitzt er ein eigenes Kanälchen lateral-oberhalb des N. oculomotorius. Auch er erhält in dieser Gegend oft einen sympathischen Faden vom Plexus caroticus und ständig sensible Fasern vom Ramus ophthalmicus [Rosenthal (1878)].

Der *N. trigeminus* tritt durch seinen Porus in das *Cavum Meckeli*, einen Raum zwischen zwei Durablättern, von denen das äußere die laterale Wand des Sin. cavernosus bildet und seitwärts auf den Boden der mittleren Schädelgrube übergeht, das innere als Dach von der Plica petroclinoidea lat. schräg zum Lateralrande der Impressio trigemini, sowie der Foramina ovale und rotundum und zum medialen Winkel der Fiss. orbit. sup. absteigt. Der Nerv bleibt zunächst auf dem vorderen Abhange des Felsenbeines noch frei; die Bündel der Portio maior breiten sich leicht fächerförmig aus, stehen aber vielfach untereinander in Verbindung (Plexus triangularis) und senken sich in das große, 10—12 mm breite und etwa 3 mm dicke *Ganglion semilunare* (Gasseri) ein, das in der Impressio ganglii trigemini auf der Vorderwand des Can. caroticus des Felsenbeines ruht und mit seinem medialen Teile breit an die laterale Wand des Sin. cavernosus grenzt (s. Abb. 108, S. 332). Es wird durch einen Zweig der A. meningea media (A. meningea parva) versorgt, der außerhalb des Schädels entspringt und durch das Foramen ovale eintritt. An dem lateralvorwärts schauenden convexen Rande verlassen die drei starken Äste des N. trigeminus das Ganglion. Der am weitesten rostral und medial gelegene erste Ast, *Ram. ophthalmicus,* gelangt durch die Fiss. orbit. sup. in die Augenhöhle, der zweite Ast, *Ram. maxillaris,* durch das For. rotundum in die Flügelgaumengrube, der dritte, *Ram. mandibularis,* durch das For. ovale in die Unterschläfengegend; dem letztgenannten gesellt sich auch die motorische Portio minor zu, nachdem sie, nur in lockerem bindegewebigem Zusammenhange, schräg über die caudale Fläche des Trigeminusstammes und des Ganglions gezogen ist; sie zieht also nicht *durch* das Ganglion. Das Ganglion ist mit der es bedeckenden Duraplatte fest verwachsen, mit der Unterlage aber nur lose verbunden. Die 3 Äste werden zwar von der Dura eng umschlossen, jedoch nicht in Art eines straffen Epineuriums für den ganzen Nerven, sondern mehr in einzelnen Bündeln; erst beim Austritte der Äste aus der Schädelhöhle oder um schon vorher abzweigende Nerven erscheint eine feste Epineuriumhülle.

Der *Ram. ophthalmicus* verläuft als etwa 3 mm breiter, in transversaler Richtung abgeplatteter Strang an der Lateralwand des Sin. cavernosus vor- und leicht aufwärts, so daß er noch vor dem Eintritt in die Fiss. orbit. sup. den N. trochlearis an dessen lateral-unterem Umfange erreicht. Zugleich spaltet er sich schon hier in seine drei Endäste auf, den medialen *N. nasociliaris,* den mittleren *N. frontalis* und den lateralen *N. lacrimalis,* der sich aber häufig bereits früher ablöst. An der Wand des Sinus erhält der Ram. ophthalmicus ein paar sympathische Fäden aus dem Plexus caroticus und entsendet rückwärts den dünnen *N. tentorii* in das Kleinhirnzelt. Dieser geht nach Aufnahme eines Fädchens aus dem Plexus caroticus zunächst von unten her in die Duralscheide des N. trochlearis, windet sich dann über dessen medialen und oberen Umfang in den als Plica petroclinoidea lat. benannten Ansatzschenkel des Tentoriums und verzweigt sich von da lateral- und rückwärts. Die Fissur erreicht der Ram. ophthalmicus am weitesten lateral, lateral-unten neben dem Trochlearis, in der Regel als zwar verschmälerter, aber noch abgeplatteter Strang, obwohl er sich schon vorher in seine 3 Äste aufgespalten hat; doch trennt sich häufig der N. lacrimalis kurz vor der Fissur von den beiden anderen und benutzt ein eigenes, schräg-lateralwärts ziehendes Kanälchen.

Der *N. abducens* tritt von seinem Porus her in einer röhrenförmigen Duralscheide durch das obere Ende des Sin. petrosus inf. über die Felsenbeinspitze hinweg in den Sinus cavernosus. Er schlüpft dabei unter einem rundlichen Bindegewebsstrange, dem Lig. sphenopetrosum, durch, das sich von einer ziemlich ständig vorhandenen kleinen Knochenzacke der oberen Felsenbeinkante schräg median-aufwärts zum Lateralrande der Sattellehne hinüberbrückt. Der Nerv zieht über den Lateralumfang der aus dem Felsenbeine senkrecht aufsteigenden Carotis int. vorwärts, je nach der Form des sagittalen Abschnittes der Arterie dieser lateral-unten mehr oder weniger eng angelagert und kommt unter dem letzten Knie der Carotis, medial zum Ram. ophthalmicus, an die Fiss. orb. sup., lateral-unterhalb des N. oculomotorius. Er nimmt schon bei der Überkreuzung der Carotis ein paar Fäden aus dem Plex. caroticus auf und wird auf dem ganzen Wege durch den Sin. cavernosus durch bindegewebige Bälkchen in seiner Lage zur Wand des Sinus und der Carotis festgehalten. In der Fissur benutzt er denselben Kanal wie der Oculomotorius, ohne sich aber mit diesem zu verbinden; wenn es gelegentlich so scheint, handelt es sich um sympathische Fäden aus dem Plexus caroticus, die sich dem Abducens hinten angeschlossen haben und dann in den Lateralumfang des Oculomotorius treten (ROSENTHAL). Beim Übergang in die Augenhöhle empfängt der Abducens noch einen sensiblen Zweig aus dem Ram. ophthalmicus. Abducens und Oculomotorius stehen an der Fissur in naher räumlicher Beziehung zur V. ophthalmica sup.; diese verläuft hinter der Spina mi. recti lat. herab zunächst über beide Nerven in die Fissur hinein, dann aber unter dem Oculomotorius und lateral neben dem Abducens in den Sin. cavernosus.

3. Im Hintergrunde der Augenhöhle erscheinen die Nerven in zwei getrennten Gruppen, einer lateralen und einer medialen; jene besteht aus den Nn. trochlearis, frontalis und lacrimalis, benutzt den lateralen oberen Abschnitt der Fiss. orb. sup. außerhalb des sehnigen Ursprungsringes der Augenmuskeln zum Eintritt und hält sich am Dache der Augenhöhle, diese umfaßt die Nn. nasociliaris, abducens und oculomotorius und nimmt ihren Weg durch den Sehnenring in den Augenmuskelkegel hinein. Der N. trochlearis liegt dicht oberhalb des Ursprungs des M. rectus oc. sup., unmittelbar unter ihm und etwas lateral der N. frontalis, medial-oberhalb der V. ophthalmica sup., während der N. lacrimalis weiter lateral, meist im vordersten Winkel der Fissur hereinkommt. Innerhalb des Sehnenringes befindet sich lateral-oben der N. nasociliaris, etwa

zwischen den Ursprüngen der Mm. recti oc. sup. und ̍lat., lateral-unten der
N. abducens, medial-unten oder, wenn er schon in seine beiden Äste geteilt ist,
wie in der Abbildung, medial der N. oculomotorius (Abb. 102).

4. In der Augenhöhle streben alle Nerven vorwärts. Der *Trochlearis* überschreitet sogleich mit leichter Wendung median- und aufwärts dicht unter
der Periorbita die Ursprünge der Mm. rectus oc. sup. und levator palp. und erreicht bald den oberen Rand des M. obliquus oc. sup., in den er sich nach kurzem
Verlauf mit mehreren Zweigen einsenkt.

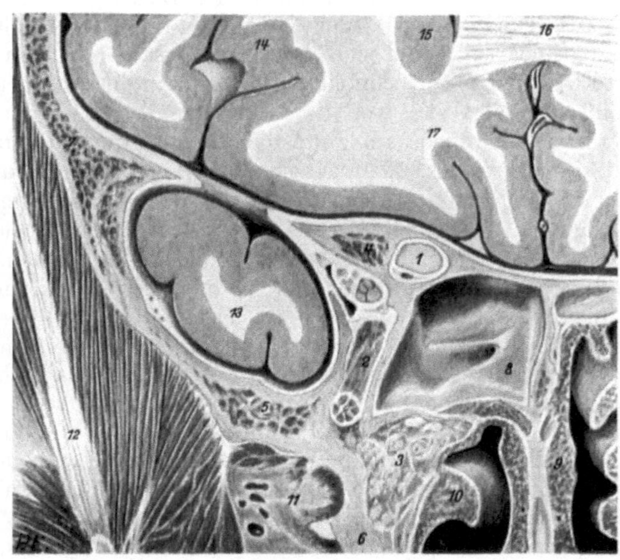

Abb. 102. Frontaler Gefrierschnitt durch den Kopf eines Hingerichteten: Verschluß der Fissura
orbitalis superior. 11 : 9. Man blickt nach vorn. Der Schnitt geht durch den Stirnlappen und die
Spitze des Schläfenlappens des Großhirns am hinteren Rande der vorderen Schädelgrube und durch
die Nasenhöhle, links am hinteren Ende der mittleren Muschel, rechts etwas weiter vorn. *1* N.
opticus und A. ophthalmica im Canalis opticus, *2* Übergang der Fissura orbitalis sup. in die Fossa
pterygopalatina; oben der Verschluß der Fissura orb. sup. mit dem Durchtritt der V. ophthalmica
(lateral), der Nn. oculomotorius, nasociliaris, abducens (medial in einem Bündel), trochlearis, lacrimalis und supraorbitalis (lateral daneben), unten der dicke Ram. maxillaris n. trigemini unmittelbar nach dem Austritt aus dem Canalis rotundus, *3* Fossa pterygopalatina, *4* Ala parva, *5* Ala
magna, *6* Proc. pterygoideus oss. sphenoidalis, *7* Os frontale, *8* Sinus sphenoidalis, Vorderwand,
9 Septum narium, *10* Concha media, *11* Fossa infratemporalis mit A. maxillaris int., Venen des
Plexus pterygoideus und Ursprüngen des M. pterygoideus ext., *12* M. temporalis, *13* Spitze des
Lobus temporalis, *14* vorderes Ende der Fossa lat. cerebri, *15* Caput nuclei caudati am Vorderende
des Ventriculus lat. cerebri, *16* Genu corporis callosi, darunter Fissura mediana mit den beiden
Aa. cerebri anteriores, *17* Sulcus olfactorius, im unteren Ende der Tractus olfactorius.

Der *N. frontalis* verläuft als starker Nerv in Fortsetzung des Stammes des
Ram. ophthalmicus am Dache der Augenhöhle zunächst über den Ursprung
des M. rectus oc. sup., dann auf der oberen Fläche des M. levator palp. gerade
vorwärts und entsendet in der Regel noch hinter der Mitte der Augenhöhle
den dünnen *N. supratrochlearis*, der unter spitzem Winkel median-vorwärts
auf den oberen Rand des M. obliquus sup. gelangt und oberhalb der Trochlea
die Augenhöhle verläßt. In der Nähe des Margo supraorbitalis teilt sich dann
der N. frontalis in den medianwärts abbiegenden *N. frontalis* und den stärkeren,
die Richtung des Stammes beibehaltenden *N. supraorbitalis*; jener tritt durch
die Incisura frontalis, dieser durch die Inc. supraorbitalis aus der Augenhöhle
auf die Stirn. Gar nicht selten benutzen die Nerven denselben Ausschnitt des
Augenhöhlenrandes, eine verbreiterte Incis. supraorbitalis, und wenden sich dann
erst ihren Hauptgebieten zu (Abb. 81, S. 221). Der N. supratrochlearis versorgt

Glabella, Nasenwurzel und Oberlid in der Nähe des medialen Augenwinkels, der N. frontalis den medialen Abschnitt der Stirn, der N. supraorbitalis den lateralen und die vordere Kopfhaut bis zum Scheitel; die beiden letzten übernehmen auch den größten Teil des Oberlides.

Der *N. lacrimalis* zieht oberhalb des M. rectus oc. lat. unter dem Dache der Augenhöhle zur Tränendrüse; bevor er sie erreicht, teilt er sich in zwei ziemlich gleichstarke Äste. Der Ram. superior läuft gerade weiter in die Drüse, gibt ihr feine Zweige und geht mit dem Reste in Gestalt einiger Zweige oberhalb des lateralen Lidbandes aus der Augenhöhle an die Haut der lateralen Ecke des Oberlides und der temporalen Nachbarschaft. Der Ram. inferior biegt an der lateralen Wand der Augenhöhle abwärts, schickt gelegentlich noch einen oder mehrere Zweige in die Drüse, verbindet sich aber in der Hauptsache in vorwärts convexem Bogen durch die Periorbita hindurch mit dem Ram. zygomaticotemporalis des N. zygomaticus (s. S. 315) Von dem Bogen entspringen in der Regel vorwärts mehrere feine Zweige für die Drüse.

Der *N. nasociliaris* spaltet schon vor oder gleich bei dem Eintritt in die Augenhöhle einen dünnen, bis 1 cm langen Zweig, die *Radix longa* des Ganglion ciliare, ab; sie gelangt lateral zum Sehnerven, nur durch den Stamm der A. ophthalmica von ihm getrennt, vorwärts in die hintere, obere Ecke des Ganglions. Der Stamm des Nerven verläuft zwischen dem Sehnerven und dem M. rectus oc. sup. und zwischen den beiden Hauptästen des N. oculomotorius hindurch vorwärts zur medialen Augenhöhlenwand und dort in Begleitung der A. ophthalmica zwischen den Mm. rectus oc. medial. und obliquus sup. bis in die Gegend des For. ethmoidale ant., wo er sich in seine zwei Endäste teilt. Auf dem Wege gibt er, noch unter dem M. rectus oc. sup., einen bis drei *Nn. ciliares longi* ab, die oberhalb des Sehnerven den Augapfel erreichen und dort in die Sclera eindringen. Weiterhin zweigt sich ein feiner *N. ethmoidalis post.* (N. sphenoethmoidalis Luschka) ab, der mit der gleichnamigen Arterie durch das For. ethm. post. an die Schleimhaut hinterer Siebbeinzellen und der Keilbeinhöhle gelangt. Die beiden Endäste des Nasociliaris sind der N. infratrochlearis und N. ethmoidalis anterior. Der *N. infratrochlearis* zieht in der Richtung des Stammes weiter und unterhalb der Trochlea aus der Augenhöhle heraus; er teilt sich dabei in zwei Zweige, von denen der obere vor der Trochlea als bogenförmige Anastomose zum N. supratrochlearis aufsteigt, der untere nach Versorgung des Tränensackes und der Carunkel zusammen mit Zweigen aus dem Anastomosenbogen in der Haut um den medialen Augenwinkel endet. Der *N. ethmoidalis ant.* geht mit der gleichnamigen Arterie zwischen den Mm. rectus oc. medial. und obliquus sup. in das For. ethmoidale ant., dann außerhalb der Dura über die Siebplatte und durch deren Fiss. ethm. in die Nasenhöhle, wo er einen Zweig an den vorderen Abschnitt der Nasenscheidewand, einen zweiten an die Schleimhaut der lateralen Wand der Nasenhöhle vor den Muscheln schickt, während ein dritter am Unterrande des Nasenbeins nach außen dringt und sich in der Haut des Nasenrückens bis herab zur Nasenspitze verbreitet.

Der *N. abducens* lagert sich sogleich der medialen Fläche des M. rectus oc. lat. an und dringt in diese nach Aufspaltung in mehrere Zweige etwa zwischen hinterem und mittlerem Muskeldrittel ein.

Der *N. oculomotorius* zerfällt unmittelbar nach dem Eintritt in die Augenhöhle in zwei ungleich starke Äste. Der schwächere, *Ram. superior,* wendet sich von lateral her über den Sehnerven und den N. nasociliaris hinweg zur Unterfläche des M. rectus oc. sup., gibt einen Zweig in diesen und einen zweiten, etwas längeren um den medialen Rand des Muskels in die Unterfläche des M. levator palpebrae; ein Teil seiner Fasern durchbricht häufig den Rand des Rectus. Der *Ram. inferior* teilt sich gleich in drei Zweige; einer geht unter dem Sehnerven hindurch in die laterale Fläche des M. rectus oc. medial. noch hinter dessen Mitte, der zweite ist kurz und senkt sich in die obere Fläche des M. rectus oc. inf.; der dritte Zweig ist für den M. obliquus oc. inf. bestimmt, verläuft am lateralen Rande des M. rectus oc. inf. entlang, kann diesen noch mit einigen feinen Fäden beschicken und tritt dann mit mehreren Bündeln in die Unterfläche seines Muskels. Von diesem Zweige löst sich ganz am Anfange die kräftige, 1 bis 2 mm lange *Radix brevis* s. motoria *ganglii ciliaris,* die sich mit der hinteren unteren Ecke des Ganglions verbindet.

Das *Ganglion ciliare* liegt als kleiner, transversal abgeplatteter Körper von etwa rechteckigem Umriß mit ungefähr 2 mm größerer Seitenlänge tief im Hintergrunde der Augenhöhle, 15—18 mm hinter dem Augapfel, zwischen dem Lateralumfange des Sehnerven und der Medialfläche des M. rectus oc. lat., von beiden nur durch eine dünne Fettschicht getrennt. An seinem hinteren Rande nimmt es außer der Radix longa aus dem N. nasociliaris und der Radix brevis aus dem N. oculomotorius noch die *Radix media* s. sympathica auf. Diese kommt als feiner Faden aus dem Plexus caroticus in der Gegend des letzten Knies der Carotis int. und zwischen dem N. oculomotorius und dem Ram. ophthalmicus in die Augenhöhle, nähert sich der Radix longa und geht dicht neben ihr oder auch mit ihr vereint in das Ganglion. Häufig sind statt einer sympathischen Wurzel zwei oder drei zarte Fäden vorhanden oder eine gesonderte Wurzel ist überhaupt nicht nachweisbar, wenn sich die sympathischen Fasern einer der anderen Wurzeln angelagert haben [Reichart (1875)]. Anderseits finden sich auch sympathische Fasern, die am Ganglion vorüber zu den von diesem vorwärts abgehenden Nerven ziehen.

Aus dem vorderen Rande des Ganglions entspringen die *Nn. ciliares breves,* 2—6 (auch mehr) an Zahl, streben in der Umgebung des Sehnerven zum Augapfel hin und vermehren sich dabei durch Teilung bis auf etwa 20. Sie bilden zwei leidlich trennbare Gruppen: eine laterale enthält die Nerven aus der vorderen oberen Ecke des Ganglions und umgibt den Sehnerven lateral und oben, eine mediale aus der unteren Ecke des Ganglions umfaßt den Sehnerven unten und medial. Die Nn. ciliares longi aus dem Nasociliaris schließen sich der medialen Gruppe an, wobei sie sich mit kurzen Ciliarnerven vereinigen können. Diese stehen am Augapfel im Kreise um den Sehnerven und gehen zusammen mit den Aa. ciliares postt. breves in die Sclera in dem Gebiete, das keine deutliche Tenonsche Kapsel mehr erkennen läßt. Durch schräge Kanälchen der Sclera gelangen die Nerven in die Suprachoroides und ziehen darin als glatte Stränge, die stärkeren in seichten Furchen der inneren Sclerafläche, meridional vorwärts in den Ciliarkörper. Die Aa. ciliares postt. longae werden in der Regel je von einem stärkeren Ciliarnerven begleitet, der neben der Arterie durch die Sclera tritt; dabei teilt er sich in zwei ungleich starke Äste, die die Arterie zwischen sich nehmen. Auf dem Wege schicken sie zarte Zweige in die Choroides und wahrscheinlich auch in die Sclera, teilen sich und verbinden sich gegenseitig durch feine Zweige. Nach Erreichung des Orbiculus ciliaris spalten sie sich rasch fächerförmig auf und bilden im M. ciliaris ein außerordentlich reiches Geflecht markhaltiger und markloser Fasern (Plexus ciliaris), aus dem der M. ciliaris, die Iris und die Hornhaut versorgt werden (s. d.); im besonderen stehen die Nerven für die Mm. ciliaris und Sphincter pupillae in Abhängigkeit vom Nervus oculomotorius, während der M. dilatator pupillae seine Nerven vom Sympathicus erhält. Die Nerven für die tieferen Schichten der Hornhaut durchbohren die Sclera hinter dem Scleralwulst, diejenigen für die oberflächlichen Schichten dringen weiter hinten ein.

Vom Ganglion ciliare gehen außerdem feine Fädchen zur Sehnervenscheide und in das Fett in der Umgebung des Augapfels (Merkel). — Die Summe der

Nervenfasern in den Nn. ciliares breves ist größer als die in den Wurzeln des Ganglions (SCHWALBE).

Der *feinere Bau des Ganglion ciliare* (Abb. 103) zeigt zunächst eine schwache bindegewebige Hülle, von der Bündelchen in das Ganglion eindringen zur Bildung

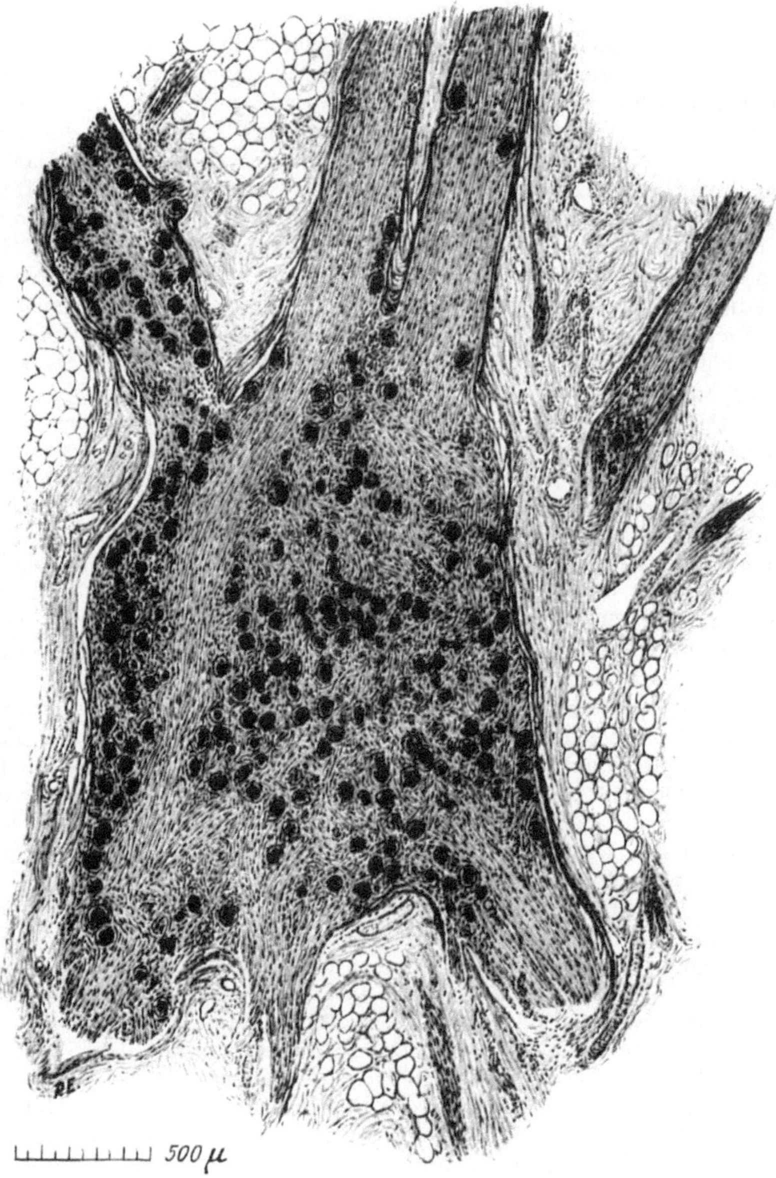

Abb. 103. Ganglion ciliare von einem Hingerichteten. Flachschnitt. Unten im Bilde treten die Wurzeln ein, oben die Nn. ciliares breves aus. (Präparat von Prof. WASSERMANN.)

eines sehr spärlichen Zwischengewebes, in dem auch die feinen Blutgefäße verlaufen. Die aus den Wurzeln eintretenden Nervenbündel beginnen sofort, sich mannigfach zu durchflechten, so daß nur selten eine längere zusammenhangende Strecke paralleler Fasern zu sehen ist. In diesem Geflechte liegen die Nervenzellen, einzeln oder in Gruppen, ganz unregelmäßig verteilt. Jede Nervenzelle wird nebst ihren Mantelzellen von einer deutlichen Kapsel umgeben, die sich scharf gegen das Zwischengewebe absetzt. Nervenzellen finden sich auch noch in wechselnder Menge in der langen und kurzen Wurzel und in den vom Ganglion abgehenden Nerven [D'Erchia (1894) u. a.] bis an und in die Sclera, bisweilen auch in kleinen Gruppen [accessorische episclerale Ciliarganglien Axenfeld (1907)].

Die weitere Untersuchung der Morphologie der Zellen und ihrer Beziehung zu den Nervenfasern, die für die Beurteilung des Ganglions, ob spinal, sympathisch oder gemischt, von ausschlaggebender Bedeutung sind, gestaltet sich sehr schwierig, zumal das Ganglion bei verschiedenen Tierklassen verschiedenartig zusammengesetzt ist [Holzmann (1896)]. Seit den Versuchen von Langley und Anderson (1890), Langendorff (1894) und Schultz (1898) hat offenbar die Annahme einer sympathischen Natur des Ganglions die Oberhand gewonnen. Nach L. R. Müller und Dahl (1910) und nach Beauvieux und Dupas (1926) sind nur multipolare sympathische Zellen vorhanden, deren zahlreiche Dendriten nur selten die Zellkapsel durchbrechen, sondern sich intracapsular um die Mantelzellen verzweigen; nur der Neurit verläßt die Kapsel. Zellen mit langen Dendriten fehlen fast völlig. Dadurch stünde das Ganglion ciliare im Gegensatz zu den Grenzstrangganglien und den prävertebralen Bauchganglien, wo die Zellen mit langen Dendriten vorherrschen. An diese Zellen verzweigen sich nur die parasympathischen Fasern des N. oculomotorius, die als präganglionare Fasern durch die Radix brevis in das Ganglion gelangen [L. R. Müller (1920), Schilf (1926)]. Die postganglionaren Fasern ziehen in den Nn. ciliares breves zum Auge, um den M. ciliaris und den M. sphincter pupillae zu versorgen. Die in der Mehrzahl 7—12 μ dicken, zum Teil aber auch sehr feinen Fasern der Nn. ciliares breves sind beim Menschen fast ausschließlich markhaltig [Hahn (1897), Gutmann (1897)]; wenn auch der Markmantel nur dünn ist (L. R. Müller), so unterscheiden sie sich dadurch doch von den übrigen postganglionaren Fasern des autonomen Systems, die keine Markscheide besitzen. Das Verhalten der Fasern der Radix longa im Ganglion ist noch unbekannt; sie laufen vielleicht einfach durch [Michel (1894), L. R. Müller]. Die Fasern der Radix sympathica treten nach L. R. Müller im Ganglion mit den parasympathischen Oculomotoriusfasern „in Beziehung", um die Coordination der Pupillenbewegung zu gewährleisten. Die aus dem Ganglion cervicale supremum stammenden postganglionaren Fasern für den M. dilatator pupillae gehen nicht durch das Ganglion ciliare, sondern schließen sich den Nn. ciliares longi an.

Neuerdings hat Pines (1927) die bisherigen Feststellungen der zahlreichen Forscher, die sich mit dem Ggl. ciliare befaßt haben, gesichtet und schildert dann seine eigenen Beobachtungen am menschlichen Ganglion, wobei er sich im wesentlichen auf ein großes Material aus dem Nachlasse Dogiels stützt. Er findet nicht weniger als 8 besonders gekennzeichnete Zellarten. Die erste Art ist multipolar mit subcapsularen Dendriten; sie umfaßt neben mittleren und kleinen Formen die größten Zellen des Ganglions überhaupt. Je nach ihrer Gestalt und nach dem Abgange der Dendriten lassen sich rosetten- oder kronenförmige Zellen, glomerulusartige und solche mit kolbenförmig endenden Dendriten unterscheiden. Der Nervenfortsatz entspringt meist von der Zelle, bisweilen aber auch von einem starken Dendriten, verläuft in der Kapsel in der Regel gerade und ungeteilt und besitzt innerhalb des Ganglions gewöhnlich keine Collateralen. Die zweite Zellart ist multipolar, mittelgroß, mit vorwiegend rundem oder ovalem Körper und intra- und extracapsularen Dendriten, die entweder einseitig oder ringsum von der Zelle abgehen. Die extracapsularen Dendriten können dick oder fein sein, in Endplatten, Kolben, Keulen, Ovoiden auslaufen oder blätter-, strauch-, trauben-, körbchen- und büschelartige Endapparate bilden, die sich im intercellularen Bindegewebe oder in der Kapsel des Ganglions ausbreiten, sich auch anderen sympathischen Zellen anlagern. Der Nervenfortsatz gibt rechtwinklig Collaterale ab, die sich im Ganglion selbst verzweigen. Die dritte Zellart ist seltener; die spärlichen Dendriten sind hauptsächlich extracapsular, kommen entweder einseitig oder vom ganzen Umfange der Zelle (Sterntypus) mit Verzweigungen, die manchmal die Zelle umwinden und mit Verdickungen enden. Daneben finden sich Zellen mit langen, glatten neuritenartigen Fortsätzen, deren Endigung nicht festzustellen war, und weiter Zellen, deren Fortsätze sich im intercellularen Bindegewebe und in der Kapsel des Ganglions mit Endapparaten ausbreiten, wie bei der zweiten Zellart.

Diese drei Zellarten bilden die überwiegende Mehrzahl der Zellen im menschlichen Ganglion ciliare, es sind multipolare sympathische Zellen. Außerdem kommen noch drei Zellarten vor, wie sie ähnlich in den Spinalganglien gefunden werden, von ovaler oder rundlicher Form und etwas unter der durchschnittlichen Größe der ersten drei Zellarten; sie liegen hauptsächlich an der Peripherie des Ganglions. Hierher gehören die „gefensterten" Zellen (CAJAL), die an ihrem Umfange durch schlingenförmige Verbindung benachbarter Dendriten gebildete Öffnungen zeigen; von einer der Schlingen geht der Neurit ab. Ziemlich selten sind kleine, uni- oder bipolare Zellen, diese mit einem Neuriten; um den großen Kern ist gelegentlich Pigment vorhanden. Eine Kapsel und Mantelzellen fehlen in der Regel, umspinnende Nervenendigungen wurden nicht beobachtet. Noch seltener sind mittelgroße unipolare Zellen, deren Fortsatz sich T-förmig teilt und seine beiden ungleich starken, unverzweigten Äste in entgegengesetzter Richtung sendet. Kapsel und Mantelzellen sind schwach ausgebildet, umspinnende Nervenendigungen fehlen.

Eine siebente, ganz vereinzelt auftretende Zellart ist klein, unipolar mit kurzem Neuriten, der sich bald teilt und mit teilweise verbreiterten Zweigen eine benachbarte Ganglienzelle umgreift. Diese Zellen entsprechen GOLGI-Zellen des zweiten Typus und haben offenbar die Bedeutung von Schalt- oder associativen Zellen (MONAKOW) im centrifugalen sympathischen Wege. — Schließlich trifft man noch augenscheinlich dem Untergange verfallene Zellen mit geschrumpftem Körper und eingezogenen oder kolbig zusammengeballten Dendriten. Manchmal zeigen sie Abschnürung von Protoplasma mit Einwanderung von Rundzellen in die Lücke oder auch Pigmentablagerung, durchweg aber schlechte Färbbarkeit.

Sehr verwickelte Verhältnisse bestehen in den interneuronalen Verbindungen und in der Mannigfaltigkeit der Nervenendapparate. Diese lassen sich in circumcellulare, capsulare, peridendritische und intercellulare (im Bindegewebe) unterscheiden. Ob die Endigungen zu markhaltigen oder marklosen Fasern gehören, ist gar nicht festzustellen, da die markhaltigen Fasern ihr Mark schon fern von den Zellen, an denen sie endigen, verlieren. Die circumcellularen Endigungen sind im allgemeinen selten: sie werden durch dicke oder dünne Nervenfasern oder durch beide zugleich gebildet. Die Fasern lagern sich entweder einfach zugespitzt oder in mehr oder weniger reichen Endbüscheln der Zelle innig an; daneben kommen circulare Geflechte und schlingenreiche Knäuelformen vor. Die capsularen Endigungen scheinen am häufigsten zu sein und finden sich sowohl außen, als innen auf der Kapsel. Meist handelt es sich um feinere, teilweise auch varicose Fasern, die als feinmaschige Netze und Geflechte die Kapsel umgreifen. Neben einzelnen Abzweigungen an Nachbarzellen beobachtet man auch mehrere Nervenfasern an einer Kapsel. Nicht selten sind die peridendritischen Endigungen, feine Fäden entlang den Fortsätzen, manchmal varicos mit Endverdickungen oder locker schraubig um die Fortsätze gewunden, auch intracapsular. Oft umgeben sie als kokonartiges, dichtes Geflecht die

Kapsel, anderseits gelangen sie auch an den Fortsätzen bis auf die Zelle. Vielfach gelingt es nicht, die drei genannten Arten und Endigungen zu trennen. Die Endigungen im bindegewebigen Stroma und in der Kapsel des Ganglions stammen zweifellos, wenigstens zum Teil, von Zellen des Ganglions, sind sensibler Natur und zeigen Platten-, Kolben- oder Keulenform oder baumartige Verzweigung. Zu erwähnen sind endlich noch die in ihrer Bedeutung noch dunklen Dendritengeflechte. Dabei umgreifen entweder die Verzweigungen der Fortsätze einer sympathischen Zelle den Körper einer benachbarten (Dendritennest Cajal) oder verflechten sich nur mit den Verzweigungen von deren Fortsätzen zu einem engmaschigen Dendritennetz.

Die genaue morphologische Kennzeichnung der verschiedenen Zellarten durch die Färbung ihrer Fortsätze läßt erkennen, daß das *Ganglion ciliare ein sehr verwickelt gebautes Centrum* darstellt. Die überwiegende Menge der Zellen ist multipolar-sympathisch und sendet motorische Fasern zum Auge; doch ist wohl anzunehmen, daß diejenigen darunter, die Endapparate im bindegewebigen Stroma und in der Kapsel des Ganglions bilden, als sensibel zu betrachten sind. Das Vorhandensein von Zellen, die denen der Spinalganglien ähneln, kann insofern nicht besonders auffallen, als sympathische und spinale Ganglienzellen aus einer gemeinsamen embryonalen Anlage, der Ganglienleiste, hervorgehen. Die geringe Größe der Zellen deutet nach Pines darauf hin, daß es sich um in der Entwicklung zurückgebliebene spinale Zellen handelt; sie sind also wohl sensibel. Dazu kommen nun noch Schaltelemente, teils in Gestalt der Golgizellen des zweiten Typus, deren kurzer Neurit sich an anderen Zellen des Ganglions verzweigt, teils in den Zellen, deren Neurit Collaterale im Ganglion abgibt. Diese Tatsache spricht gegen die Allgemeingültigkeit der Anschauung von Langley über die zweite Neuronenkette in der peripheren, centrifugalen sympathischen Bahn (prä- und postganglionare Fasern) und nötigt zur Annahme eines Schaltneurons im Ciliarganglion des Menschen. Dadurch wird die Möglichkeit nahegerückt, daß in dem Ganglion ein Reflexbogen geschlossen werden kann, ohne Beteiligung des Centralnervensystems. Pines denkt dabei an einfachere reflectorische Vorgänge, wie etwa Regelung des Tonus der Pupillen, zumal das Ganglion neben der parasympathischen Wurzel vom Oculomotorius eine sympathische Wurzel besitzt und die beiden Systeme sich bei der Herstellung eines Gleichgewichtes im Tonus der von ihnen innervierten Organe betätigen.

Der zweite Ast des N. trigeminus, *Ram. maxillaris,* liegt nach dem Austritt aus dem Ganglion trigemini (Gasseri) noch eine kurze Strecke in der Wand des Sinus cavernosus, zieht dann auf dem Boden der mittleren Schädelgrube gerade nach vorn, gibt einen feinen Ram. meningeus lateralwärts an die A. meningea media und verläßt den Schädelraum durch das For. rotundum. Im oberen Teile der Fossa pterygopalatina angelangt, zweigt er lateral-oben den *N. zygomaticus,* unten den *N. sphenopalatinus* ab, verläuft aber mit seiner Hauptmasse als *N. infraorbitalis* am Boden der knöchernen Augenhöhle im Sulcus und Can. infraorbitalis zum For. infraorbitale, von dem aus er seine Endäste in das Gesicht schickt. Der aus einem oder zwei Strängen bestehende N. sphenopalatinus hängt in geringer Entfernung vom Stamme teilweise mit dem kleinen, platten *Ganglion sphenopalatinum* zusammen, das in Höhe des gleichnamigen Loches in der medialen Wand der Grube unter der Schädelbasis und vor dem vorderen Ende des Can. pterygoideus (Vidii) gelegen ist und hier von hinten her den *N. pterygoideus* (Vidii) aufnimmt. Das Ganglion ist sympathisch. Der N. pterygoideus vereinigt in sich den N. petrosus superficialis maior und den N. petrosus profundus. Der N. petrosus superfic. mai. führt als Ram. communicans albus

(L. R. Müller) parasympathische Fasern aus der Bahn des N. facialis durch dessen Ganglion geniculi extradural über die Vorderfläche des Felsenbeins und durch das Verschlußgewebe des For. lacerum ant. in den Can. pterygoideus und in das Ganglion, wo sie als präganglionare Fasern ihr Ende finden. Über ihre Bedeutung für die Tränenabscheidung ist bei Innervation der Tränendrüse (s. S. 289) gesprochen. Die für die Tränendrüse bestimmten postganglionaren Fasern gehen nach der herrschenden Ansicht durch den N. sphenopalatinus in den N. zygomaticus. Dieser tritt lateral zum N. infraorbitalis durch die Fissura orbit. inf. vorwärts in das Periost der lateralen Augenhöhlenwand und teilt sich in zwei Äste, den Ram. zygomaticofacialis, der in Fortsetzung des Stammes durch den Canal. zygomaticofacialis zur Haut der Wange gelangt, und den Ram. zygomaticotemporalis, der steil aufsteigend durch den Can. zygomaticotemporalis zur Haut der Schläfe zieht, sich aber vor dem Eintritt in den Knochenkanal durch eine die Periorbita durchbrechende Anastomose mit dem unteren Aste des N. lacrimalis verbindet.

Vom Ganglion sphenopalatinum oder vom Stamme des N. infraorbitalis zweigen sich einige zarte Fäden, *Ramuli orbitales*, an das Periost des Bodens und der medialen Wand der Augenhöhle ab, die teilweise durch das For. ethmoidale post. die Schleimhaut hinterer Siebbeinzellen und der Keilbeinhöhle erreichen können (Rr. sphenoethmoidales Luschka). Der im vorderen Ende des Can. infraorbitalis sich vom N. infraorbitalis ablösende und in der vorderen Wand der Kieferhöhle herabsteigende N. alveolaris sup. ant. schickt auf diesem Wege durch ein feines Knochenkanälchen den *Ram. nasalis* zur Schleimhaut des vorderen unteren Abschnittes der lateralen Nasenhöhlenwand und zum Tränennasengang, zumeist wohl zusammen mit Fäden des N. ethmoidalis anterior. Aus den Endverzweigungen des N. infraorbitalis wenden sich am Foramen infraorb. ein paar Rr. palpebrales inff. aufwärts zur Haut und Bindehaut des Unterlides.

Abweichungen von der Regel im Verhalten der Augennerven sind vielfach beobachtet, aber im einzelnen nicht häufig oder nicht wesentlich, zumal auch aus den Berichten nicht immer zu erkennen ist, wie weit es sich etwa nur um streckenweise Anlagerung eines Nervenstammes oder -zweiges an einen Nachbarnerven handelte; die Möglichkeit dazu ist besonders kurz vor dem Eintritte der Nerven in die Fiss. orb. sup. gegeben, wo sich alle eng aneinander drängen.

Außer in den zum Ganglion ciliare gehenden und von ihm kommenden Nerven sind Ganglienzellen von Nicholson (1924) bei einem Neugeborenen im Oculomotorius und Abducens gefunden worden. Der Oculomotorius enthielt nahe dem Ursprunge 30 uni- und bipolare, 30—35 μ große Zellen in einer bindegewebigen Kapsel, ferner in der Augenhöhle kurz nach seiner Teilung 4 Ganglien aus 2—5 Zellen, davon eines in dem Nerven für den Rectus medialis, 3 in dem für den Obliquus inferior. Der Abducens zeigte beim Eintritt in die Augenhöhle am medialen Umfang ein großes Ganglion mit 30 etwas kleineren Zellen.

N. oculomotorius: die Stärke der lateralen Wurzel zeigt große individuale Schwankungen; eine Trennung der Bündel in eine laterale und mediale Gruppe, meist durch einen Ast der Arteria cerebri post., ist häufig (Zander und Symanski). Ursprung von Bündeln aus der Brücke oder aus dem Brückenschenkel zum Kleinhirn (Malacarne) ist sehr selten. — Sömmerring sah einmal den Nerven die A. cerebri post. durchbohren. — Der Nerv für den M. obliquus oc. inf. kann durch das Ganglion ciliare (Arnold) oder (und) durch den M. rectus oculi inf. (Henle) hindurchgehen. — Der Nerv für den M. obliquus inf. gibt einen Zweig, der nicht durch das Ganglion ciliare gegangen ist, lateral in den Augapfel (Bock). — Zweige in den M. rectus oc. lateralis neben dem normalen N. abducens sind mehrfach beobachtet, einmal auch Ersatz des fehlenden Abducens durch einen Ast des Ram. inferior (Generali). — Ein Zweig geht in den M. obliquus oc. sup. (Volkmann). — Der Nerv verbindet sich in der Augenhöhle öfter mit dem N. nasociliaris.

N. trochlearis: kann sich durch einen langen, über den M. obliquus sup. laufenden Zweig mit dem N. infratrochlearis verbinden oder mit dem N. nasociliaris oder dem N. supratrochlearis. Es dürfte sich wohl immer um Trigeminusbündel gehandelt haben, die sich außerhalb der Augenhöhle dem Trochlearis anschlossen und ihn in der Augenhöhle wieder verließen, wie es für eine Verbindung mit dem N. lacrimalis nachgewiesen ist.

N. abducens: die Wurzelbündel kommen gelegentlich zwischen den Querbündeln der Brücke, mehr oder weniger von deren Caudalrand entfernt, an die Oberfläche. — Ein sehr seltener Zweig zum Ganglion ciliare oder an einen N. ciliaris enthält wahrscheinlich sympathische Fasern aus dem Plexus caroticus, die sich dem Nerven im Sin. cavernosus angelagert haben. — Ein atypischer Ast verliert sich mit zwei Zweigen im Fette auf der Sclera (Svitzer). — Der Nerv gab einmal den N. nasociliaris ab (Otto). — Eine Verbindung mit dem N. pterygoideus (Vidii) wird von Meckel, Bock und Valentin erwähnt.

N. trigeminus: auf der Portio maior, central zum Ganglion Gasseri, finden sich gelegentlich kleine versprengte Ganglien (Nuhn, Luschka, Rüdinger). — Ramus ophthalmicus: der N. supratrochlearis spaltete sich in einem Falle vom Lateralrande des N. frontalis ab und verlief erst im Bogen weit lateralwärts, dann unter dem Frontalis hinweg medianwärts zu seiner Austrittsstelle (Henle). Ich sah ihn einmal hinter der Trochlea zwischen M. obliquus oc. sup. und medialer Augenhöhlenwand zur Verbindung mit dem N. infratrochlearis herabsteigen; dieser gab dann noch innerhalb der Augenhöhle einen Zweig in das Oberlid, einen anderen über die laterale Fläche des Hornerschen Muskels in das Unterlid. — Selten geht der Nerv durch die Trochlea. — Ein Zweig, der durch den Knochen in die Stirnhöhle gelangt, schickt durch deren Vorderwand Fäden zur Haut (Bock, Meckel). Zuweilen kommt dieser Zweig aus der Schlinge zwischen Supra- und Infratrochlearis (Wrisberg, Scarpa, Blumenbach). — Der Supratrochlearis kann einen nicht unbeträchtlichen Teil des Unterlides mitversorgen (Zander). — Der N. lacrimalis kann stärker als gewöhnlich sein und alsdann einen Teil des Gebietes des N. supraorbitalis übernehmen (Voigt). — Er gibt gelegentlich auch Zweige an die Haut des Unterlides (Zander). Er kann fehlen und durch den N. zygomatico-temporalis vertreten werden (Turner, Hyrtl). Einmal schickte er einen Zweig durch die Sclera in den Augapfel (Svitzer). — Vom N. nasociliaris sind Verbindungen mit den Nn. oculomotorius, trochlearis und abducens, auch unmittelbare Zweige an die Mm. recti medial. und sup., sowie an den M. levator palpebrae beschrieben, die höchstwahrscheinlich den zugehörigen Muskeln sensible Zweige zuführen. — Der N. ethmoidalis ant. gibt (ständig ?) auf der Siebplatte einen Ram. meningeus ant. an die Dura ab (Nahmmacher). Seine Hautzweige zur Nase können fehlen und durch Zweige des N. infratrochlearis ersetzt werden. Auch die Zweige zum unteren Ende des Tränennasenganges sind gelegentlich nicht vorhanden, so daß der Ram. nasalis vom N. alveolaris sup. ant. dieses Gebiet allein versorgt (Meckel). — Ram. maxillaris: der N. zygomaticotemporalis kann statt durch das Jochbein durch das vordere Ende der Fiss. orb. inf. austreten. Er fehlt selten und kann dann (teilweise) durch den N. lacrimalis ersetzt werden. Der N. zygomatico-facialis gibt zuweilen in der Augenhöhle Zweige an das Unterlid ab (Henle). Seine Gesichtszweige können fehlen und durch solche des N. infraorbitalis ersetzt werden. — Der N. infraorbitalis schickt bisweilen seine Rr. palpebrales inff. und nasales durch einen besonderen Knochenkanal, der sich medial zum For. infraorbitale an der Oberfläche des Oberkieferbeines öffnet. — Laterale Rr. palpebrales inff. können noch einen kleinen Abschnitt des Oberlides versorgen (Zander).

Ganglion ciliare: die älteren Angaben über völliges Fehlen haben offenbar übersehen, daß an Stelle eines geschlossenen Knotens zuweilen ein mehr oder weniger lockerer Plexus vorhanden ist, in den von hinten her die Wurzeln ein-, aus dem vorn die Ciliarnerven austreten [Hyrtl, Zumstein, Fritz (1899)]; in einem eigenen Falle breitete sich das Geflecht hinten über den oberen Umfang des Sehnerven und erhielt die lange Wurzel medial, die kurze lateral zu diesem. Die Nervenzellen verteilen sich in den Fäden des Geflechtes, häufen sich aber auch manchmal in kleinen Knötchen an. Hierher gehören auch die häufiger beobachteten Zerfällungen des Ganglions in mehrere: bei einer Verdoppelung (Fäsebeck) fand sich das eine Ganglion medial oben am Sehnerven, bei einer Verdreifachung (Svitzer) lag das dritte Ganglion unter diesem; Pines sah ein kleines Ganglion durch einen verhältnismäßig dicken Strang mit einem proximal dazu gelegenen größeren in Verbindung. — Das Ganglion kann von einer Ciliararterie durchbohrt werden (Schlemm, Hyrtl). — Die Radix longa fehlt sehr selten (Hirzel, Svitzer), ist sehr kurz bei sehr starker Radix sympathica (Valentin) oder ist ungewöhnlich lang und kommt vom Ram. ophthalmicus (Winslow, Svitzer) oder vom Gangl. Gasseri (Hirzel); sie kann auch vom N. frontalis oder vom N. lacrimalis oder vom N. oculomotorius (zusammen mit der Radix brevis) oder vom N. abducens abgehen, wobei es sich jedenfalls immer nur um streckenweise Anlagerung handelt. Die Abgabe eines Ciliarnerven, der am Ganglion vorüber zum Augapfel zieht, ist häufiger, selten dagegen ein Verbindungsfaden zum N. lacrimalis (Schlemm) oder ein Zweig in die Mm. rectus oc. sup. und levator palp., der mit deren Oculomotoriuszweigen anastomosiert (Fäsebeck, Svitzer). Überzählige lange Wurzeln, außer Spaltung der typischen Wurzel in zwei oder mehrere, sind öfter beobachtet, so vom oberen Aste des Oculomotorius, vom Lacrimalis und vom Abducens. Hyrtl traf mehrfach eine solche, die vom Nasociliaris medial zum Sehnerven abging und unter diesem hindurch unmittelbar oder an einem Ciliarnerven rückläufig in das Ganglion gelangte. — Die Radix brevis kann fehlen; sie ist nicht selten verlängert. Ist sie verdoppelt, so kann die eine Wurzel aus dem Ram. sup.

des Oculomotorius kommen; bei noch weiterer Zerfällung erscheinen die Nebenwurzeln als Zweige der Muskeläste des Oculomotorius. Bei dem Ursprunge der kurzen Wurzel oder einer Nebenwurzel aus dem Abducens (HYRTL) verlaufen höchstwahrscheinlich die Oculomotoriusfasern nur eine Strecke weit im Abducens. Aus der kurzen Wurzel kann ein Ciliarnerv an dem Ganglion vorüber oder durch dessen Rand zum Augapfel gehen. Fäden aus der kurzen Wurzel durch den Rand des Ganglions zu den Mm. rectus oc. inf. und obliquus inf. (ARNOLD) sind eigentlich nichts Überraschendes. — Die Radix sympathica kann sich bei der wechselnden Art ihrer Entstehung aus dem Plex. caroticus int. in verschiedener Weise darstellen, in zwei oder mehrere Fäden zerlegt sein, sich bei scheinbarem Fehlen schon frühzeitig dem Nasociliaris und dessen langer Wurzel zum Ganglion angeschlossen haben usw. Ein paar merkwürdige Fälle sind von W. KRAUSE mitgeteilt: In dem einen verlief eine sympathische Nebenwurzel zunächst am Dache der Augenhöhle, trat dann unter den M. rectus oc. sup. und senkte sich in das vordere Ende des Ganglions ein; in dem anderen Falle entsprang ein N. ciliaris aus dem Plex. caroticus int. am dritten Knie der Carotis und zog am unteren Bündel der Ciliarnerven zum Augapfel, nachdem er sich durch eine Schlinge mit dem Ganglion ciliare verbunden hatte. — Schwer verständlich sind überzählige Wurzeln des Ganglions, die vom Ganglion sphenopalatinum durch die Fiss. orbit. inf. gehen sollen (TIEDEMANN, ARNOLD). — Schließlich ist noch über Nerven berichtet, die vom Ganglion ciliare zur Tränendrüse verlaufen (BERAUT, W. KRAUSE) und über Verbindung von Ciliarnerven mit dem N. lacrimalis (BOCK, HYRTL) oder mit dem N. zygomaticus (HYRTL).

X. Topographie des Inhaltes der Augenhöhle.

Überblicken wir zum Schlusse noch einmal kurz die gegenseitigen Lagebeziehungen der verschiedenen in der Augenhöhle untergebrachten Bildungen, so werden wir als vordere Begrenzung des Gebietes das Septum orbitale und die Lidplatten anzunehmen haben. Da das Septum orbitale am medialen Umfange des Augenhöhleneinganges hinter den Tränensack und die Crista lacrimalis post. bis auf die orbitale Fläche des Tränenbeins zurückweicht, gehören die Tränenröhrchen und der Tränensack nicht mehr zum Inhalte der Augenhöhle, während der Bindehautsack noch dazu gerechnet werden muß.

Für den Augenhöhleninhalt hinter dem Septum orbitale ergibt sich durch die Masse des Augapfels ohne weiteres eine Scheidung in einen vorderen und einen hinteren Abschnitt; den vorderen mit dem Augapfel beherbergt der weite basale Teil der Hohlpyramide der Augenhöhle (bulbarer Abschnitt), den hinteren mit dem Sehnerven der Spitzenteil (retrobulbarer Abschnitt) (Abb. 104).

Das Septum orbitale wird an mehreren Stellen von Blutgefäßen und Nerven durchbrochen, die teils an die Lider, teils über deren Bereich hinaus gehen. Im medialen Abschnitte des oberen Augenhöhlenrandes treten nebeneinander die Nn. supraorbitalis und frontalis aus, begleitet von den gleichnamigen Blutgefäßen. Weiter medial und abwärts kommen in einigem Abstande übereinander die Nn. supra- und infratrochlearis, oberhalb des medialen Lidbandes die A. palpebralis medial. sup. zum Vorschein. Lateral oberhalb des lateralen Augenwinkels trifft man die dünnen Ausläufer des N. lacrimalis neben den Endzweigen der A. lacrimalis, die sich an der Bildung der Aa. palpebrales latt. beteiligen. Der untere Teil des Septum orbitale zeigt nur dicht unterhalb des medialen Lidbandes den Durchtritt der A. palpebralis medial. inferior. Oberhalb des medialen Lidbandes erfolgt die starke anastomotische Verbindung der V. ophthalmica sup. mit den Gesichtsvenen. Je nach der Menge des vorhandenen Augenhöhlenfettes und dem Füllungsgrade der die Augenhöhle durchziehenden Blutgefäße wird das Septum, besonders in seinem unteren Teile, mehr oder weniger über den Knochenrand der Augenhöhle gegen den M. orbicularis und die Haut vorgedrängt (Abb. 1, S. 5), bei starkem Fettschwunde sinkt es gegen die Augenhöhle zurück. In beiden Fällen wird das Aussehen der ganzen Augengegend entsprechend verändert.

Der nur auf der Hinterfläche der Lidplatten und am Hornhautrande fest angewachsene, sonst aber durch sehr lockeres Bindegewebe mit der Unterlage zusammenhangende Bindehautsack gestattet nicht nur die ausgiebigen Bewegungen des Augapfels, sondern auch eine Einsichtnahme in seinen Raum durch Abhebung der Lider. Beim Unterlide genügt schon ein Abwärtsschieben der äußeren Haut, um den Bindehautsack bis auf die unteren Fornixfalten offen zu legen. Beim Oberlide kommt man nicht mit solch einfacher Maßnahme aus wegen der Höhe der Lidplatte, aber durch einen kleinen Handgriff läßt sich das Lid nach oben umkrempen, so daß auch hier die Bindehaut bis zum Fornix überblickt werden kann. Schon bei geringer Reizung der Schleimhaut gewahrt man vom lateralen Augenwinkel aufwärts am vorderen Umfange der vorgedrängten Umschlagsfalte den Austritt von Tränenflüssigkeit aus den

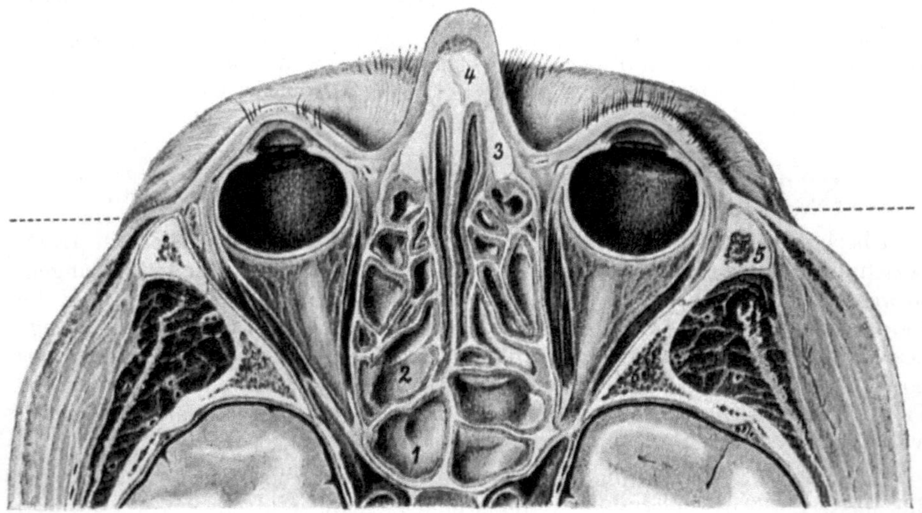

Abb. 104. Horizontaler Gefrierschnitt durch den Kopf eines Hingerichteten. Untere Fläche. Der Schnitt geht beidseits durch die Lidspalte und den transversalen Schenkel des oberen Tränenröhrchens, durch den Augapfel unterhalb des Sehnervenaustrittes, durch den unteren Zipfel der Tränendrüse, die Mm. recti oc. lateralis und medialis, den medialen Abschnitt der Fissura orbitalis superior, das Siebbeinlabyrinth, den obersten Abschnitt der Nasenhöhle, die Keilbeinhöhle, die Hypophysis cerebri, die Carotis int., die Spitze des Schläfenlappens des Großhirns und den M. temporalis. Die punktierte Linie deutet die Tangente an den lateralen Rand der beiden Augenhöhlen an. *1* Sinus sphenoidalis, *2* Cellulae ethmoidales, *3* Proc. frontalis maxillae, dahinter der Zugang zum Sinus frontalis, *4* Os nasale, *5* Os zygomaticum.

Ausführgängen der Tränendrüse, erkennt vielleicht gelegentlich auch einige der weiteren Gangmündungen.

Bei voll geöffneter Lidspalte und Ruhestellung des Auges liegt jederseits von der Hornhaut ein ungefähr dreieckiger Abschnitt der Sclera von etwa 7 mm transversaler Breite unter der Bindehaut des Augapfels vor. Der Ansatz der Sehne des M. rectus oc. medial. ist vom Hornhautrande durchschnittlich 5,77 mm entfernt, steht also noch etwa 1 mm lateral zum freien Rande der Plica semilunaris vor dem Eingange in den Tränensee. Stärkste Drehung des Auges temporalwärts bringt demnach bei einer durchschnittlichen Länge der Sehne von 3,73 mm nicht nur diese, sondern noch eine etwa 4 mm lange Strecke des Muskelbauches in den Bereich der Lidspalte. Die Sehne ist hier außer von der Bindehaut noch von dem dünnen, aber ziemlich festen subconjunctivalen Ausläufer der Tenonschen Kapsel bedeckt (Abb. 80, S. 213). Der Kapselschlitz für den Eintritt der Sehne in den Tenonschen Raum würde beim Blick geradeaus etwa in die durch den lateralen Rand der Tränencarunkel gelegte Sagittalebene fallen.

Die Ansatzlinie des M. rectus oc. lat. geht bei der gleichen Augenstellung etwa durch den lateralen Augenwinkel, die durchschnittlich 7,8 mm lange Sehne kann also durch stärkste Drehung des Auges nasalwärts ungefähr in ganzer Länge nach vorn gebracht werden. Rechnet man die Ausdehnung des Bindehautsackes mit TESTUT und JACOB vom Hornhautrande nach oben 10 mm, nach unten 8 mm, so befinden sich auch die schrägen Ansatzlinien der Sehnen des oberen und unteren geraden Augenmuskels noch im Bereiche des entsprechenden Fornix, besonders mit ihren medialen Hälften. Die Durchschneidung der Sehnen der vier geraden Augenmuskeln dicht am Eintritt in die Sclera, etwa zur Herausnahme des Augapfels unter Zurücklassung der TENONschen Kapsel in der Augenhöhle, stößt also beim Lebenden auf keine besonderen Schwierigkeiten, nur ist in einem solchen Falle noch notwendig, die TENONsche Kapsel zwischen den vier Sehnen ebenfalls zu durchschneiden wegen der seitlichen Ausstrahlungen der Muskelscheiden in die Kapsel. Die dadurch geschaffene freiere Beweglichkeit des Augapfels erlaubt weiterhin, den Augapfel so stark um seine transversale Achse zu rollen, daß auch sein hinterer Umfang mit den Ansätzen der beiden schrägen Augenmuskeln und schließlich der Austritt des Sehnerven zugänglich werden.

Betrachten wir nun die gegenseitige Lage der Teile in dem vorderen Abschnitte der Augenhöhle, so fällt besonders an einem guten Axialschnitt (Abb. 1, S. 5) zunächst die starke Annäherung der vorderen Hälfte des Augapfels an den oberen Augenhöhlenrand auf, während der Abstand vom unteren Rande erheblich größer ist und bequem die Zeigefingerspitze unter den Augapfel vorschieben läßt. Oben bleibt in den mittleren Teilen gerade Raum für den Durchtritt der Sehne des M. levator palp. sup. mit der Pars sup. des M. capsulopalpebralis und je einer dünnen Fettschicht darunter und darüber, von denen jene in den Recessus praeorbitalis, d. h. bis an das Septum orbitale, diese in die Bindehaut vordringt. Lateral-oben vergrößert sich der Abstand des Augapfels vom Knochenrand etwas; hier tritt die Tränendrüse teils über, teils unter der Sehne des Levator palp. sup. bis in die Ebene des Augenhöhleneinganges vor (Abb. 85, S. 238) und mit ihr die Endverästelung der Arteria und des N. lacrimalis zu dem Oberlid. Medial oben öffnet sich der Raum zwischen Augapfel und Skelet ebenfalls weiter für ein das Septum orbitale vorwölbendes Fettpolster, das von den teils zum Lide, teils darüber hinaus verlaufenden Aa. supraorbitalis, frontalis, dorsalis nasi, palpebralis sup. medial., von dem Verbindungsaste der V. ophthalmica mit den Vv. angularis und frontalis und von den Nn. supraorbitalis, frontalis, supra- und infratrochlearis durchzogen wird. Unten nimmt der Abstand zwischen Augapfel und Augenhöhlenrand lateral noch etwas zu, medial dagegen ab; in der ganzen Breite tritt das teilweise von Ausläufern der TENONschen Kapsel mit dem M. capsulopalpebralis inf. durchsetzte orbitale Fettpolster gegen das Septum orbitale vor, in dem nur in Nähe des medialen Augenwinkels die A. palpebralis medial. inf. nach außen verläuft.

Gleich hinter dem Eingange der Augenhöhle ändern sich deren räumliche Verhältnisse durch beträchtliche Hebung des Daches so, daß der Augapfel ungefähr von seiner Äquatorialzone ab rückwärts etwa gleichweit vom Dache wie vom Boden entfernt ist; er liegt aber in der Regel der temporalen Wand näher als der nasalen (Abb. 105), außer wenn diese durch starke Ausbildung der Siebbeinzellen lateralwärts vorgewölbt wird. Der Augapfel ist hier von der TENONschen Kapsel umhüllt, die vornehmlich in der Äquatorialzone durch die einstrahlenden Muskelscheiden und die Aufnahme der Muskelsehnen als fester Gürtel erscheint, besonders mächtig unten, wo sich der M. obliquus oc. inf. mit dem M. rectus oc. inf. kreuzt und medial um das vordere Ende des M. rectus oc. medialis (Abb. 79, 80, S. 212 und 213). In dieser Gegend finden sich auch die mittelbaren, von der Tenonschen Kapsel ausgehenden Verbindungen des Augapfels mit der Wand der Augenhöhle, medial durch die Ausbreitung der Muskelscheiden des Levator palp. sup. und Rectus oc. sup. auf die prätrochleare Scheide des M. obliquus oc. sup. und die Trochlea, sowie durch den prätrochlearen Abschnitt der Obliquussehne selbst, lateral durch die beiden Retinacula bulbi, von denen das stärkere laterale sich unterhalb und hinter der Tränendrüse, das untere etwa am Übergange der temporalen in die untere Wand der Augenhöhle an den Knochen heftet. Die Tränendrüse lagert sich mit ihrem unteren Teile der Tenonschen Kapsel mit der Sehne des M. oc. lateralis lateral und lateral-oben an, während der obere Abschnitt durch die laterale Ausbreitung der Levatorsehne vom Augapfel ferngehalten wird und sich dem Knochen anschmiegt (Abb. 105, 85, S. 238). Der Hautzweig des N. lacrimalis und

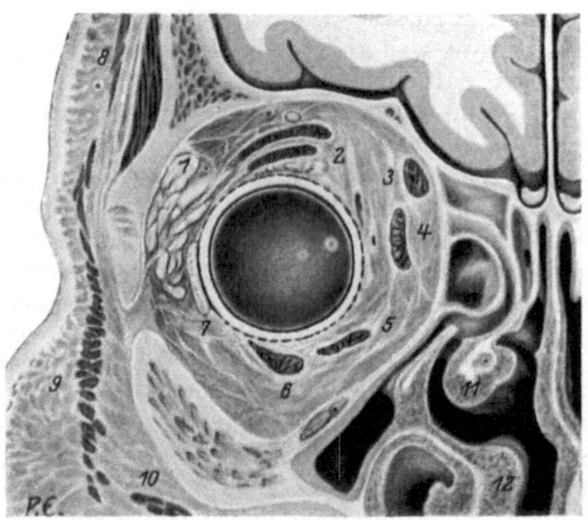

Abb. 105. Frontaler Gefrierschnitt durch den Kopf eines Hingerichteten. Rechte Augenhöhle. Der Schnitt liegt dicht vor der am weitesten zurücktretenden Stelle des lateralen Augenhöhlenrandes, trifft den Augapfel hinter dem Äquator, den Sinus maxillaris mit seinem Ausgang, das Siebbeinlabyrinth und die Nasenhöhle. *1* Glandula lacrimalis, *2* (von oben nach unten) M. levator palpebrae superioris, M. rectus oc. superior und die Sehne des M. obliquus oc. superior, *3* M. obliquus oc. sup., *4* M. rectus oc. medialis, *5* M. rectus oc. inferior, *6* M. obliquus oc. inferior, *7* Sehne des M. rectus oc. lateralis; die Zahl steht auf der Faserung des unteren Abschnittes des Retinaculum oc. laterale, *8* M. frontalis über der Fascia und dem M. temporalis, *9* M. orbicularis oculi, *10* M. zygomaticus, *11* Concha media, *12* Concha inferior.

gewöhnlich mit ihm der Ram. palpebralis der A. lacrimalis gehen durch den weniger dichten Mittelabschnitt des Retinaculum lat. nach außen.

Zwischen dem Boden der Augenhöhle und dem Augapfel trifft man medial vorn den Ursprung und den außerhalb der Tenonschen Kapsel gelegenen Teil des M. obliquus oc. inf. und ziemlich symmetrisch dazu lateral-vorn das Retinaculum bulbi inf., von Blutgefäßen die Wurzeln der V. ophthalmica inf., von denen eine mediale gelegentlich durch eine Anastomose unterhalb des medialen Lidbandes mit den Gesichtsvenen zusammenhängt, und die Endverzweigungen der Muskelarterie des Obliquus oc. inf. in das Fettpolster. Die Arterie dringt in die Unterfläche des Muskels ein, lateral zu den Zweigen des N. oculomotorius. Weiter hinten sammeln sich die Venenwurzeln in Stämmchen, hauptsächlich lateral neben dem Rectus oc. inf., die durch die Aufnahme der Vv. vorticosae inff., kleiner episcleraler und Muskelvenen ansehnlich werden. Hier findet sich auch die typische Anastomose zur V. ophthalmica sup., die dicht am Augapfel über die obere Fläche des Rectus oc. inf., dann medial am Sehnerven vorüber steil aufsteigt. Der Nerv für den Obliquus inf. hält sich mehr oder weniger in der Nähe des Lateralrandes des Rectus oc. inferior. Medial zum Augapfel finden wir die Wurzeln der V. ophthalmica sup. mit der an der Wand emporziehenden Verbindung mit medialen Wurzeln der V. ophthalmica inf. und der starken Anastomose mit den Gesichtsvenen, unterhalb der Trochlea. Hier gabelt sich auch das Ende der A. ophthalmica in die Aa. frontalis und dorsalis nasi zwischen Trochlea und M. rectus oc. medial., und vor der Trochlea liegt die vorwärts convexe Anastomose zwischen den N. supra- und infratrochlearis. Aus dem vorderen Ende der Trochlea tritt die Sehne des M. obliquus oc. sup. und wendet sich, umhüllt von ihrer prätrochlearen Scheide, unter leichtem Anstieg lateralrückwärts. Hinter dem Äquator lagert sich die V. ophthalmica sup. mit einer Windung mehr oder weniger eng an den oberen medialen Umfang des Augapfels an, nimmt dabei neben kleinen episcleralen Venen die obere

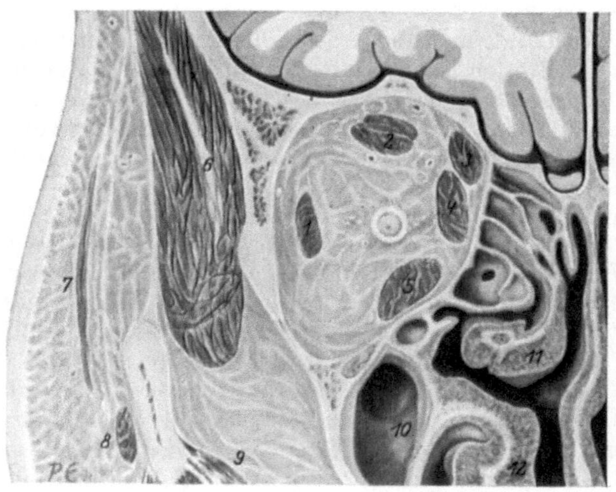

Abb. 106. Frontaler Gefrierschnitt durch den Kopf eines Hingerichteten. Rechte Augenhöhle. Der Schnitt geht durch den Jochbogen, die Augenhöhle dicht vor dem vorderen Ende der Fissura orbitalis inferior, den Sehnerven nahe dem Augapfel, das Siebbeinlabyrinth und die Nasenmuscheln. *1* M. rectus oc. lateralis, *2* Mm. levator palp. sup. und rectus oc. superior, *3* M. obliquus oculi superior, *4* M. rectus oc. medialis, *5* M. rectus oc. inferior, *6* M. temporalis, *7* M. orbicularis oculi, *8* M. zygomaticus, *9* M. masseter, *10* Sinus maxillaris, *11* Concha media, *12* Concha inferior.

mediale V. vorticosa und die Anastomose von der V. ophthalmica inf. auf und gelangt an die Unterfläche des M. rectus oc. superior. Die A. ophthalmica verläuft mit dem N. infratrochlearis etwa zwischen dem Unterrande des M. obliquus oc. sup. und dem Oberrande des M. rectus oc. medialis.

Im oberen bulbaren Gebiete liegen vorn die Mm. levator palp. sup. und Rectus oculi sup. dem Augapfel ziemlich dicht auf, wobei die fächerförmige Ausbreitung des Levator den Rectus in ganzer Breite überdeckt. In der Äquatorgegend dringt die Sehne des M. obliquus oc. sup. noch zwischen Augapfel und Rectus sup. ein (Abb. 105). Zwischen der oberen Fläche des Levator und dem Augenhöhlendache bleibt Raum für den N. frontalis, der sich da in die Nn. supraorbitalis und frontalis teilt, und für die A. supraorbitalis. Mehr medial zu den Muskeln, aber nahe dem Augenhöhlendache, zieht der N. supratrochlearis nach vorn, um über die Trochlea hinweg nach außen zu gelangen.

Der retrobulbare Abschnitt der Augenhöhle enthält in dem hier als große zusammenhangende Masse erscheinenden Fettpolster an umfänglicheren Teilen die Bäuche der vier geraden und des oberen schrägen Augenmuskels, sowie des Oberlidhebers und den Sehnerven. Ein Frontalschnitt durch die Augenhöhle, nicht weit hinter dem Augapfel (Abb. 106), zeigt die Lage dieser Teile zueinander. Der Sehnerv ist in dem weiten Raume zwischen den vier geraden Augenmuskeln gegen die mediale Augenhöhlenwand verschoben. Die Recti oc. medial. und inf. liegen nahe der Wand, jener oben durch den Obliquus oc. sup. davon abgedrängt. Der Rectus oc. lat. hat die Wand bereits verlassen, um an den Augapfel heranzutreten, der Rectus oc. sup. wird vom Levator palp. am lateralen Rande nicht mehr bedeckt. Von kleinen Teilen sind mehrere im Querschnitt sichtbar, z. B. beiderseits vom Sehnerven Gruppen von Ciliarnerven und -arterien, lateral neben dem oberen Rande des Rectus oc. medialis der N. nasociliaris und darüber die A. ophthalmica, unter dem Rectus oc. sup. die V. ophthalmica, über dem Levator palp. am Dache der N. frontalis und die A. supraorbitalis, oberhalb des Rectus oc. lat. an der Wand der N. und etwas höher die A. lacrimalis und am lateralen Rande des Rectus oc. inf. der Nerv für den Obliquus oc. inferior.

Der Sehnerv, der in dem Schnitte etwa in der Mitte seiner nasalwärts convexen Krümmung getroffen ist, verläuft nun innerhalb des Augenmuskelkegels unter leichtem Anstieg rück- und medianwärts zum Can. opticus, wobei er noch eine flache Krümmung mit temporal abwärts gerichteter Convexität ausführt. Er ist auf seinem Wege umgeben von in den hinteren Umfang des Augapfels eintretenden Ciliarnerven und -arterien, deren Anfänge ganz in der Tiefe des Augenhintergrundes gelegen sind. So hält sich das Ganglion ciliare, von dem die Nn. ciliares breves abgehen, in 15—18 mm Entfernung hinter dem Augapfel in dem engen Winkel zwischen dem Rectus oc. lat. und dem Sehnerven, und etwa in derselben Gegend spalten sich die Nn. ciliares longi vom N. nasociliaris, die Aa. ciliares postt. und die A. lacrimalis von der A. ophthalmica ab, wo diese sich anschickt, den Sehnerven medianwärts zu überschreiten. Den Eintritt der A. centralis retinae und den Austritt der dazugehörigen Vene findet man an dem unteren Umfange des Sehnerven durchschnittlich 10 mm hinter dem Augapfel. Innerhalb des Augenmuskelkegels ziehen medial, nach Überschreitung des Sehnerven unter dem M. rectus oc. sup., die A. ophthalmica und der N. nasociliaris in Nähe des Oberrandes des M. rectus oc. medial. vorwärts und schicken ihre Rami ethmoidales über diesen Rand und unter dem M. obliquus oc. sup. in die Forr. ethmoidalia. Die V. ophthalmica sup. bleibt eine Strecke weit an der Unterfläche des M. rectus oc. sup., verläßt aber weiter hinten den Kegel lateral-oben zwischen den Mm. recti sup. und lat. und bald darauf die Augenhöhle. Die durch den Ursprungsring der Augenmuskeln in die Augenhöhle gelangenden Nerven haben, abgesehen vom N. nasociliaris, nur einen kurzen Verlauf im hinteren Abschnitte des Muskelkegels, indem sowohl der N. abducens, als die Äste des N. oculomotorius für die Mm. recti oc. inf., medial., sup. und Levator palp. bald in ihre Muskeln eindringen, der Ast für den M. obliquus inf. aber sich rasch an den lateralen Rand des M. rectus oc. inf. anlagert. Außerhalb des Muskelkegels, anfangs eine Strecke weit in der Nähe des zuletzt genannten Nervenastes, geht die V. ophthalmica inf. rückwärts, um entweder unter dem Ursprunge des M. rectus oc. lat. durch den unteren medialen Abschnitt oder lateral über dem Ursprunge durch den lateralen Abschnitt der Fissura orbit. sup. die Augenhöhle zu verlassen. Ebenfalls außerhalb des Muskelkegels, dicht unter dem Dache der Augenhöhle, oberhalb des M. levator palp., nehmen der N. frontalis und die A. supraorbitalis, die weit hinten medial am M. rect. oc. sup. und Levator palp. emporgestiegen ist, ihren Weg vorwärts; der N. supratrochlearis spaltet sich früher oder später vom Stamme des N. frontalis ab. Der neben dem N. frontalis durch die Fiss. orbit. sup. gekommene N. trochlearis erreicht nach kurzem Verlauf über dem Ursprung der Mm. rectus oc. sup. und Levator palp. dicht unter dem Augenhöhlendache den Oberrand des M. obliquus oc. superior. Lateral gesellt sich zu dem N. lacrimalis, der an der lateralen Augenhöhlenwand in der Nähe des Oberrandes des M. rectus oc. lat. der Tränendrüse zustrebt, die A. lacrimalis, nachdem sie zwischen den Mm. recti oc. sup. und lat. aus dem Muskelkegel ausgetreten und die A. meningo-orbitalis aufgenommen hat.

Anhangsweise sei hier noch auf die räumlichen Beziehungen zwischen der Augenhöhle und den Nebenhöhlen der Nase hingewiesen, die gelegentlich praktische Bedeutung gewinnen können. Die beiden Frontalschnitte der Abb. 105 und 106 und der Transversalschnitt der Abb. 104 zeigen, daß die Augenhöhle medial in ganzer Länge und Höhe nur durch eine sehr zarte Knochenwand von den Siebbeinzellen getrennt ist. Der Boden bildet oft in ganzer Ausdehnung zugleich das Dach der Kieferhöhle; je größer deren Umfang, um so dünner wird auch hier die trennende Knochenplatte (Abb. 3, S. 10). Die Möglichkeit des Vordringens der Stirnhöhle und hinterer Siebbeinzellen in das Augenhöhlendach fast in dessen ganzer Breite und Länge ist Seite 20 ausführlich besprochen. Das Übergreifen krankhafter Vorgänge in einem der Abschnitte dieser verschiedenen Nachbarräume auf den Inhalt der Augenhöhle braucht nicht gerade durch eine Zerstörung der dünnen Knochenwand zu geschehen: dadurch, daß Schleimhaut und Knochen eines mehr oder weniger großen Teiles der Räume, am wenigstens wohl der Kieferhöhle, zu dem Versorgungsgebiete der A. ophthalmica gehören, aus dem das Blut in die V. ophthalmica zurückfließt, kann auch eine Einschleppung krankhafter Stoffe auf dem Blutwege zustande kommen. Man vgl. hierzu auch das Kapitel BIRCH-HIRSCHFELD in Band III dieses Handbuches.

XI. Schädel- und Hirnbasis.

Bei einer Betrachtung der örtlichen Beziehungen zwischen Schädelinnenraum und Hirn ist zunächst daran zu erinnern, daß das Hirn einen wesentlichen Anteil an der Modelung der Innenfläche der Schädelkapsel hat, anderseits aber an manchen Stellen eine deutliche Abhängigkeit von der Gestaltung des Knochens zeigt. Wir haben meines Erachtens allen Grund, das Dach und die seitlichen Teile der Kapselwand, soweit sie aus rein bindegewebigem Knochen bestehen, auf die Wirkung des pulsierenden Hirns zurückzuführen, wenn auch in zweiter Linie außen angreifende Factoren eine mehr oder weniger starke Auflagerung von Knochen hinzufügen. Der Schädel wächst normalerweise, so lange das Hirn wächst. Ist dies nun im allgemeinen auch für den Schädelgrund zutreffend, so ergeben sich doch durch die daselbst gelegenen, teilweise eigenes Wachstum besitzenden Kapseln der Seh- und Hörorgane Widerstände, die die Ausgestaltung des Hirnes beträchtlich beeinflussen. Auf dieser Wechselwirkung beruht die Teilung der Schädelbasis in die drei Schädelgruben. Überall, wo das Hirn nicht durch größere Flüssigkeitsmengen vom Knochen ferngehalten wird, also überall da, wo graue Hirnsubstanz an der Oberfläche und dem Knochen anliegt, erscheint in den Juga cerebralia und Impressiones digitatae der Schädelwand ein getreuer Abdruck der Hirnoberfläche. Das ist in der Wachstumszeit an der ganzen Innenfläche des Schädels der Fall. Nach Erreichung der endgültigen Größe des Hirns tritt in der Norm am Schädeldach allmählich eine Einebnung der Vertiefungen und entsprechend verhältnismäßige Abflachung der Leisten ein, weil von da ab das Hirn bei der vorherrschenden Haltung des Kopfes sich tiefer in die Schädelbasis und die angrenzenden Abschnitte der seitlichen Wandung eingräbt und damit vom Dache entfernt.

Die drei Schädelgruben sind stufenförmig rückwärts absteigend hintereinander geordnet. Die tiefste Stelle der vorderen Schädelgrube liegt medial ziemlich genau in Höhe der Stirn-Nasenbeinnaht, d. h. der Nasenwurzel. Lateral

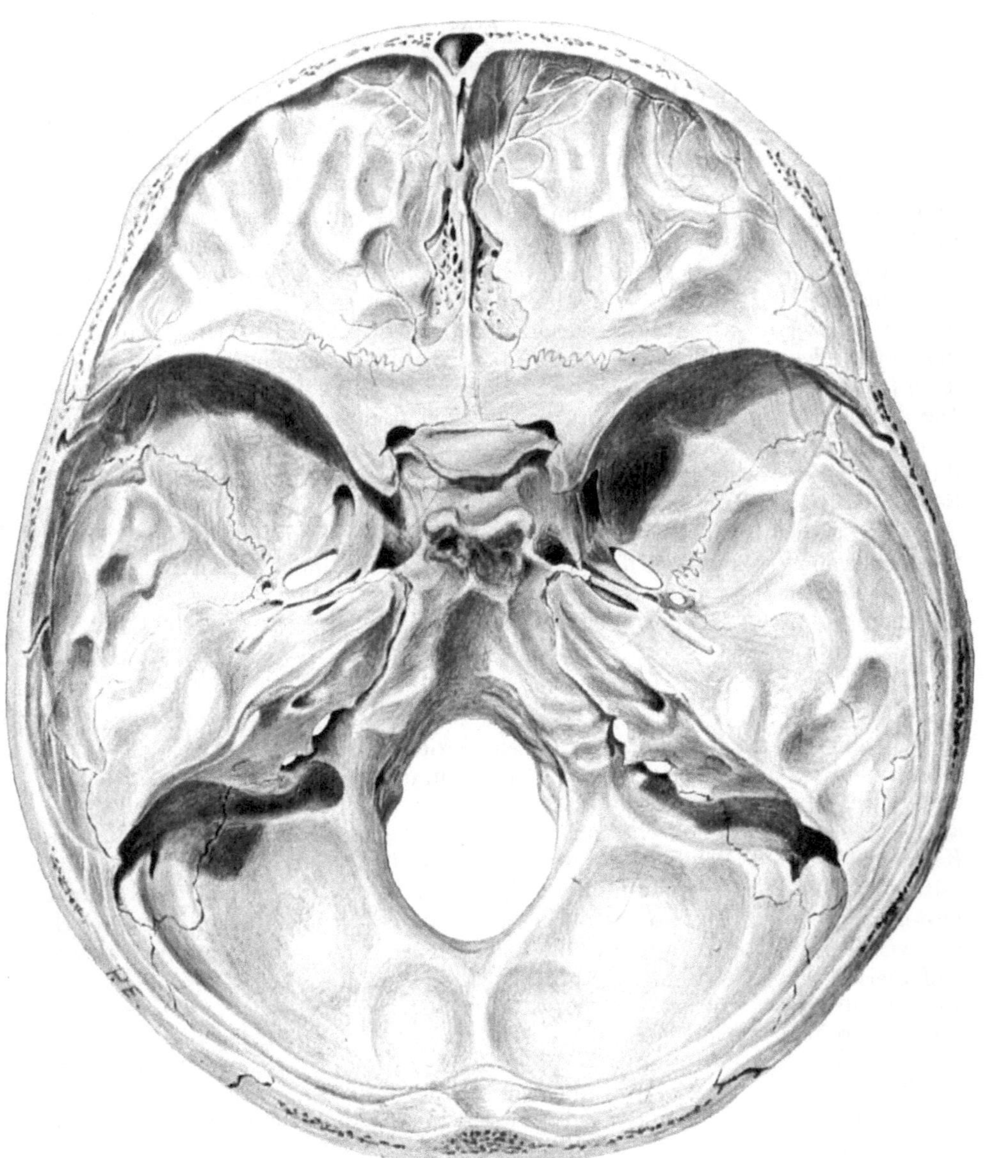

Abb. 107. Knöcherne Schädelbasis mit starker Flächenmodelung. Etwa 4 : 5.

vorn steht der Boden etwa 2 cm, lateral hinten etwa 1 cm über der durch die Stirn-Jochbeinnaht gelegten Horizontalebene. Die mittlere Schädelgrube hat ihre tiefste Stelle in gleicher Höhe mit dem Oberrande des Jochbogens dicht vor dem Kiefergelenk. In der hinteren Schädelgrube senkt sich der Boden etwa bis zur Höhe des Hinterrandes der Wurzel des Warzenfortsatzes. Jede Schädel-grube setzt sich aus einem unpaaren Mittelteil und zwei symmetrischen Seiten-teilen zusammen (Abb. 107).

Den Boden der vorderen Schädelgrube bilden hauptsächlich die Augenhöhlen-teile des Stirnbeines; den Ausschnitt zwischen beiden füllt die Siebplatte des

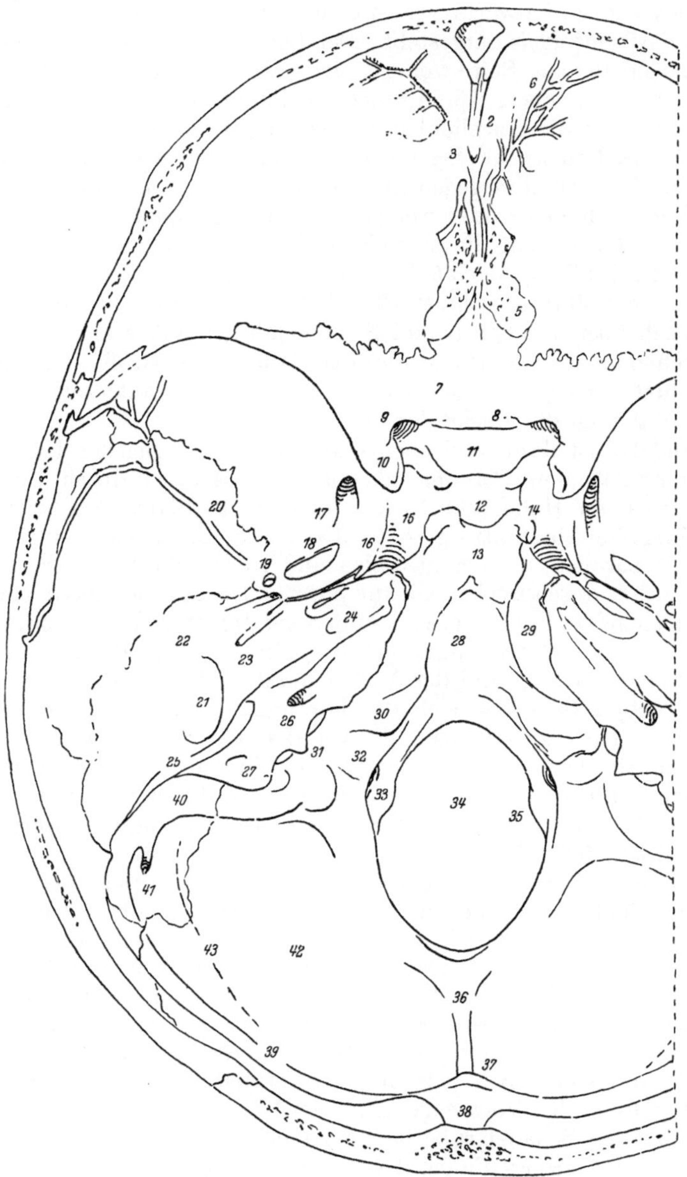

Abb. 107 a. *1* Sinus frontalis dexter, *2* Crista frontalis mit Sulcus frontalis, *3* Foramen caecum, *4* Crista galli, *5* Lamina cribrosa, *6* Sulci der A. meningea anterior, *7* Planum sphenoidale, *8* Limbus sphenoidalis, *9* Foramen opticum, *10* Processus clinoideus anterior, *11* Tuberculum sellae, *12* Fossa sellae turcicae, *13* Dorsum sellae, *14* Proc. clinoideus posterior, *15* Sulc. caroticus, *16* Lingula sphenoidalis, *17* For. rotundum, *18* For. ovale, *19* For. spinosum, dahinter ein Emissarium sphenoidale, *20* Sulc. arteriae meningeae mediae, *21* Eminentia arcuata, *22* Tegmen tympani, *23* Hiatus canalis facialis mit Sulc. ni. petrosi superficialis maioris, *24* Impressio nervi et ganglii trigemini, *25* Sulc. petrosus superior, *26* Porus acusticus int., *27* Apertura aquaeductus vestibuli, *28* Sulc. medullaris, *29* Sulc. petrosus inferior, sehr breit auf dieser Seite, auf der anderen kaum angedeutet, *30* Tuberculum jugulare, *31* Foramen jugulare, *32* Sulcus vagi, *33* Canalis hypoglossi, *34* For. occipitale magnum, *35* Condylus occipitalis, *36* Crista occipitalis interna, *37* Eminentia cruciata, *38* Sulc. sagittalis, *39* Sulc. transversus, *40* Sulc. sigmoides, *41* Emissarium mastoideum, *42* Fossa ⌊cerebellaris, *43* Jugum horizontale.

Siebbeines mit der nach innen vorspringenden Crista galli. Das Planum sphenoidale und die obere Fläche der kleinen Keilbeinflügel geben den hinteren Abschluß. Die Grenze gegen die mittlere Schädelgrube wird durch den Limbus sphenoidalis

und den scharfen lateralwärts verlaufenden, rückwärts concaven Hinterrand
des kleinen Keilbeinflügels dargestellt. Der Boden senkt sich rück- und medianwärts. In der Mitte jeder Seite wölbt er sich nach oben; an Schädeln mit kleiner
oder fehlender Stirnhöhle entspricht diese Wölbung ganz dem Dache der Augenhöhle. Greifen aber die Stirnhöhlen auf das Augenhöhlendach über, so nimmt
die Wölbung des Bodens der Schädelgrube zunächst vorn und medial zu, und
statt eines sanften Abfalles gegen die Siebplatte bildet sich ein Steilrand, der
sich außerdem noch mehr oder weniger über die Siebplatte medianwärts vor-
wulsten kann. Sonst dient die mediale Abdachung in einem 6—8 mm breiten
Streifen entlang der Siebplatte als Dach des Siebbeinlabyrinthes (Abb. 105, 106).

Der ganze gewölbte Abschnitt des Bodens ist dünn und durchscheinend,
besonders auch über den Stirn- und Siebbeinhöhlen, außer an den Stellen, wo
die den Furchen an der Unterfläche des Stirnlappens des Großhirns entsprechenden, individual verschieden mächtigen Juga orbitalia aufgesetzt sind. Sehr
dünn ist häufig auch die Decke des Canalis opticus.

Die Siebplatte ist dünn und eben und hält sich in gleicher Höhe mit dem
hinten daran stoßenden Planum sphenoidale. Sie wird durch die mediane,
nach vorn rasch an Höhe und Dicke zunehmende Platte der Crista galli in
zwei symmetrische Abschnitte geteilt. Jeder von diesen ist von einer großen
Anzahl meist parallel zu einer medialen und einer lateralen Reihe geordneter
rundlicher Löcher durchbrochen für die aus der Nasenschleimhaut zum Bulbus
olfactorius ziehenden Riechnerven. Außerdem findet sich im vorderen Ende
der Siebplatte eine schlitzförmige größere Öffnung, die Fissura ethmoidalis,
für den Durchtritt des N. und der A. ethmoidalis anterior. Über dem lateralen
Rande der Siebplatte öffnen sich die Foramina ethmoidalia ant. und post.,
die medialen Enden kurzer Kanäle, die von der Augenhöhle zwischen Siebbeinlabyrinth und Stirnbein durchgehen und für gleichnamige Blutgefäße und Nerven
bestimmt sind. Die Crista galli dient ebenso, wie das davor in das Stirnbein
eindringende Foramen caecum und die an dieses vor- und aufwärts sich anschließende Crista frontalis dem Ansatze der Falx cerebri.

Lateral hinten, kurz vor ihrem hinteren Rande, vertieft sich der Boden
der vorderen Schädelgrube zu einer manchmal, besonders links, ziemlich umfangreichen Einsenkung, in die sich das Knie der 3. Stirnwindung des Großhirns
einlagert. — Schließlich sind noch die feinen Furchen zu erwähnen, die die
A. meningea ant. in dem Knochen erzeugt. Sie steigen vom vorderen Ende
der Siebplatte neben der Crista frontalis am Stirnbein empor und breiten sich
dabei fächerförmig aus. Häufig verläuft eine dieser Furchen lateralwärts im
Bogen um den Boden der Schädelgrube und verbindet sich mit einer von hinten
kommenden Furche der Verzweigungen der A. meningea media.

In der mittleren Schädelgrube beteiligen sich an der Zusammensetzung des
Bodens Körper und großer Flügel des Keilbeines, der untere Teil der Schuppe
und die vordere Fläche der Pyramide des Schläfenbeines. Während die Pyramiden-
fläche schräg nach vorn abfällt, erhebt sich der im Einzelfalle verschieden weit
unter den kleinen Keilbeinflügel geschobene Vorderrand des großen Flügels
fast senkrecht. Der Mittelteil der Grube steigt im Türkensattel beträchtlich
über die Seitenteile empor. Die Sattellehne und die lateralrückwärts ziehenden
Oberkanten der beiden Pyramiden bilden die Grenze gegen die hintere Schädelgrube. Die Oberfläche des Sattels zeigt in der Regel eine flache Höhlung, die
häufig noch auf die Vorderfläche der Sattellehne übergreift, die Fossa hypo-
physeos, für die Einlagerung des Hirnanhanges. Vorn steigt der Boden der
Sattelgrube steil zum Sattelhöcker auf, der bald nur ein flacher, querellipsoider
Vorsprung, bald eine kräftige, etwas nach hinten überhangende Querleiste
ist und in solchem Falle seitlich durch eine mehr oder weniger vorspringende

scharfe Kante in die hintere Wurzel des kleinen Keilbeinflügels übergehen kann. Der Abstand zwischen dem Höcker und dem Limbus sphenoidalis beträgt in der Mediane etwa 8—10 mm. Der Knochen ist gewöhnlich in der Mitte etwas vorgewölbt, bildet aber seitlich je eine flache Rinne, die lateral- und etwas ab- und vorwärts auf den Boden des Canalis opticus ausläuft. Dessen große medianrückwärts schauende Öffnung wird von dem Keilbeinkörper, den Wurzeln des kleinen Flügels und dem Proc. clinoideus ant. umrahmt. Verhältnismäßig selten vereinigen sich die eben erwähnten beiden Rinnen in leichtem Bogen vor dem Sattelhöcker zu einem seichten Sulcus chiasmatis, der dann auch wirklich für den vorderen Umfang der Sehnervenkreuzung bestimmt ist. Die Sattellehne ist oft nur dürftig ausgebildet. In vollkommenster Form erscheint sie als eine viereckige, fast frontal gestellte Platte, deren Oberkante jederseits in einen doppelzackigen Vorsprung ausgezogen ist, den Proc. clinoideus posterior. Eine der Zacken richtet sich vor- und etwas lateralwärts gegen den Proc.clinoideus ant., die andere lateral-rückwärts; hier heftet sich der mediale Fortsatz des Kleinhirnzeltes an. Weite und Tiefe der Hypophysengrube, Ausbildung der Sattellehne und der Procc. clinoidei sind starkem individualem Wechsel unterworfen. Nicht selten ist einseitig, bisweilen auch beiderseits ein Proc. clinoideus medius vorhanden in Gestalt einer kleinen Knochenzacke, die lateral-ab- und ein wenig rückwärts zur seitlichen Ecke des Tuberculum sellae am Rande des Sattels vorspringt. Eine Verlängerung der Zacke kann zur Verschmelzung mit dem Proc. clinoideus ant. und damit zur Bildung eines runden Loches hinter dem Foramen opticum führen, durch das die Carotis int. tritt. Kommt es dann auch zur knöchernen Vereinigung zwischen den Procc. clinoidei post. und med., so entsteht noch ein zweites, meist größeres Loch hinter jenem, das für den Durchgang des Sinus intercavernosus bestimmt ist.

Für Untersuchungen mit Röntgenstrahlen am Lebenden ist es günstig, daß bei Seitenansicht die Sella in ihrer Lage etwa der dünnsten Stelle der Schläfenschuppe entspricht. VAN ASSEN und WEVE (1924) finden, daß man die Sella und die Keilbeinhöhle bis zu ihrem Boden oberhalb des Schattens des Jochbogens überblicken kann, wenn man bei rein transversalem Strahlengange den Normalstrahl durch die Mitte der Sella fallen läßt. Für die Einstellung empfehlen sie die Projectionsentfernung der Nasenwurzel vom äußeren Gehörgang in drei gleiche Abschnitte zu teilen; dann liegt die Projectionsstelle der Sellamitte 1,0—1,5 cm oberhalb des dem äußeren Gehörgange nächsten Teilpunktes. Man kommt aber auch mit dem bekannten Liniensystem KRÖNLEINs zur Bestimmung der Lage der Fissura cerebri lat. und des Sulc. centralis zum Ziele. Zu der deutschen Horizontale, die durch die tiefste Stelle des unteren Augenhöhlenrandes und den oberen Rand des knöchernen Gehörganges verläuft, zieht man durch den oberen Augenhöhlenrand eine Parallele; eine Senkrechte auf der Mitte des Jochbogens und eine zweite vom Kiefergelenk aufwärts begrenzen dann mit den beiden Horizontalen ein Rechteck, dessen obere Hälfte die Sellaprojection umrahmt.

Seitlich von der Sattelgrube dacht sich der Keilbeinkörper gegen die Oberfläche des großen Flügels mehr oder weniger steil ab, je nachdem es sich um eine gestreckte oder geknickte und eine breite oder schmale Schädelbasis handelt. Auf der Abdachung verläuft als breite, vorwärts ansteigende sagittale Furche der Sulcus caroticus für die A. carotis interna. Er ist in der Mitte meist sehr seicht, biegt hinten unter starker Vertiefung, medial zur Felsenbeinspitze, scharf gegen das Foramen lacerum herab, lateralwärts durch die Lingula sphenoidalis begrenzt, und endet vorn, medial unter dem Proc. clinoideus ant., in der rundlichen Fossula carotica, wenn nicht an deren medial-hinterem Umfange ein Proc. clinoideus medius noch eine Aufwärtsbiegung der Furche andeutet.

Einige Millimeter lateral zum Sulc. caroticus wird der Boden der mittleren Schädelgrube von 4 in lateralwärts concavem Bogen gestellten Öffnungen durchbrochen. Vorn führt die Fissura orbitalis sup. zwischen großem und kleinem Keilbeinflügel in die Augenhöhle, dahinter und nahe dem unteren medialen Ende der Fissura der kurze sagittale Canalis rotundus in die Flügelgaumengrube;

in größerem Abstand öffnet sich das weite, mit seinem längeren Durchmesser lateral-rückwärts gerichtete Foramen ovale und dicht dahinter das kleine For. spinosum in die Unterschläfengrube. Von diesen Öffnungen dient die Fissura orbit. sup. dem Ram. ophthalmicus des N. trigeminus, den Nn. oculomotorius, trochlearis und abducens, den Vv. ophthalmicae und gelegentlich einer A. meningo-orbitalis zum Durchtritt; durch den Canalis rotundus geht der Ram. maxillaris, durch das For. ovale der Ram. mandibularis des Trigeminus, außerdem die A. meningea parva für das Ganglion Gasseri und eine venose Verbindung zwischen Sinus cavernosus und Plexus pterygoideus; das For. spinosum läßt die A. meningea media und den kleinen N. spinosus ein. Von sonstigen Öffnungen sind zu erwähnen der Hiatus canalis facialis etwas unterhalb der Mitte der Vorderfläche des Felsenbeines für den N. petrosus superficialis maior, ferner medial vorwärts dazu die feine Apertura sup. canaliculi tympanici für den N. petrosus superfic. minor und die Fissura sphenopetrosa zwischen Hinterrand des großen Keilbeinflügels und Spitzenteil des Felsenbeines. Von den beiden erstgenannten ziehen Furchen nach dem medialen Ende der Fissur, durch die der N. petrosus superfic. mai. zu dem außerhalb der mittleren Schädelgrube unter der Wurzel der Lingula sphenoidalis gelegenen hinteren Eingange des Canalis pterygoideus, der N. petrosus superfic. min. zum Ganglion oticum gelangt.

Dicht an der Spitze des Felsenbeines deutet häufig eine kurze sagittale Furche, die lateral durch eine kleine Knochenzacke begrenzt und überragt sein kann, den Weg des N. abducens an. Gleich lateral daneben findet sich in der Oberkante und eine kurze Strecke weit auf der Vorderfläche des Felsenbeines die breite, aber seichte Impressio nervi trigemini, an die sich ab- und vorwärts die tiefer ausgearbeitete, querelliptische Impressio ganglii trigemini schließt. Ihr Boden ist zum großen Teile vordere, obere Wand des im Spitzenabschnitte des Felsenbeines gelegenen Canalis caroticus, die sehr häufig auf größere oder geringere Länge nicht verknöchert ist. Lateral oberhalb des Hiatus canalis facialis erhebt sich vor der Oberkante des Felsenbeines die Eminentia arcuata als annähernd senkrecht zu der Kante gestellter Wulst um so stärker, je tiefer der lateral dazu gelegene Eindruck des Gyrus fusiformis und des Gyr. temporalis inf. den Knochen höhlt. In der Regel sind die Abdrücke der Windungen des Schläfenlappens an der lateralen Wand und dem Boden der mittleren Schädelgrube bis in die Gegend der großen Öffnungen sehr kräftig ausgeprägt. Dazu kommt noch die vom For. spinosum ausgehende Furche für die A. meningea media; sie teilt sich entweder schon dicht neben dem Loche und schickt dann einen Ast lateral-vorwärts, den anderen mehr oder weniger dicht am Vorderrande des Felsenbeines entlang lateral-rückwärts, oder sie verläuft erst eine Strecke weit am Boden der Schädelgrube lateral-vorwärts und teilt sich früher oder später beim Aufstieg an der lateralen Grubenwand in ihre zwei Äste. Von diesen zieht der vordere in geringer Entfernung an der lateralen hinteren Ecke der vorderen Schädelgrube vorüber aufwärts, die Naht zwischen großem Keilbeinflügel und Scheitelbein kreuzend. Eine schmale, von der A. meningo-orbitalis herrührende Furche ist oft vorhanden und geht dann von wechselnder Stelle der Stamm- oder Vorderastfurche etwa sagittal über den großen Keilbeinflügel bis an dessen Verbindung mit dem kleinen. Außer an den großen Gefäßfurchen ist der Boden und besonders die seitliche Wand der mittleren Schädelgrube im Bereiche der Eindrücke der Hirnwindungen sehr dünn und durchscheinend, ferner an dem den hinteren Abschnitt der lateralen Augenhöhlenwand bildenden steilen Stücke des großen Keilbeinflügels unterhalb der Fissura orbitalis sup., hinten dicht vor dem Felsenbein über der Gelenkgrube des Unterkiefers und im Anschlusse daran im Dache der Paukenhöhle, das sich vor der Eminentia arcuata ausbreitet. Die Decke des unter der medialen

Hälfte der Eminentia arcuata gelegenen Labyrinthvorhofes besteht dagegen aus dickem Knochen. Je größer die Keilbeinhöhlen ausgebildet sind, um so dünner wird ihre Wand; am medialen Umfange des Canalis opticus ist sie oft nur ein dünnes Knochenplättchen.

Medial neben dem Foramen ovale findet sich öfter, auch beiderseits, ein kleines Loch, das sog. Foramen Vesalii, durch das eine mit dem Sinus cavernosus in Verbindung stehende Vene nach außen gelangt. Sehr viel seltener trifft man an Schädeln Erwachsener den Canaliculus craniopharyngeus, der während der Entwicklung den Hypophysengang umschloß. Die innere Öffnung liegt median im vorderen Teile der Sattelgrube, die äußere dicht hinter dem Ansatze des Pflugscharbeines, doch kann auch der äußere Abschnitt des Ganges knöchern verschlossen sein, so daß der Kanal in der Scheidewand der Keilbeinhöhlen blind endet. — Bisweilen ist der Boden und die seitliche Wand der mittleren Schädelgrube in der Nachbarschaft der großen Gefäßfurchen durch Foveae granulares (PACCHIONISche Grübchen) bis auf Seidenpapierdünne angenagt; eine Durchbrechung des Knochens erfolgt aber höchstens im Greisenalter. Schließlich sei noch erwähnt, daß an Kinderschädeln hin und wieder Lücken im Dache der Paukenhöhle infolge unvollständiger Verknöcherung beobachtet werden.

Die Wand der hinteren Schädelgrube wird durch das Hinterhauptsbein, die Hinterfläche der Felsenbeinpyramide, die Innenfläche des Warzenteiles des Schläfenbeines und die Hinterfläche der Sattellehne hergestellt. Die Abgrenzung ist vorn durch den Rand der Sattellehne und die Oberkante der Pyramiden, seitlich und hinten durch die beiden Sulci transversi und die Eminentia cruciata gegeben. In der Mitte fällt der Boden von der Sattellehne im Clivus zum Foramen magnum ab, steil bei geknickter, flacher bei gestreckter Schädelbasis. Etwa von der Höhe der Pyramidenspitzen abwärts ist der Clivus der Länge nach rinnenförmig gehöhlt zum Sulcus medullaris. An diesem unterscheidet man leicht einen schmäleren unteren Abschnitt für das verlängerte Mark und einen breiteren oberen für die Brücke, dessen Höhlung jederseits deutlich über das Hinterhauptsbein hinaus auf den Spitzenteil der Pyramide übergreift als Ausdruck der Anlagerung der Brückenarme zum Kleinhirn. Die hintere Grenze des Brückenabschnittes wird jederseits durch einen groben, mehr oder weniger nach oben vorspringenden Höcker, das Tuberculum jugulare, gekennzeichnet; ihm entspricht am Hirn die Nische zwischen Brückenarm, Olive und Flocculus, in der die Nn. facialis und acusticus hervortreten. Gelegentlich deutet eine kurze Querfurche auf der Höhe des Höckers den Weg des Acusticus an. Hinter dem Höcker folgt der breite, querverlaufende Sulcus vagi, in dem die Nerven der Vagusgruppe zum medialen Abschnitte des Foramen jugulare ziehen. Er liegt auf einer kräftigen Knochenspange, die vom Tuberculum jugulare in den lateralen Rand des Hinterhauptloches übergeht und dabei die medial unter ihr sichtbare innere Öffnung des Canalis hypoglossi überbrückt. Dieser durchbohrt den Knochen schräg lateral-vorwärts oberhalb des Condylus occipitalis, der jederseits die vordere Hälfte des Hinterhauptloches einengt. Der vordere Rand des Hinterhauptloches läuft seitlich auf der medialen Fläche des Condylus unterhalb des Canalis hypoglossi nach hinten aus, ohne an den höherliegenden Lateralrand des Loches Anschluß zu gewinnen. Lateraler und hinterer Umfang des Hinterhauptloches sind in der Regel leicht wulstig, nicht selten aber auch entweder scharfkantig nach innen aufgekrempt oder leicht trichterförmig nach außen gebogen. Vom hinteren Umfange erstreckt sich die Crista occipitalis interna, die Anheftungsstelle der Falx cerebelli, als kräftige prismatische Leiste in der Mittellinie rück- und aufwärts zur Eminentia cruciata.

In den Seitenteilen der hinteren Schädelgrube zeigt die steile, rück- und medianwärts schauende Vorderwand 20—24 mm lateral zur Spitze und etwa 5 mm unterhalb der Oberkante des Felsenbeines die Öffnung des transversal in den Knochen eindringenden Porus acusticus int. für die Nn. facialis, intermedius und acusticus und die A. auditiva interna. Lateral abwärts dazu befindet sich die meist von einer darüber geschobenen Knochenplatte zu einem engen Schlitze gestaltete kleine Öffnung des Aquaeductus vestibuli, durch den der Ductus endolymphaticus unter die Dura tritt. Der lateral an die Öffnung grenzende Knochenabschnitt ist in der Regel zu einer flachen Nische für die Einlagerung des Saccus endolymphaticus vertieft.

Der größte Teil der hinteren Schädelgrube wird vom Kleinhirn eingenommen und ist entsprechend dessen Hemisphären jederseits zu der großen Fossa cerebellaris ausgehöhlt, deren Boden gewöhnlich stark verdünnt und durchscheinend ist. Von den Kleinhirnfurchen hinterläßt nur der Sulcus horizontalis an der lateralen Wand der Grube einen meist schwachen, leistenförmigen Abdruck.

Von den Sinusfurchen beginnt der Sulcus transversus jederseits an der Eminentia cruciata, die annähernd in der gleichen Horizontalebene wie die Protuberantia occ. externa liegt, verläuft anfangs horizontal lateralwärts, dann leicht nach oben convex vorwärts in Höhe des Ansatzes des M. sternocleidomastoideus bis zur Basis der Felsenbeinpyramide, biegt dann an deren Hinterfläche scharf abwärts um und gelangt unter schlank S-förmiger Krümmung als Sulc. sigmoides medianwärts an das Foramen jugulare, in das er wiederum scharf vor- und lateralwärts einbiegt. Der Sulc. sigmoides gräbt sich, besonders in seinem lateralen Abschnitt, häufig außerordentlich tief in die Felsenbeinbasis ein, so daß die Oberkante des Knochens breit dachartig über ihn nach hinten vorspringt. Der Abstand des Sulcus von der Hinterwand des knöchernen äußeren Gehörganges kann sich dabei auf wenige Millimeter verringern. Vom Vorderrande des Sulc. sigmoides, hinter und dicht unter der Oberkante des Felsenbeines geht eine schmale Furche, der Sulc. petrosus sup. für den gleichnamigen Sinus ab und horizontal median-vorwärts bis etwa zur Mitte der Kante, überschneidet sie dann und läuft an ihrer Vorderfläche mehr oder weniger deutlich bis zur Impressio nervi trigemini. Am Hinterrande des lateralen Abschnittes des Sulc. sigmoides öffnet sich in der Mehrzahl der Fälle das gewöhnlich große Emissarium mastoideum, dessen äußeres Ende hinter der Wurzel des Warzenfortsatzes liegt, überdeckt von den Ansätzen der Mm. splenius und sternocleido-mastoideus. Am Rande des Clivus zieht jederseits entlang der Verbindung des Felsenbeines mit dem Hinterhauptbein, aber auf diesem, der lateralwärts leicht concave Sulc. petrosus inf., der vorn oben dicht unterhalb der Basis der Sattellehne vorwärts umbiegt und dann verschwindet, hinten unten sich lateralwärts in das mediale Ende des Foramen jugulare wendet.

Das Foramen jugulare durchbricht als große Öffnung die Schädelbasis zwischen Felsen- und Hinterhauptbein, lateral zum Tuberculum jugulare und unterhalb des Porus acust. internus. Es zeigt einen weiteren lateralen Abschnitt für die Aufnahme des Bulbus venae jugularis und einen engeren medialen, durch den die Nerven der Vagusgruppe und der Sinus petrosus inf. nach außen gelangen. Oft sind die beiden Abschnitte durch eine vom Felsenbein oder vom Hinterhauptbein, manchmal auch von beiden vorspringende Knochenzacke, Spina interjugularis, gegen einander abgesetzt. Die Weite des lateralen Abschnittes ist nur selten beiderseits gleich, denn sie ist abhängig von der Weite des Sinus transversus, und es gehört schon zu den Ausnahmen, daß diese beiderseits übereinstimmt; in der Regel erscheint die rechte Seite bevorzugt. Bisweilen wird die Crista occip. int. mehr oder weniger durch die Furche eines nicht ständigen Sinus occipitalis verdrängt, der aus dem Confluens sinuum an der Eminentia cruciata beginnt und einseitig, selten nach Gabelung auf beiden Seiten, das Hinterhauptloch umzieht; die Furche endet im Sulc. sigmoides kurz vor dem Foramen jugulare. Ebenda öffnet sich auch das nicht ständige, einseitig oder symmetrisch vorkommende Emissarium condyloideum, das annähernd sagittal oberhalb des Condylus occipitalis zur Fossa retrocondyloidea geht. Finden sich in der hinteren Schädelgrube Arterienfurchen, so sind sie fein und kurz und breiten sich vom Emissarium mastoideum her im Bereiche des Sulc. sigmoides aus; gelegentlich verläuft aber ein etwas größerer Ast fast horizontal rückwärts und verbindet sich am Sulc. transversus mit Ausläufern der Furchen des hinteren Astes der A. meningea media. Die zugehörige A. meningea post. stammt aus der A. occipitalis.

Eine besondere Verdünnung des Bodens der hinteren Schädelgrube tritt zuweilen, wenn auch selten, unter dem medialen Abschnitte des Sulcus sigmoides ein, sobald durch die verknöcherte Synchondrosis temporo-occipitalis sich vom Warzenfortsatze her eine Pneumatisation des Proc. jugularis des Hinterhauptbeines ausbildet. In einem einzigartigen Falle eigener Beobachtung erstreckte sich eine solche Höhle oberhalb des Canalis hypoglossi bis etwa in die Mitte der Länge des Clivus, wo nur eine dünne, lückenhafte Knochenplatte sie von der weit in das Hinterhauptbein eindringenden Keilbeinhöhle trennte.

Die verschiedenen örtlichen Verdünnungen des Knochens ebenso, wie die eine Masseverringerung darstellenden durchgehenden Öffnungen sind die Stellen, an denen bei einer Überbeanspruchung der Elasticität der Schädelkapsel zuerst Brüche des Schädelgrundes aufzutreten pflegen. Nahtlinien dagegen zeichnen sich durch große Widerstandsfähigkeit aus. In der vorderen Schädelgrube nehmen die Brüche mit Vorliebe einen mehr oder weniger sagittalen Verlauf entweder bis in den lateralen Teil der Fissura orb. sup. oder häufiger bis in den Canalis opticus. In der mittleren Schädelgrube kommt es bei stark ausgebildeten Keilbeinhöhlen leicht zu Querbrüchen des Keilbeinkörpers, unter Umständen bis in die beiden Fissurae orb. supp. hinein. Von diesen wiederum kann eine Bruchlinie sich durch die Foramina rotundum, ovale und spinosum und weiter lateral-aufwärts in die Schläfenschuppe erstrecken. Brüche des Felsenbeines betreffen vornehmlich die durch die Paukenhöhle, den Vorhof und die Fossa jugularis am meisten ausgehöhlte Stelle und verlaufen dann von der Fissura sphenopetrosa durch das Tegmen tympani und medial an der Eminentia arcuata vorüber zum Foramen jugulare. Von diesem und vom Hinterhauptloche aus können Brüche sagittal durch den Boden der hinteren Schädelgrube, aber auch hinten um den Condylus occipitalis herum von einem Loche in das andere ziehen. Außerdem ist Abreißung des Proc. clinoideus ant. oder der Sattellehne durch Ruck des sich daran heftenden Tentoriums bei plötzlicher starker Formveränderung des Hirnschädels beobachtet (MERKEL). Eine Absprengung des Proc. clinoideus ant. und der hinteren Wurzel des kleinen Keilbeinflügels kommt gelegentlich auch durch Stoß in die Augenhöhle von vorn her zustande.

Das Bild des Schädelgrundes wird durch die *Überkleidung mit der harten Hirnhaut* erheblich im Sinne einer Vereinfachung abgeändert, besonders in der mittleren Schädelgrube (Abb. 108). Die harte Hirnhaut ist etwa 0,5 mm dick und wendet dem Hirn eine glatte, sehnig glänzende Oberfläche zu. Darunter besteht die Haut aus dichtem, straffem, gefäßarmem Bindegewebe mit verhältnismäßig spärlichen elastischen Fasern. Die äußere, dem Knochen anhaftende Gewebsschicht ist lockerer und enthält die Verzweigungen des Systems der Aa. und Vv. meningeae und die Ausbreitungen der feinen Nerven, die vom Trigeminus, Vagus, Hypoglossus und Sympathicus zur harten Hirnhaut gehen; ferner verlaufen in dieser Schicht die intracranialen Strecken der A. und des

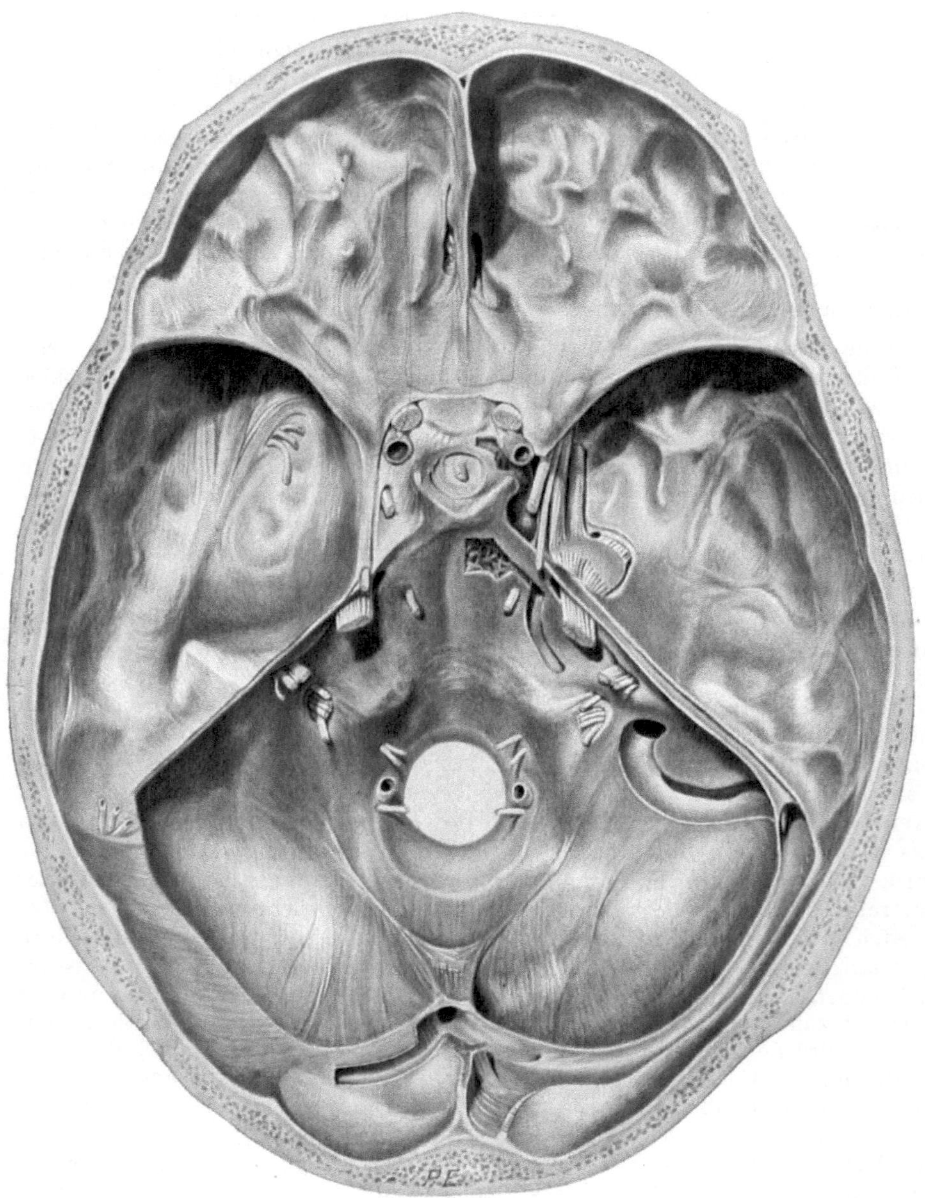

Abb. 108. Schädelbasis mit Dura mater und den Durchtritten der Nerven und Gefäße. Etwa 5 : 6.
Das Tentorium cerebelli und die Falx cerebri sind größtenteils entfernt; auf der rechten Seite sind
durch stellenweise Wegnahme der Dura die Sinus und das Cavum Meckelii eröffnet.

N. ethmoidalis ant. auf der vorderen Hälfte der Siebplatte und der Nn. petrosi
superficialis maior und minor auf der vorderen Fläche des Felsenbeines. An
mehreren Stellen erscheint der straffe Anteil der harten Hirnhaut in zwei Blätter
gespalten: an allen Blutleitern, am Türkensattel, im Cavum Meckelii um das
Ganglion Gasseri und im Saccus endolymphaticus. Ein Zusammenhang mit
der weichen Hirnhaut findet sich am Durchtritte der Hirnnerven und -arterien,
am Übergange der Hirnvenen in die Sinus, an der Hypophyse und an etwa
vorhandenen Arachnoidalwucherungen (Pacchionischen Granulationen).

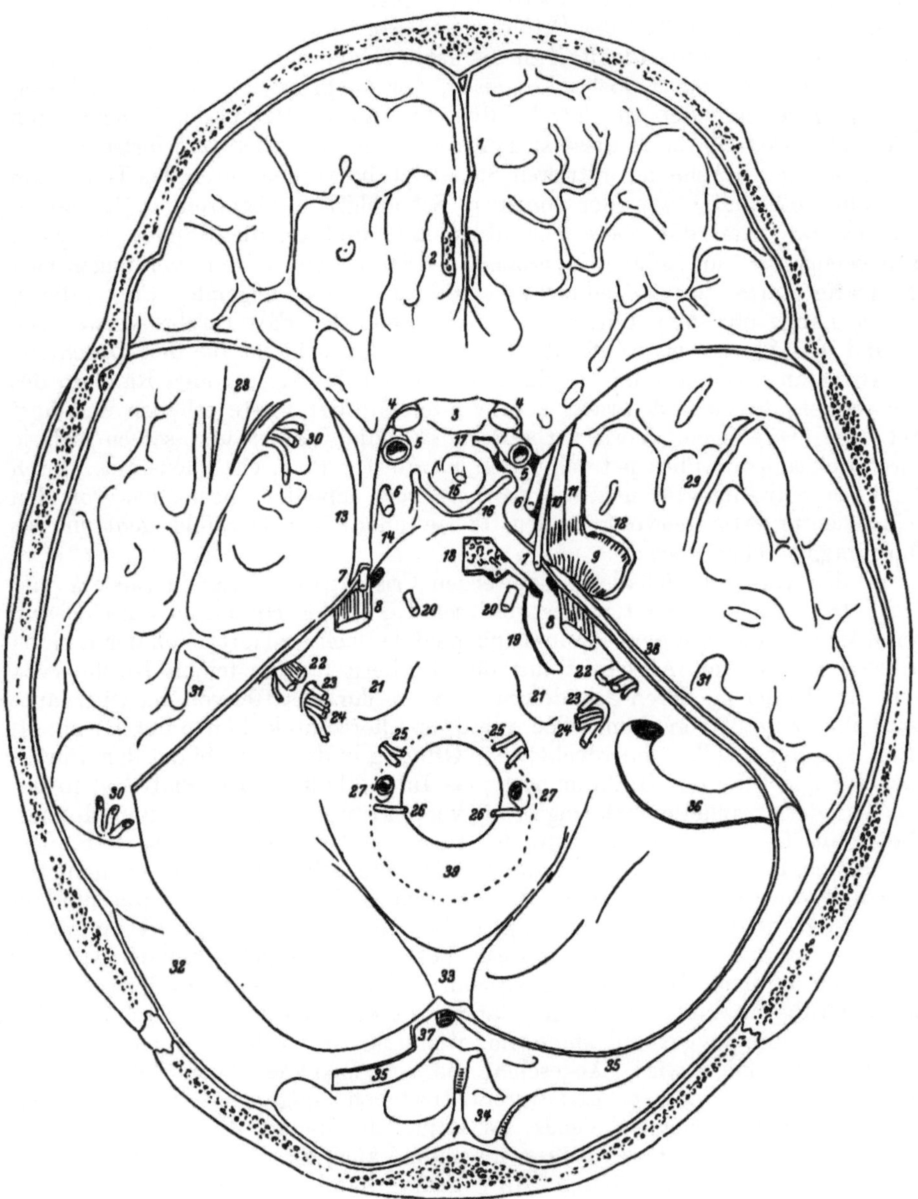

Abb. 108 a. *1* Falx cerebri, *2* Lamina cribrosa, *3* Tuberculum sellae, *4* N. opticus, *5* Art. carotis interna, rechts auch ihr im Sinus cavernosus verlaufender Abschnitt, *6* N. oculomotorius, *7* N. trochlearis, *8* N. trigeminus, *9* Ganglion n. trigemini (Gasseri), *10* Ramus ophthalmicus, *11* Ram. maxillaris, *12* Ram. mandibularis, *13* Plica petroclinoidea lateralis, *14* Plica petroclin. medialis, *15* Hypophysis cerebri unter dem Diaphragma sellae, *16* Dorsum sellae, *17* Sinus intercavernosus anterior, *18* Plexus venosus basilaris, *19* Sinus petrosus inferior, *20* N. abducens, rechts auch noch am Lateralumfange der Carotis im Sinus cavernosus sichtbar, *21* Tuberculum jugulare, *22* N. acusticus, N. intermedius, N. facialis, A. auditiva interna, *23* N. glossopharyngeus, *24* N. vagus und N. accessorius, *25* N. hypoglossus, *26* N. cervicalis I, *27* Art. vertebralis, *28* Sinus sphenoparietalis, *29* Vasa meningea media, *30* Venae cerebrales inferiores, vorn in den Sin. sphenoparietalis, hinten in den Sin. transversus tretend, *31* Eminentia arcuata, *32* Rest des Tentorium cerebelli, *33* Falx cerebelli, *34* Sinus sagittalis, *35* Sinus transversus, *36* Sinus sigmoides, *37* Sinus occipitalis, *38* Sinus petrosus superior, *39* Dura mater spinalis.

Im allgemeinen sind die Juga cerebralia und Impressiones digitatae, die Eminentia arcuata und das Tuberculum jugulare klar erkennbar, alle Gefäßfurchen aber und ein Teil der Öffnungen überbrückt und dem Blick entzogen. Im Gegensatze zum Schädeldach ist die harte Hirnhaut am Schädelgrunde vielfach nur schwer vom Knochen zu lösen, vor allem an der Lamina cribrosa, an den Procc. clinoidei, am Sattel, Clivus und an der Pyramide, ferner an den Öffnungen, weil sie durch diese sich in die äußere Knochenhaut fortsetzt.

Die seitlichen Teile der mittleren Schädelgrube werden durch das Tentorium cerebelli vollständig von der hinteren Schädelgrube abgetrennt. Es heftet sich jederseits an die obere Felsenbeinkante und an die Ränder des Sulc. transversus bis zur Eminentia cruciata. Die beiden Hälften vereinigen sich als straffe Platten in der Mediane zu einer vorwärts ansteigenden Firste, die in ganzer Länge mit dem hinteren unteren Rande der Falx cerebri verwachsen ist und den Sinus rectus enthält. Über dem Clivus bleibt für den Durchtritt des Hirnstammes eine große Lücke zwischen den kräftigen freien Rändern des Tentoriums, die sich rückwärts zum Vorderende der Firste erheben und dort spitzbogig vereinigen. Vorn verbreitern sich die Ränder und setzen sich je durch die sagittale Plica petroclinoidea lat. an den Proc. clinoideus ant., durch die Plica petroclinoidea medialis an den Proc. clinoideus post.; das von den beiden leistenartig hervortretenden Plicae umgrenzte Durafeld geht in das Diaphragma sellae über.

In der vorderen Schädelgrube werden Crista galli, Foramen caecum und Crista frontalis vom Ansatze des vorderen Endes der Hirnsichel umschlossen, deren freier Rand auf dem Planum sphenoidale flach ausläuft. Von der Lamina cribrosa ist nur der Abschnitt mit den Löchern für die feinen Riechnerven sichtbar. In der mittleren Schädelgrube ist der Türkensattel von der Oberkante der Lehne zum Tuberculum sellae durch eine horizontale Platte der Hirnhaut, das Diaphragma sellae, überdeckt; eine Öffnung in der Mitte bildet den Durchgang für den Stiel des Hirnanhanges, das Infundibulum. Die Platte ist in der Regel an der Peripherie flach ringförmig verdickt, um das Infundibulum dünner. Hier fehlt die straffe, weiße Dura in einem runden oder sagittal- oder querelliptischen Bezirke von wechselnder Größe nicht selten ganz; der Hirnanhang wird nur von durchscheinendem Bindegewebe bedeckt, das am Infundibulum in dessen Pia und Arachnoides übergeht. Seitlich vereinigt sich das Diaphragma mit dem Ansatze des Kleinhirnzeltes. Von der Plica petroclinoidea lateralis dacht sich die harte Hirnhaut schräg zum Boden des Seitenteiles der mittleren Schädelgrube ab und erreicht ihn lateral zu der Fissura orb. sup. und den Forr. rotundum, ovale und spinosum, wodurch die Grube im queren Durchmesser verschmälert wird. Abgesehen von dem medianen Loche für den Stiel des Hirnanhanges und von den Durchtrittsstellen einiger vom Schläfenlappen des Großhirns kommenden Venen am Rande des kleinen Keilbeinflügels und an der Oberkante des Felsenbeines, manchmal auch am Boden der Grube sind jederseits nur noch vier ständige Öffnungen vorhanden, die annähernd sagittal hintereinander liegen; der Porus, d. h. der röhrenförmige Eingang des Canalis opticus für den Sehnerven, gleich dahinter der Eintritt der A. carotis int. in den Duralsack, in 6—8 mm Abstand der Porus für den N. oculomotorius und noch 3—5 mm weiter zurück der Porus für den N. trochlearis, beide medial zur Plica petroclinoidea lat. im Dache des Sinus cavernosus. — In der hinteren Schädelgrube zeigt die harte Hirnhaut jederseits 6 Nervenpori. Dicht unter der Stelle, wo der freie Rand des Kleinhirnzeltes sich in seine beiden Ansatzfalten verbreitert, tritt der starke N. trigeminus ein; medial zu diesem und etwas tiefer befindet sich am Rande des Clivus die Öffnung für den N. abducens. Weiter zurück folgen, etwa in einer Frontalebene, die außen am Schädel durch die Öffnung des knöchernen Gehörganges schneidet, übereinander gereiht die Pori für die Nn. acusticus und facialis, glossopharyngeus, vagus und accessorius, hypoglossus, für den letzten auf der Innenfläche des sich in den Wirbelkanal hinabsenkenden Duratrichters.

Von den außer den Schädelknochen auch die harte Hirnhaut versorgenden *Arterien* ist die A. meningea media aus der A. maxillaris int. die stärkste. Nach ihrem Eintritte durch das For. spinosum wendet sie sich am Boden der mittleren Schädelgrube sogleich lateralvorwärts und teilt sich früher oder später in einen vorderen und einen hinteren Ast, von denen sich jener an der seitlichen Schädelwand auf- und vorwärts, dieser rück- und aufwärts verzweigt. Aus dem vorderen Aste geht der Ramus meningo-orbitalis durch das laterale Ende der Fissura orb. sup. oder ein besonderes Kanälchen daneben in die Augenhöhle zur Anastomose mit der A. lacrimalis, ferner verbinden sich Zweige im lateralen Teile der vorderen Schädelgrube mit solchen der A. meningea anterior. Vom hinteren Aste zieht ein Zweig über die vordere Fläche des Felsenbeines in den Hiatus canalis facialis zur Anastomose mit der A. stylomastoidea, außerdem dringt ein feiner Zweig durch die Apertura sup. canaliculi tympanici in die Paukenhöhle. Die A. meningea media wird von zwei Venen begleitet, die sich gewöhnlich durch das For. spinosum, bisweilen auch durch das For. ovale nach außen in den Plexus pterygoideus begeben, vorher aber oft durch einen quer über die Vorderfläche des Felsenbeines oder entlang der ehemaligen Fissura petrosquamosa verlaufenden Ast mit dem Sinus petrosus sup. verbinden. — Die übrigen Aa. meningeae sind klein; die bedeutendste von ihnen ist die aus der A. ethmoidalis entspringende, neben der Crista frontalis aufsteigende A. meningea anterior. Aa. meningeae posteriores mit verhältnismäßig geringem Verbreitungsgebiete finden sich in der hinteren Schädelgrube: durch den Canalis mastoideus tritt ein Zweig der A. occipitalis, durch den Canalis hypoglossi oder das Foramen jugulare ein Zweig der A. pharyngea ascendens, durch das For. occip. magnum ein Zweig der A. vertebralis.

Die Wand der *Sinus* besteht nur aus dem straffen Bindegewebe der harten Hirnhaut, einer zarten Intima mit längsverlaufenden elastischen Fasern und dem Endothel. Dadurch wird die Wand unnachgiebig, auch in den Teilen, die nicht in den Knochenfurchen fest mit dem Periost verwachsen sind. Der Schädelbasis gehören jederseits die Sinus cavernosus, sphenoparietalis, petrosus sup. und inf., transversus-sigmoides und zuweilen noch ein Sinus occipitalis an.

Der *Sinus cavernosus* liegt zur Seite des Türkensattels, reicht vorn bis an den bindegewebigen Verschluß des medialen Abschnittes der Fissura orb. sup., hinten bis an den Lateralrand der Sattellehne und an die Spitze des Felsenbeines, lateral fällt seine Wand steil ab zu einer etwa durch den Medialumfang des Foramen rotundum gezogenen Sagittalen. Medial verbindet er sich über den Türkensattel hinweg breit mit dem anderseitigen Sinus mittels des weiten Sin. intercavernosus ant. am vorderen oberen, des Sin. intercavernosus post. am hinteren oberen und des Sin. intercavern. inf. am unteren Umfange des Hirnanhanges, so daß dieser also fast ganz von Bluträumen umfaßt wird. Von den übrigen Sinus unterscheidet er sich zunächst dadurch, daß sein Hohlraum ähnlich dem cavernösen Gewebe der Schwellkörper von bindegewebigen Strängen und Platten durchzogen wird, ferner dadurch, daß in seiner Wand und durch seinen Raum Nerven und die A. carotis int. mit dem sie umspinnenden sympathischen Plexus caroticus in sagittaler Richtung verlaufen, und zwar in der oberen Wand die Nn. oculomotorius und trochlearis, in der lateralen der N. trigeminus, durch den Raum der N. abducens und die Carotis, festgehalten durch die erwähnten Stränge. Der Sinus steht zu zahlreichen venosen Blutbahnen in Beziehung. Am hinteren Ende öffnen sich in Gegend der Felsenbeinspitze übereinander die beiden Sinus petrosi, außerdem um die Seite der Sattellehne herum der Plexus venosus basilaris, der auf dem Clivus in der Dura liegt und durch das große Hinterhauptloch sich dem ventralen Venengeflechte des Wirbelkanales anschließt. In das obere vordere Ende des Sin. cavernosus mündet der Sin. sphenoparietalis, der unter dem Rande des kleinen Keilbeinflügels von der lateralen Schädelwand herkommt und meist ein paar kleine Venen von der Spitze des Schläfenlappens aufnimmt, übrigens aber in seiner Größe starkem individualem Wechsel unterworfen ist. In der Regel vereinigt er sich kurz vor der Einmündung mit der durch den oberen Teil der Fissura orb. sup. eintretenden V. ophthalmica sup. in einer auch als Sin. ophthalmicus bezeichneten Erweiterung. Vorn unten ergießt sich in den Sin. cavernosus die V. ophthalmica inf., die durch das untere Ende des medialen Abschnittes der Fissura orb. sup. verläuft. Ferner erhält der Sinus in der Regel vorn oben vom Großhirn her aus der Fissura lat. cerebri den Zufluß der V. cerebri media. Das venose Geflecht, das die Carotis int. auf ihrem Wege durch den Canalis caroticus des Felsenbeines umgibt, endet im Sin. cavernosus und wird damit für diesen zu einem Emissarium nach dem außerhalb der Schädelbasis gelegenen Plexus pterygoideus. In gleichem Sinne wirken eine vom Sinus am Boden der mittleren Schädelgrube zum Rete foraminis ovalis ziehende Verbindung und eine kleine Venenbahn durch das Foramen lacerum.

Der Sin. petrosus sup. ist für den Sin. cavernosus ein Abfluß zum Sin. sigmoides. Er wird zum größten Teile durch den Sulc. petrosus sup. und den Ansatz des Tentorium an der oberen Felsenbeinkante gebildet, nur am medialen Ende verläßt er den Knochen und liegt oberhalb des Porus nervi trigemini im Tentorium. Lateral erreicht er den Anfang des Sin. sigmoides unter der Oberkante des Felsenbeines.

Der Sin. petrosus inf. tritt aus dem Sin. cavernosus über die Spitze des Felsenbeines in den gleichnamigen Sulcus und gelangt durch das mediale Ende des Foramen jugulare an die Außenfläche der Schädelbasis; dort wird er zu einer kleinen Vene, die frontal an den Nerven der Vagusgruppe lateralwärts vorüber in den Anfang der V. jugularis int. mündet.

Der Sin. transversus verläuft im Ansatze des Tentoriums von der Eminentia cruciata bis zur oberen Ecke der Basis des Felsenbeines und von da als Sin. sigmoides zu dem lateralen weiten Abschnitte des For. jugulare, wo er sich zum Bulbus venae jugularis erweitert. Der Sin. transversus ist ein gebogenes dreiflächiges Prisma mit der Kante im Tentorium, der gewölbten Basis am Knochen, während der Sin. sigmoides etwa einen gebogenen Halbcylinder darstellt. Auch bei dem verhältnismäßig seltenen Vorkommen eines echten Confluens sinuum, d. h. eines gemeinsamen Sammelraumes an der Eminentia cruciata für das Blut der Sin. sagittalis sup., rectus und occipitalis ist in der Mehrzahl der Fälle der rechte Sin. transversus weiter als der linke. Die verschiedenen Möglichkeiten der Verteilung des Blutes der genannten Zuflüsse auf die beiden Sinus transversi brauchen hier nicht erörtert zu werden. Der Übergang des Sin. sigmoides in den Bulbus jugularis erfolgt in der Weise, daß das Endstück des Sinus auf dem Seitenteile des Hinterhauptbeines median- und etwas vorwärts leicht aufsteigt und dann rechtwinklig lateral-vorwärts in das For. jugulare einbiegt. In den Sin. transversus ergießen sich von oben her die Vv. cerebri laterales et inferiores, diese oft erst nach längerem Verlaufe im Tentorium, von unten einige Vv. cerebelli superiores. Der Anfang des Sin. sigmoides nimmt den Sin. petrosus sup. von vorn und medial her auf und verbindet sich bald darauf durch das rückwärts abgehende Emissarium mastoideum mit äußeren Schädelvenen; ist das unbeständige Emissarium condyloideum vorhanden, so leitet es aus dem unteren Ende des Sinus Blut rückwärts in das suboccipitale äußere Wirbelvenengeflecht.

Die in der Regel größere Weite des rechten Sinus transversus hat man damit zu erklären gesucht, daß rechts bessere Abflußbedingungen, d. h. der kürzere Weg zum Herzen für das Blut bestände. Mir scheint hier ein individualer Factor wirksam zu sein. Sehr viele Menschen schlafen schon von früher Kindheit an vorwiegend auf der rechten Seite; damit wendet sich das aus dem Schädel abfließende Blut der Schwere folgend für eine Reihe von Stunden den rechten venosen Bahnen zu, so daß diese sich erweitern und eine entsprechende Modelung des Knochens herbeiführen müssen.

Der Sin. occipitalis liegt in der Falx cerebelli und zeigt eine sehr wechselnde Ausbildung. Ist er klein, so zieht er auf der Crista occip. int. vom Confluens sinuum oder vom Anfang eines Sin. transversus über den Hinterrand des For. occipitale in das Venengeflecht des Wirbelkanales. Bei guter Ausbildung verläuft er vom unteren Ende der Crista occ. int. entweder auf einer Seite am Rande des Hinterhauptloches vorwärts in das Ende des Sin. sigmoides, oder er gabelt sich und umgreift das Hinterhauptloch beiderseits, um in beide Sin. sigmoides zu münden.

Unter normalen Verhältnissen verläßt der bei weitem größte Teil des Blutes aus dem Hirn und der Augenhöhle die Schädelhöhle durch die Foramina jugularia, indem auch aus dem Sin. cavernosus der Abfluß rückwärts durch die Sinus petrosi geschieht. Trotz der Unnachgiebigkeit der Wand der duralen Blutleiter und der Skeletöffnungen kann auch bei gesteigerter Blutzufuhr zum Hirn eine Stauung lange hintangehalten werden teils durch erhöhte Strömungsgeschwindigkeit in den Hauptleitern, teils durch Inanspruchnahme der verschiedenen Nebenbahnen (Emissarien) nach außen, zu denen im Notfalle auch die Vv. ophthalmicae zu zählen sind.

Die harte Hirnhaut ist mit sensiblen Zweigen des Nn. trigeminus und vagus versehen. Vom ersten Aste des Trigeminus geht noch in der Wand des Sin. cavernosus der N. tentorii (s. S. 307) rückwärts in das Kleinhirnzelt und an die Wand der Sinus petrosus sup., transversus und rectus. Vom zweiten Aste löst sich noch vor dem Eintritte in den Canalis rotundus ein feiner Ram. meningeus, der weiterhin mit dem vorderen Aste der A. meningea media verläuft und sich da mit dem Durazweige des dritten Astes, dem N. spinosus, verbindet. Dieser entspringt außerhalb des Schädels und begleitet die A. meningea med. durch das For. spinosum, um sich längs deren Ästen in die Hirnhaut zu verteilen. Vom N. vagus kommt ein Ram. meningeus für das Gebiet der hinteren Schädelgrube aus dem im For. jugulare gelegenen Ganglion jugulare.

Vom *Hirne stehen mit dem Schädelgrund in Beziehung* die Unterflächen der Stirnlappen mit den Bulbi und Tractus olfactorii, die Schläfenlappen des Großhirns, von dem Hirnstamme die Lamina terminalis grisea, Chiasma, Nervi und Tractus optici, die Substantiae perforatae antt., die Hypophysis mit dem Infundibulum, das Tuber cinereum, die Corpora mamillaria, die Substantia perforata post., die Pedunculi cerebri, der Pons, die Medulla oblongata und das Cerebellum, dazu sämtliche Hirnnerven. Die Unterfläche des Hinterhauptlappens und des hinteren Abschnittes des Schläfenlappens ruhen auf dem Tentorium. Eine feste Verbindung des Hirns mit dem Schädelgrunde wird hergestellt durch die nach außen durchtretenden Nerven nebst deren Pia- und Arachnoidesüberzug und durch die Blutgefäße, doch ist diese Verbindung nirgends so kurz und straff, daß etwa das Hirn auf die Unterlage gepreßt würde und nicht leichte pulsatorische Verschiebungen ausführen könnte. Am engsten liegt das Großhirn dem Schädelgrunde an, doch besitzen die von seiner Oberfläche in die basalen Sinus gehenden Venen immer noch eine gewisse freie Länge. Der Hirnstamm bleibt überall in einem größeren Abstande vom Schädelgrunde, nur die

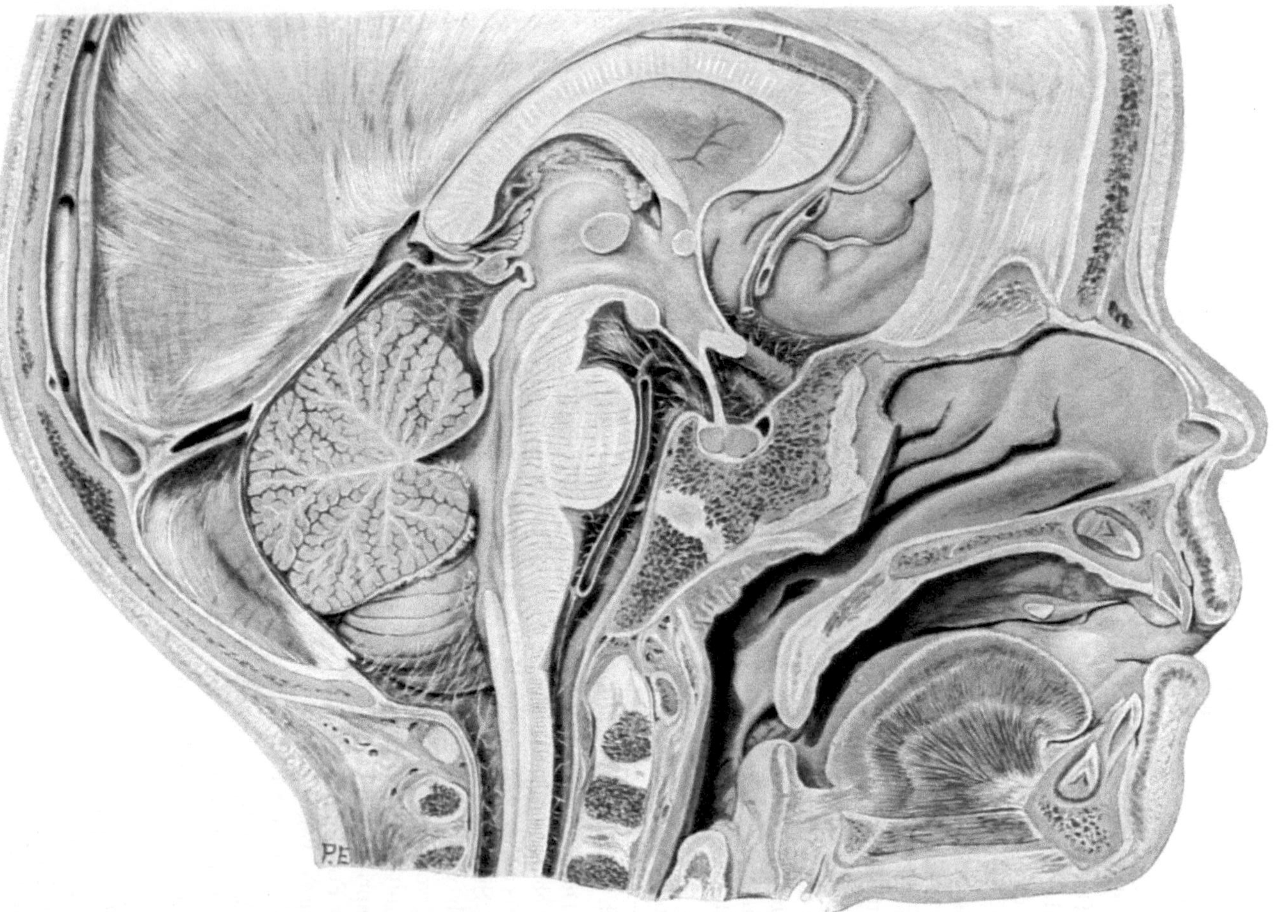

Abb. 109. Medianer Gefrierschnitt durch den Kopf eines fast zweijährigen Kindes. Vorhärtung in Formol. Natürl. Größe. — Das Hirn hat noch nicht seine endgültige Größe erreicht, nimmt daher noch eine Lage zum Schädelgrunde ein, die von der beim Erwachsenen erheblich abweicht (vgl. Abb. 100): der Rostralrand der Brücke steht noch hoch über der Sattellehne, der N. oculomotorius verläuft steil abwärts, der N. abducens horizontal bis zum Eintritt in die Dura. Die Cisternen sind noch sehr geräumig.

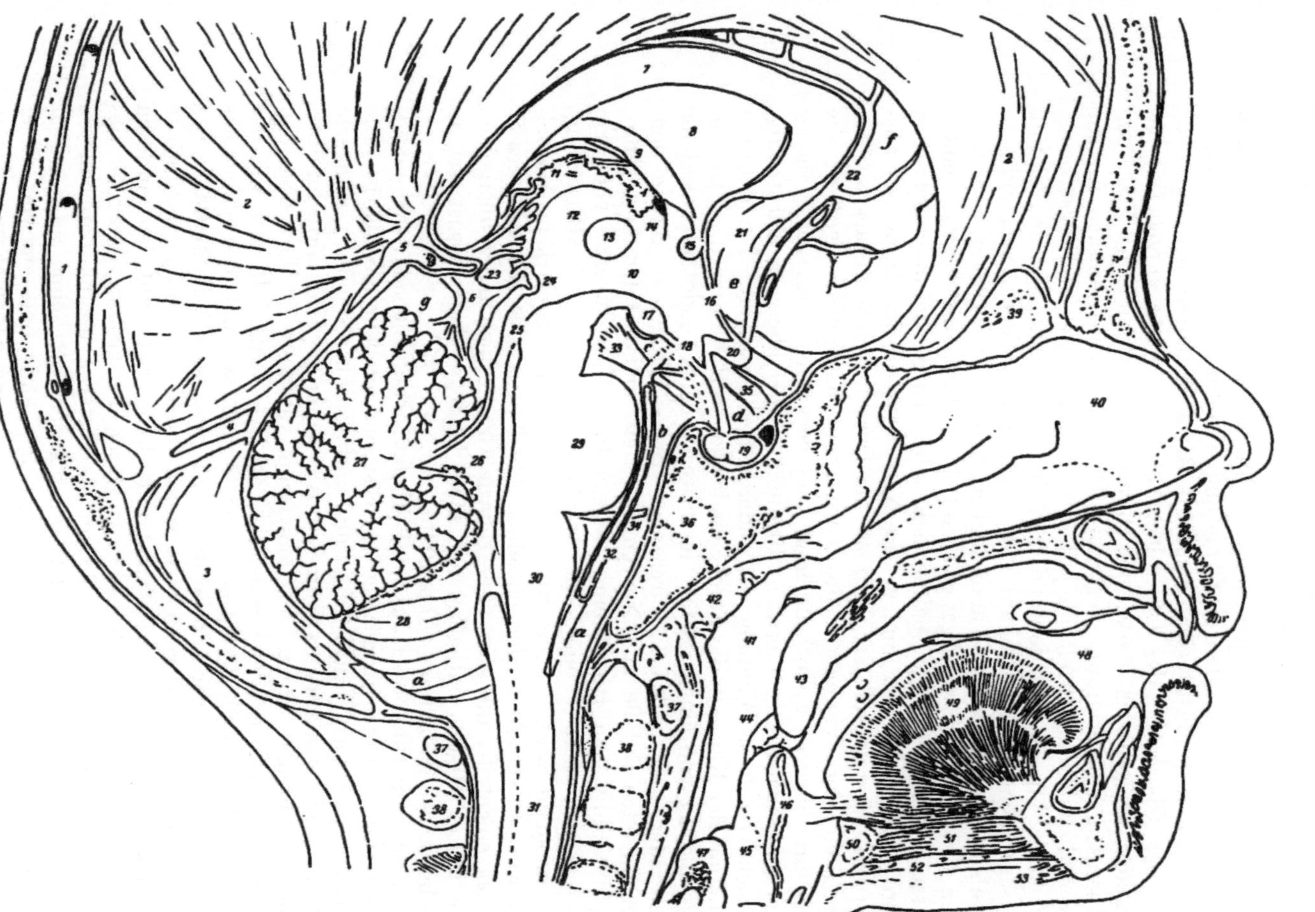

Abb. 109a. *a* Cisterna cerebello-medullaris, *b* Cist. pontis, *c* Cist. interpeduncularis, *d* Cist. chiasmatis, *e* Cist. laminae terminalis, *f* Cist. corporis callosi, *g* Cist. ambiens s. Venae magnae cerebri. *1* Sinus sagittalis sup., *2* Falx cerebri, *3* Falx cerebelli, *4* Sinus rectus, *5* Einmündung des Sin. sagittalis inf. und der V. cerebri magna (Galeni) in den Sin. rectus, *6* V. basalis (Rosenthali), *7* Corpus callosum, *8* Cavum septi pellucidi, *9* Fornix, *10* Ventriculus tertius, *11* Tela und Plexus choroides des 3. Ventrikels mit V. cerebri media, *12* Thalamus opticus mit Stria medullaris, *13* Massa intermedia, *14* Foramen interventriculare (Monroi), *15* Commissura ant., *16* Lamina terminalis, *17* Corpus mammillare, *18* Tuber cinereum und Infundibulum, *19* Hypophysis in der Fossa sellae turcicae, davor Sin. intercavernosus ant., *20* Chiasma opticum, daran N. opticus, *21* Area parolfactoria (Brocae), *22* Art. cerebri ant. sinistra, davor ein Stück der Art. cer. ant. dextra, *23* Glandula pinealis mit Recessus pinealis, darüber Recessus suprapinealis, *24* Commissura post., *25* Aquaeductus cerebri (Sylvii), *26* Ventriculus quartus mit Plex. choroides, *27* Cerebellum (Arbor vitae), *28* Tonsilla cerebri, *29* Pons (Varolii), *30* Medulla oblongata, *31* Medulla spinalis, *32* A. basilaris, in ganzer Lange angeschnitten, die A. vertebralis sin. teilweise durch subarachnoidale Faserbündel verdeckt; oben Abgang der A. cerebri post., die einige feine Aa. perforantes post. in die Fossa interpeduncularis und die A. communicans post. nach vorn schickt, *33* N. oculomotorius, *34* N. abducens, *35* A. carotis int., *36* Synchondrosis spheno-occipitalis, *37* Atlas, *38* Epistropheus, *39* Crista galli, *40* Cavum nasi sin. mit 4 Nasenmuscheln, *41* Cavum nasopharyngeum mit Ostium pharyngeum tubae auditivae, *42* Tonsilla pharyngea, *43* Uvula, *44* Arcus palato-pharyngeus, davor Tonsilla palatina, *45* Aditus laryngis, *46* Epiglottis, *47* M. interarytaenoideus auf dem Rande der Cartilago cricoides, *48* Cavum oris; die Milchschneidezähne sind vorhanden, der 1. Milchmolar des Oberkiefers bricht eben durch; in beiden Kiefern der Keim des bleibenden medialen Schneidezahns, *49* Zunge mit M. genioglossus, *50* Corpus oss. hyoidis, *51* M. geniohyoideus, *52* M. mylohyoideus (Raphe), *53* Ansatzbündel des M. digastricus mandibulae.

Unterfläche des Kleinhirns ist zum Teile mit dem Boden der hinteren Schädelgrube in Berührung.

Hier mag daran erinnert werden, daß Arachnoides und Pia sich zueinander verschieden verhalten, je nachdem sie Groß- und Kleinhirn oder den Hirnstamm umhüllen. Als grundlegende Tatsache kommt in Betracht, daß die gefäßführende Pia überall der Oberfläche des Centralnervensystems innig aufgeheftet ist, die Arachnoides dagegen sich überall der Dura anschmiegt und mit dieser den capillaren serosen Subduralraum begrenzt. Das gilt natürlich auch für die Hirnsicheln und das Kleinhirnzelt, die ja hierbei zunächst als eine Vergrößerung der Oberfläche der inneren Schädelwand erscheinen. Man kann sich den Einfluß dieser Fortsätze der harten Hirnhaut auf die Gestaltung der Arachnoides so vorstellen, als ob die Arachnoides ursprünglich als einfacher glatter Sack über alle Spalten des Hirns hinweggegangen und dann durch die vorwachsenden Durafortsätze als Falte in einige Spalten mehr oder weniger tief hineingetrieben worden wäre. An den Stellen nun, wo die Nervenmassen den Duralsack ausfüllen, d. h. mit ihrer Oberfläche dicht an die Dura herantreten, also an der freien Oberfläche der Windungen des Groß- und Kleinhirnes, verliert die Arachnoides ihren inneren Endothelüberzug und verwächst kurzfaserig mit der Pia zu einer einfachen Haut; über den Hirnfurchen aber bleibt sie selbständig, indem sie sich von einer Windung zur anderen herüberbrückt. Der dadurch entstehende, mit der Kante in die Furche eindringende Hohlraum, das Spatium subarachnoidale, ist von einem zarten Gerüstwerke feiner, endothelbekleideter Bindegewebsfäden und Bälkchen durchzogen, die sich auch an die in dem Raume verlaufenden Gefäße und Nerven anheften, und mit Liquor cerebrospinalis gefüllt. Mit dem Hirnstamme, dessen freie Masse überall von dem Duralsacke entfernt bleibt, kommt die Arachnoides gar nicht in Berührung. Der subarachnoidale Raum ist hier weit, wie um das Rückenmark im Wirbelkanal, und wird entsprechend den einzelnen Abschnitten des Hirnstammes in sog. *Cisternen* eingeteilt, die aber ohne scharfe Grenze ineinander übergehen. Auch diese weiten Räume enthalten das zarte bindegewebige Gerüstwerk in örtlich wechselnder Ausbildung (Abb. 109).

Der durch das Hinterhauptloch aus dem Wirbelkanal aufsteigende Arachnoidalschlauch erweitert sich trichterförmig zur Cisterna cerebello-medullaris. Die Arachnoides legt sich vorn an den Clivus und umfaßt dabei lose das verlängerte Mark ventral, brückt sich seitwärts zum Lobus biventer des Kleinhirns hinüber, wo sie sich anheftet und spannt sich dorsal zum verlängerten Mark über den unteren Teil des medianen Kleinhirnbezirkes als freie Platte, die sich mit der duralen Falx cerebelli in die Vallecula einsenkt und etwa auf dem Tuber des Unterwurmes endet. Am oberen Teile des Clivus und an der Hinterfläche der Felsenbeinspitzen liegt die Cisterna pontis, worein der Ventralumfang der Brücke und der Brückenarme tauchen; sie findet seitlich ihr Ende auf den vorderen Windungen der Unterfläche des Kleinhirns. Durch den großen Ausschnitt des Kleinhirnzeltes gelangt man in den früher als Cisterna magna bezeichneten Raum, der sich über Dorsalfläche und Oberkante der Sattellehne auf das Diaphragma sellae erstreckt und durch die Kante der Lehne und eine von dieser zum Tuber cinereum gehende septumartige Verdichtung des subarachnoidalen Faserwerkes in zwei (beim Erwachsenen) annähernd rechtwinklig zueinander gestellte Abschnitte zerlegt wird. Der hintere weitere ist die Cisterna interpeduncularis, in die der ventrale und mediale Umfang der Hirnschenkel, die Substantia perforata post., die Corpora mamillaria, das Tuber cinereum und der vordere Teil der Tractus optici schauen; der vordere, horizontale Abschnitt, die Cisterna chiasmatis, umfaßt das Infundibulum und das Chiasma. Von der Cisterna interpeduncularis geht jederseits die Cisterna ambiens als enger Spalt rückwärts zwischen dem Isthmus des Hirnstammes und dem Rande des Tentoriumausschnittes, oben lateral von der Unterfläche des Gyrus hippocampi, unten medial von einem Streifen der Oberfläche der Kleinhirnhemisphäre begrenzt. Beide Cisternae ambientes treffen dorsal auf der Vierhügelplatte zusammen, vor dem vorderen Ende des Oberwurmes des Kleinhirns und unter dem unteren Umfange des Splenium corporis callosi. Die Epiphysis cerebri ragt von vorn her in den Raum hinein und über ihr zieht die V. cerebri magna (Galeni) median rückwärts. Das am hinteren Umfange des Splenium aufsteigende Endstück der Vene bis zur Einmündung in den Sin. rectus verläuft in einer Fortsetzung der Cisterna ambiens, der Cisterna venae magnae, die seitlich von den Gyri cinguli, hinten vom Oberwurme des Kleinhirns begrenzt wird.

Von der Cisterna chiasmatis erstreckt sich lateralwärts in die Fissura und Fossa lat. cerebri (Sylvii) die Cisterna fossae lateralis. In ihren Anfang schaut die Substantia perforata ant., deren Rindengrau nach oben mit dem Linsenkern zusammenhängt und die vorn und seitlich von dem aus der lateralen Ecke des Trigonum olfactorium kommenden lateralen Riechstreifen berandet ist, hinten von dem Gyrus diagonalis rhinencephali, dem ebenfalls der Wurzel des Schläfenlappens zustrebenden Ende des Gyrus subcallosus (s. Abb. 50, S. 136). Weiterhin werden die Wände dieser Cisterne von der Oberfläche der Insel und den dieser und einander zugekehrten Flächen des Stirn-, Scheitel- und Schläfenlappens gebildet. Vorn setzt sich die Cisterna chiasmatis in die Cisterna laminae terminalis fort, die zwischen den beiden Stirnlappen in die Fissura mediana cerebri aufwärts bis unter das Rostrum corporis callosi vordringt. Sie liegt also vor der dünnen Vorderwand des 3. Ventrikels, zwischen den beiderseitigen Areae parolfactoriae (Brocae) und geht vorwärts ohne Grenze in die Cisterna corporis callosi über, die zwischen den beiden Großhirnhälften um das Knie auf die obere Fläche des Balkens, rückwärts bis fast zum Splenium zieht, d. h. bis dahin, wo die große Hirnsichel mit ihrem freien Rande dicht an den Balken herantritt. An dieser Stelle besteht eine enge Verbindung mit der Cisterna venae magnae.

Alle in die großen und kleinen Subarachnoidalräume schauenden Oberflächen von Hirnteilen sind also nur von Pia überzogen, ebenso die durch die Räume verlaufenden Hirnnerven. Die größeren Blutgefäße hangen durch ihre Adventitia mit dem subarachnoidalen Gerüstwerk zusammen. Von den großen zur Versorgung des Hirns bestimmten Arterienstämmen durchbrechen die Aa. vertebrales nach der Dura sogleich die Arachnoides, so daß sie keine freie Strecke im Subduralraume besitzen. Die Carotiden dagegen geben nach dem Eintritte durch die Dura erst die A. ophthalmica ab, bevor sie durch die Arachnoides gehen. Die von der Hirnoberfläche in die basalen Blutleiter sich ergießenden Venen haben keine oder nur eine sehr kurze freie Strecke im Subduralraum. An den Hirnnerven bildet die Arachnoides kurze trichterförmige Fortsätze in die Duralpori hinein, ehe sie an deren Ende mit der Pia verschmilzt. Die Nerven sind also bis an den Durchtritt durch die Dura von Liquor umspült.

Der *Liquor cerebrospinalis* wird von den Plexus choroides hauptsächlich in die Hirnventrikel abgesondert und gelangt durch die Apertura media (Foramen Magendii) im Dach und durch die beiden Aperturae laterales an den Enden der Recessus laterales des 4. Ventrikels zunächst in die Cisterna cerebello-medullaris. Daneben erfolgt aber eine Absonderung unmittelbar in diese Cisterne von Fortsetzungen des Plexus choroides des 4. Ventrikels, die durch die genannten drei Öffnungen hineingewachsen sind. Von da aus kann die Flüssigkeit sich sowohl rostralwärts um das Hirn als caudalwärts um das Rückenmark ausbreiten. Wenn, wie anzunehmen ist, normalerweise gerade so viel Liquor erzeugt wird, als ausreicht, die Subarachnoidalräume gut gefüllt zu erhalten, so wird bei dem Fehlen offener Abflüsse eine merkbare Strömung in dem System dieser Räume auszuschließen sein, denn die Pulsationen des Hirns können

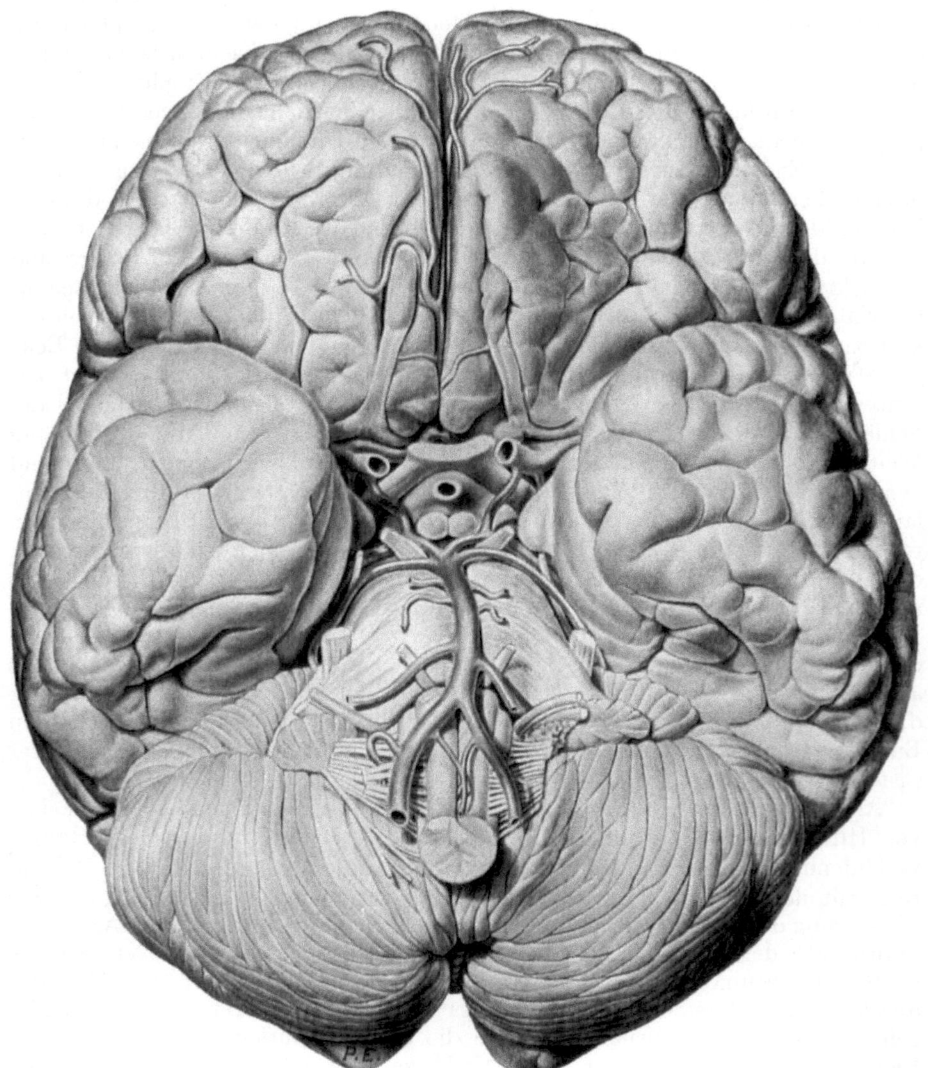

Abb.110. Hirnbasis einer Frau von 35 Jahren mit den Arterien. Etwa 4:5. Die Medulla oblongata ist in der Decussatio pyramidum vom Rückenmarke getrennt; die Hypophysis und die peripheren Verzweigungen der Arterien sind entfernt.

höchstens eine hin- und hergehende Welle hervorrufen. Über die Größe des Verbrauches an Liquor ist nichts bekannt, nur wenig auch über die Geschwindigkeit der Wiederauffüllung plötzlicher, größerer Verluste. Die offene Verbindung sämtlicher Subarachnoidalräume untereinander kann gelegentlich verhängnisvoll werden, indem z. B. eine an begrenzter Stelle entstandene Eiterung freien Weg für eine allgemeine Ausbreitung findet.

Um die *Lagebeziehungen der einzelnen Teile der Hirnbasis zur Schädelbasis* genauer zu ermitteln, benutzt man mit Vorteil die Marken, die der Knochen bietet; sie sind immer vorhanden und zuverlässige Führer, ob es sich nun um einen

Kurzschädel mit frontipetalem oder einen Langschädel mit occipitopetalem
Hirntypus handelt, oder ob die Schädelbasis mehr gestreckt oder mehr geknickt

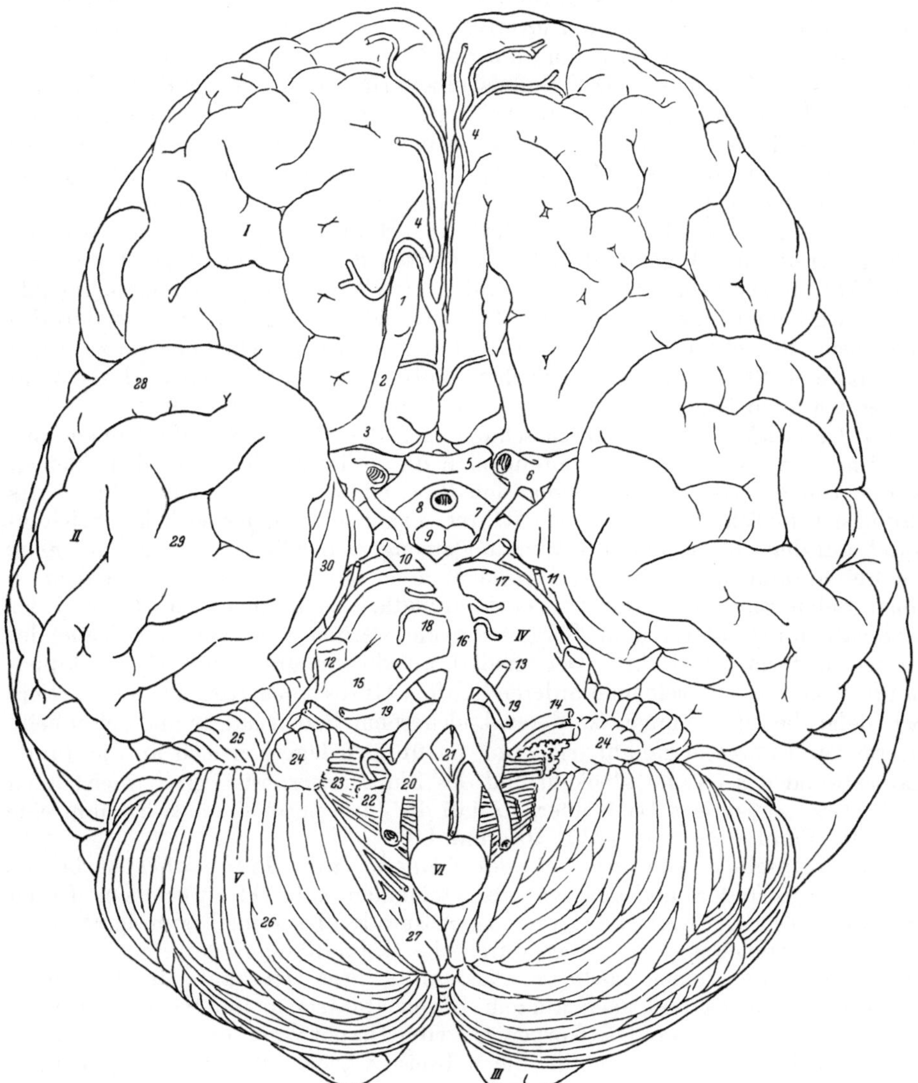

Abb. 110a. *I* Lobus frontalis, *II* Lob. temporalis, *III* Lob. occipitalis cerebri, *IV* Pons, *V* Cerebellum, *VI* Medulla oblongata. *1* Bulbus olfactorius, *2* Tractus olfact., *3* Trigonum olfactorium,
4 A. olfactoria, *5* Chiasma opticum und Tractus optici; die vordere Hälfte des Chiasma mit den
Nn. optici ist weggenommen, um die Art. communicans ant. zwischen den beiden Aa. cerebri ant.
freizulegen, *6* A. carotis interna; sie gibt nach vorn die A. cerebri anterior, nach hinten die Art.
communicans post. und die A. choroidea ab; *7* A. communicans posterior, *8* Tuber cinereum mit der
Basis des Infundibulum, *9* Corpora mamillaria, *10* N. oculomotorius, *11* N. trochlearis, *12* N. trigeminus,
13 N. abducens, *14*. Nn. facialis, intermedius und acusticus, *15* Brachium pontis, *16* A. basilaris,
17 A. cerebelli superior, davor die A. cerebri posterior, *18* Aa. pontis, *19* A. cerebelli inferior anterior, *20* A. vertebralis, rechts mit A. cerebelli inf. posterior, *21* A. spinalis anterior, *22* N. hypoglossus, *23* Nn. glossopharyngeus, vagus und accessorius, *24* Flocculus, *25* Lobulus quadrangularis,
26 Lobulus biventer, *27* Tonsilla, *28* Gyrus temporalis inferior, *29* Gyrus fusiformis, *30* Gyrus
hippocampi (G. uncinatus).

gebaut ist (Abb. 110). Der Hinterrand des kleinen Keilbeinflügels schiebt sich
zwischen Stirnlappen und Pol des Schläfenlappens auf geringe Tiefe in die Fissura lat. cerebri hinein, und zwar so, daß das Trigonum olfactorium ziemlich

genau auf die obere Fläche des Proc. clinoid. ant. zu liegen kommt. Der flach dreikantige Tractus olfactorius schmiegt sich mit seiner stumpfen Oberkante in den Sulcus olfactorius des Stirnlappens und zieht in diesem vor- und leicht medianwärts gegen die Lamina cribrosa; mit seiner platten Unterfläche liegt er unmittelbar vor dem Trigonum auf der Oberfläche des eben in den Schädel eingetretenen Sehnerven. Der Bulbus olfactorius bettet sich auf die Lamina cribrosa. Über ihm umgreifen die beidseitigen Gyri recti die Crista galli und das vordere Ende der Hirnsichel; hinten erstrecken sie sich noch etwas über den Limbus sphenoidalis hinaus und lagern sich, wenn der Limbus nicht gerade als stufenartige Leiste ausgebildet ist, zwischen den beiden Sehnerven auf das Keilbein bis gegen das Tuberculum sellae. Den Hauptteil des Bodens der vorderen Schädelgrube, das Augenhöhlendach, bedecken die unregelmäßigen Gyri orbitales (Abb. 105 und 106). Die den lateral-hinteren Winkel des Bodens einnehmende Grube wird vom unteren Ende der 3. Stirnwindung eingenommen, so daß das Brocasche Sprachcentrum gleich darüber an die seitliche Schädelwand zu liegen kommt, eine Stelle, die oft als flacher Wulst an der Außenfläche des Kopfes in der vorderen Schläfengegend auch am Lebenden zu tasten ist.

In der *mittleren Schädelgrube* schiebt sich der Pol des Schläfenlappens mit den Enden der drei Schläfenwindungen in die breite Nische unter dem kleinen Keilbeinflügel, erreicht aber medial den Proc. clinoideus ant. nicht. Rückwärts halten sich die Schläfenwindungen mit ihrer freien Fläche an der seitlichen Schädelwand, nur der Unterrand der 3. Windung erzeugt in der Regel an dem Übergange der Seitenwand in den Boden, besonders auch an der Basis des Felsenbeines, einen tiefen Eindruck. Die Eminentia arcuata, das Tegmen tympani und der Bodenabschnitt lateral zum Foramen ovale werden vom vorderen Teile des Gyrus fusiformis bedeckt. Der medial an diesen grenzende Gyrus hippocampi tritt nur mit seinem Vorderende, dem Gyrus uncinatus, in die mittlere Schädelgrube; Beziehungen zu deren knöchernem Boden hat er am Felsenbein, lateral zur Impressio ganglii trigemini, im übrigen lagert er sich an die durale Lateralwand des Cavum Meckelii und des Sinus cavernosus, greift meist auch noch etwas auf dessen Dach über, so daß die Plica petroclinoidea lat. ihm eine sagittale Furche aufprägt (Abb. 101 und 110).

Die wechselnde *Lagebeziehung des Chiasma zum Türkensattel* ist bereits Seite 135 geschildert und aus der nebenstehenden Abb. 111 zu ersehen. In der Mehrzahl der Fälle liegt es in geringem Abstande über dem Diaphragma sellae und der Sattellehne, von dieser durch das Infundibulum getrennt, das von hinten her durch einen medianen Ausschnitt ihrer Oberkante an die Unterfläche des Chiasma und nach kurzem Bogen abwärts in die Hypophyse tritt. Deren etwa querellipsoider Körper ist vom Diaphragma her in eine dünne, aber feste Durakapsel eingehüllt, die teilweise zugleich Wand der Sinus intercavernosi und cavernosi darstellt. Die Gestalt und Richtung des Infundibulum wird durch das Chiasma beeinflußt insofern, als es bei dessen stärkerer Vorwärtslagerung senkrecht oder sogar etwas schräg rückwärts zum Diaphragma sellae herabsteigt, während es bei starker Rückwärtslagerung des Chiasma mit seinem Diaphragmaende noch vor dessen Vorderrande sichtbar werden kann. Von der Lage des Chiasma ist auch die Länge und die Richtung des intracranialen Teiles der Nn. optici abhängig. Nur wenn es bis auf das Tuberculum sellae vorgerückt ist, kommt die Unterfläche der Nerven in etwas beträchtlicherer Länge zwischen Limbus sphenoidalis und Tuberculum mit der Schädelbasis in Berührung. Hier ist der Keilbeinkörper auch bei geringer Pneumatisation beim Erwachsenen gewöhnlich noch hohl. Bei typischer und bei vorgeschobener Chiasmalage neben kräftiger Ausbildung der Sattellehne ist es leicht möglich, daß der Anfang des Tractus opticus unterflächlich durch den eckig vorspringenden Proc. clinoid. post. eingedellt wird. Von hier ab entfernt sich der Tractus rasch und endgültig von Skelet und Dura, aber auch von der Basalfläche des Hirns, an der er zwischen Tuber cinereum und Gyrus diagonalis rhinencephali (s. Abb. 50, S. 136) rückwärts zieht: er verschwindet zwischen Lateralumfang des Hirnschenkels und Gyrus hippocampi. Die aus der rostralen Endfläche der Brücke, nur wenig unter der Höhe des Oberrandes der Sattellehne, steil auf- und lateralwärts gehenden Hirnschenkel bleiben in verhältnismäßig großem Abstande von der Sattellehne, ebenso das Tuber cinereum, die Corpora mamillaria und besonders die Substantia perforata post. in der tiefen Fossa interpeduncularis. Die Substantia perforata ant. wird durch die erste Verästelung der Carotis int. vom Dache des Sin. cavernosus ferngehalten.

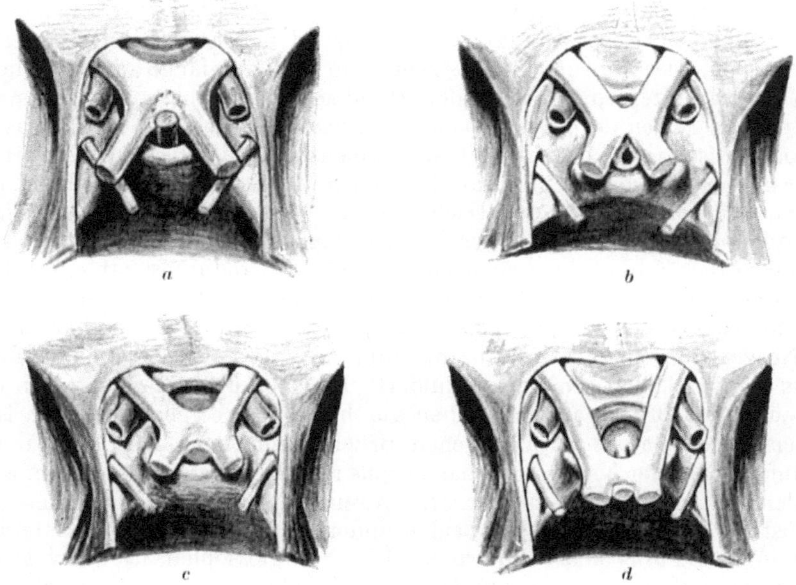

Abb. 111. Verschiedene Lage des Chiasma opticum zur Sella turcica. (Nach SCHAEFFER.) *a* Chiasma teilweise über Tuberculum sellae (5:100). *b* Chiasma ganz auf Diaphragma sellae (12 : 100). *c* Chiasma mit Hinterrand über Dorsum sellae (79 : 100). *d* Chiasma über und hinter Dorsum sellae (4 : 100).

Die *hintere Schädelgrube* besitzt in dem Tuberculum jugulare eine ausgezeichnete Marke für die Einpassung des Hirnes. Der vordere höchste Teil des Tuberculum setzt sich in die Nische zwischen caudalem Umfange des Brückenarmes und Olive; der Brückenarm liegt dann mit seinem ventralen Umfange hinter dem Spitzenteile des Felsenbeines, medial zum Porus acusticus internus. Damit ist auch die Höhe des Caudalrandes der Brücke am Clivus bestimmt, während der Rostralrand die Höhe des Oberrandes der Sattellehne nicht erreicht. Über dem kürzeren caudalen Teile des Clivus ist dann der Platz für die Pyramiden des verlängerten Markes und für die Oliven; die Decussatio pyramidum fällt bereits caudal zum Vorderrande des Hinterhauptloches, etwa in Höhe des Medialrandes der Condyli occip. und dorsal zum Zahne des Epistropheus. Zu einer Anlagerung der genannten Hirnteile an die Basis kommt es normalerweise nicht.

Vom Kleinhirne schiebt sich der den Brückenarm rostral basalwärts umgreifende Abschnitt des Lobus quadrangularis in den Winkel zwischen Kleinhirnzelt und Rückfläche des Felsenbeines, medial schmal oberhalb des Porus

acust. int., lateral breiter bis an den Sin. sigmoides und über den Saccus endolymphaticus. Lateral und rückwärts zwischen Jugum horizontale und Sin.
transversus schließt sich der Lobus semilunaris sup. an. Der Hauptteil der
Fossa cerebellaris wird von den Lobi semilunaris inf. und biventer und von der
Tonsille eingenommen; der Flocculus lagert sich auf das Ende des Sin. sigmoides,
also über den Lateralabschnitt des Foramen jugulare. Bei weitem Hinter-
hauptsloch treten häufig die Tonsillen dorsal, die medialen Abschnitte der Lobi
biventres lateral neben dem verlängerten Mark in den Anfang des Wirbelkanales.
Vom Unterwurme drängt sich nicht selten die Pyramis an die Oberfläche und
liegt dann in einer medianen länglichen Grube, der Fossula vermiana, am unteren
Ende der Crista occipitalis interna.

Die *eigentlichen Hirnnerven* verlaufen alle von ihrem Austritte aus dem Hirnstamme bis zum Eintritt in die Dura nur von Pia umkleidet, aber mit dem lockeren
subarachnoidalen Gerüstwerke zusammenhangend, in der Cerebrospinalflüssigkeit
der Cisternen. Der N. oculomotorius zieht vom Medialumfange des Hirnschenkels
durch die Cist. interpeduncularis vorwärts über die Plica petroclinoidea medialis
und tritt am Boden der Cist. chiasmatis in das Dach des Sin. cavernosus. Der
N. trochlearis kommt durch die Cist. ambiens in den lateralen Teil der Cist.
interpeduncularis und geht unmittelbar nach Überschreitung der Plica petroclin. medialis ebenfalls in das Dach des Sin. cavernosus. Der N. trigeminus
durchquert den lateralen Teil der Cisterna pontis, um in seinen Porus an der
Oberkante des Felsenbeines zu gelangen. Der N. abducens hat einen langen
Weg vom Caudalrande der Brücke durch die Cist. pontis bis zum Eintritt in
den Sin. cavernosus an der Felsenbeinspitze. Das weitere Verhalten dieser
vier Nerven zum Sin. cavernosus bis zum Austritt aus dem Schädelraum ist
bereits früher (S. 306) genauer geschildert. Die noch übrigen Hirnnerven treten
alle caudal zur Brücke aus und gehen durch die Cist. cerebello-medullaris. Der
N. facialis verläßt das Hirn zwischen Brückenarm und Olive. Lateral neben
ihm durchbricht der N. acusticus das Corpus restiforme; zwischen beiden kommt
der kleine N. intermedius hervor. Alle drei legen sich zusammen, indem der
N. acusticus eine Rinne um die beiden anderen bildet, und ziehen lateral-aufwärts in den Porus acust. internus. Die Nn. glossopharyngeus, vagus und
accessorius erscheinen dorsal zur Olive im Anschluß an den N. acusticus mit
caudalwärts hintereinander gereihten Wurzelbündeln im Sulc. lat. post. des
verlängerten Markes und wenden sich lateralwärts bzw. lateral-rostralwärts
über das Tuberculum jugulare hinweg zum medialen Abschnitte des Foramen
jugulare. Der N. glossopharyngeus benutzt einen von dem der vereinigten
Nn. vagus und accessorius getrennten Duralporus. Der N. hypoglossus setzt
sich ebenfalls aus einer größeren Anzahl hintereinander gereihter Wurzelfäden
zusammen, die ventral zur Olive im Sulc. lat. ant. der Oblongata hervorkommen;
sie legen sich lateralwärts zu zwei Bündeln zusammen, die sich entweder noch
vor dem Eintritt in den Canalis hypoglossi zu einem Stamme vereinigen und
dann nur einen einfachen Duralporus besitzen oder getrennt bleibend in zwei
Pori eintreten. In diesem Falle kann auch der Canalis hypoglossi durch eine
knöcherne Scheidewand zweigeteilt sein.

Die *größeren Arterien und Venen des Hirns* verlaufen im allgemeinen unabhängig voneinander, wie sie auch den Schädelraum an getrennten Stellen betreten
und verlassen. Die Arterien verteilen sich von der Basisfläche des Hirnstammes
aus, wo die beiden inneren Carotiden und die beiden Aa. vertebrales sich in einem
großen Anastomosenringe, dem Circulus arteriosus (Willisii), vereinigen.
Die Aa. vertebrales durchbrechen Dura und Arachnoides des Wirbelkanales
jederseits dicht dorsal zum Austritte des 1. Halsnerven, gehen dann ventral
über die Wurzeln des N. hypoglossus und unter leichter Convergenz auf dem

Clivus über die Ventralfläche des verlängerten Markes bis zum Caudalrande der Brücke und verschmelzen da median unter spitzem Winkel zu der unpaaren A. basilaris. Bald nach dem Eintritt in die Cisterna cerebello-medullaris gibt jede Vertebralis eine kleine A. spinalis post. dorsalwärts ab, die ventral an den dorsalen Wurzelfäden der Spinalnerven vorüber caudalwärts verläuft. Aus dem medialen Umfange der Vertebralis entspringt nahe dem Vereinigungs- winkel eine ebenfalls schwache A. spinalis ant., wendet sich caudal-medianwärts und verbindet sich mit der anderseitigen zu einem Stämmchen, das entlang der Fissura mediana über die Vorderfläche des Rückenmarkes caudalwärts zieht. Erheblich kräftiger ist die etwa in gleicher Höhe (oft früher, selten später, selbst aus dem Anfange der A. basilaris) lateral abgehende A. cerebelli inferior posterior; sie begibt sich unter Umgreifung oder zwischen den Nerven der Vagusgruppe dorsalwärts an die Unterfläche des Kleinhirns und teilt sich da in zwei Äste, von denen der laterale sich auf dem hinteren Abschnitte der Unterfläche der Hemisphäre ausbreitet, der mediale über das Dach der Rautengrube hinweg deren Plexus choroides und den Unterwurm mit Zweigen versieht.

Der Stamm der *A. basilaris* durchläuft die Cist. pontis in der Regel gestreckt in dem medianen Sulcus basilaris der Brücke bis an deren Rostralrand, wo sie in ihre zwei Endäste zerfällt. Sie gibt von ihrem lateralen und dorsalen Um- fange zahlreiche kleine Ästchen in die Brücke. Nahe dem Caudalende entspringt die feine A. auditiva interna, die ventral über den N. abducens hinweg an die Nn. facialis und acusticus und mit diesen in den inneren Gehörgang gelangt. Sie fehlt häufig als selbständiges Gefäß und kommt dann aus der weiter rostral abgehenden A. cerebelli inferior anterior, die sich am Flocculus vorüber auf dem vorderen Abschnitte der Unterfläche der Hemisphäre verzweigt. Nahe der Endteilung entsendet die Basilaris jederseits die A. cerebelli superior über den rostralen Umfang des Brückenarmes unter das Tentorium und auf die obere Fläche des Kleinhirns. Die beiden symmetrischen Endäste der Basilaris, die Aa. cerebri posteriores, sind stark. Sie schicken aus ihrem Anfang eine Anzahl feiner Ästchen durch die Substantia perforata post. zur Haube, umgreifen den N. oculomotorius rostral in Höhe des Oberrandes der Sattellehne, dann in der Cist. ambiens den Hirnschenkel ventral und lateral und gehen oberhalb des Tentorium an den Hinterhauptlappen und den größeren Teil des Schläfenlappens des Großhirns, nachdem sie kleine Äste zur Vierhügelplatte und in die Tela choroidea des 3. Ventrikels (A. choroidea post.) abgegeben haben. Das Ver- bindungsgefäß mit der Carotis schließt sich meist noch medial zum N. oculo- motorius an die A. cerebri post. an.

Die *A. carotis interna* gelangt aus dem Canalis caroticus an der Spitze des Felsenbeines in den Sin. cavernosus, biegt darin sofort rechtwinklig nach oben bis in die Nähe des Proc. clinoid. post. (Abb. 100 und 101), wendet sich dann wiederum rechtwinklig vorwärts, zieht gestreckt oder leicht S-förmig gekrümmt sagittal nach der Fossula carotica unter dem Proc. clinoid. ant. und tritt schließ- lich unter scharfer Krümmung auf- und rückwärts medial an diesem Fortsatze vorüber durch das Dach des Sinus in den Duralsack und gleich darauf in die Cist. chiasmatis. Auf dem Wege durch den Sinus gibt sie Zweige an das Ganglion nervi trigemini und an die Hypophyse.

Innerhalb des Duralsackes liegt die Carotis eine kurze Strecke unter dem Lateralrande des Sehnerven, besonders, wenn dessen intracranialer Abschnitt lang ist, und entläßt hier die A. ophthalmica, die lateral an der Unterfläche des Nerven in den Canalis opticus eindringt. Etwa in dem seitlichen Winkel des Chiasma wendet sich der Stamm lateralwärts, versorgt mit feinen Zweigen das Chiasma, den Anfang des Tractus opt. und das Tuber cinereum und schickt die mäßig starke A. communicans post. über das Dach des Sin. cavernosus rückwärts an der Ecke der Sattellehne vorbei unter dem Tractus opt. hinweg in die A. cerebri posterior. Von ihr treten Zweige an das Tuber, die Corpora mamillaria und an den Thalamus opticus. Nur wenig weiter lateral entspringt aus dem Dorsalumfange der Carotis die schwache A. choroidea. Sie schiebt sich sogleich zwischen Gyrus hippocampi und Hirnschenkel und läuft entlang der Fissura choroidea, wo ihre Zweige in den Plexus choroides des Seitenventrikels treten.

Im Anfange der Cist. fossae lateralis cerebri spaltet die Carotis an ihrem vorderen Umfange die starke A. cerebri ant. ab. Sie biegt alsbald median-vorwärts um und zieht hinter und unter dem Trigonum olfactorium um den Lateralrand und über die obere Fläche des Sehnerven in die Cist. laminae terminalis am Eingange der großen Hirnspalte. Hier verbindet sie sich vor dem Chiasma, oberhalb des Tuberculum sellae mit der anderseitigen durch die oft sehr kurze, quere A. communicans ant., geht dann weiter in der Cist. corporis callosi um das Balkenknie auf- und rückwärts bis in die Gegend des Splenium und versorgt den Balken und die Medialfläche des Stirn- und Scheitellappens, greift aber auch noch über die Mantelkante etwas auf die Convexität über. Der starke Rest der Carotis bildet die A. cerebri media. Diese gibt eine größere Anzahl Zweige durch die Substantia perforata ant. in die großen Hirnganglien und verläuft lateralwärts hinter dem Rande des kleinen Keilbeinflügels in die Fissura lat. cerebri; dort bricht sie in ihre Endäste auf, die sich auf der Insel und den angrenzenden Flächen des Stirn-, Scheitel- und Schläfenlappens aus-breiten und schließlich durch die Fissura auch auf die Convexität des Großhirns gelangen.

Der große Anastomosenring des *Circulus arteriosus (Willisii)* wird also hergestellt durch die Aa. communicans ant., cerebri antt., carotides, communi-cantes postt. und cerebri postt., liegt horizontal und umgibt den Türkensattel mit Einschluß der Sattellehne über dem Dache des Sin. cavernosus. Der vordere Teil des Ringes greift über die Sehnerven, der hintere unter den Tractus optici hinweg. Auf die räumlichen Beziehungen zum Sehnerven und die daraus sich ergebenden Möglichkeiten, etwa bei Sclerosierung der Arterien, ist mehrfach, zuletzt wieder von Schaeffer (1924) hingewiesen worden. Dabei sind die häufigen Asymmetrien im Baue des Circulus in Betracht zu ziehen. Periphere Collateralbahnen fehlen den Hirnarterien: ist die A. cerebri ant. oder post. einer Seite zu Beginn nur dürftig ausgebildet, so kann der Ausgleich nur im Circulus erfolgen, indem z. B. die entsprechend verstärkte A. cerebri ant. der Gegenseite durch eine erweiterte A. communicans ant. die nötige Blutmenge herbeischafft oder das Gebiet der A. cerebri post. mehr oder weniger voll-ständig durch die verstärkte A. communicans post. mitversorgt wird. Solche collaterale Arterienstrecken sind gewöhnlich stärker gewunden, werden es mit der Sclerosierung noch mehr, so daß bei der A. cerebri ant. ein Druck nicht nur auf die obere Fläche des Sehnerven, sondern durch eine rückwärts convexe Windung auch auf die Vorder- und Oberfläche des Chiasma ausgeübt werden kann.

Von den *Venen der basalen Hirnabschnitte* tritt die V. cerebri media aus der Fissura cer. lat. hervor. Sie bezieht ihr Blut von der Insel und deren Nach-barschaft, teilweise auch von der Unterfläche des Stirnlappens und führt es entweder in das Ende des Sin. sphenoparietalis unter dem Rande des kleinen Keilbeinflügels oder unmittelbar in den Sin. cavernosus unter oder hinter dem Proc. clinoid. anterior. An der Basalfläche des Schläfen- und Hinterhaupt-lappens entstehen die Vv. cerebri inferiores; sie ergießen sich hauptsächlich in den Sinus transversus, weniger in den Sin. petrosus sup. und den Sin. cavernosus. Kleine Venen aus dem basalen Abschnitte der Fissura mediana cerebri, aus den Substantiae perforatae antt. und post., dem Tuber cinereum, den Corpora

mamillaria, den Hirnschenkeln und einem Teile der Brücke sammeln sich in
der Fossa interpeduncularis und am Ventralumfange der Hirnschenkel jederseits in eine V. basalis (Rosenthali), die in der Cisterna ambiens um den Hirnstamm dorsalwärts zieht und unter dem Splenium des Balkens in die V. cerebri
interna oder unmittelbar in die unpaare V. cerebri magna (Galeni) mündet.
Diese erhält ihr Blut durch die beiden Vv. cerebri internae in der Tela choroidea
des 3. Ventrikels aus dem Plexus choroides der Ventrikel und aus dem Septum
pellucidum und geht in den Sinus rectus. Die Wurzeln der ROSENTHALschen
Vene sind durch Anastomosen untereinander verbunden, die zuweilen einen
mehr oder weniger vollkommenen Circulus venosus um die gleichen Basis-
teile bilden, die der Circulus arteriosus umgreift. Die Venen von den Flächen
des Kleinhirns, Vv. cerebelli supp. und inff., nehmen auch die Venen von der
ventralen Fläche der Brücke und vom verlängerten Mark auf und begeben
sich in die Sinus petrosus sup., transversus, occipitalis, rectus, teilweise auch
in die V. magna cerebri.

Literatur[1].

ABELSDORFF, G.: (a) Zur Anatomie der Ganglienzellen der Retina. Arch. Augenheilk.
42 (1900). (b) Notiz über die Pigmentierung des Sehnerven bei Tieren. Arch. Augenheilk.
53 (1905). (c) Bemerkungen über das Auge der neugeborenen Katze, insbesondere die retinale
Sehzellenschicht. Arch. Augenheilk. **53** (1905). (d) Über Sehpurpur und Sehgelb. Skand.
Arch. Physiol. (Berl. u. Lpz.) **18** (1906). (e) Zur Frage der Existenz gesonderter Pupillar-
fasern im Sehnerven. Klin. Mbl. Augenheilk. **52** (1919). — ACCARDI, V. Eine Drüse des
Tränensackes. Boll. Ocul. **3** (1924). — ADACHI, B.: (a) Anatomische Untersuchungen
an Japanern. 2. Muskeln des Augapfels usw. Z. Morph. u. Anthrop. **2** (1900). (b) Die
Orbita und die Hauptmaße des Schädels der Japaner und die Methode der Orbitalmessung.
Z. Morph. u. Anthrop. **7** (1904). (c) Topographische Lage des Augapfels der Japaner. Z.
Morph. u. Anthrop. **7** (1904). (d) Mikroskopische Untersuchungen über die Augenlider
der Affen und der Menschen (insbesondere der Japaner). Mitt. med. Fak. Tokyo **7**, Nr 2
(1906). (e) Das Knorpelstück in der Plica semilunaris conjunctivae der Japaner. Z. Morph.
u. Anthrop. **9** (1906). — ADDARIO, C.: (a) Sulla struttura del vitreo embrionale e de'neonati,
sulla matrice del vitreo e sull' origine della zonula. Ann. Ottalm. Pavia **30**, 721 (1901).
(b) Sulla matrice del vitreo nell' occhio umano e degli animali. Riforma med. **1**, 18 (1902).
(c) Über die Matrix des Glaskörpers im menschlichen und tierischen Auge. Anat. Anz. **21**
(1902). (d) Sulla istogenesi del vitreo nell' occhio dei selaci. Monit. zool. ital. anno **13**
(1903). (e) Sull' apparente membrana limitante della retina ciliare. Monit. zool. ital. Suppl.
13 (1903). (f) Le vitré et la zonule en rapport avec leur matrice ciliaire: représentation
semischématique dans l'oeil humain adulte. Arch. Ottalm. **12** (1904). (g) La matrice ciliare
delle fibrille del vitreo, loro forma e disposizione, nonché loro rapporti colla neuroglia
della retina visiva periferica nell' occhio umano adulto. Arch. Ottalm. **12** (1904). — ADDA-
RIO, G.: Über das Vorkommen der PROWAZEK- und HALBERSTÄDTERschen Körperchen
in der normalen Bindehaut des Menschen und Affen. Arch. Augenheilk. **67** (1910). —
ADDARIO LA FERLA, GIUSEPPE: Sul significato di taluni inclusi cellulari riscontrati in condi-
zioni normali e patologiche nella congiuntiva ed in altre mucose. Ann. Ottalm. **41** (1912). —
ADDISON, WILLIAM, H. F., and HOW, HAROLD, W.: The development oft the eyclids of
the albino rat, until the completion of disjunction. Amer. J. Anat. **29**. — AEBY, CHR.:
Der Canalis Petiti und die Zonula Zinnii beim Menschen und bei Wirbeltieren. Arch. f.
Ophthalm. **28** (1882). — AEBLY, J.: Zur Frage der geometrischen Gestalt der normalen
Hornhautoberfläche. Arch. Entwickl. mechan. **52** (1923). — AGABABOW: Untersuchungen
über die Natur der Zonula ciliaris. Arch. mikrosk. Anat. **50** (1897). — AGABABOW, A.:
(a) Über die Nervenendigungen im Corpus ciliare bei den Säugetieren und Menschen. Internat. Mschr. Anat. **14** (1897). (b) Über die Nerven der Sclera. Arch. mikrosk. Anat. **63**
(1904). (c) Über die Nerven in den Augenhäuten. Graefes Arch. **83** (1912). — AGUILAR,
EUGENIO: Sul modo d'inserirsi delle fibre della zonula di Zinn sulla capsula anteriore del
cristallino nell' occhio umano. Nota prel. Arch. Ottalm. **18** (1910). — AHRENS, E.: Die
Cribra orbitalia und die Spina trochlearis der Göttinger anat. Schädelsammlung. Diss.

---

[1] Hier sind im wesentlichen nur die Schriften der letzten 30 Jahre aufgeführt. Zusammenstellungen älterer Schriften finden sich bei SCHWALBE, WILBRAND und SAENGER, SALZMANN
und im Handbuch der gesamten Augenheilkunde von GRAEFE-SAEMISCH bei MERKEL und
KALLIUS, H. VIRCHOW, O. SCHULTZE, GREEFF, SCHIRMER, WOLFRUM. Außerdem sind
hier Arbeiten mit umfangreichem Schriftennachweis durch (L.) gekennzeichnet.

med. Göttingen **1904**. — Albrand. und Schröder: Das Verhalten der Pupille im Tode. Halle 1905. — Albrich, K.: Über die Sekretion des Ciliarkörperepithels. Klin. Mbl. Augenheilk. **71**, 2 (1923). — Alexander, G. F.: The ora serrata retinae. J. of Anat. **54** (1922). — Alexander, L.: Ein weiterer Fall in den Glaskörper vordringender Arterienschlinge. Z. Augenheilk. **10** (1903). — Alexandrescu, P.: Cytologie de l'humeur aqueuse. C. r. Soc. Biol. **74** (1913). — Alfieri, A.: Sulla distribuzione delle fibre elastiche nei bordi palpebrali. Ann. Oftalm. **27** (1898). — Alt, Adolf: (a) On anomalies of the epithelial layer of the crystalline lens and anterior polar cataract. Amer. J. Ophthalm. **16** (1899). (b) Original contributions concerning the glandular structures appartaining to the human eye and its appendages. Trans. Acad. Sci. **10**. St. Louis 1900. — Ambialet, M.: Orbites et conformations crâniennes. Ann. d'Ocul. **134** (1905). — Andogsky, N.: Zur Frage über die Ganglienzellen der Iris. Arch. Augenheilk. **34** (1897). — Antonelli, A.: Contributo allo Studio del significato morfologico e della istologia del Ganglio ciliare. Giorn. Assoc. Natur. e Med. 1. Napoli 1890. — Apolant: Über das Ganglion ciliare. Verh. anat. Ges. Berlin **1896**. — Über das Ganglion ciliare. Arch. Anat. f. Physiol **1896**. — Über die Beziehungen des Nervus oculomotorius zum Ganglion ciliare. Arch. mikrosk. Anat. **47** (1896). — Arey, Leslie E.: A retinal mechanism of efficient vision. J. Neur. **30**, 343 (1919). — Argaud, R. et Fallouey, M.: (a) Sur la structure du tarse palpébral et son indépendance vis-à-vis de la glande de Meibomius. C. r. Soc. Biol. Paris **74**, 1068 (1913). (b) Les glandes de Moll chez le porc. C. r. Soc. Biol. Paris **74**, 1272 (1913). — Arnold, Julius: Granulabilder an der lebenden Hornhaut und Nickhaut. Anat. Anz. **18**, 45 (1900). — Asayama, J.: (a) Über die Resorption des Kammerwassers von der vorderen Fläche der Iris. Arch. of Ophthalm. **51** (1900). (b) Zur Anatomie des Lig. pectinatum. Graefes Arch. **53** (1901). — Ascher: (a) Zur Chemie des menschlichen Kammerwassers. Med. Klin. **1922**. Dtsch. med. Wschr. **1922**. (b) Zur Chemie des menschlichen Kammerwassers. Arch. f. Ophthalm. **107** (1922). (c) Das Lymphgefäßsystem des Limbus. Dtsch. ophthalm. Ges. tschechoslow. Rep. **1923**. (d) Das Lymphgefäßsystem des Limbus. Klin. Mbl. Augenheilk. **71**, 2 (1923). (e) Über physiologische und pathologisch oberflächliche Pigmentierungen und Pigmentringe am Hornhautrande mit Bemerkungen über das Lymphgefäßsystem am Limbus corneae. Klin. Mbl. Augenheilk. **72** (1924). (f) Eine bisher nicht beschriebene Gefäßanomalie auf der Sehnervenscheibe: cilio-chorioideale Arterie. Klin. Mbl. Augenheilk. **74** (1925). — Ashikaga, M.: (a) Gitterfasern in der normalen und pathologischen Conjunctiva und im Tränensack. Nippon Gankakai Zasshi **27** (1923) (japan.). (b) Struktur der Kaninchenretina im Lichte der vitalen Färbung nebst einer Theorie der Farbenempfindung. Nippon Gankakai Zasshi **28** (1924) (japan.). (c) Anatomie des Tränenweges. Nippon Gankakai Zasshi **29** (1925) (japan.). — Ashikaga, R.: Anatomie der Tränenpunkte und Tränenröhrchen der Japaner. Jverslg jap. ophthalm. Ges. Kyoto **1922**. — Ask, Fr.: (a) Anthropometrische Studien über die Größe und Gestaltung der Orbitalmündung bei den Schweden mit besonderer Berücksichtigung der Beziehungen zwischen Kurzsichtigkeit und Augenhöhlenbau. Z. Augenheilk. **16** (1906). (b) Om utvecklingen of caruncula lacrimalis hos människen. Upsala Läkaref. Förh. N. F. **14** (1907). (c) Über die Entwicklung der Caruncula lacrimalis beim Menschen, nebst Bemerkungen über die Entwicklung der Tränenröhrchen und der Meibomschen Drüsen. Anat. Anz. **30** (1907). (d) Fall von Entwicklungsanomalie im Gebiete des unteren Tränenröhrchens. Z. Augenheilk. **25** (1912). (e) Über die Entwicklung der Lidränder, der Tränenkarunkel und der Nickhaut beim Menschen, nebst Bemerkungen zur Entwicklung der Tränenableitungswege. Anat. H. **36** I, H. 109 (1908). (f) Über die Entwicklung des Drüsenapparates der Bindehaut beim Menschen. Anat. H. **40** I (1910). (g) Zur Kenntnis des Traubenzuckergehaltes des Kammerwassers beim Menschen. Klin. Mbl. Augenheilk. **78**, 1 (1927) Beilage. — Ask, Fr. und J. van der Hoeve: Beiträge zur Kenntnis der Entwicklung der Tränenröhrchen unter normalen und abnormen Verhältnissen, letzteres an Fällen von offener schräger Gesichtsspalte. Graefes Arch. **1922**, 105. — van Assen Izn., J. und H. Weve: Zur Röntgenologie der Sella turcica usw. Arch. Augenheilk. **94** (1924). — Attias, G.: (a) Sull' arco senile corneale. Giorn. Accad. Med. **73**, Torino 1910. (b) Über Altersveränderungen des menschlichen Auges. Graefes Arch. **81** (1912). (c) Die Nerven der Hornhaut des Menschen. Graefes Arch. **83** (1912). — Aubaret, E.: (a) Les replis valvulaires des canalicules et du conduit lacrymo-nasal. Arch. d'Ophtalm. **28** (1909). (b) De l'insuffisance valvulaire du canal lacrymo-nasal. Arch. d'Ophtalm. **1**, 28 (1909). (c) L'insuffisance valvulaire du conduit lacrymo-nasal dans ses rapports avec la forme et l'aspect de l'orifice inférieur. C. r. Soc. Biol. **66** (1909). (d) Des rapports des faisceaux lacrymaux de l'orbiculaire des paupières et de leur action sur le sac lacrymal. C. r. Soc. Biol. **67** (1909). (e) Sur une anomalie extrêmement rare des muscles droits de l'oeil. Faiscean musculaire anastomotique reliant le droit supérieur an droit inférieure. C. R. Soc. Anat. Bordeaux **1909**. (f) Sac lacrymal biloculaire. Gaz. hebd. Soc. Méd. Bordeaux **1909**. (g) Recherches sur l'orifice inférieur du conduit nasal. J. Méd. Bordeaux **1910**. (h) Recherches sur la morphologie du conduit lacrymo-nasal chez l'homme. Bibliogr. anat. **20** (1910). — Aubaret, M. et Bonnefon, M.: Des rapports du conduit lacrymo-nasal avec le méat moyen et la gouttière de l'infundibulum. Arch.

d'Ophtalm. **30** (1910). — AUBARET et LACOSTE: Sur une anomalie extrêmement rare des muscles droits de l'oeil (faisceau musculaire anastomosique reliant le droit supéricur au droit inférieur). J. Méd. **39**, Bordeaux 1909. — AUST: Ein Fall von in den Glaskörper vordringender Arterienschlinge und Versuch der Erklärung dieser Anomalie. Z. Augenheilk. **51** (1923). — AXENFELD, TH.: (a) Bemerkungen zur Physiologie und Histologie der Tränendrüse. Ber. ophthalm. Ges. Heidelberg **1898**. (b) Bemerkungen zur Physiologie und Histologie der Tränendrüse. Ber. 27. Verslg. ophthalm. Ges. Heidelberg **1898**, Wiesbaden 1899. (c) Über die feinere Histologie der Tränendrüse, besonders über das Vorkommen von Fett in den Epithelien. Ber. ophthalm. Ges. Heidelberg **1900**. (d) Akzessorische episclerale Ciliarganglien. Ber. 34. Verslg ophthalm. Ges. Heidelberg **1907**. (e) Lehrbuch der Augenheilk. 5. Aufl. **1919**. — AXENFELD, TH. und BIETTI: Über die feinere Histologie der Tränendrüse, besonders über das Vorkommen von Fett in den Epithelien. Ber. 28. Verslg ophthalm. Ges. Heidelberg **1900**. — AXENFELD, TH. und NAITO: Über intrasclerale Nervenschleifen. Ber. 30. Verslg ophthalm. Ges. Heidelberg **1902** (ersch. 1903). — AXENFELD und YAMASCHITA: Präparat einer Strudelvene am hinteren Pole eines emmetropischen Auges. Ber. 28. Verslg ophthalm. Ges. Heidelberg **1900**.

BACH, L.: (a) Die Nerven der Lider beim Menschen. Arch. Augenheilk. **33** (1896). (b) Die Nerven der Hornhaut und der Sclera mit der Golgi-Cajalschen Osmiumbichromat-Silbermethode. Arch. Augenheilk. **33** (1896). (c) Das Ganglion ciliare und das Zentrum der Pupillenreaktion. Sitzgsber. physik.-med. Ges. Würzburg **1898**. (d) Experimentelle Untersuchungen über den Verlauf der Pupillarfasern und das Reflexzentrum der Pupille. Ber. 27. Verslg ophthalm. Ges. Heidelberg **1898**. Wiesbaden 1899. (e) Zur Lehre von den Augenmuskellähmungen und den Störungen der Pupillenbewegung usw. 1. Hälfte S. 1. Vergl. anat. Teil. Graefes Arch. **47** (1898). (f) Weitere Untersuchungen über die Kerne der Augenmuskelnerven. Graefes Arch. **49** (1899). (g) Weitere Beiträge zur Kenntnis der angeborenen Anomalien des Auges usw. Z. Augenheilk. **6** (1901). — BACH, LUDWIG und SEEFELDER, R.: Atlas zur Entwicklungsgeschichte des menschlichen Auges. Leipzig: Wilhelm Engelmann 1912. — BACHSTEZ, E.: Über angeborene Faltenbildung am Unterlid — Epiblepharon — mit und ohne Entropium. Klin. Mbl. Augenheilk. **57** (1916). — BADERTSCHER, J. A.: Peculiarity in the mode of entrance of the optic nerve into the eyeball in some rodents. Proc. Soc. exper. Biol. a Med. 45. Meet. Columbia Univ. **9** (1911). — BAJARDI, P.: (a) Sul tessuto elastico dell' iride. Giorn. R. Accad. Med. **63**, Torino 1900. (b) Ricerche sull' influenza esercitata dagli annessi dell' occhio sulla forma della cornea umana. Giorn. R. Accad. Med. **63**. Torino 1900. (c) Quelques mesures du rayon de courbure de la face postérieure de la cornée. Arch. ital. Biol. **43** (1905). — BALADO, MANUEL: Periphere Nervenbahnen der Pupillen (span.). Arch. Oftalm. **1**. Buenos Aires 1926. — BALDWIN, W. M.: Die Entwicklung der Fasern der Zonula Zinnii im Auge der weißen Maus nach der Geburt. Arch. mikrosk. Anat. **80** (1912). — BALLOWITZ, E.: (a) Zur Kenntnis der Hornhautzellen des Menschen und der Wirbeltiere. Graefes Arch. **49** (1899). (b) Über das Epithel der Membrana elastica post. des Auges, seine Kerne und eine merkwürdige Struktur seiner großen Zellsphären. Arch. mikrosk. Anat. **56** (1900). (c) Kernmetamorphosen in der Hornhaut während ihres Wachstums und im Alter. Graefes Arch. **50** (1900). (d) Stab- und fadenförmige Krystalloide im Linsenepithel. Arch. f. Anat. **1900**. — BAQUIS, MARIO: Sulla presenza di ghiandole nella parete del sacco lacrimale. Lett. oftalm. **3** (1926). — BARATZ, W. G.: Das Wachstum des Auges und seine Besonderheiten beim Neugeborenen (russ.). Diss. med. St. Petersburg 1902). — BARBIERI, N. A.: (a) La structure de la rétine. Anat. Anz. Ergänzungsh. **34** (Verh. Gießen) (1909). (b) La structure de la rétine. C. r. Assoc. Anat. 11. Réun. Nancy 1909. (c) Etude anatomique sur la terminaison arétinienne du nerf optique dans la série des vertébrés. C. r. Acad. Sci. **154** (1912). (d) Sur le nerf optique laminaire et sur le nerf optique ganglionnaire. C. r. Acad. Sci. **165** (1917). (e) Etude anatomique sur la terminaison arétinienne du nerf optique dans la série animale. C. r. Acad. Sci. **171** (1920). (f) Les chambres oculaires. C. r. Assoc. Anat. Strasbourg 1924. (g) Etude anatomique sur l'indépendance réciproque du nerf optique et de la rétine dans la série animale. l.: Les yeux cavitaires à milieux liquides. C. r. Assoc. Anat. Liège 1926. — BARD, L.: Le problème de la tâche aveugle et son importance en physiologie générale. Arch. d'Ophtalm. **44** (1927). — v. BARDELEBEN und FROHSE: Über die Innervierung von Muskeln, besonders an den menschlichen Gliedmaßen. Verh. anat. Ges. Gent **1897**. — BARDELLI, L.: Sulla distribuzione e terminazione dei nervi nel tratto uveale. Ann. Ottalm. **28** (1898). — BARINETTI, CARLO: Di una fine particolarità di struttura nelle cellule dell' epitelio della cornea. Boll. Soc. med. chir. Pavia **25**. — BARRIAL, M. R.: Die mikroskopische Untersuchung des Auges am Lebenden (span.). Arch. Oftalm. **20** (1922). — BARTELS, MARTIN: (a) Die fibrilläre Struktur der Ganglienzellenschicht der Netzhaut (Ganglion opticum). Z. Augenheilk. **11** (1904). (b) Über Fibrillen und Fibrillensäuren in den Nervenfasern des Opticus. Ber. 34. Verslg ophthalm. Ges. Heidelberg **1907**. (c) Über Primitivfibrillen in den Achsenzylindern des N. opticus und über die Wertung variköser Achsenzylinder. Arch. Augenheilk. **59** (1908). (d) 1. Tumor der Conjunctiva bulbi mit Follikel und Schleimcysten

2. Darstellung der Manzschen Drüsen und ihre Beziehung zu den Cysten. Z. Augenheilk. 20 1908). — Bartels, P.: (a) Das Lymphgefäßsystem. Jena 1909. (b) Histologisch-anthropologische Untersuchungen der Plica semilunaris bei Herero und Hottentotten, sowie bei einigen Anthropoiden. Arch. mikrosk. Anat. 78 (1911). (c) Zur Anthropologie und Histologie der Plica semilunaris bei Herero und Hottentotten. Z. Ethnol. 43 (1911). — Bauer: Über die Ursache der veränderten Zusammensetzung des Humor aqueus usw. Graefes Arch. 42 (1897). — Baurmann, M.: (a) Untersuchungen über die Struktur des Glaskörpers bei Säugetieren. Graefes Arch. 111 (1923). (b) Streitfragen aus dem Gebiete des intraokularen Flüssigkeitswechsels. Graefes Arch. 116 (1926). (c) Über die Beziehungen der ultramikroskopischen Glaskörperstruktur zu den Spaltlampenbefunden. Graefes Arch. 117, 2 (1926). — Baurmann und Thiessen: Die Struktur im Glaskörper des Auges. Nachr. d. Ges. Wiss. Göttingen, Math.-physik. Kl. 1922. — Beauvieux: (a) Etude sur les déplacements congenitaux du cristallin. Arch. d'Ophtalm. 33 (1916). (b) La zonule. Arch. d'Ophtalm. (1922). — Beauvieux et Dupas, J.: Etude anatomo-topographique et histologique du ganglion ophthalmique chez l'homme et divers animaux. Arch. d'Ophtalm. 43 (1926); auch Arch. d' Ocul. 1926. — Beauvieux et Ristitch, G.: Remarques anatomiques sur les vaisseaux centraux de la rétine et du nerf optique. C. r. Soc. Biol. Paris 90 (1924). (b) Les vaisseaux centraux du nerf optique. Etude anatomique. Arch. d'Ophtalm. 41 (1924). — Bechterew, W. v.: Die partielle Kreuzung der Sehnerven in dem Chiasma höherer Säugetiere. Neur. Zbl. 17 (1898). — Bedell, A. J.: Study of the vitreous. N. Y. State J. Med. 24 (1924). — Bednarski, A.: (a) Über die physiologische Exkavation der Papille. Klin. oczna (poln.). 2 (1924). (b) De l'excavation physiologique du nerf optique. Arch. d'Ophtalm. 42 (1925). — Begle, Howell, L.: Bildungsanomalie der inneren Lidkante. Z. Augenheilk. 31 (1914). — Behr, C.: (a) Über Lymphbahnen und Saftströmungen im Opticus. Ber. 37. Verslg ophthalm. Ges. Heidelberg 1911. (b) Besteht beim Menschen ein Abfluß aus dem Glaskörper in den Sehnerven. Arch. Ophthalm. 83 (1912). (c) Metastatische Carcinose der Chorioidea und des Sehnerven. Zugleich ein Beitrag zur Frage der Lymphbahnen und der vitalen Saftströmung im Sehnerven und in der Papille. Klin. Mbl. Augenheilk. 69 (1923). (d) Über die parenchymatöse Saftströmung im Sehnerven und in der Netzhaut. Graefes Arch. 89 (1914). — Bell, E. T.: (a) Experimental Studies on the developement of the eye and nasal cavities in frog embryos. Anat. Anz. 29 (1906). (b) Experimentelle Untersuchung über die Entwicklung des Auges bei Froschembryonen. Arch. mikrosk. Anat. 68 (1906). — Benda: Über den feineren Bau der glatten Muskelfasern des Menschen. Anat. Anz. 21, Ergänzungsh. (1902). — Benninghoff, A.: Über die Formenreihe der glatten Muskulatur und die Bedeutung der Rougetschen Zellen an den Capillaren. Z. Zellforschung 4 (1926). — Benoit, F.: Lymphabflußwege am hinteren Pol des Auges. Z. Augenheilk. 2, Beil. (1899). — Béraneck, E.: L'oeil primitif des vertébrés. Arch. Sci. phys. et natur. 24 (1890). — Berg: Über sichtbare Strömungen in der vorderen Augenkammer. Klin. Mbl. Augenheilk. 55 (1915). — Berger: Beiträge zur Anatomie der Zonula Zinnii. Arch. f. Ophthalm. 28 (1882). — Berger, E. et Loewy, R.: Sur les nerfs trophiques de la cornée. C. r. Soc. Biol. Paris 54 (1902). — Bernard, H. M.: (a) Studies in the retina. Quart. J. microsc. Sci. 43 (1900). (b) Studies in the retina. Quart. J. microsc. Sci. 46 (1902). (c) Studies in the retina. 4. The continuity of the nerves through the vertebrate retina. Quart. J. microsc. Sci. 47 (1903). — Berner, O.: Die muskuläre Verbindung zwischen M. dilatator pupillae und M. ciliaris. Norsk Mag. Laegevidensk. 86 (1925). — Bernhardt, M.: Über Vorkommen und Bedeutung markhaltiger Nervenfasern in der menschlichen Netzhaut vom neurologischen Standpunkt. Berl. klin. Wschr. 24 (1907). — Bernheimer, St.: (a) Die Sehnervenkreuzung beim Menschen. Wien. klin. Wschr. 9 (1896). (b) Experimentelle Studien zur Kenntnis der Innervation der inneren und äußeren vom Oculomotorius versorgten Muskeln des Auges. Ein Beitrag zur Kenntnis der Beziehungen zwischen dem Ganglion ciliare und der Pupillenreaktion. Graefes Arch. 44 (1898). (c) Über die Reflexbahn der Pupillarreaktion. Sitz.-Ber. ophthalm. Ges. Heidelberg 1898. Arch. Augenheilk. 38. (d) Der rein anatomische Nachweis der ungekreuzten Sehnervenfasern beim Menschen. Arch. Augenheilk. 40 (1899). (e) Anophthalmus congenitus und die Sehbahn. Graefes Arch. 65 (1906). — Bertacchini, P.: Sullo sviluppo del' umor vitreo. Boll. Soc. med.-chir. Modena 1901. — Bertozzi: Astenore, Alterazioni congenite della coroide, della regione ciliare e dell' iride. Ann. Ottalm. 36 (1907). — Best, F.: (a) Korrelationen im Wachstum des Auges. Ber. 43. Verslg dtsch. ophthalm. Ges. Jena 1922. (b) Über elektrische Theorien des Sehens. Klin. Mbl. Augenheilk. 73, 2 (1923). — Bielschowsky, Max und Pollack, Bernhard: Zur Kenntnis der Innervation des Säugetierauges. Vorl. Mitt. neur. Zbl. 23 (1904). — Bietti, A.: (a) Contribuzione allo studio del tessuto elastico nell' occhio. Arch. Ottalm. 4 (1897). (b) Le fibre nervose della coroidea studiate col metodo di Golgi. Ann. Ottalm. 26 (1897). (c) Sulla distribuzione e terminazione della fibre nervose nel corpo ciliare. Ann. Ottalm. 26 (1897). (d) Su alcune particolarità di conformazione dell'occhio e sulla funzione visiva in varie razze umane. Ann. Ottalm. 27 (1898). (e) Anatomische Untersuchungen über die Regeneration der Ciliarnerven nach der Neurectomia optico-ciliaris

beim Menschen. Graefes Arch. 49 (1899). — BIRCH-HIRSCHFELD: (a) Ein seltener Fall von Pigmentanomalien der Iris. Klin. Mbl. Augenheilk. 38 (1900). (b) Beitrag zur Kenntnis der Netzhautganglienzellen unter physiologischen und pathologischen Verhältnissen. Graefes Arch. 50 (1900). (e) Der Einfluß der Helladaptation auf die Struktur der Nervenzellen der Netzhaut nach Untersuchung an der Taube. Graefes Arch. 63 (1906). (d) Das Verhalten der Nervenzellen der Netzhaut im hell- und dunkeladaptierten Taubenauge. Z. Biol. 47 (1906). — BITTER, MARIE: Über die angeborenen Defekte des vorderen Irisblattes. Klin. Mbl. Augenheilk. 61 (1918). — BLASCHEK, A.: Vier Fälle bemerkenswerter Anordnung von markhaltigen Nervenfasern. Z. Augenheilk. 9 (1903). — BLESSIG. E.: Fall einer seltenen Mißbildung des Auges: Symblepharon totale congenitum usw. Klin. Mbl. Augenheilk. 38 (1900). — BLIX, C.: Studier öfver glaskroppen. Med. Arch. 4 (1868). — BLOCH: Über abnormen Verlauf der Papillengefäße. Klin. Mbl. Augenheilk. 44 II (1906). — BLOTEVOGEL, W.: Der vitale Farbstofftransport im jugendlichen Auge. Z. f. Zellehre 1 (1924). BLUM: Über den Verlauf der sekretorischen Fasern zur Tränendrüse und der Geschmacksfasern. Dtsch. med. Wschr. 39 (1913). — BOCK: Zur Kenntnis der gesunden und kranken Tränendrüse. Wien 1896. — BOEKE, J.: (a) Die intracelluläre Lage der Nervenendigungen im Epithelgewebe und ihre Beziehungen zum Zellkern. Z. mikrosk.-anat. Forschg 2 (1925). (b) Die Beziehungen der Nervenfasern zu den Bindegewebselementen und Tastzellen usw. Z. mikrosk.-anat. Forschg 4 (1925). (c) Noch einmal das periterminale Netzwerk. die Struktur der motorischen Endplatte und die Bedeutung der Neurofibrillae. Z. mikrosk.-anat. Forschg 7 (1926). — BOEKE, J. und G. C., HERINGA: The nervous elements and their relation to the connective tissue in the cornea of the froys eye. Proc. Roy. Acad. Sci. Amsterdam 27 (1923). — BOGENDÖRFER, LUDWIG: Über die Beziehungen der Tränenwege zu der Nase. Diss. med. Würzburg 1919. — BOND, C. J.: On heterochromia iridis in man and animals from the genetic point of view. J. Genet. 2. — BONDI, MAXIMILIAN: Zwei Fälle einer in den Glaskörper vordringenden Arterienschlinge. Klin. Mbl. Augenheilk. 37 (1899). — BONNEFON: Les greffes fragmentaires des tissus vivants. Conclusions biologiques de l'expérimentation sur la cornée. C. r. Soc. Biol. 81 (1916). — BONNIFON et LACOSTE: (a) Recherches sur la régénération transparente du tissu cornéen normal du lapin. C. r. Soc. Biol. 72 (1912). (b) De la régénération transparente du tissu cornéen. Arch. d'Ophthalm. 32 (1912). — BOCALOGLU si SCRIBAN: Cercetari asupra histologici pathologice si a pathogenici miopatilor primitive progressive pseudohypertrofice. Acad. Romana. Publicatiunile fodului vasile ada machi 9. — BOLK, L.: Über Mongolenfalte und mongoloide Idiotie. Nederl. Tijdsschr. Geneesk. 1 (1923). — BOSSALINO: Sul decorso delle fibre nervose nei nervi ottici e nel chiasmo. Ann. Ottalm. 1909. — BOTTAZZI, FILIPPO, e SCALINCI, NOE: Ricerche chimico-fisiche sulla lente cristallina. Atti Accad. naz. Lincei S. 5, 18 (1909/10). 19 (1910/11). BOTTERI, ALBERT: Seltene angeborene Augenhintergrundanomalien. Wien. klin. Wschr. 29 (1916). — BOURGUIN, JEAN: Die angeborene Melanose des Auges. Z. Augenheilk. 37 (1917). — BOVERI, TH.: Über die phylogenetische Bedeutung der Sehorgane des Amphiocus. Zool. Jb. Suppl 7 (1904). — BOZZA, GIORGIO: Contributo alla conoscenza dello sviluppo delle palbebre e del sacco congiuntivale. Arch. ital. Anat. 23 (1926). — BOZZOLI: Sulla grandezza maculare ed estensione della visione diretta. Atti Congr. Soc. ital. Oftalm. 1925 (1924). — BRAILEY: Congenital distichiasis. Ophthalm. Soc. Unit. Kingdom. Brit. med. J. Juli 1906. — BRAMMERTZ, W.: Über das normale Vorkommen von Glykogen in der Retina. Arch. mikrosk. Anat. 86 (1915). — BRAUN, G.: Eine besondere Form des Epikanthus mit kongenitaler Ptosis. Klin. Mbl. Augenheilk. 68, 1 (1922). —' BRAUN, R.: Beiträge zur Entwicklungsgeschichte der Cornea der Wirbeltiere. Erlangen 1903. — BRAUNE: Ein Beitrag zur Kenntnis optikociliarer Gefäße. Klin. Mbl. Augenheilk. 43 (1905) — BRENNECKE: Beiträge zur Frage nach dem „Augendrehpunkt". Klin. Mbl. Augenheilk. 68, 1 (1922). — BRIBACH, E.: Über den Zentralkanal des Glaskörpers. Arch. f. Ophthalm. 76 (1910). — BROMAN, IVAR: (a) Über eine milchleistenähnliche Bildung am unteren Augenlid des menschlichen Embryos. Sitzgsber. Heidelberg. akad. Wiss. Math.-naturwiss. Kl. Abt. B 1919. Festschr. f. MAX FÜRBRINGER. (b) Die Entwicklung des Menschen vor der Geburt. München: J. F. Bergmann 1927. — BROMAN, IVAR und FRITZ, ASK: Untersuchungen über die Embryonalentwicklung der Pinnipedia. 2. Über die Entwicklung der Augenadnexe und speziell des Augendrüsenapparates der Pinnipedia nebst Bemerkungen über die Phylogenese der Augendrüsenapparate der Säugetiere im allgemeinen. Deutsche Südpolarexpedition 1901—1903, 12. Zool. 4. Berlin: Reimer 1910. — BROWN, A. L.: Familial rosette figure of the macula. Amer. J. Ophthalm. 11 (1928). — BRÜCKNER, A.: (a) Zur Kenntnis des kongenitalen Epicanthus. Arch. Augenheilk. 55 (1906). (b) Über Persistenz von Resten der Tunica vasculosa lentis. Arch. Augenheilk. 56, Ergänzungh. (1907). (c) Cytologische Studien am menschlichen Auge. Graefes Arch. f. Ophthalm. 100 (1919). — BRÜCKNER, C.: Die Kopfarterien des Hundes unter spezieller Berücksichtigung derer des Bulbus und der Schädelhöhle. Diss. Zürich 1909. — BRUNI, A. C.: (a) Osservazioni sul tappeto lucido dei mammiferi domestici. Rend. R. Accad. Lincei 1921 (b) Per una migliore conoscenza del tappeto lucido nei mammiferi domestici. Ann. Ottalm. clin. Ocul. 50 (1922). — BRYN. H.: Über die Augentypen in

Norwegen und ihre Vererbungsverhältnisse. Skrifter utgitt av det Norske Videnskaps-Akademi in Oslo. 1. Matem.-naturvid. Kl. **1926, Nr 9.** — Buchanan, L.: (a) The glands of the ciliary body. J. Anat. a. Physiol. **31** (1897). (b) Case of congenital maldevelopment of the cornea and sclerotic. Trans. ophthalm. Soc. U. Kingd. **23** (sess. 1902, 1903). (c) Notes on the comparative anatomy of the eye. Trans. ophthalm. Soc. U. Kingd. **27** (1906—1907). — Bumke: Experimentelle Untersuchungen über die zentralen Wege der Pupillenfasern des Sympathicus. Münch. med. Wschr. **1909.** — Bumm, A.: (a) Über die Atrophiewirkung der Durchschneidung der Ciliarnerven auf das Ganglion ciliare. Sitzber. Geh. Morph. u. Physiol. München **1899.** (b) Über die Beziehungen des Halssympathicus zum Ganglion ciliare. Ibid. **1901.** (c) Experimentelle Untersuchungen über das Ganglion ciliare der Katze. Allg. Z. Psychiatr. **59** (1902). — Burckhardt, R.: Die Einheit des Sinnesorgansystems bei den Wirbeltieren. Verh. 5. internat. Zool.-Kongr. Berlin **1901.** Jena 1902. — Burkart. Otto: Über die Periorbita der Wirbeltiere und ihre muskulösen Elemente. Arch. f. Anat., Suppl. **1902.** — Busacca, Archimede: (a) Sulla genesi del pigmento coroideo. Ric. Lab. Anat. Roma ed altri Lab. biol. **17** (1913). (b) Sulle modificazione dell' apparato plastosomiale nelle cellule dell' epitelio pigmentato della retina sotto l'azione della luce e dell' oscurità. Monit. Zool. ital. **25** (1914). (c) Le anastomosi dei nervi motori dell' occhio nella regione del seno cavernoso. Monit. zool. ital. **32** (1921). (d) La struttura e l'accrescimento del cristallino. Arch. ital. Anat. **21** (1924). (e) Richerche sulla constituzione morfologica e fisica delle fibre cristalline normale I. Boll. Ocul. **4** (1925). — Buschkowitsch, W. J.: Über das „Tuberculum orbitale“ des Jochbeins des Menschen. Anat. Anz. **63** (1927). — Butler, T. H.: (a) The anatomy of the normal lens as revealed by the slit. Camp. Trans. ophthalm. Soc. U. Kingd. **44** (1924). (b) Optico-ciliary veins on the papilla. Brit. J. Ophthalm. **12** (1928). — Buxton, B. H.: The origin of the vertebrate eye. Arch. vergl. Ophthalm. **2** (1912).

Cabannes: Sur l'embryologénie des anomalies congenitales des points et canalicules lacrimaux. Arch. d'Ophthalm. **16** (1896). — Cadarso, A. R. et J. J. B. Goyanes: Sur un faisceau surnuméraire du releveur de la paupière supérieure. Bull. Soc. Anat. Paris **95** (1925). — Cajal, S. Ramon y (a): Nouvelles contributions à l'étude histologique de la rétine et à la question des anastomoses des prolongements protoplasmiques. J. Anat. **22** (1896). (b): Die Struktur des Chiasma opticum nebst einer allgemeinen Theorie der Kreuzung der Nervenbahnen. Aus d. Span. von J. Bresler. Leipzig: J. A. Barth 1899. (c) Das Neurofibrillennetz der Retina. Übersetzt von Fr. Kopsch. Internat. Mschr. Anat. u. Physiol. **21** (1904). — Calderaro: (a) Glandole rudimentali nella congiuntiva bulbare dell' uomo. Clin. ocul. **9** (1908). (b) Glandole rudimentali nella congiuntiva bulbare dell'uomo. Ric. Pat. Clin. Ocul. **3.** Napoli 1908. (c) Ricerche anatomiche, embriologiche e cliniche sulla persistenza dei tessuti ialoidei nell' occhio umano adulto. XI. Congr. internat. Oftalm. Napoli **1909.** (d) Contributo allo studio dei tessuti ialoidei persistenti. Loro classificazioni e genesi. Clinica ocul. **1909.** — Calzolari, F.: Come si rigeneri la rodopsina nella retina della rana a circolazione sospesa e a temperature diverse. Scritti biol. pubbl. per il giubileo di A. Stefani, Ferrara **1903.** — Cameron, John: Further researches on the rods and cones of vertebrate retinae. J. Anat. **46** (1911). — Campbell, Carter and Howard: Roentgen ray studies of the nasolacrimal passageways. Arch. of Ophthalm. **51** (1922). — Campos, M.: La portion refléchie de la membrane hyaloide. Arch. d'Ophthalm. **18** (1898). — Candido, G.: Residui di membrana pupillare persistenti in un militare di marina. Ann. med. nav. e colon. **15** (1909). — Canuyt, G. et J. Terracol: Le canal optique et le canal grand rond. Bull. Soc. Anat. Paris **94** (1924). — Canuyt, G., J. Terracol et V. Léger: Le canal optique osseux. Bull. Soc. Anat. Paris **93** (1923). — Capellini, C.: (a) Sui nervi della cornea rigenerata del tritone. Arch. Sci. Med. **23,** 257 (1899). (b) Osservazioni di estesa distribuzione di fibre a doppio contorno nella retina. Rend. Assoc. med.-chir. Parma **1** (1900). — Caradonna, L.: Un anomalia dei muscoli motori dell' occhio e suo significato morfologico. Ann. Fac. Med. e Chir. **27** (1923). — Carini, A.: (a) Osservazioni sull' origine del vitreo. Monit. zool. ital. **10** (1899). (b) Note intorno alle Osservazioni sull' origine del vitreo. Monit. Zool. ital. **11** (1900). — Carlini, Vittorio: (a) Il tessuto elastico in rapporto con le glandole di Moll: contributo istologico. Ann. Ottalm. **36** (1907). (b) Die Veränderungen des Iris- und Cilienepithels nach Punktion der Vorderkammer. Arch. Ophthal. **77** (1910). (c) Sulla struttura e sullo sviluppo della zonula dello Zinn. Diss. di Libera Docenza. Livorno 1911. (d) Über den Bau und die Entwicklung der Zonula Zinnii. Graefes Arch. **82** (1912). — Carlson, A. J.: Changes in the Nissl's substance of the ganglion and the bipolar cells of the retina of the Brandt Cormorant Phalacrocorax penicillatus during prolongated stimulation. Amer. Anat. **2** (1903). — Carpenter: (a) The ciliary ganglion of the birds. Fol. Neurobiologica **5** (1911). (b) The development of the oculomotorius nerve, the ciliar gangl. and the abducent nerve in the Chick. Bull. Mus. Comparat. Zool. at Harvard college **47.** — Carrère, L.: (a) Histologie de la région ciliaire de la rétine chez le lapin albinos. C. r. Soc. Biol. Paris **88** (1923). (b) De l'origine ciliaire des fibres de la zonule. C. r. Soc. Biol. Paris **92** (1925). — Carrère et Cazejust: Anomalien des Tränennasenkanals. Bull. Soc. Anat. Paris 18. Ref. im Zbl. Ophthalm. 7 (1922). — Caspar: Über das Vorkommen isolierter Flecken markhaltiger Nervenfasern in der Retina. Arch. Augenheilk. 41 (1900). — Cattaneo, D.: (a) La struttura della retina nei vertebrati. Ann. Ottolm. e Clin. ocul. 50 (1922). (b) Istogenesi della nevroglia nelle vie ottiche dell'uomo. Arch. ital. Anat. 20 (1923). (c) Ricerche di ultramicroscopia sulla lente cristallina. I. La struttura ultramicroscopica del cristallino normale. Atti accad. naz. Lincei S. 6. Rendiconti Class. fis., mat. e nat. 5 (1927). — Cavazzani, E. (a): Viscosité des humeurs de l'oeil. Arch. ital. de Biol. 46 (1907). (b) Sur l'existance d'une mucine dans l'humeur aqueuse. Ibid. (c) Contribution à l'étude de la viscosité des humeurs. Ibid. — Charpy, M.: (a) Orifices adipeux de la base de l'orbite. C. r. Assoc. Anat. 10. Réun. Marseille 1908. (b) Capsule de Tenon, conjonctive oculaire et chémosis expérimentale. Bibliogr. Anat. 18 (1909). (c) Le coussinet adipeux du sourcil. Bibliogr. Anat. 19 (1909). (d) Plis et sillons des paupières. Bibliogr. Anat. 20 (1910). — Charpy et Clermond: Structure topographique des paupières et épanchements intra-palpébraux. Bibliogr. Anat. 21 (1911). — Chase: Puncta lacrymalia multiplicia. Ophthalm. 8 (1912). — Chatin, Joannes: Sur les variations de structure de la sclérotique chez les vertébrés. C. r. Acad. Sci. 151 (1910). — Chery: Des amétropies dans leur rapport avec les indices orbitaires et céphalométriques en Lorraine. Thèse de Nancy 1904. — Chevallereau et Polack: De la coloration jaune de la macula. Ann. d'Ocul. 138 (1907). — Chiari: Sulle ghiandole sclero-congiuntivali di Manz. Arch. Ottalm. 10 (1903). — Chiarini, Pietro: (a) Cambiamenti morfologici che si verificano nella retina dei vertebrati per azione della luce e della oscurità. Bull. Accad. med. Roma 30 (1904); Arch. ital. de Biol. 42 (1904). (b) Cambiamenti morfologici che si verificano nella retina dei vertebrati per azione della luce e dell' oscurità. P. 2. La retina dei rettili, degli uccelli e dei mammiferi. Bull. Accad. med. Roma 32 (1906). (c) Changements morphologiques qui se produisent dans la rétine des vertébrés par l'action de la lumière et de l'obscurité. 2. Partie. La rétine des reptiles, des oiseaux et des mammifères. Arch. ital. de Biol. 45 (1906). — Chievitz: (a) Untersuchungen über die Area centralis retinae. Arch. f. Anat. 1889. (b) Über das Vorkommen der Area centralis retinae in den vier höheren Wirbeltierklassen. Ibid. 1891. — Chrustschoff, G. K.: (a) Beiträge zur Histologie des Knochenfischauges. I. Über den Bau der Glaskörperhaut (Membrana hyaloidea). Z. mikrosk.-anat. Forschg 7 (1926). (b) Beiträge zur Histologie des Knochenfischauges. 2. Über die runden Pigmentzellen der Chorioidea. Z. mikrosk.-anat. Forschg 7 (1926). — Cecchetto: Dell' ectropion uveae congenitum e dei flocculi pupillari nell' uomo. Arch. Ottalm. 16 (1908). — Ciaccio, G. V.: (a) Beobachtungen über den inneren Bau des Glaskörpers im Auge des Menschen und der Wirbeltiere im allgemeinen. Moleschotts Untersuch. z. Naturlehre 10 (1870). (b) Osservazioni intorno alla struttura della congiuntiva umana. Mem. Accad. Bologna 3, 4 (1873). (c) Du mode de formation des vésicules primaires des yeux et pourquoi elles se transforment en secondaires; origine, formation et texture interne de l'humeur vitrée. Arch. ital. Biol. 19 (1893). — Cilimbaris, P. Alexander: Histologische Untersuchungen über die Muskelspindeln der Augenmuskeln. Arch. mikrosk. Anat. 75 (1910). — Cirincione, G.: (a) Über die Entwicklung der Capsula perilenticularis. Arch. f. Anat. 1897. Supplem. (b) Untersuchungen über das Wirbeltierauge. (Die Entwicklung der Capsula perilenticularis.) Leipzig: Veit u. Co. 1898. (c) Su di alcune importanti malattie del fondo oculare. Lav. Clin. ocul. del Dott. C. V: 2, Napoli 1902. (d) Über die Struktur der Tränenwege beim Menschen. Riforma med. 6 (1890). (e) Sullo stato odierno della questione riguardante la genesi del vitreo. Siena 1905. (f) Über die Genese des Glaskörpers bei Wirbeltieren. Verh. anat. Ges. 17. Verslg Heidelberg 1903. (g) Über die Genese des Glaskörpers bei Wirbeltieren. Zbl. prakt. Augenheilk. 27 (1903). (h) Über den gegenwärtigen Stand der Frage hinsichtlich der Genesis des Glaskörpers. Arch. Augenheilk. 50 (1904). — Cirincione, Speciale: (a) Sui primi stadi del cristallino umano. Ric. Pat. e Clin. ocul. 3. Napoli 1901. (b) Sullo sviluppo della ghiandola lacrimale nell' uomo. Atti Accad. Sci. med. Palermo 19 (1908). (c) Über die Entwicklung der Tränendrüse beim Menschen. Graefes Arch. 69 (1908). (d) Sull' indice di refrazione dei mezzi oculari etc. Palermo 1912. (e) Sullo sviluppo dei muscoli e degli strati posteriori dell'iride. Ann. Ottalm. e Clin. ocul. 50 (1922). — Clermont: Le muscle releveur de la paupière supérieure et le septum orbitaire. C. r. Assoc. Anat. 11. Réun. Nancy 1909. — Cnyrim, Ernst: Zur Schläfendrüse und zum Lidapparate des Elefanten. Anat. Anz. 46 (1914). — Coats, George: (a) Congenital abnormalities of retinal vessels in two sisters. Trans. ophthalm. Soc. U. Kingd. 25 (sess. 1904/05), London 1905, 316. (b) The structure of the membrane of Bruch etc. Ophthalm. Hosp. Rep. London 16 (1905). (c) Congenital pigmentation of the papilla. Ophthalm. Hosp. Rep. London 17, 225 (1908). — Coats: The lacrymal ducts in a case of cyclopia. Ophthalm. Hosp. Rep. 19. London 1912. — Cohn, Ludwig: (a) Die orbitale Frontomaxillarnaht beim Menschen. Anat. Anz. 48 (1915). (b) Notizen über den Menschenschädel. 1. Die orbitale Sphenomaxillarnaht. Anat. Anz. 48 (1915). — Collin, R.: (a) Premiers stades du développement du muscle sphincter de l'iris chez les oiseaux. C. r. Soc. Biol. 55 (1903). (b) Recherches sur le développement du muscle sphincter de l'iris chez les oiseaux. Bibliogr. Anat. 12 (1903). (c) Les mitochondries du cylindraxe, des dendrites et du corps des cellules ganglionnaires de la rétine. C. r. Soc. Biol. Paris 74 (1913). — Collins, E. Treacher: The anatomy and pathology of the eye. Lancet 1 (1900). — Colombo, Giovanni: (a) Sulla dimostrazione delle fibre elastiche nella cornea di alcuni mammiferi. Ann. Ottalm. 32 (1903). (b) I granuli protoplasmatici dell'epitelio corneale studiati durante il processo di riparazione delle ferite. Ann. Ottalm. 33 (1904) — Comberg, W.: (a) Zur Frage der vorderen Glaskörperbegrenzung. Ber. 43. Verslg dtsch. ophthalm. Ges. Jena 1922. (b) Die Beobachtungen am Glaskörper. Klin. Mbl. Augenheilk. 72 (1924). (c) Sichtbarkeit gelber Makulafarbe im gewöhnlichen Spiegellicht. Klin. Mbl. Augenheilk. 79 (1927). — Contino, A.: (a) Struttura e sviluppo del margine palpebrale. Ann. Ottalm. 34 (1905). (b) Ricerche sull' anatomia, embriologia e patologia del margine palpebrale dell' uomo. Atti Accad. Med. Palermo 1906. Palermo 1907. (c) Über Bau und Entwicklung des Lidrandes beim Menschen. Graefes Arch. 64 (1907). (d) Sullo sviluppo della caruncola e della plica semilunare nell' nomo. Atti Accad. Sci. med. 1908. Palermo 1909. (e) Über die Entwicklung der Karunkel und der Plica semilunaris beim Menschen. Graefes Arch. 71 (1909). (f) Über multiple Cilienfollikel und ihre Entstehung. Arch. of Ophthalm. 76 (1910). (g) Embryogénie de la caroncule et du repli semilunaire chez l'homme. Arch. d'Ophthalm. 31 (1911). (h) Il corpo vitreo dell' uomo e degli animali superiori. Col. 1. Ric. chimiche, biologiche e istologiche. Palermo 1919. (i) Sulla presenza di elementi simili agli astrociti della nevroglia nel vitreo degli animali superiori. Ann. Ottalm. e Clin. ocul. 51 (1923). (k) Ricerche sul vitreo. Atti Congr. Soc. ital. Oftalm. (1924) 1925. — Coppez, H.: (a) Etude sur la pigmentation de la conjonctive. Bull. Acad. Méd. Belg. 19 (1905). (b) Un anneau vasculaire péripapillaire anormal. Arch. d'Ophthalm. 28 (1909). — Cords, Elis.: Zur Frage des M. retractor bulbi der Säuger. Z. Anat. 71 (1924). — Corning, H. K.: Über die vergleichende Anatomie der Augenmuskulatur. Morph. Jb. 29 (1900). — Corrado, G.: Circa l'osservazione della membrana capsulo-pupillare (Tunica vasculosa lentis). Giorn. Assoc. Napoletana Med. e Nat., 11 (1901). — Correia, Maximino, Observações sôbre os nervos da orbita e o ganglio ciliar. Arqu. Anat. e Antrop. Lisboa 9 (1925—26). — Cosmettatos, G. F.: (a) Recherches sur le développement des voies lacrymales. Thèse de Paris 1898. (b) De l'oeil des anencéphales. Arch. d'Ophthalm. 25 (1905). (c) Über einige Anomalien der Tränenwege. Arch. Augenheilk. 55 (1906). (d) Recherches sur le développement de la membrane pupillaire chez l'homme. Arch. d'Ophthalm. 30 (1910). (e) Recherches sur le développement de l'iris, et la formation de la chambre antérieure chez l'homme. Arch. d'Ophthalm. 31 (1911). — Cotronei, Giulio: Sulla morfologia causale dello sviluppo oculare del Bufo vulgaris. Atti Accad. naz. Lincei. Rend. cl. fis., mat. e nat. Ser. 5, 30, 25 (1921); auch Monit. zool. ital. 32 (1921). — Cramer, A.: Beitrag zur Kenntnis der Opticuskreuzung im Chiasma und des Verhaltens der optischen Zentren bei einseitiger Bulbusatrophie. Anat. H. 1898, H. 33. — Crevatin, Franz: (a) Su di alcune particolare forme di terminazioni nervose nei muscoli che muovono l'occhio. (Rend. Accad. Sci. Ist. Bologna 1900.) Bull. Sci. Med. S. 8, 1 (1901). (b) Über das strudelartige Geflecht der Hornhaut der Säugetiere. Anat. Anz. 19 (1901). (c) Sulle terminazioni nervose della congiuntiva. Boll. Sci. Med. S. 8, 1. Bologna 1901. (d) Le terminazioni nervose nel corio della congiuntiva e della pelle dei polpastrelli delle dita dell' uomo. Mem. Accad. Sci. Ist. Bologna S. 5, 10 (1903). (e) Beitrag zur Kenntnis der epithelialen Geflechte der Hornhaut der Säugetiere. Anat. Anz. 23 (1903). — Czermak, W.: Zur Zonulafrage. Arch. f. Ophthalm. 31 (1885).

Damianoff, G.: Recherches histologiques sur la cristalloide et sur la zonule de Zinn. Thèse méd. Montpellier 1900. — Danziger: (a) Schädel und Auge. Eine Studie über die Beziehungen zwischen Anomalien des Schädelbaues und des Auges. Wiesbaden 1900. (b) Die Mißbildungen des Gaumens und ihr Zusammenhang mit Nase, Auge und Ohr. Wiesbaden: J. F. Bergmann 1900. — Dedekind, F.: Beiträge zur Entwicklungsgeschichte der Augengefäße des Menschen. Anat. H. 38 I (1909). — Degner, Ewald: Zur Kenntnis der markhaltigen Nervenfasern in der Netzhaut. Diss. med. Königsberg 1912. — Dehorne, Armand: Indices cytologiques de la présence de cholestérine dans l'oeil normal. C. rend. Acad. Sci. 182 (1926). — Dejean, Ch.: (a) Origine du corps vitré et de la zonule. C. r. Acad. Sci. 177 (1923). (b) Sur la formation des milieux figurés de l'oeil des vertébrés. Arch. d'Ophthalm. 41 (1924). (c) Sur l'origine des fibres de la zonule. C. r. Soc. Biol. Paris 92 (1925). (d) Le canal de Cloquet ou le canal central du corps vitré. Arch. Anat. 6 (1926). (e) De la structure lamelleuse du corps vitré et de la zonule de Zinn chez les mammifères adultes. C. r. Assoc. Anat. Liège 1926. (f) Recherches sur la zonule de Zinn. Arch. d'Ophthalm. Paris 45 (1928). — Delessert, E.: Quelques recherches sur les glandes de Henle de la conjonctive palpébrale chez l'homme. Rev. Méd. Suisse romande 30 (1910). — Denti, A. V.: L'eredità nelle forme oculari. Osp. magg. Milano 14 (1926). — Depène: Angeborene Rinnenbildung des Tränenröhrchens. Klin. Mbl. Augenheilk. 49 (1912). — Detwiler, Samuel Randall: (a) The effect of light on the retina of the turtle and of the lizard. Proc. amer. Assoc. Anat. 1915. Anat. Rec. 10 (1916). (b) Studies on the retina.

Observations on the rods of nocturnal mammals. J. comp. Neur. **37** (1924). — DETWILER, SAMUEL RANDALL and LAURENS, HENRY: (a) Studies on the retina. The structure of the retina of Phrynosoma cornutum. J. comp. Neur. **32** (1919). (b) Studies on the retina. Histogenesis of the visual cells in Amblystoma. J. comp. Neur. **33** (1920). — DEWEY, KAETHE WELLER: A contribution of the study of the lymphatic system of the eye. Anat. Rec. **19** (1925). — DEXLER, H.: Untersuchungen über den Faserverlauf im Chiasma des Pferdes und über den binokulären Sehakt dieses Tieres. Jb. Psychiatr. **16** (1897). — DEYL, J.: Über den Eintritt der A. centralis retinae in den Sehnerv beim Menschen. Anat. Anz. **11** (1896). — DIETER: Über die sympathische Innervation des Auges. Z. Augenheilk. **63** (1927). — DIMMER, F.: (a) Die ophthalmoskopischen Reflexe der Netzhaut. Wien 1891. (b) Beiträge zur Anatomie und Physiologie der Macula lutea des Menschen. Wien 1894. (c) Über die Sehnervenbahnen. Ber. 27. Verslg ophthalm. Ges. Heidelberg **1898**. Wiesbaden 1899. (d) Demonstration von Photogrammen nach Schnittpräparaten durch die Fovea. Ber. 30. Verslg ophthalm. Ges. Heidelberg **1902**. (e) Die Macula lutea der menschlichen Netzhaut. Ber. 33. Verslg ophthalm. Ges. Heidelberg **1906**. Wiesbaden 1907. (f) Die Macula lutea der menschlichen Netzhaut und die durch sie bedingten entoptischen Erscheinungen. Graefes Arch. **65** (1907). — DIMMER, F. und A. PILLAT: Atlas photographischer Bilder des menschlichen Augenhintergrundes. Leipzig und Wien: Franz Deuticke 1927. — DINGER, J. E.: Die Tiefe der Corneoscleralrinne und die Emmetropisation. Arch. f. Ophthalm. **100** (1919). — TEN DOESSCHATE, G.: Über die Retina von Walembryonen. Anat. Anz. **51** (1918—19). — DÖTSCH, A.: Anatomische Untersuchung eines Falles von Microphthalmus congenitus bilateralis. Arch. f. Ophthalm. **48** (1899). — DOGIEL, A. S.: (a) Die Nerven der Cornea des Menschen. Anat. Anz. **5** (1890). (b) Die Nervenendkörperchen (Endkolben W. KRAUSE) in der Cornea und Conjunctiva bulbi des Menschen. Arch. mikrosk. Anat. **37** (1891). (c) Über die nervösen Elemente in der Netzhaut des Menschen. II. Teil. Arch. mikroskop. Anat. **40** (1892). (d) Die Nervenendigungen im Lidrande und in der Conjunctiva palpebrarum des Menschen. Arch. mikrosk. Anat. **44** (1895). (e) Die Endigungen der sensiblen Nerven in den Augenmuskeln und deren Sehnen beim Menschen und den Säugetieren. Arch. mikrosk. Anat. **68** (1906). — DOHRN, N.: Zur Phylogenese des Wirbeltierauges. Mitt. zool. Stat. Neapel **6** (1885). — DONALDSON, E.: A case of deformity of the head, and proptosis. Trans. ophthalm. Soc. U. Kingd. **23** (1902/03). — DONALDSON, HENRY H.: On the postnatal growth in the area of the optic nerve in albino and in gray norway rats. Am. Assoc. Anat. **1927**. Anat. Rec. **35** (1927). — DOR, M. L.: Über die Nervi nervorum des Chiasma. 9. internat. ophthalm. Kongr. Utrecht **1899**. Ber. Greeffs Arch. f. Augenheilk. **40** (1900). — DOYNE, ROBERT W.: (a) A child with multiple deformities of the eye, eyelids etc. Trans. ophthalm. Soc. U. Kingsd. **23** (1902/03). (b) A case of microphthalmos etc. Ibid. — DRUAULT, A.: (a) Développement de l'organe de la vision et anatomie du globe de l'oeil. In: Traité d'anatomie humaine par Poirier et Charpy, nouv. éd. **5** (1911). (b) Sur le développement du corps vitré et de la zonule. Bibliogr. Anat. **23** (1913). (c) Sur l'accroissement de la capsule du cristallin. Comm. prélim. Bull. Soc. Ophtalm. Paris **1913**. (d) Développement de l'appareil suspenseur du cristallin chez l'homme et la souris. Arch. d'Ophtalm. **34** (1914). — DUBOC: Contribution à l'étude des glandes lubréfiants de l'oeil (glande de Harder). Paris 1926. — DUBOIS, CH. et F. CASTELAIN: Contribution à l'étude de l'innervation motrice de l'iris. Arch. d'Ophtalm. **27** (1907). — DU BOIS-REYMOND, R.: Bemerkung über die Innervation des Retractor bulbi. Anat. Anz. **31** (1907). — DUBREUIL, G.: (a) Les glandes lacrimales des mammifères et de l'homme. Thèse méd. Lyon **1907**. (b) La glande lacrimale de l'homme et des mammifères. Rev. gén. Ophthalm. **26** (1907). (c) Glandes lacrymales et glandes annexes de l'oeil (orbitaires et conjonctivales) des vertébrés. Rev. gén. d'Histol. **1908**. — DUPUY-DUTEMPS: Sur les fibres commissurales periphériques interrétiniennes chez le chien. Bull. Soc. franç. Ophtalm. **21** (1904). — VAN DUYSE: (a) De l'anophtalmie congénitale. Bull. Soc. belge Ophtalm. **1899**, Nr 6. (b) Membrane pupillaire persistante adhérente à la cornée. Arch. d'Ophtalm. Paris **22** (1902). (c) Terminaisons paracristalliniennes d'une artère hyaloidienne persistante et permeable. Arch. d'Ophtalm. **22** (1902). (d) Aniridie incomplète (Iris rudimentaire). Arch. d'Ophtalm. **27** (1907).

EASON, HERBERT L.: A case of congenital defect of movement of on eye associated with a slight degree of enophthalmos. Trans. ophthalm. Soc. U. Kingd. **23** (1902/03), 260. — EBNER, V. VON: A. Koellikers Handbuch der Gewebelehre des Menschen. 6. Aufl., **3**. Leipzig 1902. — EGGELING, H.: (a) Zur Phylogenese der Augenlider. Anat. Anz. **25**, Erg.-Heft. Verh. Anat. Ges. Jena **1904**. (b) Zur Morphologie der Augenlider der Säuger. Jena. Z. Naturwiss. **39** (1904). (c) Nochmals zur Morphologie der Augenlider. Anat. Anz. **29** (1906). (d) Zur Anthropologie der Kopfweichteile. Anat. Anz. **54** (1922). — EGGER, A.: Die Zonula Zinnii des Menschen nach Untersuchungen von Leichenaugen am Spaltlampenmikroskop. Graefes Arch. **113** (1924). — EGOROW, J.: Über das Ganglion ciliare. (russ.) Diss. Kasan 1886. — ELEONSKAJA, W. N.: Über die Nervenendigungen in der Sclera von Säugetieren. Diss. St. Petersburg 1911. — ELSCHNIG, ANTON: (a) Cilio-retinale Gefäße.

Arch. f. Ophthalm. **44** (1897). (b) Über Bau und Funktion des Ciliarmuskels. Wien. med. Presse **39** (1898). (c) Anastomosenbildung an den Netzhautnerven. Klin. Mbl. Augenheilk. **36** (1898). (d) Normale Anatomie des Sehnerveneintrittes. Breslau 1899. (e) Drusenbildung an der Bowmanschen Membran. Wien. med. Wschr. **50** (1900). (f) Der normale Sehnerveneintritt des menschlichen Auges. Denkschr. d. k. k. Akad. Wiss. Wien., Math.-naturw. Kl. **70** (1900). (g) Über histologische Artefakte im Sehnerven. Ber. 30. Verslg ophthalm. Ges. Heidelberg **1902** (ersch. 1903). (h) Diagramm der Wirkungsweise der Bewegungsmuskeln des Augapfels. Wien. klin. Wschr. **15** (1902). (i) Bemerkungen über die Refraktion der Neugeborenen. Z. Augenheilk. **11** (1905). (k) Angeborene Tränensackfistel. Klin. Mbl. Augenheilk. **44** (1906). (l) Über physiologische, atrophische und glaukomatöse Exkavation. Ber. 34. Verslg ophthalm. Ges. Heidelberg **1907**. (m) Zur Anatomie des albinotischen Menschenauges. Ber. 39. Verslg ophthalm. Ges. Heidelberg **1913**. (n) Zur Anatomie des menschlichen Albinoauges. Graefes Arch. **84** (1913). — Elschnig und Lauber: Über die sog. Klumpenzellen der Iris. Graefes Arch. **65** (1907). — Embden, G.: Primitivfibrillenverlauf in der Netzhaut. Arch. mikrosk. Anat. **57** (1901). — Engel, Emilio: Lo sviluppo dei vasi sanguigni nelle palpebre dell'uomo. Ric. Labor. Anat. Univ. Roma **12** (1907). — Engelbrecht, Kurt: Klinischer Beitrag zu den seltenen Irisanomalien. Arch. Augenheilk. **61** (1908). — Enriquez, L. M.: Die Oligodendroglia der optischen Bahnen. Bol. Soc. españ. Hist. Nat. **1926**. — Enslin, Eduard: (a) Die Histologie der Caruncula lacrimalis des Menschen. Arch. Augenheilk. **51** (1905). (b) Über eine bisher nicht beschriebene Mißbildung der Iris (Entropium iridis). Arch. Augenheilk. **51** (1905). — Eppenstein, Arthur: (a) Untersuchungen über den Gehalt der Iris an elastischen Fasern unter normalen und pathologischen Verhältnissen. Diss. med. Berlin 1912 und Z. Augenheilk. **25** (1911). (b) Untersuchungen über die Dehnungsfähigkeit der elastischen Elemente des menschlichen Auges. Graefes Arch. **102** (1920). — Erggelet: (a) Klinische Befunde bei fokaler Beleuchtung mit der Gullstrandschen Nernstspaltlampe. Klin. Mbl. Augenheilk. **53** (1914). (b) Bemerkungen über die Wärmeströmung in der vorderen Augenkammer. Klin. Mbl. Augenheilk. **55** (1915). — Evatt, Evelyn John: A method for determining the position of the base of the eye-socket. J. Anat. u. Physiol. **41** (1907). — Ewart: Development of the ciliary or motoroculi ganglion. Proc. roy. Soc. **1890**. — Exner, Sigm.: Über plötzlichen Farbenwechsel an der gesunden Regenbogenhaut des Menschen. Verh. Ges. dtsch. Naturforsch. 76. Verslg Breslau **1904**, 2. Teil, 2. Hälfte. — Exner, S. v. und H., Januschke: (a) Über Pigmentverschiebung der Tapetummasse im Chorioidealsystem unter dem Einflusse des Lichtes. Zbl. Physiol. **19** (1905). (b) Die Stäbchenwanderung im Auge von Abramis brama bei Lichtveränderungen. Sitzber. Akad. Wiss. Wien, Math.-naturw. Kl. **1906**.

Falchi, F.: (a) Anomalia congenita nella congiuntiva della sclera e della cornea. Arch. Sci. Med. **23** (1899). (b) Angeborene Anomalie der Scleralconjunctiva und der Cornea. Arch. Augenheilk. **40** (1899). (c) Sullo sviluppo della ghiandola lacrimale. Ann. Ottalm. **34** (1905). (d) Sur le développement de la glande lacrymale. Arch. ital. de Biol. **44** (1905). — Falta, Marczel: Eine wichtige Anomalie des Ductus nasolacrymalis. Mschr. Ohrenheilk. **38** (1904). — Farnarier, F. (a): Sur certaines plicatures de la rétine en voie de développement. C. r. Soc. Biol. **38** (1910). (b) Sur certaines plicatures de la rétine en voie de développement. Ann. d'Ocul. **145** (1910). — Favarolo, G.: Über die Durchmesser des menschlichen Auges und über ihre Entwicklung in Beziehung zum Alter. Giorn. Ocul. **8** (1927). — Fehr: Zur Pigmentierung des Sehnerven. Zbl. prakt. Augenheilk. **33** (1909). — Feingold, M.: Peripheral communicating vessels between retina and choroid. Fold of inner limiting membrane in chorio-retinitis. Amer. J. Ophthalm. **3** (1922). — Fejêr, Julius: (a) Über die Entwicklungsanomalien der Regenbogenhaut. Arch. Augenheilk. **52** (1905). (b) Abnorme Pigmentation der Sehnervenpapille. Arch. Augenheilk. **58** (1907). (c) Über Pigmentation, markhaltige Nervenfasern des Sehnervenkopfes. Klin. Mbl. Augenheilk. **61** (1918). — Felchlin, M.: Versuche zur Ermittlung des spezifischen Gewichts der verschiedenen Augenmedien mittels einer neuen Methode. Graefes Arch. **117**, 2 (1926). — Fernandez, S.: (a) Tränennasenkanal beim Neger. Ann. Oftalm. Mexiko 5 (1900). (b) Die Dimensionen des Tränennasenkanals beim Neger. Klin. Mbl. Augenheilk. **41** (1904). — Fessler, Franz: Zur Entwicklungsmechanik des Auges. Arch. f. Entw.mechan. **46** (1921). — Fey, Walter: Über die Tränenkarunkel bei Karnivoren. Auch ein Beitrag zum Aufbau rudimentärer Haare. Arch. vergl. Ophthalm. **4** (1914). — Fileti, Ant.: Embriologia e morfologia del canale ottico. Ann. Oftalm. **55** (1927). — Fischel, Alfred: (a) Über die Regeneration der Linse. Anat. Anz. **14** (1898). (b) Zur Frage der Linsenregeneration. Anat. Anz. **18** (1900). (c) Über die Regeneration der Linse. Anat. H. **14** I, H. 44 (1900). (d) Über gestaltende Ursachen bei der Entwicklung des Auges. Prag. med. Wschr. **39** (1914). (e) Über normale und abnorme Entwicklung des Auges. 1. Über Art und Ort der ersten Augenanlage, sowie über die formale und kausale Genese der Zyklopie. 2. Zur Entwicklungsmechanik der Linse. Arch. Entw.mechan. **49** (1922). — Fischer, E.: (a) Untersuchungen über die Pigmentverteilung im Auge melanotischer Rassen. Dtsch. med. Wschr.

31 (1905). (b) Über Pigment in der menschlichen Conjunctiva. Verh. anat. Ges. 19. Verslg 1905. — FISCHER, FERDINAND: Über Fixierung der Linsenform mittels der Gefriermethode. Arch. Augenheilk. 56 (1906). — FISCHER, F. P.: (a) Experimentelle Untersuchungen an der Lederhaut. Arch. Augenheilk. 97 (1926). (b) Über eine optische Darstellung der Hornhautoberfläche und ihrer Veränderungen. Ber. 46. Verslg ophthalm. dtsch. Ges. Heidelberg 1927. (c) Untersuchungen über Quellungsvorgänge und über Permeabilitätsverhältnisse der Hornhaut. Arch. Augenheilk. 98 (1927). — FISCHER, FR.: Zur Entwicklungsgeschichte der Hornhaut des Menschen. Z. Augenheilk. 64 (1928). — FISON, J.: The relative positions of the optic disc and the macula lutea to the posterior pole of the eye. J. Anat. 54 (1922). — FLECKER, H.: Observation upon cases of absence of lacrimal bones. J. Anat. u. Physiol. 48 (S. 3, 9). London 1914. — FLEISCHER, BRUNO: (a) Beiträge zur Histologie der Tränendrüsen und zur Lehre von den Sekretgranula. Diss. med. Tübingen 1904 und Anat. H. 1, H. 78 (1904). (b) Die Entwicklung der Tränenröhrchen bei den Säugetieren. Graefes Arch. 62 (1906). (c) Abnorme Kleinheit und abnorme Kugelgestalt der Linse bei zwei Geschwistern. Arch. Augenheilk. 80 (1916). (d) Über die Sichtbarkeit von Hornhautnerven. Ber. 39. Verslg ophthalm. Ges. Heidelberg 1913. (e) Zur Ablösung der „Zonulalamelle" bei Glasbläsern. Ber. dtsch. ophthalm. Ges. Heidelberg 1927. (f) M. retractor bulbi und drittes Lid bei einer menschlichen Mißbildung. Anat. Anz. 30 (1907). — FLEMMING, PERCY and PARSONS, J. HERBERT: Persistent hyaloid artery. Trans. ophthalm. Soc. U. Kingd. 23 (1902/03). — FLEMMING, W.: Über das Fehlen einer Querschichtung in den Kernen der menschlichen Stäbchensehzellen. Arch. mikrosk. Anat. 51 (1898). — FORSMARK: Zur Kenntnis der Irismuskulatur des Menschen: ihr Bau und ihre Entwicklung. Mitt. Augenklinik Carol. med.-chir. Inst. Stockholm 1905. — FORSTER, A.: Zur Morphogenese des Epicanthus und der Faltenbildungen der Haut in der Nasenwurzelgegend. Anat. Anz. 52 (1919—20). — FORTIN, E. P.: (a) Über die Schicht der HENLEschen Fasern (span.). Arch. Oftalm. Buenos Aires 1 (1926) (b) Structure de la couche neuro-épithéliale de la rétine. C. r. Soc. Biol. Paris 95 (1926). (c) Capillaires et capillaroscopie de la rétine. Semana méd. Buenos Aires 1926. (d) Ensayo sobre la localización histológica de algunos fenómenos entópticos. Investigaciones sobre pequeños aparatos dióptricos no descritos y que forman una capa perfectamente regular de la retina. Arch. Oftalm. Barcelona 26 (1926). FRACASSI, GUIDO: (a) Entwicklung und Morphologie des Glaskörpers beim Menschen und bei einigen Säugetieren. Graefes Arch. 111 (1923). (b) Bemerkungen zur Embryologie des Auges. Graefes Arch. 115 (1925). — FRANCESCHETTI, A.: Über Refraktometrie und Eiweißbestimmung der intraokularen Flüssigkeiten. Klin. Mbl. Augenheilk. 78, 1 (1927). Ber. Verslg dtsch. ophthalm. Ges. Heidelberg 1927. — FRANZ, VICTOR: (a) Studien zur vergleichenden Anatomie der Säugetiere. Arch. vergl. Ophthalm. 2 (1911). (b) Histogenetische Theorie des Glaskörpers. Arch. vergl. Ophthalm. 3 (1912). (c) Sehorgan. In: Oppels Lehrbuch der vergleichenden mikroskopischen Anatomie der Wirbeltiere. 1913. (L.). (d) Die Stäbchen und Zapfen der Wirbeltiere. Med. Klin. 9 (1913). (e) Morphologie des Augenbechers und der Augenlinse. Erg. Anat. 24 (1922). (L.). (f) Mikroskopische Anatomie der Hilfsteile des Sehorgans der Wirbeltiere. Erg. Anat. 25 (1924). (L.). — FRASER, ELIZABETH A.: The head cavities and development of the eye muscles in Trichosurus vulpecula, with notes on some other marsupials. Proc. zool. Soc. 1915. — FRÉDÉRIC, J.: (a) Untersuchungen über die Sinushaare der Affen, nebst Bemerkungen über die Augenbrauen und den Schnurrbart des Menschen. Z. Morph. u. Anthrop. 8 (1905). (b) Untersuchungen über die normale Obliteration der Schädelnähte II. Z. Morph. u. Anthrop. 12 (1909). — FRETS, G. P.: Über die Erblichkeit der Augenfarbe (holl.). Genetica ('s-Gravenhage) 7 (1925). — FREYTAG: Vergleichende Untersuchungen über die Brechungsindices der Linse und der flüssigen Augenmedien des Menschen und der höheren Tiere in verschiedenen Lebensaltern. Wiesbaden 1907. — FRIEBOES, WALTER: (a) Bau der Menschen- und Tier-„Epidermis". Bau des Corneaepithels. Entwicklung der Säugetier- und Menschenepidermis. Münch. med. Wschr. 70 (1923). (b) Beiträge zur Anatomie und Biologie der Haut. XI. Weiteres über das Epithelfasersystem bei Mensch und Tier und seine Beziehungen zum Mesenchym. Hautkultur. Bau des Corneaepithels. Z. Anat. 68 (1923). — FRITSCH, GUSTAV: (a) Vergleichende Untersuchungen menschlicher Augen. Sitzgsber. preuß. Akad. Wiss. Berlin 1900. (b) Rassenunterschiede der menschlichen Netzhaut. Sitzgsber. preuß. Akad. Wiss. Berlin 1901. (c) Bemerkung zu dem 1902 von Herrn Dr. HEINE (Breslau) veröffentlichten Aufsatz „Über die menschliche Fovea centralis". Graefes Arch. 55 (1903). (d) Die Retinaelemente und die Dreifarbentheorie. Anhang z. Abh. preuß. Akad. Wiss. 1904. (e) Vergleichende Untersuchungen der Fovea centralis des Menschen. Vorl. Mitt. Anat. Anz. 30 (1907). (f) Ergänzende Notiz zu der in Nr. 17/18, 30 des Anat. Anz. abgedruckten vorläufigen Mitteilung über die Fovea centralis des Menschen. Anat. Anz. 31 (1907). (g) Über den Bau und die Bedeutung der histologischen Elemente in der Netzhaut des Auges, besonders am Ort des deutlichsten Sehens, bei verschiedenen Menschenrassen. Verh. Anat. Ges. 22. Verslg Berlin 1908. (h) Über Bau und Bedeutung der Area centralis des Menschen. Berlin: G. Reimer 1908. (i) Beiträge zur Histologie des Auges von Pteropus.

Z. Zool. **98** (1911). — Fritz: Untersuchungen über das Ganglion ciliare. Diss. Marburg 1899. — Fritz, Wilhelm: (a) Über den Verlauf der Nerven im vorderen Augenabschnitte. Sitzgsber. Akad. Wiss. Wien, Math.-naturwiss. Kl. **113** (1904). (b) Über die Membrana Descemeti und das Lig. pectinatum iridis bei den Säugetieren und beim Menschen. Sitzgsber. Akad. Wiss., Math.-naturwiss. Kl. **115**. Wien 1906. — Frohse, Fr.: (a) Die oberflächlichen Nerven des Kopfes. Berlin-Prag 1895. (b) Über die Verzweigung der Nerven zu und in den menschlichen Muskeln. Anat. Anz. **14** (1898). — Froriep, August: (a) Über die Einstülpung der Augenblase. Arch. mikrosk. Anat. **66** (1905). (b) Über den Ursprung des Wirbeltierauges. Münch. med. Wschr. **53** (1906). (c) Über die Herleitung des Wirbeltierauges vom Auge der Aszidienlarve. Anat. Anz. **28**, Erg.-Heft (1906). (d) Die Entwicklung des Auges. O. Hertwigs Handb. d. vergl. u. experim. Entwicklungslehre d. Wirbeltiere **2** (1906). — Frugiuele, C.: Sul cosi detto muscolo dilatatore della pupilla nell' uomo e nei mammiferi. Gazz. internaz. med. prat. Napoli **1899**. — Fründ, H.: Die glatte Muskulatur der Orbita und ihre Bedeutung für die Augensymptome bei Morbus Basedowii. Bruns' Beitr. **73** (1911). — Fuchs, E.: (a) Die periphere Atrophie des Sehnerven. Graefes Arch. **31** (1885). (b) Über die Sichtbarkeit des Schlemmschen Kanales am lebenden Auge. Ber. 28. Verslg ophthalm. Ges. Heidelberg **1900**. Wiesbaden 1901. (c) Normal pigmentierte und albinotische Iris. Graefes Arch. **84** (1913). (d) Über die Lamina cribrosa. Arch. f. Ophthalm. **91** (1916). (e) Über den anatomischen Befund einiger angeborener Anomalien der Netzhaut und des Sehnerven. Graefes Arch. **93** (1917). (f) Über Heterochromie nebst Bemerkungen über angeborene Anomalien. Graefes Arch. **93** (1917). (g) Über Schleifen der Ciliarnerven. Klin. Mbl. Augenheilk. **60** (1918). (h) Über den Sphincter pupillae. Klin. Mbl. Augenheilk. **61** (1918). (i) Über organische Muskelfasern in der Aderhaut. Graefes Arch. **95** (1918). (k) Über retinale Pigmentzellen im Irisstroma. Graefes Arch. **103** (1922). — Fuchs, Hugo: Zur Entwicklungsgeschichte des Wirbeltierauges. 1. Über die Entwicklung der Augengefäße des Kaninchens. Anat. H. **28** I, H. 84 (1905). — Fukala, V.: (a) Über die physiologische Bedeutung des Brückeschen Muskels. Wien. med. Presse **39** (1898). (b) Was ist die Aufgabe des Brückeschen Muskels. Arch. Augenheilk. **36** (1898). — Fumagalli, A.: (a) Il tessuto elastico nella glandula lacrimale dell' uomo. Monit. zool. ital. **8** (1898). (b) Über die feinere Anatomie des dritten Augenlides. Internat. Mschr. Anat. u. Physiol. **16** (1899). (c) Sulla fina anatomia della terza palpebra. Boll. Ocul. **19** (1899). — Fürst, Carl M.: (a) Zur Kenntnis der Histogenese und des Wachstums der Retina. Konigl. Fysiogr. Sällsk. Hdl. **15**, Nr 1 (1904); Lunds Universitets Arsskrift **40** (1904). (b) Zur Frage der Wechselbeziehung zwischen Gesichts- und Augenhöhlenform. Z. Augenheilk. **16** (1906). (c) Om senaste undersökingar af sinnesepitelierna. Hygiea (Stockh.) 1910. — Fuss, S.: (a) Der Greisenbogen. Virchows Arch. **182** (1905). (b) Zur Frage des elastischen Gewebes im normalen und myopischen Auge. Virchows Arch. **183** (1906).

Gabriélidès, A.: Note sur le muscle dilatateur de la pupille chez le phoque. J. Anat. et Physiol. **42** (1906). — Gad, J.: Ein Beitrag zur Kenntnis der Bewegungen der Tränenflüssigkeit und der Augenlider. Beitr. Physiol., Festschr. f. A. Fick. Braunschweig 1899. — Gallati: Die relativen Dickenwerte von Rinde und Kern der menschlichen Linse in verschiedenen Lebensaltern. Z. Augenheilk. **51** (1923). — Gallemaerts: Sur les ganglions ophthalmiques accessoires. Bull. Acad. Méd. belg. **1899**. — Gallemaerts, E. et G. Kleefeld: Etude microscopique de l'oeil vivant. Ann. d'Ocul. **157** (1922). — Gallenga, C.: (a) Della presenza di processi ciliari alla superficie posteriore dell' iride nell' occhio umano. Monit. zool. ital. **18** (1907). (b) Dei flocculi e di alcune particolarità della parte pupillare dell' iride nell' Equus zebra. Monit. zool. ital. **22** (1911). — Gallenga, Ricc.: Particolari anatomici sulle prime vie lacrimali e sul muscolo di Horner. Arch. ital. Anat. **23** (1926). — Galloway, R. A.: Notes on the pigmentation of the human Iris. Biometrica (Lond.) **8** (1912). — Gangelen: Röntgenuntersuchungen der Tränenwege. Nederl. Tijdschr. Geneesk. **2** (1918). — Garnier, R. v.: Über den normalen und pathologischen Zustand der Zonula Zinnii. Arch. Augenheilk. **24** (1892). — Garten, S.: (a) Über die Veränderungen des Sehpurpurs durch Licht. Graefes Arch. **63** (1906). (b) Die Veränderung der Netzhaut durch Licht. Graefe-Saemischs Handbuch der Augenheilkunde **3** I (1907) (L.). — Gasteiger, H.: Über frühzeitiges Ergrauen von Cilien. Arch. Augenheilk. **95** (1925). — Gaudenzi, C.: Di alcuni rapporti costanti nella topographia dell' orbita scheletrica. Internat. Mschr. Anat. u. Physiol. **17** (1900). — Gaupp, E.: Das Lacrimale des Menschen und der Säuger und seine morphologische Bedeutung. Anat. Anz. **36** (1910). — Gebb, H.: Über den Gefäßverlauf im Bereich einer umschriebenen Grubenbildung des Sehnervenkopfes. Arch. Augenheilk. **67** (1910). — van Gehuchten, A.: Recherches sur l'origine réelle des nerfs crâniens. 1. Les nerfs moteurs oculaires. Trav. Labor. Neur. Univ. Louvain **1898**. — Geigel, R.: Die Wirkung der Pupillarmuskeln. Münch. med. Wschr. **66** (1919). — Genna, Maria: Su di una interruzione ossea della fissura orbitalis inf. nell' uomo. Riv. Antrop. **25** (1923). — Georgewa: De l'endothélium de la face antérieure de l'iris. Diss. méd. Lausanne 1917. — Gérard, G.: (a) Les voies optiques extra-cérébrales. Anat. et Physiol. **40** (1904). (b) Le nerf optique et les voies optiques. Echo méd. du Nord **15** (1911). — van Geuns, J. R.

(a) Ein Fall von neugebildeter V. optico-ciliaris infolge von Stauungspapille. Arch. Augenheilk. **48** (1903). (b) Ein Fall von in den Glaskörper vordringender Arterienschlinge. Z. Augenheilk. **11** (1904). — GIACOMINI, C.: La plica semilunaris e la laringe nelle scimie antropomorfe. Giorn. Accad. Med. Torino 1898. — GIACOSA: Ricerche chimiche sul corpo vitreo dell' occhio umano. Arch. Sci. med. **5, 6** (1883). — GILBERT: (a) Über markhaltige Nervenfasern der Papilla nervi optici. Klin. Mbl. Augenheilk. **2** (1904). (b) Zwei Fälle von seltener kongenitaler Irisanomalie. Z. Augenheilk. **13** (1905). (c) Weiterer Beitrag zur Kenntnis seltener Irisanomalien. Z. Augenheilk. **17** (1907). (d) Über Kammerwasseruntersuchung. Ber. Verslg ophthalm. Ges. Heidelberg **1920**. (e) Über Veränderungen des Ciliarepithels nach Vorderkammerpunktion nebst Bemerkungen über Kammerwasserersatz. Arch. Augenheilk. **88** (1921). (f) Über Kammerwasseruntersuchung. Arch. Augenheilk. **94** (1924). — GILBERT und PLAUT: (a) Über Kammerwasseruntersuchungen. Arch. Augenheilk. **90** (1922). (b) Die Goldsolreaktion des Kammerwassers. Arch. Augenheilk. **94** (1924). — GLÜH, B.: Über angeborenes Fehlen des vorderen Irisblattes. Z. Augenheilk. **63** (1927). — GOALWIN, H. A.: (a) Der Canalis opticus bei normalen und deformierten Schädeln. Z. Augenheilk. **54** (1924). (b) Die exakte radiographische Darstellung des Canalis opticus. Fortschr. Röntgenstr. **32** (1924). — GOLDBERG, H.: Pigmentkörperchen an der Hornhauthinterfläche. Arch. Augenheilk. **58** (1907). — GOLDNAMEN, W. N.: The anatomy of the human eye and orbit. Chicago: professional press **1923**. — GOLDSTEIN: The embryology of Tenon's capsule. Arch. of Ophthalm. **52** (1923). — GOLOWIN, S. S.: Untersuchungen über das spezifische Gewicht des Kammerwassers. Arch. f. Ophthalm. **49** (1899). — GÖPPERT, E.: Blutgefäßsystem in Gegenbaurs Lehrbuch der Anatomie des Menschen. **3** (1913). — GOETTSCH, H. B.: Über das Os lacrimale an Papuaschädeln. Anat. Anz. **49** (1916—17). — GÖTZ, AUGUST: Untersuchung von Tränendrüsen aus verschiedenen Lebensaltern. Diss. med. Tübingen 1908. — GRADLE, H.: (a) Congenital atresia of the puncta lacrimalia of one side. Arch. of Ophthalm. **1921**. (b) Angeborene Atresie der Tränenpunkte einer Seite. Ref. in Zbl. Ophthalm. **6** (1922). — GRADLE, H. S.: (a) A case of peripheral communicating vessels between the retina and the choroid. Amer. J. Ophthalm. **3** (1922). (b) The intraneural course of the optic nerve fibres. Trans. amer. Acad. Ophthalm. **1923**. — DE GRAAF, J. H. F.: Eine angeborene Anomalie der Tränenorgane. Geneesk. Tijdschr. Nederl.-Ind. **2**. Aufl. **54**. — GRÄFF, SIEGFRIED: Die Anwendung neuerer histologischer Untersuchungsmethoden für das Auge. Klin. Mbl. Augenheilk. **51** (1918). — GRAHN, ERIK: Über Differenzierungserscheinungen der Linse während des embryonalen Lebens. Anat. Anz. **48** (1915—16). — GREEFF, RICHARD: (a) Die Retina der Wirbeltiere. Nach Arbeiten von RAMON Y CAJAL. Wiesbaden 1894. (b) Die Spinnenzellen im Sehnerv und in der Retina. Arch. Augenheilk. **29** (1893). (c) Bemerkungen über Veränderungen der Neurogliazellen im entzündeten und degenerierten Sehnerv. Arch. Augenheilk. **33** (1896). (d) Über Zwillingsganglienzellen in der menschlichen Retina. Arch. Augenheilk. **35** (1897). (e) On twin ganglion cells in the human retina. Arch. of Ophthalm. New York. **29** (1900). (f) S. RAMON Y CAJALS neuere Beiträge zur Histologie der Retina. Z. Psychol. **16** (1898). (g) Über Längsverbindungen (Assoziationen?) in der menschlichen Retina. Arch. Physiol. **1898**. (h) Opticus und Retina. In GRAEFE-SAEMISCH Handbuch der gesamten Augenheilkunde **1899** (L.). (i) Das Wesen der sog. FUCHSschen Atrophie des Sehnerven. IX. internat. ophthalm. Kongreß Utrecht **1899**. (k) Über eine Fovea externa in der Retina des Menschen. Ber. 30. Verslg ophthalm. Ges. Heidelberg **1902** (ersch. 1903). (l) Über Anophthalmus mit anderen Mißbildungen am Auge und deren Ätiologie. Arch. Augenheilk. **51** (1904). (m) Studien zur Pathologie der Glaskörperfibrille. Arch. Augenheilk. **53** (1905). (n) Über das Vorkommen von geschlitzten Pupillen beim Menschen. Arch. Augenheilk. **74** (1913). (o) Ein Fall von Flocculi iridis. Klin. Mbl. Augenheilk. **66** (1921). (p) Zur Kritik der sog. Gliazellen im Glaskörper. Klin. Mbl. Augenheilk. **78** (1927). Beilageheft. — GREEN, CH. L.: (a) Über die Bedeutung der Becherzellen der Conjunctiva. Arch. f. Ophthalm. **40** (1894). (b) Immediate rapid dilatation of lacrimal duct. Ann. J. Ophthalm. **1919**. — GROD, A.: Über Dauerresultate der Operationen bei angeborenem Star mit besonderer Berücksichtigung der Wachstumsverhältnisse des Auges vor und nach der Operation. Arch. Augenheilk. **67** (1910). — GRÖNHOLM: Eine einfache Methode, die Tiefe der vorderen Augenkammer zu messen. Skand. Arch. Physiol. (Berl. u. Lpz.) **14** (1903). — GROENOUW: Intrasclerale Nervenschleifen. Klin. Mbl. Augenheilk. **1** (1905). — GROSS, J.: Über die Sehnervenkreuzung bei den Reptilien. Zool. Jb., Ant. Anat. u. Ontog. **17** (1902). — GROSSMANN, KARL: Congenital absence of the dilatator of the pupil. Brit. med. J. **1905**. — GROYER, FR.: (a) Zur vergleichenden Anatomie des M. orbitalis und der Mm. palpebrales (tarsales). Sitzgsber. Akad. Wiss. Wien **1903**. (b) Über den Zusammenhang der Musculi tarsales (palpebrales) mit den geraden Augenmuskeln beim Menschen und einigen Säugetieren. Internat. Mschr. Anat. u. Physiol. **23** (1906). — GRUNERT, KARL: (a) Der Dilatator pupillae des Menschen, ein Beitrag zur Anatomie und Physiologie der Irismuskulatur. Arch. Augenheilk. **36** (1898). (b) Das Gewicht der in geschlossener Kapsel extrahierten menschlichen Linse. Zbl. prakt. Augenheilk. **1900**. (c) Die Lymphbahnen der Lider. Ber.

29. Verslg ophthalm. Ges. Heidelberg **1901**. Wiesbaden 1902. (d) Die Augensymptome bei Vergiftung mit Paraphenylendiamin nebst Bemerkungen über die Histologie der Tränendrüse. Ber. 31. Verslg ophthalm. Ges. Heidelberg **1903**. Wiesbaden 1904. — Grynfeltt, Ed.: (a) Sur le développement du muscle dilatateur de la pupille chez le lapin. C. r. Acad. Sci. Paris **127** (1898). (b) Le muscle dilatateur de la pupille chez les mammifères. Montpellier: Firmin et Montane 1899. (c) Sur l'anatomie comparée de l'appareil de l'accommodation dans l'oeil des vertébrés. C. r. Assoc. Anat. 12. Réun. Bruxelles **1910**. — Grynfeltt, E. et L. Carrère: Sur les muscles de l'iris du Crocodile. C. r. Acad. Sci. **170**. — Gstettner, M.: Zur Kenntnis von der Entstehung der Irisfarben. Arch. f. Physiol. **134** (1910). — Guerri de Coluzzi: Contributo allo studio della struttura del ganglio ciliare. Ann. Fac. Med. e Accad. med.-chir. Perugio **1900**. — Guggenheim, Irma: Untersuchungen über die physiologische und pathologische Tröpfchenlinie der Hornhautrückfläche. Z. Augenheilk. **51** (1923). — Guglianetti, Luigi: (a) Sulla morfologia della pars ciliaris e pars iridica retinae in rapporto coi fenomeni di secrezione. Nota prev. Arch. Ottalm. **18.** (1910). (b) Sur la structure de la ,,pars ciliaris'' et de la ,,pars iridica retinae''. Arch. ital. de Biol. **58** (1912). (c) Sulla struttura della pars ciliaris e pars iridica retinae: ricerche citologiche. Arch. Ottalm. **19** (1912). — Guillery, H.: Über einen seltenen Befund bei sympathisierender Entzündung nebst Bemerkungen über die hinteren Abflußwege des Auges. Arch. Augenheilk. **91** (1922). — Gullstrand, A.: (a) Bemerkungen über die Farbe der Macula. Ber. 30. Verslg ophthalm. Ges. Heidelberg **1902** (ersch. 1903). (b) Die Farbe der Macula centralis retinae. Graefes Arch. **62** (1905). — Gullstrand: (a) Demonstration zur Maculafrage. Ber. 34. Verslg ophthalm. Ges. Heidelberg **1907** (ersch. 1908). (b) Zur Maculafrage. Graefes Arch. **66** (1907). (c) Die reflexlose Ophthalmoskopie. Arch. Augenheilk. **1911.** (d) Die Macula centralis in rotfreiem Lichte. Klin. Mbl. Augenheilk. **60** (1918). — Gutmann, Adolf: Über kollagenes und protoplasmatisches Gewebe der menschlichen Iris. Z. Augenheilk. **10** (1903). — Gutmann, G.: Zur Histologie der Ciliarnerven. Arch. mikrosk. Anat. **49** (1897). — Günsburg, F.: Ein Fall von in den Glaskörper vordringender Arterienschlinge. Klin. Mbl. Augenheilk. **37** (1899).

Haab: Neue Beobachtungen an Hornhaut und Netzhaut des Auges. Ref. Klin. Mbl. Augenheilk. **57** (1916). — Hack, R.: Eine seltene Mißbildung am Sehnerveneintritt. Arch. Augenheilk. **63** (1909). — Haden, H.: The development of the connective tissue framework of the human optic nerve with especial reference to the lamina cribrosa. Amer. J. Ophthalm. **8** (1925). — Haeberlin, Karl: Zur Kasuistik der angeborenen Irisanomalien. Diss. med. München 1903. Arch. Augenheilk. **48** (1903). — Haemers, A.: Régénération du corps vitré. Arch. d'Ophtalm. **23** (1903). — Haensell, P.: (a) Recherches sur le corps vitré. Bull. clin. nat. ophtalm. Hosp. Quinze-Vingts. **4** (1886). (b) Recherches de la structure et l'histogénèse du corps vitré normal et pathologique. Thèse méd. Paris **1888**. — Hagen: Die Regeneration des Kammerwassers im menschlichen Auge. Klin. Mbl. Augenheilk. **64** (1920). — Hahn, W.: Untersuchungen über den Bau der Ciliarnerven. 1. Extraokulärer Teil. Wien. klin. Wschr. **1897**. — Halász, K.: Fall von Megalocornea. Z. Augenheilk. **59** (1926). — Halben, R.: (a) In welchem Verhältnis wächst das menschliche Auge von der Geburt bis zur Pubertät? Diss. med. Breslau 1900. (b) Beiträge zur Anatomie der Tränenwege. Graefes Arch. **57** (1903). (c) Ein Differentialrefraktometer zur Bestimmung der Brechungsindices optisch inhomogener Medien, speziell der menschlichen Linse. Ber. 32. Verslg ophthalm. Ges. Heidelberg **1905**. (d) Die mechanische Bedeutung der elastischen Fasern der Sclera. Arch. Augenheilk. **63** (1909). (e) Die Kopulation der Netzhaut mit der Aderhaut durch Kontaktverbindung. Berlin 1910. — Hamburger, C.: (a) Besteht freie Kommunikation zwischen vorderer und hinterer Augenkammer? Zbl. prakt. Augenheilk. **22** (1898). (b) Über die Quellen des Kammerwassers. Klin. Mbl. Augenheilk. **38** (1900). (c) Über die Saftströmung des Auges. Klin. Mbl. Augenheilk. **48** (1910). (d) Über die Ernährung des Auges. Leipzig 1914. (e) Erwiderung auf die Arbeit Rados: Über die vitale Färbbarkeit der Endothelien der Descemetschen Membran. Klin. Mbl. Augenheilk. **53** (1914). — Hamburger, G.: Erwiderung auf Levinsohns Arbeit: Zur Frage der ständigen Kommunikation zwischen vorderer und hinterer Augenkammer. Klin. Mbl. Augenheilk. **37** (1899). — Hanke, Viktor: Studien über die Regeneration des Hornhautgewebes und die wahre Natur der Keratoblasten. Graefes Arch. **89** (1914). — Hannes, Berthold: Über das Vorkommen und die Herkunft von Plasmazellen in der menschlichen Tränendrüse. Virchows Arch. **205** (1911). — Hansell, H. F.: A practical handbook on the muscular anomalies of the eye. Philadelphia, Blakiston's Sons u. Co. 1899. — Hanssen: Das Vorkommen von Fett im Auge. Klin. Mbl. Augenheilk. **68** (1922). — Hanssen, R.: (a) Über das Vorkommen von Fett im Auge. Klin. Mbl. Augenheilk. **70** (1923). (b) Über Membranbildungen auf der vorderen Irisfläche. Z. Augenheilk. **64** (1928). — Harman, N. Bishop: (a) Rectangular connective-tissu film veiling the optic disc. Trans. ophthalm. Soc. U. Kingd. **23** (1902/03). (b) A minimal form of fissura facialis. Trans. ophthalm. Soc. U. Kingd. **23** (1902/03). (c) The innervation of the orbicularis palpebrarum muscle. Trans. ophthalm. Soc. U. Kingd. **23** (1902/03). (d) (Functional) Absence of internal and external recti muscles. Trans. ophthalm. Soc. U. Kingd. 25 (1905). (e) Abnormal congenital pigmentation of one eye. Trans. ophthalm. Soc. U. Kingd. 25 (1905). — HARMS, CL.: (a) Anatomisches über die senile Maculaaffektion. Klin. Mbl. Augenheilk. 42 (1904). (b) Über Verschluß des Stammes der Vena centralis retinae. Klin. Mbl. Augenheilk. 1 (1905). (c) Arterielle Anastomosenbildung in der Netzhaut. Arch. f. Ophthalm. 87 (1914). — HASCHKE: Das Irispigment des Katzenauges. Diss. Rostock 1902. — HASSELMANN: Die Bedeutung des Tarsus palpebrae und das mechanische Prinzip des Lidschlags. Arch. Augenheilk. 84 (1919). — HATTINK: Traanzakfistels. Nederl. Tijdschr. Geneesk. 1912. — HAUSCHILD, M. W.: Untersuchungen über die Pigmentation im Auge verschiedener Menschenrassen und die Pigmentation im Säugetierauge überhaupt. Z. Morph. u. Anthrop. 12 (1910). — HECKSCHEN, JOSEPH: Kasuistischer Beitrag zu den Mißbildungen am Eintritt des Sehnerven. Diss. med. München 1913. — HEERFORDT, C. F.: Berichtigung zum Aufsatze: Studien über den M. dilatator pupillae etc. Anat. H. A. 15 I, H. 49 (1900). — HEESCH, KARL: (a) Ultramikroskopische Untersuchungen über die Struktur im Glaskörper des Tierauges. Kolloidchem. Beih. 23 (1926) und Arch. Augenheilk. 1926. (b) Untersuchungen über den Zusammenhang zwischen der ultramikroskopischen und mikroskopischen Fadenstruktur des Glaskörpers. Arch. Augenheilk. 98 (1927). (c) Zur Frage des Zusammenhanges der ultramikroskopischen Struktur des Glaskörpers mit den Spaltlampenbefunden. Arch. Augenheilk. 98 (1927). — HEGG, EMIL: Eine neue Methode zur Messung der Tiefe der vorderen Augenkammer. Arch. Augenheilk. 44, Erg.-H. (1901). — HEIDENHAIN, M.: Über progressive Veränderungen der Muskulatur bei Myotonia atrophica. Beitr. pathol. Anat. 64. — HEINE, L.: (a) Beiträge zur Physiologie und Pathologie der Linse. Graefes Arch. 46 (1898). (b) Änderungen in der Gestalt und dem Brechungsindex in der menschlichen Linse nach Durchschneidung der Zonula usw. Sitzgsber. ophthalm. Ges. Heidelberg 1898; Arch. Augenheilk. 38 (1898). (c) Beiträge zur Anatomie des myopischen Auges. Arch. Augenheilk. 38 (1898). (d) Die Anatomie des akkommodierten Auges. Graefes Arch. 49 (1899). (e) Weitere Beiträge zur Anatomie des myopischen Auges. Arch. Augenheilk. 40 (1899). (f) Mitteilung betr. die Anatomie des myopischen Auges. Arch. Augenheilk. 43 (1901). (g) Demonstration des Zapfenmosaiks der menschlichen Fovea. Ber. 29. Verslg ophthalm. Ges. Heidelberg 1901. Wiesbaden 1902. (h) Notiz betreffend die Querschnittsform der Netzhautstäbchen. Graefes Arch. 60 (1905). (i) Das Auge des Gorilla. Jena. Z. Naturwiss. 41 (1906). (k) Beiträge zur Anatomie der Macula lutea. Arch. Augenheilk. 97 (1926). — HEINONEN, O.: Vergleichende Untersuchungen über die Brechungsverhältnisse des Auges bei der finnischen und schwedischen Bevölkerung Südwest-Finnlands. Finska Läk.sällsk. Hdl. 65 (1923). — HELD, H.: Zur weiteren Kenntnis der Nervenendfüße und zur Struktur der Sehzellen. Abh. sächs. Ges. Wiss. 29, Nr 2 (1904). — HELMBOLD, R.: Vergleichende Untersuchungen über den Pupillenabstand zu einigen Maßen des übrigen Körpers. Z. ophthalm. Optik 2 (1915) und 3 (1916). — HENCKEL, FRIEDRICH: Zur Entwicklungsgeschichte des menschlichen Auges. Diss. Gießen 1898. — HENDERSON, THOMSON: A note on the comparative Anatomy of the ciliary region. Brit. med. J. 1911. — HENDERSON, TH.: The cribriform ligament of the ciliary muscle: a demonstration of the comparative anatomy of the angle of the anterior chamber in man and monkeys. Trans. ophthalm. Soc. U. Kingd. 41 (1921). — HENSCHEN, S. E.: Zur Anatomie der Sehbahn und des Sehzentrums. Graefes Arch. 117 (1926). — HERBST: Eine auffallende Entwicklungsanomalie der Augen (strangförmige Verbindung zwischen Hornhaut und Pigmentblatt der Iris). Klin. Mbl. Augenheilk. 44, 474 (1906). — v. HERRENSCHWAND, F.: (a) Angeborene beiderseitige gleichgerichtete Optico-Ciliarvenen. Klin. Mbl. Augenheilk. 56 1916). (b) Entropium palpebrarum congenitum. Klin. Mbl. Augenheilk. 56 (1916). — HERTEL, E.: Beiträge zur pathologischen Anatomie der Tränensackerkrankungen. Arch. Ophthalm. 48 (1899). — HERTLING, HELMUTH: Mitteilung über Augenexstirpation und Augenregeneration bei Triton taeniatus. Arch. Entw.mechan. 49 (1921). — HERTZOG, H.: Über einen neuen Lidmuskel. Anat. Anz. 24 (1904). — HERZOG, H.: (a) Über die Entwicklung der Binnenmuskulatur des Auges. Z. Augenheilk. 7 (1901) und Arch. mikrosk. Anat. 60 (1902). (b) Physiologie der Bewegungsvorgänge in der Netzhaut. Arch. f. Physiol. 1905. — HESS, B.: Demonstration von Präparaten seltener Mißbildungen. Verh. Ges. dtsch. Naturforsch., 71. Verslg München 1899, Teil 2, 2. Hälfte. — HESS, C.: (a) Zur Physiologie und Pathologie des Pigmentepithels. Ber. 30. Verslg ophthalm. Ges. Heidelberg 1902 (ersch. 1903). (b) Pathologie und Therapie des Linsensystems. Graefe-Saemisch's Handb. ges. Augenheilk. 6 II, Kap. 9 (1905) (L.). (c) Messende Untersuchungen über die Gelbfärbung der menschlichen Linse und ihren Einfluß auf das Sehen. Arch. Augenheilk. 63 (1909). (d) Weitere Mitteilungen über die Gelbfärbung der menschlichen Linse usw. Ibidem 64 (1909). (e) Über individuelle Verschiedenheiten des normalen Ciliarkörpers. Arch. Augenheilk. 67 (1910). (f) Beiträge zur Kenntnis akkommodativer Änderungen im Menschenauge. Arch. Augenheilk. 65 (1910). (g) Beiträge zur Kenntnis regionärer Verschiedenheiten der Netzhaut und des Pigmentepithels in der Wirbeltierreihe. Arch. vergl. Ophthalm. 1 (1910). (h) Beiträge zur Kenntnis des Tapetum lucidum im Säugerauge.

Arch. vergl. Ophthalm. **2** (1911). (i) Untersuchungen zur vergleichenden Physiologie und Morphologie des Ciliarringes. Zool. Jb. Suppl. **15** (1912). (k) Vergleichende Physiologie des Gesichtssinnes. Handbuch der vergleichenden Physiologie, herausgeg. von H. Winterstein **4** (1912). — Hess, C. v.: Über „Sehfasern" und „Pupillenfasern" im Sehnerven. Med. Klin. 18 (1922). — Hess, C. und L. Heine: Arbeiten aus dem Gebiet der Akkommodationslehre. IV. Arch. f. Ophthalm. **56** (1898). — Hesse, Richard: (a) Über den Bau der Stäbchen und Zapfen der Wirbeltiere. Verh. dtsch. zool. Ges. Würzburg **1903**. (b) Über den feineren Bau der Stäbchen und Zapfen einiger Wirbeltiere. Zool. Jb. Supp. **7**, 471 (1904). — Hesser, Carl: Der Bindegewebsapparat und die glatte Muskulatur der Orbita beim Menschen in normalem Zustande. Anat. H. **49 I** (1913) (L.). — Heubner: Über angeborenen Kernmangel. Charitas-Ann. **25** (1900). — Hippel, E. von: (a) Das Auge des Neugeborenen. Dtsch. med. Wschr. **23** (1897), Ver.-Beil. (b) Über das normale Auge des Neugeborenen. Graefes Arch. **45** (1898). (c) Pathologisch-anatomische Befunde am Auge des Neugeborenen. Graefes Arch. **45** (1898). (d) Sind die markhaltigen Nervenfasern der Retina eine angeborene Anomalie? Arch. f. Ophthalm. **49** (1899). (e) Einige seltene Anomalien des Auges. Graefes Arch. **52** (1901). (f) Embryologische Untersuchungen über die Entstehungsweise der typischen angeborenen Spaltbildungen (Colobome) des Augapfels. Graefes Arch. **55** (1903). (g) Über angeborene Defektbildung der Descemetschen Membran. Klin. Mbl. Augenheilk. **44** (1906). (h) Weitere Beiträge zur Kenntnis seltener Mißbildungen. Graefes Arch. **63** (1906). (i) Die Mißbildungen und angeborenen Fehler des Auges. In: Handbuch der gesamten Augenheilkunde v. Graefe und Saemisch. 2. Aufl., 2. Leipzig: Wilhelm Engelmann 1908 (L.). (k) Entwicklungsgeschichte und angeborene Anomalien. In: Lehrbuch der Augenheilkunde v. Axenfeld, Jena 1909. (l) Bemerkungen zu einigen Fragen aus der Lehre von den Mißbildungen des Auges. Graefes Arch. **70** (1909). — Hirsch, Camill: (a) Zur Pathologie der Embolie der Netzhautschlagader. Arch. Augenheilk. **33**, Erg.-Heft (1896). (b) Ein Fall von in den Glaskörper vordringender Gefäßschlinge der Netzhautschlagader. Klin. Mbl. Augenheilk. **37** (1899). (c) Über die Entwicklung der Hornhautgefäße. Verh. Ges. dtsch. Naturforsch. Karlsbad **1902**, Teil 2, 2. Hälfte. (d) Ist die fetale Hornhaut vaskularisiert? Klin. Mbl. Augenheilk. **44** (1906). — Hirsch, G.: (a) Fall von teilweisem Irismangel beider Augen. Arch. Augenheilk. **47** (1903). (b) Ein persistierendes Glaskörpergefäß. Arch. Augenheilk. **50** (1904). — Hirschberg, J.: (a) Über den Namen Lens crystallina. Zbl. f. prakt. Augenheilk. **40** (1916). (b) Über angeborene Flöckchen oder Beutelchen des Papillenrandes. Klin. Mbl. Augenheilk. **65** (1920). — Hiwatari, K.: Histology of the region of the corneoscleral margin. I. Histology of the superficial layer of this region. Arch. of Ophthalm. **50** (1921). — Hočevar, Mathias: Zur Topographie der Tränendrüse und tubulo-acinöser Drüsen der Augenlider des Menschen. Wien. med. Wschr. **50** (1901). — Höeg, Niels: Über optikociliare Venen. Graefes Arch. **55** (1903). — Hoffmann, H.: (a) Über eine seltene Strangbildung im Augenhintergrund (A. hyaloidea persistens). Klin. Mbl. Augenheilk. **77, 2** (1926). (b) Zur Frage der intravitalen Existenz des Glaskörperkanals beim Menschen. Ebenda. — Hoffmann, W.: Zur Messung der Ultraviolettabsorption von Hornhaut und Linse am lebenden Auge. Z. Augenheilk. **63** (1927). — Höhmann, Hans: Über den Pigmentsaum des Pupillarrandes, seine individuellen Verschiedenheiten und vom Alter abhängigen Veränderungen. Arch. Augenheilk. **72** (1912). — Holm, Ejler: (a) Fall von Canalis Cloqueti persistens. Hosp.-tid. (dän.) **66** (1922). (b) Beobachtungen über das Ausbleichen des Sehpurpurs. Graefes Arch. **111** (1923). — Holzmann: Untersuchungen über Ciliarganglion und Ciliarnerven. Morph. Arb. **6** (1900). — Hoor, Carl: Angeborener Irismangel (Aniridia) und Nystagmus mixtus. Wien. med. Wschr. **46** (1896). — Hopkins: The innervation of the muscle retractor oculi. Anat. Rec. **1916**. — Hoppe, J.: Untersuchungen über die Mechanik der Tränenableitung. Klin. Mbl. Augenheilk. **47** (1909), Beil. 1. — Horand, R.: Présence dans le tissu conjonctif de l'iris de cellules spéciales à pigment. Revue neur. **19** (1911). — Hormuth: Über Anastomosenbildung und deren prognostische Bedeutung bei thrombosierenden Erkrankungen im Gebiet der Vena centralis retinae. Klin. Mbl. Augenheilk., Beil. **41** (1903). — Hornickel, Paul: (a) Vergleichende Untersuchungen über den histologischen Bau der Tränendrüse unserer Haussäugetiere. Diss. med.-vet. Gießen 1905. (b) Vergleichende Untersuchungen über den histologischen Bau der Tränendrüse unserer Haussäugetiere. Internat. Mbl. Anat. u. Physiol. **23** (1906). — Hosch: Das Epithel der vorderen Linsenkapsel. Graefes Arch. **20** (1874) und **52** (1901). — Hotta, G.: Das Auge der anthropoiden Affen. Arch. f. Ophthalm. **62** (1905). — Hoeve, J. van der: (a) Venae vorticosae choriovaginales in kurzsichtigen Augen. Arch. Augenheilk. **46** (1903). (b) Die Farbe der Macula lutea. Graefes Arch. **79** (1911). (c) Die Bedeutung des Gesichtsfeldes für die Kenntnis des Verlaufs und der Endigung der Sehnervenfasern in der Netzhaut. Graefes Arch. **98** (1919). (d) Tränenwege bei offener schiefer Gesichtsspalte. Nederl. Tijdschr. Geneesk. **65** (1921). — Howard, A. D.: (a) On the structure of the outer segments of the rods in the retina of vertebrates. Amer. naturalist. **37** (1903). (b) The visual cells of vertebrates, chiefly in Necturus maculosus. J. of Morph. a. Physiol. **19** (1909). — Howard, H. J.:

The origin of the vitreous. Amer. J. Ophthalm. 3 (1922). — Howe, Lucien: The muscles of the eye. 2. New York and London: G. P. Putnams Sons 1907—08. — Howe, L.: The insertions of the ocular muscles as seen in text-books and in the dissecting room. Trans. amer. ophthalm. Soc. 19 (1921). — Huber, G. Carl: The neuroglia of the optic nerve and retina of certain vertebrates. Amer. J. Anat. 1 (1902). — Hudii, K.: So-called dormant cells of cornea. Okayama med. J. 1926. — Huneke, W.: Die Beziehung der Meibomschen Drüsen zu den behaarten Talgdrüsen. Diss. Freiburg 1923. — Hurst, C. C.: Inheritance of eye color in Man. Proc. roy. Soc. Lond. 80 (1908). — Hurst, E. W.: Note on the lachrymal gland of the Hedgehog. J. of Anat. 55.

Igersheimer, J.: Typischer Augenbefund bei Arachnodaktylie, zugleich ein Beitrag zur Megalocorneafrage. Ber. 46. Verslg dtsch. ophthalm. Ges. Heidelberg 1927. — Imhofer, R.: Angeborenes Diaphragma des Kehlkopfs und drittes rudimentäres Augenlid. Prag. med. Wschr. 36 (1911). — Ingalls, N. W.: The dilatator pupillae and the sympathetic. J. comp. Neur. 35 (1923). — Ischreyt: Über den Faserbündelverlauf in der Lederhaut des Menschen. Graefes Arch. 48 (1899). — Ischreyt, G.: (a) Anatomische und physikalische Untersuchungen der Rindersclera. Graefes Arch. 48 (1899). (b) Zur Kasuistik der Mißbildungen des Auges. Klin. Mbl. Augenheilk. 57 (1916). — Ishikuro, K.: Über die Becherzellen in der Conjunctiva. Diss. med. Jena 1903. — Iverss, K.: Beiträge zur normalen und pathologischen Anatomie des Tränenschlauches. Beitr. Augenheilk. 1898. H. 35/36. — Iwanoff, A.: Glaskörper. Strickers Handbuch der Lehre von den Geweben 2 (1872). — Iwanowsky, A. A.: Zur Frage über die Formvariationen der Lidspalten. (russ.) Nachr. K. Ges. Freunde Naturk., Anthrop. u. Ethnol. Univ. Moskau 95, Arb. anthrop. Sekt. 19, Moskau 1899. — Iwata, N.: Beiträge zur Kenntnis der Formverhältnisse der Tränenwege des Menschen mit besonderer Berücksichtigung ihrer Entwicklung. Fol. anat. jap. 5 (1927) (L.).

Jackson, E.: The position of the eye ball in the orbit. Trans. Sect. Ophthalm. amer. med. Assoc. 1921. — Jacobi, A.: Die Größenverhältnisse der Schädelhöhle und die Gesichtshöhlen bei den Menschen und bei den Anthropoiden. Diss. phil. Leipzig 1901. — Jacoby: Über die Neuroglia des Sehnerven. Klin. Mbl. Augenheilk. 43 I (1905). — Jegorow, J.: Recherches anat.-physiol. sur le ganglion ophthalmique. Arch. Slaves Biol. 2 u. 3 (1886 bis 1887). — Jelgersma, G.: Der Ursprung des Wirbeltierauges. Morph. Jb. 35 (1906). — Jeljaskowa, A.: Über die Natur und den Ursprung des Glaskörpers bei niederen Wirbeltieren. Jb. Univ. Sofia 21, 2 (1925). — Jess: (a) Über Bausteine des Linseneiweißes. Ber. Verslg ophthalm. Ges. Heidelberg 1920. (b) Zur Chemie des normalen und pathologisch veränderten Glaskörpers. Klin. Mbl. Augenheilk. 68 (1922). — Jess, A.: (a) Das histologische Bild der Kupfertrübung der Linse, ein Beitrag zur Frage der Linsenernährung. Klin. Mbl. Augenheilk. 68 (1922). (b) Die moderne Eiweißchemie im Dienste der Starforschung. 2. T. Graefes Arch. 109 (1922). (c) Der Cholesteringehalt des Glaskörpers. Graefes Arch. 112 (1923). — Joerss, K.: Beiträge zur normalen und pathologischen Histologie des Tränenschlauches. Beitr. Augenheilk. 1898, H. 35/36. — Johnson, G. Lindsay: (a) Beobachtungen an der Macula lutea. Übersetzt von Greeff. Arch. Augenheilk. 32 u. 33 (1896). (b) Contributions to the comparative anatomy of the mammalian eye, chiefly based on ophthalmoscopic examination. Philos. Trans. roy. Soc. Lond. 194 (1901). — Jokl, Alexander: (a) Zur Entwicklungsgeschichte des Wirbeltierauges. Anat. Anz. 51 (1918). (b) Zur Entwicklung des Anurenauges. Anat. H. 59 I (1921). — Jouves, A.: Recherches sur le développement des voies lacrimales chez l'embryon de mouton et l'embryon humain. Thèse de Toulouse 1897. — Jusélius, Emil: (a) Irisbakre pigmentepitels utveckling i den sekundära ogonblåsan och dess förhållande till iris muskulatur och de spontana iriscystoma. I. Sphincter pupillae, dess embryologiska uppkomot och utveckling. Finska Läk-sällsk. Hdl. 49. Helsingfors 1907. (b) Die Entwicklung des hinteren Pigmentepithels der Iris aus der sekundären Augenblase und sein Verhalten zu der Irismuskulatur und den spontanen Iriscysten. Klin. Mbl. Augenheilk. 46 (1908). (c) Experimentelle Untersuchungen über die Regeneration des Epithels der Cornea unter normalen Verhältnissen und unter therapeutischen Maßnahmen. Graefes Arch. 75 (1910).

Kaiser, J. H.: Die Größe und das Wachstum der Hornhaut im kindlichen Alter. Graefes Arch. 116 (1926). — Kallius, E.: (a) Sehorgan. Erg. Anat. 7 (1897) (ersch. 1898) (L.). (b) Sehapparat. Erg. Anat. 17 (1909). (L.) — Kalt, E.: Anatomie et physiologie comparées de l'appareil oculaire. Encyclopédie franç. d'Ophtalm. 1905. — Kayser, B.: Über die Größe der Cornea in ihrem Verhältnis zur Größe des Bulbus bei Megalocornea. Klin. Mbl. Augenheilk. 64 (1920). — Kazzander, Julius: Zur Anatomie der Augenlider beim Maulwurfe. Vorl. Mitt. Anat. Anz. 54 (1921). — Keibel, F.: Die Entwicklungsgeschichte des Wirbeltierauges. Klin. Mbl. Augenheilk. 44 (1906). — Keil, Richard: Beiträge zur Entwicklungsgeschichte des Auges vom Schwein mit besonderer Berücksichtigung der fetalen Augenspalten. Anat. H. 1, H. 96 (32, H. 1, 1906). — v. Kennel, J.: Die Ableitung der Vertebratenaugen von den Augen der Anneliden. Dorpat 1881. — Kidd, Walter: Notes on the eye-brows of man. J. Anat. a. Physiol. 38 (1904); Proc.

Anat. Soc. Great Britain a. Ireland. — Kijosawa: Länge der Augenspalte bei den Japanern. Gangkwa-Gakkai-Zassi (Ber. japan. ophthalm. Ges.) 10 (1906). — King, Helen D.: Experimental studies of the eye of the frog embryo. Arch. Entw.mechan. 19 (1905). — Kirchstein, F.: Über die Tränendrüse des Neugeborenen und die Unterschiede derselben von der der Erwachsenen. Diss. Berlin 1894. — Kiribuchi, Kyoji: Über das elastische Gewebe im menschlichen Auge, nebst Bemerkungen über den M. dilatator pupillae. Arch. Augenheilk. 38 (1898). — Kirpitschowa-Leontowitsch, Wera: Zur Frage der Irisinnervation beim Kaninchen. Graefes Arch. 79 (1911). — Kiso, Keigo: Beiträge zur Kenntnis von der Vererbung der markhaltigen Sehnervenfasern der Netzhaut. Arch. f. Ophthalm. 120 (1928). — Kiso-Nakamura: Studien über Quellungsvorgänge am Auge. Arch. Augenheilk. 96 (1925). — Kiss, Franz: Die Ursprungsweise der Augenmuskeln. Mbl. Augenheilk. 63 (1919). — Klapp, W.: Beitrag zu den Untersuchungen über die Innervation der Tränendrüse. Diss. med. Greifswald 1897. — Klee, Fr.: Zur Entwicklung der Meibomschen Drüsen und der Lidränder. Arch. mikrosk. Anat. 95 (1922). — Klein, Fr.: Druckbilder der Netzhaut. Arch. f. Physiol. 1910. — Klinge, E.: Die inneren Irisschichten der Haussäugetiere. Anat. H. 36 I (1908), (H. 110). — Knape, Ernest V.: Über die Entwicklung der Hornhaut des Hühnchens. Anat. Anz. 34 (1909). — Knüsel, O.: (a) Die Sichtbarmachung von Epithel- und Bindegewebszellen, Lymphgefäßen, Nerven und ihren Endapparaten am vital gefärbten menschlichen Auge. Klin. Mbl. Augenheilk. 69 (1922). (b) Epithelzellen, Bindegewebszellen, Becherzellen, Nerven und Endkolben in der Bindehaut des lebenden Auges. Schweiz. ophthalm. Ges. (c) Ein oberflächliches Lymphgefäßsystem der Conjunctiva. Ibid. Klin. Mbl. Augenheilk. 71, 2 (1923). (d) Die Sichtbarkeit der Sehnenfaserzeichnung der Seitenwender des Auges. Klin. Mbl. Augenheilk. 71 (1923). (e) Vitale Färbungen am menschlichen Auge. IV. Lymphgefäßstudien an der Augenbindehaut. Z. Augenheilk. 53 (1924). — Knüsel, O. und P. Vonwiller: (a) Die Sichtbarmachung des menschlichen Hornhaut- und Bindehautepithels durch vitale Färbung. Schweiz. med. Wschr. 51 (1921). (b) Vitale Färbungen am menschlichen Auge. Z. Augenheilk. 49 (1922). — Koby: (a) Recherches cliniques sur le corps vitré au moyen du microscope binoc. avec éclairage de Gullstrand. Rev. gén. Ophtalm. 1920. (b) Notes sur la représentation de l'oeil sur les marbres gréco-romains du musée du Louvre. Rev. gén. Ophtalm. 1921. (c) Sur les asymmétries horizontales des yeux. Rev. gén. Ophtalm. 36 (1922). (d) Über den Einfluß des Blutes auf die rote Farbe des mit dem Augenspiegel erleuchteten Augenhintergrundes. Ann. d'Ocul. 1923. — Koch, R.: Epithelstudien am dritten Augenlide einiger Säugetiere. Arch. mikrosk. Anat. 63 (1903). — Koczián, L.: Neuere Untersuchungen über die allgemeine Form und das Innenrelief der Augenhöhle der Primaten. Budapest 1910. — Koegel, H.: Pupillenabstand und Refraktion. Z. ophthalm. Opt. 3 (1916). — Koganei, Y.: Cribra cranii und Cribra orbitalia. Mitt. med. Fak. Tokyo 10 (1911). — Pupillenabstand und andere Körpermaße I—IV. Ebenda 4 (1916). Nachtrag. Ebenda 7 (1919). — Kolen, A. A.: Über die Ablagerung von Lipoiden im Auge und ihre Beziehung zum Alter, sowie zu der Lipoidablagerung in den Bindesubstanzen anderer Körperteile. Virchows Arch. 263 (1927). — Koelliker, A.: (a) Chiasma nervorum opticorum. Handbuch der Gewebelehre. 6. Aufl. 2, 2 (1896). (b) Nachweis der vollständigen Kreuzung des Opticus beim Menschen, Hund, Katze, Fuchs und Kaninchen. Verh. anat. Ges. Berlin 1896. (c) Der Dilatator pupillae vom weißen Kaninchen. Demonstration. 12. Verslg anat. Ges. Kiel 1898. (d) Neue Beobachtungen zur Anatomie des Chiasma opticum. Festschr. z. Feier ihres 50jährigen Bestehens herausgeg. von der physik.-med. Ges. Würzburg 1899. (c) Über das Chiasma. Verh. anat. Ges. Tübingen 1899. (f) Über die Entwicklung und Bedeutung des Glaskörpers. Verh. anat. Ges. 17. Verslg Heidelberg 1903. (g) Über Entwicklung und Bedeutung des Glaskörpers. Z. Zool. 76 (1904). — Köllner, H.: Der Augenhintergrund bei Allgemeinerkrankungen. Berlin 1920. — Kolmer, Walther: (a) Über ein Strukturelement der Stäbchen und Zapfen der Froschretina. Anat. Anz. 25 (1904). (b) Über einen sekretorischen Bestandteil der Stäbchenzapfenschicht der Wirbeltierretina. Vorl. Mitt. Arch. f. Physiol. 129 (1909). (c) Über das Lig. anulare in der vorderen Augenkammer von Anabas scandens. Anat. Anz. 44 (1913). (d) Zur Histologie der Augenhäute. Anat. Anz. 47 (1914—15). (e) Über Krystalloide in Nervenzellen der menschlichen Netzhaut. Anat. Anz. 51 (1919). (f) Über die Augen der Fledermäuse. Z. Anat. 73 (1924). (g) Über die Augen der Fledermäuse. Verh. zool.-bot. Ges. Wien 74/75 (1926). (h) Über die Innervation der Korbzellen (myoepitheliale Zellen) der Drüsen. Anat. Anz. 66 (1928). — Kolossow, A.: Eine Untersuchungsmethode des Epithelgewebes, besonders der Drüsenepithelien. Arch. mikrosk. Anat. 52 (1898). — Kondratiew: Tränenorgane des Kaninchens. Westen Ophthalm. 1905. — Koeppe, Leonhard: (a) Die Lösung der Streitfrage, ob das lebende Netzhautzentrum eine gelbe Farbe besitzt oder nicht. Münch. med. Wschr. 65 (1918). (b) Über den normalen pigmentierten Pupillarsaum und seine degenerativen Veränderungen im Bilde der Nernstspaltlampe, speziell über Drusenbildungen des Pupillarsaumes. Graefes Arch. 93 (1917). (c) Über die normale Cornea und einige ihrer Erkrankungen im Bilde der Nernstspaltlampe. Graefes Arch. 93 (1917). (d) Die Mikroskopie des lebenden Augenhintergrundes mit starken Vergrößerungen im fokalen Lichte der GULLSTRANDschen Nernstspaltlampe. Graefes Arch. **95** (1918). (e) Die normale Histologie des menschlichen Glaskörpers usw. im Bilde der GULLSTRANDschen Nernstlampe. Berlin 1918. (f) Die Mikroskopie des lebenden Augenhintergrundes mit starken Vergrößerungen im fokalen Licht der GULLSTRANDschen Nernstspaltlampe. 2. Mitt. Die Histologie des lebenden normalen Augenhintergrundes und einiger seiner angeborenen Anomalien im Bilde der Nernstspaltlampe. Graefes Arch. **97** (1918). (g) Das bio-physikalisch-histologische Verhalten der lebenden Augengewebe unter normalen und pathologischen Bedingungen im polarisierten Licht der GULLSTRANDschen Nernstspaltlampe. 1. Teil: Die Theorie und Wirkungsweise der Spaltlampenuntersuchung der lebenden Augengewebe im polarisierten Licht. Graefes Arch. **89** (1919). (h) Die Mikroskopie des lebenden Augenhintergrundes im fokalen Lichte der GULLSTRANDschen Nernstspaltlampe. 3. Graefes Arch. **99** (1919). (i) Klinische Beobachtungen mit der Nernstspaltlampe und dem Hornhautmikroskop. 16. Mitt. Über den feineren histologischen Bau der lebenden normalen Iris nebst Bemerkungen über den feineren Histomechanismus der Pupillarbewegung. Graefes Arch. **99** (1919). (k) Klinische Beobachtungen mit der Nernstspaltlampe und dem Hornhautmikroskop. 17. Mitt. Das histologische Verhalten der lebenden Conjunctiva tarsi unter normalen und einigen pathologischen Bedingungen im fokalen Lichte der GULLSTRANDschen Nernstspaltlampe. Graefes Arch. **101** (1919). (l) Die Mikroskopie des lebenden Kammerwinkels im fokalen Lichte der GULLSTRANDschen Nernstspaltlampe. 2. Teil. Die spezielle Anwendungstechnik der Methode und die normale Histologie des lebenden Kammerwinkels im fokalen Licht. Graefes Arch. **101** (1919). (m) Die Mikroskopie des lebenden Auges. 1. Die Mikroskopie des lebenden vorderen Augenabschnittes im natürlichen Lichte. **2** (1923). Berlin: Julius Springer 1920. (n) Die normale Histologie des lebenden Auges. Ein Gesamtüberblick über die bisherigen Ergebnisse der intravitalen Augenmikroskopie. I. Die normale Histologie des lebenden vorderen Augenabschnittes. Erg. Anat. **23** (1921). (o) Die ultra- und polarisationsmikroskopische Erforschung des lebenden Auges und ihre Ergebnisse. Bern: Bircher 1921. (p) Die stereomikroskopische Sichtbarmachung des lebenden interfaszikulären Kittliniensystems, sowie das Verhalten der lebenden Hornhautnerven im polarisierten Lichte der GULLSTRANDschen Nernstspaltlampe. Münch. med. Wschr. **67** (1922). (q) Das biophysikalisch-histologische Verhalten der lebenden Augengewebe unter normalen und pathologischen Bedingungen im polarisierten Lichte der GULLSTRANDschen Nernstspaltlampe. II. Das optisch-histologische Verhalten des lebenden vorderen Bulbusabschnittes im polarisations-mikroskopischen Bilde der GULLSTRANDschen Nernstspaltlampe. Graefes Arch. **102** (1922). (r) Warum hat die Natur die elastischen Lamellen und Membranen der lebenden Hornhaut und Linse in der Mitte dünner gestaltet als am Rande? Klin. Mbl. Augenheilk. **70** (1923). — KOPSCH, FR.: RAUBERs Lehrbuch der Anatomie des Menschen. 12. Aufl., **1922**. — KOERBER, H.: Iriszeichnung und Irisgefäße. Z. Augenheilk. **15** (1906). — KOSTER, W.: (a) Zur Untersuchung der Elastizität der Sclera. Graefes Arch. **49** (1899). (b) Weitere Untersuchungen über Filtration durch frische tierische Gewebe. Arch. f. Ophthalm. **51** (1900). (c) Über die Beziehung der Drucksteigerung zu der Formveränderung und der Volumzunahme am normalen menschlichen Auge usw. Arch. f. Ophthalm. **52** (1901). — KÖSTER, G.: (a) Klinischer und experimenteller Beitrag zur Frage der Tränenabsonderung. Neur. Zbl. **19** (1900). (b) Klinischer und experimenteller Beitrag zur Lehre von der Lähmung des Nervus facialis usw. Arch. klin. Med. **68** (1900). — Ein zweiter Beitrag zur Lehre von der Facialislähmung usw. Ebenda **72** (1902). — KOTSCHETOV, N.: Über das Pigmentepithel der Retina. C. r. Soc. Imp. Natur. St. Pétersbourg 1908, Nr 4. — KRÄMER: Anomalie des Tränenröhrchens. Arch. Augenheilk. **67** (1910). — KRAEMER, A.: (a) Ein neuer Beitrag zur angeborenen Hornhautpigmentierung. Zbl. prakt. Augenheilk. **30** (1906). (b) Beiderseitige symmetrisch gerichtete Optiko-Ciliarvenen mit Fortsetzung in die Chorioidea. Klin. Mbl. Augenheilk. **65** (1920). — KRAUPA, Ernst: (a) Die Anastomosen an Papillen- und Netzhautvenen. Arch. Augenheilk. **78** (1915). (b) Beiträge zur Morphologie des Augenhintergrundes I. Graefes Arch. **101** (1920). (c) Episclerale Venenschlingen im temporalen Lidwinkel als kongenitale Anomalie. Klin. Mbl. Augenheilk. **64** (1920). (d) Fehlen des Lederhautbandes in Sichelform als Abweichung vom gewöhnlichen Verhalten der Hornhaut-Ledergrenze. Ebenda. — KRAUPA-RUNK, MARTHA: Ein Beitrag zur Kenntnis kongenitaler Anastomosen der Papillen- und Netzhautgefäße. Z. Augenheilk. **36** (1916). — KRAUSE, W.: (a) Über die Doppelnatur des Ganglion ciliare. Morph. Jb. **7** (1882). (b) Über Pigmentzellen in der Conjunctiva. Diskussion zum Vortrag von E. FISCHER. Verh. anat. Ges. Genf 1905. — KRAUSS, W.: (a) Über die glatten Muskeln der menschlichen Orbita. Ber. 37. Verslg ophthalm. Ges. Heidelberg **1911**. (b) Über die Anatomie der glatten Muskulatur der Orbita und der Lider, speziell die Membrana orbitalis musculosa. Münch. med. Wschr. **58** (1911). (c) Zur Anatomie der glatten Muskeln der menschlichen Augenhöhle nach Untersuchungen bei Neugeborenen. Arch. Augenheilk. **71** (1912). (d) Über die Orbitalvenen des Menschen. Ber. 24. Verslg ophthalm. Ges. Heidelberg **1907**. (e) Beiträge zur Anatomie, Physiologie und Pathologie des orbitalen Venensystems. Arch. Augenheilk.

66 (1910). (f) Zur Anatomie der glatten Muskeln der menschlichen Augenhöhle nach Untersuchungen am Neugeborenen. 2. Die Membrana orbito-palpebralis musculosa. Arch. Augenheilk. **72** (1912). (g) Ophthalmobiologie. Eine kritische Betrachtung. Klin. Wschr. **5** (1926). — Kreibich, K.: Zur Entstehung des Retinapigments. Berlin. klin. Wschr. **49** (1912). — Krekeler, F.: (a) Die Altersveränderungen an der Sclera mit besonderer Berücksichtigung der elastischen Fasern. Diss. Würzburg 1921. (b) Die Struktur der Sclera in den verschiedenen Lebensaltern. Arch. Augenheilk. **93** (1923). — Krischewsky, J.: Die Morphologie der fetalen Tränenwege beim Menschen. Klin. Mbl. Augenheilk. **42** (1904). — Kronfeld, P.: Der Kohlensäuregehalt des Kammerwassers. Verslg Ges. dtsch. Naturforsch. Düsseldorf **1926**; Klin. Mbl. Augenheilk. **77**, 2 (1926). — Krückmann, E.: (a) Anatomisches über die Pigmentepithelzellen der Retina. Graefes Arch. **47** (1898). (b) Physiologisches über die Pigmentepithelzellen der Retina. Graefes Arch. **48** (1899). (c) Über Pigmentierung und Wucherung der Netzhautneuroglia. Graefes Arch. **60** (1905). (d) Über die Entwicklung und Ausbildung der Stützsubstanz im Sehnerven und in der Netzhaut. Klin. Mbl. Augenheilk. **44** I (1906). (e) Über die marginale Glia und die perivaskulären Lymphbahnen der Netzhautcapillaren. Z. Augenheilk. **37**. (f) Über Lymphbahnen der Retina. Ber. üb. 40. Verslg ophthalm. Ges. Heidelberg **1916**. (g) Vorführung stereoskopischer Aufnahmen von Injektionspräparaten der Corneoscleralgrenze. Ber. 46. Verslg dtsch. ophthalm. Ges. Heidelberg **1927**. — Krusius, Franz F.: Über zwei seltene Anomalien des Linsensystems. Arch. Augenheilk. **65** (1910). Kubik, J.: (a) Über die Darstellung des Glaskörpers usw. nach S. Mayers Methoden. Arch. mikrosk. Anat. **81** (1912). (b) Zur Anatomie der Kammerbucht. Ber. Verslg ophthalm. Ges. Heidelberg **1920**. (c) Zur Anatomie der Kammerbucht. Ber. dtsch. ophthalm. Ges. **42** (1922). (d) Beitrag zur Wasserstoffionenkonzentration des Kammerwassers. Z. Augenheilk. **61** (1927). — Kubota, A.: Länge der Lidspalten und Lebensalter (japan.) Nippon Gankakai Zasshi **27** (1923). — Kuhnt: Über Distichiasis (congenita) vera. Z. Augenheilk. **2** (1899). — Kumagai, Naoki: Zur Kenntnis der Bewegungsvorgänge in der Netzhaut. Mitt. med. Fak. Tokyo **16** (1916). — Kuschel: Die Architektur des Auges und ihre hydrostatischen Beziehungen zum intraokularen Stromgefälle. Z. Augenheilk. **17** (1907). — Kuschell: Ein Fall von Halbringskotom nach Bluterguß in die Papilla zur genaueren Bestimmung der Sehnervenstrahlung. Z. Augenheilk. **52** (1924). — Küsel: (a) Über die Wirkung der einzelnen Teile des Ciliarmuskels auf das Lig. pectinatum. Klin. Mbl. Augenheilk. **44** (1906). (b) Zur Entwicklungsgeschichte der Tränenröhrchen. Z. Augenheilk. **16**, Erg.-Heft (1906).

Lachi, A.: Sopra alcune particolarità di morfologia dei condottini lacrimali dell' uomo. Arch. ital. Anat. **11** (1912/13). — de Ladigenski, Vera: Sur l'évolution de la structure fibrillaire de la cornée chez l'embryon de poule. C. r. Soc. Biol. **78** (1915). — Laffay: Anomalie du nerf lacrymal; vascularisation et innervation du muscle oblique inférieur de l'oeil. Gaz. Hôpit. Toulouse **1898**, Nr 11. — Lafite-Dupont: Imperforation des points lacrymales. Ann. d'Ocul. **1895**. — Lafon, Ch.: (a) Un cas de microphthalmie double (contribution à l'étude des rosettes de Wintersteiner). Arch. d'Ophtalm. **27** (1907). (b) L'examen cytologique et micro-chimique des sécrétions conjonctivales. Ann. d'Ocul. **143** (1910). (c) Pigmentation anulaire de la rétine. Arch. d'Ophtalm. **33** (1913). — Lagleyze: L'oeil des albinos. Arch. d'Ophtalm. **27** (1907). — Lampert: Fall regelwidriger Entwicklung der unteren Tränenröhrchen. Ref. in Zbl. f. Ophthalm. **3** (1920). — Landmann, Otto: Über symmetrischen angeborenen Mangel der Chorioidea und der Retina außerhalb der Maculargegend. Arch. Augenheilk. **54** (1906). — Landoll, M.: Varicosités de la pupille. Arch. d'Ophtalm. **31** (1911). — Landolt, H.: (a) Über das Melanin der Augenhäute. Z. physiol. Chemie **28** (1899). (b) Über die Innervation der Tränendrüse. Arch. f. Physiol. **98** (1903). — Landreau, M.: De la régénération transparente de la cornée du lapin. Thèse de Bordeaux **1912**. — Lang, P.: Entwicklung des Tränenausführapparates beim Menschen. Anat. Anz. **38** (1911). — Lange, O.: (a) Vorzeigung infantiler Netzhautpräparate. Ber. 23. Verslg ophthalm. Ges. Heidelberg **1893**. (b) Eine Insertionsanomalie des N. opticus. Arch. f. Ophthalm. **51** (1900). (c) Zur Anatomie des Auges des Neugeborenen. Klin. Mbl. Augenheilk. **39** (1901). (d) Einblicke in die embryonale Anatomie und Entwicklung des Menschenauges. Wiesbaden: J. F. Bergmann 1908. — Langendorff, O.: (a) Ciliarganglion und Oculomotorius. Pflügers Arch. **56** (1894). (b) Zur Verständigung über die Natur des Ciliarganglions. Klin. Mbl. Augenheilk. **38** (1900). — (c) Über die Beziehungen des oberen sympathischen Halsganglions zum Auge und zu den Blutgefäßen des Kopfes. Klin. Mbl. Augenheilk. **38** (1900). — Langer: Ist man berechtigt, den Perichoroidalraum und den Tenonschen Raum als Lymphräume aufzufassen? Sitzgsber. Akad. Wiss. Wien., Math.-naturwiss. Kl. **99** (1890). — Lang-Heinrich, A.: Über die Membrana orbitalis der Säugetiere. Diss. Jena 1893. — Langley, I. N.: On the nature of the cells in the nerve plexuses of the iris. J. of Physiol. **54** (1922). — Langley, I. N. and H. Anderson: The action of nicotin on the ciliary ganglion and the endings of the third cranial nerve. J. of Physiol. **11** (1890). — Lankester: Degeneration. London 1880. — Lassila, V.: Die Schädelkapazität und die Orbita bei den Lappen. Acta Soc. Medici fenn. Duodecim **3** (1923). — Laub:

Disorders of lacrymal drainage. Amer. J. Ophthalm. 4 (1921). — LAUBER, H.: (a) Beiträge zur Anatomie des vorderen Augenabschnittes der Wirbeltiere. Anat. H. 1901, Nr 59. (b) Beiträge zur Entwicklungsgeschichte und Anatomie der Iris und des Pigmentepithels der Netzhaut. Graefes Arch. 68 (1908). — LAURENS, HENRY and S. R. DETWILER: Studies on the retina. The structure of the retina of Alligator mississippiensis and its photomechanical changes. J. of exper. Zool. 32. — LAWRENTJEW, B.: Zur Morphologie des Ganglion cervicale superius. Anat. Anz. 58 (1924). — LEBER, TH.: (a) Über die Ernährungsverhältnisse des Auges. Z. Augenheilk. 2, Beil. (1899). (b) Über die Ernährungsverhältnisse des Auges. 9. internat. ophthalm. Kongr. Utrecht 1899. Arch. Augenheilk. 40 (1900). (c) Nachschrift zu der vorhergehenden Arbeit des Herrn Prof. HOSCH: Über das Epithel der vorderen Linsenkapsel. Graefes Arch. 52 (1901). (d) Die Zirkulation und Ernährungsverhältnisse des Auges. Leipzig: Wilhelm Engelmann 1903 (= GRAEFE-SAEMISCH, Handbuch der gesamten Augenheilkunde 2 II (L.). — LEBERMANN, F.: Ein Beitrag zur Mikrochemie der Augenflüssigkeiten. Arch. Augenheilk. 96 (1925). — LEBOUCQ, G.: (a) Étude sur la limitante externe de la rétine. Ann. Soc. méd. Gand 89 (1909). (b) Contribution à l'étude de la rétine chez les mammifères. Arch. d'Anat. microsc. 10 (1909). (c) Contribution à l'étude de l'histogenèse de la rétine chez les mammifères. Arch. d'Anat. microsc. 10 (1909). (d) Étude sur les voies lymphatiques de l'oeil et de l'orbite. Arch. de Biol. 29. (e) La névroglie rétine-vitréenne. C. r. Soc. Biol. Paris 89 (1923). (f) Le question de la structure régulière du corps vitré. C. r. Assoc. Anat. Strasbourg 1924. — LECHNER, C. S.: Angeborene Augenanomalien. Klin. Mbl. Augenheilk. 38 (1900). — LECCO: Das Ganglion ciliare einiger Carnivoren. Jena. Z. Naturwiss. 41 (1906). — LE CRON, W. C.: Experiments on the origin and differentiation of the lens in Amblystoma. Amer. J. Anat. 6 (1906). — LEDERER, R.: Veränderungen an den Stäbchen der Froschnetzhaut unter Einwirkung von Licht und Dunkelheit. Zbl. Physiol. 22 (1909). — LEDOUBLE, F.: (a) Essai sur la morphogénie et les variations du lacrymal et des osselets péri-lacrymaux de l'homme. Bibliogr. Anat. 8 (1900). (b) De la possibilité du développement dans l'espèce humain du muscle oblique supérieur de l'oeil des vertébrés inférieurs à l'ordre des mammifères. Bibliogr. Anat. 9 (1901). (c) A propos d'un cas de communication de la fente sphénoïdale et du trou grand rond d'alisphenoïde humain. C. r. assoc. Anat. 4. Sess. 1902. (d) Sur quelques variations des trous optiques. Ibid. — LEGAL, E.: (a) Über die glatten Muskeln der menschlichen Orbita. Ber. 37. Verslg ophthalm. Ges. Heidelberg 1911. (b) Zur Anatomie der glatten Muskeln der menschlichen Augenhöhle nach Untersuchungen am Neugeborenen. 2. Die Membrana orbito-palpebralis musculosa. Arch. Augenheilk. 72 (1912). — LENHOSSÉK, M. v.: (a) Die Entwicklung des Glaskörpers. Leipzig: F. C. W. Vogel 1903. (b) Über das Ganglion ciliare. Vorl. Mitt. Verh. Anat. Ges. 24. Verslg Brüssel 1910. Anat. Anz. 1910, Erg.-Heft. (c) Die Entwicklung und Bedeutung der Zonula ciliaris. Verh. Anat. Ges. 25. Verslg Leipzig 1911. Anat. Anz. 38, Erg.-Heft. (d) Die Entwicklung und Bedeutung der Zonulafasern, nach Untersuchungen am Hühnchen. Arch. mikrosk. Anat. 77 (1911). (e) Das Ganglion ciliare der Vögel. Arch. mikrosk. Anat. 76 (1911). (f) Das Ciliarganglion der Reptilien. Ibid. 80 (1912). — LEPAGE, H.: (a) Persistance de la membrane pupillaire et pigmentation congénitale de la cristalloïde antérieure. Thèse méd. Paris 1901. (b) Recherches sur l'anatomie comparée de la gouttière lacrymonasale et du sac lacrymal des mammifères. Thèse de Bordeaux 1908/09. — LEPLAT, GEORGES: (a) Les plastosomes des cellules visuelles et leur rôle dans la différenciation des cônes et des bâtonnets. Anat. Anz. 45 (1914). (b) Localisation des premières ébauches oculaires chez les vertébrés. Pathogénie de la cyclopie. Anat. Anz. 46 (1914). (c) Action du milieu sur le développement des larves d'Amphibiens. Localisation et différentiation des premières ébauches oculaires chez les Vertebrés. Cyclopie et anophthalmie. Arch. de Biol. 30 (1919). (d) L'appareil accommodateur de l'oeil des Vertebrés. Anatomie et embryologie comparée. C. r. Assoc. Anat. Liège 1926. — LERNER: Opaque nerve fibers. Amer. J. Ophthalm. 6 (1923). — LEŠER, O. (a) Entwicklung des Obliquus inf. bei einigen Wirbeltieren (tschech.). Cas. lék. cesk. 63 (1924). (b) Über die Entwicklung der Form des menschlichen Auges. Rev. böhm. Med. 5 (1925). (c) Développement de la forme de l'oeil humain. Arch. d'Ophtalm. 42 (1925). (d) On the development of the extraocular muscles in some mammals. Brit. J. Ophthalm. 9 (1925). — LEVI, GIUS.: (a) Osservazioni sullo sviluppo dei coni e bastoncini della retina degli Urodeli. Sperimentale (Arch. di Biol.) 54 (1900). (b) Le développement de la cornée chez les amniotes. C. r. Assoc. Anat. Liège 1926. — LEVIN, HUGO: Über einen Fall von abnormer Schlängelung der Netzhautgefäße. Arch. Augenheilk. 38 (1898). — LEVINSOHN, GEORG: (a) Zur Frage der ständigen freien Kommunikation zwischen vorderer und hinterer Augenkammer. Klin. Mbl. Augenheilk. 37 (1898). (b) Über das Verhalten der Nervenendigungen in den äußeren Augenmuskeln des Menschen. Graefes Arch. 53 (1901). (c) Über das Verhalten der Nervenendigungen in den äußeren Augenmuskeln des Menschen. Ber. 29. Verslg ophthalm. Ges. Heidelberg 1901, ersch. 1902. (d) Kurzer Beitrag zur Histologie angeborener Augenanomalien. Graefes Arch. 57 (1903). (e) Über die hinteren Grenzschichten der Iris. Graefes Arch. 62 (1906). (f) Kurze Bemerkungen zu der Aurel v. Szilyschen Arbeit: Über die hinteren Grenzschichten der Iris. Graefes Arch. 64 (1906). (g) Zur v. Szilyschen Kritik meiner kurzen Bemerkungen zu dessen Arbeit: Über die hinteren Grenzschichten der Iris. Graefes Arch. 65 (1907). (h) Kurze Bemerkungen zur Arbeit J. G. Lindbergs: Beiträge zum klinischen Bilde der angeborenen sog. „Kerben am Pupillarrande" und zu ihrer entwicklungsgeschichtlichen Erklärung. Klin. Mbl. Augenheilk. 65 (1921). — Lewis, W. K.: Wandering pigment cells arising from the epithelium of the optic cup, with the development of the M. sphincter pupillae in the chick. Amer. J. of Anat. 2 (1903). — Lewis, W. H.: (a) Experimental studies on the development of the eye in amphibia. Proc. Assoc. Amer. Anat. 1903; Amer. J. of. Anat. 3 (1904). — On the cornea. J. of exper. Zool. 1905. (b) Experimental studies on the development of the eye in Amphibia. II. On the cornea. J. of exper. Zool. 2 (1906). (c) Experimental studies of the development of the eye in Amphibia. 3. On the origin and differentiation of the lens. Amer. J. Anat. 6 (1907). (d) Experiments on the origin and differentiation of the optic vesicle in amphibia. Amer. J. Anat. 7 (1907). — Lewis, P.: Anatomy of the vitreous body. Trans. Sect. Ophthalm. amer. med. Assoc. Boston 1921. — Lewis, F. P.: Further studies of the vitreous bodies. Trans. amer. acad. Ophthalm. a. Otol. 1922. — Lewitzky: Die Tenonsche Kapsel, ihre Anatomie und Pathologie. Odessa 1910. — Leydig, F.: Einige Bemerkungen über das Stäbchenrot der Netzhaut. Arch. f. Anat. 1897. — Libby, G. F.: Medullated nerve fibers involving the macula. Amer. J. Ophthalm. 8 (1925). — Liebrecht: Schädelbruch und Sehnerv. Arch. f. Ophthalm. 83 (1912). — Lichal, Franz: Beiträge zur Anatomie und Histologie des Tränennasenganges einiger Haussäugetiere. Anat. Anz. 48 (1915). — De Lieto Vollaro, Agostino: (a) Disposition du tissu elastique dans le système trabéculaire scléro-cornéen, et rapports de ce dernier avec la sclérotique, le tendon du muscle ciliaire et la membrane du Descemet. Arch. d'Ophtalm. 1902. (b) Sulla disposizione del tessuto elastico nella congiuntiva bulbare e nel limbus sclero-corneale. Rendic. 17. Congr. Assoc. Ottalm. ital. Napoli 1905 in: Ann. Ottalm. 35 (1906). (c) Sulla disposizione del tessuto elastico nella congiuntiva bulbare e nel limbus congiuntivale. Ann. Ottalm. 36 (1907). (d) Sulla esistenza nella cornea di fibre elastiche colorabili col metodo di Weigert. Loro derivazione dei corpuscoli fissi. Ann. Ottalm. 36 (1907). (e) Dell tessuto elastico nell'iride dell'uomo adulto e di alcune specie di vertebrati. Ann. Oftalm. 37 (1908). (19. Congr. Assoc. oftalm. ital.) (f) Sulla morfologia della membrana dilatatrice della pupilla nell'nomo. Ibid. (g) Sulla morfologia della membrana dilatatrice della pupilla nell'uomo. Arch. Ottalm. 17 (1900). (h) Il tessuto elastico nell' iride dell'uomo adulto e di alcune spezie di vertebrati. Arch. vergl. Ophthalm. 1 (1910). (i) Neue Beiträge zur Kenntnis der feineren vergleichenden Morphologie der Zellen der Cornea propria. Arch. vergl. Ophthalm. 1 (1910). (k) Di una particolare disposizione che hanno le fibre elastiche nella cornea del pollo e di spezie affini. Arch. Ottalm. 17 (1910). — Lindahl, C.: (a) Über die Pupillaröffnung des Augenbechers in frühen Entwicklungsstadien, mit besonderer Rücksicht auf die Bedeutung der Formverhältnisse derselben für unsere Auffassung von der Entstehung der Iriskolobome. Arch. Augenheilk. 72 (1912). (b) Die Entwicklung der vorderen Augenkammer. Anat. H. 52, H. 2 1915 I, H. 157. — Lindberg: Beitrag zum klinischen Bilde der angeborenen sog. Kerben am Becherrande. Klin. Mbl. Augenheilk. 65 (1920). — Lineback, P.: Observations on the fovea centralis of two human and seven monkey pairs of eyes. Anat. Rec. 35 (1927). — Linsenmeyer, J.: Vergleichende Untersuchungen über die Möglichkeit einer Fixierung der Linsenform. Arch. vgl. Ophthalm. 5 (1911). — Lo Cascio, G.: (a) Lo sviluppo delle guaine del nervo ottico nell'uomo. Ann. Ottalm. 51 (1922). (b) Sulla fina constituzione della retina. Ricerche chimiche e citologiche. Ann. Ottalm. 51 (1923). (c) Über die Ursachen der roten Farbe des Augenhintergrundes. Ann. Ottalm. 52 (1924). (d) Der Lichtsinn in der peripheren Partie der Netzhaut. Ebenda. — Lodato, Gaetano: Il tessuto elastico dell'occhio umano durante la vita fetale. Arch. Ottalm. 12 (1905). — Lodemann, Carl: Ein Beitrag zur Pigmentierung der Conjunctiva und Cornea des Auges. Diss. med. Berlin 1917. — Löhe, Wilhelm: Über sichtbare Lymphbahnen der Retina. Diss. med. München 1902. — Löhlein: Angeborene Tränensackfisteln als Entwicklungsanomalie. Arch. Augenheilk. 61 (1908). — Lohmann, W.: Über die typische Exzentrizität des kleinen Irisringes und das Verhältnis der Exzentrizität des Sehnerven zu der der Ora serrata. Klin. Mbl. Augenheilk. 44 (1906). — Lommel, F.: Über angeborene Irisanomalien. Diss. med. Gießen 1901. — López, E. M.: Las células de Hortega de la retina y vías ópticas en estado normal y patológico. Arch. Oftalm. Barcelona 27 (1927). — Loewenthal, N.: (a) Nouvelles recherches sur la glande sous-orbitaire. Bibliogr. Anat. 18 (1909). (b) Nouvelles recherches sur les glandes sousorbitaire, orbitaire externe et lacrymale. (Fin.). Bibliogr. Anat. 19 (1910). (c) Drüsenstudien. 4. Beitrag zur Kenntnis der Entwicklung der Augenhöhlendrüsen. Arch. mikrosk. Anat. 79 (1912). (d) Schlußwort. Anat. Anz. 44 (1913). (e) Weitere Beobachtungen über die Entwicklung der Augenhöhlendrüsen. Anat. Anz. 49 (1916). — Lubosch, W.: Besprechung einer neuen Theorie der Licht- und Farbenempfindung nebst einem Exkurs über die stammesgeschichtliche Entstehung des Wirbeltierauges. Morph.

Jb. **39** (1909). — Lüdde: Congenital absence of lower puncta. Ann. Ophthalm. **21** (1912). — Luna, Emerico: (a) Ricerche istologiche ed istochimiche sulla retina dei vertebrati. Nota prev. Monit. zool. ital. **22** (1911). (b) L'apparato mitocondriale nelle cellule dell' epitelio pigmentato della retina. Arch. Zellforschg **9**. (c) La retina dei Vertebrati. Ricerche istologiche ed istochimiche. Ric. Labor. Anat. Roma **16** (1912). (d) Note citologiche sull'epitelio pigmentato della retina coltivato in vitro. Arch. ital. Anat. **15** (1917). (e) Studio sulle cellule pigmentate della coroide coltivate „in vitro". Arch. ital. Anat. **18** (1922). — Lundsgaard: Über doppelseitige angeborene Tränensackfisteln. Det. ophthalm. Selskab. Kopenhagen 1902. — Lurie: Zur Frage der Entstehung der Tränensackcysten. Klin. Mbl. Augenheilk. **48** (1910). — Lüssi: Physiologische Tröpfchenbeschläge der Hornhautrückfläche. Klin. Mbl. Augenheilk. **69** (1922). — Lutz, A.: (a) Beiträge zur Kenntnis der Drüsen des 3. Augenlides. Diss. Gießen 1898 und Z. Tiermed. **3** (1898). (b) Über einige Fälle verschiedener Färbung der Iris beider Augen. Diss. med. Zürich u. Z. Augenheilk. **19** (1908). (c) Über einige weitere Fälle von Heterochromia iridum. Dtsch. med. Wschr. **1910**. — Lystad: Fluorescin and Argyrol in examination of lacrymal ducts. Norsk. Mag. Laegevidensk. **75** (1914).

Maciesza, A.: Die Augenhöhlen der Polen und Polinnen. Klin. oczna (poln.) **3** (1925). — M'Ilroy: The reponse of the developping retina to light and to radium emanation. J. f. Physiol. **33** (1905). — M'Ilroy, J. Hamilton: On the presence of elastic fibres in the cornea. J. of Anat. a. Physiol. **40** (1906). — Macklin, Madge Thurlow: Hereditary abnormalities of the eye. 1. Canad. med. Assoc. J. **16** (1926); 2. Ibid. **17** (1927). — Mc Murray: Angeborene Verengerung des Tränennasenganges. Zbl. Hals- usw. Heilk. **1** (1922). — Maggiore, Luigi: (a) L'apparato mitocondriale nel cristallino. Ric. Labor. Anat. Roma **16** (1912). (b) Struttura, comportamento e significato del canale di Schlemm nell' occhio umano, in condizioni normali e patologiche. Ann. Oftalm. **46** (1917). (c) Über den Mechanismus der Entwicklung der Ora serrata des menschlichen Auges. Verh. außerord. Tagung ophthalm. Ges. Wien **1921**. (d) Lo sviluppo del canale sclerale e della lamina cribrosa nell'occhio umano. Ann. Ottalm. **51** (1922). (e) L'ora serrata nell'occhio umano. Ann. Ottalm. **52** (1923). (f) L'ora serrata nell' occhio umano. Atti Congr. Soc. ital. Oftalm. (1924) **1925**. — Magitot, A.: (a) Étude sur le développement de la rétine humaine. Ann. d'Ocul. **143** (1910). (b) A propos de certaines plicatures de la rétine en voie de développement. Ann. d'Ocul. **44** (1911). (c) L'humeur aqueuse. P. 2. Origine et destinée de l'humeur aqueuse. Ann. de Physiol. Paris **2** (1926). — Magitot et Mestrezat: (a) Zusammensetzung und Menge des normalen Kammerwassers. Ann. d'Ocul. **158** (1921); C. r. Soc. Biol. **84** (1921). (b) Qualität und Quantität des normalen Glaskörpers. Ann. d'Ocul. **158** (1921). — Magni, F.: Intorno alla formazione e costituzione definitiva del vitreo nell'occhio umano. Milano **1882**. — Magnus: (a) Die Darstellung der Lymphwurzeln in menschlichen und tierischen Geweben usw. Dtsch. Z. Chir. **1922**. (b) Die Darstellung von Lymphräumen durch Gasfüllung. Anat. Anz. **57**, Erg.-H. (1923). — Magnus, G. und Stübel: Zur Kenntnis der Lymphgefäße des Auges. Dtsch. ophthalm. Ges. Jena **1922**. — Majewski, Casimir: Eine seltene Anomalie der oberen Tränenwege (Punct. lacrymale quadruplex). Arch. Augenheilk. **70** (1912). — Majocchi, Domenico: (a) Sopra alla duplicatio supercilii. Bull. Sci. Med. **7, 8** (1907). (b) Intorno alla duplicatio supercilii. Mem. roy. Accad. Sci. Ist. Bologna S. **6, 4** (1907). Sez. Med. e Chir.; auch Atti Soc. Romana Antrop. **14** (1908). — Mann, Ida C.: (a) On the development of the fissural and associated regions in the eye of the chick, with some observations on the mammal. J. of Anat. **55** (1921). (b) Absence of lens occurring in the human embryo. J. of Anat. **56** (1922). (c) The relations of the hyaloid canal in the foetus and in the adult. J. of Anat. **62** (1928). — Mans, R.: Das Epithelfasersystem der Hornhaut. Klin. Mbl. Augenheilk. **73** (1924). — Manson, J. S.: Congenital absence of both eyeballs. Brit. med. **1915**. — Marchand: Diskussion zu v. Lenhossék. Verh. Anat. Ges. **1911**. — Marchesani, O.: Die Morphologie der Glia im Nerv. opticus und in der Retina. 1. Graefes Arch. **117** (1926). — Marenghi, Giovanni: (a) Contributo alla fina organizzazione della retina. Verh. Anat. Ges. 14. Verslg Pavia **1900**. (b) Contributo alla fina organizzazione della retina. Bull. Soc. med.-chir. Pavia **1901**; Atti Accad. Lincei **1901**. — Marina: (a) Das Neuron des Ganglion ciliare und die Zentrale der Pupillenbewegungen. Dtsch. Z. Nervenheilk. **14** (1899). (b) Studien über die Pathologie des Ciliarganglions beim Menschen. Ibid. **20** (1901). (c) Ganglion ciliare, peripherisches Zentrum für die Lichtreaktion der Pupillen. 16. internat. med. Kongreß Budapest **1909**. — Markowski, Josef: Über den orbitalen Venensinus des Kaninchens. Anat. Anz. **38** (1911). — Martin, R.: Lehrbuch der Anthropologie. Jena 1914. — Martinotti, C.: Sur la réaction des fibres élastiques avec l'emploi du nitrate d'argent, et sur les rapports entre le tissu élastique et le tissu musculaire. Anat. Anz. **16** (1899). — Marx, E.: (a) Die Ursache der roten Farbe des normalen ophthalmologisch beobachteten Augenhintergrundes. Graefes Arch. **71** (1909). (b) De l'origine de la couleur rouge de l'oeil normal éclairé à l'ophthalmoscop. Ann. d'Ocul. **1922**. (c) Über Anatomie, Physiologie und Pathologie des Augenlidrandes und der Tränenpunkte. Nederl. Tijdschr. Geneesk. **67** (1923). (d) Der Ursprung der roten Farbe des normalen vom Augenspiegel erleuchteten Auges. Klin. Mbl. Augenheilk. **73**, 2 (1923). (e) Über vitale Färbungen am Auge und an den Lidern. I. Über Anatomie, Physiologie und Pathologie des Augenlidrandes und der Tränenpunkte. Arch. Ophthalm. **114** (1924). (f) Angeborene und erworbene Abweichungen im Stande der Tränenpunkte. Niederländ.·ophthalm. Ges. Z. f. Augenheilk. **59** (1926). (g) Über vitale Färbung des Auges und der Augenlider. 4. Angeborene und erworbene Abweichungen in der Lage der Tränenpunkte. Graefes Arch. **117** (1926). — Masugi, A.: (a) Über die Plica semilunaris conjunctivae der Aino. Z. Morph. u. Anthrop. **14** (1912). (b) Topographie der Tränendrüse der Japaner. Z. Morph. u. Anthrop. **15** (1912). (c) Topographie des Tränensacks der Japaner. Z. Morph. u. Anthrop. **15** (1913). — Matys, W.: (a) Die Entwicklung der Tränenableitungswege. Z. Augenheilk. **14** (1905) und **16** (1906). (b) Entwicklung und Topographie der Muskulatur der Orbita bei Vögeln. Arch. f. Anat. **1908**. — Mawas, Jaques: (a) Recherches sur l'origine et la signification histologique des fibres de la zonule de Zinn. C. r. Assoc. Anat., 10. Réun. Marseille **1908**. (b) Sur la structure de la rétine ciliaire. C. r. Acad. Sci. **147** (1908). (c) Note sur l'origine des fibres de la zonula de Zinn. C. r. Soc. Biol. **64** (1908). (d) La structure de la rétine ciliaire et la secrétion de l'humeur aqueuse. C. r. Assoc. Anat., 11. Réun. Nancy 1909. (e) Recherches sur l'anatomie et la physiologie de la région ciliaire de la rétine. Sécrétion de l'humeur aqueuse. Origine des fibres de la zonula de Zinn. Lyon 1910. (f) Notes cytologiques sur les cellules visuelles de l'homme et de quelques mammifères. C. r. Assoc. Anat., 12. Réun. Bruxelles 1910. (g) Etudes cytologiques et physiologiques sur la rétine ciliaire des mammifères. Arch. d'Anat. microsc. **12** (1910). (h) Sur la présence, dans les cellules fixes de la cornée, des granulations colorables par le sudan 3. C. r. Soc. Biol. **77** (1911). (i) Granulations lipoïdes des cellules fixes de la cornée et de certaines cellules conjonctives des vertébrés. Fondation ophthalmologique Adolphe de Rothschild. Bull. Trav. **1911**. Paris 1912. (k) Sur la fonction sécrétoire et le rôle nutritif de l'épithelium pigmentaire de la rétine. Fondation ophthalmologique Adolphe de Rothschild. Bull. Trav. **1911**. Paris 1912. (l) La structure de la rétine ciliaire. Son rôle dans la sécrétion de l'humeur aqueuse et la pathologie des cataractes. Fondation ophthalmologique Adolphe de Rothschild. Bull. Trav. **1911**. Paris 1912. (m) Sur la forme, la direction et le mode d'action du muscle ciliaire chez l'homme. C. r. Acad. Sci. Paris **155** (1912). (n) Forme, direction et mode d'action du muscle ciliaire chez quelques mammifères. Ibid. **156** (1913). (o) Du rôle du tissu conjonctif du corps ciliaire dans la transmission de la contraction du muscle ciliaire et de l'importance de la zonule dans l'accomodation de l'oeil. Ibid. **156** (1913). (p) Sur l'asymmétrie du corps ciliaire et sur son importance dans l'accommodation astigmique et les mouvements du cristallin. Ibid. **156** (1913). — Mawas, J. et A. Magitot: (a) Recherches sur le développement du corps vitré chez l'homme. Comm. prélim. C. r. Assoc. Anat., 14 Réun. Rennes 1912. (b) Étude sur le développement du corps vitré et de la zonule chez l'homme. Arch. d'Anat. microsc. **14** (1912). (c) Etude sur le développement du corps vitré et de la zonule chez l'homme. Fondation ophthalmologique Adolphe de Rothschild. Bull. Trav. **1911**. Paris 1912. — Mayer, S.: Über eine neuartige Verwendung des Farbstoffs Neutralrot. Arch. mikrosk. Anat. **81** (1912). — Mayerweg, Karl: Über markhaltige Nervenfasern in der Retina. Arch. Augenheilk. **46** (1902). — Maynard, F. P.: Observations on the weight, volume and ash of the human lenses. Brit. J. Ophthalm. **1920**. — Maziarski, St.: Über den Bau und die Einteilung der Drüsen. Anat. H. **1901**, H. 58. — Meesmann, A.: (a) Über das Bild der Subluxation und Ektopie der Linse an der Spaltlampe, nebst Bemerkungen über die Zonula. Arch. Augenheilk. **91** (1922). (b) Über die Abhängigkeit des intraokularen Druckes von der Wasserstoffionenkonzentration des Kammerwassers. Arch. Augenheilk. **94** (1924). (c) Beiträge zur physikalischen Chemie des intraokularen Flüssigkeitswechsels unter normalen und pathologischen Verhältnissen, besonders beim Glaukom. Arch. Augenheilk. **97** (1926). (d) Die Mikroskopie des lebenden Auges an der Gullstrandschen Spaltlampe mit Atlas typischer Befunde. Berlin-Wien: Urban und Schwarzenberg 1927. — Meirowsky, E.: (a) Über den Ursprung des melanotischen Pigments der Haut und der Augen. Leipzig 1908. (b) Bemerkungen zu der Arbeit Aurel v. Szilys: Über die Entstehung des melanotischen Pigments im Auge der Wirbeltierembryonen und in Choroidalsarkomen. Arch. mikrosk. Anat. **81** (1912). — Meller: (a) Über hyaline Degeneration des Pupillarrandes. Graefes Arch. **59** (1904). (b) Die histologischen Veränderungen des Auges bei Keratitis disciformis. Klin. Mbl. Augenheilk. **43** II (1905). — Menacho, M.: Anomalias vasculares del fondo ocular. Arch. de Oftalm. Barcelona **26** (1926). — Mend, Em.: Neue Tatsachen zur Selbstdifferenzierung der Augenlinse. Arch. Entw.mechan. **25** (1908). — Merkel, Fr. und E. Kallius: Makroskopische Anatomie des Auges. Graefe-Saemisch, Handbuch der gesamten Augenheilkunde **1** (1910) (L.). — Metcalf, Maynard M.: Salpa and the phylogeny of the eyes of vertebrata. Anat. Anz. **29** (1906). — Metzner, Rud.: Kurze Notiz über Beobachtungen an dem Ciliarkörper und dem Strahlenbändchen des Tierauges. Verh. Naturforsch.-Ges. Basel **16** (1903). — Meyer, Ludwig: Ein Fall von angeborener einseitiger, isolierter Spaltbildung im oberen Augenlid (Blepharoschisis). Berl. klin. Wschr. **44** (1907). — Meyer und

Bach: Über die Beziehungen des Trigeminus zur Pupille und zum Ganglion ciliare. Z. Augenheilk. 13 (1904). — Meyerhof, M.: Über Myopie und Rasse in Ägypten. Klin. Mbl. Augenheilk. 48 (1910). — Michel: Über die feinere Anatomie des Ganglion ciliare. Transact. Eighth internat. ophthalm. Congr. Edinburgh 1894. — Michel, J. v.: (a) Über den Einfluß der Kälte auf die brechenden Medien des Auges. Beitr. Physiol., Festschr. f. A. Fick 1899. (b) Anatomischer Befund bei ophthalmoskopisch sichtbaren markhaltigen Nervenfasern der Netzhaut. Z. Augenheilk. 13 (1905). — Miescher, G.: Die Pigmentgenese im Auge nebst Bemerkungen über die Natur des Pigmentkorns. Arch. mikrosk. Anat. 97 (1923). — Miessner, H.: Die Drüsen des 3. Augenlides einiger Säugetiere. Arch. Tierheilk. 26 (1900). — Mildenberger, Alfred: Sind im Sehnerven des Pferdes Zentralgefäße vorhanden? Diss. med. Tübingen 1905. — Miyake, Rioichi: Ein Beitrag zur Anatomie des M. dilatator pupillae bei den Säugetieren. Verh. physik.-med. Ges. Würzburg. N. F. 34 (1901). — Mobilio, Camillo: (a) Ricerche anatomo-comparati sull' innervazione del muscolo piccolo obliquo dell'occhio ad appunto sulle radici del ganglio oftalmico nei mammiferi. Monit. zool. ital. 23 (1912). (b) Innervazione del muscolo accessorio del grande obliquo dell'occhio nell' asino. Ibid. (c) Sulla forma della glandola lacrimale. Arch. Sci. Soc. naz. veter. 10 (1912). (d) Sullo sviluppo della glandola lacrimale nel bue. Anat. Anz. 42 (1913). (e) La glandola della faccia convessa della 3. palpebra in alcuni mammiferi. Monit. zool. ital. 25 (1914). (f) Di una nuova glandola annessa alla terza palpebra nel Bos taurus. (Glandola della faccia convessa della terza palpebra.) Anat. Anz. 44 (1914). (g) Mancanza del foro lacrimale inferiore nel maiale e cinghiale e del canale lacrimale superiore nella lepre. Monit. zool. ital. 25 (1914). — Moeli, C.: Über atrophische Folgezustände in Chiasma und Sehnerven. Arch. f. Psychiatr. Berlin 30 (1898). — Moeschler: Untersuchungen über Pigmentierung der Hornhautrückfläche bei 395 am Spaltlampenmikroskop untersuchten Augen gesunder Personen. Z. Augenheilk. 50 (1922). — Mondia: El aparate de las vias lacrymales y patogenio de sus enfermedados. Gac. Med. españ. 29 (1911). — Monesi, Luigi: (a) Sulla morfologia delle vie lacrimali dell' uomo nella vita fetale: nota prev. Bull. Soc. Med. 3, s. 8 (1903). (b) Einige Bemerkungen zur Morphologie der menschlichen Tränenwege im fetalen Leben. Klin. Mbl. Augenheilk. 1 (1903). (c) Sulla morfologia delle vie lacrimali dell' uomo. Ann. Ottalm. 32 (1903). (d) Die Morphologie der fetalen Tränenwege beim Menschen. Klin. Mbl. Augenheilk. 1 (1904). (e) Sulla morfologia delle vie lacrimali fetali nell' uomo. Ann. Ottalm. 33 (1904). (f) Osservazioni di anatomia comparata sulle vie lacrimali. Bull. Soc. Med. 76 8 s., 5 (1905). (g) Osservazioni di embriologia e di anatomia comparata sulle vie lacrimali con speciale riguardo alle vie lacrimali del coniglio. Ann. Ottalm. 35 (1906). (h) Sul tessuto elastico della cornea. Ann. Oftalm. 37 (1908). (19. Congr. Assoc. Oftalm. ital.) (i) Contribuito allo studio della genesi del vitreo nei vertebrati. Atti Soc. lombarda di Sci. med. e biol. 10. Milano 1921. — Mongiardino, P.: Sulla questione riguardante la presenza di fibre elastiche nella cornea dei mammiferi. Ric. anat. Moderno zooiatro 1914. — Morel, J.: Développement du corps vitré chez l'embryon de poulet. (Demonstr.). C. r. Assoc. Anat. 22. Réun. Londres 1927. — Moroff, Th.: Cytohistogenese der Retina bei Anuren. Jb. Univ. Sofia 19 (1923). — Most, A.: Über die Lymphgefäße und die regionären Lymphdrüsen der Bindehaut und der Lider des Auges. Arch. f. Anat. 1905. — Motais: Anatomie et physiologie de l'appareil moteur de l'oeil de l'homme. Encyclop. franç. d'Ophtalm. 1. Paris 1903. — Müller, Carl: Das Glykogen der Retina des Frosches. Z. Anat. 81 (1926). — Müller, L. R.: Das vegetative Nervensystem. Berlin 1920. (L.) — Müller, W.: Über die Stammesentwicklung des Sehorgans der Wirbeltiere. Festgabe für C. Ludwig. Leipzig 1875. — Münch, Karl: (a) Beweis für die muskulöse Natur des Stromazellnetzes der Uvea des Auges. Verh. Ges. dtsch. Naturforsch. 76. Verslg Breslau 1904, 2. Teil, 2. Hälfte. (b) Über die muskulöse Natur des Stromazellnetzes der Uvea. Z. Augenheilk. 12 (1904). (c) Zur Anatomie des Dilatator pupillae. Z. Augenheilk. 13 (1905). (d) Über die Innervation der Stromazellen der Iris. Z. Augenheilk. 14 (1905). (e) Über die Mechanik der Irisbewegung. Graefes Arch. 64 (1906). (f) Die anatomische Grundlage der Irisfarbe. Münch. med. Wschr. 72 (1925). (g) Kritik der Poosschen Irisversuche. Klin. Mbl. Augenheilk. 77, 2 (1926). — Murr, E.: Zur Entwicklung des Tapetum lucidum fibrosum im Auge der Wiederkäuer. Z. Zellforsch. 2 (1925). — Mursin, A.: Die vitale Färbung der Gewebe des Auges und ihre Mikroskopie in vivo (russ.). Saratov. Vestn. 5 (1924). — Myers, B. D.: Beitrag zur Kenntnis des Chiasmas und der Commissuren am Boden des 3. Ventrikels. Arch. f. Anat. 1902.

Nagel, W.: (a) Der Lichtsinn augenloser Tiere. Jena 1896. (b) Angeborene Atresie des Tränennasenganges. Amer. J. Ophthalm. 3 (1920). — Nageotte, J.: Rapport des neurites avec les tissus dans la cornée. C. r. Acad. Sci. Paris 172 (1921). — Nageotte, J. et L. Guyon: Le syncytium de Schwann dans les plexus de la cornée; ses connexions avec l'épithélium. C. r. Assoc. Anat. Liège 1926. — Naito: Ein Beitrag zur Kenntnis der intrascleralen Nervenschleifen. Klin. Mbl. Augenheilk. 40 II (1902). — Nakagawa, Jiusen: Über echte Papillen in der normalen Conjunctiva. Arch. Augenheilk. 47 (1903). — Nakaizumi, Y.: (a) Zur Struktur von N. opticus und Retina. Verh. 1. Ärzte-Kongr. Tokio 1902.

(b) Hintere Grenzmembran und Pigmentepithel der Iris. Tokio-Jji-Schinski 1907, Nr 1522.
(c) Über die Form des Randes der menschlichen Linsen. Jahresverslg d. japan. ophthalm.
Ges. Kyoto 1922. — Nakanishi, M.: The nerve fibre constitution of the nerves of the eye.
J. of Physiol. 58 (1924). — Natanson, A. N. jun.: Beitrag zur Kasuistik der Irisanomalien.
Klin. Mbl. Augenheilk. 45 (1907). Neal, H. V.: (a) The morphology of the eye muscle
nerves. Proc. 7. internat. zool. Congr. Boston 1907, ersch. 1912. (b) The morphology of
the eye muscle nerves. J. Morph. a. Physiol. 25 (1912). (c) The history of the eye muscles.
J. Morph. a. Physiol. 30 (1917/18). — zur Nedden: Ein Fall von angeborener Melanosis
corneae in Verbindung mit einem Pigmentnetz in der vorderen Kammer und auf der Iris.
Klin. Mbl. Augenheilk. 2 (1903). — Nettleship, E.: Notes on the blood-vessels of the
optic disc in some of the lower animals. Trans. ophthalm. Soc. U. Kingd. 25. London
1905. — Newman, E. H. R.: A case of double ablepharon (congenital). Ind. med. Gaz.
39 (1904). — Nicholson, Helen: On the presence of ganglion cells in the third and sixth
nerves of man. J. comp. Neur. 37 (1924). — Nicola, B.: Su la sutura zygomatico-maxil-
laris. Giorn. Accad. med. 8. Torino 1902. — Nicolai, C.: (a) Een nieuwe spier in het oog
(Musculus papillae optici). Verh. Akad. Wetensch. Amsterd. Sectie 2 9 (1902). (b) Un nouveau
muscle de l'oeil. (Musculus papillae optici.) Ann. d'Ocul. Paris 1902. — Ninni, Emilio:
Sopra due casi d'arresto della migrazione oculare. Atti Soc. ital. Sci. nat. 44. Milano
1905. — Nitsch, M.: Zur Genese des Epitarsus. Z. Augenheilk. 62 (1927). — Noll, A.:
Morphologische Veränderungen der Tränendrüse bei der Sekretion. Habil.-Schr. Jena 1901
und Arch. mikrosk. Anat. 58 (1901). — Nordenson, J. W.: Über die Durchlässigkeit der
vorderen Grenzschicht des Glaskörpers beim Menschen in verschiedenen Lebensaltern.
Skand. Arch. Physiol. (Berl. u. Lpz.) 37. — Nuël: De la vascularisation de la choroide et
de la nutrition de la rétine principalement au niveau de la fovea centralis. Arch. d'Ophtalm.
12 (1892). — Nuël, J. P.: Über Abflußwege des Humor aqueus. Z. Augenheilk. 2, Beil.
(1899). — Nuël, J. B. et F. Benoit: (a) Des espaces lymphatiques de l'iris du chat. Ann.
d'Ocul. 120 (1898). (b) L'absorption de l'humeur aqueuse dans l'oeil humain. Bull. Soc.
belge Ophtalm. 1899. (c) Des voies d'élimination des liquides intraoculaires hors de la
chambre antérieure et au fond de l'oeil (nerf optique etc.) Arch. d'Ophtalm. 20 (1900). —
Nussbaum, M.: (a) Vergleichende anatomische Beiträge zur Kenntnis der Augenmuskeln.
Anat. Anz. 8 (1893). (b) Entwicklung der Augenmuskeln bei den Wirbeltieren. Sitzgsber.
niederrhein. Ges. Natur- und Heilk. Bonn 1899. (c) Die Pars ciliaris retinae des Vogelauges.
Arch. mikrosk. Anat. 57 (1901). (d) Die Entwicklung der Binnenmuskeln des Auges der
Wirbeltiere. Arch. mikrosk. Anat. 58 (1901). (e) Zur Anatomie der Orbita. Verh. anat.
Ges. Halle 1902. (f) Umlagerungen der Augenmuskeln an erwachsenen und embryonalen
Haussäugetieren und dem Menschen. Verh. anat. Ges. Halle 1902. (g) Entwicklungs-
geschichte des menschlichen Auges. 3. neubearb. Aufl. Leipzig: Wilhelm Engelmann
1912. (Graefe-Saemisch, Handbuch der gesamten Augenheilkunde, Teil 1, Kap. 8.) (L.).
    Oakden, W. M.: A desription of the histology of the eyes in two anencephalic foetuses.
J. of Anat. 44 (1910). — Ochi, S.: So called cystic degeneration in the peripheral retina.
J. of Ophthalm. etc. 10 (1927). — Oeller, J.: Ein überzähliges monströses Oberlid mit
Oberlidcolobom beider Augen. Arch. Augenheilk. 50 (1904). — Ogata, K.: Über den
fibrillären Bau der Hornhautepithelien (japan.). Nippon Gankakai Zasshi 29 (1925). —
Ogawa, K.: Die normale Pigmentierung im Sehnerven der Japaner. Ein Nachtrag zum
Artikel: Über Pigmentierung des Sehnerven. Arch. Augenheilk. 55 (1906). — Ognev, J.:
Einige Bemerkungen über die Müllerschen Fasern und die Zwischensubstanz der Retina.
C. r. XII. Congrès internat. Méd. Moscou 1897. 2 (1899). — Oguchi: Zur Anatomie der
angeborenen Pigmentierung im Sehnerven. Arch. Augenheilk. 63 (1909). Oguchi, Ch.
und K. Majima: Über die Verteilung der carminaufspeicherungsfähigen Zellen im Auge
bzw. Gliazellen und Ganglienzellen in der Retina. Graefes Arch. 111 (1923). — Ohhaschi, Y.:
On the retinal visual cells. Japan. med. World 6 (1926). — Ohm, Joh.: Über die Beziehungen der Augenmuskeln zu den Ampullen der Bogengänge beim Menschen und Kaninchen.
Mbl. Augenheilk. 62 (1919). — Onishi: Über das einfache und doppelt gefaltete Augenlid.
Nipon Gankagakkai-Zasshi. Ber. japan. ophthalm. Ges. 15 (1911). — Onodi: Das Ganglion
ciliare. Anat. Anz. 19 (1901). — Onodi: (a) Ductus lacrimalis im Kindesalter. Z. Ohren-
heilk. 65 (1912). (b) Beziehungen der Tränenorgane zur Nase und ihren Nebenhöhlen.
Wien 1913. — Onodi, A.: Das Verhältnis des N. opticus zur Keilbeinhöhle und insbesondere
zu der hintersten Siebbeinzelle. Arch. f. Laryng. 14. — Onodi, L.: Über die Beziehungen
der Keilbeinhöhle zu den Nervenstämmen usw. Arch. f. Laryng. 26 (1912). — Orum, H. P. T.:
Studien über die elementären Endorgane für die Farbenempfindung. Skand. Arch. f.
Physiol. 16 (1904).
    Pagani, M.: Ricerca dell'urea nell'umore acqueo. Biochemica e Ter. sper. 1926. —
Pagano, G.: Sur les voies associatives périphériques du nerf optique. Note préventive.
Arch. di Biol. 27 (1897). — Pagenstecher, Adolf H.: Ein Fall von Irismißbildung bei
Mikrophthalmus. Arch. Augenheilk. 59 (1908). — Pagenstecher, Hermann E.: (a) Über
die Mißbildungen des Auges. Verh. Ges. dtsch. Naturforsch. 83. Verslg Karlsruhe 1911

(ersch. 1912). (b) Die kausale Genese von Augenmißbildungen und angeborenen Staren. Ber. 38. Verslg ophthalm. Ges. Heidelberg **1912**. (c) Die allgemeinen modernen Anschauungen über die Grundbegriffe der Teratologie des Auges. Ber. 39. Verslg ophthalm. Ges. Heidelberg **1913**. (d) Experimentelle Untersuchungen über die Entstehung angeborener Anomalien und Mißbildungen in Säugetieraugen. Münch. med. Wschr. **61** (1914). — PALMER, S. C.: The numerical relations of the histological elements in the retina of Necturus maculosus. J. comp. neur. **22** (1912). — PANAS et ROCHON-DUVIGNEAUD: Recherches anatomiques et clin. sur le glaucome. Paris 1898. — PANEGROSSI, E.: Contributo allo studio anatomo-fisiologico dei centri dei nervi oculomotori dell'uomo. Ric. Labor. Anat. Univ. Roma **6** (1898). — PARDO, RUGGERO: Osservazioni sulla filtrazione dei liquidi oculari. Ann. Oftalm. **37** (1908). (19. Congr. Assoc. Oftalm. ital.) — PARKER, G. H.: (a) The origin of the lateral vertebrates eyes. Amer. Naturalist **42** (1908). (b) The integumentary nerves of fishes as photoreceptors and their significance for the origin of the vertebrate eyes. Amer. J. Physiol. **25** (1909). — PARSONS, F. G.: Some points in the anatomy of the orbit. Trans. ophthalm. Soc. U. Kingd. **41** (1921). — PARSONS, J. K.: (a) Arcus senilis. Proc. Physiol. Soc. J. of Physiol. **28**. Cambridge 1902. (b) Degenerations following lesions of the retina in monkeys. J. of Physiol. **23**. Cambridge 1902. — PASCHEFF: Besondere Muskelbildungen in der Orbita. Ber. ophthalm. Ges. Heidelberg **1927**. — PASSERA, E.: (a) La rete vascolare sanguigna della membrana corio-capillare dell' uomo. Ric. Labor. Anat. Univ. Roma **5** (1896). (b) Le „arteriae recurrentes chorioideae" ed i loro rapporti con la rete vascolare sanguigna della „lamina choriocapillaris". Ric. Labor. Anat. Univ. Roma **6** (1897). — PATRY, A.: Cornée à grand axe verticale et oxycéphale. Ann. d'Ocul. **135** (1906). — PATTON, J. M.: Regional anatomy of the tear sac. Ann. of Otol. **32** (1923). — PAULLI, S.: Über Pneumatizität des Schädels bei Säugetieren. Morph. Jb. **28**. — PAVLOW, W.: Zur Histologie des Ganglion ciliare bei den Vögeln (russ.). Arb. ksl. Ges. Naturwiss. Petrograd **46** (1915). — PEDASCHENKO, D.: Die Entwicklung der Augenmuskelnerven. Anat. Anz. **47** (1914/15). — PÉE, P. VAN: Recherches sur l'origine du corps vitré. Arch. de Biol. **19** (1902). — PELLATHY, B. v.: Angeborene Hypoplasie des vorderen Blattes der Iris mit Mydriasis. Z. Augenheilk. **59** (1926). — PELLATON, R.: Die physiologischen Linsentrübungen im Kindesalter nach Spaltlampenuntersuchung an 164 normalen Kinderaugen. Graefes Arch. **111** (1923). — PENSA, A.: Ricerche anatomiche sui nervi della congiuntiva palpebrale in alcuni mammiferi. Gazz. Med. lombarda **56** (1897). — PERGENS, E.: Les dépôts pigmentaires dans la conjonctive des nègres. Ann. d'Ocul. **120** (1898). — PERNA: Un muscolo trasverso anomalo della cavita orbitaria nell' uomo. Verh. anat. Ges. Anat. Anz. **20** (1905). — PES, O.: (a) Sulla fina anatomia dei membri externi delle cellule visive nella retina umana. Giorn. Accad. Med. **63**. Torino 1900. (b) Sulla distribuzione del connettivo elastico nella coroide umana. Giorn. Accad. Med. **63**. Torino 1900. (c) Über einen Fall von Knorpelbildung in der Chorioidea. Arch. Augenheilk. **48** (1903). (d) Über einige Besonderheiten in der Struktur der menschlichen Cornea. Arch. Augenheilk. **55** (1906). (e) Sulla fina anatomia della sclerotica. Ann. Ottalm. **37** (1907). (f) Ricerche embriologiche ed istologiche sulla fina anatomia della sclerotica. Biologica **2** (1909). — PESCHEL: Über das orbitale Nervensystem des Kaninchens, mit spezieller Berücksichtigung der Ciliarnerven. Graefes Arch. **39** (1893). — PESCHEL, MAX: (a) Kongenitaler Epidermisüberzug der Tränenkarunkel. Zbl. Augenheilk. **27** (1903). (b) Die strukturlosen Augenmembranen im Ultramikroskop. Graefes Arch. **60** (1905). — PETELLA, G.: Sulla controversa questione del dilatatore della pupilla nei mammiferi e nell' uomo: ricerche istologiche. Ann. Med. nav. **2** (1901). — PETER, ROSA: Über die Corneagröße und ihre Vererbung. Arch. f. Ophthalm. **115** (1924). — PETERS, ALBERT: (a) Über angeborene Defektbildungen der DESCEMETschen Membran. 1. Teil. Klin. Mbl. Augenheilk. **44** (1906). (b) Weiterer Beitrag zur Kenntnis der angeborenen Defektbildung der DESCEMETschen Membran. Klin. Mbl. Augenheilk. **46** (1908). (c) Blaufärbung des Augapfels durch Verdünnung der Sclera als angeborene und erbliche Anomalie. Klin. Mbl. Augenheilk. **46** (1908). (d) Die angeborenen Fehler und Erkrankungen des Auges. Bonn: F. Cohen 1909. (e) Ein weiterer Beitrag zur Kenntnis der angeborenen Hornhauttrübungen. Anat. H. **57 I** (1919). (f) In AXENFELD: Lehrbuch 1919. — PETERSEN, HANS: Bildung einer überzähligen Linse bei Rana temporaria. Arch. f. Entw.mechan. **47** (1921). — PETERSEN, H.: Entwicklungsmechanik des Auges. Erg. Anat. **24** (1924) (L.). — PFLÜGER, ERNST: Zur Lehre von der Bildung des Kammerwassers und seinen quantitativen Verhältnissen. Graefes Arch. **64** (1906). — PFLUGK, ALBERT V.: (a) Über die Akkommodation des Auges der Taube nebst Bemerkungen über die Akkommodation der Affen (Macacus cynomolgus) und des Menschen. Wiesbaden 1906. (b) Die Fixierung der Wirbeltierlinsen, insbesondere der Linse des neugeborenen Menschen. Klin. Mbl. Augenheilk. **2** (1909). — PICHLER, A.: (a) Zur Lehre von der Sehnervenkreuzung im Chiasma des Menschen. Z. Heilk. **21** (1900), Abt. f. pathol. Anat. etc. (b) Der Faserverlauf im menschlichen Chiasma. Augenärztliche Unterrichtstafeln, herausgeg. von H. MAGNUS H. 22. Breslau 1900. (c) Tränennasengang und schräge Gesichtsspalte. Arch. Augenheilk. **68** (1911). (d) Eine seltene Mißbildung des inneren Lidwinkels. Klin. Mbl. Augenheilk. **68** (1922). — PICK, L.: Schwarze

Sehnerven. Arch. Augenheilk. **41** (1900). — Pickard: A method of recording disc alterations and a study of the growth of normal and abnormal disc cups. Brit. J. Ophthalm. **1923.** — Pier, Wilhelm: Zur Kasuistik der angeborenen und erworbenen pathologischen Pigmentierungen des Bulbus. Diss. med. Gießen 1906. — Piltz, J.: Contribution à l'étude des voies centrales des nerfs moteurs de l'oeil. Rev. Neur. N. s. 8 (1900). — Pines, Leo: Untersuchungen über den Bau der Retina mit Weigerts Neurogliamethode. Z. Augenheilk. **2** (1899). — Pines, J.-L.: Zur Morphologie des Ganglion ciliare beim Menschen. Z. mikrosk.-anat. Forsch. **10** (1927). (L.). — Piper, H.: Über die Funktionen der Stäbchen und Zapfen und über die physiologische Bedeutung des Sehpurpurs. Med. Klin. **1** (1905). — Pitzorno: Contributo alla conoscenza della struttura del ganglio ciliare dei chelonie. Arch. ital. Anat. **7** (1914). — Pizon, A.: Rôle du pigment dans le phénomène de la vision. Tagebl. 5. internat. Zool.-Kongr. Berlin **1901.** — Plocher: Die Wärmeströmung in der vorderen Kammer. Klin. Mbl. Augenheilk. **58** (1917); Nachtrag zu meiner Mitteilung usw. Ebenda **65** (1920). — Ploman, K. G., Engel, A. and F. Knutsson: Experimental studies of the lacrymal passageways. Acta ophthalm. (Kopenh.) **6** (1928). — Podestà, H.: Zur Frage nach der Existenz schleimbeutel- und lymphdrüsenartiger Gebilde im vorderen Orbitalabschnitt. Klin. Mbl. Augenheilk. **78** (1927). — Pollock, W. B. Inglis: The persistence of the nerve plexus of the iris after excision of the ciliary ganglion and of the superior sympathetic ganglion. Arch. vergl. Ophthalm. **4** (1913). — Polte: (a) Mehrere Fälle angeborener Irismißbildung. Arch. Augenheilk. **48** (1903). — (b) Angeborene Schlauchbildung im Glaskörper und Mißbildung an der Papille. Z. Augenheilk. **11** (1904). — Polyak: Sondierung des Tränennasenganges von der Nase aus. Arch. f. Laryng. **12** (1902). — Poole, Frank S.: The relations of the superior oblique muscle of the eye in the mammals. J. of Anat. **39** (1905). — Poos, Fr.: Über den Wirkungsmechanismus der Sympathicusreizmittel auf die isolierten Irismuskeln. Klin. Mbl. Augenheilk. **77,** 2 (1926); Entgegnung auf die Münchsche Stellungnahme zu meiner Arbeit usw. Ebenda. — Popoff, E.: Contribution à l'étude du repli semilunaire et de la caroncule lacrymale chez l'homme. Thèse méd. Paris **1912.** — Poyales, F.: Desarrollo de los músculos oculares recto externo y recto interno, en el embrión humano. Anat. Rec. **13** (1917). — Prediger, Hans: Ein Fall von angeborener umschriebener Grubenbildung an der Papille. Z. Augenheilk. **21** (1909). — Prinke, Th.: Über Tuscheinjektionen am Augapfel. Klin. Mbl. Augenheilk., Beil. **41** (1903). — Prokopenko, P.: Über die Verteilung der elastischen Fasern im menschlichen Auge. Graefes Arch. **55** (1902). — Prowaczek, S.: Zur Kenntnis der Regenerationsvorgänge in der Kaninchencornea. Zool. Anz. **29** (1905). — Przibram, Hans: Vererbungsversuche über asymmetrische Augenfärbung bei Angorakatzen. Arch. Entw.-mechan. **25** (1907). — Puglisi-Allegra, Stefano: (a) Sui nervi della glandola lagrimale. Anat. Anz. **23** (1903) und Riforma med. **19** (1903). (b) Studio della glandola lacrimale. Arch. ital. Anat. **3** (1904). — Pütter, Aug.: (a) Die Augen der Wassersäugetiere. Zool. Jb., Abt. f. Anat. u. Ontogen **17** (1902). (b) Organologie des Auges. Leipzig: Wilhelm Engelmann 1912 (Graefe-Saemisch, Handbuch der gesamten Augenheilkunde, Teil 1, Kap. 10) (L.).

Quagliarello, G.: Ricerche chimico-fisiche sulla lente cristallina. Atti Accad. naz. Lincei 5. s. 8 (1909).

Rabaud, Etienne: Formation de l'oeil des cyclopes. C. r. Soc. Biol. **53** (1901). — Rabl, C. (a) Über den Bau und die Entwicklung der Linse. 1. Teil. Z. Zool. **63** (1898). (b) Über den Bau und die Entwicklung der Linse. Teil 2. Die Linse der Reptilien und Vögel. Z. Zool. **65** (1898). (c) Über den Bau und die Entwicklung der Linse. Teil 3: Säugetiere. Rückblick und Schluß. Z. Zool. **67** (1899). (d) Zur Frage nach der Entwicklung des Glaskörpers. Anat. Anz. **22** (1903). (e) Über die bilaterale oder nasotemporale Symmetrie des Wirbeltierauges. Arch. mikrosk. Anat. **90** I (1917). — Rados, Andreas: (a) Über die elastischen Fasern der Hornhaut. Arch. Augenheilk. **73** (1913). (b) Untersuchungen über die chemische Zusammensetzung des Kammerwassers des Menschen und der Tiere. Arch. f. Ophthalm. **109** (1922). (c) Das Verhalten des menschlichen Ciliarepithels nach Punktion der vorderen Kammer. Graefes Arch. **109** (1922). — Raeder, J. G.: Untersuchungen über die Lage und Dicke der Linse usw. I. Graefes Arch. **110** (1922). — Raehlmann, E.: Zur Anatomie und Physiologie des Pigmentepithels der Netzhaut. Z. Augenheilk. **17** (1907). — Randolph, R. L.: The regeneration of the crystalline lens. Hopkins Hosp. Rep. **9** (1900). — Ranvier, L.: Influence histogénétique d'une forme antérieure, à propos de la régénération de la membrane de Descemet. C. r. Acad. Sci. **126.** Paris 1898. — Raselli, A.: Morphologisches und Funktionelles über den Muskelapparat in der Iris der Katze. Graefes Arch. **111** (1923). — Rauber-Kopsch: Lehrbuch und Atlas der Anatomie des Menschen. 12. Aufl. **1922.** — Rebizzi, Renato: Sulla struttura della retina. Riv. Pat. nerv. **10** (1905). — Redslob, E.: (a) Étude sur le pigment de l'épithélium conjonctival et cornéen. Ann. d'Ocul. **159** (1922). (b) Étude sur l'origine du pigment de la choroïde. Ann. d'Ocul. **162** (1925). (c) Contribution à l'étude de la structure du vitré. Ann. d'Ocul. **164** (1927). — Reganati: Due casi di anomalia di sviluppo della via lacrimale. Annal. Ottalm. **1923.** — Reid, Thomas: Demonstration of the histology of the cornea. Brit. med.

J. 1898. — REIS, WILHELM: (a) Eine wenig bekannte typische Mißbildung am Sehnerveneintritt. Umschriebene Grubenbildung auf der Papilla nervi optici. Z. Augenheilk. 19 (1908). (b) Angeborener Defekt der M. descemeti. Ber. 37. Verslg ophthalm. Ges. Heidelberg 1911. (c) Bemerkungen zur Arbeit des Dr. R. FRIEDE: Zur Klinik der Megalocornea. Graefes Arch. 113 (1924). — REITSCH, W.: (a) Lidschließer und Lidspalte. Z. Augenheilk. 59 (1926). (b) Lidspalte und Hornhaut. Ebenda 62 (1927). (c) Säugetierauge und Menschenauge. Klin. Mbl. Augenheilk. 80 (1928). — REMKY, ERICH: Embryotoxon corneae posterius (AXENFELD). Klin. Mbl. Augenheilk. 78 (1927). — RETTERER, ED.: (a) Sur la cicatrisation des plaies de la cornée. C. r. Assoc. Anat. sess. 5. Liège 1903. (b) Sur la cicatrisation de la cornée. J. de Anat. 19 (1903). (c) Structure et evolution de la tonsille conjonctivale du chien. C. r. Soc. Biol. 80 (1916). (d) De la conjonctive humaine et de l'évolution de ses éléments. C. r. Soc. Biol. 80 (1916). — RETTERER, ED. et H. NEUVILLE: Du tarse des paupières des oiseaux. C. r. Soc. Biol. 81 (1916). — RETZIUS, GUSTAF: (a) Om membrana limitans int. retinae. Nord med. Ark. (schwed.) 111 (1871). (b) Untersuchungen über die Nervenzellen der cerebrospinalen Ganglien und der übrigen peripherischen Kopfganglien. Arch. f. Anat. 1880. (c) Zur Kenntnis vom Bau der Iris. Biol. Untersuchg. N. F. 5 (1893). (d) Über den Bau des Glaskörpers und der Zonula Zinnii im Auge des Menschen und einiger Tiere. Biol. Untersuchg 6 (1894). (e) Die Membrana limitans int. der Netzhaut des Auges. Biol. Untersuchg N. F. 11 (1904). (f) Zur Kenntnis des Baus des Glaskörpers im Auge des Menschen. Biol. Untersuchg N. F. 19. — REUTER: Über die Entwicklung der Augenmuskulatur beim Schwein. Festschr. f. FR. MERKEL in Göttingen. Wiesbaden 1897. — RICCI, OMERO: Sulle modificazioni della retina all' oscuro ed alla luce. Riv. ital. Sci. nat. 24 (1904). — RICCI, P.: Sulle modificazioni della retina all' oscuro ed alla luce. Riv. ital. Sci. nat. 21 (1901). — RICHTER, H.: Der muskulöse Apparat der Iris des Schafes usw. Graefes Arch. 70 (1909); Beitrag zur Anatomie der Iris des Pferdes. Arch. vergl. Ophthalm. 2 (1911). — RIEHL, H. A.: Über den Bau des Augenlides beim Vogel. Internat. Mschr. Anat. u. Physiol. 25 (1908). — RIQUIER, GIUSEPPE CARLO: Contributo allo studio della ghiandola lacrimale umana. Monit. zool. ital. 22 (1911). — ROBINSON: Formation and structure of the optic nerve and its relation to the optic stalk. J. of Anat. 30 (1896). — ROCHAT, G. F. und C. E. BENJAMINS: Einige Bemerkungen über die Anatomie der Tränenwege des Kaninchens. Graefes Arch. 91 (1916). — ROCHON-DUVIGNEAUD, A.: (a) Recherches anatomiques sur l'angle de la chambre antérieure et le canal de SCHLEMM. Arch. d'Ophtalm. 12 u. 13 (1892 und 1893). (b) Dilatation des voies lacrymales chez le foetus et le nouveau-né consécutive à l'imperforation de leur orifice inférieur. Arch. d'Ophtalm. 19 (1899). (c) Recherches sur l'anatomie et la pathologie des voies lacrymales chez l'adulte et le nouveau-né. Arch. d'Ophtalm. 20 (1900). (d) Anatomie der unteren Öffnung des Tränenkanals. Arch. d'Ophtalm. 19 (1899); 20 (1900). (e) Sur la macula humaine. Ann. d'Ocul. 133 (1905). (f) Recherches sur la fovea de la rétina humaine et particulièrement sur le bouquet des cônes centrales. Arch. d'Anat. microsc. 9 (1907). (g) La double fovéa rétinienne des Rapaces diurnes. C. r. acad. Sci. 169. — RODIGINA, A. M.: Ein Fall von A. hyaloidea persistens. Perm. med. Z. 3 (1925) — ROGGENBAU, CHR. und A. WETTHAUER: (a) Zur Frage der Durchlässigkeit der Hornhaut, Linse und des Glaskörpers für kurzwelliges Licht nach Untersuchungen an Rinds- und Kalbsaugen. Klin. Mbl. Augenheilk. 78, 1 (1927). (b) Über die Durchlässigkeit der brechenden Augenmedien für kurzwelliges Licht nach Untersuchungen am Rindsauge. Klin. Mbl. Augenheilk. 79 (1927). — ROHDE, E.: Untersuchungen über den Bau der Zelle. II. Z. Zool. 75 (1903). — ROLLET et JACQUEAU: Anatomie topographique de la macula. Ann. d'Ocul. 119 (1898). — ROSELLI, ROMEO: La retina degli uccelli in relazione colla retina umana. Boll. Accad. med. Roma 30 (1904). — ROTH, H. u. M.: Beiträge zur pathologischen Anatomie und Pathogenese der angeborenen Kolobome des Augapfels. Arch. vergl. Ophthalm. 4 (1914). — RÖTTH, A. v.: Über die Tränenflüssigkeit. Klin. Mbl. Augenheilk. 68, 1 (1922). — ROUSSEAU: Les fibres musculaires lisses de l'orbite d'après KARL HESSER. Thèse de Paris 1913; Ann. d'Ocul. 1916. — ROUVIÈRE, H.: Le tendon de Zinn et les insertions postérieures des muscles droits de l'oeil. Bibliogr. Anat. 24 (1912). — ROY, J. N.: Anatomie et physiologie comparée de l'oeil et de ses annexes. Arch. d'Ophtalm. 32 (1912). — RUBERT, J.: Über Hornhautpigmentierung beim Meerschweinchen. Nebst Bemerkungen über die Pigmentverhältnisse im vordersten Abschnitt des Auges überhaupt, erörtert im Zusammenhange mit solchen der Haut. Arch. vergl. Ophthalm. 4 (1914). — RUHWANDL, FRANZ: Ausgedehnte Reste der fetalen Augengefäße. Z. Augenheilk. 15 (1906). — RUMSCHEWITSCH, K.: Ein seltener Fall von persistierender Pupillarmembran. Arch. Augenheilk. 46 (1902). — RUPPRICHT, W.: Über einige Fälle von Pneumatisation der kleinen Keilbeinflügel usw. Anat. Anz. 58 (1924).

SACHS: Spontane Pulsation einer atypischen, nahe der Macula gelegenen Wirbelvene. Z. Augenheilk. 15 (1906). — SAKAGUCHI: (a) Über die Beziehungen der elastischen Elemente der Chorioidea zum Sehnerveneintritt. Klin. Mbl. Augenheilk. 2 (1902). (b) Untersuchungen über den Canal. nasolacrimalis der Japaner. Ijishimbun 1910. Ref. Internat. Zbl. Laryng.

27 (1911). (c) Länge der Augenspalte und Längenwachstum des Körpers. Iji Shimbun N. 872 (1913). — Sala, Guido: (a) Beitrag zur feineren Struktur der Netzhaut. Anat. Anz. **25** (1904). (b) Contributo allo studio della fina struttura della retina. (Nota prev.). Boll. Soc. med. chir. Pisa **1904**. (c) Nuove ricerche sulla fina struttura della retina. Boll. Soc. med.-chir. Pavia **1905**. (d) Sulla fina struttura del ganglio ciliare. Mem. R. istit. Lombardo di Scienze e lettere. Cl. sc. mat. e nat. **21** (1910). — Salffner, P.: Angeborene Anomalie der Cornea und Sclera, sowie andere Mißbildungen zweier Pferdebulbi. Arch. Augenheilk. **45** (1902). — Salus, R.: Das Verhalten des Corpus ciliare zu Antikörpern. Arch. f. Ophthalm. **65** (1910). — Salzer, Fr.: Über die Regeneration der Kaninchenhornhaut. Arch. Augenheilk. **69** (1911) und **71** (1912). — Salzmann, M.: (a) Durchschnitt durch das menschliche Auge. Breslau 1899. (b) Zonula ciliaris und ihr Verhältnis zur Umgebung. Zbl. Physiol. **13** (1900). (c) Die Zonula ciliaris und ihr Verhältnis zur Umgebung. Wien und Leipzig 1900. (d) Die normale Anatomie und Histologie des menschlichen Augapfels. Leipzig und Wien 1912. (L.). (e) Die Ophthalmoskopie der Kammerbucht. I. Z. Augenheilk. **31** (1914); II. Ibid. **34** (1915); Nachtrag ibid. — Samperi, Gaetano: Delle affezioni oculari in rapporto alle vie linfatiche ed alla costituzione generale. Arch. Ottalm. **17** (1909). — Santos-Fernandez, J.: Measurements of nasolachrymal duct according to race. Amer. J. Ophthalm. **4** (1921). Ref. Zbl. Ophthalm. **5** (1921). — Sargent, P. E.: Optic reflex apparatus of vertebrates. Bull. Mus. Comp. Zool. Harvard College **45** (1904). — Satake, H.: Anatomie der Orbita der Koreaner. Jverslg japan. ophthalm. Ges. Kyoto **1922**. — Satake, Shuichi: Untersuchungen über die Orbita. 1. Über die Orbita des männlichen Koreaners. Mitt. med. Akad. Keijō **9** (1925). — Sattler, C. H.: (a) Über die Markscheidenentwicklung im Tractus opticus. Chiasma und Nervus opticus. Graefes Arch. **90** (1915). (b) Scheinbares Auswärtsschielen eines Auges infolge abnorm großen Abstandes von Fovea und Papille. Z. Augenheilk. **64** (1928). — Sattler, H.: (a) Beitrag zur Kenntnis der normalen Bindehaut des Menschen. Arch. f. Ophthalm. **28** (1877). (b) Über die elastischen Fasern der Sclera. Ber. 25. Verslg ophthalm. Ges. Heidelberg **1896**. — Sattler, K.: Über die elastischen Fasern der Sclera, der Lamina cribrosa und des Sehnervenstammes. Arch. f. Anat. **1897**. Suppl.-Bd. — Scalinci, Noe: (a) Ricerche sulla formazione del trabecolato sclero-corneale. Ann. Ottalm. **33** (1904). (b) De la nature et du mécanisme de production du liquido endooculaire. Arch. d'Ophtalm. **27** (1907). (c) Ricerche fisico-chimiche sulla lente cristallina. Napoli 1908. (d) Su alcune alterazioni del vitreo in rapporto alla sua constituzione e alle sue proprietà chimico-fisiche. Atti Congr. Soc. ital. oftalm. (1924) **1925**. — Scammon, R. E. and L. Ellery Armstrong: On the growth of the human eyeball and optic nerve. J. comp. Neur. **38** (1925). — Schaaff, E.: (a) Der Zentralkanal des Glaskörpers. Graefes Arch. **67** (1908). (b) Das konstante Vorkommen des Zentralkanals des Glaskörpers. Graefes Arch. **71** (1909). (c) Nochmals zur Frage des konstanten Vorkommens des Zentralkanals des Glaskörpers. Graefes Arch. **75** (1910). — Schaeffer, J. P.: (a) Types of ostia nasolacrymalia in man and their genetic significance. Amer. J. Anat. **13** (1912). (b) Nasolacrimal duct diverticula and their genetic significance. Proc. amer. Assoc. Anat. **1914**; Anat. Rec. **9** (1915). (c) On the clinical anatomy of the efferent lacrimal passage-ways. Internat. Congr. ophthalm. Washington **1922**. (d) Some points in the regional anatomy of the optic pathway, with especial reference to tumors of the hypophysis cerebri and resulting ocular changes. Anat. Rec. **28** (1924). — Schanz: Zur Theorie des Sehens. Berlin. augenärztl. Ges. 23. März 1922. Klin. Mbl. Augenheilk. **68**, 1 (1922). — Schaper, Alfred: (a) Bemerkung zur Struktur der Kerne der Stäbchensehzellen der Retina. Anat. Anz. **15** (1899). (b) Noch einmal zur Struktur der Stäbchensehzellen der Retina. Anat. Anz. **16** (1899). (c) Über einige Fälle atypischer Linsenentwicklung unter abnormen Bedingungen. Ein Beitrag zur Phylogenie und Entwicklung der Linse. Anat. Anz. **24** (1904). — Schapringer, A.: (a) Die angeborene Schürze der Lidbindehaut — eine bisher noch nicht beschriebene typische Mißbildung des menschlichen Auges. Z. Augenheilk. **2** (1899). (b) Verkannte Epitarsus. Z. Augenheilk. **3** (1900). (c) Über Varietäten des Epitarsus. Zbl. prakt. Augenheilk. **29** (1905). (d) Geographische Verbreitung des Epitarsus. Zbl. Augenheilk. **30** (1906). — Scheerer, R.: Beitrag zur Frage der sog. abirrenden Sehnervenfasern. Klin. Mbl. Augenheilk. **71** (1922). — Schieck, F.: (a) Verbindung des Opticusscheidenraumes mit dem Lymphraum der Zentralgefäße. Klin. Mbl. Augenheilk. **71** (1923). (b) Über die Verbindung der perivasculären Räume im Axialstrange mit dem Zwischenscheidenraum des Opticus. Arch. f. Ophthalm. **113** (1924). — Schieffer-decker, P.: (a) Eine Eigentümlichkeit im Baue der Augenmuskeln. Sitzgsber. niederrhein. Ges. Natur- u. Heilk. Bonn **1904**. (b) Über die Lidmuskulatur des Menschen. Ebenda **1905**. (c) Die Drüsen des menschlichen Augenlides. Sitzgsber. niederrhein. Ges. Natur- u. Heilk. Bonn **1906**. — Schilf, E.: Das autonome Nervensystem. Leipzig 1906. (L.). — Schilling, R.: Ein Beitrag zur Pathologie der Gefäßanomalien und Streifenbildung in der Netzhaut. Diss. med. Freiburg i. B. 1901. — Schindler, E.: Zur Anatomie und Physiologie des gliösen Systems der intrakraniellen Sehnerven. Z. Augenheilk. **60** (1926). — Schirmer, O.: (a) Studien zur Physiologie und Pathologie der Tränenabsonderung und

Tränenabfuhr. Arch. f. Ophthalm. **56** (1903). (b) Mikroskopische Anatomie und Physiologie der Tränenorgane. Handbuch der gesamten Augenheilkunde von Graefe-Saemisch **1904**. Lief. 75 u. 76 (L.). (c) Der Flüssigkeitshaushalt im gesunden und kranken Bindehautsack. Münch. med. Wschr. **1908**. (d) Zur Innervation der Tränendrüse. Ber. 35. Verslg ophthalm. Ges. Heidelberg **1908**, ersch. Wiesbaden 1909. — SCHLEICH: Sichtbare Blutströmung in den oberflächlichen Gefäßen der Augapfelbindehaut. Klin. Mbl. Augenheilk. **1** (1902). — SCHMIDT, CURT: Die arteriellen Kopfgefäße des Rindes. Diss. Zürich 1910. — SCHMIDT-RIMPLER, H.: (a) Zur Semidecussationsfrage. Ber. 25. Verslg ophthalm. Ges. Heidelberg **1896**. (b) Die Farbe der Macula lutea. Graefes Arch. **57** (1903). — SCHMITZ-MOORMANN, P.: Über den Glykogengehalt der Retina und seine Beziehungen zur Zapfenkontraktion. Klin. Mbl. Augenheilk. **78**, 1 (1927), Beilage. — SCHNEIDER, K. C.: Histologische Mitteilungen. II. Sehzellen von Rana. Arb. zool. Inst. Wien **16** (1905). — SCHNEIDER, R.: Experimentelle Untersuchungen über die Bedeutung der Leucine für die Heilung infektiöser Bindehautentzündung. Graefes Arch. **73** (1910). — SCHNELLER: Anatomisch-physiologische Untersuchungen über die Augenmuskeln Neugeborener. Arch. f. Ophthalm. **47** (1898). — SCHNYDER, WALTER F.: Untersuchungen des normalen und pathologischen Endothels der Hornhaut mittels der Nernstspaltlampe. Klin. Mbl. Augenheilk. **65** (1920). — SCHOCK, KARL: (a) Die Endausbreitung des N. sympathicus in der Iris. Diss. med.-vet. Gießen 1910. (b) Die Endausbreitung des N. sympathicus in der Iris. Arch. vergl. Ophthalm. **1** (1910). — SCHOEN: (a) Zonula und Grenzhaut des Glaskörpers. Arch. f. Ophthalm. **32** (1886). (b) Zonula und Ora serrata. Anat. Anz. **10** (1894). (c) Der Übergangssaum der Netzhaut oder die sog. Ora serrata. Arch. f. Anat. **1895**. — SCHOEN, W.: (a) Der Netzhautsaum im Kindesauge und die sog. Ora serrata. Verh. Ges. dtsch. Naturforsch. 71. Verslg München **1899**, Teil 2, 2. Hälfte. (b) L'accommodation dans l'oeil humain. Arch. d'Ophtalm. **21** (1901). — SCHOENBERG, M. J.: Physiologic evidences; researches du intravital staining of the optic nerve. J. amer. med. Assoc. **66** (1916). — SCHOUTE, G. J.: (a) Vena vorticosa im hinteren Bulbusteile. Arch. f. Ophthalm. **46** (1898). (b) Canalicule lacrymal surnuméraire. Arch. d'Ophtalm. **21** (1901). (c) Der Netzhautzapfen in seiner Funktion als Endorgan. Z. Augenheilk. **8** (1902). — SCHREIBER, LUDWIG: Über vitale Indigcarminfärbung der Hornhaut nebst Bemerkungen über das Verhalten des Indigcarmins im Blute und im Auge. Graefes Arch. **58** (1904). — SCHULZ: Über die Wirkungsweise der Mydriatica und Miotica. Arch. f. Physiol. **1898**. — SCHULTZE, O.: (a) Über die Entwicklung des Corpus ciliare und der Ora serrata des Menschenauges. Verh. Ges. dtsch. Naturforsch. 71. Verslg München **1899**, Teil 2, 2. Hälfte. (b) Über die bilaterale Symmetrie des menschlichen Auges und die Bedeutung der Ora serrata. Sitzgsber. physik.-med. Ges. Würzburg **1900**. (c) Mikroskopische Anatomie der Linse und des Strahlenbändchens. Graefe-Saemisch Handbuch der gesamten Augenheilkunde **1900** (L.). (d) Über die Entwicklung und Bedeutung der Ora serrata des menschlichen Auges. Verh. physik.-med. Ges. Würzburg N. F., **34** (1901). — SCHWALBE, G.: (a) Das Ganglion oculomotorii. Jena. Z. Naturwiss. **3** (1878). (b) Lehrbuch der Anatomie der Sinnesorgane. Erlangen 1887. (L.). — SCHWARZ, M.: Über das Vorkommen quergestreifter Ringbinden bei den Augenmuskeln. Z. Anat. **75** (1925). — SCULLICA, FR.: (a) Il limite ottico della retina nell' occhio e nelle ametropie. Ann. Ottalm. **53** (1925). (b) Il fondamento anatomico dei reperti perimetrici della macchia cieca nell' occhio umano. Ann. Ottalm. **54** (1926). (c) Anomalie congenite della pigmentazione nell' occhio umano. Ann. Ottalm. **56** (1928). — SEEFELDER, E.: (a) Über Anomalien im Bereiche des Sehnerven und der Netzhaut normaler fetaler Augen, ein Beitrag zur Gliomfrage. Graefes Arch. **69** (1909). (b) Weitere Beispiele von Netzhautanomalien in sonst normalen fetalen menschlichen Augen. Graefes Arch. **71** (1909). (c) Untersuchungen über die Entwicklung der Netzhautgefäße des Menschen. Graefes Arch. **70** (1909). (d) Über die elastischen Fasern der menschlichen Cornea, dargestellt nach der Färbemethode von HELD. Graefes Arch. **73** (1910). (e) Beiträge zur Histogenese und Histologie der Netzhaut, des Pigmentepithels und des Sehnerven. Graefes Arch. **73** (1910). (f) Das Verhalten der Kammerbucht und ihres Gerüstwerks bis zur Geburt. Graefe-Saemisch, Handbuch der gesamten Augenheilkunde **1** (1910). (g) Über die Entwicklung des Sehnerveneintritts beim Menschen, zugleich ein Beitrag zur Frage der Faltenbildungen in der embryonalen Netzhaut. Arch. f. Ophthalm. **106** (1922). (h) Über die elastischen Fasern der Hornhaut. Münch. med. Wschr. **67** (1922). (i) Zur Entwicklung der Hornhaut des Menschen. Arch. Augenheilk. **97** (1926). — SEEFELDER und WOLFRUM: Zur Entwicklung der vorderen Kammer und des Kammerwinkels beim Menschen, nebst Bemerkungen über ihre Entstehung bei Tieren. Graefes Arch. **63** (1906). — SEELIGSOHN, W.: Hydrophthalmus mit Knorpelbildung im Innern des Auges, Ectropium uveae und Netzhautpigmentierung vom Glaskörperraum. Arch. Augenheilk. **53** (1905). — SEGGEL: Über das Verhältnis von Schädel- und Gehirnentwicklung zum Längenwachstum des Körpers. Arch. f. Anthrop. N. F. **1** (1904). — SEIDEL, ERICH: (a) Experimentelle Untersuchung über die Lage der Versorgungsgebiete der Nervenfasern des Sehnervenstammes in der Netzhaut des Menschen. Graefes Arch. **100** (1919). (b) Weitere experimentelle Untersuchungen usw. II. Die Protoplasmastruktur der Ciliarepithelien als Kennzeichen ihrer physiologischen Funktion. Graefes Arch. **102** (1920). (c) Weitere experimentelle Untersuchungen über die Quelle und den Verlauf der intraokularen Saftströmung. XVIII. Mitt. Graefes Arch. **111** (1923). (d) Weitere experimentelle Untersuchungen über die Quelle und den Verlauf der intraokularen Saftströmung. XIX. Mitt. Über die von Magnus und Stübel angeblich nachgewiesenen Lymphgefäße im Bereich der Irisvorderfläche und des Kammerwinkels. Graefes Arch. **111** (1923). (e) Kurze Bemerkung zu vorstehender Erwiderung von A. Stübel auf meine Mitteilung XIX usw. Ibid. **112** (1923). — Seidenmann, M.: Histologische Untersuchung des Nervensystems des Uvealtraktus. Diss. St. Petersburg 1899. — Selenkowsky, J. W.: Einige seltene Fälle angeborener Anomalien des Auges. Westnik Oftalm. **1900**. (Ref. in St. Petersburg. med. Wschr. **1900**.) — Shastid, Thomas Hall: (a) Our own and our cousins' eyes. Southbridge, Mass., Amer. Opt. Comp. **1926**. (b) Our own and our cousins' eyes. Amer. J. physiol. Opt. **7** (1926). — Sherrington, C. S.: Further note on the sensory nerves of the eye-muscles. Proc. roy. Soc. **64** (1898). — Shoji, Y.: Photochemische Untersuchungen zur Absorption ultravioletter Strahlen durch die einzelnen Augenmedien. Ann. d'Ocul. **1923**. — Sicherer, von: Ophthalmoskopische Untersuchungen Neugeborener. Ber. 27. Verslg ophthalm. Ges. Heidelberg **1907**. — Silex, P.: Über die zentrale Innervation der Augenmuskeln. Ber. 27. Verslg. ophthalm. Ges. Heidelberg **1898**. — Sivén, V. O.: (a) Studien über die Stäbchen und Zapfen der Netzhaut als Vermittler von Farbenempfindungen. Skand. Arch. Physiol. (Berl. u. Lpz.) **17** (1905). (b) Die Stäbchen als farbenperzipierende Organe. Arch. Augenheilk. **71** (1911). — Sjaaf, M.: Faserverlauf in Netzhaut und Sehnerv. Diss. Amsterdam **1923**. — Slauk, A.: Beiträge zur Kenntnis der Muskelveränderungen bei Myxödem und Myotonia atrophica. Z. Neur. **67**. — Sleggs, George F.: The functional significance of the inversion of the vertebrate retina. Amer. Naturalist. **60** (1926). — Slonaker, James Rollin: The development of the eye and its accessory parts in the english Sparrow. J. of Morph. a. Physiol. **35**. — Smirnow: Zum Baue der Chorioidea propria des erwachsenen Menschen (Stratum elasticum supracapillare). Graefes Arch. **47** (1899). — Smirnow, A. E.: Die weiße Augenhaut (Sclera) als Stelle der sensibeln Nervenendigungen. Anat. Anz. **18** (1900). — Smith, D.: Structure of the adult human vitreous humour. Lancet **1868**. — Smith, Frederick: Anatomical notes on the accessory organs of the eye of the horse. J. of Anat. **56** (1922). — Sneed, C. M.: Angeborene Optikusteilung an der Schädelbasis. Arch. Augenheilk. **76** (1914). — Sobotta, J.: (a) Anatomie und Entwicklungsgeschichte des Auges. Jber. Leistungen u. Fortschr. Ophthalm. **38** (1907). (b) Anatomie des Auges (1. Sem. 1907). Ber. Z. Augenheilk. **20** (1908). (c) Anatomie des Auges (2. Sem. 1913.) Ref. Z. Augenheilk. **32** (1914). — Solovcov, H.: Adenoides Gewebe in der Bindehaut (tschech.). Čas. lék. resk. **62** (1923). — Sölder, F. v.: Zur Anatomie des Chiasma opticum beim Menschen. Wien. klin. Wschr. **11** (1898). — Soewarnow: Drei Formen von Irisdepigmentation. Klin. Mbl. Augenheilk. **63** (1919). — Spalteholz: Gefäßbaum und Organbildung. Arch. Entw.mechan. **52—97** (1923). — Spampani, Giuseppe: Alcune ricerche sull' origine e la natura del vitreo. Monit. zool. ital. **12** (1901). — Spee, Graf: (a) Skeletlehre. 2. Abt.: Kopf. In Bardeleben: Handbuch der Anatomie des Menschen **1**. Jena 1896. (b) Über den Bau der Zonulafasern und ihre Anordnung im menschlichen Auge. Verh. Anat. Ges. 16. Verslg Halle **1902**. — Spemann, H.: Über die Korrelationen in der Entwicklung des Auges. Verh. anat. Ges., Anat. Anz. **19** (Ergänzungsheft) (1901). — Stadfeldt, A.: Recherches sur l'indice total du cristallin humain. J. de Physiol. **1** (1900). — Stadmüller, Franz: Ein Beitrag zur Kenntnis des Vorkommens und der Bedeutung hyalinknorpeliger Elemente in der Sclera der Urodelen. Anat. H. **51** I (1914). — Staiger, Eberhard: Über die Zentralgefäße im Sehnerven unserer einheimischen Ungulaten. Diss. med. Tübingen 1905. — Stanculeanu, G.: (a) Le développement des voies lacrymales chez l'homme et chez les animaux. C. r. Soc. Biol. **52**. Paris 1900. (b) Recherches sur le développement des voies lacrymales chez l'homme et chez les [animaux. Arch. d'Ophtalm. **20** (1900). (c) Des rapports anatomiques entre les sinus de la face et l'appareil orbitooculaire. Thèse méd. Paris 1902. Arch. d'Ophtalm. **22**. Paris 1902. — Stargardt, K.: Über eine seltene Mißbildung am Auge. Z. Augenheilk. **37**. — Steiger, A.: Studien über die erblichen Verhältnisse der Hornhautkrümmung usw. Z. Augenheilk. **16** (1906). — Steiner, L.: (a) Über das Vorkommen von Pigment in der Conjunctiva der Malayen. Tijdschr. Geneesk. Ned.-Ind. **33** (1893). (b) Pigmentflecke der Hornhaut. Zbl. prakt. Augenheilk. **29** (1905). (c) Les tâches pigmentaires de la conjonctive. Ann. d'Ocul. **135** (1906). (d) Einiges über die Augen der Javaner. Z. Morph. u. Anthrop. **10** (1907). — Stella, P.: Sulla fine struttura della porzione ciliare della retina in condizioni normali e patologiche sperimentali. Boll. d'Ocul. **5** (1926). — Stepanow: Die Nerven der Iris. Diss. Tomsk 1892 (russ.). — Stetefeld, H.: Zur röntgenologischen Darstellung der Tränenwege. Z. Hals- usw. Heilk. **17** (1927). — Stilling, J.: (a) Eine Studie über den Bau des Glaskörpers. Arch. f. Ophthalm. **15** (1869). (b) Zur Anatomie des myopischen Auges. Z. Augenheilk. **14** (1903). (c) Die Grundlage meiner Kurzsichtigkeitstheorie. Z. Augenheilk. **15** (1906). (d) Bemerkung zu der Mitteilung Wolfrums: Zur Frage nach der Existenz des Glaskörperkanals. Graefes Arch. 69 (1908). (e) Über die Entwicklung des Glaskörperkanals. Arch. vergl. Ophthalm. 3 (1913). — Stock, W.: (a) Ein Beitrag zur Frage des Dilatator iridis. Verh. Ges. dtsch. Naturforsch., 73. Verslg Hamburg 1901, Teil 2, 2. Hälfte. (b) Ein Beitrag zur Frage des „Dilatator iridis". Klin. Mbl. Augenheilk. 40, 1 (1902). — Stock, W. und A. von Szily jun.: Eine noch nicht beschriebene kongenitale Anomalie des Augenhintergrundes (Peripapilläres Staphyloma verum sclerae). Klin. Mbl. Augenheilk. 44 (1906). — Stockmayer, Wolfgang: Über die Zentralgefäße im Sehnerven einiger einheimischer Carnivoren. Diss. phil. Tübingen 1905. — Stöhr, Philipp: (a) Über die Querschichtung in den Kernen der menschlichen Stäbchensehzellen. Anat. Anz. 16 (1899). (b) Über die Innervation der Pialscheide des Nervus opticus beim Menschen. Anat. Anz. 55 (1922). — Strahl, H.: Zur Entwicklung des menschlichen Auges. Anat. Anz. 14 (1898). — Straub: Beitrag zur Kenntnis des Glaskörpergewebes. Graefes Arch. 34 (1888). — Streiff, J. Jak.: Mikroskopische Untersuchungen über Altersveränderungen der Vasa centralia retinae. Diss. med. Zürich. Utrecht 1899. — Streiff, J.: (a) Über „hochstehende Augen" und formative Korrelationen und über angeborene Abschrägung der Hornhautrundung. Klin. Mbl. Augenheilk. 67 (1922). (b) Pigmentsternchengruppen auf der hinteren Linsenkapsel usw. Klin. Mbl. Augenheilk. 77 (1926). — Stricht, O. van der: (a) La structure de la rétine. C. r. Soc. Biol. 86 (1922). (b) Étude de la rétine par l'ancienne méthode d'imprégnation au nitrate d'argent. Arch. de Biol. 32 (1922). — Strughold, H. und M. Karbe: Vitale Färbung des Auges und experimentelle Untersuchung der gefärbten Nervenelemente. IV. Beitrag zur Frage der physiologischen Bedeutung der Krauseschen Endkolben in der Bindehaut des Auges. Z. Biol. 83 (1925). — Stübel, A.: (a) Über die Lymphgefäße des Auges. Graefes Arch. 110 (1922). (b) Bemerkungen zu der in Heft 1 und 2 des 110. Bandes von v. Graefes Arch. erschienenen Arbeit über die Lymphgefäße des Auges". Graefes Arch. 111 (1923). (c) Meine Beweismomente für die tatsächliche Existenz eines kranzförmigen Lymphraumes in der Kammerbucht. Graefes Arch. 112 (1923). — Studnička, F. K.: (a) Das extracelluläre Protoplasma. Anat. Anz. 44 (1913). (b) Die primäre Augenblase und der Augenbecher bei der Entwicklung des Seitenauges der Wirbeltiere. Anat. Anz. 44 (1913). (c) Das Schema der Wirbeltieraugen. Zool. Jb., Abt. f. Anat. 40 (1917). — Stuelp, O.: Über familiären Microphthalmus congenitus bei 8 von 14 Geschwistern. Graefes Arch. 86 (1913). — Stutzer, H. G.: Über elastisches Gewebe im menschlichen Auge. Graefes Arch. 45 (1898). — Suganuma: (a) Zur Entwicklung des Glaskörpers. Nipon Ganka-Gakkai-Zasshi 11 (1907). (b) Nachtrag zur Entwicklung des Glaskörpers. Nipon Ganka-Zasshi. (Ber. japan. ophthalm. Ges.) 12 (1908). — Sundwall, John: The lachrymal gland. Amer. J. Anat. 20 (1916). — Sutton, Alan Callender: On the development of the neuro-muscular-spindles in the extrinsic eye muscles of the pig. Amer. J. Anat. 18 (1915). — Sutton, J. E.: The fascia of the human orbit. Anat. Rec. 18 (1920). — Szakall, J.: (a) Beiträge zur Anatomie der Tränenkarunkel bei unseren Haussäugetieren. Arch. Tierheilk. 26 (1900). (b) Über das Ganglion ciliare bei unseren Haustieren. Arch. Tierheilk. 28 (1902). — Szent-Györgyi, A. v.: (a) Der Canalis hyaloideus im Auge des Schweines. Graefes Arch. 85 (1913). (b) Untersuchungen über den Bau des Glaskörpers bei Amphibien und Reptilien. Arch. mikrosk. Anat. 85 (1914). (c) Untersuchungen über den Bau des Glaskörpers des Menschen. Arch. mikrosk. Anat. 89 (1917). — Szili, Adolf: (a) Augenspiegelstudien zu einer Monographie des Sehnerveneintrittes im menschlichen Auge. Wiesbaden: J. F. Bergmann 1901. (b) Zur Anatomie und Entwicklungsgeschichte der hinteren Irisschichten, mit besonderer Berücksichtigung des M. sphincter iridis des Menschen. Anat. Anz. 20 (1902). — Szili, A. jun.: Beitrag zur Kenntnis der Anatomie und Entwicklungsgeschichte der hinteren Irisschichten, mit besonderer Berücksichtigung des M. sphincter pupillae des Menschen. Graefes Arch. 53 (1902). — Szily, Aurel: Über einen merkwürdigen Fall von Haarbildung unter der Conjunctiva des Oberlides. Graefes Arch. 49 (1899). — v. Szily, Aurel: (a) Zur Glaskörperfrage. Anat. Anz. 24 (1904). (b) Über die hinteren Grenzschichten der Iris. Graefes Arch. 64 (1907). (c) Kritik der Georg Levinsohnschen Bemerkungen zu meiner Arbeit: Über die hinteren Grenzschichten der Iris. Graefes Arch. 65 (1906). (d) Über das Entstehen eines fibrillären Stützgewebes im Embryo und dessen Verhältnis zur Glaskörperfrage. Anat. H. 1, H. 107 (35, H. 3) (1908). (e) Über die Entstehung des melanotischen Pigments im Auge der Wirbeltierembryonen und in Chorioidealsarkomen. Arch. mikrosk. Anat. 77 (1911). (f) Über die primäre Ursache der Mißbildung des Auges. Ber. 38. Verslg ophthalm. Ges. Heidelberg 1912. (g) Pathologie des Duct. nasolacrymalis im Röntgenbild. Klin. Mbl. Augenheilk. 52 (1914). (h) Fistula int. sacci lacrymalis und Röntgendiagnose. Klin. Mbl. Augenheilk. 64 (1920). (i) Zur morphologischen Deutung der Distichiasis congenita, Ber. 43. Verslg ophthalm. Ges. Jena 1922. (k) Vergleichende Entwicklungsgeschichte der Papilla nervi optici und der sog. axialen Gebilde. 2. Graefes Arch. 108 (1922). (l) Über Haarbildungen in den Meibomschen Drüsen und über behaarte Meibomsche Drüsen (sog. Distichiasis vera) usw. Klin. Mbl. Augenheilk. 70 (1923). (m) Morphologie der Papilla nervi optici und ihre praktische Bedeutung. Klin. Mbl. Augenheilk. 77 (1926). (n) Zur vergleichenden morphologischen Ausgestaltung der Chiasmagegend. Ber. 46. Verslg dtsch. ophthalm. Ges. Heidelberg **1927**.

Takagi, R.: Experimentelle Untersuchung über das Verhältnis der Intervaginalräume der Sehnerven zu den perivasculären Lymphräumen der Zentralgefäße. (japan.) Nippon Gankakai Zasshi 29 (1925). — Takayasu: Beiträge zur pathologischen Anatomie des Arcus senilis. Arch. Augenheilk. **43** (1901). — Takeda, G.: Beiträge zur histologischen Kenntnis des N. trigeminus. I. Über das sympathische Ganglion im N. ophthalmicus. Fol. anat. jap. **2** (1924). — Taliaferro, William Hay: Reactions to light in Planaria maculata, with special reference to the function and structure of the eyes. J. Zool. 31. — Tandler, J.: Lehrbuch der systematischen Anatomie 3 (1926). — Tange, R. A.: Die normalen Pupillenweiten nach Bestimmungen in der Poliklinik. Arch. Augenheilk. **46** (1902). — Tartuferi, Ferruccio: (a) Anatomie pathologique des dacryocystites catarrhales etc. Arch. d'Ophtalm. **22**. Paris 1902. (b) Il tessuto elastico della cornea studiato con una speciale impregnazione metallica. Bull. a. Med. 74 (8 s., **3**) (1903). (c) Über das elastische Hornhautgewebe und über eine besondere Metallimprägnationsmethode. Arch. f. Ophthalm. **56** (1903). (d) Sull'apparecchio elastico di sostegno della cornea. Ann. Ottalm. **33** (1904). — Teljatnik: Über die Sehnervenkreuzung. Obozrenje psichjatriji, nevrologji **1897**, Nr 7. Ref. Mschr. Psychiatr. **3** (1898). — Tello, F.: La régénération dans les voies optiques. Trav. Labor. Rech. Biol. Univ. Madrid **5** (1907). — Tenchini, L.: Di un emissario anomalo orbito-frontale. Monit. zool. ital. **16** (1905). — Terlinck, H.: Ein Fall von angeborener Fistel der Tränendrüse. Z. Augenheilk. **24** (1910). — Terrien: Recherches sur la structure de la rétine ciliaire et l'origine des fibres de la zonule de Zinn. Thèse de Paris **1898**. — Terrien, Félix: (a) Recherches sur la structure de la rétine ciliaire et l'origine des fibres de la zonule de Zinn. Arch. d'Ophthalm. **18** (1898). (b) Mode de cicatrisation de la capsule du cristallin après la plaie de celle membrane. C. r. Soc. Biol. **54** (1902). (c) Influence de l'insertion des fibres zonulaire sur la forme de l'équateur du cristallin. Arch. d'Ophthalm. **27** (1907). — Terson: Les glandes lacrymales conjonctivales et orbito-palpebrales. Thèse med. Paris **1893**. — Thamer, H.: Über Korrelation zwischen Augenfarbe, Haarfarbe, Hautfarbe und Sommersprossen. Diss. München 1923. — Theobald, P.: Ein Beitrag zur Zonulalamelle. Klin. Mbl. Augenheilk. 78, 1 (1927), Beilage. — Thiel: Zur Frage der Lymphwege in der Iris. Ber. 46. Verslg dtsch. ophthalm. Ges. Heidelberg **1927**. — Thompson, A.: The gross anatomy of the filtration angle of the human eye. Ophthalmoscope **1910**. — Thomson, W. Ernest and A. J. Ballantyne: (a) Chorio-vaginal veins in the myope and hypermetrope. Trans. ophthalm. Soc. U. Kingd. **23** (sess. 1902/03). (b) Congenital bilateral pigmentation of the cornea. Trans. ophthalmol. Soc. U. Kingd. **23** (sess. 1902/03). — Thorner, W.: (a) Ein Fall von pulsierender Chorioidealvene. Arch. Augenheilk. **45** (1902). (b) Die Photographie des menschlichen Augenhintergrundes. Arch. f. Physiol. **1903**, Suppl.-Bd. — Thorsch, E.: Beziehungen der Tränensackgrube zur Nase und ihren Nebenhöhlen. Klin. Mbl. Augenheilk. **47** (1909). — Thulin, Ivar: (a) Muskelfasern mit spindelig geordneten Säulchen. Anat. Anz. **33** (1908). (b) Studier över ögenmusklernas histologi. Sv. Läk.sällsk. Hdl. **40**. (c) Contribution à l'histologie des muscles oculaires chez l'homme et chez les singes. C. r. Soc. Biol. **76** (1914). — Thye, A.: Doppelseitiger kongenitaler Defekt des vorderen Irisblattes in zwei Generationen. Klin. Mbl. Augenheilk., Beilageheft zu **41** (1903). — Tonini, P.: Sulle modificazioni degli elementi retinici in seguito alle iniezzioni endovenose di violetto di metile. Atti Accad. Sci. med. e natur. Ferrara **74** (1901). — Tooke: On so-called doubling of the puncta lacrimalia. Ophthalmology **6** (1911). — Topolanski, A.: Über den Bau der Zonula und Umgebung nebst Bemerkungen über das albinotische Auge. Arch. f. Ophthalm. **37** (1891). — Tornatola, S.: (a) Del mesoderma pericristallinico negli embrioni dei vertebrati. Rendic. XV. Congr. Assoz. Oftalm. ital. Torino 1898. (b) Della formazione dei vasi nel vitreo embrionale. Ibid. (c) Ricerche embriologiche sull' occhio dei vertebrati. Atti Accad. Peloritana **13**. Messina 1898. (d) Sulla membrana limitante interna della retina nei vertebrati. Anat. Anz. **24** (1904). (e) Sulla assenza della limitante interna nella rètina dei vertebrati. Atti Accad. Peloritana **20** (1905). (f) Origine et nature du corps vitré. Résumé de la communication faite au XII. congrès internat. de méd. de Moscou. Rev. gén. d'Ophthalm. **14** (1897). (g) Nota di embriologia oculare. Messina 1901. — Totsuka, F.: Über die Centrophormien in dem Descemetschen Epithel des Rindes. Internat. Mschr. Anat. **19** (1901). — Toufesco, Sophie: Sur le cristallin normal. Ann. d'Ocul. **136** (1906) und Thèse méd. Paris **1906**. — Tramontano-Guerritore, Giovanni: (a) Sulla presenza di un fascio anomalo tra il muscolo retto inferiore e l'obliquo inferiore nell' uomo. Monit. zool. ital. **34** (1923). (b) Pneumatizzazione delle piccole ali dello sfenoide e seni frontali abnormemente estesi o multipli. Accad. Fisiocritici Siena, Adunanza 16 (1926). — Trantas: Persistance du canal hyaloïdien. Chir. ophthalm. **11** (1924). — Tribondeau: Membrane de Jacob de la rétine des chats nouveau-nés. C. r. Soc. Biol. Paris **54** (1902). — Trotsenburg, J. van: Die topographischen Beziehungen der Tränendrüse zur lateralen Orbitalwand als Differenzmerkmal zwischen Ost- und Westaffen. Petrus Camper 1901, D. 1. — Tschermak, A.: Über die funktionelle Bedeutung der Sechszahl der Augenmuskeln. Ber. 43. Verslg dtsch. ophthalm. Ges. Heidelberg 1927. — Tscherning: (a) Optique physiologique. Paris 1898. (b) Physiologic optics. Philadelphia 1904. (c) Hermann v. Helmholtz und die Akkommodationstheorie. Deutsch von Thorey. Leipzig 1910. — Tsusaki, T.: Über das Tränenbein der eingeborenen Formosaner. Fol. anat. jap. 2 (1924). — Tüffers, Paul: Die Entwicklung des nasalen Endes des Tränennasenganges bei einigen Säugetieren. Anat. H. 49 I (1913). — Türk: (a) Untersuchungen über eine Strömung in der vorderen Augenkammer. Arch. f. Ophthalm. 64 (1906). (b) Weitere Untersuchungen über Wärmeströmung in der vorderen Augenkammer und die Ehrlichsche Linie. Klin. Mbl. Augenheilk. 49 (1911). — Tyrell, F. A. C.: Congenital malformation of lower eyelids. Trans. ophthalm. Soc. U. Kingd. 23 (sess. 1902/03). — Tyson, H. H.: Crater like cavities in optic disc. Amer. J. ophthalm. 3 s., 10 (1927).

Uhlenhuth, Ed.: Is function and functional stimulus a factor in producing and preserving morphological structures. Proc. amer. Assoc. Anat. 1914; Anat. Rec. 9 (1915). — Ulbrich, Hermann: (a) Eine seltene Beobachtung bei markhaltigen Nervenfasern der Netzhaut. Z. Augenheilk. 9 (1903). (b) Klinische Beobachtungen über die Druckverhältnisse in der vorderen und hinteren Kammer. Arch. Augenheilk. 60 (1908). — Ulry, E.: De la nutrition du cristallin. Arch. d'Ophtalm. 18 (1898). — Umeya: Das dritte Augenlid. Okayama-Igakkai-Zasshi (Mitt. med. Ges. Okayama) 1902, Nr 145. — Uribe y M. Troncoso: Neue Untersuchungen über die Saftströmung im lebenden Auge und in anderen Organen und ihre Messung. Klin. Mbl. Augenheilk. 53 (1914). — Urra, Munoz: (a) Bau und physiologische Einzelheiten der motorischen Ciliarplatten bei Menschen, bei Säugetieren und Vögeln mit raschem und langsamem Flug (span.). Arch. de Oftalm. 23 (1923). (b) Der Golgische endocelluläre Apparat bei den Verletzungen von Hornhaut und Netzhaut. Ibid. (c) Histogenese des Ganglion ophthalmicum und sein Verhalten bei Läsionen des vorderen Augenpoles. Ibid. — d'Urso, Angelo: Sulla distribuzione delle fibre elastiche nella capsula di Tenone dell' uomo. Atti Accad. gioenia Sci. nat. Catania, 4. s. 20, 16 (1907) und 5. s., 2, 16 (1909). — Usher, C. A.: A note on the Choroid at the macular region. Trans. ophthalm. Soc. U. Kingd. 26 (1905/06). — Uyama, Yasuo: Ein Beitrag zur Kenntnis der Anatomie der Sehzellen in der Netzhaut bei Affen und Meerschweinchen. Arch. f. Ophthalm. 118 (1927).

Vaschide, N. et Cl. Vurpas: La rétine d'un anencephale. Arch. méd. expér. et anat. path. 13 (1901). — Vassiliadès, N.: Ossification de la membrane hyaloïde. Arch. d'Ophtalm. 28 (1909). — Velhagen: Ein seltsamer Befund in einer nach Golgi behandelten Netzhaut. Graefes Arch. 53 (1902). — Venneman: L'oeil sénile et l'oeil artérioscléreux. Ann. d'Ocul. 135 (1906). — Veragut, James: Das Glaskörpergerüst bei Kindern nach Untersuchungen an 82 Kindern mit dem Spaltlampenmikroskop. Graefes Arch. 111 (1923). — Verderarme, Philipp: Sensibilität und Nervenendigungen in der Cornea des Neugeborenen. Ber. 38. Verslg ophthalm. Ges. Heidelberg 1912. — Verhoeff, F. H.: Eine bisher nicht beschriebene Membran des Auges und ihre Bedeutung. Boston med. surg. 1903. — Vermes, L.: Über die Neurofibrillen der Retina. Anat. Anz. 26 (1905). — Versari, Riccardo: (a) Morfologia dei vasi sanguigni arteriosi dell' occhio dell' uomo e di altri mammiferi. Nota prev. Atti Accad. naz. Lincei 5. s. 296 (1899). Rend. 8. (b) Morfologia dei vasi sanguigni arteriosi dell' occhio dell' uomo e di altri mammiferi. Ric. Labor. Anat. Univ. Roma 7 (1900). (c) Morphologie des vaisseaux sanguins artériels de l'oeil de l'homme et d'autres mammifères. Arch. ital. Biol. 33 (1900). (d) Contributo alla conoscenza della morfogenesi degli strati vascolari della coroide nell' occhio dell' uomo e di altri mammiferi. Ric. Labor. Anat. Univ. Roma 8 (1900). (e) La morfogenesi dei vasi sanguigni nella retina umana. Ric. Labor. Anat. Univ. Roma 10 (1903). (f) Über die Entwicklung der Blutgefäße des menschlichen Auges. Anat. Anz. 35 (1910). (g) La morfogenesi dei rami collaterali e terminali delle arterie ciliari posteriori lunghe ed il comportamento, non ancora descritto, dei vasi sanguiferi reflui dalla membrana pupillare nell' occhio embrionale umano. Ric. Labor. Anat. Univ. Roma 19 (1919). (h) Le fasi di sviluppo e di regresso della „tunica vasculosa lentis" e la morfogenesi dei vasi sanguiferi nei processi ciliari e nell' iride dell' occhio dell' uomo. Ric. Morf. e Biol. anim. 3 (1923). (i) Il vaso anulare ed i rami terminali delle arterie ciliari posteriori lunghe nell' occhio embrionale di sus scropha e nell' uomo. Atti Congr. Soc. ital. Oftalm. (1924) 1925. — Vialleton, L.: Sur le muscle dilatateur de la pupille chez l'homme. Arch. d'Anat. microsc. 1897. — Vila, Coro A.: Hintere Insertion der Orbitalmuskeln (span.). Rev. med. Barcelona 5 (1926). — Villiger, E.: Die periphere Innervation. Leipzig 1924. — Virchow, Hans: (a) Demonstration von Augenpräparaten. Sitzgsber. physik.-med. Ges. Würzburg 1884. (b) Die morphologische Natur des Glaskörpergewebes. Ber. 17. Verslg ophthalm. Ges. Heidelberg 1885. Klin. Mbl. Augenheilk. 23, Beilage. (c) Fächer, Zapfen, Leisten, Polster, Gefäße im Glaskörperraum von Wirbeltieren, sowie damit in Verbindung stehende Fragen. Erg. Anat. 10 (1900). (L.). (d) Die Netzhaut von Hatteria. Sitzgsber. Ges. Naturforsch. Freunde Berlin 1901; Verh. physik. Ges. Berlin 1900—1901. (e) Über die Netzhaut von Hatteria punctata. Arch. f. Physiol. 1901. (f) Über Tenonschen Raum und Tenonsche Kapsel. Anhang Ab.

Preuß. Akad. Wiss. 1902, Physik.-math. Kl. (g) Über den Orbitalinhalt des Elefanten. Sitzgsber. Ges. naturforsch. Freunde. Berlin 1903. (h) Einige Bemerkungen zur Anatomie der Lider. Anat. Anz. 25, Ergänzungsh.; Verh. Anat. Ges. Jena 1904. (i) Über Zellen an der Oberfläche des Glaskörpers bei einem Alpakaschaf und bei zwei Hühnern. Internat. Mschr. Anat. u. Physiol. 21 (1904). (k) Über den Lidapparat des Menschen. Arch. f. Physiol. 1904. (l) Weitere Bemerkungen über den Lidapparat des Elefanten. Sitzgsber. Ges. naturforsch. Freunde Berlin 1905. (m) Bemerkungen über den Lidapparat von Balaenoptera musculus. Sitzgsber. Ges. naturforsch. Freunde Berlin 1906. (n) Gesichtsmuskeln und Gesichtsausdruck. Arch. f. Anat. 1908. (o) Mikroskopische Anatomie der äußeren Augenhaut und des Lidapparates. Graefe-Saemisch: Handbuch der gesamten Augenheilkunde 1 (1910). (L.). — (p) Über das Conjunctival-Epithel des Menschen. Arch. mikrosk. Anat. 78 (1911). — Virchow, R.: Notiz über den Glaskörper. Virchows Arch. 4 (1851). — Vittone, Alberto: Sulla profondità della camera anteriore del bulbo oculare in rapporto coll' età e colla refrazione. Giorn. Accad. med. 69. Torino 1906. — Vogt: Frühzeitiges Ergrauen der Cilien. Klin. Mbl. Augenheilk. 44 (1905). (Lit.) — Vogt, Alfred: (a) Untersuchungen über das vordere Linsenbild und seine Entstehung beim Menschen. Universitäts-Augenklinik Basel 1864—1914, herausgegeben von Mellinger. Basel 1915. (b) Der Embryonalkern der menschlichen Linse und seine Beziehungen zum Alterskern. Klin. Mbl. Augenheilk. 59 (1917). (c) Die vorderaxiale Embryonalkatarakt der menschlichen Linse. Z. Augenheilk. 41 (1918). (d) Zur Farbe der Macula retinae. Klin. Mbl. Augenheilk. 60 (1918). (e) Der hintere Linsenchagrin bei Verwendung der Gullstrandschen Spaltlampe. Klin. Mbl. Augenheilk. 62 (1919). (f) Die Spaltlampenmikroskopie des lebenden Auges. Münch. med. Wschr. 66 (1919). (g) Atlas de microscopie de l'oeil vivant éclairé au moyen de lampe à fente de Gullstrand. Berlin: Julius Springer 1921. (h) Atlas der Spaltlampenmikroskopie des lebenden Auges. Berlin: Julius Springer 1921. (i) Der physiologische Rest der Arteria hyaloidea der Linsenhinterkapsel und seine Orientierung zum embryonalen Linsennahtsystem. Graefes Arch. 100 (1919). (k) Beobachtungen an der Spaltlampe über eine normalerweise den Hyaloidearest der Hinterkapsel umziehende weiße Bogenlinie. Ibid. (l) Die Sichtbarkeit des lebenden Hornhautendothels. Ein Beitrag zur Methodik der Spaltlampenmikroskopie. Graefes Arch. 101 (1920). (m) Die Nervenfaserzeichnung der menschlichen Netzhaut im rotfreien Licht. Klin. Mbl. Augenheilk. 66 (1921). (n) Weitere Ergebnisse der Spaltlampenmikroskopie des vorderen Bulbusabschnittes. VI. Die normale und die senil veränderte Iris. Graefes Arch. 109 (1922). (o) Weitere Ergebnisse der Spaltlampenmikroskopie des vorderen Bulbusabschnittes. VIII. Graefes Arch. 111 (1923). — Vonwiller, P.: (a) Die Sichtbarmachung von Epithel- und Bindegewebszellen, Lymphgefäßen, Nerven und ihren Endapparaten am vital gefärbten menschlichen Auge. Klin. Mbl. Augenheilk. 69 (1922). (b) Über die Vitalfärbung am Menschen. Anat. Anz. 57, Ergänzungsheft (1923). — Vossius: Über den angeborenen Mikrophthalmus. Dtsch. med. Wschr. 22, Vereinsbeilage Nr 32 (1896). — de Vries, W. M.: Über eine Mißbildung des menschlichen Auges. Petrus Camper, Deel 2, 1903.

Wachs, Horst: Neue Versuche zur Wolffschen Linsenregeneration. Sitzgsber. u. Abh. nat. Ges. Rostock N. F. 6 (1914/15), ersch. 1916. — Wachtler, G.: Zur Frage der in dem Glaskörper vordringenden Arterienschleifen. Z. Augenheilk. 10 (1903). — De Waele, K.: Sur l'embryologie de l'oeil des poissons. Bull. mus. Hist. natur. 1900. — De Waele, Henri: Recherches sur l'anatomie comparée de l'oeil des vertébrés. Internat. Mschr. Anat. u. Physiol. 19 (1901). — Wallis, G. F. C.: Some observations upon the anatomical relations of the optic nerves and chiasma to the sphenoid bone. Practitioner 1917. — Wätzold, P.: Gibt es, abgesehen von den Gland. praeauriculares noch andere regionäre Lymphdrüsen der Lider? Klin. Mbl. Augenheilk. 78 (1927). — Weber, C. O.: Über den Bau des Glaskörpers usw. Virchows Arch. 19 (1860). — Weckers, L.: Les voies d'élimination de l'humeur aqueuse chez le porc. Arch. d'Ophtalm. 40 (1923). — Wegner, R. N.: Das Lig. spheno-petrosum Gruber. — Abducensbrücke und homologe Gebilde. Anat. Anz. 53 (1922). — Weigner, Ch.: Le ganglion optique. Bibliogr. Anat. 6 (1899). — Weigner, K.: Über den Verlauf des N. intermedius. Bull. internat. Acad. Sci. Bohême 9 (1904). — Weinberg: Ungekreuzte Sehnervenfasern. Z. Anat. 79 (1926). — Weinstein, A.: Experimentelle Untersuchungen über den Heilungsprozeß bei perforierenden Schnittwunden der Hornhaut. Arch. Augenheilk. 48 (1903). — Weiss, Leopold: Über das Wachstum des menschlichen Auges und über die Veränderung der Muskelinsertionen am wachsenden Auge. Anat. H. 8 I (1897). — Weiss, Otto: Der intraokulare Flüssigkeitswechsel. Z. Augenheilk. 25 (1911). — Welter, S. L.: Naevus pigmentosus des Augenhintergrundes. Klin. Mbl. Augenheilk. 78 (1927). — Werncke: Über eine bisher nicht beobachtete Bildungshemmung des Tränensacks. Klin. Mbl. Augenheilk. 47 (1909). — Werncke, Theodor: Ein Beitrag zur Anatomie des Tränensackes, speziell zur Frage der Tränensackdrüsen. Klin. Mbl. Augenheilk. 11 (1905). — Werner, L.: (a) Coloboma of the nerve sheath, with microphthalmos. Trans. ophthalm. Soc. U. Kingd. 23 (sess. 1902/03). (b) Congenital anomaly of the iris, probably originating in a capsulo-pupillary membrane. Trans. ophthalm.

Soc. U. Kingd. **32** (1912). (c) Congenital abnormality of retinal vessels in the macular-region. Trans. ophthalm. Soc. U. Kingd. **32** (1912). — WERTHEIM-SALOMONSON, J. K. A.: La photographie du fond de l'oeil. Klin. Beitr. Ohrenheilk., Festschr. f. URBANTSCHITSCH. — WESSELY, K.: (a) Über die Fluoresceinerscheinungen am Auge und die Ausscheidung des Fluoresceins aus dem Körper. Arch. f. Physiol. **1903**. (b) Experiment zur Veranschaulichung des Zustandekommens der blauen Farbe der Regenbogenhaut. Sitzgsber. physik.-med. Ges. Würzburg **1910**. (c) Stehen die angeborenen umschriebenen Grubenbildungen in der Papille in Beziehung zu optikociliaren bzw. cilioretinalen Gefäßanastomosen? Arch. Augenheilk. **65** (1910). (d) Die Augenflüssigkeiten nach der Ergebnissen der neueren biologischen Forschung. Erg. Med. **1** (1910). (e) Über experimentell erzeugte kompensatorische Hypertrophie der Ciliarfortsätze. Ber. 37. Verslg ophthalm. Ges. Heidelberg **1911**. (f) Beiträge zu den Mißbildungen und zur experimentellen Pathologie der Linse. Ber. 37. Verslg ophthalm. Ges. Heidelberg **1911**. (g) Über den intraokularen Flüssigkeitswechsel. Z. Augenheilk. **25** (1911). (h) Zur Methodik der Größenbestimmung des menschlichen Auges nebst Beschreibung eines Instrumentes zur Messung der Hornhautbreite (Keratometer). Arch. Augenheilk. **69** (1911). (i) Über Korrelationen des Wachstums (nach Versuchen am Auge). Z. Augenheilk. **43**. — WESTLAKE, S. B.: Note on the relation of the optic nerve to the last posterior ethmoid cell. Ann. of Otol. **32** (1923). — WETZEL, G.: Besitzt die Zapfenfaser eine Dreiteilung? Arch. f. Physiol. **124** (1908). — WEYSSE, ARTHUR W. and WALDO S. BURGESS: Histogenesis of the retina. Amer. Naturalist **40** (1906). — WHITNALL, S. ERNST: (a) A ligament acting as a Check to the action of the levator palpebrae superioris muscle. J. Anat. a. Physiol. **45** (1911). (b) The relation of lacrymal fossa to the ethmoidal cells. Ophthalm. Rec. **1911**. (c) The nasolacrymal canal. Ophthalmoscope **10** (1912). (d) An instance of the retractor bulbi muscle in man. J. Anat. a. Physiol. **46** (1911). (e) Anatomy of the human orbit and accessory organs. London: Frowde 1921. (f) Some abnormal muscles of the orbit. Anat. Rec. **21** (1921). (g) Some descriptive errors in the anatomy of the orbit. Internat. Congr. ophthalm. Washington **1922**. — WIBAUT, F.: Über den sog. Epitarsus. Eine Anomalie der Plica semilunaris. Z. Augenheilk. **59** (1926). — WICHERKIEWICZ, B.: Über eine abnorme Insertion des Rectus internus. Klin. Mbl. Augenheilk. **45** (1907). — WIDMARK, J.: (a) Über die Lage des papillo-maculären Bündels. Mitt. Augenklin. med.-chir. Inst. Stockholm. Jena 1898. (b) Om musculus dilatator pupillae. Hygiea (Stockh.) **62** (1900). — (c) Über den M. dilatator pupillae des Menschen. Mitt. Augenklin. med.-chir. Inst. Stockholm **1901**. — WIEGELS, H.: Mikrophthalmus congenitus mit Fett im Glaskörper. Graefes Arch. **50** (1900). — WIEGMANN, E.: (a) Membrana pupillaris persistens bei einem Zwillingspaar. Klin. Mbl. Augenheilk. **47** (1909). (b) Ein eigenartiger Irisbefund: Angeborene Spaltung in 2 Blätter. Klin. Mbl. Augenheilk. **51** (1913). — WIENER, ALFRED: Über Neubildung von Glashaut in der vorderen Kammer. Arch. Augenheilk. **48** (1903). — WIENER, M. and W. E. SOMMER: Dacryocystitis caused by membranous closure of nasal duct. Ann. Ophthalm. **23** (1914). — WIETING, J.: Zur Anatomie des menschlichen Chiasma. Graefes Arch. **45** (1898). — WILBRAND: Schema des Verlaufs der Sehnervenfasern durch das Chiasma. Z. Augenheilk. **59** (1926). — WILBRAND, H. und A. SAENGER: (a) Die Neurologie des Auges. **2**. Die Beziehungen des Nervensystems zu den Tränenorganen, zur Bindehaut und zur Hornhaut. Wiesbaden: J. F. Bergmann 1901. (b) Die Neurologie des Auges. **3 I**. Anatomie und Physiologie der optischen Bahnen und Zentren. Wiesbaden: J. F. Bergmann 1904. (c) Die Neurologie des Auges in ihrem heutigen Stande. München 1927. — WILDI, G.: Vergleichende anatomische Untersuchungen am Spaltlampenmikroskop über die Persistenz des Canalis hyaloideus, mit besonderer Berücksichtigung der sog. Bogenlinien und der Linsennähte. Arch. f. Ophthalm. **114** (1924). — WILMART, L.: Des fonctions de la capsule de Tenon. Rev. gén. d'Ophtalm. **22** (1903). — WINKLER, PRINS jun., C.: Über Limbuspigment. Klin. Mbl. Augenheilk. **80** (1928). — WOLFF, GUSTAV: (a) Zur Frage der Linsenregeneration. (Vorl. Mitt.) Anat. Anz. **18** (1900). (b) Zur Analyse der Entwicklungspotenzen des Irisepithels bei Triton. Arch. mikrosk. Anat. **63** (1903). — WOLFF, H.: (a) Die Vorlagerung des M. levator palp. sup. mit Durchtrennung der Insertion. Arch. Augenheilk. **33** (1896). (b) Über die Sehne des M. levator palpebrae superioris etc. Z. Augenheilk. **13** (1905). (c) Zur Photographie des menschlichen Augenhintergrundes. Arch. Augenheilk. **59** (1908). (d) Zur Morphologie des Kammerwassers. Arch. Augenheilk. **90** (1922). — WOLFF, THERESE: Beiträge zur Anthropologie der Orbita. Diss. Zürich 1906. — WÖLFFLIN, E.: Ein klinischer Beitrag zur Struktur der Iris. Arch. Augenheilk. **45** (1902). — WOLFRUM, C.: Multiple Einkerbungen des Becherrandes der sekundären Augenblase, ein Beitrag zur Kolobomfrage. Klin. Mbl. Augenheilk. **46** (1908). — WOLFRUM, MORITZ: (a) Beiträge zur Entwicklungsgeschichte der Cornea der Säuger. Anat. H. **1**, H. 68 **22** (1903). (b) Zur Genese des Glaskörpers. Ber. 33. Verslg ophthalm. Ges. Heidelberg **1906**. Wiesbaden 1907. (c) Zur Entwicklung und normalen Struktur des Glaskörpers. Graefes Arch. **65** (1907). (d) Beiträge zur Anatomie und Histologie der Aderhaut beim Menschen und bei höheren Wirbeltieren. Graefes Arch. **67** (1908). (e) Zur Frage nach der Existenz des Glaskörperkanals. Graefes Arch. **67** (1908). (f) Untersuchungen über die Macula lutea der höheren Säugetiere. Ber. 35. Verslg ophthalm. Ges. Heidelberg **1908**. (g) Über Ursprung und Ansatz der Zonulafasern im menschlichen Auge. Graefes Arch. **69** (1908). (h) Ist das konstante Vorkommen des Glaskörperkanales Kunstprodukt oder präformierte Struktur? Graefes Arch. **73** (1910). (i) Über den Bau der Irisvorderfläche des menschlichen Auges mit vergleichenden anatomischen Bemerkungen. Graefes Arch. **109** (1922). (k) Beobachtungen an Koganeischen Klumpenzellen. Klin. Mbl. Augenheilk. **69** (1922). (l) Anatomie der Regenbogenhaut. Graefe-Saemisch, Handbuch der gesamten Augenheilkunde, 2. Aufl. 1 I (1926). (L.) — Wollenberg: Zur Kenntnis der sog. Häutchenbildung auf der vorderen Linsenkapsel. Klin. Mbl. Augenheilk. **77** (1926). — Woronow, A. J.: Zur Mikrophysiologie der Tränendrüse (russ.). (Vorl. Mitt.) Russk. Wratsch **2** (1903); Dtsch. ophthalm. Klin. 7. Stuttgart 1903. — Wright, R. E.: Megalophthalmus and Mikrophthalmus. Brit. J. Ophthalm. **6** (1922). — Wüstefeld, F.: Persistierende Pupillarmembran mit Adhärenz an der Cornea. Z. Augenheilk. 4 (1900). — Wuttig, H.: Ein Fall von Embolie der A. centralis retinae. Diss. Berlin 1898. — Wychgram, Engelhard: (a) Die Akkommodation des Schildkrötenauges. Klin. Mbl. Augenheilk. **48** (1910). (b) Über den Fontanaschen Raum im Vogelauge. Arch. f. Ophthalm. 4 (1914).

Yoshida, Y.: Über die Pigmentation des Lig. pectinatum bei Japanern. Arch. f. Ophthalm. **118** (1927).

Zabel, E.: Varietäten und vollständiges Fehlen des Tränenbeins beim Menschen. Anat. H. **15** (1900). — Zade, Martin: Zwei eigenartige Fälle von kongenitaler Anomalie des Sehnerveneintritts. Klin. Mbl. Augenheilk. **45** (1907). — Zander, R.: Über die Lage und die Dimensionen des Chiasma opt. und ihre Bedeutung für die Diagnose der Hypophysistumoren. Dtsch. med. Wschr. **1897**, Vereinsbeilage. — Zawarzyn, Alexius: Beobachtungen an dem Epithel der Descemetschen Membran. Arch. mikrosk. Anat. **74** (1909). — Zeeman: (a) Über die Form der hinteren Linsenfläche. Klin. Mbl. Augenheilk. **46** (1908). (b) Linsenmessung und Emmetropisation. Graefes Arch. **78** (1911). — Zeeman, W.: Über die anatomischen Lagebeziehungen des Tränensackes zur Nase, sowie über eine Methode zur Bestimmung der Lage des Tränensackes an der seitlichen Nasenwand. Arch. f. Laryng. **28**. — Zeeman, W. P. C.: Verlauf der Opticusfasern bei Säugetieren (peripher) (holl.) Nederl. Tijdschr. Geneesk. **68** (1924). — Zeiller, J.: Beiträge zur Anthropologie der Augenhöhle. Diss. München 1899. — Zietzschmann, Otto: (a) Zur Frage des Vorkommens eines Tarsus im Lide der Haussäugetiere. Graefes Arch. **59** (1904). (b) Vergleichend-histologische Untersuchungen über den Bau der Augenlider der Haussäugetiere. Graefes Arch. **58** (1904). (c) Die Traubenkörner unserer Haussäugetiere. Arch. mikrosk. Anat. **65** (1905). (d) Die Orbitalarterien des Pferdes. Arch. f. Ophthalm. **3** (1912). (e) Das Sehorgan. Handbuch der vergleichenden mikroskopischen Anatomie der Haustiere v. Ellenberger. Berlin 1906. (L.). (f) Die Akkommodation und die Binnenmuskulatur des Auges. Schweiz. Arch. Tierheilk. **1906**. (g) Der M. dilatator pupillae des Vogels. Arch. f. Ophthalm. **1** (1910). (h) Zur Vascularisation des Bulbus und seiner Nebenorgane. Verh. anat. Ges. 26. Verslg München **1912**. — Zimmermann: Beiträge zur Kenntnis einiger Drüsen und Epithelien. Arch. mikrosk. Anat. **52** (1898). — Zimmermann, K. W.: Der feinere Bau der Blutcapillaren. Berlin: Julius Springer 1923. — Zimmermann, W.: Experimentelle und anatomische Untersuchungen über die Festigkeit der Opticusnarben usw. Arch. f. Ophthalm. **42** (1896). — Zürn, Johannes: Vergleichende histologische Untersuchungen über die Retina und die Area centralis der Haussäugetiere. Arch. f. Anat. Supp.-Bd. **1902**.

Die nervösen Verbindungen des Auges mit dem Zentralorgan.

Von

RICHARD ARWED PFEIFER-Leipzig.

Mit 71 Abbildungen.

A. Die Sehbahn vom Chiasma aufwärts.

Vorbemerkung. Die nachfolgenden Abschnitte befassen sich mit einer orientierenden Übersicht über die Sehleitung vom Chiasma bis zur Rinde. Sinngemäß ist die Darstellung knapp gehalten und schließt eine Zersplitterung durch Eingehen auf Literatureinzelheiten ebenso aus wie histologische Details, die nur noch den Anatomen vom Fach interessieren. Bei aller Bemühung um Objektivität und Berücksichtigung der wesentlichen Forschungsrichtungen wird deshalb die Auswahl des Stoffes von subjektiver Einstellung des Verfassers nicht völlig frei sein können.

Methodisches. Unsere Kenntnis vom Faserverlauf in den optischen Leitungen stammt nur zum geringen Teil aus der Anatomie des gesunden Gehirns vom erwachsenen Menschen. Die histologischen Färbemittel gestatten nicht, die Faseranteile elektiv auseinander zu halten. Dem Ideal am nächsten kommt die Myelogenese mit ihrer systemweisen Markreifung im Kindergehirn, wo sich auf dem Wege einer Autoanatomie dem Auge Einzelheiten vom Bau des menschlichen Gehirns darbieten, die im erwachsenen Gehirn nicht mehr sichtbar sind. Der reinen Anatomie ist die Hirnpathologie zur Seite getreten. Traumen (Verlust eines Auges, Erblindung in früher Kindheit, Schußverletzungen usw.), Herderkrankungen mit Unterbrechung der Sehbahn an irgendeiner Stelle und toxische Prozesse mit der typischen Gefährdung besonderer Faseranteile, wie z. B. des papillomakulären Bündels durch eine Neuritis axialis bei chronischem Tabak- und Alkoholmißbrauch oder Diabetes mellitus, wirken sich oft wie ein Naturexperiment aus. Freilich ist die Verwendbarkeit noch so kostbaren Materials beschränkt durch einen zu großen zeitlichen Abstand zwischen Erkrankung und anatomischer Untersuchung, da, wie wir wissen, allmählich durch Narbenzug ganz beträchtliche Verwerfungen der einzelnen Schichten eintreten, und bei alten Fällen fast immer die Einwanderung erhalten gebliebener Fasern in das Degenerationsfeld erfolgt ist. Demgegenüber hat das Tierexperiment den Vorzug einer präziseren Arbeitsweise, leidet aber wiederum unter der Möglichkeit einer fehlerhaften Verallgemeinerung in bezug auf den Menschen. In letzter Zeit hat auch die vergleichende Anatomie unter Berücksichtigung biologischer Gestaltungsfaktoren neue Aufschlüsse gebracht. ARIËNS KAPPERS konnte durch seine Neurobiotaxis überzeugend dartun, daß gemeinsam und in Koordination funktionell beanspruchte Fasern die Neigung haben, sich in ihrer anatomischen Lagerung anzunähern, und Riese zeigte neuerdings aus der Parallele von Lebensweise und Hirnbau die Berechtigung der Annahme photognostischer und photostatischer Organe bei den einzelnen Tierarten. Welcher Herkunft aber nun auch das wissenschaftliche Tatsachenmaterial immer sein mag, der leitende Gesichtspunkt, welcher es zusammenhält und systematisch gruppiert erscheinen läßt, ist *das Lokalisationsprinzip*. Es beruht darauf, daß die „Reizfigur", wie sie in der Netzhaut entsteht, bis zu ihrem Eintritt in die Großhirnrinde erhalten bleibt. Minkowski hat gemeint, die Lokalisation so definieren zu können, daß die von benachbarten Punkten der Netzhaut ausgehenden Reize sich auch noch bei ihrem Eintritt in die Großhirnrinde als benachbart erweisen müßten. Das ist indes nur in beschränktem Umfange richtig. Das, was wir Reizfigur nennen, ist eine Koordination von Fasern, die auch dann erhalten bleibt, wenn sich z. B. die kreisrunde Macula der Netzhaut im Tractus zu einem schmalen Streifen auszieht, im äußeren Kniehöcker eine keilförmige Gestalt annimmt und in der Hirnrinde einen großen Teil der Polkappe besetzt. Das Lokalisationsprinzip wird klarer, wenn man es in sein Gegenteil verkehrt, wie das v. Monakow getan hat. Nach ihm breiten sich die Maculafasern über den gesamten Retinaanteil des Kniehöckers aus, und die Auflösung ist so vollständig und die Belastung einer bestimmten Faser mit einer bestimmten Funktion so rein zufällig, daß von Erhaltung der Reizfigur keine Rede sein kann, eben weil jede beliebige Faser für jede beliebige andere Faser eintreten kann. Und was die Rinde anbetrifft, nimmt er an, daß die Wirkung eines optischen Eindruckes sich immer über die ganze Rinde erstreckt, derart, daß z. B. „eine gewisse Repräsentation der optischen Erregungswellen, wenn auch in transformierter Weise, selbst in den entlegensten Abschnitten des Cortex sich vorfindet". Dagegen hat Joseph Gall schon das Lokalisationsprinzip in voller Reinheit auf Grund intuitiver Erkenntnis formuliert: Das funktionstragende Parenchym ist das Rindengrau, und diese Rinde ist kein einheitliches Organ, sondern eine Vielheit von Organen. Danach ist das Lokalisationsprinzip nicht nur der Ausdruck räumlicher Beziehungen, sondern eine in der Natur vorgesehene Gesetzmäßigkeit der Organisation. Mit seltenem Scharfblick hat zuerst Henschen die Tiefe des Lokalisationsprinzips für die Ophthalmologie erkannt und damit der Wissenschaft einen unvergleichlichen Dienst geleistet. Das Wichtigste, was er in dieser Beziehung fand und sich als offenbare Tatsache bis auf die Gegenwart gehalten hat, ist die von ihm inaugurierte Vertikalgliederung der corticalen Sehsphäre, die sich in kurzen Worten so fassen läßt, daß die obere Netzhauthälfte in der Oberlippe der Fissura calcarina und die untere Netzhauthälfte in der unteren Lippe der Fissura calcarina lokalisiert ist. Die Faserverbindungen zwischen diesen beiden Außenpunkten der optischen Leitungen verlaufen aber durchaus nicht so einfach. Auf dem weiten Wege kommen Verwerfungen der Faserschichten vor, die, wie die vergleichende Anatomie lehrt, bei einzelnen Tierarten bis zu einer förmlich spiegelverkehrten Lagerung führen, wovon weiter unten die Rede sein soll.

Seine wichtigste Stütze hat das Lokalisationsprinzip in den Kriegserfahrungen gefunden: Eine teilweise Zerstörung der Sehrinde oder der Sehstrahlungen hat einen konstanten absoluten und begrenzten Sektorausfall zur Folge. Dieser Befund wurde übereinstimmend und international bestätigt von Pierre Marie et Chatelin, sowie Morax in Frankreich, Gordon Holmes, I. A. Wilson, Riddoch in England, Grignolo, Pari, Trocello in Italien, Wilbrand und Saenger, Poppelreuter, Dimmer, Best in Deutschland.

1. Der Tractus opticus.

a) Die Topographie und Morphologie im groben.

Das Verständnis des Faserverlaufes im Tractus opticus, der Traktusschenkel und deren Einstrahlung in die primären optischen Zentren ist an gewisse anatomische Voraussetzungen geknüpft, die in diesem besonderen Zusammenhange hier kurz noch einmal angegeben werden sollen. Es gibt keine Schnittrichtung, auf der man des Tractus opticus in seiner ganzen Länge ansichtig werden könnte, da der Verlauf eine viel gewundene Raumkurve darstellt. Schon der Horizontalschnitt durch das Chiasma zeigt die an seinem hinteren Rande beiderseits divergierenden Traktus in kurzen Stutzen. Sie springen alsbald von der Sella turcica caudalwärts auf ein niedrigeres Niveau herab und beschreiben dabei als ersten Bogen der Raumkurve einen in der Sagittalebene gelegenen, nach unten vorn offenen Kreisbogen. Nunmehr wenden sie sich beiderseits nach außen und bilden als zweiten Kurventeil einen Bogen, der nach oben außen offen ist, um sich nunmehr in einem dritten nach innen offenen Bogen um den Hirnschenkel, ihm dicht aufliegend, herumzuschlingen und an der Basis des Thalamus als nächstes primäres optisches Zentrum den äußeren Kniehöcker zu erreichen (Abb. 1). Der Krümmungsradius dieser elementaren Bestandteile der Raumkurve, die der Tractus opticus beschreibt, variiert mannigfach. Dafür gibt es verschiedene Ursachen. Schon der Divergenzwinkel, unter welchem die Traktus aus dem Chiasma entspringen, wechselt. Nicht immer liegt nämlich das Chiasma auf der Sella turcica. Bei einer Lagerung davor (Präfixation nach SCHAEFFER) ist der Divergenzwinkel notgedrungen spitz und bei einer Lagerung dahinter (Postfixation nach SCHAEFFER) stumpf. Damit hängt weiter eine Schieflage des Chiasma zusammen im Sinne einer Abdachung nach hinten, so daß der Stufensprung des Traktus nach hinten ausgeglichen sein kann. Die Größe des letzteren ist ferner abhängig von der beträchtlichen Variation der unter dem Chiasma gelegenen Cisterna chiasmatis, jenes Liquorbehälters zwischen der basalen Fläche des Chiasma einerseits und der Oberfläche der Hypophyse bzw. des Diaphragma sellae andererseits, welcher von einem kaum merklichen Spalt bis zu einer Kammertiefe von 1 cm variiert, ganz abgesehen von der wechselnden Dimension des Chiasma mit Rücksicht auf seinen sagittalen und frontalen Durchmesser. Der Traktus liegt nur in seinem vorderen kleineren Abschnitt frei auf einer Strecke von etwa 2 cm und liegt in seinem größeren hinteren Abschnitt in Länge von 2—3 cm unter dem überhängenden Schläfenlappen verborgen. Auf der ersten Strecke schmiegt er sich dem Hirntrichter dicht an, auf der letzten Strecke ist der Traktus dank seiner hier bodenständigen embryonalen Entwicklung auf dem Grunde der Rinne entlang der Zirkumferenz des Hirnschenkels derart festgelötet, daß etwa nur $^4/_5$ des Umfanges freiliegen. Die Haftstelle liegt dorsomedial. Der Querschnitt schwankt zwischen einem Oval bis zu einer bandförmigen Auswalzung, die ihm bei den Franzosen den Namen „couche bandelette" eingetragen hat. Von der Stelle an, wo der Traktus unter dem Schläfenlappen verborgen liegt, zeigt er mehr oder weniger deutlich an seiner Basis eine Rinne *(Traktusrinne)*, die sich caudalwärts zunehmend vertieft und in wenig zutreffender Weise zur Annahme zweier „Traktuswurzeln" geführt hat. Diese Bezeichnung verdient aber ausgemerzt zu werden, da sie irreführend ist. Wir unterscheiden einen medialen und lateralen Traktusschenkel. Die mediale „Wurzel" sollte nämlich in den inneren Kniehöcker einmünden, was indes nicht zutrifft, obwohl die Faserrichtung gelegentlich auf den inneren Kniehöcker hindeuten mag. Vor dem inneren Kniehöcker liegt indes in der Tiefe der Hirnsubstanz versenkt, häufig als flache Vorwölbung auch makroskopisch wahrnehmbar, bereits ein Teil des äußeren

Kniehöckers, und zwar das Corpus corporis geniculati externi, in welches der
mediale Schenkel des Traktus einstrahlt. Mit der weiter unten zu erwähnenden
GUDDENschen Kommissur, die man beim Menschen im dorsomedialen Abschnitt
des Traktus als nicht optisches System zwischen den beiden inneren Knie-
höckern als Kommissur durch das Chiasma verlaufend annimmt, hat die sog.
mediale Traktuswurzel, die ventral, also an der Basis des Traktus äußerlich
sichtbar ist, beim Menschen gar nichts zu tun. Die Traktusrinne vertieft sich

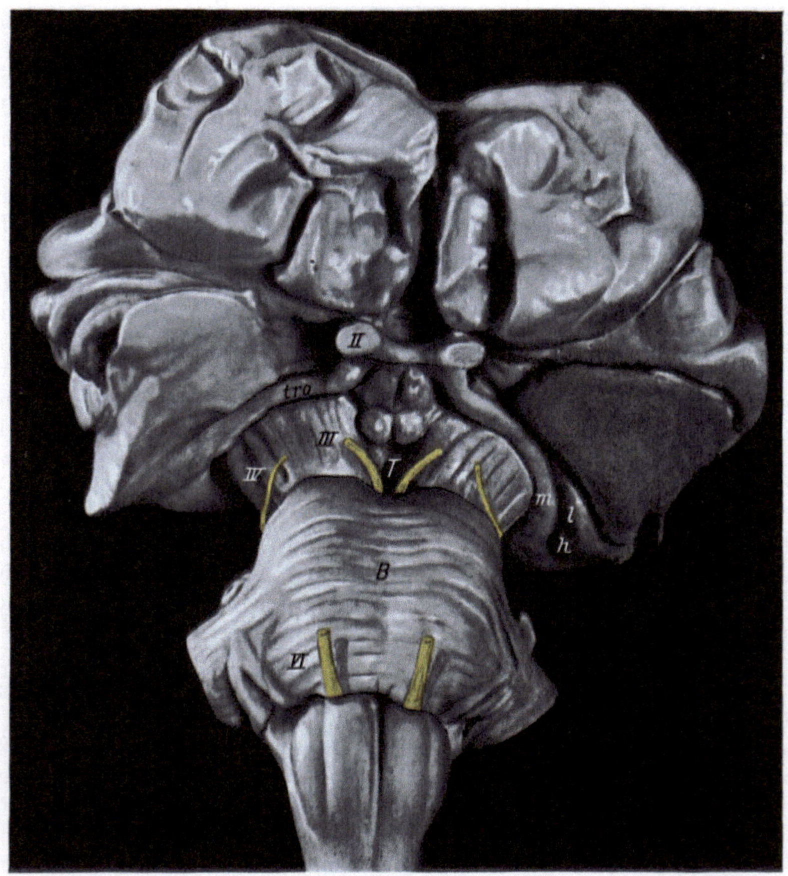

Abb. 1. Hirnstamm von vorn unten gesehen. Entstehung der Kniehöckerbucht (*h* Hilus des äußeren
Kniehöckers) aus der basalen Traktusrinne. *m* Medialer und *l* lateraler Traktusschenkel. *tro* Tractus
opticus. *B* Brücke. *T* Fossa Tarini. *II* N. opticus. *III* N. oculomotorius. *IV* N. trochlearis.
VI N. abducens.

im caudalsten Abschnitt zu einer echten Kluft, die nun schon ganz im Basis-
bereich des äußeren Kniehöckers liegt und dessen Hilus bildet. Die Zerklüftung
des basalen Teiles vom äußeren Kniehöcker hat zur Folge, daß ventrale Abschnitte desselben wie die Decke eines Reitersattels links und rechts über den
Hilus herabhängen, also auch dessen Dach mit dieser Sattelfläche bilden und
gleichzeitig kontinuierlich nach vorn in den medialen und lateralen Traktusschenkel übergehen. Dabei ist charakteristisch, daß der lateral über den Hilus
herabhängende Teil des äußeren Kniehöckers, auf welchen der laterale Traktusschenkel zuzustreben scheint, sich äußerlich am Gehirn plastisch vorwölbt und
mit wenig Recht deshalb als das Corpus geniculatum externum schlechthin

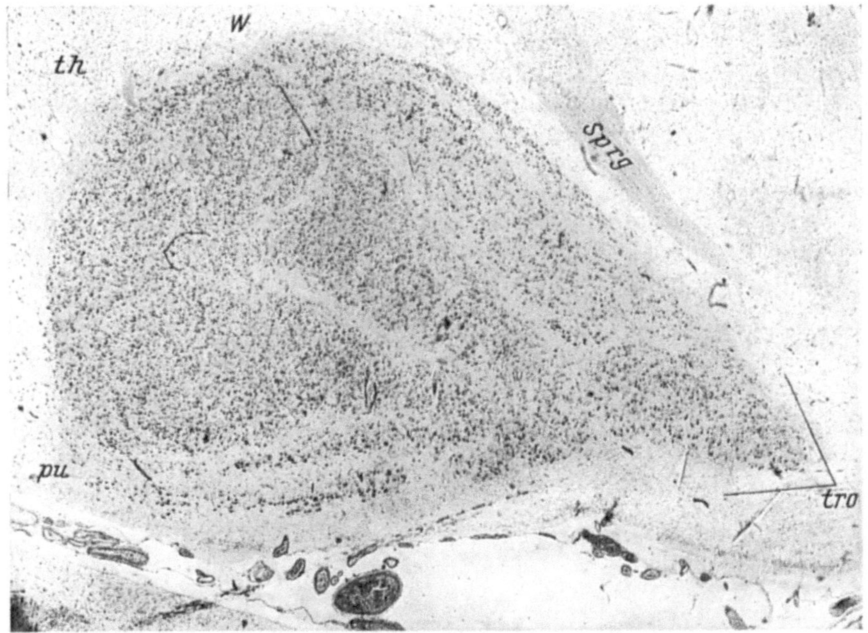

Abb. 2. Sagittalschnitt aus dem rechten äußeren Kniehöcker parallel zu Abb. 3.
Zellpräparat, 20 Mikren. Das Grau der Substantia grisea praegeniculata ist so kleinzellig,
daß es bei dieser Vergrößerung nicht erkennbar ist. (Bezeichnungen wie in Abb. 3.)

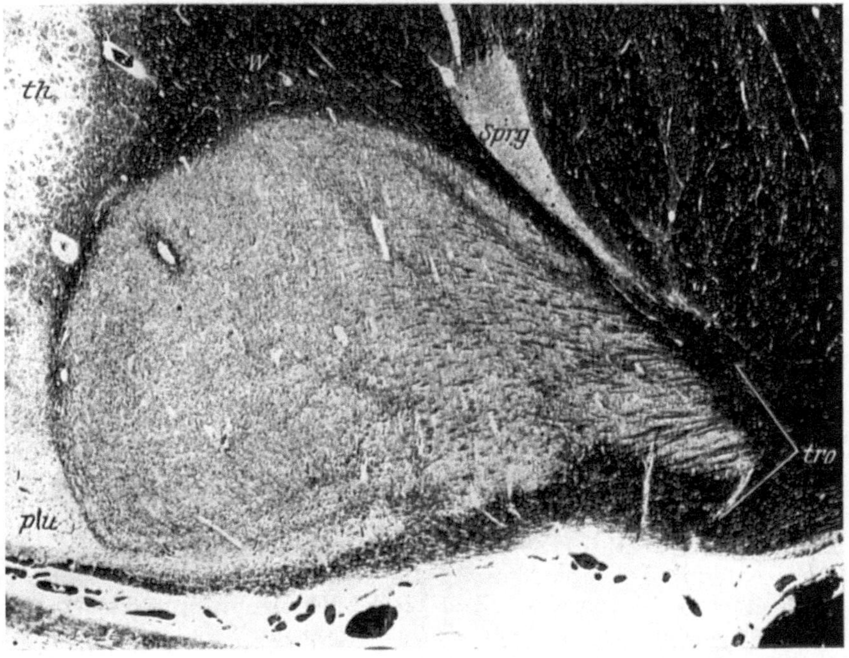

Abb. 3. Sagittalschnitt aus dem rechten äußeren Kniehöcker. Faserpräparat, 20 Mikren. Ein
Zapfen grauer Substanz (Traktusteil des äußeren Kniehöckers) ragt weit in die Fasermassen hinein,
welche dem Tractus opticus (tro) entströmen. Mit dem Kopfteil steckt der äußere Kniehöcker ganz
im Thalamus (th) drin. Vorn ist ihm die Substantia grisea praegeniculata aufgelagert (Sprg),
hinten hängt das Pulvinar (pu) weit über ihn herab. W WERNICKEsches Feld.

angesprochen wird. Der medial über den Hilus herabhängende Teil des äußeren Kniehöckers dagegen macht sich äußerlich nicht so bemerkbar. Er ist dicht vor dem Corpus geniculatum internum in die Tiefe der Hirnsubstanz versenkt und hat eben wegen dieser verborgenen Lage zu der irrtümlichen Auffassung geführt, daß der mediale Traktusschenkel nach dem inneren Kniehöcker verliefe. Wir kennen heute diese beiden über den Hilus herabhängenden ventralen Abschnitte des äußeren Kniehöckers ganz genau. Der mediale Abschnitt ist

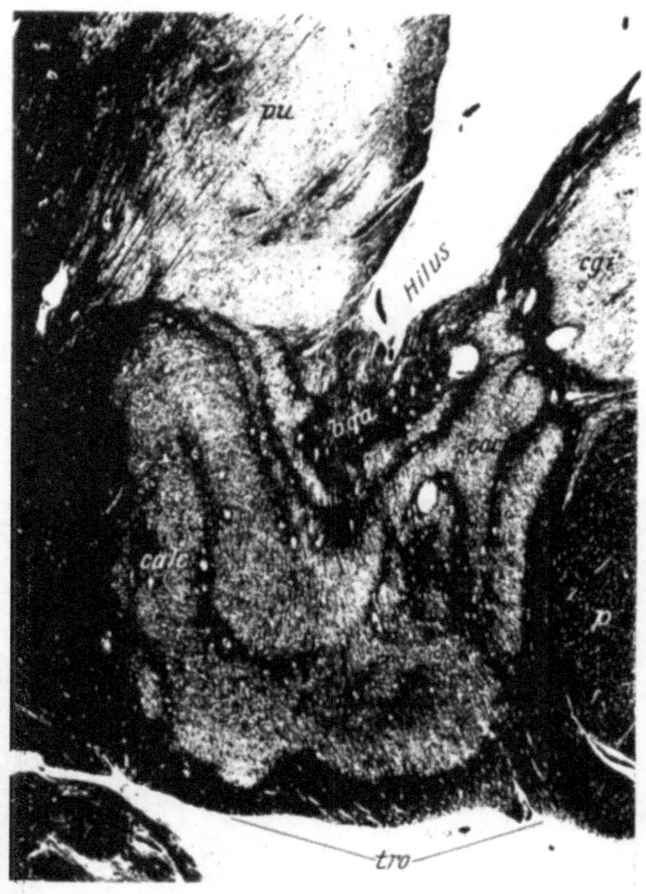

Abb. 4. Horizontalschnitt durch den äußeren Kniehöcker beim Menschen. Entstehung des vorderen Vierhügelarmes (*bqa* Brachium quadrigeminum anterius) aus Traktusfasern in der Kniehöckerbucht (Hilus). Man sieht Fasern aus dem Tractus (*tro*) durch den Rumpfteil des äußeren Kniehöckers (*corp*) direkt zum Hilus verlaufen. *p* Pedunculus cerebri. *cgi* Corp. geniculatum internum. *calc* Spornteil des äußeren Kniehöckers. *pu* Pulvinar des Thalamus.

der bereits oben erwähnte *Rumpfteil* des äußeren Kniehöckers (Corpus corporis geniculati externi), der laterale Abschnitt der sog. *Spornteil* (Calcar corporis geniculati externi). Davon wird später bei der Beschreibung des äußeren Kniehöckers noch ausführlich die Rede sein. Hier sei nur noch erwähnt, daß der Sattel über dem Hilus zu einer Schieflage verrutscht ist. Der Spornteil des äußeren Kniehöckers, der, wie gesagt, sich ventral plastisch vorwölbt, liegt unten außen vorn, der Rumpfteil des äußeren Kniehöckers, der dicht vor dem inneren Kniehöcker liegt und sich äußerlich wenig abhebt, liegt oben innen hinten. Der linke (äußere) Zipfel der Satteldecke hängt also sehr weit herab, und der rechte ist entsprechend höher gezogen.

Die Traktusrinne kann sich gelegentlich bis zur Aufspaltung des gesamten Traktus vertiefen, und ein getrenntes, wie die Untersuchung gelehrt hat, ungekreuztes Faserbündel aberrierend am Chiasma vorbei nach dem gleichseitigen Nervus opticus verlaufen. Solche Fälle wurden beschrieben von GANSER, SCHLAGENHAUFER, WEINBERG. Als weitere indes seltene Variationen bzw. pathologische Abwandlungen des Anschlusses der optischen Bahnen (vgl. WEINBERG) an die primär optischen Zentren sind bekannt geworden: Fehlen des Chiasma bei isoliertem Verlauf des Sehnerven, Zusammentritt der Sehnerven am Orte des Chiasma ohne Verflechtung derselben zum Chiasma, Entsendung eines unpaarigen Fortsatzes von der Mitte des vorderen Randes des Chiasma, Ungleichheit der Dimensionen des Nervus und Tractus opticus auf beiden Seiten, totales Fehlen des Tractus und Nervus opticus auf einer Seite, anastomotische Verbindungen des Tractus opticus mit dem Großhirnschenkel. Im allgemeinen hat das Studium dieser Mißbildungen zur Kenntnis des normalen Faserverlaufes im Tractus opticus wenig beigetragen, in einem Punkte aber war es fruchtbar. Die Existenz aberrierender Bündel mit dem Inhalt ungekreuzter Fasern bewies, daß ein solcher Faserverlauf von der Natur vorgesehen und darstellbar sein müsse. Uns erscheint das heute selbstverständlich. In Wirklichkeit aber war der Nachweis ungekreuzter Fasern im Tractus opticus des Menschen mit rein anatomischen Hilfsmitteln äußerst schwierig. Vergessen wir nicht, daß noch im Jahre 1896 ein so vorzüglicher Beobachter wie v. KÖLLIKER ganz ungehalten war über das Gerede um ein ungekreuztes Optikusbündel und direkt die Forderung erhob, daß, wer in Zukunft eine solche Behauptung aufstellen sollte, verpflichtet sei, sie anatomisch darzustellen.

Zur Einstrahlung des Tractus opticus in den äußeren Kniehöcker als nächstes primär optisches Zentrum sei hier vorläufig schon folgendes bemerkt. Der äußere Kniehöcker schickt dem Tractus opticus einen Zellzapfen entgegen (Abb. 2), über den sich der Tractus opticus hülsenartig stülpt (Abb. 3). Die dorsale Wand dieser Hülse ist relativ dünn, die ventrale Wand sehr stark, da die Hauptmasse der einstrahlenden Traktusfasern von der Traktusrinne her das Hilusdach des äußeren Kniehöckers auf weite Strecke hin auspolstert. In der Traktusrinne und demzufolge im Faserpolster des Hilusdaches vom äußeren Kniehöcker ziehen auch die durchpassierenden Fasern nach dem oberen Vierhügel (Abb. 4). Dieser Verlauf ist manchmal schon makroskopisch gut sichtbar (Abb. 18 u. 60 b, S. 450). Als oberer Vierhügelarm (Brachium corporis quadrigemini anterius) verläuft dieser drehrunde Strang in der Rinne zwischen innerem Kniehöcker, der ventral liegt, und dem dorsal überhängenden Pulvinar des Thalamus.

b) Die nichtoptischen Fasern im Tractus opticus.

Dem Chiasma liegen hinten oben zwei Kommissuren auf, die man als Commissura chiasmatis posterior superior (MEYNERTsche Kommissur) und Commissura chiasmatis posterior inferior (GUDDENsche Kommissur) auseinanderhalten kann. Die GUDDENsche Kommissur verläuft im Tractus opticus drin, die MEYNERTsche Kommissur liegt dauernd außerhalb (Abb. 5) und begleitet ihn nur. Die MEYNERTsche Kommissur ist ein dünnes Bündel grober und daher gut färbbarer Fasern, welches dorsomedial dem Tractus opticus aufliegt und bei dessen Verlauf entlang der Basis des Linsenkerns in unmittelbare Berührung mit der Linsenkernschlinge kommt. Da die MEYNERTsche Kommissur früh markreif wird, kann man ihren isolierten Verlauf mit einiger Sicherheit verfolgen und das System als eine Kommissur zwischen dem LUYSschen Körper mit dem Linsenkern der anderen Seite bezeichnen. Es gibt in der Literatur aber noch verschiedene andere Auffassungen, auf die ich hier deshalb nicht näher eingehe, weil die Kommissur sicher nichtoptisch ist. Nicht strittig ist, daß die MEYNERTsche Kommissur bei Mensch und Tier stets gut entwickelt vorgefunden wird. Das kann nicht von der GUDDENschen Kommissur gelten. PROBST, DÉJÉRINE, WINKLER und andere bestreiten ihr Vorkommen entschieden beim Menschen. VON GUDDEN hat sie nach Enukleation beider Augen am neugeborenen Kaninchen und Zugrundegehen aller optischen Fasern im Traktus als gut erhaltenes Restsystem nichtoptischer Fasern vorgefunden. Der Faserverlauf konnte zentralwärts über den äußeren Kniehöcker hinaus, vorüber am inneren Kniehöcker, bis in die Gegend des unteren bzw. hinteren Vierhügels verfolgt werden. Vergleichend anatomisch läßt sich die Guddensche Kommissur mit der Commissura transversa des Mittelhirns der niederen Tiere homologisieren. Ihre Funktion ist unbekannt. Aus einer nicht ganz sichergestellten Faserabgabe an den inneren Kniehöcker hat Ramon y Cayal auf eine akustische Kommissur im Tractus opticus und Chiasma geschlossen. Dieser Auffassung hat aber schon Winkler auf Grund eigener Befunde ernste Bedenken entgegengehalten. Beim Menschen vollends ist das Vorhandensein der Guddenschen Kommissur überhaupt noch nicht sichergestellt. Nun hat zwar Flechsig ein spät reifendes, dorsomedial gelegenes und auf dem Querschnitt etwa ein

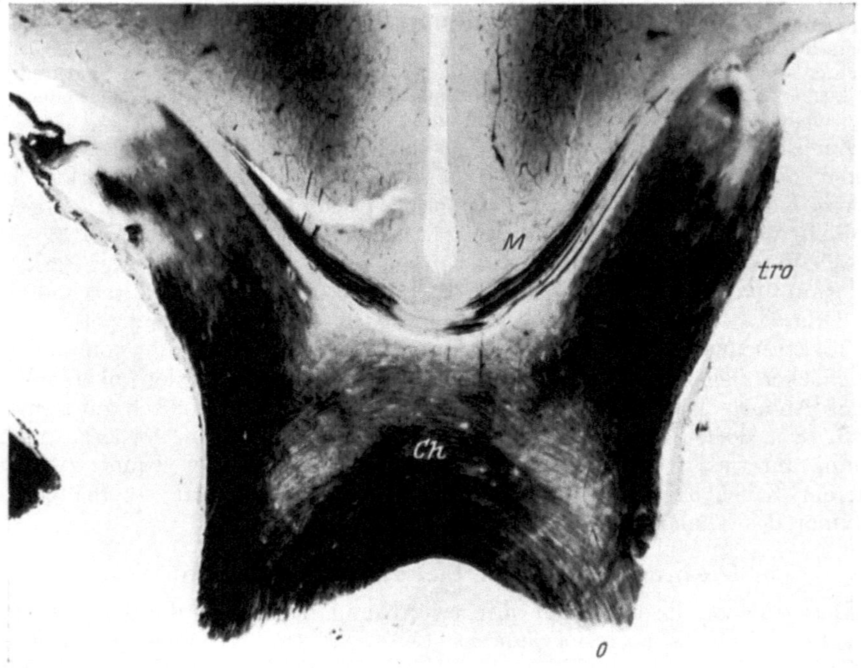

Abb. 5. Meynertsche Kommissur (*M*). In caudo-oraler Richtung ein wenig geneigter Horizontalschnitt aus dem Gehirn eines 7 Tage alten Kindes. *O* N. opticus. *Ch* Chiasma. *tro* Tractus opticus.

Fünftel im Tractus opticus einnehmendes Markbündel in der Myelogenese entdeckt und mit der Guddenschen Kommissur gleichgesetzt. Damit steht aber in Widerspruch, daß die Guddensche Kommissur der Tiere ein phylogenetisch sehr altes System ist, in die Myelogenese deshalb sehr früh eintreten müßte und keinesfalls den Abschluß in der Markreife des Tractus opticus bilden dürfte, was eben der Fall ist. Es liegt hier vielleicht eine Verwechslung mit Maculafasern vor, was bei Flechsig um so eher möglich war, als er annahm, daß Macula und Maculafasern in der Entwicklung Ausgang und Grundstein seien, während wir heute wissen, daß Macula und Maculafasern Abschluß und Schlußstein des optischen Systems darstellen. Darauf wird weiter unten bei der Besprechung des Verlaufes der Maculafasern noch des näheren einzugehen sein.

Zu den Hirnteilen, welche nach Zerstörung eines Auges oder Sehnerven auf der gekreuzten Seite atrophieren, gehört auch der von Gudden zuerst beschriebene *Tractus peduncularis transversus* (Abb. 6). Seine Fasern begleiten die Traktusfasern unter dem äußeren Kniehöcker hin bis dicht vor den vorderen Vierhügel. Dort zweigen sie ab, ziehen, auch beim Menschen oft äußerlich sichtbar (bei GUDDEN abgebildet), schief über den Hirnschenkelfuß herab. umgreifen dessen medialen Rand und dringen kurz vor dem Austritt des Nervus oculomotorius in die Gehirnbasis ein, um ventrolateral vom roten Kern zu enden (Abb. 42, S. 425). Die dort sich vorfindende Zellanhäufung, den Nucleus tractus peduncularis transversi, hat MARBURG mit dem besonders bei den Vögeln stark ausgebildeten Ganglion ecto-mamillare homologisiert und den Tractus

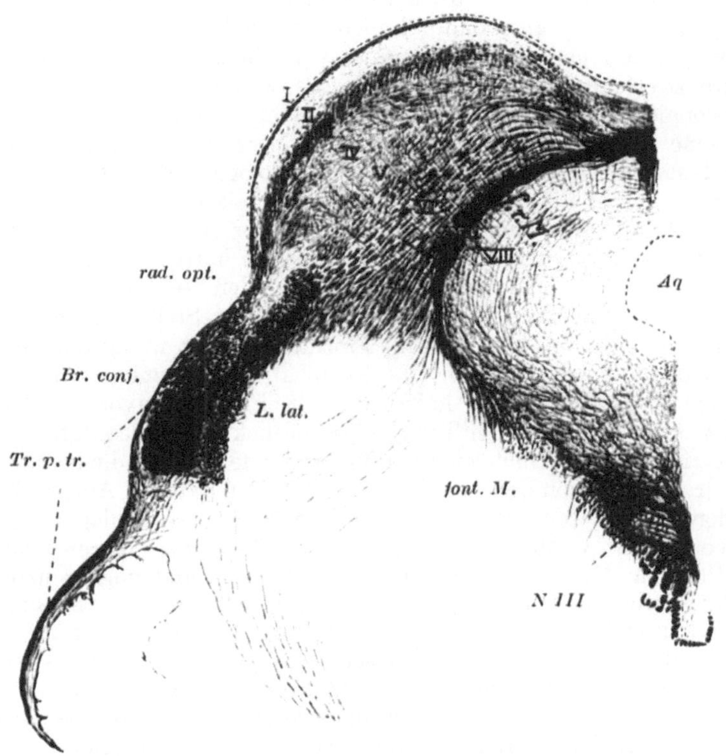

Abb. 6. Frontalschnitt aus dem Gehirn eines Erwachsenen in Höhe des oberen vorderen Vierhügels. (Nach C. WINKLER.) *I—VIII* Schichten des oberen Vierhügels. *Aq* Aquaeductus Sylvii. *Br. conj.* Brachium conjunctivum corporis quadrigemini posterioris. *f. r. M.* MEYNERTsche Radiärfasern. *font. M.* Fasern zur fontäneartigen Haubenkreuzung MEYNERTs. *L. lat.* Lemniscus lateralis. *rad. opt.* Radiatio optica. *Tr. p. tr.* Tractus peduncularis transversus. *N III* Nucleus oculomotorius.

peduncularis transversus mit der basalen Opticuswurzel niederer Wirbeltiere. Sicheres über die Funktion wissen wir nicht.

Da beim Tier die Abtragung der oberen Vierhügel ohne sichtliche Störung der Pupillenreaktion erfolgen kann (LEVINSOHN), hat man bei dem Tractus peduncularis transversus an Verlaufsmöglichkeiten der Pupillenfasern unter Umgehung der oberen Vierhügel gedacht. Bedenken entstehen jedoch aus der großen Variationsbreite und der Inkonstanz dieses Gebildes beim Menschen.

Der Tractus opticus führt auch *zentrifugale Fasern aus dem äußeren Kniehöcker zur Netzhaut.* Über Zahl, Anordnung und Gruppierung ist Näheres noch nicht bekannt. Störungen der Dunkeladaptation lassen aber auf Anwesenheit zentrifugaler Fasern mit Sicherheit schließen. Affektionen der optischen Bahnen zentral vom äußeren Kniehöcker bewirken homonyme Hemianopsie ohne

Adaptationsstörungen, während Läsionen des äußeren Kniehöckers selbst oder der ganzen peripher von ihm verlaufenden optischen Leitungen neben entsprechenden Gesichtsfelddefekten auch Adaptationsstörungen entstehen lassen. Das Ganglion muß also zu den Adaptationsstörungen in irgendwelcher Beziehung stehen und sich dieses Einflusses durch zentrifugale Fasern entäußern können (Wilbrand). (Man vergleiche hierzu Kapitel Lichtsinn Bd. 2.)

c) Der Faserverlauf im Tractus opticus.

Bei der Durchsicht der Literatur über den Faserverlauf im Tractus opticus macht sich sofort eine große Unsicherheit in der Kenntnis des wahren Sachverhaltes bemerkbar, die auch dadurch nicht zu beheben ist, daß man sich durch Untersuchungen am normalen Hirnpräparat Rechenschaft zu geben versucht. Das letztere ist offenbar deshalb ausgeschlossen, weil die optischen Fasersysteme dreidimensionale Raumkurven von der Art beschreiben, daß nur kurze Stutzen davon in eine Schnittebene fallen können. Unser ganzes Wissen um diesen Gegenstand stammt deshalb aus der Hirnpathologie. Die Schwierigkeit des Objektes weist dabei überall auf die Notwendigkeit leitender Gesichtspunkte hin mit der daraus entstehenden Gefahr, daß der Anatom in die Präparate hineindeutet, was er erwarten zu können geglaubt hatte und zu sehen hoffte. Aus der Kongruenz hemianopischer Gesichtsfelddefekte folgt zwingend, daß sich gekreuzte und ungekreuzte Fasern an irgendeiner Stelle der Sehbahn innig mischen und sich paarweise, wenn nicht Fibrillen, so doch wenigstens sehr kleine Bündel, aneinanderlegen müssen. Es ist nicht anzunehmen, daß sich diese grundlegende Umschichtung so heimlich vollzieht, daß davon im Mikroskop ·gar nichts zu sehen wäre. In der Tat gibt es Prädilektionsstellen dafür, und zwar im Chiasma, im äußeren Kniehöcker und in der Rinde, Stellen, die bezeichnenderweise alle drei jeweils von den verschiedenen Autoren dafür in Anspruch genommen worden sind. Wilbrand, Rönne u. a. lassen diese Umlagerung sich im Chiasma vollziehen. v. Monakow sucht das Mischfeld im äußeren Kniehöcker, während Cramer, Minkowski, Kleist für gekreuzte und ungekreuzte Fasern noch völlig getrennte Abteilungen des äußeren Kniehöckers annehmen, und Bárány, Kleist, Henschen selbst in der Vielschichtigkeit der Area striata noch den Ausdruck völlig getrennter Fasersysteme erblicken und ein besonderes Mischfeld in der Rinde annehmen. Es besteht ferner kein Zweifel, daß viel darauf ankommt, was der Untersucher zu lokalisieren gedenkt. Die einen nehmen als Ausgangspunkt den gekreuzten und ungekreuzten Faserverlauf, andere das zentrale und periphere Gesichtsfeld, wieder andere das monokulare und binokulare Sehfeld und wieder andere endlich die einzelnen Quadranten der Netzhaut. Es entstehen Schwierigkeiten, die Ergebnisse untereinander in Einklang zu bringen, sei es nun, daß eine wünschenswerte Auskunft nicht zu erlangen ist, weil der Autor auf eben diesen Punkt gar nicht geachtet hat, wie z. B. die Lokalisation des temporalen Halbmondes, die wir bei Henschen vermissen, oder die Berücksichtigung der Substantia grisea praegeniculata als eines Nebenkernes des äußeren Kniehöckers usw., sei es, daß Beschränkungen aus der Eigenart des Falles oder den Besonderheiten der Methode (z. B. hat die Marchi-Methode ihre Tücken) erwachsen. Der Widerstreit der Meinungen ist jedenfalls aus den größeren Handbüchern zu ersehen; hier sollen nur die in der neuesten Literatur niedergelegten Grundauffassungen Berücksichtigung finden.

Um den *Faserverlauf im Tractus opticus* in seinen Einzelheiten kennen zu lernen, dürfte es zweckmäßig sein, noch einmal kurz auf das Chiasma zurückzugreifen und von dort her die Ableitung zu versuchen. Diese Notwendigkeit liegt um so mehr vor, als in caudalen Abschnitten des Chiasma ein Mischfeld

für gekreuzte und ungekreuzte Fasern vorhanden ist, dessen Nachweis zu der
Auffassung führen mußte, gekreuzte und ungekreuzte Fasern seien innig vermengt, wenn nicht über den ganzen, so doch über den größten Teil vom Traktus-
querschnitt zerstreut. Diese Meinung wird außer von WILBRAND (a), auf dessen
Ausführungen aus dem Jahre 1926 sich die nachfolgende Beschreibung vorwiegend stützt, in der Literatur noch vertreten von SCHAFFER, DE GRAZIA,
BERNHEIMER, KELLERMANN u. a. Am Beginne des Chiasma und in seinem vorderen Verlaufe durch dasselbe kann man aus klinischen Erfahrungen die Lage
des ungekreuzten Faseranteils dorsotemporal annehmen, da Zerreißung des
Chiasma in seiner Medianebene lediglich temporale Hemianopsie hervorruft,
ebenso Herde, welche die unteren Schichten des Chiasma außer Funktion setzen.
Auf Frontalschnitten durch die Mitte und die hinteren Partien desselben zeigt
sich das ungekreuzte Bündel als ein dorsomedial gelegenes Feld, was aber nirgends isoliert liegt, sondern stets von Schichten gekreuzter Fasern durchsetzt

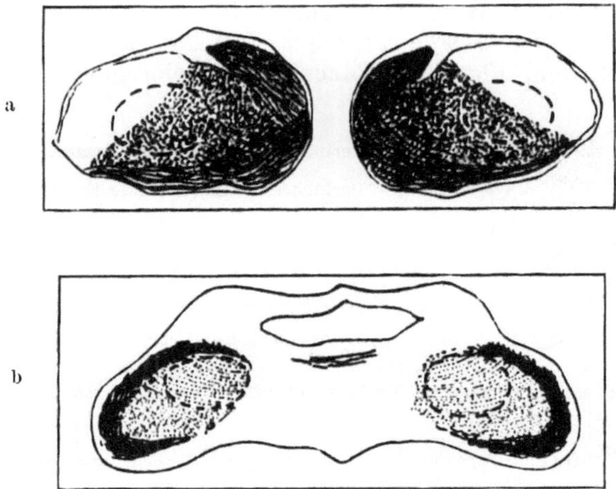

Abb. 7 a und b. Schema der Faseranordnung vor (im N. opticus, a) und hinter (im Tractus opticus. b)
dem Chiasma. (Nach WILBRAND.) Gekreuzte Fasern schwarz, ungekreuzte weiß.
Papillo-maculäres Bündel durch einen Ring abgegrenzt.

ist. Der gekreuzte Faseranteil zeigt den kompliziertesten Verlauf durch das
Chiasma. Erst parallel zur Achse im Sehnerven verlaufend, dann im rechten
Winkel medianwärts abbiegend, um bündelweise sich aufzusplittern, und an
der medianen Seite des gleichen Sehnerven aufwärts steigend, einen Bogen um
den vorderen Chiasmawinkel beschreibend, im anderen Nerven wieder abwärts
steigend, um hier in nach vorn leicht konvexem Bogen an der Schlingenbildung
teilzunehmen, und von da nach rückwärts, der Achse des Tractus opticus entsprechend, in demselben nach dem Corpus geniculatum externum hinzustreben.
Auf Frontalschnitten durch die Mitte des Chiasma verlaufen die kreuzenden
Faserbündel als mächtige Schichten in horizontaler Richtung, um im Bereiche
des ungekreuzten Bündels der anderen Seite teils schichtenweise geschlossen
dessen Gebiet zu durchsetzen und am äußeren Chiasmawinkel den zusammenhängenden Faserzug für den temporalen Halbmond zu bilden, teils sich schichtenweise in kurz geschnittene, wie die Zinken eines Kammes gestellte, einzelne
Fibrillen aufzulösen. Diese kammartig aufgesplitterten Schichten gekreuzter
Fasern wechseln dann ab mit Schichten analog verlaufender, sich kreuzen
wollender Fasern der anderen Seite bzw. mit Faserschichten des dort liegenden
ungekreuzten Bündels der anderen Seite. Auf Frontalschnitten im hinteren

Chiasmawinkel finden wir auf beiden Seitenflügeln dieses Gebildes die Organisation des jeweiligen Tractus opticus bereits vollendet: Die gekreuzten Fasern des temporalen Halbmondes peripher in einer schmalen ventrolateralen Sichel lokalisiert, alle übrigen gekreuzten und ungekreuzten Fasern innig gemischt über den Restquerschnitt verteilt mit einem besonderen Reservat für das papillomakuläre Bündel in der dorsomedialen Ecke (s. Abb. 7b). Da die einzelnen Fibrillen, zu Bündeln angeordnet, das Chiasma durchlaufen und diese Bündel nach ihrer Kreuzung im Bereiche des Fasciculus non cruciatus sich erst in einzelne Fibrillen aufsplittern, entsteht die Frage, ob jedes abgesplitterte Bündel zu einer corticalen Sinneseinheit mit dem in der Schicht über ihm liegenden ungekreuzten Bündel sich verbindet, oder ob diese Vereinigung zu einer Sinneseinheit nicht bündelweise, sondern durch eine gekreuzte Fibrille mit je einer zugehörigen ungekreuzten zustande komme. Aus der klinischen Beobachtung kleinster absolut kongruenter homonym-hemianopischer Skotome schließt Wilbrand, daß bei der unendlichen Menge einzelner Fibrillen der bündelweise Faserzusammentritt mehr Wahrscheinlichkeit für sich habe.

Die *Sonderstellung des papillo-maculären Bündels,* welches das Netzhautgebiet zwischen blindem Fleck und Macula lutea einschließlich der letzteren

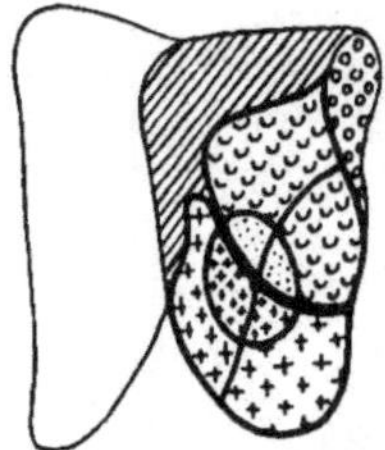

Abb. 8. Fasergruppierung im Tractus opticus. (Nach S. E. Henschen.)

versorgt, ist auf Grund seines Verhaltens bei Intoxikationsamblyopien wiederholt festgestellt worden. Seine Lage wurde dabei vorwiegend zentral im Tractus opticus gefunden. Mit zunehmender Annäherung an den äußeren Kniehöcker soll es dann dorsal liegen und so auch in den Kniehöcker einmünden (Widmark, Henschen, Rönne).

Im Gegensatz zu Wilbrand hat Henschen (b) an der Hand des Faserverlaufes in der *Sehbahn der Einäugigen* angegeben, daß gekreuzte und ungekreuzte Fasern trotz zugestandener Aufsplitterung im Chiasma sich als getrennte Bündel im Tractus opticus erhalten bis dicht vor ihrem Eintritt in den äußeren Kniehöcker, wo dann der Faseraustausch in der gleichen Weise erfolgen soll, wie das Wilbrand für den Verlauf durch das Chiasma angegeben hat, so daß nunmehr die Einstrahlung in der Ordnung nach den homonymen Gesichtsfeldhälften erfolgt. Henschen hat für den getrennten Faserverlauf im Tractus opticus die allereingehendsten Angaben gemacht (Abb. 8), weshalb sie im Bild wiedergegeben seien. Das gekreuzte Bündel liegt nach Henschen ventromedial und bildet am Querschnitt des Traktus bis zum äußeren Kniehöcker ein scharf begrenztes Feld. Das ungekreuzte Bündel ist mehr dorsalwärts verschoben und bildet im Verhältnis zu den gekreuzten Fasern ein dorsomediales Feld. Die Guddensche Kommissur ist nach ihm auch beim Menschen vorhanden und liegt den optischen Fasern im Traktus dorsomedial auf. Eine dorsolaterale Fasergruppe ist Henschen geneigt als Pupillenfasern anzusprechen.

Es lag nahe, eine Deutung der Befunde an der Sehbahn der Einäugigen durch Experimente am Tier zu erhärten, wo die Versuchsbedingungen reiner darzustellen sind. Das hat in einer vergleichend anatomischen Arbeit Minkowski getan, in deren Ergebnissen er sich einer Ansicht nähert, die von CRAMER vermittelnd eingenommen worden war, sofern dieser schon nachzuweisen versuchte, daß die gekreuzten und ungekreuzten Faseranteile im Tractus opticus weder in getrennten Bündeln verlaufen, noch völlig gemischt über den ganzen Querschnitt sich ausbreiten, sondern sich vielmehr in relativer Isolierung nur teilweise durchdringen. Bei Kaninchen, Ziege und Katze sind, wie MINKOWSKI angibt, im Tractus opticus beide Faserarten im ganzen Querschnitt mehr oder weniger innig gemischt. Beim Affen finden wir neben einem gemischten Bündel, das die Hauptmasse des Querschnittes bildet, ein rein gekreuztes Bündel, welches eine kleinere mediale bzw. medioventrale Partie desselben einnimmt. Beim Menschen ist die Trennung noch weiter fortgeschritten, indem neben einer gemischten mittleren Zone und einem rein gekreuzten medioventralen Bündel auch eine dorsale oder dorsolaterale Zone auftritt, die nur oder jedenfalls überwiegend aus ungekreuzten Fasern besteht. In der Entwicklung der Tierreihe macht sich danach also eine fortschreitende Tendenz zur Trennung der beiden Faserarten geltend, und zwar so, daß entweder nur ein Teil der gekreuzten Fasern ein besonderes Areal einnimmt (Affe), oder daneben auch ein Teil der ungekreuzten die gleiche Neigung zeigt (Mensch). Dieser Trennungsprozeß ist nach MINKOWSKI keineswegs abgeschlossen und großen individuellen Schwankungen unterworfen, woraus sich zum Teil wenigstens die abweichenden Meinungen über den Faserverlauf im Tractus opticus erklären sollen.

Ungemein befruchtend sind nun Ergebnisse aus Untersuchungen ZEEMANs durch eine überlegene Methodik geworden. Nach dem Vorbilde von A. PICK

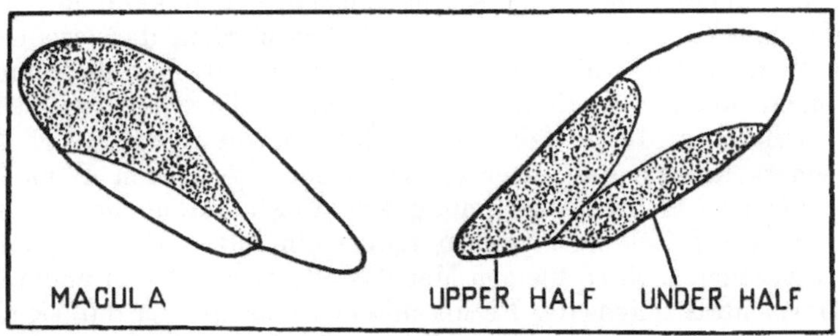

Abb. 9. Fasergruppierung im Tractus opticus beim Affen. (Nach ZEEMAN.)
Maximale sekundäre Degeneration im Tractus opticus nach experimenteller Verletzung der Macula sowie der oberen (upper half) und unteren (under half) Netzhauthälfte im peripheren Anteil.

und J. HERRENHEISER setzte er circumscripte Läsionen in der Retina, indem er unter Kontrolle des Augenspiegels diaskleral in den Bulbus einging und nach 18 Tagen, dem Optimum für MARCHI-Untersuchungen, das Tier tötete und die Degeneration im Sehnerven, dem Chiasma und dem Tractus opticus verfolgte. Es seien von ihm die hier vor allem interessierenden Ergebnisse beim Affen mitgeteilt.

Die Läsion eines beliebigen Quadranten der Netzhaut beim Affen bewirkt einen entsprechenden Sektorenausfall. Verfolgt man die Degeneration durch das Chiasma hindurch in den Tractus opticus, so ergibt sich, daß die unteren nasalen Quadranten der beiden Retinae in den vorderen Teilen des Chiasma kreuzen, die oberen weiter nach hinten. Sie senken sich gleichzeitig mehr oder weniger in die tieferen Schichten, um sich im infero-internen Teil des Traktus zu vereinigen und mit den Fasern der homonymen Quadranten der entgegengesetzten Seite derart zusammenzufließen, daß die korrespondierenden Teile der beiden Retinae schon in oralen Abschnitten des Tractus opticus nahe beieinander liegen. Eine solche umschriebene Repräsentation wird auch im Corpus geniculatum externum wieder gefunden bei Tierspecies, deren Augen sehr benachbart liegen, also frontal gestellt sind. Bemerkenswert war die Tatsache, daß relativ kleine Defekte der Macula unerwartet ausgebreitete Degenerationen entstehen ließen derart, daß sie in den distalen Teilen ganz nahe am Rande liegen, weiter nach hinten aber mehr axial gerichtet sind. Nahe dem Chiasma nehmen die Maculafasern die oberen Teile ein und breiten sich über ein größeres

Gebiet aus. Nach dem Traktus zu vereinigen sie sich von neuem. Man findet sie im Querschnittsbild (Abb. 9) wieder in den zentralen und dorsalen Teilen in Form eines Keiles mit der Basis oben. Je nach dem Sitz der Läsion in einem oberen oder unteren Teil des Maculagebietes nähert sich die Degeneration den infero-internen oder infero-externen Teilen und damit den Projektionsstellen der oberen bzw. unteren Sektoren der Retina. Man kann keine scharfen Linien zwischen den Projektionsgebieten der peripheren und zentralen Netzhaut ziehen, obwohl die Macula im Affenauge ophthalmoskopisch gut abgesetzt ist und sich auch histologisch durch Zapfenreichtum erweisen läßt. Indes ist der Übergang im histologischen Bilde doch ganz allmählich, also unscharf. Demungeachtet sind die Folgen einer zentralen oder peripheren, einer oben oder unten gelegenen Läsion der Netzhaut so charakteristisch different, daß über die Lokalisationsweise in den optischen Bahnen kein Zweifel bestehen kann. Die lehrreichste Degeneration ist die, welche einer sehr kleinen makulären Verletzung in einem Punkte ganz dicht am horizontalen Meridian der Netzhaut nachfolgt. Sie findet sich in einem Streifen, der den infero-internen vom inferoexternen Teil des Traktus trennt. Ohne Zweifel repräsentiert dieser Streifen die Grenze der oberen und unteren Netzhauthälfte und kann mit dem horizontalen Meridian der Retina derart identifiziert werden, daß, wenn man die Retina von oben nach unten in horizontale Streifen teilt, man diese im Traktus von innen nach außen wiederfinden würde. Obgleich dieser horizontale Meridian der Retina wirklich in dieser Teilungslinie des Traktus repräsentiert sein mag, ist doch bemerkenswert, daß einer exakt maculär gelegenen Wundstelle der Retina von noch so kleiner Ausdehnung eine Degeneration dieser Trennungslinie im Traktus auf fast ihrer ganzen Länge hin folgt. Daraus geht hervor, daß die Fasern einer noch so kleinen Maculastelle sich mit den anderen Fasern desselben Horizontalstreifens der Retina mischen müssen oder daß sie sich sogar in der Weise kreuzen, daß die mehr peripheren Teile sich nach unten und innen kehren, dagegen die maculären Teile nach oben und außen.

2. Die primären optischen Zentren.

Allgemeines.

Thalamus (Pulvinar), Corpus geniculatum externum und Tectum opticum (Corpus quadrigeminum anterius) sind die primären Endstätten des Tractus opticus. Die gegenseitigen Lagebeziehungen sind aus den Abb. 10—13 zu ersehen. Hinzugefügt muß aber von vornherein werden, daß in der Tierreihe die allergrößten Unterschiede bis zum Fehlen des einen oder anderen primär optischen Zentrums vorkommen.

Riese hat versucht das verständlich zu machen an den optischen Endigungen der Wassersäuger, die Besonderheiten zeigen, welche offenbar mit der Anpassung an das Wasserleben auf das engste verknüpft sind. Er untersuchte die Hirnserienschnitte von einem Pinnipedier, und zwar dem Seehund (Phoca vitulina) und von zwei Cetaceen, nämlich dem Delphin (Delphinus delphis) und dem Braunwal (Phocaena) und fand, daß der äußere Kniehöcker z. B. beim Seehund ein ganz bedeutender Hirnteil ist, bei den Cetaceen aber vollständig fehlt. Das letztere ist nun zwar bestritten worden (Környey), sicher aber ist er bei diesen Tieren nur rudimentär vorhanden. Auch die Tectumendigung des Tractus opticus ist bei dem Seehund außerordentlich mächtig, bei den Cetaceen zwar deutlich, aber nicht sehr erheblich. Wenn wir das Stratum zonale als Ausdruck der thalamischen Opticusendigungen betrachten, so erreicht dieses Faserband bei den Pinnipediern einen hohen Entwicklungsgrad, während es bei den Cetaceen kaum sichtbar ist. Die Anpassung an das Wasserleben hat in beiden Ordnungen zu ganz verschiedenen Ergebnissen innerhalb des optischen Systems geführt, und der Unterschied läßt sich nach Riese aus der gänzlich voneinander abweichenden Art des Wasserlebens begreifen. Der Seehund bewahrt in seiner Lebensweise viel vom Carnivorencharakter und geht zu Jagd und Raub sowie zur Fortpflanzung ans Land. Dem entspricht die machtvolle Entwicklung' des äußeren Kniehöckers

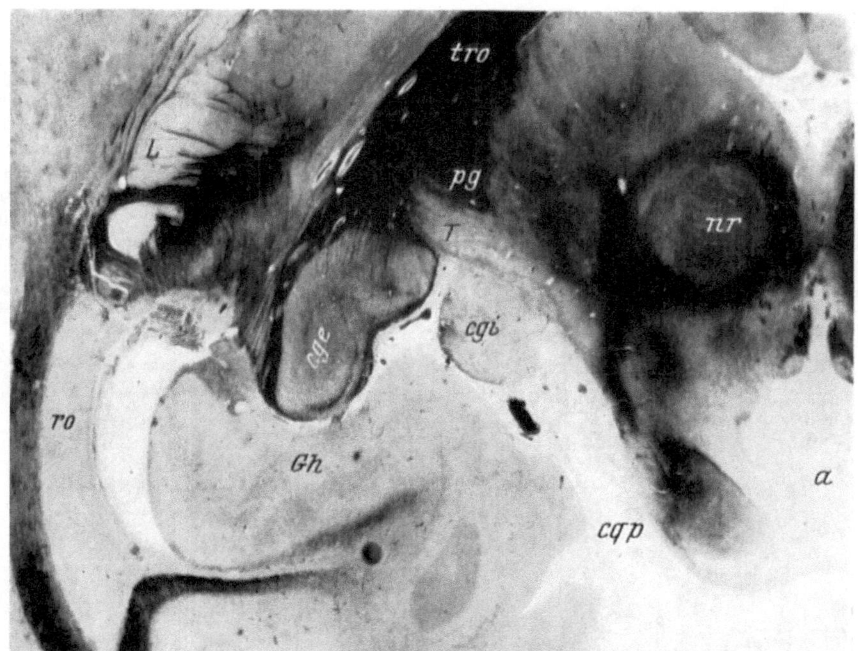

Abb. 10. Horizontalschnitt durch die hintere Vierhügelgegend aus dem Gehirn eines mehrere Wochen alten Kindes. Myelogenetisches Präparat. Der Tractus opticus *(tro)* ist in großer Ausdehnung läng-getroffen. Im Hirnschenkel, den er in einem flachen Bogen nach rechts umkreist, ist die Pyramiden-bahn *(pg)* bereits markreif und hebt sich dunkelgefärbt ab. Das caudal davon gelegene helle Feld (*T*) ist das markunreife Türksche Bündel. Der äußere Kniehöcker *(cge)*, welcher hinten außen vom inneren Kniehöcker *(cgi)* liegt, drückt seinen Spornteil in den Gyrus hippocampi *(Gh)*.
a Aquaeductus Sylvii. *cqp* Corp. quadr. post. *nr* Nucleus ruber. *L* Linsenkern.
ro Radiatio optica (zentraler Abschnitt der Sehleitung).

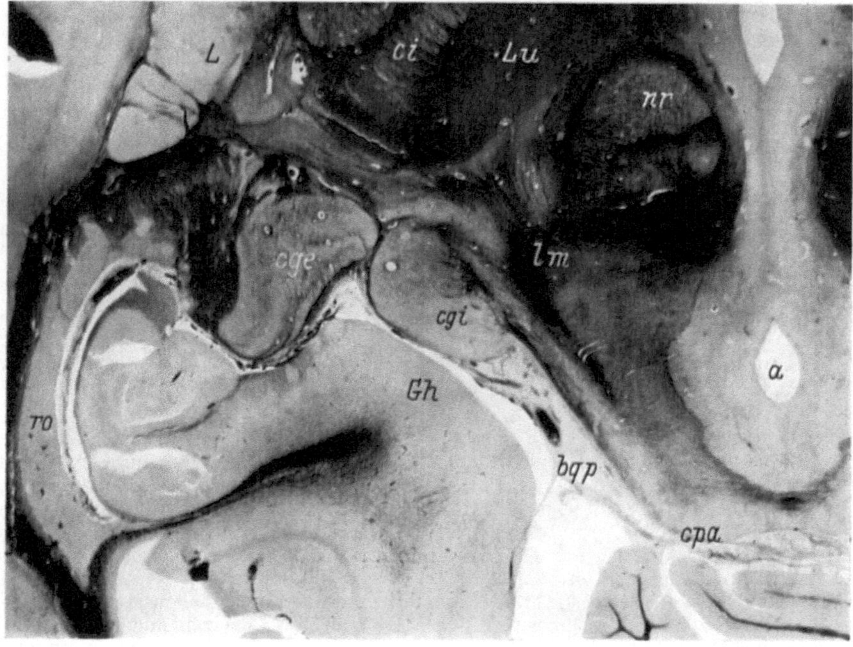

Abb. 11. Im Vergleich zu Abb. 10 etwas höher gelegener Horizontalschnitt aus demselben Kinder-gehirn durch die vordere Vierhügelgegend. *bqp* (brach. quadr. post.) der aus dem hinteren Vierhügel auftauchende hintere Vierhügelarm in seinem schräg von innen unten nach oben außen gerichteten Verlauf zum inneren Kniehöcker. *cgi* und *cge* innerer und äußerer Kniehöcker. *Gh* Gyrus hippo-campi. *lm* Lemniscus medialis. *a* Aquaeductus Sylvii. *cpa* corp. quadr. anterius.
ro Radiatio optica. *nr* Nucleus ruber. *Lu* Corpus Luys. *ci* Capsula interna. *L* Linsenkern.

als des vorwiegend photognostischen Anteils des primären optischen Endgebietes wie bei allen sehtüchtigen Säugern. Dagegen ist die auffallend mächtige Tectumendigung Ausdruck einer Konvergenzerscheinung durch das Wasserleben. Das geht schon aus der Tatsache hervor, daß bei den Fischen weitaus der größte Teil der Traktusfasern im Tectum endet und dort den photostatischen Anteil des optischen Endgebietes darstellt. Nach Riese ist die Tectumendigung bei den Walen nun auch die einzige bzw. nach Környey die vorwiegende Opticusendstätte. Die Wale betreten nie das Land. Die Sehnervenkreuzung ist beim Delphin wie bei den Fischen eine totale, eine Tatsache, die ebenfalls ein phylogenetisch altes Merkmal kennzeichnet. Die hier aus vergleichend anatomischen Tatsachen wahrscheinlich gemachte Annahme einer Sonderung des optischen Endgebietes in zwei getrennte Anteile — die Bezeichnung photostatisch und photognostisch findet sich bereits

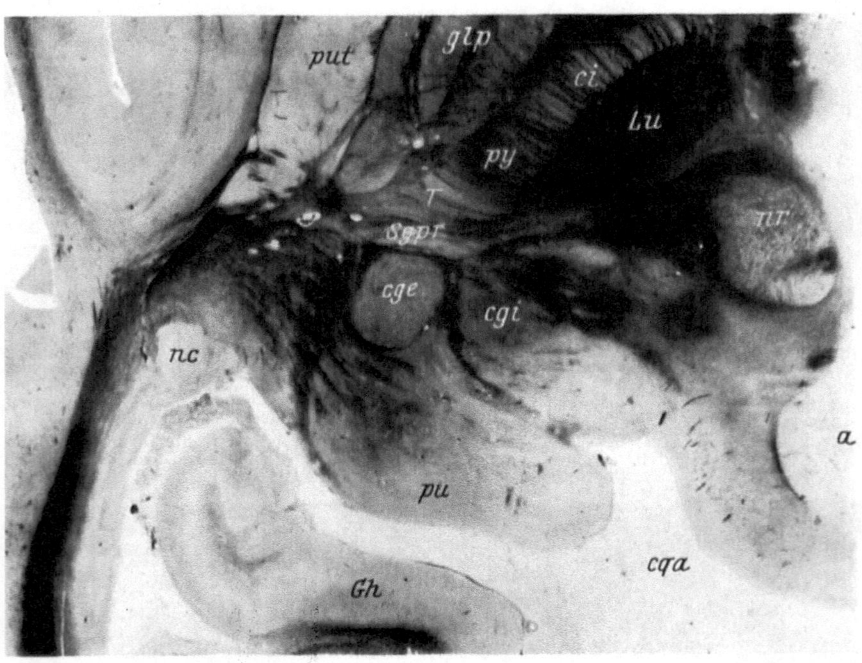

Abb. 12. Im Vergleich zu Abb. 11 wiederum etwas höher gelegener Horizontalschnitt aus einem Kindergehirn. Während in Abb. 10 und 11 der äußere Kniehöcker noch seinen Spornteil in den Gyrus hippocampi (*Gh*) eindrücken konnte, erscheint hier der Kopfteil des äußeren Kniehöckers (*cge*) weit nach vorn abgedrängt durch das machtvoll entwickelte und nach hinten überhängende Pulvinar (*pu*) des Thalamus. Dadurch wird begreiflich, daß eine Unmenge Sehbahnfasern aus dem darunter gelegenen Sporn- und Körperteil des äußeren Kniehöckers am direkten Austritt nach oben verhindert werden und Teile des Pulvinar erst durchsetzen müssen, um auf Umwegen in das Wernickesche Feld bzw. die Radiatio optica zu gelangen. Präparate wie das vorliegende haben daher irrtümlich zu der Auffassung vom Ursprung zentraler Sehbahnfasern aus dem Thalamus geführt. *cgi* Innerer Kniehöcker. *Sgpr* Substantia grisea praegeniculata. *T* Türksches Bündel. *py* Pyramidenbahn. *ci* Capsula interna. *Lu* Corpus Luys. *put* Putamen des Linsenkerns. *glp* Globus pallidus. *nc* Nucleus caudatus. *nr* Nucleus ruber. *a* Aquaeductus Sylvii. *cqa* Corpus quadrigeminum anterius.

bei Ariëns Kappers — erhält nach Riese eine weitere, nicht uninteressante Stütze durch den Nachweis von Funktionsunterschieden, die bereits im Sinnesorgan mit Strukturdifferenzen im Zusammenhang stehen. „Die Netzhautperipherie dient der „Motorrezeption" und enthält bei den meisten Wirbeltieren Ganglienzellen in einer einreihigen Schicht nebeneinander. Das Netzhautzentrum dagegen dient dem Formensehen und enthält Ganglienzellen mehrschichtig aufgetürmt. Die Notwendigkeit der einreihigen Nebeneinanderschichtung scheint immer da gegeben zu sein, wo es darauf ankommt, daß bestimmte räumlich determinierte Bezirke eine bestimmte, räumlich determinierte Flächenrepräsentation im Zentralorgan erfahren. So sehen wir z. B. im Kleinhirn, wo die zentrale Repräsentation der gesamten Körperoberfläche erfolgen muß, die Purkinjeschen Zellen linear aufgereiht. Man nimmt an, daß die großen Ganglienzellen vielseitigen Reizen zugänglich sind, in gewissem Sinne also kondensierend wirken und demzufolge die Projektion einer großen Fläche auf einen kleinen Raum ermöglichen. Im Gegensatz dazu ist im Netzhautzentrum eine Anhäufung von Ganglienzellen zu finden. Die Macula dient nicht nur dazu, einen Sehreiz nach seiner räumlichen Determinierung, sondern auch in seiner größtmöglichen individuellen Schärfe zu erfassen. Hierzu verhilft die anatomische Anordnung insofern, als im Netzhautzentrum im Gegensatz zur Peripherie, in welcher eine mehr oder weniger große Gruppe von Sehzellen mit nur einer bipolaren, mehrere bipolare aber mit nur einer großen Ganglienzelle in Beziehung treten, zu jeder Sehzelle je eine bipolare und je eine Ganglienzelle gehören. Dadurch wird die schärfste Erfassung des einzelnen optischen Eindruckes gewährleistet und der gnostischen Verwertung der Seheindrücke vorgearbeitet. Die Makulafasern verlaufen nicht zum Tectum, dem als photostatisch anzusprechenden primären optischen

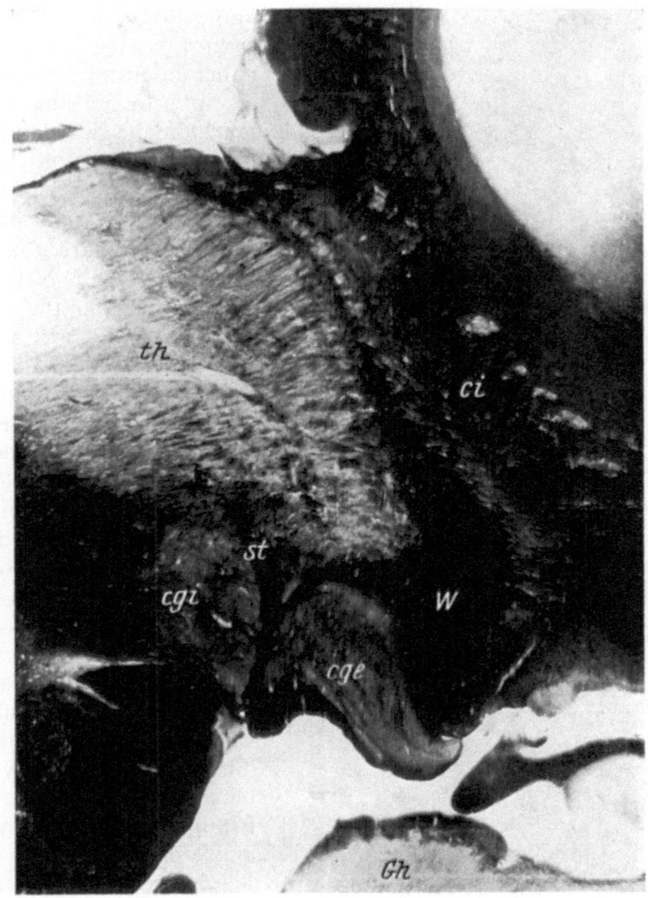

Abb. 13. Frontalschnitt aus dem Gehirn eines Erwachsenen. Zipfelmützenform des WERNICKEschen Feldes (*W*), dessen ausgezogene Spitze dem Thalamus (*th*) dicht aufliegt und zum Teil dessen Begrenzung gegen die innere Kapsel (*ci*) bildet. *st* Thalamusstiel des äußeren bzw. inneren Kniehöckers. *cgi* Corpus geniculatum internum. *cge* Corpus geniculatum externum. *Gh* Gyrus hippocampi.

Endgebiet, sondern nur zum Corpus geniculatum externum, dessen mehr photognostischer Charakter durch die vergleichend anatomischen Untersuchungen an Wassersäugern bereits nahegelegt war".

Was den Thalamus opticus und insbesondere das Pulvinar anbetrifft, so werden gegenwärtig berechtigte Zweifel erhoben, ob dieser Hirnteil beim Menschen überhaupt ein primär optisches Zentrum ist. Beim Hinaufsteigen in der Mammalierreihe wird die „Pulvinarstrahlung" fortwährend kleiner, während man das Umgekehrte erwarten sollte, da das Pulvinar selbst allmählich wächst. „Herde im Corpus geniculatum externum mit Schonung des Pulvinars verursachen totale Hemianopsie, und Herde im Pulvinar mit Freibleiben des Corpus geniculatum externum ergeben keine gröberen Störungen im Gesichtsfeld‘‘ (Brouwer). Die Myelogenese zeigt auf das deutlichste das Hervorgehen des zentralen Abschnittes der Sehleitung aus dem äußeren Kniehöcker, nicht aber irgendwie aus dem hinteren Thalamus. ,,Von einer doppelten Rindenverbindung ist nichts wahrzunehmen, auch nicht an den klarsten Präparaten‘‘ (Flechsig). Eine irrtümliche Auffassung darüber konnte nur solange bestehen, als das Stratum sagittale externum bzw. der Fasciculus longitudinalis inferior nicht als optische Leitung, d. h. als Sehmarklamelle galt und fälschlicherweise das Stratum sagittale mediale den Namen Stratum opticum führte. Es besteht nämlich kein Zweifel, und darauf hat Flechsig verdienstvoll hingewiesen, daß aus occipito - temporalen Rindenabschnitten ein starkes Stabkranzbündel hervorgeht, welches in den Thalamus opticus eintritt, absteigend degeneriert und den Hauptbestandteil des Stratum sagittale internum bildet (zentrifugales Occipitalbündel). ,,Das ganze Pulvinar, das Stratum zonale und ein Teil des inneren Sehhügels wird überschwemmt von diesen Fasermassen, welche mit dem Sehen direkt nichts zu tun haben, wahrscheinlich aber mit Erregungen, welche von der Gegend der Sehsphäre ausgehen, durch Assoziationssysteme auf benachbarte occipito - temporale Rindengebiete übertragen werden und von diesen aus durch die sekundäre Sehstrahlung (im Stratum sagittale internum) auf den Thalamus und hierdurch indirekt auf andere Gebiete der Vorderhirnrinde übergehen, so z. B. auch auf die Körperfühlsphäre. Es würde hiermit die Möglichkeit gegeben sein, daß von den Zentralwindungen ausgehende Bewegungen der Leitung der Augen unterworfen werden.‘‘

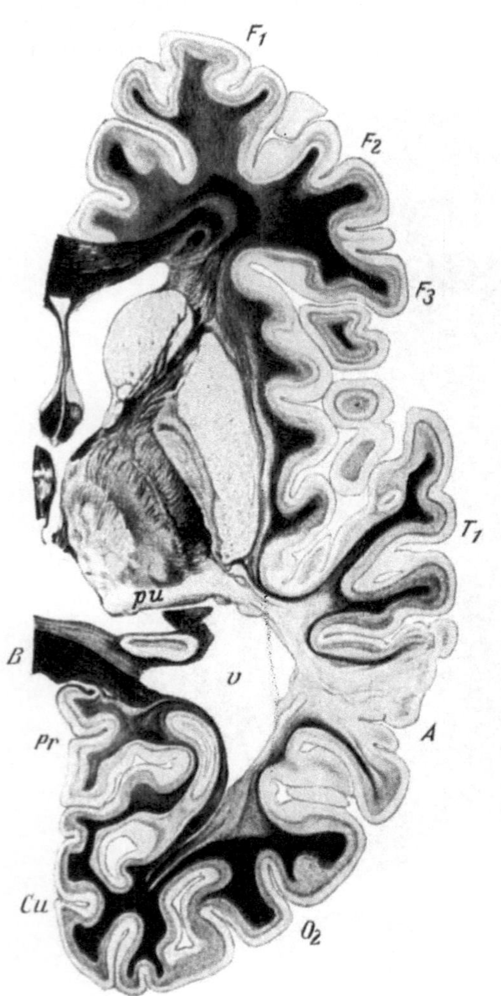

Abb. 14. Horizontalschnitt aus dem Gehirn eines Erwachsenen. Faserpräparat nach Weigert-Pal. Einbruch einer aus einem Herd im Gyrus angularis (*A*) entstandenen Faserdegeneration in das Pulvinar des Thalamus (*pu*). *F₁ F₂ F₃* Gyri frontales superior et medius et inferior. *T₁* Gyrus temporalis superior. *O₂* Gyrus occipitalis medius. *Cu* Cuneus. *Pr* Praecuneus. *B* Balken. *v* Ventrikel.

Was Flechsig hier beschreibt, läßt sich auch am hirnpathologischen Präparat leicht erweisen. Herde im Gyrus angularis zeigen typisch eine absteigende Degenerationsbahn im Stratum sagittale internum zum Thalamus, wo ein förmlicher Einbruch in das Pulvinar erfolgt (Abb. 14). Mit der Möglichkeit, daß der Thalamus gar kein Internodium der sensorisch-optischen Leitung ist,

muß man also rechnen. Anatomisch läßt sich dagegen nur folgendes einwenden.
Die klinische Tatsache, daß der Thalamus am Zustandekommen oder Ausbleiben
einer Hemianopsie keinen Anteil hat, mag unbestritten sein. Verwunderlich
ist nur, daß beim einäugigen Menschen, MINKOWSKI hat das im Experiment
für den Affen bestätigt, keine Degeneration aus dem Traktus zum Thalamus
hin aufgefunden worden sein soll. Der Tractus opticus gibt nämlich ganz offenbar durch die mediale Kapselwand des äußeren Kniehöckers hindurch Fasern
an den Thalamus ab, die dann nur so mit den klinischen Befunden in Einklang
zu bringen wären, daß es sich dabei um ein nichtoptisches System oder wenigstens kein photognostisches handelt, sondern möglicherweise um ein photostatisches. Sind das vielleicht gar die vielgesuchten Pupillenfasern? Das

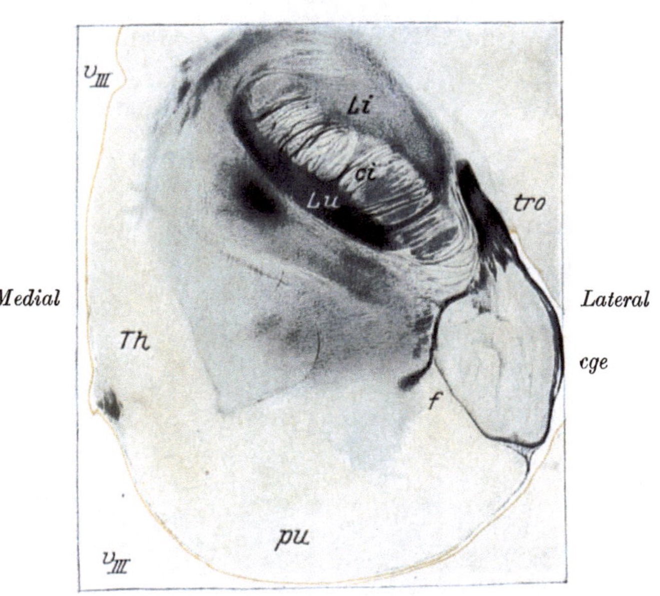

Abb. 15. Horizontalschnitt aus dem Gehirn eines 16 Tage alten Kindes. Rechte Hemisphäre. *tro* Tractus
opticus. *cge* Corpus geniculatum externum. Aus dem *tro* austretende, in der medialen Kapselwand
des *cge* verlaufende Fasern (*f*) treten medianwärts in den Thalamus ein (Pupillenfasern?). *Li* Basis
des Linsenkerns. *Lu* Corpus subthalamicum (LUYSscher Körper). *Th* Thalamus. *pu* Pulvinar.
v III Dritter Ventrikel. *ci* Capsula interna mit im myelogenetischen Präparat besonders klar hervortretenden Fasern der Linsenkernschlinge, die zwischen Linsenkern und LUYSschem Körper verlaufen
und die innere Kapsel durchsetzen.

Bündel ist nämlich ganz konstant und in den verschiedensten Schnittrichtungen
anatomisch darstellbar. Ich bilde es im Horizontalschnitt aus dem Gehirn
eines 16 Tage alten Kindes ab (Abb. 15), während es im Frontalschnitt bereits
in Abb. 13 gezeigt worden ist.

a) Der äußere Kniehöcker.

α) Die Topographie und Morphologie im groben.

Der äußere Kniehöcker liegt beim Menschen nachbarlich und nur durch
eine Faserlamelle getrennt neben dem inneren Kniehöcker. Daher sein Name.
Diese gegenseitige Lagebeziehung des äußeren Kniehöckers, eines primär o p-
tischen Zentrums, und des inneren Kniehöckers, eines primär a k u s t i s c h e n
Zentrums, hat beim Menschen seine Besonderheiten und ist in der Phylogenese

erst entstanden. Selbst bei höheren Säugern liegen äußerer und innerer Kniehöcker noch senkrecht übereinander und man spricht dort sachgemäß von einem unteren und oberen Kniehöcker. Die Verlagerung entstand zwangläufig aus der machtvollen Entwicklung des Pulvinars vom Thalamus beim Menschen. Die Wanderung führte zu einer Verwicklung des Faserverlaufes, die heute noch der Übertragung von Befunden am Tier auf den Menschen Einhalt gebietet. Solange z. B. die Kniehöcker noch vertikal übereinander liegen, sind die Faser-

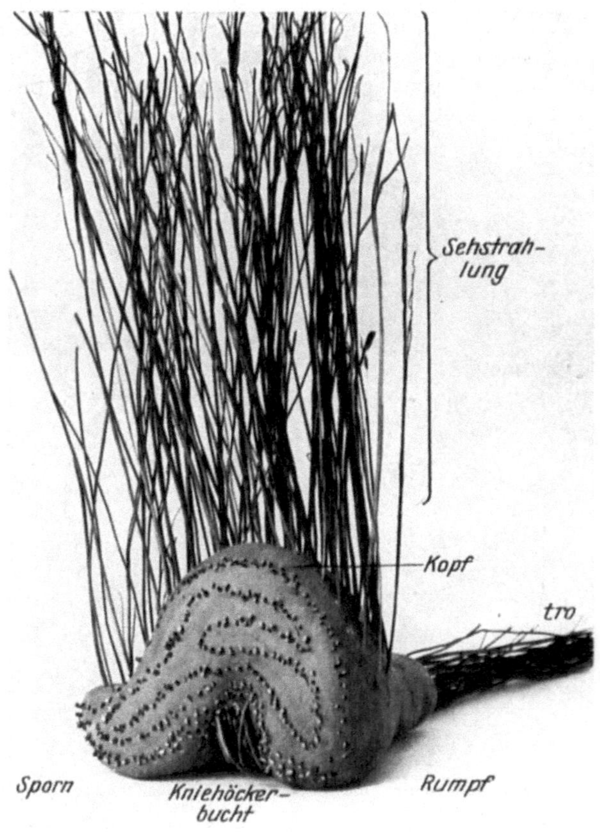

Abb. 16. Schematisches Modell vom äußeren Kniehöcker (Corpus geniculatum externum) zur Veranschaulichung seiner Gestalt und seiner Faserverbindungen. Linker äußerer Kniehöcker von hinten innen gesehen. *Kopf* (Caput corporis geniculati externi), *Sporn* (Calcar corporis geniculati externi), *Rumpf* (Corpus corporis geniculati externi) des äußeren Kniehöckers. *Kniehöckerbucht* (Hilus) *tro* tractus opticus. *Sehstrahlung*, d. h. zentraler Abschnitt der Sehleitung (Radiatio optica).

beziehungen zum oberen und unteren Vierhügel einfach und klar. Oberer und unterer Vierhügelarm verlaufen gleichgerichtet und parallel schräg von hinten unten innen nach oben vorn außen. Bei der Verdrängung des oberen Kniehöckers durch das Pulvinar nimmt er seine Faserverbindungen mit, und wir finden, nachdem der obere Kniehöcker beim Menschen zum äußeren geworden ist, den unteren Vierhügelarm noch in seiner ursprünglichen Lage, den oberen dagegen wie einen Zeiger mit dem Drehpunkt im oberen Vierhügel dem Uhrzeigersinn entgegengesetzt verlagert und fast horizontal gestellt. Dabei sitzt ihm das ihn verdrängende Pulvinar förmlich noch im Nacken und drückt seinen oralen Abschnitt auf die dorsale Begrenzung des inneren Kniehöckers auf, d. h. wir finden den vorderen Vierhügelarm beim Menschen in der Rinne wieder zwischen dem

inneren Kniehöcker (unten) und dem überhängenden medial vom äußeren Kniehöcker gelegenen, überhängenden Pulvinar (oben). Man wird sich dieser topischen Beziehungen erinnern müssen bei dem Verfolgen der optischen Fasern aus
dem Opticus nach dem oberen Vierhügel.

Was die Gestalt des äußeren Kniehöckers betrifft, so ist die Formbeschreibung
in den größeren Handbüchern recht kümmerlich und die Benennung seiner
Teile fast in jeder Anatomie anders.

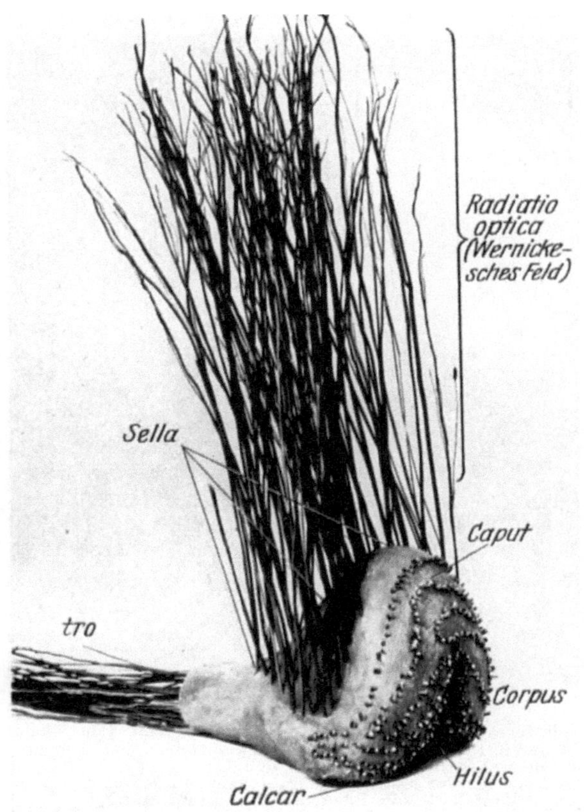

Abb. 17. Schematisches Modell vom äußeren Kniehöcker (Corpus geniculatum externum) zur Veranschaulichung seiner Gestalt und seiner Faserverbindungen. L. äußerer Kniehöcker von hinten
außen gesehen. Man sieht das Ursprungsfeld der Sehstrahlung (Radiatio optica) auf der vorderen
Sattelfläche (Sella corporis geniculati externi) des äußeren Kniehöckers. Dieser Anfangsteil des
zentralen Sehbahnabschnittes entspricht dem Stiel des äußeren Kniehöckers nach v. MONAKOW, dem
Stielfächer der Sehmarklamelle nach PFEIFER, dem „WERNICKEschen Feld" der älteren Autoren.
Caput (Kopf), *Calcar* (Sporn), *Corpus* (Rumpf des äußeren Kniehöckers), *Hilus* (Kniehöckerbucht),
tro (tractus opticus), *Sella* (vordere Sattelfläche des äußeren Kniehöckers).

v. MONAKOW teilt den äußeren Kniehöcker als ganzes durch Frontalschnitte
in drei Teile und nennt sie von vorn nach hinten willkürlich: Traktusteil, Hilus-
teil, Spornteil. WINKLER unterscheidet einen Kopfteil (dorsomediale Hälfte)
und einen Schwanzteil (laterale Hälfte), PUTNAM einen Rumpfteil (dorsaler
Abschnitt) und je ein laterales und mediales Horn (ventraler Abschnitt). Ich
schlage Namen vor, die voraussetzungslos nur der Formbeschreibung genügen
und deshalb auch vielleicht anderen Autoren annehmbar erscheinen dürften.
Wegen der möglichen Verwechslung mit Bezeichnungen in anderen Anatomien
mache ich also auf diese Umbenennung ausdrücklich aufmerksam. Ich unter-
scheide, um das gleich vorweg zu nehmen, am äußeren Kniehöcker Kopf (dorsal),

Rumpf (medial), Sporn (lateral), Sattel (vorn) und Kniehöckerbucht (ventral). Man vergleiche hierzu Abb. 16 u. 17.

Der frontale Querschnitt des äußeren Kniehöckers ist häufig als herzförmig bezeichnet worden mit der Spitze oben und der Einkerbung unten. Den gleichen Querschnitt hat aber nun auch, obgleich weniger ausgesprochen, sein horizontaler Querschnitt. Das ist nur möglich, wenn der durchschnittene Körper die Oberfläche einer Sattelfläche zeigt. In der Tat ist die Form des äußeren Kniehöckers am ehesten mit einem Reitersattel zu vergleichen, der mit seinem

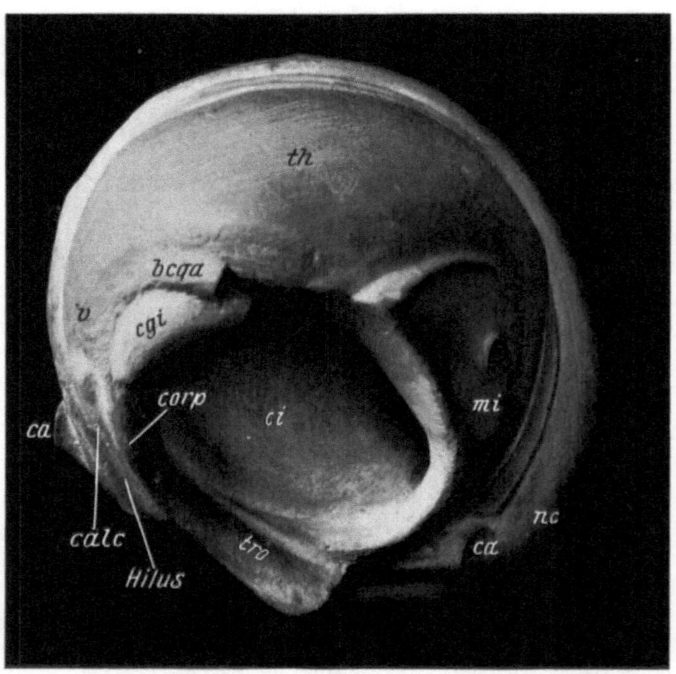

Abb. 18. Nach dem Plattenmodellierverfahren hergestelltes Modell vom Thalamus opticus des Menschen. Linker Sehhügel (*th*) von hinten unten innen gesehen. Bei *mi* überschreitet die mittlere Kommissur (Massa intermedia) in der Medianebene den III. Ventrikel. Bei *ci* (Capsula interna) erblickt man ein ovales Loch für den Eintritt der Fasermassen des linken Hirnschenkels, welcher, wenn man ihn mit einmodelliert hätte, die innere Kapsel (*ci*) ausfüllen und am oberen Rande des Modells fächerförmig ausgezogen als Stabkranz (Corona radiata) wieder zum Vorschein kommen müßte. Der von vorn kommende Tractus opticus (*tro*) läßt zentralwärts die basale Traktusrinne zunehmend deutlicher hervortreten, welche sich an der Basis des äußeren Kniehöckers dann zum Hilus auswächst. Über das Dach des Hilus hängen wie eine Satteldecke Rumpfteil (*corp*) und Spornteil (*calc*) des äußeren Kniehöckers herab, der im übrigen mit seinem Kopfteil völlig in einem ventralen Thalamuszapfen (*v*) verschwindet. *cgi* Corpus geniculatum internum (innerer Kniehöcker). *bcqa* Brachium conjunctivum corporis quadrigemini anterioris (oberer Vierhügelarm). *ca* Commissura anterior (vordere Kommissur). *nc* Nucleus caudatus (Schweifkorn des Streifenhügels).

hinteren Ende ein wenig hochgestellt ist. Die Einkerbung des herzförmigen Querschnittes am Frontalschnitt unten und am Horizontalschnitt hinten ist also, um im Bilde zu bleiben, die Sattelauflage und wird repräsentiert durch eine Rinne, die sich aus der oben bereits beschriebenen Traktusrinne ableitet, an der Basis des äußeren Kniehöckers zu einer Kluft verbreitert und dann sich allmählich wieder verflachend an der Hinterseite des äußeren Kniehöckers emporzieht. Diese natürliche Fortsetzung der Traktusrinne nach hinten und oben, also an der Basis und Hinterseite des äußeren Kniehöckers, bezeichnen wir als dessen *Hilus*, und die dorsale Begrenzung dieser Rinne ist das *Hilusdach*. Die Querschnittsbezeichnung des äußeren Kniehöckers als Herzform, sei der Schnitt nun frontal oder horizontal, ist nicht gut. Es fehlt die Herzspitze und eine ihr an der Vorderseite des äußeren Kniehöckers entsprechende scharfe Kante. An ihrer Stelle finden wir vielmehr eine schöne, breit ausladende Sattelfläche, deren Sattelkrümmung einmal ein nach oben offener Bogen in der Sagittalebene ist und zum anderen einem nach unten offenen Bogen in der Frontalebene bzw. einem nach hinten offenen Bogen in der Horizontalebene entspricht. Diesen doppelt gekrümmten vorderen Abhang der Oberfläche des äußeren Kniehöckers bezeichnen wir als seine *vordere Sattelfläche*. Im Dach und an den Seitenwänden des Hilus, also an der Basis des Kniehöckers ist die Sattelflächenform bei weitem nicht so schön gewahrt. Sie ist verloren gegangen durch die *Auspolsterung des Hilusdaches mit Tractusfasern* und die Verdickung seiner Seitenwände, deren mediale wir als Körperteil und dessen laterale wir als Spornteil des äußeren Kniehöckers bezeichnen wollen, die beiderseits wie zwei mächtige Satteltaschen über das Hilusdach herabhängen. Über dem Hilusdach verschmelzen *der laterale Sporn* und *der mediale Rumpf des äußeren Kniehöckers* zu einer gemeinsamen Kuppel, die sich dorsalwärts noch ein Stück in den Thalamus hineinwölbt und als *Kopfteil des äußeren Kniehöckers* bezeichnet werden soll. In dem Spornteil mündet, wie bereits oben erwähnt, *der laterale Traktusschenkel,* in den Rumpfteil des äußeren Kniehöckers *der mediale Traktusschenkel* ein (Abb. 1).

Die *Lagebeziehung des äußeren Kniehöckers zum Thalamus* ist wie folgt. Der Sehhügel hat im groben die Form einer im Höhendurchmesser etwas abgeflachten Keule mit dem dicken Kolbenende vorn und dem spitz auslaufenden Griff hinten, der dazu noch halbzirkelförmig nach unten abgebogen ist. Während nun die laterale, also der inneren Kapsel zugewendete Seite diese schlanke Kontur einer Keule bewahrt, erscheint die mediale Begrenzungslinie entstellt durch jene Abflachung in der Sagittalebene, die der dritte Ventrikel notwendig macht und durch eine nahe dem Keulengriff befindliche Ausladung in medialer Richtung: das Pulvinar. Hier interessiert die Form des Thalamus nur insoweit, als der Thalamus einen sichelförmig gebogenen konisch zugespitzten Zapfen nach hinten unten entsendet, in welchen die beiden Kniehöcker, die entwicklungsgeschichtlich Abkömmlinge des Thalamus sind, eingebaut erscheinen (Abb. 18). Der innere Kniehöcker klebt mehr als Anhängsel an der medialen Seite des Zapfens, der äußere Kniehöcker aber steckt seinen Kopf so weit in diesen Sehhügelzapfen von unten her hinein, daß auf der vorderen Sattelfläche des äußeren Kniehöckers nur noch eine schmale Zunge des Thalamuszapfens ein Stück weiter läuft, die *Substantia grisea praegeniculata* und die Sattelfläche sowie der sich nach vorn anschließende Tractus opticus den sichelförmigen Verlauf der Kontur des Zapfens gewissermaßen fortsetzt, während, wenn man den Thalamuszapfen von hinten her betrachtet, der äußere Kniehöcker so weit von ihm umschlossen erscheint, daß sein Corpus völlig verschwunden ist und lateral von der Fortsetzung der Traktusrinne im Hilus nur die Sohle des Spornteils sich ventral noch plastisch vorwölbt. Abgesehen von der Faserkapsel, die den gesamten äußeren Kniehöcker einschließt, ist also der Kopf desselben, d. h. jener Teil, welcher nach Verschmelzung des Rumpf- und Spornteiles über dem Hilusdach dorsal am weitesten in den Thalamus hineinragt, vorn begrenzt von der Substantia grisea praegeniculata, hinten von lateralen Teilen des überhängenden Pulvinar. Die Substantia grisea praegeniculata wird neuerdings als Nebenkern des äußeren Kniehöckers angesprochen (MINKOWSKI, KLEIST, KÖRNYEY).

β) Der histologische Bau des äußeren Kniehöckers.

Der histologische Bau des äußeren Kniehöckers hat schon vielfache Bearbeitung gefunden. Vergleichend anatomische Monographien besitzen wir von ARIËNS KAPPERS, T. J. PUTNAM und KÖRNYEY. Dort sind auch viele Einzeldarstellungen zitiert. Man ist sich darüber einig, daß der äußere Kniehöcker beim Menschen aus einem entsprechenden Gebilde bei den niederen Säugern sich entwickelt hat, welches deutlich einen dorsalen und einen ventralen Kern erkennen läßt. Infolge einer in der Phylogenese erfolgten Rotation um die sagittale Achse hat sich beim Menschen alles von oberst zu unterst verkehrt. Als Rest des Ventralkernes beim Tier finden wir beim Menschen dorsal die Substantia grisea praegeniculata, so genannt von O. Vogt. Den zurückgelegten Weg läßt dieser Nebenkern noch erkennen durch eine Zellbrücke, welche er als Schleppe aus der ihm früher unmittelbar benachbarten Regio subthalamica

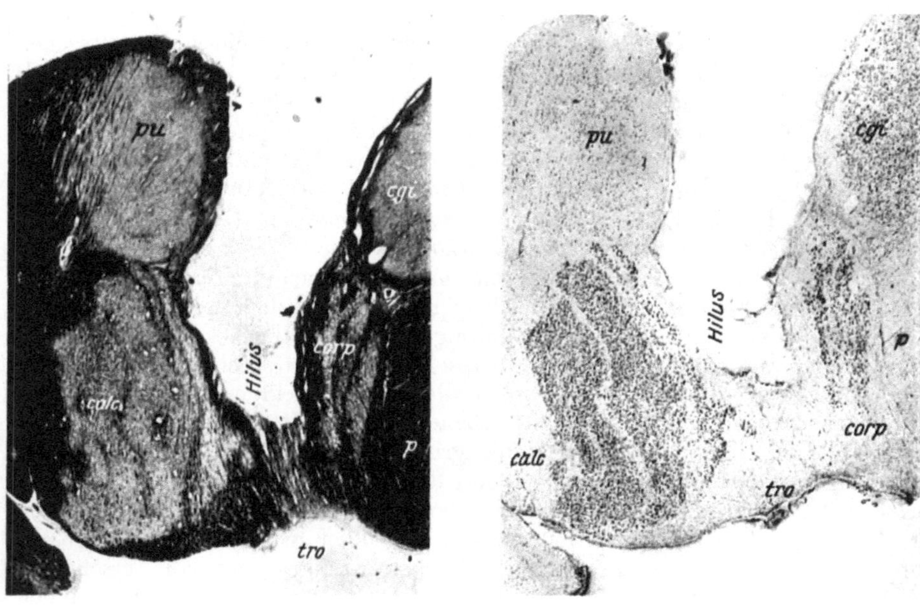

Abb. 19. Abb. 20.

Abb. 19. Horizontalschnitt aus dem rechten äußeren Kniehöcker. Faserpräparat. 20 Mikren. Hilus tangential getroffen. Unten, gleichbedeutend mit vorn, Einmündung des Tractus opticus (*tro*). R. vorn, der r. Hirnschenkel (*p* Pedunculus cerebri). Zwischen Hirnschenkel und Kniehöckerbucht (Hilus) der ventralste Abschnitt vom Rumpfteil des äußeren Kniehöckers (*corp*). Dahinter, im Bilde oben, innerer Kniehöcker (*cgi*). L. vorn, basaler Abschnitt des Spornteils vom äußeren Kniehöcker (*calc*). Dahinter, im Bilde oben, das überhängende Pulvinar (*pu*) des Thalamus.

Abb. 20. Horizontalschnitt aus dem basalen Teil des äußeren Kniehöckers. Parallelschnitt zu Abb. 19. Bezeichungen wie in Abb. 19. Zellpräparat. 20 Mikren. Die Zellen erscheinen in Schichten abgelagert, die durch Faserlamellen getrennt sind. Abb. 19 u. 20 entsprechen sich daher gegenseitig wie ein Negativ dem Positiv. An dem Hilus entlang liegen zwei Schichten sehr großer Zellen (fälschlich: basaler Kranz großer Zellen der älteren Autoren). Die Doppelschicht großer Zellen kleidet den Hilus in seiner ganzen Ausdehnung aus und zwar, da dieser ein sattelförmiges Dach hat, derart, daß er aus der basalen Traktusrinne entstehend vorn den Traktusteil und hinten den Kopfteil des Kniehöckers über sich hat, während Spornteil und Körperteil wie eine Satteldecke zu beiden Seiten herabhängen, so daß auch die den Hilus auskleidende Doppelschicht großer Zellen diese Gestalt annimmt. Im vorliegenden Bilde ist der orale Abschnitt des Hilusdaches tangential getroffen.

an der medialen Seite des Hauptkernes empor nach sich zieht (Abb. 33), da, von hinten gesehen, die Drehung in einem dem Uhrzeiger entgegengesetzten Sinne erfolgte. Der Nebenkern besteht aus retikuliertem Grau mit sehr kleinen Zellen, die mit mittelgroßen Zellen untermengt sind. Dagegen hat sich der ehemals dorsale und nunmehr nach erfolgter Rotation ventral gelegene Hauptkern, das eigentliche Corpus geniculatum externum, weitgehend differenziert. An ihm ist die schichtenweise Ablagerung seiner Zellen und die Trennung der in annähernd paralleler Richtung der Sattelgestalt des äußeren Kniehöckers folgenden Zellschichten durch Markfaserlamellen das allerauffälligste. Eine Doppelschicht sehr großer Zellen, ja man kann schon sagen, außergewöhnlich großer Zellen in bezug auf die übrigen, liegt der Faserpolsterung des Hilusdaches unmittelbar auf. Es ist der ventrale Kranz großer Elemente v. MONA-KOWS bzw. der Nucleus magnocellularis corporis geniculati lateralis MALONEs. Kranzförmig ist nun zwar die Anordnung nicht, und selbst an die Bezeichnung „Kern" müßte man Zugeständnisse machen, aber die Ausdrücke haben sich eingebürgert, und man versteht darunter also eine Doppelschicht relativ großer Zellelemente, die in Form und Ausdehnung ganz dem Hilusdach an der Basis

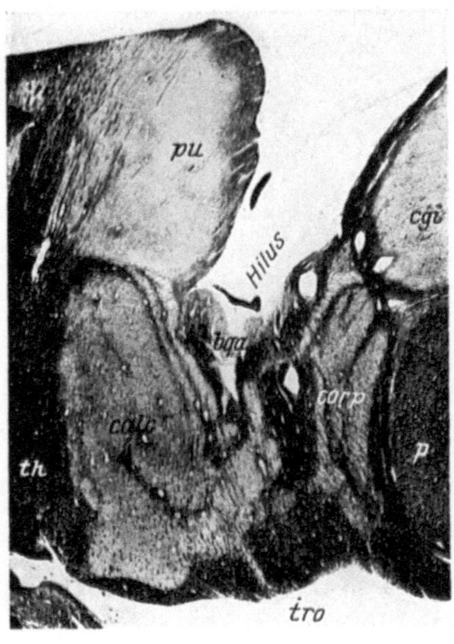

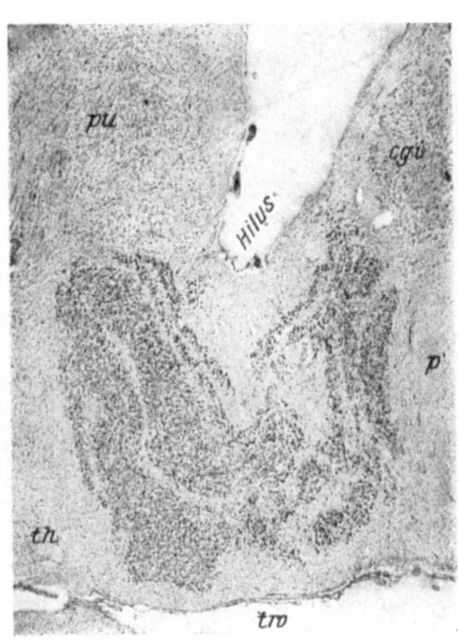

Abb. 21.   Abb. 22.

Abb. 21. Im Vergleich zu Abb. 19 etwas höher gelegener Horizontalschnitt aus dem rechten äußeren Kniehöcker. Faserpräparat. 20 Mikren. Flachschnitt durch den Hilus. Corpus (c rp) und Calcar (calc) verschmelzen im Hilusdach. Zahlreiche Gefäßlücken als Querschnitte der ventro-dorsal verlaufenden im Hilus eintretenden Kniehöckergefäße. Im caudalen Abschnitt der Kniehöckerbucht Entstehung des vorderen bzw. oberen Vierhügelbindearmes (bqa Brachium conjunctivum quadrigemini anterioris). th Thalamus. p Pedunculus cerebri (Hirnschenkel). cgi Innerer Kniehöcker. pu Pulvinar.

Abb. 22. Horizontalschnitt aus dem rechten äußeren Kniehöcker. Parallelschnitt zu Abb. 21. Zellpräparat. 20 Mikren. Die zur Vereinigung strebenden lateralen und medialen Abschnitte des Corpus geniculatum externum sind noch getrennt durch die Schicht der großen Zellen, die in der Hilusgegend bereits ihre typische Verdoppelung zeigt. (Bezeichnungen wie in Abb. 21.)

des äußeren Kniehöckers folgt. Darüber stapeln sich vier weitere Schichten auf, die sich aus mittelgroßen Zellen, untermengt mit sehr kleinen Zellelementen, zusammensetzen. Das Gesagte kann jeder an jedem Zellpräparat im Mikroskop sehen. Die Cytoarchitektonik hat sich natürlich damit nicht begnügt. Es sei aber darauf hingewiesen, daß sie dabei zu ihrem großen Nachteil auf das subjektive Ermessen sowohl in dem Auffinden der Zellunterschiede als auch in deren Bewertung und Deutung angewiesen ist. HENSCHEN unterscheidet neun Arten von Zellen, von denen nur die Flaschen-, Urnen-, Schalen-, Becher- und Riesenzellen hervorgehoben seien. Die Funktion der einzelnen Zellsorten ist nicht einmal vermutungsweise bekannt. Bei einem Deutungsversuch geht HENSCHEN im wesentlichen auf drei Arten von Zellen zurück, welche große getrennte Felder bilden, und meint, daß *die kleinen Zellen,* welche ein unregelmäßiges dorsales

Feld sowie auch das Zentrum einnehmen, Maculazellen sind, *die großen*, die sowohl ein dorsales wie ein unteres intermediäres Band bilden, der intermediären Zone der Retina zwischen dem Maculagebiet und der Peripherie entsprechen, und *die relativ spärlichen großen Zellen*, den Halbmond vertreten. Henschen bekennt aber ganz offen den hypothetischen Charakter dieser Annahme, die er sich an Imprägnationspräparaten nach Cox gebildet hat.

Über die feinere Struktur der einzelnen Zellarten am Celloidinpräparat macht Környey folgende zutreffende Angaben: *Die großen Zellen* haben polygonale Form mit leicht abgerundetem Zelleib; ihre Fortsätze sind deutlich zu verfolgen. Der Kern ist hell, blasig und

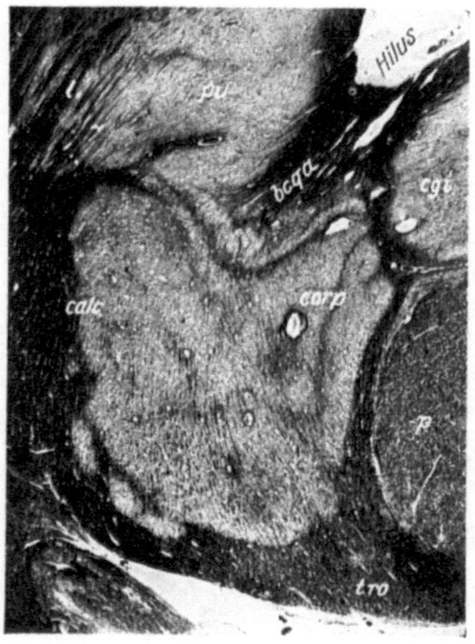

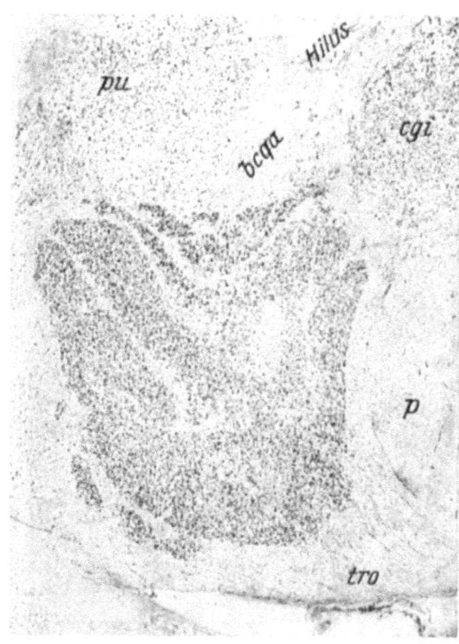

Abb. 23.   Abb. 24.

Abb. 23. Im Vergleich zu Abb. 21 ein wenig höher gelegener Horizontalschnitt aus dem rechten äußeren Kniehöcker. Faserpräparat. 20 Mikren. Spornteil (*calc*) und Rumpfteil (*corp*) völlig verschmolzen. Im caudalen Hilusabschnitt zwischen Pulvinar (*pu*) und innerem Kniehöcker (*cgi*) der Bindearm des oberen (vorderen) Vierhügels (*bcqa*) eingeklemmt. Im oralen Kniehöckerabschnitt sehr viele quer getroffene Faserbündel von den durch die Sattelfläche nach oben austretenden, zentralen Sehbahnfasern. Im Hilusdach Bündel von Fasern längs getroffen, die aus dem Tractus opticus (*tro*) direkt nach dem vorderen Vierhügelbindearm (*bcqa*) verlaufen. *p* Pedunculus cerebri.

Abb. 24. Horizontalschnitt aus dem rechten äußeren Kniehöcker. Parallelschnitt zu Abb. 23. Zellpräparat. 20 Mikren. Bezeichnungen wie in Abb. 23. Die Doppelschicht der großen Zellen erscheint nach dem Hilus hin abgedrängt. Auch die Lamellenbildung folgt der sattelförmigen Gestalt des Hilus.

schließt Kernkörperchen ein; das Plasma enthält grobe Tigroidschollen und viel gelbes Pigment. *Die mittelgroßen Zellen* sind mehr rund oder oval, ihre Ausläufer sind weniger deutlich; ihr Kern ist ähnlich gebaut wie der der großen; die Tigroidsubstanz ist in Schollen geordnet, und eine geringere Menge gelben Pigmentes ist auch in diesen Zellen zu finden. *Die kleinen Zellen* sind oval, dreieckig oder rechteckig, haben einen äußerst kümmerlichen Protoplasmasaum, welcher einige Tigroidschollen enthält; der Kern ist hell, mit einem Nucleolus. Diesem Zelltyp geht das Pigment ab.

Was die funktionelle Eingliederung der einzelnen Zellarten anbelangt, so konvergieren die Ansichten dahin, daß sowohl die mittelgroßen, als auch die großen Elemente mit der Sehrinde in direktem Zusammenhang stehen, da die einen wie die anderen nach Zerstörung des corticalen Sehzentrums retrograde Atrophie erkennen lassen; nur daß die Atrophie bei den mittelgroßen Elementen etwas früher eintritt (Putnam). Dementsprechend müßten beide Zellarten als

Ursprungszellen des geniculocorticalen Systems angesehen werden. Ob die kleinen Elemente als zwischen der peripheren und zentralen Sehbahn eingeschobene Schaltzellen nach dem Relaisprinzip, wie es v. Monakow wollte, aufzufassen sind, muß dahingestellt bleiben. Die Endigungsstätte der Traktusfasern und die Ursprungsstätte des zentralen Abschnittes der Sehleitung ist im äußeren Kniehöcker nicht getrennt. Die Ursprungszellen der corticalen Sehbahn müssen vielmehr ohne Zweifel selbst zugleich auch periphere Reize direkt aufnehmen können, da sie sowohl nach Läsionen des Cortex als auch des Bulbus retrograd bzw. sekundär atrophieren. Környey hat deshalb folgende Hypo-

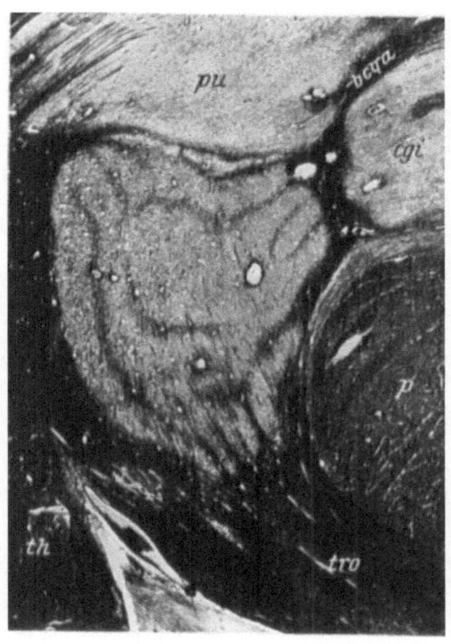

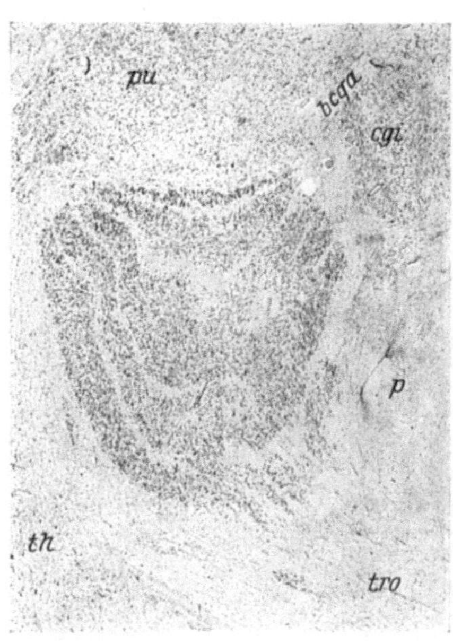

Abb. 25.   Abb. 26.

Abb. 25. Im Vergleich mit Abb. 23 ein wenig höher gelegener Horizontalschnitt aus dem rechten äußeren Kniehöcker. Faserpräparat. 20 Mikren. Aus Rumpf- und Spornteil entsteht allmählich der immer tiefer in den Thalamus hineinragende Kopfteil des äußeren Kniehöckers mit erheblich geringerem Querschnitt. Der ganze Kniehöcker ist jetzt in einer Faserkapsel eingeschlossen. An Stelle des Hilus sind zwei trennende Grenzlamellen nach dem Pulvinar (*pu*) hin getreten. Der medianwärts ziehende Arm des vorderen Vierhügels (*bcqa*) liegt jetzt bereits in der Rinne zwischen innerem Kniehöcker (*cgi*) und dem überhängenden Pulvinar (*pu*) des Thalamus (*th*). *tro* Tractus opticus. *p* Pedunculus cerebri (Hirnschenkel).

Abb. 26. Horizontalschnitt aus dem rechten äußeren Kniehöcker. Parallelschnitt zu Abb. 25. Zellpräparat. 20 Mikren. Die Tendenz des gegenseitigen Ineinandergreifens der Zellschichten mit Zapfenbildung ist einer mehr oder weniger parallel gerichteten Schichtenanordnung gewichen, wobei zwei Richtungen vorherrschen, einmal vom Spornteil nach dem Tractus opticus und dann vom Spornteil in einem nach hinten offenen, den Hilus umkreisenden Bogen zum Rumpfteil des Kniehöckers. Zwischen Hirnschenkel (*p*) und innerem Kniehöcker (*cgi*) ein überaus kleinzelliges Band grauer Substanz, welches sich in Abb. 28 als Zellbrücke zwischen subthalamischen grauen Massen mit der Substantia grisea praegeniculata erweisen wird. (Sonstige Bezeichnungen wie in Abb. 25.)

these aufgestellt. Das Corpus geniculatum externum einerseits und die Substantia grisea praegeniculata andererseits gehören, wie Minkowski angegeben hat, phylogenetisch zusammen und bilden jeweils einen Hauptkern (herausdifferenziert aus dem ehemaligen Dorsalkern der Tiere) und einen Nebenkern (entsprechend dem Ventralkern der Tiere, wenig weiter ausdifferenziert und in der Phylogenese von ventral nach dorsal verlagert). Im Hauptkern, also dem äußeren Kniehöcker der Carnivoren und Primaten, repräsentiert der periphermediale bzw. mittelgroßzellige Teil den phylogenetisch jüngeren Anteil, wie

auch die ungekreuzten Fasern die phylogenetisch jüngeren sind. Der stammes-
geschichtlich ältere Anteil wäre dann bei den Carnivoren durch das zentral-
laterale Zellager, bei den Primaten durch den ventralen Kranz großer Elemente
vertreten, bestimmt für die Aufnahme der gekreuzten Fasern.

Vordem hatte Minkowski auch schon getrennte Orte für die Endigung der
gekreuzten und ungekreuzten Fasern im äußeren Kniehöcker bei Tier und
Mensch angenommen. Er wird hier nur nachfolgend erwähnt, weil seine Befunde
den Übergang bilden zur feineren Faseranatomie des äußeren Kniehöckers,
welcher der nächste Abschnitt gewidmet sein soll. Durch Exstirpation eines

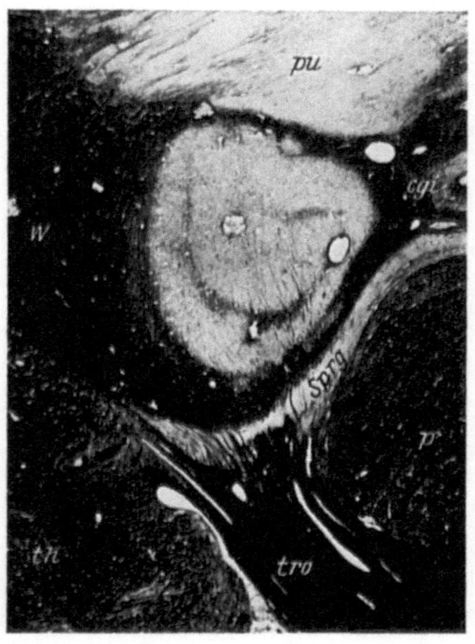

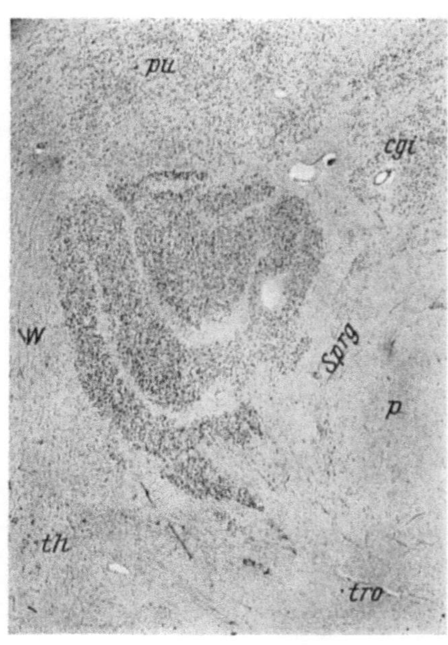

Abb. 27.Abb. 28.

Abb. 27. Im Vergleich mit Abb. 25 etwas höher gelegener Horizontalschnitt aus dem rechten äußeren
Kniehöcker. Faserpräparat. 20 Mikren. Kopfteil des Kniehöckers in seiner Faserkapsel caudal
getrennt vom Pulvinar (*pu*), medial von dem nunmehr in der Tiefe verschwindenden inneren Kniehöcker (*cgi*), anteromedial und oral von der Substantia grisea praegeniculata (*Sprg*), die ihrerseits
medianwärts in das subthalamische Grau übergeht und anteromedial an den Hirnschenkel (*p*) sowie
den Tractus opticus stößt. Man sieht, wie Tractus opticus-Fasern (*tro*) die Substantia grisea praegeniculata reichlich durchsetzen. Lateralwärts entwickelt sich aus der Faserkapsel des äußeren
Kniehöckers das Wernickesche Feld (*W*). *th* Thalamus.

Abb. 28. Horizontalschnitt aus dem rechten äußeren Kniehöcker. Parallelschnitt zu Abb. 27. Zellpräparat. 20 Mikren. Die ganze Zellmasse des Kniehöckers, von dem wir hier den Kopfteil vor uns
haben, erscheint in einer Serpentine gefaltet. Im caudalen Abschnitt sind Reste der großzelligen
Doppelschicht noch deutlich sichtbar. Das Grau der Substantia grisea praegeniculata (*Sprg*) ist
so kleinzellig, daß es bei dieser Vergrößerung kaum erkennbar ist.
(Bezeichnungen wie in Abb. 27.)

Auges beim Menschen oder Affen gehen naturgemäß auf der gleichen Seite die
ungekreuzten dazugehörigen Bündel, auf der entgegengesetzten Seite aber die
gekreuzten Bündel zugrunde. Dabei atrophieren oder degenerieren erfahrungsgemäß die entsprechenden Zellelemente des äußeren Kniehöckers, die mit den
Opticusfasern in Beziehung stehen. Diese Atrophie ist anfangs eine einfache
Inaktivitätsatrophie, später treten Anzeichen der Degeneration auf. Dieses
bekannte Hilfsmittel benützte Minkowski bei einigen Tieren (Kaninchen, Ziege,
Katze) zur Lokalisation der Endstätten für die gekreuzten und ungekreuzten
Fasern im äußeren Kniehöcker und versuchte eine Übertragung der Befunde

auf den Menschen mit Hilfe unserer Kenntnis von der Sehbahn der Einäugigen. Er nahm seinen Ausgang davon, daß die Zellschichten des äußeren Kniehöckers nicht zusammenhanglos, d. h. völlig getrennt voneinander liegen, sondern wechselweise derartig gegeneinander verschränkt sind, daß, wenn zwei nicht benachbarte Zellschichten an der Peripherie miteinander verschmelzen, d. h. sich hufeisenförmig umschlagen, sie alsbald eine mittlere Schicht von der Gegenseite her zwischen sich aufnehmen, die halbinselförmig hereinragt und nun ihrerseits wieder in hufeisenförmigem Zusammenhang mit der übernächst höheren Schicht steht und die Verschränkung mit der Gegenseite fortsetzt.

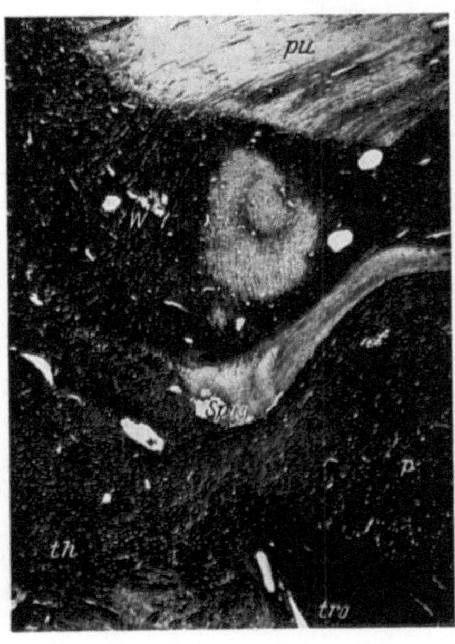
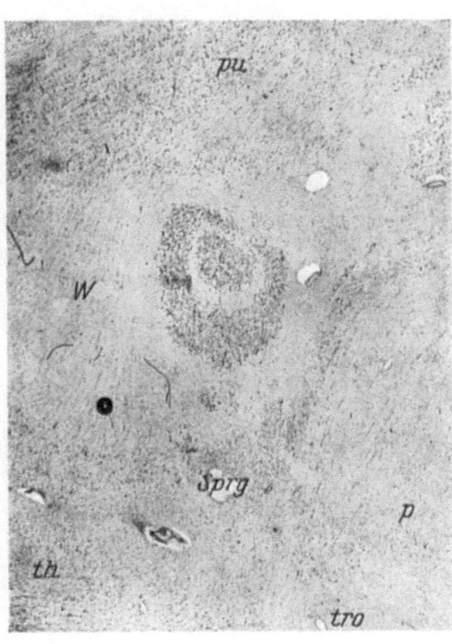

Abb. 29.   Abb. 30.

Abb. 29. Im Vergleich mit Abb. 27 ein wenig höher gelegener Horizontalschnitt aus dem rechten äußeren Kniehöcker. Faserpräparat. 20 Mikren. Die Faserkapsel beginnt sich über dem Kopfteil des Kniehöckers zu schließen. Das WERNICKEsche Feld (*W*) mit dem Ursprung des zentralen Abschnittes der Sehleitung ist in voller Entwicklung. Der Kopf des Kniehöckers erscheint zwischen Pulvinar (*pu*) und Substantia grisea praegeniculata (*Sprg*) in den Thalamus hinein verzapft. *tro* Tractus opticus. *th* Thalamus. *p* Pedunculus cerebri (Hirnschenkel).

Abb. 30. Horizontalschnitt aus dem rechten äußeren Kniehöcker. Parallelschnitt zu Abb. 29. Zellpräparat. 20 Mikren. Kranzförmige Anordnung der Zellschichten im Kopfteil des Kniehöckers. Die Substantia grisea praegeniculata ist durch Massenanhäufung sehr kleiner Zellen deutlich sichtbar. (Bezeichnungen wie in Abb. 29.)

Um im Ausdruck nicht zu schwülstig zu werden, gebe ich die Verhältnisse, wie sie sich MINKOWSKI gedacht hat, in einer Skizze wieder (Abb. 35). Man ersieht daraus die sechs Schichten des äußeren Kniehöckers: zwei großzellige an der Basis, die sich leicht als peripher großzellige und zentral großzellige auseinander halten lassen und von der Basis aus gezählt die erste und zweite Schicht bilden. Darüber türmen sich vier mittelgroßzellige Schichten auf. Infolge der mehr oder weniger konzentrischen Anordnung der Zellschichten um den Hilus ist es verständlich, daß die oberste mittelgroßzellige, also sechste Schicht sich medial und lateral an der Peripherie herabsenkt bis zu den extremen Endpunkten der peripher großzelligen Schicht an der Basis, mit der sie verschmilzt. Mit anderen Worten, erste und sechste Schicht bilden eine Zellkapsel aus recht inhomogenem Zellmaterial: Die dem Hilus aufliegende Basis ist großzellig

(peripher großzellige Schicht), die an der Peripherie des Spornteils und Rumpf-
teils zum Kopfteil aufsteigende Kuppel mittelgroßzellig (peripher mittelgroßzellige Schicht). Zur Vervollständigung des Bildes sei nur noch bemerkt, daß
die mediale Wand dieser Kuppel einen mittelgroßzelligen Zapfen in das Innere
des Kniehöckers entsendet (intermediärer Fortsatz der peripher mittelgroß-

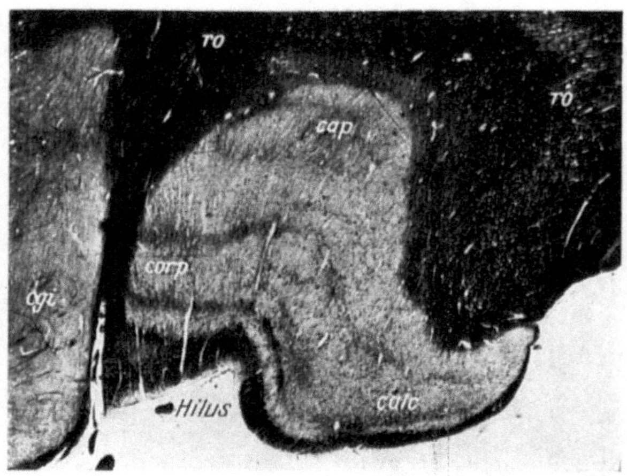

Abb. 31. Frontalschnitt aus dem äußeren Kniehöcker. Faserpräparat. 20 Mikren. Der Querschnitt
hat eine Schuhform mit dem Spornteil (*calc*) an der Fußspitze, dem Hilus im Hohlfuß und als Ab-
satzbelag unter dem Rumpfteil des Kniehöckers (*corp*) die Fasern des vorderen Vierhügelbindearmes.
cap in den Thalamus hinein verzapfter Kopfteil des äußeren Kniehöckers. *cgi* Innerer Kniehöcker.
ro Radiatio optica (zentraler Sehbahnabschnitt).

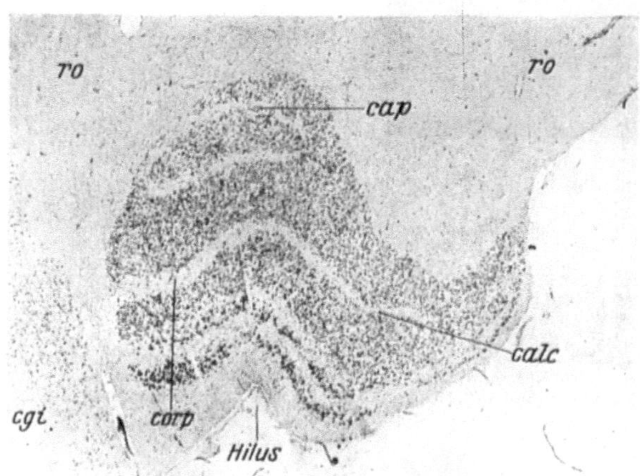

Abb. 32. Benachbarter Frontalschnitt zu Abb. 31. Zellpräparat. 20 Mikren.
Die Zellschichten liegen mehr oder weniger parallel zur Hiluswölbung an der Basis.
Die Doppelschicht der großen Zellen ist sehr deutlich ausgeprägt.
(Bezeichnungen wie in Abb. 31.)

zelligen Schicht), der seinerseits hufeisenförmig von anderen mittelgroßzelligen
Schichten umklammert wird. Diesen Zellkomplex, der also aus einer basalen
großzelligen Platte und einer mittelgroßzelligen Kuppel nebst intermediärem
Zapfen besteht, heißt Minkowski *die peripher-intermediäre Schicht*. Sie soll
ihrer anatomischen Zugehörigkeit nach *Endstätte der gekreuzten Opticusfasern*
sein. Der Rest der Zellmassen des äußeren Kniehöckers ist im Gegensatz dazu
die zentral-intermediäre Schicht mit den Endstätten für die ungekreuzten Fasern.

Es verschmelzen also hier die zweite, dritte und fünfte Zellschicht in der Weise,
daß sich die zentrale großzellige Schicht in die unmittelbar darüber gelegene
mittelgroßzellige Schicht umschlägt und diese wiederum einen Zapfen zwischen
die vierte und sechste Schicht hinein sendet. Entsprechend der größeren Zahl
der gekreuzten Fasern ist der peripher intermediäre Zellkomplex größer als der

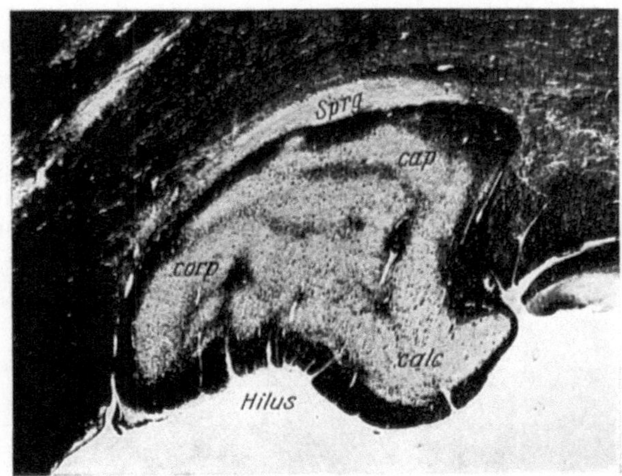

Abb. 33. Oralwärts von Abb. 31 gelegener Frontalschnitt aus dem rechten äußeren Kniehöcker.
Faserpräparat. 20 Mikren. Der Hilus ist lateralwärts gerückt. Dorsomedial sitzt der Faserkappe
des Kniehöckers die Substantia grisea praegeniculata (*Sprg*) auf, welche ihrer kleinen Zellen wegen
nur schwach sichtbar ist. Entsprechend der Blutversorgung des äußeren Kniehöckers von der
Basis aus zahlreiche Gefäßlücken im Längsschnitt getroffen. *cap* Kopfteil, *corp* Rumpfteil,
calc Spornteil des äußeren Kniehöckers.

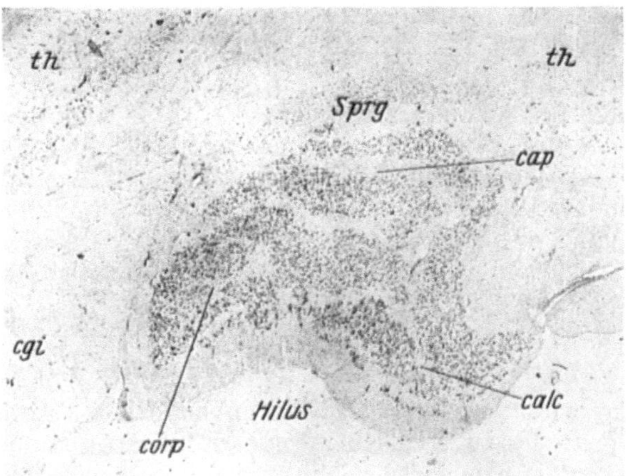

Abb. 34. Benachbarter Frontalschnitt zu Abb. 33. Zellpräparat. 20 Mikren. Die Zellschichten
erscheinen gegeneinander verworfen. Die großzellige Doppelschicht an der Basis ist immer noch
deutlich erkennbar. *th* Thalamus. *cgi* Corpus geniculatum internum.
(Sonstige Bezeichnungen wie in Abb. 33.)

zentral intermediäre Zellkomplex. Dieser Auffassung von der Lokalisation der
gekreuzten und ungekreuzten Fasern im äußeren Kniehöcker hat sich später
vorbehaltlos KLEIST angeschlossen, nachdem übrigens A. CRAMER 1898 schon
nachgewiesen hatte, daß nach einseitiger Erblindung die Kniehöcker nicht gleichmäßig entarten, sondern daß im gekreuzten Kniehöcker die peripheren Zellen,
im gleichseitigen Kniehöcker die zentralen Zellen zugrunde gehen. CRAMER

sah auch schon, daß der Kniehöcker der Gegenseite stärker betroffen war als der der gleichen Seite. Minkowski und Kleist betrachten auch die Substantia grisea praegeniculata als zum peripher intermediären Zellkomplex des äußeren Kniehöckers gehörig und bezeichnen sie demzufolge als eine Endstätte für gekreuzte Fasern. Man hat diesem Anhängsel ohne bisher gesicherten Nachweis die Fasern des temporalen Halbmondes zugedacht. Zur Theorie Minkowskis hat Henschen (f) sehr richtig bemerkt: „Und wo gibt es dann einen Platz für die mächtige sehr ausgedehnte Macula?“ Henschen beschreibt einen Fall von Verlust des linken Auges durch Trauma vor 38 Jahren bei einem 60jährigen Mann. Der Patient starb an Pneumonie. Erweichungen in den Frontal- und Temporallappen. Atrophia nervi optici sinistri. „Die sehr schön gefärbten Präparate wurden in liebenswürdiger Weise von Prof. Minkowski in Zürich zur Verfügung gestellt.“ Das Ergebnis der Untersuchung des äußeren Kniehöckers war: „In *allen* Zellenlamellen liegen schöne normale Zellen und zahlreiche ungefärbte Körnermassen, Reste von degenerierten Zellen. Die Strombetten (für die Fasern) waren von wechselnder Breite und zellenfrei.“ Henschen

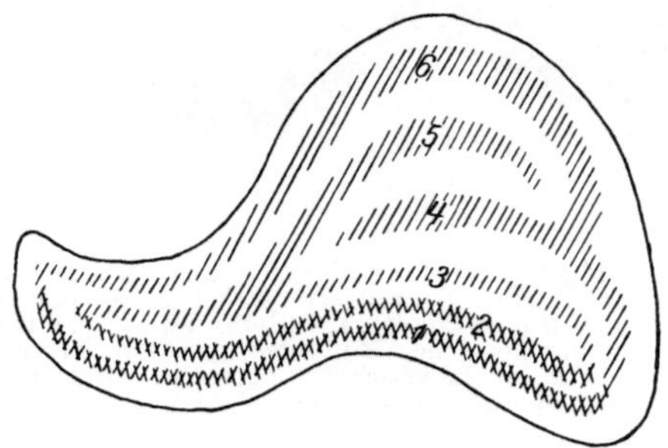

Abb. 35. Zentral-intermediäre (*2, 3, 5,*) und peripher-intermediäre (*1, 4, 6*) Zellschichten im äußeren Kniehöcker entsprechend den von Minkowski angenommenen getrennten Endstätten für ungekreuzte und gekreuzte Opticusfasern.

lehnt an der Hand dieses Falles und anderer Fälle, die er untersuchen konnte. Minkowskis Theorie ab. In der Tat spricht der angeführte Fall gegen Minkowski. Den mikroskopischen Tatbestand kennen beide, Minkowski wie Henschen. Stimmt Minkowski den Schlußfolgerungen Henschens zu, so gibt er nach. Stimmt er nicht zu, dann finden sich beide Forscher nicht in den Tatsachen zusammen, und die daraus gezogenen Schlüsse sind dementsprechend unsicher.

γ) *Der feinere Faserverlauf im äußeren Kniehöcker.*

Es wurde oben bereits erwähnt, daß der ankommende Tractus opticus sich über die orale Spitze des äußeren Kniehöckers hülsenartig stülpt und den Anfang einer den gesamten Kniehöcker einhüllenden Faserkapsel bildet. *Die basale Markplatte* dieser Kapsel paßt sich der Form des Hilusdaches vollkommen an und bildet das *Hiluspolster.* Da 80% aller Traktusfasern im äußeren Kniehöcker auslaufen, leuchtet ein, daß ihre Menge caudalwärts stetig abnehmen muß, und eine dementsprechende Zunahme der geniculo-occipitalen Fasern erfolgen kann. Die Faserkapsel des äußeren Kniehöckers enthält gekreuzte und ungekreuzte Fasern aus dem Traktus innig vermischt. Das dorsale Dach der Kapsel wird durchbrochen von den geniculo-occipitalen Fasern, die durchaus auf der vorderen Sattelfläche des äußeren Kniehöckers entspringen. Grobschematisch ist das in Abb. 16 und 17 dargestellt. So einfach, daß die zentralen Sehbahnfasern parallel wie die Halme eines Ährenfeldes aufstiegen, ist die Anordnung in Wirklichkeit nicht. Im Gegenteil zeigt das mikroskopische Bild des Markfeldes dorsal vom äußeren Kniehöcker in der auf Frontalschnitten dreieckigen Gestalt einen überaus verwickelten Verlauf. Man nennt diese Gegend des Gehirns *das* WERNICKE*sche Feld*. Es hebt sich im Faserpräparat deutlicher hervor durch die vielfach sich überkreuzenden Fasersysteme. Ein Teil der Fasern steigt darin aus dem Kniehöcker vertikal empor, ein anderer Teil biegt aus dem äußeren Kniehöcker stark lateral nach dem retrolentikulären Abschnitt der inneren Kapsel ab, um alsbald caudalwärts der GRATIOLETschen Strahlung zuzustreben. Wieder ein anderer Teil überquert dieses Gebiet nur mediolateralwärts auf seinem Wege zur inneren Kapsel und hat mit der Optik offenbar gar nichts zu tun. Infolge seines Einbaues in *das ventrale Horn des Thalamus* muß der äußere Kniehöcker einen Teil seiner Fasern durch Randgebiete des Thalamus hindurchschicken. Auf Schnittbildern entsteht dann der sinnenfällige Eindruck, als ob corticale Sehbahnfasern aus dem Thalamus stammten, und man ersieht leicht, daß nunmehr auch der Verlauf von Degenerationsstreifen nach dem Thalamus hin zu Fehlschlüssen über den Ursprung dieser Fasern verleiten kann. BROUWER konnte jedenfalls beim Kaninchen schon keine wesentliche Beteiligung des Thalamus an den primär optischen Zentren feststellen, und MINKOWSKI fand bei operierten einäugigen Affen und beim Menschen keinen Unterschied im Thalamus zwischen der Seite, die, wenn der Thalamus ein primär optisches Zentrum wäre, atrophisch hätte sein müssen und jener, die gesund war. Der verschlungene Verlauf der geniculo-occipitalen Fasern an ihrer Ursprungsstelle — man bezeichnet sie als *Stiel des äußeren Kniehöckers* — ist auch verständlich durch die schon mehrfach erwähnte Rotation des äußeren Kniehöckers in der Phylogenese, wobei ihm die Fasern offenbar nur auf der ihm zunächst gelegenen Teilstrecke gefolgt sind. In oralen Abschnitten, wo der Thalamus keulenförmig anschwillt, sieht man das WERNICKEsche Feld im Frontalschnitt zipfelmützenförmig ausgezogen und in seinem dorsalen Teil lateral verdrängt (Abb. 13). Unmittelbar nach dem Austritt der geniculo-occipitalen Fasern an der vorderen Sattelfläche des äußeren Kniehöckers erfolgt nun auch bereits die Ausbreitung des Stieles zum *Stielfächer*, d. h. zum Anfangsteil der rindenwärts gerichteten Sehmarklamelle.

WINKLER hat an seinem pathologischen Material in überzeugender Weise, nachdem sich v. MONAKOW, v. STAUFFENBERG und andere in ähnlichem Sinne geäußert hatten, darzustellen vermocht, daß die aus medialen Abschnitten des äußeren Kniehöckers entspringenden Teile des Stielfächers in ihrem Verlaufe dorsal in der GRATIOLETschen Strahlung vorzufinden sind, während die in lateralen Teilen des äußeren Kniehöckers entspringenden Anteile des Stielfächers das ventrale Stockwerk der GRATIOLETschen Strahlung einnehmen (Abb. 36 und 37). Aus der grob anatomisch sichtbaren Einstrahlung von Traktusfasern in ventrale Abschnitte des äußeren Kniehöckers und dem nicht schwer festzustellenden Austritt rindenwärts gerichteter Fasern aus der dorsal gelegenen Sattelfläche des äußeren Kniehöckers hat v. MONAKOW folgern zu müssen geglaubt, daß innerhalb des Kniehöckers getrennte Abteilungen als Retinaanteil und Sphärenanteil bestehen, während er sich als Verbindungsstück einen Eigenapparat von Schaltzellen dachte, der in Form kleinster Zellelemente vorwiegend in den Faserlamellen eingestreut sein sollte. Diese Auffassung hat sich durch nichts bestätigt. Die *Striae medullares* (Markfaserlamellen) *des äußeren Kniehöckers* scheinen vielmehr durchaus gemischte Fasern zu enthalten, da sie sowohl bei Traktusunterbrechung als auch bei Läsionen des zentralen Abschnittes der Sehleitung atrophieren. Die von v. MONAKOW angenommene Zweiteilung ist auch in jenem Zeitpunkt der Myelogenese nicht zu ersehen, wo die Traktusfasern bereits markreif, die Rindenfasern aber noch rückständig sind. Die

Markfaserlamellen sind dann, wenn auch im Kopfteil zart, sonst über den ganzen Kniehöcker bereits ausgebreitet.

Was nun die Möglichkeit angeht, von den einstrahlenden Traktusfasern noch gekreuzte und ungekreuzte zu unterscheiden und hinsichtlich der Endgebiete zu lokalisieren, so ist oben bereits darauf hingewiesen worden, daß

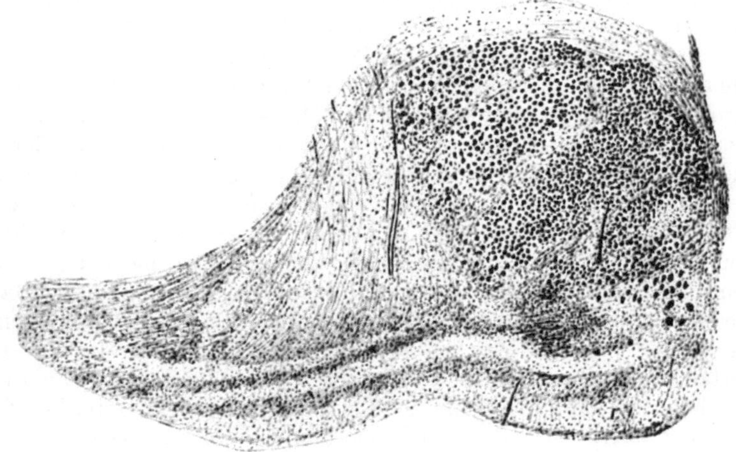

Abb. 36. Partielle Degeneration des äußeren Kniehöckers nach C. Winkler. Carmingefärbtes Zellpräparat aus einem Gehirn mit einem alten Herd in den ventromedialen Hinterhauptwindungen. Entsprechend der durch den Herd unterbrochenen Fasern in der ventralen Etage der Gratioletschen Strahlung sind die Zellen im Spornteil des äußeren Kniehöckers (links) untergegangen, dagegen im Kopf- und Rumpfteil (rechts) erhalten geblieben.

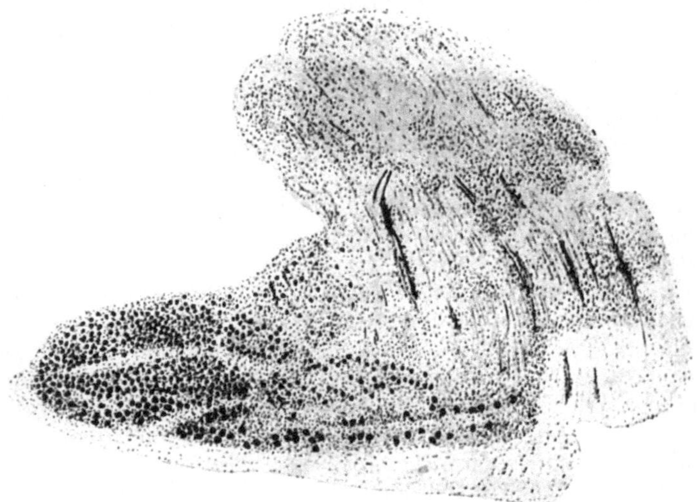

Abb. 37. Partielle Degeneration des äußeren Kniehöckers nach C. Winkler. Carmingefärbtes Zellpräparat aus einem Gehirn mit einem Herd, welcher die dorsale Etage der Gratioletschen Strahlung zerstört hatte. Demzufolge sind die Zellen im Kopf- und Rumpfteil des äußeren Kniehöckers (rechts) untergegangen, dagegen im Spornteil (links) erhalten geblieben.

Minkowski eine zunehmende Trennung dieser Endgebiete in der Tierreihe festzustellen versucht hat. Danach soll der Endausbreitungsbezirk der gekreuzten Optikusfasern im äußeren Kniehöcker mehr oder weniger peripher (peripherintermediärer Zellkomplex) liegen und der Endausbreitungsbezirk der ungekreuzten Optikusfasern mehr oder weniger zentral (zentral-intermediärer Zellkomplex). Dem hat nun aber Henschen auf das entschiedenste widersprochen.

Nach ihm lösen sich die im Traktus in getrennten Strängen liegenden gekreuzten und ungekreuzten Bündel bei dessen Eintritt in das Ganglion völlig auf, indem sich Fasern der beiden Bündel Seite an Seite aneinanderlegen, wobei wahrscheinlich die Fasern aus den homologen Retinalpunkten sich paaren. Diese Auffassung wird gestützt durch die Degenerationsbefunde an der Sehbahn der Einäugigen. Beim Eintritt in das Ganglion ist bereits eine Umlagerung der Fasern in dem Sinne vollzogen, daß gekreuzte und ungekreuzte Fasern sich

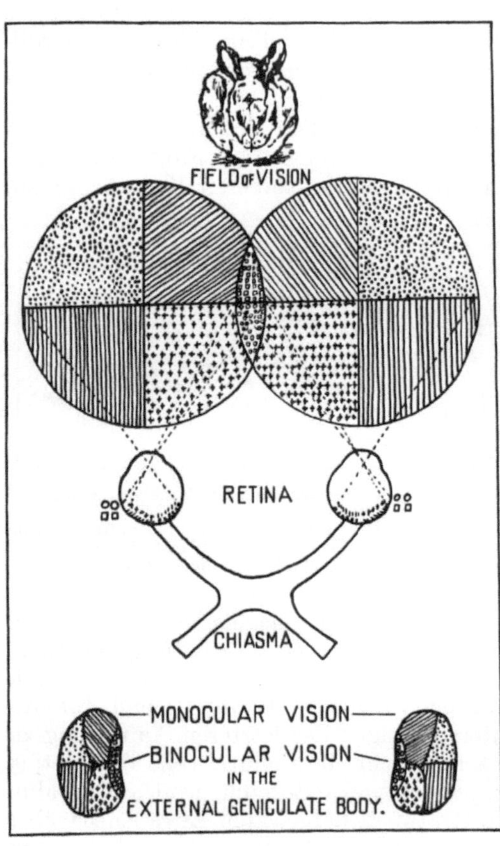

Abb. 38.

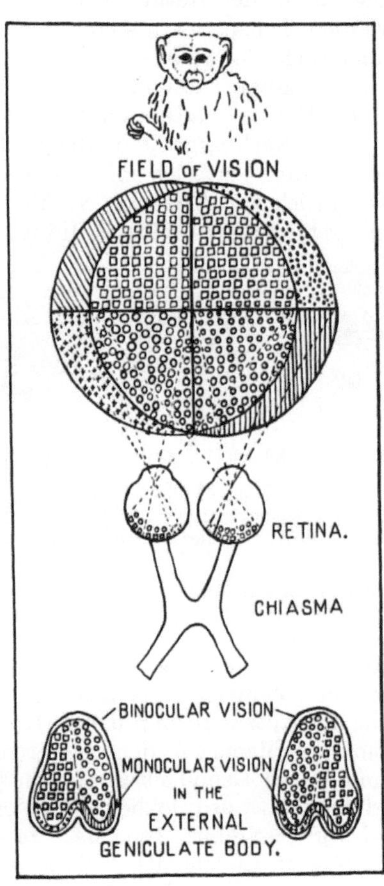

Abb. 39.

Abb. 38 u. 39. Projektion des monokularen und binokularen Gesichtsfeldes vom Kaninchen und Affen auf den äußeren Kniehöcker. (Nach ZEEMAN und BROUWER).

intim miteinander gemischt haben, und man sieht deshalb im äußeren Kniehöcker der Einäugigen gut gefärbte normale und ganz dünne bleiche ungefärbte Fasern unmittelbar nebeneinander liegen. Lokalisatorisch gilt für die so gemischten Fasern die Quadrantanordnung der Netzhaut. In Band 3 und 4 seiner Hirnpathologie hat HENSCHEN (a) je einen Fall von klinisch gut beobachteter Quadranthemianopsie (Fall Esche durch WILBRAND perimetriert und Fall Per Jönsson) bearbeitet und beide Male übereinstimmend eine Faserbeziehung der dorsalen Hälfte der Retina zu dorsalen und dorsomedialen Abschnitten des Kniehöckers festgestellt. In gleicher Richtung liegen nun aber auch die Ergebnisse der experimentell physiologischen Untersuchungen von ZEEMAN und BROUWER (a) beim Tier (Abb. 38) und speziell beim Affen (Abb. 39 u. 40).

Verletzungen der Netzhaut wurden wie in den früher erwähnten Versuchen (S. 399) unter Kontrolle des Augenspiegels gesetzt und nach einer Zwischenzeit von 18 Tagen am Marchi-Präparat verfolgt. Es wurden sowohl Defekte in allen vier Quadranten der Netzhaut unter Schonung der Macula, als auch solche der Macula selbst unter Schonung ihrer Umgebung erzeugt. Zum exakten Vergleich diente eine Schnittserie des zentralen Nervensystems von einem Fall, wo das eine Auge völlig entfernt worden war. Als Ergebnis wurde gefunden, daß die dorsalen Quadranten der Retina beim Affen in medialen, die ventralen Quadranten in lateralen Teilen des äußeren Kniehöckers projiziert sind. Die Macula selbst beansprucht im äußeren Kniehöcker einen größeren umschriebenen Bezirk als in der Netzhaut, so daß sie zwar zwischen den anderen Teilen der streng projizierten Retinalquadranten liegt, teilweise aber Nachbargebiete überschneidet, d. h. in Nachbargebiete übergreift.

Was den Vergleich mit den Befunden am Menschen angeht, so stehen sich bekanntlich die Theorien v. Monakows und Henschens schroff gegenüber. Der erstere nimmt eine Auflösung der Reizfigur im äußeren Kniehöcker an,

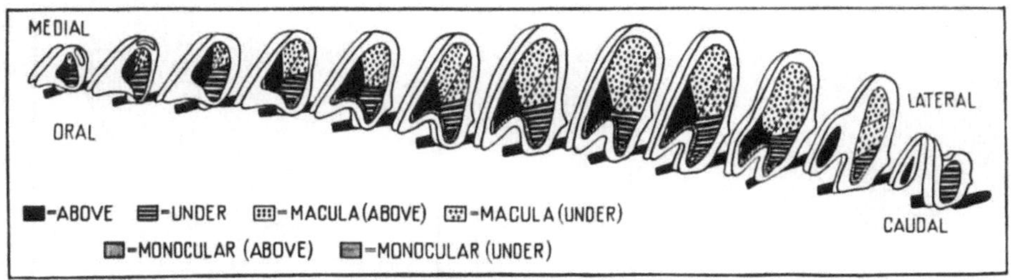

Abb. 40. Projektion der verschiedenen Teile der Netzhaut auf den äußeren Kniehöcker bei den Affen. (Nach Zeeman und Brouwer.)
Obere Netzhauthälfte (Above), untere Netzhauthälfte (Under), oberer Maculaabschnitt (Macula above), unterer Maculaabschnitt [Macula (under)], obere Hälfte des monokularen Halbmondes [Monocular (above)], untere Hälfte des monokularen Halbmondes [Monocular (under)].

und demzufolge keine umschriebene Lokalisation der Macula in den primären optischen Zentren. Der letztere dagegen behauptet eine Erhaltung der Reizfigur der Netzhaut im äußeren Kniehöcker und demzufolge eine strenge Lokalisation der Macula in den primären optischen Zentren. Brouwer und Zeeman stimmen auf Grund ihrer eigenen Untersuchungen der letzteren Auffassung zu und betonen ausdrücklich: Henschen hat recht, bestimmte Teile der Retina sind auf bestimmte Teile des Corpus geniculatum externum projiziert. Dahin gehört auch die Macula. Die in der Literatur niedergelegten Angaben darüber lassen diesen Schluß auch für den Menschen zu. Die Versuchsergebnisse am Affen befinden sich im besten Einklang mit der Lokalisation der Macula im äußeren Kniehöcker beim Menschen, wie sie Rönne bei Intoxikationsamblyopien vorgefunden und dargestellt hat. Die wider Erwarten große Ausdehnung des Lokalisationsbezirkes im äußeren Kniehöcker entspricht dem Zellreichtum in der Macula der Netzhaut. Die Annahme Henschens, daß diese Lokalisationsstelle im Kniehöcker dorsal gelegen sei, läßt möglicherweise an dem von Henschen selbst angeführten Falle eine Korrektur in dem Sinne zu, daß diese Lokalisationsstelle auch in medialen Teilen, so wie sie experimentell beim Affen gefunden wurde, liegen kann. Ein von Winkler mitgeteilter Fall von partieller Zerstörung des äußeren Kniehöckers durch eine Blutung liegt ebenso in der Richtung der für den Affen geltenden Lokalisation. Jedenfalls kann kein Zweifel darüber bestehen, daß die von Brouwer und Zeeman mitgeteilten Ergebnisse wegen der Sauberkeit der Technik und der Eleganz ihrer Darstellung zu den bestfundierten gehören, die wir besitzen.

Trotz der mir auferlegten Beschränkung auf die mittelbar oder unmittelbar auf menschliche Verhältnisse anwendbaren Ergebnisse sei doch der Hinweis gestattet, daß die Differenz der Befunde an Kaninchen und Katze im Vergleich zum Affen und Menschen recht erhebliche sind und erneut vor einer unbedenklichen Übertragung der Tierergebnisse auf den Menschen warnen. Die Vorarbeiten ZEEMANs und BROUWERs ergaben schon beim Kaninchen sicher nachzuweisende Lokalisationen bestimmter Netzhautabschnitte auf bestimmte Teile des äußeren Kniehöckers, aber die Projektion war eine andere, als man hätte erwarten sollen. Sie erfolgt in einer beim Affen und Menschen nicht vorhandenen förmlichen Umkehr der Verhältnisse. Die obere Retinahälfte liegt immer ventral von der unteren. Weiter haben die Fasern aus der temporalen Hälfte mehr die Neigung, medial im Corpus geniculatum externum zu enden, die nasalen mehr lateral. Die vier Trennungslinien stehen im Corpus geniculatum externum nicht genau horizontal und vertikal. Die nasalen Quadranten schieben sich an mehreren Stellen etwas unter die temporalen. Man erkennt unter anderem die merkwürdige Tatsache, daß einige Quadranten eine breite Berührungsfläche miteinander haben, während dies bei anderen nicht der Fall ist. BROUWER erscheint dies durch das Gesetz der Neurobiotaxis ARIËNS KAPPERS' in befriedigender Weise erklärt. Denn die Quadranten, welche oft zugleich durch optische Impulse gereizt werden (z. B. temporal unten und nasal unten), berühren sich hier in den primären optischen Zentren über eine große Breite, während andere dies kaum tun. Das gilt auch für das Corpus quadrigeminum anterius, wo auch die oben beschriebene gewisse Umkehrung statthat.

b) Der obere Vierhügel.

Ich habe oben bereits Gelegenheit genommen, den oberen Vierhügel und den äußeren Kniehöcker nach dem Vorgange von RIESE als photostatisches und photognostisches Organ unter den primär optischen Zentren einander gegenüber zu stellen. Bei den Fischen hoch entwickelt erhält der obere Vierhügel von der Netzhaut her eine strenge Projektion in der beim Menschen nicht mehr zu erwartenden Lageumkehr der Quadranten. LUBSEN (zitiert bei BROUWER und ZEEMAN) fand bei den Fischen, daß die oberen Abschnitte der Retina im Tectum opticum unten und die unteren Abschnitte oben, die vorderen Sektoren der Retina hinten, die hinteren mehr nach vorn lokalisiert seien. Über die Projektionsverhältnisse beim Menschen ist noch gar nichts bekannt, und die Gewinnung von Anhaltspunkten darüber in der Tierreihe besonders schwierig, weil mit der Verschiebung des Schwerpunktes von der Photostatik zur Photognosis unter Übernahme von Stellreflexen durch die Rinde im oberen Kniehöcker regressive Veränderungen vor sich gehen, die der Entwicklung des Neopalliums und des Kniehöckers indirekt proportioniert sind. Die Exaktheit der optischen Einstellreflexe am Auge, deren Abhängigkeit vom oberen Vierhügel erwiesen ist, erfordert aber auch beim Menschen eine solche Projektion, und zwar wegen des passiven Verhaltens der Macula bei diesen Vorgängen, also unter Ausschluß der Maculafasern. In der Tat ist von einem Verlauf der Maculafasern nach dem oberen Vierhügel bisher nichts bekannt geworden. Es ist anzunehmen, daß die Projektionsfasern aus dem Tractus opticus durch die Markkapsel des äußeren Kniehöckers und den Vierhügelarm nach dem oberen Vierhügel gelangen. Es ist auch an einen, anatomisch allerdings noch nicht bestätigten Weg durch den Thalamus und das zentrale Höhlengrau gedacht worden (Pupillenfasern).

Die *Faserverbindungen zwischen oberem Vierhügel und Rinde* sind afferent und efferent anzunehmen.

Eine corticofugale Bahn nach dem oberen Vierhügel verläuft im Stratum sagittale internum. Das hat POLJAK an schönen Experimenten bei der Katze neuerlich wieder erwiesen. Eine ausgezeichnete anatomische Darstellung des oberen Vierhügels, auf welche ich mich hier beziehen kann, ist durch WINKLER erfolgt (Abb. 41 u. 42) und in seinem „*Manuel de Neurologie*" ausführlicher nachzulesen. Es liegen von ihm experimentelle Untersuchungen am Kaninchen nach MARCHI-Präparaten vor und außerdem der Vergleich des normalen Hirnpräparates mit Befunden an einer 70jährigen Frau, die kurze Zeit nach der

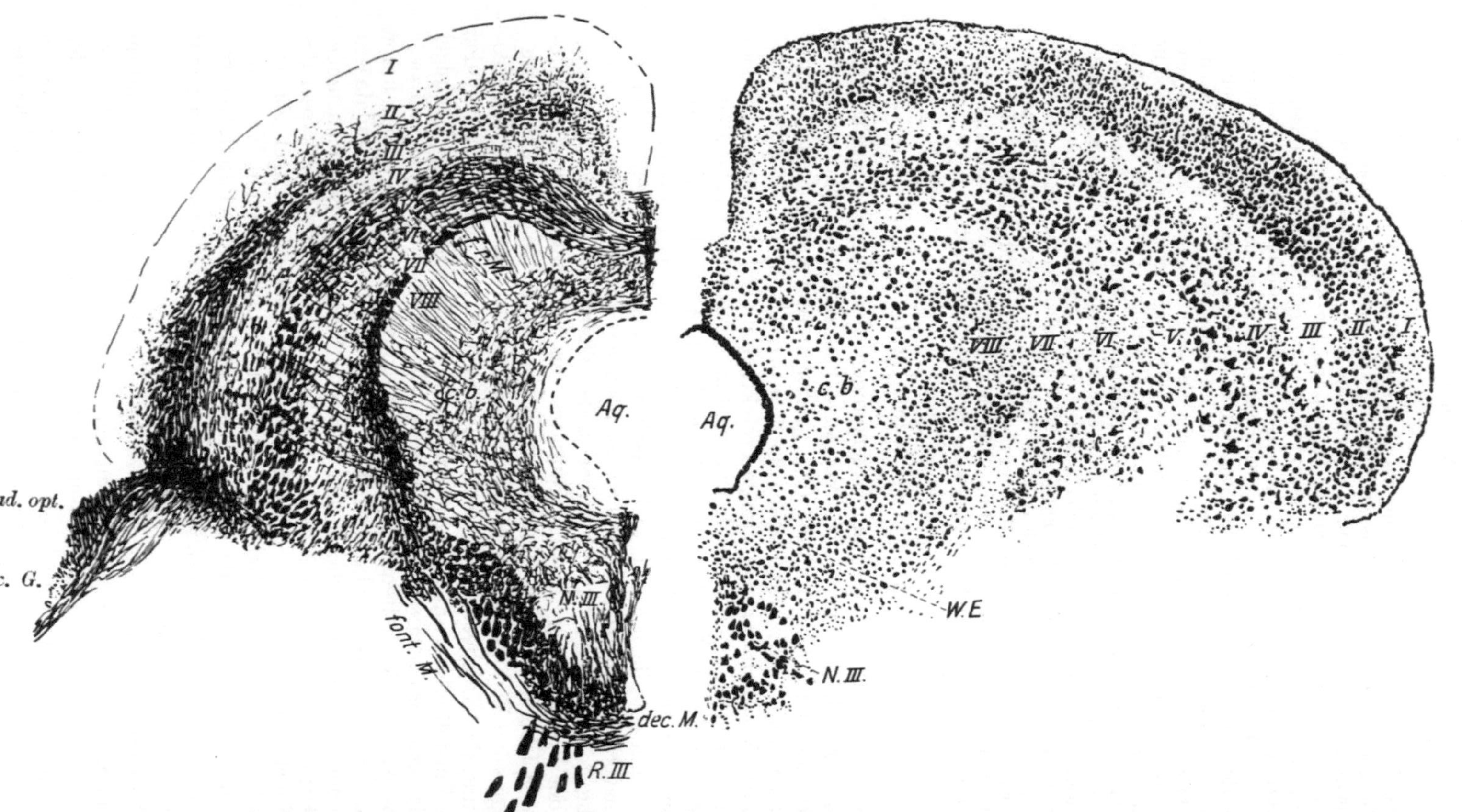

Abb. 41. Der obere Vierhügel vom Kaninchen. (Nach C. WINKLER.) Links das Faserbild, rechts das Zellbild. *I* Stratum zonale. *II* Stratum griseum superficiale. *III* Stratum medullare superficiale. *IV* Stratum griseum mediale. *V* Stratum medullare mediale. *VI* Stratum griseum profundum. *VII* Stratum medullare profundum. *VIII* Couche extérieure de la substance grise centrale. *Aq* Aquaeductus Sylvii. *cb* Stratum griseum periependymalis. *c G.* Commissura GUDDEN. *f. r. M.* MEYNERTsche Radiärfasern. *font. M.* Fasern zur fontäneartigen Haubenkreuzung MEYNERTs (*dec. M.*). *N III* Oculomotoriuskern. *R III* Oculomotoriuswurzeln. *rad. opt.* Radiatio optica. *WE* WESTPHAL-EDINGERscher Oculomotoriuskern.

Geburt erblindet war. Zell- und Faserpräparat aus dem oberen Vierhügel des
Menschen lehren übereinstimmend, daß man recht gut acht Schichten im Ganglion unterscheiden kann:

1. Das Stratum zonale an der Oberfläche.
2. Das Stratum griseum superficiale.
3. Das Stratum medullare superficiale.
4. Das Stratum griseum mediale.

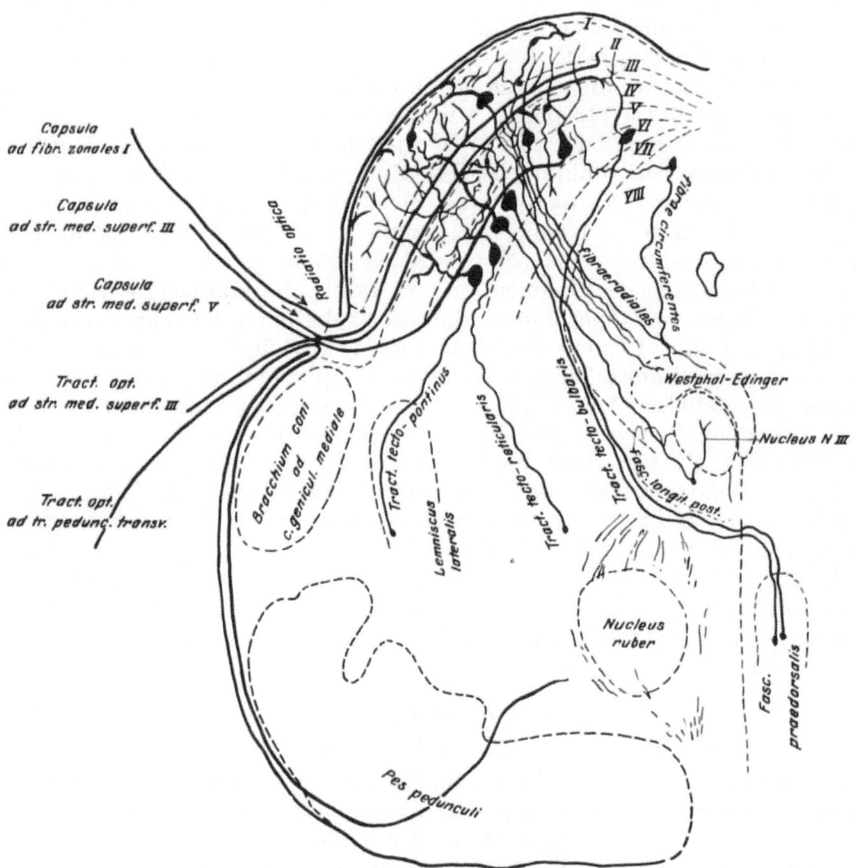

Abb. 42. Der obere Vierhügel vom Menschen. (Nach C. WINKLER.)

5. Das Stratum medullare mediale.
6. Das Stratum griseum profundum.
7. Das Stratum medullare profundum.
8. Das Stratum griseum peri-ependymale.

Die optischen Fasern treten lateral in einer Einkerbung zwischen oberem
und unterem Vierhügel an das Ganglion heran und nehmen die oberflächlichen
Schichten als optischen Anteil in Anspruch. Im *Stratum zonale* enden ganglio-
petale Fasern aus der Rinde. Es bleibt daher intakt bei Durchtrennung des
Tractus opticus und degeneriert nach Zerstörung größerer Gebiete des Occi-
pitallobus. Das *Stratum medullare superficiale*, welches dorsal vom Stratum
griseum superficiale und ventral vom Stratum griseum mediale flankiert wird,
enthält zweierlei Fasern: afferente Fasern aus dem Tractus opticus zum Stratum
griseum superficiale und efferente aus dem Stratum griseum mediale.

Zellpräparate zeigen, daß das *Stratum griseum superficiale* aus zwei Schichten gebildet wird. In der Peripherie findet man Körner, sehr kleine Zellen, welche in radiären Reihen angeordnet sind. Von der Seite des Stratum medullare superficiale her werden die Zellen größer und liegen unregelmäßig. Zwischen den Fasern des Stratum medullare superficiale selbst findet man noch einige große Zellen. Dann kommt das *Stratum griseum mediale,* dessen obere Schichten auch aus kleinen Nervenzellen gebildet werden. In seinen tieferen Schichten finden sich dagegen die umfangreichsten Zellen des vorderen Vierhügels überhaupt, obwohl es große Zellen auch im Stratum medullare mediale und im Stratum griseum profundum gibt. Für das *Stratum medullare mediale* haben v. Monakow und Winkler übereinstimmend nachgewiesen, daß es infolge alter Herde im Occipitalhirn atrophisch wird. Gleichzeitig konnte man auch eine tiefgehende Veränderung oder das Verschwinden der Zellen im Stratum griseum mediale feststellen. Die funktionelle Bedeutung des *Stratum griseum profundum* und *Stratum medullare profundum* ist noch unklar. Das letztere steht in Verbindung mit der hinteren Kommissur, umgibt — ebenso wie die fontäneartige Haubenkreuzung — die graue periependymäre Zone und bildet in der Raphe die dorsale Kreuzung des Tegmentum (Meynertsche Haubenkreuzung). Ein *System von Bogen- und Radiärfasern* durchsetzt die tiefen Schichten des oberen Vierhügels und gibt Bahnen aus dem oberen Vierhügel zum Oculomotoriuskern, sowie zum prädorsalen und dorsalen Längsbündel den Ursprung. Auch stammen tectobulbäre, tectopontine und tectoretikuläre (zur Substantia reticularis ziehende) Faserzüge aus dieser Gegend, über deren Verlauf und Ende beim Menschen Näheres noch nicht bekannt ist. Ein aus feinen Markfasern bestehendes Bündel aus dem vorderen Vierhügel zur lateralen Schleife hat Held beschrieben. Es zieht an der Außenseite des vorderen Vierhügels herab und verliert sich in die laterale Schleife. „Gesetzten Falles, daß es sich mit der (gleich- oder ungleichnamigen) oberen Olive verbindet, würde hiermit — also in der lateralen Schleife — eine Reflexbahn vom Optikus auf den Nervus abducens gegeben sein können, da die obere Olive wohl zweifellos mit dem gleichseitigen Abducenskern verbunden ist."

3. Die Sehstrahlung.
a) Die Topographie und Anatomie im groben.
Der zentrale, d. h. der letzte corticopetal gerichtete Abschnitt der Sehleitung verläuft in der sog. Gratioletschen Strahlung, einer sagittal gestellten kugelsegmentartigen dicken Faserschicht, in deren Konkavität das Unterhorn und Hinterhorn des Seitenventrikels liegt, während dessen Konvexität sich der Form der lateralen Oberfläche der Großhirnhemisphäre anpaßt. In der Gratioletschen Strahlung liegen von außen nach innen drei Schalen (Strata sagittalia) aneinander geschichtet: das Stratum sagittale externum, das Stratum sagittale internum und das Stratum sagittale mediale in der klassischen Bezeichnung nach Sachs (Abb. 43 u. 44). Diese drei Schichten schieben sich in oralen Abschnitten mehr oder weniger durcheinander, sind im mittleren Abschnitt gut gesondert und verwerfen sich im caudalen Abschnitt wiederum gegeneinander derart, daß das Stratum sagittale externum von einem Stratum sagittale extremum überzogen ist. *Die geniculo-corticalen Fasern verlaufen durchaus im Stratum sagittale externum.* Die gemeinhin als Fasciculus longitudinalis inferior Burdachs bezeichnete Faserpartie des Stratum sagittale externum gehört zur Sehstrahlung und bildet den ventralen Saum derselben. Solange man das nicht wußte, galt das Stratum sagittale internum als Radiatio optica propria und der Fasciculus longitudinalis inferior als ein langes Assoziationssystem zwischen Occipital- und Temporalhirn. Dieser Irrtum ist aber

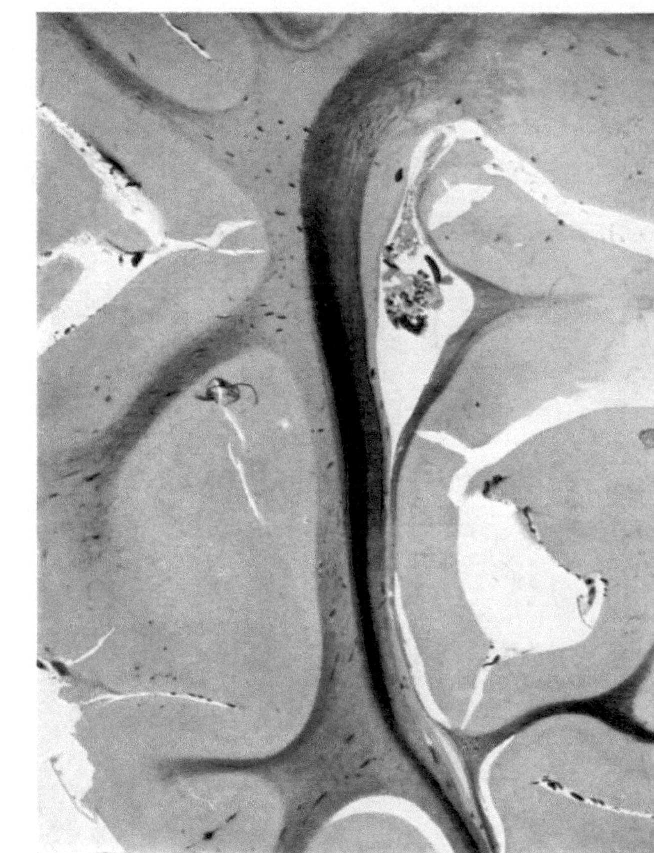

Abb. 43.

Abb. 43. Horizontalschnitt aus dem Gehirn eines 3½ Monate alten Kindes. Sinnenfälliges Hervortreten einzelner Schichten in der GRATIOLETschen Strahlung. Die Sehmarklamelle ist am dunkelsten gefärbt und in oralen Abschnitten identisch mit dem Stratum sagittale externum. In caudalen Abschnitten erscheint sie medial abgedrängt und zuletzt mitten drin in einer Faserschicht anderer Färbbarkeit. Das schwächer gefärbte Stratum sagittale internum hebt sich oral von dem Stratum sagittale externum und in seiner ganzen Ausdehnung vom Stratum sagittale mediale (Tapetenschicht) scharf ab. Das Stratum sagittale internum schiebt caudal zunehmend mehr Fasern lateralwärts durch die Sehmarklamelle hindurch und bettet sie ganz ein. In einem mittleren Bezirk erscheint das Stratum sagittale internum auffallend dunkel schattiert. Es ist dies eine durch Balkenfasern, welche von der Konvexität her kommen, erzeugte Schraffur. F_2 Zweite Stirnwindung. Op Operculum. A Gyrus angularis. O_2 Zweite Hinterhauptwindung. nc Nucleus caudatus. L Linsenkern. th Thalamus opticus. t_1 Sulcus temporalis superior.

Abb. 44. Ausschnitt aus Abb. 43 in stärkerer Vergrößerung.

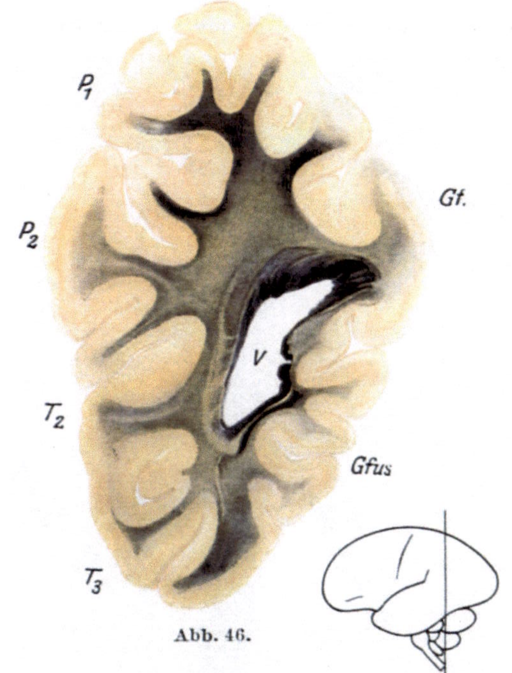

Abb. 45.

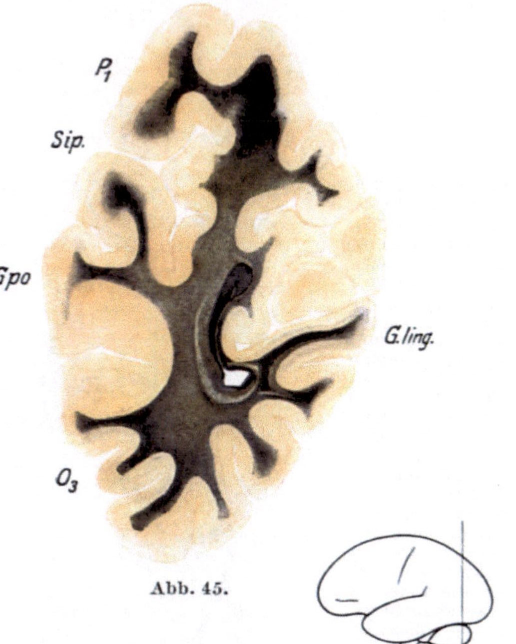

Abb. 46.

Abb. 45. Frontalschnitt aus dem Gehirn eines Erwachsenen. Ausgedehnte sekundäre Degeneration der primären Sehstrahlung, die ganz vorwiegend im Stratum sagittale externum liegt, als Folge eines oral von diesem Schnitt gelegenen Herdes in der zweiten Temporalwindung und dem Gyrus angularis, welcher die corticopetale Sehleitung größtenteils unterbricht. Fast völlige Unversehrtheit des Stratum sagittale internum, das v. MONAKOW als Radiatio optica propria bezeichnet hat, dessen corticofugale Leitungsrichtung aber eben durch das vorliegende Präparat bewiesen wird. Gut erhaltene Balkenschicht (Tapetum). P_1 Gyrus parietalis superior. *Sip* Sulcus interparietalis. *Gpo* Gyrus parieto-occipitalis. O_3 Gyrus occipitalis inferior. *G.ling* Gyrus lingualis.

Abb. 46. Dem Herde näher gelegener Parallelschnitt zu Abb. 45. Ausgedehnte sekundäre Degeneration im Stratum sagittale externum und polygonaler Felder (durchtretende Balkenbündel) im Stratum sagittale internum, sowie streifenförmiger Faserausfall im Tapetum. Geringe Reste der Sehmarklamelle in ventromedialen Abschnitten. $P_1 P_2$ Oberes und unteres Scheitelläppchen. $T_2 T_3$ Zweite und dritte Schläfenwindung. *Gfus* Gyrus fusiformis. *Gf* Gyrus fornicatus. *V* Ventrikel.

erkannt. Das *Stratum sagittale internum* führt corticofugale Fasern und degeneriert absteigend (Abb. 45 u. 46). FLECHSIG betrachtete das Stratum sagittale
externum und internum als funktionell zusammengehörig und führte dafür
die Bezeichnung primäre und sekundäre Sehstrahlung ein. Spätere Untersuchungen ließen jedoch für die im Stratum sagittale internum verlaufenden
corticofugalen Systeme ein größeres Ursprungsgebiet erkennen als die mit der
Area striata ausgestattete Rinde der Regio calcarina. Der Faserverlauf läßt
sich zum Teil in den Thalamus (Radiatio thalamica) zum Teil in den Stamm
verfolgen (Anteil des TÜRKschen Bündels). Wir wissen noch nicht, wieviel
von der sekundären Sehstrahlung FLECHSIGs als motorisch optisch, d. h. als

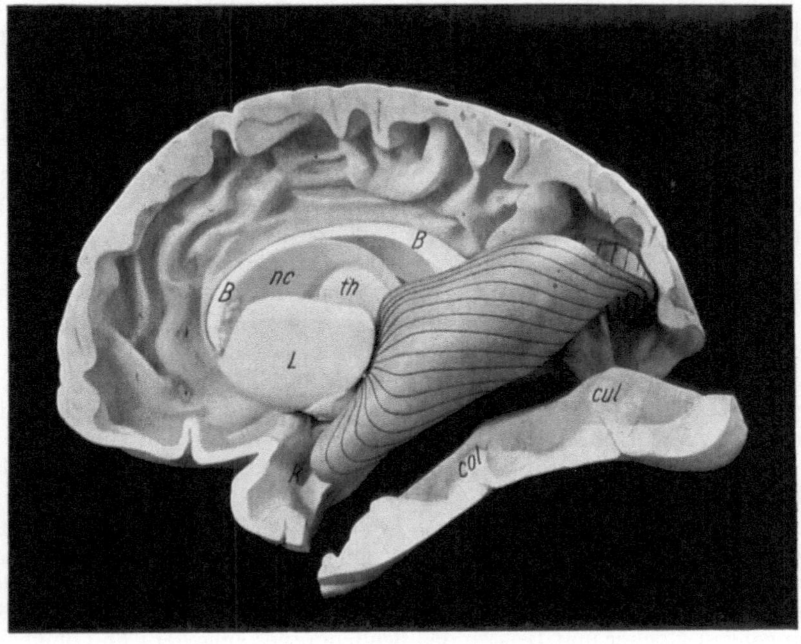

Abb. 47. Form und Faserverlauf der Sehmarklamelle nach PFEIFER.
Ursprung des Stielfächers aus der inneren Kapsel. *K* Temporales Knie der Sehstrahlung. Verlauf
des dorsalen Saumes der Sehmarklamelle nach caudalen Abschnitten, des ventralen Saumes nach
oralen Abschnitten der Sehsphäre. *B* Balken. *L* Linsenkern. *nc* Nucleus caudatus. *th* Thalamus
opticus. *col* Von der Basis des Gehirns aus vorgetriebenes Rindengrau der Fissura collateralis.
cul Höchste Erhebung (Culmen) der eben genannten Crista interna fissura collateralis.

conjugiertes Strangpaar zur sensorisch optischen Bahn anzusprechen ist. Das
Stratum sagittale mediale ist die Ventrikeltapete und enthält vorwiegend Balkenfasern.

Wenden wir die Aufmerksamkeit nunmehr wieder dem *Stratum sagittale
externum* zu. Mit dem Austritt der corticopetal gerichteten Fasern aus dem
äußeren Kniehöcker hat die Sehbahn ihre geschlossene drehrunde Form, wie sie
sich im Nervus opticus und Tractus opticus darbot, aufgegeben. Im *Stielfächer*
breitet sie sich zur *Sehmarklamelle* (PFEIFER) aus (Abb. 47). Die Ursprungsleiste des Stieles liegt entsprechend der Neigung der vorderen Sattelfläche des
äußeren Kniehöckers schräg von innen oben hinten nach außen unten vorn.
Am lateralen Austritt aus der inneren Kapsel trifft man die Sehmarklamelle
bereits breit ausgezogen und in zunehmender Steilaufrichtung im Querschnitt
der Vertikalstellung angenähert an. *Der dorsale Saum der Sehmarklamelle*
steigt ganz steil auf und verläßt die innere Kapsel in der Regel in Höhe des

oberen Inselrandes, Stabkranzanteile des Gyrus fornicatus und des Gyrus centralis posterior als Leitseil benutzend. Individuell variierend verläuft dieser Saum nun entweder horizontal oder leicht ansteigend oder im Bogen (mit der Konvexität nach oben) caudalwärts, überbrückt den Ventrikel an der Ursprungsstelle des Unterhorns und wechselt über eine jochartige Eindellung des Rindengraues von der hier vorspringenden Fissura parietooccipitalis in den Markraum des Cuneus hinüber, um nunmehr bald flacher, bald steiler, je nachdem das „obere Joch" oder das „untere Joch" — die Formanalyse des aus der Medianebene vorspringenden Rindengraus der Fissura parietooccipitalis ergibt nämlich in der Regel zwei übereinander gelegene Eindellungen — als Eintrittspforte benutzt wurde, durch das Mark des Cuneus hindurch schräg von vorn oben nach hinten unten abzufallen und in caudalsten Abschnitten des Occipitalhirns zu enden (Abb. 47). Von der Faserabgabe an die Area striata soll später die Rede sein.

Der ventrale Saum der Sehmarklamelle liegt in der inneren Kapsel ventralen Teilen der Hörstrahlung dicht an und verläuft mit diesen sublentikulär, beim seitlichen Austritt aus der inneren Kapsel zwischen sich und der Hörstrahlung die vordere Kommissur durchlassend um nunmehr getrennt von ihr mit Stabkranzanteilen des Gyrus hippocampi nach vorn außen unten, also in der Richtung nach dem Schläfenpol, abzusteigen, das orale Ende des Seitenventrikels in scharfem Bogen zu umkreisen *(temporales Knie der Sehstrahlung)* und sich alsbald in den vorgebildeten Spalt einzurollen, der zwischen dem Ventrikelboden des Unterhorns und der von der Hirnbasis her sich vorwölbenden Fissura collateralis vorhanden ist, auf diesem Wege sich ständig entlastend durch Abgabe von Stabkranzteilen zum Gyrus hippocampi. Die Fasern des ventralen Saumes der Sehmarklamelle finden ihr frühzeitiges Ende in oralsten Abschnitten der Area striata, jenem unpaarigen Teil der Calcarinalippen, durch den der vordere Abschnitt der Unterlippe den mehr zurückstehenden vorderen Abschnitt der Oberlippe oft weit überragt. Zwischen diesen extremen Grenzen des dorsalen und ventralen Saumes liegt *das Kontinuum der Sehmarklamelle* ausgespannt. In der Gegend des Stielfächers formt sie den der inneren Kapsel zugekehrten Teil vom Sehhügel völlig ab, sie erhält sublentikulär eine Impression durch die vordere Kommissur, von allen Seiten wird sie durch die in den Markkörper vorspringenden Höcker und Leisten des Rindengraues eingedellt und eingebeult: von unten her durch die Kollateralfurche, von der Seite her durch die obere Temporalfurche, von oben her durch die Interparietalfurche und von hinten her durch die Occipitalfurche. Nirgends aber kommt es dabei zu einer Perforation, immer entstehen nur Digitationen und Impressionen. Die Annahme neuerer Autoren von der funktionellen Zweiteilung der Sehleitung nach dem Cortex ist anatomisch durch nichts gerechtfertigt. Die Sehmarklamelle bildet ein einziges Kontinuum. In oralen Abschnitten erhält sie eine löffelförmige Gestalt dadurch, daß sie durch das Inselgrau, welches wie ein Hochplateau in den Markraum hineinragt, der Außenfläche des Ventrikels so dicht aufgepreßt wird, daß sie das Unterhorn desselben als Matrize abformt. Caudalwärts vom hinteren Inselrande weitet sich der Raum beträchtlich, und dementsprechend nähert sich die Sehmarklamelle in Anpassung an die Konvexität der Hirnoberfläche mehr der Hohlschale einer Kugel. In diesem Abstand vom äußeren Kniehöcker liegt nun schon der dorsale Saum der Sehmarklamelle im oberen bzw. im unteren Joch der Binnenleiste der Scheitelhinterhauptfurche. Der ventrale Saum hat sich bis dahin in den schmalen Spalt unter den Ventrikelboden hineingerollt und mit der Faserversorgung jenes Teiles der Fissura calcarina begonnen, wo der orale Teil der Unterlippe der Oberlippe noch nicht paarig gegenübersteht. In der Hohlung dieser mächtigen Schale, die in der

Form sich der Hemisphärenoberfläche anpaßt und zu ihr parallel verläuft, liegt das Ventrikelsystem eingebettet. Die Einstrahlung der optischen Fasern aus dem ventralen Saum in oralste Abschnitte der Unterlippe der Fissura calcarina ist ganz natürlich und unkompliziert. Von dem Punkte an, wo der Unterlippe die Oberlippe paarig gegenübersteht, wird der Weiterverlauf der Sehmarklamelle aus zwei Ursachen kompliziert. Einmal verjüngt sich die Hemisphäre

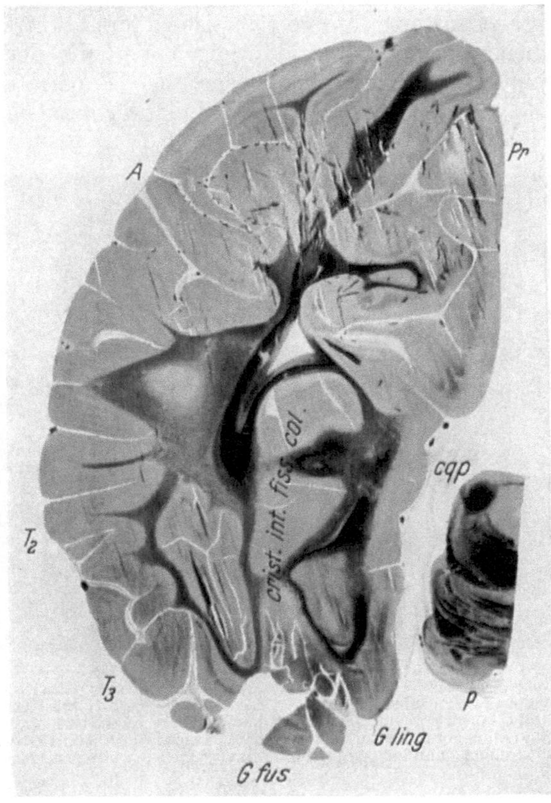

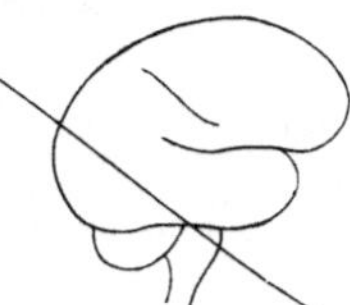

Abb. 48. Basale Duplikatur der Sehmarklamelle in einem schräg von hinten oben nach vorn unten abfallenden Frontalschnitt aus dem Gehirn eines 5½ Monate alten Kindes. Schnittebene etwa 30 Grad zur Horizontalen geneigt, zwischen Kleinhirn und Balkensplenium hindurchgehend und den hinteren Vierhügel (*cqp*) und die Brücke (*p*) schneidend. Die basale Duplikatur der Sehmarklamelle hängt lateral schwer von der Kuppe der von der Basis des Gehirns aus in den Markkörper vorgetriebenen Fissura collateralis herab (*crist. int. fiss. col.*). Die Hauptmasse der Fasern liegt im Gegensatz zu weiter oralwärts gelegenen Schnitten im ventralen Teil dieser Duplikatur. Man beachte, daß sich ventral und ventrolateral noch Fasern anderer Dignität anlegen, die auch sagittal verlaufen. *T₂ T₃*. zweite und dritte Schläfenwindung. *A* Gyrus angularis. *Pr* Praecuneus. *Gfus* Gyrus fusiformis. *Gling* Gyrus lingualis. *crist. int. fiss. col.* Crista interna des Rindengraues der Fissura collateralis.

caudalwärts durch Verkürzung der Breiten- und Höhendimension und wird zum langausgezogenen Konus, zum anderen ragt das Hinterhorn des Ventrikels als Verkehrshindernis in diesen Konus hinein. Beides führt zu einer mächtigen Verwerfung des gesamten Fasersystems bzw. einer bizarren Deformation der Sehmarklamelle. Als sei die schalenförmige Lamelle für den konischen Bau des Occipitalhirns zu groß angelegt, erhält sie von unten her nicht nur durch die Gipfelhöhe der Binnenleiste der Parallelfurche (Fissura collateralis) ihre *große napfförmige Impression* (Abb. 48), sondern hängt in einer Duplikatur sogar lateralwärts von dieser Kuppe oft weit noch herab *(basale Duplikatur der*

Sehmarklamelle). Das Hinterhorn vom Ventrikel wird im Markraum des Occipitalhirns von der Sehmarklamelle förmlich umhüllt und erscheint auf dem Frontalschnitt kranzförmig von ihr umgeben.

Die Besetzung einzelner Windungen des Occipitalhirns mit Fasern aus der Sehmarklamelle vollzieht sich nun so, daß der dorsale Saum nach dem Occipitalpol verläuft. Nach seinem Eintritt in den Markraum des Cuneus durchzieht er diesen in schräger Richtung von innen oben nach außen unten in der Weise, daß er in der Gegend der Spitze des Hinterhorns vom Ventrikel das Niveau des Furchengrundes der Calcarina erreicht und sich alsbald lateralwärts fächerförmig ausbreitet, entsprechend einem hirtenstabförmigen Verlaufe der Fissura calcarina um den Occipitalpol herum. Myelogenetische Präparate zeigen, daß von dem dorsalen Saum der Sehmarklamelle caudalwärts zunehmend Fasern

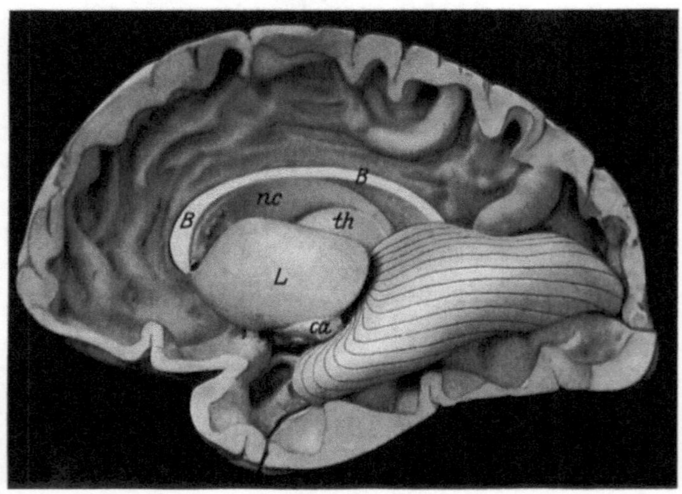

Abb. 49. Realisierung der erwogenen Verlaufsform mit hufeisenförmigem Eintritt der Sehstrahlung in den Cortex. Obere Etage nach oralen Abschnitten der Oberlippe, mittlere Etage nach caudalen Abschnitten der Ober- und Unterlippe, untere Etage nach oralen Abschnitten der Unterlippe der Fissura calcarina (vertikale Gliederung der corticalen Sehsphäre im Sinne von Henschen). *B* Balken. *L* Linsenkern. *nc* Nucleus caudatus. *th* Thalamus opticus. *ca* Commissura anterior.

nach dem Furchengrund der Calcarina hinabgleiten in Übereinstimmung mit der Auffassung von Lenz, daß bis dahin ein von der Polkappe ausgehendes keilförmiges Gebiet der corticalen Macula sich oralwärts erstreckt. Das Herabziehen der Fasern erfolgt in den schmalen Markraum hinein, der zwischen Furchengrund und dem Ventrikelhinterhorn bzw. dessen Ependymzipfel sich befindet. Das mittlere und untere Stockwerk des Stratum sagittale externum stattet die Ober- und Unterlippe der Fissura calcarina mit Fasern aus. Der Endauslauf ist anatomisch noch nicht ganz sichergestellt und variiert möglicherweise mit der wechselnden Lage des Hinterhorns vom Seitenventrikel, dessen Ependymzipfel gelegentlich hoch oben im Markraum der Oberlippe der Fissura calcarina vorgefunden wird. Ich habe deshalb angenommen, daß die Fasern für die Oberlippe der Fissura calcarina unter dem Ventrikelhorn hinweg an ihren Bestimmungsort gelangen, was die anatomischen Verhältnisse gestatten und nahelegen. v. Monakow hat gemeint, daß sie über den Ventrikel hinweg dorthin laufen, kannte damals allerdings die Komplikation des Verlaufes mit dem wahrscheinlich als Maculafasern anzusprechenden System noch nicht. Mit der Möglichkeit, daß die Faserausstattung der Oberlippe der Fissura calcarina

auch über den Ventrikel hin erfolgt, muß gerechnet werden. Besser sind wir
über die Einstrahlungsverhältnisse der Sehmarklamelle in die Unterlippe der
Fissura calcarina unterrichtet. Hier besteht kein Zweifel, daß der ventrale
Saum mit der Ausstattung des oralen Abschnittes der Area striata beginnt
und zunehmend dorsal gelegene Fasern caudalwärts nachrücken. Die anatomischen Verhältnisse sind deshalb hier übersichtlicher, weil die Area striata
sich in der Unterlippe weiter nach vorn erstreckt als in dem dorsal ihr paarig
gegenübertretenden Cuneusstiel der Oberlippe. Einer Auffassung, daß die
sensorisch optische Leitung in ihrem Endausbreitungsbezirk über die Area
striata hinausreiche, hat die Anatomie bisher keine Stütze zu geben vermocht.
Außer der hier vorgetragenen Verlaufsform habe ich in einer ausführlichen Abhandlung über den zentralen Abschnitt der Sehleitung noch andere Verlaufsmöglichkeiten erwogen und darzustellen versucht. Unter ihnen erfreut sich
die mit der *Annahme eines hufeisenförmigen Eintritts der Sehstrahlung in den
Cortex* noch zahlreicher Anhänger, weshalb sie hier kurz auch erwähnt sei
(Abb. 49). Danach enthält im Stratum sagittale externum die obere Etage
die Fasern für die Oberlippe der Fissura calcarina, die mittlere Etage die Maculafasern und die untere Etage die Fasern für die Unterlippe der Fissura calcarina.
Der dorsale Saum der Sehmarklamelle strahlt in orale Abschnitte der Oberlippe
der Fissura calcarina ein, und zunehmend ventral in der Sehmarklamelle gelegene Fasern rücken in der Besetzung der Oberlippe caudalwärts nach. In gleicher Weise besetzt der ventrale Saum orale Abschnitte der Unterlippe der Fissura calcarina und läßt in der Sehmarklamelle zunehmend dorsal gelegene
Fasern in der Unterlippe caudalwärts nachrücken. Die Maculafasern in der
mittleren Etage des Stratum sagittale externum verschmelzen diese beiden
großen Systeme miteinander und verlaufen selbst, ständig von ihnen flankiert,
nach caudalen Abschnitten der Fissura calcarina bzw. der Polkappe. Dadurch
kommt der oben bereits erwähnte hufeisenförmige Eintritt der Sehstrahlung
in den Cortex zustande.

b) Der Verlauf der Maculafasern in der Sehstrahlung.

FLECHSIG hat die im Nervus opticus zuerst reifenden Markfasern, die er
zentral gelegen fand, als Maculafasern angesprochen. Damit schien überein-
zustimmen, daß von der primären Sehstrahlung Fasern der mittleren Etage
zuerst markreif werden. Nach dem Bekanntwerden der Lokalisation der corticalen Macula in der Polkappe des Occipitalhirns schien myelogenetisch danach
die Annahme des Verlaufes der Maculafasern in mittleren Abschnitten des
Stratum sagittale externum gerechtfertigt. Der Gedanke, welcher FLECHSIG
dabei vorschwebte, ist später von RÖNNE offen ausgesprochen worden, „die
Maculafasern müssen absolut der „älteste“ Teil der Sehbahn sein“. Ist das
nun richtig? Keinesfalls. Die hier geäußerte Ansicht hat zur Voraussetzung,
daß die Fovea centralis in der Netzhaut Grundstein und Ausgang der Netzhautentwicklung sei. Das läßt sich aber nicht nur nicht nachweisen, sondern
das Gegenteil ist bewiesen. Die Fovea centralis ist Schlußstein der Netzhautentwicklung. WOLFRUM hat an Netzhautpräparaten vom neugeborenen Kind,
vom 3 Wochen alten Kind und vom erwachsenen Menschen eindrucksvoll dar-
zutun vermocht, daß die Fovea centralis des neugeborenen Kindes so unvollkommen entwickelte Zapfen enthält, daß die geringe Brauchbarkeit der Macula
zum Sehen bei dem neugeborenen Kinde außer Frage steht (Abb. 50). Die
Entwicklung schreitet allerdings nach der Geburt sehr rasch vorwärts, womit
im Einklang steht, daß der Fusionszwang beim Kinde in der dritten Lebens-
woche etwa bemerkbar wird, von der Maculaentwicklung in der Phylogenese
ganz zu schweigen.

„Wie sich durch ein Studium der Entwicklung der menschlichen Fovea zeigen läßt, kommt die eigentliche Ausbildung der Fovea durch allmähliche Reduktion der inneren Netzhautschichten zustande. Diese Reduktion setzt zu einer sehr späten Epoche des embryonalen Lebens ein und beginnt etwa im 7. Monate des fetalen Lebens. Auch beim Neugeborenen sind die Schichten keineswegs schon so reduziert, daß wir von einer ausgebildeten Fovea reden können, sondern wir haben hier getrennt nebeneinander laufend noch eine Ganglienzellenschichte und eine innere Körnerschichte. Beide sind verdünnt, jedoch durchaus nicht so wie beim Erwachsenen. Die Ganglienzellenschichte ist einreihig, die innere Körnerschichte aber immerhin noch 3—4reihig. Ganz überraschende Befunde lassen sich jedoch an der äußeren Körnerschichte und an den fovealen Zapfen erheben. Die äußere Körnerschichte ist einreihig, es liegt Korn an Korn im Bereiche der ganzen Fovea. Nirgends finden wir Körner übereinander geschichtet, ja der foveale Bezirk macht sich durch diese

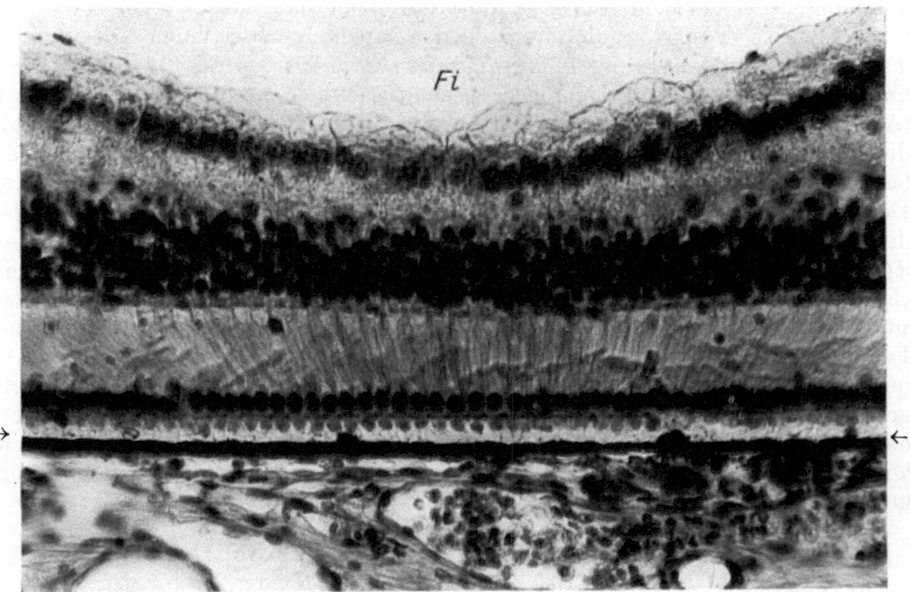

Abb. 50. Netzhaut vom Neugeborenen. (Nach Wolfrum.) Tiefe geräumige Sehgrube (*Fi*).
Die fetaltransitorische Faserschicht (Chievitz) ist geschwunden, die innere Körnerschicht verdünnt,
die Ganglienzellenschicht bis auf eine einfache Reihe reduziert. Die Zapfen stehen auf einer sehr
unvollkommenen Entwicklungsstufe (s. Pfeilmarke!), aber nur in der Fovea centralis,
während in der Peripherie die Stummelform der Zapfen längst verschwunden ist.

Verminderung der äußeren Körnerreihen sogar auffällig im mikroskopischen Präparate bemerkbar. Dies kommt lediglich daher, daß die Zapfen in der Fovea beim Neugeborenen eine solche bedeutende Dicke aufweisen, daß ihre Körner nebeneinander Platz haben und nicht übereinander geschichtet zu liegen brauchen. Bei dieser Plumpheit der Zapfen im Gebiete der Fovea ist natürlich auch ihre Anzahl geringer. Da ihre Dicke mindestens 5 Mikren beträgt, so würden auf der gleichen Fläche mindestens 4 Zapfen von Erwachsenen, ja vielleicht noch mehr Platz haben. Die Summe der Zapfen auf der gleichen Fläche beim Neugeborenen in der Fovea wird kaum 4000 ausmachen, während es beim Erwachsenen ungefähr 16000 sind. Dazu kommt noch, daß ein Zapfen in toto höchstens eine Länge von 8 Mikren hat, das Innenglied ist ebenso dick wie lang 5 Mikren, das Außenglied 3 Mikren, während in den perifovealen Bezirken die Zapfen bereits eine Länge von 20 Mikren, und dabei eine Dicke von 2,5—3 Mikren aufweisen.

Wir haben also beim Neugeborenen eine Fovea, die nicht nur im Verhältnis zu der des Erwachsenen im anatomischen Aufbau noch recht unvollkommen erscheint, sondern im Auge des Neugeborenen selbst ist der foveale Bezirk relativ weniger weit entwickelt als die übrigen Netzhautschichten, speziell diejenigen, welche in direkter Nachbarschaft der Fovea liegen. Und gehen wir noch etwas weiter zurück in der Entwicklung, so finden wir beim 7 monatlichen Fetus überhaupt noch keine Zapfen in der Fovealanlage, es ist also die ganze Entstehung und Entwicklung der Fovea zeitlich sehr spät gerückt.

Daß damit eine funktionelle Minderwertigkeit des fovealen Bezirkes höchst wahrscheinlich verknüpft ist, darauf hat schon v. HIPPEL hingewiesen, eine hochgradige zentrale Amblyopie des Neugeborenen läßt sich so allein aus den anatomischen Befunden folgern. Jedenfalls ist auch erst mit der besseren Ausbildung ein funktionelles Übergewicht der Fovea über die anderen Netzhautbezirke verknüpft.

Noch einen anderen Gedanken aber legen uns diese Befunde nahe. Nach der Geburt muß unbedingt noch bei dem fortschreitenden Wachstum des Bulbus eine Vermehrung der Stäbchen und Zapfen in der ganzen Retina stattfinden, besonders aber muß dieses Phänomen an den fovealen Zapfen sich geltend machen, die ja bei der Geburt noch eine ungemein plumpe Form haben.

Da nun aber von der verschiedenen Feinheit der fovealen Zapfen die Sehschärfe der einzelnen Individuen abhängt, so müssen sich diese Eigenschaften erst im postembryonalen Leben ausbilden. Es ist also damit auch die besondere Sehschärfe ein erst nach der Geburt im Verlaufe des Lebens sich vollziehender Erwerb.

Bemerken möchte ich noch, daß meine Untersuchungen noch über den Neugeborenen hinausgehen, so hat beim 6monatlichen Kinde die Fovea zwar schon eine Form, die wohl der des Erwachsenen nahekommt, jedoch sind die Zapfen noch sehr plump. Jedenfalls erfolgt eine völlige Ausbildung erst Monate nach der Geburt."

Soweit WOLFRUM in seinen „Untersuchungen über die Macula lutea der höheren Säugetiere".

Noch ein weiteres Argument ist hier wichtig. FLECHSIG fand, daß die Myelogenese des Tractus opticus sich in zwei zeitlich getrennten Etappen vollzieht. Der basale Teil eilt voran, zögernd folgt ein dorsomedial gelegenes Bündel, welches mindestens ein Fünftel des Querschnittes einnimmt und sich nach der Geburt nicht nur durch schwächere Färbbarkeit, sondern auch durch besondere Feinheit des Faserkalibers noch abhebt. FLECHSIG hat dieses Bündel zur GUDDEN-

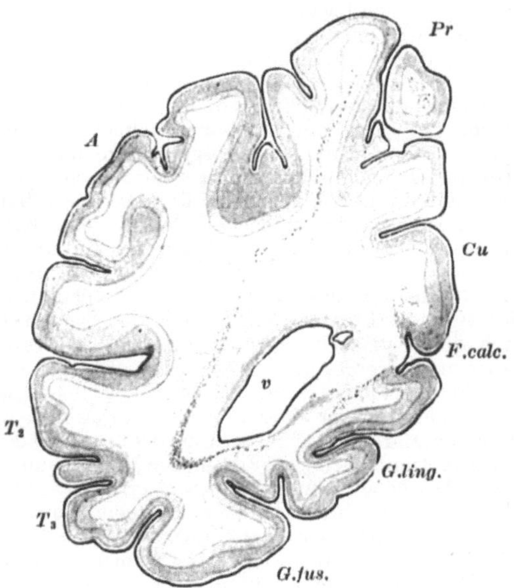

Abb. 51. Frontalschnitt aus dem Gehirn eines 16 Tage alten Kindes. Linke Hemisphäre. Dorsale Etage der Sehmarklamelle (Maculafasern?) markunreif und faserarm. *F. calc.* Fissura calcarina. *Cu* Cuneus. *Pr* Praecuneus. *v* Ventrikel. *G.ling.* Gyrus lingualis *G.fus.* Gyrus fusiformis. *A* Gyrus angularis. *T₂ T₃* Zweite und dritte Temporalwindung.

schen Kommissur gerechnet. Inzwischen ist aber nun zweifelhaft geworden, ob der Mensch überhaupt eine GUDDENsche Kommissur besitzt. WINKLER u. a. lehnen ihr Vorkommen auf Grund pathologisch anatomischer Befunde beim Menschen ab. Aber auch wenn sie beim Menschen vorhanden sein würde, wäre es doch recht verwunderlich, daß dieses phylogenetisch sicher alte System so spät und im Tractus opticus zuletzt markreif werden sollte. Das widerspricht einer Grundregel der Myelogenese überhaupt. Dagegen entspricht es natürlich durchaus den Erwartungen, wenn die Maculafasern der Reifung der Fasern für die Netzhautperipherie nachfolgen. Ich nehme deshalb an, daß es sich bei diesem spätreifenden Bündel um Maculafasern handelt. Die Lokalisation stimmt mit den experimentellen Ergebnissen beim Affen in den neuesten Arbeiten von ZEEMAN und BROUWER auffallend überein. Die Myelogenese weiterhin als Wegweiser genommen, können nun aber auch die zuerst markreif werdenden Fasern in der mittleren Etage des Stratum sagittale externum nicht Maculafasern sein. Der zuletzt markreif werdende Abschnitt der Sehmarklamelle ist die dorsale Etage (Abb. 51). In einer Frontalserie von einem 16 Tage alten

Kinde, welche dieses Entwicklungsstadium sehr schön zeigt, fand ich Ober-
und Unterlippe der Fissura calcarina bereits mit Markfasern reichlich ausgestattet, während der Furchengrund noch völlig frei davon war. Dabei ließen
Frontalschnitte durch die Polkappe bereits eine Aussaat feinster Fasern über
den ganzen Querschnitt erkennen. Daraus ist zu schließen, daß das Maculagebiet nicht nur oralwärts an den Furchengrund der Fissura calcarina heranreicht, sondern die Polkappe in gewissem Umfange Deckgebiete für zentrale
und periphere Netzhautgebiete enthält.

Gegen meine Auffassung, daß die Maculafasern in der dorsalen Etage der Sehmarklamelle lokalisiert seien, hat neuerdings nun Putnam (a, c) Einwände erhoben, die ich nicht
anzuerkennen vermag. Er sagt unter anderem, daß bisher kein Fall bekannt geworden sei,
in welchem eine Läsion in der Unterlippe der Fissura calcarina eine Degeneration im oberen
Teil des Stratum sagittale externum hinterlassen habe oder umgekehrt, was allein schon
genüge, die Unzulänglichkeit der Pfeiferschen Hypothese zu beweisen, nach welcher
Fasern aus beiden Lippen der Fissura calcarina nach der „unteren Ecke“ des frontalen
Sehstrahlungsquerschnittes, d. h. unter dem Hinterhorn des Ventrikels hinweg, verlaufen
sollen. Die obere Etage versorge vielmehr die Oberlippe und die untere Etage die Unterlippe. Dem möchte ich entgegenhalten, daß aus der wechselnden Querschnittdicke des
Stratum sagittale externum zu schließen ein spiraliger Verlauf der Fasern von vorn oben
nach hinten unten anzunehmen ist. Die Faserabdrängung nach hinten unten ist sogar sehr
stark ausgesprochen in allen Fällen, wo eine basale Duplikatur der Sehmarklamelle vorhanden ist. Wenn aber ein Faserverlauf über das Hinterhorn hinweg zur Oberlippe sich
ergeben sollte, was ich durchaus nicht für ausgeschlossen erachte, so ändert das an der
Grundauffassung des Faserverlaufes, wie er von mir angenommen wird, erdenklich wenig.
Der typische Frontalschnitt durch die Sehmarklamelle im Occipitalhirn ist niemals ein
nach der Medianseite hin offenes „E“, sondern ein auf dem Kopf stehendes Digamma,
also von dieser Form: ⊢. Der nach oben gerichtete Stiel desselben enthält nach meiner
Ansicht die Maculafasern, welche im dorsalen Teile der Sehmarklamelle verlaufen. Unter
Aufzeigung der hier vorkommenden Variationen habe ich nachgewiesen, daß dieser dorsale
Saum den Markraum der Oberlippe der Fissura calcarina passiert. Putnam hat nun ferner das
Wachsplattenmodellierverfahren zur Widerlegung von mir geäußerter Ansichten herangezogen. Der hohen Bewertung dieses Verfahrens in bezug auf Genauigkeit der Darstellung kann
ich nicht beipflichten. Es ist z. B. undenkbar, den dorsalen Saum der Sehmarklamelle in
oralen Abschnitten von Stabkranzanteilen der hinteren Zentralwindung und des Gyrus fornicatus zu trennen. Das kann nur willkürlich erfolgen, und eben aus diesem Grunde habe ich
das Plattenmodellierverfahren, nach welchem das von mir früher verwendete Rindengrau
eines Gehirns in 9facher Vergrößerung hergestellt worden war, als zu ungenau wieder aufgegeben. Der individual anatomische Wert eines Wachsplattenmodells geht aber völlig verloren, wenn man die Darstellung einer rechten Hemisphäre benutzt, wie es Putnam tut, um
die an einer linken Hemisphäre erhobenen Befunde darin einzutragen. Was endlich den Verlauf
einer sekundären Degeneration angeht, welche von einem Herdchen der Oberlippe der Fissura
calcarina herrührte und an der Grenze zwischen oberem und mittlerem Drittel des Stratum
sagittale externum verlief, so kann ich darin keinen Beweis gegen meine Auffassung erblicken.
Ein Perimeterbefund lag nicht vor. Putnam nimmt an, daß dieses Bündel der dorsale Saum
der Maculafasern sei, welche nach ihm die mittlere Etage einnehmen. Was hindert uns,
dieses Bündel als den ventralen Saum des dorsalen Abschnittes der Sehmarklamelle zu
betrachten? Dann spricht der Fall sogar für mich. Zieht man die Neurobiotaxis Ariëns
Kappers’ zu Rate, so liegt die Möglichkeit enger Aneinanderlagerung der Maculafasern
mit Systemen aus der oberen Netzhauthälfte für die Oberlippe der Fissura calcarina näher
als eine solche mit Fasern für die Unterlippe der Fissura calcarina entsprechend dem häufigsten Gebrauch der Macula beim Menschen mit gesenktem Blick. Zum Schluß sei noch auf
Henschens Fall Jan Erik Ersson (Malacia lobi parietalis) verwiesen, in welchem trotz
Zerstörung der ganzen dorsalen Etage der Sehstrahlung klinisch keine Hemianopsie zu
erweisen gewesen war, so daß Henschen zu dem Schluß berechtigt schien „The visual path
is situated in the ventral portion of the optic radiation and there forms a bundle less than
centimetre thick“, d. h. die Sehstrahlung ist in der ventralen Etage der Gratioletschen
Strahlung gelegen und nimmt dort einen Bündelanteil von weniger als 1 cm Höhe für sich
in Anspruch. Wahrscheinlich lagen die Verhältnisse aber so, daß von der Zerstörung nur
Maculafasern betroffen waren und der Defekt funktionell durch die Doppelversorgung der
Macula kompensiert erschien.

c) Der Balken.

Optische Balkenfasern haben in letzter Zeit ein besonderes Interesse beansprucht, weil durch ihr Vorkommen eine Erklärungsmöglichkeit für die

Maculaaussparung bei Hirnverletzungen gegeben schien. Da die von HIRSCH-BERG und SCHWEIGGER angenommene Sehfaserkreuzung in der Retina und die von RAMON Y CAJAL beim Tier im Chiasma nachgewiesene Bifurkation optischer Fasern beim Menschen anatomisch nicht sichergestellt werden konnte, ihr Vorkommen überdies auch für eine Doppelversorgung der Macula belanglos hätte sein müssen, weil die typische Traktushemianopsie eine Trennungslinie durch den Fixationspunkt zeigt und auch eine Kommissur des äußeren Knie-höckers nicht vorhanden ist, kamen für einen Übertritt optischer Fasern auf die kontralaterale Seite nur noch Balkenverbindungen im zentralen Abschnitt der Sehleitung oder der corticalen Sehsphäre selbst in Frage. Bis zum Jahre 1909 hat LENZ das gesamte bis dahin bekannt gewordene klinische Material geordnet und kam zu der Annahme einer etwa in Gegend des unteren Scheitelläppchens in der Sehleitung gelegenen zentralen Commissur mit der Begründung, daß caudalwärts von dieser Stelle die Maculaaussparung, oralwärts davon Hemia-nopsie mit der Trennungslinie durch den Fixationspunkt die Regel sei. Er konnte sich zu dieser Doppelversorgung der Macula um so eher verstehen, als HEINE früher bereits das gleiche Schema davon zur Veranschaulichung verschie-dener Formen typischer Gesichtsfeldstörungen entworfen hatte.

Im Mittelpunkt der *Theorie* HEINEs steht ein Erklärungsversuch für das binokulare Tiefensehen. Das binokulare Einfachsehen kommt zustande durch die Verschmelzung zweier einzeläugiger Gesichtseindrücke. Diese Verschmelzung ist leicht zu verstehen, wenn die beiden einzeläugigen Bilder auf korrespondierende Netzhautstellen fallen, da die von korrespondierenden Netzhautpunkten ausgehenden Fasern in so zu sagen paariger Anord-nung in der Sehsphäre ein und derselben Hemisphäre enden. Die binokulare Raumauffas-sung beruht indes auf Verschmelzung disparater Netzhautbilder. Hat man z. B. zwei Ob-jekte hintereinander in der Sehlinie liegen, so wird das fixierte von diesen in der Fovea centralis beider Augen, also auf korrespondierenden Netzhautpunkten, abgebildet. Von dem nicht fixierten Objekt entstehen dagegen gleichseitige oder gekreuzte Doppelbilder, je nachdem es hinter oder vor dem fixierten Objekt liegt. Diese Doppelbilder haben ihren Ort auf der Netzhaut bitemporal oder binasal, gehören demnach heteronymen Gesichts-feldhälften an und müssen sich jedes in seiner zugehörigen, also getrennten Hemisphäre abbilden. Indessen kommen aber nun diese Doppelbilder in der Regel nicht als solche zum Bewußtsein, sondern werden in Raumtiefenwerte umgesetzt und als Eindruck von einem Gegenstand gedeutet, welcher ferner oder näher als das fixierte Objekt liegt. Das setzt nach HEINE eine Assoziationsverbindung zwischen den beiden, jeder in seiner Hemisphäre aufgefaßten monokularen Seheindrücken voraus, eine assoziative Verbindung, die am ehesten verständlich wird, wenn man die Macula in beiden Hemisphären durch eine Doppelversorgung als völlig repräsentiert annimmt. (S. hierzu Kapitel Raumsinn im Band II.)

Meine eigenen Untersuchungen am myelogenetischen Präparat zeigten, daß, wenn solche Balkenfasern aus der Sehstrahlung überhaupt abzweigen, mit großer Gewißheit der Ort angegeben werden kann, wo diese Teilungsstelle liegt. Sie entspricht genau den von HEINE theoretisch und LENZ empirisch klinisch gestellten Bedingungen. Ein dementsprechendes Präparat (Sagittal-schnitt aus dem Gehirn eines 8 Monate alten Kindes) habe ich in meiner aus-führlichen Arbeit über den zentralen Abschnitt der Sehleitung abgebildet. Eine nochmalige anatomische Darstellung von diesem Sachverhalt bringe ich in Abb. 52 und 53 vom Gehirn des Erwachsenen zur Ansicht. Ob die ganz offen-bar in die Balkenschicht übertretenden Sehbahnfasern Maculafasern sind, kann man dem anatomischen Präparat nicht ansehen. Der Einwand RÖNNEs gegen die Doppelversorgung der Macula auf diesem Wege: „Und wenn Fasern übertreten, müssen es dann Maculafasern sein?" ist in gewissem Sinne berechtigt. Die Deutung geschah aber folgerichtig nach der bis dahin bekannt gewordenen Literatur.

Gegen diese meine Auffassung hat nun neuerdings PUTNAM (b) Einspruch erhoben mit dem Hinweis auf eigene anatomische Erfahrungen und solche, die durch VAN VALKENBURGs Untersuchungen über die Balkenfaserung bekannt geworden seien. Überdies, so meint er, könne die Annahme einer Doppelversorgung der Macula zur Klärung der Probleme völlig entbehrt werden. Neue Vorschläge in dieser Richtung macht er aber nicht. Was den ersten Einwand betrifft, so bemerkt er, daß bei der Untersuchung des Gehirns von einem neugeborenen Kinde die Balkenfaserung nicht aufzufinden gewesen sei. Man kann dem mit Recht entgegenhalten, daß alle myelogenetischen Untersuchungen in hohem Grade vom Lebensalter des untersuchten Lebewesens abhängig sind, und es war deshalb methodisch nicht richtig, an die Natur das Ansinnen zu stellen, beim Neugeborenen dieselben Verhältnisse aufzuzeigen wie bei einem 8 Monate alten Kinde. Aber selbst wenn Putnam diese Balkenfaserung bei einem älteren Entwicklungsstadium auch nicht gefunden hätte, würde das noch begreiflich sein. Es ist eine alte Erfahrung am anatomischen Präparat, daß sicher vorhandene Systeme allein durch eine andere Schnittrichtung bis zur Unauffindbarkeit unkenntlich werden können. Die partielle Optikuskreuzung im Chiasma war längst bekannt,

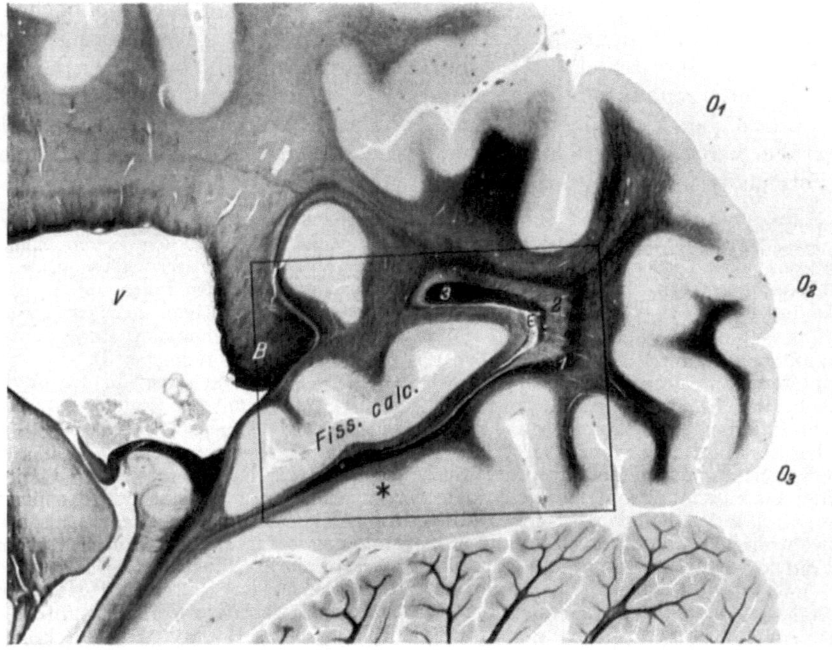

Abb. 52. Sagittalschnitt aus dem Gehirn eines Erwachsenen. 1. Stratum sagittale externum (primäre Sehstrahlung). 2. Stratum sagittale internum (sekundäre Sehstrahlung). 3. Stratum sagittale mediale (Tapetum). Bei * Gabelung der primären Sehstrahlung. Der für Maculafasern in Betracht kommende Gabelast steigt vor dem Ependymfortsatz (E, heller Halbmond) des Ventrikels auf. V Ventrikel, B Balken, Fiss. calc. Fissura calcarina, O₁ O₂ O₃ obere, mittlere, untere Occipitalwindung.

und ein guter Beobachter wie v. Kölliker stellte sie auf Grund der Untersuchung anatomischer Präparate in Abrede. Das temporale Knie der Sehstrahlung war längst bekannt und ist jahrzehntelang bis in die Neuzeit hinein auf Grund negativer Befunde am Hirnpräparat bestritten worden. Es ließen sich noch viele Beispiele dieser Art anführen. Wäre Putnams Befund positiv gewesen und die Deutung dafür eine andere, so hätte man das erwägen können, aber den negativen Befund mit noch dazu unzulänglichen Hilfsmitteln lehne ich als Einwand gegen meine Auffassung ab. Putnams zweiter Einspruch erfolgt unter Hinweis auf van Valkenburgs Ergebnisse über Untersuchungen der Balkenfaserung experimentell am Kaninchen und an dafür geeignet erachtetem pathologischen Material vom Menschen. Danach soll die Area striata überhaupt keine Balkenfaserung haben. „It may be stated with absolute certainty that not a single callosal fibre is connected with the calcarine cortex in the stricter sense of the term (area striata of Elliot Smith, field 17 of Brodmann)". van Valkenburg fand vielmehr Randzonen der Area striata reich mit Balkenfasern ausgestattet. Zu diesen Feststellungen hat nun Poljak auf Grund experimenteller Untersuchungen an der Katze bemerkt: „Bezüglich des callösen Systems sei hier bloß erwähnt, daß trotz der gegenteiligen diesbezüglichen Ausführungen van Valkenburgs wohl kein Zweifel mehr bestehen kann, daß auch die eigentliche Area striata solche Fasern in einer ansehnlichen Anzahl entsendet (vgl. Villaverde und Cajal)". Darauf hat van

VALKENBURG erwidert: „Ich habe in meinen Researches on the corpus callosum (Brain Vol. 36, Part. 2, p. 119, 1913) zeigen zu können geglaubt, daß in der Area striata des Menschen keine Balkenfasern *enden*, daß folglich eine homotope Balkenverbindung zwischen beiden Areae striatae beim Menschen nicht existiert. Ein gleicher Befund bei Hapale ist schon 1892 von BEEVOR erhoben worden (Phil. trans. roy. soc. of London, Ser. B, Vol. 172). Über einen möglichen *Ursprung* callöser Fasern in der Area striata habe ich mich nicht geäußert; nur können diese, falls sie vorkommen, nicht in das gleichnamige Gebiet der Gegenseite ziehen". Neuere experimentelle Befunde POLJAKS an der Katze lauten aber: „The area striata is connected through callosal fibers with the opposite area striata and with the peri-parastriatal area or field 18—19 there. Homotopic region receives a greater number of callosal fibers; heterotopic, smaller". PUTNAM kann sich also nicht mit Selbstverständlichkeit auf die Ergebnisse VAN VALKENBURGS stützen, da sie noch dringend der

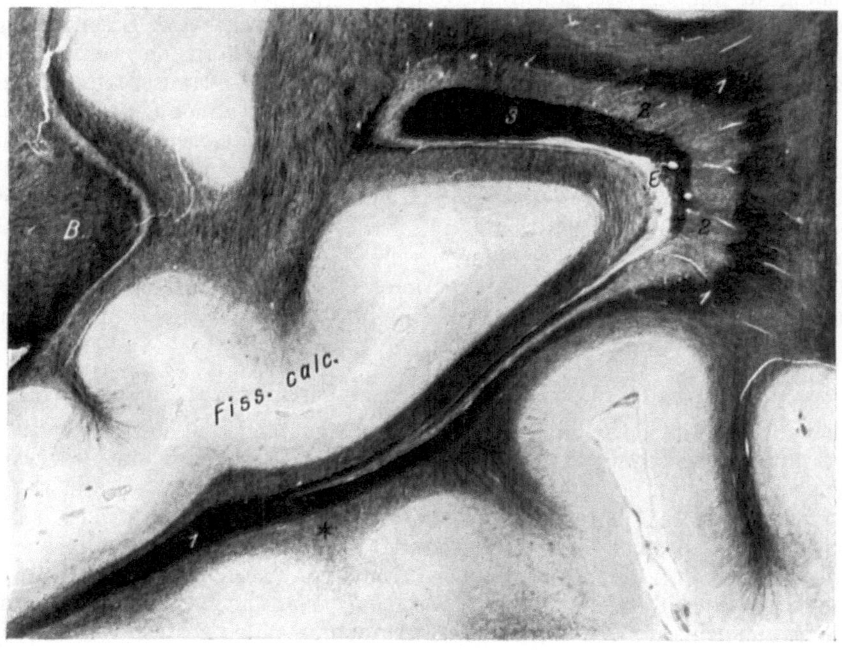

Abb. 53. Ausschnitt aus Abb. 52 in stärkerer Vergrößerung.
Bei * Gabelung der primären Sehstrahlung. Nur das allererste Gabelstück ist sichtbar. Vor dem Ependymfortsatz (*E*, heller Halbmond) massenhaft vertikal verlaufende Fasern. Hinter dem Ependymfortsatz steigen zum Tapetum gehörige Fasern ab, welche nie mit der primären Sehstrahlung verschmelzen, sondern (hier nicht sichtbar) als Ventrikelsaum parallel dazu und dauernd getrennt davon verlaufen. (Sonstige Bezeichnungen wie in Abb. 52.)

Bestätigung bedürfen. Damit verkenne ich keineswegs das Wertvolle in dem Versuch, ohne die theoretische Annahme einer Doppelversorgung der Macula auszukommen.

GORDON HOLMES u. a. weisen erneut auf die bereits im Jahre 1890 von FÖRSTER in seiner Arbeit „Über Rindenblindheit" gegebene Erklärung hin, daß die Aussparung der Macula am ehesten zu verstehen sei aus den besonderen Zirkulationsverhältnissen am Occipitalpol, sofern hier die Arteria cerebri media und Arteria cerebri posterior miteinander anastomosieren. Daraus lasse sich auch in Fällen von Erweichungsherden am Pol das Stehenbleiben unversehrter Inseln begreifen. Durch die neuesten Ergebnisse auf dem Gebiete der Angioarchitektonik der Großhirnrinde (PFEIFER) muß aber dieser Erklärungsversuch auf das stärkste erschüttert erscheinen, da anzunehmen ist, daß in gleicher Weise auch für alle anderen Gebiete der Rinde COHNHEIMsche Endarterien nicht bestehen. Aus dem Faserverlauf allein läßt sich ohne Annahme der Doppelversorgung die Maculaaussparung schwer verständlich machen. Alle Autoren stimmen darin überein, daß relativ große Verletzungen am Occipitalpol relativ kleine maculäre bzw. paramaculäre, irreparable Skotome entstehen lassen können, und schließen daraus, daß die corticale Macula ein sehr viel größeres Gebiet im optischen Projektionsfeld einnehmen muß, als nach dem Größenverhältnis der Fovea centralis zur peripheren Netzhaut zu erwarten gewesen wäre. Wenn es v. Monakow vor dem Kriege ganz absurd erschien, daß man einem Menschen mit dem Gewehr ein zentrales Skotom aus dem Hinterhaupt herausschießen könne, so ist das durch die Kriegserfahrungen mehr als bewiesen. Aus der Umkehr der Größenverhältnisse zwischen Macula und Peripheriequadranten in der Netzhaut und der Rinde folgt, wie Wilbrand gezeigt hat, notwendig in der Fissura calcarina von vorn (peripheres Gesichtsfeld) nach hinten (corticale Macula) eine fortschreitende Abnahme der Einstrahlungsdichte der optischen Fasern in die Rinde. Die Sektorenform der Gesichtsfelddefekte wird daraus ohne weiteres verständlich. Die Maculaaussparung könnte man aber aus dem einseitigen Faserverlauf nur dann annehmen, wenn man die Ausstrahlung der corticalen Maculafasern über ein noch größeres Gebiet als bisher bekannt ist, also über die Area striata hinausreichend annehmen könnte, so daß die Maculaaussparung aus einer im einzelnen nicht mehr nachweisbaren Hemiamblyopie (Rönne) entstünde. Eine so weitgehende Ausstreuung der Maculafasern hat in der Tat früher bereits v. Monakow angenommen, und Brouwer scheint sich auf Grund experimenteller Ergebnisse am Affen dieser Auffassung wieder zu nähern. Anatomisch fehlt dafür allerdings beim Menschen noch jeder Anhaltspunkt.

4. Die corticale Sehsphäre.

Unter corticaler Sehsphäre verstehen wir den Endausbreitungsbezirk des sensorisch optischen Systems in der Rinde. In dieser Begriffsfassung beschränkt sie sich nach unseren heutigen Kenntnissen auf das mit der Area striata (Elliot Smith) ausgestattete Gebiet des Occipitalhirns[1]. Ihre Lage entlang der Fissura calcarina und einer anschließenden größeren oder kleineren Polkappe, mit der sie von der Medianseite ein wenig auf die äußere Konvexität des Gehirns übergreift, ist so konstant, daß diese Furche eine große lokalisatorische Bedeutung gewonnen hat, trotz mancherlei Variationen. Der Ausdehnung der corticalen Sehsphäre versichert man sich am einfachsten so, daß man sich vom Occipitalhirn einen Gipsabguß herstellt, das Gehirn selbst in Frontalschnitte zerlegt und die schon am ungefärbten Gehirn sichtbare Begrenzung des Vicq d'Azyrschen (Gennarischen) Streifens, der sich als feine weiße Marklinie in der Rinde abhebt, auf den Gipsabguß überträgt, der alsbald ein naturgetreues Abbild der Ausbreitung der Area striata an der Hirnoberfläche abgibt. Bolton, Brodmann, Landau u. a. haben sich eingehend mit der zeichnerischen Darstellung befaßt, um die Variationsbreite kennenzulernen. Beim Anthropoiden reicht die corticale Sehsphäre noch weit auf die Konvexität des Gehirns. Beim Menschen ist die Polkappe im allgemeinen klein (Abb. 54). Brodmann hat sie besonders weit auf die äußere Konvexität sich erstreckend vorgefunden an den Gehirnen der Javaner und Hereros. Er hat daraus den Schluß gezogen, daß ein Hinübergreifen der Fissura calcarina über den Occipitalpol hinweg auf die äußere Konvexität des Hinterhaupthirns ein Merkmal niederer Rasse sei. Er folgte darin Ansichten, die vor ihm bereits von Elliot Smith über die Fellachs, von Hayashi und Nakamura über die Javaner und von Flashman über die Australier geäußert worden waren. Landau hat diese Auffassung überprüft und an Estenhirnen, Schweizerhirnen,

---

[1] Zur Angioarchitektonik der corticalen Sehsphäre vergleiche man Pfeifers „Grundlegende Untersuchungen über die Angioarchitektonik des menschlichen Gehirns". Berlin: Julius Springer 1929.

Israelitenhirnen und Franzosenhirnen diese Variation in einer Häufigkeit angetroffen, daß die Annahme Brodmanns unmöglich richtig sein kann. Sie hat
nämlich zur Voraussetzung, daß bei den höheren Rassen die in Frage kommende
Variation gar nicht vorkomme oder außerordentlich selten sei. Das trifft aber,
wie schon gesagt, nicht zu.

Der dreieckig geformte Hirnteil an der Medianseite des Gehirns, welcher
zwischen Fissura parieto-occipitalis und Fissura calcarina liegt, heißt Cuneus,
der Keil am Zusammenfluß der Scheitelhinterhauptfurche mit der Sehfurche
Cuneusstiel. Der basale Teil des Cuneus, welcher an die Fissura calcarina stößt,

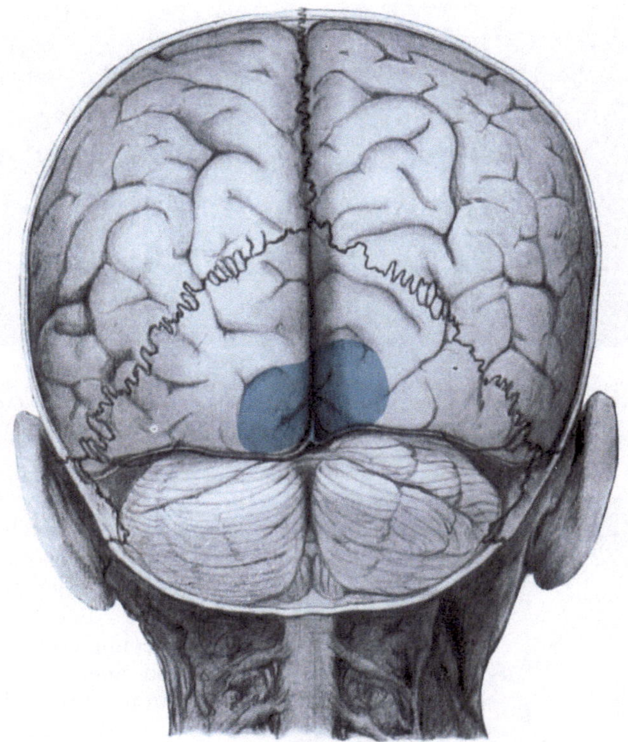

Abb. 54. Schädel eines mehrere Monate alten Kindes von hinten geöffnet. Corticale Sehsphäre (Bereich der Area striata) blau eingetragen. (Aus Pfeifer, Sehleitung. Berlin 1925. S. 136, Abb. 111.)

ist deren Oberlippe. Das vordere Drittel derselben, also der Cuneusstiel, wird
von der Area striata sehr oft frei gefunden. Dagegen ragt in der der Oberlippe
ventral gegenüber liegenden Unterlippe der Fissura calcarina, welche nun schon
den dorsalen Abschnitt des Gyrus lingualis bildet, die Area striata oralwärts
weiter nach vorn bis an den Gyrus hippocampi heran. Der mit Area striata
ausgestattete Saum der Ober- und Unterlippe entlang der Fissura calcarina ist
nur $^1/_4$—$^1/_2$ cm hoch, während die damit besetzte Polkappe in ihrem Höhendurchmesser meist etwas größer zu sein pflegt. Der größte Teil der Area striata
liegt in der Fossa calcarina verborgen, einer Tasche mit der größten Tiefe, dem
Calcar avis, dicht unter dem Cuneusstiel. Die Fissura calcarina gabelt sich in
der Regel noch auf der Medianseite des Gehirns dicht vor dem Pol und erhält
so die Spornform. Die den Sporn caudalwärts abschließende Windung ist der
Gyrus descendens. Manchmal unterbleibt aber auch die spornförmige Aufteilung an der Medianseite des Gehirns und die Fissura calcarina umgreift
hirtenstabförmig den Occipitalpol, um auf der äußeren Konvexität des

Hinterhaupthirns erst zu enden. Es entstehen so zwei typische Formen der Fissura calcarina, deren Verlaufsweisen in Abb. 55 und 56 wiedergegeben sind.

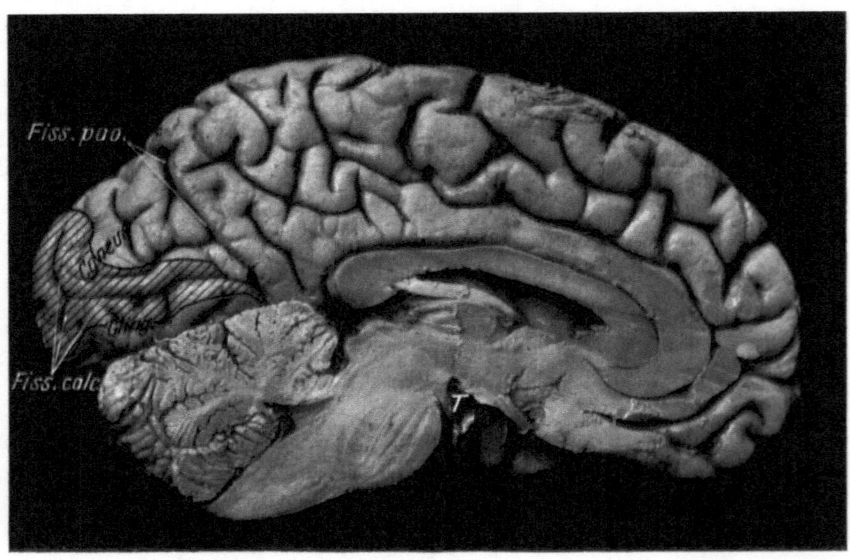

Abb. 55. Spornform der Fissura calcarina (Ausdehnungsbereich der Area striata schraffiert).
T Fossa Tarini. *Fiss. pao.* Fissura parieto-occipitalis. *Fiss. calc.* Fissura calcarina. *Cuneus* zwischen
Fissura calcarina und Fissura parieto-occipitalis gelegene Keilwindung, deren ventraler Abschnitt
die Oberlippe der Fissura calcarina bildet. *G. ling.* Gyrus lingualis, Zungenwindung, deren dorsaler
Abschnitt die Unterlippe der Fissura calcarina bildet.

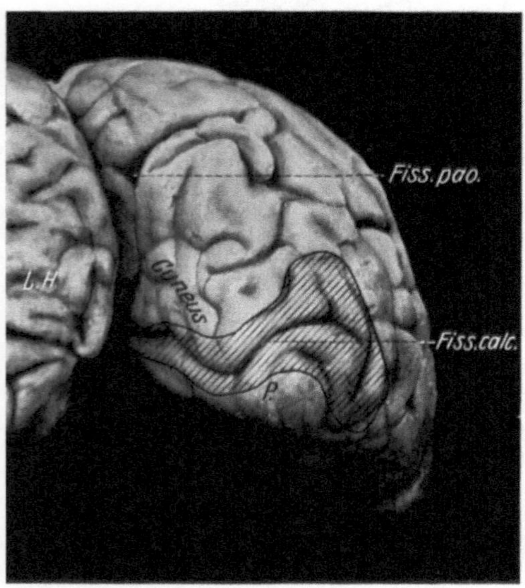

Abb. 56. Hirtenstabform der Fissura calcarina.
(Ausdehnungsbereich der Area striata schraffiert.)
L. H. Linke Hemisphäre. *Fiss. calc.* Fissura calcarina.
Fiss. pao. Fissura parieto-occipitalis. *P* Occipitalpol.

Die Fossa calcarina, deren Tiefe sich nach dem Pol hin abflacht, zeigt beim Auseinanderbreiten in der Regel ein oder zwei vertikal verlaufende Brückenwindungen, die Cuneolingualfalten, welche variierend auch an der Medianfläche zutage treten können und den Furchenverlauf dann komplizieren. Die Fossa calcarina ist samt ihren Cuneolingualfalten mit Area striata besetzt. Das Hinüberdrängen der Area striata auf die laterale Konvexität am Pol geschieht wahrscheinlich in Abhängigkeit von der Gefäßentwicklung, deren Verlaufsform ich andernorts (c) dargestellt habe (Einfluß des Venenverlaufes auf die plastische Gestaltung der Hirnoberfläche am Occipitalpol).

Über die Größe der corticalen Sehsphäre liegen vielfache Messungen vor. Brodmann bestimmte sie zu 34,0 qcm, Popoff fand in einem Fall 21,0 qcm und in einem anderen Fall 43,0 qcm. v. Economo hat sie 21 qcm groß gefunden und Putnam beim

Neugeborenen 5,54 qcm groß und beim Erwachsenen auf einer Fläche von 20,7 qcm ausgebreitet. Die starke Variation der corticalen Sehsphäre macht sich auch im Windungsverlauf durch das Auftreten in die Tiefe versenkter Windungsteile (Gyri operti) bemerkbar. Es gibt Fälle, wo die Oberlippe der Fissura calcarina von Area striata völlig unbesetzt bleibt. Diese Variation wurde von mir selbst andernorts beschrieben.

Die corticale Sehsphäre ist ein klassisches Beispiel für die Gliederung der Großhirnrinde sowohl nach Feldern als auch nach Schichten. Die Feldabsetzung gegen die Nachbarschaft ist cytoarchitektonisch, myeloarchitektonisch und angioarchitektonisch haarscharf. Myelogenetisch ist sie ein Primordialgebiet nach FLECHSIG, d. h. bereits markreif bei der Geburt des normalen Menschen. WILBRANDS Annahme eines schachbrettartigen Mosaiks von Faszikelfeldern in der corticalen Sehsphäre ist bekannt. Die Gliederung nach Schichten zeigt am besten die Cytoarchitektonik auf. Die gesamte Rinde ist auffallend schmal und mißt vertikal 1,3—1,4 mm. Durch ihren Reichtum an Körnerzellen erweist sie sich als ein vorwiegend sensorisches Rindenfeld. Von dem im allgemeinen sechsschichtigen Rindentypus (Molekularschicht, äußere Körnerschicht, Pyramidenschicht, innere Körnerschicht, ganglionäre Schicht und Spindelzellenschicht) weicht sie heterotyp durch Schichtenvermehrung ab. Die vierte Schicht (innere Körnerschicht) gabelt sich und nimmt den VICQ D'AZYRschen Streifen mit eingelagerten großen Sternzellen zwischen sich (Abb. 57). Die sechste Schicht (Spindelzellenschicht) verdoppelt sich, indem eine Einlagerung dicht gedrängter Zellen zwischen ihr und der darüber gelegenen Ganglienschicht, welche die Riesenpyramidenzellen MEYNERTs enthält, auftritt. Durch diese vermehrte und sinnenfällige Schichtenbildung auf engem Raume entsteht der für die Area striata charakteristische Anblick einer achatartigen Bänderung für das ganze Gebiet. Zahllose Einzelheiten über Zellbau und Schichtung sind von verschiedener Seite bekannt gegeben und dementsprechende Umbenennungen der einzelnen Schichten vorgenommen worden. Die gebräuchlichsten sind in der Tabelle der Abb. 58 zur Orientierung von ECONOMO und KOSKINAS zusammengestellt worden. COBB hat mit feineren Maßmethoden gefunden, daß der caudale Abschnitt der Area striata komplizierter gebaut sei als der orale[1].

In bezug auf die funktionelle Würdigung des anatomisch Entdeckten sind wir auf Vermutungen angewiesen. Das am Faserpräparat der Sehrinde bei weitem eindrucksvollste und für das ganze Gehirn einzigartige Gebilde ist der VICQ D'AZYRsche Streifen. RAMON Y CAJAL hat ihn als Endplexus der sensorisch optischen Leitung bezeichnet. Die in ihm verstreut liegenden Sternzellen seien ein spezifisches perzipierendes Element der Sehrinde und daher Träger der optischen Empfindungen. Die Sternzellen leiten den Reiz auf dem Wege ihrer Achsenzylinder aus der Rinde wieder heraus zu den Assoziationszentren, während die MEYNERTschen Riesenpyramidenzellen (Solitärzellen) in Schicht V die optisch motorischen Reflexe nach abwärts leiten sollen. Die Körnerschichten

---

[1] Nach den jüngsten, noch nicht publizierten Untersuchungen von HENSCHEN gibt es in der Sehrinde der Tagesaffen wesentlich zwei Arten von Zellen, nämlich: a) im polaren Gebiete der Calcarina, am Boden und in der angrenzenden Rinde, also wahrscheinlich dem Maculargebiete beim Menschen entsprechend, fast nur (etwa 90 %) kleinere, etwa 10 μ messende, fast kugelrunde Zellen, mit dunkleren, schwer färbbaren, kugelrunden, etwa 4—5 μ großen Kernen; b) im frontalsten Calcarinagebiete, in der medialen und lateralen Rinde ganz überwiegend (oder fast ausschließlich) größere (etwa 16—18 μ) Zellen mit größeren (7—8 μ), durchsichtigen, runden oder etwas ovalrunden Kernen, bisweilen mit einer Minderzahl von kleineren Zellen untermischt. — Die a-Zellen betrachtet HENSCHEN, wegen ihrem massenhaften Vorkommen in dem wahrscheinlichen Maculargebiet, als *Farbenzellen*, entsprechend den Zapfen der Netzhaut, die b-Zellen, welche fast nur in der Extra-Calcarina vorkommen, als *Lichtzellen*, den Stäbchen der Netzhaut entsprechend. — Die Organisation beim Nachtaffen und zum Teil auch beim Menschen scheinen diese Auffassung zu bestätigen.

sind der Sitz der Verteilung der aus den übrigen Hirnzentren auf assoziativem Wege zuströmenden Erregungen. Wie in allen übrigen Rindenregionen gibt es auch in der Sehrinde gemeinsame Strukturbestandteile, die trotz der lokalisierten Funktionen und entsprechenden anatomischen Anpassungen wenig oder gar nicht modifiziert sind. Solche sind die Pyramidenzellenschicht und die Spindelzellenschicht, welche mit großer Wahrscheinlichkeit Verbindungen mit Balken und Hirnstamm vermitteln. Soweit Ramon y Cajal. Kritisch sei dazu bemerkt, daß der Vicq d'Azyrsche Streifen keinesfalls Endplexus der sensorisch optischen Fasern sein kann,

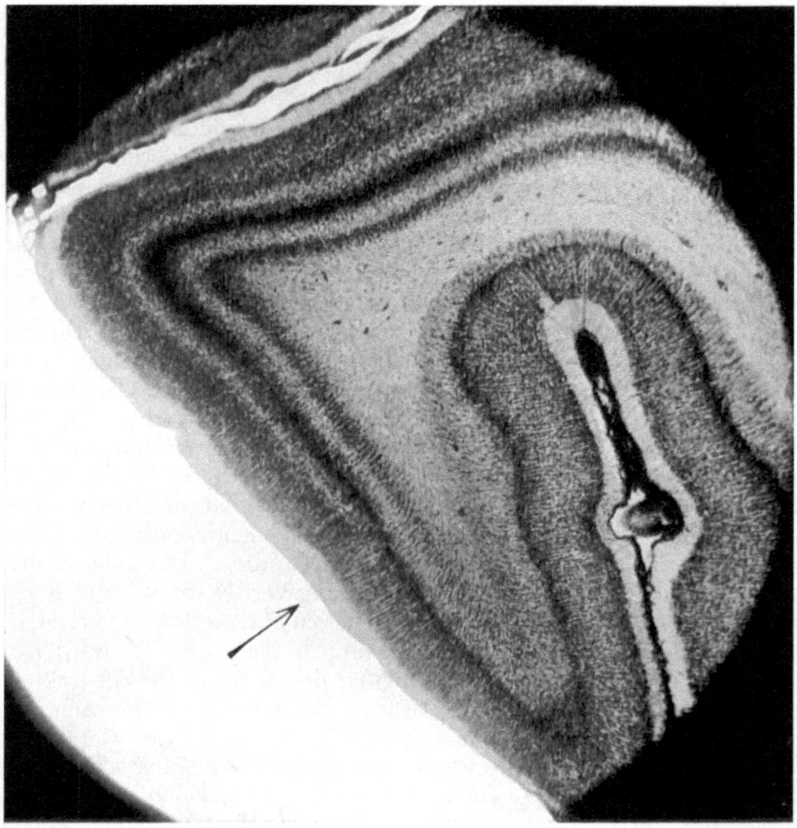

Abb. 57. Sagittalschnitt aus dem Gehirn eines Neugeborenen. Unterlippe der Fissura calcarina. Haarscharfes Absetzen der Area striata gegen die Umgebung (Area parastriata) (→).

und zwar deshalb nicht, weil er bei Totalunterbrechung der Sehstrahlung erhalten bleibt und nicht sekundär degeneriert, dagegen untergeht, wenn auch die von Windung zu Windung ziehenden Meynertschen Bogenfasern mit unterbrochen sind.

Andere Autoren haben in der Schichtenbildung der Area striata den anatomischen Ausdruck für die funktionelle Gliederung des Sehvorganges in Farbensinn, Lichtsinn und Raumsinn erblickt (Wilbrand). Insbesondere hat Lenz an zwei Fällen von Achromatopsie den Gedanken entwickelt, daß es sich bei Störungen des Farbensinnes möglicherweise nur um eine oberflächliche und daher relative Schädigung der Sehrinde handeln könne. Er nimmt deshalb an, daß die oberen Striataschichten die Farbenempfindung aufnehmen und demzufolge die Pyramidenzellenschicht sowie die äußere Lage der inneren Körnerzellenschicht für die Perzeption des Farbensinnes in Betracht kommen.

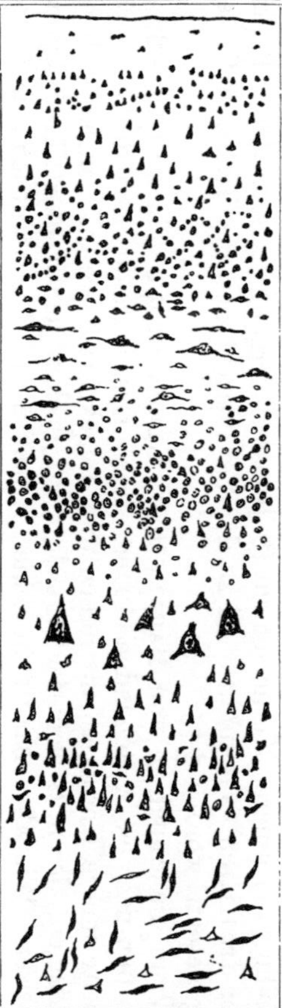

Schichten-Nr.	Schema der Rinde der Calcarina bei 50facher Vergrößerung	v. ECONOMO und KOSKINAS	MEYNERT	CAJAL	BOLTON	BETZ	HAMMARBERG	CAMPBELL	BRODMANN
I.		I. Lamina molecularis	1. Molekular-schicht	1. plexiforme Schicht	1. äuß. Nerven-faserschicht	1. Neuroglia-Schicht	1. Moleku-larschicht	1. Plexiforme Schicht	I. Lamina molecularis
II.		II. Lamina granular. externa	2. Schicht der kleinen Pyramiden	2. Schicht d. kleinen Pyramiden	2. Schicht der kleinen Pyramiden	2. Schichte der kleinen Pyramid.	II. Schicht der kleinen Pyramiden	2. Sch. d. kl. Pyramid.	II. Lamina granularis externa
III.		III. Lamina pyramidalis						Schichte der mittleren 3. Pyramiden	III. Lamina pyramidalis
IVa.		IVa. Lamina granul. interna superficialis	3. äußere Körner-schicht	3. Schicht d. mittleren Pyramiden	3a. äußere Körner-schicht	3. erste Kern-schicht	Zwischen-schicht	Körner	IVa. Lamina granularis interna superfinalis
IVb. α. β. γ.		IVb. Lamina intermedia; α) superior, β) media, γ) inferior	4. äußere Intermediär-schicht	4. Schicht d. großen Sternzellen	3b. innere Nerven-faser-schicht	4. erste Längs-faser-schicht	III. Fortsetz. der Schicht d.kleinen Pyramid.	4. Schicht der großen Sternzellen	IVb. Lamina intermedia
IVc. α. β. γ.		IVc. Lamina granul. int. profunda; α) superior, β) media, γ) inferior	5. mittlere Körner-schicht	5. Schicht d. kleinen Sternzellen; 6. Schicht d. kleinenPyramid. mit aufst. Ax.	3c. innere Körner-schicht	5. zweite Kern-schicht	IV. Körner-schicht	5. Körner-schicht	IVc. Lamina granularis interna profunda
V. a. b.		V. Lamina ganglionaris; a) superior, b) inferior	6. innere Intermediär-schicht	7. Riesen-pyramiden	4. innerste Nerven-faser-schicht mit Solitärzellen	6. zw. Längs-fasersch.; 7. Schicht d. solitären Pyramid.-zellen	V. Ganglionäre Schicht	6. Kl. Pyramid. mid.m.auf steig. Ax.; 7. Meynerts Riesen-zellen	V. Lamina ganglionaris
VIa. α. β. γ.		Lamina VI. fusiformis: a) pars triangularis; α) superior, β) media, γ) inferior	7. innere Körner-schicht	8. Schicht d. mittleren Pyramiden mit aufsteigenden Ax.	5. Schicht polymorpher Zellen	8.' Spindel-zellen-schicht	VI. Spindel-zellen-schicht	8. Schicht der mittelgroßen Pyramid.-zellen	VIa. Lamina triangularis
VIb.		b) pars interna	8. Spindel-zellen-schicht	9. Spindel-zellen-schicht				9. Spindel-zellen-schicht	VIb. Lamina fusiformis

Abb. 58. Vergleichstabelle der Schichteneinteilung verschiedener Autoren der Area striata. (Nach v. ECONOMO und KOSKINAS.)
Als Grundlage diente eine halbschematische Darstellung der Calcarinarinde bei 50facher Vergrößerung. Die Einteilung in die sechs Grundschichten ist jeweils mit starken Strichen, die in Unterschichten mit dünnen Strichen durchgeführt, welche quer durch die ganze Tabelle gezogen zu denken sind, so daß die Homologisierung der Unterabteilungen der einzelnen Autoren bildlich in Erscheinung tritt.

Einen anderen Deutungsversuch der Schichtengliederung der Sehrinde haben neuerdings Bárány und Kleist unternommen. Beide gehen davon aus, daß sich die Verdoppelung der inneren Körnerschicht phylogenetisch in engem Zusammenhange mit der Entstehung des binokularen Gesichtsfeldes entwickelt habe und die Schichtenbildung der Überdeckung beider monokularer Gesichtsfelder gelten könne. Bárány hat sich dahin festgelegt, daß die Einstrahlung der gekreuzten und ungekreuzten Fasern in zwei getrennten Schichten unterhalb des Vicq d'Azyrschen Streifens erfolge und die dem Vicq d'Azyrschen Streifen aufliegende obere Lage der inneren Körnerschicht das binokulare Mischfeld darstelle. Aus diesem Anlaß hat nun auch Kleist eine von ihm schon länger gehegte Anschauung vorgetragen, daß nämlich zwar die Aufspaltung der inneren Körnerschicht im Sinne Báránys mit dem binokularen Sehen in direktem Zusammenhang stehe, die Verteilung aber so sei, daß die untere Lage der inneren Körnerschicht die gekreuzten Fasern, die obere Lage die ungekreuzten Fasern aufnehme und die dazwischen gelegene Sternzellenschicht mit dem Vicq d'Azyrschen Streifen das binokulare Mischfeld repräsentiere. Es steht dies mit seiner sonstigen Auffassung der Gliederung der Rinde in Schichten im Einklang, nach welcher die Hirnrinde aus drei funktionell verschiedenen Stockwerken aufgebaut sein soll, unten das motorisch effektorische Stockwerk der Schichten VI und V, in der Mitte das sensorisch rezeptive Stockwerk der Schicht IV mit ihren in der Tierreihe wechselnden Unterabteilungen, oben das assoziative Stockwerk der Schichten III bis I. Die motorischen und sensorischen Stockwerke bilden zusammen wieder einen Reflexapparat, der dem mit den höheren assoziativen Leistungen betrauten oberen Stockwerk als etwas Verschiedenartiges und in sich Einheitliches gegenübersteht. Daher könnte man auch eine untere sensibel motorische Rindenzone und eine obere assoziative Zone einander gegenüberstellen. In der Tat ist diese Ansicht einer funktionell getrennten Außenzone und Innenzone mit wechselnder Bewertung einer Mittelschicht, die bald der einen, bald der anderen zugerechnet wurde, von Kappers, Jakob und Bielschowsky schon vorher geäußert worden. Die Schwierigkeiten in der Hypothese von Kleist liegen auf der Hand. In der Area striata ist bei ihm kein Raum für die Unterbringung der monokularen Gesichtsfeldreste, d. h. der temporalen Halbmonde. Die corticale Sehsphäre müßte also dann über die Area striata hinausreichen und würde von der Umgebung nicht mehr scharf abgesetzt sein. Dafür haben wir anatomisch keine Anhaltspunkte. Auch ist die Parallele zwischen der Augenstellung am Kopf bzw. der funktionellen Entstehung eines binokularen Gesichtsfeldes und der anatomischen Gabelung der inneren Körnerschicht in der corticalen Sehsphäre nicht streng. Nach v. Volkmann zeigt das Gehirn des Eichhörnchens in der corticalen Sehsphäre eine inselförmige Aufteilung der inneren Körnerschicht (teilweiser Übergang des unistriären Typus in den tristriären) was funktionell zu der Sprungsicherheit des Tieres in Beziehung gesetzt worden ist.

Wenn die Annahme von Bárány bzw. Kleist richtig sein sollte, müßten Tiere mit nach vorn stehenden Augen, deren Gesichtsfelder sich decken, eine doppelte innere Körnerschicht haben und umgekehrt Tiere mit seitlich stehenden Augen, deren Gesichtsfelder sich nicht decken, einen unistriären Typus aufweisen. Wie aber Alouf in seiner Arbeit über „Die vergleichende Cytoarchitektonik der Area striata" nachgewiesen hat, besitzt unter den Ungulaten das Schwein mit seitlich stehenden Augen einen tristriären Typus, das Pferd mit ebenso seitlich stehenden Augen einen unistriären Typus. Unter den Nagern weist die Maus einen unistriären und das Kaninchen einen Übergang zum bistriären Typus auf, obwohl die Augen beim Kaninchen seitlicher stehen als bei der Maus.

Neuerdings hat auch Beatrysa Chasan die Frage der Cytoarchitektonik der Area striata in ihren Beziehungen zur zentralen optischen Leitung mittels sekundärer Veränderungen der Area striata nach operativer Durchtrennung der Sehstrahlung und nach Enukleation eines der beiden Augen bei Katzen und Hunden zu beantworten versucht mit dem Ergebnis, daß die Hypothese einer Repräsentation beider Augen in übereinanderliegenden Schichten in der Area striata, wie dies von Bárány, Kleist und Henschen angenommen wurde, völlig abzulehnen sei. Es ließen sich in der Area striata keinerlei atrophische Veränderungen nachweisen, die sich etwa ähnlich wie im Corpus geniculatum externum beim Vergleich beider Seiten auf alternierende Schichten, Unterschichten oder Teillagen von solchen hätten beziehen lassen.

Funktionelle Eingliederung der corticalen Sehsphäre in den Cortex.

In der Art der funktionellen Eingliederung der corticalen Sehsphäre stehen sich gegensätzlich und unüberbrückbar zwei Ansichten gegenüber, die am ausgesprochendsten von Henschen und Niessl v. Mayendorf vertreten sind. Für Henschen ist die corticale Sehsphäre die Eintrittspforte aller sensorisch optischen Reize. Die wichtigsten rezipierenden Elemente sind die Sternzellen in der Schicht des Vicq d'Azyrschen Streifens. An Kleist macht er das Zugeständnis, daß es, wenn auch nicht bewiesen, so doch möglich sei, daß die untere Lage der geteilten inneren Körnerschicht die ungekreuzten, die obere Lage die gekreuzten Bündel aufnehme und die Sternzellenschicht die Fusion der Eindrücke bewirke, die andererseits aber auch schon im Kniehöcker denkbar sei. Ein psychisches Zentrum ist die corticale Retina keinesfalls. Ihre Beanspruchung geschieht automatisch und unbewußt durch einfache Fortpflanzung der Energien, welche auf die Retina einwirken. Es besteht eine strenge Projektion derart, daß die auf der Netzhaut entstandene Reizfigur bis zum Cortex erhalten bleibt. Durch die Lage der Retinaleindrücke werden die Gegenstände im Sehfeld lokalisiert. Diese Lokalisation ruft reflektorisch gewisse Augenbewegungen in bestimmter Richtung hervor, wodurch eine Orientierung im Raum zustande kommt. Die Rindenelemente werden innerviert und korrespondieren mit homologen Punkten der beiden Augen zum Zwecke des stereoskopischen Sehens. Auch das Farbensehen wird durch die Area striata vermittelt. Balkenfasern verbinden die Elemente der beiden Hemisphären und ermöglichen ein Zusammenwirken. Nur die primären Sehempfindungen kommen in der Sehsphäre zustande. Diese werden nach und nach zu anderen entfernteren Zentren unmittelbar und unaufhörlich übergeführt. Die dazu nötige Transformation der ankommenden Reize erfolgt in der Sehsphäre automatisch. Der anatomische Bau der corticalen Sehsphäre ist der Ausdruck für die physiologisch notwendige Transformation. Die Randgebiete der corticalen Sehsphäre sind im Vergleich zu ihr höhere psychische Zentren, da hier und nicht in der Sehsphäre auch die optischen Erinnerungsbilder ihren Sitz haben. Die Calcarinarinde wirkt also wie ein Spiegel oder wie die Retina, wo die Bilder aufgenommen werden, um nach Erlöschen des Reizes sofort wieder zu verschwinden. Die Calcarinarinde ist also eine corticale Retina. Zu den höheren psychischen Zentren gehört auch der Gyrus angularis als Lesezentrum. Eine eigentliche Projektion besteht aber hier nicht mehr, ebensowenig wie an anderen Stellen, wo optische Reize verarbeitet und bewußt werden. Im Gegensatz dazu erklärt Niessl v. Mayendorf, daß die corticale Sehsphäre bereits ein psychisches Zentrum sei. Auch die optischen Erinnerungsbilder haben darin ihren Sitz. Dieselben Zellen, welche Träger des Bewußtwerdens optischer Eindrücke sind, bewahren auch die Möglichkeit der Erinnerung daran. Der Unterschied zwischen sinnlicher Wahrnehmung und Erinnerung aus dem Gedächtnis beruht auf der

Verschiedenheit des physiologischen Vorganges, der in ein und denselben Zellen zustande kommt, je nachdem sie vom Sinnesorgan oder von der Rinde her innerviert werden. Lesestörungen bei Verletzung des Gyrus angularis entstehen durch subcorticale Unterbrechung der Sehstrahlung insbesondere deren dorsalen

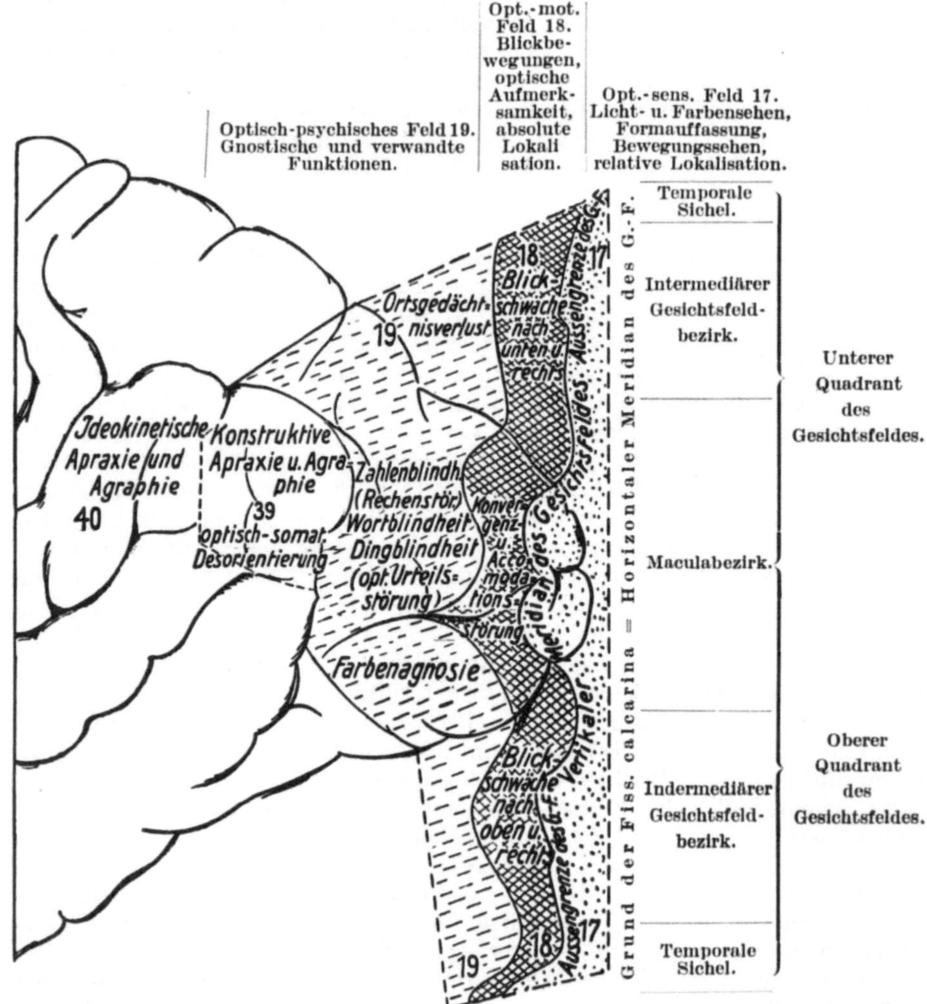

Abb. 59. Hypothetische Feldergliederung des Occipitalhirns nach Kleist. Eine größere Übersicht wurde dadurch zu erreichen versucht, daß man sich die medial-basalen Teile der Hinterhauptrinde um die obere und untere Kante der Konvexität des Occipitallappens herumgeklappt denken soll, nachdem ein Schnitt entlang dem Grunde der Fissura calcarina gelegt worden ist. Die drei hufeisenförmigen Felder der Sehrinde liegen dann als parallele Streifen in einer Ebene. Auch die Ähnlichkeit in der Anordnung der optischen Felder mit der sensomotorischen Rinde (Motilität: vordere Zentralwindung, Sensibilität: hintere Zentralwindung, Praxie: Scheitellappen) tritt so deutlich hervor.

Saum, welcher die Maculafasern führt. Deshalb ist der Gyrus angularis kein Lesezentrum. Aus diesen gegensätzlichen Ansichten ersieht man, daß der wissenschaftlichen Phantasie noch recht viel Spielraum gelassen ist. Zum Schluß führe ich deshalb nur noch ein Schema von Kleist vor, welches den neuesten Ansprüchen in dieser Hinsicht gerecht zu werden versucht (Abb. 59).

(Man vergleiche hierzu auch das Kapitel Störungen im corticalen Sehzentrum in Bd. 6.)

B. Die Augenmuskelnerven im intracerebralen Verlauf.

1. Die Kerne und Wurzeln der Augenmuskelnerven.

Die äußeren und inneren Augenmuskeln werden durch vier Nerven versorgt: Oculomotorius, Trochlearis, Abducens und Sympathicus.

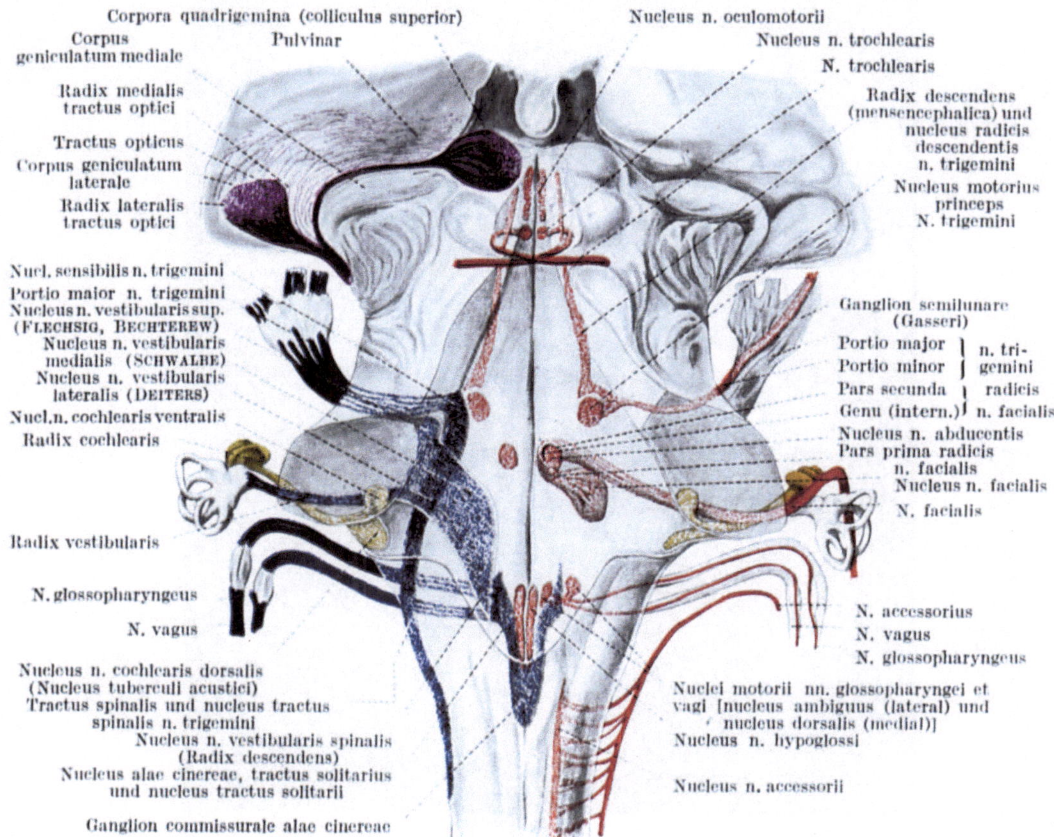

Abb. 60a. Ursprungskerne der motorischen und primäre Endkerne der sensiblen Hirnnerven, in den durchsichtig gedachten Hirnstamm schematisch eingetragen, von hinten. Vergr. 2 : 1. (Nach HELD.) Kerne und Wurzeln der motorischen Nerven rot, der sensiblen blau, des Nervus cochlearis gelb und des Nervus opticus violett.

Der Oculomotorius entspringt in der Fossa Tarini, einem zur Mulde erweiterten Spalt zwischen den beiden Hirnschenkeln dicht über dem oberen Brückenrande (Abb. 1). Sein Querschnitt beträgt 3 qmm und seine Faserzahl nach KRAUSE schätzungsweise 15000. Seine Sammlung zum geschlossenen Bündel geschieht unmittelbar vor dem Austritt aus dem jederseitigen Hirnschenkel. Der Ursprung der Wurzelfasern aus dem Oculomotoriuskern selbst liegt in der Regel ein wenig höher, und man erkennt auf dem Sagittalschnitt, daß diese Höhendifferenz erst dicht am Austritt durch einen stufenförmigen Absatz nach unten hin ausgeglichen wird (Abb. 61). Verfolgt man den Nerven von der Austrittsstelle am Hirnschenkel rückläufig nach der Ursprungsstelle im Kern, so gewahrt man auf Horizontalschnitten, daß die Wurzeln des Oculomotorius in zerstreuten, lateral in konvexem Bogen gekrümmten Wurzelbündeln verlaufen, welche das ganze Haubengebiet, insbesondere den medialen Abschnitt des Hirnschenkels, den vorderen Abschnitt der Bindearmkreuzung, den roten Kern und die mediale Schleife durchsetzen. Es ist unschwer festzustellen, daß die medialen Bündel vorwiegend ungekreuzte Fasern, die lateralen Bündel

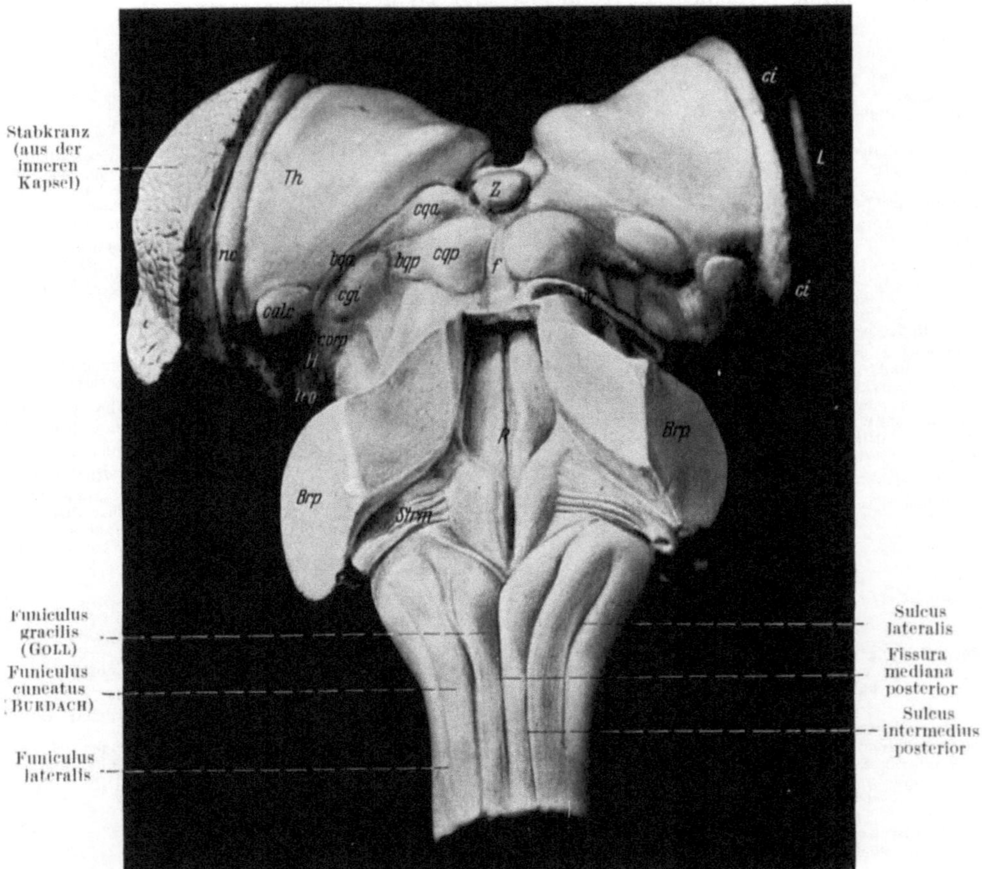

Abb. 60b. Nach dem Plattenmodellierverfahren hergestelltes Modell vom Hirnstamm. Dorsalansicht. Rautengrube (R) durch Abtrennen des Kleinhirns sichtbar gemacht. In der linken Bildhälfte sind die aus der inneren Kapsel austretenden Stabkranzfasern einmodelliert, rechts sind die Stabkranzfasern ausgelassen, so daß die innere Kapsel (ci) als Hohlraum zu sehen und der sonst von Stabkranzfasern eingehüllte Linsenkern (L) sichtbar wird. tro Tractus opticus. H der in der Verlängerung der Traktusrinne gelegene Hilus des äußeren Kniehöckers. calc Spornteil des äußeren Kniehöckers. corp Rumpfteil des äußeren Kniehöckers. bqa Der aus dem Hilus des äußeren Kniehöckers (H) nach dem oberen Vierhügel (cqa) ziehende Bindearm des oberen Vierhügels (Brachium conjunctivum corporis quadrigemini anterioris). cgi Innerer Kniehöcker (Corpus geniculatum internum). bqp Der zum inneren Kniehöcker (cgi) ziehende Bindearm des hinteren Vierhügels (Brachium conjunctivum corporis quadrigemini posterioris). cqp Hinterer Vierhügel (Corpus quadrigeminum posterius). Z Zirbeldrüse (Corpus pineale). Die Zirbeldrüse (Z) liegt auf der hinteren Kommissur (Commissura posterior cerebri) auf und verdeckt sie. f Frenulum veli medullaris anterioris. IV Nervus trochlearis dexter. Links ist der Nervus trochlearis abgetrennt. Th Thalamus opticus. nc Schwanzteil vom Schweifkern (Nucleus caudatus). Brp Brückenarme des Kleinhirns (Brachia pontis). Strm Striae medullares.

vorwiegend gekreuzte Fasern führen, und daß die ersteren aus oberen, die letzteren aus unteren Kernabschnitten ihren Ursprung nehmen. Zur Beschreibung des Verlaufes der gekreuzten und ungekreuzten Fasern im einzelnen müssen wir uns nun vergegenwärtigen, daß der Oculomotoriuskern engste topische *Beziehungen zu dem sog. dorsalen Längsbündel* hat (Abb. 62—65). Es ist dies ein kräftiger Faserzug, der in seinem Verlauf nicht die Längsachse der Medulla oblongata einhält, sondern schräg von unten hinten nach oben vorn verläuft. Seine Bündel bilden eine nach hinten offene Rinne, deren Querschnitt die Bündel schneepflugartig angeordnet erscheinen läßt mit dem spitzen Winkel vorn in der Medianebene. Aus der Schräglage dieser Faserformation in der Medulla oblongata folgt, daß Querschnitte, welche in den tieferen Lagen die Faserbündel nahezu senkrecht treffen, die Rinne nur wenig vertieft, distalwärts

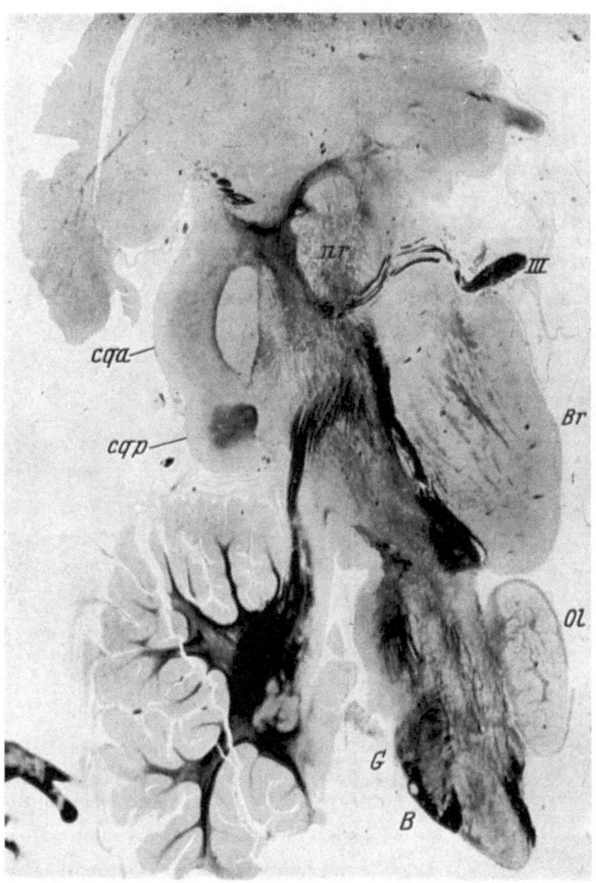

Abb. 61. Intracerebraler Wurzelverlauf des Oculomotorius in einem Sagittalschnitt aus dem Gehirn eines mehrere Monate alten Kindes. *nr* Nucleus ruber. *cqa* und *cqp* Corpus quadrigeminum anterius und posterius. *III* N. oculomotorius. *Br* Brücke. *Ol* große Olive. *G* und *B* GOLLscher und BURDACHscher Hinterstrangkern.

davon gelegene Parallelschnitte, welche die Bündel zunehmend schräger treffen, die Rinne zunehmend tiefer, mit einem in dorsoventraler Richtung weit ausgezogenen spitzen Winkel erscheinen lassen müssen. In dieser Rinne liegt nun unter anderem auch der Oculomotoriuskern eingebettet. Wie schon erwähnt, entspringen daraus im distalsten Bereiche seines Gebietes fast nur gekreuzte Fasern, dann gekreuzte und ungekreuzte Fasern untermischt und in der proximalen Hälfte fast nur noch ungekreuzte Fasern. *Die gekreuzten Fasern* überschreiten im Kernzwischenraum die Medianlinie unter langer und breiter nach vorn gerichteter also dorsokonkaver Schlingenbildung (Abb. 64) und verlassen die Rinne des dorsalen Längsbündels, indem sie vorwiegend deren Seitenwände durchbrechen. Außerhalb des Kerns verlaufen die gekreuzten Fasern in der Weise, daß sie erst nach außen und unten, dann nach hinten und abwärts und endlich nach vorn ziehen, um schließlich in einem gegen die Mittellinie zu konkaven Bogen zur Austrittsstelle des gemeinschaftlichen Nervenstammes an der Hirnbasis zu verlaufen. Am roten Kern ziehen sie außen und unten vorbei. *Die ungekreuzten Fasern* verlassen die Rinne des dorsalen Längsbündels im ventralen Winkel derselben oder dessen nächster Nachbarschaft und verlaufen in

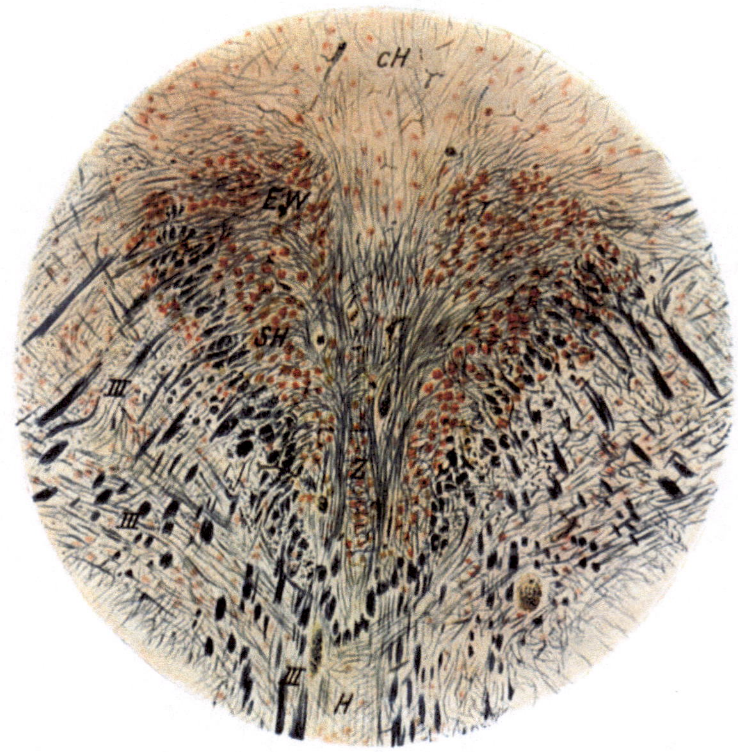

Abb. 62. Faserzellbild vom Oculomotoriuskern in einem Horizontalschnitt aus dem Gehirn eines 42 cm langen, totgeborenen Kindes. Nach WEIGERT-PAL gefärbt und nach CARAZZI auf Zellen nachgefärbt. Oraler Kernabschnitt. Überwiegen der ungekreuzt austretenden Oculomotoriusfasern. *cH* Zentrales Höhlengrau. *EW* EDINGER-WESTPHALscher Oculomotoriuskern. *SH* Seitenhauptkern des Oculomotoriuskernes. *Z* PERLIAs Zentralkern. *H* Fontäneartige Haubenkreuzung MEYNERTs. *III* Wurzelfasern des Oculomotorius.

sanfter Welle teils durch den roten Kern, teils an ihm vorbei nach der Austrittsstelle im Hirnschenkel, und zwar ebenso wie die ungekreuzten Fasern bis fast zur Hirnbasis getrennt in einzelnen Bündeln.

Was nun die beiden *Zellsäulen des Oculomotoriuskernes* selbst angeht, so füllen sie, wie schon erwähnt, in einer Längsausdehnung von 5—6 mm paramedian jenen prismatischen Raum, welcher vorn begrenzt wird durch die Rinne des dorsalen Längsbündels und hinten seinen Abschluß erhält durch das zentrale Höhlengrau, welches ventral vom Aquaeductus Sylvii liegt. Distal sind diese Kernsäulen durch einen zellarmen Kernzwischenraum vom Trochleariskern gut abgrenzbar, proximalwärts schwellen sie kolbenförmig ein wenig an und weichen lateral auseinander. Das cytoarchitektonische Bild zeigt mittelgroße bipolare Zellen, zwischen denen dieselben kleinen Zellen ausgesät sind, welche die Kernzwischenräume füllen und dorsalwärts sich in das zentrale

Höhlengrau hinein verlieren. Wegen ihres Gehaltes an großen Zellen nennt man diese beiden Säulen *den paarigen großzelligen Hauptkern des Oculomotorius* bzw. seine diesseits und jenseits der Medianebene gelegenen Anteile die *Seitenhauptkerne des Oculomotorius*.

Faserpräparate, die man nach CARAZZI auf Zellen nachfärbt, zeigen schön, daß von dem großzelligen Lateralkern ständig einzelne Zellen und ganze Zellgruppen durch die Faserschicht des dorsalen Längsbündels hindurchtreten, also isoliert außerhalb der vom dorsalen Längsbündel gebildeten Rinne angetroffen werden. Über die Bedeutung dieser abgesprengten Zellgruppen, welche BERNHEIMER als „Lateralzellen" und v. MONAKOW als „Buchtzellen" bezeichnet hat, ist man sich noch nicht völlig im klaren.

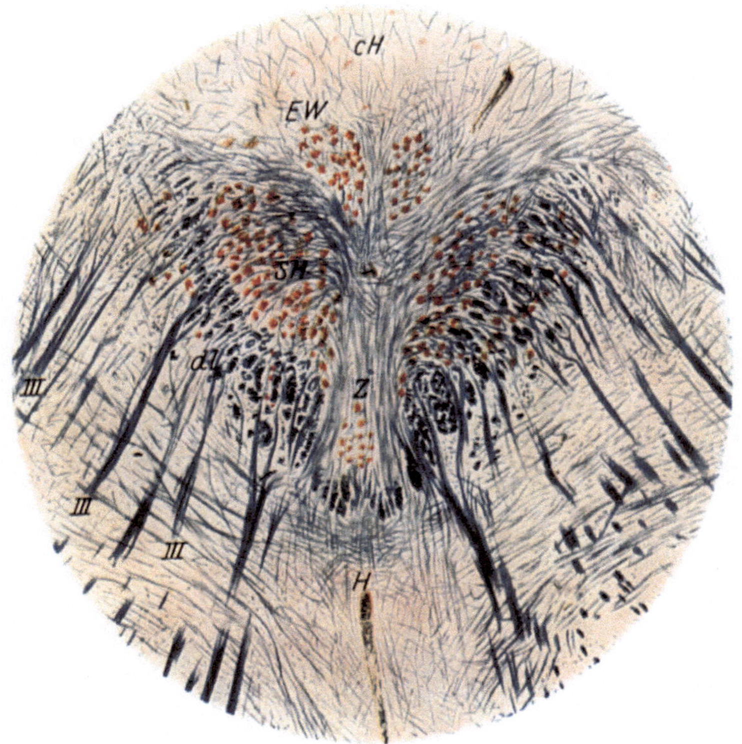

Abb. 63. Faserzellbild vom Oculomotoriuskern in seinem mittleren Abschnitt. Horizontalschnitt aus dem Gehirn eines 42 cm langen, totgeborenen Kindes. Nach WEIGERT-PAL gefärbt und nach CARAZZI auf Zellen nachgefärbt. Auftauchen der EDINGER-WESTPHALschen Medialkerne (*EW*) an der Grenze des zentralen Höhlengraues (*cH*) sowie PERLIAS Zentralkern (*Z*) zwischen den Seitenhauptkernen (*SH*) des Oculomotorius. Auftreten ungekreuzter Wurzelfasern beiderseits von der Medianebene und entsprechende Abnahme der die Mittellinie im Kernzwischenraum überschreitenden gekreuzten Wurzelfasern. *dl* Dorsales Längsbündel. *H* Fontäneartige Haubenkreuzung MEYNERTs. *III* Intracerebrale Wurzelfasern des Oculomotorius.

Im ventralen Abschnitt verschmelzen die beiden Seitenhauptkerne in der Medianebene miteinander bzw. werden aneinandergeschweißt durch eine dazwischentretende Zellgruppe vom gleichen Zellbautypus wie die Seitenhauptkerne selbst. Es handelt sich um *den unpaarigen großzelligen Oculomotoriuskern,* den *Zentralkern* PERLIAS oder den *Mediankern* BERNHEIMERs. Wegen der hier regelmäßig austretenden ungekreuzten Wurzelbündel erscheint er in einzelnen Präparaten besonders gut isoliert und abgegrenzt. Wenn TSUCHIDA in 20% der Fälle beim Menschen PERLIAS Zentralkern nicht abgegrenzt vorfand, so heißt das nicht, daß er überhaupt nicht vorhanden, sondern eben seine Abgrenzung schwierig bzw. unmöglich war. In dorsalen Abschnitten, wo die Seitenhauptkerne in lateraler Richtung auseinander weichen, wird der mediane Kernzwischenraum ausgefüllt durch *den paarigen kleinzelligen Oculomotoriuskern* oder die Edinger-Westphalschen *Medialkerne.* Die Abgrenzung dieses Zellgebietes ist anatomisch durchaus unscharf. Im distalen Abschnitt herrschen die mittelgroßen multipolaren Zellen vor, in proximalen Abschnitten verliert er sich kleinzellig in das zentrale Höhlengrau hinein in gleicher Weise wie die Seitenhauptkerne.

Eine anatomische *Gliederung der Seitenhauptkerne* in Unterabteilungen ist bisher nicht gelungen. Sie wird am Einzelschnitt immer und immer wieder

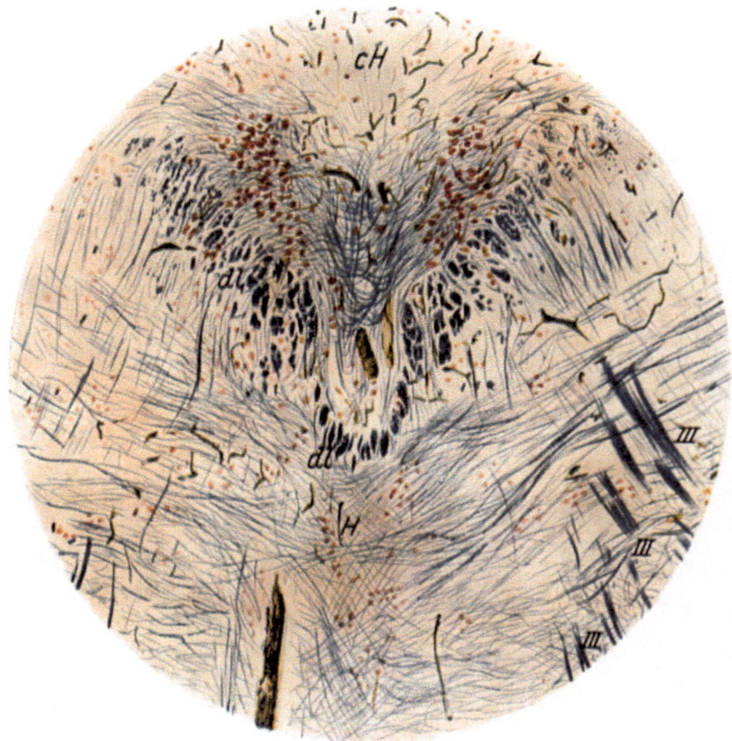

Abb. 64. Faserzellbild vom Oculomotoriuskern in seinem caudalen Abschnitt. Horizontalschnitt aus dem Gehirn eines 42 cm langen, totgeborenen Kindes. Nach Weigert-Pal gefärbt und nach Carazzi auf Zellen nachgefärbt. Schlingenförmiger Verlauf der intracerebral gekreuzten Wurzelfasern des Oculomotorius. *cH* Zentrales Höhlengrau. *dl* Dorsales Längsbündel. *H* Fontäneartige Haubenkreuzung Meynerts. *III* Oculomotoriuswurzeln.

vorgetäuscht von durchtretenden Wurzelfaserbündeln, hält aber einer Nachprüfung an der geschlossenen Serie nicht stand. Die bisher bekannt gewordenen Gliederungen sind vielmehr aus dem Tierexperiment und aus dem Vergleich klinischer Befunde, mit denen am histopathologischen Präparat erschlossen worden.

So hat Bernheimer am Affen die einzelnen Augenmuskeln exstirpiert und die daraufhin eintretenden Zellveränderungen im Kerngebiet beobachtet und zu lokalisieren versucht. Das Ergebnis war folgendes: ,,Die anatomisch nicht gegliederten Seitenhauptkerne enthalten die Zellgruppen für die vom Oculomotorius versorgten äußeren Augenmuskeln mit Einschluß des Lidhebers, und zwar wurzeln die Nervenfasern dieser Muskeln jeweils im distalen Anteil des gegenüberliegenden gekreuzten, und im mittleren und proximalen Anteile des gleichseitigen, nicht gekreuzten Seitenhauptkernes.

Die zwischen den proximalen Hälften der Seitenhauptkerne an und in der Medianlinie gelegenen Nebenkerne, die paarigen kleinzelligen Medialkerne und der unpaarige, großzellige Mediankern sind als Kerne der vom Oculomotorius versorgten Binnenmuskeln des Auges aufzufassen."

Ganz abgesehen von der getrennten Lokalisation der äußeren und inneren Augenmuskeln im Kerngebiet des Oculomotorius fand BERNHEIMER also eine physiologische Gliederung der Seitenhauptkerne in sagittaler Richtung von hinten nach vorn in der Reihenfolge: Rectus internus der gekreuzten Seite, Obliquus inferior der gekreuzten Seite, Obliquus inferior der gleichen Seite, Rectus internus der gleichen Seite (an dieser Stelle Kontakt mit PERLIAs Zentralkern), Rectus superior der gleichen Seite und endlich Levator palpebrae der gleichen Seite. Es liegen vielfache Angaben anderer Autoren vor, die eine etwas andere Anordnung in der Reihenfolge der Muskeln annehmen.

Demgegenüber hat schon BACH auf Grund sehr sorgfältiger Untersuchungen am Kaninchen bemerkt, daß die zu einem Muskel gehörigen Ganglienzellen nicht eine kleine, scharf abgegrenzte Gruppe bilden, sondern daß die zu einem Muskel gehörigen Zellen über einen großen Bereich des Kerngebietes sich erstrecken und nicht scharf gegen die anderen Muskeln zugehörigen Zellen abgegrenzt sind, ja sogar teilweise mit denselben etwas durcheinander liegen.

Dem Versuch einer Gliederung der Seitenhauptkerne in anteroposteriorer Richtung ist später ein solcher in dorsoventraler Richtung an die Seite getreten mit entwicklungsgeschichtlicher Begründung. Danach schieben sich jederseits im großzelligen Lateralkern zwei Unterkerne in sagittaler Richtung keilförmig übereinander. Der dorsale Kern (dorsaler Hauptkern des Oculomotorius) nimmt oben vorn, der ventrale (ventraler Hauptkern des Oculomotorius) unten hinten den breitesten Raum ein. Überdies ist der dorsale Kern in seiner sagittalen Ausdehnung kürzer als der ventrale, so daß nur der ventrale Kern mit seinem caudalen Ende an den Trochleariskern heranreicht. Die vergleichende Anatomie gibt Anhaltspunkte dafür, daß der Dorsalkern die Heber, der Ventralkern die Senker unter den Augenmuskeln bedient (LE GROS CLARK). Erst bei den höheren Säugern (von den Carnivoren aufwärts) entsteht durch Verschmelzung der ventralen Hauptkernanteile der Zentralkern PERLIAs, welcher die Konvergenz regelt. Die accessorischen Kerne von EDINGER-WESTPHAL treten bei den niederen Säugern noch nicht als getrennte Zellgruppen, vielmehr als ungeordnete, kleine, aus dem Höhlengrau zugewanderte Zellen auf, um bei den Huftieren als unpaare und erst bei den Primaten als paarige besser umschriebene Kerne zu erscheinen, welche Akkommodation und Iriskontraktion regeln. Diese Auffassung hat auch BROUWER (b) vertreten auf Grund phylogenetischer Untersuchungen im Zusammenhang mit dem Befund am Gehirn eines von ihm obduzierten Kranken (Aneurysma der Arteria carotis interna). BROUWER nimmt an, daß BERNHEIMERs großzelliger Mediankern somatisch ist, denn seine Zellen besitzen die gleiche Form wie die Zellen der lateralen Hauptkerne. Er innerviert die Konvergenz. Die Bewegungen der Recti interni nach der Seite sind in den lateralen Hauptkernen lokalisiert. Die Kerne des Musculus levator palpebrae liegen am weitesten frontal im lateralen Hauptkern, während die EDINGER-WESTPHALschen kleinzelligen Medialkerne die inneren Augenmuskeln bedienen. Zu einer davon abweichenden Ansicht ist LENZ durch Untersuchungen über die pathologische Anatomie von Pupillenstörungen in Fällen von Botulismus, Diabetes, Lues und Arteriosklerose gelangt.

Nach ihm ist die Akkommodation an den großzelligen Mediankern (Zentralkern PERLIAs) gebunden. Der Kern für den Sphincter pupillae ist die in den kleinzelligen Polkern bzw. in die Kopfteile der EDINGER-WESTPHALschen Kerne eindringende Frontalspitze der Hauptkerne. Das kleinzellige Kerngebiet, jedenfalls das vordere, vielleicht aber auch das hintere, steht in enger Beziehung zur Lichtreaktion der Pupille. Bei der reflektorischen Pupillenstarre wird durch Läsion der afferenten Pupillenreflexfasern der Übergang des Lichtreflexes auf den Sphincterkern ausgeschaltet. Dieser selbst bleibt intakt. Greift die Läsion auf den Sphincterkern selbst über, dann leidet auch die Konvergenzreaktion der Pupille. Bei der typischen Ophthalmoplegia interna beschränkt sich die Läsion im wesentlichen auf den Sphincterkern selbst, der völlig ausgeschaltet wird, unter Mitbeteiligung der anliegenden Seite des Zentralkernes.

Zum Schluß soll nicht unerwähnt bleiben, daß eine ganze Reihe älterer und neuerer Autoren die Zugehörigkeit der Edinger-Westphalschen kleinzelligen Medialkerne zur inneren Augenmuskulatur auf das entschiedenste bestreitet.

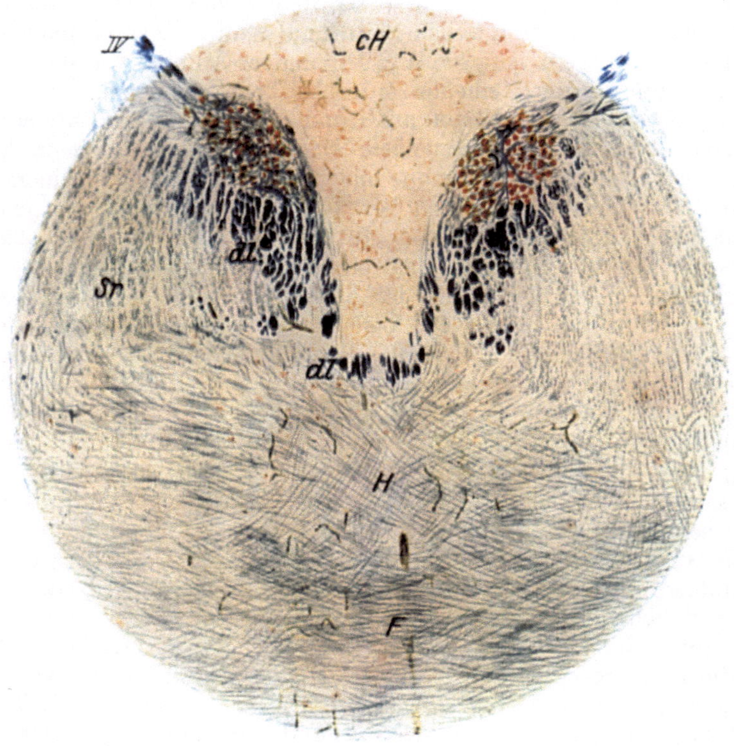

Abb. 65. Faserzellbild vom Trochleariskern. Der Trochleariskern liegt jederseits an der Grenze zwischen zentralem Höhlengrau (*cH*) und dorsalem Längsbündel (*dl*). Das dorsale Längsbündel seinerseits trennt den Trochleariskern von der Substantia reticularis. Die dorsalen Längsbündel beider Seiten verschmelzen über die Mittellinie hinweg zu einer Rinne, die in dieser Höhenlage noch relativ seicht ist, nach oben hin sich aber zunehmend vertieft. Ventral von ihr liegen in der Medianebene zwei Faserkreuzungen, die fontäneartige Haubenkreuzung Meynerts (*H*) und die ventrale Haubenkreuzung Forels (*F*). *IV* Wurzelfasern aus dem Trochleariskern. *Sr* Substantia reticularis.

Man stützt sich dabei auf die Unversehrtheit dieser Kerne beim Fehlen des optischen Pupillenreflexes (Siemerling, Schütz u. a.), ihr Vorhandensein bei cyklopischen Mißgeburten ohne Augen (v. Monakow), ihre Intaktheit in Fällen alter Erblindung (Winkler).

Von diesen negativen Fällen hat Behr durch seine Arbeiten diejenigen zu klären vermocht, in denen bei absoluter Pupillenstarre der Sphincterkern beim Menschen unversehrt gefunden wurde. Die Mehrzahl der ihm als sog. absolute Pupillenstarre bekannt gewordenen Fälle erwiesen sich nämlich gar nicht als absolut, sofern die Pupille, wenn auch auf andere als die sonst üblichen experimentellen Auslösungsmittel, noch reagierte. Benützte Behr z. B. den sog. Lidschlußreflex, so ergaben die als absolut starr bezeichneten Pupillen noch

Reaktionen. Daraus ist mit Sicherheit zu schließen, daß der Sitz der Läsion nicht nucleär gewesen sein kann, da sonst jede Reaktion hätte fehlen müssen, sondern supranucleär und mit großer Wahrscheinlichkeit auf der Strecke der optischen Leitung zwischen äußerem Kniehöcker und vorderem Vierhügel zu suchen war.

Die vorstehende Auslese der Literatur mag genügen. Sie sollte dazu dienen, die anatomische Übersicht über das Oculomotoriuskerngebiet zu erleichtern und die schwebenden Probleme in den Grundlinien aufzuzeigen.

Der *Trochleariskern* (Abb. 65) liegt ovoid abgekugelt in einer dorso-konkaven Aushöhlung des hinteren Längsbündels im Bereiche des distalen Abschnittes der vorderen Vierhügel. Sein größter Durchmesser ist etwa 1½—2 mm. Der Zelltypus wird repräsentiert durch mittelgroße multipolare Zellen. Dorsal wird er vom zentralen Höhlengrau begrenzt. Ein in ihm ebenso wie im Oculomotorius enthaltenes feines Flechtwerk hat v. KÖLLIKER als aus der Pyramidenbahn stammend angenommen. Der Kern selbst liegt ein wenig höher als seine Austrittsstelle auf der Dorsalseite des Hirnstammes. Der Verlauf der lateral austretenden Wurzelfasern ist daher caudodorsal gerichtet. Die Wurzelbündel liegen zwischen Bindearm und dem zentralen Höhlengrau und ziehen gegen den Aquaeductus Sylvii hin, um dorsal von ihm im Velum medullare total zu kreuzen und am medialen Schleifenrande in der Furche, welche der hintere Vierhügel mit den Bindearmen bildet, auszutreten. Der Nervus trochlearis ist ein dünner Faden von 0,4 qmm Querschnitt, der nach MERKEL etwa 2150 Fasern enthält.

Der *Abducenskern* besteht aus der gleichen Zellart wie der Oculomotorius- und Trochleariskern. Das rundliche Gebilde, im sog. Facialisknie gelegen, hat einen Durchmesser von etwa 1,5 mm. Die Wurzelfasern bleiben ungekreuzt, nehmen einen gestreckten Verlauf nach vorn, durchsetzen Haube und Brücke und treten an der Brückenbasis aus. Der Querschnitt des Nervus abducens beträgt 2 qmm und die Faseranzahl nach ROSENTHAL 2000—2500, nach TERGAST sogar 3600 Fasern. In Faserpräparaten ist eine Verbindung des Abducenskernes mit der oberen Olive sehr sinnenfällig. Es ist der sog. Stiel der oberen Olive, welcher allem Anschein nach zwischen dem Hörnerven und den Augenbewegungsnerven eingeschaltet ist und im Dienste der räumlichen Orientierung steht.

2. Das dorsale Längsbündel.

Die räumlich getrennte Lage von Oculomotoriuskern und Abducenskern erfordert unbedingt eine faseranatomische Grundlage für die gemeinsame Betätigung der Muskeln, die sie bedienen. Die Seitwärtswendung beider Augen ist ebensowenig ohne diese anatomische Voraussetzung denkbar wie das wechselnde Spiel von Divergenz- und Konvergenzbewegung. Im Präparat bietet sich dafür nach Lage und Verlauf das sog. dorsale Längsbündel an (Abb. 63—70). Seine Struktur ist äußerst zusammengesetzt. Myelogenetisch zerfällt dieses Strangsystem in zwei völlig getrennte Abschnitte. *Die untere, spinale Abteilung*, das primäre hintere Längsbündel nach FLECHSIG, ist bei einer fetalen Körperlänge des Menschen von 16—17 cm durch seinen starken Markgehalt bei Marklosigkeit aller anderen Faserzüge der Oblongata eine der auffallendsten Erscheinungen im Präparat. Die Fasern nehmen ihren Ursprung in der Formatio reticularis, laufen nach der Raphe, sammeln sich unter anderweitigem Zuzug zu einem wirklich dorsal und paramedian gelegenen Bündelpaar, welches dicht unter dem Boden der Rautengrube abwärts zieht und in die Vorderstranggrundbündel, zum Teil auch in die vorderen Grundbündel der Seitenstränge übergeht. Experimentelle Durchschneidung (WINKLER) hat den weiteren Verlauf bis in das

untere Dorsalmark verfolgen lassen. Dieses Fasersystem ist ein nichtoptischer
Anteil des dorsalen Längsbündels und hat hier nur Erwähnung gefunden, um
Verwechslungen auszuschließen. *Der optische Anteil ist* vielmehr *in dem* nun zu
beschreibenden *oberen, mesencephalen Abschnitt,* dem sehr viel später mark-
reifenden sekundären hinteren Längsbündel nach Flechsig *enthalten.* Beide
Abteilungen stoßen nicht wie zwei Stockwerke aneinander, sondern greifen wie
zwei Glieder einer Kette ineinander über, wobei ein direkter Übergang von
Fasern aus der oberen in die untere Abteilung anatomisch noch nicht ganz

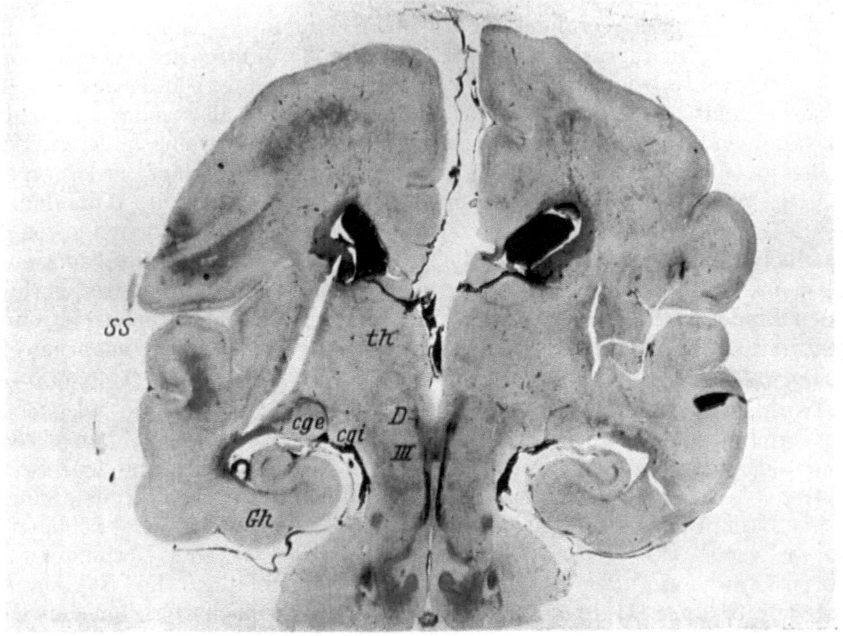

Abb. 66. Übersichtlicher Verlauf des dorsalen Längsbündels in einem Frontalschnitt aus dem Gehirn
eines 32 cm langen menschlichen Fetus. Die Lage des Oculomotoriuskerns (*III*) ist an den dunkel
hervortretenden Faserkreuzungen über die Mittellinie hinweg in seinem ventralen Abschnitt kenntlich; dorsal davon, ein wenig weiter von der Medianebene abgelegen, der Darkschewitschsche
Kern (*D*). *th* Thalamus opticus. *cge* und *cgi* äußerer und innerer Kniehöcker. *SS* Sylvische Spalte.
Gh Gyrus hippocampi.

sichergestellt ist (Abb. 66). Während die untere Strecke des dorsalen Längsbündels ihren Namen der dorsalen Lagerung im Querschnitt wegen mit Recht
trägt, trifft das für die obere Strecke nicht mehr zu. Das Strangsystem nimmt
proximalwärts eine Schieflage ein in dorsoventraler Richtung. Der Verlauf
ist bis auf eine dicht unterhalb des Trochleariskernes gelegene ventrale Ausbuchtung verhältnismäßig gestreckt und das Zusammenfließen des paarigen
Gebildes über die Mittellinie hinweg zu einer dorsokonkaven Rinne auf dem
Querschnitt im Präparat äußerst charakteristisch. Während die untere Abteilung
des dorsalen Längsbündels absteigend degeneriert, enthält die obere Abteilung
des dorsalen Längsbündels mit großer Wahrscheinlichkeit auf- und absteigende
Fasern. Die Schwierigkeit in der Feststellung der Degenerationsrichtung ist
aus der Tatsache begreiflich, daß die obere Abteilung in großer Zahl nichtoptische Fasern enthält, so daß ein Ausfall des optischen Anteils sich unter
Umständen der Beobachtung entziehen kann. Auch führt dieser Abschnitt
des dorsalen Längsbündels eine Unsumme sog. kurzer Fasern, d. h. Fasern, die
in das hintere Längsbündel eintreten und es nach kurzem oder längerem Verlauf

wieder verlassen. Aus dem letzteren Umstand erklärt sich vor allem auch die wechselnde Querschnittsgröße in den verschiedenen Höhenlagen. Das dorsale Längsbündel ist am mächtigsten unterhalb des Trochleariskernes, nimmt distalwärts ab, schwillt in der Nähe des Abducenskernes wieder an, um alsbald wieder schmächtiger zu werden. In gleicher Weise nimmt es proximalwärts im Vorbeizug an den Trochlearis- und Oculomotoriuskernen ab und verjüngt sich ganz wesentlich oberhalb des Oculomotoriuskernes auf der Strecke bis zu dem sog. DARKSCHEWITSCHSCHEN Kern hin, wo es sein Ende findet bzw. den Anfang nimmt.

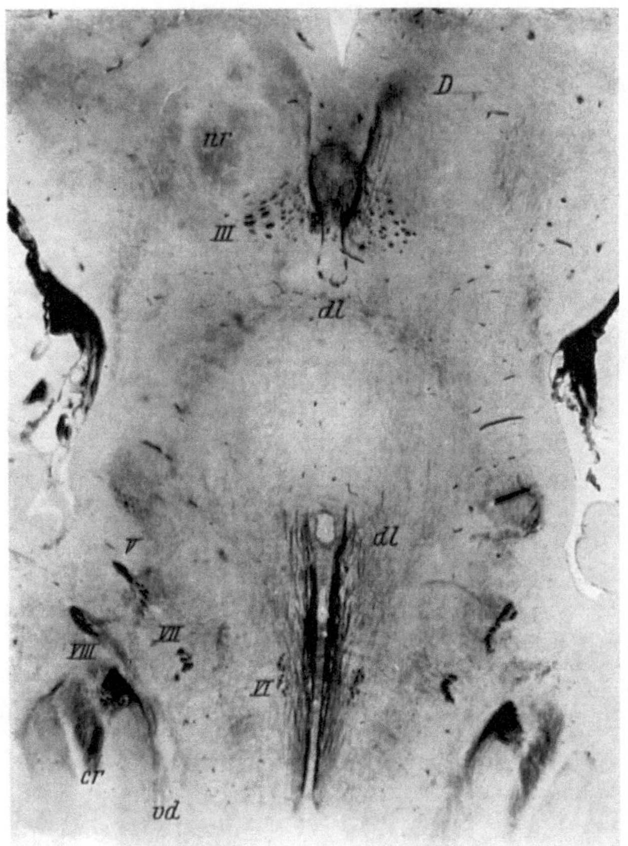

Abb. 67. Spinaler Abschnitt des dorsalen Längsbündels (*dl*) in einem Frontalschnitt der gleichen Serie wie Abb. 66. *D* DARKSCHEWITSCHSCHER Kern. *nr* Nucleus ruber. *III* Quergetroffene Wurzelbündel des Oculomotorius. *V* Quergetroffene Wurzelbündel des Trigeminus. *VI* Quergetroffene Wurzelbündel des Abducens. *VII* Quergetroffene Wurzelbündel des Facialis. *VIII* Quergetroffene Wurzelbündel des N. octavus. *cr* Corpus restiforme. *vd* Absteigende Vestibulariswurzel.

Über den Faseraufbau der oberen Abteilung des hinteren Längsbündels wissen wir folgendes. Zunächst muß der nichtoptische Faseranteil beträchtlich sein, da ein so schlecht sehendes Tier wie der Maulwurf, der gar keine Augenmuskelnerven besitzt, gleichwohl ein gut entwickeltes dorsales Längsbündel aufzeigt (GUDDEN). DARKSCHEWITSCH nahm eine aufsteigende Leitungsrichtung an und fand das Ende in dem nach ihm benannten Kern dicht unterhalb der hinteren Commissur, wohin der Kern Fasern abgibt. Die gleiche Ansicht äußerten CRAMER u. a. In der Annahme einer absteigenden Leitungsrichtung nahm EDINGER in demselben DARKSCHEWITSCHSCHEN Kern den Ursprung des hinteren

Längsbündels an und bezeichnete diesen Kern direkt als Nucleus fasciculi longitudinalis posterior. Held hat das dorsale Längsbündel als eine Reflexbahn zwischen den optischen und akustischen Zentren einerseits und den motorischen Kernen des Auges andererseits aufgefaßt. Aus der anatomischen Darstellung Winklers haben wir oben bereits Fasern kennen gelernt, welche aus dem Dach des oberen Vierhügels entspringen, im Radiärfasersystem auf den Aquaeductus

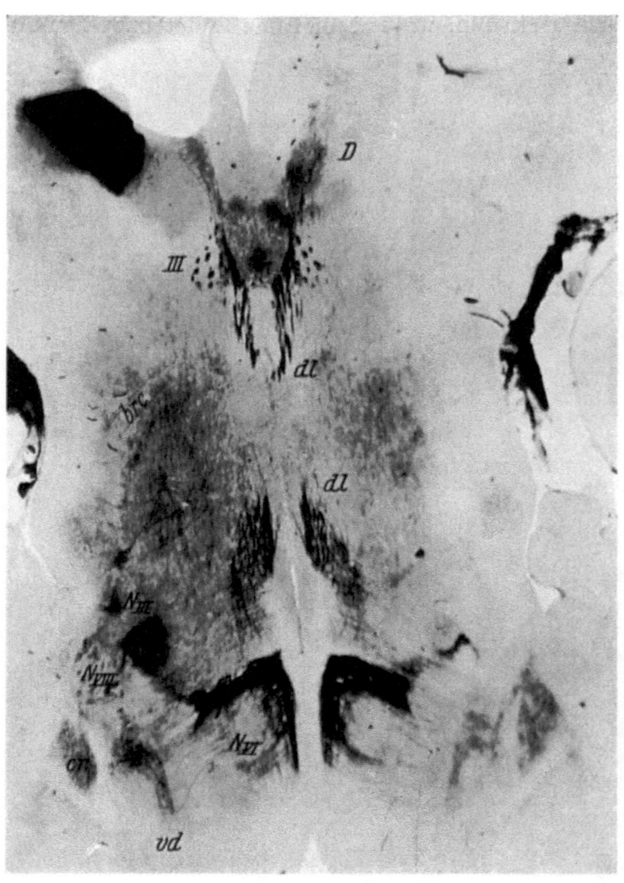

Abb. 68. Mesencephaler Abschnitt des dorsalen Längsbündels (*dl*) in einem Frontalschnitt der gleichen Serie wie Abb. 66. Infolge der ventralen Ausbuchtung unterhalb des Oculomotoriuskerns setzt bei dieser Schnittrichtung der kontinuierliche Verlauf der dorsalen Längsbündel eine ganze Strecke aus. *III* Oculomotoriuskern: Fasermassenkreuzung im ventralen Abschnitt. Auseinanderrücken der Edinger-Westphalschen Kerne im dorsalen Abschnitt. Lateral vom Kern quergetroffene Wurzelfaserbündel. Dorsal vom Oculomotoriuskern der Darkschewitschsche Kern (*D*). *brc* Brachium conjunctivum cerebelli. *N III* Trigeminuswurzel. *N VIII* Oktavuswurzel. *N* Abducenswurzel. *cr* Corpus restiforme. *vd* Absteigende Vestibulariswurzel. Oberhalb vom N VI liegt der Abducenskern, der dorso-medial von dicken Bündeln des Facialis umkreist wird (Facialisknie).

Sylvii zu verlaufen, an der Grenze des periependymären Graues rechtwinklig abbiegen, in Richtung der Bogenfasern weiterziehen, in der fontäneartigen Haubenkreuzung Meynerts auf die andere Seite gelangen und dort in das dorsale und prädorsale Längsbündel eintreten, um auf ihrem Weiterverlauf Kollateralen an die Nervenkerne der Augenmuskeln abzugeben. Umgekehrt gibt die obere Olive durch ihren Stiel nicht nur Fasern an den Abducenskern ab, sondern entsendet solche auch durch die Raphe in das dorsale Längsbündel der Gegenseite, wobei es sich möglicherweise um lange Fasern handelt, die bis zum Oculomotoriuskern aufsteigen. Die direkten Beziehungen des Oculomotoriuskernes zum dorsalen Längsbündel stehen außer Zweifel und werden in Abb. 69 und 70 anatomisch dargestellt. RAMON Y CAJAL hat an dem Gehirn kleinerer Säuger Ursprung und Verlauf anderer Anteile vom dorsalen Längsbündel aufgezeigt. Aus den großen Zellen des DEITERSschen Kernes entstehen Fasern, die nach dem Facialisknie hin verlaufen, die Raphe kreuzen und sich, beim hinteren Längsbündel angelangt, in einen dicken aufsteigenden und einen

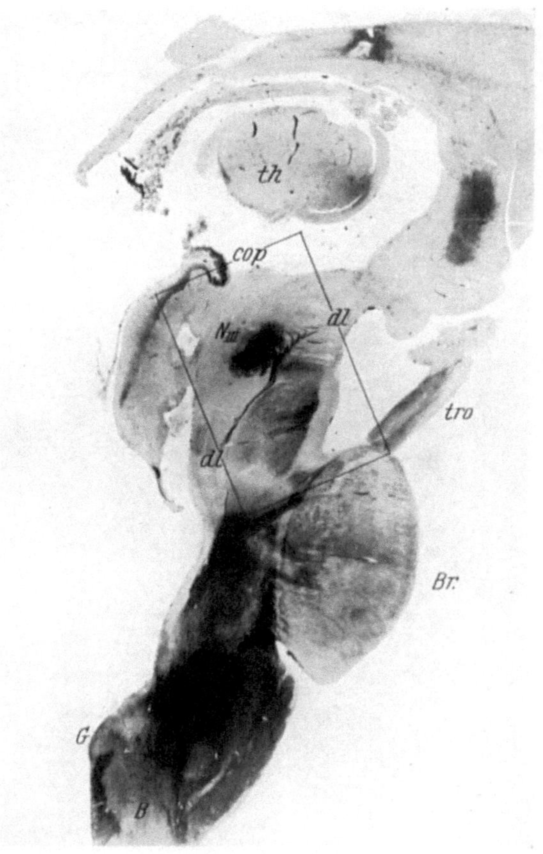

Abb. 69. Dorsales Längsbündel in einem Sagittalschnitt aus dem Gehirn eines mehrere Wochen alten Kindes. Schräglage des dorsalen Längsbündels (*dl*) im Mittelhirn. Ventrale Ausbuchtung des dorsalen Längsbündels dicht unterhalb des Oculomotoriuskernes (*N III*). *th* Thalamus opticus. *cop* Commissura posterior. *tro* Tractus opticus. *Br* Brücke. *G* und *B* GOLLscher und BURDACHscher Hinterstrangkern.

meist zarteren absteigenden Ast teilen. Manchmal findet keine Bifurkation statt, sondern die Faser macht eine Biegung und setzt sich in eine aufsteigende fort. In gleicher Weise entspringen aus der Substantia gelatinosa der absteigenden Trigeminuswurzel Fasern, die erst nach hinten ziehen, sich bald nach innen wenden, wobei sie zwischen dem Hypoglossuskern und dem hinteren Rande der grauen retikulären Substanz (laterale zentrale sensible Bahn) verlaufen, dem genannten motorischen Kern eine oder mehrere derbe Kollateralen abgeben und sich nach Überschreiten der Mittellinie im Gebiet des hinteren Längsbündels der Gegenseite in einen auf- und einen absteigenden Ast teilen. Es ist anzunehmen, daß der aufsteigende Ast, welcher oft kräftiger ist als der andere,

mit den übrigen das Längsbündel bildenden Fasern hinaufzieht. In dem Faserzuzug aus den Vestibulariskernen, die ihrerseits mit dem statischen Organe des
Ohres in direkter Verbindung stehen, hat man seit langem schon die anatomische
Unterlage für die kombinierte Seitwärtswendung des Kopfes und der Augen
vermutet (vestibuläre Blickwender). Unter kritischer Würdigung der darüber
vorliegenden Literatur ist Edinger zu dem Schluß gekommen, daß die kombinierte Seitwärtswendung der Augen auf dem Wege des dorsalen Längsbündels

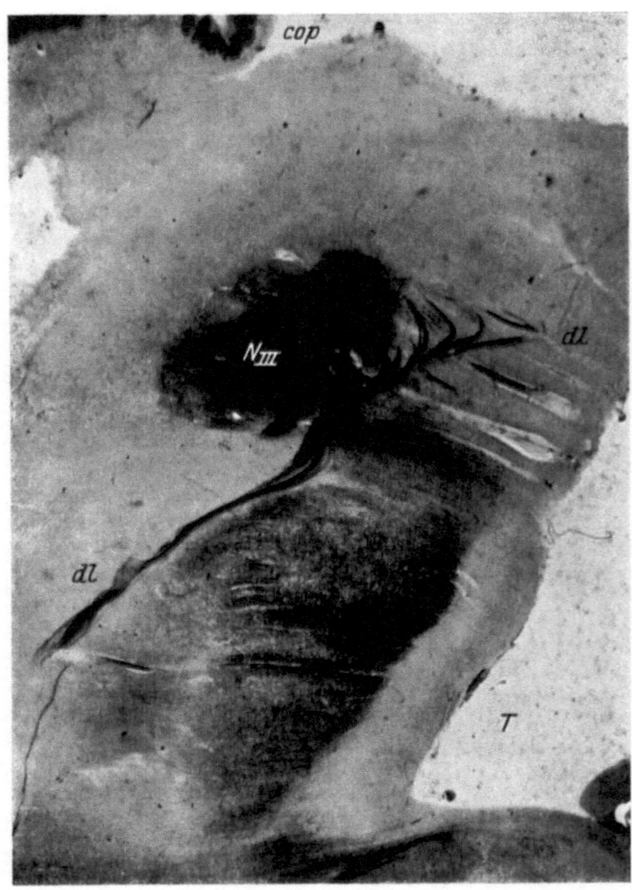

Abb. 70. Ausschnitt aus Abb. 69 in stärkerer Vergrößerung. Faserbeziehung des Oculomotoriuskernes (*N III*) zum dorsalen Längsbündel (*dl*).   *T* Fossa Tarini.   *cop* Commissura posterior.

bewirkt wird durch den Abducenskern und den gleichseitigen Oculomotoriuskern,
aus welchem gekreuzte Fasern für den Rectus internus der anderen Seite
entspringen. Druck und Reizung des dorsalen Längsbündels führt zu zwangs-
weiser seitlicher Ablenkung der Augen: der Kranke sieht seinen Herd an. Da
aber nach Reizen, die den Deitersschen Kern allein treffen, meist nur Nystagmus beobachtet wird, so ist es wahrscheinlich, daß für die kombinierte Kopf-
blickrichtung noch andere Anteile des dorsalen Längsbündels, vielleicht solche
aus dem Abducenskern, erforderlich sind.

C. Beziehungen zum Sympathicus.

Die Bezeichnungsweise „Sympathicus" bzw. „vegetatives oder autonomes Nervensystem" ist in der Literatur nicht eindeutig. Der Sinn muß in der Regel aus dem Zusammenhang erschlossen werden, da die Ausdrücke im weiteren und engeren Sinne Verwendung finden. *Der Sympathicus im weiteren Sinne* (auch vegetativ *und* autonom im weiteren Sinne) umfaßt die Gesamtheit aller Ganglienzellen und aller Nervenfasern, welche die glatte Muskulatur, das Herz und die Drüsen innervieren. Er heißt *vegetativ* im weiteren Sinne, weil durch dieses Nervensystem der richtige Ablauf der vegetativen, d. h. zur Unterhaltung des Lebens und der Fortpflanzung notwendigen Funktionen gewährleistet wird und *autonom* im weiteren Sinne wegen der Selbständigkeit seiner Funktionen gegenüber besonderen, anders gearteten Leistungen des zentralen, animalen oder somatischen Nervensystems (Gehirn und Rückenmark). Der Sympathicus im weiteren Sinne zerfällt in den *Sympathicus im engeren Sinne* (auch vegetativ im engeren Sinne) und den *Parasympathicus* (auch autonom im engeren Sinne). Die Ausdrücke Sympathicus und autonomes sowie vegetatives Nervensystem sind also nur im weiteren Sinne synonym, während der Sympathicus im engeren Sinne nur vegetativ und der Parasympathicus nur autonom ist.

Die anatomische Scheidung ist so, daß der Sympathicus im engeren Sinne, auch schlechthin „Sympathicus" genannt, nur im Rückenmark aus D_1 bis L_4 entspringt und durch den sog. Grenzstrang und seine Ganglien verläuft, der Parasympathicus aber bulbo-tektalen (cranialautonomes System) und sakralen Ursprungs (sakralautonomes System) ist. Vom Sympathicus im weiteren Sinne, also einschließlich des Parasympathicus gilt, daß seine Fasern auf dem Wege zur Peripherie noch eine Ganglienzelle durchlaufen, womit implicite gegeben ist, daß sie ihrem Organ nur in efferenter Richtung, also zentrifugal Erregungen übermitteln. Afferente, zentripetale sympathische Nervenfasern sind zwar vielfach vermutet, aber anatomisch noch nicht sichergestellt worden. Die präganglionären Fasern sind markhaltig, die postganglionären Fasern häufig marklos und haben, wenn sie markhaltig sind, eine überaus dünne Markscheide. Am Auge bedient der Parasympathicus den Sphincter pupillae iridis, der Sympathicus (im engeren Sinne) den Dilatator pupillae iridis, die Musculi tarsales superior et inferior und den Musculus orbitalis von MÜLLER.

1. Parasympathicus und Pupillenspiel.

Der Parasympathicus innerviert den Sphincter pupillae und wird dadurch zum funktionellen Antagonisten des Dilatator pupillae, welcher vom Sympathicus (im engeren Sinne) bedient wird. Diesem Antagonismus liegt aber keine reziproke Innervation in dem Sinne zugrunde, daß ein und derselbe Muskel durch gegensätzliche Reizung zur Verengerung und Erweiterung der Pupille führe, vielmehr sind in der Iris *zwei* Muskeln eingebettet, deren Anordnung und Verlauf aber derart ist, daß eine antagonistische Wirkung zustande kommt. Der hier zutage tretende Antagonismus zwischen Sympathicus (im engeren Sinne) und Parasympathicus ist nicht grundsätzlich und allgemein, sondern durchaus organbestimmt, was ja schon daraus erhellt, daß der Sympathicus (im engeren Sinne) einen ungeheuren Reichtum an Anastomosen besitzt und über den ganzen Körper ausgebreitet ist, während der Parasympathicus nur einzelne Organe versorgt. Auch ist zu beachten, daß der sympathische Grenzstrang nicht immer, wie das beim Auge der Fall ist, kontraktionshemmende Nerven führt, sondern an einzelne Organe z. B. an das Herz auch bewegungsfördernde Nerven abgibt. Der Parasympathicus bildet aber nun auch den zentrifugalen Schenkel des

Pupillarreflexbogens und erhält dadurch eine besondere Bedeutung für das klinische Bild der Pupillenstörungen, von denen infolge ihres diagnostischen Wertes die reflektorische Pupillenstarre besonders wichtig ist. „Wenn der Begriff der reinen Lichtstarre scharf gefaßt, wenn die völlige Intaktheit der Konvergenzreaktion in jedem Falle verlangt wird, dann wird das Symptom (Argyll Robertsonsches Phänomen) beinahe ausschließlich bei der Metasyphilis angetroffen" (Bumke). Ich selbst habe zur Erklärung dieser auffälligen Erscheinung auf die Möglichkeit von Gleichgewichtsstörungen in den Zirkulationsverhältnissen des zentralen Höhlengraues hingewiesen und dies in einer Abbildung auch zu veranschaulichen versucht (Angioarchitektonik S. 108, Abb. 74). Der Parasympathicus verläuft auf seinem Wege zum Sphincter pupillae großenteils im Nervus oculomotorius, und zwar muß er dort, aus der Art seiner Verletzbarkeit zu schließen, zentral gelegen sein. Diese Möglichkeit hierfür ist bereits in den Ursprungsverhältnissen aus dem Oculomotoriuskerngebiet gegeben. Die parasympathischen Fasern entspringen aus den Edinger-Westphalschen kleinzelligen Medialkernen (s. oben). Diese sind, wie alle Autoren bestätigen, anatomisch *unscharf* abgegrenzt, und zwar sowohl nach dem zentralen Höhlengrau hin als auch gegen das proximale Ende der seitlichen Hauptkerne des Oculomotorius zu. Die Ursprungsverhältnisse gestatten den parasympathischen Fasern von Anfang an eine axiale Lage im Nervus oculomotorius einzunehmen. Die parasympathischen Fasern folgen im Nervus oculomotorius alsdann dem Ast, der dem Musculus obliquus inferior zustrebt und verlassen diesen halbwegs als präganglionäre *Radix brevis (para-)sympathica,* um in das Ganglion ciliare einzutreten, wo sie unterbrochen werden. Durch das Ganglion ciliare hindurch verlaufen auch sympathische Fasern (im engeren Sinne), die mit den parasympathischen dann gemeinsam durch die *Nervi ciliares breves* das Ganglion verlassen und den Bulbus erreichen. In 16—20 feinen, mit dünnen Markscheiden umkleideten Ästchen durchsetzen die parasympathischen Fasern die Sklera und gelangen zum Musculus sphincter iridis. *Das Ganglion ciliare ist ein parasympathisches Ganglion,* sofern nur die präganglionär eintretenden parasympathischen Fasern hier unterbrochen werden, und die Ganglienzellen umspinnen, während die sympathischen Fasern, welche sich mit den neu im Ganglion ciliare entstehenden parasympathischen Fasern postganglionär mischen, glatt hindurchgehen[1]. Zur Vervollständigung des anatomischen Bildes vom Pupillarreflexbogen sei nun in Kürze auch noch des zuleitenden, zentripetalen Schenkels gedacht, der durchaus zum animalen, d. h. cerebrospinalen Nervensystem gehört.

Schon Gudden hat im Tractus opticus Fasern groben und feinen Kalibers unterschieden und die groben Fasern als *Pupillenfasern* angesprochen. Die groben Fasern sind im Tractus opticus in der Minderzahl. Winkler hat beim Eintritt des oberen Vierhügelarmes in den oberen Vierhügel die groben Fasern in der dorsalen, die feinen Fasern in der ventralen Etage angetroffen und hält es für wahrscheinlich, daß die groben Fasern die Pupillenfasern sind. Danach würden die Pupillenfasern also im oberen Vierhügelbindearm nach dem oberen Vierhügel verlaufen. Die Unversehrtheit der Pupillenreaktion auf Licht beim Tier nach Abtragung des oberen Vierhügeldaches bis auf die ventrale Wand des zentralen Höhlengraues am Aquaeductus Sylvii und entsprechende klinische Befunde beweisen, daß, wenn der obere Vierhügel überhaupt als primäre Endstätte der Pupillenfasern in Frage kommt, diese nur in den lateralen Abschnitten des oberen Vierhügels gelegen sein kann. Die Frage, ob vielleicht die Annahme

---

[1] Man vergleiche auch die Darstellung von Eisler in diesem Bande, S. 310, die in manchen Punkten abweicht. Die Herausgeber.

eines Pupillenzentrums im oberen Vierhügel ganz entbehrlich sei, hat noch andere Verlaufsmöglichkeiten erwägen lassen. Im Tractus opticus sind die Pupillenfasern noch sicher vorhanden, denn einseitige Durchtrennung desselben erzeugt hemianopische Pupillenstarre. Sie könnten dort aber über den ganzen Querschnitt verstreut sein und der klinisch zu beobachtende, isolierte Ausfall der Lichtreaktion bei Tractusschädigung einer elektiven Empfindlichkeit bzw. Widerstandsfähigkeit dieser Fasern entsprechen. Das ist aber nicht wahrscheinlich. Bei den Vögeln ist der Verlauf der Pupillenfasern in einem geschlossenen im Tractus opticus medial gelegenen Bündel experimentell erwiesen (NOLL). HENSCHEN (b) hat die Lage eines geschlossenen Pupillenfaserbündels beim Menschen dorsolateral im Tractus opticus angegeben (vgl. Abb. 8, S. 398).

Das Bestehen eines isolierten Verlaufes der Pupillenfasern überhaupt kann nicht zweifelhaft sein. Dafür beweisend ist schon allein der von WILBRAND mitgeteilte, einzigartige Fall von hemianopischer Pupillenstarre ohne Hemianopsie. Es fragt sich nur, ob die Isolierung pupillomotorischer Fasern von vornherein besteht und wenn nicht, wo sie beginnt. v. HESS und BEHR haben die Ansicht vertreten, daß die sensorisch-optischen und pupillo-motorischen Fasern im proximalen Abschnitt der Sehleitung identisch seien und frühestens im caudalen Abschnitt des Tractus opticus eine Entbündelung der Fasern zu Fibrillen stattfinde mit entsprechender getrennter Verlaufsrichtung zum äußeren Kniehöcker und oberen Vierhügel. Abgesehen aber von der Schwierigkeit, die Dissoziation der pupillo-motorischen und sensorischen Funktion bei Herden im Sehnerven aus dieser Theorie zu verstehen, kann man sich nicht vorstellen, daß die Bifurkation aller optischen Fasern, an welcher Stelle des Tractus opticus das nun auch sei, sich so unscheinbar vollziehen sollte, daß davon im Mikroskop gar nichts zu sehen wäre. Aber auch über den Weg, den die Pupillenfasern dann einschlagen, wenn man ihren Verlauf als sicher isoliert annehmen kann, bestehen noch abweichende Meinungen.

Da die Verletzung lateraler Abschnitte des äußeren Kniehöckers keine Pupillenstörungen zur Folge hat, müssen die Pupillenfasern entweder vor Eintritt in den äußeren Kniehöcker aus dem Tractus opticus bzw. der lateralen Kapsel des äußeren Kniehöckers medial oder mediodorsal ausbrechen, um auf bisher anatomisch noch nicht sicher gestelltem Verlauf durch den Thalamus zum oberen Vierhügel zu gelangen, und von hier, außen vom zentralen Höhlengrau bzw. in dessen äußersten Schichten, eine Fortsetzung zum EDINGER-WESTPHALschen Kern erfahren, oder aber die Pupillenfasern müßten von der basalen Markplatte des äußeren Kniehöckers aus dorsal im oberen Vierhügelarm bzw. im Stratum zonale des Thalamus verlaufen, um so den lateralen Abschnitt des oberen Vierhügels als vorläufige Endstätte zu erreichen. Geringere Wahrscheinlichkeit hat die ebenfalls erwogene Ansicht, daß die Pupillenfasern in dem sog. Tractus pedunculi transversus (siehe oben) enthalten sind, also aus dem oberen Vierhügelarm vor dessen Eintritt in den oberen Vierhügel abzweigen, oberflächlich ventralwärts ziehen, den Hirnschenkel durchbrechen und in die Nähe des roten Kernes gelangen, wo natürlich die Gelegenheit gegeben wäre, mit den sympathischen Zentren in Verbindung zu treten. Nun ist zwar der Tractus transversus auch beim Menschen schon von GUDDEN als vorhanden nachgewiesen und von WINKLER erneut dargestellt worden, aber erfahrungsgemäß variiert dieses Gebilde doch sehr stark, was eine Unstimmigkeit ergibt, mit einer so konstant vorhandenen Funktion, wie es die Lichtreaktion der Pupille ist. Es bestehen hier unzweifelhaft noch anatomische Unklarheiten. Ich selbst halte den Weg der Pupillenfasern durch den Thalamus für das Wahrscheinliche.

Schon DARKSCHEWITSCH hat die Ansicht vertreten, daß die Pupillenfasern nach ihrem Austritt aus dem Tractus opticus im Gebiete des äußeren Kniehöckers durch den Sehhügel hindurch zur Gegend der Zirbeldrüse ziehen, in der hinteren Kommissur die Mittellinie überschreiten und absteigend zum Sphincterkern gelangen. Die Verquickung dieser Auffassung mit der anderen, daß die Zirbeldrüse ein Zwischenganglion auf diesem Wege sei und der nach dem Entdecker benannte DARKSCHEWITSCHsche Kern, welcher intime Beziehungen zu dem dorsalen Längsbündel unterhält, ein zum Oculomotoriusgebiet gehöriger „oberer Oculomotoriuskern" und gleichzeitig das Zentrum des Sphincter pupillae sei, hat mit der Erkennung dieser Irrtümer die Aufmerksamkeit vom Verlauf der Pupillenfasern durch den Thalamus abgelenkt. Neuerdings hat aber nun LENZ an der Hand von BIELSCHOWSKY-Präparaten nach der Fibrillenmethode die Verhältnisse klarzustellen versucht und sich eine ähnliche Meinung gebildet.

Danach zweigt sich in den hintersten zentralsten Abschnitten des äußeren Kniehöckers von dessen innerer Kante eine Bahn ab, die anfangs von Zellen durchsetzt, welche dem Ganglion vorgelagert sind, medialwärts und nach oben strebt und von den letzten Ausläufern des Tractus opticus von unten her ziemlich reichlichen Zuzug erhält. Die so aus zwei Schenkeln entstehende, nunmehr recht breite Bahn schlägt die Richtung nach dem Sulcus lateralis des vorderen Vierhügels (zwischen diesem und dem Putamen gelegen) ein, den inneren Kniehöcker medialwärts und unten lassend, ohne an diesen Fasern abzugeben. Dieser geschlossene Faserzug entspricht dem vorderen Vierhügelarm. Eine Anzahl Fasern endet nunmehr im oberen Vierhügeldach. Ein, wenn auch verschmälerter, so doch geschlossener Faserzug läßt sich zusammenhängend weiter nach vorn verfolgen: Er verläuft nahe der Oberfläche ganz am vordersten Rande des Vierhügels in der Gegend der Commissura habenularum medianwärts in den dorsalen Teil der unter der letzteren gelegenen Commissura posterior hinein und tritt auf die andere Seite über. Vor Eintritt in die hintere Kommissur zweigen jedoch Fasern ab, die, auf derselben Seite bleibend, in den absteigenden Schenkel der hinteren Kommissur einstrahlen. Es findet somit eine partielle Kreuzung statt, deren gekreuzter Faseranteil größer ist. Ganz vorn kommt von oben her noch ein schmaler Faserzuzug aus dem Ganglion habenulae. Die hintere Kommissur setzt sich bekanntlich ohne scharfe Grenze nach hinten zu in das sog. tiefe Mark des vorderen Vierhügels fort, dessen Fasern einen ähnlichen bogenförmigen Verlauf über dem Aquaeductus Sylvii aufweisen, wie die eben beschriebenen. Die im dorsalen Teil der hinteren Kommissur auf die andere Seite übergehende Faserung verbindet sich mit der sich nicht kreuzenden Faserung dieser Seite und zieht nach entsprechender Umlagerung auf dem Ventrikel- bzw. Aquaeductwärts gelegenen Saum der hinteren Kommissur (vielleicht auch noch des oralsten Abschnittes des tiefen Markes) zum frontalen Abschnitt des Oculomotoriuskerngebietes. Die ganze Struktur der hinteren Kommissur deutet auf weitgehende Umgruppierung der Fasern in derselben hin. Die Faserung namentlich des inneren Saumes zielt direkt nach der Frontalspitze der großzelligen Seitenhauptkerne des Oculomotorius hin, während die weiter hinten gelegenen Faserzüge des tiefen Markes mehr und mehr nach unten außen strahlen. Die an der Innenkante der hinteren Kommissur gelegene Faserung liegt im weiteren medialwärts gerichteten Verlauf dem dorsalen Längsbündel unmittelbar auf. Sie stellt ein Maschenwerk dar, bei dem jedoch die allgemeine Quertendenz der Verlaufsrichtung zur Frontalspitze des gleichseitigen Seitenhauptkernes ganz unverkennbar ist. Vor Erreichen dieses Zieles sind in dieses Fasernetz ziemlich große, sehr hell gefärbte Ganglienzellen eingelagert, die mit dem Kern von DARKSCHEWITSCH identisch sind. Dieser Kern ist möglicherweise eine Schaltstation im weiteren Verlauf zur Frontalspitze des Seitenhauptkernes, welche die Faserung dann von lateral oben her in kontinuierlichem Zuge erreicht. Daß eine Schädigung dieser Schaltzellen Pupillenstörungen hervorrufen kann, ist danach verständlich (DARKSCHEWITSCH). Die topischen Beziehungen der als Sphincterkern anzusprechenden Frontalspitze der Seitenhauptkerne sind am ehesten an Frontalschnitten zu ermessen. Ganz vorn liegen dann die rein kleinzelligen Frontalpole der EDINGER-WESTPHALschen Kerne in Keilform mit der breiten Seite nach oben. In einer weiter distalwärts gelegenen Ebene dringt von hinten die Frontalspitze des großzelligen Seitenhauptkernes in den kleinzelligen EDINGER-WESTPHALschen Kern hinein und sprengt ein kleines ventrales Teilstück davon ab (Nucleus medialis anterior), das nach hinten zu ziemlich schnell aufhört und in Ausnahmefällen einmal fehlen kann. Aus dem restierenden oberen kleinzelligen Gebiet entwickeln sich die Kopfteile des EDINGER-WESTPHALschen Kernes. Die jederseitige Kerngruppe entfernt sich nun distalwärts mehr und mehr von der Mittellinie und läßt Raum für den Zentralkern PERLIAS. Die „Frontalspitze" vergrößert sich zu dem voluminösen Seitenhauptkerne. Die EDINGER-WESTPHALschen Kerne verkleinern sich dagegen in bekannter Weise zu einem kleinen, im oberen Abschnitt an der Mittellinie gelegenen Längsoval (Schwanzteil).

Diese Umklammerung der EDINGER-WESTPHALschen kleinzelligen Medialkerne durch die großzelligen Seitenhauptkerne verdrängt mehr und mehr die afferente Strahlung, welche schließlich ganz aufhört. Die Endigung in der als Sphincterkern sichergestellten Frontalspitze der beiden Seitenhauptkerne des Oculomotorius spricht nach LENZ dafür, daß in der beschriebenen Bahn die Pupillenreflexbahn enthalten ist. Der erste breite Abschnitt schließt wohl sicher noch Fasern anderer Bedeutung in sich, vielleicht auch peripherwärts leitende, wie die Abzweigung oberhalb des inneren Kniehöckers und die teilweise Endigung im vorderen Vierhügel vermuten läßt. Das Endstück von der letzteren Station ab dürfte aber nur Pupillenfasern enthalten. Die beiden Schenkel des Anfangsteiles der Bahn stammen aus dem äußeren Kniehöcker und dem Traktus. LENZ läßt es unentschieden, ob nur der Traktusschenkel Pupillarfasern zuführt.

Was sich klinisch vermutungsweise über die Pupillenbahn sagen läßt, hat LUTZ (a) in einem Schema übersichtlich zusammengestellt.

Bahn für:

Pupillenerweiterung	*Pupillenverengerung*
a) *Afferente:*	
1. Tastkörperchen,	Zapfen und Stäbchen ⎫
2. Spinalganglion,	Bipolare Zellen ⎬ Retina,
3. Kerne von GOLL und BURDACH,	Ganglienzellen ⎭
Sensible Kreuzung in Medulla oblongata	Nerv. opticus,
	Chiasma,
4. Zellen des Globus pallidus und des	Corpora quadrigemina anteriora.
LUYSschen Körpers.	
b) *Efferente:*	
5. Fasciculus bigeminalis (Fasern aus der	Fasc. tectobulbaris. (Fasern aus dem
Linsenkerngegend zum oberen Vier-	Vierhügelgebiet zum Oculomoto-
hügel) plus fasc. tectospinalis (Fasern	riuskern)
aus dem Vierhügelgebiet zum Rücken-	
mark).	
Kreuzung von MEYNERT:	
6. Centrum ciliospinale,	Nucleus oculomotorius,
7. Ganglion cervicale sup.,	Ganglion ciliare,
8. Musc. dilatator iridis.	Musc. sphincter iridis.

2. Der Sympathicus (im engeren Sinne) und die ihm zugeordnete glatte Augenmuskulatur.

Man wußte schon vor BUDGE, daß die Pupille sich verengt, wenn der Nervus sympathicus am Hals durchschnitten oder komprimiert wird und daß sie sich erweitert, wenn er gereizt wird (SERAFINO BIFFI 1846). BUDGEs Verdienst ist es aber, im Jahre 1855 erstmalig die Ursprungsverhältnisse der sympathischen Fasern für das Auge einwandfrei geklärt zu haben. „Ich kam nämlich", so sagt er selbst, „auf den Gedanken, Schritt für Schritt diesen Nerven zu verfolgen, bis ich an die Stelle gelangt sei, über welche hinaus keine Reizung mehr wirke; hier mußte sein Ursprung liegen". Er fand, daß dieses Nervenzentrum, welches die Erweiterung der Pupille beherrscht *(Centrum ciliospinale inferius)* hinter (unter) dem Abgang des 6. Halsnerven beginnt und vor (über) dem Abgang des dritten Brustnerven endigt. Seitdem ist der Grenzstrang, über den alle sympathischen Fasern laufen, vielfach auch hinsichtlich der oculopupillären Fasern durchforscht worden, so daß wir über den Verlauf gut unterrichtet sind. Im Halsabschnitt des Grenzstranges, der eine paarige Kette erbsengroßer Ganglien darstellt, die unter sich durch Rami internodiales und mit dem animalen, d. h. cerebrospinalen Nervensystem durch Rami communicantes verbunden sind, und im Zusammenhang beiderseits der Wirbelsäule sich von der Schädelbasis bis zum Steißbein erstrecken, im Halsteil dieses Grenzstranges also, Halssympathicus genannt, sind drei größere Ganglien eingelagert: das *Ganglion cervicale infimum,* welches bei den Säugern fast ausnahmslos mit benachbarten Brustganglien verschmilzt und wegen der dadurch bedingten Form auch *Ganglion stellatum* genannt wird, das stark variierende und wenn vorhanden etwas höher gelegene *Ganglion cervicale medium* und endlich das konstante *Ganglion cervicale supremum.* Vom Budgeschen Centrum ciliospinale, einer Zellsäule im seitlichen Abschnitt der grauen Vorderhörner des Rückenmarkes, ziehen die sympathischen Fasern durch die vorderen Wurzeln als Rami communicantes albi zum Halssympathicus und in diesem aufwärts zum Ganglion cervicale supremum, wo sie unterbrochen werden. Sie gelangen dann postganglionär teils direkt, teils, wie das de Kleijn, Socin und Burlet bei der Katze gezeigt haben, über das Mittelohr indirekt zum *Plexus caroticus internus.* Von hier aus laufen sie zum Teil über den Nervus ophthalmicus zum *Nervus nasociliaris,* mit dem sie in die Augenhöhle eintreten, um ihn als *Nervi ciliares longi* wieder zu verlassen und den Bulbus zu erreichen, zum Teil verlaufen sie über das Ganglion ciliare und finden ihren Weg durch die *Nervi ciliares breves* gemeinsam mit den postganglionären parasympathischen Fasern in das Augeninnere. Gemäß der vom Sympathicus (im engeren Sinne) versorgten glatten Muskulatur, nämlich des Musculus dilatator pupillae, der Musculi tarsales superior et inferior, sowie des Musculus orbitalis entsteht bei Lähmung des Halssympathicus am Auge der Hornersche Symptomenkomplex: paralytische Miosis, sympathische Ptosis und sympathischer Enophthalmus, abgesehen von flüchtigen vaskulären Erscheinungen im Frühstadium und gelegentlich spät auftretenden trophischen Störungen wie Abnahme des intraokularen Druckes, Depigmentierung der Iris, Tränenträufeln. Was die Beteiligung des Musculus dilatator pupillae an den Pupillenstörungen angeht, so hat die sog. „Halsmarkhypothese", die vor einigen Jahrzehnten die Forschung auf das lebhafteste interessierte und nach welcher die Möglichkeit einer spinalen Entstehung der reflektorischen Pupillenstarre bestehen sollte, nur noch historische Bedeutung, da sich durch die Nachprüfung erweisen ließ, daß bei Unterbrechung des Halssympathicus im Tierversuch, ja selbst bei Abtrennung des gesamten Rückenmarkes vom Nachhirn die Reaktion der Pupille auf Lichteinfall erhalten bleibt. Auch beim Menschen kann man sich in Fällen von Sympathicusparese davon überzeugen, daß beide Pupillen, trotz bestehender Anisokorie, auf Licht noch reagieren. Auf die individuell offenbar stark variierenden Anastomosen zwischen dem animalen und vegetativenNervensystem geht der Wechsel der Symptome bei Sympathicusstörungen und die rasch dafür eintretende Ersatzleistung zurück, so wie die Möglichkeit, eine sympathische Wirkung an der Pupille von den verschiedensten Örtlichkeiten des Körpers aus hervorzurufen. Die Pupille ist aber insofern ein besonders empfindliches Reagens, als Pupillenstörungen das einzige Symptom einer Gehirnkrankheit sein können. Alle anderen Sympathicuserscheinungen schwinden um so eher, d. h. sind ausgleichbar, je mehr zentralwärts die Läsion gelegen ist.

Im Zwischenhirn stellt nach Karplus und Kreidl, sowie neuerlichen Untersuchungen von Lewy das Corpus subthalamicum (Luysscher Körper) ein übergeordnetes Zentrum für die sympathische Innervation der glatten Muskulatur des Auges dar. Dieses Zentrum erhält Anregungen von der Hirnrinde, wofür die anatomischen Wege allerdings noch völlig unbekannt sind. Aber Rindenreize können zweifelsohne Sympathicuswirkungen am Auge auslösen. Hierher gehören die sog. Psychoreflexe der Pupille. So werden Schreck und Angst sowie sexuelle Erregung von Erweiterung der Pupille begleitet und geeignete Versuchspersonen vermögen durch lebhafte Vorstellung der Dunkelheit eine Erweiterung der Pupille willkürlich hervorzurufen (Ideomotorische Mydriasis). Die Übertragung des sympathischen Schmerzreflexes auf das Auge geht jedoch anscheinend nicht über die Hirnrinde, da nach Karplus und Kreidl die typische Pupillenerweiterung auch nach Entfernung der Großhirnrinde beim Tier auf Ischiadicusreizung noch eintritt.

D. Beziehungen zum Rückenmark.

Die nervösen Verbindungen des Sehorgans mit dem Rückenmark sind durchaus indirekte. Daraus folgt die Schwierigkeit ihres anatomischen Nachweises, und in der Tat ist darüber noch wenig bekannt. Was wir wissen sind Schlüsse, die aus dem beobachteten Funktionszusammenhang gezogen worden sind. Am besten kennen wir noch den Verlauf der aus dem Centrum ciliospinale entspringenden Sympathicusfasern, welche unter Umgehung der primär optischen Zentren auf dem Wege der glatten Muskulatur sich des Auges als eines Erfolgsorganes bedienen. Weit wichtiger sind aber nun die Beziehungen, welche das Sehorgan über die Großhirnrinde hinweg zum Rückenmarke unterhält und dadurch eine dominierende Stellung im gesamten Bewegungsapparat einnimmt. Die beste Einsicht in die hier vorliegenden komplizierten Verhältnisse hat bisher die vergleichende Anatomie gewährt. ELLIOT SMITH verdanken wir eine verdienstvolle Arbeit über „Vision and evolution", in welcher er die entwicklungsgeschichtliche Bedeutung des Sehvorganges für Gehirn und Rückenmark und damit für den gesamten Bewegungsapparat des Menschen würdigt. Der von ihm eingeschlagene Gedankengang ist folgender. Die Hirnrinde wurde aus dem Teil des Gehirns entwickelt, der ursprünglich Empfangszentrum für Geruchseindrücke war und das Werkzeug für die Befähigung des Geruchssinnes, das Verhalten des Tieres entscheidend zu beeinflussen. Als einzige von allen sensorischen Bahnen erreichen die, welche Reize vom Geruchsorgan zuführen, die Hirnrinde direkt, also ohne durch den Thalamus bzw. die innere Kapsel hindurchzugehen. Vom physiologischen Standpunkt aus nimmt deshalb der Geruchssinn eine einzigartige Stellung ein. Er stellt den Keim aller höheren Kräfte dar, oder besser gesagt, die Kittsubstanz für die Elemente, aus denen heraus sich die Vermögen der Hirnrinde als dem Aufbewahrungsort der Eindrücke vergangener Erfahrungen und dem Organ der Unterscheidung und Wahrnehmung von Raum und Zeit entwickelten. Es ist bemerkenswert, daß der Geruchssinn mit Gefühlsqualitäten einhergeht, die dem Sehen und Hören nicht in gleicher Weise anhaften. Gleichwohl erscheint frühzeitig schon *der Gesichtssinn* an den Geruchssinn gekoppelt. Das Tier wird durch den Geruch auf Nahrungsquellen aufmerksam, umkreist diese, bis sie in den Bereich des Gesichtes gelangen. Das Sehen gewinnt nunmehr unvergleichliche Bedeutung für die Einstellung von Bewegungen und kürzt diese zweckmäßig ab. Das Gesicht ist ein hervorragend informatorischer Sinn, der letzten Endes das Übergewicht gewinnt. Bei allen Wirbeltieren, die Säuger ausgenommen, wo sich das Sehen im Mittelhirn abspielen muß, führt das notgedrungen zu einer Verkümmerung des Riechhirns. Die Gewinnung von Muskelgeschicklichkeit ist gebunden an das Gesicht. Die Bewegung ist aber das wichtigste Ausdrucksmittel und führt zur Sprache. Mit den Augen sind Gedanken und Absichten zu erraten. Die Entwicklung der Gebärden- und Lautsprache liegt in der gleichen Richtung, so daß das Gesicht zum Ausgangspunkt der Intelligenzentwicklung wird. Im hochentwickelten Säugergehirn spielt das Auge eine große Rolle bei den Rindenstellreflexen. Die menschliche Hand ist von primitiver Struktur und offenbar der Entstellung durch eine Anpassung, wie z. B. bei Raub- und Huftieren, entgangen. Deshalb war das Gehirn imstande, die undifferenzierte Grundgestalt der Hand für eine endlose Reihe neuer Zwecke zu verwerten. Ein Effekt dieser unverbrauchten Plastizität der Extremitätenanlagen ist der aufrechte Gang. Nunmehr gewinnen die Stellreflexe, die in den Bogengängen des Ohres, der Tiefensensibilität des Nackens, der Sensibilität der Fußsohlen und der Seitenflächen des Rumpfes ihre peripheren Regulatoren haben, eine besondere Bedeutung. Während sie noch über den Hirnstamm laufen, ersteht ihnen aus der optischen Kontrolle in der Hirnrinde ein neues Zentrum. Das ist selbstverständlich von größter Bedeutung für die Verfeinerung der Geschicklichkeitsbewegungen mit den Händen. In der Kooperation der beiden Augen ist die Konvergenzstellung und -bewegung ein Späterwerb. Die hohe Entwicklung des Gesichtssinnes, welche durch das rezeptive Gebiet für Gesichtseindrücke in der Rinde repräsentiert wird, wird zum trennenden Merkmal zwischen Primaten und Säugern. Die präfrontalen Hirnteile sind ein dominierendes Organ für die Augen im Verein mit den Geschicklichkeitsbewegungen. Qualitativ ist im Gehirnbau des Affen alles bereits vorgesehen, was wir beim Menschen antreffen.

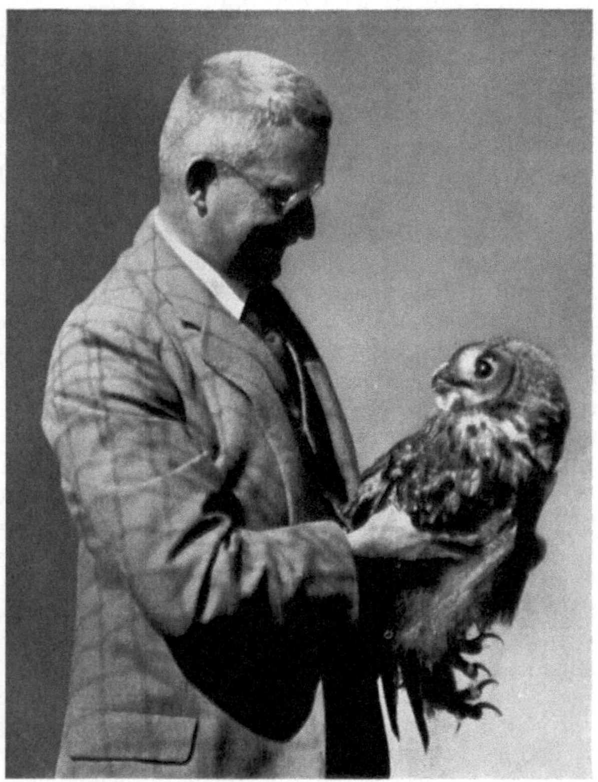

Abb. 71. Die Eule hat als Ersatzfunktion für die freie Beweglichkeit der Bulbi die Möglichkeit, den Kopf um 180° zu drehen. Demzufolge blickt der Uhu auf dem Bilde die ihn festhaltende Person an, obwohl die Bauchseite des Tieres, an der Pfotenstellung kenntlich, ihr abgekehrt ist. (Nach C. Pfeiffer, Göppingen.)

Der Unterschied besteht lediglich in dem relativen Wachstum bestimmter Gehirnteile. So wird die Größe des Scheitelhirns beim Menschen 10 mal größer geschätzt als beim Gorilla. Die Entstehung der Willkürbewegungen hat zur Voraussetzung, daß eine fixierte Stellung aufgegeben werden kann, um eine neue einzunehmen. Hier sind die cortico-cerebellaren Verbindungen von Bedeutung. Für die freie Beweglichkeit der Augen ist die Entstehung der Macula wichtig. Die Frontalstellung der Augen ist dafür eine Voraussetzung. Tarsius · und selbst die Eule haben als Ersatzfunktion für die freie Beweglichkeit der Bulbi die Möglichkeit, den Kopf um 180° zu drehen, ohne die Stellung des Körpers sonst zu ändern (Abb. 71). Tarsius (Gespenstmaki[1]) hat noch keine Macula,

---

[1] Die Tarsiiden (Familie der Halbaffen) ähneln in ihrer äußeren Gestalt den Haselmäusen, in ihrer Bewegung den Eichhörnchen. Nachttiere mit riesigen Augen. Sundainseln.

aber andeutungsweise eine Veränderung in der Struktur der Netzhaut, die der späteren Macula entspricht. Man findet eine Vermehrung der Sehelemente und eine Anhäufung von Nervenzellen, aber eine Fovea existiert ebensowenig, wie konjugierte Augenbewegungen vorhanden sind. Wieweit Tarsius dadurch hinter den Affen zurückbleibt, versucht SMITH an dem Beispiel zu erläutern, daß Tarsius beim Sprung von Ast zu Ast sein Junges nicht festhält, sondern das Jungtier aus eigener Kraft am Pelz der Mutter haften läßt. Das ist bei keinem Affen mehr der Fall und hängt anscheinend mit der besseren Beweglichkeit der Augen zusammen. So hat auch beim Menschen der aufrechte Gang nicht so sehr seinen Grund in der Befreiung der Hände als in dem Erwerb einer wachsenden Kontrolle der Hirnrinde über die Regulierung der Körperstellung durch das Auge.

In der gleichen Richtung liegen auch die Forschungsergebnisse, die uns MAGNUS und seine Schule über die „Körperstellung" vermittelt hat. „Wenn eine Katze in der Mitte des Zimmers steht und seitwärts an der Wand eine Maus läuft, so wird das Tier alsbald mit dem Kopfe eine Wendung in der Richtung des gehörten Geräusches (bzw. des im indirekten Sehen auftauchenden Gesichtseindruckes) ausführen. Die Folge hiervon ist eine Tonuszunahme derjenigen Extremitäten, nach welcher die Schnauze des Tieres gewendet wird. Durch die Kopfwendung findet eine starke Verlagerung des Schwerpunktes in der Richtung des gewendeten Kopfes statt. Trotzdem fällt das Tier nicht um, weil durch die Zunahme des Strecktonus in dem gleichseitigen Vorderbeine dieses jetzt imstande ist, die durch die Schwerpunktsverlagerung veranlaßte Belastungsvermehrung zu ertragen. Es hat sich nun weiter herausgestellt, daß, wenn das Tier im Anschluß hieran anfängt zu laufen, das entlastete Bein den ersten Schritt macht. Durch den von der Seite kommenden akustischen (bzw. optischen) Reiz ist also 1. die Kopfbewegung, 2. die veränderte Spannungsverteilung bewirkt worden, welche sich der Verlagerung des Schwerpunktes anpaßt, und 3. die Extremitätenmuskulatur in die nötige Bereitschaft versetzt worden zum Lauf oder Sprung." Die von den Telerezeptoren Nase, Ohr und Auge aufgenommenen Reize lösen also Kopfbewegungen aus, welche ihrerseits wieder die zugehörigen Haltungen des Gesamtkörpers veranlassen und die Vorbedingungen schaffen für die an die Sinnesleistungen sich anschließenden Körperbewegungen. Die Besonderheit der optischen Stellreflexe für die Körperhaltung geht aus einem weiteren von MAGNUS mitgeteilten Beispiel hervor. Unmittelbar nach der Exstirpation beider Labyrinthe halten Tiere mit frontal gestellten Augen, also Hunde, Katzen, Affen, den Kopf völlig desorientiert in allen beliebigen Lagen im Raume. Nach einigen Tagen aber schon benützen die Tiere ihre Augen zur Orientierung und kehren zur Normalstellung ihres Kopfes zurück. Daß es sich hierbei wirklich um optische Stellreflexe handelt, geht daraus hervor, daß nach Anlegen einer Kopfkappe das Vermögen der Normalstellung des Kopfes sofort schwindet. Die optischen Stellreflexe wirken zunächst auf den Kopf, woran sich dann Halsstellreflexe schließen, welche ihrerseits den Körper in die richtige Lage bringen. Der Tierkörper nimmt also ganz automatisch eine Grundstellung wieder ein, die zur Ausgangsstellung neuer Willkür- und Reflexbewegungen wird. Dabei spielt der selbstregulierende Einfluß des binokularen Einfachsehens eine nicht geringe Rolle. Den Wert kompensatorischer Augenbewegungen und optischer Kontrolle der Bewegungen sehen wir auch unter pathologischen Bedingungen beim Menschen, wovon der gestörte Gang im Dunkeln beim Tabiker nur ein Beispiel ist. Wir sind weit davon entfernt, die feineren anatomischen Beziehungen zu kennen, welche der Eingliederung des Sehorganes in die Gesamtheit des Bewegungsapparates zugrunde liegen. Wir können den bisherigen Ergebnissen nur die Gewißheit einer sehr komplizierten anatomischen Anordnung entnehmen und stehen in Erwartung näherer Aufschlüsse darüber.

Literatur:

Alouf, J.: Die vergleichende Cytoarchitektonik der Area striata. J. Psychol. u. Neur. **38**, 5 (1929).

Bach, Ludwig: Zur Lehre von den Augenmuskellähmungen und den Störungen der Pupillenbewegung. Graefes Arch. **47**, 339 und 551 (1899). — Bárány, R.: La bipartition de la couche interne des grains est-elle l'expression anatomique de la représentation isolée des champs visuels monoculaires dans l'écorce cérébrale? Trav. Labor. Biol. Univ. Madrid **22**, H. 3/4, 359 (1924). — Bartels, M.: (a) Abducens-, Trochlearis- und Oculomotoriuskerne, die nicht Augenbewegungen dienen. Ber. 43. Verslg. dtsch. ophthalm. Ges. Jena **1922**, 6. (b) Binokularsehen und Sehnervenkreuzung. Z. Augenheilk. **56**, 346 (1925). — Behr, K.: Die Lehre von den Pupillenbewegungen. Graefe-Saemischs Handbuch der gesamten Augenheilkunde. 2. Aufl. Die Untersuchungsmethoden Bd. 2. 1924. — Berger, H.: Experimentelle Untersuchungen über die von der Sehsphäre aus ausgelösten Augenbewegungen. Mschr. Psychiatr. **9**, 185 (1901). — Bernheimer: Die Wurzelgebiete der Augennerven, ihre Verbindungen und ihr Anschluß an die Hirnrinde. Graefe-Saemischs Handbuch der Augenheilkunde 2. Aufl. Bd. 1. Leipzig 1910. — Best, F.: Zur Theorie der Hemianopsie und der höheren Sehzentren. Graefes Arch. **100**, H. 1/2, 19 (1919). — Brodmann, K.: Neue Forschungsergebnisse der Großhirnrindenanatomie mit besonderer Berücksichtigung anthropologischer Fragen. Verh. 85. Verslg dtsch. Naturforsch. Wien **1909**. — Brouwer, B.: (a) Über die Sehstrahlung des Menschen. Mschr. Psychiatr. **41**, H. 3, 129 (1917). (b) Klinisch-anatomische Untersuchungen über den Oculomotoriuskern. Nederl. Tijdschr. Geneesk. **61** (I), 1162 (1917). (c) Experimentell-anatomische Untersuchungen über die Projektion der Retina auf die primären Opticuszentren. Schweiz. Arch. Neur. **13**, H. 1/2, 118—137 (1923). — Brouwer, B. und W. P. C. Zeeman: (a) Experimental anatomical investigations concerning the projection of the retina on the primary optic centres in apes. J. of Neur. **6**, Nr 21, 1—10 (1925). (b) The Projection of the Retina in the primary optic Neuron in Monkeys. Brain **49** I (1926). — Bumke, O. und W. Trendelenburg: Beiträge zur Kenntnis der Pupillarreflexbahnen. Klin. Mbl. Augenheilk. **2**, 145—156 (1911).

Chasan, Beatrysa: Zur Frage der Cytoarchitektonik] der Area striata (Rinde vom Calcarinatypus) in ihren Beziehungen zur zentralen optischen Leitung. (Hirnanat. Inst. Univ. Zürich.) Schweiz. Arch. Neur. **21**, H. 2, 283—320 (1927). — Cobb, Stanley: On the Application of Micrometry to the Study of the Area Striata. J. Psychol. u. Neur. **31**, 261 (1925). — Cramer, A.: Beitrag zur Kenntnis der Opticuskreuzung im Chiasma und des Verhaltens der optischen Zentren bei einseitiger Bulbusatrophie. Anat. H. I **10**, 417 (1898). — Cushing, H.: Distortions of the visual fields in cases of brain tumor (sixth Paper). The field defects produced by temporal lobe lesions. Brain **44**, 342 (1921).

Darkschewitsch, L.: Über die Pupillenfasern des Tractus opticus. Wratsch 1886, Nr 43. Russisch. Ref. Neurol. Zbl. **6**, 36 (1887).

Economo, C. v. und G. N. Koskinas: Die Cytoarchitektonik der Hirnrinde des erwachsenen Menschen. Wien und Berlin: Julius Springer 1925. — Edinger, L.: Vorlesungen über den Bau der nervösen Zentralorgane des Menschen und der Tiere Bd. 221. Leipzig: F. C. W. Vogel 1911.

Flechsig, P.: Meine myelogenetische Hirnlehre. Berlin: Julius Springer 1927.

Ganser, S.: Über die periphere und zentrale Anordnung der Sehnervenfasern. Arch. f. Psychiatr. **13**, 341 (1882). — Gudden, v.: (a) Über einen bisher nicht beschriebenen Nervenfaserstrang im Gehirn der Säugetiere und des Menschen. Arch. f. Psychiatr. **2**, 364. (b) Experimentaluntersuchungen über das peripherische und zentrale Nervensystem. Arch. f. Psychiatr. **2**, 639.

Held, H.: Der Ursprung des tiefen Markes der Vierhügelregion. Neur. Zbl. 1890, Nr 16, 481. — Henschen, S. E.: (a) Klinische und anatomische Beiträge zur Pathologie des Gehirns. Bd. 1—7. 1892—1922. (b) Zentrale Sehstörungen. M. Lewandowskys Handbuch der Neurologie Bd. I. S. 891. Berlin: Julius Springer 1910. (c) 40jähriger Kampf um das Sehzentrum und seine Bedeutung für die Hirnforschung. Z. Neur. **87**, H. 4/5, 505 (1923). (d) Mémoire sur la base anatomique de la vision mono- et binoculaire. Remarques critiques à propos de la nouvelle hypothèse de R. Bárány. Trav. Labor. Biol. Univ. Madrid **23**, H. 3, 217 (1925). (e) Zur Anatomie der Sehbahn und des Sehzentrums. Graefes Arch. **117**, H. 3, 403 (1926). (f) Die Vertretung der beiden Augen in der Sehbahn und in der Sehrinde. I. Die Vertretung der beiden Augen im Corpus geniculatum externum. Graefes Arch. **117**, H. 3, 419 (1926). (g) Zu der Entdeckung des Sehzentrums. Bemerkung zu der Erwiderung von Prof. Lenz auf die Arbeit Henschens: „40jähriger Kampf". Z. Neur. **102**, H. 3/4, 368 (1926). — Holmes, Gordon: The Montgomery Lectures in Ophthalmology. Lecture I. The cortical Localization of Vision. Brit. med. J. **2**, 193 (1919).

KAPPERS, ARIËNS: (a) Vergleichende Anatomie des Nervensystems der Wirbeltiere und des Menschen. Haarlem 1920. (b) On structural laws in the nervous system: The principles of neurobiotaxis. Brain 44 I, 125 (1921). — KARPLUS, I. P. und A. KREIDL: Gehirn und Sympathicus. Pflügers Arch. 135, 401 (1910). — KLEIST, K.: (a) Gehirnpathologische und gehirnlokalisatorische Ergebnisse, vornehmlich auf Grund von Kriegshirnverletzungen. Festschrift für W. BECHTEREW 211. Leningrad 1926. (b) Die einzeläugigen Gesichtsfelder und ihre Vertretung in den beiden Lagen der verdoppelten inneren Körnerschicht der Sehrinde. Klin. Wschr. 5, Nr 1 (1926). — KOELLIKER, A. v.: Handbuch der Gewebelehre des Menschen. Leipzig 1896. — KÖRNYEY, STEFAN: Zur vergleichenden Morphologie des lateralen Kniehöckers der Säugetiere. Arb. neur. Inst. Wien 30, 93 (1927). — KRAUSE, F.: Die Sehbahn in chirurgischer Beziehung und die faradische Reizung des Sehzentrums. Arch. klin. Chir. 133, 443—448 u. 41 (1924).

LANDAU, E.: (a) Zur vergleichenden Anatomie des Hinterhauptlappens. Fol. neurobiol. 9, 726 (1915). (b) Anatomie des Großhirns, formanalytische Untersuchungen. Bern: Bircher 1923. — LE GROS CLARK, W. E.: (a) The visual cortex of primates. J. of Anat. 59, 350 (1925). (b) The mammalian oculomotor nucleus. J. of Anat. 60, Nr 4, 426 (1926). — LENZ, G.: (a) Die Sehsphäre bei Mißbildungen des Auges. Graefes Arch. 108, H. 1/2, 101—125 (1922). (b) Untersuchungen über das Kerngebiet des Oculomotorius. Ber. Vers. dtsch. ophthalm. Ges. Heidelberg 1924, 105. (c) Über akut auftretende bzw. transitorische Pupillenstörungen. Ber. 45. Verslg dtsch. ophthalm. Ges. Heidelberg 1926, 119. (d) Untersuchungen über die intracerebrale Bahn des Pupillarreflexes. Ber. 46. Verslg dtsch. ophthalm. Ges. Heidelberg 1927, 140. (e) Untersuchungen über die anatomische Grundlage von Pupillenstörungen, insbesondere der reflektorischen Pupillenstarre. Ber. 47. Verslg dtsch. ophthalm. Ges. Heidelberg 1928, S. 234. (f) Ergebnisse der Sehsphärenforschung. Zbl. Ophthalm. 17, H. 1. — LEVINSOHN, G.: (a) Experimentelle Untersuchungen über die Beziehungen des vorderen Vierhügels zum Lichtreflex. Graefes Arch. 1909, 367 und Klin. Mbl. Augenheilk. 1909, 537. (b) Auge und Nervensystem. Wiesbaden: J. F. Bergmann 1920. — LUTZ, A.: (a) Über einen Fall von gekreuzter Hemiplegie (MILLARD-GUBLER) nebst einigen Bemerkungen über den Verlauf der pupillenerweiternden und der vestibulo-okularen Fasern im Hirnstamme. Klin. Mbl. Augenheilk. 66, 669 (1921). (b) Über die Bahnen der Blickwendung und deren Dissoziierung. Klin. Mbl. Augenheilk. 70, 213 (1923). (c) Über doppelseitige Ophthalmoplegia internuclearis. Graefes Arch. 118, H. 3, 470 (1927).

MAGNUS, R.: Körperstellung. Experimentell-physiologische Untersuchungen über die einzelnen bei der Körperstellung in Tätigkeit tretenden Reflexe, über ihr Zusammenwirken und ihre Störungen. Monographien Physiol. 6. Berlin: Julius Springer 1924. — MINKOWSKI, M.: (a) Experimentelle Untersuchungen über die Beziehungen der Großhirnrinde und der Netzhaut zu den primären optischen Zentren, besonders zum Corpus geniculatum externum. Aus dem Hirnanatomischen Institut der Universität Zürich. Wiesbaden: J. F. Bergmann 1913. (b) Über den Verlauf der Sehnervenfasern. Schweiz. Arch. Neur. 6 u. 7. (c) Über den Verlauf, die Endigung und die zentrale Repräsentation von gekreuzten und ungekreuzten Sehnervenfasern bei einigen Säugetieren und beim Menschen. Aus dem Hirnanatomischen Institut der Universität in Zürich. Schweiz. Arch. Neur. 6, H. 2, 201 u. 7, H. 2, 268 (1920). — MONAKOW, C. v.: (a) Gehirnpathologie. 2. Aufl. Wien: Alfred Hölder 1905. (b) Die Lokalisation im Großhirn und der Abbau der Funktion durch corticale Herde. Wiesbaden: J. F. Bergmann 1914. — MÜLLER, L. R.: Die Lebensnerven. 2. Aufl. Berlin: Julius Springer 1924.

NISSL v. MAYENDORF, E.: Über den Ursprung und Verlauf der basalen Züge des unteren Längsbündels. Arch. f. Psychiatr. 61, H. 2. — NOLL, A.: Zur Kenntnis des Verlaufes der Pupillenfasern beim Vogel. Pflügers Arch. 196, 629 (1922).

PFEIFER, R. A.: (a) Myelogenetisch-anatomische Untersuchungen über das corticale Ende der Hörleitung. Abh. math.-physik. Kl. sächs. Akad. Wiss. 37. Leipzig 1920. (b) Die anatomische Darstellung des zentralen Abschnittes der Sehleitung. Ber. 44. Zusammenkunft dtsch. ophthalm. Ges. Heidelberg 1924. (c) Myelogenetisch-anatomische Untersuchungen über den zentralen Abschnitt der Sehleitung. Monographien aus dem Gesamtgebiet der Neurologie und Psychiatrie. Herausgegeben von Foerster und Wilmanns Bd. 43. Berlin 1925. (d) Die Angioarchitektonik der Großhirnrinde. Berlin: Julius Springer 1928. (e) Grundlegende Untersuchungen über die Angioarchitektonik des menschlichen Gehirns. Berlin: Julius Springer 1929. — PFEIFFER, C., Uhuschutzfarm in der Schwäbischen Alb. Zeitschr. „Uhu", Jan. 1927, Heft 4. — PICK, A. und I. HERRENHEISER: Untersuchungen über die topographischen Beziehungen zwischen Retina, Opticus und gekreuztem Tractus opticus beim Kaninchen. Nova Acta Leop.-Carol. dtsch. Akad. Naturforsch. Halle 46 (1895). — POLJAK, S.: (a) Die Verbindungen der Area striata (intrahemisphaerale, commissurale, palliodiencephalische, palliotektale Fasern) bei der Katze und deren funktionelle Bedeutung. Z. Neur. 100, H. 4/5, 545 (1926). (b) An experimental Study of the association callosal, and Projection Fibers of the cerebral Cortex of the Cat. The J. comp. Neur. 44, Nr 2, 197

(1927). — Probst, M.: Über den Verlauf der Sehnervenfasern und deren Endigung im Zwischen- und Mittelhirn. Mschr. Psychiatr. **8**, 165 (1900). — Putnam, Tracy Jackson: (a) Studies on the Central Visual System. II. A comparative Study of the form of the geniculo-striate visual System of Mammals. Arch. of Neur. **16**, 285 (1926). (b) Studies on the Central Visual Connections. III. The general Relationships between the external geniculate body, optic Radiation and visual Cortex in Man: Report of two Cases. Arch. Neur. **16**, 566 (1926). (c) Studies on the Central Visual System. IV. The Details of the Organization of the geniculo-striate System in Man. Arch. of Neur. **16**, 683 (1926). — Putnam, Tracy Jackson and Irmarita Kellers Putnam: Studies on the Central Visual System. I. The anatomic Projection of the retinal Quadrants on the Striata Cortex of the Rabbit. Arch. of Neur. **16**, 1—20 (1926).

Ramon y Cajal, S.: (a) Beitrag zum Studium der Medulla oblongata, des Kleinhirns und des Ursprungs der Gehirnnerven. Deutsche vom Verf. erweiterte Ausgabe besorgt von Johannes Bresler. Leipzig: Joh. Ambrosius Barth 1896. (b) Die Struktur des Chiasma opticum nebst einer allgemeinen Theorie der Kreuzung der Nervenbahnen. Leipzig: Joh. Ambrosius Barth 1899. (c) Studien über die Hirnrinde des Menschen. 1. Heft: Die Sehrinde. Aus dem Spanischen übersetzt von Dr. J. Bresler. Leipzig: Joh. Ambrosius Barth 1900. (d) Studien über die Sehrinde der Katze. J. Psychol. u. Neur. **29**, 161 (1922). — Riese, W.: Über anatomische und funktionelle Differenzen im optischen System. (I. Über die optischen Endigungen der Wassersäuger. II. Über die Strukturdifferenzen innerhalb der retinalen Hirnschicht.) J. Psychol. u. Neur. **32**, 281 (1926). — Rönne, Henning: (a) Über die Bedeutung der macularen Aussparung im hemianopischen Gesichtsfelde. Mbl. Augenheilk. **49**, 289 (1911). (b) Die anatomische Projektion der Macula im Corpus geniculatum externum. Z. Neur. **21**, 469 (1914). (c) Über Quadranthemianopsie und die Lage der Maculafasern in der occipitalen Sehbahn. Klin. Mbl. Augenheilk. **63**, 358 (1919).

Sachs, Heinr.: Das Gehirn des Foersterschen „Rindenblinden". Arb. psychiatr. Klin. Breslau **1895**, H. 2, 55. — Schaeffer, J. P.: Some points in the regional anatomy of the optic pathway, with especial reference to tumors of the hypophysis cerebri and resulting ocular changes. Anat. Rec. **28**, Nr 4, 243 (1924). — Scheerer, Richard: Beitrag zur Frage der sog. abirrenden Sehnervenfasern. Klin. Mbl. Augenheilk. **71**, 674 (1923). — Schlagenhaufer, F.: Anatomische Beiträge zum Faserverlauf in den Sehnervenbahnen und Beitrag zur tabischen Sehnervenatrophie. Arb. Obersteinerschen Inst. Univ. Wien. Bd. 5. 1897. — Smith, G. Elliot: Vision and evolution. West Lond. med. J. **31**, Nr 3, 97—117 (1926). — Spalteholz, W.: Handatlas der Anatomie des Menschen Bd. 3, S. 674. Leipzig: S. Hirzel 1913. — Stauffenberg, W. Freih. von: Über Seelenblindheit. Arb. hirnanat. Inst. Zürich **1914**, H. 8. — Stengel, E.: Vergleichend-anatomische Studien über die Kerne an der hinteren Commissur und im Ursprungsgebiete des hinteren Längsbündels. Arb. neur. Inst. Wien **26**, H. 2/3, 419 (1924).

Tsuchida, U.: Über die Ursprungskerne der Augenbewegungsnerven und über die mit diesen in Beziehung stehenden Bahnen im Mittel- und Zwischenhirn. Arb. hirnanat. Inst. Zürich **1906**, H. 2, 1.

Valkenburg, C. T. van: (a) Experimental and Pathologico-Anatomical Researches on the Corpus callosum. Brain. **36** II, 119 (1913). (b) Bemerkung zu Dr. S. Poljaks Aufsatz über „Die Verbindungen der Area striata bei der Katze". (Diese Zeitschrift **100**, H. 4/5, 545.) Z. Neur. **103**, 322 (1926). — Vogt, O.: Beiträge zur Hirnfaserlehre. Neurobiologische Arbeiten Bd. 1. Jena 1902. — Volkmann, R. v.: Vergleichende Untersuchungen an der Rinde der „motorischen" und „Sehregion" von Nagetieren. Anat. Anz. **61**, 234 (1926).

Warschawski, J.: Zur Frage der präzisen Lokalisation der einzeläugigen Gesichtsfelder in der Sehrinde. (Zentr. Augenkrankenh. Baku.) Klin. Mbl. Augenheilk. **79**, Aug.-Heft, 216—219 (1927). — Weinberg, R.: Ungekreuzte Sehnervenfasern. Z. Anat. **79**, H. 3, 433 (1926). — Wilbrand, H.: (a) Schema des Verlaufes der Sehnervenfasern durch das Chiasma. Z. Augenheilk. **59**, 135 (1926). (b) Über die maculäre Aussparung. Z. Augenheilk. **58**, 261 (1926). (c) Über die Organisation der corticalen Fovea und die Erklärung einiger Erscheinungen aus dem Symptomenkomplex der homonymen Hemianopsie. Z. Augenheilk. **54**. (d) Über die Organisation der corticalen Fovea und die Erklärung einiger Erscheinungen aus dem Symptomenkomplex der homonymen Hemianopsie. Z. Augenheilk. **54** (1924). — Wilbrand, H. und Saenger A.: (a) Die Störungen der Akkommodation und der Pupillen. Neurologie des Auges. Bd. 9. 1922. (b) Anatomie und Physiologie der optischen Bahnen und Zentren. Neurologie des Auges. Bd. 3. Wiesbaden 1904. (c) Die Pathologie der Bahnen und Zentren der Augenmuskeln. Neurologie des Auges. Bd. 8. 1921. — Winkler, C.: Opera omnia. Bd. 6 u. 7 (Manuel de Neur. S. 37) Haarlem 1918, Verl. De Erven F. Bohn. — Wolfrum, M., Untersuchungen über die Macula lutea der höheren Säugetiere. Ber. 35. Verslg ophthalm. Ges. Heidelberg **1908**, 206.

Zeeman, W. P. C.: Distribution des fibres optiques et les centres primaires. 38. Congres Soc. franç. ophthalm. Bruxelles **1925**.

Beziehungen zum Sympathicus.

ABELSDORFF, G.: Zur Frage der Existenz gesonderter Pupillenfasern. Klin. Mbl. Augenheilk. **62**, 170 (1919).

BING, R.: Gehirn und Auge. München 1923. — BUDGE, J.: Über die Bewegung der Iris. 107 ff. Braunschweig 1855. — BUMKE, O.: Die Störungen des sympathischen Systems. Lewandowskys Handbuch der Neurologie. Bd. 1, S. 1094. Berlin: Julius Springer 1910.

FRÜND, H.: Die glatte Muskulatur der Orbita bei Morbus Basedowii. Beitr. klin. Chir. **73**, 755 (1911).

KARPLUS, I. P.: Zur Pathologie des Halssympathicus. Wien. klin. Wschr. **1919**, 551. — DE KLEIJN, A.: Zur Kenntnis des Verlaufes der postganglionären Sympathicusfasern für Pupillenerweiterung, Lidspaltenöffnung und Retraktion der Nickhaut bei der Katze. Zbl. Physiol. **26**, 4 (1912). — DE KLEIJN, A. und CH. SOCIN: Zur näheren Kenntnis des Verlaufes der postganglionären Sympathicusbahnen. Pflügers Arch. **160**, 407 (1914).

LUTZ, A.: Über die Bahnen der Blickwendung und deren Dissoziierung. Klin. Mtsbl. Augenheilk. **70**, 213 (1923).

SCHILF, E.: Das autonome Nervensystem. Leipzig: Verl. Georg Thieme 1926.

WOLF, G.: Das Verhalten des Rückenmarkes bei reflektorischer Pupillenstarre. Arch. f. Psychiatr. **32**, 57 (1899). — WÖLFFLIN, E.: Klinische Untersuchungen über Halssympathicusreizung. Arch. f. Physiol. **1919**, 116.

Die Entwicklung des menschlichen Auges.

Von

R. SEEFELDER-Innsbruck.

Mit 46 Abbildungen.

Die nachfolgende Darstellung hat fast ausschließlich Material von menschlichen Embryonen zur Grundlage, deren Maße in Millimetern Scheitel-Steißlänge angegeben sind, sofern nichts anderes bemerkt ist. Eine Zusammenstellung der Längsmaße der Embryonen und Augenanlagen nach Schwangerschaftsmonaten geordnet findet sich am Schlusse des Abschnitts (siehe S. 513).

A. Sehgruben, Augenblase, Augenbecher, Augenbecherstiel.

Netzhaut, Pigmentepithel und Sehnerv stammen bei den Wirbeltieren und dem Menschen von der Hirnanlage ab, sind also entwicklungsgeschichtlich Teile des Gehirns. Der Sitz der ersten Augenanlage entspricht dem vorderen Abschnitt der Hirn- und Medullarplatte. In der Frage, ob die Anlage ursprünglich einfach (STOCKARD [zit. bei FISCHEL (b)] u. a.) oder paarig ist [FISCHEL (b), SPEMANN], sind die Meinungen noch geteilt. Jedenfalls kann aber als sicher gelten, daß die Zellen der Augenanlage schon sehr frühzeitig in streng gesetzmäßiger Weise angeordnet sind (FISCHEL). Die *Augengruben (Foveolae opticae)* treten erst dann in die Erscheinung, wenn sich die Medullarrinne größtenteils zum Medullarrohr umgebildet hat, das an seinem apikalen Ende allerdings zu dieser Zeit noch offen ist (Abb. 1). Nach geschehenem Schlusse kommen die Sehgruben zunächst rein lateral, dann dorsolateral zu liegen und bilden nunmehr eine blasenförmige Ausstülpung der Hirnanlage *(Augenblasen)*. Ihr als Sehventrikel oder Recessus opticus (Abb. 9 u. 10 S.V.) bezeichneter Hohlraum geht unmittelbar in den des Vorderhirns über (Abb. 2)[1]. Bei Embryonen von 3,5—4,25 mm Länge beginnt sich dann die distale Wand der Augenblase abzuplatten, und ein Embryo von 4,84 mm Länge (HOCHSTETTER)

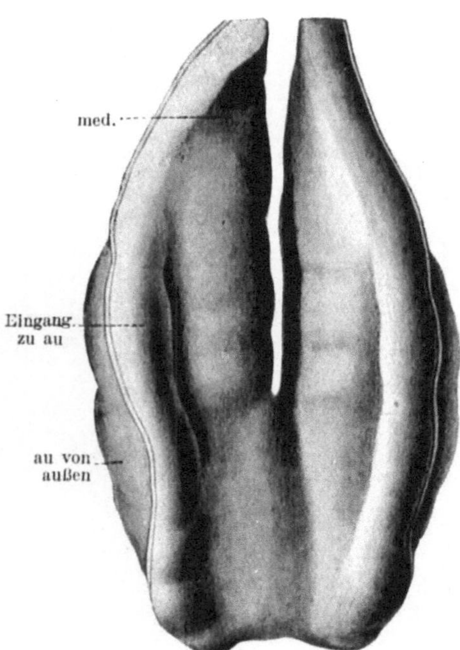

Abb. 1. Kopfende eines 2,6 mm langen Embryo (PFANNENSTIEL III) von vorn gesehen. *au* Augengrube, *med.* Medullarrohr.

---

[1] Die Abb. 2, 3, 4, 5 und 6 sind nach den bekannten Hirnmodellen des Herrn Prof. HOCHSTETTER, Wien angefertigt worden, dem ich für deren Überlassung auch an dieser Stelle herzlichst danken möchte.

zeigt bereits Ansätze zur Bildung des *Augenblasenstiels* (Abb. 3 u. 4). Mit der Abplattung der distalen Wandung wird nunmehr die Umbildung der primären Augenblase in den *Augenbecher* (sekundäre Augenblase) eingeleitet. Beim

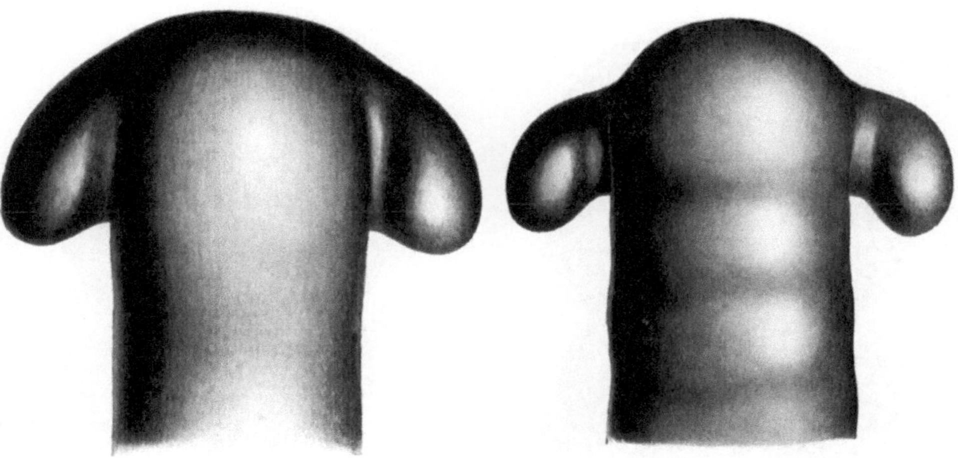

Abb. 2. Augen- und Hirnanlage eines 3,34 mm langen Embryo. Ansicht von oben. (Vergr. 100fach.)

Abb. 3. Augen- und Hirnanlage eines 4,84 mm langen Embryo. Ansicht von oben. (Vergr. 50fach.)

Embryo von annähernd 6 mm Länge ist auch die *Becherspalte* als eine vom Grunde des Augenbechers in ventraler Richtung verlaufende Rinne angelegt, die streng auf den Bereich des eigentlichen Augenbechers beschränkt

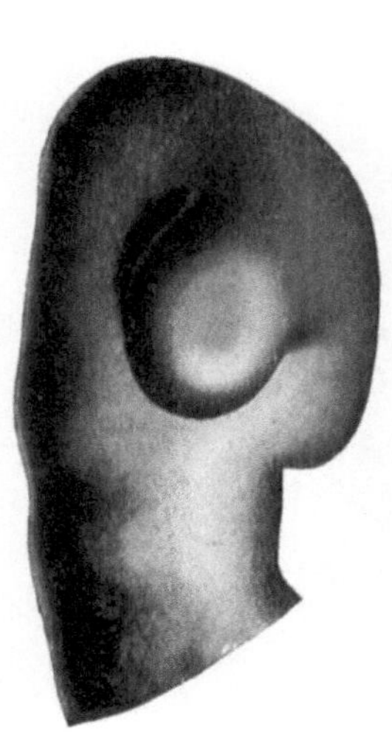

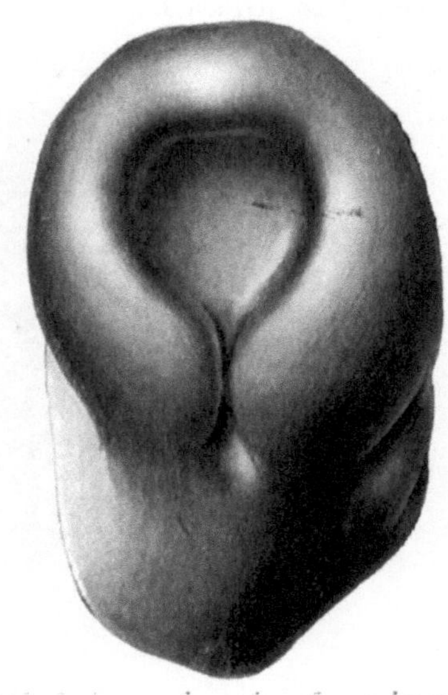

Abb. 4. Augen- und Hirnanlage eines 1,84 mm langen Embryo von der Seite gesehen. (Vergr. 50fach.)

Abb. 5. Augenanlage eines 6 mm langen Embryo. Ansicht von vorne. (Vergr. 100fach.)

bleibt (Abb. 5). Erst der Embryo von 7 mm Länge weist ein Übergreifen der Spaltbildung auch auf das distale Ende des Augenblasenstiels auf, und dann ist der Becher mit offener Spalte voll ausgeprägt (Abb. 6). Der

Becherrand trägt mehrere ausgesprochene *Einkerbungen,* von denen 2 im Bereiche des dorsalen Becherrandes, die übrigen dagegen mehr ventral gelegen
sind, und die eckige Form des Pupillarrandes wird bei dem folgenden Embryo

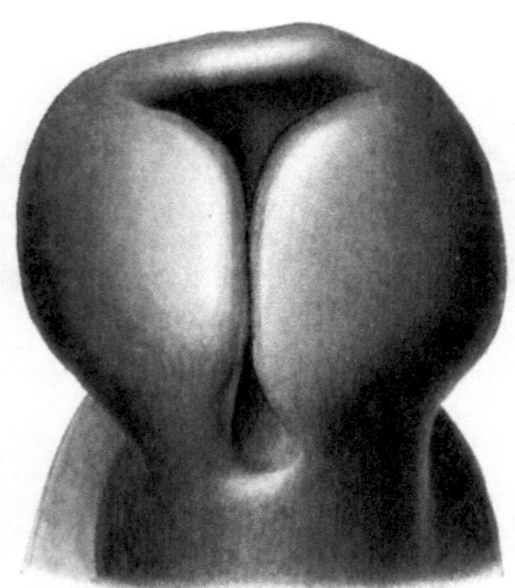

Abb. 6. Augenanlage eines 7 mm angen
Embryo. Ansicht von unten.
(Vergr. 100fach.)

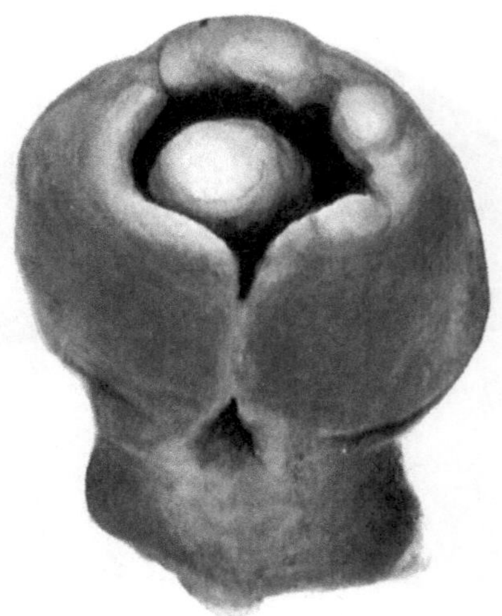

Abb. 7. Augenanlage eines 9,2 mm langen
Embryo. Ansicht von unten und vorn.
(Vergr. 100fach.)

von 9,2 mm Länge (Seefelder) noch ausgeprägter (Abb. 7). In diesem
Stadium ist die Becherspalte bereits in großer Ausdehnung geschlossen, der
Becherstiel ist jedoch noch auffallend kurz und plump und die *Stielrinne* nur

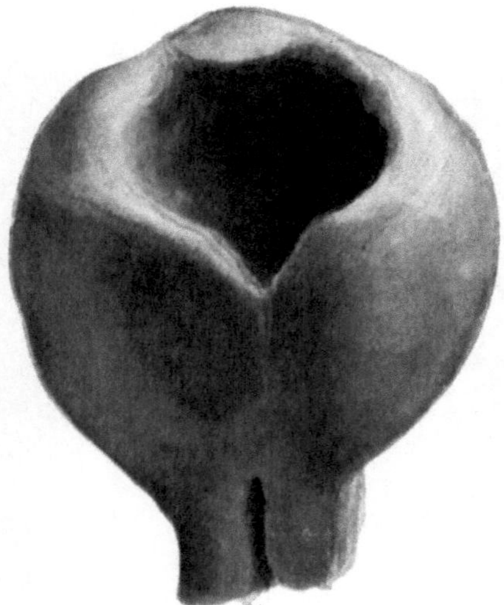

Abb. 8. Augenanlage eines 13 mm langen Embryo. Ansicht von vorn und unten. (Vergr. 75fach.)

an seinem distalen Ende ausgebildet. Auch der Embryo von 13 mm Länge
(Seefelder) zeigt die beiden dorsalen Kerben des Pupillarrandes noch sehr
deutlich, die ventralen dagegen nur eben angedeutet (Abb. 8). Jetzt ist die
Becherspalte bis auf ihr distales Ende geschlossen, während sich die Rinne

vorübergehend auf den ganzen wesentlich dünner und länger gewordenen Stiel ausgedehnt hat, der sich allseitig von dem Augenbecher scharf abgrenzt.

Zur Erklärung der mikroskopischen Verhältnisse diene die Abb. 9, welche uns den Beginn der Umbildung der Augenblase zum Augenbecher vorführt.

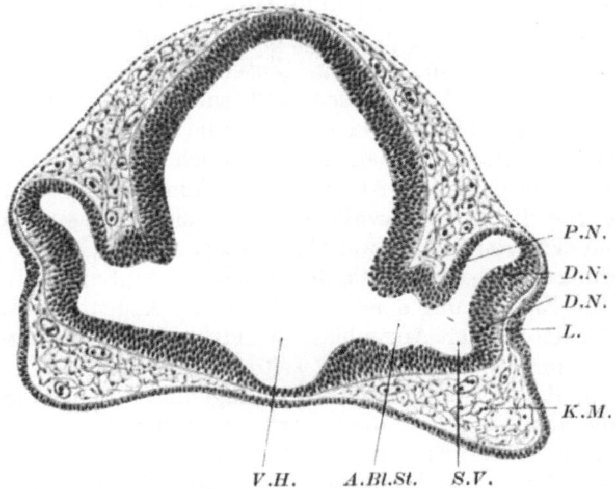

Abb. 9. Querschnitt durch den Vorderkopf eines 5 mm langen Embryo. (R. MEYER, Berlin.)
(Erklärung der Buchstaben im Text.)

Schon ist die distale Wand (D.N.) der Augenblase deutlich abgeplattet, das Epithel über ihr zeigt eine die Linsenanlage (L.) einleitende Verdickung, doch ist zu beachten, daß zwischen Ektoderm und Augenblase eine schmale

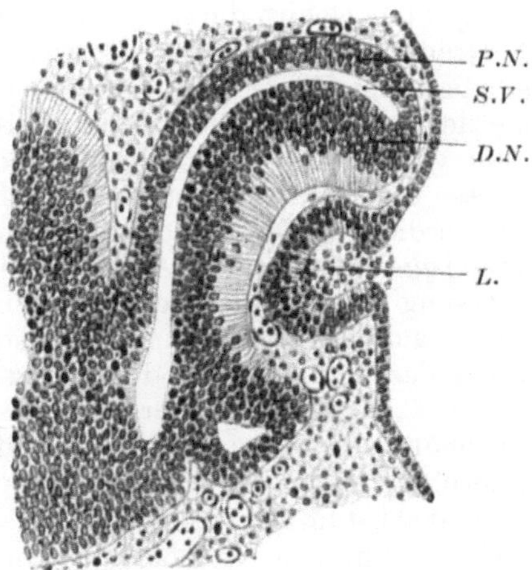

Abb. 10. Querschnitt durch das Auge eines 6 mm langen Embryo. (SCHÄFFER-BRAUS.) (Vergr. 100fach.)
(Bezeichnungen wie in Abb. 9.)

Schicht von Mesenchymzellen vorhanden ist, die mit dem übrigen Kopfplattenmesoderm (K.M.) in Verbindung steht. Man kann bereits ein distales (D.N.) und proximales Netzhautblatt (P.N.) unterscheiden und der Hohlraum der Augenblase (Sehventrikel = S.V.) wird durch den Augenblasenstiel (A.Bl.St.) von dem Vorderhirn (V.H.) getrennt. Die nächste Abb. 10 läßt nun eine so starke Annäherung des distalen Netzhautblattes an das proximale erkennen, daß zwischen beiden nur noch ein ganz schmaler Spalt klafft als letzter Rest des ehemaligen, das Innere der Augenblase bildenden Sehventrikels (S.V.). Noch steht die Linsenanlage (L.) in breiter Verbindung mit dem Ektoderm und ihre Einstülpungsstelle ist noch in offener Kommunikation mit der Amnionhöhle.

1. Die Entwicklungsmechanik des Augenbechers.

Zwischen der Entwicklung des Augenbechers und der Linse bestehen sichtlich enge Beziehungen; denn die junge Linsenanlage legt sich in den durch die Einziehung der distalen Augenblasenwand entstehenden Raum, den sie anfangs fast vollständig ausfüllt, und es gehen die ersten Anzeichen der Linsenentwicklung Hand in Hand mit den ersten Anzeichen der Umbildung der Augenblase in den Augenbecher. So ist die distale Augenblasenwand gleichsam der Schrittmacher für die ihrer Formveränderung sich anpassende Linsenanlage, und es drängen sich von selbst zwei Gedankengänge auf, die diese eingreifende Formveränderung der beiden Gebilde erklären könnten. Entweder übt die Linse durch ihre Einstülpung einen Druck auf die Augenblase aus oder es liegt ein aktives Wachstum der Augenblasenwandung vor. Die erste und ältere Auffassung ist unhaltbar geworden, seitdem Beobachtungen am Menschen erwiesen haben, daß die Umbildung der Augenblase zum Augenbecher auch dann zustande kommt, wenn die Entwicklung der Linse aus unbekannten Gründen unterbleibt. Die Entwicklung des Augenbechers ist demnach zunächst unabhängig von derjenigen der Linse, wennschon für die weitere Entwicklung des Auges das Vorhandensein einer normalen Linse von großer Bedeutung ist, wie v. Szily (a, b) neuerdings mit Recht betont hat. Folglich muß die Umwandlung der Augenblase in den Augenbecher auf Kräfte zurückgeführt werden, die der Augenblase selbst innewohnen.

Nach Froriep (b) ist in dieser Hinsicht der Umstand von Bedeutung, daß die Augenblase an einer bestimmten Stelle ihres ventralen Randes nicht wie im übrigen Umfange sich gegen das Gehirn durch eine tiefe Furche absetzt, sondern glatt und ohne scharfe Grenze mit der basalen Hirnwand verbunden ist. Durch diese Fixation an der ventralen Wand wird bei dem gleichmäßigen Flächenzuwachs beider Wände der Augenblase die distale gewissermaßen festgehalten und in ihrer Entwicklung gehindert. Dadurch bleiben diese Stellen zunächst im Wachstum zurück. Dieser Gedankengang ist von v. Szily (a, b) übernommen und weiter ausgeführt worden. Er dient vor allem auch zur Erklärung der Entwicklung der *Becherspalte* oder fetalen Augenspalte der älteren Autoren. Nach der neueren Auffassung entsteht die Becherspalte in erster Linie dadurch, daß bei dem unmittelbar nach der Einstülpung der distalen Augenblasenwand einsetzenden Vorwachsen der Becherränder der ventrale Abschnitt zunächst im Wachstum zurückbleibt. Daraus resultiert an dieser Stelle eine Spalte, die anfänglich verhältnismäßig breit und kurz ist, mit dem weiteren Vor- und Entgegenwachsen der Becherränder aber immer länger und zugleich schmäler wird. Durch ein aktives Wachstum der ventralen Augenblasenwand in dorsomedialer Richtung erfolgt dann eine zunehmende Annäherung der distalen Augenwand an die proximale und die Vervollständigung der Umbildung der Augenblase in den Augenbecher. Mit dieser Erklärung werden meines Erachtens die älteren Anschauungen hinfällig, denen zufolge die Einstülpung der ventralen Augenblasenwand durch eine in die Höhe wachsende Gefäßschlinge, die Art. hyaloidea oder dgl., entstehen sollte. Wie namentlich v. Szily (a, b) in neuester Zeit gezeigt hat, handelt es sich dabei lediglich um Wachstumsvorgänge, die mit der Bildung des gesamten Augenbechers im Zusammenhange stehen und nur in ihren Beziehungen zu allen dabei eintretenden Formveränderungen der jungen Augenanlage richtig beurteilt und verstanden werden können.

2. Bildung der Stielrinne.

Bald nach Bildung der Becherspalte tritt an der ventralen Seite des bisher annähernd zylindrischen Becherstiels eine rinnenförmige Vertiefung auf, die bei Embryonen von 8—12,7 mm Länge sich bereits auf den ganzen Sehnerven erstreckt. Die Stielrinne entwickelt sich in der Weise, daß sich die ventrale Sehnervenwand in Form einer steilen Falte erhebt, die gegen den Hohlraum des Stiels gerichtet ist (Abb. 11). Sie wölbt sich distal am meisten vor, flacht sich in proximaler Richtung immer mehr ab und verstreicht bei etwas älteren Embryonen schließlich vollständig. Zweifellos handelt es sich dabei um die gleichen aktiven Wachstumsvorgänge wie bei der Bildung des Augenbechers; denn die Stielrinne bildet die unmittelbare Fortsetzung der Becherspalte, wobei die ventrale Wand des Stiels nach wie vor mit dem inneren Netzhautblatt in Verbindung steht. Hierbei ist zu berücksichtigen, daß zur Zeit des Auftretens der Stielrinne der zwischen den beiden Netzhautblättern

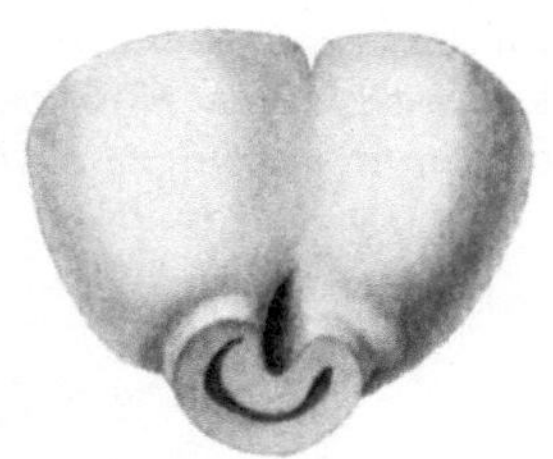

Abb. 11. Embryo von 14,5 mm Länge. Ansicht des Becherstiels von unten. Die steile Falte erhebt sich in das Lumen des Stiels. (Vergr. 60 fach.) [Nach SEEFELDER (g).]

bestehende Hohlraum (Sehventrikel, Abb. 9 u. 10, S. 479) noch stark ausgeprägt ist.

Da außerdem die zur Entstehung der Stielrinne führende Falte der ventralen Stielwand in der Richtung des Sehventrikels vorspringt, so wird der distalste Anteil des ventralen Sehnervenabschnittes in den Augenbecher hinein verlagert. Diese Verlagerung und ihre Bedeutung werden besonders klar nach dem Verschlusse der Becherspalte (vgl. auch S. 482).

3. Schluß der Becherspalte.

Der Verschluß der Becherspalte erfolgt durch ein Entgegenwachsen der Spaltränder bis zur Berührung und Verschmelzung, und zwar zuerst in den mittleren, aber mehr proximalen Abschnitten, während das von Anfang an breitere vordere und hintere Spaltende noch längere Zeit geöffnet bleiben (Abb. 7, 8 u. 12). Am Becherrande schließt

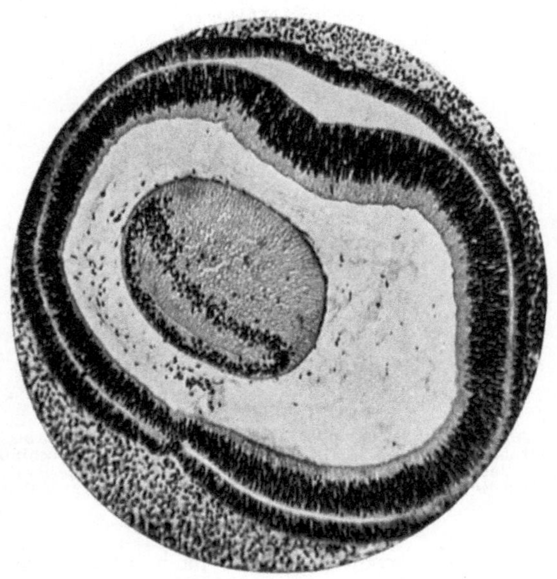

Abb. 12. Becherspalte unmittelbar nach dem Schlusse. Embryo von 14,5 mm Länge. [Nach SEEFELDER (f).]

sich die Spalte zuletzt. Nach v. SZILY (a, b) ist das hintere Spaltende, das bekanntlich als Eintrittspforte fur die Art. hyaloidea dient, phylogenetisch von Anfang an zur Sehnerven- bzw. Papillenanlage zu rechnen. Der Zeitpunkt des Verschlusses der fetalen Augenspalte unterliegt im übrigen geringen individuellen Schwankungen. Im allgemeinen kann man sagen, daß sich der Verschluß zwischen der 4. bis 5. Woche der Entwicklung (Embryonen von 8 bis 14 mm Länge) vollzieht [SEEFELDER (b), VERSARI (b), DRUAULT u. a.].

4. Zweck und Bedeutung der Becherspalte.

Nachdem Hertwig klar erkannt und ausgesprochen hatte, daß „die Entwicklung einer unteren Augenspalte, abgesehen von der Anlage des Glaskörpers, auch eine Bedeutung dafür hat, daß Retina und Sehnerv in inniger Verbindung bleiben" und Froriep diesen Schluß noch durch den wichtigen Zusatz ergänzt hatte, daß „sich dadurch der Lichtperzeptionsapparat den kürzesten Weg zum Zentralorgan offen hält", hat v. Szily in neuester Zeit diesen im allgemeinen wenig gewürdigten Gedanken weiter verfolgt. In mehreren

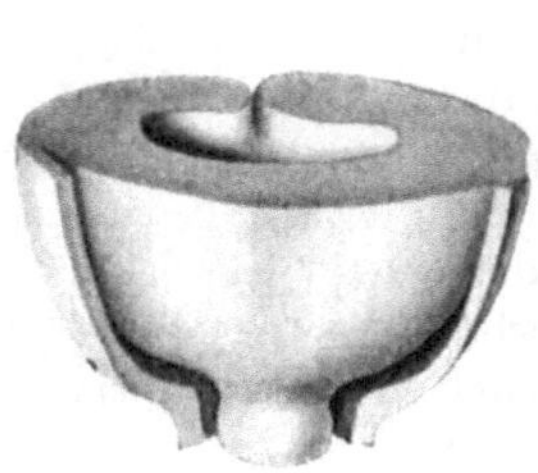

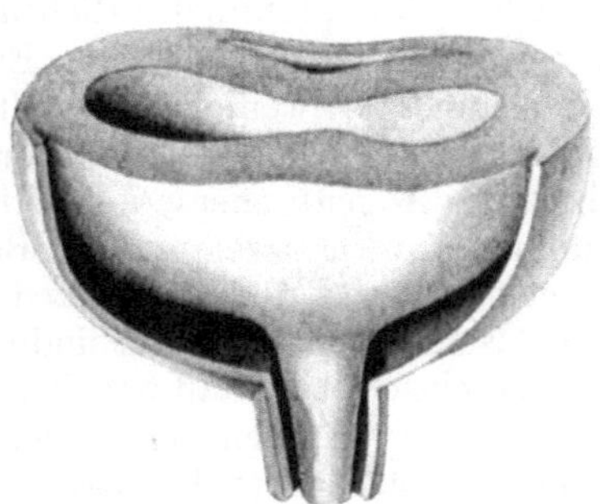

Abb. 13. Embryo von 12,7 mm Länge. Verbindung zwischen innerem Netzhautblatte und Sehnerv von oben gesehen. Das äußere Netzhautblatt ist teilweise weggenommen. Vergr. 60fach. (Nach Seefelder.)

Abb. 14. Embryo von 14,5 mm Länge. Gleiche Ansicht wie bei Abb. 13. Der Recessus opticus ist ziemlich geräumig. Der durch diesen Raum verlaufende Anteil des Sehnerven ist entsprechend groß. Vergr. 60fach. (Nach Seefelder.)

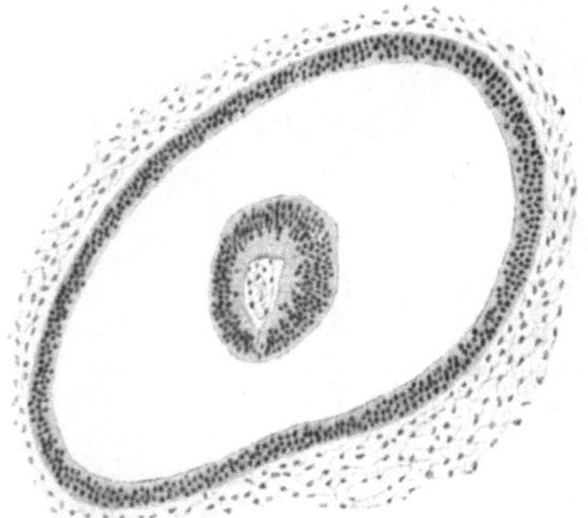

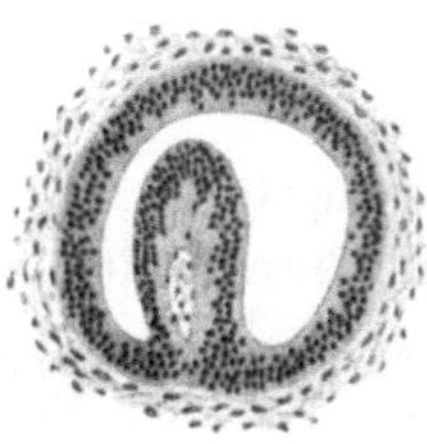

Abb. 15. Embryo von 13 mm Länge. Frontalschnitt durch den Recessus opticus. Innen das Schaltstück mit der Art. hyaloidea. Der Recessus opticus ist sehr geräumig. Vergr. 90fach. (Nach Seefelder.)

Abb. 16. Embryo von 14,5 mm Länge. Verschlußstelle des distalen Endes der Stielrinne. Die Spaltränder sind zwar verschmolzen, aber das innere Blatt ist nicht abgeschnürt. Vergr. 90fach. (Nach Seefelder.)

umfassenden Arbeiten wies er nach, daß einzig und allein durch die Bildung der Becherspalte und der Stielrinne allen Sehnervenfasern in gleicher Weise der kürzeste und bequemste Zugang zum Gehirn ermöglicht wird. Wir haben ja gesehen, daß bei der Bildung der Becherspalte und der Stielrinne der von dem inneren Netzhautblatte nicht genau abzugrenzende distale Abschnitt der ventralen Stielwandung in Form einer steilen Falte gegen den Recessus opticus (siehe Abb. 11) vorspringt und in gleicher Höhe mit dem äußeren Netzhautblatte zu liegen kommt. Dadurch nun, daß sich auch in diesem Bereiche die Becherspalte durch Entgegenwachsen der Spaltränder bis zur Verschmelzung mit darauffolgender Scheidung in ein äußeres und ein inneres Blatt schließt, kommt zwischen dem inneren Netzhautblatte und dem Augenblasenstiel eine zirkuläre lückenlose Verbindung zustande, die in Gestalt einer Röhre den Recessus opticus überbrückt und in ihrem Innern die Art. hyaloidea beherbergt (Abb. 13, 14, 15, 16). Dieses Verbindungsstück ist deshalb von v. Szily als *Schaltstück* bezeichnet worden; doch ist dabei nicht außer acht zu lassen, daß es im Grunde keine neue Bildung ist, sondern nur die in zweckmäßigster Weise umgeformte von Anfang an vorhandene Verbindung zwischen Augenbecher und Sehnerv darstellt, vermittels deren in der Tat alle Abschnitte der Netzhaut in gleicher Weise den Anschluß an den Sehnerven erhalten. Das Problem der Bedeutung der Becherspalte dürfte damit endgültig und restlos gelöst sein.

5. Andere Spaltbildungen (sog. Kerben) des Becher- bzw. Pupillarrandes.

Die auf Abb. 5 bis 8 sichtbaren und auf S. 478 beschriebenen Einkerbungen des Pupillarrandes des Bechers sind ziemlich konstante Erscheinungen, die anfänglich für etwas Abnormes (atypische Kolobome) gehalten worden sind. Wie v. Szily (o) und Wolfrum (c) nachweisen konnten, handelt es sich aber dabei um ungleichmäßige Wachstumsvorgänge des Augenbecherrandes, die nicht durch eine mechanische Behinderung, etwa durch Mesoderm oder Gefäße, bedingt sind, sondern einen Beleg dafür geben, daß größere Abschnitte des Becherrandes im Wachstum erheblich zurückbleiben können. So weist der dorsale Becherrand bei älteren Embryonen einen ausgesprochenen Vorsprung gegenüber dem ventralen auf. Indessen verschwinden diese Wachstumsungleichheiten bei der weiteren Entwicklung spurlos, wennschon den Kerben eine teratologische Bedeutung zukommen dürfte, die uns in dem Kapitel über die Mißbildungen (siehe S. 526) noch beschäftigen wird.

6. Über Faltenbildungen der embryonalen Netzhaut.

C. Rabl (a) hat an einem großen Material von Wirbeltieraugen den Nachweis erbracht, daß die embryonale Netzhaut Faltenbildungen zeigt, die sicher keine Kunstprodukte sind. Solche Bildungen finden sich an zwei gegenüberliegenden Stellen sowohl dorsal als auch ventral und teilen das Auge gewissermaßen in eine mediale und laterale Hälfte. (Rabls Theorie von der bilateralen oder nasotemporalen Symmetrie des Wirbeltierauges baut sich auf dieser Beobachtung auf.) Indessen handelt es sich nur um vorübergehende, mit der allgemeinen Morphogenese des Auges im Zusammenhang stehende Erscheinungen, denen eine teleologische Bedeutung bezüglich der Funktion des Sehorgans nicht zuerkannt werden kann, obgleich die Regelmäßigkeit ihres Vorkommens und ihre starke Ausprägung bei gewissen Tieren, vor allem beim Kaninchen, großes Interesse gewährt. Nach meinen Untersuchungen entwickeln sich die Falten auch beim Menschen, allerdings auffallend spät, und zwar ebenfalls dorsal und ventral (s. Abb. 12). Die letztere Faltung liegt an der Verwachsungsstelle der Spaltränder der Becherspalte und verdankt ihre Entstehung offenbar einer über die Verwachsungsperiode hinausreichenden erhöhten Wachstumsenergie dieses Wachstumszentrums. Sie entsteht demnach erst einige Zeit nach dem Schlusse der Becherspalte und ist deshalb in Abb. 12 noch nicht zu sehen, wohl aber in Abb. 14.

B. Das embryonale Auge.

Mit dem Abschluß der im vorhergehenden beschriebenen Entwicklungsvorgänge (bei Embryonen von 18—20 mm Länge) hat das Auge den Zustand erreicht, den wir als das *embryonale Auge* [Froriep (a)] zu bezeichnen pflegen.

Nunmehr ist alles soweit angelegt, daß seiner weiteren Entwicklung keine besonderen Fährnisse mehr im Wege stehen.

1. Die Netzhaut.

Man teilt die Entwicklung der Netzhaut nach verschiedenen Stadien ein, obgleich die Differenzierung nicht an der ganzen Membran gleichmäßig abläuft, sondern manche Stellen anderen in der Ausbildung vorauseilen.

Epithelstadium. Die Netzhautanlage (distale Wand der Augenblase, bzw. des Augenbechers) besteht anfangs aus einem zylindrischen Epithel. Die Kerne der durchgreifenden Epithelzellen bilden mehrere Reihen, welche senkrecht gegen den Sehventrikel gerichtet sind (Rabl). An der dem Recessus opticus zugewendeten Seite liegen die Mitosen und die neugebildeten Kerne gleiten nach der entgegengesetzten Seite, d. h. nach dem Ektoderm resp. dem Glaskörper zu, so daß also an der basalen Seite der Netzhaut die ältesten Zellen liegen.

Randschleierbildung. Mit der rasch zunehmenden Dicke der Netzhaut bildet sich an der basalen (glaskörperwärts gerichteten) Seite eine kernlose Zone aus, die von lang ausgezogenen, radiär gestellten und durch schräge Anastomosen verbundenen Protoplasmafortsätzen der Netzhautzellen gebildet wird [*Randschleierbildung* (His)]. Zur Zeit der Einstülpung des Augenbechers ist beim Menschen der Randschleier schon gut entwickelt [Seefelder (f)], auch die beiden Grenzmembranen (Limitans interna und externa) sind vorhanden, und in diesem primitiven Zustande verharrt die Netzhaut fast bis zum vollständigen Verschluß der Becherspalte (Abb. 9 u. 10). Da zu dieser Zeit noch keine Nervenfasern auffindbar sind, erfolgt die Randschleierbildung also unabhängig von der Neurofibrillenbildung; sie ist die erste Anlage der Stützsubstanz der Netzhaut, der Neuroglia.

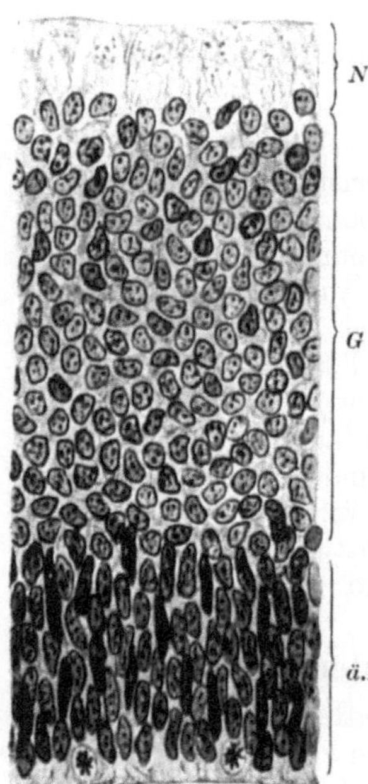

Abb. 17. Netzhautdurchschnitt in der Gegend des hinteren Augenpols bei einem 31 mm langen Embryo. *N* Nervenfaserschicht. *G* Ganglienzellenschicht. *ä.K* Äußere sog. primitive Kernzone. (Nach Seefelder.)

Nach Mawas und Magitot steht die Ausbildung des Randschleiers aber auch im engsten Zusammenhange mit der Entwicklung des primitiven Glaskörpers, der selbst nichts anderes als ein Produkt dieser Bildung sein soll.

Die Ganglienzellen- und Nervenfaserschicht. Inmitten des Randschleiers tritt (bei Embryonen von 11,3—13 mm Länge) eine Anhäufung junger Ganglienzellen als erste Kernschichte nächst der primitiven Kernzone auf, und zwar als Bestätigung des Ausspruches von Rabl (b), daß die Entwicklung von der Funktion beherrscht wird, am frühesten an jener Stelle, welche später zur Macula lutea wird und lange Zeit einen Entwicklungsvorsprung vor der übrigen Retina aufweist. Die jungen Neuroblasten haben fast durchgehends einen kleinen, runden Kern, einen kaum nachweisbaren Protoplasmaleib und teilen sich wieder mitotisch, während ihnen gleichzeitig neues Material aus der Keimschichte zuwächst (additionelles Wachstum). Im weiteren Verlaufe werden ihre Kerne größer und chromatinärmer, so daß sie nunmehr von den Kernen der primitiven Zone ohne weiteres unterscheidbar sind. Bald nach dem Auftreten der Ganglienzellenschichte werden die Nervenfasern sichtbar, die sofort nach ihrem Ursprung aus den Neuroblasten in eine zur Netzhautoberfläche parallele Richtung umbiegen und auf dem kürzesten Wege zum Augenblasenstiele ziehen, in dem sie sich in einiger Entfernung vom Gehirn verlieren. Schließlich ist der ganze Randschleier von Ganglienzellen und Nervenfasern vollgestopft, so daß bei einem 31 mm langen Embryo in der Gegend der späteren Netzhautmitte (hinterer temporaler Pol) bis zu 20 Kernreihen gezählt werden (Abb. 17). Dabei schreitet auch weiterhin die Differenzierung der Netzhaut von hinten nach vorn vorwärts. Von der Mitte des 3. Monats ab treten die ersten dendritischen Verzweigungen der jungen Ganglienzellen auf, und mit der Entwicklung der NISSL-Granula im 8. Monat schließt ihre Reife ab. Mit der Ausbildung der Ganglienzellen hält die der Nervenfasern gleichen Schritt, und zwar verlaufen die letzteren innerhalb der Bälkchen des Randschleiers, wodurch sich schon von Anfang an die Rolle der Glia als Ernährungsorgan der Neurofibrillen kundgibt.

Die innere plexiforme Schicht. Die Ganglienzellenschicht und die primitive Kernzone sind auch dann noch durch einen schmalen hellen Streifen voneinander getrennt, wenn der Randschleier von Ganglienzellen und Nervenfasern vollgestopft ist. Die innere Abgrenzung ist aber ganz unscharf, da im Bereiche des hellen Streifens eine Vermengung der beiderseitigen Zellen stattfindet. Erst durch die Bildung von dendritischen Verzweigungen an der freien Seite der Ganglienzellen entsteht hier ein kernloses Netzwerk, die innere plexiforme Schicht.

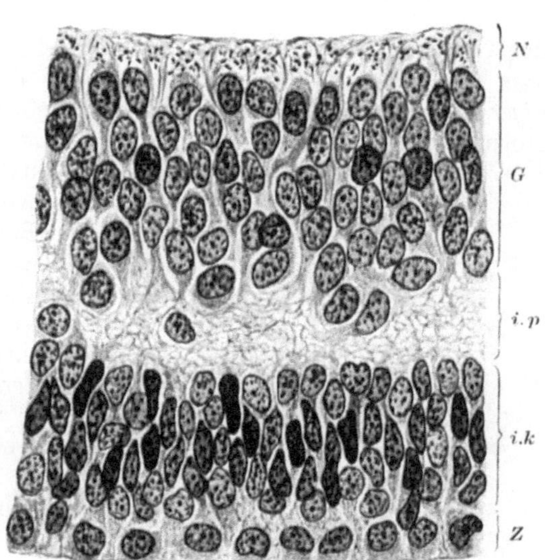

Abb. 18. Netzhautzentrum bei einem 65 mm langen Fetus. *N* Nervenfaserschicht. *G* Ganglienzellenschicht. *i.p* Innere plexiforme Schicht. *i.k* Innere Körnerschicht. *Z* Zapfenzellen. (Nach SEEFELDER.)

Später kommen auch noch die vielfach verästelten Fortsätze der inneren horizontalen und bipolaren Zellen hinzu, wiederum am frühesten in der Gegend der späteren Macula (Abb. 18).

Die Körnerschichten und die äußere plexiforme Schicht. Die Scheidung der beiden Körnerschichten vollzieht sich ebenfalls zuerst im Bereiche des Netzhautzentrums, und zwar ungefähr gleichzeitig mit der Entwicklung der inneren plexiformen Schichte, indem sich von der primitiven Kernzone außen eine einfache Zellage, die Zapfenzellen, abzweigt. Anfangs ist zwischen beiden Körnerschichten nur ein heller, von MÜLLERschen Stützfasern durchzogener Saum nachzuweisen, und erst gegen Ende des 5. Monats entsteht, zunächst ausschließlich durch Fortsätze der mittleren Zellschicht, die äußere plexiforme Schicht.

In der inneren Körnerschichte entwickeln sich zuerst die Kerne der MÜLLERschen Stützfasern, dann die bipolaren Zellen, dann die inneren horizontalen Zellen (Amacrinen) und zuletzt die äußeren horizontalen Zellen (s. Abb. 20).

Die Vermehrung der Netzhautzellen. Die Vermehrung der Netzhautzellen geschieht wohl allein durch Mitose, und zwar in erster Linie von der primitiven Keimschichte aus. In dieser Zone habe ich noch bei einem Fetus von 6 Monaten Mitosen nachweisen können, niemals aber solche, im Gegensatze zur Ganglienzellenschicht, innerhalb der Körnerschichten gefunden. Wenn in späteren Stadien keine Anzeichen einer Zellteilung mehr anzutreffen sind, so liegt dies daran, daß der erforderliche Vorrat an Zellen in einer gewissen Zeit bereits für immer gedeckt ist. Für die Frage der Vermehrung und Verteilung der Netzhautzellen ist auch

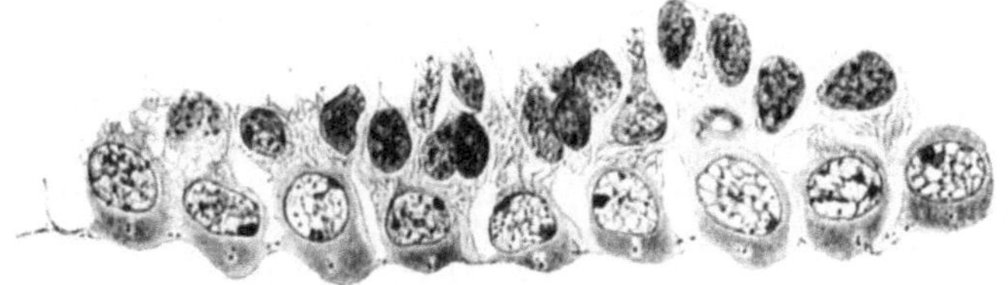

Abb. 19. Zapfenzellen aus dem Netzhautzentrum eines 80 mm langen Fetus. (Nach Seefelder.)

der Umstand von Bedeutung, daß *die Ausdehnung der Pars optica der Netzhaut im Verhältnis zum Größenwachstum des Bulbus schon frühzeitig in ständiger Abnahme begriffen ist.* So reicht sie im embryonalen Auge bis an den Hornhautrand heran, während sie im Auge des Erwachsenen bekanntlich bereits am Äquator endigt. Auch die Tatsache, daß die Ganglienzellen bei einem Embryo von 31 mm Länge im Bereiche des hinteren Augenpols in 20 Reihen, schon im 7. Monate aber nur in 3 bis 4 Reihen angeordnet sind, spricht dafür, daß der ganze Bedarf der Netzhaut an solchen Zellen schon frühzeitig bereitgestellt sein muß.

Die Zapfen und die Stäbchen. Bei der Entwicklung der Stäbchen und der Zapfen spielen die an der freien Zellseite liegenden Diplosomen eine wichtige Rolle. Wiederum finden sich die ersten Anzeichen davon in der Gegend der späteren Macula. Die jungen *Zapfenzellen* haben einen kleinen, lebhaft gefärbten, runden Kern, sowie an der freien Seite einen deutlich ausgeprägten Protoplasmaleib, der der Limitans externa mit breiter Basis aufsitzt, ohne daß diese zunächst durchbrochen ist [Seefelder (f), Magitot (b) (Abb. 19)]. Später ragt das Protoplasma der Zapfenzellen deutlich über die Limitans hervor, und die Diplosomen liegen ebenfalls bereits außerhalb derselben. Bald darauf werden die Zapfenzellen wesentlich höher, ja geradezu zylindrisch und epithelähnlich (Abb. 20), so namentlich in der Area centralis, wo sie eine geschlossene Reihe von hohen Zylinderzellen bilden, die nur

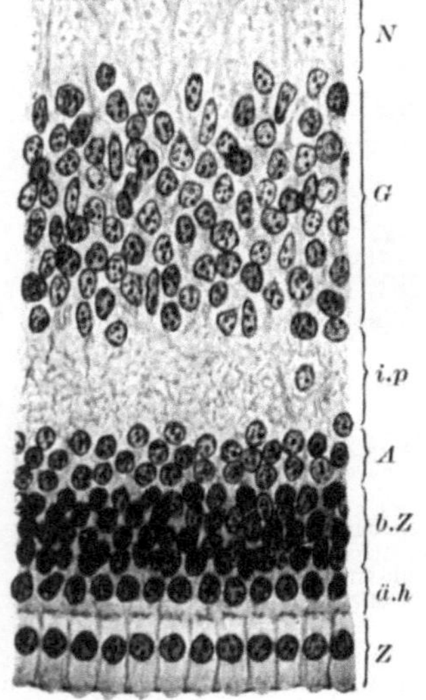

Abb. 20. Netzhautzentrum bei einem Fetus des 5. Monats. *N* Nervenfaserschicht. *G* Ganglienzellenschicht. *i.p* Innere plexiforme Schicht. *A* Amacrinen. *b.Z* Bipolare Zellen. *ä.h* Äußere horizontale Zellen. *Z* Zapfenzellen. (Nach Seefelder.)

durch die zwischen den Zapfenzellen zur Limitans externa ziehenden Müllerschen Stützfasern unterbrochen wird. Bei älteren Feten (120—210 mm Länge) sind die Diplosomen ganz in die Spitze des konisch verjüngten Zapfeninnengliedes gerückt, und nunmehr gelingt es auch, einen von ihnen ausgehenden Faden nachzuweisen, der die Grundlage des Zapfenaußengliedes darstellt. Dadurch, daß sich dieser Faden mit der bekannten weichen zerfließlichen Masse umgibt, aus der das Zapfenaußenglied besteht, ist die Entwicklung des Zapfens vollzogen.

Die *Stäbchenentwicklung* dürfte im allgemeinen in ähnlicher Weise erfolgen. Die Stäbchen sind von Anfang an sehr schlanke Gebilde. Noch bevor ein Außen-

glied gebildet ist, rücken auch hier die Diplosomen in die Spitze des Innengliedes.
so daß die Außenseite der Limitans externa in der Netzhautperipherie bei Feten
des 4. bis 5. Monats mit Diplosomen geradezu übersät ist.

Die Area und Fovea centralis retinae. Schon im dritten Monate fällt
im hinteren temporalen Abschnitt eine bestimmte Netzhautstelle auf, die
durch eine beträchtliche Verdünnung aller Schichten ausgezeichnet ist. Es
handelt sich jedoch hierbei nicht um die erste Anlage der Fovea, wie
man denken möchte, sondern diese tritt wesentlich später inmitten eines
papillenwärts von der genannten Stelle befindlichen Gebietes auf, das zunächst durch eine Verdickung der Netzhaut, und zwar der Ganglienzellenschicht, sich zu erkennen gibt. Es entspricht der *Area centralis retinae*, die
bekanntlich bei den meisten Säugetieren überhaupt den Höhepunkt der Entwicklung des Netzhautzentrums bedeutet. Die erste Anlage einer Area habe
ich bei einem Fetus von 122 mm Länge gefunden. Während die Ganglienzellenschichte eine Anschwellung zeigt, bleibt die äußere Körnerschicht hier
nach wie vor als einreihige Zellage erhalten. Etwa im 5. Monat gesellt sich an

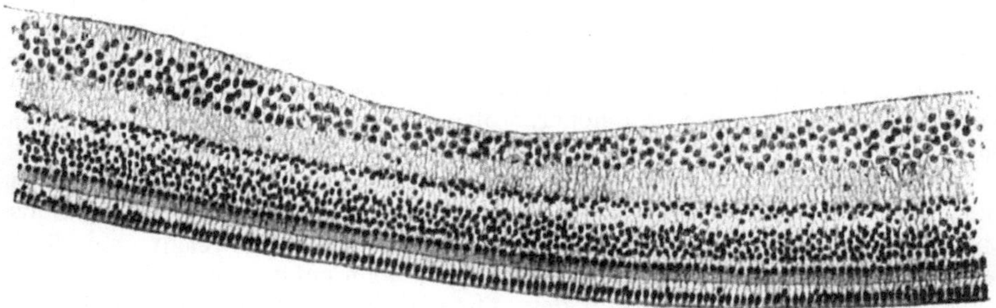

Abb. 21. Fovea centralis bei einem Fetus vom Ende des 6. Monats. (Nach SEEFELDER.)

dieser Stelle außerdem noch eine weitere Schicht hinzu, die *transitorische
Faserschicht* (CHIEVITZ), die erst nach der Geburt wieder verschwindet und
deren Bedeutung noch nicht aufgeklärt ist. Sie entsteht dadurch, daß die inneren
horizontalen Zellen (Amacrinen) von den übrigen Zellen der inneren Schicht
erheblich abrücken, wodurch ein von den MÜLLERschen Stützfasern durchzogener kernloser Zwischenraum entsteht, der in den nächsten Monaten sich
noch verbreitert.

Die Entwicklung der Fovea beginnt gegen Ende des 6. Monats, indem durch
ein Abrücken der Ganglienzellen nach den Seiten eine umschriebene Verdünnung der Ganglienzellenschicht eintritt (Abb. 21). Die Grube ist zwar zunächst
sehr flach, aber deutlich ausgeprägt. Bald greift die Verdünnung der Netzhaut auch auf die anderen Schichten über, natürlich mit Ausnahme der äußeren
Körnerschichte, die nach wie vor einreihig ist. Bei Feten des 8. Monats ist die
Grube bereits sehr geräumig, aber noch seicht, um erst beim Neugeborenen
voll ausgebildet zu sein. Indessen sind auch noch beim Neugeborenen die Foveal-
zapfen sehr plumpe und gedrungene Gebilde und noch weit entfernt von dem
feingliedrigen Bau der ausgebildeten Zentralzapfen. So erreicht die höchst-
differenzierte Stelle der Netzhaut erst mehrere Monate nach der Geburt ihre
Vollendung und damit auch ihre funktionelle Überlegenheit über die übrigen
Netzhautabschnitte.

Wie DRUAULT mit Recht hervorhebt, kommt die im extrauterinen Leben
zu beobachtende Vermehrung der Zapfenzellen im Grunde der Fovea dadurch

zustande, daß mit der zunehmenden Verdünnung der Zapfenglieder eine Zu-
sammendrängung von Zapfenzellen auf einen immer kleineren Raum stattfindet, wodurch die Zapfenkörner gezwungen werden, sich in mehreren Reihen
übereinander anzuordnen. Zugleich wird hiermit der schräge Verlauf und die
beträchtliche Länge der die Henlesche Faserschicht bildenden Zentralzapfen-
fasern verständlich. Die Fovea centralis ist demnach als das Ergebnis von mannigfachen Zellverschiebungen zu betrachten, und zwar einer (auf die Fovea bezogen)
zentrifugalen der Ganglienzellen und der Zellen der inneren Körnerschicht und
einer zentripetalen der Zapfenzellen. Sehr bemerkenswert ist die Tatsache, daß
die Fovea centralis schon gleich nach ihrem ersten Auftreten ebenso weit vom
Sehnerveneintritt entfernt ist wie im ausgewachsenen Auge. Diese Entfernung
ist bekanntlich großen, individuellen Schwankungen unterworfen, die sich auch
schon in fetalen Augen bemerkbar machen.

Die Pars coeca sive ciliaris et iridica retinae. Die *Pars coeca* geht aus
dem Abschnitte der Netzhaut hervor, der dauernd im Zustande des Epithel-
stadiums verharrt. Dieser Abschnitt ist zu Beginn des dritten Monats noch
sehr schmal und eigentlich auf den Umschlagsrand des Bechers beschränkt.
Um die Mitte des 3. Monats tritt hier ein 1—2reihiges zylindrisches Epithel
auf, das rasch an Ausdehnung zunimmt, und fast unmittelbar darauf kommt
es zu einer leichten Faltenbildung des Pigmentepithels, in die sich Gefäße
einsenken. Es ist dies die erste Anlage der Processus ciliares. Die Falten
werden allmählich steiler und höher, wobei sich das innere Blatt dem äußeren
anfangs so anschmiegt, daß es zunächst selbst noch nicht gefaltet ist. Erst im
4. fetalen Monate sind ausgeprägte Ciliarfortsätze vorhanden. Im 5. Monat
entwickelt sich die Pars plana des Ciliarkörpers in der Weise, daß die Pars
optica retinae immer mehr nach dem Äquator zu zurückweicht, eine Tatsache, die auch phylogenetisch Bedeutung hat; denn entsprechend der besseren
Entwicklung des Ciliarkörpers in der aufsteigenden Wirbeltierreihe findet die
gleiche Verschiebung des Beginns der Pars optica vom Hornhautrande zum
Äquator statt (Maggiore).

2. Das äußere Netzhautblatt (Pigmentepithel).

Mit der Einstülpung des Augenbechers beginnen die im Epithelstadium
ganz gleich gebauten Blätter der Netzhaut nach Lage und Struktur voneinander
abzuweichen. Die Zellen des äußeren Blattes sind anfangs hohe durchreichende
Cylinderzellen, deren Kerne in 2—3 Reihen übereinander liegen. Die Mitosen
werden in der freien, d. h. dem Sehventrikel zugekehrten Seite angetroffen.
Erreicht der Embryo 6—7 mm Länge, so setzt die Pigmentierung der Zellen
ein, die von vorn nach hinten zu fortschreitet und beim Embryo von 10 mm
auf das ganze äußere Netzhautblatt ausgedehnt ist. Im weiteren Verlaufe
werden die Pigmentepithelien im hinteren Augenabschnitte immer dünner
und sehen bei älteren Feten fast endothelartig aus. Wahrscheinlich hängt
dieser Formwechsel mit der Aufgabe zusammen, einen immer größer werdenden Raum auszukleiden.

Die *Vermehrung der Pigmentepithelien* geschieht anfangs, wie im ganzen
Zentralnervensystem, ausschließlich auf indirektem Wege, doch verschwinden
die Mitosen im Pigmentepithel früher als in der Netzhaut. Auch im pigmentierten Zustande bleiben die Zellen teilungsfähig, wenn auch bei älteren Feten
keine Mitosen mehr zu sehen sind und eine direkte Zellteilung im späteren
Stadium angenommen werden muß. Man findet dann auf Flächenpräparaten
nicht nur viele verschieden große und verschieden geformte, sondern auch zwei-
und mehrkernige Zellen [Seefelder (f)].

Das *Pigment* entsteht in der Zelle selbst, also autochthon. Nach v. Szily (k) soll das Chromatin des Zellkerns das Pigment liefern, doch hat andererseits Miescher festgestellt, daß es sich chemisch um den Niederschlag eines melaninartigen Oxydationsproduktes unter dem Einflusse eines oxydierenden Ferments, des Dioxyphenylalanins handelt. Wahrscheinlich hat das Pigment eine farblose Vorstufe (s. auch Beitrag Eisler S. 65).

3. Der Sehnerv.

Bei der Schilderung der Entwicklung der Becherspalte und des Becherstiels waren wir bis zu dem Stadium gelangt, in dem die Becherspalte bis auf eine schmale Lücke am Becherrande vollkommen geschlossen ist, während die

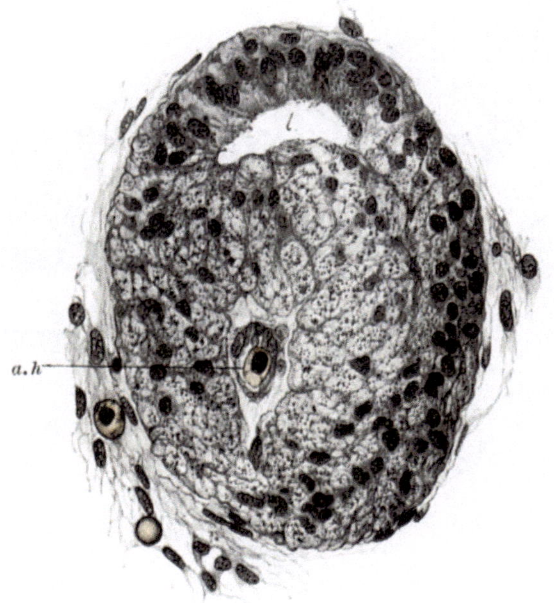

Abb. 22. Sehnervenquerschnitt eines 19 mm langen Embryo in der Gegend des okularen Sehnervenendes. *l* Restraum des Stiellumens. *a.h* Arteria hyaloidea. (Nach Seefelder.)

Stielrinne mit Ausnahme ihres okularen Endes noch offen steht und sich fast über den ganzen Stiel erstreckt. Gleichzeitig wird der Stiel schmäler und länger, sowie seine Abgrenzung vom Augenbecher deutlicher. Sein zunächst rein epithelialer Bau wird später durch das Auftreten des Randschleiers an der ventralen Seite genau so verändert, wie derjenige des inneren Netzhautblattes. In dieser Zeit beginnt das Einwachsen der Nervenfasern, zunächst an der ventralen Seite, das nicht eher aufhört, bis der ganze Sehnerv von Fasern durchwachsen ist. Die sämtlichen Zellen des Becherstiels werden dabei zu *Gliazellen.* Innerhalb des Protoplasmas dieser Zellen dringen die Nervenfasern hirnwärts vor (Abb. 22). Hingegen sind zentrifugal wachsende Nervenfasern bisher beim Menschen noch nicht nachgewiesen.

Durch das ständige Zuströmen von Nervenfasern nimmt die Dicke des Becherstiels wieder beträchtlich zu, zugleich verstreicht sowohl der Hohlraum des Becherstiels als auch die Stielrinne, desgleichen der Restraum des Sehventrikels, der vom sog. Schaltstück überbrückt wird, so daß lediglich das okulare Lumen des Schaltstücks bzw. des Sehnerveneintritts als die Anlage der physiologischen Exkavation bestehen bleibt [v. Szily (a, b)].

Gliamäntel, Gliaringe. Die zunächst regellose Verteilung der Gliazellen macht im Laufe des dritten Monats einem geordneteren Verhalten Platz (Abb. 23). Die Gliazellen ordnen sich in Reihen parallel zur Längsachse des Sehnerven, zwischen denen die Nervenfaserbündel verlaufen. Auch die Art. hyaloidea wird während ihres Verlaufes durch den Sehnerven von einem Mantel von Gliazellen umgeben [zentraler Gliamantel; Krückmann (a)]. Später bildet sich auch

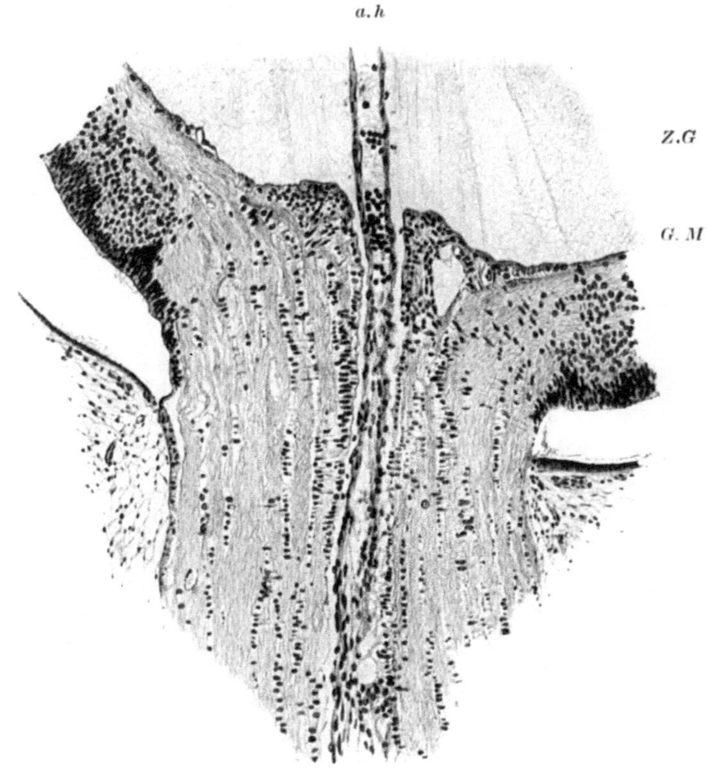

Abb. 23. Horizontalschnitt durch den Sehnerveneintritt eines 75 mm langen Embryo.
a.h Arteria hyaloidea. *G.M* Gliamantel der Arteria hyaloidea. *z.G* Zentraler Glaskörper.
(Nach Bach und Seefelder.)

an der Außenseite des Sehnerven ein sog. peripherer Gliamantel. In den letzten Monaten der Entwicklung entstehen schließlich auch die Gliaringe, wodurch die Trennung von Nervensubstanz und Mesoderm vollendet wird. Allerdings sind hierbei große individuelle Verschiedenheiten zu verzeichnen.

Gliamantel der Arteria hyaloidea. Der *die Arteria hyaloidea umgebende Gliamantel* kleidet auch die Ränder der primitiven physiologischen Exkavation aus und erreicht an dieser Stelle bald eine bedeutende Stärke (Abb. 24a und b). Hier entsteht ein gegen den Glaskörper zu vorspringender kegelförmiger Fortsatz, der die Arterie noch eine ziemliche Strecke während ihres Verlaufes durch den Glaskörperraum mantelförmig einscheidet. Nach Mawas und Magitot soll nicht nur der Hauptstamm der Glaskörperarterie von einem solchen Gliamantel umgeben sein, sondern es sollen auch sämtliche Verästelungen einen eng anschließenden Gliaüberzug tragen, dessen Vorhandensein sich allerdings nicht mit der Leichtigkeit und Sicherheit beweisen läßt wie der präpapilläre Gliamantel und der deswegen auch angezweifelt worden ist [JOKL (b), MANN]. Die Abb. 24 zeigt, wie die physiologische Exkavation vorübergehend durch den mächtigen Gliamantel vollständig ausgefüllt wird. Allerdings hat FRACASSI (a), wie schon andere vor ihm, jüngst die Abstammung des Fortsatzes von der Glia geleugnet und sieht in ihm einen Mesodermzapfen, der bei der Ausbildung des Glaskörpers mitwirkt; doch scheinen seine Untersuchungen nach der Mehrzahl der Abbildungen zu urteilen an einem völlig ungeeigneten, d. h. schlecht erhaltenen Material ausgeführt worden zu sein. Mit der Rückbildung der Arteria hyaloidea verschwindet auch der Gliamantel vollständig.

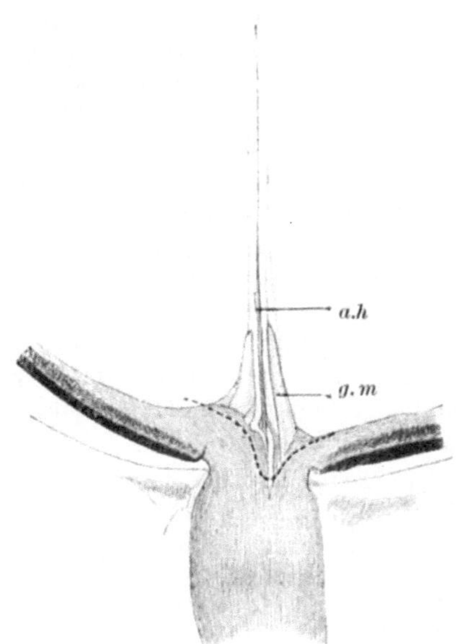

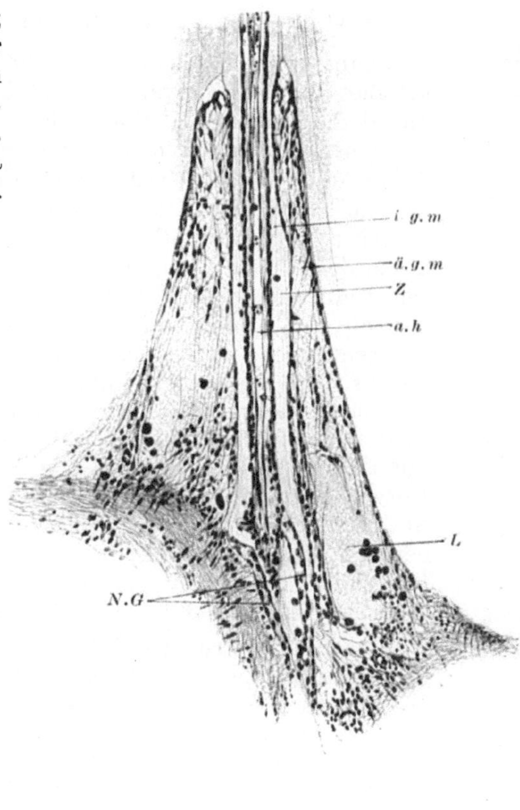

<table><tr><td>

Abb. 24a. Sehnervenlängsschnitt eines 180 mm langen Fetus.
a.h Arteria hyaloidea.
g.m Gliamantel.

</td><td>

Abb. 24b. Der gestrichelt eingeklammerte Bezirk von Abb. 24a bei stärkerer Vergrößerung. *i.g.m* Innerer Gliamantel. *ä.g.m* Äußerer Gliamantel. Z Zwischenraum zwischen äußerem und innerem Gliamantel. *a.h* Arteria hyaloidea. L Lücken im Gliamantel, die zum Teil von freien und in Auswanderung begriffenen Gliazellen ausgefüllt sind. *N.G* Neugebildete Gefäßzweige der Arteria hyaloidea. (Nach BACH und SEEFELDER.)

</td></tr></table>

Mesodermales Septengewebe. Opticusscheide. Die Entwicklung des *mesodermalen Septengewebes* geht mit der Gefäßversorgung des Sehnerven Hand in Hand, indem in der Mitte des dritten Fetalmonats von den Opticusscheiden her Gefäße in den Nerven eintreten, die von Anfang an eine septenähnliche Anordnung zeigen. Von dem Mesoderm der Gefäße geht dann die Bildung des Septengerüstes aus. Erst in den letzten Monaten wird die mesodermale Lamina cribrosa ausgeprägt. Sie erreicht aber auch dann noch nicht die Stärke eines schon vorher dort liegenden Netzwerkes kräftiger Gliafasern, der sog. gliösen Lamina [SEEFELDER (f)]. Die *Opticusscheiden* differenzieren sich aus dem Kopfmesoderm gleichzeitig mit den hinteren Abschnitten der Sklera und sind schon im 5. Monat in allen drei Häuten erkennbar.

Markscheiden. Wie C. H. SATTLER feststellen konnte, ist die *Markscheidenentwicklung* bedeutenden individuellen Schwankungen unterworfen. Er fand bei

einem Fetus von 37—45 mm Länge im Tractus reichlich, im intrakraniellen
Teil des Opticus spärlich und im intraorbitalen Teil keine markhaltigen
Nervenfasern. Zur Zeit der Geburt ist die Markscheidenbildung in vereinzelten
Fällen bis nahe an die Lamina vorgedrungen (s. auch S. 147 f. dieses Bandes).

4. Das Gefäßsystem der Netzhaut und des Sehnerven.

Sehnerv und Netzhaut sind während einer geraumen Zeit ihrer Entwicklung
gefäßlos, da die Art. hyaloidea und die Vasa hyaloidea propria nur für die Linse
und den Glaskörper bestimmt sind. Mit dem Zeitpunkt indessen, in dem von
der Peripherie aus in den Nerven die septalen Gefäße eindringen (Mitte des
3. Monats), entwickelt sich entlang der Art. hyaloidea ein zartes Gefäßgeflecht,
in dem schon frühzeitig zwei Gefäße durch ihre Größe und Parallelität zur
Arteria hyaloidea auffallen. Aus der Vereinigung dieser beiden größeren Stämme,
die in der Nähe der Papille erfolgt, entsteht die *Vena centralis retinae*. Gleichzeitig mit diesem Gefäßsystem entwickelt sich auch das es begleitende mesodermale, sog. axiale Bindegewebe. Bald nach den ersten Anzeichen der Bildung
der Zentralvene zweigen sich von der Arteria hyaloidea in der Höhe des Glia-
kissens der Papille zwei anfangs solide, bald aber kanalisierte Sprossen ab,
die sich zunächst zu einem ringförmigen Gefäßnetz konzentrisch zum Papillen-
rande ausbilden und später nach der Netzhautperipherie zu ausbreiten. Hiermit ist die Anlage des arteriellen Gefäßsystems der Retina geschaffen, dessen
Entwicklung bei Feten des 8. Monats im allgemeinen vollendet ist [Versari (b),
Seefelder (c)]. Zu bemerken ist dabei, daß die Arteria hyaloidea von vorneherein ihr Blut vermittels eigener Abflußwege nach außen entleert und daß der
Kreislauf der Netzhaut von ihr im wesentlichen unabhängig ist. Daher bildet
sich das Netzhautgefäßsystem auch erst verhältnismäßig spät.

Das Gefäßsystem der Arteria hyaloidea. Die Arteria hyaloidea ist von
Anfang an ein Zweig der Arteria ophthalmica [Versari (a)]. Sie hat im Stadium
der offenen Becherspalte drei Anastomosen: eine vordere mit dem Ringgefäße.
eine zweite, etwas weiter proximal, mit dem den Augenbecher umspinnenden
Gefäßnetz der primitiven Aderhaut (siehe S. 510) und eine dritte, an der
Eintrittstelle in den Augenbecher, mit dem Gefäßsystem des Augenblasenstiels.

Alle 3 Verbindungen sind nach Versari (b) als Abflußwege zu betrachten.
Die Arteria hyaloidea umspinnt mit ihren Verzweigungen als sog. Membrana
capsularis (Kölliker) allmählich die hintere Linsenfläche, während andere,
mehr nach außen gelegene Zweige vorzugsweise der Peripherie der Linse
zustreben. Ungefähr gleichzeitig, und zwar noch weiter peripher entwickeln
sich von der Arterie die Vasa hyaloidea, das eigentliche Gefäßsystem
des Glaskörpers, das vorübergehend den größten Teil des Glaskörperraums
ausfüllt und gegen die Mitte des 3. Monats den Höhepunkt der Entwicklung
erreicht (Abb. 25) (Seefelder, Mawas und Magitot, Versari). Der Abfluß des ganzen Gefäßsystems erfolgt nunmehr durch die sog. Membrana capsulo-
pupillaris, den von dem Äquator der Linse bis zum Pupillarrand sich erstrecken-
den Teil des die Linse einhüllenden Gefäßsystems. Während anfänglich die
Arteria hyaloidea im Glaskörper mit ihrem Hauptaste eine direkte Fortsetzung
des im Sehnerven verlaufenden Hauptstamms darstellt und von der Mitte der
Papille ausgeht, wird sie später immer mehr nach der medialen Seite verschoben,
bis sie zuletzt ganz auf das mediale Nervenfaserknie verlagert ist. Das Größenverhältnis zwischen dem Hauptstamm der nunmehrigen Arteria centralis retinae
verändert sich dabei immer mehr zuungunsten der Arteria hyaloidea, die zuletzt nur noch als ein schwacher Ast der Zentralarterie erscheint.

Zuerst verschwinden beim Abbau des hyaloidalen Gefäßsystems die in der Peripherie des Glaskörpers befindlichen Verzweigungen. Gleichzeitig wird die Teilungsstelle des Hauptstamms der Arteria hyaloidea allmählich linsenwärts verschoben und ihre Verlaufsrichtung und Anheftungsstelle an der hinteren Kapsel weicht medialwärts ab, was auch VOGT bei seinen Untersuchungen an der Spaltlampe bestätigen konnte. Endlich bilden sich alle Äste der Arteria hyaloidea vollständig zurück, doch sind beim Neugeborenen häufig noch kümmerliche Reste auf der Papille nachweisbar.

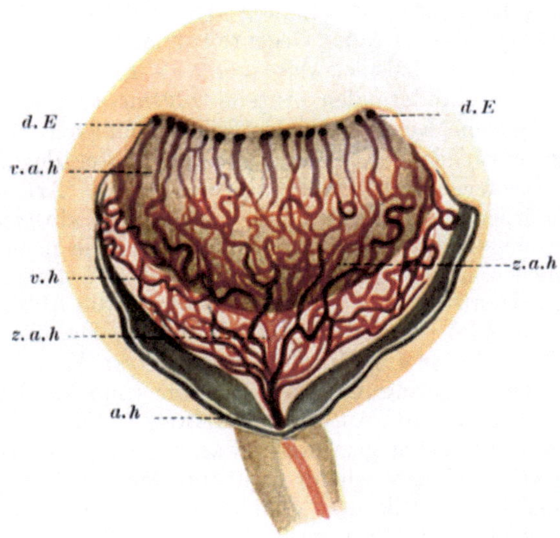

Abb. 25. Auge eines menschlichen Embryo von 40 mm Länge. (Nach VERSARI.) Injektionspräparat. *a. h* Arteria hyaloidea. *v. h* Vasa hyaloidea. *z. a. h* Zentrale Verzweigungen der Arteria hyaloidea. *v. a. h* Venöse Abflußwege der Arteria hyaloidea bzw. Tunica vasculosa lentis, sog. Membrana capsulo-pupillaris. *d. E* Distale Enden dieser Abflußwege.

5. Der Glaskörper.

Die Genese des Glaskörpers ist strittig und sie wird es, nach dem bisher vorliegenden Schrifttum zu urteilen, vielleicht immer bleiben. Das erklärt sich daraus, daß in ihm schon frühzeitig die Abkömmlinge zweier Keimblätter, des Ektoderms und Mesoderms, vertreten sind, die die denkbar innigsten Beziehungen eingehen. *Drei Hauptgruppen von Anschauungen* lassen sich infolgedessen unterscheiden, deren Hauptvertreter mitgenannt werden sollen, wogegen ich von einer ausführlichen historischen Erörterung des Glaskörperproblems aus Raummangel absehen muß [s. hierzu JOKL (c) und EISLER in diesem Bande S. 189].

1. Der Glaskörper ist rein mesodermaler Herkunft. Es ist dieses die älteste Theorie (VASSAUX, RETZIUS, CIRINCIONE), die lange Zeit so gut wie verlassen war, aber in neuester Zeit durch FRACASSI (a), LAMBERTINI, MONESI und DÉJEAN wieder aufgenommen worden ist.

2. Der Glaskörper ist rein ektodermaler Herkunft (TORNATOLA, RABL, KÖLLIKER, LENHOSSÉK, FISCHEL, HAEMERS, ADDARIO, WOLFRUM (a), FRANZ (c), LEBOUCQ (b), LAGUESSE], eine Auffassung, die von TORNATOLA begründet wurde und eine Zeitlang dank dem großen Ansehen ihrer ältesten Vertreter (RABL, KÖLLIKER und LENHOSSÉK) nahezu alleinherrschend gewesen ist, wie schon die große Zahl ihrer Anhänger, unter denen sich hervorragende Histologen befinden, beweist.

3. Der Glaskörper geht aus beiden Keimblättern hervor [v. Szily (l), Froriep (a), Nussbaum, van Pée, Jokl (c), Mann (g)], eine Auffassung, die eine Zeitlang nahezu als unhaltbar gegolten hat, jedoch seit der bekannten Veröffentlichung v. Szilys (l) über das fibrilläre Stützgewebe im Embryo an Boden gewonnen hat.

Diese Zusammenstellung müßte aber ein schiefes Bild ergeben, wenn nicht ausdrücklich hervorgehoben würde, daß unter den Verfechtern ein und derselben Theorie wiederum sehr große Gegensätze bestehen.

So läßt, um mit den Vertretern der Ektodermtheorie zu beginnen, Lenhossék den Glaskörper ausschließlich aus den sich aufsplitternden Linsenkegeln hervorgehen, wogegen er eine Beteiligung der Netzhaut ablehnt, während Rabl und Kölliker das gerade Gegenteil behaupten. Unter den Vertretern der 3. Gruppe wird beispielsweise von van Pée, Jokl und Mann die Hauptbedeutung dem ektodermalen Anteile zugemessen, während Froriep und Nussbaum die gleiche Eigenschaft dem mesodermalen Einbau zusprechen. Ähnliche Meinungsverschiedenheiten bestehen auch unter den Anhängern der Mesodermtheorie, insoferne ihre Anschauungen über die Art und Weise der Bildung des Glaskörpergewebes sehr stark voneinander abweichen, ohne daß hier darauf näher eingegangen werden kann. Was meine persönliche Ansicht betrifft, so stimme ich mit Jokl (c) darin überein, daß die reine Mesodermtheorie die größten Angriffsflächen bietet. Jeder, der die Abbildungen zu den Arbeiten von Fracassi (a) gesehen hat, wird Jokl in der scharfen Kritik beipflichten, die er diesem Autor widerfahren läßt. Fracassis Material ist zu schlecht konserviert, aber auch zu gering, um als Stütze für seine Anschauungen dienen zu können. Darin stimmen alle Autoren [Addario, v. Szily (l), Kallius und Seefelder] überein, die bisher gezwungen waren, zu diesen Arbeiten Stellung zu nehmen. Aber auch Déjean scheint nicht mit der in so schwierigen Fragen unbedingt erforderlichen Kritik und Sachkenntnis an seine Untersuchungen herangegangen zu sein. Von Jokl wird dies in eingehender und meines Erachtens durchaus sachlicher Weise begründet. So kann auch ich es nicht für zulässig erklären, die Basalmembran der Netzhaut deswegen für eine kollagene Membran zu erklären, weil sie sich bestimmten Farbstoffen gegenüber in ähnlicher Weise verhält, wie das kollagene Gewebe. Auch die Linsenkapsel färbt sich nach van Gieson lebhaft rot, und sie ist doch ein Erzeugnis der Linsenzellen und demnach ein ektodermales Gebilde. Es scheint mir deshalb die Mesodermaltheorie des Glaskörpers, trotz der neuen Stütze, die ihr zuteil geworden ist, von den 3 genannten Theorien auf den schwächsten Füßen zu stehen. Anderseits muß sich die reine Ektodermtheorie den Einwand gefallen lassen, daß sie den zweifellos im Glaskörper zu gewissen Zeiten sogar in beträchtlichen Mengen vorhandenen mesodermalen Elementen und ihren engen Verbindungen mit dem Glaskörpergewebe nicht gerecht wird, und daß es doch nicht angängig ist, jede Anteilnahme des Mesoderms an der Glaskörperbildung auszuschließen. Ich möchte mich deshalb der Auffassung Jokls und van Pées anschließen, daß zwar das ektodermale Glaskörpergewebe zuerst entsteht und daß ihm die Hauptbedeutung zukommt, daß aber eine Beteiligung des Mesoderms auf Grund der histologischen Bilder nicht ausgeschlossen werden kann. Diese Auffassung nähert sich überdies der reinen Ektodermtheorie so sehr, daß eigentlich von einem Gegensatz kaum noch gesprochen werden kann. Infolgedessen kann ich auch in der Darstellung der Entwicklung des Glaskörpers ebenso wie Jokl[1] im allgemeinen derjenigen von Mawas und Magitot folgen,

---

[1] Die Ansichten Jokls stimmen mit denen von Mawas und Magitot in ziemlich vielen Einzelheiten, so z. B. in bezug auf die Bildung des hyaloidalen und bleibenden Glaskörpers nicht überein, doch kann hier nicht genauer auf diese Meinungsverschiedenheiten eingegangen werden.

obwohl diese beiden Forscher ausschließlich auf dem Boden der Ektodermtheorie stehen. Nach ihnen sind *bei der Glaskörperentwicklung drei Stadien*

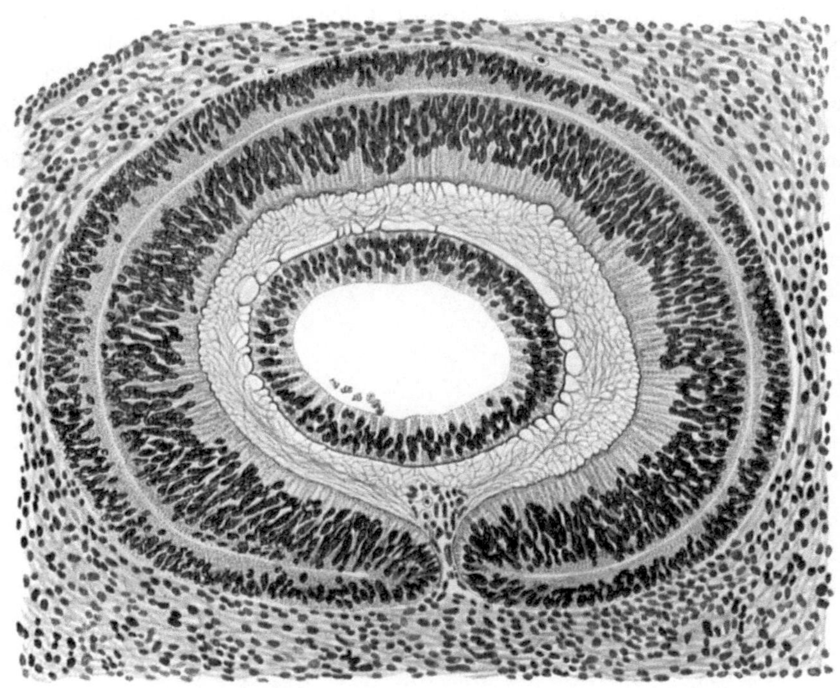

Abb. 26. Äquatorialschnitt durch die Augenanlage eines 9,2 mm langen menschlichen Embryo.
(Gezeichnet bei 320facher Vergr. Auf ³/₅ verkleinert.) Eigenes Präparat. (Nach JOKL.)

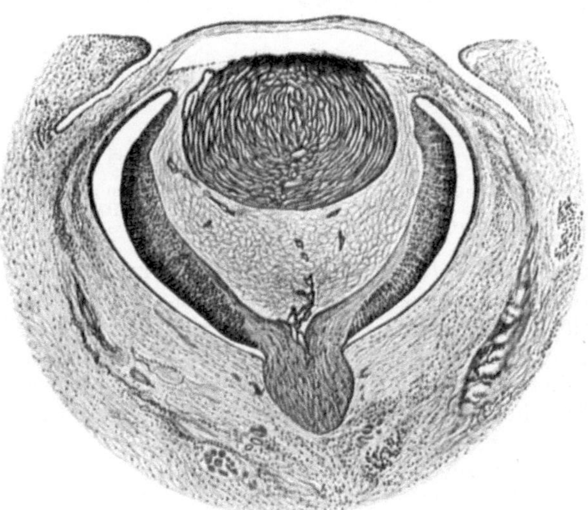

Abb. 27. Schnitt durch die Augenanlage eines 31 mm langen menschlichen Embryo.
(Gezeichnet bei 37facher Vergr. Auf ⁴/₅ verkleinert). Eigenes Präparat. (Nach JOKL.)

zu unterscheiden. Der *primordiale Glaskörper* wird in erster Linie von der
Netzhaut gebildet, indem von dem Randschleier der primitiven Retina sehr

feine Fibrillen ausgehen. Vorübergehend ist an seinem Aufbau auch die epitheliale Linsenanlage beteiligt, die ebenfalls faserige Ausläufer entsendet
[perilentikulärer Faserfilz (Abb. 26)]. Mit dem Auftreten der Linsenkapsel
verschwinden diese Elemente. Der Glaskörper bildet in dieser Zeit ein ziemlich
weitmaschiges protoplasmatisches Netzwerk (Abb. 27). In dieser Entwicklungsperiode erfolgt auch ein Einbruch von Mesodermzellen in den Glaskörperraum,
welcher einerseits mit den Ausbreitungen der Arteria hyaloidea, andererseits
besonders stark am Becherrande sich zeigt. Indessen legen Mawas und Magitot
diesem Umstande für die Glaskörperbildung keine Bedeutung bei; es seien

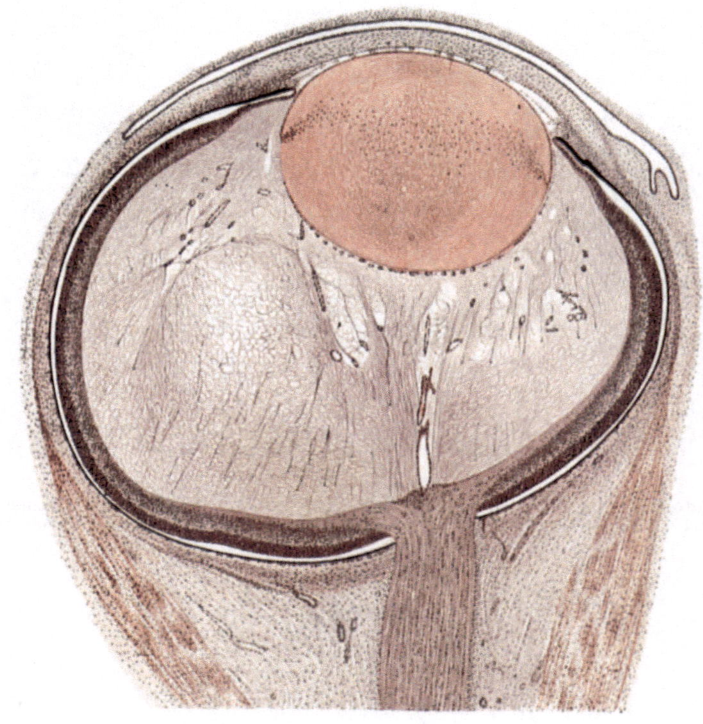

Abb. 28a. Schnitt durch die Augenanlage eines Fetus von 80 mm größter Länge.
(Gezeichnet bei 25facher Vergr. Auf ³/₄ verkleinert.) (Nach Bach und Seefelder.)

nur Auswirkungen der Gefäßbildung im Glaskörperraum, und alle Mesodermzellen seien als Gefäßbildungszellen anzusehen, was jedoch, wie bereits erwähnt,
von Jokl bestritten wird. Die Glaskörperflüssigkeit entsteht nach Mawas und
Magitot durch die Tätigkeit besonderer ektodermaler Zellen, die sich nach
Seefelder und den genannten Forschern als Gebilde mit gelapptem Kern und ölig
erscheinenden Einschlüssen aus der Retina zur Zeit der Randschleierbildung absondern. Sie sollen später durch ausgewanderte Zellen des Gliamantels der Glaskörperarterie abgelöst werden. Nach Mawas und Magitot, deren Beobachtungen
im wesentlichen von Seefelder bestätigt werden, wird namentlich von einem gewissen Zeitpunkt an (Mitte des 3. Monats) die Bildung des Glaskörpers von dem
die Arteria hyaloidea umgebenden Gliamantel übernommen, weshalb sie dieses
Entwicklungsstadium als *hyaloidalen Glaskörper* bezeichnen, der durch besonders
kräftige, von den Gefäßen und dem Gliapolster der Papille ausstrahlende Fasern
gekennzeichnet ist. Er verschwindet mit dem von ihm umgebenen Gefäß-

system (Abb. 28a und b). In der dritten Epoche bildet sich dann der *bleibende Glaskörper*, der *an die Stelle des vergänglichen, hyaloidalen* tritt und ausschließlich von der Netzhaut gebildet wird. Anfänglich beteiligt sich ihre ganze innere Oberfläche an seinem Aufbau, später größtenteils nur ihr ciliarer Anteil. Er ist nach MAWAS und MAGITOT nichts anderes als die Erweiterung des primordialen Glaskörpers, der nur vorübergehend unter der massenhaften Produktion des hyaloidalen Glaskörpers der Wahrnehmung entzogen war und nun wieder an seine Stelle tritt. Ein eigentlicher *Glaskörperkanal* ist zu keiner Zeit der Glaskörperentwicklung nachweisbar (SEEFELDER, MAWAS und MAGITOT). Von DÉJEAN und MANN wird dagegen der in der Abb. 28b deutlich ausgeprägte

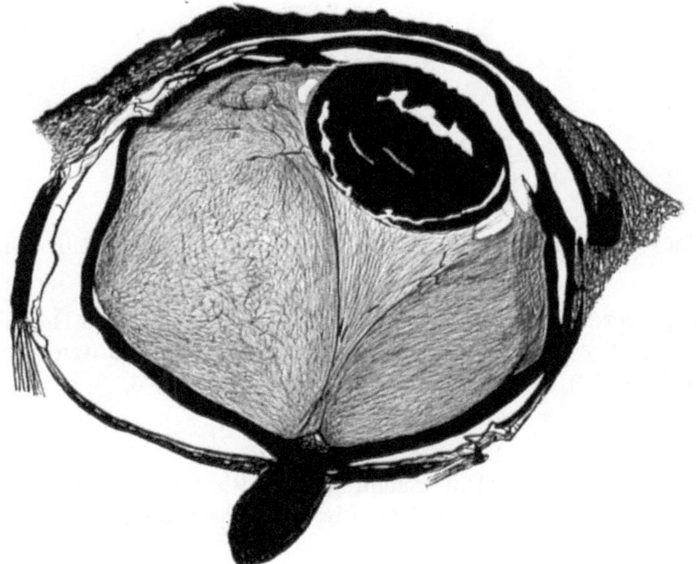

Abb. 28b. Schnitt durch die Augenanlage eines ungefähr gleich alten Fetus wie in Abb. 28a. (Nach JOKL.)

zentrale Abschnitt des Glaskörpers, der sich in Trichterform von der Papille zur Linsenhinterfläche erstreckt, als solcher (Canalis Cloqueti) angesprochen.

Nicht unerwähnt kann schließlich bleiben, daß der Glaskörper in der neuesten Zeit von verschiedenen Forschern, vor allem von BAURMANN, als ein Gel angesehen wird, das keine eigentliche Struktur besitze, und daß von ihnen demnach alles, was in mikroskopischen Präparaten als Glaskörperstruktur erscheint, für ein Kunst- bzw. Fällungsprodukt erklärt wird. Wenn dem so wäre, wogegen mir aber vor allem die Mikroskopie des lebenden Auges, die eine Glaskörperstruktur ergibt, zu sprechen scheint, so wäre allerdings von den Histologen und Embryologen viel Zeit und Mühe vergeblich aufgewendet worden (s. auch Kapitel EISLER S. 187 dieses Bandes und JESS, Glaskörper in Bd. V, S. 325).

Die Zonula Zinnii.

Wohl alle Forscher sind heute der Ansicht, daß die Zonulafasern besonders differenzierte Abkömmlinge des Glaskörpergewebes sind [RABL (c), WOLFRUM (b), CARLINI, MAWAS und MAGITOT (b), LEBOUCQ und andere]. Lediglich ihre Lage in dem äußerst beschränkten Raume zwischen dem Äquator der Linse und der Pars ciliaris retinae, sowie ihre Anheftung an der Linse unterscheidet die jüngsten Zonulafasern mit einiger Sicherheit von dem Glaskörpergewebe

(Abb. 29). Nach Mawas und Magitot (b) entsenden von Anfang an alle unpigmentierten Zellen der Pars ciliaris retinae ohne Ausnahme Zonulafasern,
auch die in den Falten des Ciliarkörpers liegenden. Mit der Zeit wird aber die
Zahl der persistierenden Zonulafasern vermindert und die stehenbleibenden

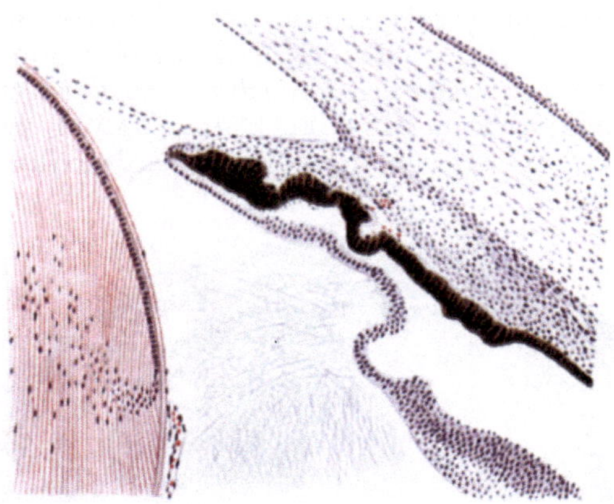

Abb. 29. Glaskörper und Zonula bei einem Fetus von 103 mm Scheitel-Steiß-Länge
und 155 mm größter Länge.

bekommen größere Dicke und einen gestreckteren Verlauf. Ihre Durchkreuzung,
die von Anfang an sichtbar ist, entsteht dadurch, daß weiter hinten entspringende
Fasern zur vorderen Linsenkapsel ziehen und umgekehrt.

6. Die Linse.

Nach den grundlegenden Untersuchungen von Rabl (c) an den verschiedensten
Tierarten, deren Ergebnisse von Bach für das Menschenauge bestätigt wurden,

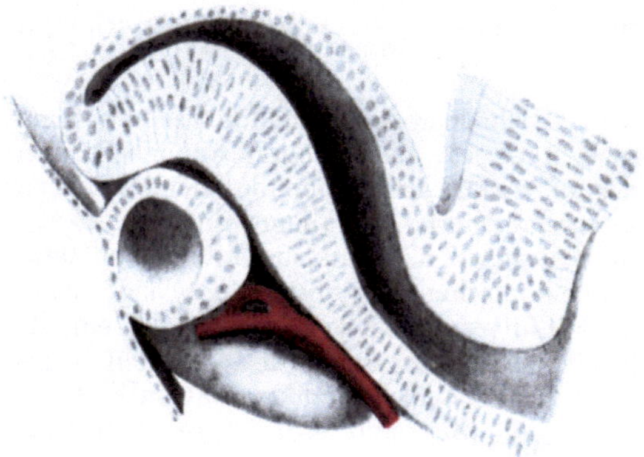

Abb. 30. Schnitt durch das Modell des 7 mm langen Embryo (Hochstetter, CH)
im Bereich der Becherspalte.

sind die ersten Anzeichen der Linsenanlage in einer Verdickung des Ektoderms im Bereiche der Augenblase zu sehen. Sowohl kurz vor als auch während
der Linseneinstülpung in den Augenbecher ist beim Menschen (im Gegensatz
zu den Befunden bei manchen Tierarten) eine einfache Lage von Mesenchymzellen zwischen der Linsenplatte und der Augenblase vorhanden, so daß also

eine unmittelbare Berührung zwischen Augenblase und Ektoderm hier nicht statthaben kann. Diese Tatsache ist insofern von Interesse, als man früher zur Auslösung der Linsenentwicklung eine unmittelbare Berührung zwischen Augenblase und Ektoderm für notwendig hielt. Dagegen würde natürlich das dünne Häutchen den von Fischel angenommenen innersekretorischen Einflüssen der Netzhaut auf das Ektoderm im Sinne einer Linseneinstülpung kein nennenswertes Hindernis in den Weg legen. Im übrigen ist für den Menschen noch nicht klargestellt, ob die Linsenentwicklung ein von der Bildung des Augenbechers abhängiger oder unabhängiger Vorgang ist, während als erwiesen gelten muß, daß der Augenbecher auch ohne Linseneinstülpung zur Entwicklung gelangt.

Aus der anfangs konvexen Linsenplatte wird das Linsengrübchen und durch weiteres Fortschreiten der Einstülpung das Linsensäckchen gebildet, welches anfangs durch einen ziemlich weiten „Linsenporus" mit der Amnionhöhle in

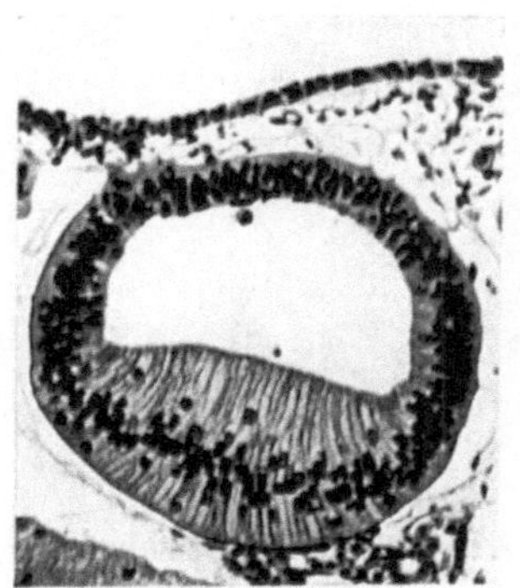

Abb. 31. Linsenanlage
eines 12,7 mm langen Embryo.

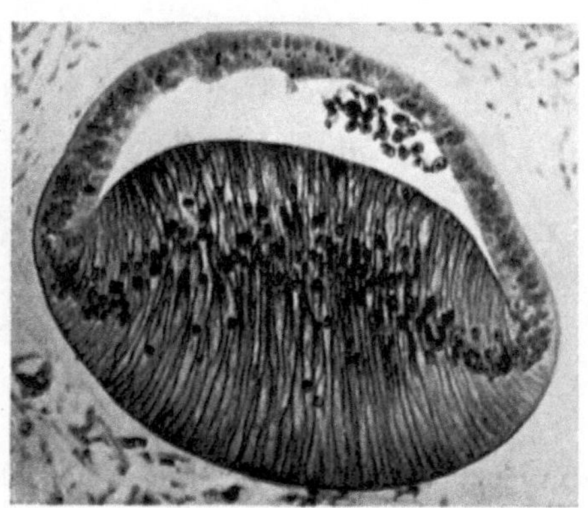

Abb. 32. Linsenanlage eines 14,5 mm langen Embryo.
(Die Abb. 31—33 sind bei gleicher Vergrößerung
mikrophotographisch hergestellt.)

Verbindung steht (s. Abb. 10, S. 479). Anfänglich übertrifft der anterior-posteriore Durchmesser des Linsensäckchens den queren beträchtlich an Ausdehnung. Durch Entgegenwachsen der Epithelränder wird das Säckchen zum Linsenbläschen geschlossen, was bei einer Embryonenlänge von ungefähr 7 mm erreicht ist (Abb. 30). Unmittelbar darauf steht das Bläschen mit den Epithelzellen noch durch Protoplasmafortsätze in Verbindung, die den entstandenen zellfreien Raum (vorderer Glaskörper, Lenhossék) durchziehen. In dem Linsensäckchen ist regelmäßig eine größere oder kleinere Anzahl von losen Zellen vorhanden, die mit allen Merkmalen der Degeneration behaftet sind und später vollkommen verschwinden (Abb. 30, 31, 32). Diese Zellen sind als Entwicklungsabfälle anzusehen.

Schon vor geschehener Trennung der Linsenanlage vom Ektoderm wachsen die Zellen der proximalen Wandung der Linse zu hohen zylindrischen Zellen aus, deren Protoplasma das Aussehen der Linsenfasern zeigt. Durch weiteres Längenwachstum bilden sie einen nach vorn konvexen polsterartigen Vorsprung, das *Linsenpolster,* wobei die Linse eine rundlichere Gestalt annimmt (Abb. 31). Die zunächst noch bestehenden Protoplasmafortsätze der Linsenepithelien nach dem Ektoderm und Glaskörper zu (Linsenkegel) verschwinden mit der von den Epithelien selbst ausgehenden *Kapselbildung.*

Durch weiteres Längenwachstum der Linsenfasern kommt es zu einem vollständigen Schwund des Linsenhohlraums, der kurz vorher auf Querschnitten

sichelförmig erscheint (Abb. 32). Bei einem Embryo von 17—18 mm Länge
ist die Linse ein solides kugeliges Gebilde. Gleichzeitig rücken die Kerne der
ausgewachsenen Linsenfasern von der hinteren Linsenfläche bis etwa in die
Höhe des Äquators und darüber hinaus vor, wo sie mit den dort befindlichen

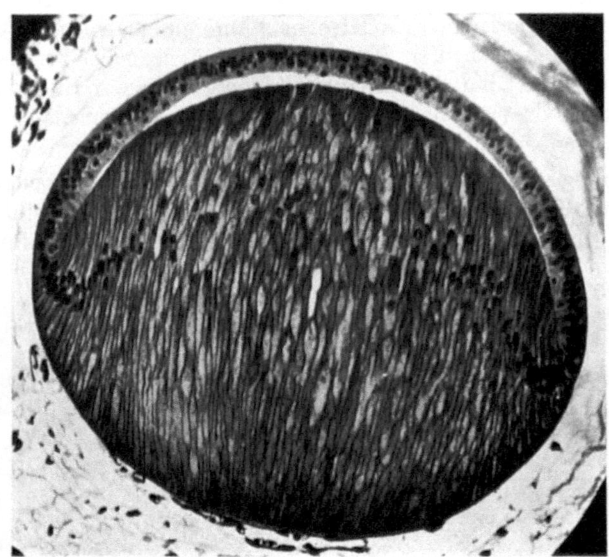

Abb. 33. Linsenanlage eines 17—18 mm langen Embryo.

Kernen einen nach vorn konvexen Bogen bilden (Abb. 33). Mitotische Kernteilung ist sichtbar, und zwar sowohl im Epithel als auch in den Fasern bildenden
Zellen. Sobald jedoch die Fasern eine gewisse Länge (nach Rabl 0,18 mm)

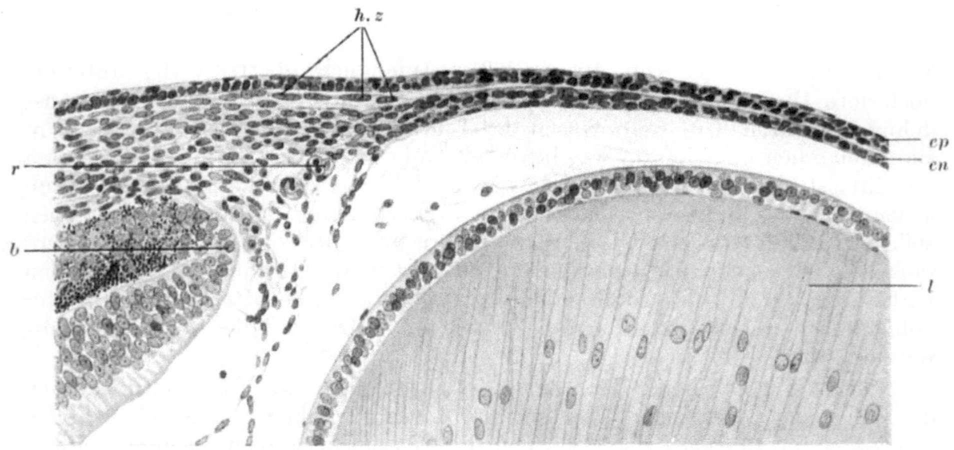

Abb. 34. Vorderer distaler Augenabschnitt eines menschl. Embryo von 23 mm Scheitel-Steiß-Länge.
h.z in die primitive Hornhaut einwandernde Zellen. ep Epithel. en Endothel. r Ringgefäß.
b Becherrand. l Linse. (Vergr. etwa 1:250.)

erreicht haben, beschränkt sich die Kernteilung nur noch auf die Zone des
Übergangs der Epithelien in die Fasern am Äquator. Die Epithelien ordnen
sich in mehrere Reihen, aus denen wieder Faserreihen hervorgehen (*Radiär-
lamellen* nach Rabl).

Im Beginne des dritten Monats entstehen die *Linsennähte,* indem die zuerst gebildeten zentralen Linsenfasern kürzer sind als die später nach außen sich auflagernden Fasern. Zuerst bildet sich die proximale, horizontal verlaufende Naht. Hier treffen die vom Äquator von oben und unten nach hinten auswachsenden Fasern aufeinander. Im Anschluß an die hintere Naht entsteht die vordere dadurch, daß die hinten bis zum Linsenpol reichenden Fasern vorne weitab vom Pol, und zwar nach oben und unten zu, endigen, während umgekehrt die dem vorderen Pol naheliegenden Fasern mit ihren hinteren Enden verhältnismäßig weit seitwärts vom Pol münden. Die vordere Naht hat vertikale Richtung und durch weiteres appositionelles Wachstum entstehen in der Linse immer neue Nähte.

Von großem Interesse sind die zahlreichen Versuche über Linsenregeneration (COLUCCI, WOLFF, WACHS, FISCHEL, WERBER u. a.), in denen gezeigt wurde, daß sich bei Urodelenlarven nach gänzlicher Entfernung der Linse aus dem Pigmentepithel des oberen Pupillarrandes eine vollständig neue Linse entwickelt. Daß auch bei Säugetieren eine weitgehende Linsenregeneration nach teilweiser Linsenentfernung möglich ist, haben die Versuche von GONIN und WESSELY am Kaninchenauge gezeigt. Bei diesen geht allerdings die Regeneration von dem zurückgebliebenen Kapselepithel an der Übergangsstelle der Linsenfasern in das Epithel der vorderen Linsenkapsel aus. Zweifellos kommt auch beim Menschen eine derartige, wenn auch nur unvollkommene Linsenregeneration vor, wie mich selbst klinische Beobachtungen an sehr jungen staroperierten Kindern lehrten. Wie WACHS gezeigt hat, erfolgt bei Tritonen sogar eine vollständige Regeneration der Netzhaut auch nach restloser Entfernung einschließlich der Pars coeca retinae. Die Regeneration geht in diesem Falle vom Pigmentepithel aus.

Betreffs der Entwicklung der Tunica vasculosa lentis siehe die Abschnitte „Das Gefäßsystem der Arteria hyaloidea" (S. 492) und „Die Pupillarmembran" (S. 504).

7. Die Hornhaut.

Die Mesodermzellen, die nach Abschnürung des Linsenbläschens in den zwischen Ektoderm und Linse bestehenden Raum (vorderen Glaskörper) einwachsen, nehmen bald eine oberflächenparallele Lage an und schließen sich zu einer

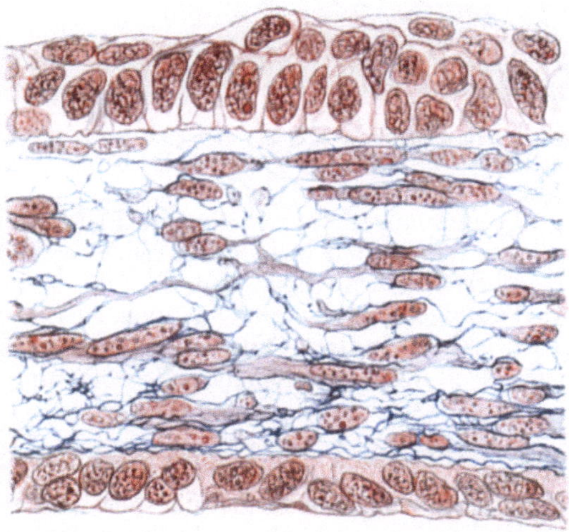

Abb. 35. Hornhautanlage eines Embryo von 24 mm Länge. (Bei 1000facher Vergr. gezeichnet.)

einreihigen Zellage, dem DESCEMETschen Endothel, zusammen (Abb. 34, en). In den schmalen Raum zwischen diesem und dem Ektoderm wandern bald darauf aus dem unmittelbar unter dem Ektoderm befindlichen Mesenchym in der Gegend des Becherrandes Zellen ein (h. z), die die Hornhautgrundsubstanz aus sich hervorgehen lassen [SPECIALE-CIRINCIONE, LINDAHL (c), SEEFELDER (c)], und zwar schreitet die Entstehung der zunächst noch welligen Hornhautfibrillen von der Tiefe nach der Oberfläche zu fort (Abb. 35). Infolgedessen ist bis zum 6. Monate das hintere Hornhautgewebe dichter als das vordere (Abb. 36). Die

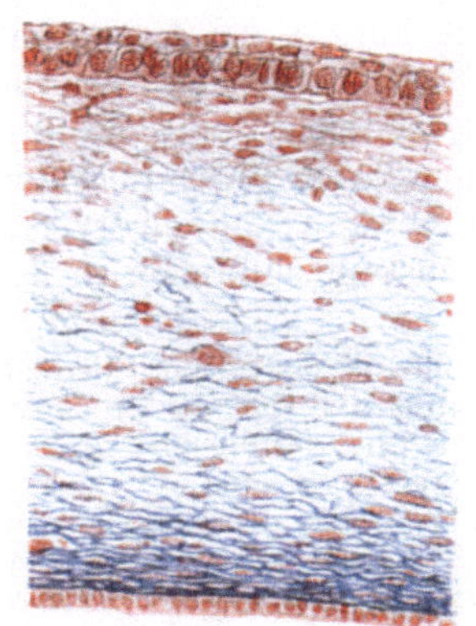

Abb. 36. Hornhautanlage eines Embryo von 45 mm Länge. (Vergr. 250fach.)

BOWMANsche Membran wird nicht wie die DESCEMETsche Membran als homogene Haut angelegt, sondern verdankt ihr Dasein einer besonders dichten Zusammenlagerung der Hornhautfibrillen (SEEFELDER). Die DESCEMETsche Membran ist hingegen ein cuticulares Produkt ihrer Endothelzellen. Wahrscheinlich entstehen die elastischen Elemente gleichzeitig mit den kollagenen, ebenfalls in den hinteren Schichten dichter gelagert als in den vorderen. Unmittelbar vor der DESCEMETschen Membran liegt eine dünne Schicht von besonders dicht gefügten elastischen Fasern, die die Bezeichnung Lamina elastica verdient [SEEFELDER (a), RADOS (Abb. 37)]. Mit dem Wachstum der Hornhaut nimmt der Zellreichtum im Verhältnis zur Masse der Grundsubstanz ständig ab, und die sog. Wanderzellen der Hornhaut scheinen erst vom 4. Monat an aufzutreten. Dabei kann angenommen werden, daß die Hornhaut von Anfang an durchsichtig ist.

Wir sehen also, daß die Hornhaut sich mit Ausnahme des Epithels und Endothels im wesentlichen aus sich selbst heraus entwickelt, doch ist nichts

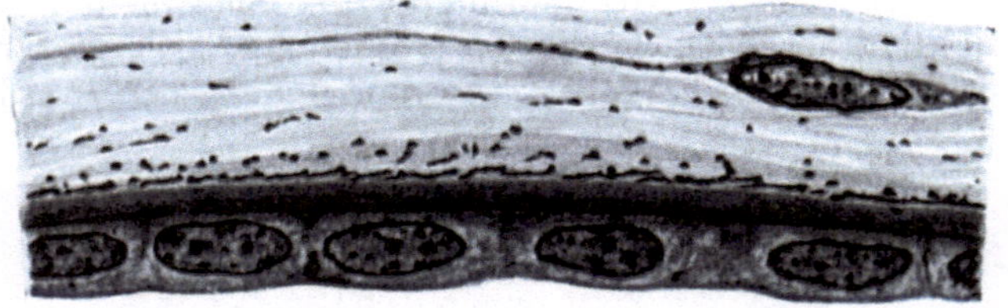

Abb. 37. Die hintersten Hornhautschichten von einem Fetus des 7. Monats. (Vergr. etwa 1000fach.)
l.e Lamina elastica. D DESCEMETsche Membran. E DESCEMETsches Endothel.

dagegen einzuwenden, wenn man, wie es zuweilen geschieht, an ihr einen cutanen und uvealen Abschnitt unterscheiden will. Der cutane bestände dabei aus dem Epithel und der Hornhautgrundsubstanz, während die DESCEMETsche Membran und ihr Endothel zufolge ihrer Abkunft aus uvealen Elementen als uvealer Abschnitt bezeichnet werden könnten. Für die Unterscheidung eines dritten (scleralen) Abschnittes liegt keine ausreichende Veranlassung vor.

8. Die Sclera und die TENONsche Fascie.

Durch Verdichtung des Kopfmesoderms im Bereiche der ektodermalen Augenanlage und Bildung von reichlicher fibrillärer Zwischensubstanz entsteht die Sclera; und zwar tritt diese Entwicklung im vorderen Abschnitte, augenscheinlich unter dem Einfluß der Bildung der Sehnenansätze der Augenmuskeln, früher auf als im hinteren (PES, SEEFELDER). Hierbei ist bemerkenswert, daß der Limbus anfänglich weiter rückwärts als beim ausgebildeten Auge liegt; denn namentlich medial scheint die Hornhaut ziemlich weit auf die Anlage des Corpus ciliare hinüberzureichen. Erst später wird durch Lage- und

Wachstumsverschiebungen dieses Mißverhältnis ausgeglichen. Bereits im 3. Monat sind in der Sclera elastische Fasern vorhanden [LODATO, SEE-FELDER(a)], die gleich den kollagenen Elementen intraprotoplasmatisch auftreten.

Durch die Vermehrung dieser Elemente wächst die Sclera, nicht durch eine Apposition, wie MANNHARDT es für einen späteren Entwicklungsabschnitt an-nahm.

Die TENONsche Kapsel geht aus dem gleichen Material wie die Sclera her-vor, doch später als diese. Wiederum in Beziehung zu den Sehnen der Augen-muskeln ist sie vorn frühzeitiger ausgebildet als hinten, und zwischen ihr und dem Bulbus einerseits, dem orbitalen Bindegewebe andererseits bestehen von Anfang an Verbindungen.

9. Die vordere Augenkammer und die Gebilde der Kammerbucht.

Nach den beweisenden Untersuchungen von SPECIALE-CIRINCIONE (c) an Ge-frierschnitten, die die Fehlerquellen der Fixierung vermeiden, bildet sich die endgültige vordere Kammer erst mit dem Beginn des 8. Monats, bleibt auch

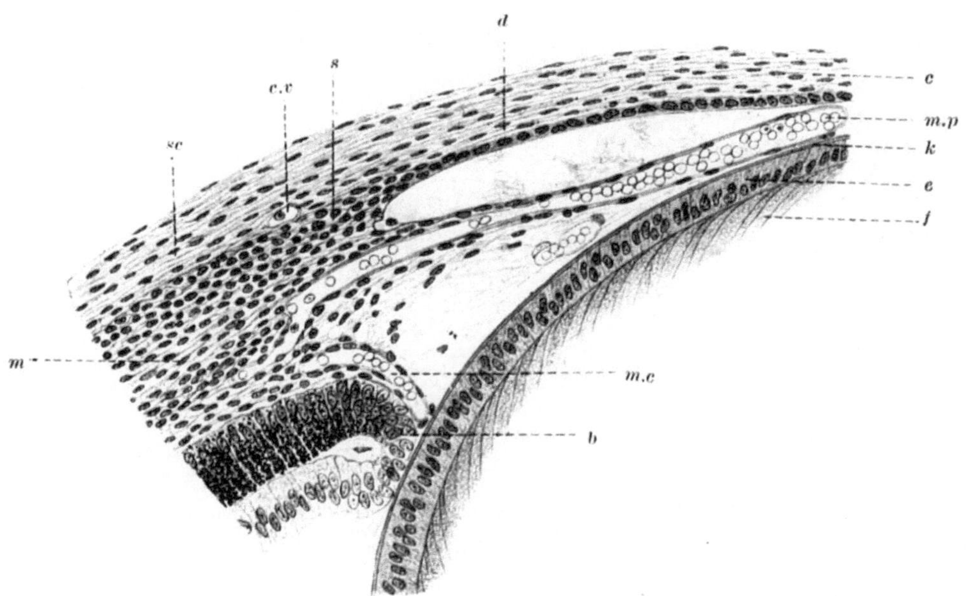

Abb. 38. Region der Kammerbucht eines 88 mm langen menschlichen Fetus. c Cornea. sc Sclera. c.v Circulus venosus Schlemmii. s Anlage des scleralen Gerüstwerks. m.p Pupillarmembran. m Anlage des Ciliarmuskels. m.c Membrana capsulo-pupillaris. b Augenbecherrand. k Linsenkapsel. e Linsenepithel. f Linsenfasern.

dann noch sehr schmal und erweitert sich nur ganz allmählich bis zur Geburt. Alle Angaben über einen früheren Termin fußen auf der Hervorrufung eines künstlichen Spaltraumes durch die Härtungsmittel.

Die Gebilde der Kammerbucht gehen aus dem Mesoderm hervor, welches zwischen dem Becherrand und der Hornhaut-Lederhaut-Anlage gelegen ist (Abb. 38). Zwei Zellgruppen lassen sich an ihm frühzeitig unterscheiden: die eine bildet in Fortsetzung des DESCEMETschen Endothels das *sclerale Gerüst-werk*, die andere liegt nach innen von diesem Zellhaufen und sitzt dem Pupillar-rand unmittelbar auf. Ihre Zellen bilden die mesodermale Grundlage des *uvealen*

Gerüstwerks, der Iris und der Pupillarmembran. Schon im 3. Monat ist der
Schlemmsche Kanal nachweisbar, dessen Lumen zwar sehr klein ist, aber von
Beginn an rote Blutkörperchen führt.

10. Die Pupillarmembran.

Die Pupillarmembran bildet den vorderen Abschnitt der Tunica vasculosa
lentis. Wie Nordenson nachgewiesen hat, wird sie völlig unabhängig von dem
hyaloidalen Gefäßsystem durch arterielle Gefäße des Circulus arteriosus iridis
major gespeist. Diese Angabe ist in neuester Zeit durch Versari (b) dahin
ergänzt worden, daß die Arterien der Pupillarmembran ebenso wie die der
Iris von Anfang an aus den hinteren langen Ciliararterien hervorgehen (Abb. 39).

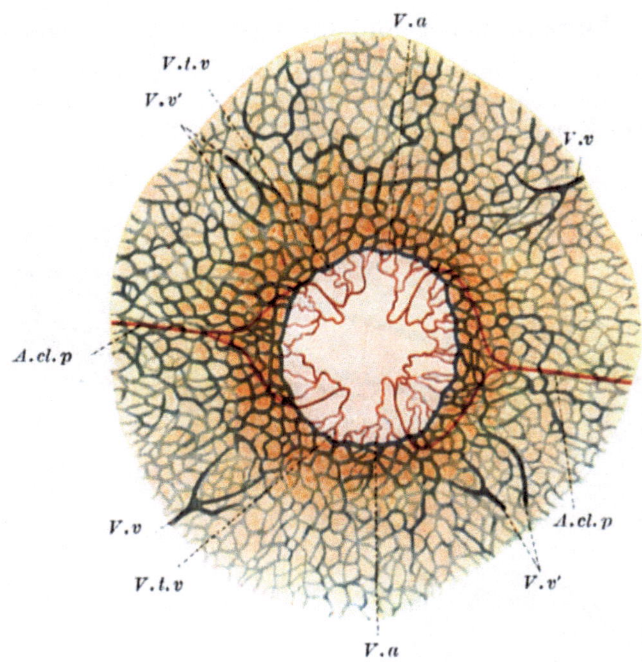

Abb. 39. Vordere Hemisphäre des Auges eines menschlichen Embryo von 32 mm Länge. Anfang
der 2. Woche des 3. Monats. (Nach Versari.) *A.cl.p* Art. cil. long. post. *V.a* Gefäßring, bisher
irrtümlicherweise als Ringarterie bezeichnet. *V.v* Venae vorticosae. *V.v'* Wurzeln von 2 Venae
vorticosae. *V.t.v* Venen, die von der Portio media der Tunica vasculosa lentis herkommen.

Deshalb kann sie auch noch nach der Rückbildung des hyaloidalen Gefäßsystems
weiter bestehen. Ihre erste Anlage ist als ein aus äußerst zarten Fibrillen zusammengesetztes Häutchen sichtbar, das zur Zeit der Bildung des Descemetschen Endothels entsteht und mit dem Mesoderm des Pupillarrandes einerseits
und mit dem Glaskörpergewebe und dem vorderen Linsenpol andererseits zusammenhängt. Flächenpräparate zeigen die ungemein reiche Verästelung ihrer
Gefäße und des Fibrillensystems, welches die Zwischenräume ausfüllt. Die hier
anzutreffenden freien Zellen mit einem gelappten stark färbbaren Kern und
vielfach vakuolisiertem Protoplasmaleib werden von Mawas und Magitot als
Gliazellen angesehen, wie sie auch im Bereiche des Glaskörperraums vorkommen.

Der Ansatz der Pupillarmembran an der Iris erfolgt anfänglich direkt am
Pupillarrand, später weiter peripher auf der Irisvorderfläche in der Höhe des
peripheren Sphincterrandes. Diese scheinbare Lageverschiebung ist dadurch

bedingt, daß das Mesoderm zwischen dem Sphincterabschnitt der Iris und der Pupillarmembran sich spaltet.

Im 8. fetalen Monat bereitet sich nach O. SCHULTZE vom Zentrum aus, nach NORDENSONs Untersuchungen am Rind dagegen überall gleichmäßig die Rückbildung der Pupillarmembran vor, indem die Gefäße und das Gerüstwerk spurlos verschwinden. Überbleibsel davon sind aber oft noch später sichtbar.

11. Der Uvealtractus.

a) Die Iris.

Das Studium der Entwicklung der Regenbogenhaut hat seit jeher eine große Anziehungskraft auf Histologen und Ophthalmologen ausgeübt, so daß darüber zahlreiche und ausgezeichnete Arbeiten vorliegen. Eine besondere

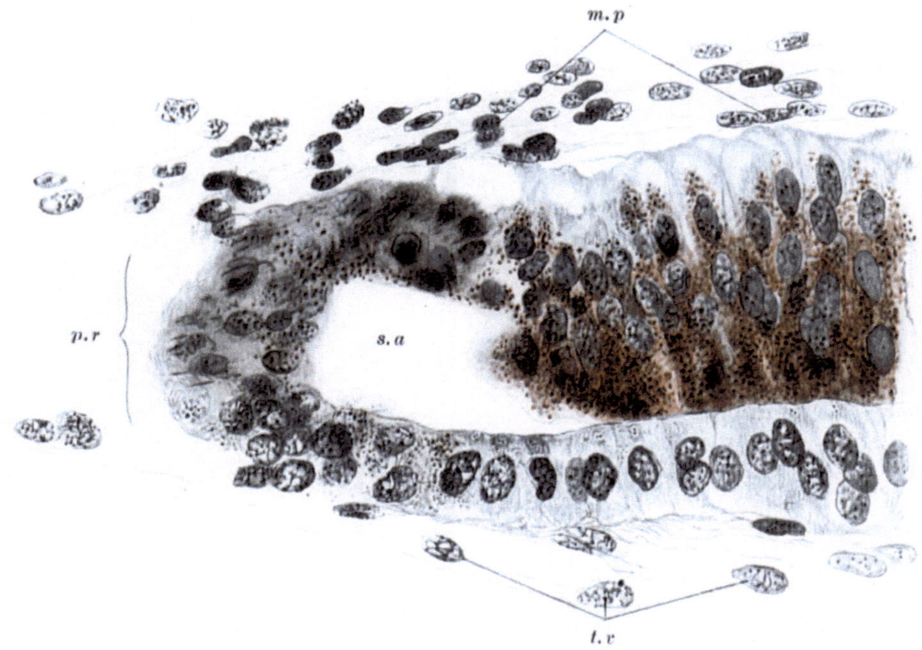

Abb. 40. Sphincter-Entwicklung bei einem Fetus von 153 mm größter Länge. (Gezeichnet bei 1000facher Vergr. Auf $^4/_5$ verkleinert.) *m.p* Pupillarmembran. *p.r* Pupillarrand. *s.a* Sinus anularis. *t.v* Tunica vasculosa lentis.

Aufmerksamkeit ist dabei stets der Entwicklung der Muskulatur gewidmet worden, besonders seitdem durch NUSSBAUM die aufsehenerregende Entdeckung der *ektodermalen Entstehung des Sphincter* bekannt geworden war. Ich nenne hier von älteren Autoren v. MICHEL, E. FUCHS, KOGANEI, während sich in der neueren Zeit vor allem GRYNFELT, HEERFORDT, VON SZILY. HERZOG (b), FORSMARK, LAUBER, ELSCHNIG, VAN DUYSE, SEEFELDER und in neuester Zeit SPECIALE-CIRINCIONE (b) und C. J. MANN (c) mit einschlägigen Fragen beschäftigt haben. Als das unbestrittene Ergebnis dieser Untersuchungen kann die Tatsache gebucht werden, daß *der Sphincter iridis* bei allen daraufhin untersuchten Tieren und beim Menschen *aus dem Pigmentepithel hervorgeht*, mag er nun aus glatten, oder wie bei den Vögeln, aus quergestreiften Muskelfasern bestehen.

Die Entwicklung der Iris beginnt bekanntlich spät, und zwar erst in der zweiten Hälfte des 4. Monats. Sie wird dadurch eingeleitet, daß der Augenbecherrand mit dem ihm aufliegenden Mesoderm langsam in der Richtung des vorderen Linsenpols vorwächst, wodurch sich die Iris sowohl von dem in Entwicklung begriffenen Ciliarkörper als von der Pupillarmembran mehr oder weniger deutlich absetzt. Das äußere und innere Blatt des retinalen Irisepithels sind in dieser Periode am Becherrande in der Regel, wenn auch nicht immer, durch einen zirkulär verlaufenden schmalen Spalt voneinander getrennt, den v. Szilyschen Ringsinus, der als Überrest des anfangs zwischen den beiden Netzhautblättern in ganzer Ausdehnung bestehenden Hohlraumes,

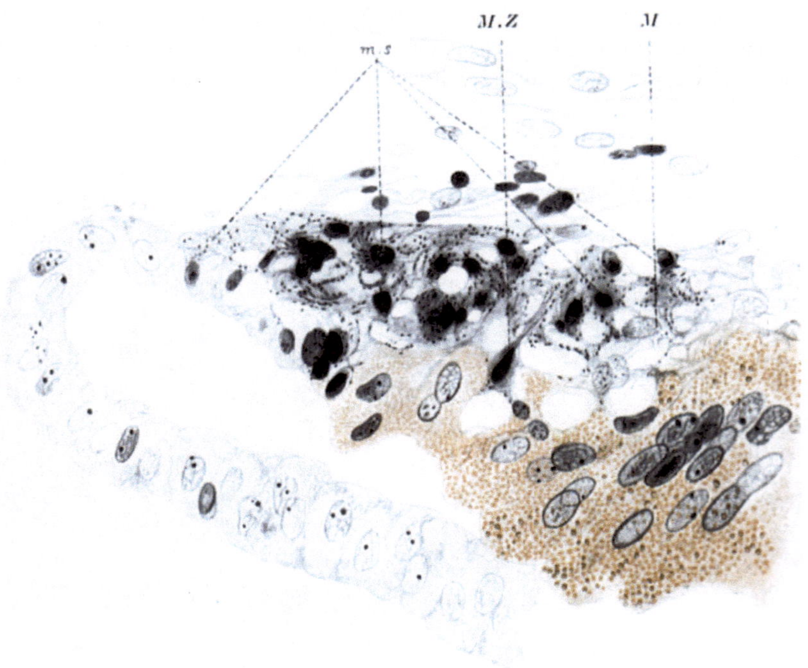

Abb. 41. Sphincter-Entwicklung bei einem Fetus von 180 mm größter Länge.
(Bei 1000facher Vergr. gez. Auf ²/₃ verkleinert.) *m.s* Musculus sphincter. *M.Z* Muskelzellen. *M* Mitose.

auch Sehventrikel genannt, anzusehen ist. Um diese Zeit beginnt die Entwicklung des Sphincters in der Gegend des Becherrandes. Das jüngste Stadium der Sphincterentwicklung beim Menschen dürfte das von Seefelder in dem Atlas von Bach und Seefelder abgebildete sein (Abb. 40).

Bei diesem, einem 153 mm langen Fetus, sehen wir innerhalb der noch rein epithelialen Zellen des vorderen Blattes des Becherrandes bereits deutliche Muskelfibrillen, die nur nach Entpigmentierung und nur durch eine besondere Färbung (nach Held) darzustellen waren. Auch in den Übergangszellen vom vorderen zum hinteren Epithelblatt sind noch solche Fibrillen nachzuweisen. An anderen Stellen des gleichen Auges ist auch schon eine Umbildung von Epithelzellen zu typischen Muskelzellen erfolgt, die ganze Sphincteranlage mehr umschrieben und auf das vordere Epithelblatt des Pupillarrandes beschränkt.

Die nächste, ebenfalls dem Atlas von Bach und Seefelder entnommene Abb. 41 zeigt uns die Sphincterentwicklung eines gegen 18 cm langen Fetus.

Diese ist hier viel weiter gediehen als bei dem vorigen Stadium. Der Muskel liegt ganz an der Irisvorderfläche und reicht nicht einmal mehr an den Pupillarrand heran. Die Schnittführung ist rein quer, so daß die Muskelfibrillen nur als Punkte erkennbar sind, die bei den Drehungen der Mikrometerschraube zu wandern scheinen. Die Färbung dieses Präparates ist besonders glücklich gelungen, was sich auch namentlich in der schön blauen Tönung des Protoplasmas der Muskelzellen zu erkennen gibt. Die Lage der Fibrillen im Protoplasma wird dadurch auf das deutlichste vor Augen geführt. Fast sämtliche Muskelkerne heben sich durch ihre intensive Färbung und, soweit sie nicht im Querschnitt getroffen sind, durch ihre Stäbchenform von den Epithelzellen auffällig ab. Ein besonderes Interesse bietet die Tatsache, daß nicht bloß am Pupillarrande, sondern an verschiedenen Stellen ein Zuwachs von Muskelzellen aus dem Pigmentepithel heraus stattfindet, nachdem diese schon vorher alle Merkmale von solchen Zellen angenommen haben, ja bereits Muskelfibrillen in ihrem Protoplasma beherbergen. Auf eine Kernvermehrung innerhalb des Muskels selbst weist die mit M bezeichnete Zelle hin, die ich für eine Mitose halte.

In etwas älteren Stadien, die den meisten Forschern vorgelegen haben, erscheint die junge Sphincteranlage als ein Einschluß des vorderen Irisblattes, von dem es sich schon bei gewöhnlicher Färbung z. B. nach VAN GIESON ohne

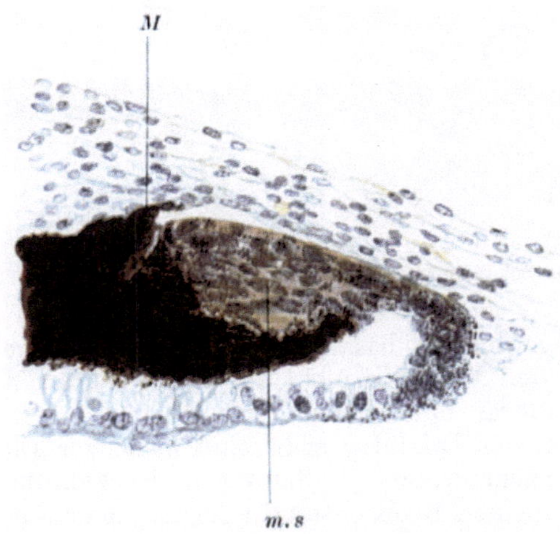

Abb. 42. Sphincter-Entwicklung bei einem Fetus von 170 mm größter Länge.
m.s Musculus sphincter. *M* MICHELscher Sporn.

weiteres deutlich abhebt (Abb. 42). Von da an macht die Flächenentwicklung des Sphincter rasche Fortschritte. Der Muskel bildet dabei bis zum 6. Monat eine zusammenhängende Platte, die in die darunterliegende abgeplattete vordere Epithellage eingegraben zu sein scheint. Im 6. Monat löst sich das periphere Ende des Sphincters etwas vom Epithel ab, während das pupillare noch im Epithel des Pupillarrandes, das von SPECIALE-CIRINCIONE (b) als eine Art Wachstumszentrum betrachtet wird, verankert ist. Gegen das Ende dieses Monats erfolgt dann eine weitgehende Trennung des Sphincters von seiner Unterlage dadurch, daß sich an verschiedenen Stellen Gefäße und Bindegewebszellen in ihn einsenken und sich auch an seine hintere Fläche begeben. Durch den gleichen Vorgang wird der Zusammenhang des Sphincters an diesen Stellen unterbrochen, so daß er in Querschnitten in eine Anzahl Muskelbündel zu zerfallen scheint. An manchen Stellen schiebt sich auch das Pigmentepithel mit spornartigen Vorsprüngen (E. FUCHS) in die Zwischenräume zwischen den Muskelbündeln hinein, wodurch die Pigmentsporne entstehen. Der bekannteste dieser Sporne befindet sich am peripheren Ende des Sphincters (V. MICHEL), wo er schon zu Beginn der Sphincterentwicklung nachzuweisen ist. Durch die Ablösung von Zellen aus solchen Vorsprüngen und durch ihre Verlagerung weiter in das Irisstroma hinein entstehen die ektodermalen Klumpenzellen (ELSCHNIG, LAUBER, WOLFRUM).

Auch die *ektodermale Herkunft* des *Dilatator iridis* dürfte heute kaum noch ernstlich angezweifelt werden. Doch ist seine muskuläre Natur zur Zeit noch

umstritten, wenn sie auch immer mehr und mehr Anerkennung gefunden hat.
Ich selbst bin von ihr durchaus überzeugt, um so mehr, als mir auch beim Dilatator, wie schon früher v. Szily (m), der Nachweis seiner intraprotoplasmatischen
Entstehung in Gestalt von Muskelfibrillen in, wie ich glaube, eindeutiger Weise
gelungen ist. Dagegen glaubt Speciale-Cirincione (c), einen großen Unterschied
zwischen Sphincter und Dilatator darin erblicken zu müssen, daß sich bei der
Bildung des Sphincters die ganze Epithelzelle in eine echte Muskelzelle um-
wandelt, während an der Bildung des sog. Dilatators nur ein Teil, und zwar

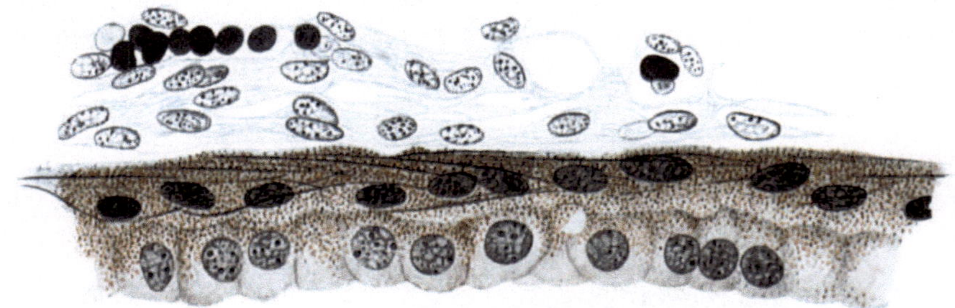

Abb. 43. Musculus dilatator bei einem 420 mm langen menschlichen Fetus. (Vergr. 650fach.)

der dem Irisstroma zugewendete basale Abschnitt der Epithelzelle beteiligt
sei. Er hält demnach den Dilatator nicht für einen echten Muskel, sondern
für eine contractile Membran epithelialer Herkunft.

Die ersten Anzeichen des Dilatator iridis sind nicht vor Ende des 6. oder
Anfang des 7. Monats nachzuweisen [v. Szily (m), Seefelder (c), Speciale-
Cirincione (c)]. Nach meinen Beobachtungen liegen die ersten Muskelfibrillen

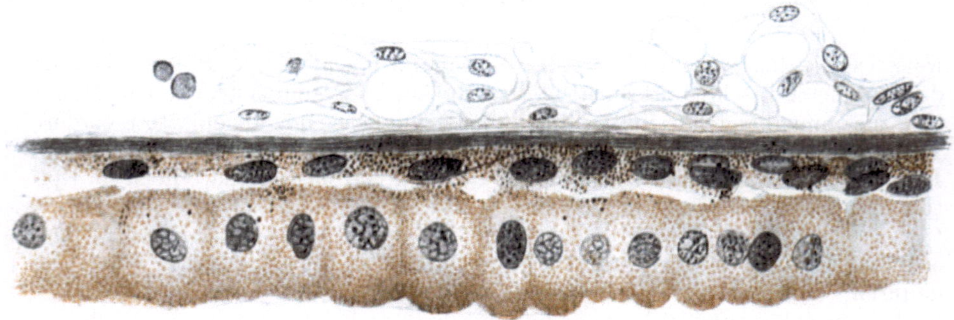

Abb. 44. Musculus dilatator bei einem Neugeborenen. (Vergr. 650fach.)

innerhalb des Protoplasmas der vorderen Epithelschicht, wobei sie mit ihren
Ausläufern die Zelle vielfach in verschiedenen Richtungen durchqueren (Abb. 43).
Die Hauptmasse der Muskelfibrillen findet sich aber von Anfang an an der
basalen Zellseite, wo sie bald eine fein gestreifte, bei schwächerer Vergrößerung
homogen erscheinende Membran bildet, die beim Neugeborenen schon sehr
deutlich ausgeprägt ist (Abb. 44). Allerdings ist Speciale-Cirincione (b) darin
beizupflichten, daß es nicht immer zu einer ausgesprochenen zusammenhängenden Membranbildung kommt, sondern daß verschiedene Modifikationen
in der muskulären Umbildung der basalen Zellseite möglich sind, die sich
bekanntlich auch im ausgewachsenen Auge finden können.

Die *Pigmentierung des hinteren Epithelblattes* der Iris schreitet in der Richtung vom Pupillarrand nach der Iriswurzel fort und erreicht diese erst im 6. Monat.

Während bisher allgemein angenommen worden ist, daß es sich dabei um eine nachträgliche Pigmentierung der vorher unpigmentierten Zellen der Pars iridica retinae handelt, hat SPECIALE-CIRINCIONE (d) jüngst die Ansicht ausgesprochen, daß das hintere Epithelblatt der Regenbogenhaut ausschließlich durch ein Hinüberwachsen des vorderen Blattes auf die Irishinterfläche von dem von ihm angenommenen Wachstumszentrum an der Übergangsstelle des äußeren Blattes in das innere entstehen müsse, da das retinale Epithel niemals pigmentiert sei.

Die *Flächenentwicklung* der Regenbogenhaut geht anfangs nur äußerst langsam von statten und hält mit dem sonstigen Wachstum des Auges bei weitem nicht Schritt, wodurch die eigentümliche Erscheinung zustande kommt, daß die Pupille während einer geraumen Zeit der Entwicklung, nämlich bis zum Anfang des 7. Monats, immer weiter wird. So ist die Iris bei Feten des 5. Monats fast noch ganz durch den Limbus verdeckt, und das Auge gleicht in dieser Hinsicht einem Auge mit Aniridie. Beispielsweise hat die Pupille bei einem Fetus von 34,5 cm Länge eine Weite von 5,3 mm. Erst vom 8. Monat an findet eine Verkleinerung der Pupillenöffnung statt, die von SPECIALE-CIRINCIONE (b, d) auf die nunmehr einsetzende rasche Entwicklung des Sphincterabschnittes nach der Spaltung des pupillaren Teiles der Iris in die Pupillarmembran und in die eigentliche Iris zurückgeführt wird. Die im 8. Monat erfolgende Rückbildung der Pupillarmembran ist von eingreifenden Veränderungen des Irisreliefs begleitet. In dieser Zeit entstehen die Iriskrypten, wobei die pupillare Iriskrypte, deren Lage dem Fußpunkte der Pupillarmembran entspricht, besonders ausgeprägt ist. Vielfach hat es den Anschein, als ob die Rückbildung der Pupillarmembran ihren Einfluß bis auf die Iriswurzel auszuüben vermöchte, da diese in älteren fetalen Augen häufig außerordentlich dünn gefunden wird. Um diese Zeit setzt auch die *Entwicklung der vorderen Grenzschicht* der Regenbogenhaut ein, die in der Hauptsache aus mehreren Reihen von sternförmig verästelten und vielfach miteinander anastomosierenden Zellen besteht, die gegen Ende des fetalen Lebens zuweilen auch schon feine und lichte Pigmentkörperchen enthalten. Die sog. *Iriskrause* (KRÜCKMANN) entspricht der Ansatzstelle (sog. Fußpunkt) der Pupillarmembran, die in Querschnitten als ein knopfförmiger Vorsprung des Irisgewebes erscheint. Sie weist schon gleich nach ihrer Entstehung kein Lumen mehr auf, was erst vor kurzem von WOLFRUM (d) in seiner Arbeit über die mikroskopische Anatomie der Iris hervorgehoben worden ist. Die Vollendung der Entwicklung der vorderen Grenzschicht der Regenbogenhaut, sowie der *Pigmentierung der Irisstromazellen* erfolgt erst nach der Geburt. Beide Vorgänge scheinen nach den Beobachtungen VON HERRENSCHWANDs an Augen mit Heterochromie und Sympathicusparese in allerdings noch völlig unaufgeklärten Beziehungen zur Sympathicusinnervation zu stehen. Betreffs der Entwicklung des Gefäßsystems der Iris vgl. S. 508.

b) Das Corpus ciliare.

Die Entwicklung des Corpus ciliare ist zum Teil bereits bei der Besprechung der Anlage der Pars coeca retinae und der Zonula Zinnii erörtert worden. Insbesondere ist dort die Entstehung der Processus ciliares kurz geschildert. Als Ergänzung dieser Schilderung gebe ich hier eine Abbildung aus der schon mehrfach angeführten Arbeit VERSARIs (b), auf der die erste Gefäßentwicklung des Corpus ciliare zu sehen ist. Alles weitere ist aus der zu dieser Abbildung gegebenen Erklärung zu entnehmen (Abb. 45).

Im Gegensatz zu der Muskulatur der Iris stammt der Musculus ciliaris aus dem Mesoderm. Seine Anlage wird ungefähr gleichzeitig mit der des Sphincter gegen Ende des 4. Monats sichtbar, und zwar zuerst die meridionale (sog. BRÜCKE-sche) Portion. Aus Zellen, die sich in der Verlängerung der Pupillarmembran und mesodermalen Irisanlage sowie des sclero-cornealen Gerüstwerks der späteren Kammerbucht zwischen dem Pigmentepithel und der Sclera nach hinten erstrecken, geht allmählich eine kompakte Masse von Muskelzellen her-vor, deren Ursprungstelle allerdings zunächst weitab von dem freien Kammer-

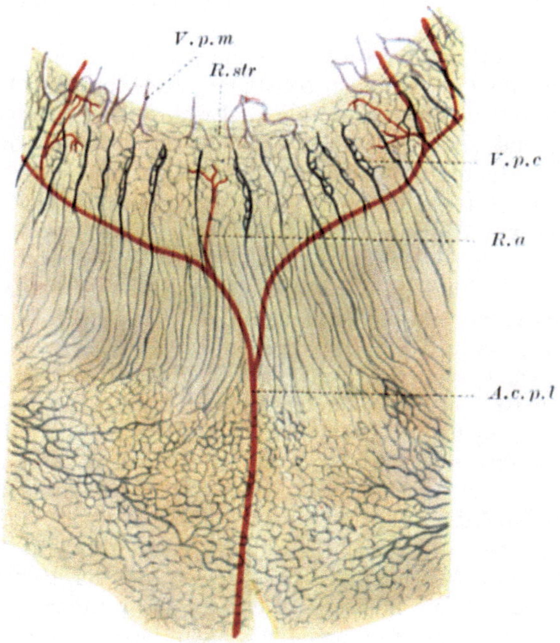

Abb. 45. Blutgefäße eines Abschnittes der vorderen Hemisphäre des Auges eines menschlichen Fetus von 11 cm Scheitel-Steiß-Länge (kurz nach der Mitte des 4. Monats). *A.c.p.l* Art. cil. post. long. *V.p.c* Vene von einem Proc. ciliaris. *V.p.m* Vene der Pupillarmembran. *R.str* Erste Schicht der Irisgefäße. *R.a* Neugebildetes arterielles Zweigchen mit Verteilung im ciliaren Capillarnetz.

lumen liegt, weil zu dieser Zeit das fetale uveale Gerüstwerk und die Grund-platte der Ciliarfortsätze noch dazwischen geschaltet sind. Die äquatoriale Por-tion entwickelt sich innerhalb der Grundplatte der Ciliarfortsätze. Ihre Muskel-zellennester erstrecken sich bis nahe an die Iriswurzel heran, und erst nach der Geburt erreicht dieser Teil seine bleibende Form.

c) Die Aderhaut.

Die primitive Aderhaut wird nach den Untersuchungen von HUGO FUCHS am Kaninchenauge von dem Gefäßnetz gebildet, welches die Augenanlage schon im Stadium der Augenblase als lockeres Maschenwerk umgibt, analog dem Verhalten bei dem Zentralnervensystem überhaupt. Nach VERSARIs (b, c) Untersuchungen am Menschen- und Schweinsauge sind aber die Angaben von H. FUCHS dahin zu berichtigen, daß das sog. *Ringgefäß*, das dem Augen-becherrande aufliegt, nicht arterieller Natur, sondern ein Abflußgefäß, eine Vene ist, und zwar das am weitesten vorgeschobene Gefäß der primitiven Chorio-capillaris (s. Abb. 39). Wie VERSARI und DEDEKIND fanden, lagert sich dieser ein-fachen Gefäßschicht schon frühzeitig eine zweite an, innerhalb welcher man bereits die 4 Venae vorticosae feststellen kann (Abb. 46). Schon im 5. Monat sind alle

Schichten der Aderhaut ausgebildet, doch erscheint die Zahl der Gefäße noch
verhältnismäßig gering, dagegen die der Kerne beträchtlicher als im ausgebildeten
Organ. Der Fetus des 6. Monats zeigt bereits die Lamina elastica als starke
kontinuierliche Membran, deren erste Anfänge bei einem Embryo von 80 mm
Länge anzutreffen waren (SEEFELDER). Hingegen lassen sich über den Zeitpunkt der Pigmentierung der Chromatophoren keine genauen Angaben machen;
denn hier herrschen dieselben individuellen Verschiedenheiten wie bei der Iris.
Da nach den neueren Untersuchungen von MIESCHER das Pigment der Chromatophoren das gleiche Melanin enthält wie das der Pigmentepithelien, war von

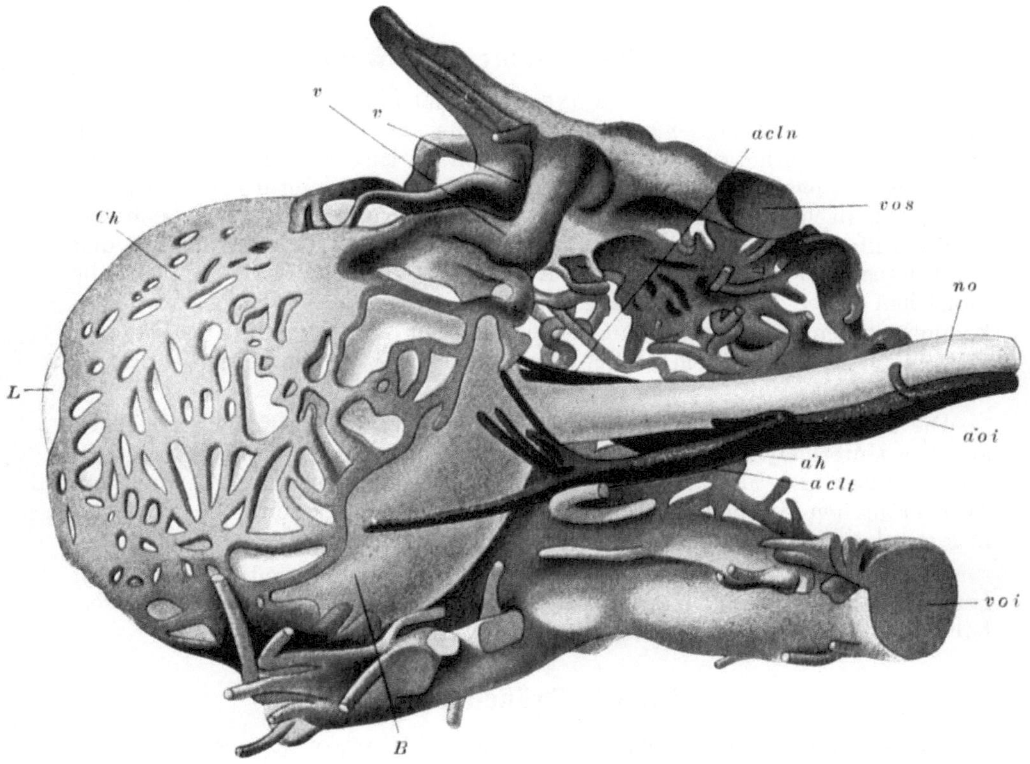

Abb. 46. Linkes Auge eines Embryo (HOCHSTETTER, Ma_2) von 19 mm Länge, von der temporalen
Seite gesehen. (Vergr. 66fach. Aus DEDEKIND.) *L* Linse. *Ch* Anlage der Chorioidea. *vv* Venae
vorticosae. *acln* Art. cil. longa nasalis. *vos* Vena ophthalmica superior. *no* Nervus opticus.
aoi Art. ophthalmica interna. *ah* Art. hyaloidea.
aclt Art. ciliaris longa temporalis. *voi* Vena ophthalmica inferior. *B* Bulbus.

vorneherein anzunehmen, daß seine Entstehung dem Vorgange in den letzteren
gleiche. Diese Angabe ist von REDSLOB bestätigt worden.

Das Aderhautpigment entsteht jedoch von Anfang an innerhalb der Aderhaut aus den sog. Melanoblasten, den fixen Gewebszellen der Aderhaut, deren
Zelleiber mit sehr feinen Melaninkörnern beladen sind. Die ersten Pigmentzellen treten im Bereiche der hinteren Ciliararterien auf. Mit den gewöhnlichen Färbungen sind erst gegen das Ende des fetalen Lebens Pigmentkörner
nachzuweisen.

12. Die Lider.

Die Lider entwickeln sich zu Beginn des 2. Fetalmonats in Gestalt eines
Hautwulstes, der sich in der Äquatorgegend vorwölbt (CONTINO). Durch Gegen-

einanderwachsen der Wülste kommt es bei Embryonen von 34—35 mm Länge
zu einem Verschluß der Lidspalte, und zwar von der Gegend der Lidwinkel
nach der Mitte fortschreitend. Im allgemeinen bleibt dabei das Unterlid im
Wachstum etwas zurück. Ungefähr Ende des 5. Monats trennt sich die Verwachsung wieder, indem die oberflächlichen Zellen an der Nahtstelle verhornen.
Aus knospenartigen Einstülpungen des Ektoderms bilden sich nacheinander
die Mollschen, Zeissschen und Meibomschen Drüsen, und gegen Ende der
10. Woche zeigt eine dichtere Gruppierung der mesodermalen Elemente in den
tieferen Lidschichten die Anlage des Tarsus an, der sich erst mit dem Beginne
der Sekretion der Meibomschen Drüsen deutlicher abhebt [Ask (b)].

13. Die Tränenableitungswege.

Nach den Feststellungen von Monesi (a), Fleischer, Matys und Lang wird
die erste Anlage der *Tränenwege* im Anfange des 2. embryonalen Monats durch
einen soliden Epithelstrang gebildet, der sich entlang der Tränennasenfurche
vom Oberflächenepithel einsenkt. Nach erfolgter Abschnürung vom Epithel
gewinnt er nach oben Anschluß an die Lider, nach unten an die Nasenhöhle.
Durch Differenzierung bilden sich die Tränenröhrchen, der Tränensack und
der Ductus naso-lacrimalis. Infolge Abweichens von der Norm können alle
möglichen Arten von Verdoppelungen, Teilungen, Ausstülpungen usw. vorkommen, indem der Epithelstrang fehlerhafte Sprossungen treibt. Im Tränensack bildet sich zuerst ein Lumen und von hier aus wird die ganze Strecke
wegsam.

Die *Caruncula lacrimalis* nimmt nach Ask ihren Ursprung ausschließlich
aus dem Unterlide, und zwar auf die Weise, daß die am meisten nasal gelegenen
Lidtalgdrüsen und Cilienanlagen durch das weit lateralwärts inserierende untere
Tränenröhrchen von den übrigen epithelialen Anlagen des Unterlides gewisser-
massen abgeschnitten und nasal verschoben werden.

Die Nickhaut oder *halbmondförmige Falte* entsteht frühzeitig (bei 16 mm
langen Embryonen) und erreicht schon während des fetalen Lebens eine verhältnismäßig große Ausdehnung (Bozza).

14. Die Tränendrüse.

Auf Grund der Untersuchungen von Speciale-Cirincione (a) und von Ask (b)
ist die erste Anlage der Tränendrüse in einer kleinen Epithelknospe zu sehen,
die im Umstülpungsrande des Bindehautsackes oben temporal auftaucht. Aus
ihr entstehen 5—6 Epithelsäulen mit sekundären Sproßenbildungen. Die Ausstrahlung der Levatorsehne und der Tenonschen Fascie teilt dann die Anlage
in eine orbitale und eine palpebrale Drüse. Auch die Krauseschen Drüsen
werden als Wucherungen der Basalzellen der Bindehaut der oberen Übergangsfalte gebildet, doch kommen sie, zwar spärlicher, auch in dem unteren Fornix
conjunctivae vor.

15. Die äußeren Augenmuskeln.

Die Entwicklungsgeschichte der äußeren Augenmuskeln ist noch nicht vollkommen klargestellt; doch ist die Tatsache von praktischem Interesse, daß sie
aus einem hirnwärts vom hinteren Augenpol gelegenen gemeinsamen Zellhaufen
hervorgehen und erst sekundär Anschluß an den Augapfel gewinnen, woraus
sich die große Variabilität ihres Ansatzes erklärt (Nussbaum).

C. Das Wachstum des Auges.

Die Maße des Bulbus sind folgende:

Embryo von 6,0	mm Scheitel-Steißlänge: anterior-posteriorer Durchmesser					0,25 mm
8,0 „	„	„	„	„	„	0,3 „
12,7 „	„	„	„	„	„	0,39 „
13,0 „	„	„	„	„	„	0,47 „
14,5 „	„	„	„	„	„	0,6 „
17,5 „	„	„	„	„	„	1,0 „
21— 65 „	„	„ (3. Fetalmonat) „			„	1,7— 4,0 „
80—110 „	„	„ (4. „) „			„	4,4— 7,0 „
120—190 „	„	„ (5. „) „			„	7,0—10,2 „
265—280 „	Scheitel-Sohlenlänge (6. Monat) „				„	11,0—12,5 „
300—350 „	„	„ (7. „) „			„	12,5—13,0 „
350—410 „	„	„ (8. „) „			„	13 —13,7 „
420—450 „	„	„ (9. „) „			„	16,0—16,5 „
Neugeborener						17,0—18,0 „

Am Ende des zweiten Jahres hat das Auge eine Längsachse von 18,5 mm,
mit 2 Jahren von 20,2 mm [Scammong und Armstrong (a, b)], mit $3^1/_2$ Jahren von
22,5 mm [Seefelder (k)], doch sind unsere Kenntnisse von dem extrauterinen
Wachstum des Auges im allgemeinen noch ziemlich lückenhaft und dringend
ergänzungsbedürftig. Dabei ist zu berücksichtigen, daß gewisse Abschnitte
des Auges, wie z. B. die Hornhaut und der temporale hintere Augenpol sozusagen schon frühzeitig ausgewachsen sind, während andere, wie z. B. die
mediale Seite des Bulbus noch nach der Geburt stärker wachsen, was, wenn
auch nur unbeträchtliche Formveränderungen des Auges im extrauterinen
Leben zur Folge hat.

Form und Lage des embryonalen und fetalen Auges.

In den ersten Entwicklungsstadien ist die Augenblase nach Leser in proximo-
distaler Richtung verlängert und sie behält diese Form auch zur Zeit der Entwicklung des Augenbechers bei. Nach der Abschnürung der Linse vergrößert
sich das Auge namentlich in ventraler Richtung und nimmt eine kugelige Form
an. In späteren Entwicklungsstadien fällt namentlich eine starke Entwicklung
der temporalen hinteren Augenhälfte auf, die hier geradezu zu einer Ausbuchtung führt, die als Protuberantia sclerae (v. Ammon) bezeichnet worden ist.
Diese Veränderung hängt zweifellos mit dem Umstande zusammen, daß die
Fovea centralis schon zur Zeit ihres ersten Auftretens von dem Sehnerven
ebenso weit entfernt ist wie im ausgewachsenen Auge. Beim Neugeborenen
ist jedoch diese Ausbuchtung nicht mehr deutlich nachweisbar und der Unterschied in der Form des Auges im Vergleich mit der des ausgewachsenen nicht
mehr sehr auffallend.

Die Augen liegen bei jungen Embryonen bekanntlich rein seitlich, um
schließlich im Laufe der Entwicklung in eine frontale Lage überzugehen. Man
hat daraus früher irrtümlicherweise vielfach auf eine Wanderung der Augen
geschlossen. In der Tat verhält es sich aber so, daß sie ihre Lage dauernd
beibehalten und ihre Verlagerung nur eine scheinbare ist, die ausschließlich
durch das etappenweise, von verschiedenen Seiten her und in verschiedenen
Perioden erfolgende Wachstum des Gesichtes nach vorne und nach der Seite
und endlich durch die Entwicklung des Gehirns bedingt ist. Auch die Verlängerung des Sehnerven und der Übergang aus der senkrechten in die schräge
Verlaufsrichtung sind ausschließlich durch die Entwicklung des Gesichtes in
der Richtung nach vorne einerseits und durch die des Gehirns anderseits bedingt.
Aus diesen Beobachtungen und Feststellungen ergibt sich auch ohne weiteres,

daß eine Drehung des Auges mit dem Sehnerven oder eine solche des Sehnerven allein zu keiner Zeit der Entwicklung stattfindet, womit eine ältere gleichlautende Angabe von Deyl ihre Bestätigung findet.

Literatur.

Addario: (a) Sulla struttura del vitreo embrionale e de neonati, sulla matrice del vitreo e sul origine della zonula. Ann. Ottalm. **30** u. **31** (1901/02). (b) Sul matrice del vitreo nell' occhio umano e degli animali. Riforma med. **18** (1902). (c) Sulla matrice ciliare di vitreo e della zonula nell' occhio umane adulto. Atti Congr. Soc. ital. Ottalm. **1905**. — Alajma e Accardi: La plica semilunare. Studio embriologico, anatomico, anatomo-patologico e clinico. Boll. Ocul. **6** (1927). — Ask: (a) Über die Entwicklung der Caruncula lacrimalis beim Menschen, nebst Bemerkungen über die Entwicklung der Tränenröhrchen und der Meibomschen Drüsen. Anat. Anz. **30** (1907). (b) Die Entwicklung der Lidränder, der Tränencarunkel und der Bindehaut beim Menschen, nebst Bemerkungen über die Entwicklung der Tränenableitungswege. Anat. H. **36** (1908). (c) Studien über die Entwicklung des Drüsenapparates der Bindehaut beim Menschen. Anat. H. **40** (1910). Ask und van der Hoeve: Beitrag zur Entwicklung der Tränenröhrchen unter normalen und abnormen Verhältnissen, letzteres im Falle von offener schräger Gesichtsspalte. Graefes Arch. **105** (1921).

Bach und Seefelder: Atlas zur Entwicklungsgeschichte des menschlichen Auges. Leipzig: W. Engelmann 1911/1914. — Baratz: Das Wachstum und die Besonderheiten des Auges beim Säugling. Diss. Petersburg 1902. — Bartelmez: The origin of the otic and optic primordia in man. J. of comp. Neur. **34**, Nr 2 (1922). — Baurmann: Untersuchungen über die Struktur des Glaskörpers. Graefes Arch. **111** (1923). — Beauvieux: La zonule. Arch. d'Ophtalm. **39** (1922). — Best: Über Korrelationen im Wachstum des Auges. 43. Vers. dtsch. ophthalm. Ges. Jena **1922**. — Blaauw: The life history of human lens; its origin adolescence and senescence. Trans. amer. Acad. Ophthalm. a. Otol. **1923**. — Bozza: Contributo alla conoscenza dello sviluppo delle palpebre e del sacco congiuntivale. Arch. ital. Anat. **23** (1926). — Bernheimer: Über die Entwicklung und den Verlauf der Markfasern im Chiasma nerv. opt. des Menschen. 1889. — Busacca: La struttura e l'accrescimento del cristallino. Arch. ital. Anat. **21** (1924).

Cajal, Ramon y: (a) La rétine des vértebrés. Cellule **9** (1893). (b) Nouvelles observations sur l'évolution des neuroblastes avec quelques remarques sur l'hypotèse neurogénétique de Hensen-Held. Trav. Labor. Univ. Madrid **5** (1907). — Calderaro: Ricerche embriologiche, anatomiche e cliniche sulla persistenza dei tessuti ialoidei nell'occhio umano. 9. Congr. internat. Ottalm. Napoli **1909**. — Carlini: Über den Bau und die Entwicklung der Zonula Zinni. Graefes Arch. **82** (1912). — Cattaneo: La struttura della retina nei vertebrati. Ann. Ottalm. **50** (1922). — Chievitz: Die Area und Fovea centralis beim menschlichen Fetus. Internat. Mschr. Anat. u. Physiol. **1** (1887). — Colucci: Sulla regenerazione parziale dell' occhio nei Tritoni. Mem. Acad. Bologna **1891**. — Contino: Über den Bau und die Entwicklung des Lidrandes beim Menschen. Graefes Arch. **66** (1907). — Cucchia: Sul comportamento della curvatura corneale nei feti umani. Soc. ital. Oftalm. **1925**.

Dedekind: Beiträge zur Entwicklung der Augengefäße des Menschen. Anat. H. **38** (1908). — Déjean: (a) Rôle du feuillet moyen dans l'assemblage des premières ébauches de l'oeil. C. r. Acad. Sci. Paris **177**, No 3 (1923). (b) Origine du corps vitré et de la zonule. C. r. Acad. Sci. Paris **177**, No 5 (1923). (c) Sur la formation des milieux figurés de l'oeil des vertébrés. Arch. d'Ophtalm. **41**, No 11 (1924). (d) Studio anatomico ed embriologico sulla membrana ialoide dell' occhio dei mammiferi. Sua funzione nella formazione dei centri dell'occhio. Suoi limiti. Sua struttura. Ital. ophthalm. Ges. **1925**. (e) Le canal de Cloquet ou canal central du corps vitré. Archives d'Anat. **6**, H. 1/3 (1926). (f) Recherches sur la zonula de Zinn. Développement, structure, topographie, physiologie. Arch. d'Ophtalm. **45** (1928). — Deyl: Über den Eintritt der Arteria centralis in den Sehnerven beim Menschen. Anat. Anz. **11** (1896). — Dieckmann: Beiträge zur Anatomie und Physiologie des Neugeborenenauges. Diss. Marburg 1896. — Dunn: The growth of the central nervous system in the human fetus as expressed by graphic analysis and empirical formulae. J. of comp. Neur. **33** (1921). — Druault: Développement de l'organe de la vision e l'anatomie du globe de l'oeil. Extrait du traité de l'anat. humaine. Paris 1911. — van Duyse: (a) Morphologie des cyclopes. Arch. d'Ophtalm. **41** (1924). (b) Eléments d'embryologie et tératologie de l'oeil. Paris 1904.

Elschnig und Lauber: Die sog. Klumpenzellen der Iris. Graefes Arch. **65** (1907).

Falchi: Über die Histogenese der Retina und des Nervus opticus. Graefes Arch. **34** (1888). — Fileti: Embriologia e morfologia del canale di ottico. Ann. Ottalm. **55** (1927). — Fischel: (a) Über die Regeneration der Linse. Anat. Anz. **14** (1898). (b) Über die Regeneration der Linse. Anat. H. **44** (1900). (c) Weitere Mitteilungen über die Regeneration der Linse. Arch. Entw.mechan. **15** (1902) u. (1903). (d) Über gestaltende Ursachen bei der

Entwicklung des Auges. Prag. med. Wschr. **39** (1914). (e) Über die normale und abnorme Entwicklung des Auges: 1. Über Art und Ort der ersten Augenanlage sowie über die formale und kausale Genese der Cyclopie. 2. Zur Entwicklungsmechanik der Linse. Arch. Entw.-mechan. **49** (1921). — FISCHER: Zur Entwicklungsgeschichte der Hornhaut. Z. Augenheilk. **64** (1928). — FLEISCHER: Die Entwicklung der Tränenröhrchen bei den Säugetieren. Graefes Arch. **62** (1906). — FORSMARK: Zur Kenntnis der Irismuskulatur des Menschen, ihr Bau und ihre Entwicklung. Mitt. Augenkl. Carol. medico-chir. Inst. Stockholm **1908**. — FRACASSI: (a) Entstehung und Morphologie des Glaskörpers beim Menschen und bei einigen Säugetieren. Graefes Arch. **111** (1923). (b) Note di embriologia oculare. Atti Congr. Soc. ital. Ottalm. **1925**. (c) Bemerkungen zur Embryologie des Auges. Graefes Arch. **115** (1925). — FRANZ: (a) Sehorgan. Lehrbuch der vgl. mikroskop. Anatomie der Wirbeltiere. 1913. (b) HistogenetischeTheorie des Glaskörpers. Arch. vgl. Ophthalm. **3** (1912). (c) Morphologie des Augenbechers und der Augenlinse. Erg. Anat. **24** (1923). — FRITZ: Über die Membrana Descemeti und das Ligamentum pectinatum iridis bei den Säugetieren und beim Menschen. Sitzgsber. Akad. Wiss. Wien **1906**. — FRORIEP: (a) Entwicklung des Auges. Handb. d. vgl. Entw. d. Wirbeltiere. Bd. 2, Teil 2. (b) Über die Einstülpung der Augenblase. Arch. mikrosk. Anat. **66** (1905). — FUCHS, E.: Beiträge zur normalen Anatomie des menschlichen Auges. Graefes Arch. **31**, H. 3 (1885). — FUCHS, HUGO: Zur Entwicklungsgeschichte des Wirbeltierauges. Anat. H. **28** (1905). — FÜRST: Zur Kenntnis der Histogenese und des Wachstums der Retina. Lunds Univ. U. **40**, 1904.

GABRIELIDÈS: Recherches sur l'embryogenie et l'anatomie comparée de l'angle de la chambre ant. chez les poulets et chez l'homme. Thèse de Paris **1895**. — GIESBRECHT: Beiträge zur Entwicklung der Cornea und zur Gestaltung der Orbitalhöhle bei den einheimischen Amphibien. Z. wiss. Zool. **124** (1925). — GOLDSTEIN: The embryology of Tenon's capsule. Arch. of Ophthalm. **52** (1923). — GONIN: Etude sur la régéneration de cristallin. Beitr. path. Anat. **19** (1896). — GRYNFELT: (a) Le muscle dilatateur de la pupille chez les mammifères. Thèse de Montpellier. Annal. d'Ocul. **1899**. (b) L' appareil de l'accommodation dans l'oeil des vertébrés. C. r. Assoc. Anat. Brüssel **1910**.

HAGEDOORN: (a) Die Entwicklung der Vorderkammer und der Hornhaut. Niederl. ophthalm. Ges. **1927**. (b) The early developpment of the endothelium of the Descemets membrane, the cornea and the anterior chamber of the eye. Brit. J. Ophthalm. **12** (1928). — HAEMERS: Régéneration du corps vitré. Arch. d'Ophtalm. **23** (1903). — HEERFORDT: Studien über den Musc. dilat. pupillae samt Angaben von Kennzeichen einiger Fälle epithelialer Muskulatur. Anat. H. **14** (1900). — HELD: Die Entwicklung des Nervengewebes bei den Wirbeltieren. Leipzig 1909. — v. HERRENSCHWAND: (a) Über verschiedene Arten von Heterochromia iridis. Klin. Mbl. Augenheilk. **60** (1918). (b) Zur Sympathicusheterochromie. Klin. Wschr. **1923**. — HERTWIG: Lehrbuch der Entwicklungsgeschichte des Menschen und der Tiere, 7. Aufl., Jena 1902. — HERZOG: Die Entwicklung der Binnenmuskulatur des Auges. Arch. mikrosk. Anat. **60** (1902). — HESSER: Der Bindegewebsapparat und die glatte Muskulatur der Orbita beim Menschen im normalen Zustande. Wiesbaden 1903. — HOCHSTETTER: Beiträge zur Entwicklungsgeschichte des menschlichen Gehirns. Wien und Leipzig 1919.

IWATA: Beiträge zur Kenntnis der Formverhältnisse der Tränenwege des Menschen mit besonderer Berücksichtigung ihrer Entstehung. Fol. anat. (jap.) **5** (1927).

JEANNULATOS: Recherches embryologiques sur le mode de formation de la chambre antérieur ches les mammifères et chez l'homme. Thèse de Paris **1896**. — JOKL: (a) Die Entwicklung des Wirbeltierauges. Anat. Anz. **51** (1918). (b) Über den Verschluß der fetalen Augenbecherspalte, die Entwicklung der Sehnerveninsertion und die Bildung ektodermaler und mesodermaler Zapfen im embryonalen Reptilienauge. Z. Anat. **68** (1923). (c) Vergleichende Untersuchungen über den Bau und die Entwicklung des Glaskörpers und seiner Inhaltsgebilde bei Wirbeltieren und beim Menschen. Uppsala und Stockholm 1928. — JUSELIUS: Die Entwicklung des hinteren Pigmentepithels aus der sekundären Augenblase und sein Verhältnis zur Irismuskulatur und den spontanen Iriscysten. Klin. Mbl. Augenheilk. **46**, 2 (1908).

KAISER: Die Größe und das Wachstum der Hornhaut im Kindesalter. Graefes Arch. **116** (1925). — KALLIUS: Über die Entwicklung des Glaskörpers. Verh. med. Ges. Göttingen. Dtsch. med. Wschr. **1902**. — KEIBEL: (a) Normentafeln zur Entwicklungsgeschichte der Wirbeltiere. Jena 1908. (b) Die Entwicklung der Sinnesorgane. Handb. d. Entwicklungsgeschichte des Menschen. — KLECZKOWSKI: Untersuchungen über die Entwicklung des Sehnerven. Graefes Arch. **85** (1913). — KLEE: Zur Entwicklung der MEIBOMschen Drüsen und der Lidränder. Arch. mikrosk. Anat. I **95**, H. 1/2 (1920). — KÖLLIKER: (a) Zur Entwicklung des Auges und Geruchsorgans menschlicher Embryonen. Verh. physik.-med. Ges. Würzburg **1893**. (b) Die Bedeutung und Entwicklung des Glaskörpers. Z. Zool. **76**, 1 (1909). — KOGANEI: Untersuchungen über den Bau der Iris des Menschen und der Wirbeltiere. Arch. mikrosk. Anat. **25** (1885). — KOPSCH: Primitivstreifen und organbildende Keimbezirke beim Hühnchen, untersucht mittels elektrolytischer Marken am vital gefärbten

Keim. Jb. Morph. u. mikrosk. Anat. u. Z. mikrosk.-anat. Forschg II 8 (1927). — Kotsche-
tow: Untersuchungen über das Pigmentepithel der Retina im Zusammenhang mit der
Frage über die Teilung der Zellen. Trav. Soc. imp. Natur. Petersburg 39 (1908). —
Krekeler: Die Struktur der Sclera in den verschiedenen Lebensaltern. Arch. Augenheilk.
93 (1924). — Krückmann: (a) Über die Entwicklung und Ausbildung der Stützsubstanz
im Sehnerven und in der Netzhaut. Klin. Mbl. Augenheilk. 44 (1906). (b) Die Erkrankungen des Uvealtraktus und des Glaskörpers (die normale Beschaffenheit der Regenbogenhaut). Graefe-Saemischs Handbuch der gesamten Augenheilkunde. 2. Aufl., 2. Teil,
Bd. 5, Kap. 6 (1908).
    Laguesse: Développement de la cornée chez le poulet; rôle du mesostroma; son im-
portance générale; les membranes basales. Arch. d'Anat. microsc. 22, H. 2 (1926). — Lambertini: L'origine del corpo vitreo e la causa del rapido allungamento delle fibre del cristallino
dell'uomo. Monit. zool. ital. 34 (1925). — Lang: Die Entwicklung des Tränenausfuhr-
apparates beim Menschen. Anat. Anz. 38 (1911). — Lauber: Beiträge zur Entwicklungsgeschichte und Anatomie der Iris und des Pigmentepithels der Netzhaut. Graefes Arch.
68 (1908). — Léboucq: (a) Contribution à l'étude de la rétine chez les mammifères.
Arch. d'Anat. microsc. 1909. (b) La névroglie rétinovitriéenne. C. r. Soc. Biol. 89, No 24
(1923). — Lenhossék: (a) Die Entwicklung des Glaskörpers. Leipzig 1903. (b) Entwicklung und Bedeutung der Zonulafasern nach Untersuchungen am Hühnchen. Arch.
mikrosk. Anat. I 77 (1911). — Lešer: Développement de la forme de l'oeil humain. Arch.
d'Ophtalm. 42 (1925). — Lindahl: (a) Über die Pupillaröffnung des Augenbechers in frühen
Entwicklungsstadien mit besonderer Rücksicht auf die Bedeutung der Formverhältnisse
derselben für unsere Auffassung von der Entstehung der Iriskolobome. Arch. Augenheilk.
72 (1912). (b) Die Entwicklung der vorderen Augenkammer. Anat. H. 52 (1915). — Lindahl
und Jokl: Über den Verschluß der fetalen Augenspalte, die Entwicklung der Sehnerveninsertion und die Anlage des Pecten bei Vögeln. Z. Anat. 63 (1922). — Lo Cascio: Lo sviluppo
delle guaine del nervo ottico nell'uomo. Ann. Ottalm. 51 (1923). — Lodato: Il tessuto
elastico dell'occhio umano durante la vita fetale. Arch. Ottalm. 1904.
    Maggiore: (a) Struttura, comportamento e significato del canale di Schlemm nell'occhio
umano, in condizioni normali e patologiche. Ann. Ottalm. e Clin. ocul. 40 (1917). (b) Über
den Mechanismus der Entwicklung der Ora serrata des menschlichen Auges. Vorl. Mitt.
Verh. außerordentl. Tagg. ophthalm. Ges. Wien, Aug. 1921. (c) Lo sviluppo del canale sclerale
e della lamina cribrosa nell'occhio umano. Ann. Ottalm. e Clin. ocul. 51 (1923). (d) L'ora
serrata nell'occhio umano. Morfologia, sviluppo, anatomia comparata e fisiologia. Ann.
Ottalm. e Clin. ocul. 52 (1924). — Magitot: (a) Étude sur développement de la rétine
humaine. Ann. d'Ocul. 1910. (b) Demonstration of the development of the human eye.
Trans. amer. ophthalm. Soc. 20 (1922). — Magitot und Mawas: (a) Étude sur le développement du corps vitré et de la zonule chez l'homme. Arch. d'Anat. microsc. 14, H. 1/2 (1912).
(b) Les cellules du corps vitré humain, leur origine, leur signification, leur rôle physiologique dans la formation des liquides ocul. Ann. d'Ocul. 150 (1913). — Mann: (a) On the
development of fissural and associated regions in the eye of chick, with some observations
on the mammal. J. of Anat. 55 (1921). (b) On the morphology of certain developmental
structures associated with the upper end of the choroidal fissure. Brit. J. Ophthalm. 6
(1922). (c) The development of the human iris. Brit. J. Ophthalm. 9 (1925). (d) Embryology: The nature and boundaries of the vitreous humour. Trans. ophthalm. Soc. U.
Kingd. 47 (1927). (e) The process of retinal differentiation in man. Proc. roy. Soc. Med.
21, sect. ophthalm. (1927). (f) The relation of the hyaloid canal in the foetus and in the
adult. J. of Anat. 62 (1928). (g) The development of the human eye. Cambridge university press. 1928. (h) The process of differentiation of retinal layers in vertebrates.
Brit. J. Ophthalm. 12 (1928). — Mannhardt: Weitere Untersuchungen über das Coloboma
sclerochorioideae. GraefesArch. 60 (1905). — Matys: Die Entwicklung der Tränenableitungswege. Z. Augenheilk. 14 (1905) u. 16 (1906). — Mawas: Recherches sur l'anatomie et
laphysiologie de la région ciliaire de la rétine. Sécrétion de l'humeur aqueuse. Origine des
fibres de la zonule de Zinn. Thèse de Lyon 1910. — Miescher: Die Pigmentgenese im
Auge nebst Bemerkungen über die Natur des Pigmentkorns. Arch. mikrosk. Anat. 97
(1922). — v. Michel: Über Iris und Iritis. Graefes Arch. 27 (1881). — Michl: Beitrag
zur Entwicklungsgeschichte von Bos taurus L. Anat. Anz. 53 (1920). — Monesi: (a) Die
Morphologie der fetalen Tränenwege beim Menschen. Klin. Mbl. Augenheilk. 42 I (1904).
(b) La genesi del vitreo nei vertebrati. Ann. Ottalm. 54 (1926).
    Nordenson: Byggnaden och försvinnandet av Linsens kärlkapsel hos Bos Taurus L.
Stockholm 1918. — Nussbaum: Entwicklungsgeschichte des menschlichen Auges. Graefe-
Sämischs Handbuch, 2. Aufl., 1899 u. 3. Aufl., 1912.
    Pasquini: (a) La prima formazione del pettine (pecten) nello sviluppo dell'occhio di
„Gallus domesticus". Atti Accad. naz. Lincei 1, H. 6 (1925). (b) Ancora sulla formazione
del pettine nello sviluppo dell'occhio di „Gallus domesticus". Atti Accad. naz. Lincei
H. 7 (1925). (c) La genesi del pettine (pecten), nello sviluppo dell'occhio degli uccelli.

Atti Accad. naz. Lincei **2** (1925). — Pée, van: Recherches sur l'origine du corps vitré. Archives de Biol. **19** (1902). — Pes: Problemi e ricerche sull'istogenesi del nervo ottico. Biologica **1** (1906).

Rabl: (a) Über die züchtende Wirkung funktioneller Reize. Rektoratsrede Leipzig 1904. (b) Über die Entwicklung und den Bau der Linse. 1904. (c) Über bilaterale und nasotemporale Symmetrie des Wirbeltierauges. Arch. mikrosk. Anat. **90** (1917). — Rados: Über die elastischen Fasern der Hornhaut. Arch. Augenheilk. **73** (1911). — Redslob: Étude sur l'origine du pigment de la choroide. Ann. d'Ocul. **162** (1925). — Retzius: Zur Kenntnis des Baues des Glaskörpers im Auge des Menschen. Biol. Untersuchungen N. F. Bd. 19. 1922. — Rochon-Duvigneaud: Recherches sur l'angle de la chambre antérieur et le canal de Schlemm. Paris 1892.

Salzmann: Anatomie und Histologie des menschlichen Auges im normalen Zustande, seine Entwicklung und sein Altern. 1912. — Sattler, C. H.: Über die Markscheidenbildung im Tractus opticus, Chiasma und Nervus opticus. Graefes Arch. **90** (1915). — Scammon und Armstrong: (a) A quantitative study of the growth of the human eyeball and optic nerve. Anat. Rec. **23** (1922). (b) On the growth of the human eyeball and optic nerve. J. of comp. Neur. **38** (1925). — Schultze, O.: Über die bilaterale Symmetrie des menschlichen Auges und die Bedeutung der Ora serrata. Sitzgsber. physikal.-med. Ges. Würzburg **1900**. — Seefelder: (a) Über die Entwicklung der physiologischen Exkavation des Sehnerveneintritts beim Menschen. Internat. Kongr. Ophthalm. Neapel 1900. (b) Untersuchungen über die Entwicklung der Netzhautgefäße des Menschen. Graefes Arch. **70** (1909). (c) Beiträge zur Histogenese und Histologie der Netzhaut, des Pigmentepithels und des Sehnerven. Graefes Arch. **73** (1910). (d) Über die elastischen Fasern der menschlichen Cornea. Graefes Arch. **73** (1910). (e) Das Verhalten der Kammerbucht und ihres Gerüstwerks bis zur Geburt. Graefe-Sämischs Handbuch I. Teil, Bd. 1, 1910. (f) Beiträge zur Entwicklung des menschlichen Auges mit besonderer Berücksichtigung des Verschlusses der fetalen Augenspalte. Anat. H. **48**, H. 146 (1913). (g) Über die Entwicklung des Sehnerveneintritts beim Menschen, zugleich ein Beitrag zur Frage der Faltenbildungen in der embryonalen Netzhaut. Graefes Arch. **106** (1921). (h) Über die Faltenbildungen der embryonalen Netzhaut. (Bemerkungen zu der gleichlautenden Arbeit von Zuckermann-Zicha in Graefes Arch. **108**.) Graefes Arch. **111** (1923). (i) Zur Entwicklung der Hornhaut des Menschen. Arch. Augenheilk. **97** (1926). (k) Das Auge des Kindes. Handb. d. Anat. d. Kindes. Bd. 2, 1927. — Seefelder und Wolfrum: Zur Entwicklung der vorderen Kammer und des Kammerwinkels beim Menschen nebst Bemerkungen über ihre Entstehung bei Tieren. Graefes Arch. **63** (1906). — Smith, D.: Melanin in the pigmented epithelium of the retina of the embryo chick's eye studied in vivo and in vitro. Anat. Rev. **18** (1920). — Smith, P.: (a) The growth of the crystalline lens. Brit. med. J. **1** (1883). (b) On the size of the cornea in the relation to sex, refraction and primary glaucoma. Brit. med. J. **1889**, 2. — Speciale-Cirincione: (a) Über die Entwicklung der Tränendrüse beim Menschen. Graefes Arch. **69** (1909). (b) Sullo sviluppo dei muscoli e degli strati posteriori dell' iride nell' uomo. Ann. Ottalm. **1914**. (c) Sullo sviluppo della camera anteriore nell'occhio umano. 1913 u. Ann. Ottalm. e Clin. ocul. **40** (1917). (d) Sullo sviluppo dei muscoli e degli strati posteriori dell' iride. Ann. Ottalm. e Clin. ocul. **50** (1922). — Spemann: Über experimentell erzeugte Doppelbildungen mit zyklopischem Defekt. Zool. Jb. **1904**. — Stockard: zit. bei Fischel (b). v. Szily: (a) Beitrag zur Kenntnis der Anatomie und Entwicklungsgeschichte der hinteren Irisschichten mit besonderer Berücksichtigung des Musc. sphincter pup. des Menschen. Graefes Arch. **53** (1902). (b) Über ein nach unten gerichtetes nicht mit der fetalen Augenspalte zusammenhängendes Kolobom der beiden Augenbecher bei einem etwa 4 Wochen alten menschlichen Embryo. Klin. Mbl. Augenheilk. **1908**, Beil.-H. (c) Über das Entstehen des fibrillären Stützgewebes im Embryo und dessen Verhältnis zur Glaskörperfrage. Anat. H. **35**, 107 (1908). (d) Über die hintere Grenzschicht der Iris. Graefes Arch. **64** (1908). (e) Zu meiner Arbeit „Ein nach unten und innen gerichtetes, nicht mit der Fetalspalte zusammenhängendes Kolobom usw.". Klin. Mbl. Augenheilk. **41**, 1 (1908). (f) Über die Entstehung des melanotischen Pigments im Auge der Wirbeltierembryonen und in Chorioidealsarkomen. Arch. mikrosk. Anat. **77** (1911). (g) Über die einleitenden Vorgänge bei der ersten Entstehung der Nervenfasern im Nervus opticus. Graefes Arch. **81** (1912). (h) Das Problem der Augenbecherspalte, seine Beziehung zur normalen Entwicklung und zu den Mißbildungen der Papilla nervi optici. Ophthalm. Ges. Heidelberg **1920**. (i) Die Deutung der Zusammenhänge der wichtigsten Entwicklungsphasen des Wirbeltierauges: 1. Das Problem der Becherspalte und die Entstehung der Papilla nervi optici s. epithelialis, nebst Bemerkungen zur Frage der bilateralen oder nasotemporalen Symmetrie des Wirbeltierauges und der sog. Kerben am Becherrande. 2. Morphogenese an Hand von Plattenmodellen nach Untersuchungen beim Kaninchen für den Typus Säuger. Graefes Arch. **106** (1921). (k) Morphogenese des Sehnerveneintritts und des Pectens bei Vögeln. Außerord. Tagg. ophthalm. Ges. Wien **1921**. (l) Vergleichende Entwicklungsgeschichte der Papilla nervi optici und der sog. axialen Gebilde. I. Morphogenese des Sehnerveneintrittes und des Fächers beim Hühnchen für den Typus Vögel. Graefes Arch. **107** (1922). (m) Über den Konus in heterotypischer Richtung. Ein Beitrag zur Statistik und Genese dieser Papillenbildung sowie den damit zusammenhängenden Fragen, nebst Vorschlägen zur Vereinheitlichung der Nomenklatur. Graefes Arch. **110** (1922). (n) Aufstellung von morphologischen Grundtypen der Papilla nervi optici in der Wirbeltierreihe (Fische, Vögel, Reptilien, Säuger) auf Grund von vergleichend entwicklungsgeschichtlichen Untersuchungen nebst Bemerkungen zur Phylogenese des Wirbeltierauges. Med. Ges. Freiburg **1922**. (o) Vergleichende Entwicklungsgeschichte der Papilla nervi optici und der sog. axialen Gebilde. II. Morphogenese des Sehnerveneintritts, „der Leiste" (Processus falciformis) und des Linsenmuskels (M. retractor lentis, Campanula Halleri) bei der Bachforelle. Ein Beispiel für die primitivste Papillenform in der Wirbeltierreihe oder des „reinen Becherspaltentypus der Knochenfische". Graefes Arch. **109** (1922).

Tornatola: Origine et nature du corps vitré. Rev. gén. Ophtalm. **14** (1897) und mehrere andere Veröffentlichungen. — Treacher Collins: (a) The development of the posterior elastic lamina of the cornea or membrana of Descemet. Ophthalm. Hosp. Rep. Lond. **14** (1896). (b) On the development and abnormalities of the zonula. Ophthalm. Hosp. Rep. Lond. **13**.

Uhlenhuth: Studien zur Linsenregeneration bei den Amphibien. Arch. Entw.mechan. **45** (1919) u. **46** (1920).

Vassaux: Persistance de l'artère hyaloidienne et de la membrane pupillaire. Arch. d'Ophtalm. **3** (1883). — Veit und Esch: Untersuchung eines in situ fixierten, operativ gewonnenen menschlichen Eies der 4. Woche. 1. Abschnitt Veit: anatomische Untersuchung des Embryos. Z. Anat. **63** (1922). — Veragut: Das Glaskörpergerüst bei Kindern nach Untersuchungen an 82 Augen mit dem Spaltlampenmikroskop. Graefes Arch. **111** (1923). — Versari: (a) La morfogenese dei vasi sanguini nella retina umana. Ricerche fatte nel labor. di anat. normale delle univ. di Roma. Vol. 10, 1904. (b) Le fasi di sviluppo e di regresso della „tunica vasculosa lentis" e la morfogenesi dei vasi sanguiferi nei processi ciliari e nell'iride dell' occhio dell' uomo. Ricerche di morfologia. Vol. 3, Fasc. 2/3. Roma 1923. (c) La morfogenesi dei vasi sanguiferi della membrana pupillare e della zona dei processi ciliari nell'occhio di sus scropha. Atti Acad. naz. Lincei, V. s., 4, H. 14 (1923). (d) Il vaso anulare ed i rami terminali delle arterie ciliari posterioi i lunghe nell' occhio embrionale di sus scropha e nell' uomo. Atti del congr. d. soc. ital. di oftalmol. **1924**, 162. — Virchow: Fächer, Zapfen, Leiste, Polster, Gefäße im Glaskörperraum der Wirbeltiere und damit in Verbindung stehende Fragen. Erg. Anat. **10** (1901). — Vogt: Der physiologische Rest der Art. hyaloidea der Linsenhinterkapsel und seine Orientierung zum embryonalen Linsennahtsystem. Graefes Arch. **100** (1919). — Voll: Über die Entwicklung der Membrana vasculosa retinae. Festschrift für Kölliker 1892.

Wachs: (a) Neue Versuche zur Wolffschen Linsenregeneration. Arch. Entw.mechan. **39** (1914). (b) Restitution des Auges nach Exstirpation von Retina und Linse bei Tritonen. Arch. Entw.mechan. **46** (1921). — Weiss: (a) Über das Wachstum des Auges. 24. ophthalm. Ges. Heidelberg **1895**. (b) Über das Wachstum des Auges und über die Veränderungen der Muskelinsertionen am wachsenden Auge. Anat. H. **8** (1897). — Werber: Experimental studies siming control of defective an monstrous development. Anat. Rec. **9** (1915.) — Wessely: Über einen Fall von im Glaskörper flottierenden „Soemmeringschen Krystallwulst" nebst Bemerkungen über die Bildung von Ringlinsen nach Extraktion am neugeborenen Tier. Arch. Augenheilk. **66** (1910). — Wolff, Gustav: (a) Entwicklungsphysiologische Studien I. Regeneration der Urodelenlinse. Arch. Entw.mechan. **1**, 3 (1895). (b) Entwicklungsphysiologische Studien. II. Weitere Mitteilungen zur Regeneration der Urodelenlinse. Arch. Entw.mechan. **12** (1901). — Wolfrum: (a) Zur Entwicklung und normalen Struktur des Glaskörpers. Graefes Arch. **65** (1907). (b) Über Ursprung und Ansatz der Zonulafasern. Graefes Arch. **69** (1908). (c) Multiple Einkerbungen des Becherrandes der fetalen Augenblase, ein Beitrag zur Kolobomfrage. Klin. Mbl. Augenheilk. **46** (1908). (d) Die Anatomie der Regenbogenhaut. Graefe-Saemischs Handbuch der gesamten Augenheilkunde, 2. Aufl., Bd. 9. 1925.

Zuckermann-Zicha: (a) On the development of the vitreous humours. (b) The development of the pecten in the eye of the birds. 1921. (c) Über Faltenbildung der embryonalen Retina. Graefes Arch. **108** (1922).

Die Mißbildungen des menschlichen Auges.

Von

R. SEEFELDER-Innsbruck.

Mit 65 Abbildungen.

I. Die Mißbildungen in ihrer allgemeinen Entstehung.

Die Frage der allgemeinen Entstehung der Mißbildungen bildet naturgemäß nur eine Teilfrage ihrer Ursache überhaupt. Sie wird in neuerer Zeit vielfach mit der der Einteilung der Mißbildungen zusammengeworfen in dem Sinne, daß diese entsprechend der Ursache von jenen vorgenommen wird (ASCHOFF, GRUBER, JOEST, v. SZILY). Doch stehen der praktischen Durchführung dieses Grundsatzes noch beträchtliche Schwierigkeiten entgegen. Immerhin will ich im folgenden zunächst an der Hand des ASCHOFFschen Schemas zu zeigen versuchen, wie sich die Durchführung dieses biologischen Einteilungsprinzips ungefähr am Auge auswirken würde. ASCHOFF unterscheidet 3 Ordnungen von Mißbildungen:

Die Mißbildungen I. Ordnung entstehen nur durch eine abnorme Beschaffenheit der Keimzellen selbst. Man unterscheidet bei ihnen idiokinetische und cytokinetische Mißbildungen, je nachdem der Erbfaktor mitbetroffen ist oder nicht. Die ersteren sind in ausgesprochener Weise vererbbar, während die anderen, bei denen nur eine Schädigung des Cytoplasmas vorliegt, nicht vererbt werden [1].

Die Mißbildungen II. Ordnung, die sog. somatokinetischen Mißbildungen, entstehen durch eine Schädigung der Somazellen der Embryonalanlage, die in verschiedenen Entwicklungsperioden, z. B. zur Zeit der Furchung, Organanlage und Organdifferenzierung einsetzen kann. Sie werden auch als *paratypische* (nebenbildliche) oder peristatisch bedingte Mißbildungen bezeichnet und sind ebensowenig vererbbar wie die cytokinetischen Mißbildungen und von diesen eigentlich nur graduell, nicht prinzipiell verschieden.

Die Mißbildungen III. Ordnung endlich entstehen zur Zeit der Wachstumsperiode; sie erscheinen uns unter dem Bilde der *Verstümmelungen.*

Den Typus der idiokinetischen Augenmißbildungen (I. Ordnung) bilden das Kolobom und seine Folgezustände (Mikrophthalmus und Rudiment einer Augenanlage, sog. Anophthalmus mit Kolobom, Mikrophthalmus und Anophthalmus mit Kolobom und Orbitalcyste), deren außerordentliche Vererbbarkeit bekanntlich durch eine Reihe von Züchtungen beim Kaninchen [v. HIPPEL (1903), v. SZILY (1911), HOCHSTETTER-SEEFELDER (1920), KOYANAGI (1921), GUYER

---

[1] Idiokinetisch (erbändernd): Geändert wird der Idiotypus (Erbbild). Die Bezeichnung idiotypisch (erbbildlich) wird von manchen Autoren und im folgenden auch von mir in ähnlichem Sinne gebraucht wie idiokinetisch. Idioplasma = Substanz in den Ei- und Samenzellen, die der Träger der zu vererbenden Eigenschaft ist. Cytoplasma = Zellplasma. Eine eingehende Erörterung aller dieser in der Vererbungslehre üblichen Begriffe findet sich in dem folgenden Kapitel von FRANCESCHETTI.

and Smith (1920—1922)] sichergestellt ist. Was für das Säugetier gilt, gilt aber
auch für den Menschen, wenn auch bei ihm der Einfluß der Vererbung bekanntlich nicht immer mit der Sicherheit nachweisbar ist, wie bei den erwähnten
Züchtungsversuchen. Hierher gehört auch noch eine Anzahl von anderen
typischen Mißbildungen, bei denen der Einfluß der Vererbung beim Menschen
vielfach noch offenkundiger zutage tritt als beim Kolobom, so z. B. die Aniridie,
gewisse Formen von Korektopie mit und ohne Linsenluxation, von angeborener
Katarakt, Albinismus, Mißbildungen der Tränenwege, Ptosis usw. Eine spezielle
Schilderung der Vererbung und der Möglichkeit ihrer Auswirkung auf dem Gebiete des Auges findet der Leser in dem folgenden Kapitel von Franceschetti.

Es wäre natürlich von besonderem Wert und Interesse, solche vererbbare
Mißbildungen experimentell zu erzeugen und damit die Ursache des erstmaligen
Auftretens von idiotypischen Mißbildungen aufzudecken. Es sind auch vielfach dahinzielende Versuche angestellt worden, doch liegen bis jetzt wenigstens
bei Säugetieren keine eindeutigen und durchaus überzeugenden Ergebnisse
vor. Am bemerkenswertesten sind in dieser Hinsicht die Versuche von Little
und Bagg. Diese haben 20 männliche und 10 weibliche Mäuse in 5 aufeinanderfolgenden Tagen je 12 Sekunden lang mit unfiltrierten Röntgenstrahlen bestrahlt. Von den bestrahlten 20 Männchen blieben 14 steril
oder starben, von den 10 bestrahlten Weibchen gingen 3 zugrunde. Die
übrigen 7 Weibchen wurden mit den übrigen 6 bestrahlten Männchen gepaart.
Die Nachkommen waren vollkommen normal. Diese Tiere der F 1-Generation
wurden nun untereinander gepaart und auch ihre Nachkommen, die F 2-Genera-
tion, ließen keine Abnormitäten erkennen. Erst unter den Nachkommen dieser
— wieder miteinander gepaarten — Tiere fanden sich einzelne Individuen mit
Augenanomalien (Übergänge von ein- oder beiderseitigem Mikrophthalmus,
ein- oder doppelseitige Atrophie des Augapfels). Bei fortgesetzter Inzucht
traten unter diesen Tieren auch Individuen mit Klumpfußbildung auf. Weiterhin berichtete dann Bagg, daß er bei den Tieren mit Augendefekten und Klump-
füßen in $16^2/_3\%$ der Fälle auch Fehlen der einen Niere feststellen konnte. Später
fand er, daß bei der Paarung dieser Tiere mit einseitigem Nierendefekt Junge
zur Welt kamen, denen beide Nieren fehlten (nach Nürnberger).

Little und Bagg sind davon überzeugt, daß diese Mißbildungen echte
genische Röntgenschädigungen seien, wobei sie sich vor allem darauf berufen,
daß bei 2000 Kontrolltieren keine Mißbildungen vorgekommen sind.

Diese Versuchsergebnisse stehen bis jetzt vereinzelt da. Ob die Auffassung
der beiden Autoren, daß es sich in der Tat um eine genische Röntgenschädigung handelt, über jeden Zweifel erhaben ist, läßt sich schwer entscheiden; andererseits sind die Ergebnisse derartig, daß eine vollkommene
Ablehnung ihrer Erklärung nicht berechtigt wäre. Jedenfalls ist die Möglichkeit einer solchen Schädigung bis jetzt auch schon rein theoretisch zuzugeben
und auch zugegeben worden (Martius, Lenz). Weitere Versuche und Erfahrungen auf diesem Gebiete sind bei der enormen praktischen Bedeutung
dieser Frage dringend erwünscht.

Über die Vererbung von experimentell erzeugten Naphthalinstaren hat in
neuester Zeit Kusugawa berichtet. Er hat bei Hühnern durch orale und
subcutane Einverleibung von Naphthalin, sowie durch Injektion von Serum
von naphthalinvergifteten Hühnern Naphthalinstar erzeugt und bei den Nachkommen von mit Naphthalinstar behafteten Hennen bis zur 3. und 4. Generation verschiedene Arten von Katarakt beobachten können. Kusugawa ist
der Ansicht, daß die Starbildung höchstens in der 1. Generation als eine unmittelbare Vergiftungsfolge angesehen werden könne, während es sich bei den

späteren Generationen möglicherweise um die Auswirkung einer Keimschädigung handle.

Von *cytokinetischen Mißbildungen* beim Menschen ist bisher nichts Sicheres bekannt geworden, da man natürlich einer Mißbildung nicht ohne weiteres anzusehen vermag, ob sie vererbt wird oder nicht, und da die Möglichkeit der Idiokinese einer Mißbildung mit recessivem Erbgang auch dann nicht ausgeschlossen werden kann, wenn sie in mehreren Generationen einer Familie vereinzelt bleibt. Dagegen sind im Tierexperiment verschiedentlich cytokinetische Augenmißbildungen erzielt worden. Hier sind in erster Linie die Versuche von O., G. und P. HERTWIG zu nennen, die durch Röntgenschädigung der Samenfäden von Fröschen die verschiedensten Augenmißbildungen erzielt haben. Wahrscheinlich sind auch die bei den Versuchen von GASTEIGER und HIDANO aufgetretenen Mißbildungen hier einzureihen. GASTEIGER hat bei ausgewachsenen männlichen und weiblichen weißen Ratten durch Exstirpation der beiden Nebennieren schwere Schädigungen der inneren Sekretion gesetzt und bei einem Teil der Nachkommenschaft dieser Tiere verschiedene Augenmißbildungen, besonders auch Anophthalmus beobachtet. Ganz ähnliche Mißbildungen erhielt HIDANO bei der Nachkommenschaft von röntgenbestrahlten weiblichen weißen Ratten der gleichen Zucht, sowie von bestrahlten weißen Mäusen. Sie wurden in keiner der beiden Versuchsreihen vererbt.

Auch die bei der Nachkommenschaft von mit Alkohol vergifteten Tieren beobachteten Schädigungen und Mißbildungen gehören in diese Gruppe. Solche Experimente sind von STOCKARD[1] mit Erfolg ausgeführt worden. Ob und inwieweit bei derartigen Versuchen, sowie bei der luetischen Infektion eine Schädigung des Idioplasmas eintreten kann, ist noch vollkommen unklar. Bewiesen ist sie noch keineswegs (PEIPER)

Die Bedeutung der Lues der Eltern dürfte bei der Entstehung der Augenmißbildungen keinesfalls höher anzuschlagen sein als die des Alkohols.

Als ein typischer *Vertreter der Mißbildungen II. Ordnung,* bei dem die Schädigung der Embryonalanlage schon sehr frühzeitig und zwar voraussichtlich schon im Stadium der Furchung einwirkt (FISCHEL), wird heute fast allgemein ob mit Recht bleibe hier dahingestellt, die Zyklopie angesehen. Diese Anschauung gründet sich vor allem auf die bekannten Versuche von STOCKARD, dem es gelungen ist, durch Zusatz von Magnesiumchlorid, Alkohol, Chloroform oder Äther zum Meerwasser bei Fischembryonen Zyklopie und andere Augenmißbildungen hervorzurufen. Von einer Vererbung kann bei der Zyklopie schon deswegen keine Rede sein, weil zyklopische Mißgeburten nicht lebensfähig sind. Auch das von KLOPSTOCK beobachtete familiäre Vorkommen von Arhinencephalie und Zyklopie ist bekanntlich kein Beweis für eine Vererbung. Mißbildungen II. Ordnung sind endlich auch alle die Veränderungen, die durch die bekannten Vergiftungsexperimente mit Naphthalin (PAGENSTECHER, v. SZILY, VAN DER HOEVE) und durch Röntgenbestrahlung

---

[1] Die Versuchsergebnisse von STOCKARD bestanden in dem Auftreten von verschiedenen Mißbildungen bei der Nachkommenschaft von Meerschweinchen, die Alkoholdämpfen ausgesetzt waren. Unter den Abnormitäten befanden sich auch schwere Augenveränderungen, z. B. Anophthalmus, Hornhauttrübungen und Katarakt. Auffallend ist aber, daß die STOCKARDschen Ergebnisse von zahlreichen anderen Forschern nicht bestätigt werden konnten. So berichten über negative Versuche PEARL (bei Vögeln), DENFARTH (bei Vögeln), BLUHM (bei weißen Mäusen), MAC DOWELL (bei weißen Ratten), BILSKI (bei Fröschen), HANSON und HEYS (bei weißen Ratten). Diese Autoren kommen demnach zu dem Schlusse, daß den positiven Ergebnissen STOCKARDs gegenüber eine gewisse Zurückhaltung geboten ist, wenn auch nicht ausgeschlossen werden kann, daß durch den Alkohol gelegentlich eine Beeinflussung der Keimzellen möglich ist. In der großen Mehrzahl der Fälle ist dies sicher nicht der Fall.

(E. v. Hippel, Pagenstecher, v. Szily) von trächtigen Muttertieren erzeugt worden sind. Es handelt sich hierbei wohl sicher um direkte Schädigungen der Frucht, wobei allerdings auch immer noch mit der Möglichkeit zu rechnen ist, daß idiotypische Mißbildungen mit unterlaufen können. Da ferner kaum zu bezweifeln ist, daß auch andere Gifte umschriebene Schädigungen der Embryonalanlage bewirken können, so liegt der Schluß nahe, daß solche Einflüsse bei der Entstehung der paratypischen Mißbildungen des Auges eine mehr oder weniger große Rolle spielen. So wird von verschiedenen, namentlich französischen Autoren besonders dem Alkohol und der Syphilis dabei eine große Bedeutung zuerkannt, ohne daß dafür bis jetzt zwingende Beweise beigebracht werden konnten. Wichtig ist in dieser Hinsicht die Feststellung v. Szilys, daß die durch das Naphthalin hervorgerufenen Mißbildungen sich nicht bloß durch ihre Entstehung, sondern auch durch ihr Aussehen von den idiotypischen stark unterscheiden. Dies gilt vor allem von den Spaltbildungen der Augenanlage, die sowohl untereinander, als auch von den spontan entstandenen Kolobomen so große Abweichungen zeigen, daß sie mit diesen gar nicht auf eine Stufe gestellt werden können. Typische Kolobome sind dabei überhaupt nicht beobachtet worden.

Durch diese wichtige Feststellung mußte die namentlich zur Zeit der Pagenstecherschen Experimente von manchen Forschern, besonders aber von diesem Autor selbst gehegte Hoffnung, endlich den Schlüssel zur Entstehung der Augenmißbildungen überhaupt gefunden zu haben, stark erschüttert werden. Den stärksten Stoß hat sie aber dadurch erfahren, daß aus den negativen Ergebnissen der viel zahlreicheren Versuche v. Szilys geschlossen werden muß, daß das einzige typische Kolobom der Pagenstecherschen Versuchsreihen mit an Sicherheit grenzender Wahrscheinlichkeit gar nicht als eine Folge der Naphthalinwirkung, sondern als eine zufällig mitunterlaufene idiotypische Mißbildung aufzufassen ist (Lindberg).

Anderseits dünkt es mich allerdings zu weit gegangen, die Möglichkeit einer paratypischen Entstehung eines typischen Koloboms überhaupt ausschließen zu wollen. In dieser Hinsicht scheint mir vor allem die große Häufigkeit von typischen Kolobomen bei der Zyklopie von Interesse zu sein. Denn, wenn die Zyklopie eine paratypische Mißbildung ist, dann gilt das gleiche von dem im zyklopischen Auge vorhandenen Kolobom. Auf diese Frage komme ich bei der Besprechung dieser Mißbildung noch zurück.

Über ein Verfahren, mit sog. spezifischen Cytotoxinen Augenmißbildungen zu erzeugen, ist von zwei amerikanischen Forschern (Guyer und Smith und Howe) berichtet worden. Ihr Verfahren bestand darin, daß sie trächtigen Kaninchen das Serum von Hühnern einspritzten, die mit einer Emulsion von Kaninchenlinsen immunisiert worden waren. Guyer und Smith geben an, dadurch bei den Jungtieren sowohl leichte Linsentrübungen als auch schwere Augendefekte, und zwar Kolobome mit Mikrophthalmus erhalten, und diese Mißbildung in einem Falle sogar weitergezüchtet zu haben. Sie glaubten deshalb, daß eine erworbene vererbbare Mißbildung vorläge.

Gegen die Deutung dieser zunächst aufsehenerregenden Versuchsergebnisse sind aber von v. Szily so schwerwiegende Einwände erhoben worden, daß sie nicht gut aufrecht erhalten werden kann. So waren den genannten Autoren die Arbeiten über die Häufigkeit von idiotypischen Kolobomen beim Kaninchen und deren Züchtung überhaupt nicht bekannt, so daß sie mit der Möglichkeit eines solchen Vorkommens gar nicht gerechnet hatten. Und doch spricht nach v. Szily alles dafür, daß das in den Versuchsreihen aufgetretene Kolobom eine idiotypische, zufällig mitunterlaufene Mißbildung ist. Wiederholungen der genannten Versuche durch andere Forscher (Silfvast, Finlay,

POINTER und ALLEN) unter teils gleichen, teils etwas abgeänderten Versuchsbedingungen haben denn auch keine Kolobome ergeben. Dabei ist die Tatsache von Interesse, daß von den Kaninchen, die POINTER und ALLEN für ihre Versuche erwarben, zwei mit einem einseitigen Kolobom behaftet waren. Damit ist das Vorkommen von spontanen Kolobomen beim Kaninchen auch in Amerika erwiesen. — Nur HOWE gibt an, unter anscheinend gleichen Versuchsbedingungen bei Ratten von Generation zu Generation zunehmende Entwicklungsstörungen der Augen, und zwar meistens Katarakt und in einem Falle sogar vollkommenen Anophthalmus beobachtet zu haben. Leider kenne ich diese Mitteilung nur durch ein ganz kurzes Referat, so daß ich mir über sie kein Urteil gestatten kann.

Alles in allem genommen müssen wir zugeben, daß die Ausbeute auf dem Gebiete der experimentellen Erzeugung von Mißbildungen des Auges beim Säugetier noch verhältnismäßig gering ist, und daß auch die erzielten Ergebnisse nur mit Vorsicht zur Erklärung der Entstehung der Augenmißbildungen des Menschen verwertet werden können.

Dies gilt naturgemäß noch weit mehr von den erfolgreichen Experimenten. die von zahlreichen Forschern an niederen Tieren (Amphibien, Fischen usw.) ausgeführt worden sind (DARESTE, STOCKARD, HERTWIG, FISCHEL u. a.). Damit soll natürlich dem Werte und dem großen Interesse auch dieser Experimente kein Abbruch getan werden, was sich auch darin zeigen wird, daß auf sie noch wiederholt Bezug genommen wird.

Zu den Mißbildungen III. Ordnung sind vor allem die sog. amniotischen Mißbildungen zu rechnen. In dem Schrifttum über die Entstehung der Augenmißbildungen hat von jeher die Annahme, daß *Anomalien von seiten des Amnions* alle möglichen Mißbildungen, ja selbst das typische Kolobom hervorzurufen vermöchten, eine große Rolle gespielt. Dagegen hat Verfasser von jeher zu denen gehört, die vor einer Überschätzung von solchen grobmechanischen Faktoren bei der Entstehung von typischen Mißbildungen eindringlich gewarnt haben. Der Einfluß des Amnions bei der Entstehung von Augenmißbildungen ist vielmehr jetzt nur mehr bezüglich der Gesichtsspalten und der damit in Zusammenhang stehenden Spaltbildungen an den Lidern und Tränenwegen, die allerdings auch mit schweren mechanischen Schädigungen der Augenanlage verbunden sein können, als einwandfrei erwiesen anzusehen. Für die Entstehung von typischen Spaltbildungen des Auges kommen Anomalien von seiten des Amnions gar nicht in Frage.

Auch bei den durch eine Erkrankung des Uterus und der mütterlichen Eihäute (Hydramnion usw.), sowie durch extrauterine Schwangerschaften bedingten eingreifenden Schädigungen der Embryonalanlage, die häufig zu einem frühzeitigen Absterben und zu einer Ausstoßung der schon äußerlich hochgradig veränderten Embryonen zu führen pflegen, sind naturgemäß zwar auch schwere Augenmißbildungen, z. B. Zyklopie (MALL), Anophthalmus (SEEFELDER), nachgewiesen worden, jedoch ohne daß damit für die Pathogenese der meisten Augenmißbildungen viel gewonnen ist, weil sich der Einfluß von so schweren Ernährungsstörungen der ganzen Embryonalanlage kaum jemals auf die Augenanlage allein beschränken dürfte.

Was endlich die früher stark überschätzte *Bedeutung der Entzündungen* für die Entstehung von Augenmißbildungen betrifft, so herrscht heute wohl allgemein Übereinstimmung darin, daß sie nur für die späteren Perioden des intrauterinen Lebens in Betracht kommen, und daß demnach eigentliche Mißbildungen nicht darauf zurückgeführt werden können.

II. Die Morphologie und Genese der Mißbildungen im einzelnen.

A. Die Kolobome des Augapfels.

Wir verstehen unter Kolobom[1] (Verstümmelung) des Augapfels Defekte der inneren Augengebilde (Augenhäute, Sehnerv, Linse), von denen die meisten durch ihre regelmäßige Lage und Verlaufsrichtung ihren Zusammenhang mit der Becherspalte bekunden, während ein kleinerer Teil infolge seiner abweichenden Lage und Verlaufsrichtung nichts mit ihr zu tun haben kann. Wir bezeichnen deshalb die ersteren Kolobome als *typische* zum Unterschiede von den *atypischen,* die an jeder beliebigen Stelle des Augapfels vorkommen können. Die typischen Kolobome entstehen dadurch, daß sich der Verschluß der Becherspalte entweder gar nicht oder nicht in normaler Weise vollzieht. Wenn der Verschluß der Becherspalte in der ganzen Ausdehnung unterbleibt, so entsteht ein durchreichendes Kolobom, das wiederum in ein solches der Regenbogenhaut, des Ciliarkörpers, der Netzhaut-Aderhaut und des Sehnerven zerfällt. Die betreffenden Kolobome können aber auch jedes für sich allein oder in verschiedenen Zusammenstellungen vorkommen. Von *Brückenkolobomen* reden wir dann, wenn die Spalte im Bereiche der genannten Kolobome an umschriebenen Stellen geschlossen bzw. überbrückt erscheint. Ein Brückenkolobom des Sehnerven ist bis jetzt allerdings nicht bekannt geworden.

1. Das Kolobom der Regenbogenhaut.

Das **typische Iriskolobom** ist zumeist ganz gerade nach unten oder medial unten, selten etwas lateral gerichtet. Seine Form und seine Ausdehnung weisen dagegen außerordentliche Verschiedenheiten auf.

In meiner Sammlung befinden sich z. B. 11 Augen von ausgewachsenen Kaninchen mit Iriskolobom, die alle von der Kaninchenzucht Hochstetters, also von durchgehends nahe verwandten Tieren abstammen, da zur Fortpflanzung immer wieder wenigstens ein Tier der gleichen Zucht verwendet worden ist. Trotzdem stimmt kein Kolobom in bezug auf Größe oder Form genau mit dem anderen überein. Neben sehr schmalen finden sich sehr breite Kolobome; die Kolobomschenkel weichen bei dem einen auseinander, während sie bei dem anderen einander zuneigen. Die Kolobomspalte ist bei dem einen länger, bei den anderen kürzer usw. Bei kurzer Kolobomspalte, die durch eine geringe Breite der unteren Irishälfte bedingt ist, erscheint die obere Irishälfte gewöhnlich entsprechend breiter und die Pupille nach unten verlagert.

In ganz gleicher Weise verhält sich das Kolobom auch beim Menschen, so daß eine allen Variationen gerecht werdende Schilderung gar nicht durchführbar wäre. Zumeist fehlt die Iris im Kolobomgebiet ganz, doch ist zuweilen am Limbus ein mehr oder weniger schmaler Saum von Irisgewebe nachweisbar. Gar nicht so selten sind auch die sog. *Brückenkolobome,* wobei die Brücke an verschiedenen Stellen des Koloboms, und zwar bald näher der Pupille, bald näher dem Limbus liegen kann. Nach eigenen Beobachtungen liegt sie häufig so weit peripher, daß sie durch den Limbus fast verdeckt wird und bei genauer Untersuchung dem Nachweis entgehen kann. Wie Seefelder (c) nachgewiesen hat, handelt es sich dabei nicht um einen umschriebenen Verschluß der Becherspalte, sondern um strangförmige Reste der Pupillarmembran vom Bau des Irisstromas. Es wäre auch nicht recht verständlich, wie ein so umschriebener Verschluß der Spalte während der Entwicklung der Iris zustande kommen könnte. Das Iriskolobom ist nach Bock häufiger einseitig als doppelseitig.

---

[1] κολοβός, κόλος verstümmelt, τὸ κολόβωμα das Verstümmelte.

Die Hornhaut kann sich dabei vollkommen normal verhalten, ist aber häufig stark verändert, und zwar sowohl in bezug auf ihre Durchsichtigkeit als auch ihre Größe, Krümmung und Form. So ist sie häufig getrübt bald mehr im Zentrum, bald mehr in der Peripherie, ihr Durchmesser ist nicht selten verkleinert (Mikrocornea), zumal bei gleichzeitigem Mikrophthalmus, ihre Krümmung schwächer, ihre Form nach unten spitz zulaufend. Betrifft die Spaltbildung nicht die ganze Irisbreite, so reden wir von unvollständigem (inkomplettem) *Iriskolobom.* Beschränkt sich der Defekt ausschließlich auf die Irisoberfläche, also den mesodermalen Irisanteil, so bezeichnen wir das als *oberflächliches* (superfizielles) *Kolobom.* Zuweilen ist in diesen Fällen bei der diascleralen Durchleuchtung oder auch schon im durchfallenden Lichte im Kolobombereiche eine abnorme Transparenz der Iris nachzuweisen, die auch auf ein abweichendes Verhalten des Pigmentepithels der Iris schließen läßt. Die Annahme einer Störung im Verschlusse der Becherspalte erfährt dadurch eine gewisse Stütze, doch ist das Wesen und die Entstehung dieser oberflächlichen Iriskolobome mangels anatomischer Befunde noch keineswegs ausreichend erforscht.

Die **atypischen Iriskolobome** weisen, abgesehen von ihrer Lage eine weitgehende Über-

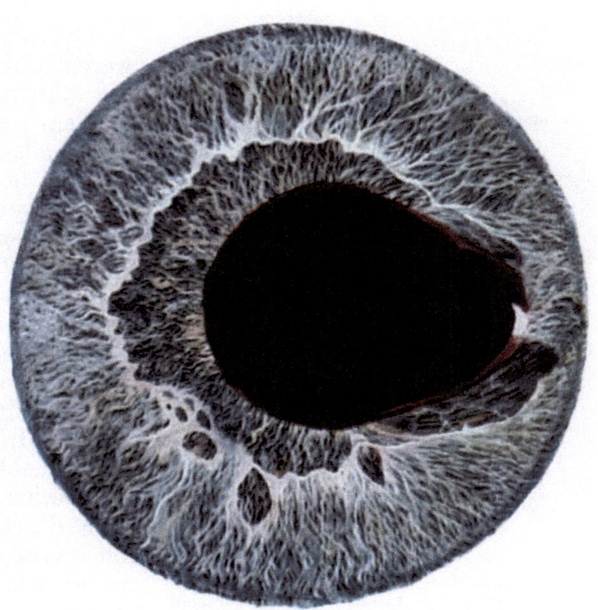

Abb. 1. Rechtsseitiges atypisches unvollständiges Iriskolobom nach innen bei einem 22 jährigen Manne. (Eigene Beobachtung.)

einstimmung mit den typischen auf. Auch bei ihnen kann man vollständige und unvollständige und oberflächliche Kolobome unterscheiden.

Ich gebe hier die Abb. 1 eines unvollständigen, genau nach innen gerichteten Koloboms der rechten Iris eines 22 jährigen Mannes. Das betreffende Auge verhielt sich im übrigen vollkommen normal. Ein oberflächliches atypisches Kolobom nach außen beobachtete ich vor kurzem bei einem 20 jährigen Mädchen. Das Irisstroma zeigte lateral genau im wagerechten Meridian vom Pupillarrand bis zum Limbus eine breite rinnenförmige Vertiefung, in deren Bereich die sonst schön blaue Iris eigentümlich dunkel verfärbt war. Die Pupille zeigte im Kolobombereiche eine leichte Abschrägung und mangelhafte Reaktion. Bei der diascleralen Durchleuchtung erschien das ganze Kolobomgebiet lebhaft rot. Beide Augen waren im übrigen vollkommen normal.

Die atypischen Kolobome sind ungleich seltener als die typischen; auch sie kommen ein- und doppelseitig vor. Die Verlaufsrichtung ist sehr wechselnd und scheint durch das Spiel des Zufalls bestimmt zu werden. Bemerkenswert ist der durch LOEB erbrachte Nachweis der Vererbung eines beiderseitigen Koloboms nach oben durch 5 Generationen. 50% der betreffenden Familie waren mit einem solchen Kolobom behaftet. Das äußerst seltene Zusammenvorkommen von typischem Kolobom auf einem und atypischem Kolobom auf dem anderen Auge ist von RÖSSLER beschrieben worden. Ich selbst habe auf einem Auge ein totales Kolobom nach oben innen und auf dem anderen Auge des gleichen Individuums ein oberflächliches Kolobom in der gleichen Richtung beobachtet. Das Pigmentepithel war hier in ganzer Ausdehnung erhalten und lag anscheinend frei zutage, der Sphincter zeigte keine Unterbrechung. Zuweilen findet man atypische Irisdefekte von solcher Ausdehnung, daß nur eine Irishälfte vorhanden ist, die selbst noch dürftig entwickelt sein kann. Bei derartigen Fällen kann man, zumal wenn der Defekt doppelseitig ist, im Zweifel sein, ob man sie noch zu den eigentlichen Kolobomen rechnen oder sie schon als teilweise Aniridie auffassen soll. Für eine innere Zusammengehörigkeit von atypischen Iriskolobomen und Aniridie spricht z. B. der Umstand, daß in einer von Velhagen sen. untersuchten Familie der Vater beiderseits ein atypisches Iriskolobom nach innen oben hatte, während von seinen 4 Kindern 2 mit Aniridie

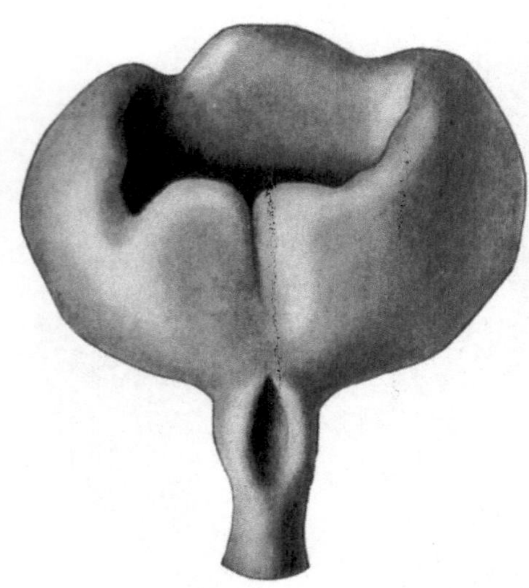

Abb. 2. Modell der Augenanlage eines 13 mm langen Schafsembryo mit atypischem Kolobom von unten und vorne gesehen. Mitte: Becherspalte. Links: atypisches Kolobom. Oben und rechts: Einkerbungen des Pupillarrandes. (Eigene Beobachtung.)

und vorderer Polarkatarakt behaftet waren. Unbekannt war bis vor kurzem das Zusammenvorkommen von atypischem Iriskolobom mit einem Aderhautkolobom in der gleichen Richtung, worüber in neuester Zeit von Caspar und Gifford berichtet worden ist. Die Kolobome verliefen in den Fällen der genannten Autoren in der Richtung nach außen und oben. Das Aderhautkolobom verhielt sich genau so wie ein typisches und reichte fast bis an die Papille heran.

Entstehung der Iriskolobome. Die *typischen* Iriskolobome entstehen durch das Offenbleiben des distalen Endes der Becherspalte. So sehr sich dies beim durchgreifenden Kolobom von selbst versteht, so wenig Grund besteht meines Erachtens zur Annahme, daß es bei einem isolierten Iriskolobom anders sein sollte, zumal wir jetzt wissen, daß sich die Augenspalte am Becherrande zuletzt schließt, daß also ein Kolobom an dieser Stelle während einer kurzen Entwicklungsperiode geradezu physiologisch ist [v. Szily (a), Seefelder, Mann][1]. Wir wissen aber auch durch die Untersuchungen von embryonalen Augen mit Kolobomen, daß sich das Offenbleiben der Spalte auf den Becherrand und seine nächste Umgebung beschränken kann, woraus natürlich in erster Linie ein Iriskolobom hervorgehen muß. Auch unter den von mir untersuchten Hochstetterschen Kaninchenkolobomen befinden sich solche Fälle. Dagegen ist Versari der Meinung, daß sich der Isthmus des Bulbus im Niveau des vordersten Endes der Becherspalte überhaupt nicht schließt, da sich die dort bestehende Gefäßverbindung nicht zurückbilde.

Die *atypischen* Iriskolobome werden wohl mit Recht in erster Linie auf ein Bestehenbleiben der jetzt wohlbekannten Einkerbungen des embryonalen Pupillarrandes zurückgeführt (vgl. den Abschnitt „Entwicklung", S. 483).

Wie ich schon in meinem kritischen Sammelreferat in Lubarsch und Ostertags Ergebnissen 1910 mitgeteilt habe, verfüge ich über eine, wie mir scheint, besonders lehrreiche Beobachtung einer solchen Kerbe bei einem 13 mm langen Schafsembryo, die ich schon damals geradezu als ein embryonales Kolobom angesprochen habe. Eine nochmalige

---

[1] Siehe auch S. 550.

Durchsicht der betreffenden Schnittserie hat mich in dieser Meinung nur bestärkt. Ich gebe hier eine Abbildung (2) des Modells der betreffenden Augenanlage, aus der hervorgeht, daß die atypische — in der Abbildung linke — Becherspalte eine größere Breite und fast die gleiche Tiefe aufweist wie der noch bestehende Rest der typischen. Bei der mikroskopischen

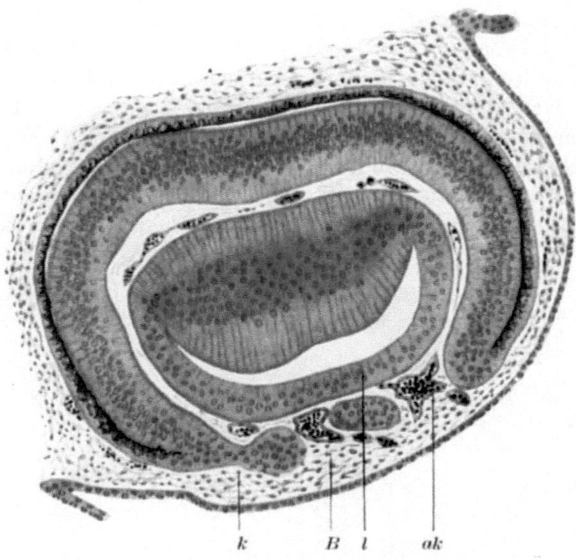

Abb. 3. Atypisches Kolobom bei einem 13 mm langen Schafsembryo (Äquatorialschnitt). *B* Becherspalte. *k* Einkerbung des Becherrandes. *l* Linse. *ak* Atypisches Kolobom mit Gefäßquerschnitt.

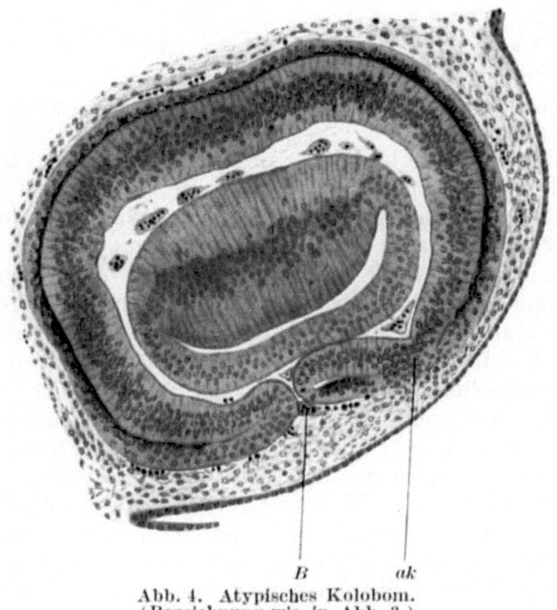

Abb. 4. Atypisches Kolobom. (Bezeichnung wie in Abb. 3.)

Untersuchung ergab sich außerdem, daß das Pigmentepithel in der Verlängerung der atypischen Becherspalte in größerer Ausdehnung, und zwar in 7 aufeinanderfolgenden Schnitten, durch eine hernienartige Ausstülpung der Netzhaut unterbrochen ist und die Netzhaut in so inniger Verbindung mit dem benachbarten zelligen Mesoderm steht, daß eine Abgrenzung dieser beiden heterogenen Gewebe auch bei starker Vergrößerung nicht

möglich ist. Es ist dies eine sehr eingreifende Veränderung, die wohl kaum ausgleichbar
gewesen wäre (Abb. 3, 4 u. 5). In diesem Falle hätte aber dann ein tiefgreifender Defekt
des Pupillarrandes und darüber hinaus eine Lücke des Pigmentblattes und demnach eine
weit auf das Corpus ciliare übergreifende atypische Kolobombildung zurückbleiben müssen.

Nun ist allerdings zu beachten, daß manche atypischen Kolobome eine andere
Verlaufsrichtung zeigen wie die bekannten Einkerbungen des Pupillarrandes.
Es ste t aber der Annahme nichts im Wege, daß es auch atypisch gelegene
Randkerben geben könne, aus denen dann entsprechende Kolobome hervorgehen. Unaufgeklärt ist noch, ob es sich bei diesen atypischen Kolobomen um
eine reine Hemmungsbildung oder um eine mechanische Behinderung durch
eine im Bereiche der Kerben liegende Gefäßverbindung handelt. Ein von
Wolfrum beschriebener Fall, in dem an der Stelle von strangförmigen Verbindungen einer persistierenden Pupillarmembran mit dem Kammerwinkel

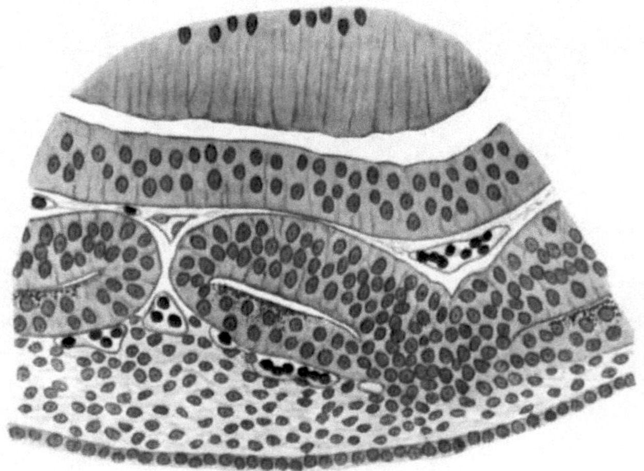

Abb. 5. Kolobombereich von Abb. 4 bei starker Vergrößerung.

nur Einschnürungen der Irisoberfläche, aber keine Kolobome entstanden waren,
spricht jedenfalls nicht dafür, daß solche Strangbildungen zur Entstehung von
atypischen Kolobomen führen müssen oder dazu erforderlich sind. Wohl aber
können nach v. Szily (c) außer den beschriebenen von ihm so genannten echten
atypischen Iriskolobomen sog. unechte durch eine Umbiegung des Becherrandes nach hinten infolge von Verwachsungen zwischen Irisstroma und Tunica
vasculosa lentis ohne eigentliche Defektbildung der cerebralen Augenanlage
entstehen. Der denkbar höchste Grad einer solchen Einrollung der Iris nach
hinten ohne Defektbildung derselben ist soeben von Merkel in Augen aus der
Wesselyschen Kolobomzucht, über die bisher leider keine näheren Mitteilungen
vorlagen, festgestellt worden[1]. Allerdings handelt es sich hierbei nicht um atypische Iriskolobome, sondern um typische, wobei die Kolobomränder diese
eigenartige Einrollung zeigten. Weitere Umbiegungen des Pupillarrandes nach
hinten durch abnorme ektodermale und mesodermale Gewebsstränge sind bei
der Korektopie (vgl. diesen Abschnitt S. 569) nachgewiesen worden.

Außer den atypischen Kolobomen sind von einigen Forschern (Gilbert,
Bernheimer, Lindberg, Levinsohn) seichte *Einkerbungen des Pupillarrandes*
beobachtet worden, deren Zahl in einigen Fällen so beträchtlich gewesen ist,
daß der ganze Pupillarrand ein zerfranstes Aussehen erhielt. Ich kann diese

---

[1] Das ist inzwischen geschehen, doch konnte auf diese sehr interessanten Befunde im
Text leider nicht mehr genauer eingegangen werden.

bisher spärlichen Beobachtungen um eine weitere bereichern, die nachstehend abgebildet ist (Abb. 6). Solche oberflächliche und vielleicht selbst tiefere

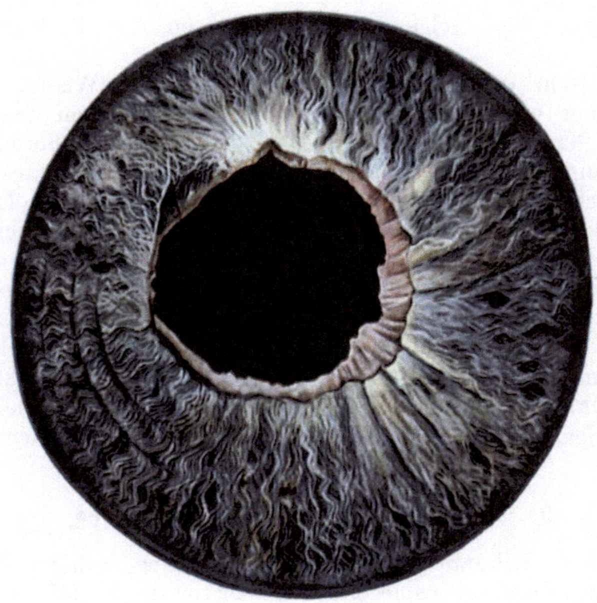

Abb. 6. Zerfranster Pupillarrand des linken Auges bei einem 50 jährigen Manne. Das andere Auge war normal. (Eigene Beobachtung.)

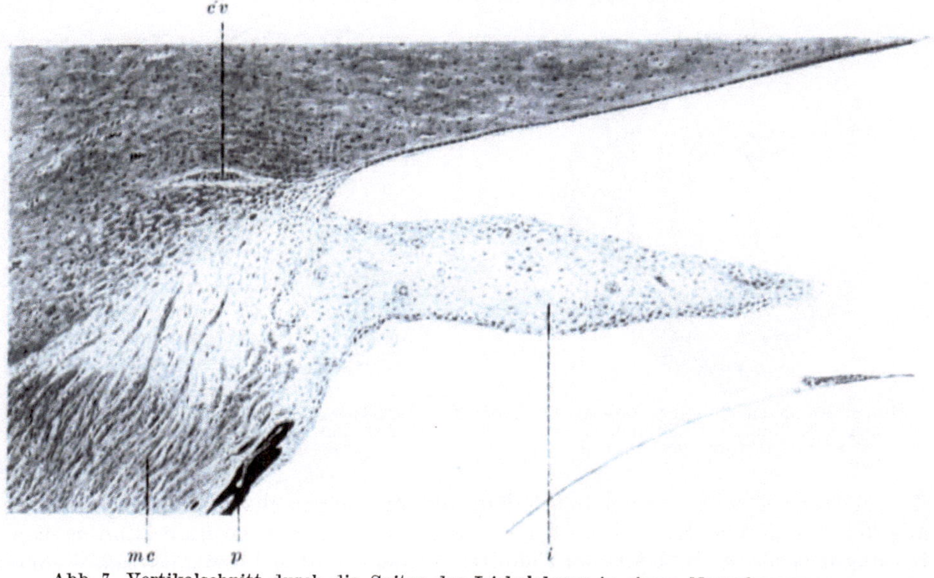

Abb. 7. Vertikalschnitt durch die Spitze des Iriskoloboms in einem Neugeborenenauge. *c v* Circulus venosus Schlemmii. *i* Mesodermales Irisrudiment. *p* Pigmentepithel. *m c* M. ciliaris.

Einkerbungen können wohl auch noch in einem späteren Entwicklungsstadium der Regenbogenhaut und zwar etwa zur Zeit des stärkeren Wachstums nach der Rückbildung der Pupillarmembran (8. fetaler Monat), demnach ganz unabhängig von den bekannten Einkerbungen des embryonalen Becherrandes entstehen. LINDBERG ist der Ansicht, daß sie infolge ihrer großen Anzahl und ihrer ganz atypischen Lage nicht ausschließlich mit dem Bestehenbleiben der physiologischen Einkerbungen des Pupillarrandes erklärt werden können, sondern ihre Entstehung Hindernissen in Form von gefäßhaltigem Bindegewebe, welches das Vorwachsen des Becherrandes stört, verdanken.

Die **pathologische Anatomie des Iriskoloboms** ist meines Wissens zuletzt durch Wimmer in einer unter Seefelders Leitung ausgeführten Dissertation erörtert worden. Nach seinen Angaben verhält sich die Iris außerhalb des Kolobombereiches zumeist völlig normal. Im Bereiche der Kolobomschenkel tritt dann eine Verschmälerung der Iris ein, die an der Spitze des Koloboms naturgemäß ihren höchsten Grad erreicht. Nicht selten fehlt die Iris hier vollständig. Zuweilen wurde entlang den Kolobomrändern die Entwicklung von rudimentärer Sphinctermuskulatur festgestellt, die in einem Falle Wimmers sogar bis an das Ciliarkörperkolobom heranreichte. In der Spitze des Iriskoloboms sind mehrfach mesodermale Gewebseinlagerungen gefunden worden, die sich von da um die Linse herum als gefäßführende Stränge nach hinten erstrecken [C. Hess, Bach, Seefelder (e) u. a.]. Wiederholt habe ich an dieser Stelle auch ein nur aus mesodermalem Irisstroma bestehendes Irisrudiment gefunden (Abb. 7).

2. Das Kolobom des Ciliarkörpers.

Das *Kolobom des Ciliarkörpers* entzieht sich vermöge seiner peripheren Lage dem Nachweis mit dem Augenspiegel, es ist aber seit der Einführung der diascleralen Durchleuchtung unter Umständen klinisch nachweisbar geworden. Aber selbst an in Alkohol gehärteten und in Cedernholzöl durchsichtig gemachten

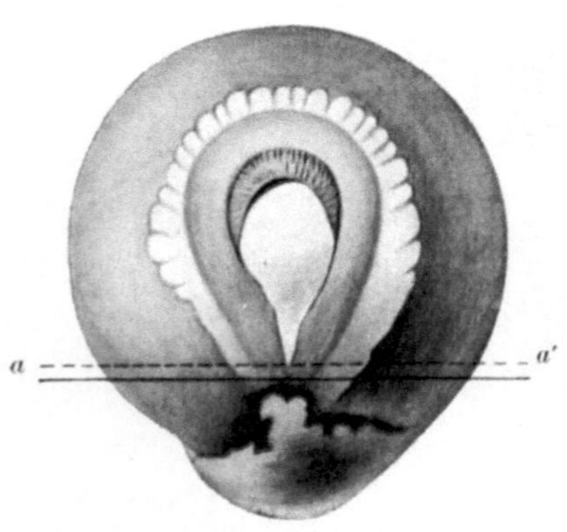

Abb. 8. Kolobomauge (Neugeborenes) nach Aufhellung in Cedernholzöl.
a — a' Schnittrichtung von Abb. 10.

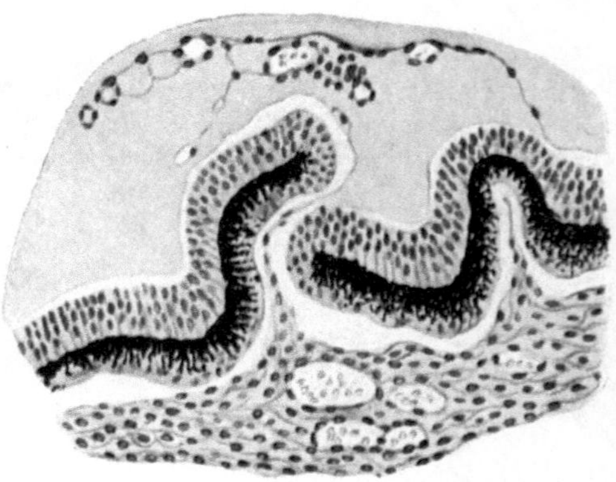

Abb. 9. Ciliarkörperkolobom bei einem Katzenembryo von 63 mm Scheitel-Steiß-Länge. (Eigene Beobachtung)

Augen ist es vermöge seiner Schmalheit nicht immer nachzuweisen (vgl. Abb. 8 aus der Arbeit von H. und M. Roth). Aus dem gleichen Grunde kann es sich bei ungünstiger, z. B. sagittaler Schnittrichtung selbst bei der mikroskopischen Untersuchung dem Nachweise entziehen (vgl. Abb. 9). Schon C. Hess hat hervorgehoben, daß sich die Ciliarfortsätze häufig entlang dem Kolobomspalt viel weiter als sonst nach hinten erstrecken und daß sie dann senkrecht zum Kolobomspalt verlaufen (vgl. Abb. 10). Dabei sind vielfach abnorm große Ciliarfortsätze nachgewiesen worden, die den Kolobomspalt überlagern. In anderen Fällen ist es bis zu einer Aneinanderlagerung der Spaltränder gekommen, so daß die Spalte makroskopisch geschlossen erschien, während sie in Wirklichkeit

noch offen war. Im allgemeinen zeigen die Ciliarkörperkolobome in ausgewachsenen Augen ein außerordentlich abwechslungsreiches mikroskopisches Verhalten, während sich das embryonale Ciliarkörperkolobom beim Kaninchen

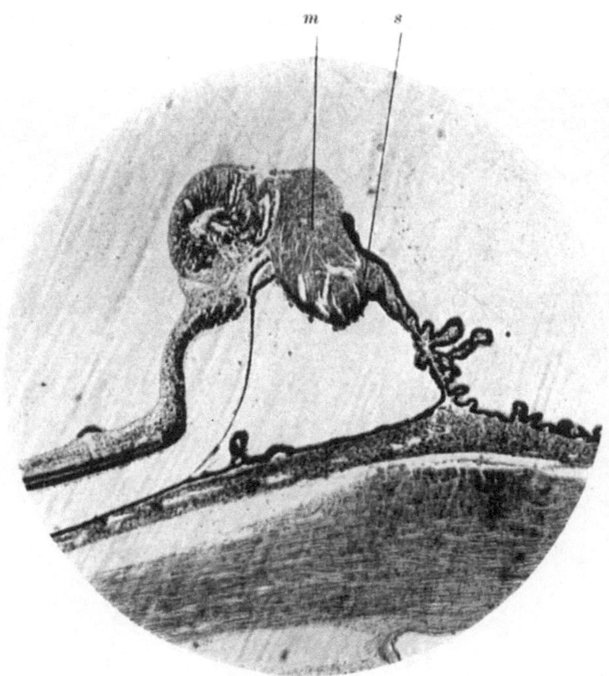

Abb. 10. Kolobom des Ciliarkörpers bei einem Neugeborenen. *m* Mesodermstrang im Kolobomspalt.
s Sphincterbildung im Bereiche eines atypischen Processus ciliaris. (Nach H. und M. ROTH.)

wenigstens vor der deutlichen Entwicklung eines Corpus ciliare von einer noch
offenen normalen Becherspalte lediglich durch die etwas stärkere Ausbildung
des zwischen den Spalträndern befindlichen Mesoderms unterscheidet.

3. Das Kolobom der Aderhaut.

Die Bezeichnung Aderhautkolobom hat sich, obwohl sie eigentlich ungenau
ist, da sie nicht die gleichzeitig bestehenden und primär vorhandenen Netzhaut-
veränderungen berücksichtigt, so eingebürgert, daß sie wohl nicht mehr aus-
zumerzen wäre. Sie soll deshalb auch in dieser Darstellung beibehalten werden.

Das typische Kolobom der Aderhaut. Das *klinische Verhalten* des typischen
Aderhautkoloboms ist wohl bekannt und ziemlich einheitlich (Abb. 11).
Das Auffälligste daran ist die große, flächenhafte Ausbreitung des weißen,
von einigen Gefäßen durchzogenen Kolobomgebietes, das sich zumeist
auf den ganzen unteren Fundusabschnitt erstreckt und häufig auch noch den
Sehnerven miteinbegreift. Seine vordere Grenze ist wegen ihrer peripheren
Lage gewöhnlich nicht zu sehen. Aus dem Umstande, daß im Kolobombereiche
die Aderhaut fast völlig fehlt, und somit die weiße Sclera frei zutage zu liegen
scheint, ist die Bezeichnung Aderhautkolobom entstanden. Der Grund des
Koloboms weist häufig umschriebene oder auch ausgedehntere Vertiefungen
(Ektasien), sowie zapfen- oder leistenförmige Vorsprünge auf. Die Ränder des
Koloboms sind häufig von gewuchertem Pigment eingesäumt, so daß eine ge-
wisse Ähnlichkeit mit alten Entzündungsherden gegeben ist. Gewöhnlich findet

sich das Aderhautkolobom mit einem solchen der Regenbogenhaut zusammen
vor. Es gibt aber auch *reine* Aderhautkolobome. Zuweilen zeigen sich mehrere
Aderhautkolobome hintereinander, die durch Pigmentbrücken voneinander
getrennt sind. Es handelt sich dabei um sog. Brückenkolobome, wobei es im
Bereiche der Brücke tatsächlich zu einem Verschluß der Becherspalte gekommen

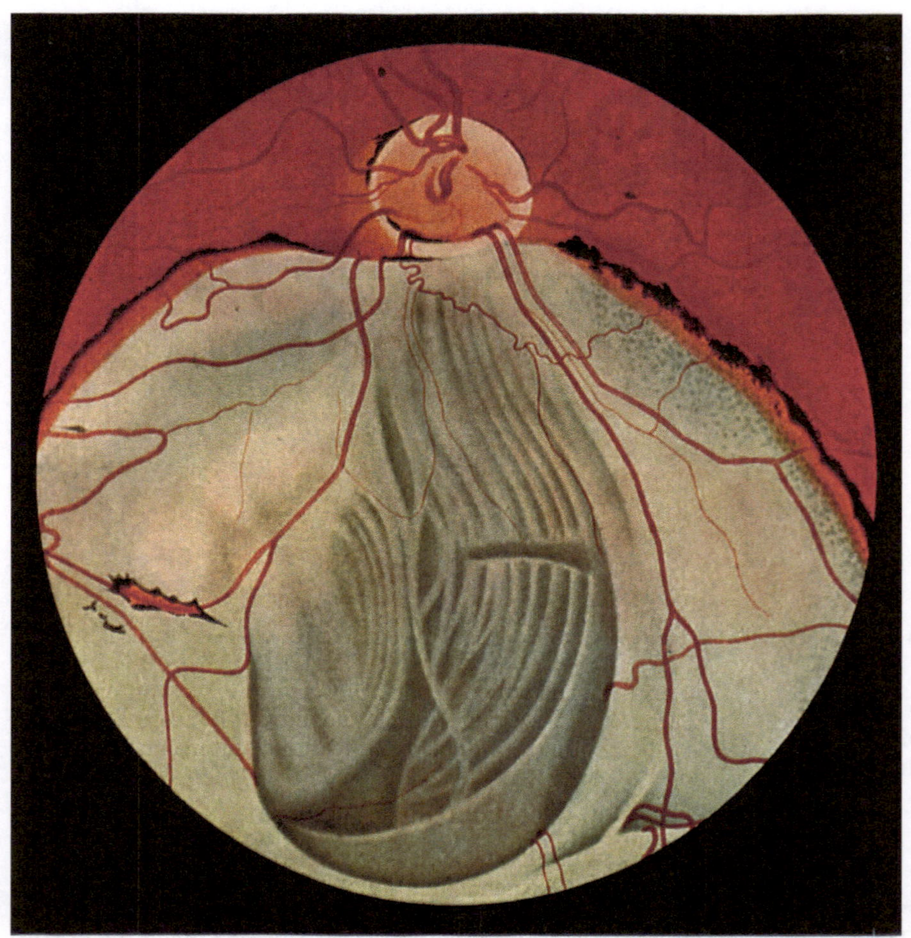

Abb. 11. Coloboma chorioideae. (Aus Oeller, Atlas.)

sein kann, wie H. und M. Roth nachgewiesen haben. Augen mit Aderhautkolobomen können eine normale Größe aufweisen, aber auch verlängert (hochgradig myopisch) oder verkleinert (mikrophthalmisch) sein. Im letzteren Falle
liegt zumeist, wenn auch nicht immer, ein sehr schlechtes Sehen vor, während
sonst eine gute Sehschärfe gar nichts Ungewöhnliches ist. Entscheidend ist
dabei wohl in erster Linie, ob die Fovea centralis in normaler Weise entwickelt
ist oder nicht. So ist von H. und M. Roth in einem Neugeborenenauge mit
großem Aderhautkolobom eine dem Alter entsprechende tadellose Entwicklung
der Fovea centralis nachgewiesen worden.

Das *anatomische Verhalten* des typischen Aderhautkoloboms ist heute vollkommen aufgeklärt. Vor allem ist wichtig, zu wissen, daß der großen weißen

Kolobomfläche nicht etwa ein gleichgroßer Defekt der Netzhaut zugrunde
liegt, sondern daß auch hier die eigentliche Spalte ziemlich schmal zu sein pflegt
(Abb. 12). Die große weiße Fläche entsteht vielmehr dadurch, daß sich die Netzhaut im hinteren Augenabschnitt an den Kolobomrändern ziemlich weit nach
außen umschlägt (evertiert), wodurch zwei Lagen Netzhaut übereinander zu
liegen kommen, deren äußere in einiger Entfernung vom Kolobomspalt in das
Pigmentepithel übergeht (Abb. 13 und 32 S. 558).

Bei dieser Eversion der Netzhaut kommt es später häufig zu vielfachen
Faltenbildungen der ganzen Retina oder einzelner Schichten, so daß wir
auf Schnitten sog. Rosetten- oder Knäuelbildungen der Netzhautzellen treffen
(Abb. 13 und 33 S. 558). In diesem Bereiche unterbleibt dann eigentümlicherweise

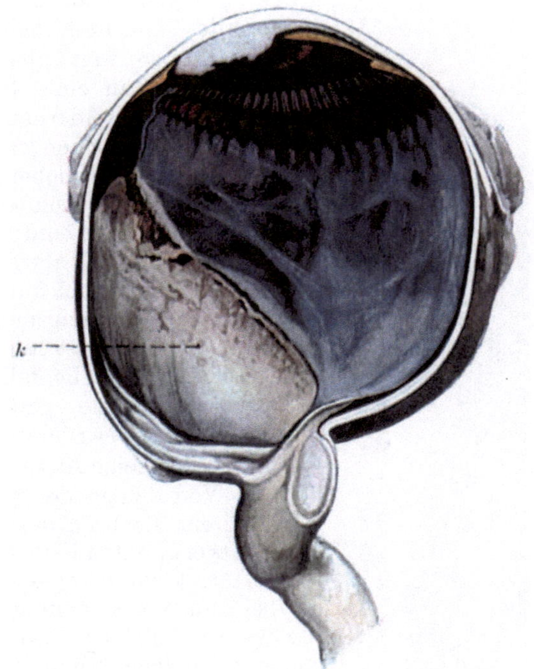

Abb. 12. Iris-Netzhaut-Aderhaut-Kolobom bei einem Erwachsenen. *k* Kolobomfläche.
Das Auge ist im vertikalen Meridian aufgeschnitten.

die normale Entwicklung der Aderhaut, die im allgemeinen nur soweit erfolgt,
als das Pigmentepithel vorhanden ist (abhängige Differenzierung der Aderhaut!).
Infolge des Fehlens oder der mangelhaften Entwicklung der Aderhaut fällt
dann die ungenügend ernährte Netzhaut über kurz oder lang der Degeneration
anheim und schrumpft schließlich zu einem strukturlosen und selbstverständlich durchaus funktionsuntüchtigen gliösen Häutchen zusammen (Abb. 14).
Dabei liegt die Netzhaut zumeist der Sclera glatt an. Zuweilen dringen aber
besonders in der Nähe des Sehnerveneintritts Falten von ihr mehr oder weniger
tief in das Mesoderm hinein, mit dem sie sich innig vermengen (Abb. 20 u. 21).
In anderen Fällen wiederum, und zwar besonders in mikrophthalmischen Kolobomaugen können Netzhautfalten steil gegen den Glaskörper vorspringen und
namentlich in älteren Augen einen unentwirrbaren Knäuel von solchen Falten mit
rosettenähnlichen Figuren bilden (Abb. 33 u. 34). Die spätere große Ausdehnung
der weißen Kolobomfläche ist naturgemäß zum großen Teil auf Rechnung des

Wachstums des Auges zu setzen. Die eigentliche, von Mesoderm ausgefüllte Kolobomspalte ist dabei, wie gesagt, ziemlich schmal, und so ergibt sich die scheinbar paradoxe Tatsache, daß einem an sich schmalen Kolobomspalt eine sehr breite Kolobomfläche entspricht. Unter Umständen kann die Kolobomspalte selbst nachträglich sogar noch geschlossen werden, wie einige Beobachtungen von Pause, Seefelder (e), H. und M. Roth und v. Szily (c) ergeben haben (Abb. 14). Abseits von der ehemaligen Kolobomspalte ist von H. und M. Roth eine außerordentlich große Unregelmäßigkeit in der Anordnung der Pigmentepithelien gefunden worden, die so weit ging, daß das Pigmentepithel an einer Stelle sogar von einem aus der Aderhaut stammenden Gefäß durchbrochen war (Abb. 15).

Das atypische Kolobom der Aderhaut (einschließlich Kolobom der Macula lutea). Unsere Kenntnisse von der Entstehungsweise der atypischen Aderhautkolobome sind noch äußerst lückenhaft, da die Erklärungsmöglichkeiten, die wir für die Entstehung der atypischen Iris- und allenfalls noch der Ciliarkörperkolobome geben durften, auf sie wegen ihrer rückwärtigen Lage für gewöhnlich keine Anwendung finden können. Von den in der neuesten Zeit mitgeteilten Beobachtungen besitzen die bereits erwähnten Fälle von Gifford und Caspar ein besonderes Interesse, da bei ihnen zum erstenmal ein atypisches Iriskolobom zusammen mit einem atypischen Aderhautkolobom — und wohl auch Ciliarkörperkolobom — angetroffen wurde. Die Meinung von Caspar, daß man die Entstehung einer solchen Anomalie am ehesten durch eine abnorme Lage der Becherspalte zu erklären vermag, könnte zwar mangels entsprechender embryologischer Befunde etwas gewagt erscheinen, ist aber meines Erachtens nicht ganz von der Hand zu weisen. Man braucht sich dabei nur der Tatsache zu erinnern, daß es auch einen Situs viscerum inversus gibt; warum sollte es nicht auch einmal eine inverse Einstülpung der Augenblase geben! Ein interessantes atypisches Kolobom der Aderhaut ist kürzlich auch von mir beobachtet worden (Abb. 17).

Bei einem mit verschiedenen angeborenen Anomalien (Hydrocephalus, Schiefhals infolge von offenbar angeborener Trochlearislähmung rechts, Mikrocornea, hoher Myopie

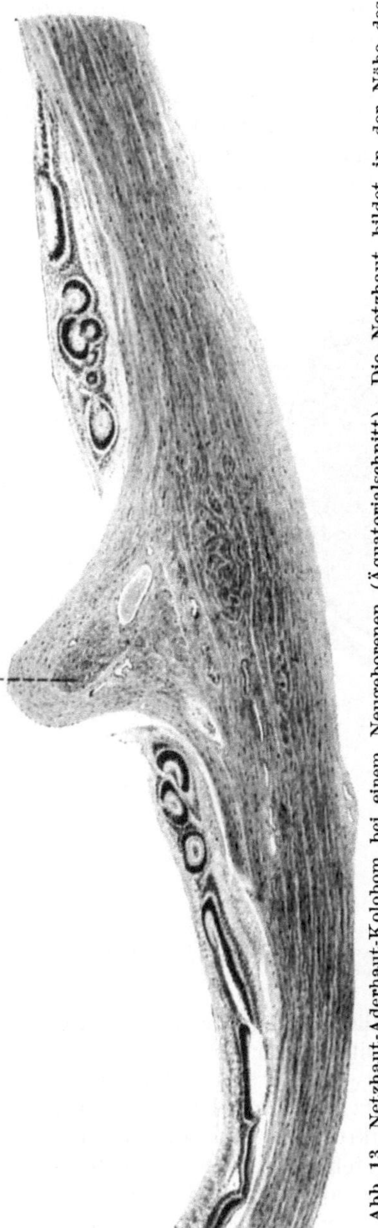

Abb. 13. Netzhaut-Aderhaut-Kolobom bei einem Neugeborenen (Äquatorialschnitt). Die Netzhaut bildet in der Nähe des Mesodermzapfens (*m*), der Stelle der offen gebliebenen Becherspalte, rosettenartige Duplikaturen.

und Schwachsichtigkeit rechts) behafteten 5 jährigen Kinde fand sich auf dem linken,
gut sehenden emmetropischen Auge außer einem sehr großen Konus nach oben und außen
4 papillenbreit genau oberhalb der Papille ein scharf umschriebener, fast runder, 3 Papillen
breiter Herd, dessen untere Hälfte rein weiß und dessen obere Hälfte von netzartig an-
geordnetem, hellbraunem Pigment eingenommen war. Die Netzhautgefäße zogen, ohne
eine Knickung zu zeigen, über den Herd hinweg und zeigten im übrigen eine ganz atypische
Anordnung.

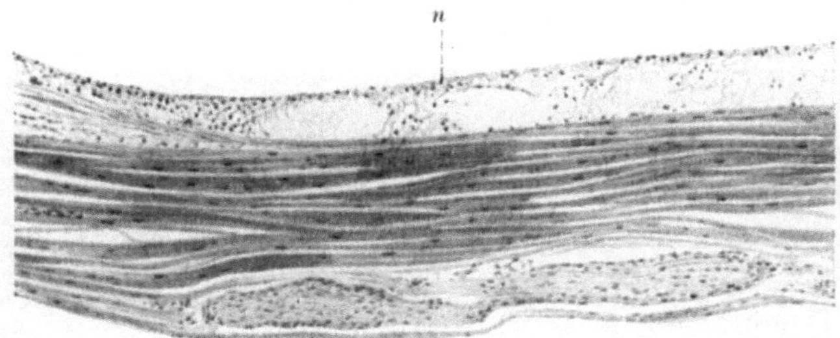

Abb. 14. Ausschnitt aus einem Aderhautkolobom bei einem Erwachsenen.
n Gliös degenerierte Netzhaut.

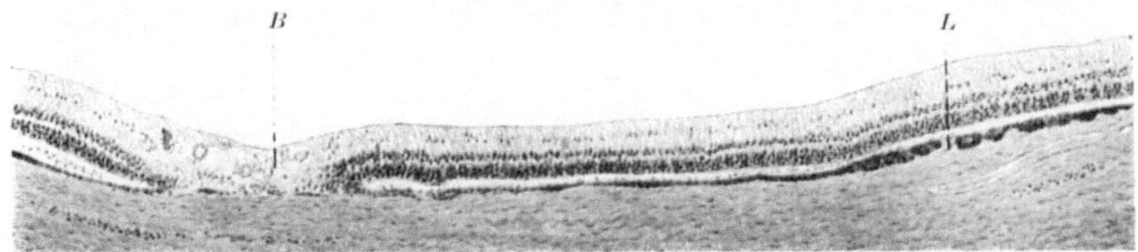

Abb. 15. Netzhaut-Aderhaut-Kolobom bei einem Neugeborenen (Äquatorialschnitt). Die Becherspalte hat sich nachträglich geschlossen. Die Netzhaut ist verhältnismäßig gut entwickelt. Das
Pigmentepithel ist unregelmäßig angeordnet und an mehreren Stellen unterbrochen. Durch eine
Lücke im Pigmentepithel dringen ein Gefäß und zelliges Mesoderm in den Raum zwischen Netzhaut
und Pigmentepithel. *B* ursprüngliche Stelle der Becherspalte. *L* Lücke im Pigmentepithel.

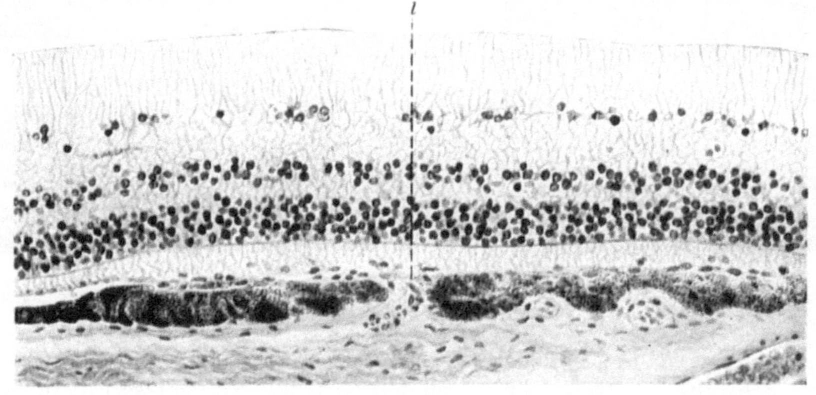

Abb. 16. Zeigt die Lücke (*l*) im Pigmentepithel von Abb. 15 bei stärkerer Vergrößerung.

Das ganze Aussehen des Herdes stimmt, abgesehen von seiner Lage, mit
dem der typischen Aderhautkolobome vollkommen überein und läßt nach meiner
Ansicht eine entzündliche Entstehung ganz ausgeschlossen erscheinen, während
andererseits seine Genese ebenso rätselhaft ist wie die der Maculakolobome.

Die überwiegende Anzahl der atypischen Aderhautkolobome wird nämlich durch die sog. **Kolobome der Macula lutea** gebildet, die zwar auch sehr
selten sind, aber, wie die ziemlich zahlreichen Veröffentlichungen aus älterer
und neuerer Zeit, sowie auch meine eigenen Erfahrungen zeigen, immer

wieder zur Beobachtung gelangen. Die wiederholt aufgetauchte Frage, ob es
sich dabei um Überbleibsel von fetalen Entzündungen handelt, kann im allge-
meinen dadurch im verneinenden Sinne entschieden werden, daß in mehreren
Fällen eine ausgesprochene Vererbung festgestellt worden ist. So beobachtete
CLAUSEN die Anomalien zuerst beim Vater und Sohn und später bei 4 weiteren
Mitgliedern dieser Familie (Vaters Schwester und deren 2 Töchtern, sowie

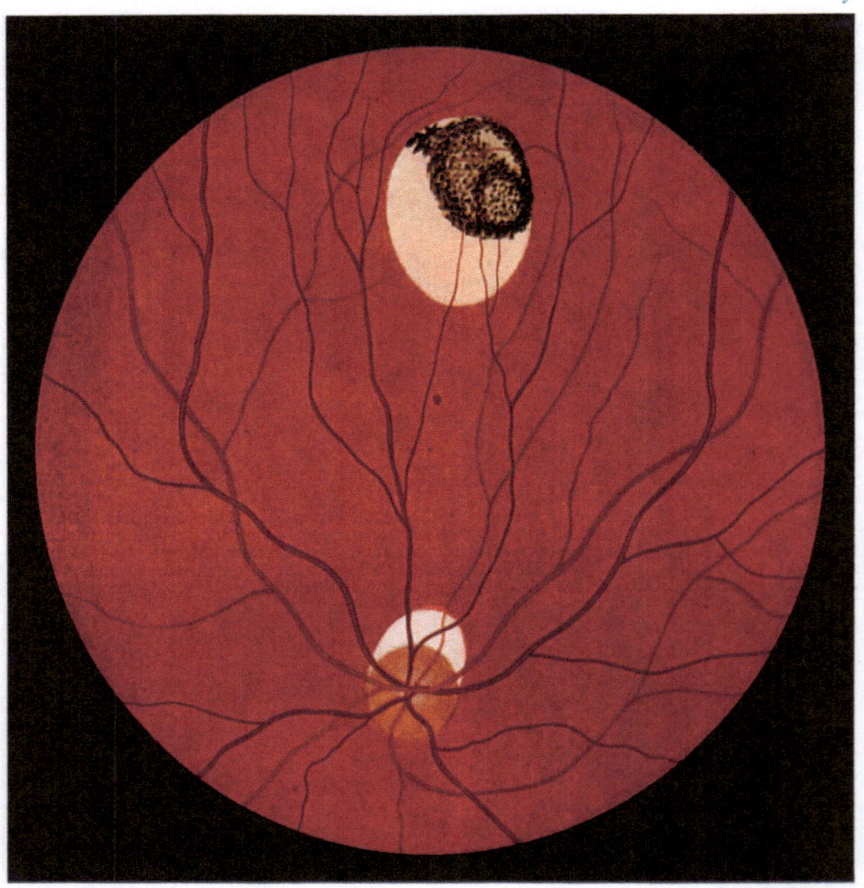

Abb. 17. Atypisches Kolobom der Aderhaut und Konus nach oben. (Eigene Beobachtung).

einem weiteren Sohn des zuerst untersuchten Patienten). Der Vater und
dessen Schwester hatten auch noch markhaltige Nervenfasern. In einer
von SCHOTT untersuchten Familie waren zwei Geschwister, ein Onkel
väterlicherseits und wahrscheinlich auch noch andere Familienangehörige,
die nicht untersucht werden konnten, mit der Anomalie behaftet. Ein Fall
von CAR hatte außer einem beiderseitigen Maculakolobom noch Mikrocephalie und andere Mißbildungen. Ein besonderes Interesse besitzt der Fall
von MENACHO, bei dem auf einem Auge ein Maculakolobom, auf dem anderen
ein sehr großes, typisches Aderhautkolobom bestand. Das *klinische Verhalten*
der Maculakolobome ist so wohlbekannt, daß die Diagnose leicht zu stellen ist
(Abb. 18). Es handelt sich dabei gewöhnlich um weiße, scheibenförmige oder
ovale scharf begrenzte Herde, deren Grund zuweilen stark vertieft ist und

über die einerseits Netzhautgefäße hinwegziehen können, während andererseits Gefäße aus der scheinbar frei zutage liegenden Sclera in sie hineingehen. Die Ränder des Herdes weisen vielfach eine starke und unregelmäßige Pigmentierung auf. Auch innerhalb des Koloboms kommen Pigmentierungen vor.

Im übrigen bestehen hinsichtlich der Ausdehnung und des Aussehens der Maculakolobome sehr beträchtliche Verschiedenheiten, auf die aus Raummangel

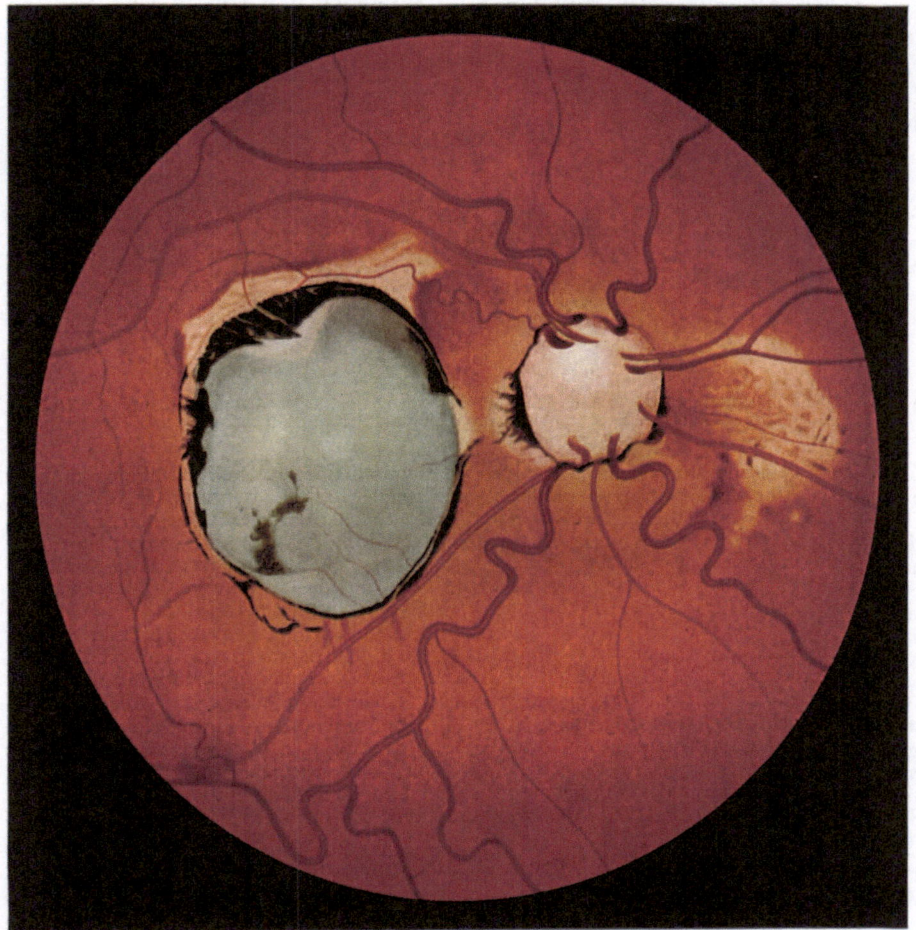

Abb. 18. Coloboma nervi optici et maculae. (Aus OELLER, Atlas.)

nicht ausführlich eingegangen werden kann. So habe ich selbst innerhalb verhältnismäßig kurzer Zeit 4 Maculakolobome beobachtet, von denen jedes für sich ein eigenartiges Verhalten aufgewiesen hat.

Ganz besonders merkwürdig war folgender Fall: Bei einem 17 jährigen, von Geburt auf schwachsichtigen und mit Nystagmus behafteten Mädchen fand sich auf beiden Augen in der Maculagegend ein scheibenförmiger, etwa papillengroßer, deutlich vertiefter, weißer Herd, der von einem braunen Pigmentring umgeben war. Von diesem erstreckten sich nach allen Seiten radspeichenförmig angeordnete Pigmentstreifen auf weißem Grunde, die wiederum in einen Pigmentring einmündeten, der die Abgrenzung des Koloboms von der gesunden Umgebung bildete.

Die *Sehschärfe* ist beim Maculakolobom gewöhnlich stark herabgesetzt, sie kann aber auch gut sein. In diesem Falle liegt aber meines Erachtens die

Annahme nahe, daß die Fovea centralis nicht in den Kolobombereich mit einbezogen ist, was z. B. in einem Falle von Pavia und Dusseldorp, sowie in einem eigenen Falle beobachtet werden konnte.

Die Maculakolobome sind bald einseitig (Zikulenko, Rabinowitsch, Preobrachensky, Szokolow u. a.), meistens aber doppelseitig gefunden worden.

Um die Frage der Entstehungsweise der atypischen Kolobome hat sich besonders der Altmeister der Mißbildungsforschung D. van Duyse sehr verdient gemacht und ihr auch noch in neuerer Zeit eine große Arbeit gewidmet. Van Duyse unterscheidet dabei atypische Kolobome, die auf atypischer sekundärer Spaltbildung (I, fissural) und solche, die auf abnormer Gewebsbildung des Auges beruhen (II, nicht fissural).

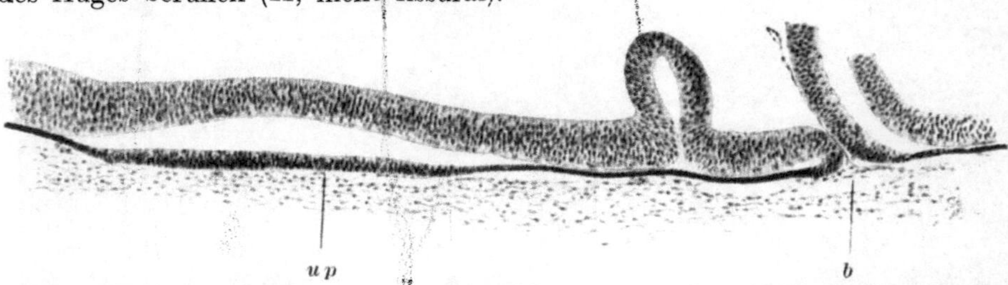

Abb. 19. Anatomische Grundlage eines Maculakoloboms bei einem 5¹/₂tägigen Hühnchen-Embryo. (Erläuterung im Text.) *b* Becherspalte. *u p* Unpigmentiertes Epithel. (Nach Seefelder.)

Als ein typisches und sicheres Beispiel einer atypischen fissuralen Spaltbildung kann der in dem Abschnitte „atypische Iriskolobome" beschriebene Fall (Schafsembryo; S. 527 f) gelten. Die Spaltbildung und deren Fortsetzung erstreckt sich dabei so weit nach hinten, daß sie sich bei der Weiterentwicklung des Auges wohl auch noch im vorderen Abschnitt der Aderhaut bemerkbar gemacht hätte. Ein typisches Beispiel einer abnormen Gewebsbildung oder richtiger eines abnormen Gewebswachstums scheint mir ein von mir schon vor längerer Zeit beschriebener Fall (einjähriges Kind mit angeborener Katarakt) zu sein, bei dem in der Gegend des hinteren Augenpols eine Dehiszenz der Sclera bestand, die von Netzhautgewebe ausgekleidet war. Die Ränder des Defektes waren von unregelmäßig gewuchertem Pigmentepithel umsäumt. Ich habe diese Veränderung seinerzeit mit einem Wachstum der Netzhaut in atypischer Richtung zu erklären versucht. Auch die vorstehend abgebildeten Veränderungen (Abb. 19), die in dem Auge eines Hühnchenembryo gefunden wurden, und die sich bei der Aufhellung des Auges in Cedernholzöl als ein heller runder Fleck deutlich von der Umgebung abgehoben hatten, scheinen mir für unsere Frage von Interesse zu sein. Das Pigmentepithel hat sich in diesem Falle in einer größeren Strecke nicht in normaler Weise entwickelt, sondern ist auf einer früheren Entwicklungsstufe stehen und unpigmentiert geblieben.

Daß die sog. Maculakolobome und auch mein oben beschriebener Fall von Kolobom am hinteren Augenpol nicht durch eine abnorme Spaltbildung erklärt werden können, bedarf wohl keiner näheren Begründung. Ein von Janku beschriebener und histologisch untersuchter Fall von Maculakolobom in den Augen eines 11 Monate alten Kindes wäre, falls er überhaupt als ein echtes Maculakolobom aufgefaßt werden darf, unbedingt in die Gruppe II von van Duyse einzureihen. Es finden sich bei ihm auf einem Auge die Erscheinungen eines chronisch entzündlichen Prozesses der Aderhaut, Wucherung des Mesoderms, Zerstörung des Pigmentepithels und schwere Veränderungen der Netzhaut; auf dem anderen (linken Auge) durchsetzte eine gliöse Wucherung das Pigmentepithel und stellenweise die Aderhaut. Aber auch außerhalb der Maculakolobome waren schwere Veränderungen nachzuweisen. Die Netzhaut erstreckte sich über die Pars plana des Ciliarkörpers hinaus bis an den abgeflachten Teil des Ciliarkörpers heran. Ob es sich hier wirklich um die Folgezustände eines entzündlichen Prozesses handelt, wie Janku annimmt, kann ich nicht entscheiden, sicher ist jedenfalls, daß die zuletzt genannte Anomalie, die schon wiederholt im mißgebildeten Auge gefunden worden ist, mit entzündlichen Prozessen nichts zu tun haben kann. Die Annahme einer entzündlichen Ursache der Maculakolobome ist in der neuesten Zeit namentlich von C. I. MANN (b) auf Grund der histologischen Untersuchung von 4 Fällen vertreten worden. Wirkliche entzündliche Veränderungen scheinen aber von ihr nicht nachgewiesen worden zu sein, sondern nur solche, die im allgemeinen als Überbleibsel einer Entzündung aufgefaßt werden (Fehlen der Choriocapillaris, gliöse Degeneration der Netzhaut, Persistenz von Vasa hyaloidea propria). Im Gegensatz zu der Autorin wird jedoch von TREACHER COLLINS darauf hingewiesen, daß die genannten Veränderungen möglicherweise auf einem *primären Ausfall von Aderhautgefäßen* beruhen, denen die Versorgung dieser Gegend obliegt. So hat TREACHER COLLINS z. B. auch eine ausgedehnte kongenitale Chorioideremie beobachtet, wobei der ganze Fundus weiß und nur die Maculagegend rosa gefärbt war (s. Bd. V, S. 495, Abb. 69). Dementsprechend war nur ein auf 10° beschränktes zentrales Sehen und Nachtblindheit vorhanden. Für die Auffassung von COATS, daß den Maculakolobomen eine mangelhafte Entwicklung des Pigmentepithels und demnach eine Hemmung der Ausbildung der Choriocapillaris zugrunde liege, könnte meine oben angeführte Beobachtung an einem Hühnchenembryo eine gewisse Stütze sein (s. auch Bd. V, S. 564ff).

4. Kolobome des Sehnerven und am Sehnerveneintritt (einschließlich der umschriebenen Grubenbildungen der Papille)

Der Name Kolobom am Sehnerveneintritt stammt von E. VON HIPPEL (a) und umfaßt alle Veränderungen im Bereiche und in der nächsten Umgebung des Sehnerven, die uns klinisch als Kolobome erscheinen (siehe Bd. V, Abb. 6, S. 618). Es handelt sich dabei in erster Linie um mehr oder weniger ausgedehnte umschriebene weiße Flächen, deren Grund bald in gleicher Höhe mit der Umgebung liegt, bald vertieft sein kann, und die sich an verschiedenen Stellen der Umgebung des Sehnerven finden, ja ihn unter Umständen ganz umgreifen können. Der Sehnerveneintritt erscheint dabei vielfach stark verbildet, und besonders häufig an der dem Kolobom zugewendeten Seite abgeschrägt. Seine Abgrenzung vom Kolobomgebiet ist häufig nur schwer zu erkennen. Die Gefäßverteilung ist in der Regel abnorm. Bei geringer Ausdehnung erscheinen uns diese Veränderungen unter dem Bilde der sog. Coni in heterotypischer Richtung, denen vor kurzem A. v. SZILY (b) und schon früher sein Vater eingehende Beschreibungen gewidmet haben. Der Name Kolobom ist für diese Veränderungen, wenn sie angeboren sind, schon aus dem Grunde berechtigt, weil an ihrer Stelle tatsächlich Defekte, Verstümmelungen, bestehen, da die weiße Farbe und die an ihrer Stelle gefundenen Vertiefungen zum mindesten Defekte des Pigmentepithels und der Aderhaut, unter Umständen auch der Sclera und Netzhaut zur Voraussetzung haben. Unter der Bezeichnung Kolobom sind aber auch vielfach tiefe und breite Gruben beschrieben worden, die an der Stelle des Sehnerveneintrittes selbst gefunden wurden oder nur die Umgebung des Sehnerven betrafen, wobei dann der Sehnerveneintritt selbst in der Tiefe der Grube lag. Grubenförmige Aushöhlungen des ganzen Sehnerveneintritts sind namentlich in neuerer Zeit vielfach und unter sehr verschiedenen Namen beschrieben worden [CRAMPTON, COUTELA, ARCHANGELSKY, SOMMER, CHANCE, WICK, RÖNNE, JENNINGS, DANIS, SEEFELDER (a) u. a.]. Sie sind bald einseitig, bald doppelseitig gefunden worden. Ihre Ausdehnung zeigt sowohl in bezug auf Fläche als Tiefe große Verschiedenheiten. So wurde der Sehnerveneintritt auf das 2—3$^1/_2$fache des

Papillendurchmessers verbreitert festgestellt, während in anderen Fällen keine Verbreiterung bestand. Die Tiefe der Grube schwankte zwischen einigen wenigen Millimetern und 10 mm (30 dptr) im Falle von Chance. Näheres über die Morphologie dieser und anderer Mißbildungen des Sehnerveneintritts findet sich in dem Abschnitt „Erkrankungen des Sehnerveneintritts" von Rönne (Bd. V), auf den ich hiermit verweise. Wie v. Szily mit Recht bemerkt, gehört die Erklärung der Entstehungsweise aller dieser Veränderungen mit zu

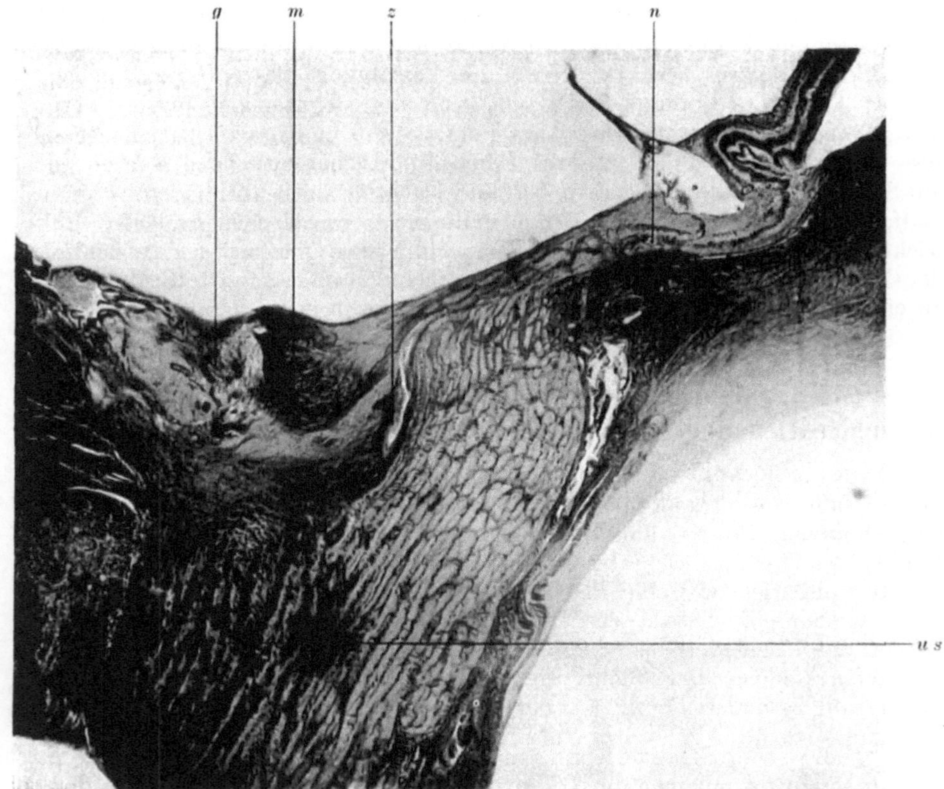

Abb. 20. Sehnervenkolobom bei einem Erwachsenen (Vertikalschnitt). (Erläuterung im Text.)
(Nach Seefelder.)

den schwierigsten Kapiteln der Kolobomgenese überhaupt, zumal die normale Ausbildung des Sehnerveneintritts den verwickeltsten Vorgang bei der Entwicklung des Auges darstellt. Immerhin sind manche Veränderungen durch die Forschungen der letzten Jahre dem Verständnis wesentlich nähergerückt worden. So kann gar kein Zweifel darüber bestehen, daß sie alle auf Störungen in dem normalen Ablauf der Papillogenese zurückzuführen sind.

Am leichtesten verständlich sind die Veränderungen noch beim sog. durchgreifenden Kolobom, weil dabei in der Tat in verschiedenen Fällen [Seefelder (d), Gilbert, Köhne, H. und M. Roth, Bergmeister] ein sog. **echtes Kolobom des Sehnerven,** bei dem die Stielrinne nicht geschlossen war, gefunden worden ist. Ein solcher Fall (Seefelder) ist hier abgebildet (Abb. 20). Die untere Sehnervenhälfte *(u s)* ist an der Stelle des Sehnerveneintritts von einem Gewirr von mesodermalem *(m)* und gliösem *(g)* Gewebe eingenommen und im übrigen im Zustande der Aplasie. Die Netzhaut *(n)* bildet oberhalb des Sehnerveneintritts eine Falte und liegt in einer muldenförmigen Vertiefung der Sclera, während das Pigmentepithel und die Aderhaut fehlen. Die Zentralgefäße *(z)* finden sich inmitten des Sehnerven. Die ophthalmoskopische Untersuchung hätte hier ein den Sehnerven umgreifendes Kolobom ergeben müssen, also Veränderungen, die wir zur Genüge kennen. In der nächsten Abb. 21 (Fall H. und M. Roth) handelt es sich um ein Kolobom des intraokularen Sehnervenendes bei einem Neugeborenen. Hier ragt ein großer Mesodermzapfen in das Augeninnere hinein. Die fehlenden Zentralgefäße sind

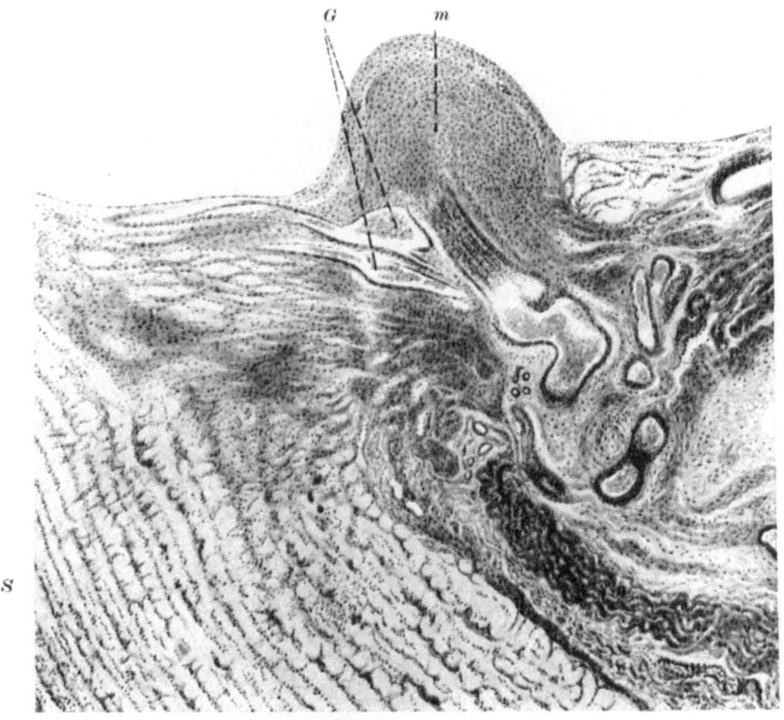

Abb. 21. Kolobom des Sehnerveneintritts bei einem Neugeborenen (Horizontalschnitt). Am ventralen Rande des Sehnerveneintritts ragt ein Mesodermzapfen *(m)* in den Glaskörperraum. Der Zapfen wird von starken Gefäßen durchzogen *(G)*, die sich in den Sehnerven einsenken und die Netzhaut mit Gefäßen versorgen. Die Zentralgefäße fehlen. *S* Sehnerv.

durch hintere Ciliargefäße ersetzt. In anderen Fällen ist der Sehnerv selbst nicht kolobomatös gefunden worden, während sich an der Stelle der angrenzenden weißen Flächen taschenförmige Ausstülpungen von Netzhautgewebe in verschiedene Richtungen und in verschiedene Tiefen, so z. B. in die Aderhaut, zwischen Aderhaut und Lederhaut, in die Sehnervenscheiden, in die Lederhaut, ja in den Sehnerven selbst hinein erstreckten (E. Fuchs, Elschnig, Brown u. a.). Die tiefen Ausstülpungen sind dabei im Grunde genommen nichts anderes als Vorstufen von sog. Orbitalcysten. In einem Falle von Elschnig befand sich die untere Hälfte des Sehnerven im Zustande der Aplasie wie beim Kolobom. Auf Grund der anatomischen Untersuchung von 3 Fällen von Sichel oder *Konus nach unten* kommt nun zwar E. Fuchs zu dem Schlusse, daß diese Veränderungen keine Kolobome sein können, weil die anatomischen Veränderungen die gleichen seien wie die beim temporalen Konus, nämlich eine Verziehung der Netzhaut und Aderhaut einschließlich der Lamina elastica, eine Aufklappung des Scleralkanals und eine Erweiterung des Zwischenscheidenraumes. Aber auch Fuchs gibt zu, daß die Lage der Sichel einen Zusammenhang mit der fetalen Augenspalte wahrscheinlich mache. Dagegen rechnet Tertsch, der im Bereich des Konus nach unten einen Defekt von sämtlichen inneren Augenmembranen (Netzhaut, Pigmentepithel und Aderhaut) nachweisen konnte, diese Anomalie mit Recht zu den kolobomatösen Veränderungen am Sehnerveneintritt, desgleichen einen *Konus nach oben,* dessen anatomische Untersuchung eine Unterbrechung der äußeren Netzhautschichten und Einlagerung von Nervenfaserschleifen, einen Defekt des

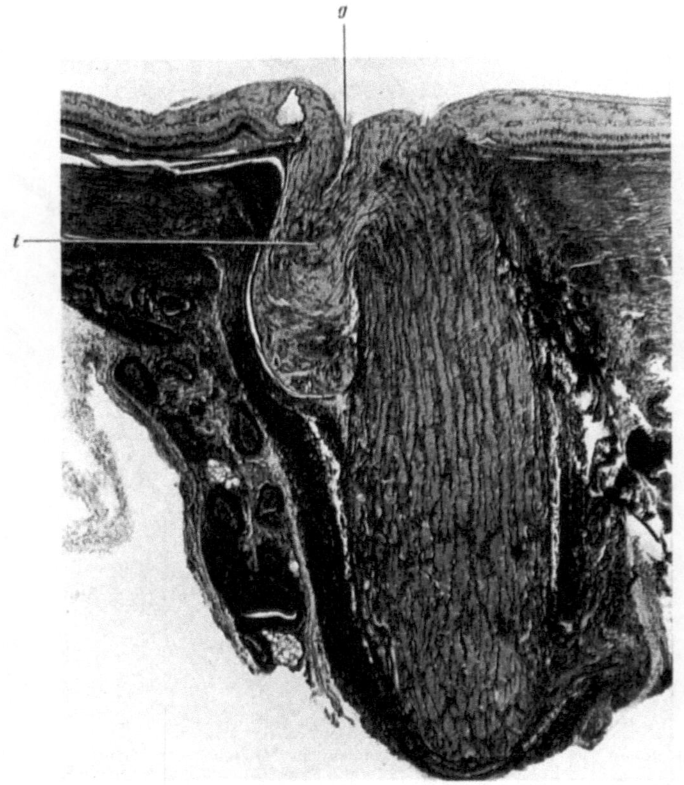

Abb. 22. Taschenförmige Einstülpung von Netzhautgewebe in die Sehnervenscheiden. *g* Grubenförmige Vertiefung der Papille. *t* Taschenförmige Ausstülpung der Netzhaut. (Nach Seefelder.)

Pigmentepithels und eine hochgradige Verdünnung der Aderhaut ergeben hatte. Auch ein von Brown histologisch untersuchter temporaler Konus bei Hypermetropie hat sich als eine echte angeborene Anomalie erwiesen.

Ob die oben beschriebenen grubenförmigen Aushöhlungen des ganzen Sehnerven als echte Kolobome aufzufassen sind, läßt sich mangels ausreichender anatomischer Untersuchungen solcher Fälle schwer entscheiden. Wahrscheinlich handelt es sich bei ihnen um ein ungewöhnliches Erhaltenbleiben und in den Fällen mit starker Verbreiterung des Sehnervenventrikels auch noch um eine abnorme Erweiterung des Schaltstücklumens, dessen Persistenz unter normalen Bedingungen lediglich die verschiedenen Grade und Formen der physiologischen Exkavation zur Folge hat. Daß es sich dabei aber nicht um eine harmlose Anomalie handelt, geht daraus hervor, daß die Sehschärfe in fast allen diesen Fällen stark herabgesetzt ist.

Dagegen sind die sog. **umschriebenen Grubenbildungen der Papille** nach den anatomischen Untersuchungen von LAUBER und SEEFELDER (d) sicher unter die kolobomatösen Veränderungen einzureihen (siehe Bd. V, Abb. 8, S. 619). Es handelt sich dabei um eine typische Veränderung des Sehnervenkopfes, die in einer umschriebenen, von ihrer Umgebung durch eine dunkle graugrüne oder graublaue Farbe deutlich abstechenden grubenförmigen Vertiefung besteht. Solche Fälle sind von REIS, LAUBER, WESSELY, CLAIBORNE, KÖHNE, WILLIAMS, CARSTEN, BATTEN, WICHERKIEWICZ, NIELSON u. a. beschrieben worden. Die Sehschärfe dieser Augen verhält sich in der Regel normal. Nur KÖHNE fand einen Gesichtsfelddefekt, der dem Ausfall eines peripapillären Bündels entsprach, während in dem Falle von NIELSON und einem kürzlich von mir untersuchten Falle kein Gesichtsfeldausfall bestand. Die einzigen bisher ausgeführten anatomischen Untersuchungen (LAUBER und SEEFELDER) haben an der Stelle der Grube eine tiefe taschenförmige Ausstülpung von Netzhautgewebe in die Opticusscheide, also eine ähnliche Veränderung ergeben, wie sie auch bei den sog. Kolobomen am Sehnerveneintritt wiederholt gefunden wurden (Abb. 22). Der Fall von SEEFELDER ist leider nicht mit dem Augenspiegel untersucht worden, gehört aber zweifellos hierher. Er ist noch dadurch bemerkenswert, daß das betreffende Auge makroskopisch normal erschien, während das andere Auge ein durchgreifendes Kolobom aufwies. Daraus ergibt sich wohl von selbst die Schlußfolgerung, daß auch die Grubenbildung grundsätzlich in diese Gruppe einzureihen ist. Unter Berücksichtigung der normalen Entwicklung dieser Gegend können wir heute sagen, daß die gefundenen Veränderungen ursprünglich in erster Linie das sog. Schaltstück (V. SZILY) betroffen haben, und daß infolge einer Entwicklungsstörung dieses Abschnittes eine taschenförmige Ausstülpung der Netzhaut in das röhrenförmige Schaltstück hinein erfolgt ist, die dann zu den anatomisch nachgewiesenen sekundären Veränderungen seitens der Opticusscheiden Veranlassung gegeben hat. Die Vermutung von WESSELY, daß die Grubenbildung in der Papille auf die verspätete oder unvollkommene Rückbildung von cilioretinalen oder opticociliaren Gefäßanastomosen zurückzuführen sei, erscheint aus dem Grunde nicht annehmbar, weil die zur Grubenbildung führende Ausstülpung der Netzhaut schon vor der Entwicklung der genannten Gefäßsysteme erfolgen muß. Es ist infolgedessen für die Frage der Genese dieser Anomalie belanglos, ob in den Gruben solche Gefäße gefunden werden oder nicht (s. auch Kapitel RÖNNE, Bd. V, S. 620).

Von den beschriebenen kolobomatösen Ektasien im Bereich und in der Umgebung des Sehnerveneintritts sind die sog. **peripapillären Ektasien der Sclera mit Einschluß des Sehnerven** scharf zu unterscheiden, die von HANCOCK, KAYSER, MOHR, STOCK und VON SZILY, VERDERAME, ZADE u. a. beschrieben worden sind. Bei dieser erst in neuerer Zeit bekannt gewordenen Veränderung handelt es sich um eine typische Mißbildung in der Gegend des Sehnerveneintritts, welche folgende Merkmale aufweist:

Die Umgebung des Sehnerven ist in ziemlicher Ausdehnung tief nach hinten ausgebuchtet. Die Ränder der Ausbuchtung sind scharf und fallen so steil ab, daß die von der Papille aufsteigenden Gefäße zum Teil am Rande verschwinden. Die Papille liegt entweder in der Mitte oder in der Peripherie der Ektasie und ist im letzteren Falle nur teilweise sichtbar. Sie weist selbst keinerlei Anomalien auf. Der Grund der Ektasie ist gewöhnlich etwas lichter als der übrige Fundus, doch von rötlicher Farbe, so daß das Pigmentepithel und die Aderhaut jedenfalls vorhanden sind. Um die Ausbuchtung herum befindet sich im Niveau des übrigen Fundus ein Ring atrophischer Aderhaut mit Pigmentwucherung wie an der Grenze von Aderhautkolobomen. Der Grund der

Grube weist keine nennenswerten Unebenheiten auf. Die Refraktionsdifferenz zwischen ihm und dem übrigen Fundus war in allen Fällen sehr erheblich und schwankte zwischen 12 und 16 dptr. Die Sehschärfe dieser Augen war durchgehends etwas geringer als normal, besaß aber in allen Fällen eine brauchbare Höhe ($^6/_8$—$^6/_{36}$) (s. Bd. V, S. 618, Abb. 7).

Ein in mehrfacher Hinsicht abweichendes Verhalten zeigte nur ein Fall von Zade. Die Papille lag hier zwar ebenfalls in einer tiefen Grube, wies aber selbst stärkere Veränderungen (Verwaschenheit der Grenzen, Anomalien des Gefäßverlaufs usw.) auf. Auffallend war ferner, daß die Gefäße trotz der Tiefe der Grube, aus welcher sie aufstiegen, keine scharfe Knickung zeigten, sondern oberflächlich zu liegen schienen.

Die Ätiologie dieser eigenartigen Mißbildung ist noch völlig unklar, zumal bisher keine anatomische Untersuchung ausgeführt werden konnte.

Kolobome bei Tieren.

Wie schon aus den vorstehenden Mitteilungen hervorgeht, kommt das Kolobom auch bei Tieren vor. So wurden Kolobome bei folgenden Tierarten beobachtet: Kaninchen (16 Fälle), Huhn (6 Fälle), Hund (15 Fälle), Katze (4 Fälle), Maus (1 Fall), Pferd (14 Fälle), Rind (4 Fälle), Salamander (1 Fall), Schaf (1 Fall), Schwein (30 Fälle), Taube und Ziege (je 1 Fall). Die betreffenden Augen waren vielfach auch mit anderen Mißbildungen behaftet. Die angegebenen Zahlen sind der sehr sorgfältigen Arbeit von Schiestl entnommen und, soweit inzwischen neue Fälle bekannt geworden sind, ergänzt worden. Die geringe Anzahl bei den Kaninchen erklärt sich dadurch, daß die sehr zahlreiche kolobomatöse Deszendenz, die in die Hunderte (nach v. Szily 374 Augen) geht, nicht mitgezählt ist.

5. Allgemeines über die Entstehung der typischen Kolobome (einschließlich der Kolobome mit Orbitalcysten).

Die formale Entstehung, ja man kann sagen, die Ontogenese der typischen Kolobome ist heute dank den umfassenden Untersuchungen von mehreren fast lückenlosen Kolobomserien beim Kaninchen durch E. v. Hippel (b), A. v. Szily (c) und Koyanagi, zu denen meine eigenen, allerdings nicht ausführlich veröffentlichten Untersuchungen der Hochstetterschen Kolobomzucht noch hinzutreten, nahezu vollkommen aufgeklärt. Die hierbei gewonnenen Befunde, die ohne Bedenken grundsätzlich auf den Menschen übertragen werden können, haben als Grundlage für die Beurteilung der Kolobomentstehung zu dienen, wogegen die mehr vereinzelten Befunde an menschlichen Kolobomaugen hierzu zwar eine willkommene Ergänzung bilden, aber, was die Frage der Entstehungsweise betrifft, an Bedeutung stark zurücktreten, da bei ihnen die Entscheidung, welche Veränderungen primär und welche sekundär sind, nicht mit Sicherheit getroffen werden kann.

Wenn wir die Kolobomserien von Kaninchenembryonen, mit den jüngsten angefangen, durchmustern, so bietet sich dabei ein ziemlich gleichmäßiges, ja man möchte fast sagen, einförmiges Bild. Die Entwicklung des Koloboms vollzieht sich nämlich, wie v. Szily zutreffend bemerkt, mit einer solchen Gesetzmäßigkeit, daß man dabei zunächst gar nicht den Eindruck gewinnt, es mit einem pathologischen Vorgang zu tun zu haben. Die mikroskopische Übereinstimmung von Kolobomaugen am Anfang der Kolobombildung (Kaninchenembryonen von $13^1/_2$—14 Tagen) mit solchen, bei denen die Becherspalte noch normalerweise geöffnet ist, aber unmittelbar vor dem Verschlusse steht, ist dabei eine so vollständige, daß man geradezu im Zweifel sein kann, ob man es überhaupt mit einem Kolobom zu tun hat. Der kolobomatöse Zustand wird vielmehr erst etwas später dadurch offenkundig, daß die Becherspalte weiter

wird, jedoch ohne daß die Netzhaut zunächst an den Spalträndern irgendeine
besondere Veränderung aufweist. Die Becherspalte wird von zelligem Mesoderm

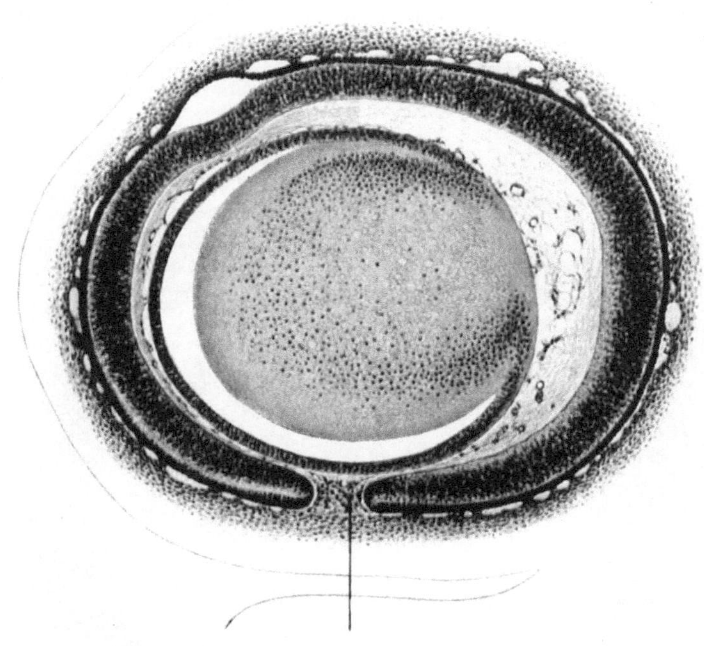

Abb. 23. Sagittalschnitt durch den vorderen Abschnitt der Augenanlage eines 15 Tage alten
Kaninchen-Embryo. Die Becherspalte (b) ist in ganzer Ausdehnung offen und von lockerem
zelligem Mesoderm und Gefäßen ausgefüllt. (Vergr. 80 fach.) (Eigene Beobachtung.)

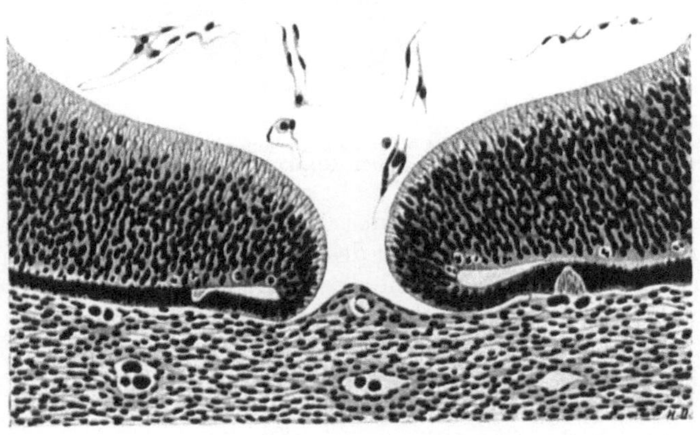

Abb. 24. Offenbleiben der Becherspalte mit beginnender Netzhauteversion bei einem 15 Tage alten
Embryo aus der Kolobomzucht, ohne das Eindringen von Bindegewebe zwischen die Spaltränder.
Die quergetroffenen Kolobomlippen sind vom Randschleier überzogen. Die Grenze des evertierten
Netzhautareals und des Pigmentblattes ist durch die Lage der abirrenden Sehnervenfasern
gekennzeichnet. (Vergr. 120 fach.) (Nach v. Szily.)

ausgefüllt (Abb. 23 u. 25), von dem an verschiedenen Stellen außerordentlich
feine Gefäße in das Auge eintreten und in das Gefäßsystem des Glaskörpers

und der Tunica vasculosa lentis übergehen. Ein Andrängen der Netzhaut-
spaltränder gegen das Mesoderm ist zunächst nicht festzustellen. Auch kann
ich in meinen Präparaten nicht finden, daß schon im frühesten Kolobom-
stadium eine stärkere Wucherung oder Verdichtung des Mesoderms stattzufinden
pflegt, wie es E. v. Hippel (b) seinerzeit angegeben hat. Im Gegenteil, das
Mesoderm ist namentlich in dem unmittelbar an den Sehnerven angrenzenden
Abschnitt außerordentlich schmal und zart und füllt dort nur den unmittelbar
an das Mesoderm (Sclera) angrenzenden Abschnitt der Spalte teilweise aus
(Abb. 24). Bald darauf tritt allerdings namentlich im mittleren Abschnitt

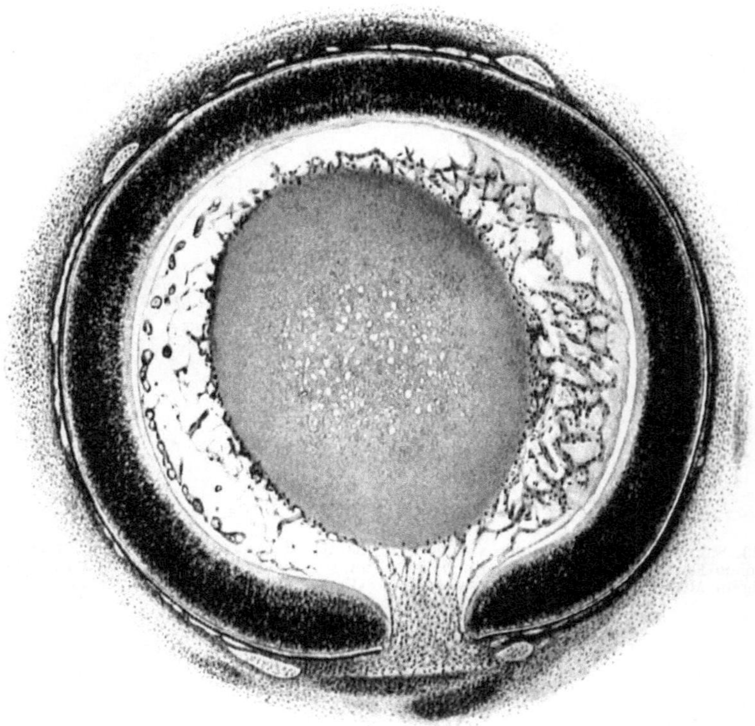

Abb. 25. Kolobomspalte bei einem 20,5 mm langen Kaninchenembryo im Bereiche des Linsenäquators.
Zelliges Mesoderm und Gefäße dringen in den Glaskörperraum ein. (Eigene Beobachtung.)

der Becherspalte eine Erstarkung des Mesoderms ein. So findet sich, streng
genommen, in dem für die Entstehung des Koloboms entscheidenden Zeitpunkte
so gut wie nichts, was als die Ursache des Koloboms angesehen werden könnte.
Man steht einfach vor der Tatsache, daß sich *die Spalte nicht geschlossen hat,
obwohl anscheinend alle Bedingungen für ihren Verschluß gegeben gewesen
wären.* Auch die Mitosen sind an den Spalträndern durchaus nicht seltener als
an anderen Stellen der Netzhaut, was schon E. v. Hippel hervorgehoben hat.
    Im Gegensatz zu der fast vollständigen Übereinstimmung des mikroskopi-
schen Verhaltens der Becherspalte sind schon in jungen kolobomatösen Augen
deutliche Abweichungen vom normalen Typus z. B. eine Verlängerung in
anterior-posteriorer Richtung, eine Asymmetrie der beiden Netzhauthälften usw.
nachzuweisen [v. Szily, (c)], wovon man sich naturgemäß nur durch die
Modellierung der Augenanlage eine genaue Vorstellung verschaffen kann. Diese
abnorme Gestaltung kommt in älteren Stadien vielfach noch stärker zum

Ausdruck, so daß sie geradezu birnenförmig erscheinen kann. Solche Augenanlagen sind auch meist kleiner als normal und zeigen uns das Bild des beim Kolobom so häufigen Mikrophthalmus auf einer frühen Entwicklungsstufe. Allerdings scheint das kolobomatöse Kaninchenauge noch mehr zu derartigen Form- und Größenveränderungen zu neigen als das kolobomatöse Menschenauge. Dabei behält das mikroskopische Verhalten nach wie vor eine ziemlich weitgehende Gesetzmäßigkeit bei. Als Ausdruck einer solchen ist vor allem eine fast durchgehends im medialen Anteil der Becherspalte auftretende Eversion der Netzhaut zu nennen, durch die bewirkt wird, daß hier zwei Netzhautblätter übereinander liegen, wobei das äußere eine inverse Lagerung zeigt (Abb. 26). In dem evertierten Bezirke fehlt naturgemäß das Pigmentepithel und es unterbleibt, wie bereits gesagt, die Entwicklung der Aderhaut. Diese Netzhautduplikatur bildet auch die erste Anlage der sog.

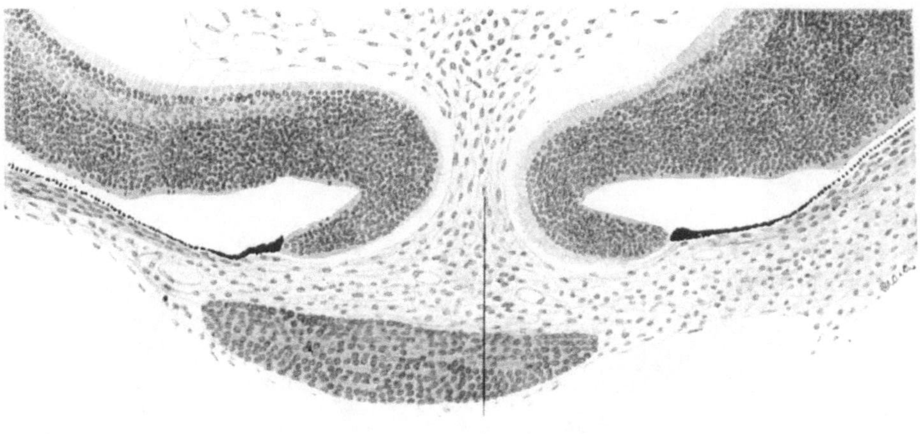

Abb. 26. Kolobom der Netzhaut und Aderhaut bei einem 20 mm langen Kaninchenembryo im Bereiche des hinteren Linsenpols. Die Netzhaut ist an den Kolobomrändern nach außen umgeschlagen. *k* Kolobomspalte.

Orbitalcysten, die fast immer am medialen Ende der Becherspalte auftreten und in kolobomatösen Kaninchenaugen nahezu regelmäßig vorkommen [v. Szily (c), Koyanagi; Abb. 27]. Andererseits kann auch eine Netzhautfaltung in der Richtung des Glaskörpers erfolgen, wobei es zu Verwachsungen mit dem durch die Becherspalte eingedrungenen Mesoderm zu kommen vermag (Abb. 28). Die in Gestalt der Netzhauteversion frühzeitig angedeuteten Orbitalcysten zeigen schon in ihren ersten Entwicklungsstadien, sowie auch bekanntlich später ein sehr verschiedenes Verhalten. So bestehen sehr bald durchgreifende Unterschiede in bezug auf ihre Größe und Form. Die Cystenbildung kann sich auf eine Seite der Spalte beschränken, wobei nach v. Szily immer nur die nasale Seite betroffen ist, sie kann aber auch auf beiden Seiten erfolgen, wobei dann immer die nasale Cyste die größere ist [v. Szily (c)]. Sekundär können dann die beiden Cysten in mehr oder weniger großer Ausdehnung miteinander verschmelzen, ein Vorgang, der immer erst dann eintritt, wenn die Cysten bereits eine ansehnliche Größe erreicht haben. Wie im Bereiche der evertierten Netzhaut des Kolobomgebietes ist auch in der evertierten Cystenwand eine inverse Lagerung der Netzhautschichten festzustellen, und zwar gewöhnlich auch noch dann, wenn diese Wand große sekundäre Veränderungen erfahren hat. Auch gelingt es bei sorgfältiger Untersuchung fast immer noch,

die von Anfang an bestehende Kommunikation der Orbitalcysten mit dem subretinalen Raum nachzuweisen, während andererseits in älteren Stadien eine
vollständige Abschnürung der Cysten von ihrem Ausgangsort, der Netzhaut,
erfolgen kann. Durch den Umstand, daß die Orbitalcysten mit dem subretinalen
Raum communicieren, ist meines Erachtens, was auch Natanson und Koyanagi
betont haben, ein einschneidender Unterschied gegenüber den sog. ektatischen
Kolobomen der Aderhaut gegeben, die sich von einem gewöhnlichen Kolobom
lediglich durch eine starke Ektasie ihres Grundes unterscheiden, im übrigen

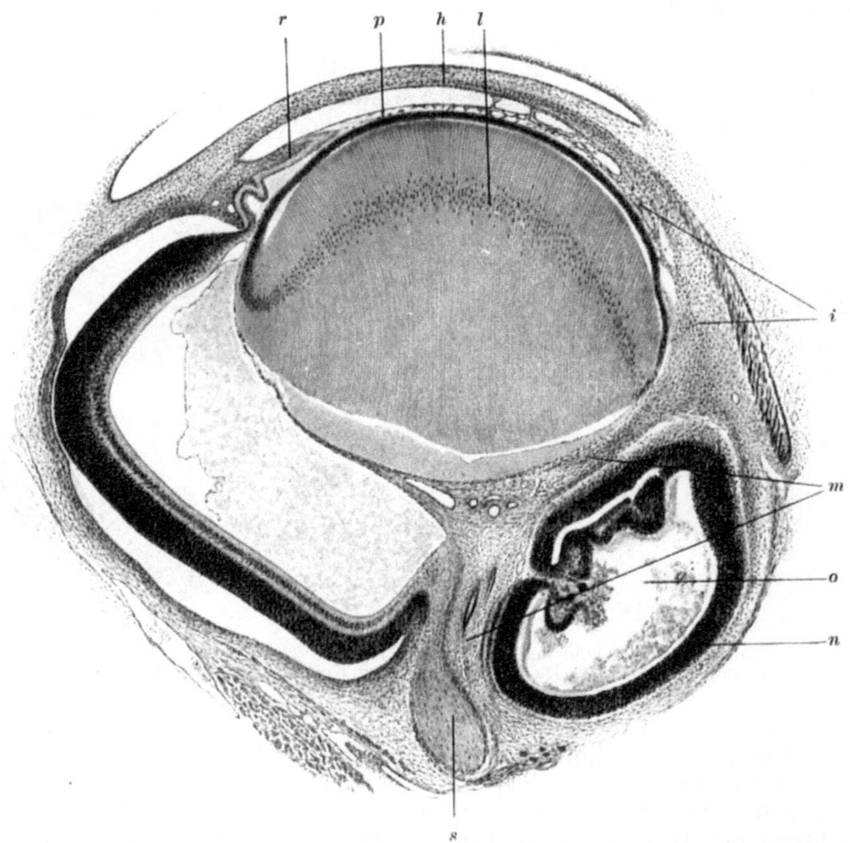

Abb. 27. Frühstadium einer Orbitalcyste bei einem albinotischen 42 mm langen Kaninchenembryo.
Die die innere Auskleidung der Orbitalcyste (o) bildende und in Falten gelegte Netzhaut (n) befindet
sich in sog. inverser Lagerung. Unterhalb des Sehnerven (s) dringt ein kräftiger Mesodermstrang (m)
mit Gefäßen in den Glaskörper ein, umgibt die Linse (l) und steht in breiter Verbindung mit einem
Kolobom der Iris und des Ciliarkörpers (i). Auf der anderen Seite ist die Regenbogenhaut (r)
erhalten. h Hornhaut. p Pupillarmembran. (Eigene Beobachtung.)

aber wie diese mit dem Glaskörper in Verbindung stehen. Dabei soll selbstverständlich nicht verkannt werden, daß auch die echten Orbitalcysten grundsätzlich den Kolobomen zuzurechnen sind, da auch sie im Stadium des
doppelwandigen Augenbechers infolge des Offenbleibens der Becherspalte entstehen.

    Wenn wir nun das über die erste Kolobomgenese Mitgeteilte überschauen,
so ergibt sich daraus mit Naturnotwendigkeit, daß die Gesetzmäßigkeit der
sich dabei abspielenden Vorgänge nicht durch ein zufälliges Bestehenbleiben
des zwischen den Becherrändern befindlichen Mesoderms bedingt sein kann,
sondern daß sie in den ektodermalen Anteilen, und zwar in einer fehler-

haften Anlage derselben begründet sein müssen [v. Szily (c), Koyanagi, Peters]. *Die sog. Mesodermtheorie scheidet demnach bei der Erörterung der primären Ursache des Koloboms im allgemeinen aus.* Fraglich kann höchstens erscheinen, ob ihre Rolle bei der Deutung der sekundären kolobomatösen Veränderungen als gänzlich ausgespielt anzusehen ist. So bleibt immer noch unaufgeklärt, warum in einem Falle die Netzhautduplikaturen am Becherrande ihre normale Lage beibehalten, während sie in anderen Fällen nach außen in die Orbita wachsen oder gegen den Glaskörper vordringen.

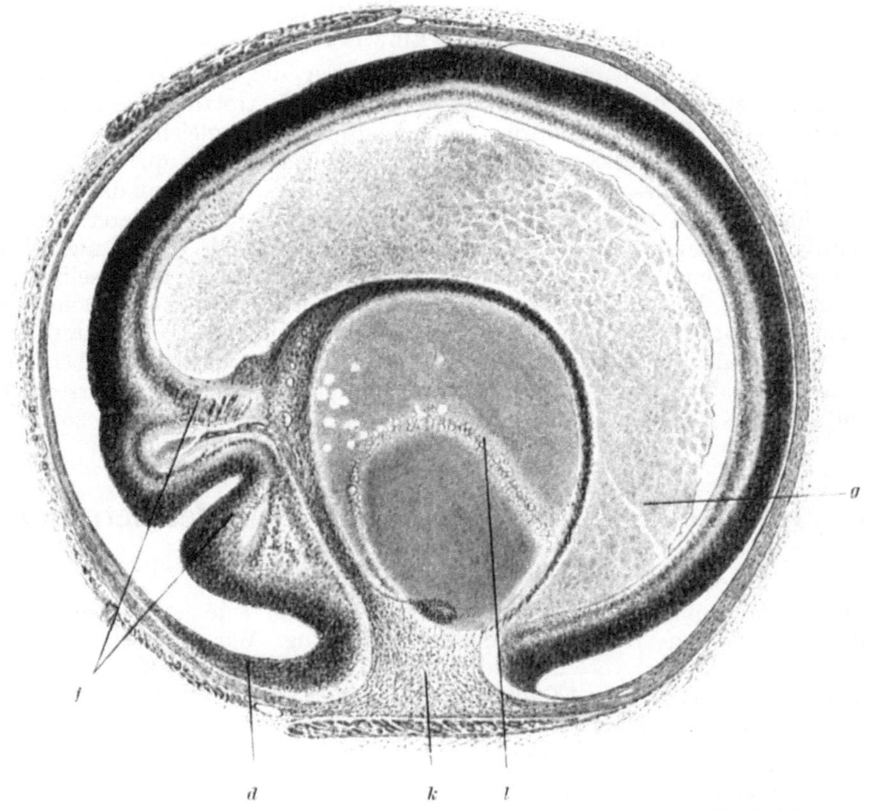

Abb. 28. Mikrophthalmus mit Kolobom bei einem 42 mm langen albinotischen Kaninchenembryo. Im Bereiche der Kolobomspalte (*k*) dringt kräftig entwickeltes Mesoderm in den Glaskörperraum und hüllt allseitig die Linse (*l*) ein. Die Netzhaut bildet am lateralen Kolobomrand eine Duplikatur (*d*). Sie ist innerhalb des Auges in Falten (*f*) gelegt, die mit dem Mesoderm verwachsen sind; der sonst gut entwickelte und von einer großen Blutung eingenommene Glaskörperraum (*g*) ist hier verödet. (Eigene Beobachtung.)

Während man diese merkwürdigen Veränderungen einerseits gewiß mit einem primären Wachstum in abnormer Richtung (Elschnig) erklären kann, darf auch heute noch der Gedanke an ein Ausweichen vor einem in der Tat sehr sinnfälligen Hindernis in Gestalt des allmählich erstarkten Mesoderms keineswegs als absurd bezeichnet werden. Es ist eben doch ein großer Unterschied zwischen der gesetzmäßig auftretenden, aber auf einen verhältnismäßig kleinen Raum beschränkten Netzhautduplikatur und den mächtigen, gegen das Orbitalgewebe vordringenden Orbitalcysten. Man braucht sich dieses Ausweichen ja nur so vorzustellen, daß die später vorwachsenden Becherränder von ihrer geraden Bahn abgedrängt werden und nun ziellos und ungehemmt durch die erst allmählich erstarkenden Augenhüllen die manchmal so seltsamen Gebilde in der Augenhöhle oder auch im Augeninnern erzeugen. Zu erwägen wäre auch, ob wir bei den isolierten Iriskolobomen, die zuweilen die einzige Anomalie des betreffenden Auges bilden, unbedingt „eine primäre abnorme ektodermale Augenanlage" und „einen ihr innewohnenden abnormen Bildungstrieb" voraussetzen müssen. So hat erst vor kurzem C. I. Mann (c), bei einem hirnlosen Embryo des 2. Monats im Bereiche eines isolierten Iriskoloboms ein ungewöhnliches Erhaltenbleiben der an dieser Stelle vorhandenen Gefäßverbindung mit dem Ringgefäß nachgewiesen. Es scheint doch keineswegs ausgeschlossen, auch bei rückhaltloser Anerkennung der Ektodermtheorie, daß derartige unbedeutende Entwicklungsstörungen ausnahmsweise auch durch eine äußere Einwirkung zustande kommen können.

Wenn nun auch nach diesen Ausführungen die primäre Ursache des Koloboms weitgehend aufgeklärt ist, so müssen wir trotzdem gestehen, daß selbst eine volle Einheitlichkeit der Auffassung noch nicht gleichbedeutend wäre mit einer endgültigen Lösung des Kolobomproblems überhaupt. Wir dürfen bei der Erörterung dieser Frage ferner nicht außer acht lassen, daß das Kolobom gar nicht so selten nur eine Teilerscheinung einer auch in anderer Hinsicht abnormen Veranlagung des betreffenden Organismus ist, wie die Häufigkeit des Zusammenvorkommens von Kolobom mit sonstigen Mißbildungen (Rüsselbildung, Gesichtsspalte, Dermoide, Zyklopie, Mißbildungen an anderen Organen und Körperabschnitten usw.) beweist. Diese Zusammenhänge aufzuklären wäre wohl gleichbedeutend mit der Lösung des Mißbildungsproblems überhaupt. Wieweit wir aber davon noch entfernt sind, glaube ich in dem ersten Abschnitte dieser Abhandlung in kurzen Umrissen hinlänglich dargetan zu haben.

B. Mißbildungen, die den ganzen Augapfel betreffen.

1. Mikrophthalmus congenitus.

Unter Mikrophthalmus congenitus verstehen wir jede angeborene Kleinheit des Auges ohne Rücksicht auf ihre Entstehung. Wir unterscheiden dabei nach van Duyse drei verschiedene Arten: 1. den sog. *reinen Mikrophthalmus,* 2. den *Mikrophthalmus mit Kolobom* des Augapfels, 3. den *Mikrophthalmus mit sonstigen Veränderungen* in der Form und im Bau des Auges, ohne daß mit Sicherheit kolobomatöse Veränderungen nachweisbar sind.

Beim sog. **reinen Mikrophthalmus** handelt es sich um eine abnorme Kleinheit eines sonst durchaus normal erscheinenden Auges. Die Verkleinerung ist vielfach so auffällig, daß sie ohne weiteres leicht und sicher festgestellt werden kann, während leichtere Grade dem klinischen Nachweis mitunter entgehen. Andererseits kann durch gewisse Veränderungen, z. B. Ptosis, Enophthalmus, Mikrocornea eine Verkleinerung des Auges vorgetäuscht werden. Es gibt aber bestimmte Merkmale, die mit dem mikrophthalmischen Zustande fast untrennbar verknüpft sind. Das ist in erster Linie die Hypermetropie, die dabei außerordentlich hohe Grade, bis zu 25 dptr, aufweisen kann, wie denn auch hochgradig hypermetropische Augen immer mikrophthalmisch zu sein pflegen. Übereinstimmend wird angegeben, daß dabei der Hornhautradius abnorm klein ist (nach Leber z. B. 5,9 mm), was aber weniger auf eine ohnehin ganz unzulängliche Korrelation zwischen Hornhautbrechung und Achsenlänge schließen läßt, als darauf, daß der sog. reine Mikrophthalmus auf einer Entwicklungshemmung beruht und in mancher Hinsicht noch die Merkmale des Neugeborenenauges aufweist. Ganz selten (Frenzel und Usher) findet sich bei mikrophthalmischen Augen auch Myopie.

Die Sehschärfe ist zumeist auch nach der Korrektion mangelhaft. Nur ausnahmsweise (MARTIN) ist auch eine gute Sehschärfe festgestellt worden. Nur sehr selten besteht Nystagmus und vielleicht ebenso selten Strabismus convergens und zwar wenigstens zum Teil wohl deswegen, weil die Höhe der Hypermetropie eine stärkere Anspannung der Akkommodation zwecklos erscheinen läßt. In einer großen Anzahl von Fällen (CLAUSEN, FRENZEL, LEBER, OSTERROTH, DALÉN, SCHERENBERG) wurde der Zustand vererbt. In einigen Fällen bestand Blutsverwandtschaft der Eltern. Wie hypermetropische Augen überhaupt, neigen diese mikrophthalmischen Augen stark zu Glaukom. So sind alle bis jetzt vorliegenden anatomischen Untersuchungen an Augen ausgeführt worden, die an Glaukom gelitten hatten. Die bei dieser Gelegenheit ausgeführten genauen Messungen haben ziemlich übereinstimmend ungefähr die Größenverhältnisse des Neugeborenenauges oder noch geringere Maße ergeben. Selbstverständlich stehen die Achsenlänge und der Grad der Hypermetropie in einem bestimmten Verhältnis, so daß aus der Stärke der Hypermetropie und der Hornhautbrechung auf die Länge der Augenachse geschlossen werden kann. Diese Beziehungen sind eingehend von TH. LEBER erörtert worden. Bei der ophthalmoskopischen Untersuchung solcher Fälle, sowie auch schon von schwächer hypermetropischen Augen ist mehrfach eine Unterentwicklung (Hypoplasie) der Macula lutea bzw. Fovea centralis festgestellt worden (GRIMMINGER und SALZMANN). Zu dem gleichen Ergebnis gelangte RAHNENFÜHRER bei der anatomischen Untersuchung von drei höchstgradig hypermetropischen und stark verkleinerten Augen, die sämtlich wegen absoluten Glaukoms enukleiert werden mußten. So fehlte in einem Auge eine Fovea centralis, wogegen eine Macula (Area centralis) ausgebildet war, und in einem anderen Auge war die Entwicklung der Fovea auf einer früheren, etwa dem 7. fetalen Monat entsprechenden Entwicklungsstufe stehen geblieben. Diese Befunde sind geeignet, die bekannte Sehschwäche der hochgradig und auch der geringergradig hypermetropischen Augen zu erklären und die Ansicht von DONDERS zu stützen, daß es sich bei der Hypermetropie überhaupt um ein Zurückbleiben des Auges in der Entwicklung handelt. Zu erwähnen wäre noch, daß LOHMANN in zwei Fällen Anomalien an den Fingern und Zehen und eine Verengerung der Schädelbasis im Röntgenbild beobachtet hat.

Beim **Mikrophthalmus mit Kolobom** finden sich im allgemeinen alle im Verein mit Kolobom auftretenden Veränderungen, jedoch meist in noch größerer Anzahl und in noch schwererem Grade als beim Kolobom ohne Verkleinerung des Auges. Da das Kolobom die primäre Ursache des Mikrophthalmus ist, gilt alles, was bezüglich der Kolobomentstehung gesagt worden ist, ohne weiteres auch für den Mikrophthalmus mit Kolobom. Es bleibt also nur die Frage zu erörtern, woher die Verkleinerung des Augapfels kommt. Hierzu ist zu bemerken, daß es auch Fälle von hochgradigem Mikrophthalmus mit Kolobom gibt ohne schwerere destruktive Veränderungen des Augeninnern. Das Zurückbleiben dieser Augen im Wachstum dürfte hierbei wohl in erster Linie durch eine *Wachstumshemmung der ganzen Netzhaut einschließlich des Glaskörpers* bedingt sein. Daß solche Augen noch nach der Geburt stark wachsen können, ist durch mehrere zuverlässige Beobachtungen verbürgt und auch von mir (b) in einem Falle von einseitigem Mikrophthalmus im Verein mit einer Atrophie der betreffenden Gesichts- und Atrophie der anderen Gesäßseite festgestellt worden. In den meisten Fällen von hochgradigem Mikrophthalmus mit Kolobom finden sich aber schwere innere Veränderungen, die in der Bildung von starken Netzhautfalten und in der Entwicklung von reichlichem mesodermalem Bindegewebe im Glaskörperraum bestehen, das durch die offene Becherspalte in das Auge eindringt und gewöhnlich mit der Netzhaut und Linse verwachsen ist. Die Linse ist fast stets kataraktös verändert und verlagert. Der Glaskörper ist entweder gar nicht oder nur sehr mangelhaft entwickelt. In einigen Fällen befand sich im Glaskörper oder an der Stelle des Glaskörpers Knorpel (Pichler, Doetsch, E. v. Hippel u. a.) oder Fettgewebe (Hess, Mayou, Wiegels, Lange), das durch eine Metaplasie des eingedrungenen Mesoderms entstanden sein muß. Die Netzhautstruktur ist immer hochgradig verändert, der Sehnerv manchmal gar nicht oder nur in rudimentärer oder atrophischer Verfassung nachzuweisen gewesen, so daß das schlechte oder völlig fehlende Sehvermögen solcher Augen anatomisch aufgeklärt erscheint. Die Faltenbildung der Netzhaut ist auch bei den embryologischen Untersuchungen schon in dem Frühstadium von Mikrophthalmus, niemals aber gleich zu Beginn der Kolobombildung gefunden worden. So hat v. Hippel erst am 18. Tage nach der Befruchtung die ersten Anzeichen von Mikrophthalmus festgestellt. Ähnlich verhält es sich bei den Embryonen von Koyanagi, wogegen v. Szily schon bei ganz jungen Stadien eine Verkleinerung der Augenanlage nachweisen konnte. In Fällen von starker Faltenbildung der Netzhaut und Verwachsung der Falten untereinander und mit Mesodermgewebe ist der Mikrophthalmus geradezu auf eine mechanische Hemmung der Glaskörperentwicklung zurückzuführen. Von einer eingehenden Beschreibung der sonstigen in mikrophthalmischen Augen mit Kolobom vorhandenen, außerordentlich vielseitigen Veränderungen muß mit Rücksicht auf den geringen zur Verfügung stehenden Raum abgesehen werden. Es kann dies um so unbedenklicher geschehen, als es sich dabei meist nur um sekundäre Vorgänge handelt, die für die Pathogenese der Mißbildung bedeutungslos sind, und deren Veröffentlichung bei dem heutigen Stande unserer Kenntnisse nicht mehr als lohnend zu bezeichnen ist. Bei der Beurteilung der Entstehung des Mikrophthalmus darf endlich auch noch die Tatsache nicht außer acht gelassen werden, daß Mißbildungen an anderen Körperstellen beim Mikrophthalmus mit Kolobom durchschnittlich noch häufiger gefunden werden als beim reinen Kolobom.

Beim „**Mikrophthalmus** *ohne nachweisbares Kolobom, aber* **mit sonstigen Veränderungen**" finden sich alle Grade von Verkleinerung des Auges von den leichtesten bis zu den schwersten. Es ist das Verdienst Wesselys, gezeigt zu haben, daß schon verhältnismäßig geringfügige Eingriffe am wachsenden Auge, wie die operative Entfernung der Linse, genügen, um ein Zurückbleiben des Auges und indirekt auch der Orbita im Wachstum zu veranlassen. So kann auch beim Menschen durch eine im intrauterinen Leben auftretende Katarakt, die zur Aufsaugung der Linsenmassen führt, ein leichter Grad von Mikrophthalmus hervorgerufen werden [Seefelder (a), Blatt]. Thomsen beobachtete eine Familie, in der der Vater Schichtstar ohne Mikrophthalmus, seine drei Kinder jedoch Schichtstar mit Mikrophthalmus hatten. Ein leichter Grad von Mikrophthalmus ist auch im Verein mit angeborenen Netzhautanomalien (Addison), Anomalien der Pupillenform und Hornhauttrübung (Lawrie und Usher) gefunden worden. Schwere Veränderungen der inneren Augengebilde sind von Parsons, E. v. Hippel, Lafon, Mayou, Keil, Meisner und Velhagen beschrieben worden. Die Veränderungen bestanden in mehreren Fällen in einer abnormen Persistenz des hyaloidalen Gefäßsystems und einer Wucherung von mesenchymalen Geweben im Glaskörper (Knorpel), sowie schweren Entwicklungsstörungen seitens der Linse und Netzhaut. In anderen Fällen war die Netzhaut größtenteils in eine tumorartige gliöse Masse verwandelt (v. Hippel, Lafon, Velhagen), deren Entstehung wohl in ein sehr frühes Entwicklungsstadium zurückzuverlegen ist. In manchen Fällen (Mayou, Keil) war nur ein fast bis zur Unkenntlichkeit verkümmertes Gewebsrudiment vorhanden, das schon einen Übergang zum sog. Anophthalmus darstellt. Von jeher hat auch die

Frage, ob ein *Mikrophthalmus durch eine fetale Entzündung* entstehen könne, eine lebhafte Besprechung erfahren. Man ist aber von einer solchen Auffassung im Laufe der Zeit immer mehr abgekommen. Immerhin hat erst vor kurzem wieder STUELP ein familiäres Auftreten von schwerem Mikrophthalmus, wobei 8 von 14 Kindern blind gewesen sind, mit entzündlichen Vorgängen zu erklären versucht, allerdings ohne dafür Beweise erbringen zu können. Schwere chronisch-entzündliche Veränderungen der Aderhaut, die eine gewisse Ähnlichkeit mit denen der sympathischen Ophthalmie aufwiesen, sind von SEEFELDER (b) in einem mikrophthalmischen Auge eines $7^1/_2$ Monate alten Fetus, der 3 Monate gelebt hatte, nachgewiesen worden. Außerdem fand sich noch eine trichterförmige Netzhautabhebung, Persistenz der Pupillarmembran, höchstgradige Atrophie (Aplasie?) des Sehnerven u. a. Die Möglichkeit, daß die Aderhautentzündung einen wesentlichen Anteil an dem Zustandekommen des Mikrophthalmus hat, ist bei der Jugend dieses Falles nicht ganz von der Hand zu weisen. Darüber, daß auch ein höchstgradig mikrophthalmisches Auge ausnahmsweise eine ganz brauchbare Sehschärfe besitzen kann, ist ebenfalls von SEEFELDER (b) berichtet worden.

2. Anophthalmus congenitus.

Die Bezeichnung Anophthalmus ist eine vorwiegend klinische und vielfach nicht ganz zutreffende, weil in den meisten Fällen noch ein Rudiment eines Auges vorhanden ist, das allerdings dem klinischen Nachweise vollkommen entgehen kann. Dadurch ist die Grenze zwischen höchstgradigem Mikrophthalmus und Anophthalmus stark verwischt. Der Anophthalmus ist häufiger doppelseitig als einseitig. Im letzten Falle kann das andere Auge völlig normal oder ebenfalls mit Mißbildungen verschiedener Grade behaftet sein. Gleichzeitiges Vorkommen von Mißbildungen an anderen Organen gehört fast zur Regel. Beim Menschen (GALLEMAERTS, MC MILLAN, CECCHETTO, LANGON), aber auch im Tierreiche, z. B. bei Ratten (HOFMANN, YUDKIN) und Meerschweinchen (GUIGNARD, zitiert nach v. HIPPEL) ist wiederholt eine Vererbung des Anophthalmus beobachtet worden. Die Ergebnisse der anatomischen Untersuchungen, die teils am Menschen, teils an tierischem Material ausgeführt worden sind, lassen sich folgendermaßen zusammenfassen:

1. Der Anophthalmus kann auf einem gänzlichen Mangel einer Augenanlage beruhen. Diesbezügliche Beobachtungen an einem jungen menschlichen (FISCHEL) und einem Schweinsembryo (SEEFELDER) liegen vor, doch ist ihre Bedeutung dadurch gemindert, daß es sich dabei um rudimentäre sog. atrophische Formen von Embryonen gehandelt hat, die nicht lebensfähig gewesen wären. Dagegen war im Falle HESS (einem 120 Stunden alten Hühnchenembryo) bei gänzlichem Fehlen eines Auges das andere gut entwickelt. HESS schließt infolgedessen daraus, daß an der Stelle des Anophthalmus niemals eine Augenanlage vorhanden gewesen ist. Ein doppelseitiger kompletter Anophthalmus infolge von Aplasie des Vorder- und Mittelhirns bei einem 12 tägigen Kaninchenembryo ist in der jüngsten Zeit von KUBIK beschrieben worden.

2. Auch bei älteren Anophthalmen wurden bei der mikroskopischen Untersuchung des Orbitalinhalts zuweilen jedes Bulbusrudiment vermißt. Hierbei muß es unentschieden bleiben, ob die Anlage des Auges gänzlich unterblieben oder frühzeitig zugrunde gegangen war. Sehr interessant ist in dieser Hinsicht eine Mitteilung von YUDKIN über kongenitalen Anophthalmus in einer Familie albinotischer Ratten. In einem Wurf von 9 Tieren, die von vollständig gesunden Eltern abstammten, waren sämtliche Tiere anophthalmisch. Bei der mikroskopischen Untersuchung konnte keine Spur einer Augenanlage und auch kein

Nervus oder Tractus opticus gefunden werden. Besonders bemerkenswert ist der Umstand, daß eine Rückkreuzung dieser Tiere mit den Eltern nur eine Nachkommenschaft mit gesunden Augen ergab. Yudkin glaubt deshalb, daß der Anophthalmus bei sämtlichen Tieren des einen Wurfes auf die Wirkung eines toxischen Agens zurückzuführen sei. Auf das bereits in dem Abschnitte „Die Mißbildungen in ihrer allgemeinen Entstehung" erwähnte Auftreten von Anophthalmus bei den Versuchen von Gasteiger und Hidano mit weißen Ratten sei in diesem Zusammenhang noch einmal hingewiesen. Auch in diesen Fällen war keine Spur einer Augenanlage vorhanden. Eine Vererbung war auch bei ihnen nicht nachzuweisen. Vielleicht antworten die weißen Ratten auf Schädigungen irgendwelcher Art eher mit der Entstehung dieser sonst so außerordentlich seltenen Mißbildung als andere Tiere.

3. In anderen Fällen sind nur mesodermale Rudimente gefunden worden, die der Aderhaut und Lederhaut entsprachen.

4. Es fanden sich nur Abkömmlinge der ektodermalen Augenanlage in äußerst rudimentärer Entwicklung (Seefelder, E. v. Hippel).

5. Ektodermale und mesodermale Bestandteile waren in einem kleinen Bulbusrudiment vereinigt.

Der Sehnerv, Tractus opticus, das Corpus geniculatum usw. fehlten in den daraufhin untersuchten Fällen vollständig. Von Lenz und Hanke wurde sowohl beim Mikrophthalmus als Anophthalmus *in der Hirnrinde eine mangelnde Bildung des Calcarinatypus* nachgewiesen. Im Gegensatz dazu stehen die Mitteilungen von Triepel und Stockard, die beide über ein normales Verhalten der Calcarinagegend bei doppelseitigem Anophthalmus berichten und daraus auf eine von der Augenanlage unabhängige Differenzierung dieser Gegend schließen.

Über die *Ursachen* des Anophthalmus sind wir nur sehr mangelhaft unterrichtet. Soweit eine Vererbung nachgewiesen worden ist, liegt die Annahme einer Keimesanomalie am nächsten. Blutsverwandtschaft der Eltern war in verschiedenen Fällen (Cecchetto, Ourgaud) vorhanden. In anderen muß aber auch mit der Möglichkeit einer sekundären Zerstörung einer zunächst normalen Augenanlage gerechnet werden, wobei alle möglichen, auch bei experimentellen Forschungen angewendeten Schädigungen in Frage kommen. Früher ist gerade bei der Pathogenese des Anophthalmus mechanischen Einwirkungen seitens des Amnions eine große Bedeutung beigemessen worden. Zumeist fehlt es aber hierfür an ausreichenden Beweisen, wobei auch das gleichzeitige Vorhandensein von sog. „amniogenen" Mißbildungen, wie z. B. Lidkolobom, Hasenscharte, Wolfsrachen, Makrostomie usw. keine Beweiskraft beanspruchen kann, wenn der Nachweis von Anomalien des Amnions, wie gewöhnlich, nicht erbracht werden kann. In gleichem Sinne haben sich auch E. v. Hippel und Peters geäußert.

Daß die Anhangsgebilde des Auges (Lider, Orbita, Augenmuskeln) auch bei gänzlichem Fehlen des Auges gewöhnlich in normaler Weise ausgebildet zu sein pflegen, soll noch besonders hervorgehoben werden. Gerade diese Tatsache spricht besonders eindringlich gegen eine amniogene Entstehung des Anophthalmus congenitus. Sie beweist andererseits auch eine vollkommene Unabhängigkeit der Differenzierung dieser Gebilde vom Auge.

3. Mikrophthalmus und Anophthalmus mit Orbitalcyste (einschließlich Orbitalcysten ohne Verkleinerung des Auges).

Der Mikrophthalmus und Anophthalmus mit Orbitalcyste ist eine so auffällige Veränderung, daß er in allen zusammenfassenden Darstellungen besonders besprochen wird, obwohl er im Grunde genommen keinen eigenen Mißbildungstypus darstellt. Das in die Augen Springende ist dabei die Cystenbildung, die häufig so beträchtlich ist, daß sie ein oder beide Lider vordrängt und den Augenhöhleneingang verlegt. Die Cysten können aber auch so klein sein, daß sie dem klinischen Nachweise entgehen. In manchen Fällen ist die

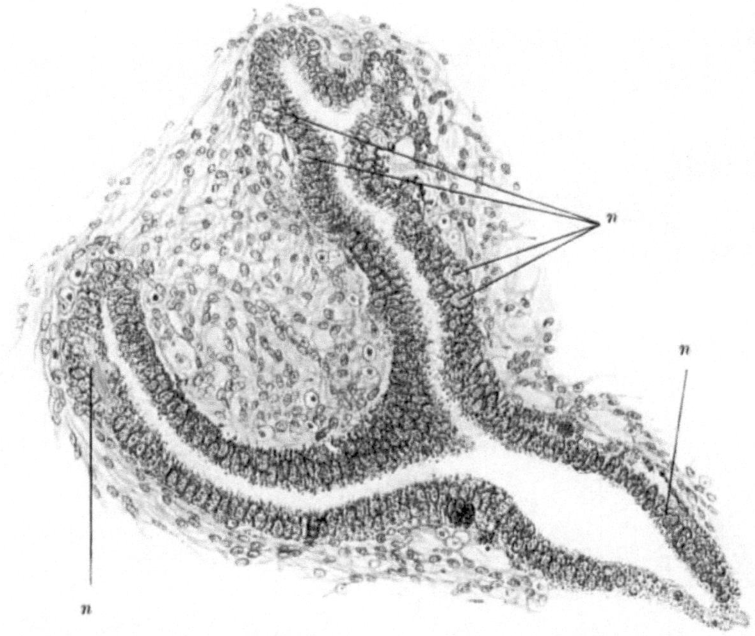

Abb. 29. Cystische rudimentäre Augenanlage eines $2^{1}/_{2}$tägigen Hühnchenembryo. Die Augenanlage besteht lediglich aus einem Schlauch von Pigmentzellen, der durch einen Stiel mit dem Gehirn in Verbindung steht. Im Bereiche der Augenanlage und des Stiels finden sich mehrfach Nervenfasern (*n*). (Eigene Beobachtung.)

Cyste noch im späteren Leben plötzlich gewachsen. Die Cysten sitzen zumeist im Unterlid, sehr selten aber auch im Oberlid. Ihr Inhalt wird gewöhnlich durch eine eiweißreiche fadenziehende seröse Flüssigkeit gebildet. Die Cysten sind bei Anophthalmus so häufig, daß man bei jeder anatomischen Untersuchung auf das Vorhandensein einer Cyste gefaßt sein muß, auch wenn klinisch keine nachweisbar gewesen ist. Auch die *Cystenbildung* mit Anophthalmus kann einseitig und doppelseitig vorkommen. Was ihre Entstehung betrifft, so ist durch die anatomischen Untersuchungen schlagend bewiesen, daß sie *aus dem ektodermalen (cerebralen) Anteil des Auges hervorgehen.* Dies kann sowohl im Stadium der primären Augenblase als auch nach der Ausbildung des Augenbechers geschehen. Es ist das bleibende Verdienst NATANSONs. in einer grundlegenden Arbeit diese Verhältnisse für immer so klargestellt zu haben, daß selbst die neueren embryologischen Untersuchungen nichts prinzipiell Neues hinzuzufügen haben. In den Fällen, die in dem Stadium der (primären) Augenblase entstanden, sind bei den anatomischen Untersuchungen

immer nur cystische Bildungen, und zwar entweder eine einfache größere
oder mehrere miteinander zusammenhängende Cysten gefunden worden
[Gatti, de Vries (a), Natanson, Seefelder, Löhlein, van Duyse (b)].
Die Auskleidung der Cysten bestand in diesen Fällen aus Abkömmlingen der
Augenblase, die eine gewisse Differenzierung in Netzhaut und Pigmentepithel
oder nur in eines von beiden aufgewiesen haben. Auch ein Sehnervenrudiment
ist wiederholt gefunden worden, das in einem Falle von Seefelder (Hühnchen)
sogar Nervenfasern enthielt, obwohl die Cyste nur aus Pigmentepithel bestand
(Abb. 29). In anderen Fällen [Natanson, van Duyse (b), Seefelder] war
der retinale Anteil der Cyste tumorartig gewuchert, so daß van Duyse in
seinem Falle kein Bedenken trägt, die Wucherung für ein echtes, aus gliösen

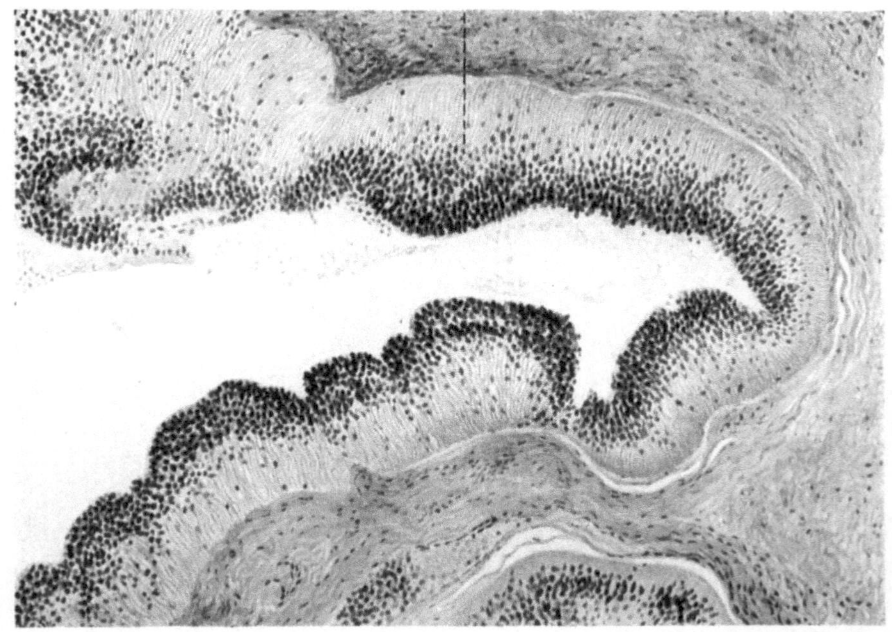

Abb. 30. Teil einer Orbitalcyste von einem Mikrophthalmus mit Orbitalcyste bei einem 2 j. Kinde.
Die in inverser Lage befindliche retinale Auskleidung (r) ist verhältnismäßig gut erhalten.

Elementen bestehendes Blastom zu erklären. In den Fällen der 2. Gruppe,
in denen es zur Bildung eines Augenbechers gekommen ist, wurde stets ein
Augenrudiment nachgewiesen, wobei sich die größten Verschiedenheiten sowohl in bezug auf Größe als Entwicklung des Auges ergeben haben. So ist wiederholt eine sehr große Cyste mit einem Auge von normaler Größe zusammen angetroffen worden (Hess, Ginsberg, Safár, Terrien, Augstein). Ja in einem
Falle Seefelders war das Auge infolge eines hydrophthalmischen Zustandes
sogar größer als normal. Auf diese Fälle, die allerdings die Ausnahme von der
Regel bilden, ist natürlich die Bezeichnung Mikrophthalmus mit Orbitalcyste
streng genommen nicht anwendbar, dem Wesen nach sind sie aber doch dasselbe. In weitaus den meisten Fällen von Cystenbildung besteht jedoch in der
Tat ein hochgradiger Mikrophthalmus mit allen den bekannten Veränderungen
des schwer mißgebildeten mikrophthalmischen Auges. Das mikroskopische
Verhalten der Cyste ist dabei ganz ähnlich, wie in den Fällen von gänzlichem
Fehlen des Auges. Auch hier finden sich innerhalb einer bindegewebigen Hülle

Abkömmlinge des Ektoderms, und zwar fast ausschließlich des inneren Netzhautblattes, die uns in allen möglichen Formen, entweder als verhältnismäßig
gut erhaltene, wenn auch nur mangelhaft entwickelte Netzhaut (Abb. 30)
oder als Glia mit ihrem bekannten proteusartigen Verhalten oder als zylindrisches Epithel oder als tumorartige gliöse Wucherung gegenübertreten.
In manchen Fällen findet sich eine Anzahl von diesen Veränderungen
nebeneinander, so daß z. B. ein reines zylindrisches Epithel ganz unvermittelt in einen Abschnitt von wenig differenzierter Netzhaut und diese

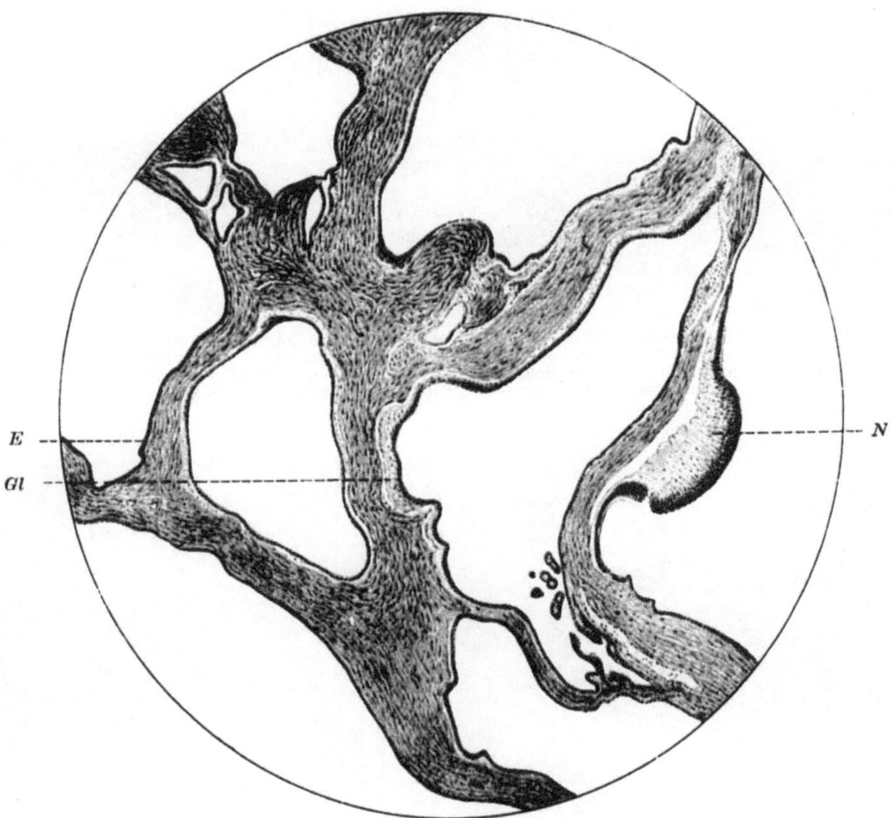

Abb. 31. Teil einer Orbitalcyste von einem Mikrophthalmus mit Orbitalcyste bei einem 4 Monate
alten Kinde. Die Orbitalcyste weist zahlreiche Kammern auf, die zumeist von einem einfachen
kubischen oder zylindrischen Epithel (E) ausgekleidet sind. Stellenweise wird die Auskleidung
von einem gliösen Häutchen (Gl) und von invers gelagerter Netzhaut (N) gebildet.

wiederum in ein strukturloses gliöses Häutchen übergehen (Abb. 31).
Dabei ist die Cyste dann zuweilen aus vielen kleineren Cysten zusammengesetzt. Soweit die Struktur der Cystenauskleidung eine Beurteilung zuließ,
befand sich die Netzhaut immer in sog. inverser Lage, d. h. die der Limitans
interna entsprechende Seite lag der bindegewebigen Cystenhülle an. Der
Zusammenhang zwischen der Cyste und dem Bulbus ist in älteren Fällen nicht
selten durch gewucherte Netzhaut verlegt. Sobald er aber vorhanden ist, besteht niemals eine Verbindung mit dem Glaskörperraum, sondern nur mit dem
subretinalen Raum (Abb. 32 u. 33). Das erklärt sich ohne weiteres aus der
formalen Genese der Cysten, die bereits in dem Abschnitt „Allgemeines über die
Entstehung der Kolobome“ eingehend erörtert worden ist (S. 547). Dieser

Zusammenhang ist, wie Abb. 33 zeigt, selbst noch in späteren Stadien nachzuweisen.

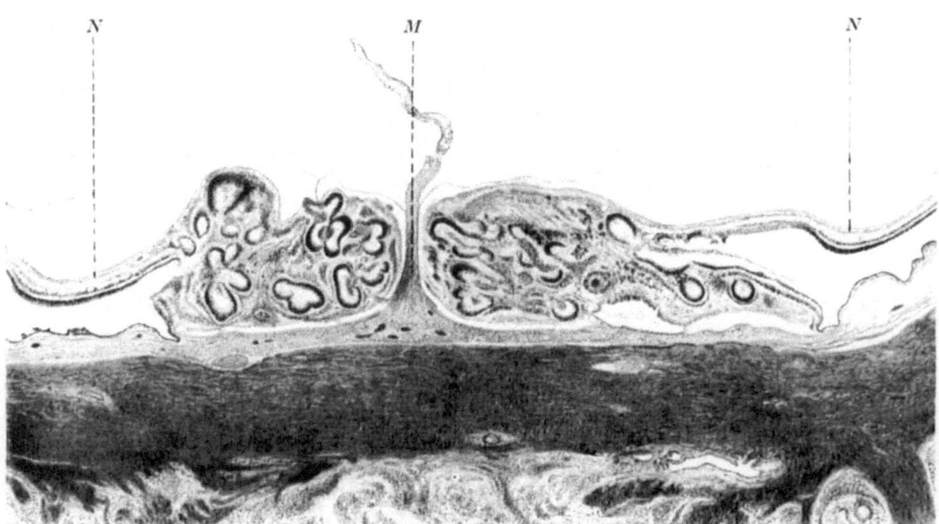

Abb. 32. Netzhaut-Aderhaut-Kolobom mit Orbitalcyste bei einem 4 Monate alten Kinde (Äquatorial-
schnitt). Die Netzhaut (N) bildet zu beiden Seiten des Mesodermzapfens (M) mächtige Duplikaturen.
An der entgegengesetzten Seite der Sclera sieht man eine gliöse Wucherung, die einen Teil der
Innenauskleidung der hier befindlichen Orbitalcyste bildet.

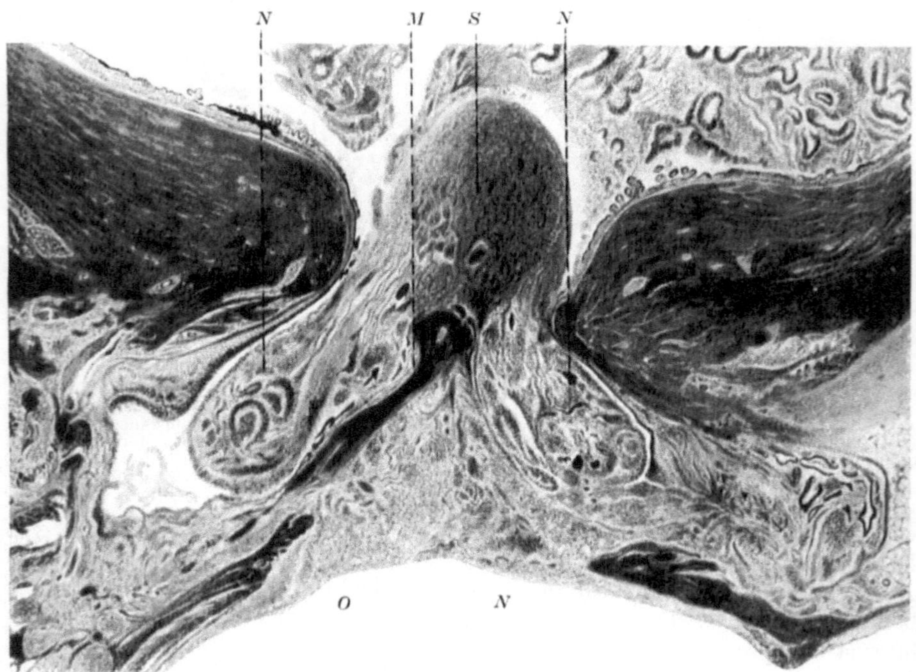

Abb. 33. Sehnerveneintritt des in Abb. 32 wiedergegebenen Falles von Kolobom mit Orbitalcyste
(Äquatorialschnitt). Die Netzhaut (N) dringt zu beiden Seiten des Sehnerven (S) und eines nach
dem Sehnerven hinziehenden Mesodermstranges (M) hinaus in die Orbita und bildet in stark
verändertem Zustande die Auskleidung einer mächtigen Orbitalcyste (O).

Von der ziemlich reichen Kasuistik dieses Abschnittes sollen nur einige
Fälle hervorgehoben werden, die zweifellos Besonderheiten darstellen. Es

und dies zunächst die Fälle, bei denen die *Orbitalcyste offenbar nicht mit der Becherspalte im Zusammenhang* stand. Hierher gehören die Beobachtungen von MAY und HOLDEN, SEEFELDER und AUGSTEIN. Im ersten Falle handelt es sich um eine große Cyste im linken Oberlide, die mit dem Bulbus durch einen dünnen Stiel nahe dem Aequator bulbi zusammenhing. Die abgetragene Cyste enthielt die gleichen Elemente wie eine typische Orbitalcyste. Das betreffende Auge war mikrophthalmisch, die Pupille birnförmig, die Linse kataraktös. In dem schon erwähnten Falle von SEEFELDER war am hinteren Augenpol eine kleine Ausstülpung der Netzhaut durch die Sclera nachzuweisen. Das Auge war von normaler Größe, hatte aber eine angeborene Katarakt. In AUGSTEINs Fall bestand eine sehr große, das Oberlid vorwölbende Cyste, so daß das Auge von ihr verdeckt wurde. Die Cyste wurde infolge ihrer Lage und gelben Farbe für ein Dermoid gehalten. Bei ihrer operativen Entfernung stellte sich jedoch heraus, daß sie oben innen ziemlich breit mit dem Augapfelinnern in Verbindung stand. Nach der Durchtrennung dieser Verbindung wies der Augapfel ein Loch von ungefähr 6 mm Durchmesser auf, aus dem Glaskörper und Netzhautfalten austraten. Das Auge hatte normale Größe. Es handelt sich also bei den angeführten Fällen um *atypische Orbitalcysten,* deren Erklärung die gleichen Schwierigkeiten bereitet wie die der atypischen Aderhautkolobome, mit denen sie wohl auf eine Stufe zu stellen sind. Am ansprechendsten erscheint noch, da es sich bei ihnen nicht gut um die Folgen einer Spaltbildung handeln kann, die Annahme eines Wachstums der Netzhaut in abnormer Richtung. Bemerkenswert sind endlich noch die Fälle von TERRIEN, BERGMEISTER und SAFÁR, bei denen die *Orbitalcyste* offenbar nichts anderes gewesen ist als die *erweiterte Höhlung des Augenblasenstiels.* In dem Falle von SAFÁR hatte diese Veränderung einen höchstgradigen Exophthalmus des sonst normal erscheinenden Auges bewirkt und den Verdacht auf eine bösartige Geschwulst hinter dem Auge erweckt.

4. Die Zyklopie.

Die Zyklopie gehört streng genommen zu den Mißbildungen des Kopfes, wobei die Augenveränderungen nur einen Teil einer die vorderen Hirnabschnitte, sowie Augen und Nase gleichzeitig betreffenden Anomalie ausmachen. Die Zyklopie ist nicht besonders selten und kommt auch im Tierreiche, z. B. bei Säugetieren, Vögeln und Amphibien zur Beobachtung. Am häufigsten ist sie beim Schwein (JOSEPHY). Das auffälligste Merkmal der Zyklopie besteht darin, daß ein einfaches Auge, das allerdings meist eine Zusammensetzung aus zwei Anlagen erkennen läßt, unterhalb der Mitte der Stirne sitzt. Über dem Auge befindet sich gewöhnlich ein rüsselförmiger Fortsatz, die sog. *Proboscis* (Abb. 34). Die Zyklopie ist eine ausgesprochene Defektbildung, welche die zwischen den beiden Augenanlagen befindlichen Hirn- und Schädelabschnitte und zum Teil oder ausnahmsweise auch ganz (QUERNER) die Augenanlage selbst betrifft. Infolgedessen finden sich gleichzeitig auch immer schwere Mißbildungen des Gehirns, besonders des Vorder- und Zwischenhirns (Fehlen der Hemisphärenbildung, Fehlen oder unpaariges Auftreten des Nervus olfactorius, abnorme Furchenbildung, Exencephalie, Anencephalie usw.). Nach BOCK werden folgende Grade von Zyklopie unterschieden: 1. Es finden sich zwei getrennte Orbitae und eine rudimentäre Nase mit einer einfachen Nasenöffnung (Cebocephalie). Die Augen sind einander nähergerückt. 2. Es sind zwar zwei getrennte Orbitae vorhanden, die Augen aber einander so nahe gerückt, daß die Nase als Rüssel (Proboscis) nach oben verlagert ist (Arhinencephalie). 3. Die Augen liegen in einer gemeinsamen

Orbita ohne Zeichen einer Verschmelzung nebeneinander. 4. Sie sind nur mit den Scleren verwachsen. 5. Die Sehnerven stehen sich näher, das gemeinsame Scleralgewebe ist dünner geworden, alle übrigen Abschnitte sind aber noch doppelt. 6. Cornea einfach, alle übrigen Teile doppelt. Sehnerven durch eine dünne Schichte getrennt. 7. Eine Cornea, zwei in der Mitte verschmolzene Linsen, Sclera, Chorioidea, Retina und Opticus einfach. 8. Auge ohne nachweisbare Verdoppelung eines Teiles.

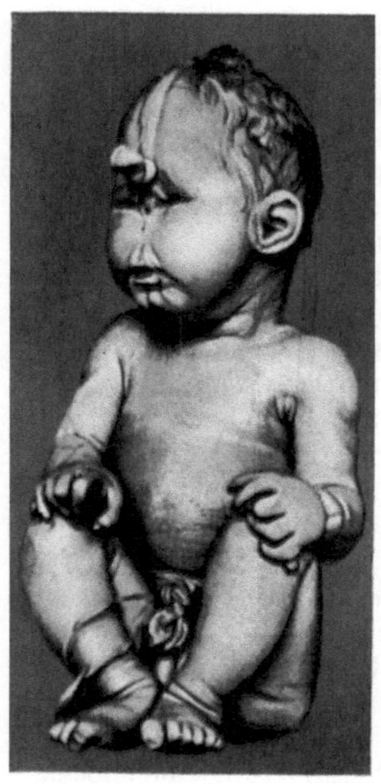

Abb. 34. Zyklopischer Fetus des 9. Monats mit Rüsselbildung.

Dieses immer wieder angeführte Schema gibt allerdings nur einen ganz unvollkommenen Begriff von dem schier unerschöpflichen Formenreichtum des zyklopischen Auges, der durch die beigegebenen Abb. 35—37 einigermaßen beleuchtet werden soll. Für uns Augenärzte mögen aber diese wenigen Beispiele genügen.

Das praktische Interesse der Zyklopie ist ja ohnehin dadurch erheblich eingeschränkt, daß zyklopische Mißbildungen nicht lebensfähig sind. Von beträchtlichem Interesse ist dagegen die Tatsache, daß die zyklopischen Augen außerordentlich häufig mit schweren Mißbildungen behaftet sind. Und zwar finden sich alle Übergänge vom einfachen typischen Kolobom bis zum Mikrophthalmus und selbst Anophthalmus mit oder ohne Orbitalcyste, Aniridie usw. Beim Vorhandensein von zwei kolobomatösen Augenhälften geht das Kolobom des einen Auges in dias des anderen über (Abb. 37), was bekanntlich zu der irrigen Auffassung geführt hat, daß die Augen im Kolobombereich miteinander verwachsen seien. Gegen diese Auffassung hat Verfasser schon in einer früheren Arbeit Stellung genommen. Es ist aber namentlich das Verdienst Fischels, in seiner jüngst erschienenen grundlegenden Abhandlung überzeugend dargetan zu haben, daß die Zyklopie in der Regel überhaupt nicht durch eine Verschmelzung von vorher getrennten Augenanlagen[1], sondern dadurch entsteht, daß die Augenanlagen infolge der in ihrem Bereiche bestehenden Defektbildung so nahe beisammen liegen, daß sie von Anfang an in mehr oder weniger enger Fühlung stehen. Je nach der Größe des Defektes, der sich bald auf die zwischen den Augenanlagen befindlichen Hirnteile beschränken, bald aber tief in die Augenanlagen selbst eingreifen kann, entstehen die verschiedenen Grade der Zyklopie. Auch das wiederholt festgestellte Fehlen des Sehnerven in zyklopischen Augen wird dadurch auf die denkbar einfachste Weise erklärt. Der Defekt entsteht aber nach Fischel nicht erst nach der Ausbildung des Gehirns durch ein Zugrundegehen von bereits differenzierten Organanlagen, sondern durch eine in den frühesten Entwicklungsstadien, und zwar spätestens im Stadium der Gastrulation einsetzende Schädigung der Embryonalanlage, durch die „die Differenzierung einzelner Furchungszellen oder von Zellen früherer Entwicklungsstadien unterdrückt bzw. in abnorme Bahnen gelenkt wird". Bei dieser Auffassung wird eine ganze Anzahl von früher hinsichtlich der Pathogenese der Zyklopie geäußerten Anschauungen ohne weiteres hinfällig, insbesondere die sehr beliebte Amniontheorie, da ja bei so jungen Embryonalstadien noch gar kein Amnion vorhanden ist, ganz abgesehen davon, daß es ganz unverständlich

---

[1] Anm. während der Korrektur: Truniger hat bei Triton cristatus sehr bemerkenswerte Verschmelzungsvorgänge von Augenblasen beobachtet, die durch experimentelle Eingriffe einander näher gebracht worden waren. Wird nämlich bei diesem Tier die primäre Augenblase eines Embryo in eine der Augenblase benachbarte Region eines anderen Embryo verpflanzt, nachdem die Augenblase des Wirtstieres durch vorherige Entfernung eines Teiles defekt gemacht worden ist, so tritt eine partielle oder vollständige Verschmelzung beider Augenblasen ein, die zur Entstehung eines Doppelauges oder nur eines einzigen Auges führen kann. Würden die Ergebnisse dieser hochinteressanten Versuche auf den Menschen bzw. die Säugetiere zu übertragen sein, so wären sie für die Entstehung der verschiedenen Arten des zyklopischen Auges insofern von großer Bedeutung, als dadurch die ältere Anschauung, daß die Zyklopie durch Verschmelzung von 2 mehr oder weniger ausgebildeten Augenblasen entsteht, eine gewisse Stütze bekäme.

wäre, wie durch einen abnormen Amniondruck zwei Augenanlagen so zusammengeschweißt werden sollten, wie es beim zyklopischen Auge der Fall ist. Vor allem spricht aber auch gegen die Bedeutung des Amnions die Tatsache, daß man nach Einbringung von Amphibieneiern in Salzlösungen von bestimmter Zusammensetzung und Konzentration kurz vor der Gastrulation Zyklopie und Anophthalmus hervorrufen kann (STOCKARD, LEPLAT). Diesem Umstande ist es vor allem zuzuschreiben, daß die Annahme einer chemischen Schädigung auch bei der Erklärung der Zyklopiegenese von Säugetieren immer mehr an Boden gewonnen hat (THIEKE, LOS ANGELES, GLADSTONE, MALL usw.).

Die Zyklopie wäre demnach, wenn diese Auffassung die einzig zulässige wäre, zu den *peristatischen* Mißbildungen zu rechnen, wobei sich eigentlich von selbst ergäbe, daß die bei ihr so häufig gefundenen Augenmißbildungen (typisches Kolobom und seine Folgezustände, Aniridie) auch als peristatische anzusehen wären. Dabei kann gegen diese Anomalien nicht der Einwand erhoben werden, daß sie sich von den Befunden in nichtzyklopischen Augen mikroskopisch unterscheiden und schon dadurch ohne weiteres ihren peristatischen Charakter offenbaren. Eine Erblichkeit der Zyklopie in strengem Sinne des Wortes

<table>
<tr>
<td>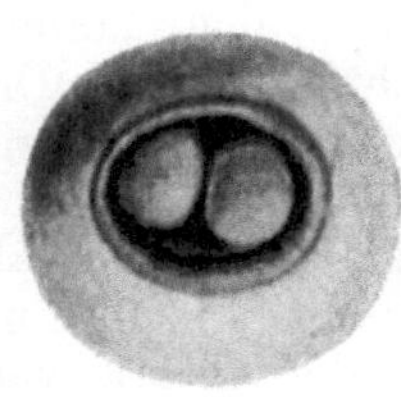</td>
<td>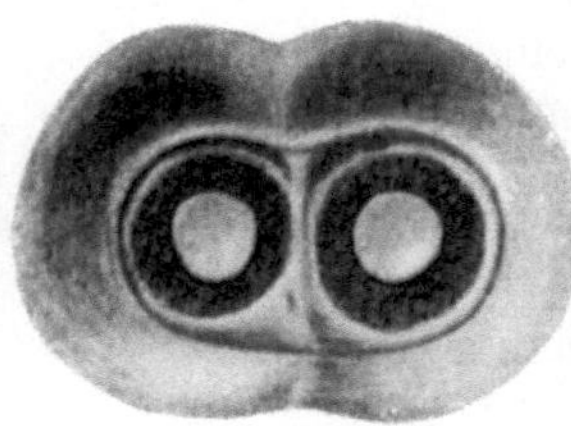</td>
<td>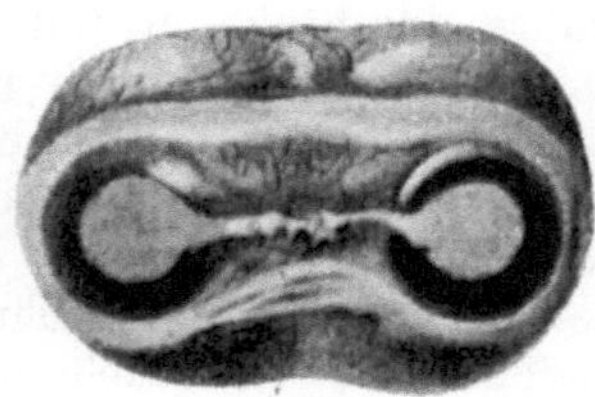</td>
</tr>
<tr>
<td>Abb. 35.
Einfaches zyklopisches
Auge mit 2 Linsen.</td>
<td>Abb. 36.
Zyklopisches Doppelauge, nur
mit den Scleren verwachsen.</td>
<td>Abb. 37.
Zyklopisches Doppelauge mit
Kolobom. Die Kolobome gehen
ineinander über.</td>
</tr>
</table>

kommt jedenfalls nicht in Frage, da zyklopische Mißbildungen nicht lebens- und also auch nicht fortpflanzungsfähig sind. Allerdings ist von KLOPSTOCK ein familiäres Vorkommen von Zyklopie beobachtet worden. Das ließe sich aber auch mit der Annahme einer auf alle zyklopischen Nachkommen einwirkenden gleichen Schädigung erklären. Es ist dies aber keineswegs die einzig mögliche Erklärung, und SCHWALBE und JOSEPHY gehen so weit, zu behaupten, daß es kaum erlaubt ist, Vergleiche zwischen den durch den Versuch hergestellten und den natürlichen Bedingungen zu ziehen. Ob die Zyklopie nicht auch aus innerlichen, im Ei selbst liegenden Gründen entsteht, ja, ob dieses nicht sogar der gewöhnliche Modus ist, bleibt nach diesen beiden Autoren eine offene Frage.

Einen ähnlichen Standpunkt haben SEEFELDER von jeher, ferner E. v. HIPPEL und in neuerer Zeit auch VAN DUYSE unter Aufgabe der von ihm früher verfochtenen Amniontheorie vertreten.

Anhangsweise sei noch erwähnt, daß auch bei den Doppelbildungen (Diprosopus triophthalmus, Cephalopagus und Cephalothoracopagus) häufig zyklopische Augen vorkommen. Für ihre formale Entstehung gilt grundsätzlich das gleiche, was bereits von der einfachen Zyklopie gesagt worden ist, jedoch mit dem Unterschiede, daß bei ihnen das zyklopische Auge aus den Anlagen von zwei Individualteilen zusammengesetzt ist.

C. Das Auge bei Anencephalie, Hemicephalie und Exencephalie (einschließlich Aplasie und Hypoplasie des Sehnerven).

Über das mikroskopische Verhalten des Auges bei Anencephalie liegen eine Reihe von Untersuchungen vor. Die jüngsten Mitteilungen stammen von

Palich-Szántó, Mann, Frazer und Barbieri. Die Ergebnisse aller Untersuchungen sind ziemlich übereinstimmend. Vor allen Dingen wurde das Fehlen von Nervenfasern in der Netzhaut und im Sehnerven[1] festgestellt. Ob, was a priori anzunehmen ist, auch die Ganglienzellen der Netzhaut fehlen, ließ sich wegen des meist schlechten Erhaltungszustandes der Augen nicht mit Sicherheit entscheiden. In dem anscheinend gut erhaltenen Falle von Mann waren sehr wenig Ganglienzellen vorhanden, die äußeren Netzhautschichten dagegen beinahe normal und die Stäbchen und Zapfen entwickelt. Interessant ist das in verschiedenen Fällen festgestellte fast gänzliche Fehlen der Sehnerveneintrittstelle. Netzhaut und Pigmentepithel waren einander so genähert, daß der übrigbleibende Raum gerade noch genügte, um den Zentralgefäßen den Eintritt in das Auge zu gestatten. Diese Tatsache ist meines Erachtens für die Beurteilung dieser Veränderung von größter Bedeutung, da sie beweist, daß der Zeitpunkt der Entstehung der ganzen Mißbildung in eine sehr frühe Entwicklungsperiode verlegt werden muß. Die Möglichkeit einer sekundären Degeneration von Nervenfasern, die E. v. Hippel in Erwägung zieht, erfährt durch die Mitteilung eines Falles von Frazer[2] über den Befund bei einem 28 mm langen menschlichen Embryo eine gewichtige Stütze. Die Augen des Embryo waren normal, wenn auch möglicherweise nicht ganz so entwickelt als sonst in diesem Stadium. Ganglienzellen und Nervenfasern waren reichlich vorhanden und die Differenzierung der Netzhaut war normal. Die Sehnerven endigten blind in den Hirnhäuten. Ein Chiasma war nicht vorhanden. Die Untersuchung dieses Falles könnte zugunsten der Theorie von Parsons (zitiert nach Mann) sprechen, daß der Anencephalie ein fetaler Hydrocephalus vorausgeht, welcher eine Atrophie herbeiführt infolge Dehnung und schließlich Zerreißung der Sehnerven. Auch Frazer ist der Meinung, daß die Anencephalie in diesem Falle durch eine Ruptur der Vorderhirngegend, der möglicherweise eine Dehnung vorausgegangen ist, hervorgerufen wurde (zitiert nach Mann). Dagegen soll nach Ernst (zit. bei Cordes) die hydrocephalische Theorie heute als überwunden anzusehen sein. Jedenfalls ist diese Frage noch nicht geklärt.

Eine *Aplasie des Sehnerven* kommt nicht ausschließlich bei hirnlosen Mißgeburten vor, sondern ist auch in anderen Fällen beobachtet worden, wobei es sich meist um auch sonst schwer mißgebildete Augen gehandelt hat (Meisner, Dötsch, v. Hippel u. a.). In vereinzelten Fällen (Brière, Hawley, Rosenbaum, Zeemann, Tumbelka, Turtz, Szymanski) waren die Augen dagegen wohlgebildet, aber natürlich blind. In Szymanskis Falle handelte es sich um ein Katzenauge.

Eine *Hypoplasie* der Papillen ist von Schwarz bei einem 18jährigen Mädchen beobachtet worden. Die Papillen waren außerordentlich klein und unregelmäßig geformt. Im Gesichtsfeld fehlten die ungekreuzten Bündel vollständig, die anderen zum Teil. In einem Falle von Cords war die Veränderung nur auf einem Auge vorhanden und bei weitem nicht so hochgradig. Die Papillengröße betrug $^3/_4$ derjenigen im anderen Auge. Es bestand abnorme Gefäßverteilung. Das Auge war amblyopisch und farbenblind. Nach Cords dürfte es sich um eine Entwicklungshemmung des papillomakulären Bündels handeln. Ein weiterer Fall von hochgradiger Hypoplasie des Sehnerven ist vor kurzem auch von Velhagen (sen.) mitgeteilt worden.

---

[1] Barbieri gibt zwar nach dem mir vorliegenden Referat an, daß die Netzhaut des von ihm untersuchten zwei Tage alten Anencephalen normale Beschaffenheit gehabt hätte. Doch scheint mir seine weitere Angabe, daß der Sehnerv hohl gewesen sei, sehr dagegen zu sprechen, daß in der Netzhaut und im Sehnerven Nervenfasern vorhanden gewesen sind.

[2] Meine in dem letzten Ergänzungsbande von Lubarsch und Ostertags Ergebnissen gelieferte andersartige Berichterstattung über diesen Fall war durch das offenbar fehlerhafte Referat in dem Zbl. Ophthalm. **7**, 341 bedingt.

D. Mißbildungen einzelner Teile des Augapfels.

1. Angeborene Anomalien der Iris (mit Ausnahme der Kolobome).

a) Aniridia congenita (Irideremie, angeborener Irismangel).

Die Aniridie ist eine typische Mißbildung des *Auges,* deren Wesen nur dann richtig gewürdigt werden kann, wenn man nicht bloß das auffälligste Merkmal, das Fehlen der Iris, sondern die *in ihrem Gefolge regelmäßig vorhandenen Veränderungen in ihrer Gesamtheit ins Auge faßt.* Diese Abweichungen sind: eine mehr oder weniger hochgradige Schwachsichtigkeit, der dadurch bedingte Nystagmus, Anomalien der Linse (Katarakt, abnorme Kleinheit) und ihres Aufhängebandes (Ektopie), sowie die anatomisch und klinisch nachgewiesene Hypoplasie oder Aplasie der Processus ciliares und der Fovea centralis. Dabei ist

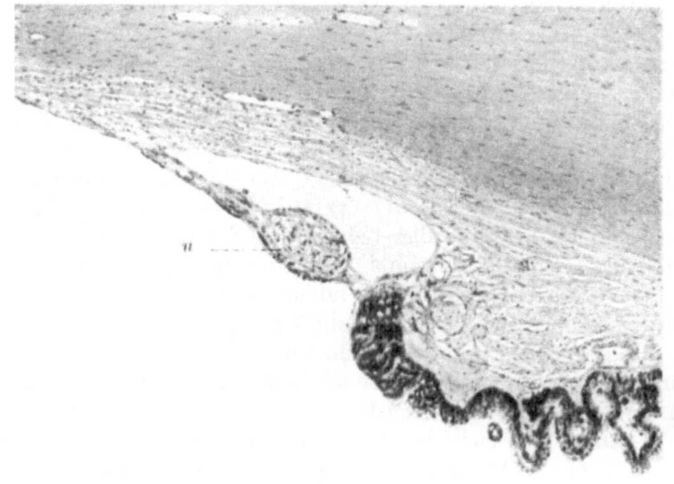

Abb. 38. Aniridie. Die Iris fehlt vollkommen. Die Kammerbucht ist durch einen vom Bindegewebe des Corpus ciliare zum scleralen Gerüstwerk ziehenden Strang uvealen Gewebes (*u*) verlegt.

es gleichgültig, ob die Iris ganz oder nur teilweise fehlt (Aniridia totalis bzw. partialis) oder ob sie unter Umständen sogar in normaler Ausdehnung entwickelt ist (LINDBERG). Die Aniridie ist, was besonders betont sei, wenigstens beim Menschen in so hohem Grade vererbbar wie keine andere Mißbildung des Auges. So konnte RISLEY, um nur ein Beispiel anzuführen, in vier Generationen einer offenbar sehr kinderreichen Familie 114 Aniridiefälle nachweisen. Bei Tieren scheint die Aniridie äußerst selten zu sein, was im Hinblick auf die Erforschung der Ontogenese dieser Anomalie sehr zu bedauern ist. Von besonderem Interesse ist das gleichzeitige Vorkommen von anderen Irismißbildungen in sog. Aniridiefamilien. So findet sich in einer von CLAUSEN beobachteten Familie mit gehäuftem Auftreten von Aniridie ein Fall von beiderseitigem Iriskolobom nach unten und einer mit spaltförmigen Defekten des Irisstromas bei anscheinend intaktem Pigmentepithel. In einer anderen ebenfalls von Aniridie heimgesuchten Familie, über die LINDBERG berichtet hat, fanden sich bei einem Kinde ausgesprochene Defekte des Stromablattes und kleine des Pigmentblattes bei normaler Flächenausdehnung der Iris, im übrigen hochgradige Amblyopie, Nystagmus, Linsentrübungen, Fehlen der Fovea centralis wie bei den Geschwistern mit völligem Irismangel. Atypisches Iriskolobom beim Vater und Aniridie bei zwei von vier Kindern hat VELHAGEN beobachtet. Die anatomischen Untersuchungen von Augen mit Aniridie ergaben zumeist, wenn auch nicht immer (vgl. Abb. 38), im ganzen Umkreise das Vorhandensein eines schmalen Irisstumpfes, auch wenn klinisch gar kein Anzeichen einer Iris zu sehen gewesen war. Der Irisstumpf ragte teils frei in die Vorderkammer hinein, teils war er, wie in einem von mir untersuchten Falle, mit der Hornhauthinterfläche nach Art einer peripheren vorderen Synechie fest verwachsen. In einer Anzahl von Fällen [Lembek, Hopf, van Duyse (a, b)] war die Iris sogar ziemlich breit. Trotzdem fehlte auch hier jede Spur einer Irismuskulatur, obwohl für sie reichlich Platz vorhanden gewesen wäre. Die Kammerbucht war in mehreren Fällen durch die ungewöhnliche Entwicklung eines uvealen Gerüstwerks oder durch die erwähnte Verwachsung des Irisstumpfes mit der Hornhauthinterfläche verlegt, wodurch die relative Häufigkeit des Glaukoms bei Aniridie erklärt wird. Anzeichen einer atypisch entwickelten Irismuskulatur wurden lediglich in den Fällen von Böhm (a) und E. von Hippel (a) festgestellt. Als wichtigster anatomischer Befund, der auch klinisch bestätigt worden ist [Velhagen, Vogt (a), Grimminger, Salzmann] hat das *Fehlen der Fovea centralis* zu gelten, das zuerst von Seefelder (a) in zwei Augen und in der neuesten Zeit auch von Holm mikroskopisch festgestellt worden ist. Es erklärt die bekannte Sehschwäche der Augen mit Aniridie besser, als alle übrigen Veränderungen, wie z. B. auch die Katarakt, es vermögen, da jene schon vorhanden zu sein pflegt, ehe durch die Katarakt eine nennenswerte Sehstörung verursacht wird, was auch die jüngst beschriebenen, sehr sorgfältig untersuchten Fälle von Lindberg beweisen. In erster Linie das Fehlen der Fovea centralis, aber auch die Veränderungen der Linse und Zonula Zinnii zwingen geradezu zur Annahme, daß die Gesamtheit der bei Aniridie gefundenen Abweichungen auf eine gemeinsame Ursache, und zwar auf eine Entwicklungshemmung der gesamten an dem Aufbau des Auges beteiligten ektodermalen Gebilde (Retina, Linse, Zonula) zurückzuführen ist. Diese vom Verfasser seit langer Zeit vertretene Auffassung hat aber in der Literatur nur zum Teil Zustimmung [Lindberg, Holm, v. Hippel (a), Rabl[1] und Velhagen], vielfach Ablehnung erfahren [Clausen, Böhm (a), Speciale Cirincione[2]]. Am schwerwiegendsten ist entschieden der von Böhm erhobene Einwand, daß die zuweilen beobachtete gute Sehschärfe von Augen mit Aniridie mit Seefelders Auffassung nicht in Einklang zu bringen sei, denn es ist in der Tat in einer Anzahl von Fällen eine so gute Sehschärfe — von Duggan sogar $^6/_6$ — gefunden worden, daß von einer Aplasie[3] der Fovea centralis nicht die Rede sein kann. Es ist aber doch zu bedenken, daß diesen Fällen mit verhältnismäßig guter eine überwältigend große von solchen mit schlechter Sehschärfe gegenübersteht. Was dies betrifft, so ist von Seefelder schon früher darauf hingewiesen worden, daß in den meisten Fällen der Grad der vorhandenen Sehschärfe durch vorhandene Linsentrübungen keine ausreichende Erklärung findet und daß die Linsentrübungen bei der Geburt und in den ersten Lebensjahren trotz des bestehenden Nystagmus recht geringfügig zu sein pflegen. Also muß der Nystagmus eine andere Ursache haben. Dabei ist auch zu bedenken, daß bei jugendlichen Individuen mit gut ausgebildeter Fovea und später entstehenden Medientrübungen, wie z. B. beim Schichtstar, kein Nystagmus aufzutreten pflegt, auch wenn durch sie die Sehschärfe

---

[1] Rabl behauptet zwar, diese Auffassung von jeher vertreten zu haben. Eine diesbezügliche Veröffentlichung ist aber erst in seiner letzten Arbeit (1917) erfolgt.

[2] Speciales Ansichten sind mir leider nur aus einem kurzen Referate bekannt. Nach diesem führt er die Aniridie auf ein Ausbleiben der Entwicklung der Radialgefäße der Iris zurück.

[3] Über einen neuen Fall von vollständigem Fehlen der Fovea centralis mit verhältnismäßig guter Sehschärfe ($_2^6/_4$) bei Aniridie ist von mir soeben auf dem internationalen Ophthalmologenkongreß in Amsterdam berichtet worden.

stark herabgesetzt wird. Andererseits wird dadurch, daß bei Aniridie das Netzhautzentrum ausnahmsweise etwas besser differenziert sein kann als gewöhnlich, die oben vertretene Auffassung von der Aniridie noch nicht hinfällig. Lehrt doch der hochinteressante Fall von LINDBERG, daß auch das Umgekehrte vorkommt, nämlich daß bei fehlender Ausbildung der Fovea die Iris verhältnismäßig gut entwickelt sein kann, wobei die große Bedeutung dieser Beobachtung darin beruht, daß er einer Aniridiefamilie angehört. Aus diesen Tatsachen ergibt sich meines Erachtens nur, daß sich die Entwicklungshemmung der Netzhaut nicht immer an allen ihren Abschnitten mit gleicher Schwere geltend zu machen braucht. Daß die Aniridie nicht auf einer mechanischen Behinderung der Irisentwicklung beruhen kann, ergibt sich meines Erachtens nach alledem von selbst. Wenn wir nun sowohl das typische Kolobom als die Aniridie auf eine Entwicklungshemmung der Netzhaut zurückführen, so muß uns das Vorkommen von Kolobomen in Familien mit Aniridie (CLAUSEN, VELHAGEN, LEWIS) fast selbstverständlich und als ein weiterer Beweis dafür erscheinen, daß die beiden Mißbildungen nicht nur äußerlich, sondern auch ihrem Wesen nach gemeinsame Merkmale aufweisen. Die Übergangsformen vom typischen und atypischen Kolobom zur partiellen Aniridie finden damit eine befriedigende Erklärung.

b) Die Polykorie, Lücken- und Lochbildung der Iris.

Die Bezeichnung Polykorie wird fälschlicherweise auf zweierlei Irisanomalien angewendet, die äußerlich eine gewisse Ähnlichkeit aufweisen, aber ihrem Wesen nach grundverschieden sind. Bei der einen Art handelt es sich in der Tat um die Bildung von *mehreren echten, von einem Sphincter umkreisten Pupillen*, von denen jede für sich erweiterungs- und verengerungsfähig ist. Diese Mißbildung, auf die allein die Bezeichnung Polykorie anwendbar ist, ist offenbar außerordentlich selten, da meines Wissens bisher nur 4 derartige Fälle[1] veröffentlicht worden sind (WINGENROTH, GIRI, BERGMEISTER, BOTTERI). Die Zahl der Pupillen betrug in WINGENROTHs Falle zwei, in GIRIs zwei und in BERGMEISTERs drei. In diesen drei Fällen war die Anomalie nur auf einer Seite, in BOTTERIs dagegen auf beiden Augen vorhanden, und zwar waren rechts zwei, links drei Pupillen nachweisbar. Die Sehschärfe betrug in BOTTERIs Falle beiderseits mit Glas (Astigm.) $^6/_6$, in WINGENROTHs und BERGMEISTERs Fall I nur 0,3—0,4. Die Entstehung dieser höchst eigenartigen Veränderung der Iris ist noch vollkommen unaufgeklärt.

Bei der zweiten Art von sog. *segmentierter Polykorie* handelt es sich dagegen „um eine oder mehrere breitere oder schmälere, meist radiär gestellte Spalten, welche vollkommene Defekte im Irisgewebe darstellen und neben der an normaler Stelle befindlichen oder verlagerten runden Pupille vorhanden sind" [E. v. HIPPEL (b)]. Es liegt auf der Hand, daß für diese Fälle die Bezeichnung Polykorie nicht zulässig ist, da es sich dabei nicht um echte Pupillen, sondern nur um *Dehiszenzen* (ENGELBRECHT) oder *Lückenbildungen der Iris* handelt. Diese Dehiszenzen sind zumeist, wie z. B. in den Fällen von THYE und ENGELBRECHT, länglich und radiär, sie können aber auch rundlich sein, eine Veränderung, die vor kurzem CARSTEN als *Lochbildung der Iris* beschrieben hat. Ich selbst habe in den letzten Jahren zwei solche Lochbildungen beobachtet, die mit dem Falle CARSTENs eine weitgehende Übereinstimmung aufweisen. Wegen der Seltenheit dieser Veränderung bringe ich eine zur Abbildung, und zwar sowohl im auffallenden Licht als bei der diascleralen Durchleuchtung (Abb. 39 u. 40). Es finden sich bei ihr wie in CARSTENs Fall im Bereiche des

---

[1] Anm. während der Korrektur: Inzwischen ist von SÉDAN ein weiterer Fall beschrieben worden.

Loches kapselstarähnliche Linsentrübungen, Verwachsungen zwischen Iris und Linse und sehr zarte, spinnwebenähnliche Gewebsfäden, die von der Iris ausgehen und den Defekt überbrücken. Auch bei der diascleralen Durchleuchtung ist die Scheidung des Defektes von der Pupille eine vollständige, sie wird aber durch eine bedeutend schmälere dunkle Linie, den offenbar nicht unterbrochenen Pigmentsaum und vielleicht auch Sphincter, bewerkstelligt. Mein zweiter Fall verhält sich ganz ähnlich, nur ist bei ihm das Loch bedeutend kleiner und nicht wie in dem abgebildeten Falle durch einen Irisbalken in zwei Teile gegliedert. Beide Augen waren sonst frei von Mißbildungen und hatten eine gute Sehschärfe. Wodurch alle diese verschieden geformten Lücken entstehen, ist noch nicht in befriedigender Weise aufgeklärt, doch verlegt ein Teil der Autoren die primäre Störung in das Ektoderm, ein anderer in das Mesoderm. Hierbei ist meines

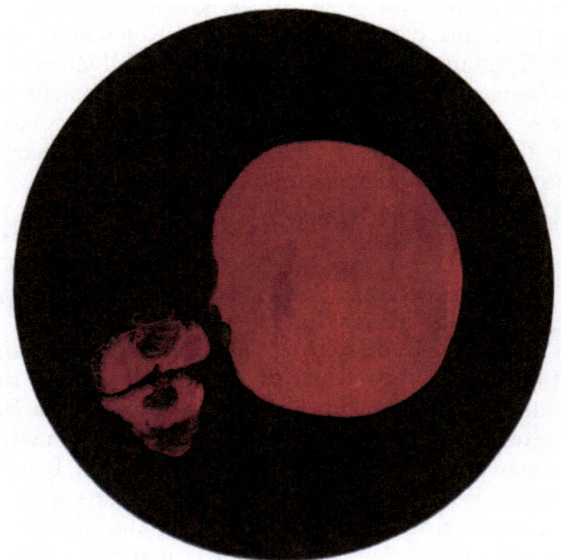

Abb. 39. Angeborene Lochbildung der Iris. (Eigene Beobachtung.)

Erachtens von Bedeutung, daß es auch Lückenbildungen gibt, die sich nur auf das Mesoderm oder nur auf das Ektoderm beschränken. Es können demnach die beide Blätter betreffenden Lückenbildungen einen höheren Grad entweder der einen oder der anderen Art darstellen. Ich möchte nun meinen, daß die zuletzt beschriebenen Lochbildungen wegen ihrer runden Form und der auch im Bereiche der Lücken vorhandenen Reste von Irisstroma auf Defekte des Pigmentblattes der Iris zurückzuführen sind, wogegen die radiär verlaufenden, die immer mit einer hochgradigen Hypoplasie des ganzen Irisstromas einhergehen und die bekanntlich auch als erworbene Veränderungen, z. B. beim Glaukom, auftreten können, dadurch entstehen dürften, daß die dünne Pigmentschicht im Laufe der Zeit einreißt.

Sehr eigenartig sind endlich noch die *Lückenbildungen der Iris im Bereiche der Iriswurzel,* die wie eine traumatische *Iridodialysis* aussehen und auf die in neuester Zeit wieder Bergmeister die Aufmerksamkeit gelenkt hat. Bergmeister beschreibt selbst einen neuen Fall, der vier solche Lücken aufwies. Die Entstehungsweise aller dieser höchst eigenartigen Anomalien ist mit unseren Kenntnissen von der normalen Entwicklung der Iris nur schwer in Einklang zu bringen. Es müssen dabei ganz sonderbare Abirrungen vom normalen Entwicklungswege vorkommen, über die wir kaum Vermutungen anstellen können.

Möglicherweise spielen auch hierbei die sog. Kerben des Pupillarrandes eine
Rolle, insofern an ihrer Stelle auf irgendeine Weise Lücken bestehen bleiben,
die beim Flächenwachstum der Iris pupillarwärts verschoben werden und jede

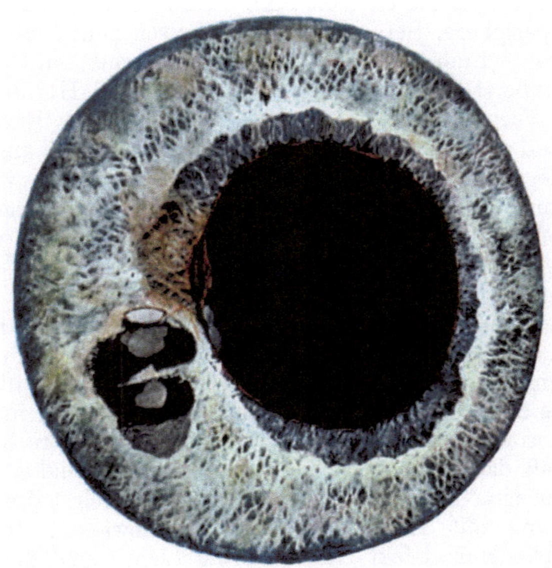

Abb. 40. Angeborene Lochbildung der Iris bei diascleraler Durchleuchtung (s. Abb. 39).

für sich einen Sphincter bilden könnten, da wohl jeder Abschnitt des Pigmentepithels der Iris zur Bildung von glatter Muskulatur befähigt ist. Von
BERGMEISTER wird auch die wichtige Tatsache hervorgehoben, daß bei den
Lückenbildungen der Iris Vererbung beobachtet worden ist, allerdings noch
nicht bei der echten Polykorie.

c) Hypoplasie und Hyperplasie des Irisstroma.

Die **Hypoplasie** des Irisstroma ist meist auf das Irisvorderblatt beschränkt
und betrifft entweder nur einen Teil der Iris oder ihre ganze Fläche. Fälle der
ersten Gruppe sind bereits in dem Abschnitte „Kolobom" kurz besprochen
worden (S. 525). Die Lieblingsstelle solcher Defekte ist ja der untere Irisabschnitt;
man hat sie deshalb auch als oberflächliche Kolobome gedeutet, und sie scheinen
auch in der Tat in irgendeiner Beziehung zur Becherspalte zu stehen, während
ein Teil der an anderen Irisabschnitten auftretenden umschriebenen Hypoplasien als oberflächliche atypische Kolobome angesehen werden kann. Ihre
Entstehung ist mangels anatomischer Untersuchungen noch dunkel. Wesentlich seltener ist die Hypoplasie von ausgedehnten Abschnitten oder gar des
ganzen Irisstromas bzw. -vorderblattes (GLOOR, KAYSER, AXENFELD, RÜBEL,
THIER und FRANK-KAMENETZKI). Ausgedehnte Hypoplasien sind auch von
CLAUSEN und LINDBERG beschrieben worden (vgl. Aniridie, S. 563). Sie finden
sich häufig auch bei den fälschlicherweise als Polykorie bezeichneten Fällen
von mehrfacher Lückenbildung der Regenbogenhaut (THYE, ENGELBRECHT,
GLOOR, FRANK-KAMENETZKI). Bei dieser Abweichung fehlt die radiär streifige
Struktur wie überhaupt das ganze Relief der Iris. Diese weist wegen des fast
völligen Freiliegens des Pigmentblattes einen stumpfbraunen Farbenton auf,
von dem sich der Sphincter durch eine hellgelbe Farbe abhebt. Von FRANK-

Kamenetzki ist eine Häufung solcher Fälle bei der bäuerlichen Bevölkerung in der Umgebung von Irkutsk (Sibirien) festgestellt worden. Alle diese erkrankten in jugendlichem Alter an Glaukom. Das Leiden war ausgesprochen vererbbar und die Vererbung geschlechtsgebunden nach dem Typus der Farbenblindheit. In den Fällen von Axenfeld, Kayser und Thier fanden sich auch noch periphere, tiefliegende, konzentrisch zum Limbus verlaufende Hornhauttrübungen (Embryontoxon corneae posterius), in deren Bereiche zwischen dem äußerst spärlichen Stroma und der Hornhauthinterfläche zarte gewebliche Verbindungen bestanden. Bezüglich der Entstehung dieser Veränderungen sind wir ebenfalls lediglich auf Vermutungen angewiesen. Fast alle Autoren verlegen die primäre Störung in das Mesoderm, wobei es dahingestellt bleiben muß, ob es sich um eine mangelhafte Anbildung oder um eine übertriebene Rückbildung handelt [Streiff (b)]. Jedenfalls wird man mit beiden Möglichkeiten rechnen müssen, wobei jene vielleicht durch ein abnormes Verhalten des Pigmentepithels bedingt sein könnte, ohne daß wir dieses mit unseren gewöhnlichen klinischen Untersuchungsmethoden nachzuweisen vermögen. Die abnorme Lichtdurchlässigkeit der Iris im Falle Rübel, die so beträchtlich war, daß zwischen der Helligkeit der Pupille und der des Transparenzlichtes der Iris fast kein Unterschied bestand, scheint mir mehr für als gegen ein abnormes Verhalten des Pigmentepithels zu sprechen, wenn auch Rübel glaubt, daß das Pigmentepithel bei der Durchlässigkeit der normalen Iris für Licht nur eine nebensächliche Rolle spielt. Ich halte diese Ansicht in Übereinstimmung mit E. Fuchs nicht für bewiesen, denn es müßte dann bei jedem Irisstromadefekt eine abnorme Lichtdurchlässigkeit bestehen, was bekanntlich nicht der Fall ist (Lindberg). Dagegen findet man manchmal, wie z. B. im Falle Niederegger oder bei halbalbinotischer blauer Iris (E. Fuchs) eine umschriebene abnorme Lichtdurchlässigkeit von Irisabschnitten oder der ganzen Iris, ohne daß das Irisstroma eine mangelhafte Entwicklung erkennen läßt. Die Ursache der Lichtdurchlässigkeit muß also doch wohl tiefer liegen, und wo sonst, wenn nicht im Pigmentepithel.

Hyperplasien des Irisvorderblattes sind in der neueren Zeit von A. v. Szily sen., Fleischer und Wiegmann beschrieben worden. Auch aus der älteren Literatur sind solche Fälle bekannt und in v. Szilys Arbeit sorgfältig zusammengestellt. Die Iris erscheint dabei in zwei Blätter geteilt, von denen das vordere entweder weit gegen die Pupille vorspringen (v. Szily, Fleischer) oder schon am kleinen Iriskreise Halt machen kann. Das vordere Blatt macht die Bewegungen des hinteren nicht oder nur in unvollkommenem Maße mit (Fleischer, Wiegmann). Die Annahme von Beziehungen dieser Art von Hyperplasien zur Pupillarmembran ist naheliegend, wenn auch damit die Ursache der beträchtlichen Gewebswucherung, wie sie in dem sorgfältig untersuchten Falle A. v. Szilys bestanden hat, noch nicht aufgeklärt ist.

d) Anomalien der Irismuskulatur.

Über eine durch eine *mangelhafte Entwicklung des Dilatator pupillae* bedingte Miosis bei 3 Geschwistern ist von Holth und Berner berichtet worden. Die Pupillen waren in diesen Fällen außerordentlich eng (0,3—0,5 mm) und erweiterten sich auch nach mehrtägiger Atropineinträufelung auf höchstens 2,5 mm, meist aber weniger. Von 2 in verhältnismäßig jugendlichem Alter an Hirnblutung gestorbenen Geschwistern (Lues?) konnten beide Augen histologisch untersucht werden.

Dabei ergab sich bei der Schwester, daß die Iris im allgemeinen sehr dünn und nur im Pupillargebiet dicker war. In den mittleren und peripheren Abschnitten der Iris fehlte der

Dilatator ganz, wogegen er im Bereiche des Sphincter und etwas einwärts von der Iriswurzel in einem umschriebenen Bezirk entwickelt war. Bei dem einen Bruder fehlte dagegen der Dilatator nur in der Peripherie, und zwar an manchen Stellen in $^1/_{10}$—$^1/_8$ des Abstandes zwischen Pupillar- und Ciliarrand der Iris, an anderen bis zu $^1/_5$.

Ob dieser Befund, wie Holth und Berner glauben, genügt, um alle Pupillenstörungen zu erklären, scheint mir nicht ganz sicher zu sein. Jedenfalls wäre, was das Fehlen der Licht- und Konvergenzreaktion betrifft, auch an Lues zu denken, zumal beide untersuchten Geschwister an den Folgen von Apoplexien gestorben sind. Auch Saupe berichtet über die gleiche Anomalie bei einer 43 Jahre alten Frau. In diesem Falle fehlte nur die Pupillenerweiterung nach Cocaineinträufelung, im übrigen war die Pupille, wenn auch in beschränktem Umfange, beweglich.

Über ein *ungewöhnliches Fehlen des Musculus sphincter* ist von Kafka berichtet worden. Die Pupille dieses Auges war starr; bei der Durchleuchtung mit der Sachsschen Lampe sah man von der Iris überhaupt nur „ein feinstes, einem Spinngewebe vergleichbares Netz und dieses auch nur an der Stelle des Sphincter, die sich sonst immer als dunkle Ringzone abzuheben pflegt". Sonstige Anomalien der Irismuskulatur sind von Stimmel und Rotter, sowie von E. Fuchs als Zufallsbefunde bei anatomischen Untersuchungen nachgewiesen worden.

e) Ectopia pupillae (Korektopie) und schlitzförmige Pupille.

Die *Ektopie der Pupille* kann die verschiedensten Grade aufweisen und in allen möglichen Richtungen gelegen sein. Eine leichte Exzentrizität nach innen unten ist bekanntlich physiologisch. Stärkere Abweichungen werden als Ektopie bezeichnet. Die Iris kann sich dabei im übrigen vollkommen normal verhalten [Reis (a), Wintersteiner], so daß die Verlagerung der Pupille lediglich durch ein ungleiches Wachstum des Augenbechers bedingt zu sein scheint. In anderen Fällen sind dagegen als Ursache der Verlagerung Stränge ermittelt worden, die mit dem Pupillarrand der Iris zusammenhingen, von da nach hinten in den Glaskörperraum verliefen und ohne Zweifel die Verzerrung der Pupille bewirkt hatten [E. v. Hippel (c), Seefelder (b), Zeemann]. In diesen Fällen besteht regelmäßig auch eine Verlagerung der Linse, ja sie kann in den Glaskörper luxiert[1] sein. Die Pupille ist gewöhnlich auffallend eng. Die Strangbildung ist in solchen Fällen zumeist schon nach dem klinischen Befunde dadurch zu vermuten, daß der Pupillarrand der Iris entweder ganz oder in großer Ausdehnung nach hinten umgeschlagen ist [Siemens, Seefelder (b)]. Ich habe im Laufe der Zeit noch eine ganze Anzahl solcher Fälle beobachtet. Als Grundlage dieser Stränge wurden von E. v. Hippel (c) und Seefelder starke Gefäße gefunden, die sowohl ihren Zu- als Abfluß in der Iris hatten. Seefelder folgert deshalb daraus, daß es sich nicht um die Persistenz von normalen Gefäßverbindungen handeln könne, da normalerweise keine arteriellen Gefäße von der Iris nach hinten verlaufen. Im Falle von Seefelder stand das Stranggewebe aber noch in Verbindung mit atypisch verlaufenden Zonulafasern, die nach hinten in den Glaskörper zogen, und in Zeemanns Falle bestand der den Zug bewirkende Strang ausschließlich aus Zonulafasern, die weiter hinten in der Gegend der Pars plana corporis ciliaris angeheftet waren. Zeemann verlegt deshalb die primäre Störung in das Ektoderm, und zwar

---

[1] In mehreren Fällen von Strebel und Steiger kam es auch zu einer Luxation der Linse in die Vorderkammer und Glaukom. Es ist aber in der Beschreibung dieser Fälle von einem Umgeschlagensein des Pupillarrandes nach hinten keine Rede. Möglicherweise handelt es sich bei diesen Fällen um eine andere Art der Ektopie als bei denen von Seefelder, E. v. Hippel, Siemens und Zeemann.

weit zurück in die Periode der ersten Glaskörperentwicklung. In dieser Zeit „könne ein Mißverhältnis in Größe und Lage der Augenblase in bezug auf das Ektoderm und das Linsenbläschen für eine solche Mißbildung verantwortlich gemacht werden". Sowohl von Siemens und Franceschetti als von Strebel und Steiger, Leonardi und Waardenberg (b) ist eine Vererbung dieser Mißbildung nachgewiesen worden, die dem recessiven (Siemens und Franceschetti) oder dominanten Vererbungstypus (Strebel und Steiger,

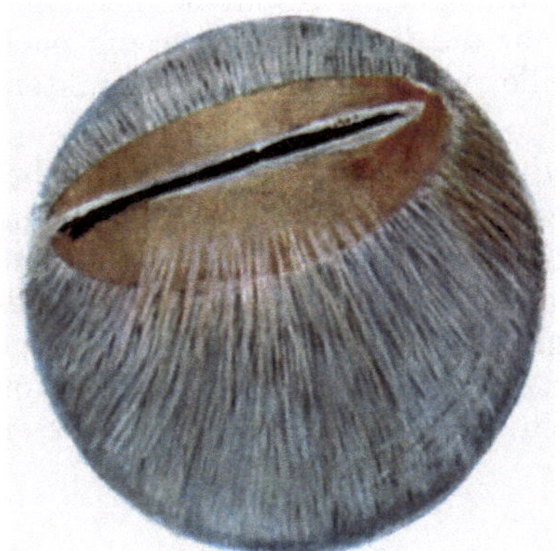

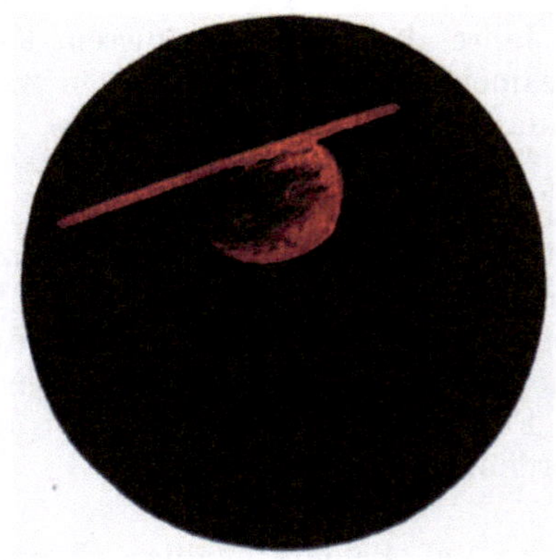

Abb. 41. Schlitzförmige Pupille.
(Fall Niederegger, rechtes Auge.)
(Beobachtung der Innsbrucker Augenklinik.)

Abb. 42. Schlitzförmige Pupille (Abb. 41)
bei diascleraler Durchleuchtung.

Waardenburg, Leonardi) entsprechen kann. Die von Siemens schon rein theoretisch geforderte Blutsverwandtschaft der Eltern war in den beiden von Franceschetti untersuchten Familien vorhanden. In diesen Fällen fand sich auch die schon von A. v. Graefe u. a. beobachtete Koppelung mit Myopie. In den Fällen von Strebel und Steiger, die sämtlich einer Familie entstammten, bestand eine auffällige Korrelation der Vererbung von Herzfehlern oder von

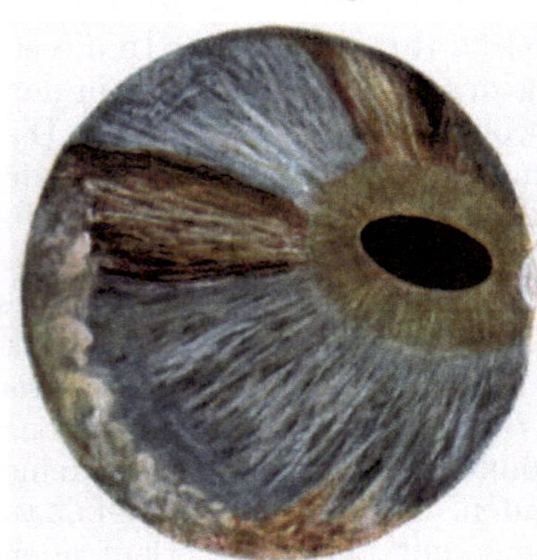

Abb. 43. Verlagerung der Pupille.
(Fall Niederegger, linkes Auge.)
(Beobachtung der Innsbrucker
Augenklinik.)

Neigung zu Herzfehlern mit Ectopia lentis et pupillae. Die Sehschärfe ist häufig stark herabgesetzt, kann aber auch gut sein.

Als eine Abart der Korektopie darf die sog. *schlitzförmige Pupille, (Katzenpupille)* bezeichnet werden, die eine sehr auffällige Anomalie darstellt. Die Schlitzform war in den beschriebenen Fällen zumeist sehr ausgesprochen und der Schlitz teils über größere, teils über kleinere Abschnitte der Iris, ja in einigen Fällen über die ganze Irisbreite ausgedehnt. In einer Gruppe von Fällen verschwindet die Schlitzform im Dunkeln und macht einer runden Pupille Platz. In anderen Fällen treten jedoch auch im Dunkeln keine wesentlichen Veränderungen der Pupillenform ein. Mit der Schlitzform ist immer auch eine mehr oder weniger ausgesprochene Verlagerung der Pupille gegeben [Greeff (a), Berberow, Imai, Niederegger u. a.]. In dem Falle von Niederegger bestand auf dem anderen Auge Korektopie (Abb. 41—43). Die Verlaufsrichtung des Schlitzes kann senkrecht, wagrecht oder schräg sein, ist also sehr wechselnd. Mit der schlitzförmigen Pupille sind vielfach auch andere

Anomalien der Regenbogenhaut (Dehiszenzen) und der Hornhaut (Mikrocornea) verbunden. Die Sehschärfe kann gut sein, ist aber häufig herabgesetzt. Während in einigen Fällen [NIEDEREGGER, BERBEROW und GREEFF (Fall 4)] klinisch strangförmige Gewebsbildungen, die von der Pupille zur Kammerbucht zogen, für die Verzerrung der Pupille verantwortlich gemacht werden konnten, fehlte in anderen jedes Anzeichen einer solchen Strangbildung. Für diese Fälle gebricht es uns freilich an einer befriedigenden Erklärung, wenn wir nicht wegen des Vorkommens solcher Pupillenformen bei Tieren zu dem Begriffe des Atavismus unsere Zuflucht nehmen wollen.

f) Angeborene (von selbst entstandene) Iriscysten.

Wie schon die Überschrift erkennen läßt, sind wir geneigt, alle von selbst entstandenen Iriscysten als angeboren zu betrachten, zum Unterschied von den nach durchbohrenden Verletzungen oder im Anschluß an eine Entzündung der Iris auftretenden Cysten, die späteren Einwirkungen ihre Entstehung verdanken (s. Kapitel GILBERT in Band V, S. 28 u. 96). Dieser Standpunkt mag dadurch hinlänglich gerechtfertigt erscheinen, daß auch die erst einige Zeit nach der Geburt beobachteten Iriscysten mit hoher Wahrscheinlichkeit auf eine angeborene Anlage zurückzuführen sind. Zudem weist das meist jugendliche Alter dieser Fälle auf eine solche Ursache hin. Klinisch lassen sich zwei Arten, nämlich pigmentierte und unpigmentierte Iriscysten unterscheiden. Die letzteren sind wesentlich häufiger und stimmen in ihrem Aussehen mit den bekannten traumatischen Iriscysten vollständig überein. Die Größe der Cysten weist bei beiden Arten beträchtliche Verschiedenheiten auf. So nahm die Cyste z. B. in ENGELENs Falle $^2/_3$ des Kammerraumes ein, während sie in einem von BEAUVIEUX beschriebenen Fall nur Stecknadelkopfgröße besaß. Die klinische Bedeutung der Cysten besteht vor allem darin, daß sie unter Umständen rasch wachsen und dadurch zu Sehstörungen und Drucksteigerung führen können. Von TERTSCH wird allerdings angegeben, daß die Gefahr der Drucksteigerung bei den spontan entstandenen Cysten gleich Null sei, doch lehrt der jüngst von BÖHM (b) beschriebene Fall, daß sie keineswegs ausgeschlossen ist. Die Entstehung der Iriscysten ist trotz zahlreicher sorgfältiger anatomischer Untersuchungen noch nicht genügend erforscht. Immerhin geht aus den bisherigen Mitteilungen mit aller Sicherheit hervor, daß wir mindestens zwei, wenn nicht mehr (TERTSCH) Arten von Cysten zu unterscheiden haben, nämlich solche, die mehr oder weniger weit abseits vom Pigmentepithel inmitten des Irisstromas sitzen und solche, die mit dem Pigmentepithel zusammenhängen. Die Entstehung der letzteren ist wesentlich verständlicher als die der ersteren, da zwischen den beiden Pigmentblättern der Iris bekanntlich während einer gewissen Zeit der Entwicklung schon normalerweise ein kleiner Spaltraum, der sog. v. SZILYsche Ringsinus besteht, durch dessen Bestehenbleiben und abnorme Erweiterung die Entstehung einer Cyste ohne weiteres erklärt werden kann. Diese Entstehungsweise ist denn auch bei einer allerdings beschränkten Anzahl von pigmentierten Iriscysten, insbesondere bei dem von BLIEDUNG beschriebenen Fall, die nächstliegende. Dagegen kommt sie für die innerhalb des Irisstromas befindlichen, nicht pigmentierten Cysten nicht in Betracht. Obendrein spricht die zumeist aus einem mehrschichtigen unpigmentierten Epithel bestehende innere Auskleidung der Cystenwand gegen eine solche Annahme. Man hat dieses Epithel teils vom Oberflächenepithel (BARDELLI), teils von abgesprengten Linsenepithelien (KOCH), teils von versprengten Pigmentepithelien (JUSELIUS, WOLFRUM, CARAMAZZA u. a.) hergeleitet. Die Abstammung vom Oberflächenepithel muß dann besonders naheliegend erscheinen, wenn die Epithelien, wie z. B. im Falle Kochs, sogar Becherzellen enthalten, während bei ihrer Abstammung von versprengten Linsenzellen eher eine Lentoidbildung zu erwarten wäre. Ob versprengte Pigmentepithelien, auch wenn sie unpigmentiert sind, eine solche Umwandlung erfahren können, muß als zweifelhaft bezeichnet werden. Wir haben jedenfalls in der sonstigen Pathologie des Auges keine dafür sprechenden Beobachtungen. Anderseits muß betont werden, daß man sich nur sehr schwer vorstellen kann, wie das Oberflächen- oder Linsenepithel in die Iris hineingelangt, da zur Zeit der Einpflanzung, die doch mit dem Zeitpunkte der Linsenentwicklung zusammenfallen müßte, noch gar keine Iris vorhanden ist. Dieser Schwierigkeit geht Tertsch durch eine von den bisherigen grundsätzlich abweichende und für seinen Fall wohlbegründete Erklärung aus dem Wege. Nach ihm entstand die Cyste durch die nachträgliche Dehnung eines präformierten cystischen Hohlraumes an der Hinterfläche der Iris, der wieder gebildet war durch die im embryonalen Leben erfolgte Verwachsung eines normalen Ciliarfortsatzes mit dem Pupillarrande oder mit einem daselbst bestehengebliebenen Ciliarfortsatz. Er glaubt auch bei einigen der bisher beschriebenen Fälle Anhaltspunkte für eine gleichartige Entstehung gefunden zu haben. Mag dies auch richtig sein, so ist doch anderseits zu bemerken, daß bei den meisten Cysten eine solche Deutung nicht in Frage kommt. Eine endgültige Aufklärung der bei der Einpflanzung des Epithels in die Iris stattfindenden Vorgänge dürfte wohl nur von einem gelegentlichen Zufallsbefunde in einer embryonalen Iris zu erwarten sein. Die von manchen Autoren angenommene Entstehung von Iriscysten aus einer Abschnürung von Irisendothel muß deswegen starken Zweifeln begegnen, weil nach den neuesten Mitteilungen Wolfrums die menschliche Iris keinen Endothelbelag besitzt, während gerade bei den Tieren mit zweifellosem Irisendothelbelag noch keine spontane Iriscyste beobachtet worden zu sein scheint.

g) Anomalien des Pupillarrandes (Ectropium et Entropium uveae congenitum, Flocculusbildungen der menschlichen Iris).

Nach Gallenga, dem wir die eingehendste Bearbeitung des **Ectropium uveae congenitum** verdanken, sind drei Arten dieser Anomalie zu unterscheiden. 1. Das eigentliche Ectropium uveae, welches in einem flächenhaften Übergreifen der Pars iridica retinae auf das Irisvorderblatt besteht [vgl. Abb. 44, Pigmentschürze Hirschberg (a)]. 2. Wucherungen des Pupillarrandes (Flöckchen, Granula, Träubchen, Traubenkörner, Beutelchen), die bei den Ungulaten (Pferd, Schwein, Ziege, Schaf, Gemse u. a.) bekanntlich physiologische Gebilde darstellen und bei ihnen eine sehr große Ausdehnung erreichen können. 3. Die Anordnung in Halskrausenform, die nach Hirschberg sehr selten sein soll.

Die anatomischen Untersuchungen [Gallenga, Reis (b), Cecchetto, Samuels] haben eine Bestätigung der schon klinisch naheliegenden Annahme ergeben, daß es sich bei dem eigentlichen Ectropium um ein Hinüberwachsen des Pigmentepithels auf die Irisvorderfläche handelt. Die Iris erscheint infolgedessen im Bereiche des Ectropiums verdickt, zumal das Pigmentepithel wie namentlich im Falle von Reis auch noch erhebliche Falten bilden kann.

In der neuesten Zeit hat namentlich die sog. *Flocculusbildung* die Aufmerksamkeit mehrerer Forscher [Greeff (b), Vogt, Fröhlich, Cosmettatos, Schüller, Staehli] auf sich gelenkt.

Von Vogt werden zwei Arten von Flocculi unterschieden. Die Eversio tuberosa und Eversio exfoliata. Die erstere ist dadurch ausgezeichnet, daß ein Netz von Fäden sich über den Flocculus ausspannt. Dasselbe gehe wahrscheinlich von der Krause aus, und es scheine, daß die Höckerform durch dieses Mesenchymalnetz bedingt sei. Die exfoliative Form entbehre regelmäßig dieses Fadennetzes und prominiere nie so plastisch in die Vorderkammer, wie die höckerige Form. Beide Eversionen pflegen gewöhnlich nicht vom Pupillarrand auszugehen, sondern kommen von der Rückfläche der Iris, indem sie deren freien Rand schleifenförmig umfassen.

Diese von VOGT gegebene Beschreibung kann ich auf Grund von mehreren eigenen Beobachtungen (im ganzen 6) im allgemeinen nur bestätigen. Das sog. Mesenchymalnetz, das nichts anderes als eine Fortsetzung von Spuren des Irisstroma auf den Flocculus darstellt, ist in manchen Fällen von tuberösen Flocculi sehr schön ausgeprägt; ich habe aber auch wiederholt in einem und demselben Auge Flocculi mit und ohne Mesenchymalnetz gesehen, die gleich plastisch in die Vorderkammer vorsprangen, so daß mir zwischen beiden kein grundsätzlicher Unterschied zu bestehen scheint. Die Flocculi können nach meinen Beobachtungen an allen Stellen des Pupillarrandes auftreten. Wenn

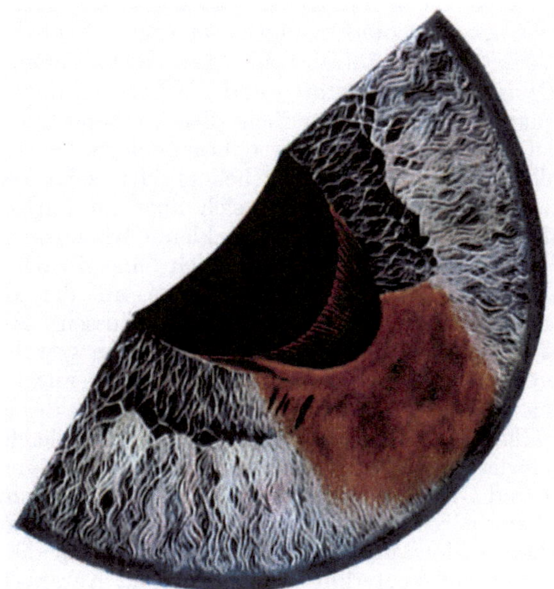

Abb. 44. Ectropium uveae congenitum im Bereiche des kleinen Iriskreises. (Eigene Beobachtung.) Anschließend naevusartige Pigmentierung der Regenbogenhaut.

auch dadurch ein gewisser Unterschied gegenüber den Flocculi beim Tier vorhanden ist, wo sie sich am oberen und unteren Teil des Pupillenumfanges finden, so ist andererseits die Übereinstimmung mit diesen so weitgehend, daß ich nicht recht verstehe, weshalb sich FRÖHLICH gegen die Anerkennung einer Identität sträubt. Geringe histologische Unterschiede könnten meines Erachtens an dieser Tatsache auch nichts ändern. Im übrigen handelt es sich um eine durchaus harmlose Anomalie, von der vielleicht noch von Interesse ist, daß sie auch vererbt werden kann (FRÖHLICH).

Ein **Entropium der Iris** scheint auch dann, wenn wir die bereits erwähnten Fälle von Korektopie mit Strangbildung und Umgeschlagensein des Pupillarrandes nach hinten hierher rechnen, sehr selten zu sein. Bisher liegen darüber nur vereinzelte anatomische Mitteilungen vor [ENSLIN, SEEFELDER (a), MERKEL]. In ENSLINs Fall war die Iris ringsum auf die Hälfte dadurch verschmälert, daß der Pupillarrand und der Sphincter nach hinten umbogen. Eine Ursache hierfür etwa in Gestalt einer Strangbildung war nicht nachzuweisen.

Dagegen waren in Seefelders Fall, der nur eine leichte Entropiumbildung des Pupillarrandes zeigte, Pupillarmembranreste vorhanden, die vom Pupillarrand zur Linsenkapsel zogen, anscheinend mit dieser verwachsen waren und die volle Entfaltung der Iris gehindert hatten. In Merkels Fällen (4 kolobomatöse Kaninchen aus der Kolobomzucht von Wessely) waren die Iriskolobome dadurch zustande gekommen, daß die Iris zu beiden Seiten des Kolobomspaltes durch mesodermale Stränge, die mit dem Irismesoderm in Verbindung waren, nach hinten gezogen wurde.

2. Anomalien der Pigmentierung.

a) Heterochromie.

Lawrence [zitiert nach Streiff (c)] hat als erster (1853) beobachtet, daß bei Leuten, deren eines Auge eine hellere Irisfarbe als das andere hat, in dem helleren Auge zuweilen *Trübungen der Linse* nachweisbar sind. (S. auch Kapitel Jess, Linse, Bd. V, S. 274 u. Gilbert, Bd. V, S. 80.) Sym hat im Verein mit diesen Veränderungen eine *Cyclitis* mit Präcipitaten und Glaskörpertrübungen festgestellt. E. Fuchs (b, c) lenkte durch eine gründliche Beschreibung dieses Symptomenkomplexes die Aufmerksamkeit weiterer ophthalmologischer Kreise auf diese interessante Krankheit. Das Gewebe der helleren Iris zeigt dabei ein eigentümliches mattes Aussehen, unterscheidet sich aber im übrigen bei gleicher Anordnung und Mächtigkeit von dem der dunkleren Iris eben nur durch seine hellere Farbe. Während die Katarakt gewöhnlich ohne Zwischenfälle operativ entfernt werden kann, lassen sich die Beschläge an der Hornhauthinterwand trotz ihrer Feinheit therapeutisch nicht beeinflussen. Andere Zeichen, wie man sie sonst bei chronischer Iridocyclitis zu sehen gewohnt ist, wie das Auftreten stärkerer Entzündungserscheinungen, Schmerzen, Bildung von hinteren Synechien usw., fehlen stets. Da die Anfänge der Veränderungen in die früheste Kindheit fallen, werden sie so gut wie nie beobachtet und daraus erklärt sich die Schwierigkeit, den Zusammenhang der drei Symptome Heterochromie, Katarakt und Cyclitis festzustellen. E. Fuchs (b) nimmt eine gemeinsame, bisher unbekannte Krankheitsursache an, die in der frühesten Kindheit, vielleicht sogar schon im intrauterinen Leben, hemmend auf die Pigmentierung der einen Iris einwirkt und späterhin zur Cyclitis und Katarakt führt. Durch das von ihm (c) und später auch von Streiff (a, b, c) in einigen Fällen festgestellte Vorhandensein von anderen angeborenen Anomalien soll diese Hypothese gestützt werden.

v. Herrenschwand (a, b, c) und später Waardenburg (c) haben darauf aufmerksam gemacht, daß es außer dieser Form von Heterochromie noch eine zweite gibt, bei der auf der Seite der helleren Iris eine *Sympathicusparese in Gestalt des Hornerschen Symptomenkomplexes* vorhanden ist. In diesen Fällen fehlen die Komplikationen der ersten Form. Die hellere Iris fällt durch eine bedeutend zartere Struktur auf, die durch eine mangelhafte Ausbildung der vorderen Grenzschichte bedingt zu sein scheint, wobei der Glanz der Iris jedoch vollkommen erhalten ist. Es scheint eine Störung noch vor dem Beginn der Entwicklung der vorderen Grenzschicht einzuwirken, die in Beziehung zu der hier regelmäßig vorhandenen gleichseitigen Sympathicusparese steht. Es dürfte daher wünschenswert sein, zwei besondere Formen scharf voneinander zu trennen: nämlich die Heterochromie mit Cyclitis und Katarakt und die Sympathicusheterochromie.

Lutz (a, b) und Streiff (a, b) haben für die Erklärung beider Formen die Vererbung bzw. unvollständige Kreuzung elterlicher Eigenschaften herangezogen

und die Erscheinungen der Uvea als Entwicklungs- und vasomotorische Störungen
des Ciliarkörpers bezeichnet, die zu Ernährungsstörungen der Iris und zur Katarakt
führen. Die bei Heterochromie beobachtete Sympathicusparese sei als ein auf
mehr oder weniger vollständig gekreuzter Vererbung beruhender asymmetrischer
Sympathicustonus aufzufassen, eine Trennung der beiden Formen sei kein
Gewinn und an Stelle der von Fuchs (a) angenommenen „noch unbekannten
Krankheitsursache" wäre der Begriff „angeborene Entwicklungsstörung" zu setzen.

Demgegenüber konnte schon Fuchs (b, c) in dreien seiner Fälle außer den
Komplikationen am helleren Auge kleine entzündliche Aderhautherde im dunkleren Auge finden und späterhin 2 Fälle von Heterochomie mit Komplikationen
anatomisch untersuchen, bei denen neben geringen kongenitalen Anomalien
gleichartige histologische Veränderungen auch am dunkleren Auge vorhanden
waren. Diese Befunde sowie die Beobachtung von zwei Fällen von komplizierter Heterochromie, bei denen auch am dunkleren Auge die gleichartigen
Veränderungen gesehen werden konnten [Herrenschwand (a)], scheinen doch
dafür zu sprechen, daß bei dieser Form die Annahme einer unbekannten Krankheitsursache eher zu Recht besteht, wenn auch Streiff (c) solche Beobachtungen
dadurch erklären zu können glaubt, daß ausnahmsweise auch beide Augen durch
eine auf Kreuzung beruhende Disharmonie in Mitleidenschaft gezogen werden
können.

Jedenfalls scheint festzustehen, daß bei der Sympathicusheterochromie
die Komplikationen (Katarakt, Cyclitis und Glaskörpertrübungen, Zerstörungen
des Pupillarrandes) regelmäßig fehlen, während andererseits bei der komplizierten Heterochromie die Sympathicusparese auf der Seite des helleren Auges
zumeist, wenn auch nicht immer, vermißt wird.

Auch die experimentellen Durchschneidungen des Sympathicus sind in der
großen Mehrzahl negativ ausgefallen und haben nur nach einigen Autoren [An-
gelucci, Calhoun, Bistis (c. u. e)] zu einer Entfärbung der Iris, niemals aber
zu den erwähnten Komplikationen geführt.

Dagegen ist im Anschluß an eine traumatische Sympathicuslähmung durch
Zangendruck das Auftreten von Heterochromie beobachtet worden [Mayou (b),
Kranz]. Schließlich ist zu beachten, daß eine Sympathicusheterochromie
bei mehreren Mitgliedern einer Familie festgestellt worden ist; das jüngste
Mitglied war erst 10 Monate alt (Calhoun). Dies spricht dafür, daß der Beginn
der Veränderung in manchen Fällen in die Zeit des intrauterinen Lebens zu
verlegen ist.

Eine *dritte Form von Heterochromie* ist dadurch gekennzeichnet, daß die
verschiedene Färbung beider Irides die einzige nachweisbare Veränderung
darstellt, und sonstige Begleiterscheinungen vollständig fehlen. Diese Art von
Heterochromie wird von zahlreichen Forschern und in neuester Zeit wieder
von Koby (a, b) als Ausdruck einer Mosaikvererbung aufgefaßt (s. hierzu
das Kapitel Vererbung von Franceschetti in diesem Bande).

b) Albinismus.

Der Albinismus beruht auf einer Hemmung der Pigmentbildung des ganzen
Organismus, die bei allen, auch den farbigen Rassen sowie in der Tierwelt in
gleicher Weise vorkommt. Er wäre eine an und für sich ziemlich belanglose
Anomalie, wenn er nicht dadurch eine besondere Bedeutung gewänne, daß *albinotische Augen schlecht sehen* und mit *Nystagmus* behaftet sind. Die Ursache des
Schlechtsehens, die früher allgemein auf Blendung infolge der abnormen Lichtdurchlässigkeit der Augenhäute zurückgeführt wurde, ist heute vollkommen
aufgeklärt. Sie besteht, wie Fritsch, Elschnig, Gilbert, Velhagen und
Usher (b) nachgewiesen haben, in einem *Fehlen der Fovea centralis,* also wie

bei der Aniridie in einer Entwicklungshemmung der Netzhaut. Wie Ichikawa, Vogt (b), Grimminger und Salzmann mitgeteilt haben, ist in albinotischen Augen auch ophthalmoskopisch gewöhnlich kein Fovealreflex nachzuweisen (s. auch Kapitel Schieck in Bd. V, S. 565). Der Albinismus ist ausgesprochen vererbbar. Um das Studium der Vererbung haben sich besonders englische Forscher (Pearson, Nettleship, Usher, Davenport) verdient gemacht, und erst vor kurzem haben wieder Jablonsky, Seyfarth und Käthe Weber über Vererbung von Albinismus berichtet. Den aus meiner Klinik stammenden, von K. Weber veröffentlichten Stammbaum füge

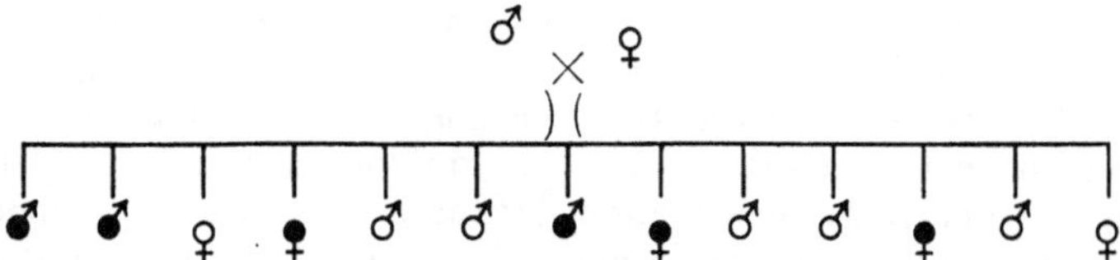

Abb. 45. Stammbaum einer Familie mit Albinismus. Die albinotischen Mitglieder sind durch die schwarzen Scheiben gekennzeichnet. (Beobachtung der Innsbrucker Augenklinik.)

ich hier bei (Abb. 45). Die Vererbung erfolgt nach Seyfarth, von dem 700 Stammbäume studiert worden sind, in recessiver Form. So besteht auch in der Tat verhältnismäßig häufig Blutsverwandtschaft der Eltern (vgl. Beitrag Franceschetti in diesem Bande. Weiteres ist über die Ursache dieser Anomalie nicht bekannt. Die Annahme einer bloßen Defektbildung eines pigmentbildenden Ferments (etwa des Dopa oder Tyrosins) wäre jedenfalls unzureichend, weil dabei die regelmäßig vorhandene Hypoplasie der Netzhaut nicht berücksichtigt wäre. Bemerkenswert ist, daß der Albinismus der Augen ausnahmsweise für sich allein bei sonst normalem Verhalten der übrigen Pigmentierung vorkommen kann (Gamble, Uchida).

c) Sonstige Abweichungen der Pigmentierung in verschiedenen Abschnitten des Auges.

Nach Hauschild bildet der Mensch nach der Art seiner Augenpigmentation, wie verschiedene Tierarten, eine scharf umschriebene Spezies. Die Pigmentverteilung im menschlichen Auge ist konstant. Rassenunterschiede treten nur auf in Farbe und Menge des Pigments und in der Form der Pigmentzellen. Eine Pigmentierung der Bindehaut, die in Gestalt der sog. Naevi auffälligere Formen annehmen kann, ist nach ihm regelmäßig vorhanden und zwar beim stark pigmentierten Menschen stets in beträchtlicher Menge, dagegen sei das Fehlen des scleralen Pigments für alle Menschenaugen charakteristisch.

Eine ungewöhnlich starke Pigmentierung des Auges pflegen wir als *Melanosis* zu bezeichnen, die, wenn sie auch vielleicht noch nicht bei der Geburt in vollem Ausmaße vorhanden ist, unbedingt auf eine angeborene Anlage zurückzuführen ist. Es handelt sich dabei vor allem um eine abnorme Pigmentierung der Sclera und Uvea. Die Sclera weist schiefergraue Flecken auf, die manchmal eine landkartenähnliche Anordnung zeigen (Abb. 46); die Iris ist tiefbraun oder braunschwarz und zeigt auch hinsichtlich ihrer Zeichnung ein ungewöhnliches Verhalten. Das gewöhnliche Irisrelief fehlt, dagegen kann die Irisoberfläche mit feinen warzenförmigen Vorsprüngen besetzt sein, die dieser Art von Iris den Namen Warzeniris (Fleischer) verschafft haben. Das Pigmentepithel des Augenhintergrundes ist so stark pigmentiert, daß von der Aderhaut nichts zu sehen ist. Im übrigen verhalten sich

solche Augen normal und auch bei der anatomischen Untersuchung (REESE) findet man nichts anderes als vor allem eine reichliche Entwicklung und starke Pigmentierung von Chromatophoren in den betreffenden Abschnitten des Auges, zu denen in der Iris auch eine ungewöhnlich reichliche Entwicklung von (ektodermalen) Klumpenzellen hinzutreten kann. Es überwiegen aber auch im Bereiche der sog. Iriswarzen nach meinen eigenen Beobachtungen die Chromatophoren. Die Sehschärfe dieser Augen ist im allgemeinen nicht schlechter als die anderer, auch der Farben- und Lichtsinn ist von STARGARDT in einem Falle normal gefunden worden. Die Lider können ebenfalls von Melanosis befallen sein und weisen dann eine aschgraue bis schiefergraue Farbe auf (KESTENBAUM, KRÄMER, FRIEDENWALD). Auf abnorme *Pigmentierungen der Hornhaut* dürfte dagegen der Begriff *Melanosis* nur selten anwendbar sein. Handelt es sich bei ihnen doch zumeist um Pigmentierungen der Hinterfläche, die ihre Entstehung gewöhnlich Abkömmlingen der Pupillarmembran verdanken, wobei in erster Linie Verwachsungen der Hornhaut und Pupillarmembran (s. S. 590) in Be-
tracht kommen dürften[1]. Eine Pigmentierung
der Hornhautoberfläche bzw. des Epithels beim
Menschen ist von KRAUPA, SALLMANN und LODE-
MANN beschrieben worden. YAMAGUCHI fand
eine Pigmentierung der Basalzellen der Hornhaut in zwei Schweinsaugen (s. auch SCHIECK:
Erkrankungen der Bindehaut und Hornhaut,
Bd. IV dieses Handbuches).

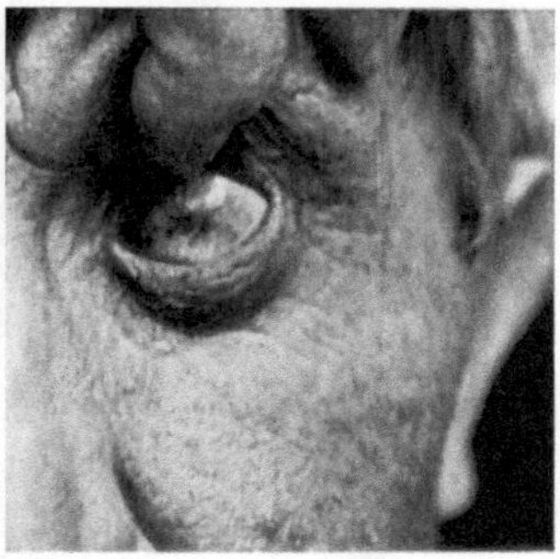

Die Frage, ob in Augen mit Melanosis *Sarkome* häufiger auftreten als sonst, ist nicht
leicht zu beantworten. Nach SCULLICA, der die
Literatur daraufhin durchgesehen hat, scheint
sie eher zu verneinen als zu bejahen zu sein.

Pigmentierungen des Sehnerven können durch
abgelagertes Aderhautpigment, aber auch durch

Abb. 46. Einseitige Melanosis bulbi.
(Oberer Abschnitt.)
(Eigene Beobachtung.)

in den Sehnerven eingesprengtes retinales Pigment bedingt sein (OGAWA, SEEFELDER). Nach OGAWA gehören sie bei manchen Tieren geradezu zur Regel, wobei es sich immer um eine (mesodermale) Chromatophorenbildung im Bereiche der Lamina cribrosa handelt. Beim Menschen ist eine angeborene Pigmentierung der Sehnervenscheibe anscheinend sehr selten. Ich selbst habe nur zwei solche Fälle beobachtet. In dem einen war fast die Hälfte der einen Papille von Pigment überlagert und fast $^2/_3$ des Umfangs beider Papillen von einem breiten Pigmentring umgeben (s. Kapitel ROENNE in Bd. V, S. 624).

Die von NIELS HOEG beschriebene *gruppenförmige Pigmentierung des Augen-hintergrundes* besteht aus gruppenförmig angeordneten, schwarzgrauen oder schwarzen Flecken teils von rundlicher oder eckiger Form und verschiedener Größe im Fundus. Die Flecken zeigen gewöhnlich eine sektorenförmige An-ordnung, wobei die Spitze des Sektors gegen die Papille gerichtet ist. Während man bisher der Ansicht war, daß diese Flecken wegen ihrer Lage unter den Netzhautgefäßen dem Pigmentepithel angehören, hat in neuerer Zeit HOLM behauptet, daß sie in seinen zwei Fällen sicher auch vor den Gefäßen gelegen waren. Eine endgültige Aufklärung dieser Abweichung ist demnach erst von

---

[1] Ob die sog. KRUKENBERGschen Pigmentspindeln an der Hornhauthinterfläche eine angeborene oder erworbene Veränderung darstellen, ist nach den neueren Untersuchungen von KOBY (c) und SEISSIGER unbestimmt. Auffallend ist die relative Häufigkeit ihres Vor-kommens bei hoher Myopie und beim weiblichen Geschlecht. KAYSER hat soeben einen Fall von zweifellos erworbener Pigmentspindel mitgeteilt.

einer anatomischen Untersuchung solcher Fälle zu erwarten. Leber, dem sich
Hedde anschließt, hat für diese Veränderung den Namen „gruppenförmige nävoide
Pigmentierung" vorgeschlagen. Die Anomalie ist in dem Abschnitt „Erkran-
kungen der Netzhaut" (Bd. V, S. 589) eingehend beschrieben und abgebildet.

3. Angeborene Anomalien des Gefäßsystems.

a) Persistierende Reste der Pupillarmembran (Membrana pupillaris perseverans).

Persistierende Reste der Pupillarmembran sind, wie sich namentlich seit
der allgemeinen Einführung der Spaltlampenuntersuchung der Iris herausgestellt hat, so häufig, daß man im Zweifel sein kann, ob man die leichtesten

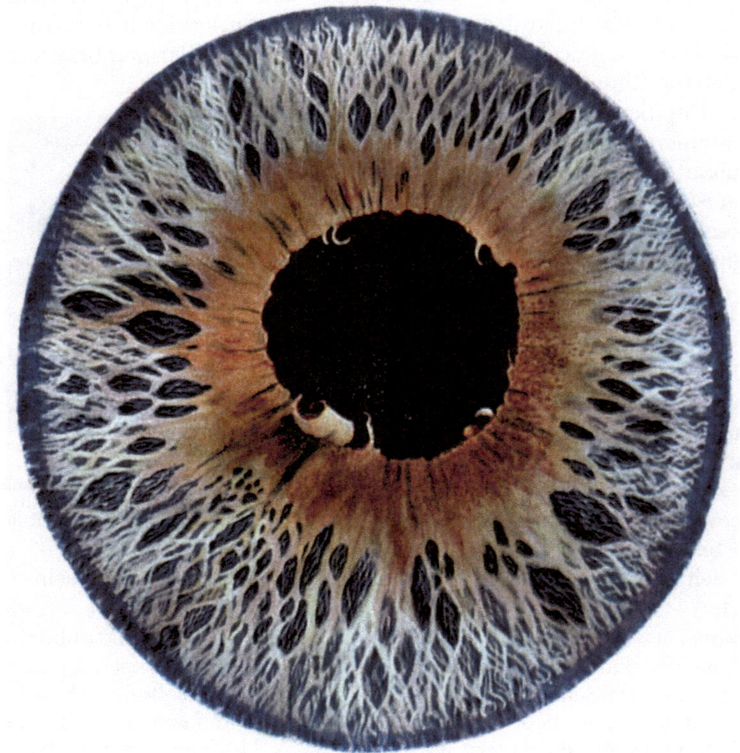

Abb. 47. Hobelspanartige Reste der Pupillarmembran. (Eigene Beobachtung.)

Grade überhaupt als eine Anomalie bezeichnen soll. So fand Staehli bei der
Untersuchung von 1600 Augen bei nicht weniger als 506, d. i. 30,6%/₀ mehr oder
weniger ausgesprochene Reste der Pupillarmembran. Meist handelt es sich um
feine, fadenförmige oder auch etwas dickere Gebilde vom Aussehen der Irisbalken, die von der Iriskrause ausgehen und mehr oder weniger weit gegen das
Pupillargebiet vorspringen. Sie sind praktisch vollkommen belanglos, da sie
keine Sehstörung bewirken. Seltener sind die membranösen Reste, die gewöhnlich ebenfalls von der Iriskrause und nur ausnahmsweise vom Pupillarrand
entspringen und gewöhnlich an der Linsenkapsel angeheftet sind. Die Linse weist
in diesen Fällen an der Anheftungsstelle eine kapselstarähnliche Trübung auf
(s. Kapitel Jess, Bd. V, S. 189). Nicht selten erscheinen uns auch die Reste
der Pupillarmembran unter dem Bilde von Pigmentauflagerungen auf der
Linse, die diffus staubförmig oder so angeordnet sein können, daß sie dem

Verlauf eines Gefäßes zu entsprechen scheinen. An der Spaltlampe lösen sich die Pigmentstäubchen häufig in sternförmige Auflagerungen auf (RUMBAUR), die nach ARLT Zellen vom Typus der Chromatophoren entsprechen. Man hat sie früher vielfach und zuweilen auch heute noch zu Unrecht als Überbleibsel von Entzündungen aufgefaßt. Im Verein mit diesen Pigmentstäubchen kommen nicht selten feinere und gröbere kapselstarähnliche Linsentrübungen vor, die manchmal erst nach der Erweiterung der Pupille im Dunkeln oder durch Mydriatica zum Vorschein kommen (PESME). Das Sehen pflegt selbst in solchen Fällen nicht nennenswert gestört zu sein. Von diesen feinen und zumeist belanglosen Resten gibt es nun alle Übergänge bis zur Persistenz von großen Abschnitten, ja fast der ganzen Pupillarmembran.

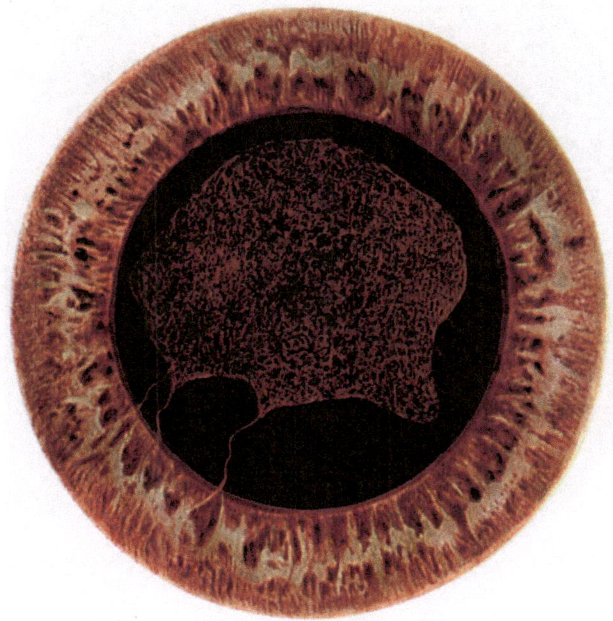

Abb. 48. Seltene Form einer persistierenden Pupillarmembran. (Beobachtung von F. SCHIECK.)

In diesen Fällen sind natürlich Beeinträchtigungen des Sehvermögens unvermeidlich, so daß, zumal bei beiderseitigem Vorkommen, die operative Entfernung der Membran geboten ist. Erst in der neueren Zeit sind wieder einige solche Fälle mitgeteilt worden, bei denen auch der Eingriff von einem guten Erfolg begleitet war (FRACASSI, WIEGMANN, MAWAS und TERRIEN). Auch in den von KÖLLNER, WOLFRUM und BRAZEAU beschriebenen Fällen hat es sich um ausgedehnte Reste der Pupillarmembran gehandelt, wobei in KÖLLNERs Fall, sowie in einem Falle von VOSSIUS und KELLER auch noch die Blutgefäße der Membran zum Teil erhalten geblieben waren und Blut enthielten. Die eingehendste Schilderung des außerordentlich verschiedenen Verhaltens der Pupillarmembranreste verdanken wir BRÜCKNER, auf dessen mit schönen und zahlreichen Abbildungen versehene Arbeit hier verwiesen sei. Eine eigenartige, in der BRÜCKNERschen Arbeit nicht beschriebene Form von persistierender Pupillarmembran ist nebenstehend abgebildet (Abb. 47). Es handelt sich dabei um hobelspanartig aufgerollte Reste der Membran, die von vier symmetrischen Stellen des Pupillarrandes entspringen und deren Anheftungsstellen an

der Linse etwas hinter dem Pupillarrand gelegen ist. In Mydriasis rollten sich
die Bänder ab und nahmen eine gestreckte Form an, die Linse war an den Anheftungsstellen getrübt und wies auch sonst feinste punktförmige oberflächliche Trübungen auf. Eine weitere seltene Form einer Pupillarmembran ist in
Abb. 48 dargestellt, die ich Herrn Kollegen Schieck verdanke. Die Membran besteht aus einem engmaschigen Pigmentnetz auf der vorderen Linsenkapsel, zu dem einige braune Fäden von der Iriskrause verlaufen. Zum Verständnis der Pigmentierung im Bereiche von Pupillarmembranresten muß man

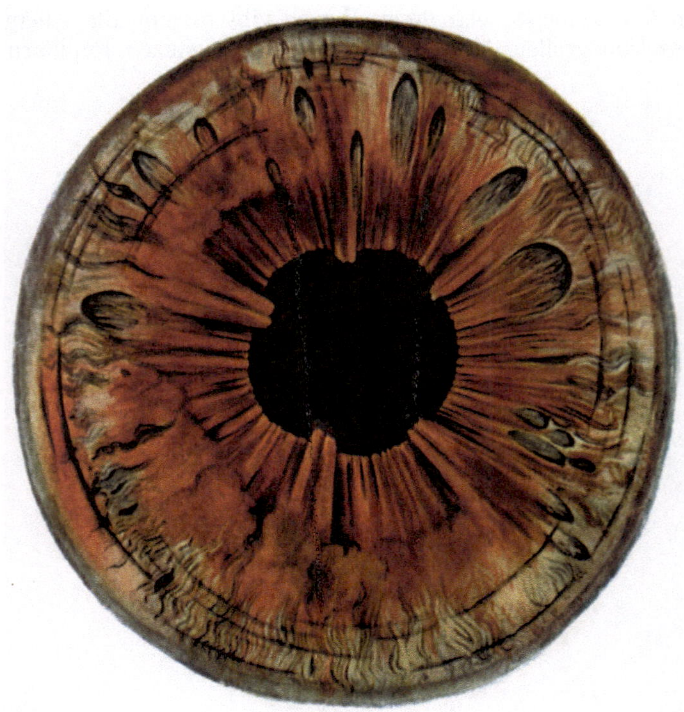

Abb. 49. Ungewöhnliche Form von persistierender Pupillarmembran in Gestalt von symmetrisch
angeordneten hinteren Synechien. An der Stelle der Synechien kapselstarähnliche Linsentrübungen
und Pigmentklümpchen. (Eigene Beobachtung.)

wissen, daß die Pupillarmembran bei farbigen Rassen schon im intrauterinen
Leben stark und in gleicher Weise pigmentiert ist wie das Irisstroma. Es versteht
sich demnach eigentlich von selbst, daß die Pigmentierung von Pupillarmembranresten mesodermaler Herkunft ist (Seefelder). Weitere seltene Formen
von persistierender Pupillarmembran sind in Abb. 49 und 50 wiedergegeben.
     Von den *anatomischen Befunden,* deren eine ganze Anzahl vorliegt und die zu-
meist die Bestandteile der fetalen Pupillarmembran, wenn auch in etwas veränderter und derberer Struktur ermittelten, ist wegen seines ungewöhnlichen Verhaltens der Fall von Mawas und Terrien hervorzuheben. Die Pupillarmembran
bildete in diesem Falle, wie die Verfasser sich ausdrücken, eine Iris en miniature
ohne Muskulatur. Sie bestand nämlich aus einer Bindegewebsplatte mit blut-
führenden Capillaren, die allseitig mit Pigmentepithel umgeben war.
     Ein besonderes Interesse beanspruchen die Fälle von persistierender Pupillar-
membran, die unter dem Namen der *Membrana pupillaris corneae adhaerens*
bekannt sind. Hierbei handelt es sich zumeist um ziemlich ausgedehnte
Reste der Membran, die von der Gegend der Iriskrause oder von noch weiter

peripher gelegenen Stellen zur Hornhauthinterfläche verlaufen und mit ihr verwachsen sind. Die Ursprungsstelle der Pupillarmembran an der Iris zeigt dabei häufig eine sog. zeltdachähnliche Form. Die kreisförmige Anordnung der Anheftungsstellen der Pupillarmembranfäden um eine scheibenförmige Hornhauttrübung herum läßt in diesen Fällen gewöhnlich schon klinisch das Vorhandensein einer PETERschen Defektbildung der DESCEMETSchen Membran vermuten. Dagegen dürfen wir aus dem Vorhandensein einer zentralen Hornhauttrübung mit adhärierender Pupillarmembran niemals mit Bestimmtheit auf ein abgeheiltes

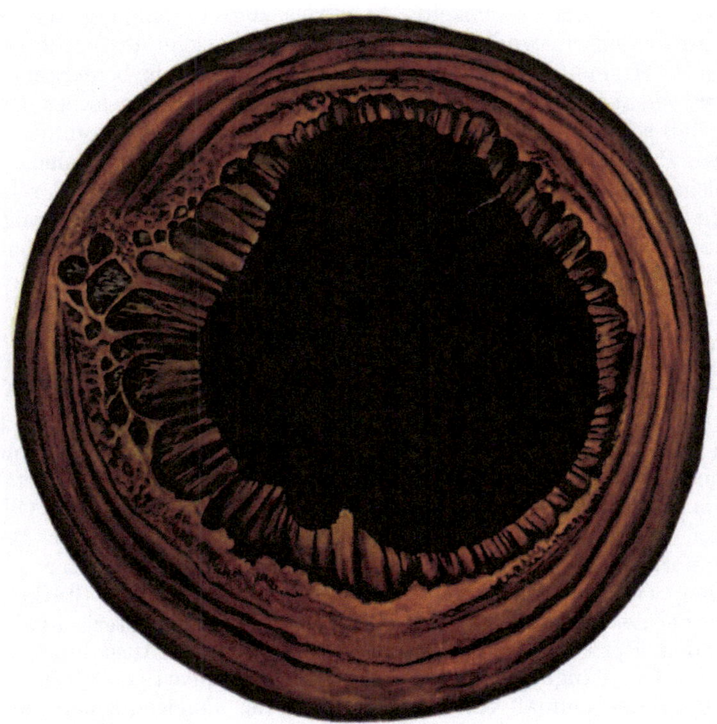

Abb. 50. Das andere Auge des gleichen Falles wie in Abb. 49. Das Auge zeigte vor der Einträufelung eines Mydriaticums außer einer leichten Umkrempelung des lateralen Pupillarrandes nach hinten und einigen Pigmentbeschlägen auf der vorderen Linsenkapsel nichts Besonderes. Nach Homatropineinträufelung ergaben sich die in der Abbildung dargestellten Veränderungen, nämlich lateral eine ausgedehnte hintere Synechie mit zarter Trübung der Linsenkapsel, medial oben eine schmale hintere Synechie. (Eigene Beobachtung.)

durchgebrochenes Hornhautgeschwür schließen, selbst wenn die Anamnese auf eine überstandene Blennorrhöe hinweist, weil wir nicht wissen können, ob nicht die Adhärenz der Pupillarmembran schon vor dem Ausbruch der Blennorrhöe vorhanden gewesen ist.

In neuester Zeit sind von LÖWENSTEIN und RIEDL auch angeborene *tiefere Linsentrübungen* in Beziehung zur Pupillarmembran gebracht worden. Veranlassung dazu gab der Nachweis von persistierenden Resten der Pupillarmembran, die mit der Linsentrübung in Verbindung standen, sowie die Tatsache, daß innerhalb der Linsentrübungen Pigmentkörnchen nachweisbar waren. Es handelt sich dabei sowohl um spindelstar- (RIEDL), als spindel- und schichtstarförmige Trübungen (LÖWENSTEIN). Beide Autoren nehmen an, daß ein aktives Eindringen von proliferierendem Pupillarmembrangewebe in die Linse stattgefunden habe, und zwar meint LÖWENSTEIN, daß die Proliferation durch entzündliche Vorgänge bewirkt worden sei, während

Riedl eine Entzündung nicht unbedingt für nötig hält. Dagegen glaubt Wätzold nicht an eine Durchwachsung der Linsenkapsel durch die Pupillarmembran, da er in einem von ihm anatomisch untersuchten Falle von angeborenem vorderen und hinteren Polstar mit ungewöhnlich starker Wucherung von Resten der Tunica vasculosa lentis besonders am hinteren Linsenpol kein solches Eindringen feststellen konnte. Nach ihm ist das Primäre die Gewebswucherung und das Sekundäre die dadurch bedingte Ernährungsstörung der Linse. Überhaupt muß zugegeben werden, daß wir über die Ursache der Persistenz von Pupillarmembranen nur sehr unvollkommen unterrichtet sind. Der vereinzelte Nachweis der Beteiligung der Pupillarmembran an fetalen entzündlichen Prozessen im Bereiche des vorderen Augenabschnittes [v. Hippel, Reis, Seefelder (a)] ist gewiß sehr bemerkenswert, gestattet aber, wie auch Brückner und v. Hippel betonen, keineswegs die Schlußfolgerung, daß solche Vorgänge bei dem überaus häufigen Vorkommen von persistierenden Pupillarmembranresten eine wesentliche Rolle spielen, da nach unseren bisherigen Kenntnissen fetale Augenentzündungen äußerst selten sind. Die Ansicht Fracassis, daß die Persistenz der Pupillarmembran im allgemeinen durch entzündliche Prozesse verursacht werde, entbehrt demnach einer ausreichenden Begründung.

b) Arteria hyaloidea et Membrana capsularis lentis persistens.

Das *klinische Verhalten* der persistierenden Reste der Arteria hyaloidea ist außerordentlich vielgestaltig, so daß eine einigermaßen erschöpfende Schilderung an dieser Stelle gänzlich ausgeschlossen ist. Bekanntlich kommen dabei verschiedene Gewebsbestandteile in Betracht. In erster Linie das Gefäßsystem der Arteria hyaloidea selbst, dann der die Arterie einhüllende Gliamantel und endlich das mit der Arterie in den Glaskörper eindringende Mesoderm, das unter normalen Verhältnissen unbedeutend ist, aber unter abnormen Bedingungen, wie z. B. beim Kolobom, eine ganz beträchtliche Stärke erhalten kann. Wie bei der Pupillarmembran weisen auch bei der Arteria hyaloidea die persistierenden Reste eine außerordentlich verschiedene Ausdehnung auf. So kommen alle Übergänge von den kleinsten stummelartigen Resten auf der Papille bis zu der einmal von mir beobachteten Persistenz fast des ganzen Gefäßsystems in unverändertem Zustande oder in Gestalt von verschiedenen Strangbildungen vor, die von der Papille ausgehen. Der die Arterie einscheidende Gliamantel kann durch spätere Wucherung und durch eine Erweiterung des Zwischenraumes zwischen ihm und der Arterie ein schlauch-, sack- oder blasenförmiges Aussehen erhalten, durch das *geradezu ein Cysticercus vorgetäuscht* werden kann, was offenbar Liebreich passiert ist (vgl. Abb. 51), dessen Beschreibung viel besser auf persistierendes Gewebe der A. hyaloidea paßt als auf einen Cysticercus. Das sackförmige Gebilde kann auf den hinteren Augenpol beschränkt bleiben und die Papille zeltdachförmig überdecken, aber auch bis zur hinteren Linsenfläche heranreichen, ja sie ganz überziehen und das *Bild des sog. Pseudoglioms* erwecken. Dieses wird aber noch häufiger durch ausgedehnte Reste der Membrana capsularis lentis hervorgerufen, wobei gewöhnlich hinter der Linse und in engem Zusammenhang mit ihr eine aus Bindegewebe und Blutgefäßen bestehende Gewebsmasse, sowie eine gut erhaltene A. hyaloidea gefunden wird. Immer wieder kommen solche Fälle wegen Gliomverdachts zur Enukleation. (S. auch Kapitel Schieck in Bd. V, S. 600.) Von den Gewebswucherungen auf der Papille erstrecken sich häufig Stränge zur Retina, mit der sie verwachsen sind (Abb. 52) oder es zweigen sich solche weiter vorne ab, um sich am Corpus ciliare anzuheften. In schwereren

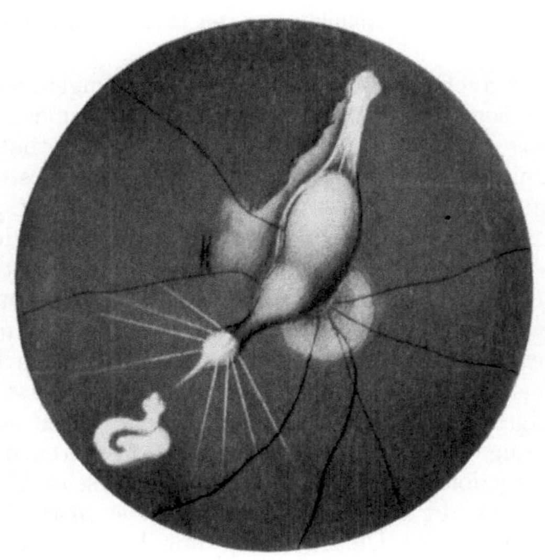

Abb. 51. Arteria hyaloidea einen Cysticercus vortäuschend.
(Nach R. LIEBREICH.)

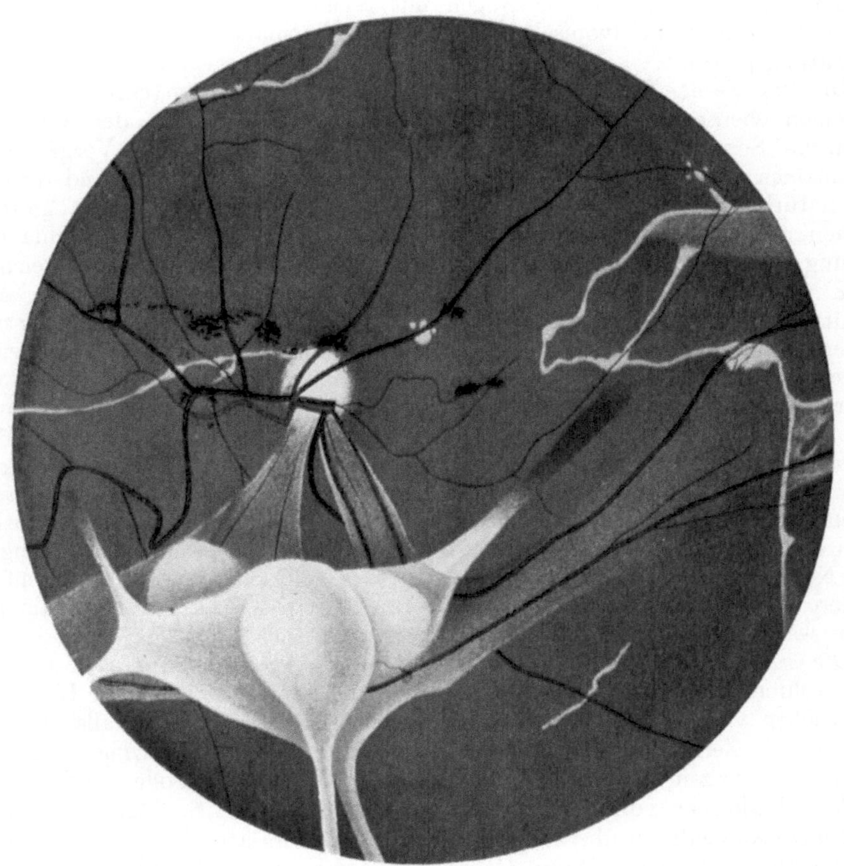

Abb. 52. Arteria hyaloidea persistens. (Nach WINTERSTEINER.)

Fällen ist fast immer auch die nähere und weitere Umgebung der Papille in Gestalt von weißen sog. atrophischen Herden und Pigmentwucherungen in Mitleidenschaft gezogen. In kolobomatösen und mikrophthalmischen Augen sind die Strangbildungen nicht selten mit einem Lenticonus posterior verbunden, dem gewöhnlich eine Ruptur der hinteren Linsenkapsel entspricht. An der Stelle des Risses ist auch ein Eindringen der Arteria hyaloidea in die Linse nachgewiesen worden, das zu einer Vascularisierung der getrübten Linse führen kann (Scheerer, Gifford und Latta). In einem Falle von Seefelder (a) war es zur Aufsaugung der Linse gekommen, während der schlauchförmige Rest der Arteria hyaloidea bestehen blieb. Dagegen wurde in einem Falle von Holm das Vorhandensein eines solchen schlauchförmigen Restes erst nach der Operation des Stars aufgedeckt. Diese wenigen Beispiele mögen genügen, um den innigen Zusammenhang von manchen Fällen von angeborenem Star und persistierender Arteria hyaloidea zu beleuchten. Andererseits können die Reste der Arteria hyaloidea an der hinteren Linsenkapsel so spärlich und zart sein, daß sie nur bei sorgfältigster Untersuchung mit besten optischen Systemen nachweisbar sind, worauf erst vor kurzem Vogt (a, b) hingewiesen hat. Mit der Schwere der Veränderungen geht gewöhnlich auch der Grad der Sehstörung Hand in Hand. Während geringfügige Reste belanglos, ja geradezu physiologisch sind (Vogt), sind die Augen mit reichlichen persistierenden Resten gewöhnlich stark amblyopisch, wodurch die Anomalie eine verhängnisvolle Bedeutung gewinnt.

Die *Ursache* des Erhaltenbleibens des hyaloidalen Gefäßsystems ist im allgemeinen ebenso unbekannt wie diejenige des Persistierens der Pupillarmembran. So viel kann aber gesagt werden, daß dabei entzündliche Vorgänge im allgemeinen eine ebenso geringe Rolle spielen dürften wie bei dieser. Andererseits soll natürlich eine Mitwirkung von solchen nicht ganz in Abrede gestellt werden. So hat erst vor kurzem A. Stübel über einen Fall von Schlauchbildung im Glaskörper berichtet, der noch mit 14 Jahren deutliche Anzeichen einer überstandenen Hyalitis, sowie einer Entzündung von anderen Abschnitten des Auges aufwies. Die frühere Anschauung, daß die Zerreißung der hinteren Linsenkapsel bei Lentikonus auf eine Zugwirkung durch den persistierenden Gefäßstrang zurückzuführen sei, kann keine allgemeine Gültigkeit mehr beanspruchen, seitdem Seefelder (b) nachgewiesen hat, daß es auch eine von Strangbildungen unabhängige Zerreißung der Linsenkapsel gibt. Es ist vielmehr mit der Möglichkeit zu rechnen, daß erst durch deren primären Einriß die Persistenz der Arteria hyaloidea veranlaßt wird. Die mit ausgedehnten Resten der Arteria hyaloidea regelmäßig, wenn auch nicht ausnahmslos (Pillat), verbundene Amblyopie, sowie die oft ausgedehnten Veränderungen der Netzhaut und des Pigmentepithels weisen jedenfalls auf eine umfassendere Entwicklungsstörung hin, als es die Persistenz der Arteria hyaloidea allein wäre.

Die in den Glaskörper vordringenden Arterienschlingen sind eine zwar seltene, aber wohlbekannte Anomalie, von der bis jetzt gegen 32 Fälle in der Literatur beschrieben worden sind (Aust). Es handelt sich dabei um Gefäßschlingen, die von der Zentralarterie im Bereich oder in der nächsten Umgebung der Papille entspringen und in korkzieherartigen Windungen mehr oder weniger weit in den Glaskörper vorragen (s. Kapitel Roenne, Bd. V, S. 622). Von Aust wird diese Anomalie in überzeugender Weise damit erklärt, daß die Sprossungsstelle eines oder beider Hauptstämme der Arteria hyaloidea abnorm weit in der Richtung des Glaskörpers verschoben ist. Unter Zugrundelegung dieser Annahme lassen sich die verschiedenen Variationen zwanglos erklären. Die Arterienschlingen gehören demnach zu den kongenitalen Anomalien der Arteria hyaloidea.

c) Sonstige angeborene Anomalien des Gefäßsystems.

Alle in den verschiedenen Abschnitten des Auges beobachteten Gefäßanomalien hier aufzuzählen, ist aus Gründen der Raumbeschränkung gänzlich
ausgeschlossen. Es handelt sich dabei zumeist um belanglose Abweichungen,
die nur unter bestimmten, selten eintretenden Verhältnissen, z. B. wenn bei
einer Embolie der Zentralarterie eine cilioretinale Arterie die Gefäßversorgung
des Netzhautzentrums gewährleistet, eine praktische Bedeutung gewinnen (s. Bd. V,
Abb. 22, S. 412). Es können also nur besondere sinnfällige und eingreifende Gefäß-
veränderungen aufgeführt werden. Als solche ist die sog. *„verkehrte Gefäßverteilung"* des Augenhintergrundes [E. Fuchs (e)] zu nennen, die man — und
zwar nach v. Szily fast ausnahmslos — erst beim Conus medialis findet, und
die mit einer völligen Umkehrung (Inversion) der orthotypischen Papillenbildung (scheinbare Drehung um 180°) einhergeht. Der Augenhintergrund

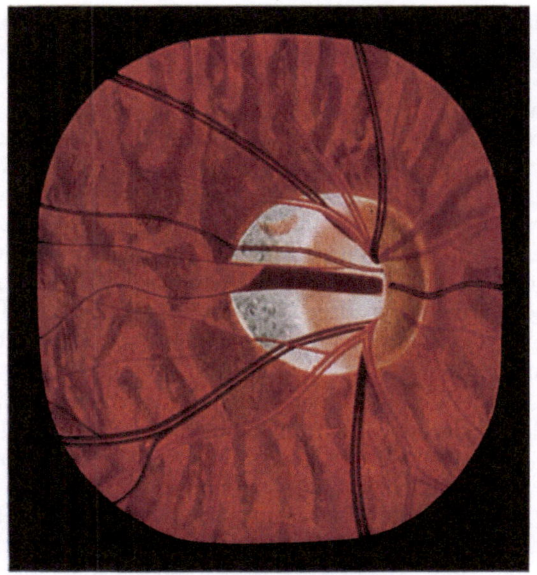

Abb. 53. Opticociliare Vene. (Nach N. Höeg.)

erscheint uns dabei als das genaue Spiegelbild eines normalen Augenhintergrundes. Weitaus die häufigsten Gefäßanomalien finden sich auch sonst im
Bereich des Augenhintergrundes, besonders der Sehnervenscheibe (sog. cilio-
retinale und opticociliare Gefäße), um deren Erforschung sich außer den bereits genannten Forschern A. v. Szily sen., Kraupa (b), Herrenschwand,
Krämer u. a. verdient gemacht haben. Während es sich bei den *cilioretinalen*
Gefäßen (siehe Bd. V, Abb. 9, S. 621) zumeist um Arterien handelt, die
von dem Zinnschen Gefäßkranz abstammen, sind die *opticociliaren* Gefäße
so gut wie immer venöser Natur, und selbst der einzige von Oeller (zitiert
bei E. Fuchs) beschriebene Fall einer opticociliaren Arterie ist nach E. Fuchs
nicht mit Sicherheit als eine solche zu deuten (s. auch Kapitel Roenne
Bd. V, S. 622). Daß Anomalien des Gefäßsystems und zum Teil auch der
Gefäßversorgung in Augen mit Kolobomen und den verschiedenen Konus-
bildungen am Sehnerveneintritt geradezu zur Regel gehören, ist bereits
auf S. 540f. hervorgehoben worden. Auch bei Arteria hyaloidea persistens

sind sonstige Anomalien des Gefäßverlaufes nicht ungewöhnlich. Ein Fall von gänzlicher Gefäßversorgung der Netzhaut durch ciliare Gefäße ist erst vor kurzem von Ginzburg beschrieben worden. Die Gefäße traten medial von der Papille in das Augeninnere ein; die Papille war zum Teil von einem Strang überlagert, der von ihr zur Linsenhinterfläche zog. Als ein Unikum ist wohl die von Kümmell beobachtete doppelte Gefäßversorgung der Netzhaut zu bezeichnen, wobei neben der eigentlichen Papille 3 P.D. nach außen noch eine Nebenpapille bestand, an der 3 Arterien in die Retina eintraten. Freilich kann ein ähnliches Bild durch das erste Stadium der sog. v. Hippelschen Netzhauterkrankung hervorgerufen werden. Daß ein Zweig der Arteria temporalis mitten durch die Fovea zieht (Nakashima), hat wohl auch als eine Seltenheit ersten Ranges zu gelten.

4. Entwicklungsanomalien der Netzhaut und des Sehnerven nicht kolobomatösen Ursprungs.

Unter dem Titel „Netzhautanomalien in sonst normalen fetalen Augen" wurden zuerst von Seefelder (a) folgende Veränderungen beschrieben, die später von Gilbert, Jaensch, Lindenfeld, sowie E. Fuchs auch in Augen von Kindern und Erwachsenen gefunden worden sind: 1. Faltungen der äußeren Körnerschicht, die gegen die innere Körnerschicht und Ganglienzellenschicht vorspringen (Abb. 54b u. d); 2. cystische Bildungen innerhalb der Netzhaut; 3. Rosettenbildungen in verschiedenen Abschnitten der Netzhaut und der Netzhaut-Sehnervengrenze, lauter Veränderungen, die nach E. Fuchs auf ein übermäßiges Wachstum der Neuroepithelschicht gegenüber der Gehirnschicht zurückzuführen sind; 4. zipfelförmige Fortsätze der Netzhaut an der Ora serrata; 5. ungewöhnliche Ausdehnung der Pars optica retinae; 6. Inseln atypischer Netzhaut innerhalb der Pars coeca retinae; 7. epitheliale Wucherungen auf der Pars optica retinae (Abb. 54a u. c).

Bezüglich der Entstehung dieser Veränderungen ist von Interesse, daß ähnliche Befunde wiederholt auch in mißgebildeten, besonders in mikrophthalmischen Augen erhoben worden sind, daß der Fall von Gilbert und Jaensch mit angeborener Katarakt behaftet war, und daß Pagenstecher bei einem Kaninchenfetus nach Röntgenbestrahlung in der Nachbarschaft der Papille Rosetten gefunden hat, als deren Ursache er die Strahleneinwirkung betrachtet. Auch in den Fällen von Lindenfeld hat eine solche stattgefunden. Eine klinische Bedeutung würde diesen Veränderungen dann zukommen, wenn sie, wie Seefelder, Jaensch und auch Jokl vermuten, echte pathologische Bildungen wären, die als Ausgangsort von Gliomen dienen können. Zwingende Beweise sind indessen für eine solche Auffassung bis jetzt nicht erbracht worden. Andererseits liegt aber eine solche Bedeutung durchaus im Bereiche der Möglichkeit. Sehr starke und zahlreiche Faltenbildungen der äußeren Körnerschicht sind von Seefelder (b) auch in zwei Augen mit angeborenem Staphyloma corneae (entzündlichen Ursprungs) nachgewiesen worden.

Mißbildungen der Netzhaut in mikrophthalmischen und kolobomatösen Augen, z. B. Bildung einer überzähligen Körnerschicht, Fehlen der Pars coeca retinae (Koyanagi, Wintersteiner), Aplasie der ganzen Netzhaut (Meisner), abgeirrte Nervenfasern [v. Szily, Seefelder (b), Koyanagi] usw. sind bekanntlich nicht selten und hinsichtlich der Genese dieser Mißbildungen zweifellos von großer Bedeutung. Bemerkenswert ist, daß abgeirrte Nervenfasern in den Augen der v. Szilyschen Kolobomzucht nur in frühen Entwicklungsstadien regelmäßig feststellbar sind, während ihr Nachweis schon gegen Schluß des fetalen Lebens schwer oder gar nicht mehr gelingt. Der dadurch bedingte

Ausfall von Nervenfasern kann einen entsprechenden Defekt von Sehvermögen zur Folge haben, der allerdings den Kaninchen kaum zum Bewußtsein kommen dürfte. Ob im kolobomatösen embryonalen Menschenauge ebenfalls eine solche Abirrung der Nervenfasern vorkommt, ist noch unbekannt.

Das Fehlen oder eine *Unterentwicklung der Fovea centralis* bei Aniridie, Albinismus und Hypermetropie ist bereits auf S. 551 und S. 563 und 575 besprochen worden. Es wurde auch von BERGMEISTER in einem sonst stark mißgebildeten

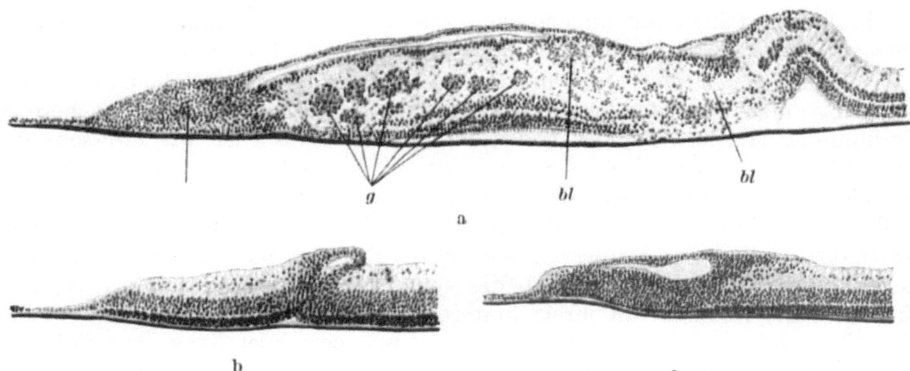

Abb. 54 a — c. Netzhautanomalien in sonst normalen fetalen menschlichen Augen in der Gegend der Ora serrata. [Nach SEEFELDER (a).]
t Tumorartige Wucherung von Netzhautzellen. *g* Blutgefäße. *bl* Blutungen.

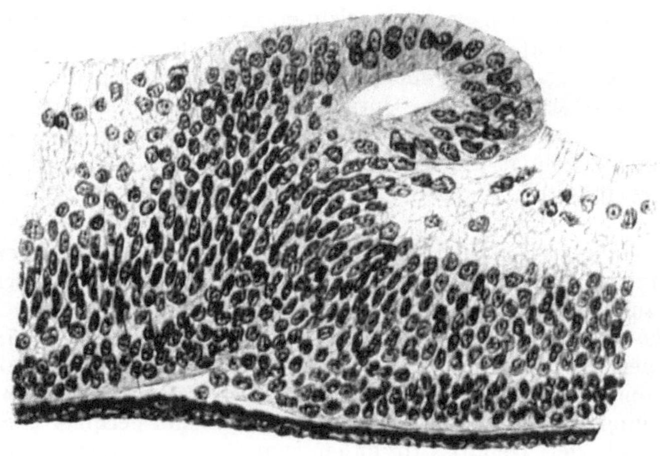

Abb. 54 d. Teil von Abb. 54 b bei stärkerer Vergrößerung.

Auge, das eigenartige Faltenbildungen an verschiedenen Stellen der Netzhaut aufwies, beobachtet (siehe auch die Schilderungen im Abschnitte „Erkrankungen der Netzhautmitte", Bd. V, S. 551).

Eine *Heterotypie* (Verlagerung) *des Sehnerven und der Macula lutea* ist wiederholt, so von TRIEBENSTEIN (in zwei Fällen bei Mutter und Sohn), JANKŮ, KRÜGER, BESELIN und SAMADA beschrieben worden. Die Verlagerung der Fovea war in einem Falle von TRIEBENSTEIN nach außen oben, in dem anderen nach außen unten erfolgt. Die Papillen lagen in der Pupillarachse. Die betreffenden Augen standen beim Fixieren scheinbar in hochgradiger Schielstellung. Aus der Ablenkung des Auges ließ sich der Grad der Verlagerung genau errechnen. Die Anomalie wurde, wenn auch in leichter Form, bei mehreren Familienmitgliedern

als positiver Winkel Gamma beobachtet und ist somit als eine vererbbare
Mißbildung zu betrachten. Bei den bisher beschriebenen 5 Fällen dieser Art
sind viermal auch Anomalien des Gefäßverlaufs der Netzhaut gefunden worden.

Als *angeborene Cystenretina* ist von Heine (a) eine eigenartige und jedenfalls
sehr seltene Veränderung der Netzhaut beschrieben worden, die im wesentlichen
in dem Vorhandensein von großen cystischen, bilateral symmetrisch gelegenen
Hohlräumen innerhalb der Netzhaut besteht. Die Genese dieser Veränderung ist vollkommen unklar; auch erscheint die Annahme, daß es sich in den
beschriebenen Fällen um angeborene Veränderungen gehandelt habe, in Anbetracht ihres Alters, 30 und 61 Jahre, nicht zweifelsfrei erwiesen.

Daß der *Konus nach unten* nicht ausschließlich als eine kolobomatöse Veränderung aufzufassen, sondern in seinen geringeren Graden auf eine angeborene
Verdünnung (Hypoplasie) der Lederhaut zurückzuführen ist, die ihrerseits zu
einer Ektasie der betreffenden Stelle führt, wird von Elschnig und E. Fuchs
übereinstimmend angegeben. Im Zusammenhang mit dem Konus nach unten
sind von E. Fuchs auch Einstülpungen der Retina zwischen Aderhaut und
Netzhaut, sowie in den Sehnerven oder dessen Scheiden oder in die benachbarte
Sclera hinein beschrieben worden, die von ihm auf einen übermäßigen Wachs-
tumstrieb der Netzhaut an ihrem hinteren Ende bezogen werden, während ich
alle diese Veränderungen zu den kolobomatösen gerechnet habe. Der Ort der
Ausstülpung werde durch den Zeitpunkt bestimmt, in dem sich diese vollzieht.

Abirrende Nervenfasern sind von E. Fuchs (b), Seefelder (c), Sneed und
Scheerer auch im Bereiche des *Opticusstammes* aufgefunden worden. Sie
können mit den übrigen Nervenfasern gleichgerichtet sein, aber auch in der
Richtung von hinten nach vorne verlaufen. Fuchs glaubt, daß es sich bei
den letzteren manchmal um eine Schleifenbildung der Nervenfasern handelt,
durch die ihre Leitungsfähigkeit nicht aufgehoben zu werden braucht. Bei den
ersteren liegt zuweilen eine sog. Opticusteilung vor, wobei sich ein Bündel
Nervenfasern auf eine gewisse Strecke vom Sehnerven abzweigt, später aber
wieder mit ihm vereinigt. Mit den oben (S. 586) erwähnten v. Szilyschen
abgeirrten Nervenfasern in jungen Kolobomaugen hat diese Art offenbar nichts
zu tun.

Verhältnismäßig häufig sind bekanntlich *markhaltige Nervenfasern*[1] auf der
Papille und in der Netzhaut. Ihr Aussehen, besonders ihr lebhafter silbriger
Glanz, ihre zumeist strahlige, flammenartige Form und ihre Lagebeziehung
zu den Netzhautgefäßen lassen eine Verwechslung mit anderen Veränderungen
kaum geschehen (siehe Bd. V, Abb. 13, S. 396 und Abb. 14, S. 397). Ihre
Ausdehnung und ihr Sitz schwanken bekanntlich innerhalb weiter Grenzen.
Ihre Entwicklung erfolgt, wie die der Markscheiden im peripheren Sehnerven-
stamm erst nach der Geburt. In Fällen von Sehnervenatrophie fallen auch
sie restlos der Atrophie anheim. Von klinischem Interesse ist die von mehreren
Autoren, zuletzt von Kraupa, Bliedung, Gradle und Neuschueler nachgewiesene Tatsache, daß bei einer gewissen Dicke der markhaltigen Faserschicht
ein ihrer Ausdehnung entsprechender Gesichtsfeldausfall vorhanden ist.

Eine besondere Bedeutung kommt den Fällen zu, in denen auch die Gegend
der Macula lutea von markhaltigen Nervenfasern eingenommen ist, weil mit
dieser Abweichung eine hochgradige Herabsetzung der Sehschärfe einher-
zugehen pflegt. Von Kraupa wird das Befallensein der ganzen Papille als eine
hochgradige Seltenheit berichtet (bisher nur 3 Fälle). Daß markhaltige Nervenfasern ohne Beteiligung der Papille ausschließlich in der Netzhaut auftreten
können, ist bekannt. Ein typischer Fall dieser Art ist von Bachstez mitgeteilt.

---

[1] Näheres findet sich in Bd. V auf S. 395f. und S. 625.

worden. Ich selbst habe ebenfalls vor kurzem einen solchen Fall beobachtet, dessen Deutung nicht ganz so einfach war wie sonst. Die markhaltigen Nervenfasern bildeten mehrere radiär verlaufende, nur ganz schwach silbrig glänzende

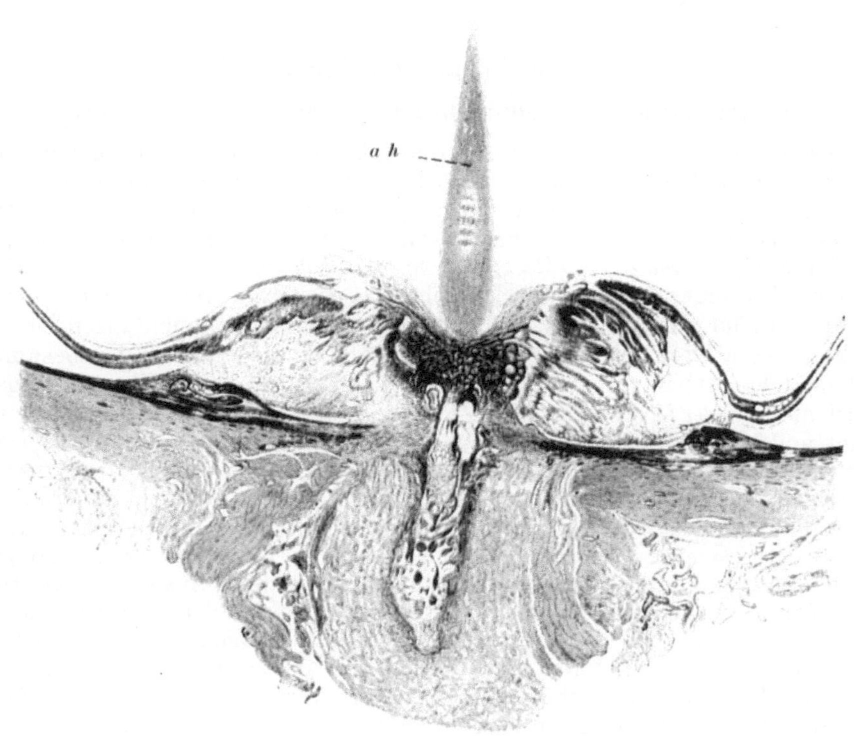

Abb. 55. Sehnerveneintritt mit persistierender Arteria hyaloidea (*ah*) bei einer Erwachsenen. An der Stelle des Sehnerveneintritts ist die Netzhaut wie bei Kolobom in mehrfache Falten gelegt, die zusammen eine tumorartige Masse (Pseudostauungspapille) bilden. (Eigene Beobachtung.)

breite Streifen, die alle in der Richtung nach der Papille zogen und sich weit in die Peripherie erstreckten. Daß durch eine Neuritis nervi optici das Erkennen der markhaltigen Nervenfasern erschwert sein kann, wird von HESSE angegeben.

Nach H. FISCHER kommen markhaltige Nervenfasern häufig mit RECKLINGHAUSENscher Krankheit zusammen vor. So fanden sich unter 12 Fällen dieser Art viermal markhaltige Nervenfasern. Nach seiner Ansicht ist das kein zufälliges Zusammentreffen, sondern der Ausdruck einer keimplasmatischen

Entwicklungsstörung des Nervensystems überhaupt. Es sei infolgedessen in Zukunft auf dieses Zusammentreffen besonders zu achten.

Die schon von Berg und Degner festgestellte Häufigkeit der Korrelation von ausgedehnten markhaltigen Nervenfasern mit Myopie ist vor kurzem von Kiso bestätigt worden. Von 40 Fällen hatten 25 Augen eine Myopie über 5, die meisten sogar über 10 dptr.

Eine ebenfalls außerordentlich seltene Sehnervenveränderung, nämlich die *angeborene familiäre Stauungspapille,* beschrieb Heine (b). Bei 6 Geschwistern fand sich das Bild der Stauungspapille, die sich als Pseudostauungspapille erwies. Die anatomische Grundlage dieser Veränderung ist vollkommen unklar. Heine hält es für möglich, daß es sich um eine atypische Verteilung von markhaltigen Nervenfasern handelt. In einem von Anton untersuchten Fall von Pseudostauungspapille bestand das anatomische Substrat aus einem Konvolut von Netzhautfalten, die um eine persistierende Arteria hyaloidea herum angeordnet waren. Hier bestand noch ein Psammom der Sehnervenscheiden und eine Dermoidcyste der Orbita (Abb. 55).

5. Angeborene Anomalien der Hornhaut[1].

a) Angeborene Hornhauttrübungen einschließlich Staphylome.

Unsere Kenntnisse vom Wesen der angeborenen Hornhauttrübungen sind in den letzten Jahrzehnten dank zahlreicher gründlicher und sorgfältiger Untersuchungen wesentlich gefördert worden. So steht heute ganz einwandsfrei fest, daß es *zwei Arten* von angeborenen Hornhauttrübungen gibt, nämlich solche, die durch eine *reine Entwicklungsstörung* und solche, die durch *entzündliche Vorgänge* hervorgerufen werden. Es steht aber weiterhin fest, daß die ersteren bei weitem häufiger sind, und daß angeborene Hornhautentzündungen zu den größten Seltenheiten gehören. Von den ersteren ist wiederum die bestbekannte und bestcharakterisierte die Petterssche *Defektbildung der* Descemet*schen Membran* bzw. *der Hornhauthinterfläche.* Sie ist zuerst von Peters (a) richtig erkannt und bald darauf durch Beiträge von Seefelder (a—c), Reis (a), Meisner (a, b), sowie von Schülern von Peters, Wirths, Maschimo, Schomann, Schläfke und Mans vollauf bestätigt worden. Auch andere Forscher, z. B. Mohr (a, b) und Rubert, haben solche Defektbildungen beschrieben, sie aber nicht richtig gedeutet. Es handelt sich dabei um eine fast immer doppelseitige zentrale Hornhauttrübung von parenchymatösem Aussehen, der anatomisch ein mehr oder minder tiefgreifender Defekt der Hornhauthinterfläche entspricht. Sie ist zuweilen mit Hydrophthalmus vergesellschaftet, der sich von dem primären Hydrophthalmus durch eine Abflachung der vorderen Kammer unterscheidet. Manchmal findet sich auf einem Auge nur eine Hornhauttrübung, auf dem anderen dagegen ein Staphylom, wodurch die engen Beziehungen der Defektbildungen zu den angeborenen Staphylomen in ein helles Licht gerückt werden. In einigen Fällen sind auch noch andere Anomalien, wie z. B. Persistenz der Pupillarmembran und Verwachsung der Membran mit der Hornhaut, Kolobom usw. nachgewiesen worden. Die Trübungen sind bis zu einem gewissen Grade aufhellungsfähig und zuweilen vascularisiert. Die Defektbildung kommt sowohl beim Menschen als bei Tieren (Schwein, Hund und Meerschweinchen) vor. Von Peters werden für die Entstehung in erster Linie Störungen in der Abschnürung der Linse verantwortlich gemacht, wogegen Seefelder (a) der Meinung ist, daß das Primäre

---

[1] Diese Anomalien sind auch von Schieck in Bd. IV dieses Handbuches vom klinischen Standpunkte aus behandelt.

ein Defekt des Endothels der Hornhauthinterfläche sei. Gegen die PETERSsche Auffassung ist vor allen Dingen der Einwand erhoben worden, daß in einer Reihe von Fällen gar keine Anzeichen einer Beteiligung der Linse nachzuweisen waren, und daß die Deutung von manchen Gebilden, die von ihm und seinen Schülern in alten Staphylomen gefunden und als Lentoide angesehen worden sind, doch recht unsicher ist [E. v. HIPPEL (a), SEEFELDER (a)]. Das mikroskopische Verhalten der Defektbildung kann zwar sehr einfach, aber zuweilen, wie in einigen Fällen von PETERS und seinen Schülern, sehr kompliziert sein.

Bei den bisher beschriebenen Fällen von *angeborenen Hornhautentzündungen* hat es sich fast immer um interstitielle Entzündungen gehandelt [REIS (a), v. HIPPEL (c), SEEFELDER (f)]. In den Beobachtungen v. HIPPELs und REIS' lag zweifellos eine Lues vor. Eine eitrige Entzündung ist nur von MEISNER (c) bei 2 Meerschweinchen im Alter von 4 Tagen nachgewiesen worden. Sie hatte auf beiden Augen bereits so weit um sich gegriffen, daß sich binnen kurzem ein Hornhautgeschwür entwickelt hätte. Sonstige völlig einwandsfreie Fälle von angeborenen Geschwürsbildungen der Hornhaut sind noch nicht bekannt geworden. Dagegen hat CLAUSEN vor kurzem Gelegenheit gehabt, ein angeborenes Hornhautstaphylom zu untersuchen, bei dem nach seiner Ansicht auf Grund der noch vorhandenen Entzündungsprodukte kein Zweifel an der entzündlichen Entstehung des Staphyloms aufkommen kann. Von PETERS (c, d) wird aber auch die entzündliche Entstehung dieses Staphyloms angezweifelt. Das gleiche Schicksal ist einem jüngst von SEEFELDER (b) mitgeteilten Falle von beiderseitigem Staphyloma partiale bei einer neugeborenen Katze widerfahren, bei dem die Entzündungserscheinungen (dichte Infiltration der noch bestehenden Hornhautreste und des an die Stelle der Hornhaut getretenen Granulationsgewebes mit gelapptkernigen Leukocyten) noch stärker waren als in dem Falle von CLAUSEN, bei dem ferner die Linse auf beiden Augen fehlte und die Netzhaut in ganzer Ausdehnung starke Faltenbildungen der äußeren Körnerschicht aufwies. Wenn nun PETERS auch zuzugeben ist, daß in den beiden genannten Fällen über den Ort und Zeitpunkt des ersten Auftretens der Entzündungserscheinungen nichts Sicheres gesagt werden kann, und daß hinsichtlich der Entstehung mancher Veränderungen gewisse Unklarheiten bestehen, so dürfte dies doch keineswegs genügen, um die gefundenen schweren entzündlichen Vorgänge bei der Staphylomentstehung als bedeutungslos anzusehen. Anderseits soll unumwunden zugegeben werden, daß das klinische Bild des gewöhnlichen Staphyloms auch auf dem Boden einer reinen Defektbildung ohne Mitwirkung von entzündlichen Vorgängen entstehen kann. Es handelt sich dabei um Fälle von ausgedehnteren Verwachsungen zwischen Iris und Hornhautdefekt, die zu Sekundärglaukom, Anlagerung der Iris an die Hornhauthinterfläche und schließlich zu dem Bilde des sekundären Hydrophthalmus führen. Wir müssen uns aber bewußt sein, daß wir aus den klinischen Veränderungen von angeborenen Hornhauttrübungen oder Staphylomen allein niemals sichere Schlüsse auf ihre Entstehung zu ziehen vermögen, nachdem sich herausgestellt hat, daß eine Reihe von Merkmalen, die früher als unbedingt beweisend für eine entzündliche Entstehung gegolten haben, wie z. B. die Vascularisation, die Mattigkeit der Hornhautoberfläche und die Aufhellungsfähigkeit, auch den Defektbildungen zukommen können.

Die durch *Geburtsverletzungen* und zwar zumeist durch Zangendruck hervorgerufenen Hornhauttrübungen sind wegen der sie begleitenden Erscheinungen (Durchblutung der Lider, Hyphaema usw.) von den angeborenen leicht zu unterscheiden. Die Ursache der Trübungen ist in diesen Fällen zumeist in einer Zerreißung der DESCEMETschen Membran, ja selbst der hintersten Hornhautschichten zu suchen, die zu einer Quellung der Hornhaut führt. Als Folge dieser

Verletzung kann ein einseitiger hochgradiger Hornhautastigmatismus zurückbleiben. Die Rißenden der Descemetschen Membran sind nach der gewöhnlich ziemlich rasch erfolgenden Aufhellung der Hornhaut namentlich an der
Spaltlampe das ganze Leben hindurch nachzuweisen. Nicht selten macht ein
starker einseitiger Hornhautastigmatismus auf eine überstandene Geburts-
verletzung aufmerksam (Marchesani).

b) Abweichungen der Größe und Form der Hornhaut.

Megalocornea. Während bis vor kurzem die Mehrzahl der Ophthalmologen
daran gezweifelt hat, daß es eine echte, durch ein abnormes Wachstum bedingte
Vergrößerung der Hornhaut, sog. Megalocornea (Horner, Haab) gibt, ist in der
neuesten Zeit eine ganz stattliche Literatur über diese Frage entstanden, in der
alle beteiligten Forscher einhellig zu dem Schlusse gelangen, daß an der Tatsache
einer echten Megalocornea nicht mehr gezweifelt werden kann. Alle Autoren
sind sich darüber einig, daß die Feststellung einer Megalocornea nur dann
zulässig ist, wenn alle, auch die leisesten Anzeichen einer überstandenen Drucksteigerung fehlen, und somit eine Verwechslung mit einer glaukomatösen Vergrößerung der Hornhaut, wie beim Hydrophthalmus, vollkommen ausgeschlossen
ist. Von einer Megalocornea sollte man erst dann sprechen, wenn der wage-
rechte Hornhautdurchmesser mindestens 13—13,5 mm beträgt [Kesten-
baum, Seefelder (e)]. Die Hornhaut kann aber auch eine ganz enorme Größe
(bis zu 18 mm Durchmesser) aufweisen. Die vordere Augenkammer ist zumeist
stark vertieft, die Grenzen zwischen Hornhaut und Lederhaut aber im Gegensatz zum Hydrophthalmus gewöhnlich, wenn auch nicht immer (Kestenbaum) so scharf wie in normalen Augen. Der Hornhautradius bleibt oft unter
dem Durchschnitt, Astigmatismus nach der Regel ist häufig. Beide Augen verhalten sich zumeist völlig gleich, was beim Hydrophthalmus sehr selten der
Fall ist. Die Sehschärfe ist nach Ausgleich etwa vorhandener Brechungsfehler gut.
Häufig ist Linsen- bzw. Irisschlottern beobachtet worden, ja selbst Spontanluxationen der Linse sind später vereinzelt vorgekommen [Kayser (a, b), Reis (b),
Stähli (b), Wright]. Von sonstigen noch beobachteten Anomalien sind vor
allem persistierende Reste der Pupillarmembran und greisenbogenartige Hornhauttrübungen zu nennen. Von Kayser und Grönholm ist eine Vererbung
der Anomalie durch mehrere Generationen hindurch festgestellt worden. Sie
erfolgt nach diesen Autoren wie die der Hämophilie und angeborenen Farbenblindheit nach den Gesetzen der gynephoren Vererbung[1]. Mangels anatomischer Untersuchungen konnten bisher über die Größenverhältnisse dieser
Augen keine Anhaltspunkte gewonnen werden, doch neigt ein großer Teil der
Autoren (Seefelder, Stähli, Wright und Soriano) der Auffassung zu, daß
einer exzessiv vergrößerten Hornhaut im allgemeinen auch eine abnorme Größe
des ganzen Auges entspricht. Zugunsten dieser Annahme dürfte der Umstand
sprechen, daß Wright bei der Extraktion der Linse seines Falles diese abnorm
groß gefunden zu haben angibt. Gegen die Annahme einer Vergrößerung des
ganzen Auges haben sich besonders Kayser und Friede (b) ausgesprochen. Im
Falle von Berg war eine Vergrößerung des Auges auf Grund der refraktometri-
schen Bestimmung nach der Extraktion der Linse geradezu auszuschließen.

Abgesehen von der in verschiedenen Fällen nachgewiesenen Vererbung ist
über die *Ursache* dieser eigenartigen Anomalie nichts bekannt. Reis glaubt
auf Grund der Tatsache, daß manche Tiere eine sehr große Hornhaut besitzen,
die Megalocornea als ein atavistisches Merkmal deuten zu sollen. Auch Friede-
ist dieser Meinung und weist darauf hin, daß eigentlich die Hornhaut jedes

---

[1] Man vergleiche hierzu den Beitrag Franceschetti in diesem Bande.

Neugeborenen im Verhältnis zur Augengröße dem Megalocorneatypus entspräche. Diese Erklärung wäre aber unzureichend, wenn sich die Meinung jener Autoren, die hinter einer Megalocornea auch einen Megalophthalmus vermuten, bestätigen würde. Daß die Unterscheidung von Megalocornea und Megalophthalmus trotz aller differentiellen Merkmale unter Umständen doch schwer sein kann, dürfte daraus hervorgehen, daß ich vor kurzem auf dem einen Auge das Vollbild des Hydrophthalmus, auf dem anderen dagegen nur solche Veränderungen feststellen konnte, auf Grund deren allein ich unbedenklich die Diagnose „Megalocornea" gestellt hätte, während es sich nach der ganzen Sachlage um einen abortiven Hydrophthalmus gehandelt haben muß.

Mikrocornea. Von den beiden um die Erforschung der Mikrocornea am meisten verdienten Forschern, STAEHLI (a) und FRIEDE (a), werden bereits Hornhäute mit einem wagerechten Durchmesser von 11 mm oder darunter (FRIEDE) als Mikrocorneae angesehen. Auch bei der Mikrocornea kann die Frage nicht unberührt bleiben, ob die Verkleinerung lediglich die Hornhaut oder den ganzen Augapfel betrifft. Nach FRIEDE kommen beide Möglichkeiten vor, während STAEHLI auf Grund seiner Beobachtungen über die Hornhautbrechung und die Gesamtrefraktion schließt, daß es sich dabei meist um im ganzen verkleinerte Augen handelt. Es hat sich nämlich bei den Untersuchungen von FRIEDE und STAEHLI ergeben, daß die Gesamtrefraktion solcher Augen trotz stärkerer Hornhautbrechung von denen mit normal großer Cornea nicht wesentlich abweicht. Also müssen die Augen mit Mikrocornea kürzer, d. h. kleiner sein als jene. Zu ganz ähnlichen Ergebnissen war übrigens schon im Jahre 1891 PRISTLEY-SMITH auf Grund von eigenen umfangreichen Untersuchungen gekommen. Interessant ist die Feststellung von STAEHLI, daß 20% seiner Fälle an Glaukom litten. Der kleinste bisher berichtete Hornhautdurchmesser hat 9,5 mm betragen. Die Sehschärfe der Augen mit Mikrocornea ist zumeist gut. Die Augen müssen also als normal bezeichnet werden.

Cornea plana. Wie schon der Name sagt, ist das hervorstechendste Merkmal dieser Anomalie eine auffallende Flachheit der Hornhaut, die, wie FRIEDE (a) sich zutreffend ausdrückt, so bedeutend ist, daß es aussieht, als ob an der Stelle der Hornhaut ein flaches Glasplättchen läge. Auch die angrenzenden Lederhautabschnitte sind nach FRIEDE noch abgeflacht. Mit der Abflachung der Hornhaut scheint nach den bisherigen Mitteilungen auch immer eine abnorme Kleinheit der Hornhaut (Mikrocornea) verbunden zu sein, die dadurch noch gesteigert erscheint, daß sich der Limbus etwas weiter auf die Hornhaut hinüber erstreckt als normal (Pseudocornea). Die Hornhaut kann dabei im übrigen vollkommen klar oder wie in RÜBELs Fall parenchymatös getrübt sein. Die Brechkraft der Hornhaut schwankt zwischen 22 und 25, die Gesamtrefraktion zwischen $+ 7$ und $- 9$ dptr. Die Größe solcher Augen scheint, soweit sie sich feststellen läßt, normal, ja sogar übernormal zu sein im Gegensatz zur echten Mikrocornea. Demnach wäre die Cornea plana nach FRIEDE als eine umschriebene Hemmungsbildung des Mesoderms des vorderen Augenabschnittes, die Mikrocornea bzw. der Mikrophthalmus als eine Hemmungsbildung des ganzen Augapfels aufzufassen. In neuester Zeit hat jedoch FRIEDE auf Grund der Tatsache, daß die Augen mit Cornea plana schlecht sehen, diese Auffassung in der Weise abgeändert, daß er die Cornea plana nicht mehr als ein Krankheitsbild für sich, sondern als eine Entwicklungsstörung der gesamten Corneo-sclera erklärt, die an eine Hypoplasie der Netzhaut und des Sehnerven gebunden sei. Sowohl von FELIX als von FRIEDE ist ein familiäres Vorkommen dieser Abweichung beobachtet worden.

Senkrecht ovale Hornhautform. Die zuerst von E. FUCHS beschriebene senkrecht ovale Hornhautform ist eine nicht allzu seltene und in ausgeprägten

Fällen auffällige Anomalie der Hornhaut. Sie soll in irgendwelchen Beziehungen zur Lues congenita stehen, da diese Erkrankung sowohl in den von Fuchs als von Rübel (b) und Cunningham beschriebenen Fällen vorgelegen hat. Eppenstein ist dagegen auf Grund der Tatsache, daß sich bei seinen Untersuchungen kein Überwiegen dieser Hornhautform bei kongenital luetischen gegenüber gesunden Personen herausgestellt hat, der Meinung, daß nicht die Lues congenita für die Formveränderung an sich verantwortlich zu machen ist, sondern die interstitielle Keratitis, auf deren Boden die betreffende Formveränderung entstehe. Hierzu kann ich bemerken, daß ich ein kongenital luetisches Kind mit sehr ausgesprochener senkrecht ovaler Hornhautform beobachtet habe, bei dem die Keratitis interstitialis erst unter unseren Augen aufgetreten, die senkrecht ovale Hornhautform jedoch schon vorher vorhanden gewesen ist. Dagegen sind auf dem einen Auge dieses Falles schwere sonstige Veränderungen, so z. B. fast völlige Verlegung der Pupille durch eine Verwachsung des Pupillarrandes mit der kataraktösen Linse und eine hochgradige Atrophie der Iris nachzuweisen gewesen. Im übrigen habe ich wiederholt eine senkrecht ovale Hornhautform auch in ganz gesunden Augen von anscheinend normalen Menschen feststellen können.

Entrundung der Hornhaut. Unter dieser Bezeichnung ist von Triebenstein eine Formveränderung der Hornhaut beschrieben worden, die in der Bildung von spitzbogigen Vorsprüngen der Hornhautgrenze an umschriebenen Stellen besteht. Während es sich bei dieser Art von Entrundung mehr um ein Hinausreichen des Hornhautgewebes über seine physiologischen Grenzen handelt, betont Streiff (b), daß bei den von ihm beschriebenen sog. Abschrägungen der Hornhautrundung, die namentlich medial unten ziemlich häufig vorkommen sollen, der schräge Teil der Kontur nicht über den Randteil der Hornhaut hinausreicht. Es kommen also diese beiden Möglichkeiten bei der Entrundung der Hornhaut in Frage.

6. Hydrophthalmus congenitus.

Der Hydrophthalmus congenitus soll hier nur insoweit besprochen werden, als er seine Entstehung *angeborenen Anomalien der Abflußwege* des Auges verdankt. Wie zahlreiche Untersuchungen (Reis, Seefelder, Siegrist und viele andere), die erst in der jüngsten Zeit wieder durch wertvolle Arbeiten aus der Römischen (Cucco) und der Breslauer Klinik (Jaensch), sowie von Lagrange bereichert worden sind, dargetan haben, sind in der überwiegenden Mehrzahl der Fälle von Hydrophthalmus congenitus angeborene Veränderungen nachzuweisen, die eine hochgradige Erschwerung des Abflusses der Kammerflüssigkeit bedingen müssen. Die auffälligste und offenbar verhängnisvollste dieser Veränderungen besteht in einem gänzlichen oder weitgehenden Fehlen des Plexus venosus Schlemmii, das in zahlreichen Augen festgestellt worden ist. Von weiteren Veränderungen sind zu nennen eine abnorme rückwärtige Lage oder abnorme Enge dieses Gefäßsystems, eine Verdichtung (fetaler Bau) des sclerocornealen Netzwerks, fetaler Bau des Ciliarmuskels, abnorme Persistenz des uvealen Gerüstwerks usw. Von anderen Autoren sind auch Anomalien der Iris, z. B. eine Verdichtung ihres Stromas (Meller), ein Kolobom (v. Hippel) und eine abnorme Entwicklung der Irismuskulatur (Stimmel und Rotter) nachgewiesen worden. Doch haben auch in diesen Fällen hochgradige Veränderungen der Kammerbucht nicht gefehlt. In einer Reihe von Fällen ist ähnlich wie beim Glaukom der Erwachsenen eine periphere Irisanlagerung festgestellt worden, wobei diese meist wohl ebenfalls durch kongenitale Anomalien bedingt gewesen sein dürfte. Das ist namentlich in einem von SEEFELDER (b) mitgeteilten Falle in ganz einwandfreier Weise nachzuweisen gewesen.

Von dieser durch eine klare Hornhaut und eine tiefe Vorderkammer gekennzeichneten Hydrophthalmusform ist scharf zu unterscheiden der Hydrophthalmus mit angeborener Hornhauttrübung und enger oder aufgehobener Kammer, der aber im übrigen ebenfalls auf angeborene Anomalien zurückzuführen ist, unter denen die PETERSsche Defektbildung der Hornhauthinterfläche mit vorderer Synechie der Iris die größte Rolle spielt (s. S. 590). Solche Fälle sind von REIS, MEISNER u. a. beschrieben worden.

Das wiederholt beobachtete Zusammentreffen von einseitigem Hydrophthalmus mit einer *Neurofibromatose* (Rankenneurom) der betreffenden Gesichtsseite (v. MICHEL, SIEGRIST u. a.) weist auf eine gemeinsame Entwicklungsanomalie des Mesenchyms hin, doch sind die Zusammenhänge zwischen diesen beiden Veränderungen noch nicht in befriedigender Weise aufgeklärt. Das gleiche gilt auch hinsichtlich des Zusammenvorkommens von Hydrophthalmus und Feuermal, nachdem die Auffassung, daß den Gefäßanomalien der Haut solche des Augengefäßsystems entsprechen, bei der anatomischen Untersuchung eines derartigen Falles durch SAFAR keine Stütze erfahren hat.

7. Angeborene Anomalien der Sclera[1].

Blaue Sclera. Von den angeborenen Anomalien der Sclera ist die bestbekannte und bemerkenswerteste die sog. Blaufärbung der Sclera, die außerordentlich auffallend ist, wovon ich mich vor kurzem selbst an der Hand eines mir von Prof. STIEFLER - Linz überwiesenen Falles überzeugen konnte. Wie FREYTAG mit Recht bemerkt, ist die Bezeichnung Blaufärbung an und für sich unzutreffend, da die Sclerae selbst nicht verfärbt sind, sondern ihre Färbung nur dem Durchscheinen des Uvealpigments verdanken. Eigenartig ist das Zusammentreffen dieser Anomalie mit einer abnormen Knochenbrüchigkeit, worauf zuerst von EDDOWES (1900) aufmerksam gemacht worden ist. Es ist nach den bisherigen Zusammenstellungen in etwa $^2/_3$ der Fälle vorhanden. In engem Zusammenhang damit steht jedenfalls auch die von FREYTAG und BEHR in ihren Fällen festgestellte Neigung zu Luxationen und Subluxationen verschiedener Gelenke. Von VAN DER HOEVE und A. DE KLEYN ist dann der erwähnte Symptomenkomplex noch dahin ergänzt worden, daß er häufig mit Schwerhörigkeit oder Taubheit vergesellschaftet ist. So fand sich bei 10 Personen der von VAN DER HOEVE und DE KLEYN untersuchten 22 Familienmitglieder, die an blauer Sclera mit Knochenbrüchigkeit litten, auch Schwerhörigkeit bzw. Taubheit, und zwar ist die primäre Ursache der unter dem Bilde der Otosklerose verlaufenden Hörstörung in einer Veränderung des Felsenbeins zu erblicken, die von STENVERS bei einem der Fälle VAN DER HOEVES und DE KLEYNs röntgenologisch nachgewiesen worden ist. Die röntgenologische Untersuchung der abnorm brüchigen Knochen hat aber im übrigen zu keinen einheitlichen Ergebnissen geführt; es ist in verschiedenen Fällen geradezu ein normaler Befund ermittelt worden. Auch die allerdings noch sehr spärlichen anatomischen Untersuchungsergebnisse von blauen Scleren haben widersprechende Resultate gezeitigt. Während nämlich BUCHANAN bei einem $2^1/_2$ jährigen Kinde eine Verdünnung der Sclera und Hornhaut gefunden zu haben angibt, sollen die gleichen Häute in dem Falle von BRONSON eine normale Dicke und normalen Bau aufgewiesen haben. Ebenso widersprechen sich die Messungsergebnisse an der Spaltlampe von WIRTH und VOGT. Man kann also nicht ohne weiteres behaupten, daß die blaue Farbe der Sclera durch eine abnorme Dünne dieser

---

[1] Die Klinik dieser Anomalien ist von SCHIECK in Band IV dieses Handbuches behandelt.

Haut bewirkt wird. Nach Bronson und Vogt soll 'es sich vielmehr um eine abnorme Lichtdurchlässigkeit der Sclera handeln.

Wie verschiedene große, sich über 3—4 Generationen erstreckende Stammbäume gezeigt haben und zuerst Peters angegeben hat, ist das Leiden in hohem Maße vererbbar, wobei sich die einzelnen Faktoren der Trias in verschiedener Weise bzw. Häufigkeit vererben. Einige wenige Beispiele mögen dies erläutern:

van der Hoeve und de Kleyn: 4 Generationen mit 22 Personen, davon 15 untersucht, von diesen 10 mit blauer Sclera, 10 mit Knochenbrüchigkeit, 10 mit Schwerhörigkeit behaftet. Bronson: 1. 4 Generationen mit 55 Personen, davon 21 blaue Sclera, 20 abnorme Knochenbrüchigkeit oder Luxationen. Von 8 Erwachsenen 7 taub. 2. 3 Generationen mit 8 Personen, 7 blaue Sclera, 4 mit Frakturen, 2 mit Luxationen, keine Taubheit. Freytag: 5 Generationen mit 18 Mitgliedern. 11 blaue Sclera und Knochenbrüchigkeit, 9 schwerhörig.

Dabei hat sich kein bestimmter Vererbungstypus ermitteln lassen. So kann das Leiden sowohl durch den Vater als durch die Mutter übertragen werden. Andererseits sind auch ziemlich viele Fälle ohne nachweisbare Vererbung beschrieben worden [1].

Die Pathogenese des ganzen Symptomenkomplexes hat sehr verschiedene Deutungen erfahren. Der meisten Anhänger erfreut sich die von Freytag zuerst ausgesprochene Vermutung, daß es sich dabei um eine primäre allgemeine Minderwertigkeit des Mesenchyms handle. Andere Forscher [Bolten (a — c), Behr, Gutzeit und Takahashi] denken an Störungen der inneren Sekretion, die in Gutzeits Fall sicher vorgelegen haben. Aber auch die Angaben über Störungen der Stoffwechselverhältnisse, z. B. den Calciumstoffwechsel, lauten so verschieden, daß mit ihnen vorläufig nichts anzufangen ist. Von Franke wird noch auf die ungleiche geographische Verbreitung des Leidens, vor allem auf die relative Häufigkeit der Mitteilungen aus Holland und England hingewiesen.

Die angeborenen serösen **Scleralcysten** gehören anscheinend zu den seltensten Anomalien des Auges. Sie sind in den bisher beschriebenen Fällen allerdings durchgehends erst im Alter von 5—20 Jahren nachgewiesen worden, doch dürfte ihre Entstehung auf Grund einer angeborenen Anlage nicht zu bezweifeln sein. Die Cysten finden sich durchwegs an der Hornhaut-Lederhautgrenze ohne Bevorzugung einer besonderen Stelle der Hornhautcircumferenz. Ihre Größe wird ziemlich übereinstimmend als erbsen- bis bohnengroß angegeben. Sie sitzen der Sclera breitbasig auf, sind gänzlich unverschieblich und mit wässeriger Flüssigkeit prall gefüllt. Fast in allen Fällen ist in der Zeit vor der Operation ein Größerwerden der Cysten beobachtet worden. Der zuletzt von Friede beschriebene Fall ist dadurch bemerkenswert, daß bei ihm über Nacht plötzlich Veränderungen in der Cyste auftraten, die auf die Herstellung einer Verbindung zwischen Cyste und Vorderkammer schließen ließen. Bei der mikroskopischen Untersuchung der Cystenwand fand sich als innere Auskleidung ein mehrschichtiges Plattenepithel vom Aussehen des Bindehautepithels. Infolgedessen hat die Ansicht Villards, daß die Cysten durch Abschnürung eines conjunctivalen oder cornealen Epithelzapfens entstehen, die meiste Wahrscheinlichkeit für sich.

8. Angeborene Anomalien der Linse [2].

a) Lenticonus anterior et posterior.

Von den als Lentikonus bezeichneten kegelförmigen Vorsprüngen der Linse ist der hintere der weitaus häufigere. Er ist sowohl beim Menschen als bei verschiedenen Tieren (Kaninchen, Schwein) beobachtet worden. Die Linse kann

---

[1] Näheres findet sich bei Franceschetti, Kapitel Vererbung, in diesem Bande.
[2] Siehe hierzu auch Kapitel Linse von A. Jess in Bd. V dieses Handbuches.

dabei vollkommen klar oder etwas getrübt sein. Dieses zeigt sich vorzugsweise in der Gegend des hinteren Pols. Im ersten Falle hat man sich vor einer Verwechslung mit Linsen mit doppeltem Brennpunkt zu hüten. In den anatomisch untersuchten Fällen von Lenticonus posterior, bei denen es sich allerdings durchgehends um mißgebildete Augen gehandelt hat, ist fast immer eine Zerreißung der hinteren Linsenkapsel gefunden worden, in deren Bereich Linsenmassen in den Glaskörper vorquollen. Gewöhnlich waren an der hinteren Kegelspitze strangförmige Reste der Arteria hyaloidea angeheftet. Es steht aber außer Zweifel, daß ein Lenticonus posterior auch ohne Zugwirkung einer persistierenden Arteria hyaloidea zustande kommen kann. Nach Vogt (h) und Riedl spricht die polare Lage des Lentikonus geradezu gegen eine solche Entstehung, weil die Anheftungsstelle der Arteria hyaloidea wenigstens normalerweise nicht dem hinteren Linsenpol entspricht. Der Nachweis eines Lenticonus posterior bei vollkommen klarer Linse ist seit der Einführung der Spaltlampenuntersuchung wesentlich erleichtert, wie die Mitteilungen von Colombo, Gullstrand, Vogt und Jano beweisen.

b) Das Linsenkolobom.

Das Linsenkolobom ist am häufigsten zusammen mit typischen Kolobomen des Augapfels beobachtet worden. Gewöhnlich handelt es sich dabei um eine umschriebene, auf den Randteil der Linse beschränkte Einkerbung, die keine optischen Störungen verursacht. (S. Bd. V dieses Handbuches, S. 210, Abb. 36a und b.) Im Bereiche des Koloboms sind häufig Mesodermstränge gefunden worden, die von der Kolobomspalte zum Linsenrand oder um ihn herum verliefen und die Entwicklung der Zonula an dieser Stelle verhindert haben (Wessely). Auch atypische Linsenkolobome kommen vor; sie können bekanntlich auch noch nach der Geburt im Anschluß an operative Eingriffe in frühester Jugend (Iridektomie) entstehen (Wessely, Meisner).

c) Ectopia lentis.

Von der *Ectopia lentis* ist bereits in Zusammenhang mit der Korektopie die Rede gewesen. Sie tritt zumeist doppelseitig und in symmetrischer Anordnung auf. Eigentümlicherweise ist die Verschiebung nach oben häufiger als nach unten. Die Anomalie ist ausgesprochen erblich und von größerer klinischer Bedeutung, wenn bei stärkerer Verlagerung der Linse die Pupille in einen linsenhaltigen und linsenlosen Abschnitt zerfällt, wodurch Sehstörungen verursacht werden. Von H. Sattler ist in einem solchen Falle mit Erfolg die Iridodesis ausgeführt worden. Als primäre Ursache kommen natürlich nur Anomalien des Aufhängebandes der Linse in Betracht, die in einem teilweisen Fehlen oder einer defekten Anlage des ganzen oder in einer ungleichmäßigen Entwicklung (Hegner) des Bandes bestehen können. Daß solche auch bei Spontanluxationen der Linse vorliegen und hier in einer abnormen Länge des Aufhängebandes bei einer ungewöhnlichen Kleinheit und abnormen Kugelform der Linse bestehen, ist erst vor kurzem von Wessely nachgewiesen worden. Ähnliche Veränderungen sind von Conturier gefunden worden.

d) Die angeborenen Starformen.

Angeborener Star ist bei sonstigen schweren Mißbildungen des Auges überaus häufig, insbesonders beim Mikrophthalmus mit und ohne Kolobom. Seine klinische Bedeutung ist in diesen Fällen ziemlich gering, da solche Augen schon wegen der übrigen schweren Mißbildungen schlecht sehen. Aber auch in normal

erscheinenden Augen sind angeborene Starbildungen keine besondere Seltenheit. Es lassen sich dabei teilweise und gänzliche Stare unterscheiden. Von
den teilweisen sind am häufigsten die sog. *Polstare* (auch Zentralkapselstar
genannt), die sowohl am vorderen wie am hinteren Linsenpol auftreten können.
Infolge ihrer scharfen Begrenzung, ihrer Dichtigkeit und ihrer meist geringen
Ausdehnung verursachen sie für gewöhnlich keine stärkeren Sehstörungen.
Es handelt sich dabei um eine bindegewebsähnliche Wucherung des Kapsel-
epithels ohne eine Beteiligung der Linsensubstanz. Wenn auch häufig ein
zentrales Hornhautgeschwür mit oder ohne Perforation (Seiler) den Anlaß
zu einem vorderen Polstar gibt, so steht doch anderseits zweifelsfrei fest, daß
angeborene vordere Polstare auch ohne vorausgegangene Hornhautentzündungen
vorkommen. In solchen Fällen werden gar nicht so selten im Bereiche des vorderen
Polstars Pupillarmembranfäden gefunden, die in die vordere Augenkammer
hineinragen [Horner, zitiert bei Vogt (i)]. Selbst ein erbliches Vorkommen
ist beobachtet worden. Gewebswucherungen im Bereiche eines Polstars von
stärkerer Ausdehnung und in Pyramidenform werden als *Pyramidalstar* bezeichnet.
Die Spitze der Pyramide kann dabei die Hornhauthinterfläche berühren und
an ihr angeheftet sein.

Nicht selten sind vordere Polstare mit mehr oder weniger ausgedehnten
Trübungen der Linsensubstanz vergesellschaftet, die spindelstar- oder schicht-
starähnliche Formen aufweisen. Diese Trübungen können mit dem Polstar
zusammenhängen, aber auch durch eine klare Zone von diesem getrennt sein,
wobei sie wie ein Abklatsch von ihm erscheinen [Vogt (g)]. Auf die Häufigkeit
des Zusammentreffens von Kapselstaren mit adhärierender Pupillarmembran ist
bereits früher (siehe persistierende Pupillarmembran S. 581) hingewiesen worden.
Mit dem hinteren Polstar sind ebenfalls häufig Reste der Arteria hyaloidea zusammen vorgefunden worden. Die Schwierigkeiten, die Entstehung der vorderen Polstare und überhaupt der Kapselstare nichtentzündlichen Ursprungs
zu erklären, hat Vogt eingehend erörtert.

Der *Schichtstar* soll hier nur insoweit Erwähnung finden, als er in einem
Teil der Fälle sicher angeboren ist, und in einer Reihe von Fällen eine direkte
Vererbung nachgewiesen worden ist, so daß die Annahme, es handele sich dabei
um eine echte, im Keime präformierte Mißbildung der Linse, gut gestützt erscheint. Von seiner mutmaßlichen Entstehung ist später die Rede (S. 600).

Das größte klinische Interesse beanspruchen naturgemäß die angeborenen
Totalstare, da sie zumeist doppelseitig auftreten und das Sehen im frühesten
Kindesalter auf das schwerste beeinträchtigen. Dadurch, daß sie obendrein
häufig in hohem Grade vererbbar sind, bilden sie für manche Familien eine
schwere Heimsuchung, deren Beseitigung eine ebenso wichtige, wie zuweilen
schwierige Aufgabe für den Augenarzt darstellt. Wir sprechen von Totalstar,
wenn auch nach der Erweiterung der Pupille die ganze Linse getrübt erscheint.
Im übrigen obwalten, was das sonstige Verhalten der angeborenen Totalstare
anbetrifft, bekanntlich sehr große Verschiedenheiten, die auch für unser
operatives Vorgehen von größter Bedeutung sind. Die genaue Feststellung
dieser Verhältnisse ist aber, abgesehen von der Unruhe der jungen Patienten,
leider häufig durch den Umstand erheblich erschwert, daß sich die Pupille
auch nach längerer und reichlicher Atropinisierung nur sehr mangelhaft
erweitert. Die Größe der Linse kann beim Totalstar in allen Ausmaßen
angenähert normal, aber auch zu gering sein. Die Verkleinerung kann alle
Durchmesser oder nur vorwiegend den sagittalen betreffen. Im letzten Falle
ist die Linse zuweilen in eine derbe Membran verwandelt, die fast ausschließlich aus dem erheblich verdickten Kapselsack besteht und höchstens
noch verkalkte, kreidig aussehende Linsenreste einschließt. Auch ein vollständiger

Ersatz der Linsenmasse durch ein gefäßhaltiges Bindegewebe ist beobachtet worden (CzERMAK-ULBRICH). Dementsprechend gestalten sich unser operatives Vorgehen und unsere dabei erzielten Erfolge sehr verschieden. Obendrein wird das Resultat auch von gut gelungenen Staroperationen nicht selten dadurch zunichte gemacht, daß noch andere Abweichungen, vor allem der Netzhaut, eine hochgradige Sehschwäche bedingen.

Die *Entstehungsweise* der angeborenen Stare ist bei der Spärlichkeit des bisher zur anatomischen Untersuchung gelangten Materials noch nicht genügend aufgeklärt. Vielversprechend erschienen in dieser Hinsicht die durch PAGENSTECHER (a—d) und v. SZILY angebahnten experimentellen Untersuchungen.

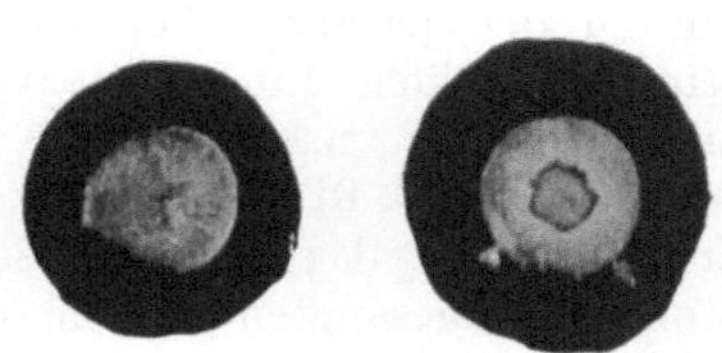

Abb. 56. Spontanrupturen der Linsenkapsel bei angeborenem Star. An der Stelle der Rupturen sieht man hernienartige Fortsätze der Linse im Bereich des Linsenäquators, die durch vorquellende Linsenmassen verursacht sind.
(Siehe Abbildung 57.)

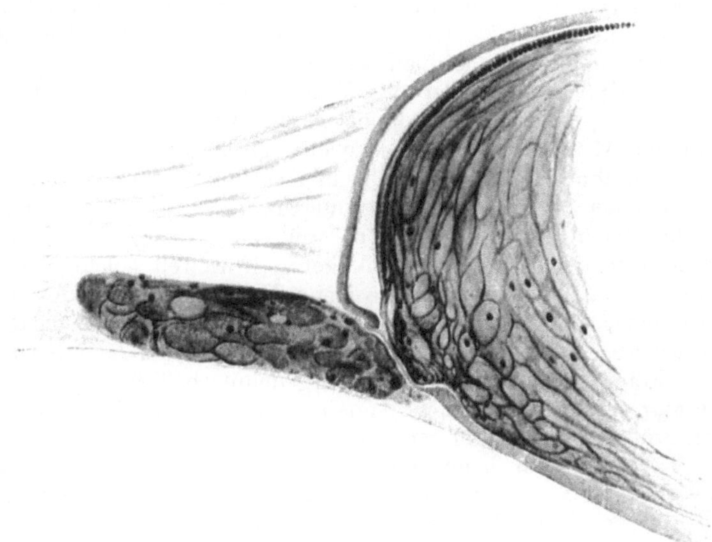

Abb. 57. Hernienartiges Vorquellen von Linsenmassen an der Stelle einer verheilten spontanen Ruptur der Linsenkapsel bei angeborenem Star. (Nach SEEFELDER.)

die uns einen beträchtlichen Schritt vorwärts gebracht haben. So müssen wir vor allem auch hier zwischen *idiotypischen* und *paratypischen* Staren unterscheiden. Die ersteren sind ausgesprochen vererbbar, die letzteren entstehen durch zufällige Erkrankungen bzw. Schädigungen der Linse im fetalen Leben. Die von PAGENSTECHER durch die Vergiftung der Muttertiere mit Naphthalin erzeugten Stare sind durchwegs paratypischer Art und erbringen den interessanten Beweis, daß bestimmte Schädigungen der Frucht zu Starbildungen führen können. Die PAGENSTECHERSCHEN Ergebnisse sind von v. SZILY und VAN DER HOEVE bestätigt worden. v. HIPPEL und v. SZILY haben auch durch Röntgenbestrahlung von Muttertieren, sowie durch Cholindarreichung ähnliche Stare erzeugt. Bei ihnen überwiegt, worauf v. SZILY hingewiesen hat, der Zerfall, während bei den idiotypischen Staren v. SZILYs, die durch Züchtung mit einem starkranken Kaninchen gewonnen worden sind, eine primäre abnorme Gruppierung von Linsenzellen besteht, und der Zerfall von Linsengewebe höchstens sekundär erfolgt. Den ausgebildeten Staren können wir freilich nicht mehr ansehen, auf welche Weise sie entstanden sind, doch werden wir im allgemeinen nicht fehlgehen, wenn wir die vererbten Stare zu den idiotypischen und die vereinzelt auftretenden mit einer gewissen Wahrscheinlichkeit zu den paratypischen rechnen. Über einen Star der letzteren Art, bei dem auf beiden Linsen mehrfache Kapselzerreißungen mit Vorquellen der Linsensubstanz nachgewiesen worden sind, hat vor kurzem Seefelder berichtet (Abb. 61 u. 62). Dieser Fall liefert zugleich eine willkommene Erklärung für das nicht so seltene Vorkommen von häutigen oder fast gänzlich aufgesaugten Staren, denen wohl zumeist solche Kapselzerreißungen zugrunde liegen dürften (Seefelder, Blatt, L. Pavia). Das Primäre wird dabei eine Volumszunahme der kataraktösen Linse durch eine Quellung der Linsenmassen sein, die zu einem Platzen der über ihre Elastizität hinaus gespannten Kapsel führt. Risse der hinteren Linsenkapsel neben ausgedehnten Resten der Pupillarmembran sind auch von Jaensch in zwei Fällen von angeborenem Totalstar anatomisch nachgewiesen worden. Während Jaensch aber die Katarakt auf noch außerdem bestehende Entzündungserscheinungen der Iris zurückführt, ist Peters der Meinung, daß die Risse auf die gleiche Weise entstanden sein können wie in dem vollkommen entzündungsfreien Falle von Seefelder. Auf das Vorkommen von Kapselzerreißungen hat übrigens schon früher Patry hingewiesen. Von C. Hess ist seinerzeit Störungen in der Abschnürung der Linse eine große Bedeutung beigemessen worden. Der von ihm beobachtete Fall einer solchen Veränderung bei einem Hühnerembryo schien dieser Auffassung nur förderlich zu sein. Dazu kam dann noch der Nachweis v. Szilys (b) und Landmanns der Amnioneinstülpung in die offene Linsengrube bei Vögeln. Inwieweit solche Befunde für die Entstehung der angeborenen Stare beim Menschen von Bedeutung sind, ist aber noch eine offene Frage. Nach v. Hippel könnten sie, da die Linse zur Zeit der Einstülpung noch sehr klein ist, nur für ganz begrenzte Linsentrübungen in Frage kommen, während ausgedehntere Trübungen, wie z. B. beim Schichtstar, mit einer solchen Annahme nicht in Einklang zu bringen wären. Noch größere Schwierigkeiten bereitet aber dem Hessschen Erklärungsversuch die Tatsache, daß beim Schichtstar manchmal mehrere Trübungszonen nachweisbar sind. Überhaupt ist die Entstehung des Schichtstars auch heute noch trotz der eifrigen Forschungen auf diesem Gebiete durch C. v. Hess, Peters, v. Hippel u. a. in ein bedauerliches Dunkel gehüllt. Dies kommt sowohl in den ausgezeichneten kritischen Besprechungen der Frage sowohl durch v. Hippel als durch Peters zum Ausdruck. Die große Schwierigkeit einer befriedigenden Erklärung beruht, wie v. Hippel mit Recht bemerkt, darin, daß jede Theorie auf die intrauterin, sowie post partum mögliche Entwicklung, auf die zweifellos in irgendeiner Hinsicht vorhandene Beziehung zur Rachitis, bzw. zur Tetanie, sowie auf die eminente Bedeutung der Heredität Rücksicht nehmen muß.

Neue Gesichtspunkte schienen zu dieser Frage soeben durch A. v. Szily und Eckstein beigebracht worden zu sein, die bei säugenden Ratten durch vitaminarme Ernährung der Muttertiere bei 30 überlebenden Jungtieren aus 6 Würfen klinisch und histologisch, und bei weiteren 9 Tieren histologisch, Katarakte von verschiedener Ausdehnung, darunter mehrere Fälle von typischer Cataracta zonularis erhalten haben wollen. Indessen konnten diese Versuchsergebnisse von Goldschmidt nicht bestätigt werden; vielmehr werden von ihm die von den genannten Autoren erhaltenen Stare als Kältestare bezeichnet.

E. Mißbildungen der Hilfsapparate des Auges.
1. Angeborene Anomalien der Lider.
a) Kryptophthalmus congenitus.

Beim Kryptophthalmus congenitus überzieht die Haut des Gesichtes und der Stirne ohne Unterbrechung das Auge, dessen Vorhandensein sich durch eine kugelige Vorwölbung der Haut, sowie beim Betasten und durch Bewegungen kundgibt (Abb. 58). Wie verschiedene operative Eingriffe und anatomische Untersuchungen (v. HIPPEL, GINZBURG u. a.) gezeigt haben, handelt es sich beim Kryptophthalmus congenitus nicht um eine einfache Verwachsung der Lider über einem sonst gut ausgebildeten Auge, sondern um einen *Ersatz der Hornhaut durch die äußere Haut.* So läßt auch die über dem Auge befindliche Haut gewöhnlich alle charakteristischen Bestandteile der Lider vermissen, und beim Durchtrennen dieser Haut gelangt man unmittelbar in das Augeninnere, dessen verschiedene Teile z. B. die Linse und die Regenbogenhaut meist ebenfalls nur mangelhaft entwickelt sind. Eine operative Behandlung dieser Mißbildung muß demnach von vornherein als gänzlich aussichtslos und verfehlt bezeichnet werden. Das Leiden kommt zumeist doppelseitig vor, wobei auf einer Seite wie im Falle v. HIPPELs eine Andeutung einer Lidbildung vorhanden sein kann. In einem vorläufig nur kurz mitgeteilten Falle von MÜLLER sowie in einem Falle von JUSEFOVA, war auf einer Seite Kryptophthalmus, auf der anderen ein Oberlidkolobom vorhanden. Fast immer finden sich gleichzeitig zahlreiche andere schwere Mißbildungen (Syndactylie, Atresie des Kehlkopfes, Defekt der Ohr-

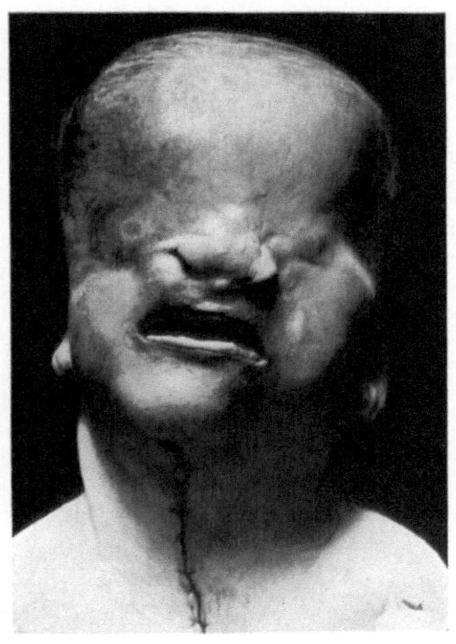

Abb. 58. Kryptophthalmus congenitus.
(Nach einer von Herrn Prof. G. B. GRUBER
freundlichst überlassenen Photographie.)

muschel oder Verwachsung der Ohrmuschel mit der Kopfhaut, Atresia ani usw.). Zweimal wurde das Auftreten der Mißbildung bei Geschwistern festgestellt, und von ASAYAMA ist die Mißbildung bei Mäusen sogar planmäßig gezüchtet worden. Es ist mir aber leider nicht bekannt geworden, ob außer der kurzen bisherigen Mitteilung eine ausführliche Veröffentlichung dieser höchst interessanten Beobachtung, die in erster Linie über die Entstehung dieser Mißbildung Aufschluß erbringen könnte, erfolgt ist. Was dies betrifft, so ist die frühere Anschauung, daß der Kryptophthalmus auf einer eitrigen Zerstörung der Hornhaut und einer Verwachsung der Lidhaut mit dem Bulbus beruhe, heute wohl vollkommen verlassen worden. Schon die Häufigkeit des Zusammentreffens des Kryptophthalmus mit den genannten Mißbildungen muß genügen, um eine solche Auffassung als ganz unhaltbar hinzustellen. Bemerkenswert ist das Zusammenvorkommen von Kryptophthalmus auf einer Seite und Lidveränderungen der anderen Seite (Lidkolobom; JUSEFOVA, KEY), Verwachsung des Oberlides und Bulbus[1] (MÜLLER) und Mißbildungen an anderen Körper-

---

[1] Eine solche Verwachsung ist auch von ELSCHNIG (a) als eine bisher noch nicht beschriebene Bildungsanomalie der Augenlider 1913 demonstriert worden.

stellen, die als amniogene anerkannt sind. Ein Einfluß einer engen Amnion-
kopfkappe dürfte demnach in manchen Fällen keinesfalls auszuschließen sein.
Zahlreiche Anhänger scheint zur Zeit die Auffassung zu besitzen, daß sich die
Hornhaut nicht in normaler Weise differenziert, sondern daß sie hautartigen
Charakter annimmt, weshalb die Entwicklung der Lider unterbleibt. Daß
eine so schwere Mißbildung auch noch weitere Entwicklungsstörungen der
Gebilde des Augeninnern nach sich zieht, erscheint dabei durchaus verständlich.

b) Lidkolobom.

Das Lidkolobom ist eine äußerst seltene und sehr auffällige Mißbildung,
bei der es sich gewöhnlich um einen dreieckigen, manchmal aber auch ganz
unregelmäßigen, durchreichenden Gewebsverlust des Lides handelt (Abb. 59
und 60). Die Größe des Gewebs-
verlustes schwankt innerhalb breiter
Grenzen. Auch mehrere Defekte kommen gleichzeitig nebeneinander vor.
Häufig finden sich auch noch andere
Mißbildungen der Augen, so z. B.
epibulbäre Dermoide, deren Sitz dem
Liddefekt zu entsprechen pflegt, Horn-

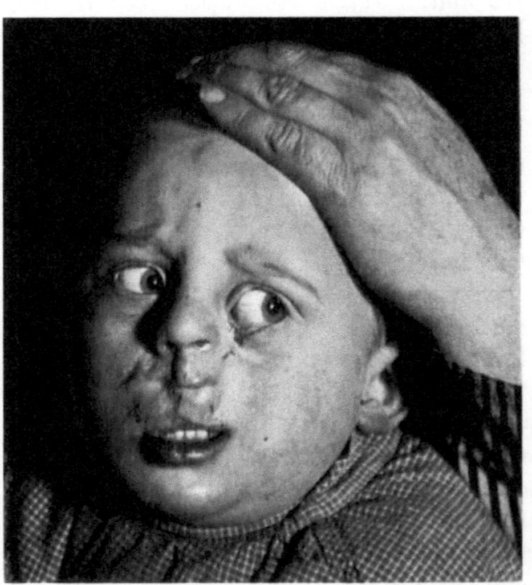

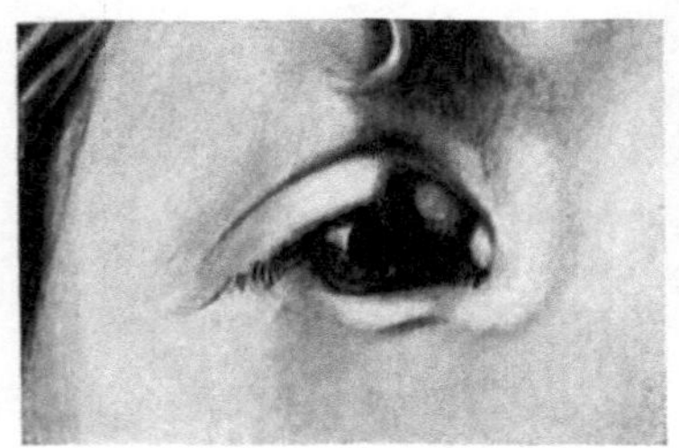

Abb. 59 und 60. Lidkolobom. (Nach E. v. Hippel.)

hauttrübungen, Mikrophthalmus, Korektopie, Kolobom der Aderhaut u. a.
Das Lidkolobom setzt sich zuweilen in eine Hautnarbe oder eine Gesichtsspalte
fort, die bis in den Knochen reichen kann. Endlich finden sich auch schwerste
Mißbildungen im Bereiche des übrigen Körpers, z. B. Anencephalie, Bauch-
bruch, Atresie des Gehörganges. Bezüglich der Entstehung der Lidkolobome
ist durch verschiedene Veröffentlichungen namentlich auch aus der jüngsten
Zeit (Ask und van der Hoeve, Poyales, Thylmann) einwandfrei erwiesen,
daß bei einem Teile der Fälle amniotische Stränge eine wichtige Rolle spielen.
Dies läßt natürlich den Schluß zu, daß solche Stränge auch dann im Spiele
seien, wenn sie nicht mehr nachweisbar sind, wie z. B. bei dem doppelseitigen
Lidkolobom von Poyales, wo auf einer Seite ein Strang vorhanden war,
während er auf der anderen fehlte. Jedoch kann, wie v. Hippel mit Recht
bemerkt, kaum daran gezweifelt werden, daß ein Lidkolobom auch ohne
mechanische Behinderung der Entwicklung und ohne Durchtrennung der Lid-
anlage als eine reine Hemmungsbildung entstehen kann. Auch Pagenstecher
ist dieser Ansicht, während v. Szily (a), der wie Pagenstecher bei seinen
Naphthalinversuchen Lidkolobome erhalten hat, dafür amniotische Verwachsungen verantwortlich macht. Thylmann kommt in seiner eingehenden Arbeit
zu dem Schlusse, daß auffallend häufig sog. amniogene Mißbildungen des Auges
und des übrigen Körpers gleichzeitig vorgefunden werden.

c) Ankyloblepharon.

Unter Ankyloblepharon verstehen wir eine mehr oder weniger ausgedehnte Verwachsung der Lider im Lidspaltenbereich, wodurch naturgemäß eine Verengerung der Lidspalte bewirkt wird. Hierbei wird die Verwachsung der Lidränder meistens an der temporalen Seite gefunden. Ein von der Regel abweichendes Verhalten, nämlich eine Verwachsung an der medialen Seite hat VAN DER HOEVE in drei Fällen festgestellt, von denen zwei Zwillingsschwestern waren. Gleichzeitig fand sich eine Verlagerung des unteren Tränenpunktes soweit lateral, als dem natürlichen Abstand des Tränenpunktes von dem medialen Augenwinkel entspricht (Abb. 61). Das untere Tränenröhrchen hatte demnach eine abnorme Länge. Die Carunkel war viel größer als normal und mit der Innenfläche des unteren Augenlides fest verwachsen. VAN DER HOEVE läßt es dahingestellt, ob das Ankyloblepharon zu einer sekundären Verlängerung der unteren Tränenröhrchen, oder ob eine zu lange Anlage von ihnen zur sekundären Verwachsung der Augenlider und der Carunkel geführt hat. Auch das Ankyloblepharon ist wie das Lidkolobom häufig mit schweren Mißbildungen des Auges (Anophthalmus u. ä.) vergesellschaftet.

Als *Ankyloblepharon filiforme adnatum* bezeichnet man eine fadenförmige Verbindung zwischen Ober- und Unterlid, die eine bindegewebige Grundlage besitzt und nicht bloß als eine Persistenz der epithelialen fetalen Lidverwachsung gedeutet werden kann. Möglicherweise spielen auch hierbei Anomalien des Amnions eine Rolle.

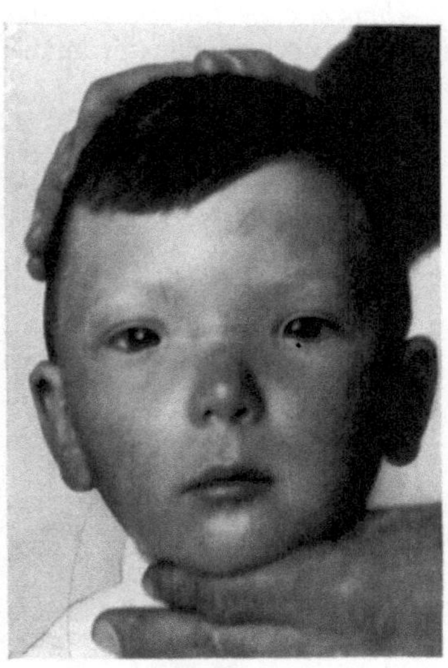

Abb. 61. Ankyloblepharon. (Nach J. VAN DER HOEVE.)

d) Angeborenes Entropium und Ectropium.

Das *Entropium congenitum* ist sehr selten. Es hat seinen Sitz häufiger am Unterlid als am Oberlid. Das Unterlid ist dabei mit dem freien Lidrand einwärts gedreht, so daß die Cilien nach aufwärts gerichtet sind und auf dem Bulbus schleifen. Von v. HERRENSCHWAND (a, b), SZIKLAI und KRAUPA ist in diesen Fällen übereinstimmend eine Hypertrophie des Lidrandanteiles des Musculus orbicularis palpebrae nachgewiesen worden. Bei einem von HESSBERG beschriebenen angeborenen familiären Entropium beider Lider scheint eine solche Hypertrophie allerdings nicht bestanden zu haben.

Von YAN CHOW und MERTENS ist auch ein angeborenes Ectropium des Oberlides beobachtet worden, wobei der Fall von YAN CHOW außerdem Mißbildungen der Füße und des Schädels gezeigt hat.

e) Distichiasis congenita.

Die Entstehung der Distichiasis congenita, einer wohlcharakterisierten Anomalie, bei der eine zweite Cilienreihe aus den Ausführungsgängen der MEIBOMschen Drüsen bzw. dort, wo sie liegen sollten, entspringt, ist in der neuesten Zeit von A. v. SZILY (c) vollkommen aufgeklärt worden. Es findet sich hier eine Modifikation der echten MEIBOMschen Drüsen, die in diesem Falle Haare bilden, und nicht etwa einfach um verlagerte Cilien. Vergleiche mit dem

Verhalten der Lidrandbehaarung bei Tieren führten zu dem Schlusse, daß es sich dabei um ein atavistisches Merkmal handelt. In ähnlichem Sinne hatte sich schon Begle geäußert; in neuester Zeit gelangten Claes und Coppez zu gleichen Ergebnissen und Schlußfolgerungen.

f) Angeborene Anomalien der Form und Weite der Lidspalte.

Abnorm weite Lidspalten, die sich beim Schlaf nicht schließen, sind von Wessely, eine *zu große Ausdehnung der Lidspalten* ist von Hadano, Elschnig (c), Erben und auch von mir beobachtet worden. In dem Falle von Erben wurde die äußere Lidcommissur durch ein kleines Dermoid eingenommen.

Abnorm enge Lidspalten, sog. Blepharophimosis, sind von Elschnig (c) und anderen beschrieben worden.

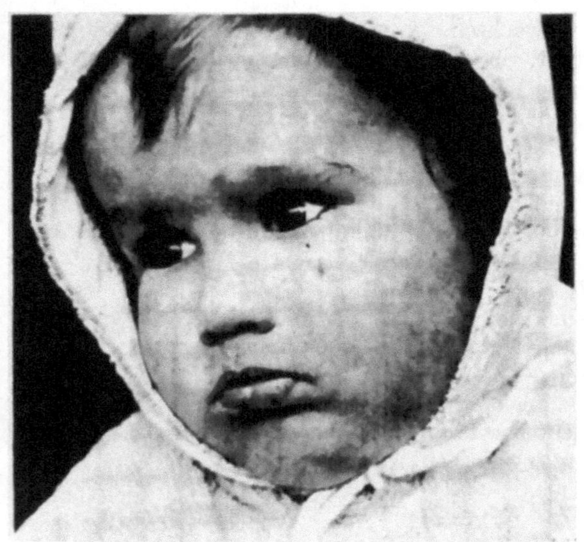

Abb. 62. Epiblepharon. (Eigene Beobachtung.)

g) Epiblepharon.

Beim Epiblepharon (Bachstez) handelt es sich um eine dem Lidrand benachbarte und mit ihm gleichgerichtete Hautfalte des Unterlides, die sich stets beiderseits findet und bald den ganzen, bald nur einen Teil des Lidrandes betreffen kann (Abb. 62). Diese Veränderung führt nach Bachstez zu einem gänzlichen oder teilweisen Entropium des Unterlides, sie ist aber trotzdem nach v. Herrenschwand (b) und Meller von dem echten Entropium congenitum wesensverschieden und wahrscheinlich auf das Einstrahlen von Fasern des Musculus rectus inferior in das Unterlid zurückzuführen.

h) Ectropium conjunctivae.

Ein Ectropium conjunctivae congenitum der Unterlider beim Erwachsenen ist meines Wissens bisher nur von v. Herrenschwand (c) beschrieben worden. Es wird von ihm auf eine abnorme Kürze der Lidhaut zurückgeführt. Ein gänzliches Ectropium der Oberlider bei einem neugeborenen Kinde unmittelbar nach der Geburt ist von Mertens beobachtet worden; es soll durch Salbenverband fast ganz geschwunden sein, muß also eine andere Ursache gehabt haben.

i) Angeborene Kürze der Lider.

Von E. Fuchs ist eingehend über eine angeborene Kürze der Lider berichtet worden, die immer mit einer chronischen Blepharitis einhergeht. Dabei liegt namentlich im Schlaf die Unmöglichkeit vor, die Lider zu schließen, was zur Entzündung des Lidrandes führt. Die abnorme Kürze der Lider kann eine absolute sein, aber auch durch eine zu hohe Orbita oder durch ein starkes Hervortreten der Augen bedingt werden.

k) Epicanthus.

Der Epicanthus (v. Ammon) ist eine vertikal verlaufende halbmondförmige Hautfalte in der Gegend des medialen Augenwinkels, die bei stärkerer Ausbildung diesen Augenwinkel überlagert und eine beträchtliche Entstellung verursacht. Je nach ihrer Ursprungsstelle werden nach v. Ammon drei Arten von Epicanthus unterschieden, eine Einteilung, die auch von Brückner beibehalten wird. 1. Epicanthus supraciliaris, der von den Augenbrauen entspringt. 2. Epicanthus palpebralis, dessen Ursprungsstelle in der Haut des oberen Augenlides oberhalb der Tarsalfalte liegt und 3. Epicanthus tarsalis mit der Ursprungsstelle in der Tarsalfalte. Bei ausgeprägten Fällen von Epicanthus findet sich regelmäßig Brachycephalie, geringes Hervortreten der Augenbrauenbogen und ein abnorm breiter und flacher Nasenrücken, ferner Parese verschiedener Augenmuskeln, worauf u. a. Brückner hingewiesen hat. Eine besondere Form des Epicanthus mit vollständiger Ptosis und Schrägstellung der Lidspalte ist von Elschnigs Schüler Braun beschrieben worden. Überhaupt ist das Zusammenvorkommen von Ptosis

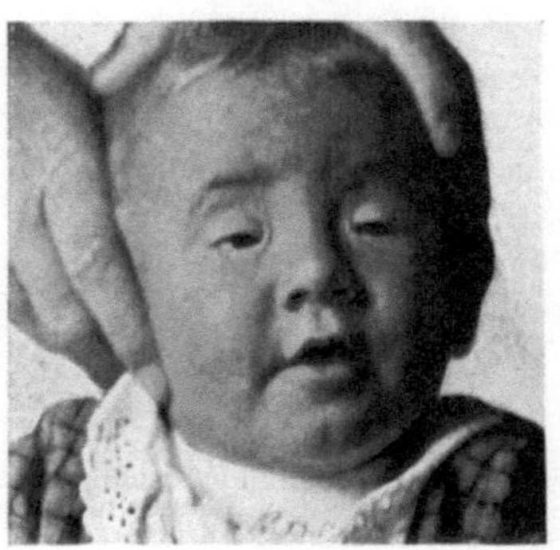

Abb. 63. Ptosis congenita und Epicanthus. (Eigene Beobachtung.)

und Epicanthus nichts Ungewöhnliches (Abb. 63). Die Falte geht vom Unterlid aus und umgreift das mediale Ende des unbeteiligten Oberlides in einem kleinen Bogen. Epicanthus findet sich häufig zusammen mit der sog. mongoloiden Mißbildung (Brückner, van der Scheer, Brushfield).

Von den verschiedenen Versuchen, die die Entstehung dieser Hautfalte erklären sollen, scheint mir der Forstersche am meisten den Tatsachen zu entsprechen. Forster faßt den Begriff des Epicanthus etwas weiter, insoferne er auch kleine Hautfalten dazu rechnet, die auf der Seite, ja sogar auf der Höhe des Nasenrückens verlaufen. Nach ihm finden sich auch in diesen Fällen Kurzköpfigkeit, geringes Hervortreten der Augenbrauenbögen und niederer Nasensattel. Die Entstehung des Epicanthus wie auch der Mongolenfalte beruhe auf der Weiterentwicklung der ursprünglichen dolichocephalen Schädelform zur brachycephalen, wobei durch die Rückbildung des ursprünglich mächtigen Arcus superciliaris und durch die Verkürzung des Os frontale ein gewisser Hautüberschuß entsteht, der dann zu einer Faltenbildung führen muß, falls die Erhebung der Ossa nasalia ausbleibt. Ich habe aber auch schon Epicanthus bei hohem Nasenrücken gesehen.

l) Angeborene Geschwülste der Lider.

Bei dem *plexiformen Neurom* des oberen Lides, das im wesentlichen durch eine Wucherung des Endo- und Perineuriums zu einer elephantiastischen geschwulstartigen Vergrößerung des Oberlides und der angrenzenden Weichteile führt, handelt es sich wohl immer um eine angeborene mesenchymale Entwicklungsstörung, wenn auch die Wucherung manchmal erst im späteren Leben auftritt (Abb. 64). Wie auf S. 595 schon erwähnt, ist diese eigenartige, zumeist einseitig auftretende Störung häufig, wenn auch durchaus nicht immer, mit Hydrophthalmus der betreffenden Seite verbunden. Die Zusammenhänge der beiden Prozesse sind jedoch nicht genügend aufgeklärt. Ich selbst beobachtete vor einiger Zeit das Zusammentreffen eines plexiformen Neuroms mit einer beträchtlichen Erweiterung der gleichseitigen Orbita, hochgradigem Tiefstand und Enophthalmus des betreffenden Auges, Kolobom der Regenbogenhaut nach oben und Beweglichkeitsdefekten, also eine Fülle von anscheinend ganz wesensverschiedenen Veränderungen. In nicht zu hochgradigen Fällen kann es durch Ausschneidung von Geschwulstteilen gelingen, eine Besserung des sehr entstellenden Zustandes und der Ptosis zu erzielen, doch treten häufig Rückfälle ein, die erneute Eingriffe erforderlich machen.

Auch die Mehrzahl der *Lidangiome* ist auf eine angeborene Anlage zurückzuführen, was sich allein schon daraus ergibt, daß sie gewöhnlich bereits in den ersten Lebenswochen beobachtet werden. Sie kommen bekanntlich ziemlich häufig vor, sind zuweilen mit multiplen, zum Teil ausgedehnten Angiomen des Gesichtes vergesellschaftet und erheischen wegen ihres gewöhnlich raschen Wachstums frühzeitige Behandlung (Kauterisieren, Exstirpation, Behandlung mit Kohlensäureschnee).

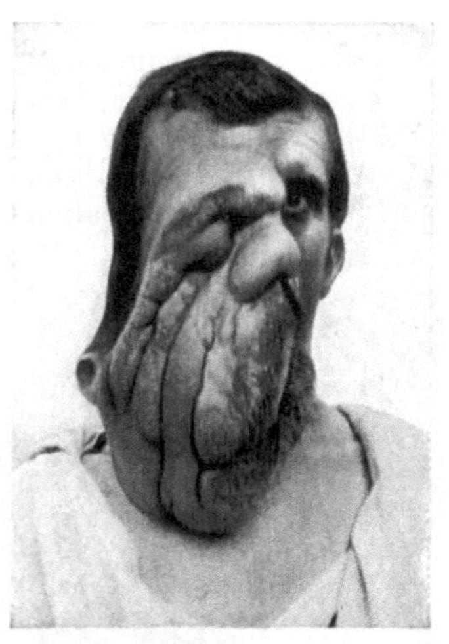

Abb. 64. Plexiformes Neurom der r. Gesichtsseite. Im Röntgenbilde: Schwere Veränderungen des Gesichtsskelets. (Eigene Beobachtung.) (Bereits beschrieben von Winkelbauer: Dtsch. Z. Chir. 1927.)

2. Angeborene Anomalien der Bindehaut.

Von den angeborenen Anomalien der Bindehaut interessieren in erster Linie die angeborenen *Bindehautentzündungen*. Wie eine kritische Sichtung der bisher beschriebenen Fälle ergeben hat, handelt es sich bei ihnen fast immer um Infektionen der Bindehaut während des Geburtsverlaufes bei frühzeitigem Blasensprung und verzögerter Ausstoßung der Frucht, so daß die Bezeichnung „angeboren" auf sie, streng genommen, nicht anwendbar ist. Nur in dem Falle von Terson, bei dem das Kind durch Kaiserschnitt entbunden, und sogleich nach dem Sichtbarwerden des Kopfes eine eitrige Bindehautentzündung festgestellt worden ist, muß die Infektion der Bindehaut innerhalb der unverletzten Eihüllen, wohl jedenfalls vom Fruchtwasser aus erfolgt sein.

Bei der angeborenen *Xerosis* der Bindehaut handelt es sich um eine belanglose Anomalie, bei der das Bindehautepithel an einer umschriebenen Stelle, und zwar fast immer im temporalen Lidspaltenbereiche eine epidermisartige Beschaffenheit aufweist. Sie wird von Peters und Seefelder als eine Art von Dermoidbildung der Bindehaut betrachtet.

Unter *Epitarsus* (Lidbindehautschürze, Schapringer) versteht man eine Duplikatur der Bindehaut, die sich zwischen Übergangsfalte und Tarsus ausspannt und parallel zum Lidrand verläuft. Gewöhnlich kann man eine Sonde unter der Falte durchschieben. Der Epitarsus ist zumeist an den Oberlidern, aber vereinzelt (KEUTGEN) auch an allen 4 Lidern beobachtet worden. Nach KIRSCH soll diese Anomalie bisher nur bei Juden beobachtet worden sein.

COUTELA und BEAULIEU nehmen an, daß der Grund dieser Anomalie in einer amniotischen Verwachsung mit dem periokularen Gewebe zu suchen ist, während WIBAUT meint, daß die Plica semilunaris bei ihrer Entstehung eine Rolle spielt. Dagegen soll der Epitarsus nach TABORISKY überhaupt keine angeborene Anomalie, sondern die Folge einer akuten pseudomembranösen oder gonorrhoischen Entzündung der Bindehaut sein.

3. Angeborene Anomalien der Tränenorgane[1].

a) Anomalien der Tränenabfuhrwege.

Von den angeborenen Anomalien der Tränenwege ist die klinisch wichtigste die *angeborene Tränensackeiterung*. So leicht ihre Feststellung für den Augenarzt ist, so selten wird sie nach meinen Erfahrungen von dem gewöhnlich zuerst zugezogenen Nicht-Augenarzt erkannt und deswegen oft lange Zeit falsch und erfolglos behandelt. Daher sind einige von mir beobachtete Fälle erst im Alter von 3 und 4 Jahren von ihrem Leiden befreit worden. Die Ursache des Leidens ist in einem membranösen Verschluß des unteren Endes des Tränennasenganges zu suchen, der normalerweise bereits zur Zeit der Geburt aufgehoben sein soll. Durch sekundäre Infektion kann eine echte Tränensackentzündung entstehen, deren Heilung oft größere Schwierigkeiten bereitet. In vereinzelten Fällen wurde geradezu ein bösartiger Verlauf des Leidens beobachtet (KRÄMER, CANGE). Eine Vererbung oder ein familiäres Auftreten dieses Leidens ist von PETERS (junior), SCHNYDER, LEBOUCQ und SCHMEICHLER festgestellt worden.

Die meisten *übrigen angeborenen Anomalien* des Tränenschlauches sind in einfacher und einheitlicher Weise dadurch zu erklären, daß die solide epitheliale Anlage des Schlauches während ihrer Entwicklung Irrwege wandelt und Sprossen in abnormer Zahl und Richtung treibt oder in zu großer oder kleiner Ausdehnung ihre Verbindung mit dem Lidrandepithel bewerkstelligt, endlich dadurch, daß die Kanalisierung des Schlauches an umschriebener Stelle ausbleibt, woraus die bekannten Anomalien, wie z. B. *überzählige Tränenpunkte, spaltförmige Öffnung* oder *Atresie der Tränenpunkte* u. ä. entstehen. Nicht selten kommen mehrere dieser Anomalien gleichzeitig vor.

Auch für die angeborenen *Tränensackfisteln* wurde früher die gleiche Entstehungsweise angenommen wie für die überzähligen Tränenröhrchen, doch hat ELSCHNIG bei der histologischen Untersuchung von zwei ausgeschnittenen Tränensackfisteln so weitgehende Unterschiede zwischen diesen beiden Gebilden gefunden, daß ihm eine solche Auffassung unmöglich erscheint. Nach ihm legt die „reichliche Entwicklung von Haaren in dem Fistelgange die Vermutung nahe, daß eine übermäßige Wucherung des Epithels der nicht abgeschnürten Tränenschlauchanlage, vielleicht die Ausbildung von Haarfollikeln als Ursache der ganzen Erscheinungsfolge anzusehen ist".

Von den genannten Anomalien ist die *Atresie* der Tränenpunkte wiederholt mit Erfolg in der Weise operiert worden, daß die das Tränenröhrchen abschließende Epithellage durchtrennt wurde. Auch *Tränenschlauchfisteln,* die bald in der Nähe des oberen, bald des unteren Schlauchendes, häufig doppelseitig in symmetrischer Anordnung gefunden wurden, sind mit Erfolg ausgeschnitten worden (LÖHLEIN, ELSCHNIG und andere). Das ebenfalls wiederholt beobachtete

---

[1] Die klinische Bedeutung dieser Anomalien findet sich im Beitrag MEISNER in Bd. III dieses Handbuches.

vollständige *Fehlen von Tränenpunkten* kann dadurch erklärt werden, daß das
Auswachsen der Tränenröhrchenanlage unterbleibt oder daß es nicht bis zum
Lidrand fortschreitet. Eigenartige Fistelbildungen am oberen Ende des Tränen-
schlauches im Bereiche des inneren Lidwinkels sind von Merlin, Werncke
und in der neuesten Zeit von Pichler und Reganati beschrieben worden. Diese
Fälle sind nach Elschnig bereits als Übergang zu den Gesichtsspalten anzusehen.

b) Anomalien der Tränendrüsen und der Tränenabsonderung.

Angeborenes Fehlen der Tränensekretion sah Coppez bei einem mit Ptosis
und Epicanthus behafteten Kranken, bei denen auch reflektorisch keine
Sekretion erregt werden konnte; er nimmt ein Fehlen oder eine abnorme
Kleinheit der Tränendrüsen an, da diese nicht nachzuweisen waren. Kayser sah
bei einem Kinde, dessen beide Großväter an metasyphilitischen Erkrankungen
verstorben waren, angeborene Trigeminuslähmung; neben völliger Unempfind-
lichkeit der Hornhaut und mangelnder Tränensekretion bestanden Unfähigkeit,
feste Speisen zu kauen, und allgemeine Schwächezustände, denen das Kind mit
$3^1/_4$ Jahren erlag. Als Ursache wird mangelhafte Anlage der betreffenden Zentren
oder Leitungsbahnen angenommen, wobei die Möglichkeit offen bleibt, daß es
sich um eine Leitungsunterbrechung im Ganglion sphenopalatinum handelte.

Eine *angeborene Ptosis* der *orbitalen Tränendrüsen* beschrieb Löhlein. Während
sich dieser Zustand beim Vater selbst zurückgebildet hatte, wurde bei der Tochter
die Drüse operativ entfernt. van Duyse und van Lint berichteten über eine
kongenitale *Cyste der orbitalen Tränendrüse,* bei deren Entfernung die offenbar
kongenital atrophischen Drüsen gefunden wurden.

4. Angeborene Beweglichkeitsstörungen [1].

Angeborene Beweglichkeitsstörungen der Augen und Lider sind, wie die
zahlreichen darüber vorliegenden Mitteilungen zeigen, durchaus keine Seltenheit. Wir unterscheiden zwischen angeborenen *Beweglichkeitsdefekten* und angeborenen *Lähmungen.*

Angeborene *Beweglichkeitsdefekte* sind sehr selten und besonders dadurch
gekennzeichnet, daß trotz einer Funktionsstörung seitens eines Muskels keine
Schielablenkung und demnach auch kein Doppeltsehen besteht. Die Beweglichkeitsdefekte können sehr verschiedenartig sein, in der Regel sind jedoch
die Seitenwender befallen. Eine der auffälligsten Anomalien ist die Retraktion
der Bulbus beim Versuche einer Abductionsbewegung. Es tritt dabei eine starke
Retraktion des Augapfels ein, während die Augen sonst gleichgerichtet sind
und in gleicher Höhe liegen. Die Ursache dieser Störung ist im peripheren
motorischen Apparat zu suchen und beruht entweder auf einer abnormen Lage
der Ansatzstelle des Musculus rectus medialis oder auf einer Unnachgiebigkeit
des Musculus rectus lateralis, der durch ein unelastisches bindegewebiges
Band ersetzt ist. Dadurch, daß sich ähnliche Anomalien im Bereiche sämtlicher geraden Augenmuskeln finden, kann ein angeborener Enophthalmus und
eine angeborene Beweglichkeitsbeschränkung in der Richtung aller dieser
Muskeln hervorgerufen werden. Verschiedene Abnormitäten von Augenmuskeln
(wie z. B. völliges Fehlen, bindegewebige Entartung, abnorme Insertionen) sind
von Posey nachgewiesen worden.

Im Gegensatz zu den angeborenen Beweglichkeitsdefekten zeigen die angeborenen *Augenmuskellähmungen* im allgemeinen das gleiche Verhalten wie
die erworbenen. Sie können sich in allen Muskeln bzw. Nervengebieten

---

[1] Siehe auch den Beitrag Cords in Bd. III dieses Handbuches.

finden, sodaß das Krankheitsbild der angeborenen Lähmungen sehr vielgestaltig ist, ohne daß hier auf eine genaue Analyse aller dieser Lähmungen eingegangen werden kann. Am häufigsten ist die Abducenslähmung. Abweichend von den erworbenen Lähmungen ist nach KUNN und SPITZ (BIELSCHOWSKY) das Auftreten einer Sekundärcontractur der Antagonisten bei den angeborenen Lähmungen selten. Auch über Doppeltsehen wird fast nie geklagt, wobei allerdings der Ausfall der Muskelfunktion häufig durch eine entsprechende Kopfhaltung ausgeglichen wird, was bekanntlich schon häufig, wie z. B. bei der Trochlearisparese (Torticollis), zu Fehldiagnosen und fehlerhaftem Vorgehen Veranlassung gegeben hat. Bemerkenswert ist die Mitbewegung des gelähmten Oberlides bei gewissen Kieferbewegungen (HUNN).

Ferner sei auf das *familiäre Auftreten von angeborener Ptosis* hingewiesen, das nach einer Mitteilung von FLIERINGA bisher in etwa 22 Fällen nachgewiesen worden ist. Im Lehrbuch von RÖMER ist eine solche mit Ptosis behaftete Familie abgebildet, ebenso in demjenigen von BRÜCKNER und MEISNER. Auch FLIERINGA berichtet über eine Familie, bei deren Mitgliedern neben der Ptosis zum Teil noch zahlreiche andere Beweglichkeitsdefekte der Bulbusmuskulatur vorhanden waren. Ähnliche Beobachtungen machten ADDARIO LA FERLA, DIMITRY, BRIGGS, KILLIAN, KRÄMER, CROUSON und BÉHAGUE.

Die *Ursache* der angeborenen Augenmuskellähmungen ist erst durch wenige anatomische Untersuchungen klargestellt. Die Mehrzahl der Forscher ist aber der Ansicht, daß sie auf einer kongenitalen Aplasie oder Hypoplasie der motorischen Augenmuskelkerne beruhe. Es ist wichtig, zu wissen, daß operative Eingriffe bei den angeborenen Lähmungen im Gegensatz zu den erworbenen meist aussichtslos sind.

Der angeborene *Nystagmus* ist von verschiedenen zumeist ausländischen Forschern in mehreren Generationen einer Familie nachgewiesen worden. Die Sehschärfe wurde in diesen Fällen teils herabgesetzt, teils normal gefunden. Ein bestimmter Vererbungsmodus besteht anscheinend nicht, wenn auch in manchen Fällen Anhaltspunkte für eine geschlechtsgebundene Vererbung vorhanden gewesen sind. Die Ursache des angeborenen hereditären Nystagmus kann durch zentrale oder periphere Veränderungen bedingt sein. Bei den letzteren handelt es sich um angeborene Störungen, die die Sehschärfe stark herabsetzen, wie z. B. Hornhauttrübung, Star, Optikusatrophie, Hypoplasie oder Aplasie der Fovea centralis bei Aniridie und Albinismus usw.

5. Dermoide, Teratoide, Teratome und andere angeborene Geschwülste des Bulbus und der Orbita[1].

Von den *Dermoiden* sind die sog. epibulbären Dermoide die häufigsten und an sich keine besonders seltene Mißbildung des Auges. Ihr Aussehen ist ganz unverkennbar. Sie bilden halbkugelige oder längliche, mit breiter Grundfläche am Bulbus aufsitzende und auf ihrer Unterlage nicht verschiebliche Geschwülste von weißlichgelber Farbe und matter trockener Oberfläche, die von der feuchtglänzenden Bindehaut lebhaft absticht. Die Dermoide sitzen gewöhnlich an der Hornhaut-Lederhautgrenze, wobei sie zumeist zur Hälfte auf die Hornhaut hinüberreichen. Sie wachsen mit dem Auge. In einzelnen Fällen fanden sie sich im Zentrum der Hornhaut [GRÖNHOLM, HANKE, STARGARDT (a und b) u. a.] Zuweilen ist ihre Oberfläche mit feinen Härchen besetzt. Sie können die einzige Mißbildung des betreffenden Auges und Menschen sein, kommen aber häufig mit anderen, manchmal zahlreichen Mißbildungen (Lidkolobom, Korektopie, Mikrophthalmus, Aderhautkolobom, Mißbildungen der Ohren, Gesichts-

---

[1] S. a. BIRCH-HIRSCHFELD: Erkrankungen der Orbita in Bd. III dieses Handbuches.

spalte, Uretersteine, Tränensackeiterung, Hasenscharte usw. zusammen vor.
In einigen Fällen (v. Hippel, Hanke, Tischner u. a.) war der ganze vordere
Augenabschnitt von einem Dermoid eingenommen, wodurch der hintere verkleinerte und mißgebildete Bulbusabschnitt ganz verdeckt wurde. Die anatomische Zusammensetzung dieser Geschwülste entspricht im allgemeinen der
äußeren Haut, woher sie auch ihren Namen haben. Im Bereiche der Tumoren
sind auch glatte Muskelfasern, Nervenfasern, Knorpel, zahlreiche Blutgefäße
u. a. gefunden worden (Fischer u. a.). Sehr auffällig ist in manchen Fällen der
Reichtum an elastischen Fasern (Napp, Fischer). Da die meisten sog. Dermoide
einen wenn auch an Stärke wechselnden Fettreichtum aufzuweisen haben, bestehen zwischen ihnen und den sog. Lipodermoiden an der Corneoscleralgrenze keine grundsätzlichen Unterschiede.

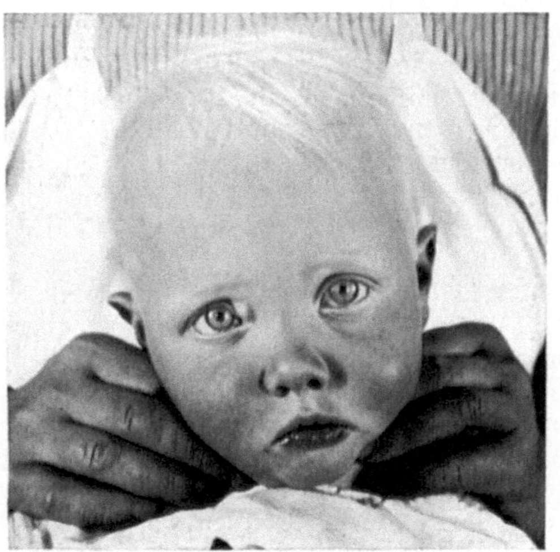

Abb. 65. Dermoidcyste oberhalb des rechten inneren Augenwinkels.

Auch die sog. *subconjunctivalen Lipodermoide* sind deshalb mit den Dermoiden der Corneoscleralgrenze grundsätzlich auf eine Stufe zu stellen. Bei ihnen handelt es sich um manchmal symmetrisch angeordnete, unter der Bindehaut liegende, mehr platte und längliche Geschwülste, die ihren Fettreichtum schon durch ihr Aussehen verraten und sich häufig mit langgestreckten, zungenförmigen Ausläufern in die Tiefe der Augenhöhle erstrecken. Ihr Lieblingssitz befindet sich zwischen dem äußeren und oberen geraden Augenmuskel. Die anatomische Zusammensetzung ist ähnlich wie die der epibulbären Dermoide, da auch sie in der Regel Elemente der äußeren Haut enthalten (Wagenmann u. a.).

Vereinzelt sind im Bereiche der Lider Dermoide gefunden worden[1].

Die *Dermoidcysten,* deren Größe und Lage sehr verschieden sein kann, bevorzugen vor allem die Gegend des lateralen oberen Orbitalrandes, sie können
aber auch medial oben, sowie medial unten, lateral unten und in seltenen
Fällen retrobulbär sitzen (Abb. 65). Im letzten Falle führen sie, zumal wenn
sie stark wachsen, zu Verdrängungserscheinungen und zu Exophthalmus. Sehr
selten sind zwerchsackförmige (Krönlein) Dermoide, wobei ein Teil der Geschwulst außerhalb der Orbita gelegen ist, während der andere durch einen
knöchernen Kanal des Orbitalrandes weit in sie hineinreichen und eine starke
Verdrängung des Bulbus bewirken kann. Solche Fälle sind vor kurzem von
Raueiser, Gradle und Verebély beschrieben und auch von mir beobachtet
worden. Die Feststellung der Dermoidcysten bereitet in Anbetracht ihrer meist
typischen Lage im lateralen oberen Orbitalbereich, ihrer kugeligen, vielfach
allseitig abgrenzbaren Form und Verschieblichkeit im allgemeinen keine besonderen Schwierigkeiten. Immerhin hat man sich in jedem Falle vor Verwechslungen mit anderen Cystenbildungen im Bereiche der Orbita, vor allem mit
den sog. Encephalocelen zu hüten. Besonders bei Cystenbildungen im medialen
oberen Abschnitt der Orbita, dem häufigsten Sitz der Encephalocelen, aber auch

---

[1] Siehe auch Schieck: Erkrankungen der Bindehaut in Bd. IV dieses Handbuches.

sonst, ist an diese Möglichkeit zu denken und das diagnostische und therapeutische Vorgehen danach einzurichten (Birch-Hirschfeld).

Bei den *Encephalocelen* handelt es sich um die hernienartige Ausstülpung eines von den Hirnhäuten bedeckten Hirnteiles, während die *Meningocelen* nur aus den Hirnhäuten und der Hirnflüssigkeit bestehen. Endlich werden als *Meningoencephalocelen* solche Fälle bezeichnet, bei denen in den cystisch erweiterten Meningen auch noch Hirnteile enthalten sind. Die Eintrittspforte dieser cystischen Hirntumoren wird durch Dehiszenzen in der knöchernen Wand der Orbita gebildet, deren häufigsten Sitz die Gegend des oberen inneren Orbitalteiles zwischen Stirnbeinfortsatz, Tränenbein, Siebbeinplatte und aufsteigendem Oberkieferast, also der vordere Abschnitt der Augenhöhle bildet. Infolge dieser Lage ist neben dem in die Orbita vordringenden Tumoranteil auch eine Geschwulst in der Gegend der Nasenwurzel festzustellen, die sich weit in der Richtung der Nasolabialfalte erstrecken kann. Cephalocelen im hinteren Teile der Orbita sind noch weit seltener als die schon sehr seltenen vorderen Cephalocelen. Eine solche bei einem Neugeborenen ist kürzlich von van Duyse mitgeteilt worden. Jaensch beobachtete das Zusammenvorkommen von Encephalocele posterior mit Hydrophthalmus congenitus, Cohen mit Mikrophthalmus. In einem von Speciale-Cirincione beschriebenen Falle von *Luxatio bulbi congenita* fehlte die ganze linke obere knöcherne Orbitalwand. Die Luxation des Bulbus wurde durch die an der Stelle des Knochendefektes während der Geburt vordringende Hirnmasse bewirkt. Operative Eingriffe an allen diesen Gebilden bringen selbstverständlich die große Gefahr der Meningitis mit sich und haben schon häufig zu tödlichem Ausgang geführt. Aber auch sonst ist die Prognose der Cephalocelen nach der Zusammenstellung von Birch-Hirschfeld wegen der Gefahr einer Meningitis sehr ungünstig[1]. Eine eingehende und sehr lesenswerte Darstellung dieser Mißbildungen ist soeben von Cordes geliefert worden. Nach ihm sind sie als leichtere Grade der Anencephalie (s. S. 561) aufzufassen.

Von den echten angeborenen *Orbitalgeschwülsten* sind *Sarkome, Endotheliome, Angiome, Osteome* und andere beschrieben worden. In einem kürzlich von v. Szily mitgeteilten Falle eines Osteoms des Stirnbeins bei einem viermonatlichen Fetus hatte der Tumor eine beträchtliche Deformierung des Bulbus bewirkt. Eine eingehende Beschreibung aller dieser Geschwulstbildungen gehört jedoch nicht hierher.

Hingegen soll noch kurz auf die *Teratome* und *Teratoide* eingegangen werden, da sie den Mißbildungen mindestens ebenso nahe stehen wie den eigentlichen Geschwülsten. Im Bereiche der Orbita sind wiederholt Teratome beobachtet worden. Es handelt sich dabei gewöhnlich um sehr maligne, äußerst rasch wachsende Geschwülste, die, wenn sie nicht rechtzeitig entfernt werden, sehr bald zum Tode zu führen pflegen. Die mikroskopischen Untersuchungen ergaben eine Zusammensetzung aus Abkömmlingen der drei Keimblätter (Knorpel, Knochen, Zähne, Drüsen, Haare, Darmteile usw.), die zumeist in wirrem Durcheinander angeordnet sind. In zwei Fällen, so in dem zuletzt von Mizuo beschriebenen, wies hingegen der rasch wachsende Tumor selbst äußerlich die Merkmale eines mißgebildeten Fetus auf. Auch die *Mischgeschwüste* der Tränendrüse, die verhältnismäßig häufig beobachtet worden sind und ebenfalls eine Zusammensetzung aus mehreren Keimblättern erkennen lassen, gehören hierher.

Von manchen Forschern werden auch die Dermoide und Dermoidcysten zu den teratoiden Geschwülsten gerechnet: sie enthalten ja Abkömmlinge zweier Keimblätter, nämlich des Ektoderms und Mesoderms (z. B. auch Knorpel, Zähne). Doch kommt bei ihnen das Heterotypische des Sitzes und der Differenzierung, wie wir es bei den Teratomen haben, für gewöhnlich bei weitem nicht

---

[1] Näheres siehe in Birch-Hirschfeld: Erkrankungen der Orbita in Bd. III dieses Handbuches.

in dem Maße zur Geltung wie bei diesen. Ihre Zusammensetzung ist zumeist eine derartige, daß jedenfalls ihrer unmittelbaren Umgebung die Fähigkeit zu ihrer Bildung zuerkannt werden muß. So wird auch ihre Entstehung in eine wesentlich spätere Entwicklungsperiode zu verlegen und von rein örtlichen Entwicklungsstörungen abzuleiten sein. Dabei dürften zur Entwicklung der einfachen Dermoidcysten, die gewöhnlich aus einer cutanen Wandung und einem seborrhoischen Inhalt bestehen, einfache Abschnürungen von Epidermisinseln, zu denen bei der Entwicklung des Auges und seiner Anhänge, so vor allem bei der Verwachsung des Stirn- und Oberkieferfortsatzes, reichlich Gelegenheit gegeben ist, genügen. Die Dermoide der Hornhaut-Lederhautgrenze sollen nach Fischer ähnlich wie die angeborene Xerosis der Bindehaut aus einer abnormen Zelldifferenzierung hervorgehen, die durch einen Wachstumsreiz zu einer geschwulstartigen Wucherung des umgebenden Mesoderms führt. Von anderen Forschern, in erster Linie von van Duyse, ferner von Erben, Gallemaerts und Narog werden zur Erklärung der Dermoide Anomalien des Amnions herangezogen. Doch dürfte dem Amnion, wie auch E. v. Hippel bemerkt, kaum die Fähigkeit zuzutrauen sein, so komplizierte Gebilde wie ein Dermoid zu bilden. Dagegen könnten diese Geschwülste, wie Gallenga, Contino und in neuester Zeit Castello annehmen, auf Anheftungen des Lidrandes zurückzuführen und als Abkömmlinge des Lidrandes zu deuten sein, wobei die Adhärenzen durch Amniondruck verursacht würden.

Die echten Teratome müssen aus Keimverlagerungen in einer sehr frühen Entwicklungsperiode, in der den abgespaltenen Keimlingen noch die Fähigkeit uneingeschränkter Differenzierung innewohnt, hergeleitet werden, wobei der von Mizuo beschriebene Fall eines Fetus in feto die denkbar höchste Differenzierungsfähigkeit aufgewiesen hat.

Sehr kritische und sachliche Ausführungen über die Entstehung der Dermoide des Bulbus und seiner Umgebung sind in der mehrfach angeführten Abhandlung von E. v. Hippel, sowie in der Dissertation von Fischer und in der jüngst erschienenen Arbeit von Volmer enthalten, auf die hiermit hingewiesen sei.

Literatur.

Die vollständige Anführung aller Arbeiten über Mißbildungen ist im Rahmen dieser Abhandlung weder geboten, noch angängig. Es sollen deshalb nur die wichtigsten neueren Arbeiten, sowie einige besonders wichtige ältere hier angeführt werden. Ich bin mir aber bewußt, daß mancher wichtige und wertvolle Beitrag meiner Aufmerksamkeit entgangen sein wird, viele, namentlich ausländische Arbeiten sind mir auch nicht zugänglich gewesen.

Bezüglich der älteren Literatur verweise ich auf die folgenden zusammenfassenden Darstellungen:

van Duyse: Tératologie de l'oeil, Encyclopédie française d'opht. 1905.

Peters: Die angeborenen Fehler und Erkrankungen des Auges. Bonn 1909.

E. v. Hippel: Die Mißbildungen und angeborenen Fehler des Auges. Handbuch von Graefe-Saemisch, 2. Aufl. 1900. Ferner: Die Mißbildungen des Auges in Schwalbe: Die Morphologie der Mißbildungen des Menschen und der Tiere. 1909.

Seefelder: Die angeborenen Anomalien und Mißbildungen des Auges. Erg. Path. 1910, 1914 und 1926.

Peters: Die angeborenen Anomalien der Linse. Erg. Path. 1910, 1914 und 1926.

Die Mißbildungen in ihrer allgemeinen Entstehung.

Bagg: The present status of our knowledge of the effect of irradiation upon the generative organs and the offspring. Amer. J. Roentgenol. 16 (1926). — Bilski: Über Blastophthorie durch Alkohol mit Versuchen am Frosch. Arch. Entw.mechan. 47 (1921). — Bluhm: Über einen Fall von experimenteller Verschiebung des Geschlechtsverhältnisses beim Säugetier. Sitzgsber. preuß. Akad. Wiss. 34 (1921).

Danforth: Evidence that germ cells are subject to selection on the basis of their genetic potentialities. J. of exper. Zool. 28 (1919). — DARESTE: Recherches sur la production artificielle des monstruosités. Paris 1891.

FINLAY: The effect of different species lens antisera on pregnant mice and rats and their progeny. Brit. J. exper. Biol. 1 (1924). — FISCHEL: (a) Über gestaltende Ursachen bei der Entwicklung des Auges. Prag. med. Wschr. 39 (1914). (b) Über normale und abnormale Entwicklung des Auges. 1. Über Art und Ort der ersten Augenanlage, sowie über die formale und kausale Genese der Zyklopie. 2. Zur Entwicklungsmechanik der Linse. Arch. Entw.mechan. 49 (1921).

GASTEIGER-HIDANO: Zur Frage der experimentellen Erzeugung von Augenmißbildungen beim Säugetier. 46. Verslg Ophthalm. Ges. Heidelberg 1927. — GUYER: a) The production and transmission of certain eye defects. Internat. Congr. ophthalm. Washington 1922. (b) Soma and germ. Amer. Naturalist 59 (1925). — GUYER and SMITH: (a) Studies on cytolisins: some prenatal effects of lens antibodies. J. of exper. Zool. 25 (1918). (b) Studies on cytolisins: Transmission of induced eye-defects. J. of exper. Zool. 31 (1922).

HANSON and HEYS: (a) Modifications in the albino rat following treatment with alcohol fumes and X-rays; and the problem of their inheritance. Proc. amer. Philippine Soc. 62 (1923). (b) Alcohol and eye defects in the albino rat (mus norvegicus albinus). J. Hered. 18 (1927). — HERTWIG: Experimentell durch Schädigung von Samenfäden erzeugte Augenmißbildungen. Anat. Anz. 54, Erg.-Bd. (1922). — v. HIPPEL: (a) Embryologische Untersuchungen über die Entstehungsweise der typischen angeborenen Spaltbildungen des Auges. Graefes Arch. 55 (1903). (b) Die Mißbildungen des Auges in SCHWALBE: Die Morphologie der Mißbildungen des Menschen und der Tiere. 1909. — VAN DER HOEVE: Die Gefahren des Naphthalins für das menschliche Auge. Niederl. ophthalm. Ges. 1916. Ref. Klin. Mbl. Augenheilk. 57, 207. — HOWE: Exhibition of Tschernings ophthalmophacometer: Method of experimentally producing cataract in rabbits. Trans. Sect. Ophthalm. amer. med. Assoc. 1921.

JONES: The occurrence of an eye and of a tooth abnormality in a line of albino rats. Amer. Naturalist 59 (1925).

KLOPSTOCK: Familiäres Vorkommen von Zyklopie und Arhinencephalie. Mschr. Geburtsh. 56 (1921). — KOYANAGI: Embryologische Untersuchungen über die Genese der Augenkolobome und des Mikrophthalmus mit Orbitalcyste. Graefes Arch. 104 (1921). — KUSUGAWA: Über die experimentelle Erzeugung von angeborenen Staren bei Hühnern und seine Vererbung. Graefes Arch. 108 (1927).

LENZ: Zitiert bei MARTIUS. — LINDBERG: Zum Mechanismus der Giftwirkung auf den Embryo bei der Naphthalinvergiftung. (Experimentelle Untersuchungen über das Auftreten von Naphthol im Fruchtwasser und im Embryonalblut, ein Beitrag zur Genese der künstlichen Mißbildungen des Auges.) Graefes Arch. 104 (1921). — LITTLE and BAGG: Hereditary structural defects in the descendants of mice exposed to Röntgen ray irradiation. Amer. J. Anat. 33 (1924).

MALL: Die Pathologie des menschlichen Eies. Handbuch der Entwicklungsgeschichte des Menschen. Bd. 2. Leipzig: S. Hirzel 1911. — MARTIUS: Ovarialbestrahlung und Nachkommenschaft. Strahlenther. 24 (1926). — MC DOWELL: The influence of alcohol on fertility of white rats. Genetics 7 (1922).

NÜRNBERGER: Ovarialbestrahlung und Nachkommenschaft. Strahlenther. 24 (1926).

PAGENSTECHER: Experimentelle Erzeugung von angeborenen Staren und von Mißbildungen des Auges bei Säugetieren. 37. Verslg ophthalm. Ges. Heidelberg 1911. — PEARL: The experimental modification of germ cells. J. of exper. Zool. 22 (1917). — PEARSON: Congenital eye anomalies in albino mice. Nature 114. London 1924. — PEIPER: Ist Syphilis ein Keimgift? Med. Klin. 1922. — POINTER and ALLEN: Lens antigens as a factor in congenital and hereditary eye anomalies. Amer. J. Ophthalm. 8 (1925).

SEEFELDER: Über Vererbung von Augenkolobomen. 42. Verslg Ophthalm. Ges. Heidelberg 1920. — SILFVAST: Über die Beziehungen des mütterlichen Organismus zum Embryo, experimentell geprüft durch die Kontrolle des Überganges von komplementablenkenden und präzipitierenden Immunkörpern im Verlauf der Schwangerschaft von der Mutter auf die Frucht bei Immunisierung mit Linsensubstanz. Ein Beitrag zum Problem der primären Ursachen von Mißbildungen bei Säugern. Klin. Mbl. Augenheilk. 69 (1922). — STOCKARD: (a) The artificial production of eye abnormalities in the chick embryo. Anat. Rec. 8. (1914). (b) The influence of alcohol and other anesthetics on embryonic development. Amer. J. Anat. 10 (1910). — STOCKARD and PAPANICOLAOU: (a) A further analysis of inheritary transmission of degeneracy and deformities by the descendants of alcoholized mamals. II. Amer. Naturalist 50 (1916). (b) Further studies on the modification of the germ cells in mamals; the effect of alcohol on treated guinea pigs and their descendants. J. of exper. Zool 26 (1918). — v. SZILY: (a) Die Ontogenese der idiotypischen (erbbildlichen) Spaltbildungen des Auges, des Mikrophthalmus und der Orbitalcyste. Ein Beitrag zum Problem der Vererbung und Erwerbung des Koloboms. Z. Anat. 74 (1924).

(b) Die entwicklungsgeschichtlichen Grundlagen für die Erklärung der kongenitalen Defektbildungen am Auge. 37. Verslg Ophthalm. Ges. Heidelberg 1911. (c) Über die primäre Ursache der Mißbildungen des Auges. 38. Verslg Ophthalm. Ges. Heidelberg 1912.

Die Kolobome des Augapfels.

ARCHANGELSKI: Myxosarkom in der Orbita eines Auges mit angeborenem Iris- und Aderhautkolobom. Russ. ophthalm. J. 1 (1922). Ref. Zbl. Ophthalm. 11, 112.

BACH: Pathologisch-anatomische Studien über die verschiedenen Mißbildungen des Auges. Graefes Arch. 45 (1898). — BATTEN: Congenital pigmentary plaques (moles) of retina. Trans. ophthalm. Soc. U. Kingd. 42 (1922). — BERGMEISTER: Mikrophthalmus, Kolobom des intraokularen Sehnervenendes und Intrascleralcyste. Graefes Arch. 108 (1922). — BERNHEIMER: Zur Kenntnis der angeborenen Anomalien der Iris. Arch. Augenheilk. 74 (1913). — BOCK: Die angeborenen Kolobome des Augapfels. Wien 1893. — BROWN: An anatomic study of a case of temporal conus (coloboma) in an hyperopic eye. Chicago Ophthalm. Soc. 1913. Ophthalm. Rec. 1914.

CAR: Mikrocephalie und beiderseitiges Kolobom im Bereich der Macula. Z. Augenheilk. 57 (1925). — CARSTEN: Über umschriebene Grubenbildung auf der Sehnervenpapille. Z. Augenheilk. 54 (1924). — CASPAR: Typisches Kolobom der Aderhaut nach oben. Klin. Mbl. Augenheilk. 75 (1925). — CHANCE: A case of total coloboma of the optic nerve entrances. Ann. of Ophthalm. 23 (1914). — CLAUSEN: a) Typisches hereditäres Maculakolobom. Ver. Augenärzte Sachsen, Anhalt, Thüringen, Mai 1921. Ref. Klin. Mbl. Augenheilk. 67, 116. (b) Zur Frage der Vererbung der Maculakolobome. Ver. mitteldtsch. Augenärzte 1928. Ref. Klin. Mbl. Augenheilk. 81, 385. — CLAIBORNE: Partial coloboma of the head of the optic nerve. N. Y. Acad. med. Sect. ophthalm. 1914. — COUTELA: Excavation colobomateuse de la papille. Arch. d'Ophtalm. 34 (1914). — COATS: Zit. bei TREACHER COLLINS. Ref. Zbl. Ophthalm. 18, 421. — CRAMPTON: Two cases of binocular coloboma of the optic nerve in the same family. Trans. amer. ophthalm. Soc. 1913.

DANIS: Colobome à l'entrée du nerf optic. Bull. Soc. belge Ophtalm. 49 (1924). — VAN DUYSE: (a) Colobome typique partielle de l'iris avec membrane de HESS. Bull. Soc. belge Ophtalm. 1914. (b) Proboscide latérale et colobome oculaire atypique avec lenticone postérieur. Arch. d'Ophtalm. 36 (1919). (c) Pathogénie des colobomes chorio-rétiniens atypiques (centraux, paracentraux, extrapapillaires). Arch. d'Ophtalm. 36 (1920).

ELSCHNIG: Kolobom am Sehnerveneintritt und der Konus nach unten. Graefes Arch. 51 (1900).

FUCHS, E.: Über den anatomischen Befund einiger angeborener Anomalien der Netzhaut und des Sehnerven. Graefes Arch. 93 (1917).

GILBERT: Beiträge zur Kenntnis der pathologischen Anatomie der angeborenen Kolobome des Augapfels mit besonderer Berücksichtigung des Sehnerven. Graefes Arch. 65 (1907). — GIFFORD: Atypical coloboma of the iris and chorioid. Amer. J. Ophthalm. 3 (1920).

HALBERTSMA: Über einige erbliche familiäre Augenerkrankungen. Klin. Mbl. Augenheilk. 80 (1928). — HANCOCK: Peripapillary ectasia, with inclusion of the optic nerve. Trans. ophthalm. Soc. U. Kingd. 25 (1907). — HESS: Beiträge zur Kenntnis der pathologischen Anatomie der angeborenen Mißbildungen des Auges. Graefes Arch. 38, III. (1892). — v. HIPPEL: (a) Die Mißbildungen und angeborenen Fehler des Auges. Graefe-Saemisch' Handbuch, 2. Aufl. 1900. (b) Siehe Literatur bei: Die Mißbildungen in ihrer allgemeinen Entstehung.

JANKU: Pathogenese und pathologische Anatomie eines sog. angeborenen Maculakoloboms in einem normal großen Auge und in einem Mikrophthalmus mit Parasiten in beiden Netzhäuten. Čas. lék. česk. 62, Nr 39, 40, 41 u. 42 (1923). Ref. Zbl. Ophthalm. 12, 112. — JENNINGS: Coloboma of the optic nerve. Amer. J. Ophthalm. 7 (1924).

KAYSER: Über einen Fall von tiefer Ektasie des Fundus am Sehnerveneintritt. Klin. Mbl. Augenheilk. 45, I. (1907). — KOYANAGI: Siehe Literatur bei: Die Mißbildungen in ihrer allgemeinen Entstehung. — KÖHNE: Umschriebene Grubenbildung im Bereiche eines Koloboms am Sehnerveneintritt. Z. Augenheilk. 36 (1916). — KOMOTO: Detachment of retina with coloboma of iris and choroid. Amer. J. Ophthalm. 9 (1926).

LAUBER: Klinische und anatomische Untersuchungen über lochförmige partielle Kolobome des Sehnerven. Z. Augenheilk. 21 (1909). — LEVINSOHN: Kurze Bemerkung zur Arbeit LINDBERGS: Beitrag zum klinischen Bilde der angeborenen sog. „Kerben am Pupillarrand" und zu ihrer entwicklunggeschichtlichen Erklärung. Klin. Mbl. Augenheilk. 66 (1921). — LINDBERG: Beitrag zum klinischen Bilde der angeborenen sog. „Kerben am Pupillarrande" und zu ihrer entwicklungsgeschichtlichen Erklärung. Klin. Mbl. Augenheilk. 65 (1920). — LOEB: Hereditary upward coloboma of iris. Other hereditary conditions. Amer. J. Ophthalm. 1 (1918).

MANN: (a) Coloboma iridis and its embryology. Trans. ophthalm. Soc. U. Kingd. 44 (1924). (b) On certain abnormal conditions of the macular region usually classed as colobomata. Brit. J. Ophthalm. 11 (1927). (c) Development of the human eye. Cambridge Univ. Press 1928. — Menacho: Beitrag zum Studium der kongenitalen fissuralen Fehler im Fundus oculi. Kgl. Akad. d. Med. Barcelona 1916. (spanisch). Ref. Klin. Mbl. Augenheilk. 57, 410. — Merkel: Eine seltene Form angeborener Spaltbildungen im Auge. Arch. Augenheilk. 98 (1927). — Mohr: Zitiert bei Stock und v. Szily.

Natanson: Über Mikrophthalmus und Anophthalmus congenitus mit serösen Orbitopalpebralcysten. Graefes Arch. 67 (1908). — Nielsen: Pits on the optic disc. Acta ophthalm. (Københ.) 2 (1924).

Pause: Anatomischer Befund bei einem Kolobom der Iris und Chorioidea. Graefes Arch. 24, 2 (1878). — Pavia und Dusseldorp: Kolobom der Maculagegend. Prensa méd. argent. 14 (1927) (spanisch). Ref. Zbl. Ophthalm. 19, 605. — Peters: Pathologie und pathologische Anatomie des Auges im Kindesalter. Wiesbaden: J. F. Bergmann 1912. — Preobrachensky: Angeborenes Kolobom der Macula. Z. Augenheilk. 31 (1914).

Rabinowitsch: Ein Fall von Kolobom der Macula lutea. Ophthalm. Ges. Odessa 1914. Ref. Zbl. Ophthalm. 1, 191. — Reis: Eine wenig bekannte typische Mißbildung des Sehnerveneintritts: Umschriebene Grubenbildung in der Papilla nervi opt. Z. Augenheilk. 19 (1908). — Rönne: Pseudoglaukomatöse Exkavation der Papille. Graefes Arch. 105 (1921). — Rössler: Atypische Kolobome und andere Mißbildungen des Auges. Graefes Arch. 80 (1912). — Roth, H. u. M.: Beiträge zur pathologischen Anatomie und Pathogenese der angeborenen Kolobome des Augapfels. Arch. vergl. Ophthalm. 4 (1914).

Schiestl: Typische Funduskolobome im Rinderauge. Klinisch und anatomisch untersucht unter Berücksichtigung des Coloboma oculi überhaupt. Arch. Tierheilk. 53 (1925). — Schott: Das sog. Kolobom der Macula. Klin. Mbl. Augenheilk. 67 (1921). — Seefelder: (a) Über Vererbung von Augenkolobomen. 42. Verslg Ophthalm. Ges. Heidelberg 1920. (b) Verschiedene Demonstrationen aus dem Gebiete der Entwicklungsgeschichte und Mißbildungslehre des Auges. 37. Verslg Ophthalm. Ges. Heidelberg 1911. (c) Über den Verschluß der fetalen Augenspalte beim Menschen. 39. Verslg Ophthalm. Ges. Heidelberg 1913. (d) Ein pathologisch-anatomischer Beitrag zur Frage der Kolobome und umschriebenen Grubenbildungen am Sehnervenkopf. Graefes Arch. 90 (1916). (e) Pathologisch-anatomische Beiträge zur Kenntnis der angeborenen Kolobome des Auges. Graefes Arch. 68 (1908). (f) Demonstrationen mikroskopischer Präparate von embryonalen menschlichen Augen. 34. Verslg Ophthalm. Ges. Heidelberg 1907. — Sommer: Über zwei seltene Mißbildungen des Augenhintergrundes. Ophthalm. Ges. Wien. Ref. Klin. Mbl. Augenheilk. 74 (1925). — Sokolow: Über die Kolobome der Aderhaut, insbesondere über deren Ätiologie. Russk. Wratsch 12 (1913/14). Ref. Jber. Ophthalm. 1913, 261. — Stock und v. Szily: Eine noch nicht beschriebene kongenitale Anomalie des Augenhintergrundes. (Peripapilläres Staphyloma verum der Sclera mit Einschluß der Papille in nicht kurzsichtigem Auge. Klin. Mbl. Augenheilk. 44 I (1906). — v. Szily: (a) Ein nach unten innen gerichtetes, nicht mit der fetalen Augenspalte zusammenhängendes Kolobom der beiden Augenbecher bei einem 4 Wochen alten menschlichen Embryo. Klin. Mbl. Augenheilk. 45 Beilageh. (1907). (b) Über den Konus in heterotypischer Richtung. Ein Beitrag zur Statistik, Klinik, Anatomie und Genese dieser Papillenbildung, sowie den damit zusammenhängenden Fragen, nebst Vorschlägen zur Vereinheitlichung der Nomenklatur. Graefes Arch. 110 (1922). (c) Die Ontogenese der idiotypischen (erbbildlichen) Spaltbildungen des Auges, des Mikrophthalmus und der Orbitalcysten. Z. Anat. 74 (1924). (d) Zur genetischen Deutung verschiedener Augenspiegelbilder bei Kolobom. Nordwestdtsch. u. niederdtsch. Augenärztevergg. 1926. Ref. Klin. Mbl. Augenheilk. 76, 875. (e) Über ein doppelseitiges idiotypisches Kolobom der Papilla nervi optici bei einem 6 Tage 22 Stunden alten Hühnchenembryo. Z. Anat. 81 (1926). — v. Szily, sen.: Der Conus nach unten. Zbl. prakt. Augenheilk. 7 (1883).

Tertsch: Der Konus in atypischer Richtung. Graefes Arch. 84 (1913). — Treacher Collins, Mann, Hepburn, Batten, Davenport, Clarke, Greeves and Butler: Discussion on the coloboma of the macula. Proc. roy. Soc. Med. Sect. ophthalm. 20 (1927).

Velhagen: Atypisches Coloboma iridis beim Vater, Aniridia congenita bei den Kindern. Münch. med. Wschr. 70 (1923). — Verderame: Peripapilläre Ektasie. Arch. Augenheilk. 58 (1907). — Versari: Le fasi di sviluppo e di regresso della tunica vasculosa lentis e la morfogenesi dei vasi sanguiferi nei processi ciliari e nell'iride dell'uomo. Richerche di morfol. Vol. 3 (1923).

Wessely: Stehen die angeborenen umschriebenen Grubenbildungen in der Papille genetisch in Beziehung zu den optikociliaren bzw. cilioretinalen Gefäßanastomosen? Arch. Augenheilk. 65 (1910). — Wicherkiewicz: Lochbildung in der Sehnervenpapille. Postep okul. 1914. (polnisch). Ref. Zbl. Ophthalm. 2, 202. — Wick: Kolobom am Sehnerveneintritt. Z. Augenheilk. 46 (1921). — Williams: Hole in the disc. Ann. of Ophthalm. 1913. — Wimmer: Beitrag zur pathologischen Anatomie des Iriskoloboms. Diss. Leipzig 1919. — Wolfrum: Ein Fall von persistierender Pupillarmembran mit Bemerkungen über die Kolobomfrage. Graefes Arch. 90 (1916).

Zade: Zwei eigenartige Fälle von kongenitaler Anomalie des Sehnerveneintritts. Klin. Mbl. Augenheilk. 45 II (1907). — Zikulenko: Ein Fall von Kolobom der Macula lutea Ophthalm. Ges. Odessa 1914. Ref. Zbl. Ophthalm. 1, 191.

Mikrophthalmus.

Addison: Histological study of eye defects in albino rats. Anat. Rec. 29 (1925).

Blatt: Beziehungen zwischen der intrauterinen Resorption der getrübten Linse und dem Mikrophthalmus. Klin. Mbl. Augenheilk. 68 (1922).

Clausen: Hyperopia permagna. Berl. opthalm. Ges. 1911. Ref. Zbl. prakt. Augenheilk. 1911, 69.

Dalén: Fälle von sog. reinem Mikrophthalmus mit Glaukom. Mitt. Augenklin. Carol. Univ. Stockholm 1914. — Doetsch: Anatomische Untersuchung eines Falles von Mikrophthalmus congenitus bilateralis. Graefes Arch. 48 (1899). — Donders: Die Anomalien der Refraktion und Akkommodation. 1866. — van Duyse: Colobomatous and microphthalmic eyes. Brit. J. of Ophthalm. 1919.

Frenzel: Über reinen Mikrophthalmus und hochgradige Hypermetropie. Diss. Leipzig 1920.

Grimminger: Die Aplasie bzw. Hypoplasie der Fovea centralis und ihre klinische Bedeutung. Z. Augenheilk. 55 (1925).

Hertel: Diskussion zum Vortrag Leber. 33. Verslg Ophth. Ges. Heidelberg 1906. — Hess: Beiträge zur Kenntnis der pathologischen Anatomie der angeborenen Mißbildungen des Auges. Graefes Arch. 38, III (1892). — v. Hippel: Ist das Zusammenvorkommen von Mikrophthalmus congenitus und Glioma retinae im gleichen Auge sicher erwiesen? Graefes Arch. 61 (1905).

Keil: Beiträge zur Pathogenese der Mißbildungen in Tieraugen. Berl. tierärztl. Wschr. 30 (1909). — Kollowa: Mikrophthalmus und Kolobom bei einem Falle von querer Gesichtsspalte. Arch. Augenheilk. 98 (1927).

Lafon: Un cas de microphtalmie double. Arch. d'Ophtalm. 27 (1907). — Lange: Zur Anatomie und Pathogenese des Mikrophthalmus congenitus unilateralis. Graefes Arch. 44 (1897). — Lawrie: Microphthalmia with vertical slite-like pupil, an opacitiy of the cornea and remains of pupillary membrane. Brit. J. Ophthalm. 7, (1923). — Leber: Über höchstgradige Hypermetropie bei Vorhandensein der Krystallinse. 33. Verslg Ophth. Ges. Heidelberg. 1906. — Lohmann: Beitrag zur Kenntnis des reinen Mikrophthalmus. Arch. Augenheilk. 86 (1920).

Martin: Über Mikrophthalmus. Diss. Erlangen 1888. — Mayou: Microphthalmus. Trans. ophthalm. Soc. U. Kingd. 24 (1904). — Meisner: Microphthalmus congenitus mit Membrana pupillaris persistens corneae adhaerens und anderen Anomalien. Graefes Arch. 94 (1917).

Osterroth: Ein Fall von hochgradiger Hypermetropie bei angeborenem Mikrophthalmus mit inneren Komplikationen. Beitr. Augenheilk. 60 (1904).

Parsons: Section from a case of microphthalmos. Ophthalm. Rev. 21 (1902). — Pichler: Beitrag zur pathologischen Anatomie und Pathogenese des Mikrophthalmus, der Kolobombildung und des Glioms. Z. Augenheilk. 3 (1900).

Rahnenführer: Anatomische Untersuchungen von 3 Augen mit reinem Mikrophthalmus nebst Bemerkungen über Linsenhernien und cystoide Degeneration der Retina. Graefes Arch. 92 (1917).

Salzmann: Über mangelhafte Ausbildung der Fovea centralis. Vortrag im Verein der Ärzte Steiermarks 1916. — Seefelder: (a) Beiträge zur Entstehung des angeborenen Stars. Graefes Arch. 108 (1922). (b) Die angeborenen Anomalien und Mißbildungen des Auges. Erg. Path. 1926, 547. — Scherenberg: Beitrag zur Lehre vom reinen Mikrophthalmus. Diss. Tübingen 1900. — Stuelp: Über familiären Microphthalmus congenitus bei 8 von 14 Geschwistern. Graefes Arch. 86 (1913).

Thomsen: Über die Vererbung des Mikrophthalmus mit und ohne Katarakt. Diss. Rostock 1913.

Usher: A pedigree of microphthalmia with myopia and corectopia. Brit. J. Ophthalm 5, (1921).

Velhagen: Eine seltene Form von Mißbildung des Corpus ciliare und der Retina im Innern eines Mikrophthalmus. Klin. Mbl. Augenheilk. 72 (1924).

Wessely: Über Korrelationen des Wachstums (nach Versuchen am Auge). Z. Augenheilk. 43 (1920). — Wiegels: Microphthalmus congenitus mit Fett im Glaskörper. Graefes Arch. 50 (1900).

Anophthalmus congenitus.

Cecchetto: Dell'anoftalmo congenito familiare. Arch. Ottalm. 27 (1920).

Fischel: Über einen sehr jungen pathologischen menschlichen Embryo. Z. Heilk. 4, 26, Abt. path. Anat. (1903).

GALLEMAERTS: Anophtalmie congénitale et familiale. Ann. d'Ocul. **161** (1924). — GASTEIGER-HIDANO: Zur Frage der experimentellen Erzeugung von Augenmißbildungen beim Säugetier. 46. Verslg Ophthalm. Ges. Heidelberg **1927**.

HANKE: Zwei seltene Mißbildungen des Bulbus. I. Anophthalmus congenitus bilateralis, II. Dermoid der Cornea und endobulbäres Lipom. Graefes Arch. **57** (1904). — HESS: Beiträge zur Kenntnis der angeborenen Mißbildungen des Auges. Graefes Arch. **38**, 3 (1892). — v. HIPPEL: Anophthalmus congenitus. Graefes Arch. **47** (1898). — HOFMANN, F. B.: Über Vererbung einer Entwicklungshemmung bei Ratten. Verslg Augenärzte Böhmen u. Mähren. Ref. Klin. Mbl. Augenheilk. **50**, I, 594 (1912).

KUBIK: Idiotypischer doppelseitiger kompletter Anophthalmus infolge von Aplasie des Vorder- und Mittelhirns bei einem 12 Tage alten Kaninchenembryo. Ein Beitrag zur Deutung von vererbten Mißbildungen des augentragenden Gehirnabschnittes auf Grund von Plattenrekonstruktionsmodellen. Graefes Arch. **112** (1923).

LANGON: Angeborene familiäre doppelseitige Anophthalmie. Arch. lat.-amer. Pediatr. **18** (1924) (spanisch). Ref. Zbl Ophthalm. **15**, 53. — LENZ: Die Sehsphäre bei Mißbildungen des Auges. Ophthalm. Ges. Heidelberg **1920**.

Mc MILLAN: Anophthalmia and maldevelopment of the eyes: 4 cases in the same family. Brit. J. Ophthalm. **5** (1921).

OURGAUD: Un cas d'anophthalmie bilatérale. Arch. d'Ophtalm. **39** (1922).

PETERS: Die angeborenen Fehler und Erkrankungen des Auges. Bonn 1909.

SEEFELDER: Verschiedene Demonstrationen aus dem Gebiete der Entwicklungsgeschichte und Mißbildungslehre des Auges. 37. Verslg Ophth. Ges. Heidelberg **1911**. — STOCKARD: The development of eyelids, lacrymal gland, extrinsic eye muscles, optic radiations and centers in individuals with a partial or complete absence of the eyeball. Anat. Rec. **18** (1920).

TRIEPEL: Ein doppelseitiger Anophthalmus, weitgehende Selbstdifferenzierung. Roux' Arch. Entw.mech d. Organismen **47** (1920).

YUDKIN: Congenital anophthalmos in a family of albino rats. Amer. J. Ophthalm. **10** (1927).

Mikrophthalmus und Anophthalmus mit Orbitalcyste
(einschließlich Orbitalcyste ohne Verkleinerung des Auges).

AUGSTEIN: Operation einer Bulbuscyste mit gutem Erfolg. Klin. Mbl. Augenheilk. **51**, II (1913).

BERGMEISTER: Über gliöse Wucherungen im Auge bei Microphthalmus congenitus und deren Beziehungen zur Angiomatosis retinae. Graefes Arch. **105** (1921).

van DUYSE: (a) Microphtalmos colobomateux, avec kyste orbitaire rétro-palpébral et quatre feuillets rétiniens-intracystiques. Arch. med. belges **74** (1921). (b) Anophtalmos apparent et kyste colobomateux, avec rétine en voie de transformation blastomique gliomateuse homéotypique et repoussant la paupière sup. Arch. d'Ophtalm. **39** (1922).

GATTI: Anoftalmo congenito bilaterale. Contributo istologico. Arch. Ottalm. **10** (1903). GINSBERG: Beitrag zur Kenntnis der Mikrophthalmie mit Cystenbildung. Graefes Arch. **46** (1898).

HESS: Beiträge zur Kenntnis der pathologischen Anatomie der angeborenen Mißbildungen des Auges. Graefes Arch. **38**, 3 (1892).

LÖHLEIN: Anophthalmus mit Palpebralcyste. Z. Augenheilk. **27** (1912).

MAY und HOLDEN: A case of microphthalmos with upperlid cyst. Arch. of Ophthalm. **35** (1906).

NATANSON: Über Mikrophthalmus und Anophthalmus congenitus mit serösen Orbitopalpebralcysten. Graefes Arch. **67** (1908).

SAFAR: Über eine Orbitalcyste an Stelle eines mißbildeten Opticus. Ein Beitrag zur Klinik und Genese der Orbitalcysten. Z. Augenheilk. **57** (1925). — SEEFELDER: Verschiedene Demonstrationen aus dem Gebiete der Entwicklungsgeschichte und Mißbildungslehre des Auges. 37. Verslg Ophthalm. Ges. Heidelberg **1911**.

TERRIEN: Kyste retrooculaire et pseudomicrophtalmie. Arch. d'Ophtalm. **31** (1914).

DE VRIES: (a) Über eine Cyste der primären Augenblase. Stud. Path. Entw. **1** (1914). (b) Cyste der primären Augenblase. Nederl. Tijdschr. Geneesk **1908** (holländisch). Ref. Klin. Mbl. Augenheilk. **46** II, 101.

Zyklopie.

ANGELES and VILLEGAS: A case of human synophthalmia. Philippine J. Sci. **16** (1920).

BOCK: Beschreibung eines atypischen Zyklops. Klin. Mbl. Augenheilk. **1889**.

CORDS: Einseitige Kleinheit der Papille. Klin. Mbl. Augenheilk. **71** (1923).

van DUYSE: Morphologie des cyclopes. Arch. d'Ophtalm. **41** (1924).

FISCHEL: Über die normale und abnorme Entwicklung des Auges. I. Über Art und Ort der ersten Augenanlage, sowie über die formale und kausale Genese der Zyklopie. II. Zur Entwicklungsmechanik der Linse. Arch. Entw.mechan. **49** (1921).

Gladstone and Wakeley: A cyclops lamb. J. of Anat. 54 (1920).

v. Hippel: (a) Die Mißbildungen und angeborenen Fehler des Auges. Graefe-Saemisch' Handb., 2. Aufl., 1900. (b) Die Mißbildungen des Auges in Schwalbe: Die Morphologie der Mißbildungen des Menschen und der Tiere. 1909.

Josephy und Schwalbe: Die Einzelmißbildungen: Die Zyklopie. Jena 1913.

Klopstock: Familiäres Vorkommen von Zyklopie und Arhinencephalie. Mschr. Geburtsh. 56 (1921).

Leplat: Production artificielle de tétards cyclopes. Ann. et Bull. Soc. méd. Gand 1913.

Mall: Die Pathologie des menschlichen Eies. Handbuch der Entwicklungsgesch. des Menschen. Hirzel Leipzig 1911.

Querner: Über zyklopische Larven von Salamandra maculosa. Roux' Arch. 105 (1925).

Seefelder: Zur Kenntnis der pathologischen Anatomie und Pathologie der Zyklopie. Graefes Arch. 68 (1908). — Stockard: The experimental production of various eye abnormalities and analysis of the development of the primary parts of the eye. Arch. vergl. Ophthalm. 1 (1910).

Thieke: Beitrag zur Kasuistik der Zyklopie. Arch. Tierheilk. 46 (1920). — Truniger: Contributo alla conoscenza della regolazione e fusione delle vescicole oculari in Triton cristatus. Boll. Ist. zool. Univ. Roma 5 (1927).

Das Auge bei Anencephalie, Hemicephalie und Exencephalie
(einschließlich Aplasie des Sehnerven).

Barbieri: Présence de la rétine et absence des nerfs optiques chez les monstres anéncéphales. C. r. Acad. Sci. 177 (1923). — Brière: Absence des papilles. Cécité. Ann. d'Ocul. 78 (1877).

Cordes: Die Hirnbrüche und Hirnspalten. Erg. Chir. 22 (1929). — Cords: Einseitige Kleinheit der Papille. Klin. Mbl. Augenheilk. 71 (1923).

Doetsch: Anatomische Untersuchungen eines Falles von Microphthalmus congenitus bilateralis. Graefes Arch. 48 (1899).

Frazer: Report on an anencephalic embryo. J. of Anat. 56 (1921).

Hawley: Congenital absence of optic disc. Chicago ophthalm. Soc. 1910. — v. Hippel: Weitere Beiträge zur Kenntnis seltener Augenmißbildungen. I. Teratoma orbitae congenitum bilateralis II. Anophthalmus congenitus mit Encephalocele orbitae. Graefes Arch. 63 (1906).

Mann: Development of the human eye. Cambridge Univ. Press. 1928, 148. — Meisner: Kolobom der Aderhaut und Netzhaut mit Aplasie des Sehnerven. Graefes Arch. 79 (1911).

Palich-Szanto: Pathologisch-anatomische und patho-histologische Augenuntersuchungen über Anencephalie. Klin. Mbl. Augenheilk. 69 (1922). — Parsons: Zit. bei Mann.

Rosenbaum: Beiträge zur Aplasie des Nervus opticus. Z. Augenheilk. 7 (1902).

Schwarz: Ein Fall von mangelhafter Bildung (Hypoplasie) beider Sehnerven. Graefes Arch. 90 (1915). — Szymanski: Les altérations rétiniennes dans l'oeil d'un chat privé de la papille. 39. franz. ophthalm. Kongr. 1926.

Turtz: Absence of optic nerve. J. of Ophthalm. etc. 31 (1927).

Velhagen sen.: Hypoplasie der Papilla nervi optici in einem sonst normalen Auge. Ver. mitteldtsch. Augenärzte. Dez. 1928. Ref. Klin. Mbl. Augenheilk. 82, 114.

Zeemann und Tumbelka: Das zentrale und periphere optische System bei einer kongenital blinden Katze. Graefes Arch. 91 (1916).

Die nicht kolobomatösen Abweichungen der Iris.

Axenfeld: Embryontoxon corneae posterius. 42. Verslg Ophthalm. Ges. Heidelberg 1920.

Bardelli: Contributo alla conoscenza delle cisti dell'iride. Ann. Ottalm. 35 (1906). — Beauvieux: Kystes séreux épiteliaux congénitaux de l'iris. Arch. d'Ophtalm. 34 (1914). — Berberow: Ein seltener Fall von angeborener Anomalie der Iris (spaltförmige Pupille). Russ. ophthalm. J. 3 (1924). Ref. Zbl. Ophthalm. 15, 485. — Bergmeister: Über Polykorie und verwandte seltene Irisanomalien. Z. Augenheilk. 41 (1919). — Bliedung: Eine spontane intraepitheliale Iriscyste. Klin. Mbl. Augenheilk. 67 (1921). — Böhm: (a) Klinische und pathologische Untersuchungen zur kongenitalen partiellen Aniridie. Klin. Mbl. Augenheilk. 55 (1915). (b) Ein Fall von spontaner Iriscyste mit pathologisch-anatomischem Befund. Klin. Mbl. Augenheilk. 56 (1916). — Botteri: Ein besonderer Fall von Polykorie. Klin. Mbl. Augenheilk. 64 (1920).

Caramazza: Le cisti sierose dell'iride. Saggi Oftalm. 3 (1928). — Carsten: Angeborene Lochbildung in der Iris. Z. Augenheilk. 41 (1919). — Cecchetto: Dell'ectropium uveae congenitum e dei flocculi pupillari nell'uomo. Arch. Ottalm. 16 (1909). — Clausen: Aniridia congenita und Heredität. Verslg Augenärzte Sachsen u. Thür. 1921. Ref. Klin. Mbl. Augenheilk. 67, 116. — Cosmettatos: Sur les grains de suie (flocculi) du bord de l'iris humain. Ann. d'Ocul. 161 (1924).

Duggan and Nanavati: A family with aniridia. Brit. J. Ophthalm. 11 (1927). — van Duyse: (a) Aniridie congénitale partielle bilatérale. Bull. Soc. belge Ophtalm. 50 (1924). (b) Aniridie incomplete (Iris rudimentaire). Arch. d'Ophtalm. 27 (1907). — Engelbrecht: Klinischer Beitrag zu den seltenen Irisanomalien. Arch. Augenheilk. 61 (1908). — Engelen: Ein Fall von kongenitaler seröser Iriscyste. Diss. Marburg 1900. — Enslin: Über eine bisher nicht beschriebene Mißbildung der Iris (Entropium iridis). Arch. Augenheilk. 51 (1905).

Fleischer: Demonstration einer eigenartigen Irisanomalie. Ophthalm. Klin. 11 (1907). — Franceschetti: Ectopia lentis et pupillae congenita als rezessives Erbleiden und ihre Manifestierung durch Konsanguinität. Klin. Mbl. Augenheilk. 78 (1927). — Frank-Kamenetzki: Über eine eigenartige hereditäre Glaukomform mit Mangel des Irisstromas und geschlechtsgebundener Vererbung. Klin. Mbl. Augenheilk. 74 (1925). — Fröhlich: Über Flokkulusbildung der menschlichen Iris und ihre Vererbung. Arch. Rassenbiol. 15 (1924). — Fuchs, E.: Normal pigmentierte und albinotische Iris. Graefes Arch. 84 (1913).

Gallenga: Dell'ectropion uveae congenitum e dei cosidetti Flocculi pupillari con speciale riguardo al loro rapporto col Sinus annularis di Szily. Arch. Ottalm. 13 (1906). — Giri: A case of secondary pupil. Brit. J. Ophthalm. 1918. — Gloor: Ein Fall von kongenitaler Irisanomalie (Korektopie, Aniridie, Polykorie). Verslg Schweiz. Augenärzte 1922. Ref. Klin. Mbl. Augenheilk. 69, 126. — v. Graefe: Fälle von spontanen Linsendislokationen. Graefes Arch. 2 (1855). — Greeff: (a) Über das Vorkommen geschlitzter Pupillen beim Menschen. Arch. Augenheilk. 74 (1913). (b) Flokkuli am Pigmentsaum der Iris. Graefes Arch. 105 (1921). — Grimminger: Die Aplasie bzw. Hypoplasie der Fovea centralis und ihre klinische Bedeutung. Z. Augenheilk. 55 (1925).

v. Hippel: (a) Über Mikrophthalmus congenitus, Kolobom, Rosetten der Netzhaut, Aniridie und Korektopie. Beitr. path. Anat. 1905. (b) Die Mißbildungen des Auges. Graefe-Saemisch' Handbuch, 2. Aufl., 1900. (c) Anatomische Untersuchungen über angeborene Korektopie mit Linsenluxation, nebst Bemerkungen über die pathologische Anatomie der Netzhautabhebung. Graefes Arch. 51 (1900). — Hirschberg: (a) Über angeborene Ausstülpung des Pigmentblattes der Regenbogenhaut. Zbl. prakt. Augenheilk. 27 (1903). (b) Über angeborene Flöckchen oder Beutelchen des Pupillarrandes. Klin. Mbl. Augenheilk. 65 (1920). — Holm: Ein anatomisch untersuchter Fall von Aniridie. Klin. Mbl. Augenheilk. 66 (1921). — Holth and Berner: (a) Congenital miosis or pinhole pupils owing to developmental faults of the dilatator muscle. Brit. J. Ophthalm. 7 (1923). (b) Miosis congenita seu microcoria familiaris ex aplasia musculi dilatatoris pupillae. Med. Ges. Christiania 1921. Ref. Zbl. Ophthalm. 7, 85. — Hopf: Zur pathologischen Anatomie des angeborenen Irismangels. Diss. Jena 1900.

Imai: Ein Fall von schlitzförmiger Pupille. Nippon Gangakai Zasshi 1922. Ref. Klin. Mbl. Augenheilk. 73, 536.

Juselius: Die spontanen Iriscysten, ihre Pathogenese und ihre Entwicklung. Klin. Mbl. Augenheilk. 46 II. (1908).

Kafka: Ein Fall von kolobomartigem Defekt des Irisstromas und Mangel des Sphincter und retinalen Pigments. Wien. ophthalm. Ges. 1919. Ref. Z. Augenheilk. 41, 362. — Kayser: Embryontoxon corneae posterius nebst einem Befund von persistierenden Resten der Membrana capsulopupillaris lentis. Klin. Mbl. Augenheilk. 68 (1922). — Koch: Kongenitale Iriscyste. Klin. Mbl. Augenheilk. 67 (1921).

Lembeck: Über die pathologische Anatomie der Irideremia totalis. Diss. Halle 1890. — Leonardi: Ectopia congenita della pupilla e del cristallino. Boll. Ocul.. 6 (1927). — Lewis: A case of complete bilateral irideremia in a child, whose father has bilateral coloboma of the iris. Ophthalm. Rev. 24 (1915). — Lindberg: Beitrag zur sog. kongenitalen Aniridie. Fälle von totaler und partieller Aniridie mit Beibehalten der Iris in ein und derselben Familie. Klin. Mbl. Augenheilk. 70 (1923).

Merkel: Eine seltene Form angeborener Spaltbildungen im Auge. Arch. Augenheilk. 98 (1927).

Niederegger: Klinischer Beitrag zur Kenntnis seltener angeborener Irisanomalien (schlitzförmige Pupille und Verlagerung der Pupille). Klin. Mbl. Augenheilk. 64 (1920).

Rabl: Über die bilaterale oder nasotemporale Symmetrie des Wirbeltierauges. Arch. mikrosk. Anat. 90 (1917). — Reis: (a) Demonstration mikroskopischer Präparate. 37. Verslg Ophth. Ges. Heidelberg. 1911. (b) Notiz über den anatomischen Befund bei Ectropium uveae congenitum. Z. Augenheilk. 22 (1909). — Risley: Hereditary aniridia. An interesting family history. J. amer. med. Assoc. 1915. — Rübel: Angeborene Hypoplasie bzw. Aplasie des Irisvorderblattes. Klin. Mbl. Augenheilk. 51 II (1913).

Samuels: Über Ectropium uveae congenitum. Z. Augenheilk. 31 (1914). — Saupe: Über einen Fall von angeborenem Fehlen des Musculus dilatator pupillae selbst oder seiner Innervation. Klin. Mbl. Augenheilk. 68 (1922). — Schüller: Zur Kenntnis frei beweglicher und abnorm großer Flocculi iridis. Klin. Mbl. Augenheilk. 74 (1925). — Sédan:

Polycorie en trefle unilatérale. Annales d'Ocul. 164 (1927). — Seefelder: (a) Die Aniridie als Entwicklungshemmung der Retina. Graefes Arch. 70 (1909). (b) Anatomischer Befund in einem Falle von angeborener Ektopie der Pupille mit Linsenluxation. Z. Augenheilk. 25 (1911). (c) Entropium des Pupillarrandes. Erg. Path. 1910, 747. (d) Demonstrationen mikroskopischer Präparate aus dem Gebiete der Mißbildungslehre des Auges. 39. Verslg Ophth. Ges. Heidelberg 1913. — Siemens: Über die Ätiologie der Ectopia lentis et pupillae nebst allgemeinen Bemerkungen über die Vererbung von Augenleiden. Graefes Arch. 103 (1920). — Speciale Cirincione: Contributo all'anatomia e patogenesi della cosidetta aniridia. Clin. ocul. 15. (1915). — Strebel und Steiger: Korrelation der Vererbung von Augenleiden und sog. nicht angeborenem Herzfehler. Arch. Augenheilk. 78 (1915). — Stimmel und Rotter: Beitrag zur Genese und Therapie des Hydrophthalmus congenitus. Z. Augenheilk. 28 (1912). — v. Szily, sen.: Beitrag zu den Befunden von angeborenem akzessorischem Irisgewebe. Klin. Mbl. 47 1, (1909). — Staehli: Über Flocculusbildung der menschlichen Iris. Klin. Mbl. Augenheilk. 65 (1920). — Streiff: (a) Bemerkungen zur Mitteilung von Rübel „Angeborene Hypoplasie usw.". Klin. Mb. Augenheilk. 51 II (1913). (b) Über eine untere Irismulde und über Iristypen und Übergänge zu Anomalien. Klin. Mbl. Augenheilk. 54 (1915).

Tertsch: Die spontane Iriscyste. Graefes Arch. 88 (1914). (Hier sorgfältige Literaturzusammenstellung aller bis dahin beschriebenen Fälle.) — Thier: Angeborene Entwicklungsstörung des Irisvorderblattes im Zusammenhang mit ringförmiger peripherer Hornhauttrübung. Arch. Augenheilk. 89 (1921). — Thye: Doppelseitiger Defekt des vorderen Irisblattes in 2 Generationen. Klin. Mbl. Augenheilk. 41, Beil. (1913).

Velhagen: Atypisches Coloboma iridis congenitum beim Vater, Aniridia congenita bei den Kindern. Münch. med. Wschr. 1923. — Vogt: (a) Über angeborenes und vererbtes Fehlen der Macula lutea. Klin. Mbl. Augenheilk. 72 (1924). (b) Zu den von Koeppe aufgeworfenen Prioritätsfragen, zugleich ein kritischer Beitrag zur Methodik der Spaltlampenmikroskopie. Klin. Mbl. Augenheilk. 65 (1920). (c) Beobachtungen am Spaltlampenmikroskop. Klin. Mbl. Augenheilk. 65 (1920).

Waardenburg: (a) Über angeborene Ektopie der Pupille und Linse. Nederl. Tijdschr. Geneesk. 68 (1924) (holländisch). Ref. Zbl. Ophthalm. 13, 69. (b) Über das Erblichkeitsmoment bei der angeborenen Platzveränderung der Pupille und Linse. Genetica ('s-Gravenhage) 6 (1924) (holländisch). Ref. Zbl. Ophthalm. 14, 806. — Wiegmann: Ein eigenartiger Irisbefund: Angeborene Spaltbildung in zwei Blätter. Klin. Mbl. Augenheilk. 51 II (1913) — Wingenroth: Ein Fall von Diplokorie des rechten Auges. Zbl. Augenheilk. 1899. — Wintersteiner: Angeborene Anomalien des Auges. Ectopia pupillae. Wien. ophthalm. Ges. (1910). Ref. Z. Augenheilk. 24, 177. — Wolfrum: Die Anatomie der Regenbogenhaut. Graefe-Saemisch' Handb. 2. Aufl., Kap. III, 1925.

Zeeman: Über Ectopia pupillae et lentis congenita. Klin. Mbl. Augenheilk. 74 (1925)

Anomalien der Pigmentierung.

Angelucci: Sulle alterazione trofiche dell'occhio che nei mammiferi seguono la estirpatione del g. c. s. del Simpatico. Arch. Ottalm. 1893.

Bistis: (a) Heterochromie und Kataraktbildung. Zbl. prakt. Augenheilk. 22 (1898). (b) La paralysie du sympathique dans l'étiologie de l'héterochromie. Arch. d'Ophtalm. 32 (1912). (c) Klinische und experimentelle Untersuchungen über die Ätiologie der Heterochromie. Arch. Augenheilk. 75 (1913). (d) Die Sympathicuslähmung als Ätiologie der Heterochromie. 45. Verslg Ophth. Ges. Heidelberg 1925. (e) Neue experimentelle Untersuchungen über die Sympathicusheterochromie. 46. Verslg Ophthalm. Ges. Heidelberg 1927.

Calhoun: Causes of heterochromia iridis with special reference to paralysis of the cervical sympathetic. Amer. J. Ophthalm. 2 (1919).

Davenport: Heredity of skin pigmentation in man. Naturalist 1910.

Elschnig: Zur Anatomie des menschlichen Albinoauges. Graefes Arch. 84 (1913).

Fleischer: Zwei Fälle von einseitiger Melanose der Sclera, der Iris und des Augenhintergrundes mit warzenförmigen Erhebungen an der Irisoberfläche. Klin. Mbl. Augenheilk. 51 II (1913). — Friedenwald: Melanosis of the eye lids, Conjunctiva and sclera, with wartlike on the Iris. Arch. of Ophthalm. 54 (1925). — Fritsch: Über den Bau und die Bedeutung der histologischen Elemente in der Netzhaut des Auges, besonders am Orte des deutlichsten Sehens bei verschiedenen Menschenrassen. Anat. Anz. 30, Erg.-H. (1908). — Fuchs, E.: (a) Zur Ätiologie der Katarakt. 33. Verslg Ophth. Ges. Heidelberg 1906. (b) Über Komplikationen der Heterochromie. Z. Augenheilk. 15 (1906). (c) Über Heterochromie nebst Bemerkungen über angeborene Anomalien. Graefes Arch. 93 (1917).

Gamble: Albinism of the eyes without involvment of the hair or skin. Ophthalm. Rec. 1914. — Gilbert: Über Pigmentanomalien des Auges. Arch. Augenheilk. 88 (1921). — Grimminger: Die Aplasie bzw. Hypoplasie der Fovea centralis und ihre klinische Bedeutung. Z. Augenheilk. 55 (1925).

HAUSCHILD: Untersuchungen über die Pigmentation im Auge verschiedener Menschenrassen und über die Pigmentation im Säugetierauge überhaupt. Z. Morph. u. Anthrop. **12** (1910). — HEDDE: Gruppenförmige naevoide Pigmentierung der Netzhaut. Klin. Mbl. Augenheilk. **64** (1920). — v. HERRENSCHWAND: (a) Zur Heterochromie mit Zyklitis und Katarakt. 43. Verslg Ophth. Ges. Heidelberg **1922**. (b) Über verschiedene Arten von Heterochromia iridis. Klin. Mbl. Augenheilk. **60** (1918). (c) Über das Heterochromieglaukom und über andere Formen von Uveitis mit vorübergehender Drucksteigerung. Arch. Augenheilk. **95** (1924). — HÖG: (a) Pigmentnaevi im Augengrunde. Klin. Mbl. Augenheilk. **1910** I 680. (b) Die gruppierte Pigmentation des Augenhintergrundes. Klin. Mbl. Augenheilk. **49** I (1911). — HOLM: Zwei Fälle von gruppierter Pigmentierung. Klin. Mbl. Augenheilk. **67** (1921).

ICHIKAWA: Über den ophthalmoskopischen Befund der Area centralis des albinotischen Auges. Klin. Mbl. Augenheilk. **51** II (1913).

JABLONSKY: Über den Albinismus des Auges im Zusammenhang mit den Vererbungsregeln. Dtsch. med. Wschr. **1920**.

KAYSER: Ein Fall von erworbener AXENFELD-KRUKENBERGscher Hornhautspindel und von erworbenem juvenilem Hornhautbogen bei Megalocornea. Klin. Mbl. Augenheilk. **83** (1929). — KESTENBAUM: Ein Fall von doppelseitiger Melanosis bulbi et faciei. Z. Augenheilk. **34** (1921). — KOBY: (a) Recherches sur l'hétérochromie et l'oeil vairon des animaux domestiques. Ann. d'Ocul. **160** (1923) (b) Contribution à l'étude sur la chromhétéropie. Rev. gén. d'Ophthalm. **35** (1920). (c) Nouvelles observations de pigmentation fusiforme de la cornée. Pigmentation concomitante particulière de la cristalloide postérieure. Rev. gén. d'Ophtalm. **41** (1927). — KRAUPA: Studien zur Melanosis des Augapfels. Arch. Augenheilk. **82** (1917). —KRANZ: Hemihypertrophie der oberen Körperhälfte, HORNERscher Symptomenkomplex und Glasleistenbildung der Descemet als Folge eines Geburtstraumas. Klin. Mbl. Augenheilk. **73** (1924). — KRÄMER: Zwei Fälle von Melanosis bulbi. Wien. klin. Wschr. **1917**, 475.

LEBER: Die Krankheiten der Netzhaut. Graefe-Saemisch' Handb. 2. Aufl. 1915. — LODEMANN: Ein Beitrag zur Pigmentierung der Conjunctiva und Cornea des Auges. Diss. Berlin 1917. — LUTZ: Über einige Fälle von Heterochromia iridum. Z. Augenheilk. **19** (1908).

MAYOU: (a) Heterochromia iridis associated with paralysis of the sympathetic in early life. Ophthalm. Rev. 1910. (b) Paralysis of the sympathetic (birth injury) with slight heterochromia iridis. Ophthalmoscope **1916**. — MULOCK Houwer: Naevus pigmentosus iridis. Niederl. ophthalm. Ges. **1927**. Ref. Klin. Mbl. Augenheilk. **80**, 110.

OGAWA: Über Pigmentierung des Sehnerven. Arch. Augenheilk. **52** (1905).

PEARSON, NETTLESHIP and USHER: A monograph in albinism in man. Ophthalm. Rev. **1911**.

REESE: Melanosis oculi, a case with microscopic findings. Amer. J. Ophthalm. **8** (1925).

SALLMANN: Hornhautpigmentierung bei Zigeunern. Ophthalm. Ges. Wien **1929**. Ref. Z. Augenheilk. **68**, 366. — SALZMANN: Über mangelhafte Ausbildung der Fovea centralis. Ver. Ärzte Steiermarks. 1916. — SCHAPPERT-KIMMYSER: Diasclerale Durchleuchtung und Melanoma uveae. Niederl. ophthalm. Ges. 1927. Ref. klin. Mbl. Augenheilk. **80**, 107. — SCULLICA: Anomalie congenite della pigmentatione nell'occhio umano. Ann. Ottalm. **56** (1928). — SEEFELDER: Beitrag zur Histogenese und Histologie der Netzhaut, des Pigmentepithels und des Sehnerven. Graefes Arch. **73** (1910). — SEISSIGER: Weitere Beiträge zur Kenntnis der AXENFELD-KRUKENBERGschen Pigmentspindel. Klin. Mbl. Augenheilk. **77** (1926). — SEYFARTH: Beitrag zum totalen Albinismus, seine Vererbung und die Anwendung der MENDELschen Vererbungsgesetze auf menschliche Albinos. Virchows Arch. **228** (1920). — STARGARDT: Über die Funktion des Auges bei der angeborenen Melanose. Z. Augenheilk. **39** (1918). — STREIFF: (a) Beobachtungen und Gedanken zum Heterochromieproblem und über Sympathicusglaukom. Klin. Mbl. Augenheilk. **62** (1919). (b) Nachträgliche Bemerkungen zum Heterochromieproblem. Klin. Mbl. Augenheilk. **62** (1919). (c) Ein neuer Irisbefund bei FUCHSscher Heterochromie und weitere Ergänzungen zum Heterochromieproblem. Klin. Mbl. Augenheilk. **76** (1926). (d) Über eine untere Irismulde und über Iristypen und Übergänge zu Anomalien. II. Typen der Pigmentierung und Pigmentanomalien der Iris. Klin. Mbl. Augenheilk. **54** (1915). — SYM: About heterochromia iridum. Ophthalm. Rev. 1889.

UCHIDA: Ein Fall von eigenartigem Augenhintergrund bei einem nicht albinotischen Japaner. Nippon Gangakai Zasshi 1914. Ref. Zbl. Ophthalm. **2**, S. 35. — USHER: (a) The refraction of the eyes and nystagmus in 2 albino infants. Ophthalm. Rev. **33** (1914). (b) Histological examination of an adult human albinos eyeball with a note on mesoblastic pigmentation in foetal eyes. Biometrica (Lond.) **13** (1920).

VELHAGEN: Über Albinismus. Münch. med. Wschr. **1917**. — VOGT: (a) Über angeborenes und vererbtes Fehlen der Macula lutea. Klin. Mbl. Augenheilk. **72** (1924). (b) Über Maculalosigkeit bei isoliertem Bulbusalbinismus als geschlechtsgebunden - rezessives Merkmal. Arch. Vererb.forschg, Sozialanthrop. u. Rassenhyg. **1** (1925).

Waardenburg: (a) Asymmetrische Merkmale. Niederl. ophthalm. Ges. 1926. Ref. klin. Mbl. Augenheilk. 78, 113. (b) Ungleiche Irisfärbung bei Lähmung des Nervus sympathicus. Nederl. Tijdschr. Geneesk. 64 (1920). — Weber: Über Vererbung von Albinismus. Arch. Augenheilk. 92 (1922). — Welter: Naevus pigmentosus des Augenhintergrundes. Klin. Mbl. Augenheilk. 78 (1927).

Yamaguchi: Beitrag zur Kenntnis der Melanosis corneae. Klin. Mbl. Augenheilk. 42 (1903).

Anomalien des Gefäßsystems.

Arlt: Ein anatomischer Befund bei sternförmigen Resten der Pupillarmembran. Klin. Mbl. Augenheilk. 68 (1922). — Aust: Ein Fall von in den Glaskörper vordringender Arterienschlinge und Versuch der Erklärung dieser Anomalie. Z. Augenheilk. 515 (1923). Brazeau: Bilateral persistent pupillary membranes. Amer. J. Ophthalm. 5 (1922). — Brückner: Über Persistenz von Resten der Tunica vasculosa lentis. Arch. Augenheilk. 56, Erg.-H. (1907).

Fracassi: Un caso di membrana pupillare persistente bilaterale ad eccezionale sviluppo. Osservazione clinica con reperto istologico. Boll. Ocul. 1 (1922). — Fuchs: (a) Über Anomalien der Blutgefäße am Sehnerveneintritt. Klin. Mbl. Augenheilk. 71 (1923). (b) Über den anatomischen Befund einiger angeborener Anomalien der Netzhaut und des Sehnerven. Graefes Arch. 93 (1917). (c) Beitrag zu den Anomalien des Sehnerven. Graefes Arch. 28, I. Abt. (1882). (d) Über den nasalen Konus. Klin. Mbl. Augenheilk. 62 (1919).

Gifford and Latta: Pseudoglioma and remains of the tunica vasculosa lentis. Amer. J. Ophthalm. 6 (1923). — Ginzburg: Beitrag zur Kenntnis seltener ophthalmoskopischer Befunde. Abnormer Ursprung und Verlauf der Zentralgefäße. Klin. Mbl. Augenheilk. 61 (1918).

v. Herrenschwand: Angeborene beiderseitige gleichgerichtete Optikociliarvenen. Klin. Mbl. Augenheilk. 56 (1916). — v. Hippel: Membrana pupillaris persistens corneae adhaerens. Graefes Arch. 60 (1905). — Holm: An anomaly of the papilla nervi optici with arteria hyaloidea persistens. Acta ophthalm. (Kjøbenh.) 1 (1923).

Keller: Rest der Pupillarmembran mit blutführendem Gefäß. Ophthalm. Ges. Wien 1914. Ref. Z. Augenheilk. 32, 186 (1914). — Köllner: Persistierende Pupillarmembran mit pulsierenden Blutgefäßen. Arch. Augenheilk. 80 (1916). — Krämer: Beiderseitige gleichgerichtete Optikociliarvenen mit Fortsetzung (Ursprung) in die Chorioidea. Klin. Mbl. Augenheilk. 65 (1920). — Kraupa: (a) Episclerale Venenschlingen im temporalen Lidwinkel als kongenitale Anomalie. Klin. Mbl. Augenheilk. 64 (1920). (b) Beiträge zur Morphologie des Augenhintergrundes. Optikociliare Arterien. Optikusrandvenen und optikochorioideale Venen. Klin. Mbl. Augenheilk. 72 (1924). (c) Ciliare Irisgefäße als kongenitale Anomalie. Klin. Mbl. Augenheilk. 73 (1924). — Kümmel: Doppelte Gefäßversorgung der Netzhaut. 45. Verslg Ophthalm. Ges. Heidelberg 1925.

Liebreich: Ophthalmoskopische Notizen. Graefes Arch. 1, 2 (1854). — Löwenstein: Über die Entstehung angeborener Linsentrübungen. Graefes Arch. 103 (1920).

Mawas et Terrien: Étude histologique d'un cas de membrane pupillaire persistante. C. r. Soc. Biol. 87 (1922).

Nakashima: Über einen Fall von Gefäßanomalie in der Gegend der Macula lutea. Nippon Gangakai Zasshi 1921. Ref. Klin. Mbl. Augenheilk. 69, 159.

Pesme: Les opacités congénitales de la région polaire antérieure du cristallin et leur corrélation avec les malformations de la membrane pupillaire. Arch. d'Ophthalm. 44 (1927) — Peters: Angeborene Defektbildung der Descemetschen Membran. Klin. Mbl. Augenheilk. 44 I (1906). — Pillat: Arteria hyaloidea persistens. Opthalm. Ges. Wien. Ref. Z. Augenheilk. 48 S. 43 (1922).

Reis: Persistenz der Membrana capsularis lentis. 37. Verslg Ophth. Ges. Heidelberg 1911. — Riedl: Über die Beziehungen der angeborenen Linsentrübungen zur Pupillarmembran. Klin. Mbl. Augenheilk. 69 (1922). — Rumbaur: Über sternförmige Reste der Pupillarmembran auf der vorderen Linsenkapsel. Klin. Mbl. Augenheilk. 66 (1921).

Seefelder: (a) Über den anatomischen Befund in einem Falle von Membrana pupillaris persistens corneae adhaerens und angeborener Hornhauttrübung. Arch. Augenheilk. 69 (1911). (b) Zur Entstehung des angeborenen Stars. Graefes Arch. 108 (1922). — Scheerer: Über vascularisierte angeborene Katarakt mit sichtbarer Blutströmung und Gefäßverbindungen zwischen Ciliarkörper und Tunica vasculosa lentis. Klin. Mbl. Augenheilk. 70 (1923). — Staehli: Über Persistenz von Resten der fetalen Pupillarmembran. Klin. Mbl. Augenheilk. 51 I (1913). — Stübel: Zur fetalen Augenentzündung. 1. Ein Fall von Schlauchbildung im Glaskörper. 2. Ein Fall von angeborener unspezifischer Iridocyclitis. Arch. Augenheilk. 98 (1927). — v. Szily: Über den Konus in heterotypischer Richtung. Graefes Arch. 110 (1922). — v. Szily sen.: Der Konus nach unten. Zbl. prakt. Augenheilk. 7 (1883).

Vogt: (a) Der physiologische Rest der Arteria hyaloidea der Linsenhinterkapsel und seine Orientierung zum embryonalen Linsennahtsystem. Graefes Arch. 100 (1919). (b) Beobachtungen an der Spaltlampe über eine normalerweise den Hyaloidearest der Hinterkapsel umziehende weiße Bogenlinie. Graefes Arch. 100 (1919). — Vossius, Axel: Persistierendes blutführendes Pupillarmembrangefäß. Ein Beitrag zur Frage des Blutdruckes in den intraokularen Gefäßen. Graefes Arch. 104 (1921). Wätzold: Beitrag zur Pathologie der angeborenen Linsentrübungen. Klin. Mbl. Augenheilk. 72 (1924). — Wiegmann: Zur Operation der persistierenden Pupillarmembran. Klin. Mbl. Augenheilk. 57 (1916). — Wolfrum: Ein Fall von persistierender Pupillarmembran mit Bemerkungen über die Kolobomfrage. Graefes Arch. 90 (1916).

Entwicklungsanomalien
der Netzhaut und des Sehnerven nichtkolobomatösen Ursprungs.

Anton: Pathologisch-anatomische Beiträge zur Mißbildungslehre des Sehnerveneintritts, zur Kasuistik der psammösen Epitheliome des Sehnerven und der Epidermoidcysten der Orbita. Diss. Leipzig 1916.

Bachstez: Eine merkwürdige Verteilung markhaltiger Nervenfasern mit einer neuen Begleiterscheinung. Ophthalm. Ges. Wien 1913. Ref. Z. Augenheilk. 31 (1914). — Berg: Ungewöhnlich ausgedehnte markhaltige Nervenfasern bei hochgradiger Myopie und Amblyopie. Klin. Mbl. Augenheilk. 52 (1914). — Bergmeister: Über die Beziehung der Glia zum Bindegewebe in mikrophthalmischen Augen. Außerordentl. Tagg. ophthalm. Ges. Wien 1921. — Beselin: Scheinbares Höhenschielen infolge narbiger Verziehung der Fovea nach oben. Klin. Mbl. Augenheilk. 73 (1924). —Bliedung: Ein Fall von ungewöhnlich ausgedehnten markhaltigen Nervenfasern. Z. Augenheilk. 44 (1923).

Degner: Zur Kenntnis der markhaltigen Nervenfasern der Netzhaut. Diss. Königsberg 1912.

Elschnig: Das Kolobom am Sehnerveneintritt und der Konus nach unten. Graefes Arch. 51 (1900).

Fischer: H.: Beitrag zur Recklinghausenschen Krankheit (Mißbildungen am Auge, besonders die markhaltigen Nervenfasern der Netzhaut). Dermat. Z. 42 (1924). — Fuchs, E.: (a) Über den anatomischen Befund einiger angeborener Anomalien der Netzhaut und des Sehnerven. Graefes Arch. 93, 1 (1917). (b) Beitrag zu den angeborenen Anomalien des Sehnerven. Graefes Arch. 28, 1 (1882).

Gilbert: Über angeborenen Totalstar und Netzhautanomalien. Graefes Arch. 81 (1912). — Gradle: A hitherto undescribed anomaly of macular retina. Ophthalm. Rev. 22 (1913).

Heine: (a) Klinisches und Anatomisches über eine bisher unbekannte Mißbildung des Auges: angeborene Cystenretina. Graefes Arch. 58 (1904). (b) Über angeborene familiäre Stauungspapille. Graefes Arch. 102 (1920). — Hesse: Markhaltige Nervenfasern und Sehnervenentzündung. Z. Augenheilk. 57 (1925).

Jaensch: Falten- und Rosettenbildung in der Netzhaut. Graefes Arch. 116 (1926). — Janků: Kasuistischer Beitrag zur Dezentration der Fovea und zur Ätiologie der angeborenen Veränderungen im gelben Fleck. Čas. lék. česk. 62 (1923). Ref. Zbl. Ophthalm. 10, 488. — Jokl: Beitrag zur Genese des Netzhautglioms. Acta ophthalm. (Københ.) 1 (1924).

Kiso: Beiträge zur Kenntnis von der Vererbung der markhaltigen Sehnervenfasern. Graefes Arch. 120 (1928). — Koyanagi: Embryologische Untersuchungen über die Genese der Augenkolobome und des Mikrophthalmus mit Orbitalcyste. Graefes Arch. 104 (1921). — Kraupa: Beitrag zur Morphologie des Augenhintergrundes. Klin. Mbl. Augenheilk. 67 (1921). — Krüger: Angeborene Anomalie der topographischen Verhältnisse am hinteren Augenpol: Die Papillen liegen in der Pupillarachse. Z. Augenheilk. 30 (1913).

Lindenfeld: Beitrag zur Bildung rosettenartiger Figuren der Netzhaut sonst normaler fetaler menschlicher Augen. Klin. Mbl. Augenheilk. 51 I (1913).

Meisner: Kolobom der Aderhaut und Netzhaut mit Aplasie des Sehnerven. Graefes Arch. 79 (1911).

Neuschueler: Ricerche perimetriche e perifotometriche in un caso di presenza di fibre mieliniche nella retina. Saggi Oftalm. 4 (1929).

Pagenstecher: Strahlenwirkung auf das wachsende Auge. Experimentelle Untersuchungen über die Entstehung der Netzhautrosetten. 40. Verslg Ophth. Ges. Heidelberg 1916.

Salzmann: Eine typische Mißbildung am Sehnerveneintritt (Neurocele chorioidalis) und ihr ophthalmoskopisches Bild. Wien. klin. Wschr. 1927. — Sanada: Ein Fall von Verlagerung der Macula lutea. Nippon Gangakai Zasshi 1921. Ref. Klin. Mbl. Augenheilk. 68, 271. — Scheerer: Beitrag zur Frage der sog. abirrenden Sehnervenfasern. Klin. Mbl. Augenheilk. 71 (1923). — Schwarz: Mangelhafte Bildung (Hypoplasie) beider Sehnerven. Graefes Arch. 90 (1915). — Seefelder: (a) Über Anomalien im Bereiche des Sehnerven und der Netzhaut normaler fetaler Augen, ein Beitrag zur Gliomfrage. Graefes Arch. 69 (1909), 71, (1909) und 73 (1910). (b) Zur Entstehungsweise der angeborenen

Hornhautstaphylome, zugleich ein Beitrag zur Lehre von den fetalen Augenentzündungen. Wien. klin. Wschr. **37** (1924). (c) Ein pathologisch-anatomischer Beitrag zur Frage der Kolobome und umschriebenen Grubenbildungen am Sehnerveneintritt. Graefes Arch. **90** (1915). — Sneed: Angeborene Opticusteilung an der Schädelbasis. Arch. Augenheilk. **76** (1914). — v. Szily: Über atypische Sehnervenfasern. Anat. Anz. **30** (1907).

Triebenstein: Über Heterotopie des Sehnerven und der Fovea centralis. Klin. Mbl. Augenheilk. **62** (1919).

Wintersteiner: Beitrag zur Kasuistik und Genese der angeborenen Anomalien des Auges. Arch. Augenheilk. **28** (1894).

Anomalien der Hornhaut.

Berg: Erbliche Megalocornea. Acta ophthalm. (Københ.) **6** (1928). Ref. Zbl. Ophthalm. **21**, 735.

Clausen: Über den anatomischen Befund in einem Falle von angeborenem Totalstaphylom der Hornhaut. Arch. Augenheilk. **91** (1922). — Cunningham: Vertically eliptical cornea in e case of old interstitial Keratitis. Ophthalm. Rev. **1910**.

Eppenstein: Über senkrecht ovale Hornhautform. Z. Augenheilk. **27** (1912).

Felix: Kongenitale familiäre Cornea plana. Klin. Mbl. Augenheilk. **74** (1925). — Friede: (a) Über kongenitale Cornea plana und ihr Verhältnis zur Mikrocornea. Klin. Mbl. Augenheilk. **67** (1921). (b) Zur Klinik der Megalocornea. Graefes Arch. **111** (1923). — Fuchs, E.: Malformation of the cornea in cases of inherited syphilis. Ophthalm. Rev. **1909**.

Grönholm: Über die Vererbung der Megalocornea nebst einem Beitrag zur Frage des genetischen Zusammenhanges zwischen Megalocornea und Hydrophthalmus. Klin. Mbl. Augenheilk. **67** (1921).

Haab: Über Megalocornea. Klin. Mbl. Augenheilk. **52** (1914). — v. Hippel: (a) Über angeborene Defektbildung der Descemetschen Membran. Klin. Mbl. Augenheilk. **44** II (1906). (b) Über angeborene Hornhautstaphylome. 46. Verslg Ophth. Ges. Heidelberg **1927**. (c) Über Keratitis parenchymatosa und Ulcus internum corneae. Graefes Arch. **68** (1908). — Horner und Michel: Die Krankheiten des Auges im Kindesalter. Gerhardt, Handb. der Kinderkrankh. Bd. 5, 1889.

Kayser: (a) Megalocornea oder Hydrophthalmus. Klin. Mbl. Augenheilk. **52** (1914). (b) Zu meinen Fällen von Megalocornea. Klin. Mbl. Augenheilk. **62** (1919). (c) Über die Größe der Cornea in ihrem Verhältnis zur Größe des Bulbus bei Megalocornea. Klin. Mbl. Augenheilk. **64** (1920). — Kestenbaum: Über Megalocornea. Klin. Mbl. Augenheilk. **62** (1919).

Mans: (a) Die formale Genese der angeborenen Hornhauttrübungen. Nordwestdtsch. u. niedersächs. Augenärztevereigg, Mai **1926**. Ref. Klin. Mbl. Augenheilk. **76**, 876. (b) Die Genese der angeborenen Hornhauttrübung. Graefes Arch. **119** (1927). — Maschimo: Beitrag zur Kenntnis der angeborenen Hornhauttrübungen. Klin. Mbl. Augenheilk. **71** (1923). — Marchesani: Über das klinische Bild von Descemetrupturen nach Untersuchung an der Spaltlampe. Arch. Augenheilk. **98** (1927). — Meisner: (a) Angeborene Hornhauttrübungen. 42. Verslg Ophth. Ges. Heidelberg **1920**. (b) Hydrophthalmus und angeborene Hornhauttrübungen. Graefes. Arch. **112** (1923). (c) Über spontanes Hornhautgeschwür beim Kaninchen und eine fetale Keratitis beim Meerschweinchen. Arch. vergl. Ophthalm. **3** Nr, 9 (1912). — Mohr: (a) Beiträge zur Frage der Entstehung der kongenitalen Hornhauttrübungen. Klin. Mbl. Augenheilk. **48** II (1910). (b) Kongenitale Hornhauttrübung mit vorderer Synechie, Persistenz der Pupillarmembran und kongenitaler Aphakie bei einem Schwein. Arch. vergl. Ophthalm. **2** (1910).

Peters: (a) Über angeborene Defektbildung der Descemetschen Membran. Klin. Mbl. Augenheilk. **44** I, (1906). (b) Ein weiterer Beitrag zur Kenntnis der angeborenen Hornhauttrübungen. Anat. H. Bd. **57** 171/73 (1919). (c) Zur Frage der angeborenen Trübungen und Staphylome der Hornhaut. Klin. Mbl. Augenheilk. **70** (1923). (d) Zur Frage der angeborenen Staphylome. Klin. Mbl. Augenheilk. **76** (1926). — Priestley Smith: On the size of the cornea in relation to age, sex, refraction and primary glaucoma. Trans. Ophthalm. Soc. U. Kingd. 10, Ophthalm. Rev. **1899**.

Reis: (a) Angeborener Defekt der descemeti. 37. Verslg Ophth. Ges. Heidelberg **1911**. (b) Sur la megalocornée. Essai d'explication pathogén. Arch. d'Ophthalm. **37** (1920). (c) Bemerkungen zur Arbeit Friedes: „Zur Klinik der Megalocornea". Graefes Arch. **113** (1924). (d) Beiträge zur Histopathologie der parenchymatösen Erkrankungen der Cornea. Graefes Arch. **66** (1907). — Rübel: (a) Kongenitale familiäre Flachheit der Cornea. Klin. Mbl. Augenheilk. **50** I (1912). (b) Senkrecht ovale Hornhaut bei Lues congenita. Klin. Mbl. Augenheilk. **49**, II (1911). — Rubert: Recherches sur les restes de la membrane pupillaire adhérants à la cornée. Riga. Imprimerie de l'état. 1923.

Schläfke: Über einen Fall von Hydrophthalmus mit vorderer Synechie und Fehlen der Linse. Diss. Rostock 1913 und Graefes Arch. **86** (1913). — Schomann: Über Veränderungen des Hornhautzentrums bei angeborenen Hornhauttrübungen. Diss. Rostock 1914. — Seefelder: (a) Pathologisch-anatomische Beiträge zur Frage der angeborenen zentralen Defektbildung der Hornhauthinterfläche. Klin. Mbl. Augenheilk. **65** (1920). (b) Zur Entstehungsweise der angeborenen Hornhautstaphylome, zugleich ein Beitrag zur Lehre von den fetalen Augenentzündungen. Wien. klin. Wschr. 37 Nr. 39 (1924). (c) Zur Kenntnis der angeborenen Hornhauttrübungen. Ophthalm. Ges. Wien **1920** u. Z. Augenheilk. 44 (1920). (d) Über die Beziehungen der sog. Megalocornea und des sog. Megalophthalmus zum Hydrophthalmus congenitus. Internat. ophthalm. Kongr. Petersburg **1914** u. Klin. Mbl. Augenheilk. **56** (1916). (e) Bemerkungen zur Megalocorneafrage. Klin. Mbl. Augenheilk. **63** (1919). (f) Beiträge zur Lehre von den fetalen Augenentzündungen. Graefes Arch. **64** (1906) — Soriano: Megalocornea. Communicat. del hosp. oft. Buenos Aires. **1** (1919). Ref. Klin. Mbl. Augenheilk. **63**, 763. — Staehli: (a) Klinische Untersuchungen über Mikrocorneaaugen usw., zugleich ein Beitrag zur Megalocornea. Klin. Mbl. Augenheilk. **62** (1919). (b) Über Megalocornea. Klin. Mbl. Augenheilk. **53** (1914). — Streiff: (a) Über hochstehende Augen und formative Korrelationen und über angeborene Abschrägung der Hornhautrundung. Klin. Mbl. Augenheilk. **67** (1921). (b) Bemerkungen zu der Arbeit von Triebenstein: „Entrundung der Hornhaut und angeborene Irisanomalien". Klin. Mbl. Augenheilk. **69** (1922).

Triebenstein: Entrundung der Hornhaut und angeborene Irisanomalien. Klin. Mbl. Augenheilk. **68** (1922).

Wirths: (a) Über angeborene Hornhautveränderungen. Klin. Mbl. Augenheilk. **61** (1918). (b) Über angeborene Staphylome. Beitr. Augenheilk. H. 86, 1913. — Wright: Megalophthalmus und Mikrophthalmus. Brit. J. Ophthalm. 6 (1922).

Hydrophthalmus congenitus.

Clausen: Diskussion zum Vortrag Vögele. — Cucco: Etiologia e patogenesi dell'idroftalmo. Ann. Ottalm. e Clin. ocul. **50** (1922).

Elschnig: Glaukom. Handbuch der speziellen pathologischen Anatomie und Histologie Lubarsch und Henke. S. 873. Berlin: Julius Springer 1928.

De Haas: Glaukom und Gefäßvermehrung in der Aderhaut bei Naevus flammeus faciei. Niederl. ophthalm. Ges. 1928 u. Nederl. Tijdschr. Geneesk. **1928** II, 4326 (holländisch). Ref. Zbl. Ophthalm. **20**, 847. — v. Hippel: Über Hydrophthalmus congenitus nebst Bemerkungen über die Verfärbung der Cornea durch Blutfarbstoff. Pathologisch-anatomische Untersuchung. Graefes Arch. **44** (1897).

Jaensch: Anatomische und klinische Untersuchungen zur Pathologie und Therapie des Hydrophthalmus congenitus. Graefes Arch. **118** (1927).

Knapp: Glaucoma in generalized vascular naevus of the skin. Report of case angiomatous changes in the iris. Arch. Ophthalm. **57** (1928).

Lagrange: Traitement du glaucoma infantile. 38. franz. ophthalm. Kongr. Brüssel **1925**. Bull. Soc. franç. Ophtalm. **38** (1925).

Meisner: Hydrophthalmus und angeborene Hornhauttrübungen. Graefes Arch. **112** (1923). — Meller: Hydrophthalmus als Folge einer Entwicklungsanomalie der Iris. Graefes Arch. **92** (1916). — v. Michel: Über Veränderungen des Auges und seiner Adnexa bei angeborenem Neurofibrom der Gesichtshaut. 35. Verslg Ophth. Ges. Heidelberg **1908**.

Panico: Contributo allo studio dell'idroftalmo. Boll. Ocul. 7 (1928).

Reis: Demonstration mikroskopischer Präparate. 37. Verslg Ophth. Ges. Heidelberg **1911**.

Safar: Histologischer Beitrag zur Frage des ursächlichen Zusammenhanges zwischen Hydrophthalmus und Naevus flammeus. Z. Augenheilk. **51** (1923). — Seefelder: (a) Klinische und anatomische Untersuchungen zur Pathologie und Therapie des Hydrophthalmus congenitus. Graefes Arch. **63** (1906). (b) Hydrophthalmus als Folge einer Entwicklungsanomalie der Kammerbucht. Graefes Arch. **103** (1920). — Siegrist: Elephantiasis mollis des linken oberen Lides, sowie der Schläfenwangengegend und Hydrophthalmus congenitus. 32. Verslg Ophth. Ges. Heidelberg **1905**. — Stimmel und Rotter: Beitrag zur Genese und Therapie des Hydrophthalmus congenitus. Z. Augenheilk. **28** (1912).

Vögele: Glaukom und Naevus flammeus. Ver. mitteldtsch. Augenärzte **1928**. Ref. Klin. Mbl. Augenheilk. 81, 393.

Angeborene Anomalien der Sclera.

Behr: Beitrag zur Ätiologie des Keratokonus (Keratokonus, blaue Sclera und habituelle Luxationen). Klin. Mbl. Augenheilk. **51** II (1913). — Bolten: (a) Das Vorkommen von blauen Lederhäuten in Verbindung mit angeborenen Anomalien. Nederl. Tijdschr. Geneesk. **1** (1918). Ref. Klin. Mbl. Augenheilk. **62**, 274. (b) Der Ursprung der Fragilitas ossium. Nederl. Tijdschr. Geneesk. **2** (1923). Ref. Klin. Mbl. Augenheilk. **72**, 288. (c) Blaue Sclera. Nederl. Tijdschr. Geneesk. **2** (1923). Ref. Klin. Mbl. Augenheilk. **72**,

289. — Bronson: (a) Knochenbrüchigkeit und blaue Sclera, Amer. J. Ophthalm. 1917. (b) On fragilitas ossium and its association with blue sclerotics and otosclerosis. Edinburgh Med. J. 1917 und Brit. J. Ophthalm. 2, Nr 4 (1918). — Buchanan: Blue sclerotics. Trans. Ophthalm. Sect. Lond. 1923.

Eddowes: Dark sclerotics and fragilitas ossium. Brit. med. J. 28 (1900).

Franke: Über blaue Sclera und ihren Zusammenhang mit Knochenbrüchigkeit und Otosklerose. Klin. Mbl. Augenheilk. 73 (1924). — Freytag: Über blaue Sclera und Knochenbrüchigkeit. Klin. Mbl. Augenheilk. 66 (1921). — Friede: Ein Fall von kongenitaler Scleralcyste mit Stauungspapille. Klin. Mbl. Augenheilk. 64 (1920).

Gutzeit: Über blaue Sclera und Knochenbrüchigkeit. Klin. Mbl. Augenheilk. 68 (1922).

van der Hoeve: Familiäre blaue Sclera, Schwerhörigkeit und abnorme Knochenbrüchigkeit. Niederl. ophthalm. Ges. 1917. Ref. Klin. Mbl. Augenheilk. 58, 305. — van der Hoeve und de Kleyn: Blaue Sclera, Knochenbrüchigkeit und Schwerhörigkeit. Nederl. Tijdschr. Geneesk. 1 (1917) u. Graefes Arch. 95 (1918).

Peters: (a) Zur Kenntnis der angeborenen Veränderungen der Sclera. Zbl. prakt. Augenheilk. 37 (1913). (b) Blaue Sclera und Knochenbrüchigkeit. Klin. Mbl. Augenheilk. 51 I (1913).

Stenwers: Röntgenologische Bemerkungen zur Arbeit von van der Hoeve und de Kleyn. Graefes Arch. 95 (1918). — Stiefler: Zur Klinik und Pathogenese des Syndroms der blauen Sclera. Dtsch. Z. Nervenheilk. 94 (1926).

Takahashi: Beitrag zur Kenntnis der blauen Sclera. Graefes Arch. 115 (1924).

Villard: Kyste séreux congénital de la sclérotique. Arch. d'Ophtalm. 30 (1910). — Vogt: Diskussion zum Vortrag Borel: „Die blaue Sclera und ihre Ursache". Schweiz. ophthalm. Ges. 1925. Ref. Klin. Mbl. Augenheilk. 75, 464.

Wirth: Blaue Sclera und Knochenbrüchigkeit. Verslg Augenärzte Schlesien und Posen 1924. Ref. Klin. Mbl. Augenheilk. 73, 251.

Anomalien der Linse.

Blatt: Beziehungen zwischen der intrauterinen Resorption der getrübten Linse und dem Mikrophthalmus. Klin. Mbl. Augenheilk. 68 (1922).

Colombo: (a) Dell'intorbidamento anulare (Vossius) e di una forma non descritta di intorbidamento (a moneta) delle superficie anteriore del cristallino. Arch. Ottalm. 27 (1921). (b) Lenticone postérieur. Calcul du rayon de sa courbure. Hypothèse embryologique sur le mécanisme de sa formation. Annales d'Ocul. 14, 363 (1924). — Couturier: De l'ectopie du cristallin et de ses complications. Thèse de Lyon 1922. — Czrmak-Ulbrich: Pseudophakia fibrosa, eine faserige Scheinlinse, hervorgegangen aus der Tunica vasculosa lentis. Arch. Augenheilk. 57 (1907).

Gilbert: (a) Zur Pathogenese der Cataracta congenita totalis. Ophth. Ges. Heidelberg 1911. (b) Über angeborenen Totalstar und Netzhautanomalien. Graefes Arch. 81 (1912). — Goldschmidt: Über Kataraktbildung bei Vitaminmangel. Klin. Wschr. 6, Nr. 14 (1927). — Gullstrand: Ein Fall von Lentikonus posterior. Sv. Läk.sällsk. Hd. 48 (1922). Ref. Zbl. Ophthalm. 8, 473.

Hegner: Über die Abhängigkeit des Linsenwachstums von der Zonula Zinnii. Klin. Mbl. Augenheilk. 55 (1915). — Hess: Pathologie und Therapie des Linsensystems. Graefe-Saemisch' Handbuch Bd. 6, II. Abt. 1905. — v. Hippel: (a) Über experimentelle Erzeugung von angeborenem Star bei Kaninchen nebst Bemerkungen über gleichzeitig beobachteten Mikrophthalmus und Lidkolobom. Graefes Arch. 65 (1907). (b) Bemerkungen zu einigen Fragen aus der Lehre von den Mißbildungen des Auges. Graefes Arch. 70 (1909). — van der Hoeve: Wirkung von Naphthol auf die Augen von Menschen, Tieren und auf fetale Augen. Graefes Arch. 85 (1913).

Jaensch: Pathologisch-anatomische Untersuchungen von angeborenem Totalstar. Graefes Arch. 115, 81 (1925). — Jánó: Lenticonus posterior. Z. Augenheilk. 38 (1917).

Landmann: Amnion protrusion into the lens-vesicle. Anat. Anz. 32, Nr. 6 und 7 (1908). — Lijo Pavia: Doppelseitiges Fehlen der Linse aus unbekannter Ursache. Arch. Oftalm. Buenos Aires 2 (1927) (spanisch). Ref. Zbl. Ophthalm. 18, 757.

Mann: Congenital absence of the lens, with special reference to an aphakic human embryo. Brit. J. Ophthalm. 1921. — Meisner: Operativ entstandener Zonuladefekt und Linsenkolobom. Arch. Augenheilk. 5 (1919).

Pagenstecher: (a) Experimentelle Studien über die Entstehung von angeborenen Staren und Mißbildungen bei Säugetieren. Arch. vergl. Ophthalm. 2 (1911). (b) Über experimentelle Erzeugung von angeborenen Staren und von Mißbildungen des Auges bei Wirbeltieren. 37. Verslg Ophth. Ges. Heidelberg 1911. (c) Angeborene Stare bei Tieren nach Naphthalinvergiftung. Verslg. dtsch. Naturforsch. 1911. Ref. Klin. Mbl. Augenheilk. 49 II 512 (1911). (d) Die kausale Genese von Augenmißbildungen und angeborener Staren.

38. Verslg Ophth. Ges. Heidelberg 1912. — PATRY: Sur l'Histologie et l'Etiologie du Lenticone postérieur. Genève 1906. Ophthalmoscope 1907. — PETERS: Die Pathologie der Linse. Erg. Path. 1925, 312.

RIEDL: Beziehungen von angeborenen Linsentrübungen zur Pupillarmembran. Klin. Mbl. Augenheilk. 69 (1922).

SATTLER: Zur Wiedereinführung der Iridodesis. Klin. Mbl. Augenheilk. 52 II (1904). — SEE-FELDER: Beiträge zur Entstehung des angeborenen Stars. Graefes Arch. 108 (1922). — SEILER: Zur Entstehung des vorderen Polstars. Diss. Rostock 1920. — v. SZILY: (a) Experimentalforschungen über die verschiedenen Formen der angeborenen Stare und ihre theoretische Bedeutung für die Mißbildungslehre. 41. Verslg Ophth. Ges. Heidelberg 1918. (b) Über Amnioneinstülpung ins Linsenbläschen der Vögel. Anat. Anz. 28 (1906) — v. SZILY und ECKSTEIN: Vitaminmangel und Schichtstargenese. Katarakte als eine Erscheinungsform der Avitaminose usw. Klin. Mbl. Augenheilk. 71 (1923).

VOGT: (a) Der physiologische Rest der Arteria hyaloidea und seine Orientierung zum embryonalen Linsennahtsystem. Graefes Arch. 100, 328 (1919). (b) Nachtrag zu meinen Mitteilungen über den physiologischen Rest der Arteria hyaloidea und über eine denselben umziehende weiße Bogenlinie. Graefes Arch. 101, 227 (1920). (c) Beobachtungen an der Spaltlampe über eine normalerweise den Hyaloidearest der Hinterkapsel umziehende weiße Bogenlinie. Graefes Arch. 100, 349 (1919). (d) Weitere Ergebnisse der Spaltlampenmikroskopie des vorderen Bulbusabschnittes. (III.) Graefes Arch. 107, 196 (1922). (e) Weitere Ergebnisse der Spaltlampenmikroskopie usw. III. (Fortsetzung), IV und V. Graefes Arch. 108, 182, 192 u. 219 (1922). (f) Schichtstarvariationen. Graefes Arch. 107, 232 (1922). (g) Polstare. Graefes Arch. 107, 214 (1922). (h) Lenticonus posterior. Graefes Arch. 108, 187 (1922). (i) Pupillarmembranreste. Graefes Arch. 108, 185 (1922).

WESSELY: Verhalten der Zonula bei Spontanluxation der Linse in die Vorderkammer. Arch. Augenheilk. 85 (1919).

Anomalien der Lider.

ASAYAMA: Zitiert bei GINZBURG. — ASK und VAN DER HOEVE: Beiträge zur Kenntnis der Entwicklung der Tränenröhrchen unter normalen und abnormen Verhältnissen, letzteres an Fällen von offener schräger Gesichtsspalte. Graefes Arch. 105, (1921). — AVIZONIS: Über Kryptophthalmus congenitus. Z. Augenheilk. 64 (1928).

BACHSTEZ: Über angeborene Faltenbildung am Unterlid — Epiblepharon — mit und ohne Entropium. Klin. Mbl. Augenheilk. 57 (1916). — BEGLE: Klinisch-anatomischer Beitrag zur Kenntnis der Distichiasis congenita. Arch. Augenheilk. 74 (1913). — BRAUN: Eine besondere Form des Epicanthus mit kongenitaler Ptosis. Klin. Mbl. Augenheilk. 68 (1922). — BRÜCKNER: Zur Kenntnis des kongenitalen Epicanthus. Arch. Augenheilk. 55 (1906). — BRUSHFIELD: Mongolismus. Brit. J. Childr. Dis. 21 (1924).

CLAES und COPPEZ: Distichiasis congénital et familial vrai. Bull. Soc. belge Ophthalm. 49 (1924).

VAN DUYSE: Cryptophtalmos. Annales d'Ocul. 101 (1889).

ELSCHNIG: (a) Demonstration eines 8 Tage alten Kindes mit einer bisher noch nicht beschriebenen Bildungsanomalie der Augenlider und des Bulbus. Wiss. Ges. dtsch. Ärzte Böhmen 1913. Ref. Wien. klin. Wschr. 1914, 66. (b) Distichiasis aller 4 Lider. Prag. med. Wschr. 37 (1912). (c) Typische angeborene Mißbildung der Lidspalte. Dtsch. med. Wschr. 1922. (d) Zur Kenntnis der Anomalien der Lidspaltenform. Klin. Mbl. Augenheilk. 50 I (1912) — ERBEN: Ein Fall von halbseitiger Gesichtshypertrophie. Klin. Mbl. Augenheilk. 71 (1923).

FORSTER: Zur Morphogenese des Epicanthus und der Faltenbildungen der Haut in der Nasenwurzelgegend. Anat. Anz. 52 (1919). — FUCHS, E.: Lehrbuch der Augenheilkunde. Wien und Berlin: Franz Deuticke 1921.

GINZBURG: Zur Pathogenese des Kryptophthalmus. Klin. Mbl. Augenheilk. 49 II (1911) u. 53 (1914). — GOLOWIN: Beiträge zur Anatomie und Pathogenese des Kryptophthalmus congenitus. Z. Augenheilk. 8 (1902).

HADANO: Das Abstehen des äußeren Lidwinkels. Ophthalm. Klin. 1904. — v. HERREN-SCHWAND: (a) Entropium palbebrarum congenitum. Klin. Mbl. Augenheilk. 56 (1916). (b) Entropium congenitum und Epiblepharon. Klin. Mbl. Augenheilk. 58 (1917). (c) Über Ectropium conjunctivae palpebrarum congenitum. Klin. Mbl. Augenheilk. 56 (1916). — HESSBERG: Über angeborenes familiäres Entropium beider Unterlider. Klin. Mbl. Augenheilk. 68 (1922). — v. HIPPEL: (a) Die Mißbildungen und angeborenen Fehler des Auges. Graefe-Saemisch' Handb. 2. Aufl. 1908. (b) Die Mißbildungen des Auges. Aus SCHWALBE: Die Morphologie der Mißbildungen des Menschen und der Tiere. 1909. — v. HIPPEL und PAGENSTECHER: Über den Einfluß des Cholins und der Röntgenstrahlen auf den Ablauf der Gravidität. Münch. med. Wschr. 1907. — VAN DER HOEVE: Abnorme Länge der Tränenröhrchen mit Ankyloblepharon. Klin. Mbl. Augenheilk. 56 (1916).

Jusefova: Ein Fall von partiellem Kryptophthalmus auf dem einen und Kolobom des oberen Lides auf dem anderen Auge. Russ. Ophthalm. J. 8 (1928). Ref. Zbl. Ophthalm. 20, 794.

Key: Report of a case of cryptophthalmia. Amer. J. Ophthalm. 3 (1920). — Kraupa: Angeborenes Entropium. wiss. Ärzteverein Teplitz. Ref. Klin. Mbl. Augenheilk. 66 (1921).

Meller: Epiblepharon, Entropium und Trichiasis. Klin. Mbl. Augenheilk. 58 (1917). — Mertens: Ectropium congenitum der Oberlider. Z. Augenheilk. 43 (1920). — Müller: Über einen Fall von Kryptophthalmus congenitus des einen und Oberlidkolobom des anderen Auges. Klin. Mbl. Augenheilk. 68 (1922).

Pagenstecher: Experimentelle Studien über die Entstehung von angeborenen Staren und Mißbildungen bei Säugetieren. Arch. vergl. Ophthalm. 2 (1911). — Poyales: Ein Fall von kongenitalem Kolobom beider Unterlider mit einem amniotischen Strang im Zentrum der rechten Hornhaut, Hasenscharte und kompletter Gaumenfissur. Klin. Mbl. Augenheilk. 66 (1921).

van der Scheer: Beiträge zur Kenntnis der mongoloiden Mißbildung (Mongolismus). Auf Grund klinischer, statistischer und anatomischer Untersuchungen. (Die Bedeutung der Gebärmutterschleimhaut und des Amnions für die Ätiologie und die Pathogenese dieser Mißbildung.) Abh. Neur. usw. 41 (1927). — Sziklai: Zur Frage des Entropium congenitum. Z. Augenheilk. 38 (1917). — v. Szily: (a) Über die primäre Ursache der Mißbildungen des Auges. 38. Verslg Ophth. Ges. Heidelberg 1912. (b) Demonstration zur morphologischen Deutung der Distichiasis congenita. 43. Verslg Ophth. Ges. Heidelberg 1922. (c) Über Haarbildung in der Meibomschen Drüse und über behaarte Meibomsche Drüsen (sog. Distichiasis congenita vera) nebst Bemerkungen zur Deutung dieser Mißbildung auf phylogenetischer Grundlage und zur operativen Behandlung der Distichiasis. Klin. Mbl. Augenheilk. 70 (1923).

Thylmann: Das aus der statistischen Bearbeitung von 119 Fällen sich ergebende klinische Bild des Lidkoloboms nebst Mitteilung eines selbst beobachteten Falles. Arch. Augenheilk. 85 (1919).

Wessely: Eine noch nicht beschriebene Mißbildung der Augenlider. Deutsche und Münch. Med. Wschr. 1910.

Yan Chow: Über Entropium der Neugeborenen. Klin. Mbl. Augenheilk. 75 (1925).

Anomalien der Bindehaut.

Coutela et Faure-Beaulieu: Un cas de conjonctive „en tablier". Bull. Soc. Ophtalm. Paris 1914.

Keutgen: Zwei Fälle von Epitarsus (Schürze der Lidbindehaut). Z. Augenheilk. 45 (1921). — Kirsch: Ein typischer Fall von Bindehautschürze. Z. Augenheilk. 42 (1919).

Peters: Die angeborenen Fehler und Erkrankungen des Auges. Bonn: Friedrich Cohen 1909.

Schapringer: (a) Die angeborene Schürze der Lidbindehaut — eine bisher noch nicht beschriebene typische Mißbildung des menschlichen Auges. Z. Augenheilk. 2 (1899). (b) Beitrag zur Kasuistik der angeborenen Schürze der Bindehaut. Z. Augenheilk. 7 (1902). — Seefelder: Erg. Path. 1910, 775.

Taborisky: Über die Ätiologie des Epitarsus. Klin. Mbl. Augenheilk. 81 (1928. — Terson: Conjonctivite purulente chez un enfant, né à la suite de l'opération césarienne. Ann. d'Ocul. 138 (1907).

Wibaut: Über den sog. Epitarsus. Eine Anomalie der Plica semilunaris. Z. Augenheilk. 59 (1926).

Anomalien der Tränenabfuhrwege.

Cange: Dacryocystite congénitale gangréneuse. Arch. d'Ophtalm. 41 (1924).

Elschnig: Angeborene Tränensackfistel. Klin. Mbl. Augenheilk. 44 I (1906).

Krämer: Zur Ätiologie der Dacryocystitis congenita. Z. Augenheilk. 49 (1923).

Leboucq: Dacryocystite congénitale familiale. — Soc. belge Ophtalm. Ref. Arch. d'Ophthalm. 38 (1921). — Löhlein: Demonstration von mikroskopischen Präparaten von angeborenen Tränensackfisteln als Entwicklungsanomalie. 35. Verslg Ophth. Ges. Heidelberg 1908.

Merlin: Beiderseitige kongenitale Tränensackfistel. Wien. med. Wschr. 1901. Nr. 15.

Peters, R.: Zur Kenntnis der Atresia ductus naso-lacrimalis congenita. Klin. Mbl. Augenheilk. 71 (1923). — Pichler: Tränennasengang und schräge Gesichtsspalte. Arch. Augenheilk. 68 (1911).

Reganati: Due casi di anomalia di sviluppo delle vie lagrimali. Ann. Ottalm. e Clin. ocul. 51 (1923).

SCHMEICHLER: Einseitige Tränensackeiterung bei zwei neugeborenen Kindern. Verslg dtsch. Ärzte Brünn 1925. Ref. Klin. Mbl. Augenheilk. 75, 262. — SCHNYDER: Über familiäres Vorkommen resp. Vererbung von Erkrankungen der Tränenwege. Z. Augenheilk. 46 (1920).

WERNCKE: Über eine bisher nicht beobachtete Bildungshemmung des Tränensackes. Klin. Mbl. Augenheilk. 47, 1 (1909).

Anomalien der Tränendrüsen und der Tränenabsonderung.

COPPEZ: Un cas d'absence congénitale de la sécrétion lacrymale. Rev. gén. Ophtalm. 34 (1920).

VAN DUYSE und VAN LINT: Kyste congénital de la glande lacrymale orbitaire. Arch. d'Ophtalm. 39 (1922).

KAYSER: Ein Fall von angeborener Trigeminuslähmung und angeborenem totalem Tränenmangel. Klin. Mbl. Augenheilk. 66 (1921).

LÖHLEIN: Über hereditäre Ptosis der orbitalen Tränendrüsen. Münch. med. Wschr. 1919, Nr. 24.

Angeborene Beweglichkeitsstörungen.

ADDARIO LA FERLA: Beiderseitige kongenitale hereditäre Blepharoptosis. Ann. Ottalm. 42 (1913).

BIELSCHOWSKY: Angeborene beiderseitige Okulomotoriuslähmung mit periodischen Krämpfen im Levator palpebrae superior, Sphincter pupillae und Musculus ciliaris. Ärztl. Ver. Marburg 1916. Ref. Münch. med. Wschr. 1916, 502. — BRIGGS: Hereditary congenital ptosis with report of 64 cases conforming to the Mendelian rule of dominance. Amer. J. Ophthalm. 2 (1919).

CROUZON et BÉHAGUE: Un cas nouveau d'ophtalmoplégie congénitale familiale héréditaire. Bull. Soc. Hôp. Paris 36 (1920).

DIMITRY: Hereditary ptosis. Amer. J. Ophthalm. 4 (1921).

FLIERINGA: Familiäre Ptosis congenita kombiniert mit anderen angeborenen Beweglichkeitsdefekten der Bulbusmuskulatur. Z. Augenheilk. 52 (1924).

KILLIAN: Ein Fall von Ptosis hereditaria des Lides. Klin. Wschr. 1923. — KRÄMER: Ein Beitrag zur Vererbung der Ptosis congenita. Wien. med. Wschr. 1925.

POSEY: Concerning some gross structural anomalies of the muscles of the eye and its adnexa. Arch. of Ophthalm. 53 (1924).

RÖMER: Lehrbuch der Augenheilkunde. Berlin-Wien: Urban u. Schwarzenberg 1923.

Dermoide, Teratoide, Teratome und andere angeborene Geschwülste des Bulbus und der Orbita.

BIRCH-HIRSCHFELD: Die Krankheiten der Orbita. Graefe-Saemischs Handb., 2. Aufl. 1907.

CASTELLO: Contributo allo studio dei dermoidi corneo-congiuntivali. Ann. Ottalm. e Clin. ocul. 55 (1927). — CONTINO: (a) Papillomi del limbo e della cornea. Clin. ocul. 1902. (b) Sul Dermolipoma della cornea con alcuno vedute sulla genesi dei dermoidi. Clin. ocul. 1906. (c) Ancora sulla genesi del dermoide oculare. Clin. ocul. 1907. — COHEN: Orbital meningo-encephalocele associated with microphthalmia. Report of a case. J. amer. med. Assoc. 89 (1927). — CORDES: Die Hirnbrüche und Hirnspalten. Erg. Chir. 22 (1929).

VAN DUYSE: Meningo-encéphalocèle postérieure de l'orbite, les glioses de l'oeil et de l'orbite. Arch. d'Ophtalm. 37 (1920).

ERBEN: Angeborene Spaltbildung der äußeren Commissur durch Dermoid. Klin. Mbl. Augenheilk. 71 (1923).

FISCHER: Beitrag zum Bau und zur Entwicklung der Lipodermoide des Augapfels. Diss. Leipzig 1917.

GALLEMAERTS: Dermoide de la cornée et lipome sous-conjonctival. Ann. d'Ocul. 156 (1919). — GALLENGA: Ulteriore contributo allo studio della genesi dei teratomi ccrneo-congiuntivali. Ann. Ottalm. 28 (1899). — GRADLE: An unusual cyst of the forehead and orbit. Amer. J. Ophthalm. 12 (1929). — GRÖNHOLM: Dermoid im Zentrum der Cornea. Ärztl. Ver. Finnland. Ref. Klin. Mbl. Augenheilk. 70, 771 (1923).

HANKE: Zwei seltene Mißbildungen des Bulbus. I. Anophthalmus congenitus bilateralis. II. Dermoid der Cornea und endobulbäres Lipom. Graefes Arch. 57 (1904). — HEINE: Über ungewöhnliche Mißbildungen bei Neurofibromatose. Beitr. path. Anat. 78 (1927). — v. HIPPEL: Die Mißbildungen des Auges in SCHWALBE: Morphologie der Mißbildungen des Menschen und der Tiere. 1909.

JAENSCH: Encephalocele posterior und Hydrophthalmus congenitus. Ophthalm. Ges. Heidelberg 1928.

Krönlein: Zur operativen Behandlung der Dermoidcysten der Orbita. Beitr. klin. Chir. 1888.

Mizuo: Ein seltener Fall von Teratoma orbitae. Arch. Augenheilk. **65** (1910). — Moscardi: Contributo clinico ed anatomico allo studio dei lipomi puri sottocongiuntivali. Saggi Oftalm. **3** (1927).

Napp: Dermoid der Hornhaut mit elastischem Knorpel. Z. Augenheilk. **23** (1910). — Narog: Bindehaut-Hornhautdermoide beider Augen. Polska Gaz. lek. **4** (1925). Ref. Zbl. Ophthalm. **15**, 707. — Neuschueler: Encephalocele e cataratta congenita. Riv. otol. ecc. **6** (1929).

Raueiser: Über kommunizierende extra- und intraorbitale Dermoide (Zwerchsack-dermoide der Orbita). Klin. Mbl. Augenheilk. **63** (1919).

Speciale-Cirincione: Luxatio bulbi congenita. Ann. Ottalm. e Clin. ocul. **51** (1923). — Stargardt: (a) Über eine seltene Mißbildung am Auge. Z. Augenheilk. **37** (1917). (b) Orbitalcyste und Lipodermoid. 45. Verslg Ophth. Ges. Heidelberg **1925**. — v. Szily: Ein vom Stirnbein ausgehendes Osteom der Orbita bei einem menschlichen Fetus aus dem 4. Monat der Schwangerschaft usw. Klin. Mbl. Augenheilk. **63** (1919).

Tischner: Ein großes Dermoid der Cornea. Klin. Mbl. Augenheilk. **49** II (1911).

Verebély: Dermoidcysten der Orbita und Umgebung. Orv. Hetil. (ung.) **72** (1928). Ref. Zbl. Ophthalm. **20**, 130. — Volmer: Ein Zahn in einer epibulbären Dermoidcyste. Klin. Mbl. Augenheilk. **72** (1924).

Wagenmann: Über multiple Lipodermoide an einem Auge. Graefes Arch. **74** (1910).

Die Vererbung von Augenleiden.

Von

A. FRANCESCHETTI-Basel.

Mit 129 Abbildungen.

Die Bedeutung der Vererbung für die Entstehung von Krankheiten ist seit langem bekannt. Bestimmtere Vorstellungen haben sich aber erst im Laufe des letzten Vierteljahrhunderts gewinnen lassen, entsprechend der Entwicklung der Erblichkeitsforschung im allgemeinen. Die Pathogenese mancher Krankheiten war damit auf eine andere Basis gestellt, und namentlich die ältere Ärztegeneration mußte in dieser Hinsicht ihre Anschauungen einer Revision unterziehen. Vielfach ist das noch nicht genügend geschehen, und bei der Fragestellung nach der Ätiologie vieler Krankheiten haftet der Arzt noch zu sehr am Einzelfall. Damit ist nicht gesagt, daß uns die Erblichkeitsforschung einen endgültigen Einblick in das pathologische Geschehen bei den Erbleiden geben könnte, sondern nur, daß wir für sie die Grundlage in der Beschaffenheit der Erbmasse zu suchen haben. Das, was allgemein gilt, muß auch in der Augenheilkunde Eingang finden. Obwohl schon zahlreiche Forschungen von Ophthalmologen vorliegen, darf aber bei der Mehrzahl der Augenärzte noch nicht auf eine genügende Vorbildung auf diesem Gebiete gerechnet werden. Die folgende Darstellung ist deshalb genötigt, etwas weiter auszuholen, da sonst ein ausreichendes Verständnis nicht möglich erscheint.

Allgemeiner Teil.

I. Die erbbiologischen Grundlagen.

A. Die MENDELschen Regeln.

Das Vererbungsproblem hat vom naturwissenschaftlichen Standpunkt aus ein besonderes Interesse erhalten, seitdem nach der Jahrhundertwende die Erkenntnis sich immer allgemeiner Geltung verschaffte, daß die von den Eltern auf die Nachkommen übertragenen *Erbanlagen sich nach ganz bestimmten Regeln verteilen.* Bereits in den sechziger Jahren war es dem Brünner Augustiner-Pater Johann (genannt Gregor) MENDEL durch Zuchtversuche gelungen, zu zeigen, daß die Verteilung der elterlichen Anlagen auf die Nachkommen den einfachen Gesetzen der Kombinatorik folgt. Dieses Ergebnis wurde aber, da an wenig zugänglicher Stelle publiziert, nicht beachtet und erst 1900 durch die Arbeiten von DE VRIES, CORRENS und TSCHERMAK neu entdeckt und zugleich bestätigt. Die MENDELschen Regeln bilden heute die Grundlage für das Verständnis der gesamten Erbvorgänge. Sie sollen deshalb im folgenden an den klassischen Beispielen der Pflanzenkreuzungen, wie sie von MENDEL, CORRENS u. a. angestellt wurden, erläutert werden.

1. Der intermediäre Vererbungstypus (Zeatypus).

Als Ausgangspunkt sollen 2 Individuen der Wunderblume (Mirabilis jalapa) dienen, die sich nur durch *ein* Merkmal unterscheiden, und zwar durch die Blütenfarbe. Das eine sei ein rotblühendes, das andere ein weißblühendes Exemplar. Beide Pflanzen sollen reinrassig sein, d. h. sowohl vom Vater als von der Mutter die gleiche Erbanlage, das gleiche *Gen* oder *Id* für die Blütenfarbe erhalten haben.

Die durch die Vereinigung der väterlichen und mütterlichen Geschlechtszellen (der *Gameten*) entstehende *Zygote*, die Ausgangszelle der Tochterpflanze, erhält nämlich aus beiden elterlichen Geschlechtszellen die Anlage für das

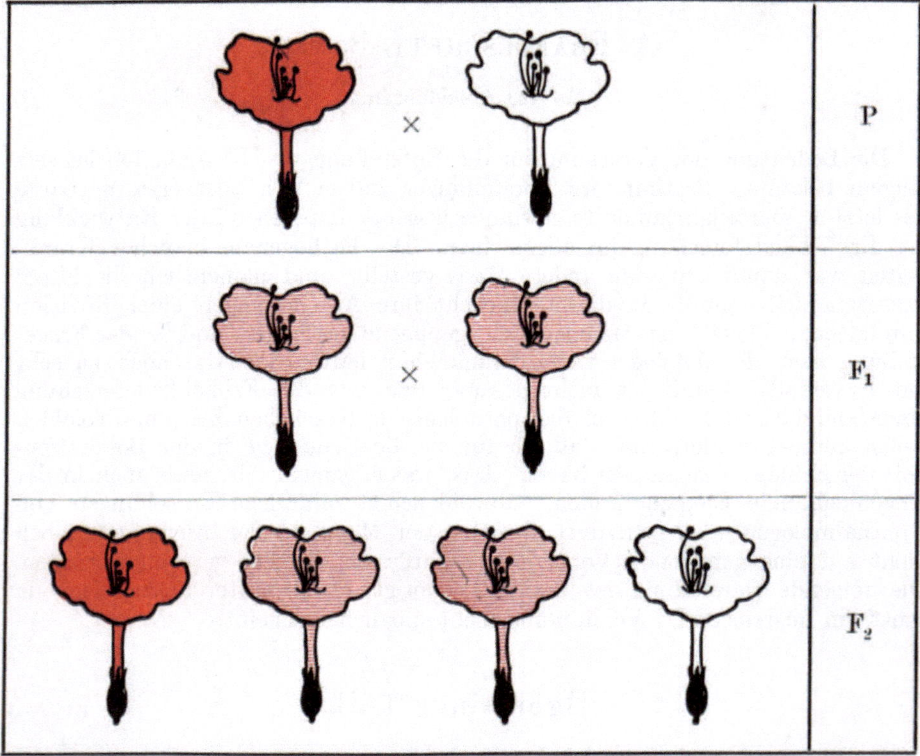

Abb. 1. Mendelsche Aufspaltung bei intermediärer Vererbung.
(Beispiel der Wunderblume, Mirabilis jalapa.)

betreffende Merkmal vererbt. Sind diese beiden sich entsprechenden väterlichen und mütterlichen Erbanlagen (Erbanlagepaarlinge oder Allelomorphe nach Bateson) gleichartig, so können wir von einer *Homozygote* sprechen, die also hinsichtlich dieses einen Merkmals *reinrassig* ist.

Kreuzen wir je ein reinrassiges weißes und rotes Exemplar, so erhalten wir als Produkt dieser sog. Elterngeneration (P) in der ersten Tochter- oder Filialgeneration (F₁) ausschließlich rosafarbene *Bastarde,* d. h. diese sind in bezug auf die Blütenfarbe nicht mehr reinrassig, sondern nehmen eine Mittelstellung zwischen weiß und rot ein. Werden nun die rosafarbenen Bastarde wieder unter sich gekreuzt, so entstehen in der zweiten Filialgeneration (F₂) nicht lauter rosafarbene Exemplare, sondern auch wieder weißblühende und rotblühende Pflanzen, und zwar, wie Mendel fand, in einem ganz bestimmten Zahlen-

verhältnis. Es gleicht nämlich $\frac{1}{4}$ dem einen Großelter, $\frac{1}{4}$ dem andern Großelter und $\frac{2}{4}$ den Eltern. (Vgl. Abb. 1.) Dieses MENDELsche *Spaltungsgesetz*
entspricht um so mehr den tatsächlich bei den Zuchtversuchen beobachteten
Verhältnissen, je größer die Zahl der beobachteten Nachkommen ist.

Das zahlenmäßig ausdrückbare Verhalten bei der Kreuzung der Bastarde
läßt sich auf Grund der MENDELschen Vorstellung von der Bildung der Geschlechtszellen erklären. Jede Pflanze entwickelt zweierlei männliche und zweierlei
weibliche Geschlechtszellen, wovon die eine Hälfte das eine (großväterliche)
Gen, die zweite das andere (großmütterliche) Gen der Mutterpflanze erhält.
Sofern es sich um ein homozygotes Individuum handelt, würden diese beiden
Geschlechtszellen gleichartig sein. Bezeichnen wir das Gen für die rote Blüten-
farbe mit R, dasjenige für die weiße dagegen mit W, so hätte ein homozygotes
Individuum, das von beiden Eltern die gleiche Anlage erhalten hat, die Formel
RR bzw. WW. Die reinrassig rote Pflanze (RR) bildet dementsprechend nur
R-Geschlechtszellen, die homozygot weiße Pflanze (WW) nur W-Geschlechts-
zellen.

Die Vereinigung der Geschlechtszellen der beiden homozygoten Pflanzen
kann deshalb nur eine Pflanze von der Formel RW ergeben (vgl. Abb. 2).

<table>
<tr><td>rot
RR</td><td>×</td><td>weiß
WW</td><td>P</td></tr>
<tr><td>homozygot</td><td></td><td>homozygot</td><td></td></tr>
<tr><td colspan="3">rosa
RW × RW
heterozygot</td><td>F₁</td></tr>
<tr><td>rot
RR</td><td>rosa
RW RW</td><td>weiß
WW</td><td>F₂</td></tr>
<tr><td>1 :
homozygot</td><td>2 :
heterozygot</td><td>1
homozygot</td><td></td></tr>
</table>

Abb. 2. Schema der MENDELschen Aufspaltung bei intermediärer Vererbung.

Diese ist in bezug auf die Blütenfarbe *heterozygot* (bastardig, hybrid) und ent-
spricht in der Farbe keinem der beiden Eltern, sondern hat eine *intermediäre*
Rosafärbung. Dieser Bastard bildet nun zweierlei Geschlechtszellen. Die eine
Hälfte enthält das Gen für rote Farbe (R), die andere dasjenige für weiße (W).
Durch freie Kombination ergeben sich folgende Möglichkeiten der Vereinigung
der gebildeten Geschlechtszellen.

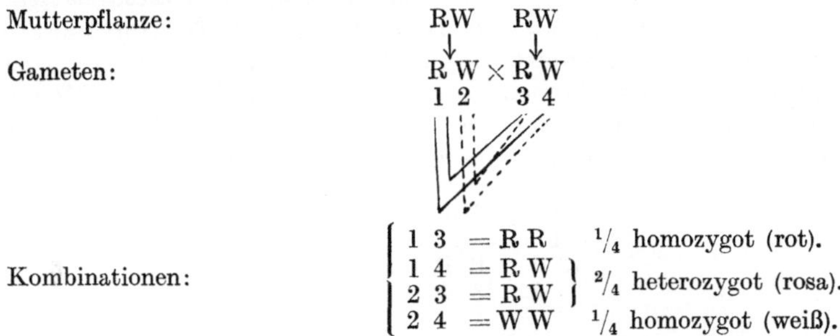

Es entstehen demnach bei der Kreuzung zweier Heterozygoten nicht nur
heterozygote, sondern in bezug auf das eine Merkmal auch wieder reinrassige
homozygote Individuen, und zwar im konstanten Zahlenverhältnis 1 : 2 : 1.

Die *Erbmasse* wird also nicht als Ganzes vererbt, sondern die einzelnen Erbanlagen können sich in verschiedenster Weise frei kombinieren, so daß das
Häufigkeitsverhältnis der entstehenden verschiedenen Tochterindividuen nach
den Gesetzen der Wahrscheinlichkeit errechnet werden kann.

Bei der Weiterzüchtung der F_2-Generation gilt für die Kreuzung der Bastarde
(RW) unter sich wieder die gleiche Regel, d. h. es treten wieder homozygote
und heterozygote Individuen auf (MENDELsche *Aufspaltung*). Züchten wir
dagegen die rein rote oder rein weiße Pflanze durch Kreuzung mit ebensolcher
oder durch Selbstbefruchtung weiter, so ergibt sich folgendes: die rote Pflanze
kann entsprechend der Formel RR nur R-Gameten bilden; damit müssen aber
alle Tochterpflanzen wieder RR entsprechen, also rotblühend sein. Analog
bilden die weißen Pflanzen nur W-Gameten und diese geben bei ihrer Vereinigung nur WW, also weißblühende Pflanzen. Mit anderen Worten, von den
homozygoten RR- und WW-Pflanzen ergeben sich immer wieder nur gleichartige
mit den Eltern übereinstimmende Tochterindividuen. Sofern Selbstbefruchtung
vorliegt, sprechen wir nach JOHANNSEN von *reinen Linien*. Da es sich um homozygote Individuen handelt, müssen auch sämtliche Nachkommen uniform
sein (vgl. Abb. 3).

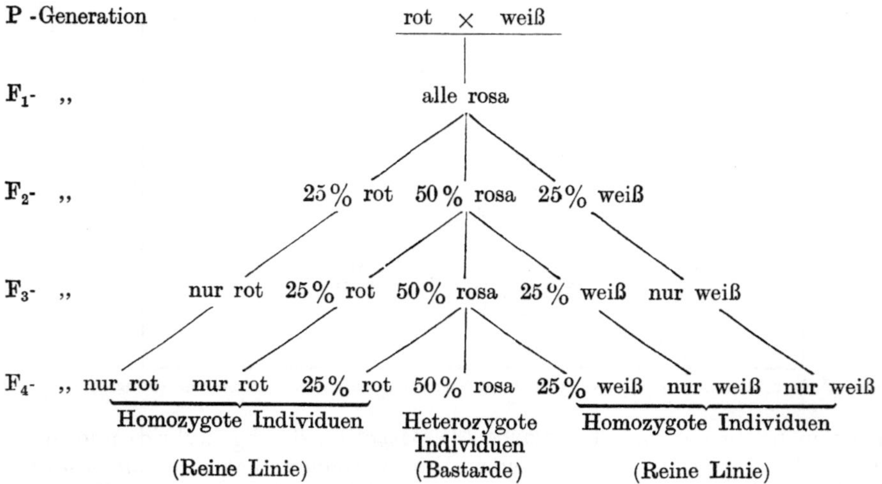

Abb. 3. Aufspaltung der Bastarde und Bildung reiner Linien bei Selbstbefruchtung.

Für die Richtigkeit der MENDELschen Auslegung der geschilderten Erbverhältnisse sprechen auch die Ergebnisse bei der sog. MENDELschen *Rückkreuzung*. Diese besteht darin, daß ein Individuum der Tochtergeneration
wiederum mit dem einen Elter gekreuzt wird, also in unserem Beispiel ein heterozygotes Individuum mit einem homozygoten. Dabei bestehen zwei Möglichkeiten entsprechend der Rückkreuzung mit jedem der beiden Eltern. Nach
den angegebenen Formeln ergäbe sich im ersten Falle folgendes:

Mutterpflanze:	RW × RR
Gameten:	R W × R R
	1 2 3 4

Kombinationen:	1 3	R R	
	1 4	R R	$^1/_2$ homozygot (rot).
	2 3	W R	
	2 4	W R	$^1/_2$ heterozygot (rosa).

Als Kreuzungsergebnis hätten wir also im ersten Fall die Hälfte der Nachkommen reinrassig (homozygot) entsprechend dem einen, die andere Hälfte
heterozygot entsprechend dem andern Elter. Wir erhalten also gleichviel *rot*-
wie *rosablühende* Pflanzen (vgl. Abb. 4).

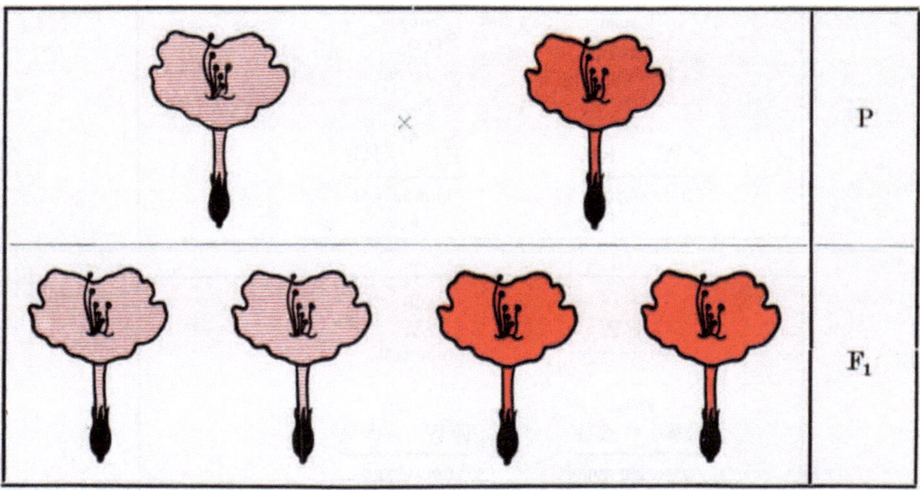

Abb. 4. Erste MENDELsche Rückkreuzung. (Beispiel der Wunderblume.)

Analog ergibt sich auch bei der Rückkreuzung mit dem andern Elter:

Mutterpflanze: $RW \times WW$

Gameten:

$$R\;W \times W\;W$$
$$1\;\;2\quad\;3\;\;4$$

Kombinationen:
$$\left.\begin{array}{ll} 1\;\;3 & R\,W \\ 1\;\;4 & R\,W \end{array}\right\}\; {}^{1}/_{2}\ \text{heterozygot (rosa);}$$
$$\left.\begin{array}{ll} 2\;\;3 & W\,W \\ 2\;\;4 & W\,W \end{array}\right\}\; {}^{1}/_{2}\ \text{homozygot (weiß);}$$

also zur Hälfte Pflanzen mit rosafarbener Blüte, zur Hälfte mit weißer Blüte
(vgl. Abb. 5).

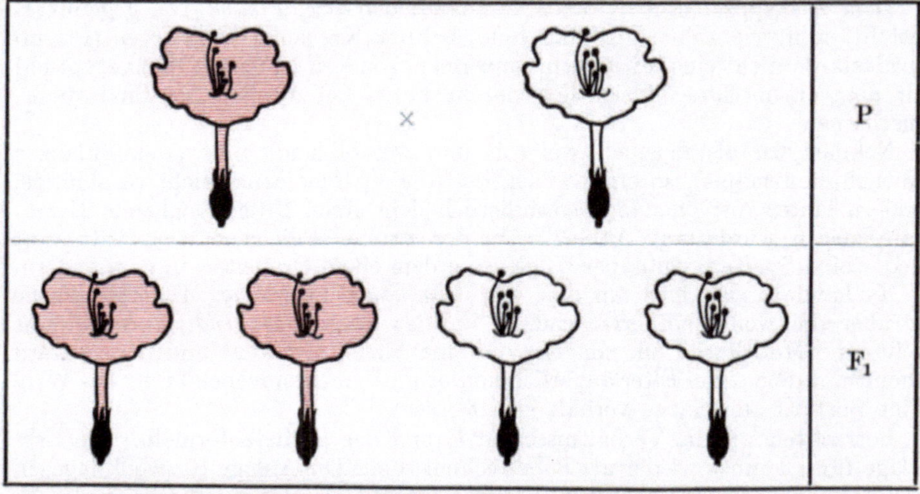

Abb. 5. Zweite MENDELsche Rückkreuzung. (Beispiel der Wunderblume.)

Bei der Mendelschen *Rückkreuzung* zwischen einem Bastard und einem reinrassig homozygoten Individuum gleichen also 50% der Nachkommen dem einen, 50% dem andern Elter (vgl. Abb. 6). Die experimentellen Untersuchungen

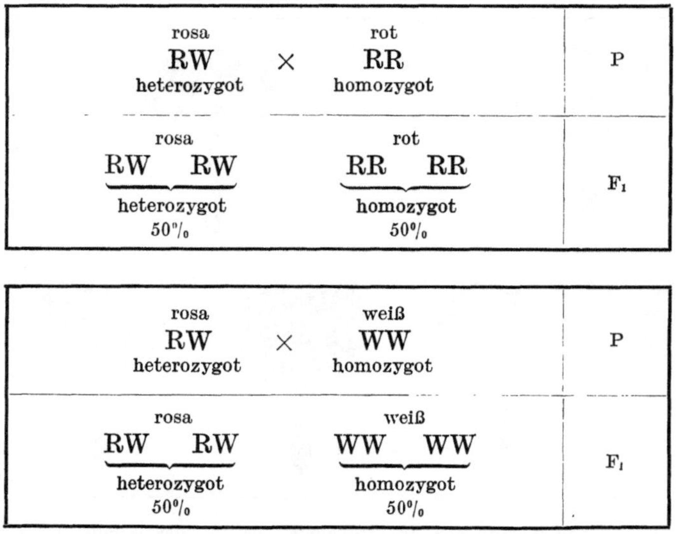

<table>
<tr><td align="center">rosa
RW
heterozygot</td><td align="center">×</td><td align="center">rot
RR
homozygot</td><td align="center">P</td></tr>
<tr><td align="center">rosa
RW   RW
heterozygot
50%</td><td></td><td align="center">rot
RR   RR
homozygot
50%</td><td align="center">F_1</td></tr>
</table>

<table>
<tr><td align="center">rosa
RW
heterozygot</td><td align="center">×</td><td align="center">weiß
WW
homozygot</td><td align="center">P</td></tr>
<tr><td align="center">rosa
RW   RW
heterozygot
50%</td><td></td><td align="center">weiß
WW   WW
homozygot
50%</td><td align="center">F_1</td></tr>
</table>

Abb. 6. Schema der Mendelschen Rückkreuzungen.

über die Rückkreuzung haben die Richtigkeit dieser theoretischen Ableitung erwiesen und somit die Auffassung Mendels über die Natur der Erbanlagen gestützt.

Bei den geschilderten Erbverhältnissen hinsichtlich der Blütenfarbe handelt es sich um die sog. *intermediäre Vererbung*, weil hier die Bastarde eine Mittelstellung zwischen der Farbe der beiden Eltern einnehmen. Früher hat man diesen Erbgang häufig auch als *Zeatypus* bezeichnet, da bei Kreuzungen des Mais (Zea) ähnliche Mittelformen erhalten werden.

2. Der dominant-recessive Vererbungstypus (Pisumtypus).

Dem Zeatypus hat man (nach Correns) den sog. *Pisumtypus* gegenübergestellt, weil, wie schon Mendel fand, bei der Kreuzung von Erbsen (Pisum) die Bastarde nicht eine Mittelform annehmen, sondern äußerlich (phänotypisch) mit dem einen Elter hinsichtlich des in Frage kommenden Merkmals übereinstimmen.

Nehmen wir als Beispiel zwei rot- und weißblühende Löwenmaulpflanzen (Antirrhinum majus), so ergäbe sich, daß die F_1-Generation nicht rosablütige, sondern lauter rotblühende, also äußerlich dem einen Elter gleichende Exemplare zeigen würde (vgl. Abb. 7). In der zweiten Filialgeneration tritt zwar wieder eine Spaltung ein, aber $3/4$ gleichen dem einen Großelter, $1/4$ dem andern.

Es handelt sich hier um eine sog. *dominante Vererbung*. Die rote Farbe ist über die weiße vorherrschend, d. h. das *heterozygote Individuum* nimmt nicht eine Mittelfarbe an, sondern die eine Farbe *dominiert* und der Bastard scheint mit dem einen Elter äußerlich konform. Dementsprechend tritt das Weiß beim Bastard zurück, es verhält sich *recessiv*.

Betrachten wir die Verhältnisse auf Grund der Gametenformeln. Die Erbanlage für rot möge wieder als R bezeichnet sein. Die Anlage für weiß dagegen als r. Damit bedienen wir uns in diesem Falle, wo das Rot dominant ist, der im allgemeinen gebräuchlichen Anwendung eines großen Buchstabens für die dominante Erbanlage. Die recessive Erbanlage wird mit dem entsprechenden kleinen Buchstaben bezeichnet in der Annahme, es fehle hier die Fähigkeit, rote Blüten zu bilden (sog. Presence-Absence-Formulierung nach BATESON). Die beiden reinrassigen Pflanzen hätten also die Formel: RR und rr. Die Bastarde Rr sind, da R über r dominant, äußerlich identisch mit dem Elter RR, also *rot*.

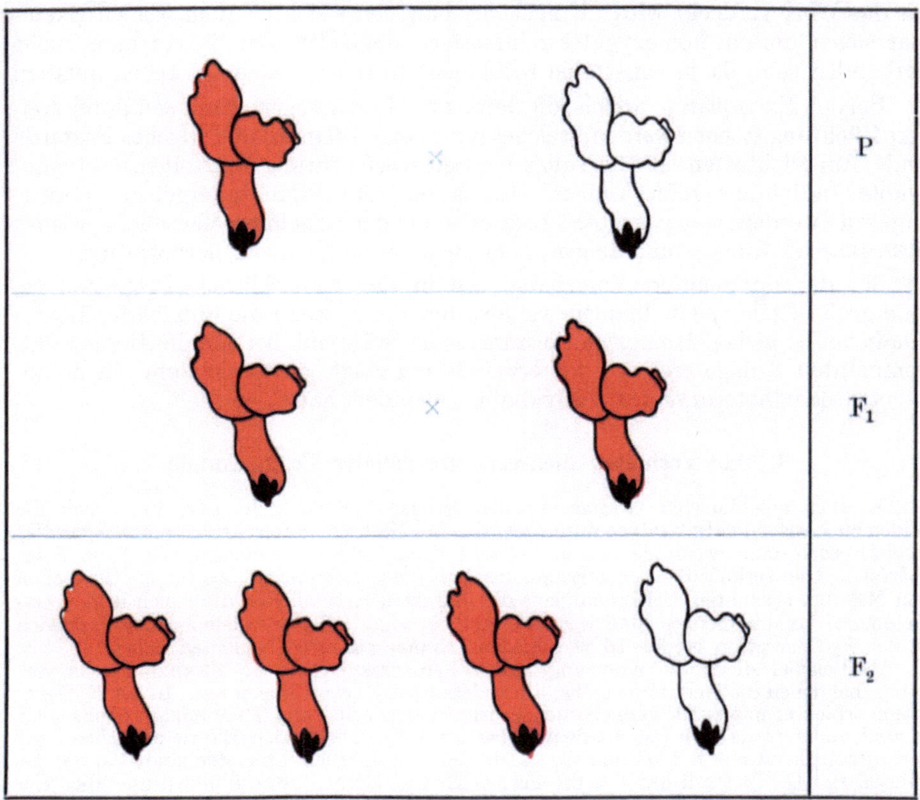

Abb. 7. MENDELsche Aufspaltung bei Dominanz. (Beispiel des Löwenmaul, Antirrhinum majus.)

In Abb. 8 wird die zum Teil verdeckte MENDEL*sche Spaltung* in der F_2-Generation erkenntlich, indem $^1/_4$ der Individuen in den Erbanlagen dem einen

rot		weiß	
RR	$\times$	**rr**	P
homozygot		homozygot	
	rot		
Rr	$\times$	**Rr**	F_1
	heterozygot		
rot	rot	weiß	
RR	**Rr Rr**	**rr**	F_2
homozygot	heterozygot	homozygot	
3		: 　1	

Abb. 8. Schema der MENDELschen Aufspaltung bei Dominanz.

Großelter, $^1/_2$ den Eltern und $^1/_4$ dem andern Großelter entspricht, also ganz ebenso wie bei intermediärer Vererbung. Da aber die Bastarde dem einen Großelter äußerlich völlig gleichen, so haben wir $^3/_4$ rotblühende und $^1/_4$ weißblühende Individuen (vgl. Abb. 7).

Daraus ergibt sich, daß wir äußerlich *(phänotypisch)* dem roten Exemplar nicht ansehen können, ob es *genotypisch*, d. h. der Erbanlage nach, homozygot oder heterozygot ist, weil eben infolge Dominanz der roten Farbe die Anlage für das Weiß verdeckt wird. Umgekehrt handelt es sich bei dem weißen Exemplar sicher um ein homozygotes reinrassiges, denn das Gen für rot kann nicht vorhanden sein, da ja sonst eine rotblühende Pflanze hätte entstehen müssen.

Bei den Exemplaren, welche die dominante Farbe zeigen, kann erst durch weitere Züchtung ersehen werden, welches reinrassige Pflanzen und welches Bastarde sind. Am leichtesten läßt sich dies bei Selbstbefruchtung beurteilen, da homozygote Individuen reine Linien, also lauter rote Pflanzen ergeben müssen; dagegen werden heterozygote Bastarde in der Nachkommenschaft wieder Mendelsche Aufspaltung zeigen, also auch weiße Pflanzen hervorbringen.

Bei der dominanten Vererbung, die in der menschlichen Erbpathologie eine große Rolle spielt, können wir also nur dann, wenn die dominante Eigenschaft fehlt, sicher Homozygotie annehmen, während bei Manifestierung der dominanten Anlage erst der weitere Erbgang zeigt, ob es sich um ein homozygotes oder heterozygotes Individuum gehandelt hat.

3. Das Verhalten mehrerer mendelnder Erbmerkmale.

Die oben geschilderten Gesetze für den Erbgang gelten nicht nur, wenn sich die beiden zu kreuzenden Individuen durch *ein* erbliches Merkmal unterscheiden *(Monohybridie)* sondern auch dann, wenn sie sich in *mehreren* Erbanlagen unterscheiden (*Di-* resp. *Polyhybridie*). Die Verhältnisse scheinen nur insofern etwas kompliziert, als infolge der (schon von Mendel erkannten) Selbständigkeit der einzelnen Erbeinheiten diese sich in den Gameten frei kombinieren, so daß wir, wie Abb. 9 zeigt, bei 2 mendelnden Unterschieden in der F_2-Generation bereits 16 verschiedene Kombinationsmöglichkeiten haben.

Als Beispiel diene die Kreuzung zweier Erbsenrassen, wie sie Mendel bereits vornahm, bei denen die eine runde gelbe, die andere kantig grüne Samen hat. In der F_1-Generation erhielt er nur runde gelbe Samen, es ist also einerseits rund (R) dominant über kantig (r) und andererseits gelb (G) dominant über grün (g). Die beiden Eltern bezeichnen wir dementsprechend mit RRGG und rrgg. Die Geschlechtszellen des ersten sind RG, die des zweiten rg. Der Bastard hat also die Formel Rr Gg. Diese Bastarde bilden nun aber vier verschiedene Geschlechtszellen, entsprechend den 4 Kombinationsmöglichkeiten.

F_1-Generation (Bastard):   R r G g
                 1 2 3 4

Gameten-(Kombinationen):   1 3 R G
                 1 4 R g
                 2 3 r G
                 2 4 r g

F_2-Generation: Vgl. Abb. 9.

Wie aus Abb. 9 hervorgeht, zeigen von den 16 Individuen der F_2-Generation infolge der Dominanz von rund und gelb:

9 runde und gelbe Samen (beide dominante Merkmale);

3 runde und grüne Samen ⎫
3 kantige und gelbe Samen ⎭ (ein dominantes und ein recessives Merkmal);

1 kantige und grüne Samen (beide recessive Merkmale).

Wir erhalten also bei 2 selbständig mendelnden Erbanlagen und *Dominanz das klassische Verhältnis*: 9 : 3 : 3 : 1.

Je größer die Zahl der Erbeinheiten, in der sich die zur Kreuzung verwendeten Individuen der P-Generation unterscheiden, um so größer ist die Zahl der in der F_2-Generation infolge der Mendelschen Aufspaltung sich zeigenden Kombinationsformen. Schon bei Dihybridismus entspricht in der F_2-Generation genotypisch nur noch $^1/_{16}$ der Individuen dem einen Großelter und $^1/_{16}$ dem andern.

Wie aus untenstehender Tabelle 1 hervorgeht, ergeben sich bei Kreuzung zweier Individuen, die sich in 4 Erbeinheiten unterscheiden, in der F_2-Generation bereits 256 verschiedene Kombinationsmöglichkeiten, bei 10 selbständig sich vererbenden Unterschieden dagegen bereits $(2^{10})^2$ = rund 1 Million Kombinationsmöglichkeiten. Da aber nur 2 Individuen dem einen resp. andern Großelter in ihren Erbanlagen völlig gleichen, so müssen

1. Geschlechtszelle

2. Geschlechtszelle	RG	Rg	rG	rg
RG	RRGG rund-gelb	RRGg rund-gelb	RrGG rund-gelb	RrGg rund-gelb
Rg	RRGg rund-gelb	RRgg rund-grün	RrGg rund-gelb	Rrgg rund-grün
rG	RrGG rund-gelb	RrGg rund-gelb	rrGG kantig-gelb	rrGg kantig-gelb
rg	RrGg rund-gelb	Rrgg rund-grün	rrGg kantig-gelb	rrgg kantig-grün

Abb. 9. Kombinationsmöglichkeiten bei zwei selbständig mendelnden Unterschieden (Dihybridismus). (Nach H. W. SIEMENS.)

Tabelle 1. MENDELsche Aufspaltung bei Polygenie und Dominanz. (Nach JULIUS BAUER.)

Zahl der Merkmale, in bezug auf welche die Eltern P heterozygot sind	Zahl der verschiedenen Arten von Gameten, welche in F_1 gebildet werden	Zahl der möglichen Kombinationen der Gameten = Zahl der innerlich verschiedenen Kategorien von F_2-Individuen	Maximale Zahl der äußerlich verschiedenen Kategorien von F_2-Individuen, wenn überall völlige Dominanz vorliegt	Die äußerlich verschiedenen Kategorien von F_2-Individuen sind, wenn überall völlige Dominanz vorliegt, vertreten durch Individuenzahlen, welche zueinander in den folgenden Verhältnissen stehen:
1	$2^1=2$	$(2^1)^2=4$	$2^1=2$	$\underset{1}{3}:\underset{1}{1}$
2	$2^2=4$	$(2^2)^2=16$	$2^2=4$	$\underset{1}{9}:\underbrace{3:3}_{2}:\underset{1}{1}$
3	$2^3=8$	$(2^3)^2=64$	$2^3=8$	$\underset{1}{27}:\underbrace{9:9:9}_{3}:\underbrace{3:3:3}_{3}:\underset{1}{1}$
4	$2^4=16$	$(2^4)^2=256$	$2^4=16$	$\underset{1}{81}:\underbrace{27:27:27:27}_{4}:\underbrace{9:9:9:9:9:9}_{6}:\underbrace{3:3:3:3}_{4}:\underset{1}{1}$
n	2^n	$(2^n)^2$	2^n	$\underset{\binom{n}{0}}{3^n}:\underbrace{3^{n-1}:3^{n-1}:3^{n-1}}_{\binom{n}{1}}\ldots\underbrace{3^{n-2}:3^{n-2}:3^{n-2}}_{\binom{n}{2}}\ldots\binom{n}{n}$ [1]

[1] Koeffizienten des aufgelösten Binoms $(1+1)^n$.

theoretisch bei Kreuzung stark verschiedener Rassen zwar einzelne Merkmale wieder „herausmendeln" können, die Wahrscheinlichkeit, ein dem einen Stammelter gleiches Individuum wieder zu erhalten, ist aber verschwindend klein.

Daß auch hinsichtlich *einzelner* Merkmale die Individuen der zweiten Filialgeneration manchmal nicht wieder dem Großelter gleichen, hängt damit zusammen, daß äußerlich einheitliche Merkmale durch das Zusammenwirken mehrerer oder vieler Erbanlagen (*polygene* oder *polyide Vererbung*) entstehen kann.

Insbesondere ist die Hautfarbe durch eine Mehrzahl von Erbfaktoren bedingt. Die bei der Kreuzung von Negern und Weißen entstehenden Mulatten zeigen deshalb bei der weiteren Fortpflanzung in praxi nie den Typus des einen oder anderen Stammelters. Die Individuen der F_2-Generation nehmen scheinbar wieder eine Mittelstellung zwischen schwarz und weiß ein, sie sind aber in der Mehrzahl keine „reinen" Bastarde mehr, sondern werden je nach der Verteilung der Gene mehr oder weniger dem einen oder andern Großelter zuneigen. Es liegt also in dem Wiedererscheinen von Mulatten in der F_2-Generation nicht etwa eine reine Weiterzucht von Bastarden vor, wie man früher anzunehmen geneigt war; vielmehr besteht auch hier die Mendelsche Aufspaltung der einzelnen Gene, nur wird infolge der Polygenie der Hautfarbe, entsprechend den Gesetzen der Wahrscheinlichkeit, eine dem Bastard ähnliche Zwischenform entstehen.

Kreuzungsversuche im Pflanzen- und Tierreich haben gezeigt, daß in gewissen Fällen die Selbständigkeit der Erbeinheiten eine Ausnahme zu erleiden scheint, indem bei Polygenie die Aufspaltung in der F_2-Generation nicht die klassische Zahl der verschiedenen Individuen zutage fördert, sondern daß gewisse Erbfaktoren eine ausgesprochene Neigung beieinander zu bleiben aufweisen (sog. *Faktoren-Koppelung*).

Eine Erklärung dieser Koppelungserscheinungen durch die Mendelschen Vererbungsregeln ist nicht möglich, dagegen können vom cytologischen Standpunkt aus, wie im nächsten Abschnitt ausgeführt wird, diese „Abweichungen" dem Verständnis nähergebracht werden.

B. Die cytologischen Grundlagen der Vererbungsgesetze.

Vom cytologischen Standpunkt aus bildet die *Zelle* die Grundlage für die Vererbung. Derjenige Teil, der ihre Erblichkeit bedingt, wird nach Naegeli als *Idioplasma* bezeichnet. Sache der cytologischen Forschung war es nun, den Sitz dieses Idioplasmas innerhalb der Zelle festzulegen. Dabei hat sich ergeben, daß wohl in der Hauptsache das Idioplasma im *Zellkern* enthalten ist. Insbesondere scheinen die sog. *Chromosomen* die Träger der Erbsubstanz zu sein.

Die Zahl der Chromosomen ist für jedes Individuum eine bestimmte. Sie wechselt aber bei den verschiedenen Pflanzen und Tieren; so beträgt sie z. B. bei der Obstfliege (Drosophila melanogaster) 8, beim Meerschweinchen 16, beim Frosch 24, beim Kaninchen 44, beim Menschen 48 (v. Winiwarter, Painter, Oguma und Kihara, v. Winiwarter und Oguma). Da bei der *Fortpflanzung* eine männliche Samenzelle mit einer weiblichen Eizelle verschmilzt, so würde aus der Vereinigung dieser beiden Geschlechtszellen (den Gameten) eine Tochterzelle *(Zygote)* mit doppelter Chromosomenzahl entstehen. Es muß deshalb bei der sog. Reifung der Geschlechtszellen zu einer Reduktion der Chromosomenzahl kommen. Aus der *Urgeschlechtszelle* mit normalem (doppeltem oder diploidem) Chromosomensatz entstehen infolge der *Reduktionsteilung* Geschlechtszellen, die im Gegensatz zu den übrigen Zellen des Organismus nur die halbe (haploide) Chromosomenzahl aufweisen. Durch Vereinigung der väterlichen und mütterlichen Geschlechtszellen entsteht jetzt die Zygote, welche damit wieder die doppelte Zahl von Chromosomen hat [sog. diploide Chromosomengarnitur (vgl. Abb. 10)].

Aus der Zygote entstehen dann die gesamten Zellen des neuen Individuums, alle mit der gleichen diploiden Zahl von Chromosomen. Auch die Urgeschlechtszelle hat dementsprechend die doppelte Chromosomenzahl. Damit die entstehenden Geschlechtszellen nicht nur rein väterliche oder rein mütterliche Chromosomen enthalten, findet bei der Gametenbildung eine Umlagerung der Chromosomen statt. Da die Umgruppierung der Chromosomen, wie die experimentelle Vererbungsforschung ergeben hat, nach den Gesetzen der Wahr-

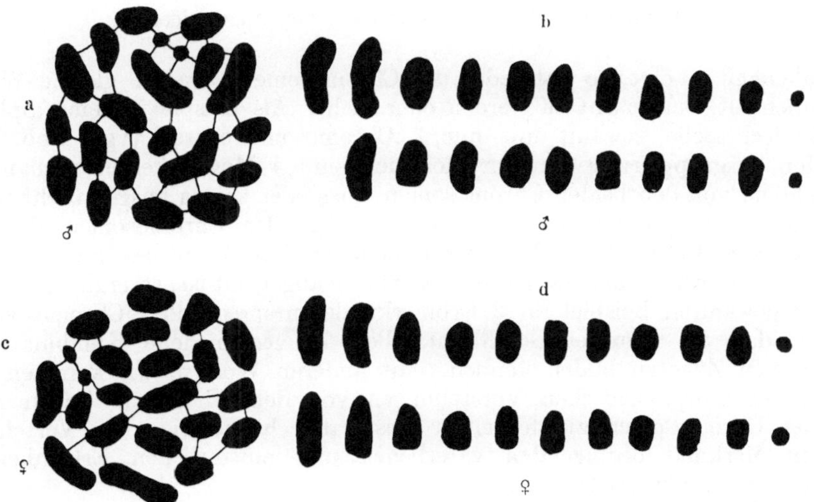

Abb. 10. Chromosomenverhältnisse der Wanze (Anasa tristis). (Nach Julius Bauer.)
a Die Chromosomengarnitur der Ursamenzelle. b Die gleichen Chromosomen paarweise geordnet.
c Die Chromosomengarnitur der Urcizelle. d Die gleichen Chromosomen paarweise geordnet.

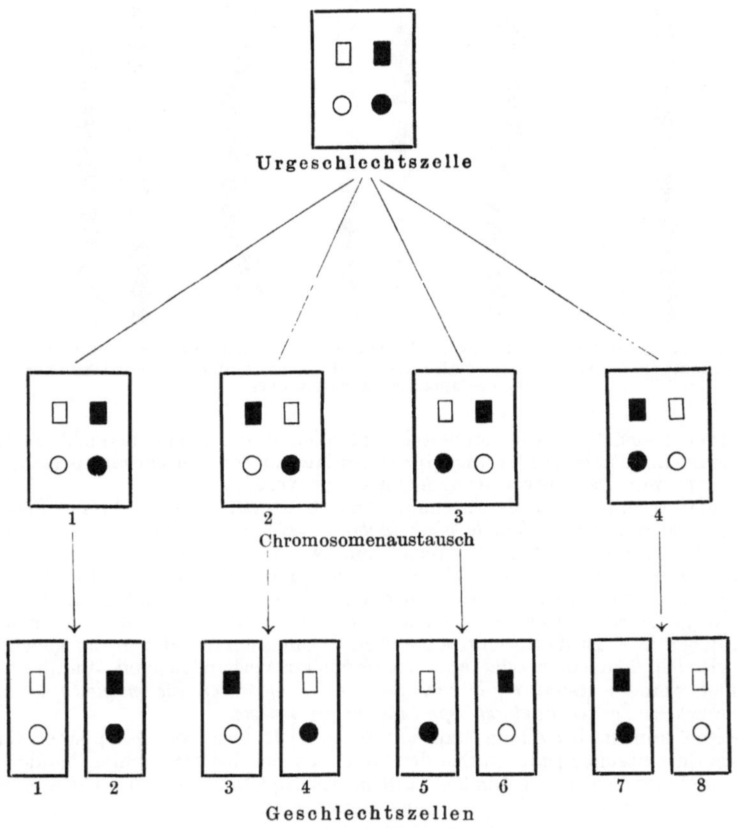

Abb. 11. Umgruppierung der Chromosomen.
○ □ Väterliche Chromosomen. ● ■ Mütterliche Chromosomen.

scheinlichkeit erfolgt, so hat jedes der Chromosomenpaare die gleiche Wahrscheinlichkeit, vertauscht zu werden oder nicht. Als Beispiel sei eine diploide Urgeschlechtszelle gewählt mit nur 2 Chromosomenpaaren (vgl. Abb. 11). Bei der Umgruppierung der Chromosomen sind 4 Möglichkeiten vorhanden, je nachdem von den beiden Chromosomen eines oder keines ausgetauscht wird. Dementsprechend entstehen auch nachher bei der Chromosomenreduktion viererlei Geschlechtszellen. Wenn wir annehmen, daß für ein bestimmtes Merkmal der Bau zweier homologer Chromosomen maßgebend ist, so ergibt sich also in dem gewählten Beispiel für 2 Erbmerkmale entsprechend 2 Chromosomenpaaren, daß die viererlei Geschlechtszellen 16 verschiedene Kombinationsformen von Zygoten bilden können. Mit anderen Worten, wir kommen auf Grund der morphologischen Vorstellungen von dem idioplasmatischen Aufbau der Chromosomen zu denselben Resultaten hinsichtlich der Verteilung der ein Merkmal bedingenden väterlichen und mütterlichen Erbeinheiten, wie auf Grund der MENDELschen Regeln.

Die experimentellen Untersuchungen der MORGANschen Schule mit der Obstfliege (Drosophila) haben gezeigt, daß nicht nur ein freier Austausch von Chromosomen stattfindet, sondern daß auch einzelne Teile homologer Chromosomen unter sich ausgetauscht

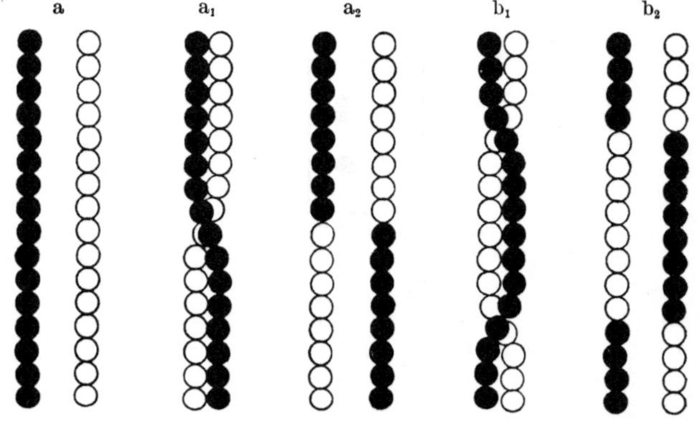

Abb. 12. Chromosomenaustausch „Crossing-over". (Nach BAUR-FISCHER-LENZ.)
a Chromosomenketten in normaler Lagerung, a, a, einfaches „crossing-over",
b₁ b₂ doppeltes „crossing-over".

werden. Die einzelnen Chromosomen bestehen nämlich wieder aus kleineren Teilen (Chromomeren, Idiomeren). Diese werden aber im Gegensatz zu den Chromosomen nicht frei und einzeln, sondern nur als ganze Chromomerenketten vertauscht.

Man nimmt z. B. an, daß die Chromomerenkette an einer oder mehreren Stellen übereinanderliege und durchreiße *(single* oder *double crossing-over)* und die einzelnen Stücke sich neu kombinieren (vgl. Abb. 12). Wenn nun zwei mendelnde Erbfaktoren im gleichen Chromosom liegen, so können sie nicht mehr unabhängig voneinander mendeln, sondern je näher sie beieinander liegen, um so größer wird die Wahrscheinlichkeit, daß sie bei dem Austausch nicht getrennt werden. Von den entstehenden Geschlechtszellen müssen also solche, bei denen zwei Erbfaktoren des gleichen Chromosoms wieder in der gleichen Kombination, wie bei dem einen oder anderen Großelter vorhanden sind, in überwiegender Zahl gebildet werden. *Damit ergibt sich, daß zwei Erbfaktoren, die im gleichen Chromosom liegen, die Erscheinung der Faktorenkoppelung zeigen müssen.*

Theoretisch können bei einem Individuum so viele Gruppen gekoppelter Gene vorkommen, als Chromosomenpaare vorhanden sind, was sich bei Drosophila, bei der mehrere hundert mendelnder Faktoren gefunden wurden, bestätigt hat. Je näher Gene beieinanderliegen, um so häufiger müssen Koppelungserscheinungen auftreten. Es ist möglich geworden, aus dem Grade der Koppelung Chromosomenkarten mit genauer Angabe der topographischen Lage der einzelnen Gene aufzustellen.

Für das Verständnis der Koppelungserscheinungen ist es wichtig, sich darüber klar zu werden, daß, wenn zwei *Erbanlagen Koppelung zeigen, jede von diesen beiden auch mit dem Allelomorph des andern Koppelung zeigen muß.* Zur Erklärung sei an das Beispiel der Erbsen (S. 638f.) erinnert. Wenn Koppelung von Faktoren vorliegt, so bildet der Bastard mehr solche

Gameten, welche die gleiche Kombination zeigen, als sie bei den Eltern vorhanden sind. Kreuzen wir z. B. RRGG × rrgg, so würde, wenn Koppelung vorläge, der Bastard *RrGg* mehr Gameten RG und rg als Rg und rG bilden. In der F_2-Generation würden also einerseits R und G (rund und gelb), andererseits r und g (kantig und grün) sehr viel häufiger zusammen vorkommen, als der Erwartung entspräche. Hätten wir aber umgekehrt Rg × rG gekreuzt, so hätte der Bastard zwar auch die Formel RG rg. Da jetzt aber R und g resp. r und G vom entsprechenden Elter her im gleichen Chromosom liegen, so werden mehr Gameten von dieser Kombination gebildet. Es werden demnach nur R und g (rund und grün), sowie r und G (kantig und gelb) Koppelung zeigen: rund ist jetzt mit grün, dem Allelomorph von gelb gekoppelt. Welche Art Gameten bei Koppelung häufiger gebildet wird, hängt also vom Erbbilde des Bastarden ab. Diejenige Faktorenkombination wird am häufigsten sein, die schon bei den Individuen der P-Generation vorhanden war[1].

C. Die Vererbung des Geschlechtes.

Wenn gesagt wurde, daß in den diploiden Körperzellen die Chromosomenpaare aus je 2 homologen, gleichgeformten Chromosomen bestehen, so trifft dies nicht für alle zu. Es hat sich nämlich gezeigt, daß hinsichtlich des einen Chromosomenpaares gewisse Unterschiede vorkommen, indem beim einen Geschlecht das eine Chromosom dieses Paares entweder ganz fehlt oder wenigstens deutlich verschieden ist (vgl. Abb. 10 u. 13). Bei Drosophila und vielen anderen Organismen ist das eine Chromosom (X-Chromosom) gerade, während das andere (Y-Chromosom) hakenförmig gebogen ist (vgl. Abb. 13). Nehmen wir als Beispiel Drosophila, so werden beim männlichen Geschlecht hinsichtlich dieses Chromosomenpaares *zweierlei Geschlechtszellen* gebildet (50% X und 50% Y); mit anderen Worten, es verhält sich das männliche Geschlecht bezüglich dieser beiden Chromosomen heterozygot (XY). Das weibliche Geschlecht, bei dem das entsprechende Chromosomenpaar übereinstimmend eine gerade Form zeigt, bildet dementsprechend (immer hinsichtlich dieses Chromosomenpaares!) nur einerlei Geschlechtszellen (100% X); es verhält sich also bezüglich der beiden Chromosomen homozygot.

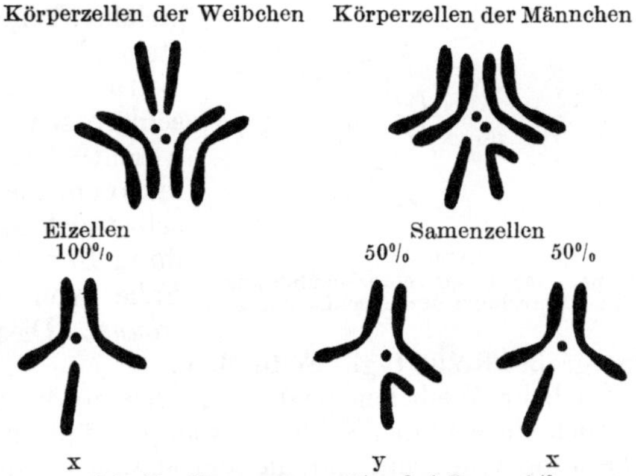

Abb. 13. Chromosomensätze bei Drosophila. (Nach BAUR-FISCHER-LENZ.)

Körperzellen der Weibchen   Körperzellen der Männchen

Eizellen 100%   Samenzellen 50%   50%

Analog wie bei Drosophila sind auch bei Pflanzen und Säugetieren, sowie beim Menschen die weiblichen Individuen homozygot (Drosophilatypus), während umgekehrt bei Schmetterlingen und Vögeln die Männchen hinsichtlich des Geschlechtschromosoms homozygot sind (Abraxastypus).

Bei der Vereinigung der beiden verschiedenen Spermatozoiden mit den uniformen Eizellen müssen wieder zweierlei Zygoten entstehen, nämlich solche mit zwei gleichartigen und solche mit zwei verschiedenen Chromosomen. Da die ersten immer Weibchen ergeben, die zweiten Männchen, so hat man mit

---

[1] Um bei Koppelung die Bastarde leichter zu unterscheiden, kann man die gekoppelten Faktoren untereinander schreiben. Die Erbformel für die beiden Bastarde wäre dann:

$$\frac{Rr}{gg} \quad \text{bzw.} \quad \frac{Rr}{gg}$$

Durch einen trennenden Vertikalstrich erhält man auf einfache Weise die häufigere Genkombination bei der Gametenbildung

$$\frac{R\,|\,r}{g\,|\,g} \quad \text{bzw.} \quad \frac{g\,|\,r}{R\,|\,g}$$

Recht diesen Chromosomen die Bestimmung des Geschlechtes zugeschrieben. Sie werden demnach als Geschlechts- oder Gonochromosomen bezeichnet. Da das eine Geschlecht homozygot, das andere heterozygot ist, so haben wir hier eine MENDELsche Rückkreuzung vor uns.

Bezeichnen wir nun das Gonochromosom mit X, so hätten die homozygoten Weibchen die Formel XX. Da das mit Y bezeichnete Gonochromosom, wie gesagt, einerseits ganz fehlen kann, andererseits in solchen Fällen, wo es morphologisch kaum vom andern zu unterscheiden ist, keine Rolle spielt, weil die in ihm liegenden Erbfaktoren nicht zur Geltung kommen, so bezeichnet man es meist mit einem kleinen Buchstaben (x)[1]. Die heterozygoten Männchen hätten daher die Formel Xx. Kreuzen wir nun XX × Xx, so erhalten wir, da das weibliche Geschlecht nur einerlei Geschlechtszellen (X) bildet, das männliche dagegen zweierlei (X und x), in der F_1-Generation wieder XX und Xx, und zwar nach der MENDELschen Rückkreuzungsregel im Verhältnis 1 : 1. Es gleichen also 50% dem einen Elter, 50% dem andern Elter (vgl. Abb. 14). Dies erklärt die Tatsache, daß bei der Fortpflanzung wieder ungefähr zu gleichen Teilen Männchen und Weibchen entstehen[2].

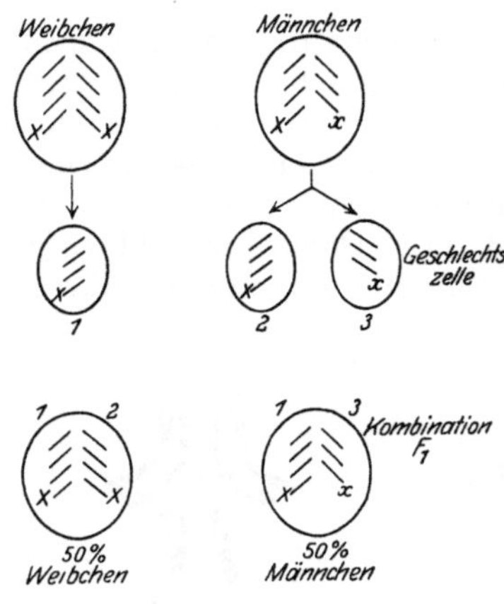

Abb. 14.
Schema der Geschlechtszellenbildung und Vererbung des Geschlechts.

Die Verhältnisse hinsichtlich des Geschlechtschromosoms haben insofern noch ein wesentliches Interesse, als auch andere Erbfaktoren, die mit der Geschlechtsbestimmung selbst nichts zu tun haben, im Gonochromosom ihren Sitz haben. Wir sprechen in diesem Falle von sog. *geschlechtsgebundener Vererbung*. Diese spielt auch beim Menschen eine große Rolle (vgl. Seite 660).

Da beim Weibchen beide Gonochromosomen wirksam sind, so kann es hinsichtlich eines an das X-Chromosom geknüpften Erbfaktors entweder homozygot oder heterozygot sein und, da beim Männchen nur ein wirksames Gonochromosom vorhanden ist, kann eine daran geknüpfte Erbanlage stets nur einfach vorkommen und wird sich auch bei Recessivität des betreffenden Gens manifestieren, da kein Allelomorph vorhanden ist.

Da die männlichen Gameten, die das X-Chromosom enthalten, mit den Eizellen stets Weibchen ergeben (vgl. Abb. 14), kann auch ein *geschlechtsgebundenes Gen* vom Vater nur auf die Töchter übergehen, nicht aber auf die Söhne: Der Sohn erhält dementsprechend sein X-Chromosom und damit auch sämtliche geschlechtsgebundenen Gene immer von der Mutter.

D. Die Wirkungsweise der Gene.

Wenn die *Chromosomenforschung*, vor allem durch die MORGANsche Schule gefördert, es ermöglicht, bei gewissen Tieren den genauen Sitz der Gene im Chromosom anzugeben, so ist es damit noch nicht möglich, auf Grund dieser rein morphologischen Anschauungsweise irgendwelche Vorstellungen über die Wirkungsweise der Gene zu gewinnen.

Auf Grund der GOLDSCHMIDTschen Untersuchungen aber sind wir heute dazu in der Lage. Den Ausgangspunkt seiner Forschungen bildet die Analyse der *Intersexualität* bei

---

[1] Presence-Absence-Formulierung (s. S. 637.)

[2] Bezüglich der beim Menschen auftretenden Abweichung der Sexualproportion (106 Knaben zu 100 Mädchen) muß auf die Spezialliteratur verwiesen werden.

Schmetterlingen. Dabei hat sich gezeigt, daß einerseits im X-Chromosom ein Männlichkeitsfaktor (M) vorhanden ist (beim Männchen, das 2 X-Chromosomen besitzt, in Zweizahl, beim Weibchen in Einzahl), andererseits in einem der anderen Chromosomen ein Weiblichkeitsfaktor (F), die beide bei verschiedenen Rassen quantitativ verschiedene Stärke *(Valenz)* besitzen. Da die höhere Valenz entscheidet, so muß 1 M schwächer sein als F und daher im weiblichen Geschlecht nicht zur Wirkung kommen, andererseits muß 2 M größer sein als F, damit die männlichen Merkmale dominieren. Es wäre also MM $>$ F $>$ M. Intersexuelle Stufen entstehen dann, wenn das Gleichgewicht zwischen gegensinnigen Männlichkeits- und Weiblichkeitsfaktoren in bestimmter, *quantitativer* Weise gestört ist.

Die Intersexualität besteht nicht darin, daß jeder Körperteil eine Zwischenstufe der beiden Geschlechter annimmt, sondern das betreffende Individuum (Intersex) entwickelt sich bis zu einem gewissen Zeitpunkt (Drehpunkt) als Weibchen bzw. Männchen, um dann seine Entwicklung in anderer Richtung fortzusetzen (Zeitgesetz der Intersexualität von Baltzer).

Weibliche Intersexualität kommt dann zustande, wenn die männliche Reaktion (M) im Verhältnis zur Geschwindigkeit der vorherrschenden Weiblichkeitsreaktion (F) infolge Störung der quantitativen Genverhältnisse zu rasch verläuft, so daß der Drehpunkt (Dr) vor Abschluß der Entwicklung erreicht wird. Abb. 15 und 16 geben eine schematische Darstellung der beiden nebeneinander verlaufenden Differenzierungsprozesse während der Entwicklungszeit. Angenommen, es sei diese in T abgeschlossen, so entsteht dann ein reines

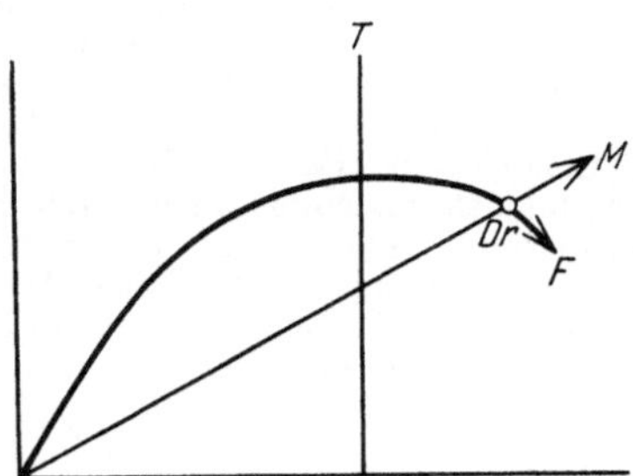

Abb. 15.
Schema des normalen Zusammenspiels
der Geschlechtsdifferentiatoren.
(Nach R. Goldschmidt.)

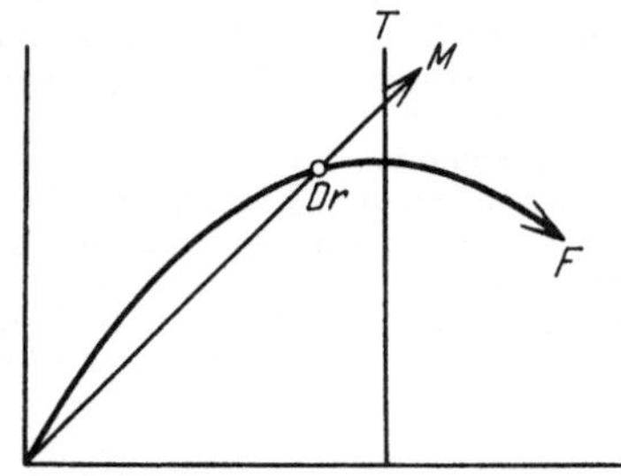

Abb. 16.
Schema der Entstehung eines Intersexes bei anormaler Wirkung der Geschlechtsdifferentiatoren.
(Nach R. Goldschmidt.)

Weibchen, wenn der Drehpunkt erst nach Abschluß der Entwicklung erreicht wird (vgl. Abb. 15). Wenn dagegen die durch den Männlichkeitsfaktor bedingten Reaktionsketten zu rasch verlaufen, so wird der Umkehrpunkt vor Ablauf der Entwicklung erreicht und es kommt zur Bildung eines intersexuellen Weibchens (vgl. Abb. 16).

Durch die Annahme quantitativ wirkender Genmengen im Sinne der Goldschmidtschen Theorie ist nicht nur die Frage der Geschlechtsbestimmung und der Intersexualität dem Verständnis nähergebracht worden, sondern es lassen sich auch eine Reihe von Vorgängen, die die Autochromosomen[1] betreffen, erklären. Es wird später [multipler Allelomorphismus (S. 646), unregelmäßige Dominanz (S. 666)] darauf zurückzukommen sein.

Bezüglich der Wirkungsweise der Gene läßt sich die Goldschmidtsche Theorie folgendermaßen andeuten: Die Gene, welche die spezifischen Entwicklungsvorgänge bestimmen, sind Stoffe, die Reaktionsketten mit einer ihrer Quantität proportionalen Geschwindigkeit auslösen. Ontogenetisch führen die nebeneinander mit abgestimmten Geschwindigkeiten verlaufenden Reaktionen zur Produktion sog. Determinationsstoffe, die in gewissen Zeitpunkten (Determinationspunkte) in bestimmter Menge vorhanden sind und dadurch das folgende Entwicklungsgeschehen in bestimmte Bahnen lenken.

Was die eigentliche stoffliche Natur der Gene betrifft, so lassen sich bis heute nur Vermutungen oder Vergleiche mit andern ähnlich wirkenden Körpern aufstellen. Während Driesch die Gene als enzymartige Stoffe auffaßt, stellen die meisten Autoren sich darunter *Autokatalysatoren* vor (Hagedoom, Goldschmidt u. a.). Plunkett, Morgan halten dagegen die Gene für Produzenten von Katalysatoren, was natürlich nicht ausschließt, daß sie selbst Autokatalysatoren sind[2].

---

[1] Autochromosomen = alle Chromosomen mit Ausnahme der Gonochromosomen.

[2] Neuerdings hat Schmalfuss versucht, durch einfache chemische Modellversuche die Entstehung von erblich bedingten Merkmalen zu veranschaulichen.

E. Besonderheiten und Komplikationen der Vererbungsregeln.

1. Spezielles Zusammenwirken verschiedener Gene.

Wenn entsprechend den Mendelschen Regeln angenommen wird, daß nicht allelomorphe Gene in ihrer Wirkung von einander unabhängig sind, so ist dies natürlich nur 1 edingt richtig. Das ganze Zusammenspiel sämtlicher Erbfaktoren bringt es mit sich, daß die Auswirkung eines einzelnen Gens an einen bestimmten Ablauf der gesamten Entwicklungsvorgänge gebunden ist. So kann z. B. die Anlage für die Irisfarbe nur zum Ausdruck kommen, wenn eine Iris gebildet wird, und das hierfür verantwortliche Gen ist natürlich seinerseits abhängig von der Anlage und Entwicklung des Auges als Ganzes.

Gewisse Erbanlagen zeigen aber insofern nähere Beziehungen, als für die Manifestierung bestimmter Merkmale zwei oder mehrere Gene in Betracht kommen (*Polygenie* oder *Polyidie*). Sofern durch ein Gen die Manifestierung eines andern richt allelomorphen Gens verhindert wird, spricht man (im Gegensatz zur Dominanz und Recessivität bei Allelomorphismus) von *Epistase* und *Hypostase*. Umgekehrt kommt es vor, daß ein Merkmal sich nur entwickeln kann, wenn gleichzeitig eine bestimmte andere Erbanlage (*Konditional-* oder *Komplementfaktor*) vorhanden ist. Solche Gene spielen z. B. bei der Hautfarbe eine wichtige Rolle, indem hinsichtlich der Bildung der Farbstoffe meist 2 erblich bedingte Komponenten beteiligt sind: ein Chromogen (Farbengrundsubstanz) und ein Enzym vom Charakter einer Oxydase.

Weiterhin unterscheidet man *Modifikationsfaktoren* (Transmutatoren), die ein durch ein anderes Gen bedingtes Merkmal zu ändern vermögen, *Verteilungsfaktoren,* welche z. B. das Pigment in bestimmter Weise verteilen, so daß Sprenkelung entsteht (Mosaikfaktoren)[1], und *Hemmungsfaktoren,* welche das Auftreten eines Merkmals verhindern. Die letzten spielen wahrscheinlich auch in der menschlichen Pathologie eine Rolle. Gewisse Merkmale, die durch mehrere Erbeinheiten bedingt werden, können manchmal auch durch jede einzelne von diesen allein veranlaßt werden (sog. Prinzip von Nilsson-Ehle). In der Regel zeigt sich aber insbesondere bei quantitativen Merkmalen (Körpergröße, Ohrlänge, Intensität einer Farbe u. ä.), daß, wenn zwei oder mehr Faktoren dieselbe Eigenschaft bedingen, sie sich in ihrer Wirkung addieren *(polymere* oder *multiple Faktoren).*

2. Multipler Allelomorphismus.

Durch die Untersuchungen an Mäusen hat es sich gezeigt, daß es Reihen von Genen gibt, von denen immer nur eines in einem Chromosom vorkommt, die sich aber unter sich alle wie Allelomorphe verhalten *(multiple Allelomorphe).*

Nach der Goldschmidtschen Theorie (vgl. S. 644f.) können die multiplen Allelomorphe als nur quantitativ verschiedene Gene aufgefaßt werden, woraus sich erklärt, daß immer nur eines dieser Gene — eben eine bestimmte Genmenge — in einem Chromosom vorhanden sein kann. Auf Grund der Koppelungserscheinungen mit anderen Faktoren hat sich beweisen lassen, daß sie alle am gleichen Ort eines bestimmten Chromosoms liegen müssen. Da in einem Bastard nie mehr als zwei solcher Faktoren vereinigt sein können, ist natürlich eine di- oder polyhybride Spaltung in F_2 unmöglich, sondern es zeigt sich immer eine einfache Mendelsche Aufspaltung[2].

3. Letalfaktoren.

Als erster fand Cuénot, daß gewisse Rassen gelber Mäuse nicht im homozygoten Zustand erhalten werden können, da sie nur im heterozygoten Zustand lebensfähig sind. Bei der Kreuzung zweier heterozygot gelber Tiere, die der Formel Gg entsprechen, sollte man erhalten: $^1/_4$ GG homozygot gelb, $^2/_4$ Gg heterozygot gelb, $^1/_4$ gg homozygot grau (nicht gelb). Das Verhältnis gelb : grau ist aber statt 3 : 1 immer nur 2 : 1. Die homozygot gelben Mäuse sind nämlich existenzunfähig, und zwar hat sich zeigen lassen, daß sie intrauterin zugrunde gehen (vgl. Abb. 17).

---

[1] Man hat früher häufig die Mosaikvererbung in dem Sinne aufgefaßt, daß bei Kreuzung eines weißen und schwarzen Elters ein schwarz-weiß gesprenkelter Bastard auftreten könne, indem gewissermaßen die Leiden elterlichen Gene mosaikartige Wirkungsbereiche zeigen. Auch beim Menschen wurde z. B. die Irisscheckung auf diese Weise erklärt. Nach dem heutigen Stand der Dinge trifft dies sicher nicht zu, sondern es handelt sich durchwegs um die Wirkung von speziellen Mosaikfaktoren.

[2] Man hat meist wohl zu Unrecht den multiplen Allelomorphismus auch als *vollständige Koppelung* aufgefaßt, da völlig gekoppelte Gene sich wie ein einziges vererben müssen, also der Bastard eine einfache Aufspaltung zeigt.

Während also hier die Homozygotie (Kombination der beiden Faktoren für Gelb) Letalität bedingt, gibt es Fälle, bei denen ein weiterer *recessiver Faktor* mit dem betreffenden

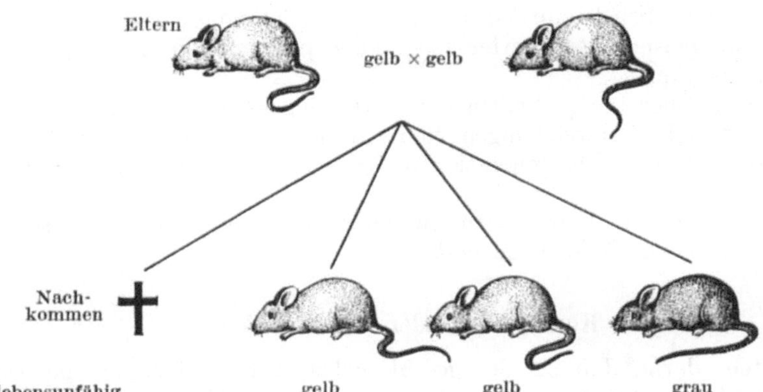

Abb. 17. Letal wirkende Homozygotie. Kreuzung zweier heterozygot gelbfarbiger Mäuse. (Nach JUST.)

Gen gekoppelt ist, welcher im homozygoten Zustand letal wirkt (Letalfaktoren im engeren Sinne).

Im Gegensatz zu den geschilderten *zygotischen Letalfaktoren,* die auf die bereits befruchtete Zygote einwirken, gibt es nach GOLDSCHMIDT auch sog. *gametische* (oder gonische) *Letalfaktoren,* die die Gameten selbst zum Tode verurteilen. Sofern die Letalfaktoren die Existenzfähigkeit des Individuums nur beschränkt bedrohen, spricht man auch von sog. *subletalen* Faktoren. Ganz allgemein läßt sich sagen, daß pathologische Zustände, seien sie rezessiv oder dominant, häufig eine herabgesetzte Widerstandsfähigkeit des Individuums bedingen, die im Zusammenhange mit den Letalfaktoren verständlich erscheint.

4. Polyphäne Vererbung.

Wenn eine Erbanlage verschiedene Merkmale bedingt, so kann man diese als vielmerkmalige oder *polyphäne Vererbung* bezeichnen. Bei Drosophila gibt es z. B. ein recessives Gen, welches Verkürzung der Flügel, Änderung der Beinformen hervorruft und zudem beim Weibchen die Lebensfähigkeit herabsetzt. Weiterhin haben auch die das Geschlecht bestimmenden Faktoren wesentlichen Einfluß auf die verschiedensten geschlechtsunterscheidenden Eigenschaften[1].

5. Die Non-Disjunction (MORGAN, BRIDGES, STURTEVANT).

Die ausnahmsweise direkte Vererbung geschlechtsgebundener Gene von Vater auf Sohn ist an und für sich mit der Vererbung des Geschlechtes nicht vereinbar (vgl. S. 644). Durch die Untersuchungen der MORGANschen Schule an Drosophila ließ sich zeigen, daß in diesen Fällen ein Nichtauseinanderweichen (Non-Disjunktion) der X-Chromosomen bei der Reifeteilung des Eies vorliegen kann. Gelangen nämlich beide X-Chromosomen in ein Polkörperchen, so kann ein Ei ohne X-Chromosom entstehen, das mit einer Samenzelle zusammen, die ein X-Chromosom enthält, in diesem Falle ein Männchen (statt wie gewöhnlich ein Weibchen) ergibt. Damit gehen aber auch die geschlechtsgebundenen Gene vom Vater direkt auf den Sohn über.

Andererseits können natürlich auch beide X-Chromosomen der Mutter in der Eizelle beisammen bleiben, dann entsteht durch Vereinigung mit einer Samenzelle ohne X-Chromosom eine Tochter, die beide Gonochromosomen von der Mutter geerbt hat[2].

---

[1] Das Wesen der polyphänen Vererbung läßt sich dem Verständnis näher bringen, wenn wir annehmen, daß es sich um die Wirkung *absolut gekoppelter Gene* handelt, die sich ja, sofern ein Faktorenaustausch, also eine Sprengung der Koppelung unmöglich ist, immer wie ein einziges Gen verhalten müssen.

[2] Durch spezielle Crossing-over-Verhältnisse kann sogar ein geschlechtsgebundenes Gen, das bei der Mutter nur in einem X-Chromosom vorhanden war, bei der Tochter in beiden enthalten sein (sog. äquationale Non-Disjunction).

F. Erbliche und nichterbliche Variationserscheinungen.

Von Vererbung im biologischen Sinne können wir nach den gegebenen Ausführungen dann sprechen, wenn Vorfahren und Nachkommen hinsichtlich bestimmter im Idioplasma verankerter (sog. idiotypischer oder genotypischer) Anlagen übereinstimmen.

Eine der wesentlichsten Aufgaben der Vererbungslehre ist es, die bei der Kreuzung auftretenden Abweichungen vom elterlichen Typus, die sog. *Variationserscheinungen* in der Filialgeneration in Zahl und Form gesetzmäßig klarzulegen.

Die Ursachen für das Verschiedensein der Kinder von den Eltern lassen sich im wesentlichen in 3 Gruppen einteilen.

1. Die Kombination oder Mixovariation.

Diese besteht darin, daß bei der geschlechtlichen Fortpflanzung die erblichen Anlagen beider Eltern miteinander kombiniert werden, und zwar rein gesetzmäßig entsprechend den Mendelschen Regeln.

2. Die Modifikation oder Paravariation.

Diese wird bedingt durch die Summe aller nicht erblichen (parakinetischen) Einflüsse, die auf die Entwicklung des Individuums bestimmend einwirken.

Dabei spielen natürlich die äußeren Verhältnisse, unter denen ein Individuum aufwächst, eine Hauptrolle.

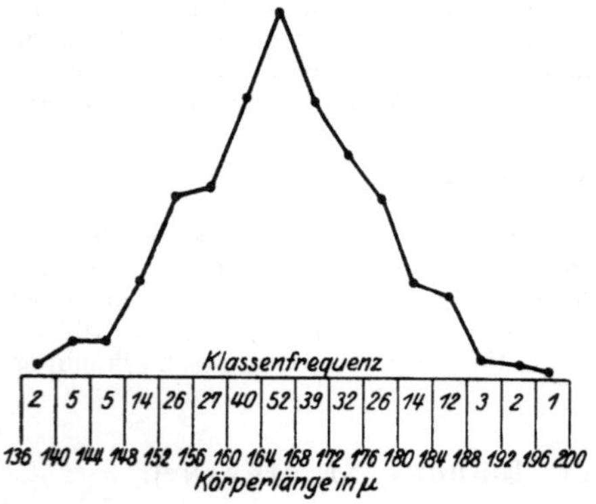

Die Vererbungslehre hat gezeigt, daß auch hinsichtlich der nicht erblichen Abweichung der Nachkommen, der Paravariation oder Modifikation, ganz bestimmte Gesetzmäßigkeiten bestehen. Am besten lassen sich diese natürlich dort verfolgen, wo es sich um Individuen handelt, die alle in ihrer erblichen Anlage völlig übereinstimmen, d. h. idioplastisch gleich sind. Am einfachsten erhält man solche durch vegetative Vermehrung, ausgehend von einem einzelnen Muttertier, weil dann alle Nachkommen das gleiche Idioplasma haben, also keine Mixovariation auftreten kann. Eine solche Gruppe von Organismen, die auf vegetativem Wege aus einem Individuum hervorgegangen ist, wird als „*Klon*" bezeichnet.

Werden z. B. die Paramäcien eines Klons hinsichtlich ihrer Länge untersucht und in Klassen zu je 4 mm eingeteilt, so erhält man durch graphisches Auftragen der Frequenzen der einzelnen Klassen und Verbindung der Endpunkte der Ordinaten (vgl. Abb. 18) das sog. *Frequenz-* oder *Variationspolygon.* Dieses hat eine weitgehende Ähnlichkeit mit der sog. *Binominalkurve* (vgl. Abb. 19)[1].

Abb. 18. Frequenz- oder Variationspolygon bezügl. der Körperlänge eines Paramaecium-Klons. (Nach Baur-Fischer-Lenz.)

---

[1] Die Binominalkurve wird dadurch erhalten, daß man das Binom $(1 + 1)^n$ entwickelt, die einzelnen Werte als Klassenzahlen in gleicher Weise wie die Klassenfrequenzen aufträgt und die Endpunkte verbindet.

Sofern die einzelnen Klassenfrequenzen, wie im gewählten Beispiel, eine annähernd binominale Verteilung um einen Mittelwert aufweisen, ist dies ein Zeichen dafür, daß hemmende und fördernde Faktoren unabhängig voneinander das Größenwachstum beeinflußt haben. Am häufigsten wird immer eine mittlere Größe zu erwarten sein. Die extremen Klassen werden dagegen relativ kleine Frequenzzahlen aufweisen, da zufällig nur hemmende oder nur fördernde Faktoren entsprechend den Gesetzen der Wahrscheinlichkeit sehr viel seltener zusammentreffen werden.

Die Binominalkurve ist identisch mit der *idealen Variationskurve*, die dann zustande kommt, wenn n Faktoren unabhängig voneinander in *positivem* oder *negativem Sinne* die Modifikation beeinflussen.

Es muß aber speziell darauf hingewiesen werden, daß ein Merkmal auch in einer genotypisch nicht einheitlichen Population ebenfalls binominale Verteilung zeigt. So schwankt z. B. die menschliche Körpergröße um einen mittleren Wert, wobei die Häufigkeit der Individuen der einzelnen Größenklassen ebenfalls der Variantenreihe der Binominalformel entspricht (QUETELETsches Gesetz).

Auch hinsichtlich der *Corneagröße* hat sich gezeigt, daß bei Anordnung in Größen-

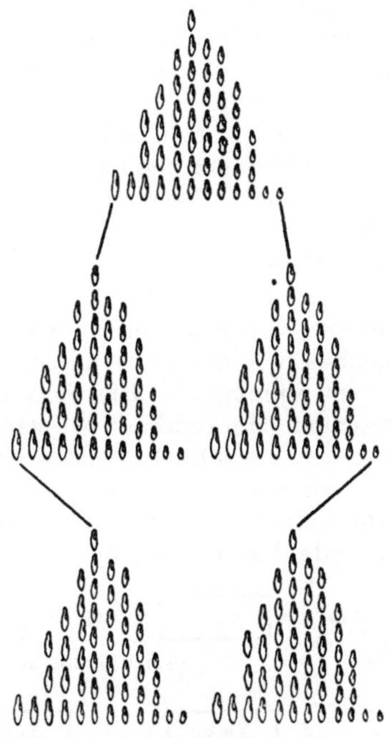

Abb. 20. Selektion in einem Klon von Paramäcien. Die gleich großen Tiere sind innerhalb einer Kultur zur Darstellung der Häufigkeit der einzelnen Größenklassen übereinander gezeichnet. Das größte sowohl wie das kleinste Tier jeder Ausgangskultur ergibt wieder die gleiche Nachkommenschaft.
(Nach BAUR-FISCHER-LENZ.)

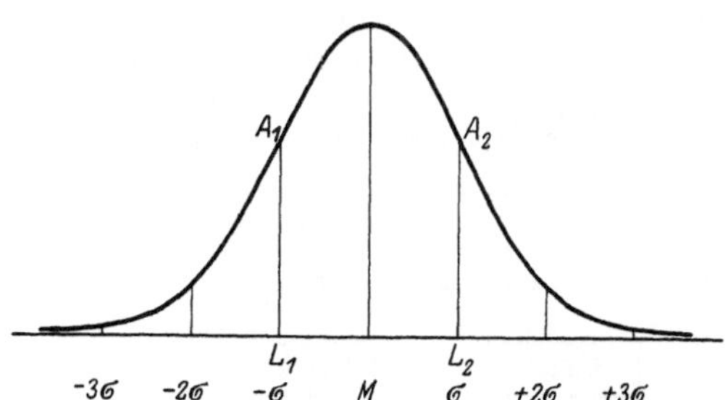

Abb. 19. Die theoretische (ideale) Variationskurve, die Binominalkurve. A_1 und A_2 Wendepunkte der Kurve. L_1 und L_2 Fußpunkte der Lote in A_1 und A_2. Der Abstand von M, dem Fußpunkt der Gipfelpunktsordinate, bis L_1 bzw. L_2 gibt die Größe der Standardabweichung ($\mp \sigma$) an. Innerhalb $M \pm 3\sigma$ liegen praktisch alle Varianten.

klassen die Frequenz der einzelnen Klassen der Ausdruck annähernd binominaler Verteilung ist (vgl. Abb. 70, S. 726).

Daraus ergibt sich, daß, wenn die Variationskurve eines Merkmals in einer Population binominale Verteilung zeigt, dies keinesfalls als Beweis dafür aufzufassen ist, daß es sich um ein genotypisch einheitliches Material (ähnlich wie bei einem Klon oder einer reinen Linie) handelt.

Das Wesentliche der Paravariation besteht aber darin, daß durch sie das Individuum zwar äußerlich eine Modifikation erleidet, jedoch sein Idioplasma nicht verändert wird. Wenn wir deshalb aus einem Klon von Paramäcien, die ja, wie gesagt, alle idioplasmatisch konform sind, ein ganz kleines und ein ganz großes Exemplar heraussuchen und deren Nachkommenschaften miteinander vergleichen, so sehen wir, daß diese sich voneinander nicht unterscheiden, d. h. sie werden wieder aus großen und kleinen Individuen bestehen (vgl. Abb. 20).

Auch wenn man während Generationen einerseits durch günstige Bedingungen große Tiere und andererseits durch schlechte Bedingungen kleine Tiere züchtet und dann je ein Tier der x-ten Generation der beiden Zuchten unter gleiche Bedingungen bringt, so werden wieder bei beiden gleichartige Nachkommen entstehen. Durch eine noch so weitgehende „Auslese" oder Selektion wird also das Idioplasma nicht geändert und deshalb entsteht unter gleichen äußeren Bedingungen immer wieder der gleiche durch das Idioplasma bedingte Typus, der *Idio-* oder *Genotypus*.

3. Die Mutation oder Idiovariation.

Unter Mutation oder Idiovariation versteht man eine (meist plötzlich auftretende) Änderung der Erbmasse (des Idioplasmas), welche nicht in Zusammenhang steht mit der durch Bastardierung bedingten Mixovariation und ihren Konsequenzen.

Das Idioplasma zeigt eine große Stabilität, was daraus hervorgeht, daß die Geschlechtszellen eines Individuums, wie z. B. Boveri zeigen konnte, direkt aus der Zygote hervorgehen, also nicht von den übrigen Zellen des Organismus gebildet werden müssen. Die experimentelle und cytologische Forschung hat in dieser Richtung die alte Weismannsche Lehre von der Kontinuität des Erbplasmas (Erbmasse) bestätigt (vgl. Abb. 21). Vom Standpunkt der phylogenetischen Entwicklung aus müssen wir jedoch annehmen, daß eine Änderung des Idioplasmas möglich ist, denn sonst wäre jede Entwicklung und Entstehung neuer Rassen unmöglich. Die Schwierigkeit liegt darin, daß wir bei einem neu auftretenden Merkmal nie wissen, ob es infolge Recessivität, Koppelung, Hypostase u. a. durch ein anderes Gen in den früheren Generationen bereits angelegt war, aber nicht manifest geworden ist. Es sind deshalb nur aus den Stammbaumkulturen, die während Generationen genau untersucht wurden, neu auftretende Variationen mit Sicherheit als Idiovariationen anzuerkennen.

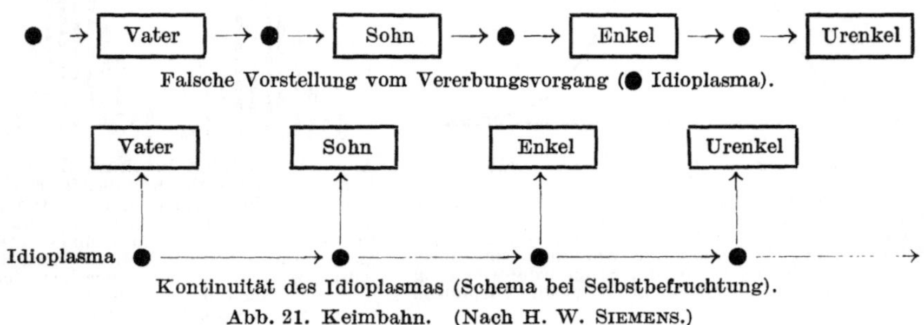

Falsche Vorstellung vom Vererbungsvorgang (● Idioplasma).

Kontinuität des Idioplasmas (Schema bei Selbstbefruchtung).
Abb. 21. Keimbahn. (Nach H. W. Siemens.)

Immerhin steht heute nach den Untersuchungen, die an Bakterien, Algen, Fadenpilzen, Getreidearten, Nagetieren, Käfern und Schmetterlingen und vor allem durch die Morgansche Schule bei Drosophila (Obstfliege), und bei Antirrhinum (Löwenmaul) durch F. Baur gemacht worden sind, fest, daß Idiovariationen vorkommen.

Die Mutationen können entweder einzelne Gene (*Faktormutation*) oder ein ganzes Chromosom (*Chromosommutation*) betreffen.

In der Regel sind die mutierten Gene (Mutanten) recessiv, sie können aber auch dominant sein. Insbesondere zeigen die Gene häufig die Fähigkeit, durch Mutationen Reihen multipler Allelomorphe zu bilden. Im Sinne der Goldschmidtschen Theorie kann man deshalb solche Mutanten als quantitativ geänderte Gene auffassen. Daß solche Mutationen nicht selten reversibel sind, spricht ebenfalls im Sinne dieser Anschauung und zeigt, daß es sich wohl meist nicht um einen Ausfall eines Gens (Verlustmutation), sondern um einen reversiblen Genprozeß handelt[1].

Den Übergang zwischen Faktoren- und Chromosomenmutation bilden die Komplexmutationen, bei denen Chromosomenteile befallen sind. Verdoppelung, sowie Ausfallen eines Chromosomenstückes (deficiency-Mutation) scheinen vorzukommen.

Über das Wesen der sog. *Sport- und Sprungvariationen,* bei denen es sich um plötzlich auftretende (erbliche) stark abweichende Formen in einer reinen Zucht handelt, ist man auch heute noch nicht im klaren.

Das große Interesse, das den Mutationen entgegengebracht wird, erklärt sich aus dem engen Zusammenhang der *Mutationserscheinungen* mit der Frage über die *Vererbung erworbener Eigenschaften.* Da nur solche Eigenschaften oder Merkmale erblich sind, denen eine Änderung der Erbmasse in den Geschlechtszellen zugrunde liegt, erworbene Eigenschaften aber einer Änderung somatischer Zellen und Zellkomplexe gleichkommen, so geht die Frage darauf hinaus: inwiefern hat das Soma einen Einfluß auf die Keimzellen?

Wir haben bereits erwähnt (vgl. S. 649f.), daß bei den Variationen in einem Klon, die durch die Umwelteinflüsse bedingt werden, die Selektion keinen Einfluß auf die Nachkommen hat, die phänotypische Änderung des Somas also das Erbplasma unberührt läßt. Ebenso zeigt auch die MENDELsche Aufspaltung der Bastarde, daß die recessiven Gene, die ja meist eine gerade entgegengesetzte Eigenschaft als die manifest dominante bewirken, auch nach Generationen in unveränderter Weise zur Wirkung kommen können. All die vielen Versuche, die Vererbung auf Grund von Umwelteinflüssen erworbener individueller Eigenschaften nachzuweisen, haben fast durchwegs zu einem negativen Resultat geführt. Da in der Natur aber Mutationen vorkommen, so fragt es sich natürlich, worauf diese zurückzuführen sind. Alle die vielen Mutationen bei Drosophila sind keineswegs der Ausdruck einer Anpassung, sondern sie treten scheinbar ohne äußere Gründe auf.

Eine Erklärung ist aber auch heute noch nicht möglich, trotzdem es gelungen ist, auf experimentellem Wege Mutationen zu erzeugen, so z. B. MÜLLER durch Röntgenstrahlen bei Drosophila. Ferner konnten MAVOR ebenfalls durch Röntgenstrahlen Non-Disjunction, STANDFUSS und vor allem FISCHER durch *extreme Temperatureinflüsse* erbliche Varietäten bei Schmetterlingen erzeugen.

Ob in diesen Fällen tatsächlich die geänderten Eigenschaften der somatischen Zellen eine Änderung der entsprechenden Gene hervorrufen (Vererbung erworbener Eigenschaften im eigentlichen Sinne) oder ob nicht durch die äußeren Einflüsse zugleich auch das Keimplasma direkt (Parallelinduktion) verändert wird, ist noch nicht entschieden. Auf alle Fälle handelt es sich bei der Vererbung erworbener Eigenschaften um Ausnahmefälle, die anscheinend nur unter ganz besonderen, meist wohl schädigenden Einflüssen zustande kommen. Die *Stabilität des Erbplasma* ist normalerweise sehr weitgehend, bildet sie doch die *Voraussetzung für die Erhaltung der Arten.* Sobald wir die Möglichkeit der Mutationsbildung auf experimentellem Wege anerkennen, liegt es nahe, ganz allgemein einen Einfluß der äußeren Faktoren auf die Erbmasse anzunehmen. Unter annähernd physiologischen Bedingungen dürften aber diese Mutationen so geringgradig sein, daß ihr Nachweis äußerlich auch nach Generationen kaum möglich wäre. Immerhin nähern sich die Ansichten mancher Autoren (GOLDSCHMIDT u. a.) heute wieder mehr der DARWINschen Auffassung der Evolution der Arten, indem sie annehmen, daß doch mit der Zeit durch eine

---

[1] Zur Erklärung reversibler Mutation denkt F. BAUR an Polymerisation und Depolymerisation, während nach SCHMALFUSS Pufferung und Entpufferung eine quantitativ veränderliche Wirkung gleicher Stoffmengen bedingen könnten.

Unsumme solcher spezifisch gerichteter kleinster *Mutationen,* eine Änderung der Art hervorgerufen werden könnte.

Wenn wir die Außenerscheinungsform eines Individuums, den sog. *Phänotypus,* als den Ausdruck sämtlicher manifester Merkmale kennzeichnen, so ergibt sich nach dem Ausgeführten, daß dabei erblich bedingte, idiotypische und nicht erblich bedingte paratypische Merkmale sich mischen. Der Phänotypus setzt sich dementsprechend aus *Idiotypus* (Genotypus) und *Paratypus* zusammen[1].

II. Die speziellen Vererbungsverhältnisse beim Menschen.

A. Die Vererbung von normalen Rassenmerkmalen.

Auch beim Menschen folgt die Vererbung den Gesetzmäßigkeiten, wie wir sie bei den Pflanzen und Tieren gefunden haben. Die Verhältnisse liegen aber aus verschiedenen Gründen sehr viel komplizierter. Vor allem können wir hier naturgemäß nicht zum Mittel der experimentellen Kreuzung greifen. Auch handelt es sich bei den menschlichen Rassen um sehr gemischte heterozygote Populationen, was die Beurteilung der Kreuzungsergebnisse sehr erschwert. Ferner ist die relativ sehr kleine Zahl von Nachkommen hinderlich, insbesondere für ein zahlenmäßiges Erfassen der verschiedenen Variationsformen. Dazu kommt, daß ein großer Teil der *normalen Rassenmerkmale* von einer Mehrzahl von Genen abhängig ist, was die erbbiologischen Analysen ungemein erschwert, da die Kombinationsmöglichkeiten (s. S. 639f.) beinahe unbeschränkt sind.

Wenn gerade die normalen Eigenschaften durch eine Mehrzahl von Genen bestimmt sind, so ist dadurch eine Abweichung vom Rassentypus weniger zu befürchten, also die Erhaltung der „Art" eher gesichert. Wenn nämlich irgendein Merkmal nur monogen, also durch *ein* Gen bestimmt ist, so wird eine Änderung in diesem einen Erbfaktor meist eine so wesentliche *Abweichung* von der Norm, also einen pathologischen Zustand bedingen, daß sie unter Umständen die Lebensfähigkeit bedroht oder wenigstens eine solche Abweichung von der Art darstellt, daß deren Erhaltung gefährdet erscheint.

Es werden also auch am Auge „normale" Merkmale durch eine Mehrzahl von Genen fixiert sein. Es sei hier nur an die Augenfarbe erinnert, welcher zweifelsohne Polygenie zugrunde liegt. Die Mannigfaltigkeit hinsichtlich Färbung, Fleckung und Zeichnung bedingt, daß schon eine genaue Klassifizierung beinahe unmöglich ist und deshalb auch die erbbiologische Analyse sich als äußerst schwierig erweist.

Weiterhin werden die Verhältnisse dadurch kompliziert, daß idiotypische und paratypische Einflüsse sich nicht immer leicht als solche erkennen lassen. Beide können, wie bereits erwähnt, eine der Binominalkurve entsprechende Verteilung der Varianten bedingen.

Welche Möglichkeit besitzen wir, um dies zu entscheiden? Wenn wir auf das Beispiel des Paramaeciums (S. 649) zurückgreifen, so haben wir gesehen, daß sowohl die Nachkommen der kleinsten als auch der größten Individuen, da sie alle genotypisch gleich sind, wieder die gleiche Variationsverteilung zeigen. Die Selektion von größeren oder kleineren Varianten hatte also keinen Einfluß auf

---

[1] Auch wenn man die Möglichkeit der Vererbung erworbener Eigenschaften zugeben will, muß man sich doch davor hüten, geringgradigen Änderungen der somatischen Verhältnisse eine zu weitgehende Bedeutung beizumessen. Zu welch geradezu phantastischen Vorstellungen selbst in der heutigen Zeit das führen kann, zeigt eine Veröffentlichung von Strebel. Dieser Autor fand bei einem Kind einen einseitigen Anophthalmus, dessen Ursache die Enukleation des gleichseitigen Auges beim Vater gewesen sein soll.

die Nachkommen. Umgekehrt zeigt sich aber, daß bei genotypisch verschiedenen Individuen die Nachkommen der einzelnen Varianten für sich betrachtet nicht wieder dieselbe Verteilung zeigen, wie das zuerst untersuchte Material.

Dies ist bei der *Corneagröße* auch der Fall. Untersuchen wir die Nachkommen von Eltern mit großer Cornea, so resultieren relativ mehr Individuen mit großer Hornhaut, es tritt also ein sog. Rückschlag auf die Eltern ein, und nur ein kleiner Teil der Nachkommen neigt sich wieder dem Mittel der Population zu. Man glaubte früher, daß dieses GALTONsche *Regressionsgesetz* immer zu gleichen Zahlenverhältnissen führe, d. h. daß der Rückschlag zur durchschnittlichen Größe in der Population ein ganz bestimmter sei (z. B. $^1/_3$). Die Kreuzungsversuche im MENDELschen Sinne haben aber gelehrt, daß die GALTONsche Auffassung nicht haltbar ist. Insbesondere hat JOHANNSEN gezeigt, daß die Regression in reinen Linien gleich null wird, also kein Rückschlag eintritt. Die Regression ist daher lediglich ein Zeichen dafür, daß die untersuchte Population genotypisch verschieden ist. Es darf uns deshalb nicht wundern, daß auch bei der Vererbung der Corneagröße ein Rückschlag gegen die Eltern zu eintritt und daher sowohl große als kleine Hornhäute erblich sein können, wie dies von ROSA PETER an Stammbäumen gezeigt wurde.

Selektion ist also nur in einer genotypisch verschiedenen Population von Bedeutung. *Bei der Selektion handelt es sich darum, nicht ein zufällig günstiges Individuum herauszulesen, sondern eines, das auf Grund seiner günstigen Kombination von Erbanlagen den erwünschten Phänotypus zeigt* [1].

Es fragt sich weiterhin, wie verhält sich ein bestimmtes Merkmal innerhalb einer Population, wenn keine Selektion stattfindet. Diesbezüglich gilt folgender Satz: Wenn in einer frei sich paarenden Bevölkerung hinsichtlich eines bestimmten Merkmals, etwa der Augenfarbe, ein bestimmtes Zahlenverhältnis (z. B. blau : braun) vorhanden ist, so wird auch in den nächsten Generationen wieder dasselbe Verhältnis auftreten, sofern keine Selektion stattfindet. (Selbstverständlich darf auch keine Zufuhr wesentlich anderer Individuen von außen her eintreten, auch müssen die Individuen gleich lebens- und fortpflanzungsfähig sein, da sonst eine Selektion bedingt würde.) Die mathematische Ableitung dieses Satzes würde zu weit führen (vgl. BAUR-FISCHER-LENZ S. 76). Er hat aber insofern eine große Bedeutung, als — wie wir im folgenden Abschnitt sehen werden — auch das Auftreten erblich bedingter, krankhafter Merkmale genau durch die gleichen Vererbungsgesetze bestimmt wird, wie dies für die „normalen" Merkmale der Fall ist. Wenn wir also z. B. in einer Bevölkerung einen bestimmten Prozentsatz Farbenblinder finden, so ist anzunehmen, daß auch in der nächsten Generation die gleichen Zahlenverhältnisse angetroffen werden, da ja hinsichtlich der Farbenblindheit praktisch keine Selektion bzw. Ausmerzung stattfinden dürfte.

Eine weitere Schwierigkeit bei der Beurteilung der Vererbungsgesetze „normaler" Merkmale beruht darauf, daß manche gar nicht als ein einheitliches Merkmal aufzufassen sind, sondern nur als Komplexerscheinung einer Reihe zusammenwirkender Faktoren. Als klassisches Beispiel darf hier die Refraktion angeführt werden. Die Frage der Vererbung der Refraktion wird erst dann in Angriff genommen werden können, wenn die Vererbung der einzelnen, sie bestimmenden Faktoren, wie Corneakrümmung, Linsenkrümmung, Achsenlänge feststeht. Sollten diese einzelnen Merkmale selbst wieder polygen bestimmt sein, so läßt sich erraten, welch komplizierte Verhältnisse sich ergeben, da noch

---

[1] Bei einer genotypisch verschiedenen Population ist es möglich, spezielle Rassen, z. B. extrem große Formen, zu züchten. Diese Möglichkeit wäre selbstverständlich an und für sich auch beim Menschen vorhanden.

die paratypische Variation mitspielt[1]. Dazu kommt, daß auch pathologische Anlagen, wie sie zum Teil der Myopie zugrunde liegen, mitsprechen. Bei der Vererbung irgendeines sog. normalen Merkmals muß deshalb immer auch der Einfluß krankhafter Erbanlagen berücksichtigt werden.

B. Die Vererbung krankhafter Anlagen.

Es wurde bereits darauf hingewiesen, daß die krankhaften Erbanlagen in ihrer Erblichkeit genau den gleichen Gesetzmäßigkeiten unterstehen wie die normalen. Im Gegensatz zur Vererbung von Rassenmerkmalen, die in der

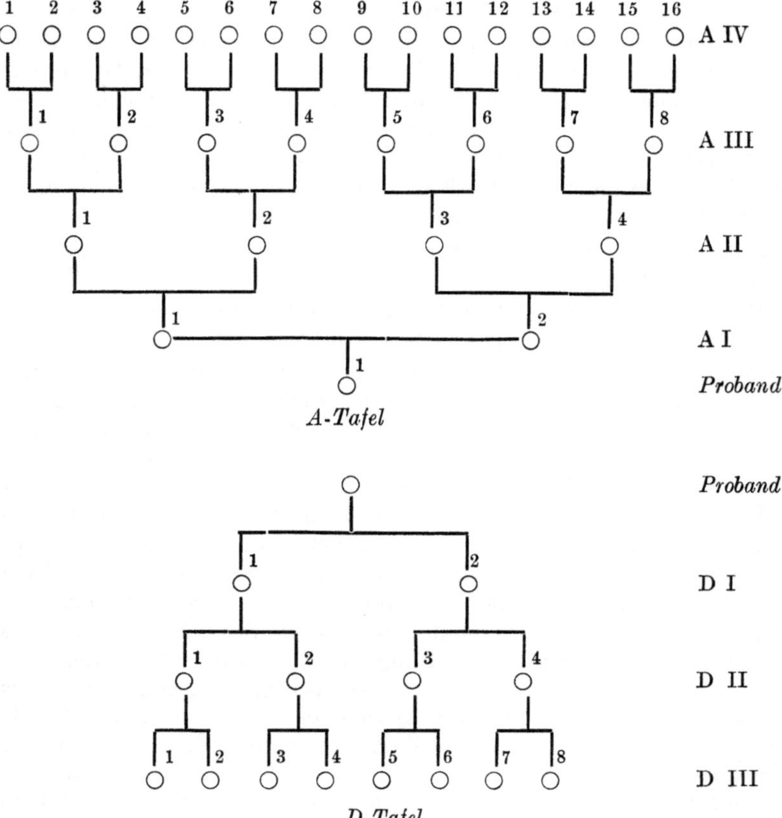

Abb. 22. Ascendenz-Tafel (A-Tafel) und Descendenztafel (D-Tafel).

Regel eine komplexe genotypische Grundlage haben, zeigen sich bei der Vererbung ausgesprochen krankhafter Merkmale meist relativ einfache Verhältnisse hinsichtlich der Erbfaktoren, indem sie häufig durch einzelne Erbanlagen, also monogen bedingt werden. Insbesondere ist gerade das Auge wohl das wichtigste Organ für die Erforschung erblicher Leiden, weil bei der Feinheit des Baues schon geringe Abweichungen eine funktionelle Störung zur Folge haben und weil gerade hier am häufigsten Abweichungen von der Norm meßbar und damit quantitativ bestimmbar sind.

---

[1] Der Einfluß der paratypischen Faktoren läßt sich durch das Studium *eineiiger Zwillinge* annähernd festlegen, da diese genotypisch identisch sind, und daher allfällige Unterschiede durch nicht erbliche Einflüsse bedingt sein müssen.

Da die menschliche Vererbungslehre sich nicht auf die bei experimenteller Kreuzung erhaltenen Resultate stützen kann, so sind wir in der Hauptsache auf genealogische Forschungen angewiesen. Im wesentlichen handelt es sich darum, die Häufung eines Merkmals statistisch zu bestimmen und insbesondere die Gesetzmäßigkeiten des Auftretens bei verwandten Individuen klarzulegen. Bei der praktischen Durchführung spielt deshalb die *Stammbaumforschung* eine wichtige Rolle. Dabei müssen wir aber diesen Begriff erweitern, weil ja nach den experimentellen Vererbungsgesetzen *sämtliche* Vorfahren sowohl väterlicher- als auch mütterlicherseits zu berücksichtigen sind. Eine solche Zusammenstellung der Vorfahren, welche einem bestimmten Individuum, dem „*Probanden*", zukommen, wird als *Ascendenztafel* (Ahnentafel) oder A-Tafel bezeichnet (vgl. Abb. 22). Am besten eignet sich dabei eine durchgehende Numerierung der Mitglieder der einzelnen Generationen der Ascendenz.

In ganz gleicher Weise interessieren uns auch die sämtlichen Nachkommen des Probanden. Wir können dementsprechend eine *Descendenz-Tafel* oder D-Tafel aufstellen. Der Einfachheit halber sind in Abb. 22 stets nur 2 Kinder angenommen, auch hier empfiehlt sich die durchgehende Numerierung für jede Generation.

In der Regel werden wir natürlich die A- und D-Tafel vereinigen. Dabei sind auch die Ascendenz des Ehegatten, sowie die Geschwister des Probanden und deren Descendenz zu berücksichtigen. Wir erhalten dadurch manchmal recht kompliziert aussehende Stammbäume. Durch Sonderung der D-Tafel für einzelne Familienglieder, Ausschnitte und Zusammenziehung nicht belasteter Descendenten, läßt sich die Darstellung oft erleichtern. Häufig wird auch eine kreisförmige Anordnung der ganzen D-Tafel bei großen Familien vorgezogen (s. S. 770).

Entsprechend den im ersten Kapitel besprochenen Arten der Vererbung können wir auch in der menschlichen Vererbungspathologie verschiedene Formen des Erbganges unterscheiden.

1. Die dominante Vererbung.

Bei der dominanten Vererbung ist das Gen für die krankhafte Anlage dominant über das Gen für die normale Eigenschaft.

Bezeichnen wir das erste mit K = krank, das zweite mit k = normal (da ja immer das Fehlen einer Anlage, in diesem Falle also einer solchen für die Krankheit, mit dem entsprechenden kleinen Buchstaben bezeichnet wird), so hätte ein heterozygotes Individuum die Formel Kk. Da aber K dominant über k ist, so wäre dieses Individuum krank.

Bei der Kreuzung mit einem gesunden Individuum, das die Formel kk haben muß, ergäbe sich:

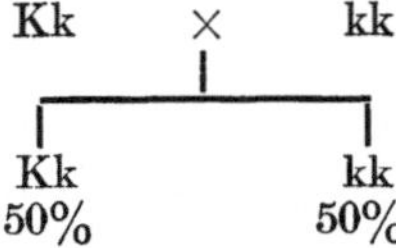

also eine Kreuzung eines heterozygoten mit einem homozygoten Individuum. Dies ist aber nichts anderes als eine MENDELsche Rückkreuzung (vgl. S. 634f.). Von den Kindern sind deshalb 50% heterozygot krank (Kk) und 50% homozygot gesund (kk). Das theoretische Verhältnis krank zu gesund wäre also bei den Nachkommen eines Befallenen 1 : 1.

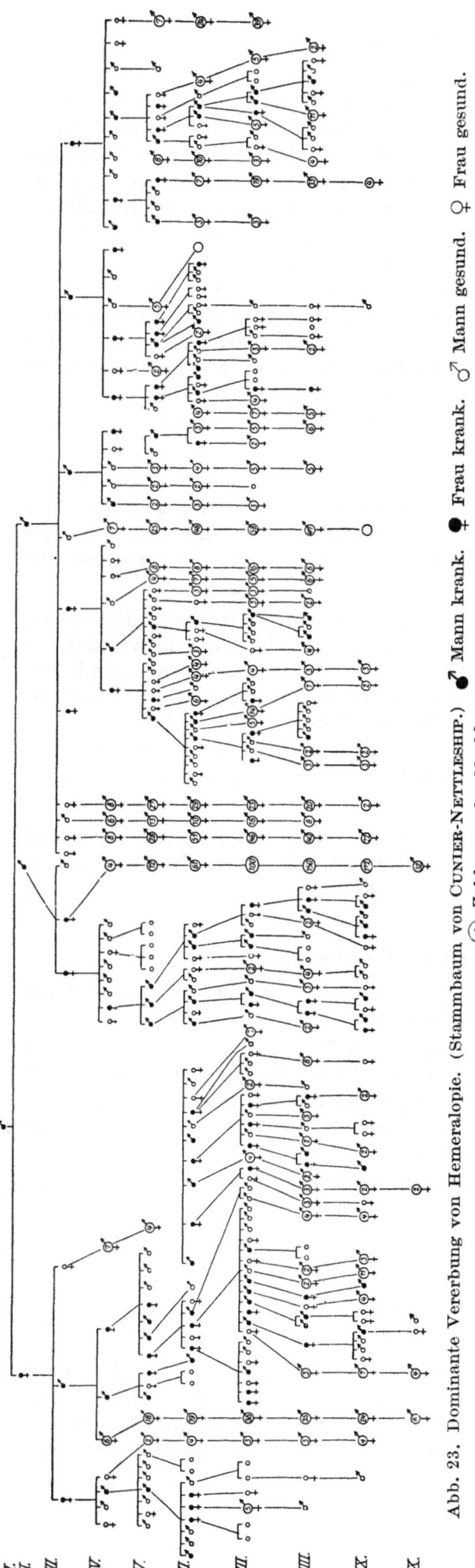

Abb. 23. Dominante Vererbung von Hemeralopie. (Stammbaum von CUNIER-NETTLESHIP.) ♂ Mann krank. ● Frau krank. ♂ Mann gesund. ♀ Frau gesund. ●+ ④ Zahl gesunder Nachkommen.

Da die gesunden Nachkommen das die Krankheit bedingende Gen nicht enthalten, so können sie es auch nicht weiter vererben; ihre sämtlichen Nachkommen müssen also gesund sein. Dagegen werden natürlich die kranken Individuen wieder 50 % kranke Nachkommen zeigen. Das Leiden wird also immer nur durch die kranken Mitglieder direkt auf die nächste Generation übertragen. Man hat deshalb früher auch häufig von sog. *direkter Vererbung* gesprochen.

Als Beispiel einer solchen dominant vererbten Krankheit sei die Hemeralopie angeführt. Wir besitzen in dem von NETTLESHIP vervollständigten Stammbaum einer in Südfrankreich lebenden Familie, welche von einem 1637 geborenen Metzger Nougaret abstammt, eine D-Tafel, die über 10 Generationen reicht. Dieser von CUNIER 1838 begonnene Stammbaum zeigt in deutlicher Weise, wie die Krankheit immer wieder *nur* durch die kranken Mitglieder weiter vererbt wurde (vgl. Abb. 23).

In Abb. 24 ist eine Übersicht über die verschiedenen Kombinationsmöglichkeiten gegeben.

Praktisch kommt ausschließlich die Kombination Kk × kk in Frage. Für sie gelten folgende Regeln: Sind beide Eltern gesund, so sind auch sämtliche Kinder gesund. Ist ein Elter krank, so ist die Hälfte der Kinder krank, oder vom Probanden ausgehend: zum mindesten ein Elter krank, die Hälfte der Geschwister krank, die Hälfte der Nachkommen krank.

Man darf natürlich nicht erwarten, in praxi stets dieses klassische Verhalten bei dominanter Vererbung anzutreffen. Eine Menge zum Teil bekannter, zum Teil noch ungeklärter Ursachen bedingen Abweichungen, auf die später (vgl. S. 666) eingegangen werden soll.

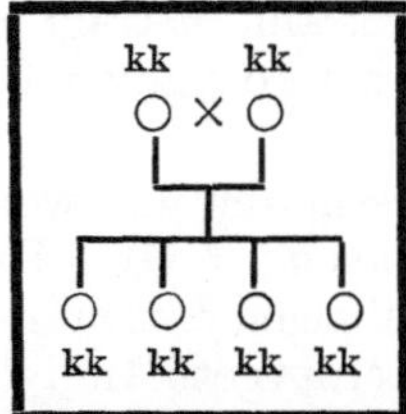

Beide Eltern gesund.

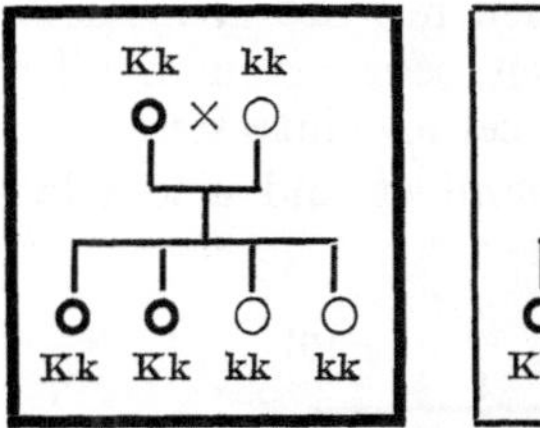

Ein Elter krank.

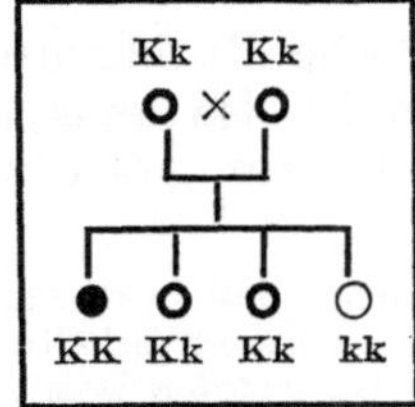 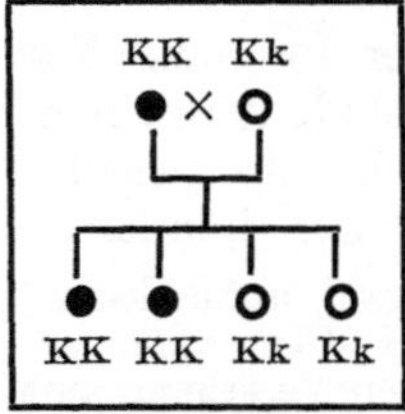 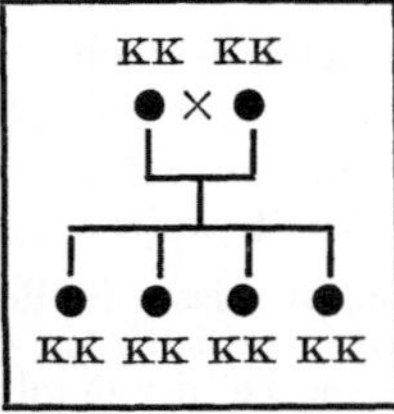

Beide Eltern krank.

Abb. 24. Schema der dominanten Vererbung. (Nach H. W. SIEMENS.)
○ gesund (kk). ◒ heterozygot k r a n k (Kk). ● homozygot krank (KK).
Stark umrahmte Felder: praktisch wichtige Kombinationen.
Schwach umrahmte Felder: praktisch wenig wichtige, selten vorkommende Kombinationen.

2. Die recessive Vererbung.

Während bei einem dominanten Leiden zu seiner Manifestierung *ein* „krankhaftes" Gen genügt, müssen bei einem recessiven Erbleiden *beide* allelomorphe Gene befallen sein, um die Krankheit phänotypisch in Erscheinung treten zu lassen. Bezeichnen wir jetzt nach der üblichen Schreibweise das dominante gesunde Gen mit G, so wäre das kranke, recessive mit g zu kennzeichnen. Ein krankes Individuum hat also die Formel gg, d. h. es muß von beiden Eltern die Erbanlage für die Krankheit miterhalten haben. Beide Eltern müssen daher dieses Gen besessen haben.

Damit ergibt sich also folgendes: Beide Eltern können heterozygot sein (Gg). Sie selbst sind phänotypisch gesund, da ja G über g dominant ist. Da sie aber die Erbanlage für das Leiden beherbergen, also diese auch weiter übertragen, werden sie als *Konduktoren* (Überträger) bezeichnet.

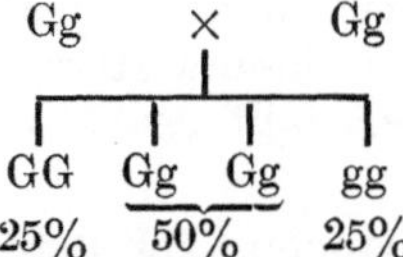

Bei der Kreuzung zweier solcher Konduktoren entstehen entsprechend dem Verhältnis bei der Kreuzung zweier Bastarde (vgl. S. 633) ¹/₄ homozygot gesunde (GG), ²/₄ heterozygot gesunde (Gg) und ¹/₄ homozygot kranke (gg) Kinder.

Das Verhältnis von gesund zu krank beträgt also 3 : 1. Von den phänotypisch Gesunden vererben die heterozygoten Überträger wieder die Krankheit weiter.

Heiratet nun ein Kranker, so erhalten wir, wenn die andere Ehehälfte völlig gesund ist, das Kreuzungsverhältnis gg × GG. Da es sich um zwei homozygote Individuen handelt, muß die Filialgeneration nach der Mendelschen Regel uniform Gg sein, also lauter heterozygote Individuen umfassen. Wir werden daher in der direkten Nachkommenschaft eines Erkrankten keine Befallenen zu erwarten haben. Kranke Kinder in der F_1-Generation können nur dann auftreten, wenn der kranke Elter einen mit der gleichen Erbanlage behafteten, phänotypisch gesunden Heterozygoten oder einen manifest Kranken heiratet. Letzteres dürfte aber praktisch nur selten eintreten.

Die Kreuzung zwischen einem manifest und einem latent befallenen Individuum (Konduktor) ergibt folgendes:

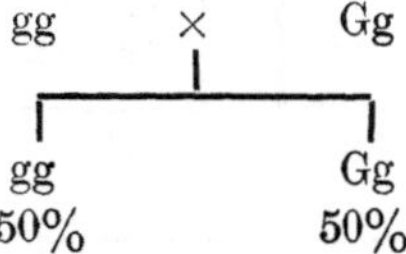

Dabei handelt es sich wieder um eine Mendelsche Rückkreuzung. Die eine Hälfte der Kinder gleicht deshalb dem einen Elter, ist also krank, die zweite gleicht dem anderen Elter, besteht also wieder aus heterozygoten Individuen, die die Krankheit weiter übertragen können.

Es sei gleich an dieser Stelle darauf aufmerksam gemacht, daß in diesen speziellen Fällen recessiver Vererbung, in der F_1-Generation das gleiche Zahlenverhältnis gesund : krank = 1 : 1, wie bei der dominanten Vererbung auftritt. Da wir den latent befallenen äußerlich die „Belastung" nicht ansehen, so kann hier leicht ein falscher Schluß auf den Vererbungsmodus gezogen werden. Durch weitere Untersuchung der Ascendenz und Descendenz wird es in der Regel möglich sein, solche Verwechslungen, wie sie in der Literatur nicht selten angetroffen werden, zu vermeiden.

Aus den obigen Ausführungen geht hervor, daß bei recessivem Erbgang von den verschiedenen Kombinationsmöglichkeiten fast alle in praxi vorkommen dürften, im Gegensatz zur dominanten Vererbung.

In Abb. 25 ist eine Übersicht über die Kombinationsmöglichkeiten gegeben.

Im wesentlichen gelten also bei recessivem Erbgang für das *Auftreten kranker Kinder folgende Regeln*:

Sind beide Eltern äußerlich gesund, so ist $^1/_4$ der Kinder krank. Ist ein Elter krank, so sind 50% der Kinder befallen.

Sind beide Eltern krank, so müssen alle Kinder krank sein; oder vom Probanden aus: in der Regel Eltern gesund, $^1/_4$ der Geschwister krank, direkte Nachkommen gesund.

Auf Grund dieser letzten Tatsache werden wir also häufig bei recessiv erblichen Krankheiten weder in der Ascendenz noch in der Descendenz befallene Familienmitglieder antreffen. Dagegen werden häufig Geschwister des Befallenen auch erkrankt sein. Dies ist auch der Grund, daß recessive Krankheiten meist eine Häufung in den Geschwisterschaften zeigen. Ein sog. „familiäres" Auftreten einer Krankheit läßt deshalb ein recessiv vererbtes Leiden vermuten.

Da außer dem Elter des Probanden auch deren Vorfahren in direkter Linie, sowie ein Teil der Geschwister dieser Vorfahren, das krankhafte Gen besitzen müssen, also Konduktoren sind, so kommt es häufig vor, daß die Krankheit auch in Seitenlinien des Probanden infolge Heirat mit einem zweiten Konduktor ebenfalls manifest wird. Man hat deshalb früher von sog. *kollateraler Vererbung* gesprochen.

Je seltener eine recessive Krankheit in einer Population vorhanden ist, um so seltener wird auch ein latent befallenes Individuum zufällig ein mit der gleichen Erbanlage behaftetes Individuum heiraten. Andererseits wird für einen Menschen, der eine recessive Krankheitsanlage in sich birgt, die Wahrscheinlichkeit, einen mit der gleichen Anlage Behafteten zu heiraten, dann besonders groß sein, wenn er eine Verwandtenehe eingeht. Daraus ergibt sich

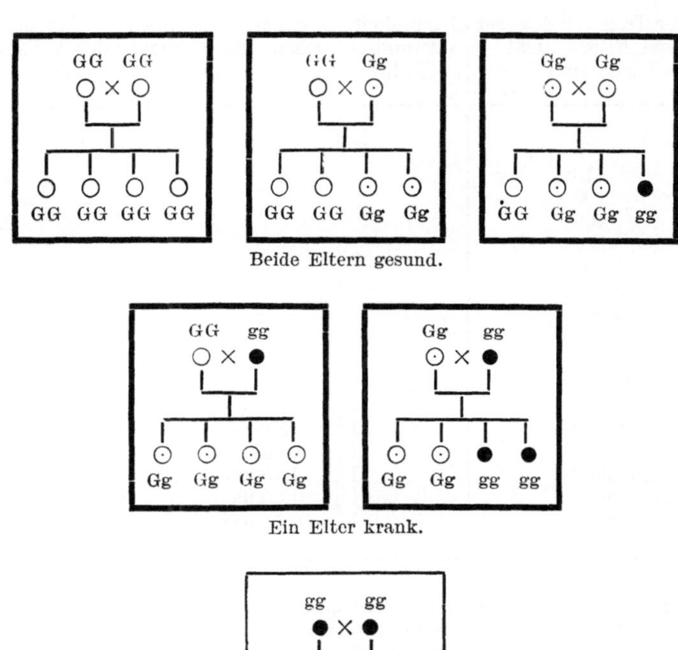

Abb. 25. Schema der recessiven Vererbung. (Nach H. W. SIEMENS.)
○ gesund (GG). ⊙ latent befallen (Konduktor) (Gg). ● krank (gg).
Stark umrahmte Felder: häufige Kombinationen. Schwach umrahmte Felder: seltene Kombinationen.

die große *Bedeutung der* elterlichen *Blutsverwandtschaft* für das Auftreten recessiver Krankheiten. Es wird deshalb, wie LENZ gezeigt hat, Blutsverwandtschaft der Eltern relativ umso häufiger vorkommen, je seltener das Leiden ist.

Die folgende Tabelle S. 660 zeigt das zahlenmäßige Verhalten dieser Beziehung, wenn als Durchschnitt in der Bevölkerung $1^0/_0$ Vetternheiraten 1. Grades angenommen werden[1].

Wenn also ein Leiden in einer Population eine Häufigkeit von 1 : 90000 hätte, so würden $16^0/_0$ der Befallenen die Kinder aus Vetternehen 1. Grades sein. Umgekehrt läßt sich natürlich aus der Häufigkeit der Blutsverwandtschaft bei einem recessiven Leiden auf die Häufigkeit des Vorkommens überhaupt ein Rückschluß ziehen.

---

[1] Die Ehen mit Onkel, Vettern 2. Grades, sind dabei nicht berücksichtigt, diese machen etwa $1,36^0/_0$ aus.

Wenn für eine Krankheit an großem Material erwiesen ist, daß Blutsverwandtschaft der Eltern Befallener häufiger ist als in der übrigen Bevölkerung, so sind wir berechtigt, anzunehmen, daß es sich um ein *recessiv erbliches Leiden* handelt.

Die Bedeutung der Inzucht besteht demnach hauptsächlich in der Manifestierung recessiver Erbleiden infolge Heirat zweier Konduktoren.

Die Häufigkeit der Belastung durch Vetternheirat der Eltern in ihrer Abhängigkeit von der allgemeinen Häufigkeit recessiver Leiden. (Nach Lenz.)

Häufigkeit der Träger recessiver Leiden, deren Eltern nicht blutsverwandt sind	Häufigkeit, wenn die aus blutsverwandten Ehen stammenden Fälle eingerechnet werden	Prozentsatz der Vetternheiraten unter den Eltern
1 : 1	—	1
1 : 2	—	1
1 : 10	—	1,2
1 : 100	—	1,6
1 : 400	—	2,2
1 : 900	—	2,9
1 : 1,600	—	3,5
1 : 2,500	—	4,0
1 : 4,900	—	5,1
1 : 10,000	—	6,8
1 : 40,000	—	12
1 : 90,000	—	16
1 : 160,000	1 : 125,000	21
1 : 490,000	1 : 300,000	31
1 : 1,000000	1 : 540,000	38
1 : 4,000000	1 : 1,400000	55
1 : 25,000000	1 : 4,600000	76
1 : 100,000000	1 : 10,500000	86

Als Beispiel möge ein Stammbaum bei Ectopia lentis et pupillae dienen (vgl. Abb. 26). Die Eltern sind Vettern II. Grades. Beide Eltern sind nur heterozygot befallen, also phänotypisch gesund. Das recessive Gen beider Eltern stammt wohl vom gleichen Urgroßelter, wurde aber durch 3 Generationen latent übertragen. Von den 8 Kindern sind 3 befallen, was bei der kleinen Zahl mit der theoretisch zu erwartenden Anzahl Befallener (25%) relativ gut übereinstimmt (vgl. S. 636 ff.).

Auch bei andern recessiven Krankheiten (Retinitis pigmentosa, Albinismus, totale Farbenblindheit u. a.) lassen sich infolge des häufigen Vorkommens von Verwandtenehen ähnliche Stammbäume aufstellen (vgl. Abb. 27).

3. Die recessive geschlechtsgebundene Vererbung.

Während bei der gewöhnlichen dominanten und recessiven Vererbung Frauen und Männer sich fast durchwegs in gleicher Weise hinsichtlich Übertragung und Manifestierung des Erbleidens verhalten, hat sich gezeigt, daß gewisse Krankheiten eine Beziehung zum Geschlecht aufweisen.

Wir haben bereits erwähnt, daß beim Menschen in gleicher Weise wie z. B. bei Drosophila, das weibliche Geschlecht hinsichtlich des Geschlechtschromosoms als homozygot (XX), das männliche als heterozygot (Xx) anzusehen ist. Für einen beliebigen an das Geschlechtschromosom gebundenen Faktor kann man in einfacher Weise die Bezeichnung X′ anwenden, wobei X (ohne Strich) das Fehlen dieser Anlage ausdrücken soll. Hinsichtlich des weiblichen Geschlechtes ergeben sich dann 3 Möglichkeiten:

1. XX homozygot ⎫ gesund (Konduktorin, Überträgerin),
2. XX′ heterozygot ⎭
3. X′X′ homozygot   krank.

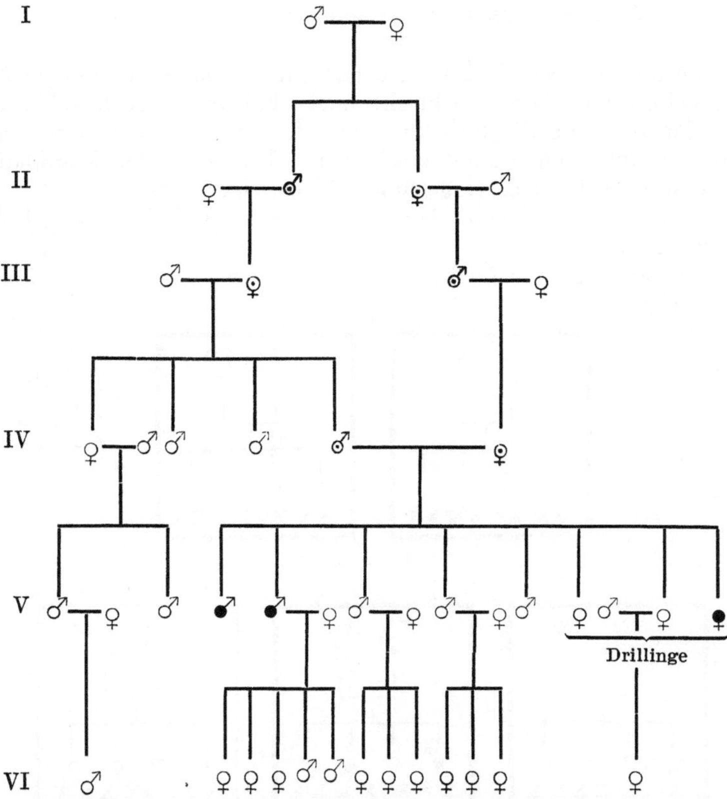

Abb. 26. Stammbaum von Ectopia lentis et pupillae. (Nach FRANCESCHETTI.)
Manifestierung des Leidens infolge Konsanguinität der Eltern.

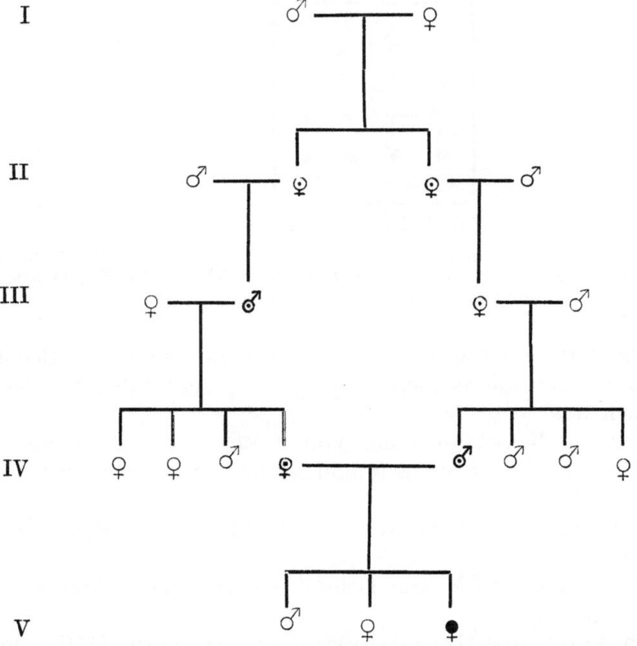

Abb. 27. Stammbaum von totaler Farbenblindheit. (Nach VOGT.)
Manifestierung des Leidens infolge Konsanguinität der Eltern.
● krank. ⊙ Konduktor. ○ gesund.

Da es sich um ein recessives Leiden handelt, X also dominant ist über X′, so müssen beim weiblichen Geschlecht beide Faktoren der krankhaften Anlage vorhanden sein, um die Krankheit manifest werden zu lassen. Die XX′-Individuen, die äußerlich gesund erscheinen, übertragen das krankhafte Gen weiter, sind also wieder Überträgerinnen (Konduktorinnen).

Beim männlichen Geschlecht, bei dem das x keine Rolle spielt, haben wir nur 2 Möglichkeiten:

1. Xx gesund,
2. X′x krank.

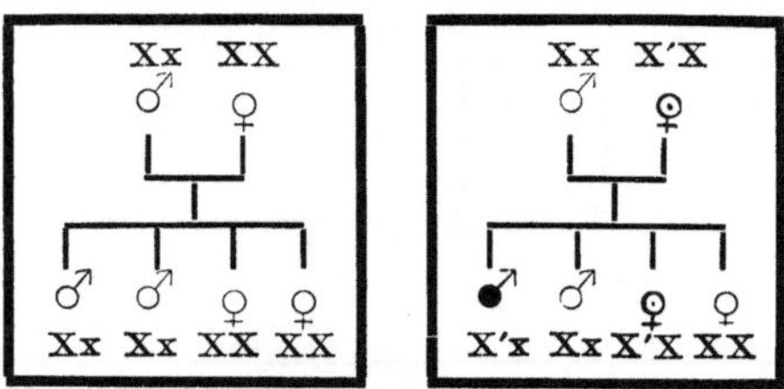

Beide Eltern gesund.

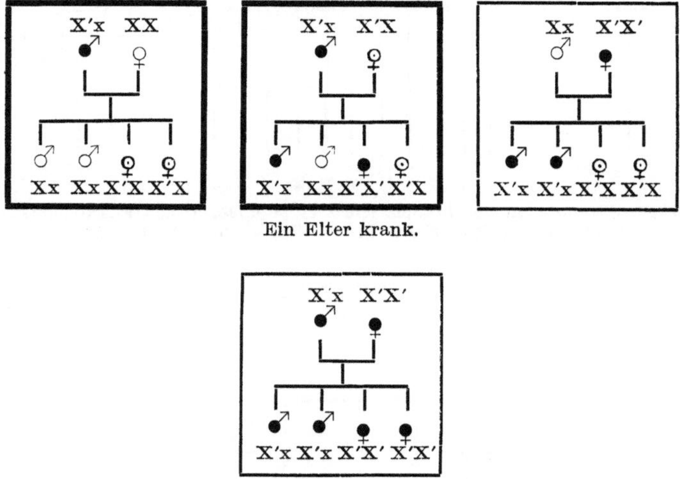

Ein Elter krank.

Beide Eltern krank.

Abb. 28. Schema der recessiv-geschlechtsgebundenen Vererbung. (Nach H. W. Siemens.)
Stark umrandet: häufige Kombinationen; schwach umrandet: seltene Kombinationen.
O gesund. ● krank. ♀ Konduktorin.

Latent befallene Individuen gibt es also beim männlichen Geschlecht nicht. Die verschiedenen Kombinationsmöglichkeiten bei geschlechtsgebundener Vererbung ergeben sich aus Abb. 28.

Eine gute Übersicht liefert auch das von Fleischer angegebene Schema, welches in Tabellenform die zu erwartenden Zahlenverhältnisse bei den Kindern angibt (s. S. 664).

Es ergeben sich daraus für die recessiv-geschlechtsgebundene Vererbung folgende Regeln:

1. Ist der Vater krank, die Mutter gesund, so sind alle Söhne gesund, alle Töchter Überträgerinnen.

2. Ist der Vater krank, die Mutter Überträgerin, so ist die Hälfte der Söhne krank, die Hälfte der Töchter krank, die andere Hälfte der Töchter Überträgerinnen.

3. Sind beide Eltern krank, so sind auch alle Kinder krank.

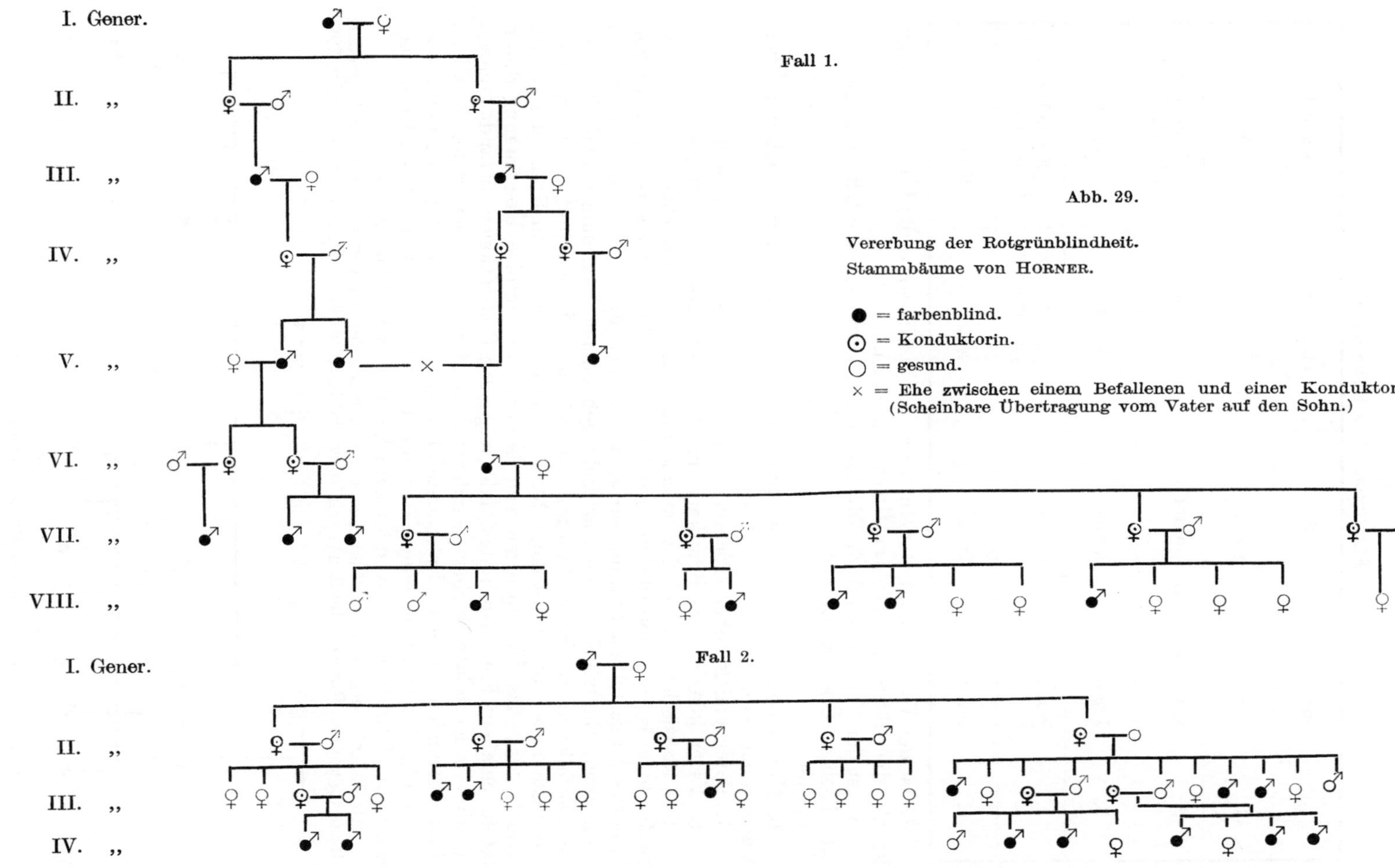

I. Gener.
Fall 1.
II. ,,
III. ,,
Abb. 29.
IV. ,,
Vererbung der Rotgrünblindheit.
Stammbäume von HORNER.
● = farbenblind.
⊙ = Konduktorin.
○ = gesund.
× = Ehe zwischen einem Befallenen und einer Konduktorin.
(Scheinbare Übertragung vom Vater auf den Sohn.)
V. ,,
VI. ,,
VII. ,,
VIII. ,,
I. Gener.
Fall 2.
II. ,,
III. ,,
IV. ,,

FLEISCHERsches Schema.

	Mann	Frau	männlich	weiblich
1.	krank	gesund	gesund	Konduktorin
2.	krank	Konduktorin	$^1/_2$ gesund $^1/_2$ gesund	$^1/_2$ Konduktorin $^1/_2$ krank
3.	krank	krank	krank	krank
4.	gesund	Konduktorin	$^1/_2$ krank $^1/_2$ gesund	$^1/_2$ Konduktorin $^1/_2$ gesund
5.	gesund	krank	krank	Konduktorin

4. Ist der Vater gesund, die Mutter Konduktorin, so ist die Hälfte der Söhne krank, die Hälfte der Töchter Überträgerinnen.

5. Ist der Vater gesund, die Mutter krank, so müssen alle Söhne krank sein, alle Töchter Überträgerinnen.

Ferner:

6. Mütter von kranken Söhnen (und Töchtern) müssen zum mindesten Überträgerinnen sein.

7. Väter von kranken Töchtern müssen selber auch krank sein.

8. Väter können ihre Krankheit nicht auf die Söhne übertragen.

Das klassische Beispiel der geschlechtsgebundenen Vererbung in der Ophthalmologie ist die Rotgrünblindheit. Die Abb. 29 zeigt die beiden 1876 von HORNER aufgestellten Stammbäume, welche sich über 4 bzw. 8 Generationen erstrecken. Entsprechend der geschlechtsgebundenen Vererbung sind die Töchter von Befallenen als Konduktorinnen selbst nicht farbenblind, sie übertragen das Leiden aber auf ihre Enkel (HORNERsche Regel)[1]. Schon HORNER erkannte damals, daß das Überspringen von Generationen infolge Übertragung durch latent befallene Frauen in aufeinander folgenden Generationen zustande kommt, sodaß bei der relativ kleinen Kinderzahl nicht in jeder Generation befallene Söhne gefunden werden. Er machte ebenfalls schon darauf aufmerksam, daß eine direkte Übertragung vom Vater auf den Sohn vorgetäuscht werden könne, wenn ein Affizierter eine Konduktorin heiratet (vgl. Abb. 29 ×).

Als Beispiel des seltenen Zusammentreffens von zwei befallenen Eltern sei folgender Stammbaum von Rotgrünblindheit nach VOGT und KLAINGUTI wiedergegeben (vgl. Abb. 30).

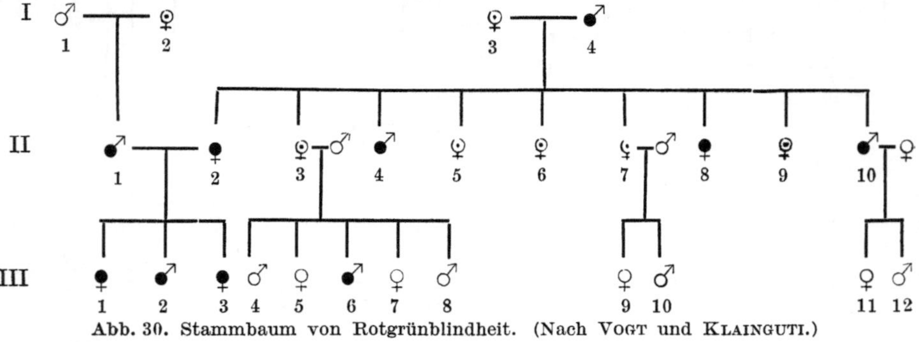

Abb. 30. Stammbaum von Rotgrünblindheit. (Nach VOGT und KLAINGUTI.)

---

[1] Vgl. diesbezüglich S. 757.

Vor allem zeigt sich, daß bei dem relativ seltenen Zusammentreffen zweier Farbenblinder (II$_1$ und II$_2$) lauter kranke Kinder entstehen müssen (III$_{1,\,2,\,3}$). Da die Mutter II$_2$ farbenblind ist, muß auch ihr Vater farbenblind gewesen sein. Ihre Mutter (I$_3$) mußte ferner Überträgerin sein, was auch die farbenblinden Söhne beweisen. Die nicht selbst befallenen Schwestern (II$_{3,\,5,\,6,\,7,\,9}$) müssen Überträgerinnen sein, so daß wiederum Farbenblinde in der nächsten Generation (III$_6$) auftreten.

4. Der dominant geschlechtsgebundene Erbgang.

Die dominant geschlechtsgebundene Vererbung (LENZ) spielt bei weitem nicht die Rolle, wie der recessiv geschlechtsgebundene Erbgang. Man kann sich das Verhalten leicht vorstellen, weil ja bei der recessiven geschlechtsgebundenen Vererbung gesund über krank dominant ist. Bei Frauen müßte sie etwa doppelt so häufig vorkommen wie bei Männern, da ja die Frau die Möglichkeit hätte, die Anlage sowohl vom Vater als von der Mutter zu erben, der Mann dagegen nur von der Mutter. Dominant geschlechtsgebundenen Erbgang hat man bei einer Reihe von Krankheiten (Basedow-Diathese, manisch-depressivem Irresein, Hysterie und Fettsucht) vermutet. Ein sicherer Nachweis dieses Erbganges scheint aber noch nicht erbracht zu sein.

5. Geschlechtsbegrenzte oder geschlechtskontrollierte Vererbung.

Bei der geschlechtsbegrenzten Vererbung ist das betreffende Gen nicht etwa im Geschlechtschromosom lokalisiert, sondern in einem beliebigen Autochromosom. Es steht

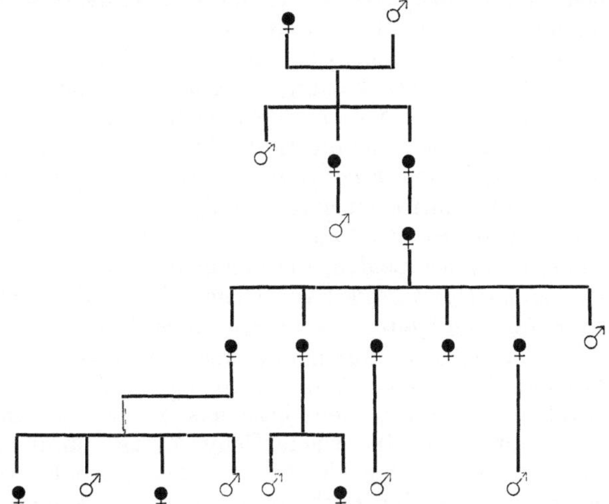

Abb. 31. Vererbung von „Farbenblindheit". (Nach CUNIER.)

jedoch in gewisser Abhängigkeit vom X-Chromosom, indem es sich im einen Geschlecht nicht manifestieren kann, sich also gegenüber diesem Geschlecht hypostatisch (vgl. S. 646) verhält. Bei vollkommen geschlechtskontrollierter Vererbung dürfte überhaupt nur das eine Geschlecht befallen sein[1].

Dominant geschlechtsbegrenzt soll sich nach SIEMENS der sporadische Kropf vererben können, indem er in gewissen Familien nur bei Frauen vorkommt. Für dominant geschlechtsbegrenzte Vererbung spricht ein Stammbaum von CUNIER, in welchem durch 5 Generationen „Farbenblindheit"[2] nur bei Frauen vorkam (vgl. Abb. 31).

Noch komplizierter werden die Verhältnisse, wenn es sich um *recessiv geschlechtsbegrenzte* Vererbung handelt. Relative oder absolute Bevorzugung eines Geschlechtes bei dominanter oder recessiver Vererbung wäre also möglicherweise auf *relative Geschlechtsbegrenzung* zurückzuführen.

---

[1] Der Unterschied gegenüber recessiv geschlechtsgebundener Vererbung besteht darin, daß Übertragung von Vater auf Sohn vorkommt. Man muß sich natürlich davor hüten, aus einzelnen Stammbäumen mit Bevorzugung eines Geschlechtes gleich eine geschlechtsbegrenzte Vererbung zu diagnostizieren, da bei dominanter Vererbung zufällig auch nur das eine oder andere Geschlecht befallen sein kann.

[2] Sicherlich dürfte es sich nicht um Farbenblindheit in gewöhnlichem Sinne gehandelt haben, sondern um eine Farbensinnstörung infolge einer krankhaften Veränderung der Medien (Linse?) oder des Fundus.

6. Geschlechtsfixierte Vererbung.

Sofern eine solche Vererbung beim Menschen überhaupt vorkommt, würde sie sich dadurch äußern, daß in direkter Descendenz sämtliche Männer befallen wären, also so, wie wenn ein dominantes Gen im Y-Chromosom säße.

7. Abweichungen vom typischen Erbgang.

Häufig finden sich Stammbäume, welche bei der erbbiologischen Analyse nicht ohne weiteres einen der genannten typischen Vererbungsmodi erkennen lassen. Es sind jedoch mit Absicht diese Abweichungen nicht bei der Besprechung der verschiedenen Erbgänge erwähnt, um nicht das Wesentliche durch die Ausnahmen von der Regel zu überdecken.

a) Unregelmäßig dominante Vererbung.

Die experimentellen Kreuzungsversuche bei Tieren und Pflanzen haben gelehrt, daß die Dominanz bei Heterozygotie keine vollständige zu sein braucht. Je unvollkommener die Dominanz, um so mehr nähert sich natürlich der Bastard dem rein intermediären Typus. Es hat sich ferner gezeigt, daß bei unvollkommener Dominanz das Maß der Dominanz wechselt. Auf Grund dieser sog. *fluktuierenden Dominanz* kann eine dominante Krankheit bei verschiedenen Mitgliedern sehr verschieden stark zum Ausdruck kommen und sog. Manifestationsschwankungen zeigen. Sofern sich eine bestimmte Erbanlage in verschiedener Weise phänotypisch manifestiert, kann man ganz allgemein von sog. *verschiedenmerkmaliger oder heterophäner Vererbung* sprechen. So können sich z. B. in einer Familie zwischen geringgradiger Einkerbung der Iris, Iriskolobom, Aniridie und Mikrophthalmus alle Übergänge finden.

Nicht selten kommt es bei Leiden, die einem rein dominanten Erbgang zu folgen scheinen, zu einem *Überspringen* von Generationen, d. h. das Leiden wird durch einen nicht Befallenen weiter übertragen, ohne daß es sich bei ihm manifestiert, also so, wie man es sonst nur bei der recessiven Vererbung anzutreffen gewohnt ist. Man hat diese Erscheinung auch als *Wechsel der Dominanz* bezeichnet, da an Stelle des kranken Gens jetzt das gesunde scheinbar dominant ist. Sofern man quantitativ veränderliche Genwirkungen annimmt, kann man sich leicht vorstellen, daß unter Umständen das normale Allelomorph zu überwiegen vermag. Daß in der nächsten Generation wieder das krankhafte Gen dominiert, wäre durch die reversible Natur dieser quantitativen Änderung der Faktorenwirkung bedingt.

Unregelmäßige Dominanz kann aber auch dadurch zustande kommen, daß andere Erbfaktoren, vor allem *Hemmungsfaktoren,* die Manifestierung des Leidens verhindern. Umgekehrt gibt es aber auch *Auslösungsfaktoren,* die ein dominantes Leiden erst manifest werden lassen. *Das Leiden ist dann von zwei Faktoren abhängig,* also *digen* [1] bedingt.

Sind A und B die beiden dominanten Faktoren, so hat ein befallenes Individuum meist die Formel Aa Bb. Nehmen wir an, daß dieses ein gesundes Individuum (aabb) heiratet, so ergeben sich folgende Kombinationsmöglichkeiten:

	Gameten des kranken Elters			
	A B	A b	a B	a b
Gameten des gesunden Elters (uniform) a b	Aa Bb	Aa bb	aa Bb	aa bb = Zygoten

$\frac{1}{4}$ der Kinder (Aa Bb) sind demnach wieder Befallene.

---

[1] Digen und polygen ist den häufig gebrauchten Bezeichnungen dimer und polymer vorzuziehen, da letztere gleichartig wirkende Gene voraussetzen.

Da der Befallene also direkt die digen bedingte Krankheit auf seine Nachkommen zu übertragen vermag, ist es verständlich, daß sie in mehreren aufeinanderfolgenden Generationen auftreten kann. Bei der meist geringen Zahl von Nachkommen wird sie aber früher oder später wieder aus der betreffenden Familie verschwinden, sofern sie nicht zufällig wieder durch Heirat mit einem „latent" Befallenen (Aabb oder aaBb) manifest wird.

Die digen dominante Vererbung ist beim Menschen noch wenig erforscht. Wahrscheinlich dürfte sie aber doch häufiger sein, als gewöhnlich angenommen wird. Nach meiner Ansicht kommt insbesondere für den Keratokonus (S. 731) Digenie in Frage[1]. Mit Recht macht aber LENZ darauf aufmerksam, daß im allgemeinen erst dann an Polygenie zu denken ist, wenn eine einfachere Erklärung sicher ausgeschlossen werden muß.

Außer genotypischen Ursachen gibt es nämlich auch paratypische Einflüsse, die eine unregelmäßige Dominanz bedingen können. Insbesondere gilt dies für solche Fälle, bei denen die Anlage zur Krankheit vererbt wird, bei der es aber erst durch äußere Einflüsse zur Manifestierung des Leidens kommt. Man kann sich z. B. vorstellen, daß eine Leistenbruchanlage nicht immer zu einem manifesten Bruche zu führen braucht, weil hier gewöhnlich ein auslösendes Moment dazu treten muß. Bei andern erblich bedingten Dispositionen wird es allerdings trotz rein äußerer auslösender Faktoren fast durchwegs zur Manifestierung kommen. So ließ sich z. B. an einem Stammbaum von erblicher rezidivierender Erosio corneae zeigen (vgl. Abb. 32), daß entsprechend dem dominanten Erbgang $54,12\%_0 \pm 7,19\%_0$[2] der direkten Nachkommen erkrankter Individuen wieder befallen sind, trotzdem zur Auslösung des Leidens ein traumatisches Moment dazu treten muß. Zugegebenermaßen ist natürlich die Möglichkeit einer leichten Corneaschädigung im Leben früher oder später einmal realisiert.

Scheinbare Unstimmigkeiten bei dominanter Vererbung können auch durch einen *späten Manifestationstermin* des Leidens bedingt sein. Man spricht in diesen Fällen von sog. *homochroner Vererbung*[3]. Eigentlich ist damit angedeutet, daß ein erbliches Leiden sich stets in einem ganz bestimmten Lebensalter manifestiert. Im Gegensatz zu den erblichen angeborenen Affektionen, bei denen es sich in der Regel um Mißbildungen (Kolobom, Mikrophthalmus, Ectopia lentis, Cataracta congenita) oder funktionelle Störungen, denen aber auch anatomische Veränderungen zugrunde liegen dürften (Farbenblindheit, Hemeralopie), handelt, stellen die homochronen Leiden meist *degenerative Erkrankungen* dar, welche Zellgruppen befallen, die bereits eine volle Funktionstüchtigkeit besessen hatten. Nach GOWERS würde die Ursache der Degeneration in einer *Abiotrophie*, einem Mangel an Lebensfähigkeit, zu suchen sein. VOGT und seine Schule haben gezeigt, daß senile Merkmale, wie es sonst schon lange bekannt ist, auch am Auge hereditär sein können. Es ist daher anzunehmen, daß die senile Rückbildung ebenfalls genotypisch festgelegt ist.

Es liegt nahe, für die abiotrophischen Degenerationen eine erblich bedingte frühzeitige und daher pathologische Involution der Gewebszellen anzunehmen. Je frühzeitiger dieser Prozeß eintritt, um so schwerer werden die degenerativen Erscheinungen sein, insbesondere dann, wenn der normale Entwicklungsprozeß noch nicht abgeschlossen ist, also im jugendlichen Alter. Tatsächlich zeigen die

---

[1] Da bei der digen dominanten Vererbung $^1/_4$ der Geschwister befallen sind, könnte man auch an recessiven Erbgang denken. Die Tatsache jedoch, daß $25\%_0$ der Kinder eines Befallenen wieder krank sind, spricht, besonders wenn es sich um ein relativ seltenes Leiden handelt, dagegen.

[2] Mittlerer Fehler.

[3] ὅμος = gleich; χρόνος = Zeit.

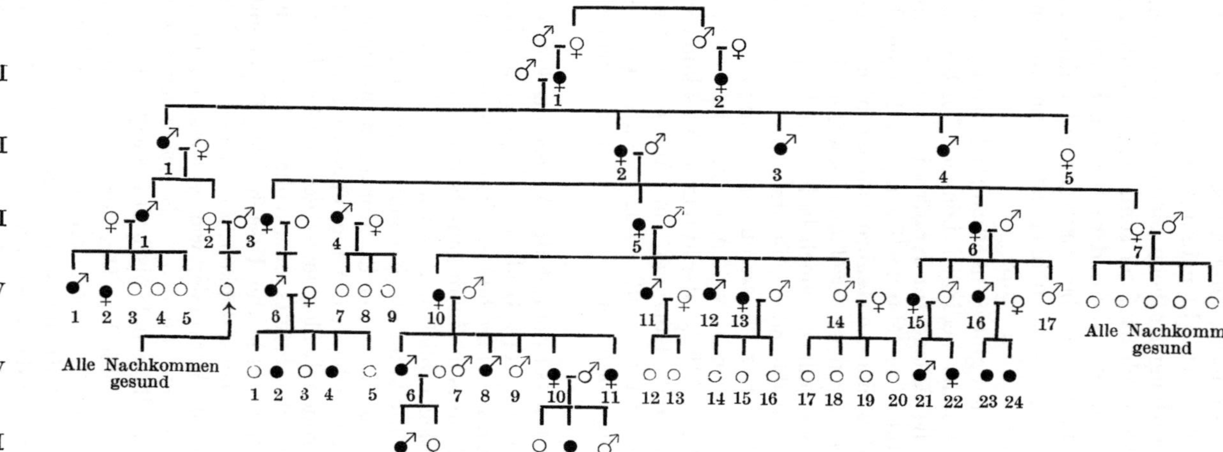

Abb. 32. Dominante Vererbung von rezidivierender Erosio corneae. (Nach FRANCESCHETTI.)

homochronen Leiden, die auch in der Ophthalmologie eine wesentliche Rolle spielen, durchwegs einen um so schwereren Verlauf, je früher sie auftreten. Wohl am eindrücklichsten ist das Beispiel der *amaurotischen Idiotie,* bei welcher der allgemeine degenerative Prozeß des zentralen Nervensystems ad exitum führt (s. S. 772). Hier ist also die pathologische Erbanlage infolge der frühzeitigen Manifestierung des Prozesses geradezu zu einem Letalfaktor geworden. Als weitere Beispiele seien genannt: die postnatale Katarakt, das erbliche Glaukom, die hereditären Fundusleiden (Retinitis pigmentosa, hereditäre Maculaaffektion, LEBERsche Opticusatrophie), die degenerativen Hornhauterkrankungen (GROENOUW, HAAB, DIMMER). Zweifelsohne muß auch die progressive Myopie in diese Gruppe gerechnet werden.

Infolge der *homochronen Vererbung* kann die Übertragung durch scheinbar gesunde Individuen vorgetäuscht werden, insbesondere wenn der Manifestationstermin im mittleren oder höheren Lebensalter liegt und die Überträger vor diesem Zeitpunkt verstorben sind. Das Manifestationsalter ist übrigens oft starken Schwankungen unterworfen, trotzdem „homochrone" Vererbung vorliegt. Diese Tatsachen müssen deshalb bei der Aufstellung von Stammbäumen berücksichtigt werden.

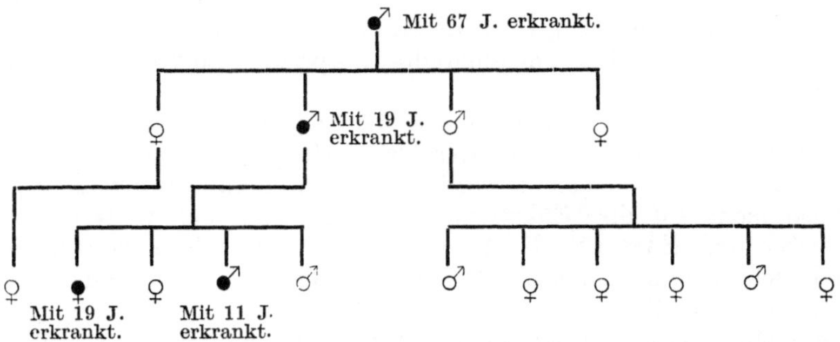

Abb. 33. Antizipation bei erblichem Glaukom. (Nach M. ROHNER.)

Im Zusammenhang mit den homochronen Leiden muß noch eine Erscheinung erwähnt werden, die zuerst A. v. GRAEFE bei der erblichen Katarakt beobachtete und als *Antizipation* bezeichnete. Es hat sich nämlich gezeigt, daß homochrone Leiden in der Descendenz häufig in früheren Jahren aufzutreten pflegen als bei den Vorfahren. Die Abb. 33 erweist das deutlich bezüglich des erblichen Glaukoms.

Das *klassische Zahlenverhältnis* bei dominantem Erbgang gesund : krank = 1 : 1, kann durch einige weitere Momente eine Änderung erfahren. Der Erbfaktor selbst kann *letal* oder *subletal* sein, so daß weniger befallene Nachkommen vorhanden sind, als der theoretischen Erwartung entspricht. Ferner ist zu berücksichtigen, daß in der Literatur meist nur die Stammbäume mit zahlreichen Befallenen publiziert werden, daher die Berechnung der Häufigkeit Befallener modifiziert werden muß (vgl. S. 676).

b) Unregelmäßige recessive Vererbung.

In gleicher Weise wie bei der dominanten Vererbung können auch bei recessivem Erbgang durch genotypische und paratypische Einflüsse Unregelmäßigkeiten auftreten. Diese sind aber sehr viel schwieriger zu erkennen, da ohnedies die recessive Krankheit sich meist nur in einer Geschwisterschaft manifestiert.

Sofern noch andere Erbfaktoren (auslösende, hemmende u. a.) mitspielen, wird natürlich das typische Zahlenverhältnis gesund : krank = 3 : 1, eine

Änderung erfahren. Diese Abweichung von der üblichen Proportion ist das einzige Mittel, das wir besitzen, um in einer heterogenen Population eine *unregelmäßige recessive* Vererbung zu erkennen.

Bei Verwendung statistischer Angaben zur Berechnung der Mendelschen Proportion ist immer zu berücksichtigen, daß in der Literatur zufällig gehäuftes Auftreten bei Geschwistern eher publiziert wird, als vereinzeltes und daher scheinbar zu viel Befallene vorhanden sind (sog. *Recessivenüberschuß*).

Wahrscheinlich gibt es auch digen recessive Leiden. Nach Rüdin scheint die Schizophrenie hierher zu rechnen sein, da bei der Kreuzung zweier latent Befallener nicht $^1/_4$, sondern nur $^1/_{16}$ der Kinder schizophren sind.

Ein *Wechsel der Dominanz* muß bei recessiven Genen dazu führen, daß *heterozygote Individuen* ebenfalls Zeichen des betreffenden Leidens aufweisen können, meist allerdings in geringerem Umfange *(„formes frustes")*. Im allgemeinen scheint aber bei recessiven Leiden Dominanzwechsel nicht häufig zu sein[1].

c) Unregelmäßig geschlechtsgebundene Vererbung.

Auf Grund der geschlechtsgebundenen Vererbung ist es möglich geworden, die Tatsache zu erklären, daß gewisse Leiden in der Hauptsache nur Männer befallen, die sie durch ihre Töchter auf deren Söhne übertragen. Da Nasse (1820) für die Hämophilie deren Erbgang aufstellte, so spricht man von der sog. Nasseschen Regel.

Einer besonderen Erwähnung bedarf die sog. Lossensche Regel, welche besagt, daß die *Hämophilie* in der Geschlechterfolge ausschließlich durch die weiblichen Konduktoren vererbt würde, während Befallene ihr Leiden nicht weiter (also nicht auf ihre Enkel) vererben können. Neuerdings haben aber Schloesmann und Hanhart die Vererbung der Hämophilie von Großvater auf Enkel sichergestellt, so daß also die Lossensche Regel keine absolute Gültigkeit haben würde.

In der Ophthalmologie zeigt die Lebersche Opticusatrophie ein ähnliches Verhalten wie die Hämophilie. Hier ist es noch nicht gelungen, eine Durchbrechung der Lossenschen Regel festzustellen. Ehelosigkeit und Sterilität männlicher Affizierter sind bei Leberscher Opticusatrophie häufig, so daß dadurch der Nachweis der Übertragung erschwert ist. In einigen wenigen Fällen ließen sich in den mitgeteilten Familien gesunde Enkel von Befallenen ermitteln, die das kritische Alter bereits erreicht hatten (vgl. S. 799). Die meisten Autoren (Vogt, Waardenburg u. a.) sind deshalb der Ansicht, daß früher oder später doch ein Fall direkter Übertragung des Leidens vom Großvater auf den Enkel vorkommen könne.

Aber auch wenn dieser Fall einträte, dürfte damit die *relative* Gültigkeit der Lossenschen Regel noch nicht bestritten werden. Da die sämtlichen Töchter eines Befallenen Konduktorinnen sind, so müssen die Hälfte der Enkel befallen sein. Erst wenn einmal genügend sicher beobachtete Fälle vorhanden sind, welche erlauben, das Verhältnis kranker : gesunden Enkeln Befallener mit genügender Genauigkeit statistisch zu berechnen, kann auch diese Frage gelöst werden. Erst dann hat es einen Zweck, über die mögliche Ursache einer etwa vorhandenen Abweichung (Letalfaktoren?) theoretische Überlegungen anzustellen.

Weitere Unstimmigkeiten ergeben sich ferner, wenn manifest befallene Frauen entweder gesunde Väter oder gesunde Söhne besitzen. Beides ist nach den

---

[1] Bei digen recessiven Leiden (z. B. Schizophrenie) können abortive Formen evtl. auch bei Genkonstellationen Aabb und aaBb zustande kommen. In diesen Fällen würde der eine homozygote Faktor die Manifestierung gewisser Stigmata bedingen, ohne daß ein Dominanzwechsel angenommen werden müßte.

Regeln der recessiv geschlechtsgebundenen Vererbung unmöglich. Gerade bei der LEBERschen Opticusatrophie sind solche Fälle häufig. Bei der Rotgrünblindheit scheinen derartige Ausnahmen sehr viel seltener zu sein. Bis vor kurzem wurde ihr Vorkommen überhaupt bestritten. Die neuesten Arbeiten (SIEMENS, KAWAKAMI, FRANCESCHETTI) haben aber doch gezeigt, daß sowohl Väter als auch Söhne farbenblinder Frauen ausnahmsweise normalen Farbensinn haben können.

Zur Erklärung hat man eine unvollständige Recessivität des kranken Gens bei heterozygoten Frauen angenommen, oder, was gleichbedeutend ist, eine unvollständige Dominanz des gesunden Allelomorphs. Eine weitere Erklärungsmöglichkeit solcher Ausnahmen, auf die insbesondere WAALER hingewiesen hat, läge in der Annahme, daß es sich gar nicht um heterozygot manifeste Frauen, sondern um Non-Disjunction (vgl. S. 647) handelt. Da bei dieser eine väterliche Geschlechtszelle mit einer mütterlichen ohne X-Chromosomen zusammentreffen kann, so bestände die Möglichkeit, daß ein geschlechtsgebundenes Gen vom Vater direkt auf den Sohn übertragen wird. Solche Fälle sind sicher selten, es muß aber mit ihnen gerechnet werden.

C. Die Koppelung von Erbanlagen.

Da sich bei der Drosophila-Forschung ergeben hat, daß Koppelung von Erbanlagen dann auftritt, wenn diese ihren Sitz im gleichen Chromosom haben, so wäre zu erwarten, daß auch beim Menschen eine ähnliche Faktorenkoppelung vorkommt. Bei Drosophila, das 4 Chromosomenpaare besitzt, muß eine beliebige Eigenschaft Koppelungserscheinungen mit etwa $^1/_4$ aller übrigen Merkmale aufweisen. Beim Menschen, der wahrscheinlich 24 Chromosomenpaare hat, würde dagegen nur eine Koppelung mit jeder vierundzwanzigsten andern Eigenschaft zu erwarten sein. Es kann deshalb Koppelung beim Menschen nur sehr viel seltener vorkommen.

Da die Anlagen für geschlechtsgebundene Leiden alle im gleichen Chromosom, eben dem Geschlechtschromosom, ihren Sitz haben, so ist von vornherein zu erwarten, daß geschlechtsgebundene Leiden unter sich die Erscheinungen der Koppelung zeigen. In der Tat kennen wir seit langem eine mit Myopie gekoppelte Nachtblindheit, welche sich geschlechtsgebunden vererbt (vgl. S. 766). Sofern es sich um echte Koppelung und nicht, wie z. B. SIEMENS glaubt, um *polyphäne Vererbung* (vgl. S. 647) handelt, wäre zu erwarten, daß von Zeit zu Zeit infolge des crossing-over (S. 642) eine Sprengung der Koppelung auftreten würde, daß also ausnahmsweise auch solche Fälle in der Descendenz vorkämen, bei denen nur Hemeralopie oder nur Myopie besteht.

Der sichere Nachweis der Koppelung beim Menschen ist dadurch erschwert, daß infolge der kleinen Kinderzahl die gegenüber den MENDELschen Regeln abweichenden Zahlenverhältnisse nicht nachweisbar sind.

D. Die Korrelation.

Von Korrelation spricht man dann, wenn zwei Merkmale häufiger zusammen vorkommen, als nach den beiden Einzelhäufigkeiten zu erwarten wäre. Man hat wohl aus der Korrelation zweier Eigenschaften oder krankhafter Zustände auf Koppelung geschlossen. Mit Recht weist aber LENZ darauf hin, daß Koppelung zweier Gene in einer gemischten Population keine Korrelation zur Folge haben muß.

Wenn wir an das Beispiel der Hemeralopie und Myopie erinnern, so können unter den Nachkommen von nur Hemeralopen und nur Myopen kaum solche mit beiden Leiden erwartet werden, da die Krankheitsanlage in diesen Fällen mit dem Allelomorph der anderen, also mit einem normalen Gen gekoppelt sein muß. Koppelung kann also in einer heterogenen Population direkt *negative Korrelation* zur Folge haben.

Korrelation von Krankheiten kann auch dadurch zustande kommen, daß eine Erbanlage mehrere pathologische Zustände bedingt *(polyphäne Vererbung)*. Sofern es sich um echte Polyphänie handelt, ist zu erwarten, daß die beiden Merkmale untrennbar verbunden sind (absolute Koppelung).

E. Die Einteilung der verschiedenen erblichen Augenerkrankungen.

Auf Grund der verschiedenen Vererbungsmodi wäre man versucht, die sämtlichen erblichen Augenmerkmale und -Leiden z. B. in dominante, recessive und geschlechtsgebundene einzuteilen. Es wurde aber bereits betont, daß besonders hinsichtlich *normaler Merkmale,* hauptsächlich infolge Polygenie, eine genaue Erbanalyse in den meisten Fällen unmöglich ist. Die Verhältnisse werden weiter dadurch kompliziert, daß die einzelnen Erbfaktoren für ein bestimmtes Merkmal nicht dem gleichen Vererbungsmodus zu folgen brauchen.

Aber auch die *Erbleiden* lassen sich nicht ohne weiteres in dem oben angegebenen Sinne gliedern. Ganz abgesehen von den vielen Krankheiten, deren Erbgang noch nicht sicher feststeht, liegt eine weitere Schwierigkeit darin, daß eine große Zahl von erblich bedingten Augenleiden bald dem einen, bald dem andern Vererbungstypus zu folgen scheint.

So kann z. B. die *Retinitis pigmentosa* sowohl dominant als recessiv auftreten, ferner kennen wir eine dominante und eine recessiv-geschlechtsgebundene Hemeralopie, die Ectopia lentis wird dominant, die Ectopia lentis et pupillae dagegen recessiv vererbt.

Über die Erklärung dieser Tatsache sind die Ansichten noch sehr geteilt. Vor allem muß darauf aufmerksam gemacht werden, daß phänotypisch gleichen Krankheiten nicht genotypisch gleiche Erbanlagen zugrunde zu liegen brauchen. Damit ist angedeutet, daß nicht ein und dieselbe Erbanlage verschiedene Vererbunsgmodi zu zeigen braucht, sondern daß es sich evtl. um verschiedene Erbanlagen handelt, die sich in gleicher oder sehr ähnlicher Weise phänotypisch äußern.

Ob es, wie Siemens meint, gelingen wird, in allen Fällen bei verschiedenartigem Vererbungsmodus auch gewisse charakteristische Unterschiede in der Manifestierung herauszufinden, ist allerdings fraglich. Häufig kann zwar eine gewisse Unterscheidung gemacht werden: so ist z. B. die recessiv geschlechtsgebundene Hemeralopie meist mit Myopie vergesellschaftet, die dominante dagegen nicht. An dieser Stelle sei auch darauf aufmerksam gemacht, daß erbliche, idiotypisch bedingte und rein paratypisch verursachte Krankheiten sich oft kaum differenzieren lassen. Es sei nur an die Lebersche Opticusatrophie erinnert, deren Unterscheidung von der Opticusatrophie infolge Alkohol- und Nicotinabusus oft schwierig ist.

Auch die kongenital luetischen Fundusaffektionen können unter Umständen eine weitgehende Ähnlichkeit mit der Retinitis pigmentosa aufweisen. Sicherlich wurden früher häufig Fälle erblich bedingter Macula- und Opticusaffektionen als entzündliche (meist luetische) Chorioretinitis resp. Opticusatrophie aufgefaßt.

Diese Verhältnisse spielen insbesondere auch dann eine Rolle, wenn es sich um die statistische Feststellung der Häufigkeit eines Erbleidens handelt.

Trotzdem also, wie aus dem Gesagten hervorgeht, eine Einteilung nach der Art und Weise des Erbganges nicht durchführbar ist, soll im folgenden eine kurze Übersicht über den Vererbungsmodus derjenigen erblichen Augenleiden orientieren, deren Erbgang mehr oder weniger gesichert erscheint. (Im übrigen sei auf den speziellen Teil verwiesen.)

I. Dominante Vererbung.

Colobom, Aniridie.
Cataracta (congenita, zonularis, juvenilis et praesenilis, senilis).
Ectopia lentis.
Familiäre Hornhautentartung.
Blaue Sclera.
Glaukom.
Hemeralopie.
Ptosis und Ophthalmoplegia externa.

II. Recessive Vererbung.

Albinismus.
Anophthalmus.
Ectopia lentis et pupillae.
Gliom.
Hydrophthalmus.
Retinitis pigmentosa.
Totale Farbenblindheit.

III. Recessiv-geschlechtsgebundene Vererbung.

Glaukom mit Irisatrophie.
Hemeralopie mit Myopie.
LEBERsche Opticusatrophie.
Megalocornea.
Partieller Albinismus und Maculalosigkeit.
Rotgrünblindheit und Rotgrünanomalie.

F. Die Bedeutung erblicher Leiden vom eugenetischen Standpunkte aus.

Vom rassenhygienischen Standpunkt aus hängt die Bedeutung erblicher Leiden einerseits von ihrer Schwere, andererseits von der Art und Weise ihrer Vererbung ab.

Was die *dominanten Leiden* betrifft, so werden sie auch vom Laien an ihrem direkten Erbgang meist ohne weiteres erkannt. Sofern es sich um Krankheiten handelt, die die Lebens- oder Existenzunfähigkeit des Individuums bedrohen, wird von selbst eine Ausmerzung eintreten, indem die befallenen Individuen sich gewöhnlich nicht weiter fortpflanzen. Dazu kommt, daß sie häufig eine gewisse konstitutionelle Schwäche und auch eine verminderte Fortpflanzungsfähigkeit zeigen (subletale Faktoren).

Gefährlicher sind jene dominanten Leiden, die erst nach Erreichung zeugungsfähigen Alters auftreten (homochrone Vererbung S. 667). Bei diesen wird naturgemäß eine Ausmerzung viel weniger leicht eintreten, da das betreffende Individuum vor dem Ausbruch der Krankheit völlig gesund erscheinen kann.

Im Gegensatz zur dominanten Vererbung hat eine *recessiv* vererbte Krankheit für eine Rasse viel schwerwiegendere Bedeutung, da sie bei den nur heterozygot, also latent befallenen Individuen nicht zum Ausbruch kommt, und daher keinerlei Ausmerzung der diese Anlage tragenden Konduktoren stattfindet.

Besonders häufig wird ein recessives Erbleiden durch Verwandtenehen bei den Kindern zum Ausbruch kommen (s. S. 659). Dies beruht eben darauf, daß für ein latent befallenes Individuum die Wahrscheinlichkeit, ein mit derselben Anlage behaftetes Individuum zu heiraten, bei einer Verwandtenehe am größten ist. Es wurde bereits gezeigt (s. d. Stammbaum S. 661), daß selbst bei Vetternheiraten II. Grades noch häufig solche Erbleiden herausmendeln.

Inwiefern die Inzucht an und für sich einen Nachteil für die Nachkommen bietet, ist noch immer umstritten. Sicher ist, daß bei Tieren und Pflanzen durch die Inzucht eine Verminderung der Fortpflanzungsfähigkeit, wenigstens in den nächsten Generationen, bedingt wird. Die gelegentlich konstatierte Minderwertigkeit von Kindern aus Verwandtenehen glaubt Baur nicht als direkte „Inzuchtwirkung“ ansehen zu müssen, sondern vielmehr dadurch bedingt, daß häufig bereits minderwertige Individuen heiraten. Die Gefahr der Inzucht muß aber auch bei vollwertigen Individuen infolge der möglichen Manifestierung recessiver Leiden auf alle Fälle als zu Recht bestehend betont werden.

G. Eheberatung bei erblichen Leiden.

Die Kenntnis der Vererbungsverhältnisse der verschiedenen Augenkrankheiten hat auch für den Praktiker eine große Bedeutung, weil die Frage der Erteilung des *Ehekonsenses* bei erblichen Augenleiden an ihn herantreten kann. Die Beantwortung hängt im wesentlichen von der Schwere und vom Erbgang des betreffenden Leidens ab. Bei *dominanten Leiden* dürfte eine Entscheidung insofern leicht sein, als erwartungsgemäß $50^0/_0$ der Kinder wieder befallen sein werden. Sofern es sich um eine schwere Affektion, wie z. B. um das erbliche Glaukom handelt, ist der Ehekonsens für einen Befallenen zu verweigern.

Etwas schwieriger liegen die Verhältnisse bereits bei den *homochron vererbten dominanten* Leiden. Während sonst die gesunden Kinder eines mit einer dominanten Krankheit befallenen Individuums die Krankheit nicht weiter übertragen, werden wir hier in die Lage kommen, Kinder von Kranken zu beraten, ehe sie das für den Ausbruch des Leidens typische Alter erreicht haben. Wir können ihnen also nicht ansehen, ob sie die Erbanlage besitzen oder nicht. In diesen Fällen wird der Ehekonsens bis über das Manifestationsalter hinaus zu verweigern sein, da alle Kinder eines Befallenen als mögliche Träger eines dominanten Leidens anzusehen sind.

Wir kommen also hinsichtlich der dominanten Leiden zu folgendem Resultat: *Individuen mit einem dominant vererbten, schweren Leiden sollen nicht heiraten. Gesunde Mitglieder einer Familie mit dominant erblichen Leiden dagegen können unbedenklich heiraten*, sofern es sich nicht um ein homochrones Leiden handelt.

Bei *recessiven Erbleiden* dürfte die Frage der Erteilung des Ehekonsenses in praxi häufiger auf Schwierigkeiten stoßen. Vom rassenhygienischen Standpunkt aus sollten wir verlangen, daß kein Träger eines schweren recessiven Leidens sich fortpflanzt, denn da er hinsichtlich der Krankheit homozygot ist, müssen sämtliche Kinder Konduktoren sein. Die Gefahr besteht also darin, daß einer der Nachkommen wieder einen latent Befallenen heiratet und dann wieder kranke Kinder zeugt.

Einem mit schweren recessiven Leiden Behafteten wird es relativ leichter verständlich zu machen sein, daß er durch eine Heirat ein Wiederauftreten der Krankheit bei den Nachkommen verschulden könne. Eine Verweigerung des Ehekonsenses scheint deshalb geboten.

Ob wir aber in praxi so weit gehen sollen wie Fleischer, der verlangt, daß auch den sämtlichen Kindern und Geschwistern eines solchen Kranken der Ehekonsens zu verweigern ist, scheint mir fraglich. Auch Rüdin steht auf dem Standpunkte, daß eine Ausschließung aller möglichen latenten Träger einer recessiven Anlage von der Heirat sich wenigstens heute noch nicht durchführen lasse. Nach ihm ist es aber Pflicht des Arztes, in einem solchen Falle den Beteiligten auseinanderzusetzen, daß eben durch eine Heirat die betreffende

Anlage auf die Nachkommen übertragen werden und früher oder später wieder zum Ausbruch kommen kann. Solange wir nicht die Möglichkeit haben, auf gesetzlichem Wege Träger von schweren, erblichen Leiden von der Fortpflanzung auszuschließen, darf sonst vollwertigen Konduktoren der Ehekonsens in der Regel wohl nicht verweigert werden.

Hinsichtlich der Beratung bei allfälligen *Verwandtenehen* sind die Ansichten auch noch sehr geteilt. SIEMENS weist z. B. darauf hin, daß die Inzucht die Manifestation eines Leidens beschleunige und somit die Ausmerzung der Krankheit begünstige. Durch die Inzucht werde also die Rasse von recessiv erblichen Schlacken gereinigt. Demgegenüber ist aber vom Standpunkt der *direkten* Nachkommen aus daran festzuhalten, daß bei Verwandtenehen eben häufig recessive Krankheiten „herausmendeln" können. SIEMENS, FLEISCHER u. a. raten deshalb von einer Verwandtenehe ab, sofern in der Familie von recessiven Erbleiden etwas bekannt ist. Auf alle Fälle scheint es mir gegeben, bei der Eheberatung Patienten auf die Möglichkeit des Auftretens einer recessiven Krankheit bei einem Teil der Kinder im Falle einer Verwandtenehe aufmerksam zu machen, da ja sehr häufig recessive Leiden über Generationen latent weiter vererbt werden können, so daß in der betreffenden Familie nichts davon bekannt zu sein braucht[1].

Die *geschlechtsgebundenen Leiden,* von denen nur die recessiven in Betracht kommen, zeigen insofern eine gewisse Ähnlichkeit mit den dominanten, als ja beim männlichen Geschlecht eine Erbanlage zur Manifestierung genügt. In der späteren Nachkommenschaft eines Befallenen werden sich dementsprechend auch wieder kranke Männer finden, ohne daß von der andern Seite die gleiche Erbanlage hinzukommen muß, wie bei recessiven Erbleiden. Deshalb ist auch hier die Eheschließung wieder viel verhängnisvoller für die Familie, und es sollen daher bei schweren Leiden kranke Individuen von der Fortpflanzung ausgeschlossen werden. Da sämtliche Töchter und 50% der Schwestern von Befallenen Konduktorinnen sind, sollte auch diesen der Ehekonsens verweigert werden.

Gesunde Männer werden dagegen ein recessiv geschlechtsgebundenes Leiden nicht weiter vererben können, wobei allerdings die bereits erwähnte Einschränkung für homochrone Leiden gilt. Hier käme für den Ophthalmologen vor allem die LEBERsche Opticusatrophie in Frage. In diesem Fall zeigt sich nun die große Bedeutung der LOSSENschen *Regel* (vgl. S. 799). Wenn diese zu Recht besteht, kann ein Mann mit LEBERscher Opticusatrophie sein Leiden nicht weiter vererben. Es ist daher vom eugenischen Standpunkte aus dringend zu fordern, daß die Frage der Gültigkeit der LOSSENschen Regel eine endgültige Beantwortung erfährt.

III. Die Methoden der menschlichen Erblichkeitsforschung.

In den vorstehenden Kapiteln haben die theoretischen Grundlagen der Vererbung schon deshalb eine eingehende Würdigung erfahren, weil im speziellen Teil immer wieder darauf Bezug genommen werden muß. Für die Gewinnung und wissenschaftliche Verarbeitung erbbiologischen Materials bedarf es aber heute spezieller komplizierter Methoden, welche mathematische Kenntnisse voraussetzen. Da es nicht möglich ist, im Rahmen dieses Handbuches näher darauf einzugehen, sollen die Methoden im folgenden nur kurz angedeutet

---

[1] Wie groß insbesondere bei einem in der Familie vorhandenen recessiven Erbleiden die Gefahr der Verwandtenheirat ist, zeigt eindrücklich der Stammbaum, in dem Hemeralopie mit Myopie zusammen vererbt wird (vgl. Abb. 104, S. 770). Von 5 Verwandtenehen zeigten 4 befallene Kinder.

43*

werden. Bezüglich des praktischen Vorgehens muß auf die spezielle Vererbungs-
literatur verwiesen werden.

Außer der *individualistischen* oder *genealogischen* Methodik, die sich mit
den Erbverhältnissen innerhalb einzelner Verwandtenkreise befaßt (Stammbaumforschung), spielt heute auch die *massenstatistische Untersuchung* eine
wesentliche Rolle. Diese will durch Forschungen an einem möglichst großen
Material, auf Grund statistischer Erhebungen, die Erblichkeitsverhältnisse
gewisser Merkmale und Krankheiten klären.

Der Nachteil der Stammbaumforschung besteht darin, daß solche Fälle,
in denen zufällig eine Häufung des Erbleidens vorkommt, eher publiziert werden,
und deshalb bei Zusammenfassung von Beobachtungen aus der Literatur relativ
zu viel Befallene erhalten werden. Dazu kommt, daß bei recessiven Leiden
von den Kindern aus heterozygoten Ehen bei Serienbeobachtungen immer
mehr Befallene gefunden werden müssen, als der theoretischen Erwartung
($25^0/_0$) entspricht. Dieser sog. *Recessivenüberschuß* ist dadurch bedingt, daß
infolge der kleinen Kinderzahl aus Heterozygotenehen häufig nur normale
Kinder hervorgehen können, die dann bei der Statistik nicht mitgerechnet
werden. Dieser Fehler kann durch die Weinbergsche *Geschwister- und Probandenmethode* beseitigt werden[1]. Ihr Prinzip besteht darin, daß nicht einfach
die Zahl der Befallenen das Verhältnis zur Gesamtkinderzahl bildet, sondern
lediglich die Geschwister der zur Beobachtung gelangenden Befallenen (der
Probanden) der Berechnung zugrunde liegen.

Eine weitere Möglichkeit der Analyse menschlicher Erbkrankheiten bietet
die *Zwillingsforschung,* auf die schon Galton hingewiesen hat. Da *eineiige
Zwillinge* aus der gleichen Eizelle hervorgehen, sind sie bezüglich ihrer Erbmasse identisch. Erbliche Merkmale müssen sich deshalb bei diesen in gleicher
Weise manifestieren, was insbesondere für die Erkennung polygener Leiden,
die, wie bereits erwähnt, sonst keine familiäre Häufung zu zeigen brauchen,
wesentlich ist.

Da der Eihautbefund für die Diagnose eineiiger Zwillinge nicht als aus-
schlaggebend angesehen werden darf, weil auch zweieiige ausnahmsweise nur
ein Chorion haben können, muß auf die Übereinstimmung möglichst vieler
Merkmale abgestellt werden.

Nach den Erfahrungen von Siemens, v. Verschuer u. a. sind folgende
Merkmale zur Diagnose der Eineiigkeit geeignet:

a) *Haar*: Form, Farbe, Ansatz, Lanugo, Achsel- und Schamhaare.
b) *Haut*: Farbe, Durchblutung, Pigmentierung, Papillarlinienmuster (Poll).
c) *Gesicht*: Nase, Lippen, Ohrform.
d) *Blutgruppen.*
e) *Augen*: Lidfalten, Brauen, Wimpern, Irisfarbe, -zeichnung und -naevi,
Pupillenweite, Refraktion und Astigmatismus[2].

Es muß noch darauf hingewiesen werden, daß bei Bearbeitung erbbiologischer Fragen die Berechnung mathematischer Größen heute unerläßlich ist.

Sowohl bei variationsstatistischen Reihen (also z. B. bei einer Statistik
über die verschiedene Größe der Cornea), als auch bei statistisch ermittelter
Häufigkeit bestimmter Leiden (z. B. der Farbenblindheit), sollte nicht nur
deren *Mittel-* oder *Durchschnittswert* (M), sondern auch dessen *mittlerer Fehler* (m),
sowie als Maß für die *Streuung* die sog. *Standardabweichung* (σ) angegeben

---

[1] Die diesen Methoden nachgesagten Schwierigkeiten rühren in der Hauptsache von
den für den nicht mathematisch Geübten schwer verständlichen Ausführungen Weinbergs
her. Eine auch für den Nichtspezialisten verständliche Darstellung findet sich bei Just
und Jul. Bauer.

[2] Differenzen über 1 dptr sind sehr selten.

werden. Da für das Verständnis der Erbverhältnisse diese Zahlenwerte keine Rolle spielen, so kann hier auf die Angabe ihrer Berechnungsformeln verzichtet werden.

Für jeden aber, der sich mit der wissenschaftlichen Bearbeitung erbbiologischen Materials befaßt, ist ihre Kenntnis unerläßlich. Die wesentliche Bedeutung dieser Größen liegt darin, daß sie einen Vergleich statistisch gewonnener Daten mit den Ergebnissen anderer Untersucher erlauben und fernerhin auszusagen vermögen, inwieweit die Forschungsresultate mit Wahrscheinlichkeit oder Sicherheit als Ausdruck der tatsächlichen, mit Bezug auf die Gesamtpopulation vorhandenen Verhältnisse angesehen werden dürfen.

Spezieller Teil[1].

I. Affektionen der Augenadnexe.

A. Affektionen der Lider.

1. Epicanthus.

Da direkte Vererbung von isoliertem Epicanthus über 5 Generationen von MEIROWSKY beobachtet wurde, so ist man berechtigt, *dominante Vererbung* anzunehmen. Der genannte Autor fand bei der Untersuchung von 150 eineiigen Zwillingen 11mal Epicanthus, und zwar stets bei beiden; es spielen also erbliche Momente beim Auftreten von Epicanthus sicherlich eine große Rolle, trotzdem entsprechende Mitteilungen in der Literatur recht spärlich zu finden sind. Das Vorkommen bei Geschwistern ist allerdings wiederholt beobachtet worden (BRAUN, MANZ, SCHEIDT u. a.).

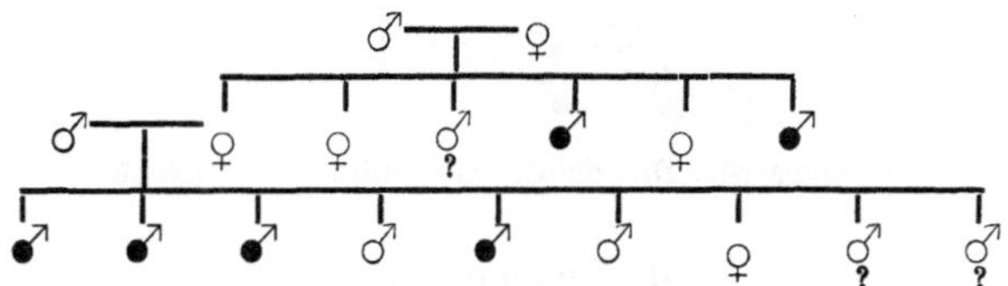

Abb. 34. Vererbung von kongenitalem Epicanthus. (Nach BRÜCKNER[2].)

Häufig findet sich *Epicanthus* kombiniert mit *Ptosis*. Der Vererbungsmodus ist dann ebenso wie bei letzterer (vgl. S. 683) fast durchwegs *dominant* (MEIROWSKY, SATTLER, STEINHEIM, USHER, VIGNES).

In einer von BRÜCKNER beschriebenen Familie (vgl. Abb. 34) waren nur Männer befallen und es wurde die Affektion durch eine nicht befallene Frau übertragen. Man könnte deshalb die Vermutung hegen, daß es sich hier um *geschlechtsgebundene* Vererbung handelt. Auf Grund dieses einzelnen Stammbaumes läßt sich dies aber nicht mit Sicherheit entscheiden, da Überspringen einer Generation auch sonst vorkommt und Männer überhaupt etwas häufiger befallen zu sein scheinen als Frauen.

Der Epicanthus wird weiterhin häufig bei mongoloider Idiotie gefunden (BRÜCKNER, BRUSHFIELD, VAN DER SCHEER u. a.; vgl. diesbezüglich auch S. 757).

---

[1] Es muß nachdrücklichst darauf hingewiesen werden, daß das klinische Bild der hier zu besprechenden Affektionen in speziellen Kapiteln dieses Handbuches ausführlich geschildert wird und diese zur Ergänzung dieses Abschnittes stets heranzuziehen sind.

[2] Allgemeine Legende für die Stammbäume. ♂ männlich gesund; ♀ weiblich gesund; ♂ männlich befallen; ♀ weiblich befallen; ○ Geschlecht unbekannt; ⊗ mehrere (×) gesunde Geschwister verschiedenen Geschlechtes; ♂? männlich, unsicher ob befallen; ♀? weiblich, unsicher ob befallen; ? Kinderzahl unbekannt; ⚭ Zwillinge.

Auch der insbesondere von Braun beschriebene *Epicanthus inversus*, bei dem eine Hautfalte vom Unterlid ausgehend das mediale Ende der Lidspalte

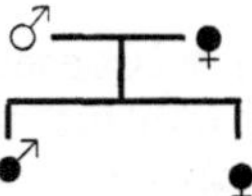

Abb. 35. Vererbung von Epicanthus inversus und Ptosis. (Eigene Beobachtung.)

in einem kleinen Bogen umfaßt, ist durchwegs mit *Ptosis* kombiniert und zeigt häufig einen dominanten Typus (Komoto, Braun). Ich habe in 3 Familien diese Anomalie in je 2 aufeinanderfolgenden Generationen beobachtet (vgl. Abb. 35). Da Braun bei den Eltern zweier befallener Geschwister Konsanguinität fand, nimmt er wohl mit Recht an, daß auch *recessive* Vererbung vorkommen kann. Auffallend ist der an mongoloide Idiotie erinnernde Aspekt. Dabei fehlen aber bei diesem *Pseudomongoloidismus* die für jenen charakteristischen übrigen körperlichen und geistigen Abnormitäten.

2. Distichiasis.

Die Distichiasis congenita, bei welcher sich eine doppelte Reihe von Wimpern an den sonst normalen Lidrändern findet, kann ebenfalls als *dominantes* Leiden in Erscheinung treten [Blatt, Daion, Erdmann, Jeanselme und Morax, Slutschewsky, Westhoff, Wood (Abb. 36)].

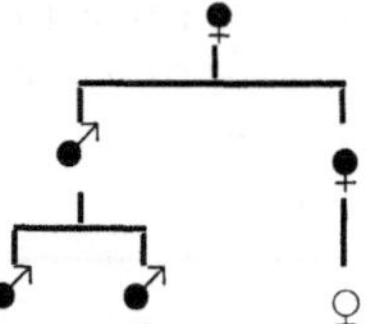

Abb. 36. Vererbung von Distichiasis congenita vera. (Nach Blatt.)

3. Entropium.

Auch bei dem seltenen Entropium congenitum scheinen genotypische Momente eine Rolle zu spielen. Relativ häufiger ist das Entropium des Unterlides, bei dem wir unterscheiden müssen zwischen der *spastischen Form,* die meist nur bei Geschwistern beobachtet wurde (Leblond, Polstoocchow, Hessberg), und der durch *Fehlen des Tarsus* ausgezeichneten Form, die von Aubineau bei Mutter und zwei Kindern gefunden wurde. Das sehr viel seltenere Entropium des Oberlides mit völligem Mangel des Tarsus ist nur einmal von Harlan und de Schweinitz bei Geschwistern beobachtet worden.

4. Blepharochalasis.

Beobachtungen über erbliche Blepharochalasis sind äußerst selten. Über Vererbung in 4 Generationen berichten Lafond und Villemonte, ferner in 3 Generationen Graf. Es spricht dies für *dominante* Vererbung[1].

Etwas häufiger scheint die der Blepharochalasis ähnliche Hautfalte des Oberlides *(Epiblepharon)* familiär aufzutreten. Ich konnte diese Anomalie wiederholt bei mehreren Geschwistern und häufig in der Ascendenz nachweisen. Abb. 37 zeigt einen solchen Stammbaum von Epiblepharon des Oberlides.

---

[1] Auch die Dermatochalasis scheint sich dominant zu vererben (H. W. Siemens).

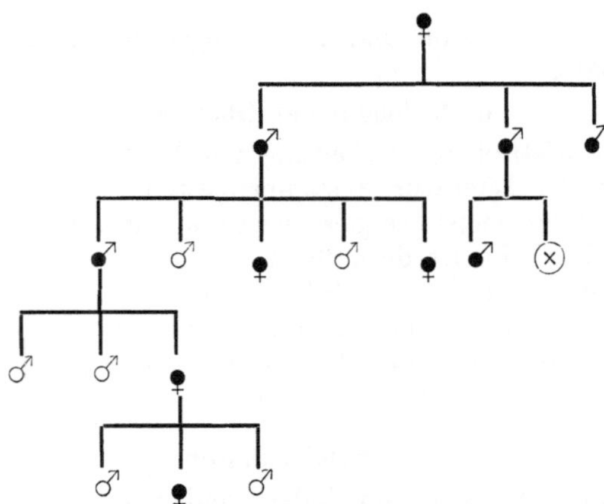

Abb. 37. Vererbung von Blepharochalasis bzw. Epiblepharon des Oberlides. (Eigene Beobachtung.)

5. Elephantiasis.

Die Elephantiasis der Lider ist ein rein klinisches Krankheitsbild, dem ganz verschiedene ätiologische Momente zugrunde liegen können. Häufig wird diese Bezeichnung allerdings in engerem Sinne dann gebraucht, wenn es sich nachgewiesenermaßen um anatomische Veränderungen handelt, die in das Gebiet des Neurofibroms gehören. Dieses tritt seinerseits wieder in verschiedener Form in Erscheinung: 1. als *plexiformes Neurofibrom (Rankenneurom)*, 2. als *Fibroma molluscum* und 3. als *halbseitige Gesichtshypertrophie*.

Während früher diese 3 Typen mehr oder weniger selbständig für sich betrachtet wurden, sind wir jetzt auf Grund der Erblichkeitsforschung in der Lage, ein einheitliches Moment für diese Affektionen zu kennen, und dies ist die Beziehung zur RECKLINGHAUSENschen *Krankheit,* bei der, wie wir heute wissen, erbliche Momente im Spiele sind (HOEKSTRA, SIEMENS u. a.). Diese ergeben sich, abgesehen von den pathologisch-anatomisch übereinstimmenden Veränderungen, einerseits aus dem gleichzeitigen Vorkommen von generalisierter RECKLINGHAUSENscher Krankheit mit Elephantiasis der Lider, andererseits vor allem durch die Tatsache, daß in den Familien mit Elephantiasis andere Mitglieder RECKLINGHAUSENsche Krankheit aufweisen (ACHERMANN, MARX, MORAVEC, PANAS, PONCET-COLLET, RAPOK u. a.).

Während bei der RECKLINGHAUSENschen Krankheit als solche *unregelmäßig dominante* Vererbung über mehrere Generationen vorkommt, ist gehäuftes familiäres Auftreten von Neurofibromatose der Lider sehr selten (BRUNS). Dies läßt sich insofern leicht erklären, als — wie besonders SIEMENS betont — bei der RECKLINGHAUSENschen Krankheit nicht der einzelne Tumor, sondern lediglich die Disposition zur Krankheit vererbt wird. Neuerdings haben übrigens VANCEA sowie TERRIEN, MAWAS und VEIL darauf aufmerksam gemacht, daß bei Patienten mit Neurofibromatose der Lider recht häufig abortive Formen (formes frustes) der RECKLINGHAUSENschen Krankheit gefunden werden, insbesondere seien die sog. café-au-lait-Flecken als pathognomonisch anzusehen. Erwähnenswert ist weiterhin die noch ungeklärte Korrelation zwischen *Neurofibromatosis,* bzw. *halbseitige Gesichtshypertrophie* und *Hydrophthalmus* (LEZIUS, SCHIESS-GEMUSEUS, SACHSALBER u. v. a.)[1].

Weiterhin werden bei Neurofibromatose einerseits endokrine Störungen (FISCHER, MINTSCHEWA u.a.) gefunden, andererseits nicht selten eine Vergrößerung der Sella turcica (METZGER, MINTSCHEWA, DE ROSA, STELLA, VOGT), ferner

---

[1] Ob auch eine Beziehung zum Glaukom des Erwachsenen besteht, ist noch nicht sichergestellt (ACHERMANN).

Erweiterung der Orbita, Tiefstand und Mißbildungen des Auges (vgl. SEEFELDER, dieser Band S. 605)[1].

6. Kolobom des Oberlides.

Wie aus einer statistischen Bearbeitung von THYLMANN, der 119 Fälle von Lidkolobomen aus der Literatur zusammengestellt hat, hervorgeht, ist das Kolobom des Oberlides meist vergesellschaftet mit anderen Anomalien der Lider und des Bulbus. Es ist deshalb anzunehmen, daß auch hier die Vererbung eine Rolle spielt, diesbezügliche Beobachtungen sind aber selten. PFANN-MÜLLER sah diese Mißbildung bei Mutter und Kind, ferner berichtet STOLL über einen Fall von Kolobom und Ptosis des Oberlides, bei dem sich anamnestisch Konsanguinität der Eltern ergab.

7. Ankyloblepharon.

Die Verwachsung der Lider im Lidspaltenbereich, die man als Ankyloblepharon bezeichnet, ist meist kombiniert mit anderen Mißbildungen des Auges (Anophthalmus usw.). GOLDBERG berichtet unter dem Namen „partieller Kryptophthalmus" über 5 Fälle von Ankyloblepharon in 4 Generationen. Dominante Vererbung scheint also vorzukommen. Gewöhnlich ist der äußere Lidspaltenbereich befallen, selten der innere. Ankyloblepharon des inneren Augenwinkels mit abnormer Länge des unteren Tränenröhrchens wurde von VAN DER HOEVE bei zwei Zwillingsschwestern, ferner bei Vater und sechs Kindern beobachtet, was für die Erblichkeit dieser Anomalie spricht.

8. Kryptophthalmus (s. Ankyloblepharon totale).

Beim Kryptophthalmus handelt es sich um einen Ersatz der Hornhaut durch äußere Haut, wobei die Lider fehlen und auch die tieferen Teile des Auges mangelhaft entwickelt sind. Bei der Seltenheit des Leidens (etwa 20 Fälle in der gesamten Literatur) ist Vererbung nur wenige Male beobachtet worden.

COOVER fand dieses Leiden bei Mutter und Kind.

Über 2 befallene Geschwister berichtet GOLOWIN. Konsanguinität fand VAN DUYSE. Häufig ist der Kryptophthalmus nur einseitig. Meist sind noch andere Entwicklungsstörungen (Kolobom der Lider am anderen Auge, Syndaktylie usw.) vorhanden.

ASAYAMA hat bei der Maus durch 3 Generationen Kryptophthalmus gezüchtet. Unter 50 Nachkommen zeigten drei die Anomalie beiderseits, fünf einseitig. Reine Dominanz scheint also nicht vorzuliegen.

9. Seltene Affektionen der Lider.
a) Dunkelfärbung der Lider.

Dominante Vererbung dieser durch ephelidenähnliche Flecken, Verdünnung der Haut mit oberflächlicher Venenbildung ausgezeichneten Affektion wurde durch mehrere Generationen beobachtet (A. PETERS, R. PETERS). (Vgl. Abb. 38.)

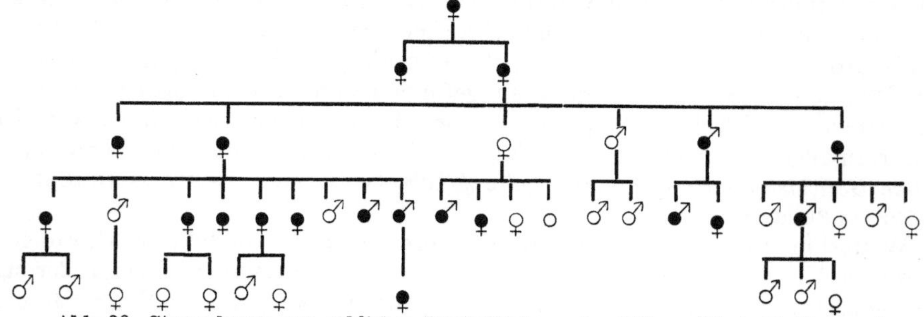

Abb. 38. Stammbaum von erblicher Dunkelfärbung der Lider. (Nach R. PETERS.)

---

[1] Über die Beziehungen zu den markhaltigen Nervenfasern der Netzhaut vgl. S. 795.

b) Fehlen der Cilien und Brauen.

Gänzlichen Mangel der Cilien und Augenbrauen bei 2 Geschwistern beobachtete DZIALOWSKI. Kongenitales Fehlen des intermarginalen Saumes beider Unterlider bei Vater und Sohn sah TRAQUAIR.

c) Fetthernie der Lider.

Eine Hernie des Orbitalfettes und der Conjunctiva des Oberlides wurde von SCHMIDT-RIMPLER bei Mutter und Tochter gefunden.

d) Dreieckige Lidspalte.

Von ISAKOWITZ wurde bei Vater und zwei Töchtern eine merkwürdige dreieckige Lidspalte mit der Basis nach temporal unten beobachtet.

10. Mit Hautleiden einhergehende Affektionen der Lider.

Da bei einem großen Teil der erblichen Hautleiden auch die Haut der Lider oder die Cilien beteiligt sind, so seien sie hier kurz angeführt. Eine ausführliche Besprechung ist aber im Rahmen dieses Handbuches nicht möglich. Es muß deshalb auf die Spezialliteratur verwiesen werden (SIEMENS u. a.). Bezüglich der Ichthyosis vgl. S. 736.

Einen *malignen Lentigo* sahen VALUDE und DUDOS bei Vater und Tochter.

Die *Xanthomatosis* der Haut, zu der auch die *Xanthelasmata* der Lider zu rechnen sind, vererbt sich wahrscheinlich *unregelmäßig dominant* (SIEMENS). Über erbliches Vorkommen von Xanthelasmata der Lider liegen nur sehr wenige Mitteilungen vor. SANG sowie WITHS sahen die Anomalie in zwei aufeinanderfolgenden Generationen.

Acne rosacea et *vulgaris* sollen ebenfalls idiotypisch bedingt sein.

B. Affektionen der Tränenorgane.

1. Affektionen der Tränenabfuhrwege.

Daß bei den Leiden der Tränenorgane erbliche Momente eine Rolle spielen, wurde zuerst von NIEDEN hervorgehoben, welcher bei 9% aller Patienten mit Affektionen der Tränenwege ein familiäres Auftreten konstatierte.

a) Tränensackeiterung der Neugeborenen.

Dieser liegt fast stets ein häutiger Verschluß des Tränennasenganges zugrunde (A. PETERS). Diese Atresia ductus naso-lacrimalis wurde wiederholt bei Geschwistern beobachtet (GROENOUW, LEBOUCQ, A. PETERS, R. PETERS, SCHMEICHLER), seltener auch in der Ascendenz der Befallenen (R. PETERS).

b) Tränensackleiden der Erwachsenen.

Außer der erwähnten Zusammenstellung von NIEDEN liegt eine Mitteilung von SCHNYDER vor, welcher ein familiäres Vorkommen von Erkrankungen der Tränenwege in 2 Familien beobachtete. In der ersten wurde das Leiden durch 3 Generationen (einmal durch einen gesunden Überträger) vererbt (vgl. Abb. 39). In der zweiten handelt es sich um mehrere befallene Geschwister. Der Beginn der Erkrankung lag zwischen dem 20. und 40. Lebensjahr.

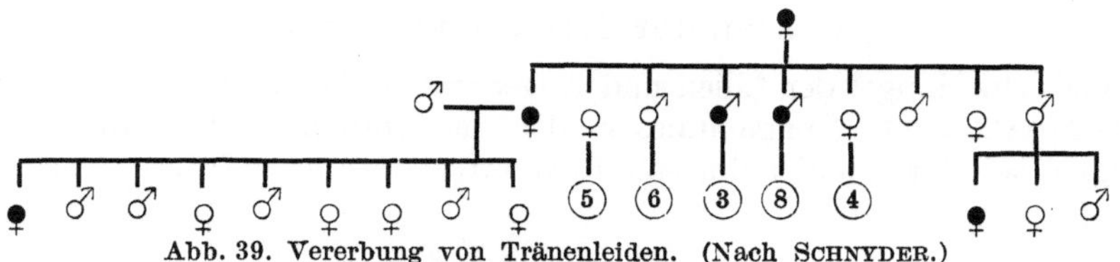

Abb. 39. Vererbung von Tränenleiden. (Nach Schnyder.)

c) Angeborenes Fehlen der 4 Tränenpunkte und Tränenröhrchen

sah Emmert bei einem Knaben, dessen Brüder eine Tränensackfistel bzw. Verengerung des Tränennasenganges aufwiesen und dessen Großvater an Epiphora gelitten hatte.

d) Angeborene Atresie des Tränenganges

nach der Nase zu kann ebenfalls familiär bei Geschwistern auftreten (Groenouw, Peters).

2. Affektionen der Tränendrüse.

Hereditäre Ptosis der orbitalen Tränendrüse fand Löhlein bei Vater und Tochter. Lafond und Villemonte beobachteten in einer Familie, in der Blepharochalasis über 4 Generationen vererbt wurde, auch eine „Ptosis" der Tränendrüsen.

C. Affektionen im Gebiete der äußeren Augenmuskeln.

1. Augenmuskellähmungen.

Bei der Vererbung der Augenmuskellähmungen steht ganz allgemein der *dominante Vererbungstypus* im Vordergrunde.

a) Die Ophthalmoplegia externa

kann angeboren und nicht angeboren vorkommen.

Die erblich bedingte Lähmung der äußeren Augenmuskeln tritt meist schon *kongenital* in Erscheinung, wobei allerdings in der Regel noch minimale Bewegungen in den einzelnen Richtungen möglich sind. Gewöhnlich bestehen daneben noch Nystagmus und Refraktionsanomalien.

Da das Leiden häufig über mehrere Generationen vererbt wird (Bradburne, Caillaud-Pagniez, Cooper, Crouzon und Béhague, Gourfein, Hirschberg, Schiler u. v. a.), ist eine *dominante* Vererbung anzunehmen (vgl. Abb. 40). Weil aber isoliertes Auftreten bei Geschwistern wiederholt beschrieben wurde (Aurand, Gazépy, D. Gunn, Li, Shannon, Vossius), könnte

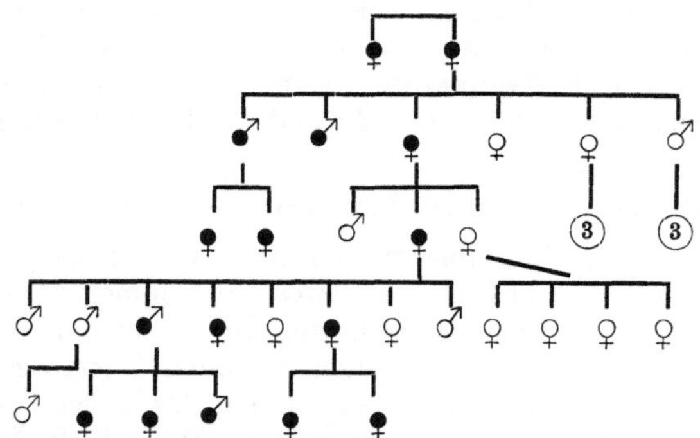

Abb. 40. Dominante Vererbung von Ophthalmoplegia externa. (Nach Bradburne.)

man in diesen Fällen auch an recessive Vererbung denken. Die von GUNN erwähnte Konsanguinität der Eltern scheint für diese Annahme zu sprechen.

Weitaus seltener tritt die Lähmung der äußeren Augenmuskeln *nach anfänglich guter Funktion* ein. Meist entwickelt sich ganz allmählich *während der Jugendjahre* eine Ptosis und daran anschließend eine Lähmung der äußeren Augenmuskeln, die zuletzt zu einer völligen Bewegungslosigkeit des Bulbus führt. In den einzelnen Familien tritt das Leiden gewöhnlich homochron auf.

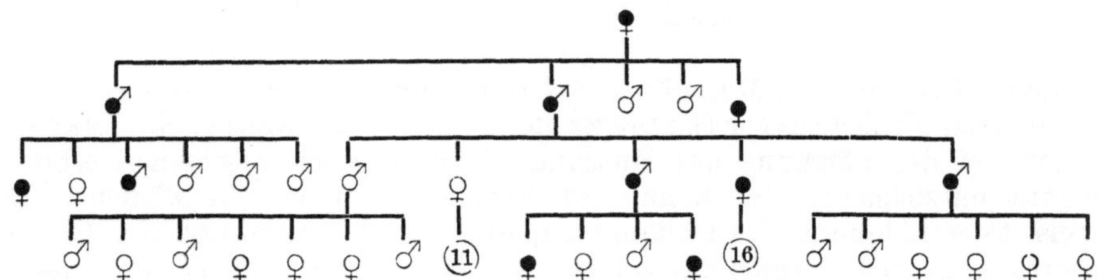

Abb. 41. Dominante Vererbung von nicht angeborener Ophthalmoplegia externa.
(Nach BEAUMONT.)

Vererbung über mehrere Generationen ist auch hier beobachtet worden [BEAUMONT, TREACHER-COLLINS (vgl. Abb. 41)].

b) Isolierte Lähmungen äußerer Augenmuskeln.

Im allgemeinen sind solche Lähmungen, die nicht alle äußeren Augenmuskeln betreffen, sehr viel häufiger als die totale Ophthalmoplegie, entsprechend der allgemeinen Regel, daß je geringer die Abweichung von der Norm, um so häufiger die betreffende Anomalie im Verhältnis zu schweren Affektionen ist (vgl. z. B. auch die kolobomatösen Veränderungen, S. 689 ff.).

Die **Ptosis** kann kongenital oder erst später auftreten.

Ptosis congenita. Wie bei der Ophthalmoplegia externa totalis steht auch bei der *isolierten Ptosis congenita* der *dominante* Erbgang im Vordergrunde. Dementsprechend ist kontinuierliche Vererbung durch mehrere Generationen nicht selten (ADDARIO LA FERLA, BRIGGS, DIMITRY, HORNER, HÜTTEMANN, KILLIAN, KRÄMER, MÜNDEN). Die Affektion kann auch nur einseitig vorhanden sein (ALESSI). Relativ oft ist die angeborene Ptosis *mit anderen Augenanomalien* verknüpft und zwar erwartungsgemäß am häufigsten mit Lähmungen anderer Augenmuskeln, insbesondere des Rectus superior. Zudem gehört sie zum Bilde der Ophthalmoplegia externa totalis (siehe S. 682). Auch bei der *komplizierten Ptosis congenita* ist dominante Vererbung über mehrere Generationen beobachtet (BRADBURNE, DUJARDIN, GOURFEIN, HIRSCHBERG, PAGNIEZ, PINARD et BÉTHOUX, SCHILER u. a.)[1].

Nicht angeborene Ptosis. Bei dem hauptsächlich von französischen Autoren beschriebenen Krankheitsbild der *Ptosis tardif familial* tritt die Ptosis gewöhnlich erst im späteren Lebensalter (40.—60. Jahre) in Erscheinung. Der Verlauf ist durchwegs ein sehr langsamer, so daß es erst nach Jahren zu vollständiger Ptosis kommt. Die Vererbung ist ebenfalls *dominant* [BOULANGER, DELORD, DUTIL (vgl. Abb. 42)][2].

---

[1] Über das gleichzeitige Vorkommen von Epicanthus vgl. S. 677. Über „Ptosis" des Unterlides vgl. S. 685.

[2] Bei der hereditären, nicht angeborenen Ophthalmoplegia externa (vgl. oben) tritt die Spätptosis als erstes Symptom auf und kann unter Umständen isoliert bestehen bleiben.

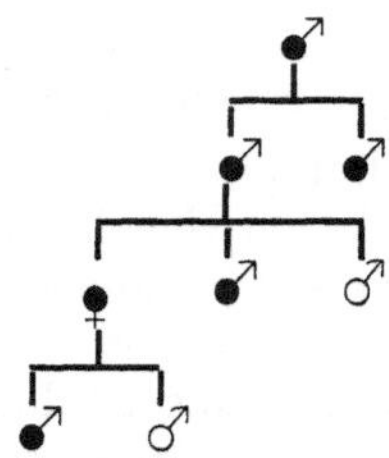

Abb. 42. Vererbung von familiärer Spätptosis. (Nach Dutil.)
(Manifestierung im 50. Lebensjahr.)

Isolierte Lähmung des Musculus r. externus, auch einseitig, kommt ebenfalls als *dominantes* Erbleiden vor (Endelmann, Günsburg, Harlan, Zentmayer).

Auch bei der **Lähmung des Musculus obliquus superior** scheinen erbliche Momente mitzuspielen. So konnte Franceschetti über ein Mädchen mit doppelseitiger Lähmung des Obliquus superior und Überfunktion der Obliqui inferiores berichten, dessen Mutter an Strabismus convergens und dessen Großmutter an einseitiger Obliquus superior-Parese litt.

Wenn in obiger Besprechung das klinische Bild der Augenmuskellähmungen als etwas Einheitliches aufgefaßt wurde, so muß doch darauf hingewiesen werden, daß ätiologisch sehr verschiedene Momente (mangelhafte Entwicklung oder Fehlen der Muskeln, anomale Lage und Insertion, Aplasie des Kerngebietes) in Frage kommen[1].

2. Abnorme Bewegungseffekte.

Die **Retraktionsbewegungen** des Bulbus treten in der Regel bei Adduction in Erscheinung, wobei zugleich eine mangelhafte Abduction besteht. Das Leiden wurde verschiedentlich in aufeinanderfolgenden Generationen beobachtet (Henck, Kraus, Varese).

Abnorme Mitbewegung des Oberlides beobachtete Volmer in 4 Generationen. Das Oberlid hob sich bei stärkerer Blicksenkung wieder.

Mitbewegung des Oberlides beim Öffnen und Schließen des Mundes und bei Verschiebung des Oberkiefers nach der Gegenseite *(Phänomen von Marcus Gunn),* meist kombiniert mit Ptosis auf der befallenen Seite, scheint nur sehr selten familiär aufzutreten. Blok fand diese Anomalie bei zwei Brüdern, Léri und Weil bei Mutter und Sohn. Letzterer zeigte zudem (ebenso wie seine Tochter) eine Asymmetrie des Gesichtes.

Retraktion des einen Oberlides bei Blicksenkung wurde von Volmer in 3 Generationen beobachtet.

3. Affektionen des Orbicularis oculi.

Vererbung von *Facialisparese* wurde mehrfach beobachtet (Browning, v. Sarbo, Simmonds). In der von Simmonds beschriebenen Familie trat das Leiden bei 4 Personen (und einem angeheirateten Manne) während des Lebens auf und besserte sich im Laufe der Behandlung wieder. Es scheint sich um mehr oder weniger *unregelmäßige Dominanz* zu handeln. Zuweilen scheint sie sich mit Ptosis kombinieren zu können (Jendrassik).

Ätiologisch dürfte es sich bei diesen Fällen um ganz verschiedene, vielleicht zum Teil rheumatische Affektionen handeln.

Doppelseitiger angeborener *Lagophthalmus* (mit Retraktion des Oberlides infolge Orbicularisdefekt) beobachtete R. Peters in 4 Geschlechterfolgen.

---

[1] Über die *Lähmung* der inneren Augenmuskeln vgl. S. 741.

Über progressives *Herabsinken* („Ptosis") des einen Unterlides infolge Hypotonie des Orbicularis in 3 Generationen berichtet Bartók.

4. Strabismus concomitans.

Daß auch beim Strabismus concomitans erbliche Einflüsse eine wesentliche Rolle spielen, wurde bereits 1845 von Böhm betont. Sehr deutlich geht dies auch aus einer Zusammenstellung von Crzellitzer hervor. Während nämlich die Häufigkeit des Schielens in der Bevölkerung etwa 1—2,5% beträgt (Cohn, Gelpke, Tschernnig u. a.), fand dieser Autor unter den Geschwistern von Schielenden gesunder Eltern 14,0 ± 1,2% [1] Befallene. Eine Beurteilung des genauen Erbganges ist aber durch verschiedene Momente bis heute noch nicht möglich geworden.

In erster Linie ist zu berücksichtigen, daß bei primär *paralytischem* Schielen, das ja, wie oben bemerkt, auch vererbt sein kann, sekundär infolge Überfunktion des Antagonisten ein konkomitierendes Schielen entstehen kann.

Dazu kommt, daß insbesondere beim *Strabismus convergens* die Refraktionsanomalie und eine allfällige einseitige Amblyopie eine wesentliche Rolle bei der Manifestierung des Leidens spielen. So fand z. B. Crzelliter bei Strabismus convergens in 86,3% der Fälle Hypermetropie und nur in 13,7% Emmetropie oder Myopie. Als weiteres Moment kommt die fehlende Fusionstendenz in Betracht. Man hat wohl versucht, den dadurch bedingten „echten" Strabismus convergens als Sondergruppe abzutrennen, was aber nach den Untersuchungen von Clausen und Bauer in praxi nicht möglich ist.

Da es sich beim Strabismus convergens also in der Regel um ein sekundäres Merkmal handelt, müssen wir zuerst über die Vererbung der ihm zugrunde liegenden Störungen im klaren sein, ehe wir hoffen dürfen, gewisse Gesetzmäßigkeiten für das Auftreten des Begleitschielens aufstellen zu können. Insbesondere die Abhängigkeit vom Refraktionszustand erschwert diese Aufgabe, da wir über dessen Vererbung nicht minder lückenhafte Kenntnisse besitzen (s. S. 716).

Ein einfacher Erbgang ist deshalb nach dem Gesagten nicht zu erwarten. Aus der geringen Zahl befallener Geschwister (bei Strabismus convergens 15,1% ± 1,7%), dem meist Nichtbefallensein der Eltern und der Häufigkeit der Konsanguinität in der Ascendenz (6,0 ± 1,5% gegenüber 0,62% in der übrigen Bevölkerung), schloß Crzellitzer auf *digen recessiven Erbgang*. Auch Clausen und Bauer sind auf Grund ihrer Stammbaumforschungen zur Annahme polygener, meist recessiver Faktoren gelangt. Demgegenüber ist zu bemerken, daß von verschiedenen Autoren direkte Vererbung über mehrere Generationen beobachtet wurde (Clausen und Bauer, Landon, v. Sicherer), was für *dominanten* Erbgang spricht (vgl. Abb. 43).

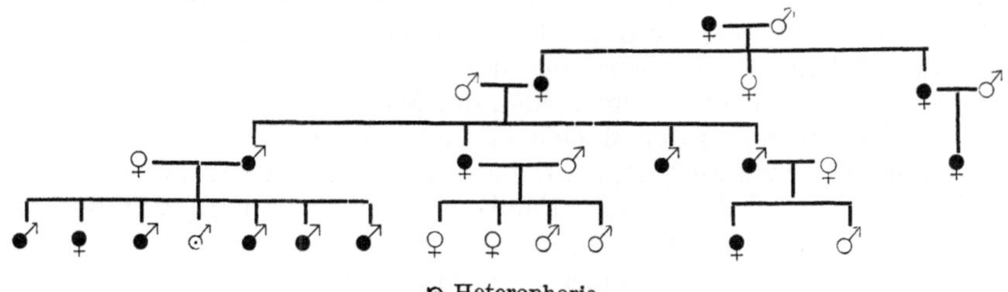

Abb. 43. Vererbung von Strabismus convergens concomitans.
(Nach Clausen und Bauer.)

---

[1] = mittlerer Fehler (s. S. 676).

Da die Manifestierung des Schielens von sehr verschiedenen Faktoren abhängig ist, so erscheint es begreiflich, daß das Leiden sich durchaus nicht immer bei allen genotypisch Befallenen zu äußern braucht[1].

Überspringen von Generationen ist darum häufig (Vogt, Clausen u. a.), und es kann die Weitervererbung durch scheinbar gesunde Überträger als Ausdruck *unregelmäßiger Dominanz* aufgefaßt werden. Infolge abweichender Zahlenverhältnisse zwischen befallenen und gesunden Kindern zugunsten der letzteren ist eine Abgrenzung gegenüber recessiver Vererbung oft schwierig.

Da bei der Hypermetropie meist Dominanz vorliegt, so betont Lenz mit Recht, daß wohl auch für das diese begleitende *Einwärtsschielen* in der Hauptsache *dominante* Erbfaktoren maßgebend sein dürften.

Beim *Strabismus divergens* ist die Korrelation mit Myopie lange nicht so ausgesprochen wie zwischen Einwärtsschielen und Hypermetropie; so fand Crzellitzer bei Auswärtsschielen in $60^0/_0$ Myopie und in $40^0/_0$ Hypermetropie. Die Vererbung des Auswärtsschielens ist deshalb viel unabhängiger von der Refraktion, und ich selber habe wiederholt Vererbung des Leidens von myopischen Eltern auf hypermetropische Kinder gefunden.

Eine einfache Dominanz ist aber auch hier wohl selten. Dafür spricht die von Crzellitzer gefundene geringe Zahl betroffener Geschwister bei Befallensein des einen Elters ($11,0 \pm 7,0^0/_0$ gegenüber $50^0/_0$ bei Dominanz!). Crzellitzer, Clausen und Bauer nehmen deshalb auch für den Strabismus divergens einen *polygen* recessiven Vererbungsmodus an.

Weitere genaue Untersuchungen über mehrere Generationen sind mit Clausen und Bauer dringend zu fordern, um die schwierige Frage der Vererbung des Strabismus lösen zu können.

5. Nystagmus.

Ähnlich wie der Strabismus concomitans ist auch der Nystagmus häufig eine sekundäre Erscheinung bei anderen erblich bedingten Leiden, sowohl des Auges selbst (Albinismus, totale Farbenblindheit, Maculaaffektion), als auch des Zentralnervensystems (Friedreichsche Ataxie, Nystagmusepilepsie).

Der Nystagmus kann aber auch als selbständiges Erbleiden in Erscheinung treten. Ein solches ist relativ einfach zu erkennen, sofern die Sehschärfe annähernd normal ist. Relativ oft besteht aber eine mehr oder weniger ausgesprochene Sehschwäche. Es läge nun nahe, den Nystagmus einfach als Folge der Amblyopie anzusehen, was aber durchaus nicht immer der Fall ist, vielmehr kann jener als korrelative Erscheinung gleichzeitig mitvererbt sein. Dafür spricht das isolierte Vorkommen des Nystagmus, ferner die Tatsache, daß in gewissen Familien auch Nystagmus mit und ohne Amblyopie auftreten kann.

Sehr häufig werden allerdings Fälle von Nystagmus hierher gerechnet, die eine andere Ursache haben. Vor allem wird die *totale Farbenblindheit* sehr leicht übersehen, und es sollte deshalb in keinem Falle von kongenitalem Nystagmus die Prüfung des Farbensinnes unterlassen werden.

Weiterhin liegt nicht selten ein Fehlen der Maculakonfiguration oder -Farbe vor. Da die Untersuchung der Macula — insbesondere im rotfreien Lichte — bei Nystagmus sehr erschwert ist, kann die Aplasie der Macula, wie sie besonders auch beim isolierten Bulbus- oder Fundusalbinismus (Vogt) gefunden wird, dem Ungeübten entgehen (vgl. S. 706). Bei der Klassifizierung der in der Literatur niedergelegten Beobachtungen von erblichem Nystagmus ist deshalb große Vorsicht geboten.

---

[1] Clausen und Bauer haben deshalb Hemmungs- und Förderungsfaktoren angenommen, um die verschiedenen Erbmodi zu erklären.

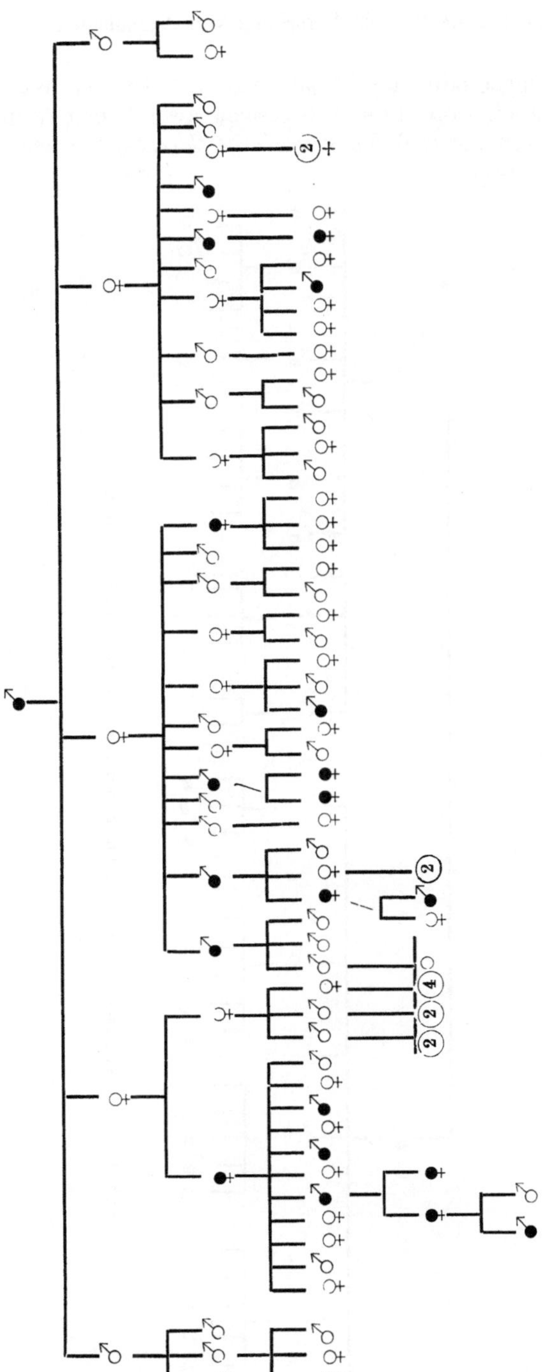

Abb. 44. Dominante Vererbung von Nystagmus. (Nach Niccol.)

Was den Vererbungsmodus des *Nystagmus* betrifft, so hat Nettleship zuerst darauf hingewiesen, daß in der Hauptsache zwei Typen zu unterscheiden sind, nämlich der *dominante* und der *recessiv geschlechtsgebundene*[1].

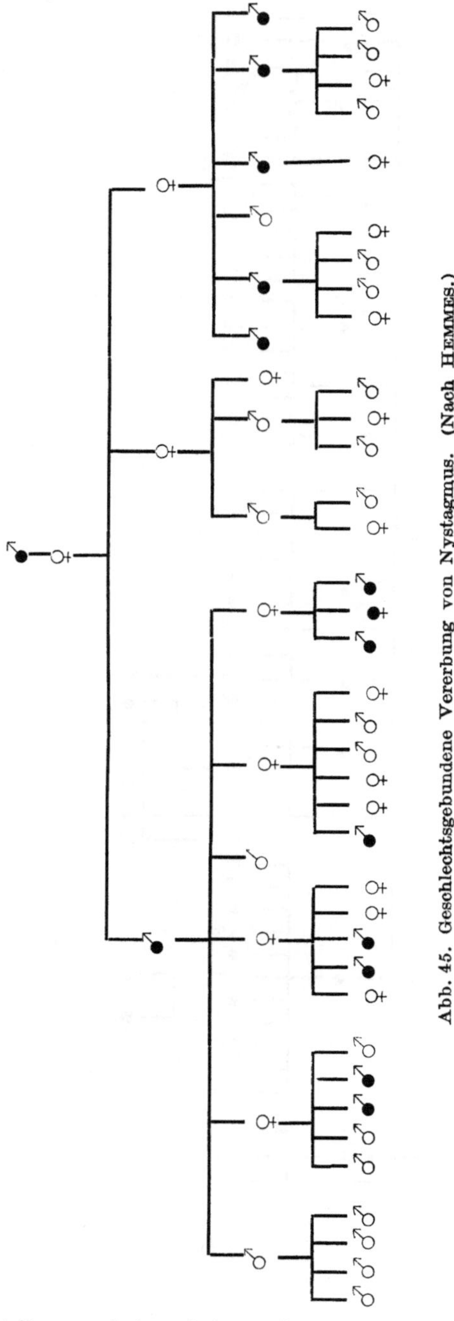

Abb. 45. Geschlechtsgebundene Vererbung von Nystagmus. (Nach Hemmes.)

---

[1] Eine Zusammenstellung und Ausarbeitung der in der Literatur vorhandenen Fälle nebst eigenen Beobachtungen hat in geradezu vorbildlicher Weise Hemmes gegeben. Leider ist die Arbeit holländisch geschrieben und daher nur wenigen verständlich, aber als Dissertation leicht zugänglich.

Dominanter Typus. Erwartungsgemäß wird hier das Leiden durch mehrere Generationen weiter vererbt (DUDLEY, HEMMES, LANS, NETTLESHIP, WAARDENBURG u. v. a.), wobei aber nicht selten eine oder mehrere Generationen übersprungen werden können (SINCLAIR u. a.). Die Dominanz ist also nicht immer regelmäßig.

Merkwürdigerweise scheint sich der dominante Nystagmus vorwiegend auf Kinder des anderen Geschlechtes weiter zu vererben (BURTON, DUBOIS, HEMMES, IGERSHEIMER, NICCOL), wobei die Kinder dieses anderen Geschlechtes unter den Kindern des befallenen Elters überhaupt vorherrschen [HEMMES[1] (vgl. Abb. 44)].

Schon NETTLESHIP hat darauf aufmerksam gemacht, daß bei der dominanten Form, im Gegensatz zur recessiven, *Kopfwackeln* bei den befallenen Individuen häufig ist. Auch diese Anomalie darf aber nicht als Folgezustand des Nystagmus aufgefaßt werden, da sie sich meist nur bei einem Teil der Befallenen zeigt (AUDEOUD, BURTON, KIBORT, LANS, MC GILLIVRAY, NETTLESHIP, NICCOL, RADLOFF, SOMMER und SEGALLER-MIRON u. a.) und auch ohne Nystagmus auftreten kann.

Recessiv geschlechtsgebundener Typus. Bei diesem wird das Leiden in typischer Weise immer nur durch Konduktorinnen auf die Söhne übertragen (CASPAR, COCKAYNE, ENGELHARD, HEMMES, HOLM, MÜLLER, NETTLESHIP, NODOP, OWEN, WAARDENBURG u. a.). Die obenerwähnte NETTLESHIPsche Regel scheint übrigens keine absolute Gültigkeit zu haben, indem HEMMES auch in einer Familie mit recessiv geschlechtsgebundenem Nystagmus *Kopfwackeln* fand [2].

Hervorzuheben ist der von HEMMES beschriebene Stammbaum (vgl. Abb. 45), in dem sich eine befallene Frau vorfindet. Das Leiden kann sich also, ähnlich wie die Hämophilie, LEBERsche Opticusatrophie und Rotgrünblindheit, ausnahmsweise auch bei anscheinend heterozygoten Frauen manifestieren.

Interessant ist ferner ein Befund von HEMMES, nach dem zwei Stammbäume, der eine mit dominantem, der andere mit recessiv geschlechtsgebundenem Nystagmus auf zwei befallene Brüder zurückgehen. Die Angaben stützen sich aber zum Teil nur auf anamnestische Mitteilungen, so daß daraus keine zu weitgehenden Schlüsse gezogen werden dürfen.

Entsprechend der geschlechtsgebundenen Vererbung scheint auch die Häufigkeit des Nystagmus bei Männern zu überwiegen. Nach HEMMES beträgt sie für Männer 1 : 5032, für Frauen 1 : 10 596.

II. Affektionen des Bulbus.

A. Kolobomatöse und verwandte Affektionen.

Die überragende Bedeutung der Vererbungslehre hat sich auch für die Erklärung kolobomatöser Anomalien des Auges kundgetan. Während die DEUTSCHMANNsche Entzündungstheorie die mit der Becherspalte des Auges zusammenhängenden Mißbildungen des Auges als Folge intrauteriner Entzündung aufgefaßt hatte, wurde es durch die Zuchtversuche von E. v. HIPPEL bei Kaninchen ermöglicht, die Bedeutung der Heredität dieser Anomalien ins rechte Licht

---

[1] Nach HEMMES handelt es sich möglicherweise um eine ähnliche selektive Befruchtung, wie sie von BAUR für die NOUGARETsche Hemeralopie angenommen wird (vgl. S. 765).

[2] Umgekehrt ist der mit isoliertem Bulbusalbinismus kombinierte Nystagmus meist geschlechtsgebunden vererbt (vgl. S. 706), kann aber ebenfalls ausnahmsweise dominant sein (HEMMES). Albinotischer Fundus, blaue Irides und hellblonde Haarfarbe scheinen übrigens in den Familien mit recessiv geschlechtsgebundenem Nystagmus vorzuherrschen.

zu rücken. Allerdings erblickte die durch ihn aufgestellte *Mesodermtheorie* die Ursache der mangelnden Vereinigung der Spaltränder im Mesoderm selbst. Auf Grund der Entdeckung der atypischen Sehnervenfasern bei embryologischen Untersuchungen der erblichen Defektbildungen bei Kaninchen kam v. Szily zur Überzeugung, daß die Hauptursache der Kolobomentstehung in einer atypischen Anlage des Ektoderms zu suchen sei. Auch klinisch läßt sich für diese *ektodermale Theorie*, der sich heute die meisten Autoren angeschlossen haben, eine früher nicht gewürdigte Stütze finden, indem bei einem Teil der kolobomatösen Anomalien, insbesondere bei der Aniridie und dem Hydrophthalmus, in der Regel eine Hypoplasie der Macula gefunden wird [1].

Durch Serienuntersuchung der durch Züchtung erhaltenen kolobomatösen Mißbildungen beim Kaninchen (v. Hippel, Koyanagi, Seefelder und v. Szily) hat sich gezeigt, daß vom Konus in heterotypischer Richtung über die typischen und atypischen Kolobome bis zum Mikrophthalmus und bis zum kompletten Anophthalmus sämtliche Übergänge vorkommen. Wenn in einer solchen Kaninchenzucht alle Stufen der Mißbildungen sich zeigen, so kann man sich der Annahme wohl nicht verschließen, daß es sich hier um die Auswirkung einer bestimmten genotypischen Anlage handelt (s. Kapitel Seefelder, S. 544 ff).

Weiterhin wäre allerdings die Frage zu stellen, ob nicht gewisse quantitative Unterschiede desselben Gens im Sinne Goldschmidts eine Rolle spielen, d. h., ob nicht bei den schwereren Mißbildungen eine quantitativ größere Menge der pathologischen Erbanlage sich auswirkt.

Auch in der menschlichen Pathologie zeigt es sich, daß die kolobomatösen Anomalien mit einer gewissen „Streuung" vererbt werden, indem in ein und derselben Familie sehr verschiedene Grade der Mißbildungen auftreten können, wobei allerdings meist ein bestimmter Typus prävaliert.

Man hat diese Mißbildungen früher häufig als reinen Atavismus, d. h. einen Rückschlag auf eine phylogenetisch niedere Stufe innerhalb der Säugetierreihe aufgefaßt. Demgegenüber hat v. Szily angenommen, daß es sich um Manifestierung von Erbanlagen für solche Bildungen handle, die im Laufe der ontogenetischen Entwicklung verlassen wurden. Es würde sich also um Manifestierung „schlummernder" oder, wie wir erbbiologisch besser sagen, überdeckter, meist wohl recessiver Anlagen durch Homozygotie, Dominanzwechsel, Auslösungsfaktoren, Wegfall von Hemmungsfaktoren u. dgl. handeln. Weiterhin ist aber auch an eine erbliche Mutation zu denken. Für eine solche schienen die experimentell durch Vergiftung, Röntgenstrahlen usw. bei Tieren erzeugten Kolobome zu sprechen (Guyer und Smith, v. Hippel, van der Hoeve, Howe, Pagenstecher, v. Szily). Es hat sich aber gezeigt, daß es sich entweder um eine direkte Schädigung der Embryonen des Versuchstiers oder aber um zufällig unterlaufene, spontane Kolobombildungen handelte (s. Kapitel Mißbildungen, S. 520 f).

Im Gegensatz zu der klassischen Gruppe der kolobomatösen Veränderungen wird eine zweite Gruppe von Mißbildungen, zu denen vor allem die Aniridie und die Ectopia pupillae gehören, weiterhin noch meist auf entzündliche Ursachen, strangförmige Zugwirkung oder den Einfluß anderer Anomalien (Myopie u. a.) zurückgeführt.

Es ist kein Zufall, daß ein Nichtophthalmologe Siemens das Verdienst hat, den Versuch unternommen zu haben, in dieses Chaos der klinisch in Erscheinung tretenden Mißbildungen Ordnung zu bringen. Er hat vor allem darauf hingewiesen, daß von der Membrana pupillaris persistens, der Dyskorie, der Polykorie, der Ectopia pupillae et lentis, dem Kolobom der Iris, der Aniridie, dem Coloboma lentis et fundi bis zum Mikrophthalmus sehr weitgehende Korrelationen bestehen, und sich daher der Gedanke einer genotypisch

---

[1] Mit Recht betont aber v. Szily, daß trotzdem die Rolle des Mesoderms nicht unterschätzt werden dürfe, indem stets Entwicklungskorrelationen bestehen, so daß die mesodermale Mißbildung nicht nur als Folgeerscheinung, sondern bis zu einem gewissen Grade als koordinierte Störung aufzufassen sei.

einheitlichen Erbanlage aufdrängen muß. An Hand der Literatur läßt sich nachweisen, daß sozusagen jede dieser Mißbildungen mit jeder andern kombiniert vorkommen kann, einerseits in derselben Familie und andererseits beim gleichen Patienten am rechten und linken Auge [1].

Auf Grund der Erblichkeitsforschung sind wir also heute berechtigt, nicht nur die typischen kolobomatösen Mißbildungen, sondern eine ganze Reihe von Entwicklungsstörungen in ein und dieselbe Gruppe einzureihen, wie dies im folgenden auch geschehen ist.

Da, wie bereits betont, innerhalb derselben Familien eine gewisse Konstanz der Manifestierung vorzuliegen pflegt, so ist es möglich, trotz vielfacher Übergänge, die einzelnen Krankheitsbilder mehr oder weniger gesondert zu besprechen, um so mehr, als einzelne durch einen bestimmten Erbgang charakterisiert erscheinen.

1. Das Kolobom der Iris.

a) Typisches Iriskolobom.

Die bereits erwähnten Zuchtversuche beim Kaninchen (v. HIPPEL, KOYA-NAGI, SEEFELDER, v. SZILY) haben gezeigt, daß das Kolobom in der Regel *dominante Vererbung* aufzuweisen scheint. Da aber in der Descendenz nur etwa 20—30% der Augen Spaltbildungen zeigen, so kann es sich wohl nicht um einfache Dominanz handeln [2].

Auch beim Menschen wurde nicht selten in 2 oder mehr aufeinanderfolgenden Generationen typisches Iriskolobom nach unten innen gefunden (DE BECK, ENGELBRECHT, LOEB, MAYNARD, MANZ, MENNACHER, POLTE, RING, SELZ, SHANNON, SNELL u. a.).

Neuerdings haben nun GUYER und SMITH auch *recessive Vererbung* des Iriskoloboms beim Kaninchen beobachtet.

Es liegt daher nahe, beim Menschen ebenfalls diesen Vererbungsmodus zu vermuten, insbesondere in solchen Fällen, wo mehrere Geschwister (bei gesunden Eltern) befallen sind (BUSACCA und CANAVESI, HESSIN, MEYER-RIEMS-LOH, SHANNON). Erwartungsgemäß müßte dann allerdings Konsanguinität häufig sein, was aber anscheinend nicht zutrifft [3].

Der Variationsreichtum der Spaltbildungen bringt es mit sich, daß nicht nur Form, Lage und Größe des Iriskoloboms von Fall zu Fall wechseln, sondern es sind auch andere Mißbildungen, insbesondere kolobomatöser Natur, in der gleichen Familie, am gleichen oder am andern Auge häufig (Coloboma chorioideae, Aniridie, Mikrophthalmus, Aplasie des Stromablattes der Iris, Ectopia lentis). Recht häufig finden sich auch Linsentrübungen, zum Teil im Gebiet des Koloboms, zum Teil als vorderer oder hinterer Polstar, hintere Corticalistrübungen u. a. Interessant sind vor allem die Befunde LINDBERGs, der in einer Familie mit Aniridie auch bei den Fällen mit einfachem Kolobom oder sogar nur Aplasie des vorderen Irisblattes Fehlen der Fovea centralis, sowie der gelben Maculafarbe im rotfreien Lichte nachweisen konnte (vgl. diesbezüglich Aniridie, S. 693).

---

[1] Beziehungen zwischen einzelnen der aufgezählten Mißbildungen sind auch schon früher hervorgehoben worden. So haben z. B. BACH und E. v. HIPPEL Ectopia pupillae, Kolobom und Aniridie als nur graduell verschiedene Störungen angesehen.

[2] Die häufige Einseitigkeit des Iriskoloboms beim Menschen (BOCK) spricht ebenfalls für Manifestationsschwankungen, über deren Ursache allerdings nichts bekannt ist.

[3] Konsanguinität hat nur IRMA GUGGENHEIM bei superfiziellem Iriskolobom (mit Ectopia pupillae) gefunden.

b) Inkomplettes und partielles Iriskolobom.

Übergänge von einfacher *Einkerbung* des *Irisrandes* bis zum voll ausgebildeten *Iriskolobom* sind in den Familien mit erblichen Spaltbildungen häufig beobachtet worden. Sofern sich das Kolobom nicht über die ganze Irisbreite erstreckt, spricht man von *inkomplettem* oder *unvollständigem Iriskolobom*[1].

Andererseits kann aber auch nur das eine oder andere Irisblatt im Bereiche des Koloboms betroffen sein. Wenn das mesodermale Blatt fehlt, können wir von einem *Coloboma partiale superficiale*[2] sprechen, fehlt dagegen das ektodermale Blatt von einem *Coloboma partiale profundum*.

Den weitgehenden Zusammenhang zwischen diesen nicht totalen Kolobomen zeigt eine von Engelbrecht[3] beobachtete Familie, in der ein Bruder rechts Iriseinkerbung, links superfizielles Kolobom, der andere superfizielles und inkomplettes tiefes, ein dritter beidseitiges typisches Iriskolobom aufwiesen (vgl. Abb. 46).

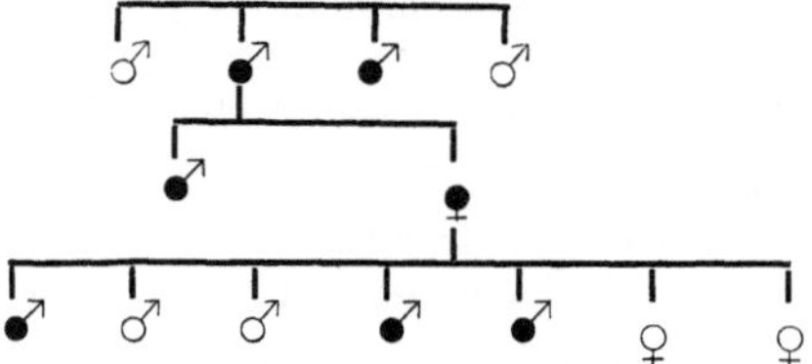

Abb. 46. Vererbung von Aniridie, typischem und inkomplettem Iriskolobom.
(Nach Polte-Engelbrecht.)

Im allgemeinen vererbt sich das inkomplette und das partielle Iriskolobom ebenso wie das typische, *dominant*, was schon durch das gleichzeitige Vorkommen in den gleichen Familien dargetan wird.

Daß auch *recessive* Vererbung vorkommen kann, scheint aus dem Falle von Irma Guggenheim hervorzugehen, bei dem die Eltern eines Patienten mit superfiziellem Iriskolobom blutsverwandt waren[4].

Bei den von Streiff beschriebenen *Irismulden*, die er wiederholt bei Geschwistern fand, handelt es sich um Vertiefungen im Stromablatt, welche im Bereiche der typischen Kolobome gelegen sind.

c) Atypisches Iriskolobom.

Auch die nicht nach unten innen gerichteten sog. *atypischen Iriskolobome* dürften in gleicher Weise vererbbar sein. Daß es sich nicht um etwas prinzipiell anderes handelt, geht schon aus einer Beobachtung Rösslers hervor, der bei einem Patienten am einen Auge typisches, am andern atypisches Iriskolobom fand.

---

[1] Der Name partielles oder teilweises Kolobom sollte für das superfizielle und tiefe Kolobom reserviert bleiben. Hierher zu rechnen ist auch das *Brückenkolobom,* bei welchem das Kolobom durch eine mehr oder weniger breite Irisbrücke unterbrochen ist. Sofern nur Reste der Membrana pupillaris das Kolobom überbrücken, könnte man von falschem Brückenkolobom sprechen. Das partielle periphere Iriskolobom bildet den Übergang zur Iridodiastasis (vgl. S. 695).

[2] Das Vorkommen eines solchen deutet darauf hin, daß, wie bereits erwähnt, auch die mesodermale Mißbildung an und für sich genotypisch angelegt ist.

[3] Identisch mit der von Polte bereits früher beschriebenen Familie.

[4] Auch die sog. *Einkerbungen* des *Pupillarrandes* (Bernheimer, Gilbert, Levinsohn, Lindberg, Seefelder) dürften wohl zu den kolobomatösen Mißbildungen gerechnet werden, da sie zum Teil in Kolobomfamilien beobachtet wurden.

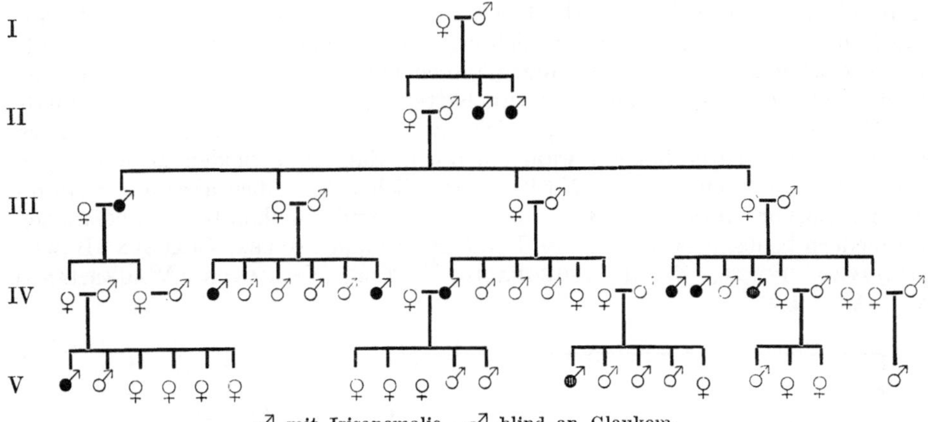

Abb. 47. Geschlechtsgebundene Vererbung von Glaukom mit Hypoplasie des Irisstromas.
(Nach FRANK-KAMENETZKI.)

Vererbung eines beidseitigen Iriskoloboms nach oben beobachtete LOEB durch 5 Generationen. Auch das atypische Iriskolobom kann mit Aniridie (VELHAGEN) oder mit typischem oder atypischem Chorioidalkolobom (CASPAR, GIFFORD) alternieren bzw. kombiniert sein.

Ebenso wie die typischen können natürlich auch die atypischen Kolobome entweder inkomplett oder partiell sein (SEEFELDER).

Hypoplasie der Irisblätter [1]. Interessant sind diejenigen Fälle, bei denen nicht nur im Bereiche eines Sektors kolobomatöses Fehlen des vorderen Irisblattes vorliegt, sondern wo mehr oder weniger große Partien des *mesodermalen Irisanteils,* insbesondere dessen vorderes Blatt (*vorderes Kryptenblatt,* STREIFF) fehlen.

Die Vererbung einer solchen Hypoplasie des vorderen Irisblattes kann ebenfalls *dominant* sein (CLAUSEN, GLÜH [2], LINDBERG, V. PELLÁTHY, STREIFF, THYE).

Neben diesem dominanten Typus hat FRANK-KAMENETZKI eine mit Glaukom komplizierte *geschlechtsgebundene* Form beschrieben (vgl. Abb. 47).

Über *Defekte* im *ektodermalen Irisblatte,* die zur falschen Polykorie überleiten (vgl. S. 694), liegen kaum Beobachtungen vor, da sie sich meist der klinischen Beobachtung entziehen [3]. Bei systematischer Untersuchung von Mitgliedern aus Kolobomfamilien dürften sie in Zukunft wohl häufiger gefunden werden.

2. Aniridie oder Irideremie.

Noch ausgesprochener als das Iriskolobom folgt die Aniridie dem *dominanten Vererbungstypus.* Direkte Übertragung des Leidens durch mehrere Generationen ist denn auch wiederholt beobachtet worden (DE BECK, CLAUSEN, CROLL, CUNNINGHAM, GALEZOWSKI, PAGE, POLTE-ENGELBRECHT, RISLEY).

Gewöhnlich pflegt die Iris nicht vollständig zu fehlen, sondern es bleibt meist ein schmaler Saum in der Peripherie erhalten, der mitunter sogar relativ

---

[1] Bezüglich der Hyperplasien des Irisblattes vgl. S. 740.

[2] Ob die mit Embryotoxon posterius kombinierte Form der Hypoplasie des vorderen Irisblattes (AXENFELD, KAYSER, REMKY, THIER) ebenfalls vererbt sein kann, ist zwar nicht bekannt, immerhin aber zu vermuten.

[3] Ihr Nachweis gelingt bei Durchleuchtung an der Spaltlampe oder diaskleraler Durchleuchtung (LANGENHAN) relativ leicht.

breit sein kann (van Duyse, Hopf, Lembeck u. a.). Durch die Stammbaum-forschung ist insbesondere die Beziehung der Aniridie zum Kolobom wesentlich geklärt worden. Während man nämlich früher annahm, daß diese beiden Anomalien nichts miteinander zu tun hätten, machten es schon die Befunde von Rindfleisch, Tockus u. a., welche an einem Auge Aniridie, am andern Kolobom beobachtet hatten, wahrscheinlich, daß diese beiden Mißbildungen genetisch zusammengehören. Noch eindrücklicher geht dies aber aus Stammbäumen hervor, in denen abwechselnd Aniridie und Kolobombei den befallenen Mitgliedern beobachtet wurden (de Beck, Blair und Potter, Clausen, Lewis, Lindberg, Polte, Snell, Theobald, Tockus, Velhagen, Wagenmann) (vgl. Abb. 48).

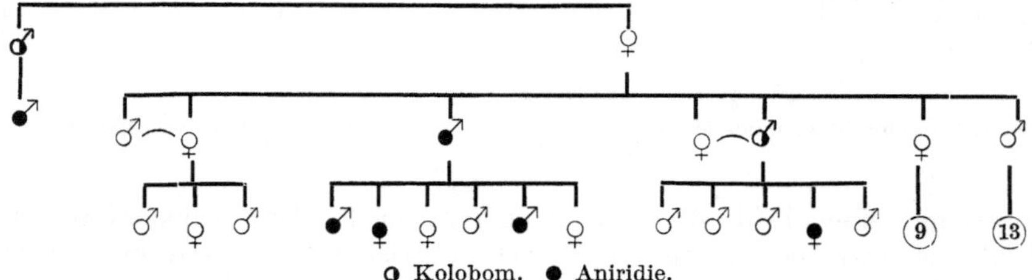

Abb. 48. Vererbung von Aniridie und Coloboma iridis. (Nach de Beck.)

An Stelle des Koloboms können sich auch bloß *lochförmige Aplasien* des Irisstromablattes vorfinden [Lindberg (vgl. auch S. 693)].

Bei der Aniridie findet sich fast durchweg[1] eine *Aplasie* der *Macula lutea,* wie dies zuerst anatomisch von Seefelder und neuerdings von Holm nachgewiesen wurde. Klinisch gibt sie sich durch Fehlen der Maculakonfiguration und der gelben Farbe im rotfreien Lichte kund (Grimminger, Lindberg, Salzmann, Velhagen, Vogt).

Damit erklärt sich auch ohne weiteres der gleichzeitig bestehende Nystagmus. Von anderen Anomalien sind insbesondere fast konstant Linsentrübungen, ferner Hornhaut- und Glaskörpertrübungen, Ectopia lentis, Mikrophthalmus, Palatum fissum u. a. vorhanden. Bemerkenswert ist auch das gleichzeitige Auftreten von Glaukom in den Fällen von Clausen, Juler, Palmieri.

3. Atypische Lochbildungen in der Iris.

a) Echte Polykorie.

Mehrere Pupillen, von denen jede von einem Sphincter umgeben ist, wurden nur sehr selten beobachtet (vgl. Seefelder, dieser Bd. S. 565).

b) Dehiscenzen oder Lochbildungen (falsche Polykorie).

In den meisten Fällen von „Polykorie" handelt es sich um Dehiscenzen oder Lochbildungen in der Iris. Von Engelbrecht wurden solche bei Mutter und Tochter beobachtet. Maynard berichtet ferner über Coloboma iridis und Polykorie bei Mutter und Sohn, was dafür spricht, daß die Anomalie zur Gruppe der kolobomatösen Mißbildungen gezählt werden darf.

---

[1] Ausnahmsweise kann bei Aniridie auch die Macula und damit ein gutes Sehvermögen vorhanden sein (Böhm, Rush). Es spricht dies durchaus nicht, wie Böhm meint, gegen die ektodermale Theorie, sondern zeigt lediglich, daß die Korrelation keine absolute ist. Es kann deshalb auch umgekehrt die Macula fehlen und die Iris vorhanden sein (Lindberg).

c) Iridodiastasis oder Iridodialysis congenita.

Bei dieser zuerst von v. AMMON beschriebenen Anomalie handelt es sich um Lochbildungen im Bereiche der Iriswurzel.

THORPES fand diesen Defekt in 3 aufeinanderfolgenden Generationen. Sofern mehrere solcher peripherer Löcher vorkommen, ist das Bild sehr ähnlich der Polykorie. Unter diesem Namen hat denn auch MITTENDORF zwei hierhergehörige Fälle (Vater und Tochter) publiziert.

d) Ectopia pupillae oder Korektopie.

Isolierte erbliche Ectopia pupillae gelangt nur sehr selten zur Beobachtung und wird dann meist *dominant* vererbt.

Als erster hat v. GRAEFE einen solchen Befund bei Vater und Tochter erwähnt. Die ektopischen Pupillen waren zugleich spaltförmig, wie dies häufig der Fall zu sein pflegt (schlitzförmige oder Katzenpupille). Einen größeren Stammbaum, der 18 Befallene in 4 Generationen betrifft, hat WAARDENBURG bekanntgegeben.

Für die Möglichkeit der *recessiven Vererbung* von Ectopia pupillae sprechen solche Fälle, bei denen Konsanguinität der Eltern gefunden wird (FRANCESCHETTI, GUGGENHEIM, PUFAHL, WAARDENBURG). In dem Falle von IRMA GUGGENHEIM bestand zugleich ein superfizielles Iriskolobom, was die nahe Beziehung der beiden Affektionen dokumentiert.

Da der von FRANCESCHETTI mitgeteilte Fall aus einer Familie mit Ectopia lentis et pupillae, die sich gewöhnlich recessiv vererbt, stammt, ist es nicht ausgeschlossen, daß ähnliche Fälle genetisch zum Bilde der komplizierten Ectopia pupillae gehören, auf die später eingegangen wird (vgl. S. 696).

e) Dyskorie[1].

Stärkere Grade der Entrundung der Pupille ohne Verlagerung sind selten. Da, wie erwähnt, die ektopischen Pupillen meist stark entrundet bis schlitzförmig sind, ist es bei der ausgesprochenen Vererbbarkeit der Ectopia pupillae nicht ausgeschlossen, daß auch die isolierte Dyskorie einmal als Erbleiden auftreten könnte.

4. Membrana pupillaris persistens.

Da die Membrana pupillaris persistens in Beziehung zu anderen Mißbildungen des Auges steht (s. S. 690), unterliegt es keinem Zweifel, daß auch hier erbliche Momente eine Rolle spielen.

So fand WIECHERKIEWICZ bei 3 Geschwistern Membrana pupillaris persistens, wobei eine Schwester Ectopia pupillae zeigte. BRAUNSCHWEIG sah 3 Brüder mit Membrana pupillaris persistens, die zwei Schwestern mit Epicanthus bzw. Mikrophthalmus besaßen.

Da aber schon normalerweise die Häufigkeit der Reste fetaler Pupillarmembran über 30⁰/₀ beträgt (STAEHLI), muß man bei der Beurteilung von gehäuften Fällen in ein und derselben Familie vorsichtig sein, sofern es sich nicht um starke Grade handelt (BRAUNSCHWEIG, GROENOUW, WIECHERKIEWICZ).

5. Coloboma lentis.

Ebenso wie die übrigen kolobomatösen Anomalien des Auges vererbt sich auch das Coloboma lentis in der Regel *dominant* (BAHR, CLARK, GEHRUNG, GUNN, USHER, WAARDENBURG). Meist handelt es sich um Kombination oder

---

[1] Vgl. auch Störungen im Bereiche der Sphinctermuskulatur S. 741.

abwechslungsweises Auftreten mit Ectopia lentis. Isoliertes Vorkommen in mehreren Generationen ist bis jetzt nicht beobachtet worden, was, abgesehen von der Seltenheit des Leidens, damit zusammenhängen dürfte, daß es, sofern nicht andere Anomalien (Coloboma iridis, Ectopia lentis usw.) vorliegen, leicht übersehen wird.

6. Verlagerung der Linse.

a) Ectopia lentis (simplex).

In der Mehrzahl der Fälle kann die Ectopia lentis als *dominant* vererbbares Leiden angesprochen werden. Vererbung über vier und mehr Generationen ist denn auch wiederholt beobachtet worden [Bresgen, Cameron, Clark, Gunn, Lewis, Marlow, Morton, Schmidt-Rimpler, Waardenburg (vgl. Abb. 49)].

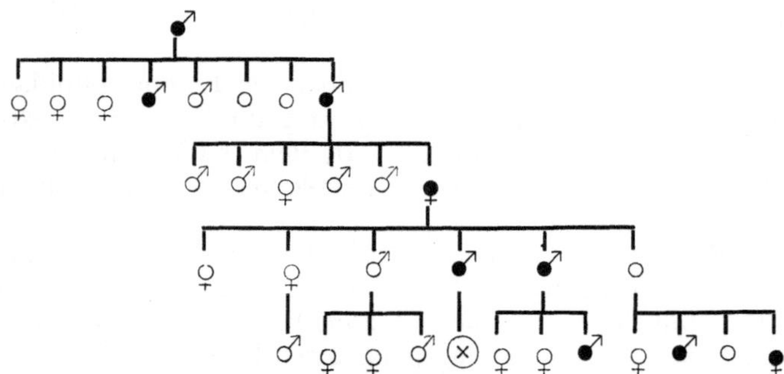

Abb. 49. Vererbung von Ectopia lentis. (Nach Morton.)

Nicht selten scheint die Dominanz unregelmäßig zu sein, indem selbst nicht befallene Individuen das Leiden weiter vererben (Bresgen, Hosford, Thompson). Da die isolierte Ectopia lentis auch bei Geschwistern gehäuft auftreten kann ohne Befallensein der Ascendenz und Descendenz (Adams, Bresgen, Clausen, Fecht, Gunn, Horner, Mules, Tiffany u. a.), so liegt die Annahme einer *recessiven* Vererbung in diesen Fällen nahe.

Da in einer Familie mit recessiv vererbter Ectopia lentis et pupillae (Franceschetti) auch isolierte Ectopia lentis auftrat, so ist damit der Nachweis erbracht, daß letztere auch der Ausdruck einer *recessiven* Erbanlage sein kann [1]. Hervorzuheben wäre noch eine Beobachtung von Bahr, bei der der eine von zwei Brüdern Ectopia lentis, der andere Coloboma lentis zeigte, was darauf hinweist, daß es sich mit Wahrscheinlichkeit nur um verschiedene Manifestierung ein und derselben genotypischen Anlage handelt.

b) Ectopia lentis complicata.

Die Ectopia lentis zeigt, wie bereits erwähnt, häufig eine Korrelation mit andern Anomalien.

Ectopia lentis et pupillae. Am häufigsten findet sich neben der Ectopia lentis eine Ektopie der Pupille. Familiäre Häufung dieses Leidens wurde schon von v. Graefe beobachtet. Seither sind weitere zahlreiche Beobachtungen mitgeteilt worden (Breitbarth, Macnaughton, Pufahl, Schwarz u. v. a.).

---

[1] Fälle von recessiv vererbter Ectopia lentis simplex können demnach entstehungsgeschichtlich zur Ectopia lentis et pupillae gehören. Ob dies durchwegs der Fall ist, ist allerdings fraglich.

Das gehäufte Auftreten bei Geschwistern deutet auf *recessive* Vererbung. SIEMENS hat deshalb darauf hingewiesen, daß in diesem Falle bei der relativen Seltenheit des Leidens (nach EHA und PERE etwa 1 : 6000) Blutsverwandtschaft nach LENZ in etwa 6% der Fälle vorhanden sein müßte (vgl. S. 660). Tatsächlich fand sich aber unter den etwa 80 Beobachtungen der Literatur nur bei 2 isolierten Fällen (BEST, PUFAHL) Konsanguinität. Neuerdings konnte nun FRANCESCHETTI über 2 Familien berichten, in denen bei gehäuftem Auftreten des Leidens beide Male Blutsverwandtschaft der Eltern vorlag (vgl. Abb. 96, S. 661). Damit dürfte der von SIEMENS geforderte Beweis für die *recessive Vererbung* der Ectopia lentis et pupillae erbracht sein [1].

Weitere Korrelationen der Ectopia lentis. Außer den bereits erwähnten Beziehungen zu andern kolobomatösen Veränderungen des Auges zeigt die Ectopia lentis häufig Korrelationen mit andern Anomalien.

Fast in allen Fällen besteht eine mehr oder weniger ausgeprägte *Linsentrübung* (insbesondere der hinteren Rinde), die oft später progrediert und wohl in direktem kausalem Zusammenhang mit der Ektopie steht.

Daß die Ektopie der Linse fernerhin eine Korrelation mit *Myopie* zeigt, wurde schon von v. GRAEFE betont [2]. Sie ist sowohl bei der dominanten wie bei der recessiven Form häufig (FRANCESCHETTI, FRICKHÖFFER, VON RÖTTH, STREBEL und STEIGER u. a.) [3].

Bemerkenswert ist weiterhin die von STREBEL und STEIGER bei Ectopia lentis et pupillae gefundene Anlage zu rheumatischen *Herzfehlern*. Auffallenderweise war hier das Leiden durch 4 Generationen *dominant* vererbt. Ebenso fand auch v. RÖTTH in einer Familie mit Ectopia lentis simplex ein gehäuftes Auftreten von verschiedenen Herzfehlern (Myodegeneratio, Mitralstenose usw.), insbesondere bei den befallenen Mitgliedern.

Weiterhin besteht eine merkwürdige Beziehung zwischen Ectopia lentis und *Arachnodaktylie*. Bei diesem Leiden handelt es sich um einen partiellen diaphysären Riesenwuchs mit auffallender Länge und Schmalheit der Hände und Füße, maskenartigem Gesichtsausdruck und flügelförmig abstehenden Scapulae. Von den in der Literatur bis heute erwähnten Fällen (etwa 25) bestand in etwa 50% eine, wahrscheinlich angeborene, Verlagerung der Linse, ferner nicht selten eine Megalocornea (BÖRGER, IGERSHEIMER, THADEN u. a.). Die Pupille soll häufig miotisch und auf Atropin nur sehr wenig dilatierbar sein (ORMOND und WILLIAMS). Über die Vererbung der Arachnodaktylie ist bis heute noch nichts bekannt.

c) Dislocatio lentis.

Neben der Ectopia lentis congenita gibt es auch eine zuerst von VOGT beschriebene erbliche Linsenluxation, welche anscheinend spontan zwischen dem 20. und 70. Lebensjahr, bei Männern anscheinend häufiger als bei Frauen (15 : 3) vorkommt und sich *dominant* vererbt (siehe Abb. 50) [4].

---

[1] Dominante Ectopia pupillae et lentis scheint nur ausnahmsweise vorzukommen (vgl. unten).

[2] BEAUVIEUX hat in einer Zusammenstellung von 43 Augen mit Ectopia lentis 25 mal axiale Myopie gefunden.

[3] Wiederholt ist früher die Ansicht ausgesprochen worden, daß Ectopia lentis eine Folge der Myopie sei, indem diese eine Minderwertigkeit der Zonula bedinge. Sicherlich dürfte es sich aber um zwei koordinierte Anomalien handeln, da ja die Ektopie auch ohne Myopie auftreten kann.

[4] Die Abgrenzung gegen die kongenitale Ektopie ist nicht immer leicht, da es auch bei dieser zu einer sekundären stärkeren Dislokation kommen kann. Die Unterscheidung gründet sich meist auf die bei der Ektopie seit Jugend bestehende Sehstörung (Katarakt, Myopie

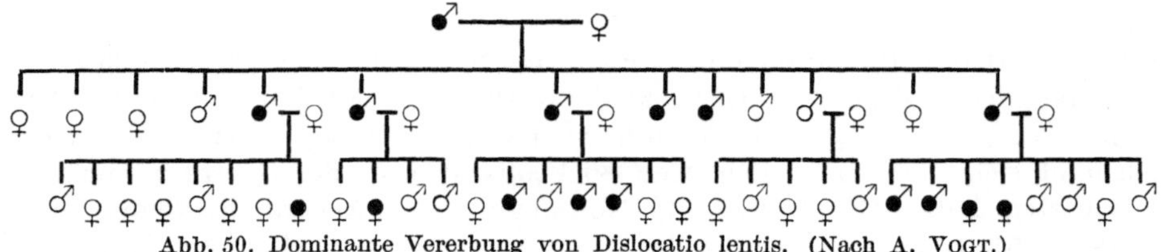

Abb. 50. Dominante Vererbung von Dislocatio lentis. (Nach A. Vogt.)

d) Mikrophakie.

Eine abnorme Kleinheit der Linsen bei zwei Geschwisterpaaren, verknüpft mit Myopie wurde von Fleischer beschrieben. Ich habe kürzlich ebenfalls bei zwei Geschwistern dieses Leiden beobachtet. Bei mäßiger Erweiterung der Pupille wird der ganze Linsenrand mit der Zonula sichtbar. Zweifelsohne besteht eine Brechungsmyopie, welche aber mit einer Achsenmyopie kombiniert ist, indem auch im linsenfreien Teil der Pupille immer noch eine myopische Refraktion zu finden war.

Der Beweis für die bereits von Fleischer vermutete *recessive* Vererbung dieses Leidens kann in meinem Falle auf Grund der bei den Eltern gefundenen Konsanguinität als erbracht gelten.

Eine Dislokation solch abnorm kleiner und kugeliger Linsen ist einige Male beobachtet worden (Axenfeld, Cordiale, Muntendam).

7. Kolobomatöse Fundusveränderungen.

a) Aderhautkolobom.

Typisches Aderhautkolobom. Da das typische Aderhautkolobom in der Regel mit dem Iriskolobom zusammen vorkommt, folgt es in dieser Kombination auch meist dem *dominanten* Erbgang (Hennicke u. a.).

Das *isolierte Kolobom* der Chorioidea ist dagegen sehr viel seltener[1]. Gehäuftes Auftreten bei Geschwistern (Hessin, v. Hoffmann, Meyer-Riemsloh) läßt vermuten, daß auch *recessive* Vererbung vorkommen kann, allerdings müßte dann Konsanguinität häufiger sein.

Atypisches Aderhautkolobom. Das nicht an typischer Stelle (nach innen unten) gelegene Aderhautkolobom ist entsprechend noch viel seltener und seine Erblichkeit ist deshalb lediglich aus Analogiegründen anzunehmen, so z. B. aus dem gleichzeitigen Vorkommen von atypischem Iris- und Aderhautkolobom (Caspar, Gifford).

Zu den atypischen Aderhautkolobomen gehört auch das **Maculakolobom.** Daß es sich daher nicht, wie zum Teil heute noch vielfach angenommen wird, um entzündliche Mißbildungen, sondern um eine Entwicklungsstörung handelt, geht schon aus der Vererbung dieser Anomalie hervor.

Als erster hat Clausen hereditäres Maculakolobom in 2 Generationen[2] und Schott bei 2 Geschwistern, deren Onkel und Vettern an derselben Affektion zu leiden schienen, beobachtet. *Dominante* Vererbung ist deshalb

---

usw.) oder andere Komplikationen (Korektopie). Zudem senkt sich die Linse bei der Spontanluxation nach unten, während bei der Ektopie eher eine Verschiebung in irgendeiner anderen Richtung auftritt. Ähnliche Fälle aus der früheren Literatur (Bowman, Grob, Hubbel) lassen sich nicht mit Sicherheit hier eingliedern. Die Einreihung der Dislocatio lentis unter die kolobomatösen Affektionen mag etwas willkürlich erscheinen. Die nahe Verwandtschaft mit der Ectopia pupillae dürfte dies aber rechtfertigen, um so mehr, als es sich wohl bei beiden um eine erblich bedingte Anomalie des Aufhängeapparates (Conturier, Hegner, Wessely) handeln dürfte.

[1] Schlueter fand unter 30 Fällen in der Literatur nur dreimal isoliertes Chorioidealkolobom.

[2] Der Vater hatte zudem noch markhaltige Nervenfasern im Fundus.

wahrscheinlich. Interessant ist der Fall von MENACHO, der eindrücklich die Beziehung des Maculakoloboms zum Chorioidealkolobom zeigt, handelt es sich doch um einen Patienten, der am einen Auge die eine und am zweiten Auge die andere Anomalie aufwies[1].

b) Kolobomatöse Bildungen am Sehnerveneintritt.

Kolobom des Sehnerven. Da das Kolobom des Sehnerveneintrittes ebenso wie das Kolobom der Maculagegend zu den seltenen atypischen Kolobomen zu rechnen ist, so erklärt sich die Tatsache, daß Mitteilungen über die Vererbung dieser Affektion nur ganz spärlich vorliegen. Trotzdem müssen wir in Betracht ziehen, daß diese Anomalie auch bei isoliertem Auftreten genotypisch bedingt sein kann, wofür die erwähnten Untersuchungen von KOYANAGI, SEEFELDER und v. SZILY sprechen, welche das Kolobom des Sehnerven und seine Heredität im Zuchtversuch an Tieren studierten.

Über Vererbung eines *partiellen Opticuskoloboms* über 3 Generationen liegt ein Stammbaum von WEYERT vor (vgl. Abb. 51). Dieser ist auch darum

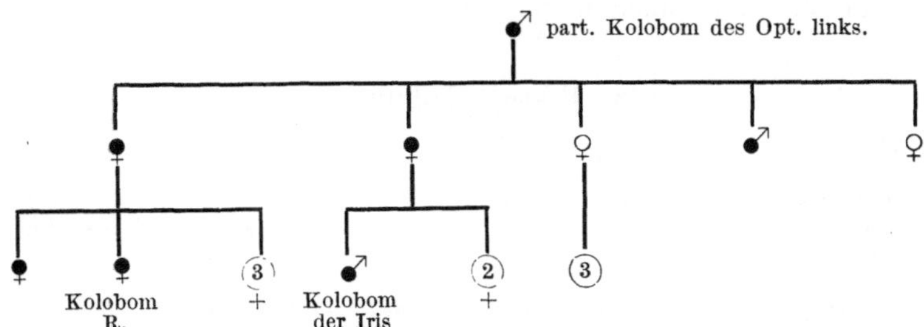

Abb. 51. Dominante Vererbung von Opticuskolobom. (Nach WEYERT.)

interessant, weil die Anomalie bei einem Teil der Befallenen nur einseitig vorhanden war, und zudem in der 3. Generation an Stelle des Opticuskoloboms einmal beidseitiges Kolobom der Iris beobachtet wurde. Es zeigt dies wiederum mit Deutlichkeit den genotypischen Zusammenhang des Opticuskoloboms mit den typischen kolobomatösen Mißbildungen.

Im übrigen hat CRAMPTON Kolobom des Sehnerven bei zwei Geschwistern gesehen und DE WECKER bei einem Patienten, dessen 2 Geschwister an Aderhaut- bzw. Iris-Aderhautkolobom litten.

Umschriebene Grubenbildungen des Sehnervenkopfes. Die circumscripten Grubenbildungen am Opticus gehören nach den Untersuchungen von LAUBER und SEEFELDER ebenfalls zu den kolobomatösen Mißbildungen. Über die Erblichkeit dieser Affektion ist meines Wissens noch nichts bekannt.

Zentrale gliöse Entartung des Sehnerven. Eine der Kolobombildung am Opticus ähnliche Veränderung hat HANDMANN auf Grund von 6 Fällen beschrieben. Es handelt sich um eine in frühester Jugend bereits vorhandene, meist einseitige Veränderung, welche sich durch Fehlen des Gefäßtrichters, an dessen Stelle eine graugrünliche gliöse Masse vorhanden ist, auszeichnet. Die Netzhautgefäße entspringen am Opticusrand, der scharf begrenzt und von einem atrophischen Ring zum Teil mit Pigmentierung umgeben ist. Anscheinend besteht gleichzeitig Aplasie der Macula. Gruben und Defektbildungen

---

[1] Das völlige Fehlen der Chorioidea *(Chorioderemie)*, das in Analogie zur Irideremie gesetzt werden könnte, zeigt durch die gleichzeitig vorhandene Nachtblindheit enge Beziehungen zur Retinitis pigmentosa und soll deshalb dort besprochen werden (vgl. S. 790).

fehlen. Da Handmann diese Veränderung bei Vater und Sohn fand, ist eine
erbliche Anlage anzunehmen.

Koni in heterotypischer Richtung. Durch die anatomischen Untersuchungen
von A. v. Szily hat sich gezeigt, daß auch die nicht temporal gelegenen Koni
als echte Mißbildung kolobomatöser Natur anzusehen sind. Wenn auch bis
heute mehr statistische Zusammenstellungen über die Häufigkeit dieser Koni
und deren Beziehungen zu anderen Anomalien, insbesondere Astigmatismus und
Myopie vorliegen (v. Szily), so besteht doch kein Zweifel, daß eine Erblichkeit
dieser Anomalien sich noch feststellen lassen wird.

v. Szily hat weiterhin darauf hingewiesen, daß in dem, dem Konus zugehörigen Quadranten häufig ektatisch myopische Partien des Fundus gefunden
werden, womit sich die nahe Beziehung der Myopie zu den echten Mißbildungen
dokumentiert.

Temporaler Konus. Daß der temporale Konus z. B. bei Hypermetropie,
wie Brown gezeigt hat, als echte angeborene Anomalie auftreten kann, wird
auch von Seefelder angenommen (vgl. diesen Bd. S. 542).

Die Beziehungen des temporalen Konus zu den echten kolobomatösen Mißbildungen sind allerdings noch ungeklärt.

8. Mikrophthalmus.

a) Mikrophthalmus mit kolobomatösen Veränderungen.

Beim Mikrophthalmus finden sich meist kolobomatöse Veränderungen (Kolobom, Aniridie, Ectopia pupillae), sowie deren bereits erwähnte Komplikationen
(Katarakt, Aplasie der Macula usw.).

Die Vererbung ist im allgemeinen *dominant* [1]. Stammbäume mit Befallenen
in zwei und mehr Generationen sind dementsprechend wiederholt publiziert
worden [Mayerhausen, Page, Pflüger, Rava, Schenkl, Usher (vgl. Abb. 52)].
Die Dominanz kann auch *unregelmäßig* sein, indem Generationen übersprungen
werden (Barkan, Cunier, v. Hippel). Ob das isolierte Befallensein von Geschwistern (Krükow, Lavagna, Sulzer) darauf zurückzuführen ist, oder
ob auch *recessive* Vererbung vorkommt, möge dahingestellt bleiben. Gegen die
letzte Annahme spricht das Fehlen von Konsanguinität bei diesen Fällen.

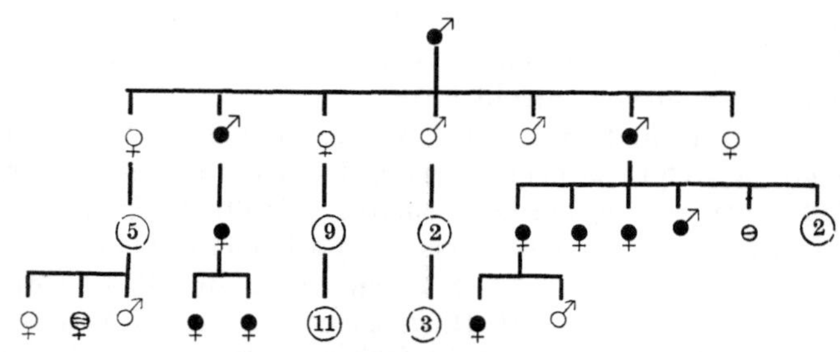

Abb. 52. Vererbung von Mikrophthalmus mit Myopie und Korrektopie.
(Nach Usher.)

Neben Mikrophthalmus kann in der gleichen Familie einerseits Kolobom
(Barkan, Lavagna), andererseits Anophthalmus vorkommen (vgl. S. 702).

---

[1] Mikrophthalmus fand sich, wie bereits erwähnt, unter den Nachkommen der Kaninchen mit dominant vererbtem Iriskolobom (v. Hippel, Hochstetter, Koyanagi, Seefelder, v. Szily).

Weiterhin kann der Mikrophthalmus auch nur einseitig auftreten, wobei zum Teil am anderen Auge einfaches Kolobom gefunden wird (PFLÜGER, RING, SCHMIDT-RIMPLER).

b) Komplizierter Mikrophthalmus.

Häufig handelt es sich um Mikrophthalmus ohne nachweisbares Kolobom, aber mit sonstigen zum Teil schweren Veränderungen (Hornhauttrübungen, Katarakt, Mißbildungen des Glaskörpers und des Fundus). *Dominante* Vererbung ist beobachtet worden, aber bereits seltener als bei den weniger hochgradigen Mißbildungen und erstreckt sich meist nur über zwei bis höchstens drei Generationen (BRONNER, HARMAN, PFLÜGER).

Dagegen ist isoliertes Auftreten bei Geschwistern häufiger (MANZ, MORANO, PURTSCHER, STUELP, THOMSEN, WESCOTT u. a.) zum Teil abwechselnd mit Anophthalmus (vgl. S. 702).

Konsanguinität der Eltern beobachtete THOMSEN.

Bemerkenswert ist noch eine von ASH beschriebene Familie mit Mikrophthalmus und angeborener Blindheit, in der sich das Leiden *geschlechtsgebunden* vererbte (vgl. Abb. 53).

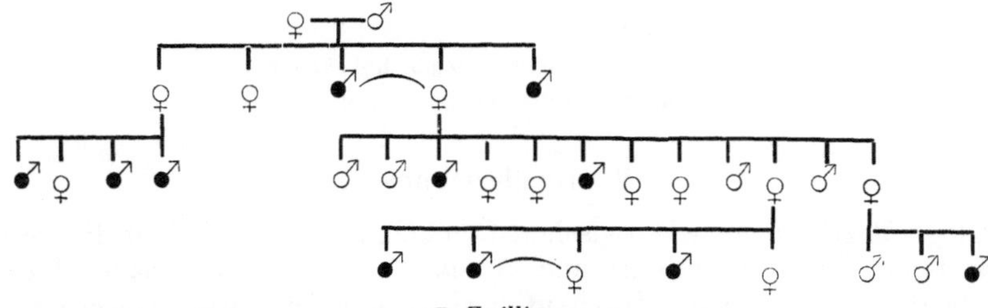

Abb. 53. Geschlechtsgebundene Vererbung von Mikrophthalmus. (Nach ASH.)

Daß die Katarakt bei *Mikrophthalmus* nicht bloß eine Komplikation darstellt, geht aus Stammbäumen hervor, in denen bei verschiedenen Familienmitgliedern abwechslungsweises Auftreten der beiden Anomalien beobachtet wurde (MAYERHAUSEN, THOMSEN u. a.). Es dürfte sich denn auch hier vielfach um korrelative Vererbung von Katarakt und Mikrophthalmus handeln.

Da in manchen Familien große Kindersterblichkeit gefunden wurde (v. HIPPEL, STUELP), läßt das an eine letale Genwirkung denken.

c) Reiner Mikrophthalmus.

Eine gewisse Sonderstellung nehmen jene Fälle von Mikrophthalmus ein, bei denen lediglich eine Verkleinerung des ganzen Bulbus gefunden wird[1].

Außer Mikrocornea mit abnorm kleinem Hornhautradius findet sich fast durchwegs im Sinne des abnorm kleinen Bulbus eine *hochgradige Hypermetropie* (10—25 dptr)[2] und Neigung zu Glaukom.

Dominante Vererbung von reinem Mikrophthalmus sahen MARTIN (vgl. Abb. 54), SCHAUMBERG, SCHERENBERG, während familiäre Häufung bei Geschwistern durch BEAUVIEUX, BRUNS, CLAUSEN, DALÉN, LEBER, OSTERROHT, WUTZER u. a. beobachtet wurde.

In den Fällen von OSTERROHT waren die Eltern blutsverwandt.

---

[1] Über die isolierte Mikrocornea vgl. S. 726.

[2] Myopie bei Mikrophthalmus ist nur selten gefunden worden (BECKER, FRENZEL, PI, RUPPRECHT, USHER).

Daß ganz allgemein die mikrophthalmischen Augen eine schlechte Sehschärfe besitzen, hängt nicht bloß mit den Komplikationen zusammen, sondern, wie aus den Fällen von reinem Mikrophthalmus hervorgeht, mit einer *Aplasie der Macula* (Grimminger, Rahnenführer, Salzmann u. a.), auf deren Korrelation mit kolobomatösen Mißbildungen bereits früher hingewiesen wurde (vgl. S. 694).

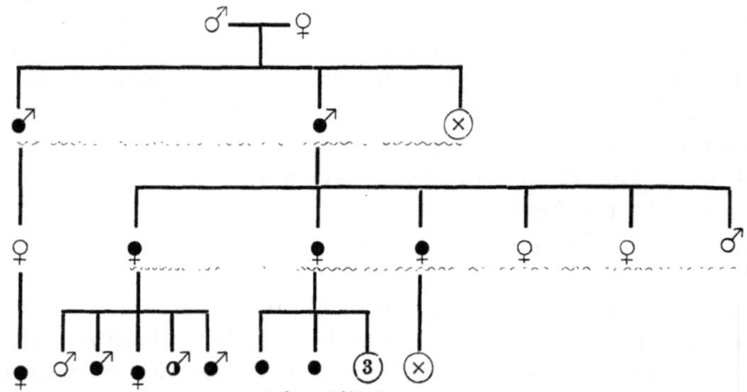

Abb. 54. Vererbung von reinem Mikrophthalmus. (Nach Martin.)

O Hypermetropie.

⊗ Gesunde Kinder. Anzahl unbekannt.

⌇ Reihenfolge der Kinder unbekannt.

9. Anophthalmus.

Analoge Beziehungen wie zwischen Coloboma iridis und Aniridie bestehen auch zwischen Mikrophthalmus und Anophthalmus. Eine scharfe Trennung dieser beiden Mißbildungen ist häufig nicht möglich, weil sozusagen sämtliche Übergänge vorkommen können. Ein vollkommener Anophthalmus ist zudem sehr selten, da sich in den meisten Fällen mikroskopisch noch Reste eines angelegten Bulbus finden (vgl. Seefelder, diesen Band S. 555).

Da der Anophthalmus in manchen Familien zum Teil mit Mikrophthalmus (Gallemaerts, v. Hasner), zum Teil mit Kolobom der Iris abwechselt (Ourgaud, Ridley), so ist eine *dominante* Vererbung anzunehmen. Mehr als zwei befallene Generationen (Lafosse, Landesberg) sind aber nicht zur Beobachtung gelangt[1]. In den Fällen von Brose wurde eine Generation übersprungen.

Gehäuftes Auftreten bei Geschwistern ist dagegen verschiedentlich beobachtet worden (v. Hippel, Langon, Mc Millan, Mooren, Morano).

Daß es sich mit Wahrscheinlichkeit hier um *recessive* Vererbung handelt, geht aus der häufig beobachteten Konsanguinität der Eltern hervor (Cecchetto, Klein, Langon, Landesberg, Ormond, Ourgaud, Ryan)[2].

10. Zyklopie.

Zyklopie mit Arrhinencephalie wurde von Klopstock bei Geschwistern gefunden.

---

[1] Wahrscheinlich dürfte auch letale Genwirkung daran schuld sein. Morano sah z. B. 5 Geschwister mit Anophthalmus, von denen 4 im ersten Lebensjahr starben.

[2] Damit bestätigt sich auch bei den kolobomatösen Affektionen die Regel, daß im allgemeinen die schwersten Affektionen, im Gegensatz zu den leichteren, recessiv vererbt sind. Da aber auch Dominanz vorkommt, so ist es nicht ausgeschlossen, daß eben diese Fälle infolge Selektion (oder Letalfaktoren) eher von der Fortpflanzung ausgeschlossen werden.

B. Anomalien der Pigmentierung.

1. Irisfarbe.

Bevor auf die eigentlichen Anomalien der Pigmentierung eingegangen werden kann, muß zuerst das Verhalten der Irisfarbe als solche erörtert werden. Dabei

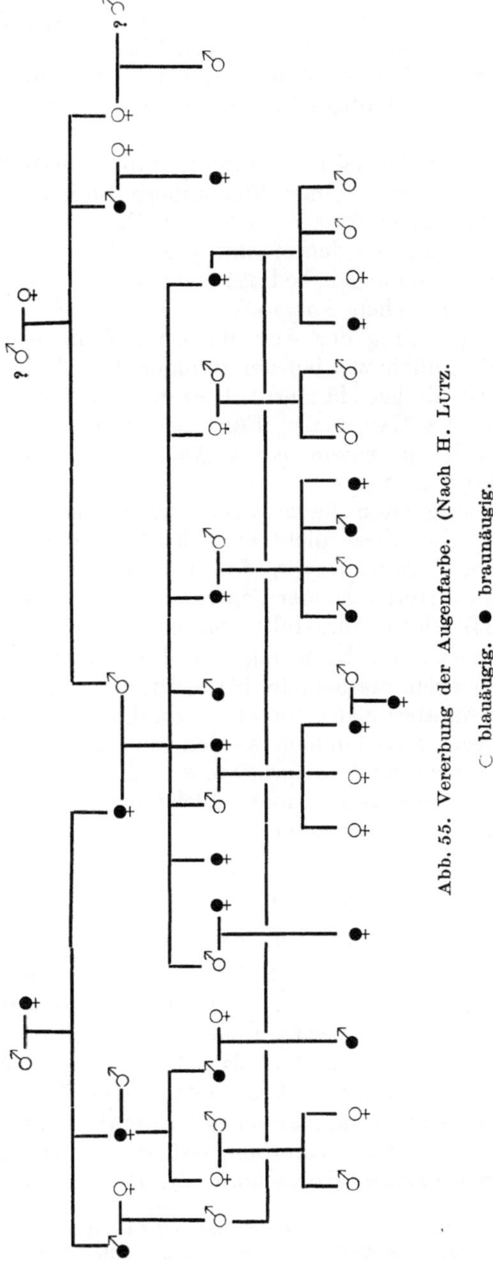

Abb. 55. Vererbung der Augenfarbe. (Nach H. Lutz.)

○ blauäugig. ● braunäugig.

ist in Betracht zu ziehen, daß diese einerseits durch das Verhalten des Pigmentepithels, andererseits durch die Pigmentierung des mesodermalen Irisblattes bedingt ist. Je nach der Stärke der Pigmentierung des Stromablattes finden wir Übergänge von der braunen zu einer mehr grauen, grünen oder blauen Iris, wobei außer der Pigmentverteilung auch die Dicke und Dichte des Stromas eine Rolle spielt (Fleischer). Nach E. Fischer würde es sich bei der blauen Iris um eine Domestikationserscheinung handeln, wie sie auch bei gewissen Haustieren beobachtet wird. Da sich solche Defektvarianten im allgemeinen recessiv verhalten, so scheint es begreiflich, daß braun gegenüber blau dominant ist, wie schon C. und G. Davenport betont haben (vgl. Abb. 55). Erwartungsgemäß müssen deshalb Kinder von blauäugigen Eltern alle wieder blaue Augen besitzen. In der Regel trifft dies auch zu, doch sind mehrfach solchen Ehen auch dunkeläugige Kinder entsprossen (Bryn, Dürken, Gross, Japha, Stören, Winge)[1].

Zur Erklärung dieser Ausnahmen nimmt Winge deshalb eine pigmenthemmende Anlage an, die beim einen oder andern Elter das Braun trotz der entsprechenden genotypischen Anlage nicht zur Manifestation kommen läßt. Damit ist aber auch schon angedeutet, daß die Irisfarbe in Übereinstimmung mit der Hautfarbe nicht monogen bedingt sein kann, sondern daß wie bei allen „normalen" Rassenzeichen *Polygenie* im Spiele ist[2].

Hinsichtlich der Verteilung der Augenfarben auf die beiden Geschlechter hat sich gezeigt, daß ähnlich wie bei der dunklen Hautfarbe, die braune Iris bei Frauen häufiger ist als bei Männern. Dies gilt insbesondere für die nordischen Rassen (Bryn, de Candolle, Frets, Lundborg, Winge)[3]. Es ist daher naheliegend noch mit einem *geschlechtsgebundenen* Faktor zu rechnen (Dürken, Lenz, Winge u. a.).

Wesentliche Schwierigkeiten bietet insbesondere auch die Erklärung der *Mischfarben* der Iris. Daß diese nicht einfach als Zwischenstufen (Bastarde) aufzufassen sind, geht daraus hervor, daß bei der Kreuzung braun × blau nicht Zwischenfarben auftreten, sondern entsprechend der Mendelschen Rückkreuzung (vgl. S. 634) wieder zur Hälfte braune und blaue Augen[4].

Ebenso erscheinen bei der Kreuzung von Individuen mit mischfarbenen Irides meist nicht wieder rein braune oder blaue Augen, sondern wiederum hauptsächlich Zwischenstufen, aber meist von etwas dunklerer Grundfarbe (Bollag). Es darf daher mit Recht angenommen werden, daß auch für die Mischfarben, die Art der Pigmentverteilung u. ä. bestimmte Faktoren vorhanden sind. Ob dabei etwa wie bei Drosophila multipler Allelomorphismus eine Rolle spielt, läßt sich heute noch nicht entscheiden.

2. Albinismus.

a) Albinismus universalis.

Albinismus universalis completus. Daß der komplette universelle Albinismus ein *einfach recessiv* vererbtes Leiden darstellt, steht heute fest. In der Hauptsache haben sich englische und amerikanische Autoren mit der Vererbung dieser Anomalie befaßt (C. und G. Davenport, Heiser und Villafranca, Pearson-Nettleship-Usher). Neuerdings hat Seyfhart eine Zusammenstellung gegeben, welche sich auf 700 Stammbäume der Literatur bezieht.

Der Nachweis der recessiven Vererbung stützt sich auf die drei üblichen Momente: Recessivenverhältnis, Konsanguinität, Homozygotenehe.

---

[1] Daß es sich dabei lediglich um Eheirrungen handelt (Japha), ist nicht wahrscheinlich.

[2] Zur Erklärung der überaus komplizierten Kreuzungsverhältnisse nimmt z. B. Dürken 3 dominante Faktoren an, von denen einer im Geschlechtschromosom lokalisiert wäre.

[3] Für Mittel- und Südeuropäer scheint dies nach den wenigen bis jetzt vorliegenden Untersuchungen nicht zuzutreffen (Japha, Lenz).

[4] Dies gilt natürlich nur dann, wenn der braune Elter nicht homozygot ist.

Was das *Recessivenverhältnis* betrifft, so fanden Arcoleo und Davenport unter den Kindern aus Heterozygotenehen 33,25 bzw. 34% Befallene. Unter Anwendung der Probandenmethode (vgl. S. 676) erhielt Seyfarth nahezu das theoretisch erwartete Recessivenverhältnis 1 : 3.

Entsprechend der Seltenheit des Leidens ist auch *Blutsverwandtschaft* bei den Eltern von Albinos sehr häufig (nach Davenport in etwa 33%)[1].

Weiterhin hat sich die bei Tieren gefundene Tatsache, daß bei der Kreuzung von Albinos immer wieder nur Albinos hervorgehen, auch beim Menschen bestätigen lassen (Davenport, Lagleyze)[2].

Die schlechte Sehschärfe bei Albinismus ist nicht allein durch die mangelnde Blendenwirkung der Iris verursacht, sondern dürfte wohl in der Hauptsache — in Analogie zur Aniridie — durch eine Aplasie der Macula lutea bedingt sein. Das Fehlen der Fovea centralis konnte sowohl anatomisch (Elschnig, Fritsch, Fuchs, Velhagen), als auch klinisch nachgewiesen werden, indem sowohl der Macularreflex (Ichikawa) als auch die gelbe Farbe im rotfreien Licht vermißt wird (Vogt). Damit erklärt sich ungezwungen der stets beobachtete *Nystagmus.* Bemerkenswerterweise ist mit Albinismus häufig *Astigmatismus* und auch *Myopie* verknüpft.

Albinismus universalis incompletus (Albinoidismus). Nicht selten ist der Albinismus universalis kein kompletter, indem die Haarfarbe strohblondgelblich und auch die Irisfarbe mehr oder weniger gelblichgrün, aber die Regenbogenhaut dennoch gut durchleuchtbar erscheint.

Die Vererbung des inkompletten universellen Albinismus ist noch keineswegs eindeutig geklärt. In der Mehrzahl der Fälle dürfte wohl auch *recessive* Vererbung vorliegen, um so mehr, als Konsanguinität in der Ascendenz wiederholt beobachtet wurde (Nettleship, Vogt u. a.).

Beachtenswert scheint mir auch der untenstehende Stammbaum (Abb. 56), in dem das Leiden bei den Kindern eines aus einer Verwandtenehe stammenden Vaters auftrat. Sofern man nicht annehmen will, daß der andere Elter auch heterozygot befallen, könnte man versucht sein, hier einen Dominanzwechsel bei den Kindern anzunehmen (Wegfall von Hemmungsfaktoren?).

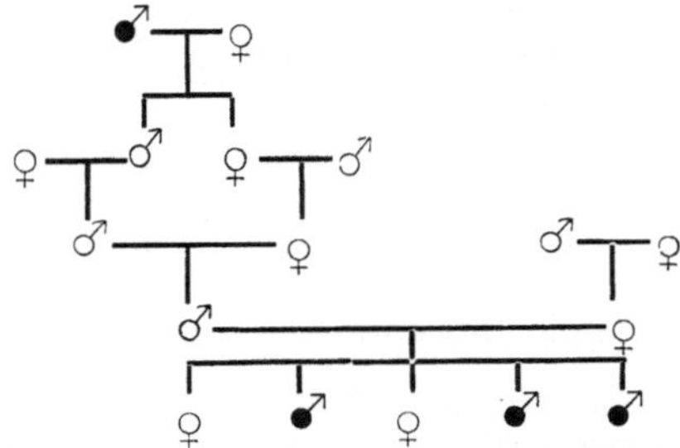

Abb. 56. Vererbung von inkomplettem Albinismus universalis. (Eigene Beobachtung.)

Weiterhin hat aber Jablonski leichten Albinismus bei 27 Personen in 3 Generationen gefunden, was auf den ersten Blick für dominante Vererbung zu

---

[1] Wenn Seyfahrt sogar in 48% Blutsverwandtschaft in der Ascendenz fand, so ist zu berücksichtigen, daß es sich hier um ein ausgewähltes Material handelte.

[2] Daß ausnahmsweise aus der Ehe eines Albino mit einem normalen Elter auch wieder albinotische Kinder hervorgehen (Arcoleo, Behrend, Tertsch, Trousseau), braucht nicht durch Dominanz bedingt zu sein, sondern kann auch dann zustande kommen, wenn der nicht befallene Elter zufällig Konduktor ist (Tertsch). Wenn ferner bei der Kreuzung einer albinotischen Negerin mit einem Weißen typische Mulatten entstehen (Stedmann), so erklärt sich das durch die Polygenie der Hautfarbe. Es wird nämlich der recessive Faktor für Albinismus in der Bastardgeneration durch das vom normalen Elter stammende dominante Allelomorph überdeckt, so daß die anderen Pigmentfaktoren sich auswirken können.

sprechen scheint. Nach LENZ könnte es sich aber auch um intermediäres Verhalten heterozygot-albinotischer Individuen handeln[1].

Die Beziehungen des inkompletten zum kompletten Albinismus universalis bedürfen aber noch weiterer spezieller Untersuchungen, bevor in dieser Richtung etwas Bestimmtes ausgesagt werden kann[2]. Da anscheinend sämtliche Übergänge von normaler Hautpigmentierung bis zum vollständigen Albinismus [zum Teil in derselben Familie (Käthe WEBER u. a.)] vorkommen, so ist für die verschiedenen Zwischenstufen die Möglichkeit der Auswirkung quantitativ verschiedener Genmengen im Sinn der GOLDSCHMIDTschen Theorie in Betracht zu ziehen.

Auch beim inkompletten Albinismus fehlt die gelbe Maculafarbe entweder völlig oder ist nur rudimentär vorhanden (VOGT).

b) Albinismus solum bulbi.

Beim partiellen auf das Auge beschränkten Albinismus handelt es sich um ein typisch *recessiv geschlechtsgebundenes* Leiden (HOLM, NETTLESHIP, VOGT u. a.)[3]. Ausnahmsweise scheint auch *dominante* Vererbung vorzukommen (HEMMES).

Das Leiden ist wiederum mit *Maculalosigkeit* (HOLM, VOGT), sowie häufig mit Astigmatismus verknüpft. Ferner zeigen die Patienten durchwegs *Nystagmus,* sowie meist *Kopfwackeln* (vgl. Abb. 57, sowie S. 689).

Analog wie beim universellen Albinismus wechselt aber auch hier der Grad des Bulbusalbinismus. Insbesondere fanden sich manchmal leicht bräunliche Pigmentierungen des mesodermalen Blattes. Immer aber war die Iris gut durchleuchtbar und zeigte die charakteristische Linsenschattenlinie (VOGT)[4].

c) Albinismus solum fundi.

Daß auch ein isolierter Albinismus des Augenhintergrundes mit Aplasie der Macula vorkommt, ist vor allem von VOGT betont worden, da er wiederholt bei Geschwistern ein Fehlen der Maculakonfiguration und -farbe, verbunden mit äußerst schwach pigmentiertem Fundus (und zum Teil hochgradiger Myopie) fand. Da es sich um lauter männliche Individuen handelte, so liegt es nahe, auch hier eine geschlechtsgebundene Vererbung anzunehmen. Ebenso kann ein von PAPILLON und LESTOQUOY mitgeteilter Stammbaum in diesem Sinne ausgelegt werden (vgl. Abb. 58)[5].

---

[1] Das spätere Nachdunkeln der Haare wäre nach LENZ als Dominanzwechsel während des Lebens aufzufassen.

[2] NETTLESHIP, PEARSON und USHER fanden unter 654 Stammbäumen von Albinismus 56mal inkompletten Albinismus in der Ascendenz.

[3] Ein von LENZ (BAUR-FISCHER-LENZ: III. Aufl. 1927, S. 182) irrtümlicherweise MANSFIELD zugeschriebener Stammbaum betrifft, wie VOGT nachgewiesen hat, eine von NETTLESHIP beschriebene Familie namens MANSFIELD.

[4] Es wurde bereits bei Besprechung des erblichen Nystagmus darauf hingewiesen, daß ein Teil der Fälle, insbesondere solche mit recessiv geschlechtsgebundener Vererbung, sofern eine genaue Untersuchung der Macula vorgelegen hätte, wohl hierher zu rechnen wäre. Ob man allerdings soweit gehen darf wie FLEISCHER, der den erblichen Nystagmus als eine lediglich durch die Amblyopie bedingte Erscheinung auffaßt, scheint mir fraglich; gibt es doch, wie er selber zugibt, genügend Fälle (NETTLESHIP u. a.), bei denen trotz erblichen Nystagmus nicht nur normale Sehschärfe und Refraktion, sondern auch normale Pigmentierung besteht. Es ist daher wohl richtiger eine korrelative Beziehung der beiden Anomalien anzunehmen (vgl. S. 686).

[5] Das Befallensein der Frauen in der ersten und dritten Generation ist allerdings merkwürdig. Ob es sich dabei um Manifestierung trotz Heterozygotie oder um einen anamnestischen Irrtum handelt, mag dahingestellt bleiben.

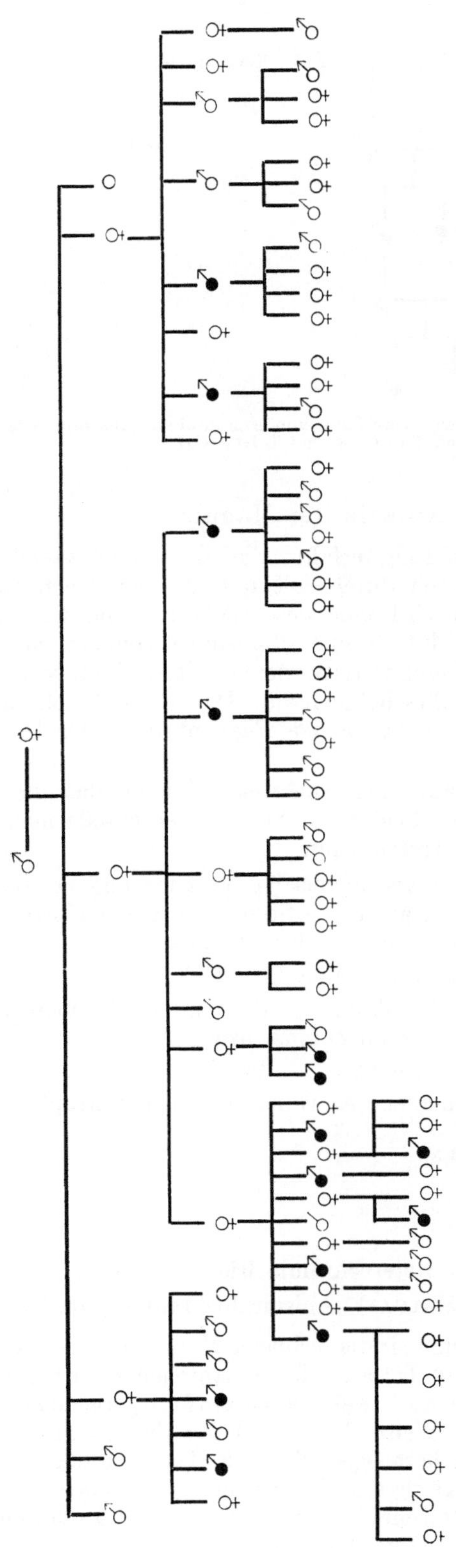

Abb. 57. Geschlechtsgebundene Vererbung von Albinismus solum bulbi cum aplasia maculae luteae. (Nach A. VOGT.)

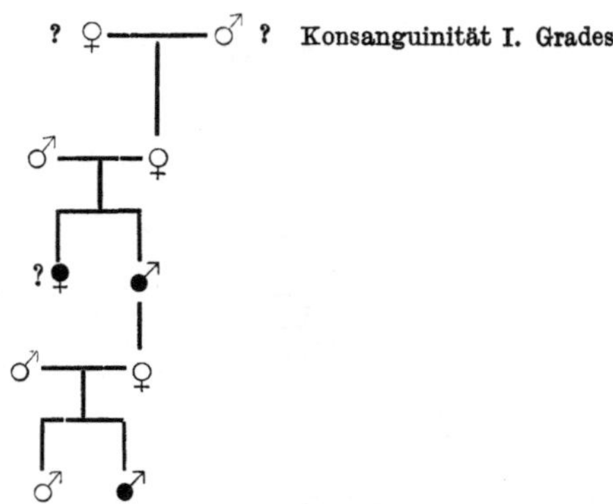

Abb. 58. Geschlechtsgebundene Vererbung von Fundusalbinismus und Nystagmus.
(Nach Papillon und Lestoquoy.)

d) Aplasie der Macula.

Eine interessante Beleuchtung erfährt die Beziehung zwischen Pigmentierung und Macula lutea noch durch solche Fälle, bei denen lediglich eine Aplasie der Macula gefunden wird ohne wesentliche Störung der Pigmentation. Eine solche Aplasia maculae luteae sine albinismo verbunden mit Nystagmus fand Koyanagi bei zwei Geschwistern, deren Eltern blutsverwandt waren, so daß *recessive* Vererbung wahrscheinlich ist. Die engen Beziehungen zu Albinismus äußerten sich in einer allgemeinen Pigmentarmut der Haare und der Haut.

Damit ist aber zugleich auch der Nachweis erbracht, daß die Aplasie der Macula als isoliertes erbliches Leiden im Sinne einer ektodermalen Entwicklungsstörung in Erscheinung treten kann.

Da die Aplasie der Macula als korrelative Veränderung bei sehr verschiedenen Affektionen auftritt, soll an dieser Stelle eine kurze Übersicht über die Beziehungen zu anderen Anomalien gegeben werden.

Die Aplasie bzw. Hypoplasie der Macula tritt auf:

1. Als Folgezustand von Mißbildungen des Fundus (Kolobom der Maculagegend, komplizierter Mikrophthalmus usw.).
2. Als korrelative Erscheinung bei:
   a) kolobomatösen Anomalien (Aniridie, einfacher Mikrophthalmus),
   b) Albinismus,
   c) totaler Farbenblindheit,
   d) Nystagmus.

3. Heterochromia iridis.

[Chromoheteropia (Malgat), Anisoiridochromia (Scalinci)].

Daß bei der Heterochromia iridis erbliche Momente eine Rolle spielen, wurde schon 1848 von Wilde betont. Trotz zahlreicher seither erschienener Arbeiten sind wir aber heute noch weit davon entfernt, irgendwelche sicheren Aussagen über die Art und Weise der Vererbung dieser Anomalie machen zu können. Zudem hat sich herausgestellt, daß das Bild der Heterochromie weder klinisch noch erbbiologisch ein einheitliches ist, sondern, daß vielmehr verschiedene Formen zu unterscheiden sind, über deren Zusammenhang wir gleichfalls nur Vermutungen äußern können.

a) Heterochromia simplex (congenita).

Nach dem Vorschlage von STREIFF können wir diejenigen Fälle von Heterochromie, bei denen es sich um eine angeborene unkomplizierte Verschiedenfarbigkeit der beiden Regenbogenhäute handelt, als Heterochromia simplex bezeichnen. Zur Erklärung wird von den meisten Autoren eine unvollständige Kreuzung der elterlichen Eigenschaften angenommen (HERVÉ, KRANZ, LUTZ, SANSON, STREIFF u. a.). Danach würde die Farbe des einen Auges dem einen, diejenige des anderen Auges dem anderen Elter entsprechen, also gewissermaßen eine Mosaikvererbung vorliegen (KOBY).

Gegen diese scheinbar sehr plausible Annahme sprechen aber doch verschiedene Momente. Einmal lassen sich solche Fälle, bei denen beide Eltern gleiche, insbesondere blaue Augen haben (KRANZ), nur sehr schwer damit in Einklang bringen. Zweitens sind auch solche Fälle bekannt, bei denen die Anomalie nicht nur bei Geschwistern (KOBY, LUTZ), sondern auch bereits beim einen Elter vorhanden war (KRANZ, REINHARD). Bei der außerordentlichen Seltenheit der reinen Heterochromie kann wohl nicht angenommen werden, daß zufällig zweimal eine solche Mosaikvererbung eintritt, sondern es liegt wohl näher, hierin eine genotypisch bedingte Anomalie zu erblicken[1].

Möglicherweise handelt es sich um polygen bedingte Ursachen, die eine familiäre Häufung verhindern. Das gleichzeitige Auftreten bei Zwillingen (KOBY) scheint für eine solche Annahme zu sprechen. Vererbung von Heterochromie bei der Katze über 2 Generationen konnte PRZIBRAM feststellen.

b) Heterochromia complicata.

In Gegensatz zur Heterochromia simplex sind diejenigen Fälle zu stellen, bei denen sich entweder am *helleren* oder am *dunkleren* Auge Veränderungen der Iris selbst oder der Umgebung vorfinden, welche es rechtfertigen, das betreffende Auge als das pathologische anzusprechen.

In die *erste Gruppe* des pathologisch helleren Auges gehört:

Die FUCHSsche Heterochromie. Im Anschluß an frühere Beobachtungen von HUTCHINSON, LAURENCE, WILDE hat insbesondere FUCHS darauf hingewiesen, daß die mit Descemetbeschlägen, Katarakt und Glaskörpertrübungen einhergehende Heterochromie nicht als Folge einer entzündlichen Veränderung des Auges aufzufassen sei. Gegenüber der Heterochromia simplex unterscheidet sie sich schon dadurch, daß sie in der Regel nicht angeboren ist, sondern daß im Verlauf der Jugendjahre eine Atrophie der Iris bemerkbar wird, die ihr ein charakteristisch mattes Aussehen gibt und durch die typische im durchfallenden Lichte leicht erkennbare Atrophie des Pigmentblattes gekennzeichnet ist.

Welche Rolle die Vererbung bei dieser Anomalie spielt, läßt sich heute nicht sagen. Die von LUTZ und STREIFF auch für diese Anomalie angenommene unvollständige Kreuzung der elterlichen Eigenschaften ist aus den bereits erwähnten Gründen nicht wahrscheinlich, um so mehr, als weitere Komplikationen dadurch nicht erklärt sind. Familiäres Auftreten beobachtete FUCHS bei Mutter und Tochter, sowie KRANZ bei 2 Geschwistern und einem Enkelkind des einen.

---

[1] Ob es überhaupt eine echte Mosaikvererbung gibt, ist sehr fraglich (GOLDSCHMIDT). Auch für das klassische Beispiel der schwarz-weiß gesprenkelten Andalusierhühner, die aus einer Kreuzung von schwarzen und weißen Eltern hervorgehen, ließ sich zeigen, daß hier spezielle Mosaikfaktoren im Spiele sind, also Polygenie vorliegt. Einseitige Anomalien können nach LENZ möglicherweise durch eine erbliche abnorme Verteilung von Chromosomen bei den ersten Teilungen der befruchteten Eizelle bedingt sein. Daß auch der Heterochromie ähnliche Ursachen zugrunde liegen, scheint nicht ausgeschlossen.

Heterochromie mit Sympathicuslähmung (Sympathicus-Heterochromie). Eine gewisse Sonderstellung nehmen diejenigen Fälle von Heterochromie ein, bei denen am helleren Auge zugleich eine Sympathicuslähmung vorhanden ist (Bistis, v. Herrenschwand, Hutchinson u. a.). Trotzdem neuerdings auf experimentellem Wege beim Kaninchen durch Exstirpation des Ganglion cervicale supremum anscheinend eine Heterochromie erzeugt werden konnte (Bistis), sollte man nicht ohne weiteres auch beim Menschen die Heterochromie als eine Folge der Sympathicuslähmung auffassen, vielmehr dürfte es sich um eine korrelative Störung handeln. Dafür sprechen einerseits das seltene Vorkommen einer Heterochromie beim Hornerschen Symptomenkomplex, andererseits auch solche Fälle, bei denen diese sog. Sympathicusheterochromie (v. Herrenschwand) mit Präcipitaten und Katarakt (Bistis, Calhoun, Lutz) oder anderen Anomalien (Refraktionsstörungen, Ectopia pupillae usw.) auftritt.

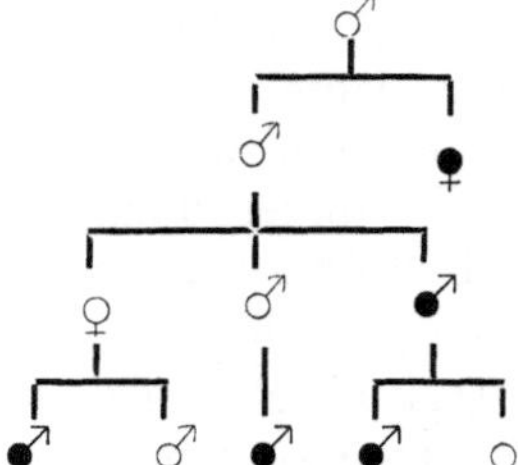

Abb. 59. Vererbung von einseitiger Sympathicus-Heterochromie.
(Nach F. P. Calhoun.)

Daß auch bei dieser Form der Heterochromie die Vererbung eine Rolle spielen kann, zeigt ein Stammbaum von Calhoun (vgl. Abb. 59), in dem sich das Leiden durch 3 Generationen anscheinend *unregelmäßig dominant* vererbt.

Zur *zweiten Gruppe* von komplizierter Heterochromie sind solche Fälle zu rechnen, bei denen es sich anscheinend um eine **Hyperpigmentation** am dunkleren Auge handelt (Koby, Streiff u. a.). Über die Vererbung dieser Anomalie ist aber bis heute noch nichts bekannt.

Die befallene Iris bzw. ein bestimmter Sektor bei partieller Hyperpigmentation zeigen dann gewöhnlich typische warzenartige Erhebungen (Coats, Collins, Fleischer)[1]. Für einen pathologischen, wahrscheinlich erblich bedingten Zustand des dunkleren Auges spricht in manchen Fällen das gleichzeitige Vorkommen typischer Mißbildungen [Iridodiastasis (Thorpe), Kolobome (Koby, Lutz), Membrana pupillaris persistens (Koby), Refraktionsanomalien und Amblyopie (Galezowski, Koby)].

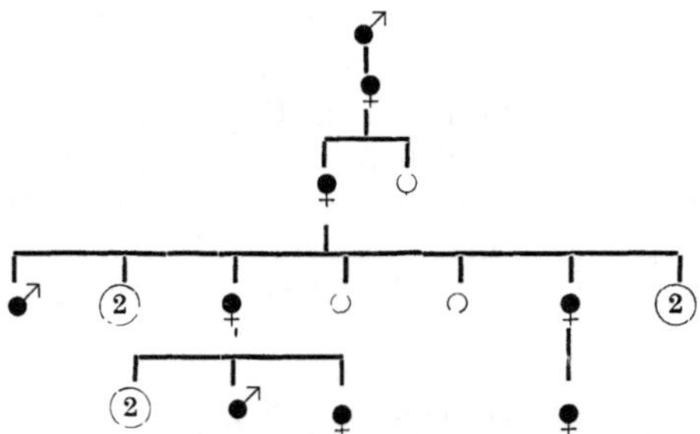

Abb. 60. Vererbung von einseitiger Irisscheckung. (Nach Gossage.)

___
[1] Nicht selten zeigen auch Sclera, Fundus, sowie Lider eine stärkere Pigmentierung, so daß diese Fälle als Übergänge zur Melanosis bulbi aufgefaßt werden können (Krämer, Wuerdemann).

Interessant ist auch die Beziehung zwischen *Heterochromie* und *meningealem Hämangiom,* wobei (anscheinend immer auf der befallenen Seite) die Iris dunkler pigmentiert ist (Brushfield and Wyatt, Moore, Sheldon, Weber).

Über Vererbung von *einseitig gescheckter* oder getigerter Iris am helleren Auge über drei bzw. fünf Generationen haben Gossage und Osborne berichtet (vgl. Abb. 60)[1].

4. Melanosis bulbi.

Bei der Melanosis bulbi handelt es sich zweifelsohne um eine kongenital vorhandene und wahrscheinlich ebenfalls genotypisch bedingte Anomalie.

Soviel aus der eingehenden Arbeit von Bourquin hervorgeht, ist der Nachweis der Vererbung durch drei Generationen nur in einer von ihm beobachteten Familie möglich gewesen; ferner sah Selter 4 Fälle von Melanosis bulbi in 2 Generationen[2]. Konsanguinität der Eltern wurde bis jetzt nur einmal beobachtet (Fleischer).

5. Krukenbergsche Spindel.

Bei der von Krukenberg 1899 unter dem Namen *Melanose der Cornea* beschriebenen Anomalie handelt es sich um eine spindelförmige Pigmentierung der Hornhautrückfläche in vertikaler Richtung, deren Form wahrscheinlich mit der Kammerwasserzirkulation zusammenhängen dürfte. Während man früher annahm, daß eine kongenitale Veränderung vorliege, hat sich die Ansicht heute dahin geändert, daß erst im Verlaufe des extrauterinen Lebens eine Ausschwemmung von Uvealpigment stattfindet, die zu Ablagerungen auf der Hornhautrückfläche führt. Über die Ursache ihrer Entstehung ist man noch keineswegs im klaren. Auffallend ist lediglich die Beziehung zur Myopie, indem in der Mehrzahl der Fälle entweder mittlere oder sogar hohe Myopie vorhanden war. Was die Vererbung dieser Anomalie anbetrifft, so wurde sie bis jetzt dreimal bei Mutter und Tochter angetroffen (Koby, Seissiger, Strebel und Steiger). Koby vermutet deshalb eine *dominant-geschlechtsgebundene* Anomalie.

Demgegenüber ist zu bemerken, daß die Vererbung von Mutter auf Tochter an und für sich nicht für dominant-geschlechtsgebundene Vererbung zu sprechen braucht; dagegen ist die Tatsache auffallend, daß unter den etwa 30 bis jetzt beobachteten Fällen etwas mehr als doppelt so viel Frauen als Männer das Leiden aufwiesen.

Sofern wirklich dominant-geschlechtsgebundene Vererbung vorliegt, müßten sämtliche Töchter eines befallenen Mannes wieder erkranken (vgl. S. 665).

Bemerkenswert ist die Beziehung der Krukenbergschen Spindel zur *Megalocornea.* Während sonst vorwiegend Frauen befallen sind, handelt es sich hier ausschließlich um Männer (Kestenbaum, Stähli, Steiger und Strebel). Kürzlich habe ich die Krukenbergsche Spindel bei 2 Brüdern mit Megalocornea beobachtet. Da diese in der betreffenden Familie recessiv geschlechtsgebunden vererbt wurde, so spricht die Korrelation mit der Krukenbergschen Pigmentspindel dafür, daß auch letztere, sei es direkt oder indirekt, durch ein im *Geschlechtschromosom lokalisiertes Gen* bedingt wird. Dafür spricht auch eine Beobachtung von Stähli, welcher Megalocornea und Krukenbergsche Spindel bei Onkel und Neffen gefunden hat.

---

[1] Die Mitteilung ist leider, soweit aus dem Referat hervorgeht, sehr unvollständig.
[2] Um einfache Dominanz dürfte es sich bei der geringen Zahl der Befallenen sowie wegen des Fehlens ähnlicher Beobachtungen zweifelsohne nicht handeln.

C. Glaukom.

1. Hydrophthalmus.

Daß bei dem reinen Hydrophthalmus erbliche Momente eine wesentliche Rolle spielen, ist schon längst bekannt. Der Vererbungsmodus ist in der Regel ein *einfach recessiver*. Dies geht schon aus einer Beobachtung von Vogt hervor, der bei der Kreuzung zweier Kaninchen mit Hydrophthalmus in der Tochtergeneration wieder lauter befallene Tiere erhielt (vgl. Abb. 61). Kreuzt man dagegen ein krankes Tier mit einem gesunden, so erzielt man — wie wir durch eigene Zuchtversuche bestätigen konnten — entsprechend der recessiven Vererbung phänotypisch lauter gesunde Nachkommen, die aber durch Kreuzung unter sich, da es sich um Konduktoren handelt, wieder $^1/_4$ befallene Tiere ergeben.

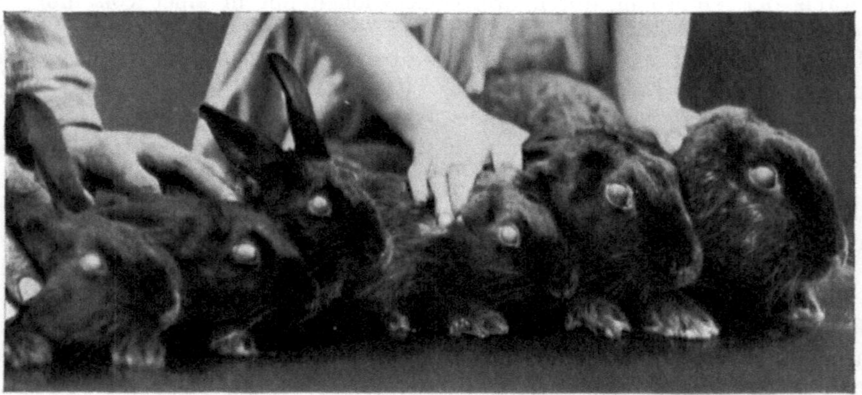

Abb. 61. Durch Kreuzung zweier Kaninchen mit Hydrophthalmus (in der Abb. rechts) erhaltener Wurf. Sämtliche Junge sind wiederum mit dem Leiden behaftet. (Eigene Beobachtung.)

Daß auch beim Menschen die Vererbung des Hydrophthalmus eine recessive sein dürfte, wird durch das gehäufte Auftreten bei Geschwistern (Gallenga, Jüngken, v. Muralt u. v. a.) und die nicht seltene Blutsverwandtschaft in der Ascendenz wahrscheinlich gemacht (Dürr und Schlegtendal, Laqueur, Pattillo, Reis, Seefelder, Zahn).

Vererbung über zwei Generationen (Bondi, Argyll Robertson, Venneman) spricht nicht unbedingt gegen recessive Vererbung, da zufällig einmal ein Befallener einen Konduktor heiraten kann. Dominanz ist schon deshalb unwahrscheinlich, weil Vererbung über drei oder mehr Generationen nicht zur Beobachtung gekommen ist.

Da der Hydrophthalmus congenitus heute übereinstimmend auf eine angeborene Mißbildung im Bereiche des Schlemmschen Kanals zurückgeführt wird, so scheint es verständlich, daß gleichzeitig auch andere Anomalien gefunden werden können (Aniridie, Kolobom, Ectopia pupillae et lentis).

Es muß speziell darauf aufmerksam gemacht werden, daß hier nur der primäre Hydrophthalmus in Betracht kommt und daß die nicht seltenen Fälle von sekundärem Buphthalmus, die dem Sekundärglaukom der Erwachsenen entsprechen, davon zu trennen sind. Insbesondere ist auch die schon von Horner betonte Abgrenzung gegenüber der Megalocornea nicht immer genügend beobachtet worden. In manchen Fällen von kongenitalem Hydrophthalmus bei Mißbildungen kann es allerdings unter Umständen schwer sein, zu entscheiden, ob es sich um einen sekundären Buphthalmus oder um eine korrelative Beziehung handelt.

Bemerkenswert ist auch die Häufigkeit der Kombination des Hydrophthalmus mit *Myopie* meistens höheren Grades (v. Hippel). Wenn auch viele Autoren die Myopie als einen Folgezustand auffassen, so scheint doch vom vererbungswissenschaftlichen Standpunkt aus eine korrelative Beziehung wahrscheinlicher, um so mehr, als die Myopie auch nach Stillstand des Hydrophthalmus noch weiter zunehmen kann.

Ungeklärt sind bis heute noch die Beziehungen des Hydrophthalmus einerseits zur RECKLINGHAUSENschen *Krankheit* bzw. dem Neurofibrom der Lider und der halbseitigen Gesichtshypertrophie (vgl. S. 679), anderseits zum *Naevus flammeus* (MACKENZIE, SCHIRMER u. a.); insbesondere steht noch nicht fest, ob es sich in diesen Fällen um reinen Hydrophthalmus handelt, oder ob Veränderungen am Auge selbst im Sinne der oben genannten Affektionen für die Drucksteigerung verantwortlich zu machen sind.

2. Glaukom der Erwachsenen.

Im Gegensatz zum Hydrophthalmus, welcher, wie wir gesehen haben, ein recessives Erbleiden darstellt, scheint das erbliche Glaukom als solches mehr dem Typus der *dominanten* Vererbung zu folgen. Schon ARLT hat 1831 über wiederholtes Vorkommen von Glaukom in zwei Generationen berichtet. Seit dieser Zeit sind sehr zahlreiche Mitteilungen über erbliches Glaukom in zwei und drei Generationen erschienen; Vererbung über vier oder gar fünf Generationen ist aber in Anbetracht der Häufigkeit des Glaukoms selten (FLEISCHER, v. GRAEFE, HARLAN, KAUFFMANN, PLOCHER, WALLENBERG; vgl. Abb. 62).

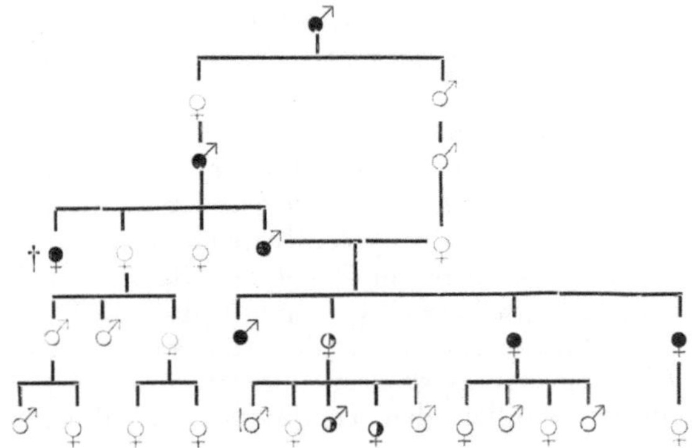

Abb. 62. Dominante Vererbung von Glaukom. (Nach PLOCHER.)
◗ Prodromalsymptome. ● Glaukom.

Schon von A. v. GRAEFE wurde auf die merkwürdige Erscheinung der Antizipation aufmerksam gemacht, welche darin besteht, daß in den Glaukomfamilien das Leiden in aufeinanderfolgenden Generationen, ähnlich wie bei der Katarakt, bereits in jüngeren Jahren zum Ausbruch kommt, eine Tatsache, die von den verschiedensten Autoren immer wieder bestätigt wurde (vgl. Abb. 33, S. 669). Weiterhin hat sich gezeigt, daß, je früher das Glaukom in Erscheinung tritt, um so häufiger erbliche Einflüsse nachzuweisen sind, so daß LÖHLEIN versuchte, das Glaucoma juvenile auf Grund der Erblichkeit gegenüber dem Glaucoma senile abzugrenzen. Obschon aus klinischen und systematischen Gründen eine Trennung der beiden Formen wünschenswert erscheint, so ist dies doch vom Erblichkeitsstandpunkte aus unmöglich; denn wenn wir in aufeinanderfolgenden Generationen zuerst das senile und dann das juvenile Glaukom auftreten sehen, so werden wir zwangsmäßig zur Annahme geführt, daß hier eine einheitliche genotypische Ursache zugrunde liegt.

Was das Verhalten der verschiedenen Glaukomformen betrifft, so ist zu sagen, daß sowohl das entzündliche wie auch das typische Glaucoma simplex vererbt werden können, daß aber innerhalb einer Familie — ähnlich wie bei den kolobomatösen Mißbildungen — meist die gleiche Art des grünen Stars vorzukommen pflegt. Ausnahmsweise treten aber auch beide Formen nebeneinander in Erscheinung (Nettleship).

Da, wie bereits betont, größere Stammbäume relativ selten sind, könnte man vermuten, daß keine reine Dominanz vorliegt, vielleicht in dem Sinne, daß nur die Disposition[1] vererbt wird und, wie Clausen annimmt, noch andere auslösende Momente dazukommen müssen.

Interessant ist vor allem die einzig dastehende Beobachtung von Löhlein, der in einer Familie bei einem Teil der Geschwister Glaukom fand, während eine Schwester typischen Hydrophthalmus aufwies. Ob hier zufällig die Anlage zu Glaukom einmal Hydrophthalmus hervorgerufen hat, oder ob der Hydrophthalmus als solcher durch das gleiche Gen bedingt werden kann, läßt sich auf Grund dieses einzelnen Falles natürlich nicht entscheiden[2].

Bereits v. Graefe hatte auf die Beziehung zwischen erblichem Glaukom und *Myopie* hingewiesen. Löhlein fand, daß in rund 50% der Fälle von jugendlichem Glaukom Myopie vorhanden war. Ob es sich, wie Löhlein, Plocher und auch Fleischer glauben, meist um eine sekundäre Myopie infolge des glaukomatösen Prozesses handelt, muß vom Erblichkeitsstandpunkte aus bezweifelt werden. Wissen wir doch, daß gerade die Myopie eine weitgehende Korrelation zu den verschiedensten erblichen Anomalien zeigt, bei denen ein ursächliches Moment nicht in Frage kommen kann (Hemeralopie, markhaltige Nervenfasern usw.)[3].

Weiterhin fand Löhlein, daß beim juvenilen erblichen Glaukom in über 50% der Fälle an den erkrankten Augen noch andere, in das Gebiet der *Hemmungsmißbildungen* fallende Anomalien vorhanden sind (Kolobome der Iris, der Linse, des Sehnerven, Arteria hyaloidea persistens usw.). Mit Recht weist Löhlein darauf hin, daß wohl in der Regel das Glaukom nicht als Folge dieser gröberen Mißbildungen aufzufassen ist, sondern daß es sich auch hier um eine Korrelation, meist erblicher Natur, handelt, die weiterhin den Schluß zuläßt, daß auch beim Glaukom der Erwachsenen gewisse Entwicklungsstörungen vorhanden sein könnten, ähnlich den Hemmungsmißbildungen beim Hydrophthalmus.

Bemerkenswert ist auch die korrelative Beziehung des Glaukoms zur *Retinitis pigmentosa* (Galezowski, Schmidt, Schnabel)[4], wobei die Drucksteigerung gewöhnlich schon in jungen Jahren auftritt (s. S. 791).

Ebenso wie der Hydrophthalmus zeigt auch das primäre Glaukom Beziehungen zum *Feuermal des Gesichtes* (Bär, Beltmann, Duschnitz, Ginzburg, Komoto, Safar, Salus, Voegele, Yamanaka) und ferner zum *meningealen Hämangiom* (Aynsley, Brushfield and Wyatt, Cushing, Weber).

---

[1] Die polnisch-jüdische Rasse scheint in stärkerem Maße für Glaukom disponiert als andere Populationen (Arlt, Benedict, Fuchs, Mandelstamm, Rosas, Wagner u. a.).

[2] In diesem Zusammenhange sei darauf hingewiesen, daß schon zwischen dem 5. und 10. Lebensjahr Fälle von Glaukom der „Erwachsenen" beobachtet wurden, während andererseits Hydrophthalmus bis zum 20. Lebensjahr noch auftreten kann. Wir sind deshalb nicht berechtigt, den Hydrophthalmus einfach als die infantile Form des Glaukoms zu bezeichnen, sondern müssen ihn wohl als etwas Eigenes auffassen.

[3] Immerhin muß den Beobachtungen von Löhlein und Plocher, welche mit fortschreitendem Glaukom eine Zunahme der Myopie beobachteten, besondere Beachtung geschenkt werden, haben doch solche Fälle — sofern es sich nicht um ein zufälliges Zusammentreffen handeln sollte — eine wesentliche Bedeutung für die Lösung der Frage der Myopiegenese.

[4] Schmidthäuser fand z. B. Glaukom bei $0,73\%$ seiner Patienten; dagegen bestand in $2,78\%$ der Fälle von Retinitis pigmentosa gleichzeitig grüner Star.

D. Maligne Tumoren des Auges.

Trotzdem die mehr oder weniger typische Lokalisation der einzelnen Arten maligner Geschwülste des Auges eine Behandlung an entsprechender Stelle nahelegen könnte, so soll doch im Interesse des Überblickes eine gemeinsame Darstellung vorgenommen werden.

Aus der Tatsache, daß die malignen Geschwülste des Auges ein familiär gehäuftes Auftreten zeigen können, rechtfertigt sich die Annahme einer genotypischen Anlage, die zum mindesten für die Disposition zur Tumorbildung mitverantwortlich zu machen ist.

1. Glioma retinae.

Da beim Glioma retinae trotz der relativen Seltenheit (ungefähr $0,03^0/_0$ aller Augenkranken) ein gehäuftes Auftreten bei Geschwistern seit der ersten einschlägigen Beobachtung von LERCHE immer wieder festgestellt wurde, könnte man versucht sein, eine recessive Vererbung anzunehmen. Dagegen sprechen aber zwei Momente. Erstens ist bis heute Konsanguinität der Eltern nur ein einziges Mal beobachtet worden (SCHUSTER). Zweitens zeigt sich, daß das Verhältnis der befallenen zu den kranken Geschwistern nicht der Erwartung entspricht. Berechnet man nämlich dieses sog. Recessivenverhältnis auf Grund der sorgfältigen Zusammenstellung von I. BELL, so ergibt sich unter Anwendung der Probandenmethode (vgl. S. 676) für das Verhältnis krank: gesund aus 25 Familien 63 : 77[1], was auf *dominanten* Erbgang hinweist. Gegen eine solche Annahme spricht aber wieder die Tatsache, daß nur in einem Teil der Fälle auch der eine Elter an Gliom erkrankt war (BERRISFORD, CASPAR, FIETTA, GRIFFITH, DE GOUVÊA, DE HAAS, v. HOFFMANN, ODINZOW, OWEN, POCKLEY, TAYLOR, TRAQUAIR). Da es auffällt, daß in der Regel beim Elter nur das eine Auge erkrankt ist, dagegen die Kinder gewöhnlich das Leiden beidseits aufweisen, so könnte man vermuten, daß ähnlich wie bei anderen familiär degenerativen Erkrankungen, die genotypische Anlage in der jüngeren Generation in stärkerem Maße zum Ausdruck kommt. Das für Dominanz sprechende obenerwähnte Zahlenverhältnis krank : gesund ließe sich deshalb vielleicht so erklären, daß die Dominanz beim Elter in der Regel noch keine vollständige ist, es daher nicht zur Manifestierung eines Glioms kommt[2].

LEBER weist darauf hin, daß man eigentlich in gewissen Fällen einen Zusammenhang zwischen Gliom der Netzhaut und Gliom des Gehirns erwarten sollte. Solche Fälle scheinen aber sehr selten zu sein (ELSCHNIG, NEWTON)[3].

2. Sarkom der Uvea.

Familiäres Auftreten von Aderhautsarkom wurde nur höchst selten beobachtet (PFINGST und GRAVES). Immerhin ließ sich vereinzelt Vererbung über 2 (GUTMANN, PARSONS) und sogar über 3 Generationen (DAVENPORT, SILCOCK) nachweisen.

---

[1] Oder auf Hundert berechnet 44,6 : 55,3 ± 2,4. Da ganz allgemein der wahre Wert innerhalb des gefundenen ± 3mal dessen mittleren Fehler, also innerhalb 44,6 ± 7,2 liegen muß, so könnte die theoretische Häufigkeit bei reiner Dominanz (50) durchaus zu dem ermittelten statistischen Ergebnis führen.

[2] Vererbung über 3 Generationen ist deshalb kaum zu erwarten, weil, wie erwähnt, die Kinder befallener Eltern meist doppelseitiges Glaukom aufweisen und daher entweder zugrunde gehen oder nicht zur weiteren Fortpflanzung gelangen.

[3] Beziehungen zu anderen malignen Geschwülsten (Carcinom, Sarkom) sind ebenfalls nur vereinzelt beobachtet worden (COMAS, KNAPP, PURTSCHER, THOMSEN und KNAPP).

3. Epibulbäres Carcinom.

Der einzige Fall eines anscheinend vererbten epibulbären Carcinoms stammt nach Sattler von Puccioni, welcher ein solches bei Vater und Sohn konstatierte.

4. Xeroderma pigmentosum (Melanosis lenticularis progressiva).

Bei dem von Caposi 1877 beschriebenen Xeroderma pigmentosum handelt es sich um eine Erkrankung der äußeren Haut, welche durch die Sonnenstrahlen begünstigt wird und daher an unbedeckten Körperteilen, insbesondere auch an den Lidern und am äußeren Bulbusabschnitt vorkommt. Es findet sich eine sommersprossenähnliche schwarzbraune Pigmentierung der Haut, welche mit atrophischen Stellen und Teleangiektasien einhergeht. An den Lidern kommt es zur Rötung und Schwellung, später zu Geschwürbildung und braunen papillomatösen Wucherungen.

Interessant ist vor allem die Kombination mit malignen Bildungen der Conjunctiva und der Lider. Meist handelt es sich um Epithelcarcinome, zum Teil auch um Sarkome, welche schon im frühen Kindesalter, am häufigsten jedoch zwischen dem 5. und 12. Lebensjahr auftreten.

Das Leiden zeigt eine auffallende familiäre Häufung bei Geschwistern (Lassar, Mendès da Costa u. v. a.).

Ausführliche Zusammenstellungen stammen von Lederer, Rouvière und Schonnefeld. Da zugleich Konsanguinität relativ häufig ist (etwa 14%), (Junès und Buckwell, Junès, Ischreyt, Lederer), scheint es sich um *recessive* Vererbung zu handeln.

E. Refraktion.

Versucht man auf Grund der gewaltigen Literatur auf dem Gebiete der Refraktion sich ein Bild zu machen von unseren Kenntnissen über das Zustandekommen der Refraktion des Auges, so ist man erstaunt, wie wenig tatsächliches Material eigentlich vorliegt. Insbesondere hat das Bestreben der Ophthalmologen aller Zeiten das Myopieproblem zu klären, einen unheilvollen Einfluß auf die Lösung der Frage nach der Entstehung der Refraktionszustände überhaupt ausgeübt, wurde doch diese fast völlig zurückgedrängt im Bestreben, die Ursachen der Kurzsichtigkeit klarzulegen.

Der größte Fehler, den die meisten Ophthalmologen begangen haben, besteht darin, daß sie das ganze Problem einseitig vom spezialistischen Standpunkte aus angefaßt haben, während es sich doch zweifellos um eine Frage handelt, die allgemein biologischen Gesetzen untersteht.

Von diesem Gesichtspunkte aus müssen wir auch das Problem der Vererbung der Refraktion in Angriff nehmen. Es soll deshalb im folgenden der Versuch unternommen werden, nicht, wie es gewöhnlich geschieht, aus den klinischen und statistischen Beobachtungen Gesetze ermitteln zu wollen, sondern umgekehrt auf Grund der allgemein gültigen Vererbungsregeln durch Analogieschlüsse das zu erwartende Verhalten der Vererbung der Refraktion abzuleiten und dann zu sehen, inwiefern die Tatsachen damit übereinstimmen und welche Abweichungen einer besonderen Erklärung bedürfen.

Es wurde bereits im allgemeinen Teil (S. 649) darauf hingewiesen, daß Merkmale, die sich, wie z. B. die Körpergröße, quantitativ erfassen lassen und daher in Größenklassen eingeteilt werden können, auch in einer heterogenen Population eine binominale Streuung aufweisen, in dem Sinne, daß bei genügend großen Statistiken die Zahl der Vertreter der einzelnen Größenklassen dem Koeffizienten des aufgelösten Binoms $(1 + 1)^n$ entsprechen.

Ganz das gleiche müssen wir auch für die quantitativ meßbaren Größen des Auges, seine *optischen Konstanten,* erwarten.

Es ist das Verdienst des Schweizer Ophthalmologen ADOLF STEIGER gewesen, in seinem grundlegenden Werk über die Entstehung der sphärischen Refraktionen darauf hingewiesen zu haben, daß die Frage nach der Vererbung der Refraktion erst in Angriff genommen werden kann, wenn das Verhalten der einzelnen optischen Konstanten erforscht ist, sind doch diese wesentlich für das Zustandekommen der Refraktion maßgebend.

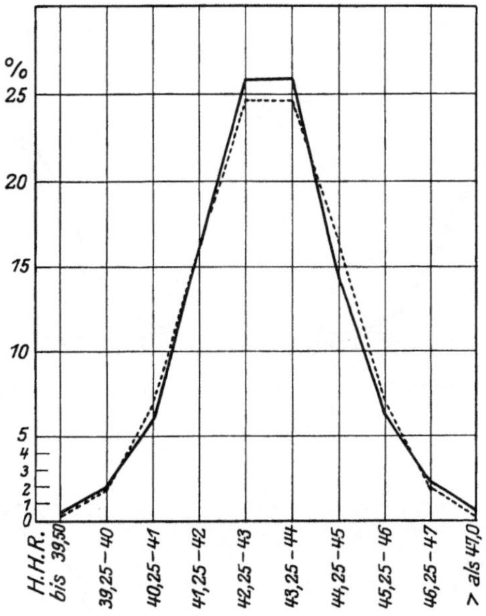

Abb. 63. Frequenzkurve der Hornhautrefraktion. (Nach STEIGER.)
—— Frequenzkurve. - - - Binominalkurve des aufgelösten Binoms $(1 + 1)^0$.

STEIGER gelang es auf Grund eines großen Materials festzustellen, daß vor allem die Hornhautrefraktion durchaus den Gesetzen der binominalen Streuung entspricht (vgl. Abb. 63). Neuerdings hat nun TRON zeigen können, daß auch die übrigen optischen Maße des Auges (Tiefe der Vorderkammer, Dicke der Linse, Krümmung der Linsenvorder- und -hinterfläche, Achsenlänge, sowie die Gesamtbrechkraft des dioptrischen Apparates) binominale Verteilung aufweisen (vgl. Abb. 64)[1].

Da aber sowohl bei paratypisch als auch bei genotypisch beeinflußten Merkmalen infolge heterogener Zusammensetzung der Population eine Streuung im Sinne der Binominalkurve (s. S. 648) auftreten kann, so ist es sehr wertvoll auf Grund der Zwillingsforschung zu wissen, wie stark sich (genotypisch identische) eineiige Zwillinge in Bezug auf die optischen Konstanten voneinander unterscheiden können. Dabei hat sich gezeigt, daß sowohl hinsichtlich Hornhautbrechung als auch Gesamtrefraktion Unterschiede über 1—2 dptr in

---

[1] Allerdings ist das Material von TRON noch zu klein, um geringgradige systematische Abweichungen von der binominalen Verteilung ausschließen zu können. Wesentlich ist, daß die Brechkraft der Linse entgegen der STEIGERschen Auffassung ebenfalls sehr großen Schwankungen unterworfen ist (von etwa 19—34 dptr).

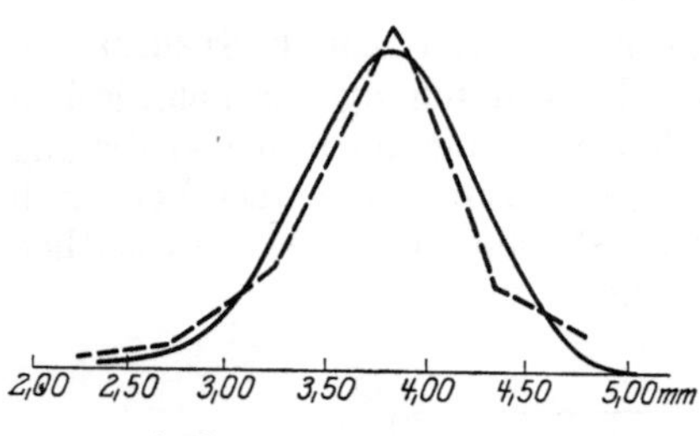

a) Tiefe der Vorderkammer.

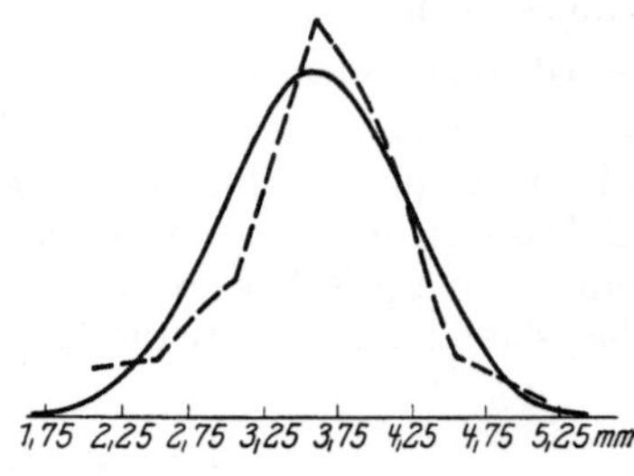

b) Dicke der Linse.

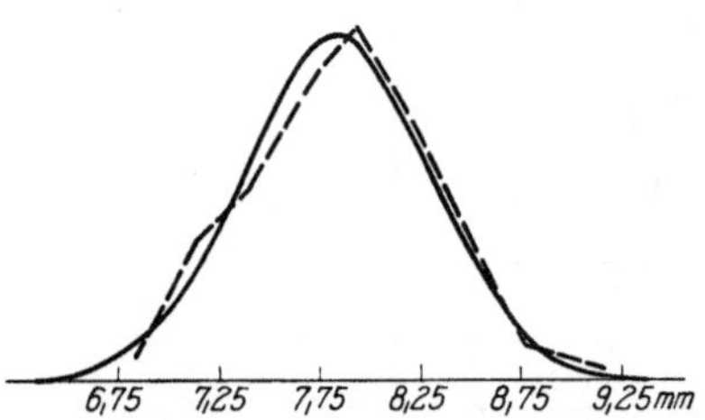

c) Radius der Hornhaut.

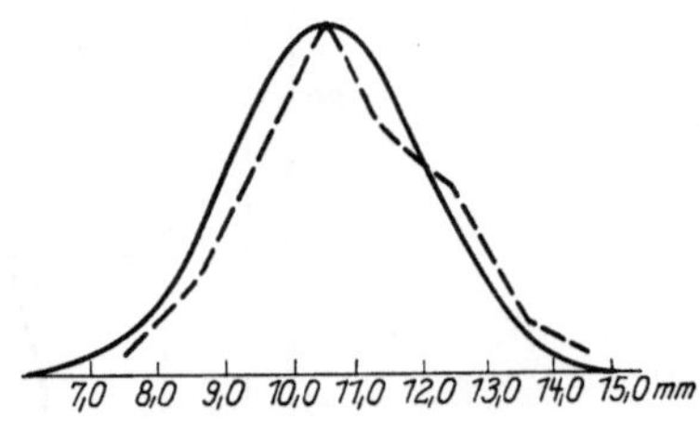

d) Radius der Linsenvorderfläche.

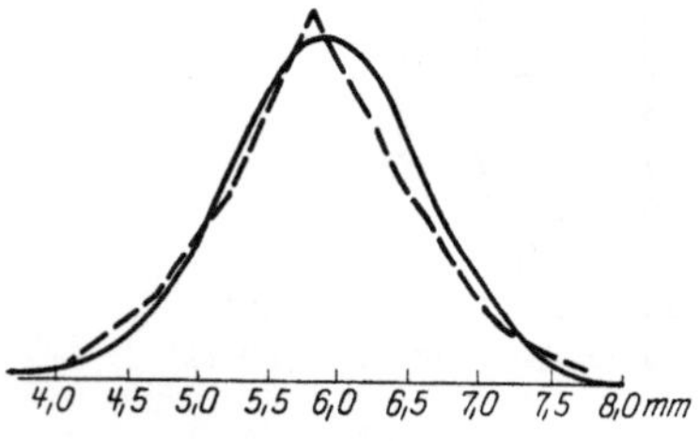

e) Radius der Linsenhinterfläche.

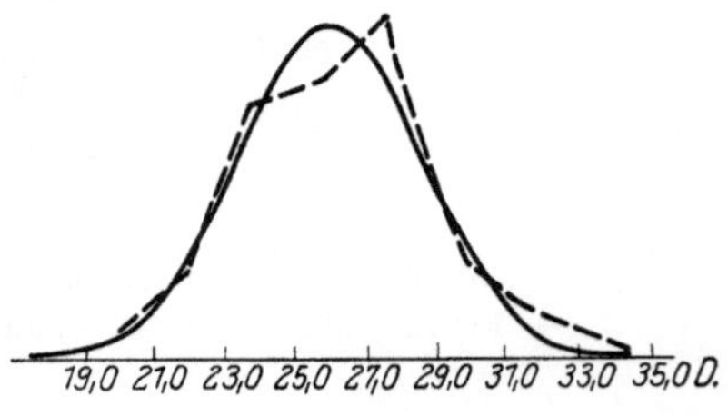

f) Brechkraft der Linse.

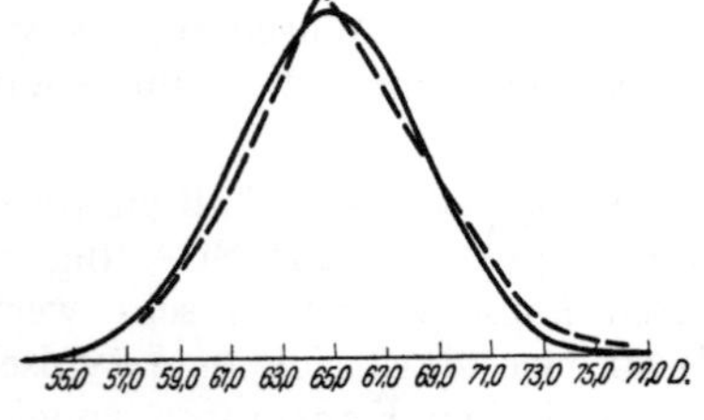

g) Brechkraft des Auges.

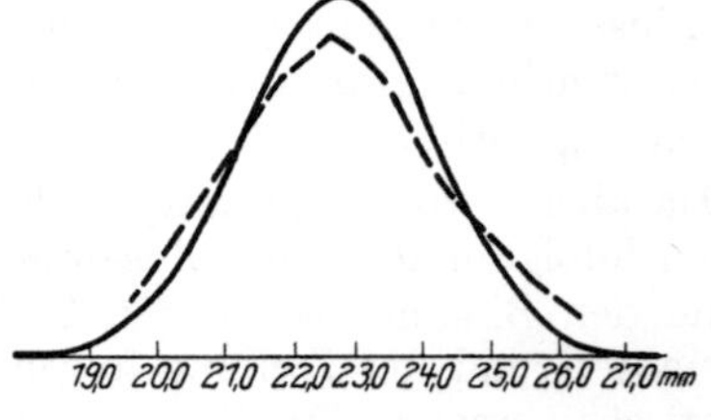

h) Achsenlänge unter Ausschluß der Myopien
über 6 dptr.

Abb. 64. Variationskurven der optischen Maße des Auges. [Nach E. Tron.]
—— Binominalkurven – – – statistisch ermittelte Frequenzkurven.

der Regel nicht vorkommen (BECKERSHAUS, JABLONSKI, SCHMIDT)[1], so daß
also die starken Schwankungen der einzelnen Konstanten durch die genotypisch
heterogen zusammengesetzte Population zustande kommen müssen.

Wie bei den übrigen normalen Merkmalen (Körpergröße, Hautfarbe usw.)
dürften auch die einzelnen optischen Konstanten des Auges polygen bedingt
sein[2], so daß bei der Kreuzung sich keine einfache Aufspaltung zeigt, sondern
wieder irgendeine Zwischenstufe zwischen den Extremen. Ebenso wie bei der
Körpergröße wird aber auch hier bei den Kindern wieder häufiger ein sog.
Rückschlag gegen die Eltern hin eintreten, so daß also Eltern mit starker Hornhautkrümmung wieder häufiger Kinder mit einer ähnlichen Hornhautkrümmung bekommen werden.

Dementsprechend dürfen wir auch für die gesamten übrigen optischen
Maße des Auges annehmen, daß sowohl große als kleine Varianten sich in dem
Sinne auf die Kinder vererben, daß wieder eine Annäherung an die elterlichen
Größen auftritt. Bestimmte Erbformeln etwa im Sinne einer einfachen Domi-
nanz dürfen wir aber in Anbetracht der Polygenie nicht erwarten[3].

Was nun die Vererbung der eigentlichen Refraktion betrifft, so handelt
es sich hier nicht um eine einfache optische Größe, sondern um einen Zustand,
auf den die verschiedensten einzelnen Faktoren Einfluß haben. Damit erhebt
sich die Frage: dürfen wir a priori erwarten, daß auch ein solch komplex bedingtes Merkmal wie die Refraktion binominale Streuung aufweist? Darauf
wäre zu antworten, daß dies durchaus der Fall sein kann, jedoch nur dann,
wenn die einzelnen maßgebenden Merkmale voneinander unabhängig sind,
also keine Korrelation aufweisen.

Es möge dies kurz an einem Beispiel erklärt werden, da diese Abhängigkeit für das
Verständnis der Refraktionskurve von ausschlaggebender Bedeutung ist.

Nehmen wir willkürlich an, die Länge der Wirbelsäule als Ausdruck der Wirbelhöhe
streue binominal, ebenso sei auch die Breite der Wirbel der Ausdruck der gleichen Verteilung: dann zeigt auch der Inhalt der gesamten Wirbelkörper eine binominale Verteilung.
Diese wird aber gestört sein, wenn eine Korrelation zwischen hohen und schmalen, bzw.
zwischen niederen und breiten Wirbelkörpern besteht. In diesem Falle werden wir relativ
zu viel Wirbelsäulen finden, die einen mittleren Inhalt aufweisen. Theoretisch können wir
uns sogar vorstellen, daß, wenn die Abhängigkeit absolut wäre, überhaupt nur einerlei
Wirbelsäulen von einem ganz bestimmten Inhalt auftreten, also eine Streuung verhindert würde. Mit anderen Worten, die negative Korrelation zwischen Höhe und Breite
hemmt bezüglich des Inhaltes die Streuung, begünstigt also die mittleren Werte. Die Streuungskurve muß deshalb zu schmal und zu hoch werden. Umgekehrt würde eine positive
Korrelation zwischen Höhe und Breite die Streuung für den Inhalt begünstigen, die GALTON-
sche Kurve also dadurch abgeflacht und auseinandergezogen werden.

Hinsichtlich der Refraktionskurve des Auges dürfte das neuerdings von
SCHEERER und BETSCH untersuchte Material von etwa 12000 Augen am ehesten
eine Beurteilung erlauben. Unter Weglassung der Fälle mit myopischen Fundusveränderungen erhielten sie eine zwar ziemlich symmetrische, aber sehr steile
Kurve, die, wie WIBAUT mit Recht einwendet, gegen binominale Verteilung
spricht. Ich habe deshalb auf Grund der Angaben obiger Autoren die dazugehörige
ideale Variationskurve berechnet und in Abb. 65 wiedergegeben. Dabei zeigt
sich, daß diese wesentlich flacher verläuft, durchaus in Übereinstimmung
mit dem von WIBAUT bereits früher an kleinerem Material gefundenen Resultat.

---

[1] Ausnahmsweise könnten natürlich auch einmal große Differenzen vorkommen (HEI-
NONEN, MÜNCH u. a.) entsprechend der Anisometropie, da eineiige Zwillinge sich ähnlich
verhalten wie die beiden Körperhälften.

[2] Ob es sich dabei um gleichsinnig wirkende verschiedene Faktoren (Polymerie) oder
um quantitativ verschiedene Genmengen im Sinne der GOLDSCHMIDTschen Theorie (evtl.
um multiple Allelomorphe), oder um verschiedenartige, zum Teil abhängige Gene handelt,
läßt sich heute noch nicht beurteilen.

[3] Extreme Formen zeigen deshalb eher einfache Erbverhältnisse, weil sie häufig bereits
als pathologisch angesprochen werden können.

Es werden also relativ zu viele Fälle mit geringer Abweichung vom Mittel (das bei etwa + 0,5 dptr liegt, Abb. 65) gefunden. Nach den gegebenen Ausführungen muß der Grund für diese „Emmetropisation"[1] der Augen in einer Korrelation der einzelnen Grundfaktoren für die Refraktion gesucht werden, da ja diese, wie bereits erwähnt, einzeln binominal streuen. Weil die Refraktionskurve zu steil verläuft, muß es sich um eine negative Korrelation zwischen

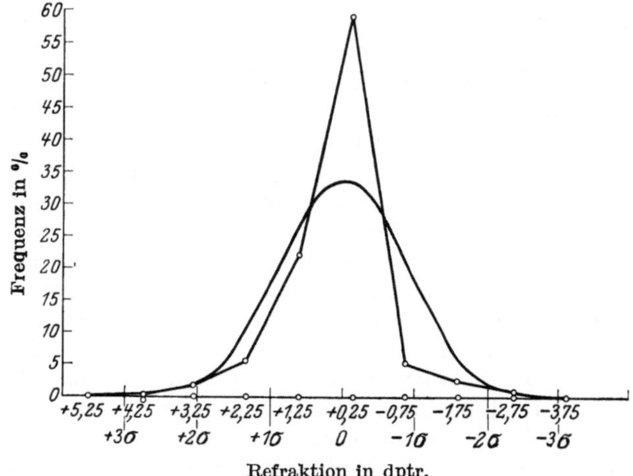

Abb. 65. Vergleich der Refraktionskurve von Scheerer und Betsch mit der daraus berechneten theoretischen binominalen Variationskurve.

zwei Faktoren handeln, die beide eine Zu- oder Abnahme der Refraktion bedingen[2]. Wie aus der Arbeit von Tron hervorgeht, besteht nun tatsächlich eine solche negative Korrelation zwischen Achsenlänge des Bulbus und Gesamtbrechkraft, d. h. wir finden bei langen Achsen häufiger eine schwache Brechkraft und umgekehrt, so daß also diese beiden Faktoren gegensinnig wirken und daher die Entstehung emmetropischer Refraktion begünstigen.

1. Myopie.

Nur langsam hat die Vererbungslehre eine Bresche zu schlagen vermocht in das Heer von Theorien über die äußeren Entstehungsursachen der Myopie. Dabei läßt sich der Wandel der Ansichten folgendermaßen charakterisieren: Zuerst lange Zeit fast völlige Ablehnung des erblichen Momentes, dann unter dem Einfluß der Familienuntersuchungen Eingeständnis, daß wenigstens die hohe Myopie hereditären Einflüssen unterworfen sei. Erst durch die Steigerschen Untersuchungen wurde aber auch die Myopie geringeren Grades als eine erbliche Variationserscheinung festgelegt. Trotzdem vermochte diese Ansicht nicht völlig durchzudringen. Während ein Teil der Autoren sie noch jetzt gänzlich ablehnt, haben viele den Ausweg gewählt, daß sie zwar eine Disposition annehmen, dem auslösenden Moment mechanischer Natur aber trotzdem die Hauptursache zuschreiben.

Wenn wir zuerst die *geringgradige* Myopie, welcher man den Namen Schulmyopie beigelegt hat, um damit deren angenommene Ursache anzudeuten, in

---

[1] Der Ausdruck scheint von Straub zu stammen.

[2] Da die menschliche Refraktionskurve bei Neugeborenen (Schnabel und Herrnheiser) anscheinend einen rein binominalen Verlauf nimmt, so tritt also der Emmetropisationsvorgang erst während des postembryonalen Wachstums auf, was natürlich keineswegs dagegen spricht, daß es sich um eine erblich bedingte Korrelationserscheinung handelt.

unseren Betrachtungskreis ziehen, so erhebt sich die Frage, welcher Faktor, die
Brechkraft oder die Achsenlänge, das ausschlaggebende Moment ist. Übereinstimmend geht die Ansicht dahin, daß letztere die Grundlage des myopischen
Refraktionszustandes darstellt. Da aber, wie bereits bemerkt, die Achsenlänge auch eine binominale Verteilung aufweist, so muß, wenn nicht eine sehr
ausgesprochene Korrelation zwischen dieser und der Myopie besteht, auch ein
kurzsichtiges Auge eine normale oder sogar relativ kurze Achse haben können.
Diese Ansicht hat sich durch die neueren Untersuchungen von TRON vollauf

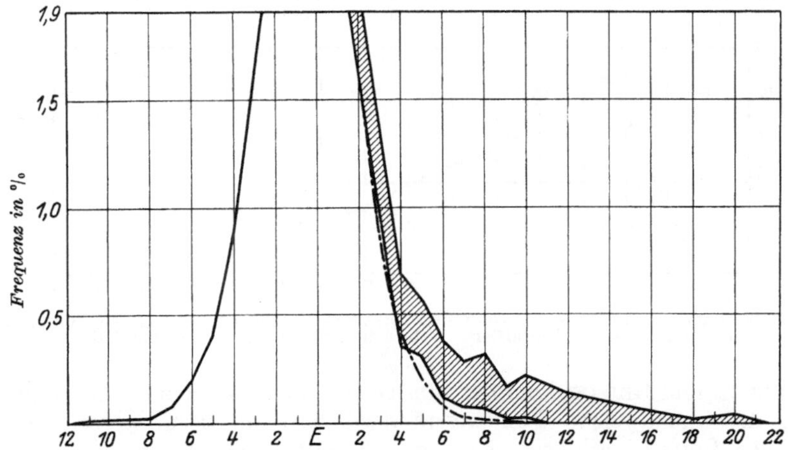

Abb. 66. —— Frequenzkurve der Refraktion. (Nach SCHEERER.)
(Basis der Frequenzkurve aus Abb. 65 in vergrößertem Maßstab.)
Das schraffierte Gebiet umfaßt die Fälle von Myopie mit degenerativen Fundusveränderungen.
·—·— Symmetrisch zum positiven Schenkel der Kurve aufgetragener negativer Schenkel. Nach
links vom Nullpunkt (E) sind die positiven, nach rechts die negativen Refraktionswerte aufgetragen.

bestätigt. Damit sind alle Theorien, welche die geringgradige Myopie lediglich
als Folge einer durch mechanische Ursachen verlängerten Achse erklären wollen,
nicht mehr haltbar. Da die Brechkraft des Auges eine analoge Variabilität aufweist, kommt auch diese für eine Erklärung der Myopie durch äußere Umstände
nicht in Frage.

Allerdings besteht zwischen Achsenlänge und Myopie geringeren Grades
eine positive Korrelation mittlerer Größe (TRON). Dieses besagt aber nur,
daß kurzsichtige Augen relativ häufiger längere Achsen haben als weitsichtige.
Die Beziehung müßte jedoch viel ausgesprochener sein, wenn ein lediglich
durch äußere Einflüsse bedingtes ursächliches Moment vorliegen würde.

Da bei quantitativ variierenden Merkmalen eine Regression (Rückschlag)
nach den Eltern stattfindet, ist zu erwarten, daß in Familien mit kurzsichtigen
Augen diese sich wiederum weiter vererben, insbesondere solange nicht eine
gegensinnige Refraktion bei den Eltern vorliegt. Gegenüber der Emmetropie
kann sich daher die leichte Myopie scheinbar *dominant* vererben (CLAUSEN,
HOLM), wobei aber, wie betont, eine einfache Dominanz nicht in Frage kommt.
Bei der geringgradigen Kurzsichtigkeit handelt es sich also um einen Zustand,
der das Produkt verschiedener erblich bedingter Einzelfaktoren ist und der
die Wahrscheinlichkeit hat, in einer Familie um so eher wieder aufzutreten, je
mehr er bereits vertreten ist und je weniger er durch gegensinnige Faktoren vom
anderen Elter beeinflußt wird. Infolge Mehrzahl dieser wahrscheinlich polygen
bedingten Faktoren ist aber die Zahl der Kombinationsmöglichkeiten so enorm,
daß ein zahlenmäßiges Erfassen der Erwartung ausgeschlossen erscheint.

Gehen wir zu den *höheren Graden* von Myopie über, so tritt uns in der Refraktionskurve eine Abweichung entgegen, die einer besonderen Erklärung bedarf. Es zeigt sich nämlich, daß viel mehr Myopien zur Beobachtung gelangen als der Erwartung entsprechen, d. h. *die Refraktionskurve verläuft nach der Seite der Myopie zu asymmetrisch* (Gallus, Scheerer, Steiger u. a.). Eine Erklärung dieser Abweichung vermochte auch Steiger nicht zu geben (vgl. Abb. 66). Er faßte sie als reine Variationserscheinung auf. Dies ist der schwache Punkt seiner sonst so überaus fruchtbaren Darlegungen; er ist zum Teil schuld daran, daß sie nicht noch allgemeinere Anerkennung gefunden haben.

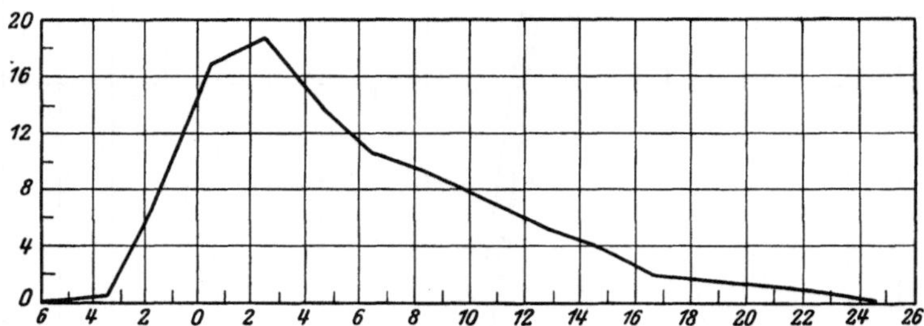

Abb. 67. Frequenzkurve der Myopie mit degenerativen Veränderungen. (Nach Scheerer.) Sie umfaßt die das schraffierte Gebiet in Abb. 66 ausmachenden Fälle.

Scheerer und Betsch konnten nun zeigen, daß, wenn man alle Fälle von Myopie, die irgendwelche Fundusveränderungen aufweisen, ausschaltet, die menschliche Refraktionskurve, wie schon Kraupa vermutet hatte, einen rein symmetrischen Verlauf nimmt (vgl. Abb. 65, S. 720). Es spricht dies dafür, daß neben der eigentlichen „Streuungsmyopie", die nach der Symmetriekurve 7 dptr nur selten überschreiten dürfte, noch eine andere Art von Myopie vorkommt, welche die Asymmetrie der Refraktionskurve bedingt. Trägt man die Häufigkeit dieser myopisch-degenerativen Augen wieder graphisch auf, so zeigt sich, daß auch diese Kurve (vgl. Abb. 67) keinen symmetrischen Verlauf nimmt, sondern gegen die hohen Grade hin ausgezogen ist. Es spricht dies dafür, daß die Genese der einzelnen Myopieformen, wie dies von Brückner und Scheerer betont wurde, durchaus nichts Einheitliches darstellt[1].

Entgegen den Steigerschen Anschauungen gelangen wir also zur Annahme, daß neben der eigentlichen „Streuungsmyopie" noch verschiedene Arten von Myopien vorkommen, denen wir eine „pathologische" Ursache zuschreiben müssen.

Für eine solche Annahme sprechen weiterhin sehr gewichtige Gründe. Vom Vererbungsstandpunkte aus erwarten wir vor allem, daß pathologische Zustände relativ einfache Vererbungsverhältnisse aufweisen. Es ist deshalb nicht verwunderlich, daß der Nachweis der Vererbung der Myopie zuerst bei den hochgradigen Fällen möglich war.

Im allgemeinen scheint sich die hochgradige Myopie *recessiv* zu vererben. Dementsprechend fand Jablonski nach der Weinbergschen Probandenbzw. Reduktionsmethode $16{,}5 \pm 3{,}4^0/_0$ unter den Kindern von Nichtmyopischen, was der theoretischen Erwartung von $25^0/_0$ nicht widerspricht[2]. Sofern es sich

---

[1] Bei den höheren Graden der Kurzsichtigkeit ist die Beziehung zu langen Bulbusachsen wesentlich ausgesprochener vorhanden. Aber selbst bei Myopien von 10 dptr können noch „normale" Achsenlängen (20—25 mm) gefunden werden.

[2] Der theoretische Wert muß innerhalb des gefundenen Mittelwertes ± 3mal dessen mittleren Fehler (also innerhalb $16{,}5 \pm 9{,}42^0/_0$ liegen). Da die Reduktionsmethode zudem den Minimalwert ergibt, ist die Übereinstimmung genügend.

um einfache Recessivität handelt, ist zu gewärtigen, daß sämtliche Kinder zweier hochgradig myopischer Eltern wieder kurzsichtig sein müssen, was anscheinend auch der Fall ist (CLAUSEN, FLEISCHER, JABLONSKI u. a.). Da es sich um ein sehr häufiges Leiden handelt, kann der Konsanguinität nur eine untergeordnete Rolle zukommen, immerhin hat schon STILLING auf deren Bedeutung für die Manifestierung hochgradiger Myopie hingewiesen.

Weil Kinder von Myopen sehr häufig wieder kurzsichtig sind und zudem Vererbung von Myopie über mehrere Generationen vorkommt (JABLONSKI, VOGT), hat VOGT die Ansicht ausgesprochen, daß die hochgradige Myopie auch dominant vererbt wird. Die Richtigkeit dieser Annahme ist aber nicht, wie man glauben könnte, durch die direkte Übertragung bewiesen. Mit Recht bemerkt nämlich LENZ, daß bei einem so häufigen Leiden, wie die Kurzsichtigkeit, die Zahl der Konduktoren in einer Bevölkerung sehr groß ist. Nach der Statistik von SCHEERER und BETSCH beträgt die Häufigkeit der degenerativen Myopie etwa 4%, was einer Konduktorenhäufigkeit in der Population von 40% entspricht.

Dementsprechend kann es nicht zu selten vorkommen, daß Kurzsichtige über 2 und mehr Generationen zufällig einen Konduktor heiraten. Auch die Zahl befallener Kinder entspricht dann durchaus der bei dominanter Vererbung, da es sich um eine Rückkreuzung handelt (vgl. S. 634).

Eine Entscheidung der Frage, ob auch *dominant* vererbte hochgradige Myopie vorkommt, ist vielmehr dann möglich, wenn der Nachweis einer Korrelation mit andern sicher dominant vererbten Leiden erbracht werden kann, wie dies in einem von VOGT beschriebenen Stammbaum der Fall ist, wo Myopie mit Nystagmus und Sehschwäche durch 4 Generationen dominant vererbt wurde (vgl. Abb. 68).

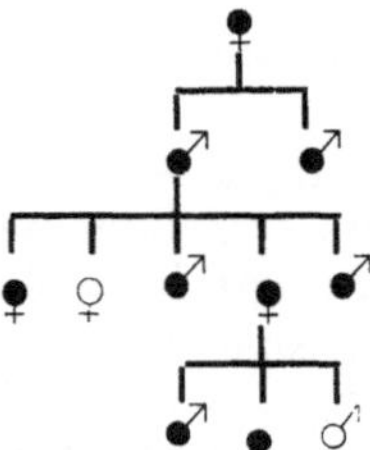

Abb. 68. Dominante Vererbung von Myopie, Nystagmus und Sehschwäche. (Nach VOGT.)

In den Korrelationserscheinungen der Myopie besitzen wir ein Mittel, nicht nur die Vererbung, sondern auch das Wesen der Kurzsichtigkeit höheren Grades unserem Verständnis näher zu bringen. Einmal hat sich gezeigt, daß es eine mit hochgradiger Myopie gekoppelte geschlechtsgebundene Hemeralopie gibt, daß also in diesen Familien auch die Myopie diesem Vererbungstypus folgt (vgl. S. 766).

Für *geschlechtsgebundene* Vererbung von Myopie spricht auch ein von WORTH mitgeteilter Stammbaum (vgl. Abb. 69). Weiterhin zeigt die degenerative Myopie Korrelationen mit einer großen Zahl von Augenaffektionen, die insbesondere zur Gruppe der ektodermalen Mißbildungen gehören, so zum Albinismus, zur Ectopia lentis, zu den ausgedehnten markhaltigen Nervenfasern u. a., so daß wir berechtigt sind, anzunehmen, auch die hochgradige Myopie sei zu den degenerativ erblich bedingten Leiden zu rechnen. Dafür spricht auch die von BEST betonte Beziehung zur geistigen Minderwertigkeit; sind doch bei Idioten, Geisteskranken, Epileptikern usw. ganz allgemein Refraktionsanomalien häufiger als bei Normalen.

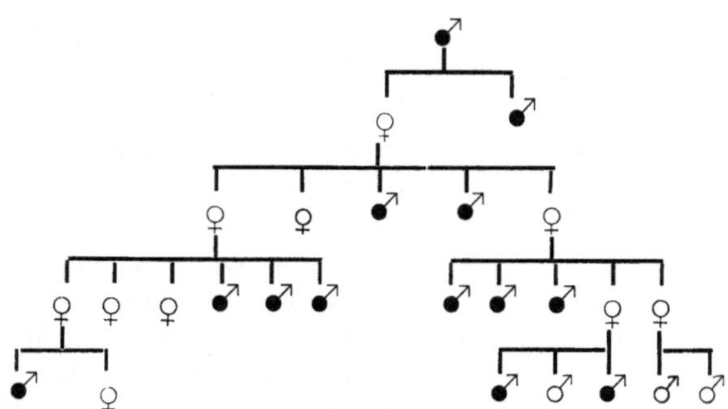

Abb. 69. Geschlechtsgebundene Vererbung von Myopie. (Nach Worth.)

Best hat insbesondere auch darauf aufmerksam gemacht, daß die Refraktion als solche eine weitgehende Abhängigkeit von der Netzhautentwicklung aufweist, einerseits gestützt auf die Experimente von Spemann und Lewis, welche zeigen konnten, daß die Bildung der Hornhaut und Linse beim Frosch in direkter Beziehung zur primären Augenblase steht, andererseits auf das häufige Vorkommen von Anomalien des Sehnerven (Verziehung, ovale Form, Konus u. a.) bei Astigmatismus[1].

Vogt hat weiterhin die Theorie aufgestellt, daß die degenerative Myopie ihre Entstehung einem pathologischen Wachstum der Netzhaut verdanke. Der Einwand Fleischers, daß die Verdünnung der Augenhüllen dagegen spreche, scheint mir nicht stichhaltig, denn abgesehen von dem pathologischen Verhalten abnorm wachsender Bestandteile des Auges könnte eine Degeneration der mesodermalen Teile entweder rein korrelativ oder sekundär infolge der maßgebenden ektodermalen Anomalie zustande kommen, wie dies Elschnig und A. v. Szily z. B. für die sekundären Dehnungserscheinungen der Aderhaut wahrscheinlich gemacht haben.

Was die myopischen Veränderungen am hinteren Bulbusabschnitt betrifft, so haben sich die Ansichten in letzter Zeit immer mehr dahin geändert, daß es sich auch hier um genotypisch bedingte homochron auftretende Degenerationserscheinungen im Sinne der Abiotrophien handele, die nicht einfach als Dehnungserscheinungen zu deuten sind, wie bisher meist angenommen wurde. Einerseits haben nämlich Elschnig und A. v. Szily gezeigt, daß insbesondere die myopischen Bügel (Koni) nicht mechanischen Ursachen, sondern erblich bedingten Bildungsanomalien ihre Entstehung verdanken, andererseits hat Vogt auf die Ähnlichkeit der myopischen Degenerationserscheinungen (Bügel, Sklerose der Aderhautgefäße, Blutungen, Netzhautablösung, cystische Degeneration der Netzhaut, Glaskörperverflüssigung usw.) mit senilen Veränderungen aufmerksam gemacht, die ja ebenfalls hereditären Einflüssen unterworfen sind.

2. Hypermetropie.

Für die Hypermetropie sind ganz allgemein die bei der Myopie gemachten Ausführungen maßgebend. Die *geringen Grade* der Übersichtigkeit zeigen erwartungsgemäß wieder einen scheinbar *dominanten* Vererbungsmodus, indem von hyperopischen Kindern meist ein oder beide Eltern dieselbe Refraktionsanomalie aufweisen (Krusius) und umgekehrt hyperopische Menschen wieder in der Mehrzahl der Fälle ebensolche Kinder haben (E. Hertel).

---

[1] Im Gegensatz zur „Streuungsmyopie" ist bei der degenerativen Myopie die Beziehung zur Achsenlänge eine sehr ausgesprochene, so daß diese also, wie seit langem angenommen, mit Recht den Namen Achsenmyopie trägt.

Die *hochgradige* Hyperopie zeigt ganz in Analogie zur hohen Myopie wieder einen ausgesprochen *recessiven* Vererbungsmodus, was schon aus der Häufung solcher Fälle bei Geschwistern (CLAUSEN, LEBER, OSTERROHT, SCHNEIDEMAN, SCHERENBERG u. a.) hervorgeht.

Eine Verziehung der Refraktionskurve ist nur deshalb nicht vorhanden, weil solche Fälle selten sind. Zweifelsohne müssen wir aber auch hier extreme Grade der Hyperopie, die wesentlich außerhalb des normalen Streuungsbereiches (etwa über + 7 dptr) fallen, als pathologisch ansehen. Sie werden denn auch allgemein, insbesondere wenn Komplikationen (kleine Hornhaut, Katarakt, Mißbildungen) vorliegen, dem *Mikrophthalmus* zugerechnet, ganz im Gegensatz zur degenerativen Myopie, die man in analoger Weise als eine besondere Gruppe abtrennen sollte.

3. Hornhautkrümmung.

Daß die Hornhautkrümmung als solche in der Population eine binominale Streuung aufweist, wurde bereits S. 717 erwähnt. Dementsprechend konnte STEIGER zeigen, daß sowohl stark als schwach gekrümmte Hornhäute meist auf die nächste Generation weiter vererbt werden.

Auch für den *Hornhautastigmatismus* dürfen wir nach den STEIGERschen Untersuchungen ein erbliches Moment mit Sicherheit annehmen, weil nicht nur der Grad des Astigmatismus, sondern auch seine Achsenstellung bei verschiedenen Familienmitgliedern in gleicher Weise in Erscheinung treten kann. Da SPENGLER über 5 Generationen Vererbung von Achsenstellung und Grad des Astigmatismus fand, ist man geneigt, *dominante* Vererbung vorauszusetzen. Wahrscheinlich dürfte dies aber nur für stärkere Grade gelten. Nach VOGT scheint auch *geschlechtsgebundene* Vererbung vorzukommen. Es liegen jedoch keine weiteren Untersuchungen vor, so daß sich etwas Bestimmtes heute noch nicht aussagen läßt.

Eine ausführliche Arbeit über Häufigkeit und Variabilität des Astigmatismus wurde unter der Leitung ERGGELETs von LEIBOWICZ veröffentlicht.

4. Anisometropie.

Die Tatsache, daß auch die Anisometropie in ihren verschiedenen Formen vererbt sein kann, wurde von BLATT an mehreren Stammbäumen nachgewiesen. Der Vererbungsmodus läßt sich auch hier nicht genau erfassen, kommt doch neben *recessiver* auch anscheinend *dominante* Übertragung vor, wie bei den Ametropien im allgemeinen.

Das Studium der Anisometropien scheint mir aber für die Zukunft nicht unwichtig zu sein, denn es besteht hier am ehesten die Möglichkeit, wegen ihrer relativen Seltenheit den Vererbungsmodus aus Stammbäumen herauszulesen, wobei allerdings eine genaue Erfassung der einzelnen optischen Konstanten und nicht nur der Gesamtrefraktion unerläßlich wäre.

F. Affektionen der Hornhaut.

Ebenso wie die Hornhautkrümmung ist auch die Hornhautgröße den erblichen Variationserscheinungen unterworfen (FRIEDE, STÄHLI). Die von ROSA PETER ermittelte statistische Variationskurve zeigt eine weitgehende Übereinstimmung mit der idealen binominalen Streuungskurve (vgl. Abb. 70).

Hinsichtlich der Vererbung kommen die bei den Refraktionsanomalien angeführten Tatsachen in Betracht. Im allgemeinen werden Kinder von Eltern mit großen oder kleinen Hornhäuten infolge der Regression wieder häufiger ebensolche Hornhäute aufweisen[1].

Wie aus Abb. 70 hervorgeht, berührt die normale Streuungskurve die Null-linie einerseits bei 10,25 mm, andererseits bei etwa 13 mm. Damit haben wir

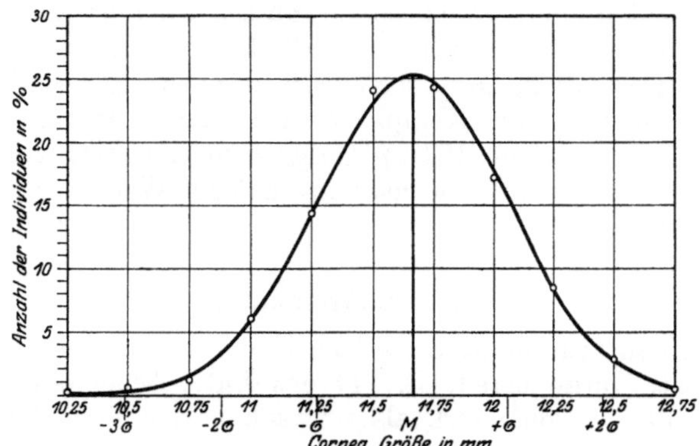

Abb. 70. Frequenzkurve der Hornhautgröße. (Nach Rosa Peter.)
—— Ideale Variationskurve.
o Statistisch ermittelte Frequenzzahlen.

das Recht, Hornhäute mit einem Durchmesser von 10 mm und weniger als Mikrocorneae, solche von 13 mm und darüber als Megalocorneae zu bezeichnen, wobei allerdings zu bemerken ist, daß eben ausnahmsweise, wie Stähli mit Recht betont hat, auch sehr kleine und sehr große Corneae lediglich als Streuungsformen in Erscheinung treten können.

1. Mikrocornea.

Sofern die kleine Cornea noch im Streuungsbereich der normalen Horn-hautgröße liegt, wird es sich nur selten um eine pathologische Mikrocornea handeln, obschon ähnlich wie bei der Myopie eine Überlagerung der normalen Variationskurve durch die Kurve der pathologischen Fälle an den Enden zu erwarten ist.

Relativ einfache Vererbungsverhältnisse werden wir nur bei den ausge-sprochenen Fällen von Mikrocornea erwarten dürfen.

Familiäre Häufung bei Geschwistern (Friede, R. Peter, Stähli) sowie Konsanguinität der Eltern ist verschiedentlich beobachtet worden. Es dürfte sich also um *recessive* Vererbung handeln.

Da trotz der starken Krümmung der Hornhaut die Refraktion des Auges nicht wesentlich von der Emmetropie abzuweichen pflegt (Friede, Pristley Smith, Stähli), so scheint auch die Achsenlänge des Bulbus entsprechend klein zu sein. In einem großen Teil der Fälle handelt es sich also wohl um Über-gänge zu reinem Mikrophthalmus. Korrelation mit Glaukom ist häufig (Stähli).

Weil die Mikrocornea oft mit eigentlichem Mikrophthalmus und anderen Mißbildungen des Auges, die sich dominant vererben (Aniridie, Kolobom), vergesellschaftet ist (vgl. S. 700), so kann auch die Mikrocornea diesem Ver-erbungsmodus folgen (Friede, Martin u. a.).

---

[1] Um einfach dominante oder intermediäre Vererbung, wie R. Peter meint, kann es sich wohl nicht handeln. Da auch hier Polygenie in Betracht kommen dürfte, zeigen die Bastarde eben meist ein intermediäres Verhalten, das dem einen oder andern Elter an-genähert sein kann. Damit hängt ja auch die Regression zusammen.

2. Cornea plana (congenita).

Bei der zuerst von Rübel beschriebenen Cornea plana besteht nicht nur eine abnorme Flachheit der Cornea (Brechkraft 20—26 dptr), sondern auch eine Verkleinerung des Durchmessers (8—10 mm) durch unregelmäßiges Übergreifen der Sclera, so daß also im Gegensatz zur eigentlichen Mikrocornea kein scharfer Rand besteht und die klare Hornhaut meist eine horizontal-ovale Form aufweist. Die Vorderkammer ist zudem abnorm flach, die Achsenlänge des Bulbus normal oder sogar eher verlängert.

Da diese Augen durchwegs amblyopisch sind[1], so nimmt Friede mit Recht an, daß nicht bloß eine mesodermale Mißbildung des vorderen Bulbusabschnittes, wie er früher glaubte, vorliegt, sondern daß eine Korrelation mit einer Aplasie der Netzhaut und des Sehnerven (zum Teil abnorm kleiner Opticus) besteht, wenn nicht sogar diese die primäre Ursache der Anomalie der Hornhaut ist.

Da das Leiden zwar gehäuft bei Geschwistern (Felix, Friede, Rübel), dagegen weder in der Ascendenz noch in der Descendenz beobachtet wurde und Felix zudem bei den Eltern Konsanguinität vorfand (vgl. Abb. 71), so scheint mir trotz des Einwandes von Clausen, daß es sich um ein zu kleines Material handle, die Annahme einer *recessiven* Vererbung durchaus berechtigt.

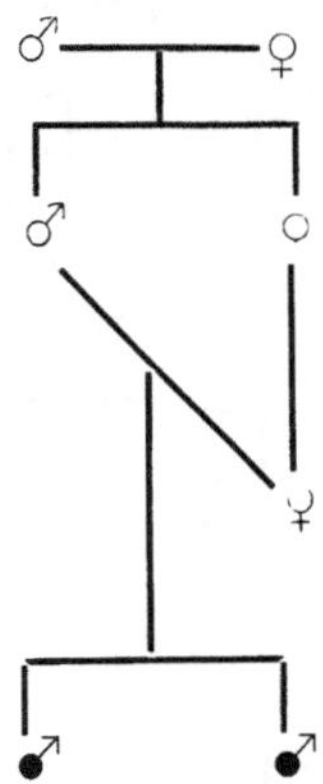

Abb. 71. Familiäre Cornea plana, Manifestierung infolge Konsanguinität. (Nach Felix.)

3. Die Megalocornea.

Es ist das Verdienst des Züricher Ophthalmologen Horner und seiner Schule (Haab, von Muralt, Pflüger, Stähli) seit den siebziger Jahren des vorigen Jahrhunderts Megalocornea und Hydrophthalmus streng voneinander geschieden zu haben, eine Ansicht, welche von anderer Seite (Axenfeld, Salzmann) sowie von den meisten französischen Autoren bekämpft wurde. In neuerer Zeit haben sich allerdings die meisten Forscher der dualistischen Ansicht angeschlossen, insbesondere seitdem die Vererbung der Megalocornea durch Kaiser klargelegt worden ist.

a) Geschlechtsgebundene Vererbung der Megalocornea.

Familiäres Auftreten von Megalocornea wurde bereits 1869 von von Muralt unter dem Namen Cornea globosa beschrieben und seither wiederholt beobachtet (Carlotti, Gertz, Horner, Pflüger, Reis, Stähli, Warlomont u. a.). Dabei

---

[1] Genaue Untersuchungen im rotfreien Lichte liegen leider nicht vor.

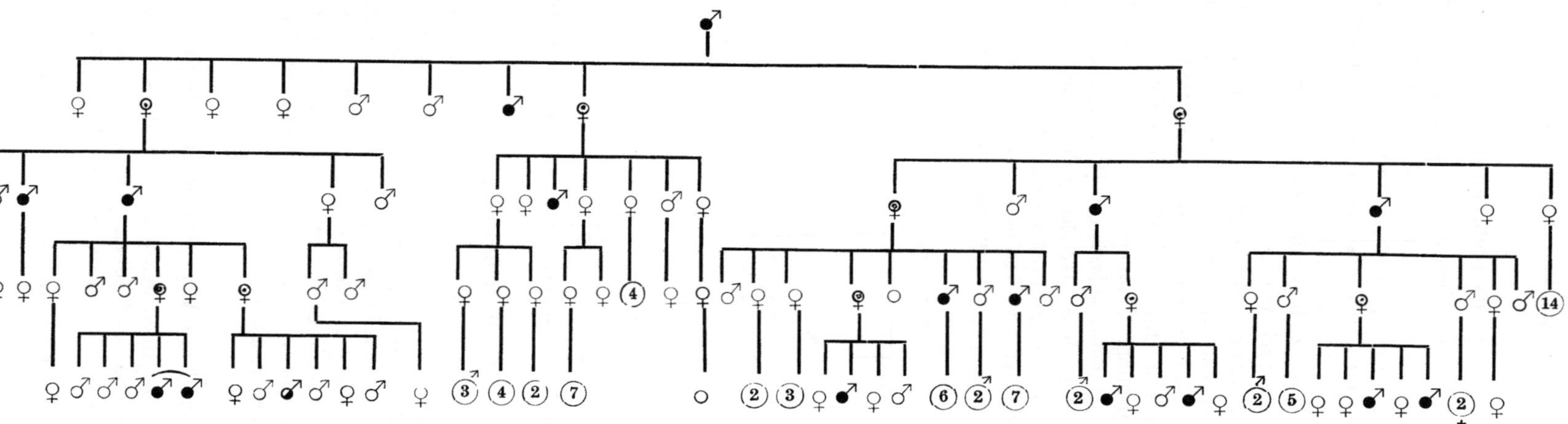

Abb. 72. Geschlechtsgebundene Vererbung der Megalocornea. (Nach B. KAYSER.)

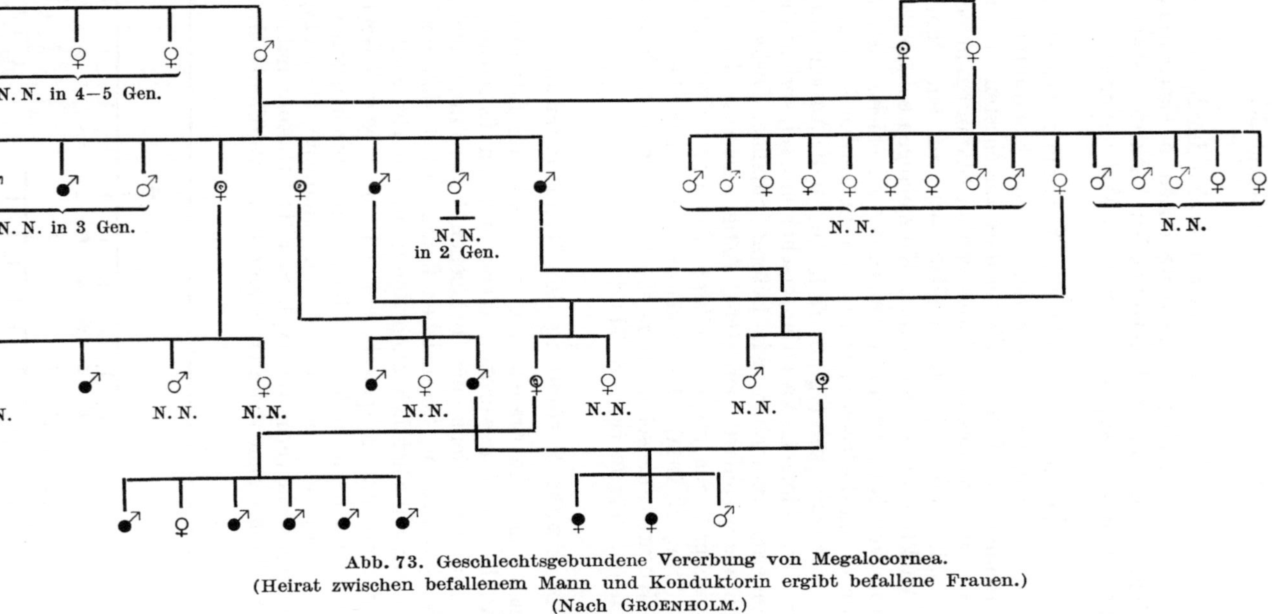

Abb. 73. Geschlechtsgebundene Vererbung von Megalocornea.
(Heirat zwischen befallenem Mann und Konduktorin ergibt befallene Frauen.)
(Nach GROENHOLM.)

● Megalocornea.
⊕ Konduktorin.
N. N. Normale Nachkommenschaft.

handelt es sich durchwegs um befallene Brüder, was sich durch die von Kaiser nachgewiesene geschlechtsgebundene Vererbung durch 5 Generationen ohne weiteres erklärt[1] (vgl. Abb. 72). Die betreffenden Patienten stammten aus dem süddeutschen Orte Calw, weshalb die Augen im Volksmunde Calwer-Augen genannt wurden.

Frauen können bei geschlechtsgebundener Vererbung erwartungsgemäß nur dann die Anomalie zeigen, wenn ein Befallener eine Konduktorin heiratet. Bei der großen Seltenheit des Leidens dürfte dies am ehesten bei einer Verwandtenehe eintreten, wie das aus dem interessanten Stammbaum von Grönholm hervorgeht (vgl. Abb. 73). Es handelt sich um eine finnländische Familie, in der die Affektion unter dem Namen Kuppelaugen bekannt war. Wie aus dem Stammbaum von Kayser und Warlomont zu ersehen ist, kann die Anomalie vom Vater durch die Tochter weiter vererbt werden. Die Lossensche Regel hat also hier keine Gültigkeit (vgl. S. 670). Gegen die Ansicht von Stähli, daß die Megalocornea eine einfache Variationserscheinung sei, spricht die häufige Korrelation mit anderen Anomalien, wie Ectopia pupillae, Dislocatio lentis, Iridodonesis, Membrana pupillaris persistens, Astigmatismus. Relativ häufig findet sich ein typischer Arcus juvenilis (Boas, ·Carlotti, Epinatzew, Haab, Kestenbaum, Pflüger, Stähli). Bemerkenswert ist auch das gleichzeitige Vorkommen einer Krukenbergschen Spindel [Franceschetti, Kestenbaum, Stähli, Strebel und Steiger (vgl. S. 711)].

b) Dominante Vererbung der Megalocornea.

Mit Megalocornea behaftete Frauen sind in der älteren Literatur nur von Cross und Harlan beschrieben worden. Wenn man zur Erkläiung auch die Möglichkeit des Zusammentreffens eines befallenen Vaters mit einer Konduktorin, wie im Falle Groenholm, heranziehen kann, so hat sich doch gezeigt, daß die Megalocornea wahrscheinlich auch dominant vererbt wird.

Friede hat 2 Stammbäume mitgeteilt, bei denen in 2 bzw. 3 Generationen Megalocornea auftrat. Da beide Male die Übertragung durch befallene Frauen geschah, so könnte man natürlich bei diesen manifeste Heterozygotie im Sinne des Dominanzwechsels vermuten (vgl. S. 671). Gredig hat dann aber ohne Kenntnis dieser Fälle einen weiteren Stammbaum veröffentlicht, bei dem

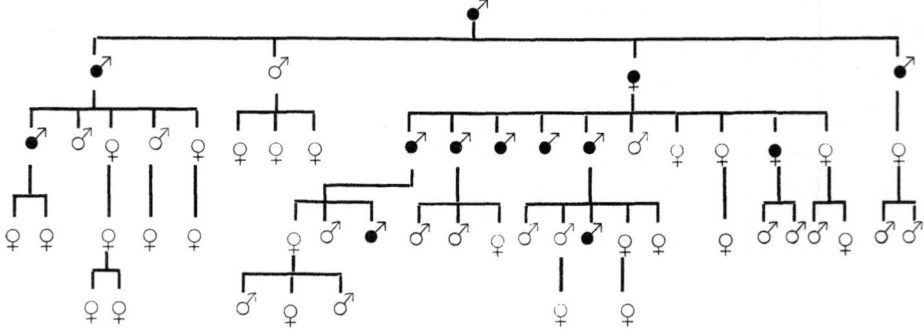

Abb. 74. Dominante Vererbung von Megalocornea. (Nach Gredig.)

die Übertragung in 4 Generationen auch durch Männer vorkam, was für Dominanz spricht (vgl. Abb. 74). Ob es sich in diesen Fällen nicht im Sinne von

---

[1] Kayser glaubte zuerst, daß die Blutsverwandtschaft in der betreffenden Familie an der Manifestierung schuld sei, was aber, wie der Stammbaum zeigt, zur Erklärung nicht nötig ist. Daß einmal Vater und Sohn die Anomalie aufweisen, ist wohl so zu erklären, daß die Mutter ·Konduktorin war.

STÄHLI um eine lediglich außerhalb der normalen Streuung (13 mm) fallende Variationserscheinung handelt, ist nicht zu entscheiden.

Es wurde bereits oben angedeutet, daß auch die große Cornea erwartungsgemäß bei einem Teil der Kinder als Regressionserscheinung wieder auftreten dürfte, wie dies von R. PETER wiederholt gefunden wurde. Man hat deshalb solche Fälle im Gegensatz zur eigentlichen Cornea als *Makrocornea* bezeichnet. Ob sich die Trennung der *dominanten Makrocornea* gegenüber der *geschlechtsgebundenen Megalocornea* aufrechterhalten läßt, kann bei dem kleinen Material vorerst nicht entschieden werden.

Eine merkwürdige Beziehung besteht zwischen Megalocornea und Arachnodaktylie (vgl. S. 697).

4. Keratokonus.

Das klinische Bild des Keratokonus (Cornea conica, Hyperkeratosis sive Ochlodes) wurde zuerst von J. TAYLOR 1766 beschrieben, der, wie v. AMMON bemerkt, sehr häufig zu Unrecht als Scharlatan verschrieen wurde. Daß auch der Keratokonus zu den erblich bedingten Leiden zu rechnen ist, wurde zuerst von STÄHLI betont. Auftreten bei Geschwistern hatte übrigens, wie KRAUPA feststellte, bereits v. AMMON beobachtet.

Das gehäufte Vorkommen bei Geschwistern (v. AMMON, HARLAN, PARISOTTI, STÄHLI u. a.) könnte vermuten lassen, daß es sich um ein recessives Leiden handelt, wofür sich auch die Konsanguinität bei den Eltern von manchem Befallenen (JAENSCH, RABINOWITSCH, VAN DER HOEVE, WEILL) anführen ließe. Was jedoch nicht damit in Einklang gebracht werden kann, ist die Tatsache, daß der Keratokonus nicht selten in aufeinanderfolgenden Generationen beobachtet wird. Das spricht bei der großen Seltenheit des Leidens gegen recessive Vererbung (CLAUSEN, COPPEZ, HAAB, HORNER, STÄHLI, VACHER, VOGT, WEILL). DE LAPERSONNE und STÄHLI sahen sogar Keratokonus in 3 Generationen (vgl. Abb. 75).

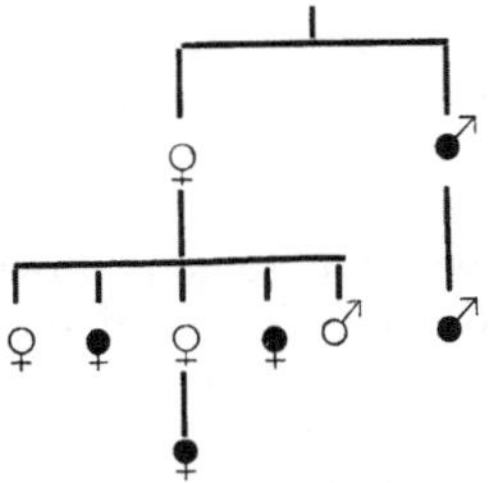

Abb. 75. Vererbung von Keratokonus. (Nach STÄHLI.)

Interessant ist insbesondere der Stammbaum von VAN DER HOEVE (vgl. Abb. 76), weil ein befallener Mann (III/$_2$) eine Verwandtenehe mit einer an fraglichem rechtsseitigem Keratokonus leidenden Frau (III/$_1$) einging und auch seine Mutter (II/$_3$) bereits an starkem Astigmatismus und vielleicht an Keratokonus litt. VAN DER HOEVE hat sich nachträglich für recessiven Vererbungsmodus ausgesprochen. Da der befallene Vater als homozygot, seine Frau als heterozygot befallen angesehen werden kann, so müßten die Kinder zur Hälfte befallen sein, was annähernd zutrifft. In diesem Falle müßten aber auch beide Eltern des Vaters schon latent erkrankt gewesen sein; das wäre bei der Seltenheit des Leidens wenigstens für beide sehr unwahrscheinlich. Vor allem zeigen sich aber in der nächsten Generation (V) bereits wieder Zeichen von Keratokonus, neben gehäuften Fällen von Astigmatismus.

Ich möchte deshalb den Gedanken aussprechen, daß es sich beim Keratokonus um ein *digen dominantes Leiden* handelt (siehe S. 667). Da theoretisch

$^1/_4$ der Kinder eines mit einem digen dominanten Leiden behafteten Elters wieder befallen sind, läßt sich erklären, daß nicht selten Keratokonus in aufeinanderfolgenden Generationen auftritt.

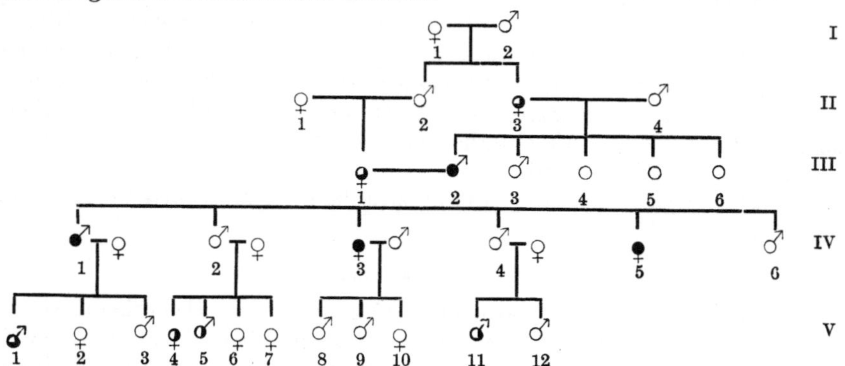

Abb. 76. Stammbaum einer Familie mit Keratokonus. (Nach J. van der Hoeve, modifiziert.)
● Keratokonus.
◑ Astigmatismus (fragl. Keratokonus).
○ Astigmatismus.

Die Annahme einer digenen Vererbung läßt aber noch weitere Vermutungen zu. Insbesondere geht aus dem Stammbaum von van der Hoeve hervor, daß neben Keratokonus auch Astigmatismus in der gleichen Familie häufig vorkommt. Es wäre nun durchaus möglich, daß Individuen mit nur einem krankhaften Gen leichtere Störungen der Hornhautkrümmung und -dicke u. a. zeigen. Dem andern Faktor könnte ferner eine Beziehung zu innersekretorischen Störungen zukommen, wissen wir doch durch die Untersuchungen von E. v. Hippel, Schnaudigl, Siegrist, Török und Redway, daß bei Keratokonus häufig eine Hypofunktion innersekretorischer Drüsen nachzuweisen ist.

Die Verhältnisse dürften allerdings insofern noch kompliziert werden, als solchen, mit innersekretorischen Störungen zusammenhängenden Leiden, sehr komplexe Zustände zugrunde liegen, wobei auch paratypische Einflüsse eine wesentliche Rolle spielen können[1].

Weitere Untersuchungen werden zeigen, inwiefern diese Annahme einer dominanten Digenie den wirklichen Verhältnissen entspricht, oder ob es sich bloß um unregelmäßige Dominanz handelt, wie man zum Beispiel nach dem Stammbaum von Stähli vermuten könnte (Abb. 75).

Daß es sich, wie Stähli meint, beim Keratokonus um eine extreme Variationserscheinung im Sinne exzessiver Verdünnung und Verminderung der spezifischen Zugfestigkeit handle, ist nicht sehr wahrscheinlich. Die häufige Korrelation mit anderen Anomalien des Auges und des übrigen Organismus (Aniridie, Ectopia lentis, Katarakt, Pigmentdegeneration, blaue Sclera, Knochenbrüchigkeit, innersekretorische Störungen, mongoloide Idiotie u. a.) machen es wahrscheinlich, daß es sich um einen pathologischen Prozeß handelt, der sich im Sinne der homochronen Vererbung meist zur Zeit der Pubertät zu manifestieren beginnt.

5. Angeborene Hornhauttrübungen.

Hinsichtlich der angeborenen Trübungen der Hornhaut standen sich die Ansichten E. von Hippels, der diese als Folge intrauteriner Entzündungs-

---

[1] Daß der Keratokonus trotz vorhandener Anlage nicht immer zur Manifestierung zu kommen braucht, zeigt ein von Kraupa beschriebener Fall von einseitigem Keratokonus, welcher am anderen normalen Auge den typischen Fleischerschen Keratokonusring als Zeichen krankhafter Anlage aufwies.

prozesse und diejenige von PETERS, der sie als Mißbildung, und zwar am häufigsten infolge Defektbildung der DESCEMETschen Membran, ansah, schroff gegenüber. Von ihm wurde von jeher das nicht selten familiäre Auftreten dieser Anomalie ins Feld geführt. Durch diese Untersuchungen von PETERS und anderen Forschern (MANS, MEISSNER, REIS, SCHLÄFKE, SCHOMANN, SEEFELDER, WIRTHS) hat sich aber jetzt die allgemeine Auffassung, der sich dann auch VON HIPPEL anschloß, allgemein dahin gewandelt, daß die kongenitale Trübung der Hornhaut in der Mehrzahl der Fälle als Mißbildung zu deuten ist. Daß es sich bei den angeborenen Hornhauttrübungen um eine solche handelt, zeigt auch die häufige Kombination mit anderen Anomalien (Mikrophthalmus, Iriskolobom, Aniridie, Katarakt, Epicanthus, Ptosis, Wolfsrachen, Abnormitäten des Schädels).

Gehäuftes Auftreten bei Geschwistern ist relativ oft (Zusammenstellung bei MARIE-LUISE ZEISER), Vorkommen in zwei Generationen dagegen nur sehr selten beobachtet worden (KOMOTO, VELHAGEN).

Es muß jedoch bemerkt werden, daß es sich bei den einzelnen Autoren um sehr verschiedene Krankheitsbilder handelt, und durchaus nicht immer die Zugehörigkeit zu dieser Gruppe feststeht. Einmal ist die kongenitale Natur der Trübungen nicht immer sichergestellt, andererseits scheint es sich zum Teil um angeborenen Hydrophthalmus gehandelt zu haben. Ferner werden auch Fälle von Embryontoxon (Arcus juvenilis) häufig hierher gerechnet.

Über den Vererbungsmodus der angeborenen Hornhauttrübung läßt sich heute noch nichts Bestimmtes aussagen. Das gehäufte Auftreten bei Geschwistern ließe in erster Linie an rezessive Vererbung denken, doch müßte bei der Seltenheit des Leidens Konsanguinität bei den Eltern häufig sein. Da sie in diesen Fällen bis jetzt aber noch nie beobachtet wurde, so sind wir hinsichtlich des Vererbungstypus vollkommen auf Vermutungen angewiesen.

6. Angeborenes Hornhautstaphylom.

Noch umstrittener als die Genese der kongenitalen Hornhauttrübung ist die Ätiologie des angeborenen Hornhautstaphyloms. Als erster hat PETERS auf die nahe Verwandtschaft der beiden Anomalien aufmerksam gemacht. Daß es sich beim Hornhautstaphylom ebenfalls um eine Mißbildung handeln dürfte, geht daraus hervor, daß nicht selten an einem Auge eine Hornhauttrübung (oder Mikrophthalmus), am anderen ein Staphylom gefunden wird (COATS, COLLINS, CRAMPTON, GALLENGA, MOHR, PETERS). Ferner sah STEINHEIM in einer Familie neben Staphylom bei einem Teil der Geschwister Hornhauttrübungen, bzw. Mikrophthalmus. Zudem kann sich auch eine kongenitale Hornhauttrübung noch postfetal in ein Staphylom umwandeln (V. HIPPEL, SEEFELDER).

7. Familiäre Hornhautentartung.

Unter dem Namen familiäre Hornhautentartung hat FLEISCHER eine große Gruppe der degenerativen Hornhautveränderungen zusammengefaßt, deren Hauptvertreter die von GROENOUW und später von E. FUCHS beschriebene *knötchenförmige* und die durch BIBER, DIMMER und HAAB gekennzeichnete *gitterige Hornhauttrübung* sind.

Vor allem hat FLEISCHER auf die Vererbung dieser Hornhautdegenerationen hingewiesen und betont, daß die beiden Formen weitgehende Beziehungen zueinander zeigen, was auch seither von den verschiedensten Autoren bestätigt wurde. Insbesondere kommen zwischen den beiden klassischen Formen alle möglichen Übergänge vor. So hat z. B. FEHR eine mehr *fleckige Hornhautentartung* beobachtet, bei der sich die Trübungen aus feinsten weißen Punkten

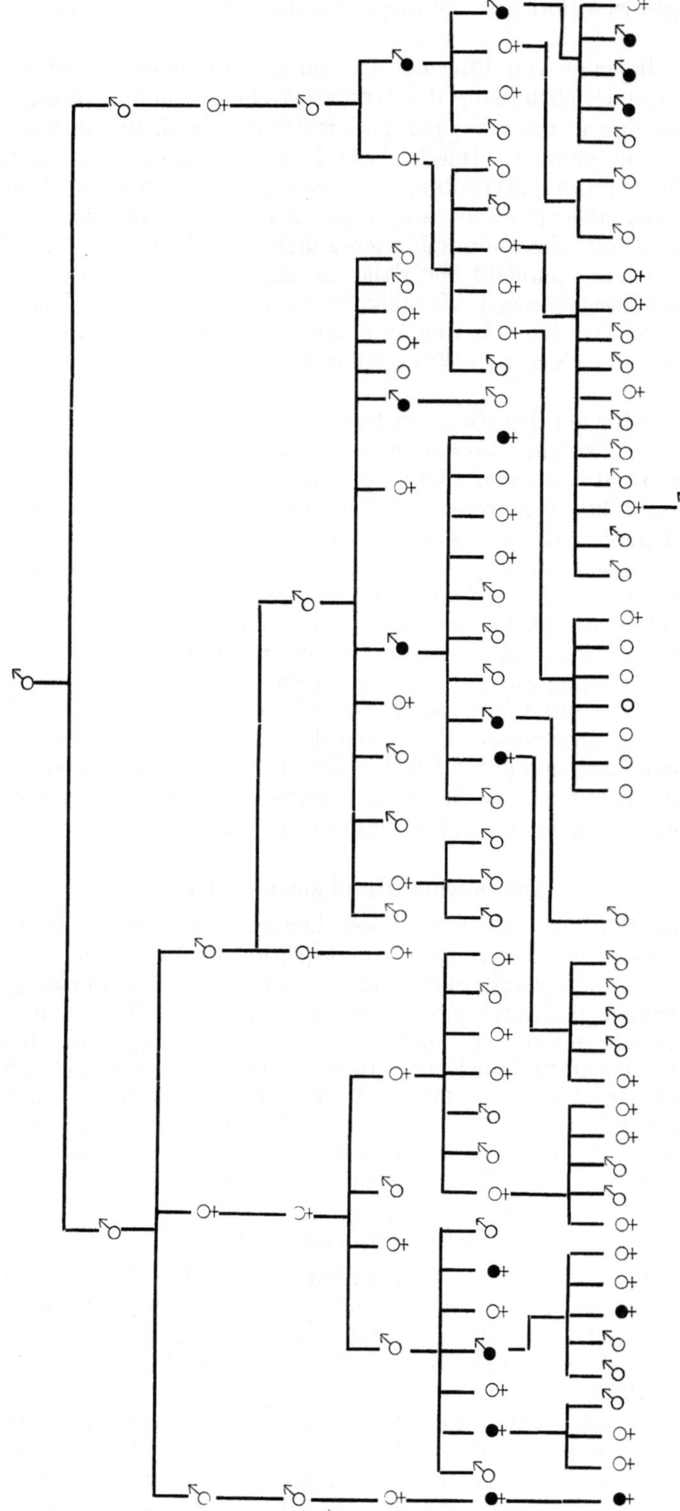

Abb. 77. Vererbung von familiärer Hornhautentartung. (Nach Tritscheller.)

zusammensetzen, die auch die Peripherie nicht völlig freilassen, im Gegensatz zu den anderen Formen. Ähnliche Übergangsformen haben BACHSTEZ, HAMBRESIN, JEANDELIZE und BRETAGNE, PASCHEFF, SALZMANN, YOSHIDA u. a. beschrieben.

Was den Vererbungsmodus betrifft, so scheint es sich um *Dominanz* zu handeln, indem sich häufig direkte Übertragung durch mehrere Generationen beobachten ließ. Im allgemeinen wird innerhalb derselben Familie in Übereinstimmung mit anderen erblichen Leiden ein bestimmter Typus der Hornhautentartung vererbt; auch das Auftreten in einem bestimmten Alter ist für die einzelnen Familien meist charakteristisch, so daß also hier die Bezeichnung „homochron" vererbtes Leiden zutrifft.

Bei der *knötchenförmigen* Hornhautdegeneration ist Vererbung über zwei Generationen sehr häufig beobachtet worden, seltener über 3 Generationen (FOLKER, GROENOUW, HANCOCK, HESS, TRITSCHELLER) und vereinzelt über 4 (BACHSTEZ, TREACHER COLLINS, GUTZEIT). Interessant ist der Stammbaum von TRITSCHELLER (vgl. Abb. 77). 4 Familien mit befallenen Mitgliedern hatten einen gemeinsamen Urahn, aber erst in der vierten Generation, soweit sich dies ermitteln ließ, manifestierte sich das Leiden.

Es handelt sich hier um eine merkwürdige, bis jetzt noch ungeklärte Erscheinung, die auch bei anderen familiär degenerativen Affektionen beobachtet wurde [FRIEDREICHsche Ataxie, myotonische Dystrophie (vgl. S. 754)]. Über ihre Ursache können wir nur Vermutungen hegen. Das fast gleichzeitige Auftreten in der Descendenz deutet darauf hin, daß hier eine genotypische Minderwertigkeit vorliegt, die, ähnlich wie die Abiotrophien, die sich erst im Verlauf des Lebens bemerkbar machen und dann „homochron" auftreten, in der betreffenden Familie nach einer bestimmten Zahl von Generationen plötzlich in homologen Stammbaumzweigen in Erscheinung tritt und dann dominant weiter vererbt wird[1]. Es ist nicht ausgeschlossen, daß auch andere dominante Krankheiten ihr plötzliches Auftreten in Familien ihre Entstehung einer ähnlichen Ursache verdanken.

Auch die *gitterige* Hornhautentartung wurde meist in 2, seltener in 3 (FLEISCHER, FREUND, JACQUEAU) oder gar 4 (FREUND, PILLAT) aufeinanderfolgenden Generationen beobachtet (vgl. Abb. 78)[2].

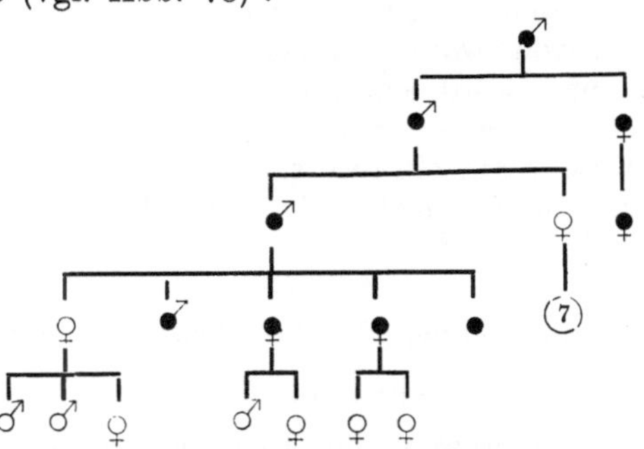

Abb. 78. Vererbung von gittriger Hornhautdegeneration. (Nach PILLAT.)

Korrelation von Hornhautentartung mit anderen Anomalien (psychopathische Konstitution, Intelligenzdefekte, Turmschädel, Hasenscharte u. a.) hat CLAUSEN beobachtet.

---

[1] Daß Konsanguinität die Manifestierung begünstigt, ist nicht ausgeschlossen (FREY). Auch bei der familiären Hornhautdegeneration wurde verschiedentlich Blutsverwandtschaft gefunden (FUCHS, JACQUEAU, SALZMANN).

[2] Ausführliches Literaturverzeichnis bei KOBY.

Eine neuerdings von E. von Hippel beschriebene Hornhautdegeneration mit eigentümlichen *Krystallbildungen,* welche sich dominant über drei Generationen vererbte, dürfte ebenfalls hierher zu rechnen sein.

8. Rezidivierende Hornhauterosion.

Daß auch die rezidivierende Hornhauterosion erblich bedingt sein kann, hat kürzlich Franceschetti nachweisen können, indem sich das Leiden in einer Familie rein *dominant* über 6 Generationen vererbte (vgl. Abb. 32, S. 668). Bei den befallenen Mitgliedern handelt es sich um eine ausgesprochene *Hypaesthesia corneae,* auf deren Boden das Leiden meist durch einen geringfügigen Unfall manifest wird.

Dabei kommt es zu einer Abstoßung des Epithels in einem großen Bereiche der Hornhaut. Die Rezidive können mehrmals jährlich auftreten, um dann gegen das 50. Altersjahr allmählich zu verschwinden.

Die eben erwähnten Fälle scheinen dadurch eine weitere Bedeutung zu erhalten, daß sie gewisse Schlüsse auf die genotypische Bedingtheit verwandter Affektionen zulassen, über deren Vererbung wir bis jetzt noch nichts Näheres wissen.

So hat schon Gifford auf die nahe Beziehung zwischen Hornhauterosion und *Dystrophia epithelialis* (Fuchs) hingewiesen, insbesondere auf Grund eines Falles, bei dem sich an einem Auge die letztgenannte Affektion, am andern dagegen multiple Erosionen vorfanden. Es scheint also durchaus möglich, daß auch bei der epithelialen Dystrophie erbliche Ursachen im Spiele sein könnten.

9. Arcus juvenilis.

Der Vererbung des Arcus juvenilis der Hornhaut wurde bis jetzt kaum Beachtung geschenkt, trotzdem Wardrop schon 1739 erbliches Embryotoxon in 4 Linien ein und derselben Familie beschrieben hat. Zwei ältere Beobachtungen stammen von Kieser und Landesberg, die beide Arcus juvenilis bei Mutter und Kind beobachteten[1].

Neuerdings hat Joel Arcus juvenilis bei zwei Geschwistern, verbunden mit Hypercholesterinämie gefunden. Einen ganz analogen Befund konnte ich ebenfalls bei zwei Geschwistern erheben.

Daß dem Embryotoxon wahrscheinlich verschiedene Ursachen zugrunde liegen, geht aus der merkwürdigen Korrelation mit zwei anderen Anomalien hervor, nämlich der *Megalocornea* (vgl. S. 730) und der *blauen Sclera* (vgl. S. 737). Da es sich dabei einerseits um ein recessiv geschlechtsgebundenes Leiden, andererseits um eine dominant vererbte Anomalie handelt, kommen also ganz verschiedene Erbmodi in Frage[2].

10. Mit Hautleiden einhergehende Affektionen der Hornhaut.

a) Ichthyosis vulgaris.

Die Ichthyosis vulgaris stellt in der Regel ein *dominant* vererbtes Leiden dar (Heller, Leven, Siemens, Wehefritz). Da außer den Veränderungen an den Lidern auch eine feine diffuse Trübung der Hornhaut vorkommen kann (Kraupa), die aus grauen Pünktchen und Flecken besteht, verdient sie hier eine kurze Erwähnung.

----

[1] Die Zugehörigkeit der Fälle von Kieser ist freilich zweifelhaft, da nur eine zentrale rhombische Stelle der Hornhaut klar gewesen sein soll.

[2] In einem von Stephenson mitgeteilten Stammbaum von Embryotoxon über 4 Generationen dürfte es sich nach der Beschreibung auch um blaue Scleren gehandelt haben.

b) Keratosis hereditaria.

SPANLANG hat in einer Familie mit erblicher Keratosis (Keratoma palmare et plantare) eine Hornhautveränderung gefunden, die er als Dyskeratosis corneae congenita bezeichnet. Bei Mutter und drei von neun Kindern fanden sich eine eigenartige Formation des Epithels und Fehlen der BOWMANschen Membran, die durch ein lockeres zellreiches Bindegewebe ersetzt war. Ebenso hat FUCHS Keratosis der Haut und Cornea bei Vater und sechs Kindern beobachtet.

Bei der von SIEMENS beschriebenen schweren Form einer *Keratosis follicularis* sive *Lichen pilaris* (Keratosis follicularis spinulosa decalvens) treten ausgedehnte Vernarbungen im Nacken, Scheitel, Brauen und zum Teil auch in den Lidern auf, die sekundär zu Hornhautveränderungen führen. Es handelt sich um *unregelmäßig geschlechtsgebundene* Vererbung, da auch die Konduktorinnen, obgleich schwächer, befallen sind. WESSELY beobachtete das Leiden bei zwei Brüdern allerdings ohne Hornhauttrübungen.

Eine lichenoide Follikularkeratose mit Degeneratio corneae, Fehlen der Augenbrauen und Cilien, mangelndem Haarwuchs an Nacken und Unterarm, sowie Unterkiefer-Hypoplasie wurde von LAMÉRIS in einer Familie durch 5 Generationen beobachtet. Da nur Männer befallen waren, dürfte *recessiv geschlechtsgebundene* Vererbung vorgelegen haben.

11. Pterygium.

Dem Pterygium, das streng genommen zu den Affektionen der Conjunctiva zu rechnen wäre, da seine Bildung vom Lidspaltenfleck ausgeht, scheint in seltenen Fällen ebenfalls eine familiäre Disposition zugrunde zu liegen.

Gehäuftes familiäres Auftreten erwähnt GUTIERREZ-PONCE, ferner NEWMAN in 3 Generationen (vgl. Abb. 103, S. 769). *Dominante* Vererbung scheint demnach vorzukommen.

Da äußere Einflüsse (Tropisches Klima, Seeluft) zur Manifestierung beitragen, so kann unter gleicher Umweltbedingung allerdings familiäres Auftreten im Sinne einer erblichen Anomalie vorgetäuscht werden.

G. Affektionen der Sclera.

1. Blaue Sclera, Knochenbrüchigkeit und Otosklerose.
(VAN DER HOEVEsches Syndrom.)

Die erste Mitteilung über gleichzeitiges Vorkommen von blauer Sclera und Knochenbrüchigkeit wird im allgemeinen EDDOWES (1900) zugeschrieben. Tatsächlich hat aber SPURWAY schon 1896 in einer Familie, in der sich über 4 Generationen vererbte Anlage zu Knochenbrüchen fand, häufig eine Blaufärbung der Sclera beobachtet. Unabhängig davon hat dann A. PETERS 1908 über Vererbung von Blaufärbung der Sclera durch 4 Generationen berichtet. Weiterhin hat VAN DER HOEVE 1917 darauf aufmerksam gemacht, daß neben der blauen Sclera und Knochenbrüchigkeit meist noch Schwerhörigkeit den Symptomenkomplex vervollständigt, was für die meisten seither veröffentlichten Fälle zutrifft (BRONSON, STRAAT, TERRIEN, SAINTON und VEIL, VOORHOEVE, WIECHMANN und PAAL u. a.).

Die blaue Sclera scheint der Ausdruck eines exquisit *dominanten* Erbleidens zu sein, wie schon GROENOUW mit Recht betont hat. Vererbung über mehrere Generationen gehört deshalb zur Regel. Stammbäume mit Befallenen in 4 und 5 Generationen sind verschiedentlich mitgeteilt worden (ADAIR-DIGHTON, BERNEAUD, BRONSON, BURROWS, COCKAYNE, CONLON, KNAPP, PAAL, PETERS, SPURWAY, STEPHENSON-HARMAN, STOBIE; s. Abb. 79).

Die Anomalie der Sclera stellt das regelmäßigste Symptom der Erkrankung dar. Die blaue Farbe soll auf einer abnormen Verdünnung der Lederhaut

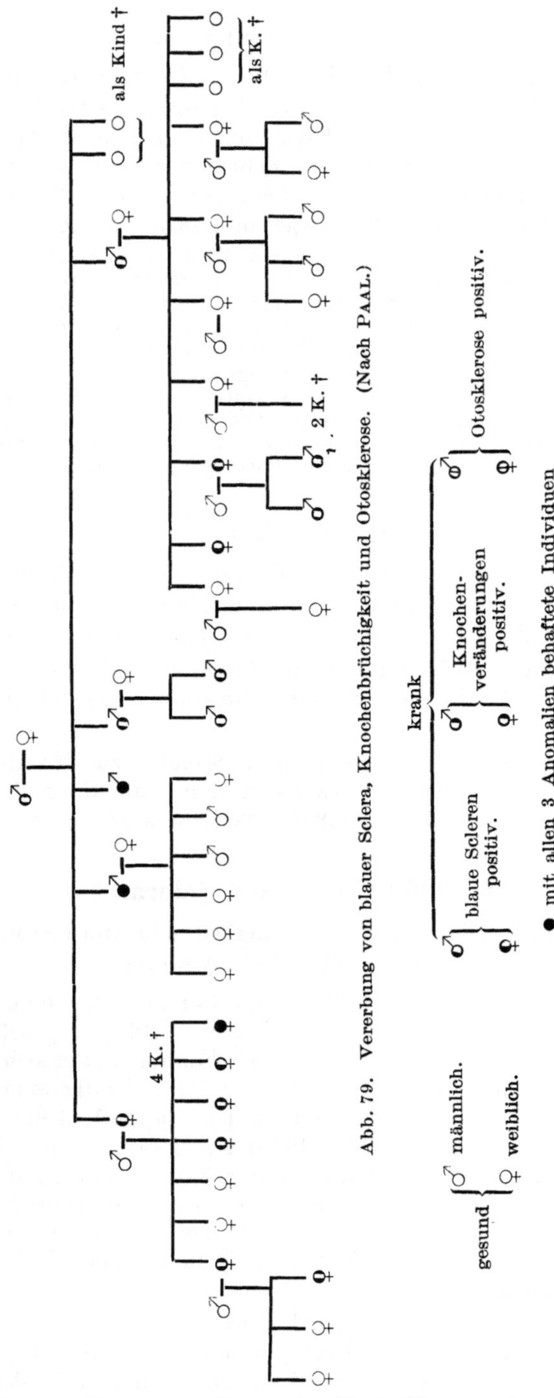

beruhen (BUCHANAN, FREYTAG, PETERS). Nach VOGT soll nur eine abnorme Durchsichtigkeit bestehen[1].

---

[1] Es handelt sich also nicht um eine blaue Verfärbung der Sclera, sondern um eine Beugungserscheinung (trübes Medium vor dunklem Hintergrund analog der blauen Iris). Dementsprechend wird von den Franzosen neuerdings die blaue Sclera als oeil bleu bezeichnet.

Die Knochenbrüchigkeit führt zu wiederholten Frakturen im Anschluß an relativ geringfügige Traumen und dürfte auf eine Osteopsatyrosis infolge Kalkstoffwechselstörung zurückzuführen sein.

Damit zusammenhängend finden sich weitere Komplikationen von seiten des Knochensystems: Vorstehende Stirn- und Hinterhauptknochen (BLATT, BRONSON, STOBIE), häufige Luxationen, Distorsionen und abnorme Beweglichkeit der Gelenke (BEHR, COCKAYNE, CONLON, CROCCO, FREYTAG, KROPP, SCHNEE, TERRIEN) sowie Kleinwuchs (CONLON, CROCCO, VAN DER HOEVE).

Die Schwerhörigkeit beruht auf einer Otosklerose, bedingt durch Strukturveränderung des Felsenbeins und labyrinthäre Verkalkung (STENVERS, STOBIE), zum Teil kombiniert mit Stapesankylose (BIGLER, GIMPLINGER).

Mit der Störung im Kalkstoffwechsel hängt auch die öfters beobachtete späte Zahnentwicklung (CROCCO, PAAL) und Brüchigkeit der Zähne (PAAL, STOBIE, TERRIEN u. a.) zusammen.

Komplikationen mit allen möglichen anderen Anomalien sind häufig.

Am Auge selbst findet sich nicht selten ein Arcus juvenilis (BLEGVAD und HAXTHAUSEN, KROPP, PETERS, ROTHSCHILD, STEPHENSON, WIRTH). Von anderen Anomalien am Auge sind zu erwähnen: Keratokonus (BEHR, URBANEK), Cataracta zonularis (BLEGVAD und HAXTHAUSEN), Gliom (PERLIA) und Atrophie der Chorioidea (COLDON). Fernerhin wurden beobachtet: Syndaktylie (VAN DER HOEVE), mongoloide Idiotie (BOLTEN), Hämophilie, Vitium cordis, Palatum fissum (VOORHOEVE), fleckförmige Hautatrophie (BLEGVAD und HAXTHAUSEN).

Dem ganzen Symptomenkomplex dürfte, wie schon EDDOWES und PETERS angenommen haben, eine erblich bedingte Störung im Bereiche des *Mesoderms* zugrunde liegen, wodurch sich die gleichzeitigen Veränderungen der Sclera und der Knochen erklären[1].

Häufig wird als Grundursache eine Alteration der inneren Sekretion angesehen (BEHR, BOLTEN, GUTZEIT, HOFMANN). Infolge des gestörten Kalkwechsels nehmen verschiedene Autoren eine Hypofunktion der Nebenschilddrüse an (TAKAHASHI, KAZNELSON u. a.).

2. Episcleritis periodica fugax.

Das zuerst von E. FUCHS beschriebene anfallsweise, flüchtige Scleralödem wurde interessanterweise von HEINONEN bei einer Familie über drei Generationen *dominant* vererbt gefunden (vgl. Abb. 80).

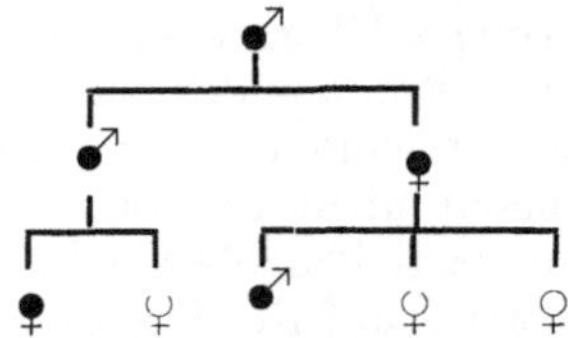

Abb. 80. Vererbung von Episcleritis periodica fugax. (Nach HEINONEN.)

Die nahe Beziehung zum QUINCKEschen Ödem äußert sich auch im gleichen Vererbungsmodus (vgl. S. 810). Die meisten Autoren bringen die Episcleritis fugax in Zusammenhang mit einer uratischen Diathese (FUCHS, HUTCHINSON, NETTLESHIP, WYLER). STÖLTZING fand bei einem isolierten Fall zugleich ein Hauterythem auf dem Handrücken.

---

[1] Es sei nur daran erinnert, daß bei Vögeln, Fischen, Eidechsen, Schildkröten und Krokodilen die Sclera Knochen enthält.

H. Affektionen der Iris.

Die kolobomatösen Mißbildungen einschließlich der Hypoplasien der Irisblätter sind bereits im Zusammenhange besprochen worden (vgl. S. 689 ff.); ebenso
haben auch die Anomalien der Irispigmentierung an anderer Stelle Erwähnung
gefunden (vgl. S. 703 ff.).

1. Hyperplasien der Irisblätter.

a) Hyperplasien des ektodermalen Blattes.

Die Hyperplasien des retinalen Irisblattes betreffen, soweit sie unserer Beobachtung zugänglich sind, in der Hauptsache den *Pupillenrand*.

Flocculi. Auf die Vererbbarkeit der Flocculi, jener den Traubenkörnern des
Tierauges analogen Bildungen am Pupillarrand, hat zuerst Vogt hingewiesen.
Da in der überwiegenden Mehrzahl der Fälle nur Männer befallen sind (befallene Frauen fanden nur Fröhlich, Monthus, Stähli, Vogt), so lag es
nahe, an eine geschlechtsgebundene Vererbung zu denken. Vogts Schüler
Fröhlich hat dann verschiedene Stammbäume von Flocculi zusammengestellt;
dabei ergab sich aber, daß eine einfach geschlechtsgebundene Vererbung nicht
vorzuliegen scheint. Einmal zeigen nicht alle Söhne von befallenen Frauen,
wie zu erwarten wäre, die Anomalie wieder; ferner ließ sich direkte Vererbung
durch 3 Generationen nachweisen (vgl. Abb. 81). Da die Anomalie beide Male

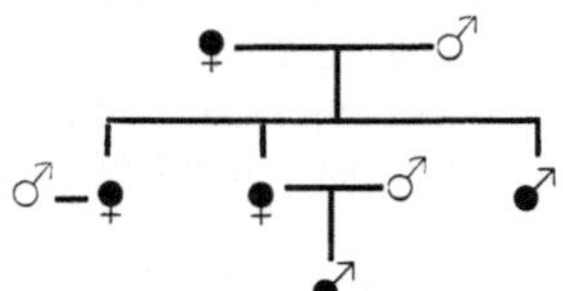

Abb. 81. Vererbung von Flocculi iridis. (Nach Froehlich.)

durch Frauen übertragen wurde, so könnte man allerdings auch an manifeste
Heterozygotie bei den Konduktorinnen denken.

Bei der geringen Zahl von Beobachtungen läßt sich heute über den Vererbungsmodus noch nichts Bestimmtes aussagen. Da anscheinend das Auftreten bei Frauen doch nicht allzu selten ist (ich sah kürzlich ebenfalls einen
Fall, allerdings ohne nachweisbare Heredität), so ist auch an *unregelmäßige
Dominanz* zu denken.

Ectropium uveae. Beim Ectropium uveae handelt es sich um ein mehr
flächenhaftes, oft schürzenförmiges Übergreifen des retinalen Pigmentblattes
der Iris auf die Irisvorderfläche. Wie aus der sorgfältigen Literaturzusammenstellung von Samuels hervorgeht, sind es aber durchweg Einzelfälle, so daß
anscheinend ein erbliches Moment nicht in Frage kommt.

Immerhin findet sich beim partiellen oberflächlichen Iriskolobom zuweilen
ein Übergreifen des Pigmentblattes auf die Irisvorderfläche, was wohl mit der
Aplasie des Stromablattes zusammenhängen dürfte (Brückner, Gilbert,
Guggenheim, Vogt).

Weiterhin haben Elschnig sowie Vogt [1] einen Fall von Ectropium uveae
bei *Elephantiasis* der Lider beobachtet.

Da ich nun kürzlich eine analoge Beobachtung machen konnte (neben
der Elephantiasis der Lider fand sich Ectropium uveae mit Ectopia pupillae),
so scheint eine Korrelation vorzuliegen, die darauf hinweist, daß auch das

---

[1] Der Fall wurde seinerzeit von Gloor als inkomplettes partielles Iriskolobom beschrieben.

Ectropium uveae in Zusammenhang mit einer genotypischen Anlage zu bringen ist.

b) Verdoppelung des Pupillarpigmentsaumes.

Die von Vogt beschriebene Verdoppelung des Pupillarpigmentsaumes bei *zwei Brüdern* dürfte mit dem von Hirschberg früher erwähnten Ectropium uveae in Halskrausenform identisch sein. Erbliche Momente scheinen also auch hier mitzuspielen.

c) Hyperplasie des mesodermalen Blattes.

Eine den Resten der Pupillarmembran ähnliche Anomalie stellt die Hyperplasie des vorderen Stromablattes dar, bei der dieses sog. vordere Kryptenblatt (Streiff) gegen die Pupille vorspringt (Fleischer, v. Szily, Vogt, Wiegmann).

Dominante Vererbung dieser Anomalie kombiniert mit Katarakt und Glaukom über drei Generationen beobachtete Pagenstecher jun.[1].

2. Anomalien der Pupille.

Bei den erblichen Pupillenstörungen kommen hauptsächlich die mit den kolobomatösen Bildungen zusammenhängenden Anomalien in Frage (Entrundung, Verlagerung usw., vgl. S. 695)[2].

Bei der relativen Häufigkeit der Ophthalmoplegia externa hereditaria könnte man vermuten, daß auch eine erbliche Ophthalmoplegia interna evtl. in Kombination mit jener vorkommen könnte. Meines Wissens liegen aber bis heute keine sicheren Mitteilungen vor. Nur Napp sah bei zwei Schwestern eine einseitige absolute Pupillenstarre.

Dagegen haben Holth und Berner eine in zwei aufeinanderfolgenden Generationen auftretende Miosis infolge Aplasie des Musculus dilatator beobachtet.

Von Paderstein wurde ferner ungleiche Pupillenweite in 2 Generationen beschrieben.

J. Anomalien der Linse[3].

Daß beim grauen Star erbliche Momente im Spiele sind, ist schon seit langer Zeit bekannt. Wie aus der eingehenden Zusammenstellung der älteren Literatur von Cahuzac hervorgeht, wurde schon im 18. Jahrhundert das Erblichkeitsmoment bei der Katarakt von den verschiedensten Autoren betont (Beer, Duddel, Guérin, Janin, Maître-Jan, Richter u. a.). Weiterhin hat Himly 1843 darauf hingewiesen, daß sowohl die Cataracta congenita als auch die in späteren Jahren sich entwickelnde von ihm als Cataracta subsequens bezeichnete postnatale Katarakt vererbt sein könne. Bei dem genannten Autor findet sich auch bereits die von Peters, Vogt u. a. später wieder geäußerte Ansicht, daß bei der vor dem Senium auftretenden Katarakt eine Art frühzeitigen Altern der Linse in Betracht gezogen werden müsse. Um die gleiche Zeit wurde auch von Wardrop betont, daß sowohl die infantile, die präsenile als auch die senile Katarakt vererbt sein können und daß im allgemeinen innerhalb einer Familie immer wieder der gleiche Typus der Linsentrübungen in Erscheinung trete.

---

[1] Ins Gebiet dieser Hyperplasien gehören auch die von Vogt beschriebenen Stromakrallen des Pigmentsaumes, sowie das Netzwerk bei den Flocculusbildungen.

[2] Auch die viereckigen Pupillen, über deren spezielle Vererbungsverhältnisse bis heute nichts bekannt ist, dürften genetisch mit der Aniridie in Beziehung stehen (Reitsch).

[3] Über Kolobom und Ektopie der Linse vgl. S. 695ff.

Die umfangreichsten Untersuchungen über die Erblichkeit der Katarakt verdanken wir Nettleship, der 1905 177 fremde und eigene Stammbäume, die sich zum Teil bis über 6 Generationen erstrecken, veröffentlicht hat. Auf Grund dieser und weiterer Arbeiten von Nettleship ist dann 1909 Bateson für die *dominante Vererbung* der Katarakt eingetreten.

Während die meisten Autoren sich dieser Ansicht angeschlossen haben, glaubten Jones und Mason auf Grund der Nettleshipschen Stammbäume einen recessiven Erbgang annehmen zu müssen, da die Zahl befallener Kinder wesentlich kleiner sei als der theoretischen Erwartung bei Dominanz ($50^0/_0$) entspräche, nämlich 61 Befallene zu 92 Gesunden. Mit Recht hat sich Danforth gegen diese Annahme gewendet und hat sich wiederum für Dominanz ausgesprochen. Die zu kleine Zahl Befallener dürfte wahrscheinlich dadurch zustande kommen, daß keine reine Dominanz vorliegt. Dieses geht auch daraus hervor, daß nicht selten eine Generation übersprungen wird, wie schon Appenzeller, Groenouw, Nettleship und viele andere gefunden hatten. Wenn aber in gewissen Familien das Leiden über 4, 5 oder gar 6 Generationen direkt vererbt wird, so dürfen wir wenigstens in diesen Fällen mit Sicherheit eine dominante Vererbung annehmen.

Daß übrigens die Katarakt auch *recessiv* vererbt sein kann, soll durchaus nicht bestritten werden, um so mehr, als sich unter dieser Bezeichnung genetisch sehr verschiedene Zustände subsumieren lassen und deshalb nicht für alle Formen ein einheitlicher Vererbungsmodus zu erwarten ist. Die in gewissen Fällen gefundene Konsanguinität der Eltern spricht ebenfalls für das Vorkommen einer recessiven Starform [Appenzeller, Hirschberg, Laqueur, Pisenti, Nettleship (Cataracta congenita); Baker, Storbeck (Cataracta zonularis); Appenzeller, Gonzáles, Nolte (Cataracta juvenilis und praesenilis) [1]].

In gleicher Weise wie beim Glaukom tritt auch bei der erblichen Katarakt in der folgenden Generation die Linsentrübung häufig früher auf als in der vorhergehenden. Diese sog. Antizipation wurde bereits von Jeaffreson, Nettleship, Streatfeild u. a. beobachtet. Wir können deshalb in ein und derselben Familie zuerst Cataracta senilis, dann praesenilis, juvenilis und selbst congenita erwähnt finden. Es zeigt dies, daß bezüglich der verschiedenen Starformen ein einheitliches ätiologisches Moment zugrunde liegt, welches nicht nur für die frühzeitig auftretende, sondern auch für die senile Katarakt gilt und im Erbplasma verankert ist.

In Zusammenhang mit der Erscheinung der Antizipation steht die Tatsache, daß je früher die Katarakt in Erscheinung tritt, wir um so häufiger in der Lage sind, Erblichkeit nachzuweisen. Dementsprechend zeigt insbesondere der kongenitale und frühinfantile Star meist ein familiäres Auftreten.

Die große Mannigfaltigkeit der einzelnen Starformen läßt eine getrennte Besprechung wünschenswert erscheinen. Es wird dies dadurch erleichtert, daß, wie bereits erwähnt, in der gleichen Familie meist ein bestimmter Typus der Linsenveränderung mit einer mehr oder weniger großen Variationsbreite vererbt wird. Erschwert wird diese Trennung dadurch, daß sich aus der Beschreibung der früheren Autoren häufig eine Zugehörigkeit zur einen oder anderen Gruppe nicht mehr feststellen läßt. Erst durch die Spaltlampenuntersuchung ist es möglich geworden, einzelne Formen insbesondere mit Bezug auf ihre Tiefenlage scharf zu trennen.

Weitere Schwierigkeiten bietet die Tatsache, daß die Katarakt nicht nur als selbständiges Leiden, sondern auch zusammen mit anderen Anomalien lokaler oder allgemeiner Natur vererbt sein kann.

So sind die erblichen Mißbildungen des Auges (Kolobombildungen, Aniridie, Mikrophthalmus usw.) fast durchwegs mit Katarakt kompliziert, wobei es sich zum Teil um korrelative Bedingtheit, zum Teil um Folgezustände handeln dürfte [2].

---

[1] Bei Tieren zeigt die Katarakt durchwegs einen dominanten Vererbungstypus (Fromaget, v. Hippel, Jess, Kaufmann u. a.).

[2] Daß umgekehrt auch die Katarakt als Ursache für andere Mißbildungen (Mikrophthalmus) in Frage kommt, ist anzunehmen (Wessely).

Ganz allgemein sind bei geistig Minderwertigen Linsentrübungen häufiger als bei normalen.

In einer von ANDRASSY beschriebenen Familie handelte es sich um juvenile Katarakt mit Störungen des Längenwachstums, sowie psychischen Veränderungen. Ein analoges Bild haben MARINESCO, DRĂGĂNESCO und VASILIU bei vier Geschwistern beobachtet, das infolge der zugleich vorhandenen Motilitätsstörungen und der zunehmenden Imbezillität an die juvenile Form der amaurotischen Idiotie erinnert. In beiden Fällen wurden innersekretorisch bedingte Störungen im Kalkstoffwechsel angenommen. Auch bei der cerebralen Diplegie scheint Katarakt gelegentlich vorzukommen (HERZ).

Gleichzeitiges Auftreten von Katarakt und Encephalocele bei mehreren Geschwistern ist von NEUSCHÜLER beobachtet worden (vgl. Abb. 82).

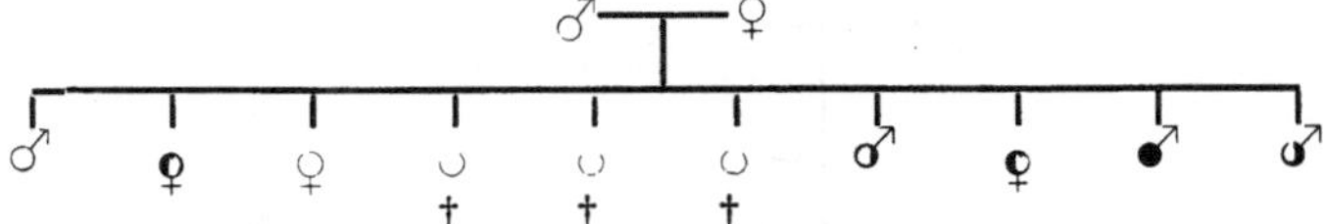

Abb. 82. Familiäres Auftreten von Cataracta congenita + Encephalocele. (Nach NEUSCHÜLER.)
◐ Encephalocele.
◒ Cataracta congenita.
● Encephalocele + Kataract.

Eine merkwürdige Korrelation scheint auch zuweilen zwischen Katarakt und Mißbildungen der Hand, speziell des 5. Fingers (APPENZELLER, KOBY, ROLLET und GENET, MANSON) oder Syndaktylie (GENESTOUS und LAVIE) zu bestehen. (vgl. Abb. 84, S. 745). Bezeichnend sind auch die Beziehungen zwischen Katarakt und cerebralen Störungen, welche ihre Erklärung in der ektodermalen Herkunft beider Teile finden dürften.

Von WERNER wurde gleichzeitiges Vorkommen von feingelocktem Haar und Katarakt in zwei Geschlechterfolgen beobachtet.

Auch die Cataracta complicata bei Retinitis pigmentosa ist infolge der Vererbbarkeit dieses Leidens mittelbar als genotypisch bedingt anzusehen.

Zu erwähnen wäre endlich noch die Katarakt bei Allgemeinleiden (myotonische Dystrophie, Tetanie, Diabetes, gewisse Hautkrankheiten usw.), die, sofern das Grundleiden vererbt ist, natürlich auch familiär gehäuft auftreten kann (vgl. S. 751 ff.) [1].

1. Cataracta congenita.

a) Angeborener Totalstar.

Wie bereits betont, ist die Erblichkeit der angeborenen Starformen sehr ausgesprochen. Befallene Kinder in zwei und drei Generationen sind dementsprechend häufig beschrieben worden, vereinzelt sogar über vier und fünf Generationen (ARMAIGNAC, BAUDON, FROMAGET, HARMAN, NETTLESHIP, SCHICKEDANZ, STIEREN, WILLIAMS, WILSON). Das häufige isolierte Auftreten bei Geschwistern (APPENZELLER, VON GRÓSZ, JUST, MIDDLEMORE, VELARDI u. a.) ließe auch an recessive Vererbung denken. Da aber Konsanguinität selten ist, kommt *unregelmäßige Dominanz* in Frage.

Interessant ist der Stammbaum von STIEREN, weil hier die sämtlichen in 4 Generationen mit Katarakt zur Welt gekommenen Kinder und ein Teil nicht befallener Geschwister in frühester Jugend gestorben sind (vgl. Abb. 83). Es scheint sich also hier um Verknüpfung mit einem Letalfaktor zu handeln

---

[1] Man vergleiche für das Folgende auch das Kapitel Krankheiten der Linse in Band V dieses Handbuches.

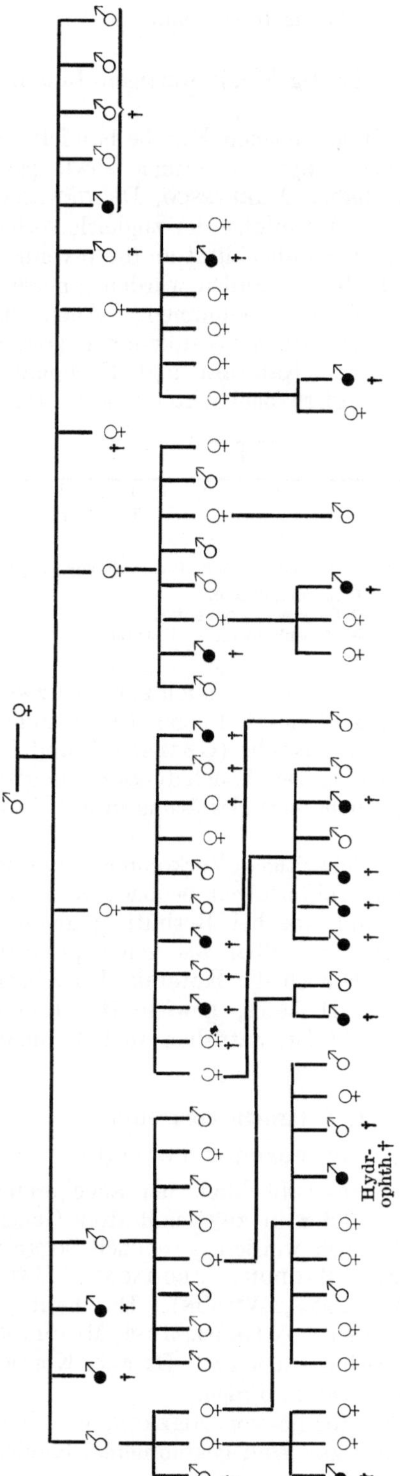

Abb. 83. Vererbung von kongenitaler Katarakt. (Nach STIEREN.)

(vgl. S. 646). Da die Übertragung durch nicht befallene Individuen geschieht, spricht auch dieser Stammbaum für unregelmäßige Dominanz.

b) Cataracta zonularis.

Der Schichtstar bildet den Übergang zwischen den angeborenen und den postnatalen Starformen. Während früher meist angenommen wurde, daß er nur nach der Geburt auftrete, hat sich gezeigt, daß er nicht selten auch bereits angeboren vorhanden ist. Die alte Streitfrage, ob der Schichtstar intrauterin oder extrauterin entstehe und ob es sich um zwei genetisch verschiedene Entstehungsursachen handle, ist durch die Erblichkeitsforschung bedeutungslos geworden, da insbesondere NETTLESHIP und PETERS darauf aufmerksam gemacht haben, daß in Zusammenhang mit der Antizipation in ein und derselben Familie der Schichtstar zuerst postnatal und in der nächsten Generation bereits kongenital auftreten könne. Nicht zu selten wechseln sogar bei Geschwistern die beiden Formen miteinander ab. Fernerhin hat PETERS betont, daß auch zwischen Schichtstar und Totalstar keineswegs ein so weitgehender Unterschied besteht, wie man glaubt annehmen zu müssen, indem in der gleichen Familie Totalstar und Schichtstar miteinander alternieren können, so daß also lediglich eine gewisse Variabilität in bezug auf die Erscheinungsformen vorliegt.

Sofern wir im Sinne der GOLDSCHMIDTschen Theorie quantitativ verschiedene Wirkungsmengen ein und derselben Erbanlage annehmen, können wir damit erklären, daß die erblich bedingte Störung sich in verschiedenen Zeitpunkten (vgl. S. 644) geltend macht; hierdurch würden sich dann hinsichtlich Lokalisation und Anordnung der Trübungen scheinbar prinzipielle Unterschiede ergeben, trotz einheitlicher genotypischer Ursache.

Während die HORNERsche Schule versucht hat, die Zonularkatarakt als eine Folge der Rachitis darzustellen, haben PETERS und seine Schüler die Beziehung zur Tetanie in den Vordergrund gestellt. Letztere Annahme entspricht der immer noch herrschenden Tendenz, die Katarakt allgemein als eine Folge von Stoffwechselstörungen und Erkrankung innersekretorischer Drüsen anzusprechen. Dem gegenüber betont J. BAUR mit Recht, daß wir viel zu häufig aus einer sicherlich bestehenden Korrelation versuchen, das Augenleiden als eine Folge der genannten Affektionen aufzufassen, trotzdem sich gezeigt hat, daß die Korrelation eben häufig fehlen kann, wie zum Beispiel bei der myotonischen Dystrophie.

Was den Vererbungsmodus der Cataracta zonularis betrifft, so steht auch hier die Dominanz im Vordergrunde. Vererbung über 4 und 5 Generationen ist verschiedentlich beobachtet worden (FROMAGET, HARMAN, HILBERT, KNAPP, MANSON und NETTLESHIP, STOCK) (vgl. Abb. 84).

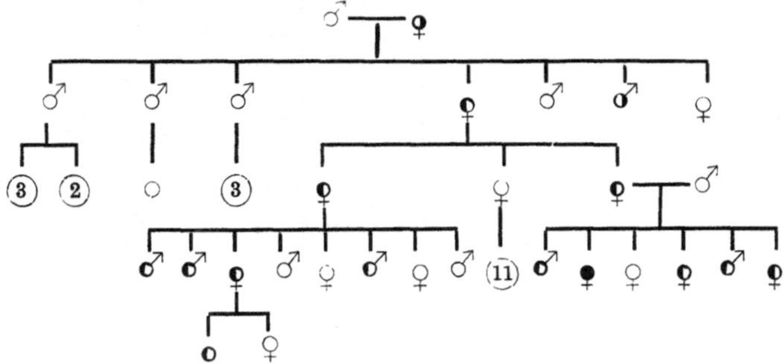

Abb. 84. Vererbung von Cataracta zonularis und Mißbildung des kleinen Fingers. (Nach MANSON.)
Fingermißbildung.
Katarakt.
Fingermißbildung + Katarakt.

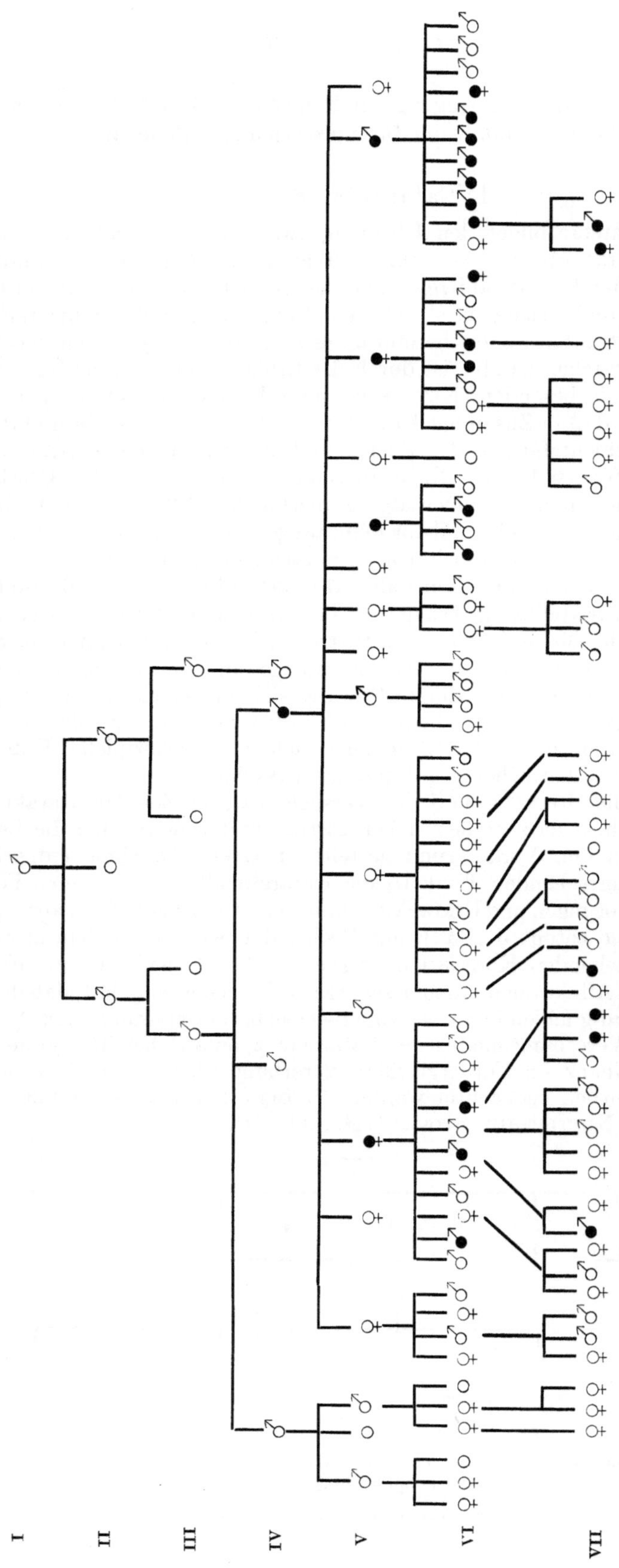

Abb. 85. Vererbung der Coppock-Katarakt (vereinfacht). (Nach PRIESTLEY SMITH.)

Nicht selten bestehen geistige Störungen bei den behafteten Mitgliedern (DANFORTH, HARMAN u. a.).

c) Seltenere Formen der kongenitalen Katarakt.

Spezielle Schichtstarformen. Eine besondere Form kongenitaler Katarakt, welche in einem dichten, im Zentrum der Linse sich befindenden getrübten Kern besteht, haben NETTLESHIP und OGILVIE beschrieben. Das Leiden wurde in der betreffenden Familie namens Coppock durch 4 Generationen vererbt. Diese Kataraktform wird daher in England meistens *Coppock-Katarakt* genannt. Auch PRIESTLEY SMITH beobachtete Vererbung über 4 Generationen[1] (vgl. Abb. 85), ferner CHANCE sowie HARMAN über zwei Generationen.

Daß es sich bei der *Coppock-Katarakt* um eine Varietät der Cataracta zonularis handelt, geht schon daraus hervor, daß NETTLESHIP später bei zwei Brüdern je eine der beiden Formen fand. Ich selbst hatte Gelegenheit, in England mehrere Fälle dieser Coppockkatarakt mit der Spaltlampe zu untersuchen. Dabei zeigte sich, daß, nicht wie früher angenommen wurde, dieser zentralen Katarakt eine gleichmäßige Trübung zugrunde liegt, sondern daß analog wie bei der Cataracta zonularis eine dicht getrübte Zone einen Kern umschließt, der eine viel feinere und weniger dichte Trübung aufweist. Wahrscheinlich dürfte es sich bei der Coppockkatarakt um eine sehr früh embryonal sich auswirkende Störung handeln, welche dementsprechend die zentral gelegenen Linsenpartien befällt.

Die von Poos beschriebene *Cataracta zonularis pulverulenta*, welche sich bei Mutter und vier Töchtern vorfand, dürfte mit den oben beschriebenen Fällen identisch sein. Allerdings soll hier die zonulare Trübung ein völlig klares Linsenzentrum umschlossen haben, im Gegensatz zu den von GIFFORD und VOGT beobachteten Fällen von *Cataracta centralis pulverulenta*, die ebenfalls in zwei aufeinanderfolgenden Generationen auftraten.

Cataracta coralliformis und Spießkatarakt. Bei der koralliformen Katarakt, welche zuerst von MARCUS GUNN beschrieben wurde, handelt es sich um rundliche und längliche Trübungen von grauer und weißer Farbe, welche gegen das Linsenzentrum zusammenlaufen. Es sind röhrenartige Gebilde, die gegen die Peripherie zu trompetenartige Kreise oder Ovale als Abschluß zeigen. FISHER sowie vor allem NETTLESHIP sahen diese Kataraktform *dominant* durch 5 Generationen vererbt (vgl. Abb. 86), HARMAN durch 2 Generationen. Zum Teil war die Dominanz unregelmäßig, indem eine Generation übersprungen wurde (NETTLESHIP).

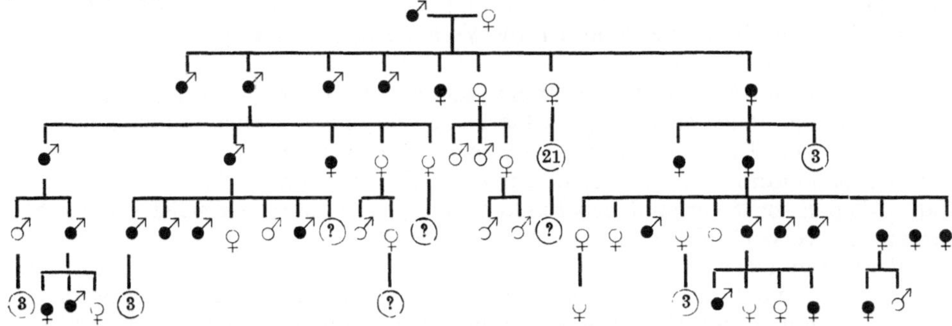

Abb. 86. Vererbung von Koralliformer Katarakt. (Nach NETTLESHIP.)
(?) Anzahl der Kinder unbekannt.

---

[1] Er bezeichnet sie als DOYNESche *discoide* Katarakt. Den Namen discoide Katarakt will aber TREACHER COLLINS für eine von ihm schon früher beschriebene Form der Katarakt reserviert wissen, bei der die Linse scheibenförmig ist und nicht die Trübung.

Nahe verwandt mit der koralliformen Katarakt ist die von Vogt beschriebene *Spießkatarakt*. Es handelt sich um buntfarbige schillernde Nadeln, welche zu Büscheln geordnet sind und der Linse ein bizarres Aussehen verleihen.

Romer konnte außer den zwei von Vogt erwähnten Fällen (Mutter und Sohn) in der betreffenden Familie noch 3 Fälle ausfindig machen; anamnestisch ließ sich das Leiden durch 4 Generationen zurück verfolgen (vgl. Abb. 87).

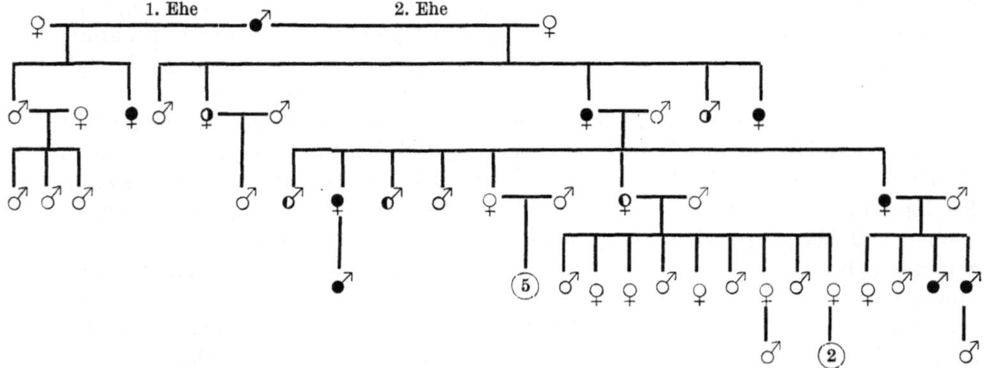

Abb. 87. Vererbung von Spießkatarakt. (Nach Romer.)
● Spießkatarakt.
◐ Cataracta coronaria.
◌ Cataracta senil. incip.

Cataracta floriformis. Koby hat unter diesem Namen eine spezielle Linsentrübung beschrieben, die aus linsenförmigen Gebilden bestand, welche die ganze Linse durchsetzten und zu blumenkohlähnlichen Gebilden zusammenflossen. Die Anomalie wurde durch drei Generationen vererbt und trat entweder angeboren oder in frühester Jugend auf. (Bei einem Teil der Befallenen bestand zudem eine Mißbildung des kleinen Fingers.)

Vordere axiale Embryonalkatarakt. Die von Vogt beschriebene vordere axiale Embryonalkatarakt besteht aus auffallend weißen Herdchen von 0,1 bis 0,4 mm Durchmesser, welche von einem nebelartigen, intensiv weiß gefärbten Hof umgeben sind und isoliert oder brückenartig verbunden im Bereiche der vorderen Y-Naht oder zwischen dieser und dem zentralen Intervall der Linse vorkommen. Diese typische Linsentrübung, die Vogt in über 20% aller von ihm daraufhin untersuchten Personen fand, tritt ebenfalls erblich auf. Schmid konnte in einer Reihe von Familien die Veränderungen in aufeinanderfolgenden Generationen nachweisen.

Clausen und A. Peters bezweifeln, daß es sich um eine neue Kataraktform handle, da man auch sonst in ganz klaren Linsen immer kleine Trübungen feststellen könne. Demgegenüber ist zu bemerken, daß sich die vordere axiale Embryonalkatarakt an der Spaltlampe absolut typisch verhält und keinesfalls mit den sonst vorhandenen Punkttrübungen, die übrigens meist peripherer liegen, zu verwechseln ist.

Berechtigt erscheint dagegen der Einwand von Clausen, daß man bei der großen Häufigkeit aus dem Vorkommen in zwei ja selbst drei Generationen noch nicht mit Sicherheit auf dominanten Erbgang schließen dürfe (vgl. S. 658). In Analogie zu den übrigen Kataraktformen ist aber doch eine *dominante* Vererbung das wahrscheinlichste.

Cataracta polaris anterior. Auch der vordere Polstar kann als erbliche Affektion vorkommen. Außer in den von Knies und von Arx beschriebenen

Familien, in denen vorderer Polstar mit Zonularkatarakt abwechselte, hat VOGT Cataracta polaris anterior in zwei aufeinanderfolgenden Generationen beschrieben. Dabei zeigte sich, daß neben dem Pyramidalstar mit typischem Abklatsch bei einem Teil der Familienangehörigen kleine zum Teil nur mit dem Hornhautmikroskop sichtbare Kapselstare vorhanden waren.

Cataracta polaris posterior. Beim hinteren Polstar ist es besonders schwierig, aus den älteren Beschreibungen mit Sicherheit herauszulesen, um was für eine Form der Katarakt es sich gehandelt hat. Anscheinend hierhergehörige Fälle haben HARMAN, KNIES, MÜLLER sowie VON ARX beschrieben. Sie traten durchwegs in Kombination mit Cataracta zonularis auf.

Neuerdings haben ZIEGLER und GRISCOM hinteren Polstar durch 4 Generationen *dominant* vererbt gefunden.

Spindelstar. Der echte Spindelstar im Sinne einer vom vorderen zum hinteren Pol reichenden Trübung, wie er in allen Lehrbüchern beschrieben wird, ist sehr selten. In der Mehrzahl der Fälle dürfte Kombination von Polstar und zentralen Trübungen, insbesondere Cataracta zonularis vorliegen (KNIES, MÜLLER, VON ARX). Ein von GIFFORD mitgeteilter Fall muß nach dem Spaltlampenbefund hier eingereiht werden. Die zentralen Trübungen hatten Ähnlichkeit mit der VOGTschen Spießkatarakt. Ein Bruder litt an Polstar. Ferner bestand bei dem Patienten Blicklähmung nach oben, bei 2 Geschwistern Ptosis.

Cataracta stellata. Sternstar beobachtete ZIRM in zwei Geschlechterfolgen bei mehreren Mitgliedern, meist kombiniert mit Myopie. Es dürfte sich um eine der von VOGT beschriebenen *Nahtkatarakt* nahestehende Form gehandelt haben. Ähnliche Katarakttypen scheinen bei der *mongoloiden Idiotie* vorzukommen (VAN DER SCHEER).

Ringstarlinse. Bei der von v. SZILY beschriebenen *Ringlinse* oder *Rettungsgürtelkatarakt* stellt die getrübte Linse einen wulstigen Ring dar. Dabei wird das Zentrum durch eine feine Membran ausgefüllt. Da ferner Amblyopie (auch nach der Operation) bestand, so dürfte zugleich eine Mißbildung der Macula vorliegen. Ebenso wie von SZILY fand auch BÜCKLERS das Leiden bei Geschwistern. Es käme hier also evtl. *recessive* Vererbung in Frage.

Eine merkwürdige *Linsentrübung in Form von Krystallen* in der vorderen Rinde hat BRAUN bei Mutter und Sohn beobachtet.

2. Nicht angeborene Katarakt.

Im Gegensatz zur klinischen Einteilung ist eine Gegenüberstellung kongenitaler und postnataler Katarakt, wie bereits betont, vom Erblichkeitsstandpunkt aus nicht immer angängig, da sehr häufig angeborene neben später auftretenden Starformen in der gleichen Familie vorkommen. Immerhin zeichnen sich gewisse Arten der Katarakt durch eine typische postnatale Entstehung aus. Es gilt dies insbesondere für die präsenilen Formen. Je weiter das zeitliche Auftreten der Linsentrübungen auseinander liegt, um so weniger werden sie gleichzeitig in einer Familie zur Beobachtung kommen. Juvenile und präsenile Katarakt lassen sich aber aus den genannten Gründen kaum trennen und sollen daher im folgenden gemeinsam besprochen werden, um so mehr als sie ja genetisch als gleichartig anzusehen sind.

a) Juvenile und präsenile Katarakt.

Cataracta zonularis. Da der Schichtstar auch angeboren auftreten kann, wurde er bereits an entsprechender Stelle abgehandelt (vgl. S. 745).

Cataracta coronaria. Bei dieser von VOGT näher umschriebenen Kataraktform handelt es sich um kranzförmig um den Kernäquator angeordnete

keulenförmige Trübungen, welche mit axial gelegenen blauen und bräunlichen
rundfleckigen Trübungen (Cataracta coerulea) kombiniert ist. Auch diese Starform tritt typisch familiär in Erscheinung (Vogt).

In einer von Halbertsma beschriebenen Familie wiesen in 4 Generationen
49 von 95 Familienmitgliedern entweder Cataracta coerulea oder Cataracta
perinuclearis auf. Die Variationsbreite der erblichen Katarakt kann demnach
in einzelnen Familien ziemlich groß sein.

Übrige Kataraktformen. Da in der Zeit vor Benutzung der Spaltlampe
eine genauere Unterscheidung der verschiedenen präsenilen Starformen nicht
vorgenommen werden konnte, müssen in diesem Abschnitte sehr verschiedenartige Katarakttypen eingereiht werden.

Die juvenile und präsenile Katarakt tritt sehr häufig unter dem Bilde der
Schalentrübung mit mehr oder weniger ausgesprochener Kernsklerose in Erscheinung.

Einen speziellen Typus präseniler familiärer Schalentrübung mit Glaskörpertrübungen hat neuerdings Schnyder beschrieben[1].

Daneben kommt aber auch nicht selten, allerdings mehr präsenil, die andere
Form der senilen Katarakt vor, für welche die typischen Rindentrübungen (Punkttrübungen, Wasserspalten, Speichen usw.) charakteristisch sind. Beide Formen
können sich übrigens miteinander vergesellschaften; ferner ist auch die Cataracta
coronaria in manchen Fällen progredient.

Was den Vererbungsmodus betrifft, so steht auch hier der *dominante* Erbgang im Vordergrunde.

Seit der Mitteilung von Belivier, der 1818 über Vererbung von Katarakt
in einer Familie während über 100 Jahren berichtet hat, liegen zahlreiche
Stammbäume vor, die erbliche Linsentrübungen durch mehrere Generationen

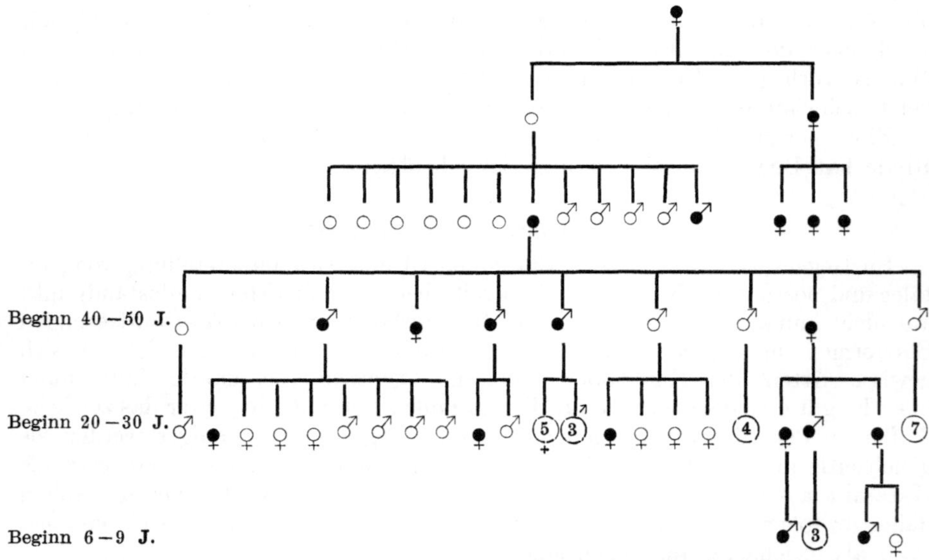

Abb. 88. Dominante Vererbung von Katarakt mit Antizipation (nach Green).

---

[1] Daß die Katarakt in diesen Fällen als Folge der Glaskörperdestruktion aufzufassen ist,
wie Fleischer meint, scheint mir nicht wahrscheinlich, vielmehr besteht wohl eine korrelative Degeneration, welche gleichzeitig Linse und Glaskörper betrifft. Es sei diesbezüglich
nur daran erinnert, daß auch bei den senilen Katarakten an der Spaltlampe fast durchwegs
eine senile Destruktion des Glaskörpers zu beobachten ist, der doch wohl auch nicht eine
ursächliche Bedeutung zugeschrieben werden kann.

aufweisen, zum Teil über 4 und 5 Geschlechterfolgen (Bastard, Cheatam, Dyer, Gjersing, Green, Norrie, Rollet, Rowan und Wilson u. a.; vgl. Abb. 88). Daß nicht selten kongenitale Katarakt als Antizipationserscheinung in den jüngeren Generationen auftritt, wurde bereits erwähnt (Berry, Gunn, Maunoir u. a.).

b) Senile Katarakt.

Der sichere Nachweis der Vererbung der senilen Katarakt ist dadurch erschwert, daß vom gleichen Untersucher selten mehr als eine oder zwei Generationen selbst untersucht werden können und daß ferner nur ein Teil der Mitglieder einer Familie das Alter erreicht, in welchem die Katarakt manifest wird. Es ist daher nicht verwunderlich, daß nur wenige Stammbäume in der Literatur zu finden sind, trotzdem die Vererbung des Altersstars von den verschiedensten Autoren immer wieder betont wurde.

Es liegen aber doch eine Anzahl Beobachtungen vor, in denen das Leiden über zwei und mehr Generationen auftrat, was auf *dominante* Vererbung hinweist (Caussade, Garfunkel, Nettleship, Schmidt-Rimpler).

Infolge der Antizipation wird ferner in der Descendenz häufig die senile Katarakt von der präsenilen abgelöst, wie zahlreiche Beobachtungen bestätigen (Andrassy, Becker, Dupuytren, Jeaffreson, Stricker u. a.).

Hinsichtlich der Ursachen des Auftretens von nicht angeborenen Staren sind die Ansichten auch heute noch sehr getrennt. Wenn wir von den Theorien absehen, welche exogenen Einflüssen (z. B. dem Licht) die Hauptursache zuschreiben, so bleiben noch zwei große Hauptgruppen, nämlich einerseits diejenigen Theorien, welche den innersekretorischen Störungen eine Hauptrolle beimessen (v. Hippel, Siegrist), andererseits diejenigen, welche auf dem Boden der Vererbungstheorie stehen und die Katarakt als eine durch konstitutionelle Minderwertigkeit bedingte Äußerung erblicher Anlagen ansehen. Zwischen diesen beiden Anschauungen gibt es vermittelnde Übergänge. So hat zum Beispiel Peters die Ansicht ausgesprochen, daß ebenso wie bei der Leberschen Opticusatrophie auch die zentralen Linsenpartien während des Lebens auf Grund erblich bedingter minderwertiger Teilkonstitution absterben können, wobei allerdings noch innersekretorische Störungen dazu kämen. Im Gegensatz dazu haben Greeff, Salus, Vogt u. a. die Ansicht vertreten, daß jeder Mensch kataraktös wird, sofern er das nötige Alter erreicht. Für die Annahme einer erblichen Alterserscheinung der Katarakt spräche die Tatsache, daß auch andere Alterserscheinungen (vgl. S. 806), wie wir heute wissen, genotypisch bedingt sein können.

Ob die beiden hauptsächlichsten Formen seniler Katarakt, die mit Schalentrübung kombinierte Kernsklerose und die eigentlichen Rindentrübungen (Punkttrübungen, Speichen usw.) sich hinsichtlich der Vererbungsweise unterscheiden, läßt sich auf Grund der wenigen bis heute vorhandenen Beobachtungen (Garfunkel) nicht aussagen. Es wäre wünschenswert, daß in Zukunft hinsichtlich der beiden Typen eine exaktere Trennung durchgeführt würde.

c) Katarakt bei Störungen der inneren Sekretion.

Das klinische Bild derjenigen Stare, die eine enge Beziehung zu den Störungen der inneren Sekretion zeigen, ist im allgemeinen wesentlich verschieden von dem der Kataraktformen der bereits besprochenen Stare. Trotzdem unsere Kenntnisse auf diesem Gebiete noch sehr dürftig sind, scheint mir eine gesonderte Besprechung dieser Fälle gerechtfertigt, besteht doch kein Zweifel, daß in Zukunft parallel mit den Fortschritten auf dem Gebiete der inneren

Sekretion auch bezüglich der einzelnen Starformen eine genauere Einteilung
möglich sein wird.

Da die endokrinen Störungen, wie wir heute wissen, in der Regel idiotypisch
bedingt sind, so müssen wir die entsprechenden korrelativen Linsenveränderungen von diesem Gesichtspunkte aus betrachten. Einfache Erbverhältnisse
dürfen wir aber bei den Konstitutionsanomalien nicht erwarten. Es kann sich
deshalb im folgenden nur darum handeln, einen Überblick über die Beziehungen
der Katarakt zu endokrinen Störungen zu geben. In der Regel wird auch nicht
nur eine bestimmte Drüse mit innerer Sekretion befallen sein, sondern es handelt
sich meist um Wechselbeziehungen im Sinne pluriglandulärer Affektionen. Immerhin stehen häufig betimmte Funktionsanomalien im Vordergrunde. Das folgende
Schema, das in der Hauptsache denjenigen von Schiötz, Groenholm und
v. Szily entspricht, gibt einen Überblick über die im wesentlichen in Betracht
kommenden Störungen.

Schema.

Krankheit	Innere Drüse mit gestörter Funktion	Bemerkungen
1. Diabetes mellitus . .	Hypofunktion des Pankreas	
2. Tetanie	Hypofunktion der Parathyreoidea	
3. Akromegalie.	Hyperfunktion des Hypophysenvorder- lappens	in früher Jugend
4. Diabetes insipidus . .	Hyperfunktion der Pars intermedia der Hypophyse	zentralnervöse Aus- lösbarkeit
5. Myxödem	Hypofunktion der Thyreoidea	
6. Dermatosen	Hypofunktion der Thyreoidea	
7. Dystrophische Myo- tonie	Hypofunktion der Parathyreoidea und der Thyreoidea	
8. Myotonia congenita .	Hypofunktion der Parathyreoidea	
9. Gigantismus.	Hyperfunktion der Hypophyse (Hypofunktion der Thyreoidea?)	pluriglanduläre Störungen
10. Zwergwuchs	Hypofunktion der Hypophyse und der Thyreoidea	
11. Mongoloide Idiotie .	Hypofunktion des Thymus	
12. Status thymo-lympha- ticus	Hyperfunktion des Thymus	

Katarakt bei Diabetes mellitus. Beim Diabetes spielen erbliche Anlagen ebenfalls eine Rolle und zwar ist, analog zur Katarakt, die in jungen Jahren auftretende Zuckerkrankheit öfter familiär gehäuft als die senile. In manchen
Familien vererbt sie sich *dominant* (Buchanan, Hansen, Long, Noorden u. a.)
und zeigt häufig typische Antizipation (vgl. Abb. 89). Nach Lenz soll allerdings
im allgemeinen eher *recessive* Vererbung in Frage kommen, wofür die in manchen
Fällen gefundene Konsanguinität (Forster, Noorden), sowie die große Häufigkeit des Leidens bei Juden spräche (Ullmann).

Da auch bei Jugendlichen die Cataracta diabetica eine relativ seltene Komplikation darstellt (Schnyder fand sie in seinem großen Material nur einmal),
so liegen auch von seiten der Ophthalmologen aus keine Mitteilungen über
Vererbung dieser Starform vor. Solche wären nur zu erwarten, wenn die Korrelation mit dem erblichen Grundleiden wesentlich ausgesprochener wäre.

Katarakt bei Tetanie. Die durch Hypofunktion der Parathyreoidea bedingte
idiopathische Tetanie tritt nur selten familiär in Erscheinung (Coler, Kehrer),
in jugendlichen Fällen meist in Kombination mit Rachitis, ferner nicht selten
zusammen mit Epilepsie, Myxödem, oder trophischen Störungen der Haut, der
Nägel und Haare (Zirm).

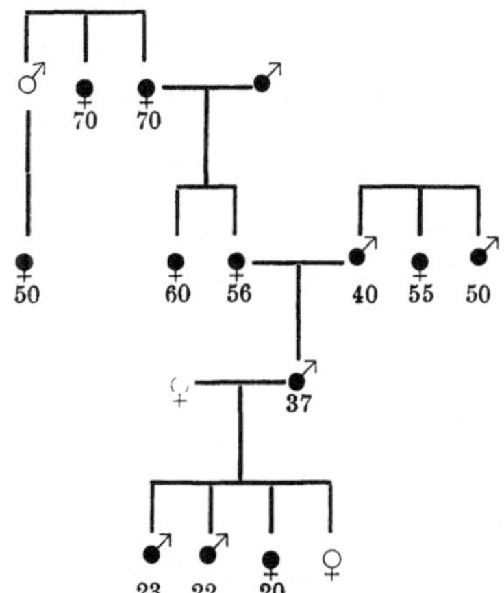

Abb. 89. Vererbung von Diabetes mellitus mit Antizipation. (Nach v. NOORDEN.)
Die eingetragenen Ziffern geben das Manifestationsalter an.

Umstritten ist noch die Frage der Zugehörigkeit der Zonularkatarakt in diese Gruppe. HESSE und PHLEPS haben freilich bei 35 von 43 Patienten mit Schichtstar Tetaniesymptome nachweisen können.

Da die experimentell erzeugten parathyreopriven Rindentrübungen (HEINE, KAST, SIEGRIST, VOGT) mit der Zeit infolge Überlagerung durch klare Rindenschichten nach der Tiefe abgedrängt werden, kann es nach SIEGRIST zu schichtstarähnlichen Bildungen kommen.

FISCHER und TRIEBENSTEIN aus der PETERSschen Klinik wollen auch bei seniler und präseniler Katarakt in 52 von 60 Fällen sichere Erscheinungen latenter Tetanie gefunden haben, der sie ein ursächliches Moment bei der Starbildung zuschrieben. Die neuerdings von TRON angestellten Untersuchungen ergaben aber demgegenüber hinsichtlich der senilen Katarakt als Folge einer Tetanie ein negatives Resultat.

Katarakt bei Akromegalie. Akromegalie soll ebenfalls erblich bedingt sein (GROTE); sie kann, sofern es sich um jüngere Individuen handelt, mit Katarakt verbunden sein. Nach NORDMANN tritt diese unter dem Bilde der hinteren Schalentrübung in Erscheinung.

Katarakt bei Diabetes insipidus. Die Beziehungen zwischen Katarakt und Diabetes insipidus, der sich übrigens *dominant* vererben kann (BULLOCH, GÄNSSLEN und FRITZ, JUST, WEIL u. a.), sind noch keineswegs geklärt, um so mehr als dieser durchaus kein einheitliches Krankheitsbild darstellt und insbesondere der hypophysäre Ursprung noch sehr umstritten ist (I. BAUER).

Katarakt bei Myxödem. Die Annahme älterer Autoren einer Beziehung zwischen *Struma* und Katarakt ist heute dahin zu modifizieren, daß nur bei sehr ausgesprochenen Fällen von Hypothyreose eine Korrelation mit Linsentrübungen besteht.

Obgleich das Myxödem auch familiär auftreten kann (ZOEPFEL), sind bis heute lediglich Einzelfälle zur Beobachtung gelangt (CALLAN, CANTONNET, DUTOIT, LÖWENSTEIN, NITZULESCU).

Katarakt bei Dermatosen. Die ersten Beobachtungen über Katarakt bei Hautaffektionen stammen von ROTHMUND. Es handelte sich um eine sehr akut im 2.—6. Lebensjahr beginnende Katarakt. Die Trübungen scheinen zuerst in der vorderen peripheren Rinde aufgetreten zu sein und rasch zu Totalstar geführt zu haben. Was die Hautaffektion betrifft, so läßt sich aus der Beschreibung eine sichere Diagnose nicht mehr stellen. Nach SIEGRIST dürfte es sich um eine der Poikilodermie und Sklerodermie nahe stehende Affektion gehandelt haben. Beide beschriebenen Familien stammen aus demselben Ort; die eine zeigt Konsanguinität der Eltern. *Recessive* Vererbung ist also sehr wahrscheinlich (vgl. Abb. 90 u. 91).

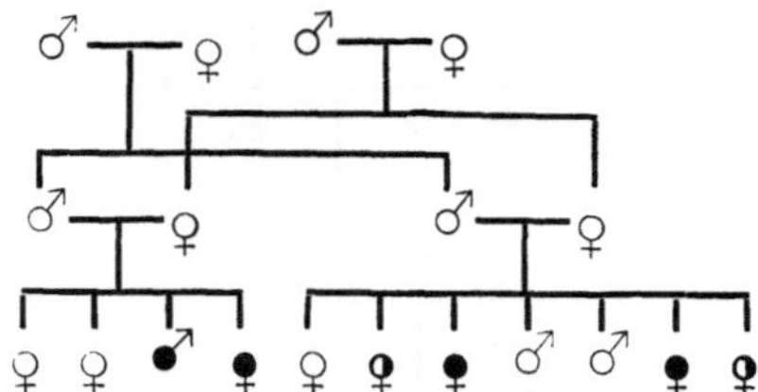

Abb. 90. Vererbung von Hautleiden und Katarakt. (Nach ROTHMUND.)
● Mit Hautleiden und Katarakt behaftet.
○ Nur mit dem Hautleiden behaftet.

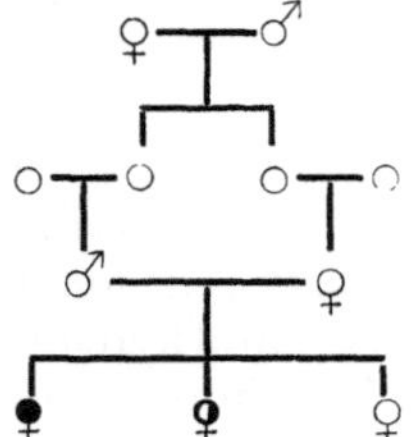

Abb. 91. Vererbung von Hautleiden und Katarakt (Manifestierung durch Konsanguinität.)
(Nach ROTHMUND.)
● Mit dem Hautleiden und Katarakt behaftet.
○ Nur mit dem Hautleiden behaftet.

Weiterhin hat ANDOGSKY über 4 Fälle von Cataracta „dermatogenes" berichtet. Nach der Beschreibung dürfte es sich bei dem gleichzeitig bestehenden Hautleiden um eine *Neurodermitis disseminata* gehandelt haben.

Ähnlich wie beim Myxödem tritt auch hier eine schildartige Kapseltrübung meist mit rosettenförmigen Trübungen der vorderen Rinde auf (ANDOGSKY, LOEWENSTEIN, SIEGRIST, VOGT). Wahrscheinlich dürfte auch der *Neurodermitis* ähnlich wie beim Myxödem eine Hypothyreoidose zugrunde liegen. LÖWENSTEIN fand diese in seinem Fall sowohl bei Mutter als bei Großmutter [1].

In einem Falle von *Poikilodermie* beobachtete SIEGRIST ebenfalls Kapseltrübungen mit feinsten subkapsulären Punkten der vorderen und hinteren Rinde.

Bei der *Sklerodermie* kann es gleichfalls zur Kataraktbildung kommen (MONJUKOWA, MONIER-VINARD und BARBOT, STEKKER, VOSSIUS, WERNER). In zwei von BARBOT beschriebenen Fällen handelte es sich um zwei Schwestern, deren Mutter und Großvater auch schon an Katarakt gelitten hatten. Von seltenen Verknüpfungen mit Hautaffektionen und Katarakt wären noch zu nennen: DARIERsche *Krankheit* (GJERSING, V. SZILY), *Teleangiektasien* (NIEDEN, TERRIEN et PRÉLAT), *chronisches Ekzem* (KURZ), sowie Veränderungen an den *Nägeln* und *Alopecie* (PAPASTRATIGAKIS).

Katarakt bei myotonischer Dystrophie. Daß die erbliche Katarakt als eine hereditär familiäre Degeneration in Erscheinung treten kann, zeigt sich

---

[1] Wenn er daraus aber den Schluß zieht, daß die Hypothyreoidose geschlechtsgebunden vererbt sei, so beruht dies wohl auf einer immer noch häufig vertretenen Ansicht, daß Vererbung durch das gleiche Geschlecht identisch mit geschlechtsgebunden sei (vgl. S. 665). In diesem Falle wäre zuerst an *dominante* Vererbung zu denken.

insbesondere bei dem mit myotonischer Dystrophie kombinierten Star. Die
Myotonia atrophica oder besser dystrophische Myotonie wurde 1909 gleichzeitig
durch Steinert, sowie Batten und Gibb als selbständiger Symptomenkomplex
fixiert und durch die Arbeiten von Curschmann, Hirschfeld, Hoffmann u. a.
definitiv von der Thomsenschen Myotonia congenita abgetrennt. Neben der
Myotonie besteht eine große Zahl von Allgemeinerscheinungen, die Naegeli
zur Annahme einer pluriglandulären Störung geführt haben. Von den Allgemein-
symptomen sind zu erwähnen: Muskelveränderungen (myotonische Reaktion),
psychische Störungen (Abnahme der Intelligenz), Atrophie der Haut, Schwinden
des Fettpolsters, Stirnglatze, Blutveränderungen, Hypogenitalismus (Hoden-
atrophie, fehlende Libido).

Die ersten Mitteilungen über Katarakt bei myotonischer Dystrophie stammen
von Greenfield, Kennedy und Oberndorf, sowie Ormond. Aber erst I. Hoffmann hat auf den speziellen Zusammenhang dieser beiden Affektionen aufmerksam gemacht. Fleischer verdanken wir mehrere große Stammbäume,
welche die Vererbbarkeit des Leidens sichergestellt haben (vgl. Abb. 92). Durch

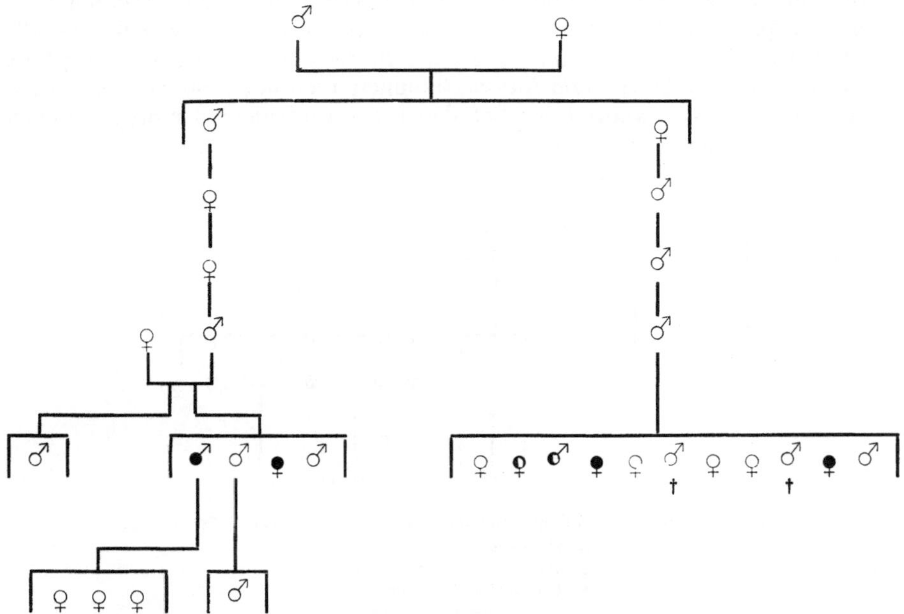

Abb. 92. Vererbung von myotonischer Dystrophie. Auftreten in homologen Generationen.
(Nach Fleischer.)
● Myotonische Dystrophie mit Katarakt.
○ Myotonische Dystrophie ohne Katarakt.

die weiteren Untersuchungen von Vogt und seinem Schüler H. C. Frey bestätigte sich die Tatsache, daß das Leiden durch mehrere Generationen latent
weiter vererbt werden kann, um dann plötzlich in *homologen Familienzweigen
homochrom* in Erscheinung zu treten und *dominant* weiter vererbt zu werden.
Es besteht also in dieser Richtung eine weitgehende Analogie zu anderen familiären degenerativen Leiden (Friedreichsche Ataxie, familiäre Hornhautentartung, Polydaktylie usw.). Damit im Zusammenhang steht auch die Antizipation, welche das Leiden in der nächsten Generation früher und meist schwerer
auftreten läßt. Schon Fleischer hat darauf aufmerksam gemacht, daß in
der vorausgehenden Generation nicht selten präsenile Katarakt gefunden
wird ohne Zeichen von myotonischer Dystrophie. Auch bei den Geschwistern

von Befallenen tritt die Katarakt oftmals ohne nachweisbare Allgemeinsymptome auf (Fleischer). Dabei handelt es sich, wie Vogt gezeigt hat, in diesen Fällen meist um eine typische Kataraktform, welche aus weißen, bald eckigen, bald staubförmigen Punkten der Rinde besteht, die mit farbig leuchtenden (roten und grünen) Kryställchen durchsetzt sind und die subkapsuläre Zone zwischen Kapsel und Abspaltungsstreifen frei lassen[1]. Die Trübungen scheinen insbesondere in Beziehung zu den Nähten zu stehen, so daß ein rosettenförmiges Aussehen entstehen kann (Fleischer, v. Szily, Vogt). Im weiteren Verlauf kann es zu einem nicht mehr typischen Totalstar kommen.

Was die Vererbungsweise der myotonischen Dystrophie betrifft, so deutet schon das Auftreten des Leidens durch 2, bisweilen 3 Generationen (Fleischer, H. C. Frey, Henke und Seeger, Hoffmann, Kyrieleis, Schmidt) darauf hin, daß es sich um *Dominanz* handelt. Auf Grund einer sehr eingehenden Arbeit konnten weiterhin Henke und Seeger zeigen, daß auch das Verhältnis Befallener zu Gesunden nahezu der Erwartung 1 : 1 bei *einfacher Dominanz* entspricht. Das plötzliche Auftreten des Leidens in homologen Geschwisterschaften müssen wir uns deshalb als Manifestierung bei Heterozygoten vorstellen. Die präsenile Katarakt in der Ascendenz kann als Ausdruck des allmählich eintretenden Dominanzwechsels der krankhaften Erbanlage aufgefaßt werden. Ebenso wie die *isolierte Katarakt* können auch nur *endokrine Störungen* bei einem Teil der Verwandten der Befallenen als Äquivalent der myotonischen Dystrophie gefunden werden (vgl. Abb. 93).

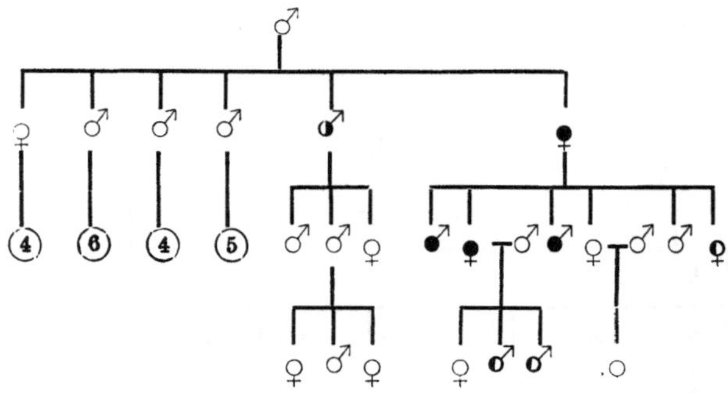

Abb. 93. Vererbung von myotonischer Dystrophie. (Nach Kyrieleis.)
   O Katarakt.
   ● Myotonische Dystrophie.
   ◑ Endokrine Störung.

Katarakt bei Myotonia congenita (Thomsen). Die erbliche kongenitale oder Thomsensche Krankheit kann sich *einfach dominant* vererben (Nissen).

Die Beziehungen zur Katarakt sind nicht geklärt. Heine fand punktförmige Trübungen der Rinde bei zwei befallenen Brüdern. Einen ähnlichen Befund erhob Groenholm bei einem isolierten Fall.

Katarakt bei Gigantismus. Daß bei hypophysärem Riesenwuchs, über dessen Vererbbarkeit noch nichts Genaues bekannt ist, ebenfalls Katarakt in jugendlichem Alter vorzukommen scheint (Groenholm), möge kurz erwähnt sein.

Katarakt bei Zwergwuchs. Ob bei gewissen Formen von Kleinwuchs, insbesondere hypophysärer Natur, Katarakt als korrelative Erscheinung auftritt, ist ebenfalls noch nicht klargestellt (Groenholm, Sainton und Renard).

---

[1] Nach Sainton, Terrien und Veil sollen allerdings die von Vogt als typisch angesehenen farbigen Punkte auch fehlen können.

Störungen im Knochenwachstum und Katarakt wurden von ANDRASSY und MARINESCO beobachtet (vgl. S. 743).

Katarakt bei mongoloider Idiotie. Beim sog. Mongolismus scheint es sich um eine Entwicklungsstörung insbesondere des Gehirns, kombiniert mit Störungen der inneren Sekretion (Thymus?) zu handeln. Inwieweit genotypische Faktoren im Spiele sind, ist noch ungeklärt. Von seiten der Augen sind außer der chronischen Blepharitis und dem häufigen Vorkommen von Epicanthus auch Linsentrübungen beschrieben worden (KOBY, PEARCE-RANKINE-ORMOND, VAN DER SCHEER).

Katarakt bei Status thymo-lymphaticus wurde von SIEGRIST und TRON beobachtet. Über Vererbung des an und für sich umstrittenen Symptomenkomplexes ist nichts Sicheres bekannt.

K. Anomalien des Glaskörpers.

Erbliche Anomalien des Glaskörpers spielen bis heute kaum eine Rolle.

Daß SCHNYDER in einer Familie neben präseniler Katarakt zugleich Glaskörperveränderungen fand, wurde bereits erwähnt (vgl. S. 750).

Fernerhin konnte ich bei zwei Brüdern im Alter von 22 und 24 Jahren, die über Mouches volantes klagten, eine *juvenile Glaskörperdestruktion* nachweisen. Die Sehschärfe war bei beiden normal (Hypermetropie von 0,5 bzw. 0,75), auch sonst fanden sich keinerlei Anomalien am Auge.

Daß auch die myopische Degeneration des Glaskörpers als korrelative Veränderung bei Myopie aufgefaßt werden muß, scheint nach den Untersuchungen von VOGT, der ihre Übereinstimmung mit den gewöhnlichen senilen Veränderungen nachwies, wahrscheinlich.

Arteria hyaloidea persistens. Geringfügige Reste der Arteria hyaloidea, welche an der hinteren Linsenfläche inserieren, sind sehr häufig nachzuweisen und können noch als physiologisch angesehen werden (VOGT). Sofern es sich um sehr ausgeprägte Form von persistierender Arteria hyaloidea handelt, sind die Augen meist amblyopisch (vgl. SEEFELDER, dieser Band S. 582). Familiäres Auftreten der schweren Form scheint sehr selten zu sein. Neuerdings hat IVANOW bei Vater und drei Töchtern die Anomalie beiderseits und bei einer weiteren Tochter einseitig gefunden.

L. Anomalien der Netzhaut.

1. Kongenitale stationäre (funktionelle) Affektionen.

a) Rotgrünblindheit.

Das familiäre Auftreten der Rotgrünblindheit wurde schon frühzeitig erkannt[1]. DALTON ist als erster 1798 der Frage nach dem Wesen der Rotgrünblindheit vom wissenschaftlichen Standpunkt aus nachgegangen, indem er seine eigene Farbenblindheit sowie die zweier seiner Brüder näher beschrieb. Seither wurde die Rotgrünblindheit häufig Daltonismus genannt, eine Bezeichnung, die neuerdings mit Recht ausgemerzt wird.

Aus den weiterhin veröffentlichten Stammbäumen (COMBE, CUNIER, EARLE, LORT, NICHOLL, SCHÖLER, SOMMER) ergab sich die Tatsache, daß fast ausschließlich Männer die Anomalie aufweisen.

Es ist das Verdienst HORNERS 1876 festgestellt zu haben, daß auch für die Farbenblindheit die von NASSE 1820 für die Hämophilie erkannte Regel Gültigkeit habe, nach der die Anomalie meist vom kranken Vater durch gesunde

---

[1] Historisches vgl. bei JEFFRIES und J. BELL.

Töchter auf die Enkel übertragen wird. Diese sog. Hornersche Regel illustrieren die beiden von Horner selbst veröffentlichten Stammbäume, welche sich in einer für die damalige Zeit sehr ausführlichen Weise über 4 bzw. 8 Generationen erstrecken (vgl. Abb. 29, S. 663). Er machte schon damals darauf aufmerksam, daß eine direkte Übertragung vom Vater auf den Sohn vorgetäuscht werden kann, wenn ein Affizierter eine Überträgerin heiratet (vgl. Abb. 29, S. 663, die mit einem Kreuz bezeichnete Stelle) und daß ferner ein Überspringen von Generationen infolge Übertragung durch latent befallene Frauen in mehreren Geschlechterfolgen geschehen kann. Deshalb seien bei der relativ kleinen Kinderzahl nicht in jeder Generation befallene Söhne zu erwarten.

Die Hornersche Regel, welche sich mit den ursprünglichen Mendelschen Gesetzen nicht in Einklang bringen ließ, hat erst durch die Drosophilaforschung die richtige Erklärung erhalten. Nach Waaler scheint Wilson der erste gewesen zu sein, welcher die Vererbung der Rotgrünblindheit in Verbindung mit den von Doncaster und Raynor, sowie Morgan beschriebenen Fällen von geschlechtsgebundener Vererbung beim Menschen brachte.

Durch die weiteren Untersuchungen von Döderlein, Fleischer, Göthlin, Schiötz, Vogt u. a. hat sich dann gezeigt, daß die Rotgrünblindheit in fast idealer Weise den Gesetzen der *recessiv geschlechtsgebundenen* Vererbung folgt.

Vor allem haben Döderlein und Schiötz diejenigen Stammbäume, welche scheinbare Abweichungen von der Regel aufwiesen, einer eingehenden Kritik unterzogen. Dabei stellte sich heraus, daß diese meist durch unrichtige oder unvollständige Zitierung der früheren Literatur bedingt waren. Die seltene Ausnahme einer farbenblinden Frau, deren Vater nicht befallen war, konnte mit dem Pater semper incertus erklärt gelten. Schiötz kommt daraufhin zum Schluß, daß Rotgrünblindheit immer und ausnahmslos als recessiv geschlechtsgebundene Eigenschaft vererbt werde und bis dahin keine einzige Ausnahme dieses Prinzips nachgewiesen worden sei.

Neuerdings hat nun aber Siemens einen Sohn einer dichromaten Frau gefunden, der vollkommen farbentüchtig war (vgl. Abb. 94). Eine analoge Beobachtung konnte auch Kawakami machen.

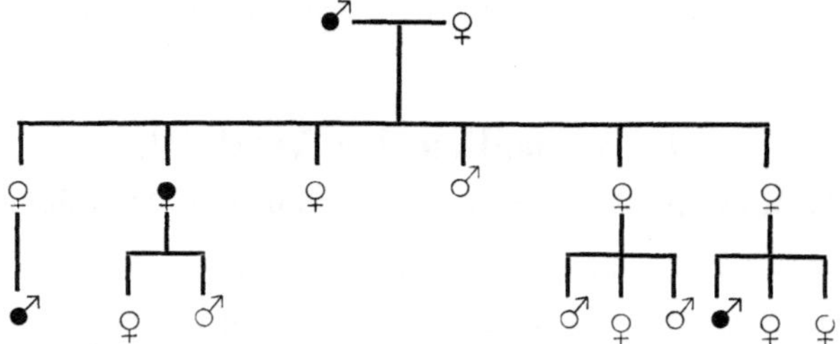

Abb. 94. Vererbung von Farbenblindheit (Manifestierung bei einer heterozygot befallenen Frau?).
(Nach Siemens.)

Eine Erklärung für diese allerdings seltenen Ausnahmen ist gegeben, wenn wir mit Siemens annehmen, daß es sich hier um einen Dominanzwechsel im Sinne von Manifestierung des Leidens bei heterozygoten Frauen handelt (s. S. 670), wie er auch bei anderen recessiv-geschlechtsgebundenen Leiden gefunden wird (Lebersche Opticusatrophie, Nystagmus, Hämophilie, Pelizaeus Merzbachersche Krankheit u. a.). Damit besteht aber auch die Möglichkeit, daß solche phänotypisch befallene Konduktorinnen gesunde Söhne haben können. Entsprechende Fälle sind denn auch neuerdings wiederholt beobachtet worden (Brunner, Franceschetti, Kawakami, Schiötz und Waaler).

Daß möglicherweise beim Dominanzwechsel auch andere genotypische Faktoren eine Rolle spielen können, geht aus einer Beobachtung von FRANCESCHETTI hervor, welcher zwei typisch protanomale Schwestern mit hereditärer Maculaaffektion (Visus ungefähr $^1/_3$) fand, deren Vater ebenfalls normalen Farbensinn aufwies. Da auch sonst eine Korrelation zwischen hereditären Fundusleiden und angeborenen Farbensinnstörungen besteht, liegt es nahe, das Manifestwerden der letzteren auf das Gen für die Maculaaffektion oder einen dritten auslösenden Faktor zu beziehen.

Was die *Vererbung der einzelnen Typen der Farbensinnstörungen* betrifft, so hat FLEISCHER zuerst darauf hingewiesen, daß die Vererbung der einzelnen Formen getrennt betrachtet werden sollte und auch der Frage, was bei der Kreuzung der verschiedenen Arten von Rotgrünblindheit entsteht, besonderes Interesse zukomme.

Da die älteren Autoren zwischen den einzelnen Anomalien nicht unterschieden haben und doch regelmäßig eine recessiv geschlechtsgebundene Vererbung vorlag, ist von vornherein zu erwarten, daß auch die einzelnen Gruppen, Dichromaten und anomale Trichromaten, diesem Erbgang folgen, da ja sonst Ausnahmen häufig gefunden werden müßten.

Von WÖLFFLIN wurde speziell Vererbung von Deuteranomalie in einer Familie nachgewiesen (vgl. Abb. 95) und GÖTHLIN hat einen Stammbaum erwähnt, bei welchem lauter Grünblinde vorhanden waren (vgl. Abb. 96).

Analog kann auch nur Protanopie oder Protanomalie bei mehreren Familienmitgliedern vorkommen (vgl. Abb. 97).

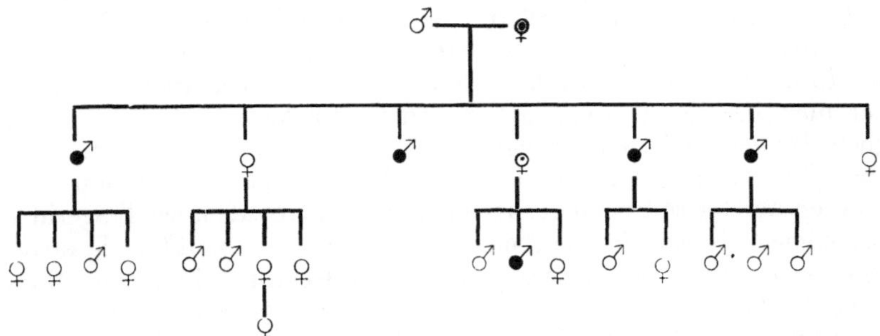

Abb. 95. Vererbung von Deuteranomalie. (Nach WÖLFFLIN.)
● Deuteranomalie.
⊙ Konduktorin.

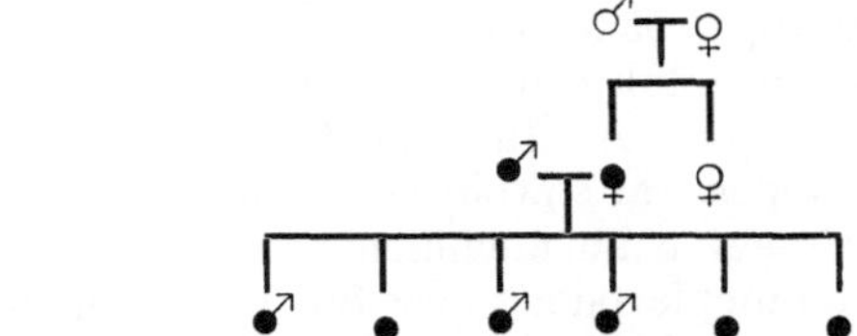

Abb. 96. Vererbung von Grünblindheit. (Nach GÖTHLIN.)

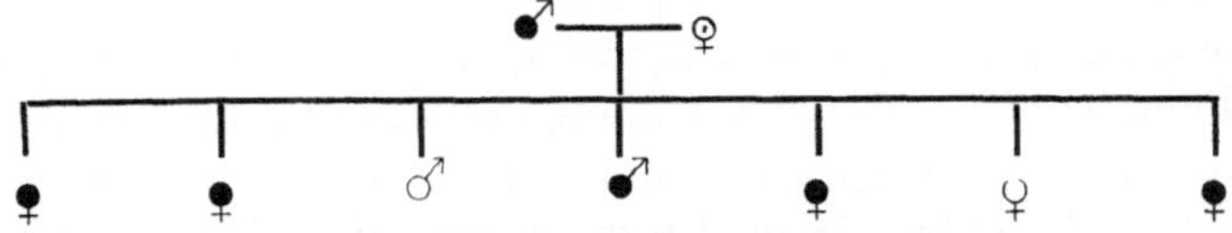

Abb. 97. Vererbung von Protanopie. (Nach BRUNNER.)

Besonderes Interesse verdient das *gegenseitige* Verhalten der einzelnen Typen der Farbensinnstörungen. DÖDERLEIN hat zuerst über eine Ehe zwischen einer Konduktorin für Deuteranopie (zwei deuteranope Söhne!) und einem deuteranomalen Manne berichtet. Da die eine Tochter grünanomal war, nahm Döderlein an, daß die Deuteranomalie eine dominante Erbeigenschaft sei, im Gegensatz zur recessiven Deuteranopie. Mit Recht haben dann Just und Fleischer darauf aufmerksam gemacht, daß diese Auslegung nicht zutreffen kann, da sonst die andere, normale Tochter auch farbenblind sein müßte, weil sie ja das befallene väterliche Gen ebenfalls geerbt hat, sondern daß *Deuteranomalie* zwar *dominant gegenüber deuteranop*, aber *recessiv gegenüber gesund* ist.

Wenn demnach eine Frau von einem Elter das Gen für Deuteranomalie, vom anderen die Anlage für Deuteranopie erhält, so wird sie phänotypisch-deuteranomal sein, genotypisch ist sie aber nach Waaler als deuteranomal-deuteranop-„compound" zu bezeichnen. Solche Frauen können dann zweierlei farbenblinde Söhne erhalten, je nachdem diese das eine oder andere befallene Gen erben (Brunner und Franceschetti, Döderlein, Göthlin, Hess, Waaler, Wölfflin).

Da in analoger Weise auch Protanomal gegenüber Protanop dominant, dagegen recessiv gegenüber gesund ist, so können wir das *Dominanzverhältnis* der verschiedenen Typen der Farbensinnstörungen folgendermaßen wiedergeben.

farbentüchtig > deuteranomal > deuteranop
farbentüchtig > protanomal   > protanop [1].

Just hat zuerst darauf hingewiesen, daß es sich hier um zwei Reihen von multiplen Allelomorphen handeln dürfte, bei denen in Analogie zu den Ergebnissen der Drosophilaforschung (z. B. bezüglich der Augenfarbe) immer die schwächere Störung über die stärkere dominant ist, wobei aber im gleichen Gen immer nur eine dieser Anlagen vorhanden sein kann.

Bezüglich der gegenseitigen Beziehungen der protanopen und deuteranopen Gruppen hat Göthlin in einer Familie sowohl deuteranope als protanope Söhne gefunden, deren Mutter selbst nicht farbenblind war, trotzdem sie Trägerin von zwei verschiedenen Genen für Farbensinnstörungen sein mußte. Fleischer hat deshalb den richtigen Schluß gezogen, daß die Gene für die beiden Hauptformen keine Allelomorphe sein können. Diese Theorie ist dann weiterhin von Waaler ausgebaut worden, der für die vier Hauptformen der Farbensinnstörungen vier verschiedene Erblichkeitsfaktoren annimmt.

Die Überlegungen, die Waaler zu dieser Annahme führten, sind kurz folgende:

Er fand unter 59 Brudergruppen 55mal die gleiche Art der Farbensinnstörung. Da die Mütter durchwegs nur Konduktorinnen waren, dürfte das eine behaftete X-Chromosom der Mutter nur das Gen für eine *bestimmte* Farbensinnstörung enthalten. In zwei Brudergruppen war sowohl Deuteranopie als Deuteranomalie vorhanden. Da nach dem Gesagten anzunehmen war, daß ein X-Chromosom entweder ein Gen für Deuteranopie oder eines für Deuteranomalie enthalten kann, nicht aber beide, so mußten also in diesen Fällen die beiden verschiedenen Gene der Söhne auch aus verschiedenen Gonochromosen der Mütter stammen. Letztere müßten also, da beide X-Chromosomen befallen sind, auch selbst farbenblind sein, was auch tatsächlich zutraf, und zwar waren sie, da wie erwähnt deuteranomal dominant ist über deuteranop, erwartungsgemäß deuteranomal.

In weiteren zwei Brudergruppen fand sich je ein deuteranomaler und ein protanoper Sohn. Trotzdem beide Chromosomen der Mütter nach dem Gesagten befallen sein mußten (d. h. diese wären also, sofern wir die einzelnen

---

[1] Die extreme Deuteranomalie sowie die extreme Protanomalie scheinen sich bezüglich ihrer relativen Dominanz erwartungsgemäß zwischen Deuteranomalie und Deuteranopie bzw. zwischen Protanomalie und Protanopie einzureihen (Brunner und Franceschetti).

Typen nicht unterscheiden, als homozygot erkrankt zu bezeichnen), wiesen beide Mütter normalen Farbensinn auf. Eine Erklärung dieser Tatsache ist nur dann möglich, wenn wir annehmen, daß die Gene für Protanopie und Protanomalie einerseits und für Deuteranopie und Deuteranomalie andererseits cytologisch an anderer Stelle im Gonochromosom liegen, also keine Allelomorphe sind. In diesem Falle wird an der Stelle, wo im einen Chromosom die Anlage für eine deuteranope Farbensinnstörung liegt, im anderen X-Chromosom ein Gen für normalen Farbensinn vorhanden sein, und umgekehrt wird im erstgenannten X-Chromosom an der Stelle, wo im zweiten ein Gen für die protanope Störung liegt, ebenfalls ein Gen für Farbentüchtigkeit seinen Sitz haben. Da Normal aber dominant über das entsprechende befallene Allelomorph ist, so werden die beiden Anlagen phänotypisch nicht zur Manifestierung gelangen (vgl. auch Tab. 4 und Abb. 99 S. 764).

Farbenblind wären also nur solche Frauen, die an entsprechender Stelle im Gonochromosom entweder zwei Gene für die gleiche Farbensinnstörung (*homozygot im engeren Sinne*) oder für zwei der gleichen Hauptgruppe angehörige Anomalien besitzen *(allelomorph-compound)*, während Frauen mit Anlagen für zwei verschiedene, nicht der gleichen Gruppe angehörige Farbensinnstörungen *(nicht allelomorph-compound)*, phänotypisch nicht befallen sind.

Die Bedeutung dieser Theorie ergibt sich schon daraus, daß sie uns erlaubt, die bis jetzt ungeklärte Differenz zwischen theoretisch zu erwartender Häufigkeit farbenblinder Frauen in der Population und den statistisch gefundenen Zahlen verständlich zu machen.

Berechnen wir nämlich aus der Häufigkeit des Vorkommens von Rotgrünblindheit des Mannes (x) die zu erwartende Zahl farbenblinder Frauen (z) nach der von WAALER und FUETER angegebenen Formel $z = \frac{x^2}{100}$, so erhalten wir unter Benutzung der Statistiken von WAALER aus Oslo und von v. PLANTA aus Basel 0,64 bzw. 0,63% (vgl. Tab. 2). Die von diesen Autoren statistisch ermittelten Zahlen betragen aber nur 0,44 bzw. 0,43%. Auch VOGT und KLAINGUTI fanden (gleichfalls in Basel) schon früher 0,40% farbenblinde Mädchen [1].

Tabelle 2. Häufigkeit der angeborenen Farbensinnstörungen (Rotgrünblindheit).

I. Bei Männern.

Autor	Häufigkeit	Zahl der Untersuchten	Mittlerer Fehler
WAALER.	8,01%	9049	± 0,29
v. PLANTA.	7,95%	2000	± 0,37

II. Bei Frauen.

Autor	Theoretische Häufigkeit	Gefundene Häufigkeit	Zahl der Untersuchten	Mittlerer Fehler
WAALER	0,642%	0,44%	9072	± 0,07
v. PLANTA	0,631%	0,43%	3000	± 0,12
VOGT u. KLAINGUTI	—	0,40%	2238	± 0,13

Die relativ zu kleine Zahl befallener Frauen kann nach dem oben Ausgeführten dadurch zustande kommen, daß diejenigen Frauen, die genotypisch eine

---

[1] Alle früheren Statistiken entsprechen nicht mehr den heutigen Anforderungen, da entweder eine genaue Untersuchung am Anomaloskop nicht vorgenommen wurde oder ein ausgewähltes Material vorgelegen hat (vgl. diesbezüglich v. PLANTA).

Kombination der beiden Hauptgruppen der Farbensinnstörungen darstellen (protanop-deuteranop, protanop-deuteranomal, protanomal-deuteranop, protanomal-deuteranomal), phänotypisch nicht farbenblind sind, trotzdem ihre beiden Gonochromosomen ein Gen für Farbenblindheit enthalten *(nicht allelomorph-compound)*.

Berechnen wir nun aus der Häufigkeit der vier verschiedenen Typen der Farbensinnstörungen beim Manne (vgl. Tab. 3) die 10 verschiedenen genotypischen Kombinationen bei der Frau nach der von Waaler angegebenen

Tabelle 3. Häufigkeit der verschiedenen Typen von angeborener Farbensinnstörung beim Manne.

	Farbensinnstörung	Waaler	v. Planta
a	Protanop	$0,88^0/_0$	$1,60^0/_0$
b	Protanomal	$1,03^0/_0$	$0,60^0/_0$
c	Deuteranop	$1,04^0/_0$	$1,50^0/_0$
d	Deuteranomal	$5,06^0/_0$	$4,25^0/_0$
	Summe	$8,01^0/_0$	$7,95^0/_0$

Berechnungsweise, so ergibt sich, daß die Summe der erwartunggemäß manifest befallenen Frauen [Homozygot im engeren Sinne + allelomorph-compound $= 0,41$ bzw. $0,38^0/_0$ (vgl. Tab. 4)] sehr viel besser mit den tatsächlich gefundenen Zahlen in Einklang steht $(0,44$ bzw. $0,43^0/_0)$ (vgl. Tab. 2).

Eine noch bessere Übereinstimmung erhalten wir dann, wenn wir auch die manifeste Heterozygotie bei Frauen in Rechnung setzen. Unter den von v. Planta statistisch ermittelten Mädchen hatten, wie sich später herausstellte, zwei einen Vater mit normalem Farbensinn. Ziehen wir diese beiden Fälle von der Gesamtzahl ab, so erhalten wir noch eine Häufigkeit von $0,37^0/_0$, was der theoretischen Erwartung von $0,38^0/_0$ in sehr weitgehendem Maße entspricht (vgl. Tab. 5).

Tabelle 4. Häufigkeit der verschiedenen genotypischen Kombinationen der einzelnen Arten der Farbensinnstörungen bei der Frau.

	Genotypus	Phänotypus	Berechnungs-formel der Häufigkeit	nach Waaler		nach v. Plant.
Homo-zygot im engeren Sinne	1. Protanop-Protanop	Protanop	$a^2:100$	0,0077		0,0256
	2. Protanomal-Protanomal	Protanomal	$2ab:100$	0,0181		0,0192
	3. Deuteranop-Deuteranop	Deuteranop	$c^2:100$	0,0106		0,0036
	4. Deuteranomal-Deuteranomal	Deuteranomal	$d^2:100$	0,2560	0,4084	0,1806	0,37
Allelo-morph-compound	5. Protanop-Protanomal	Protanomal	$2ab:100$	0,0108		0,0225
	6. Deuteranop-Deuteranomal	Deuteranomal	$2cd:100$	0,1052		0,1275
Nicht allelo-morph-compound	7. Protanop-Deuteranop	Normal	$2ac:100$	0,0183		0,0486
	8. Protanop-Deuteranomal	Normal	$2ad:100$	0,0891	0,2330	0,1360	0,25
	9. Protanomal-Deuteranop	Normal	$2bc:100$	0,0214		0,0180
	10. Protanomal-Deuteranomal	Normal	$2bd:100$	0,1042		0,0519
			$\Sigma =$	0,6414		0,63

a, b, c, d = Häufigkeit der verschiedenen Typen der angeborenen Farbensinnstörungen beim Manne (vgl. Tabelle 3).

Tabelle 5. **Theoretische und statisch festgestellte Häufigkeit der Farben-sinnstörungen bei der Frau.** (Mit Berücksichtigung des Dominanzwechsels.)

Autor	Theoretische Zahl		Gefundene Zahl	
	ohne Berücksich-tigung der einzelnen Typen	mit Ausschluß der nicht allelomor-phen - „com-pounds"	inklusive Dominanz-wechsel	exklusive Dominanz-wechsel
v. Planta . . .	$0,63^0/_0$	$\boxed{0,38^0/_0}$	$0,43^0/_0$	$\boxed{0,37^0/_0}$

Die Waalersche Theorie könnte dann als gesichert gelten, wenn es gelingen würde nachzuweisen, daß aus einer Ehe zwischen einem protanopen oder prot-anomalen und einem deuteranopen oder deuteranomalen Elter nur normale Mädchen hervorgehen können. Sofern man keine Unterscheidung der einzelnen Formen vornimmt, müßten nämlich, wenn beide Eltern befallen sind, auch sämtliche Kinder farbenblind sein, wie dies von Vogt und Klainguti sowie Göthlin auch tatsächlich gefunden wurde. Leider haben Vogt und Klainguti keine Trennung der Typen vorgenommen. In den Fällen von Göthlin scheint es sich durchwegs um Deuteranopie gehandelt zu haben (vgl. Abb. 66, S. 759).

Eine Ehe zwischen verschiedenartig farbenblinden Eltern konnte aber weder von Waaler noch von Brunner und Franceschetti nachgewiesen werden.

Dagegen fanden die zuletzt Genannten unter 46 Brüderpaaren mit Farben-sinnstörungen 8mal trotz verschiedenartiger Anomalien der Söhne bei der Mutter einen normalen Farbensinn. So zeigt zum Beispiel der wiedergegebene Stamm-baum (vgl. Abb. 98) einen deuteranopen, einen deuteranomalen und zwei normale

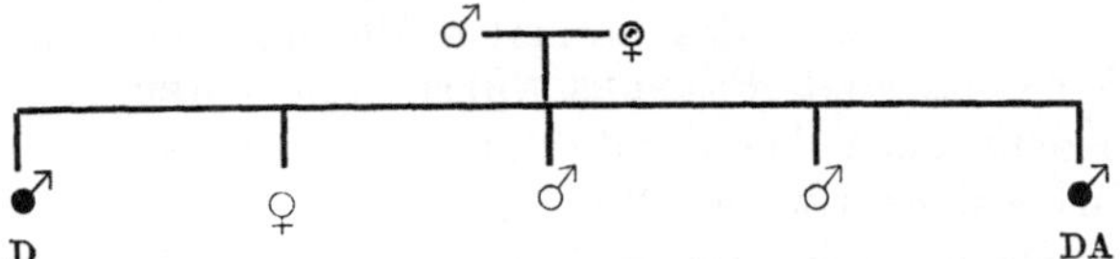

Abb. 98. Gleichzeitiges Vorkommen von deuteranopen (D), deuteranomalen (DA) und normalen Söhnen in einer Familie. (Nach Brunner und Franceschetti.)

Söhne. Da die Mutter nur heterozygot befallen sein kann, was die normalen Söhne beweisen, so müssen also die Gene für die beiden verschiedenartigen Farbensinnstufen aus dem gleichen X-Chromosom der Mutter stammen. Diese bis jetzt nicht bekannte Tatsache läßt sich am einfachsten durch eine Mutation der genotypischen Anlage erklären. Da nämlich die multiplen Allelomorphe im Sinne der Goldschmidtschen Theorie als nur quantitativ, nicht aber als quali-tativ verschiedene Gene aufzufassen sind, so ist es sehr wohl denkbar, daß inner-halb einer solchen Reihe multipler Allelomorphe quantitative Mutationen vor-kommen könnten. Dafür spricht auch die Tatsache, daß klinisch an der Ray-leighgleichung von der Deuteranomalie über die extreme Deuteranomalie bis zur Deuteranopie sämtliche Übergänge vorkommen. Irgendwelche Anhalts-punkte für eine Mutation zwischen Genen der deuteranopen und der protanopen Gruppe wurden von den genannten Autoren in keinem Falle gefunden, in Übereinstimmung mit der Waalerschen Theorie, daß die Gene für die beiden Hauptgruppen als Nichtallelomorphe *quantitativ* verschieden sind. Dement-sprechend lassen sich auch klinisch keine Übergänge zwischen den beiden Hauptgruppen feststellen (Köllner, Franceschetti u. a.).

Insbesondere dürfen erwartungsgemäß Brüder mit verschiedenartigen, nicht allelomorphen Farbensinnstörungen keine farbentüchtigen Brüder aufweisen, da beide X-Chromosomen der Mutter befallen sein müssen (vgl. Abb. 99). Ausnahmen von dieser Regel sind denn auch bis heute nicht gefunden worden.

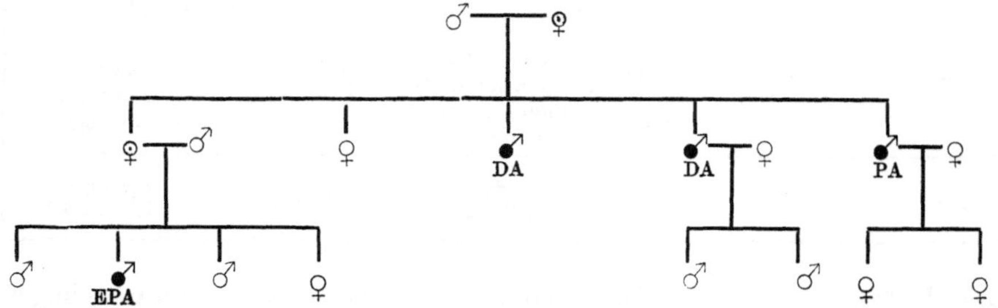

Abb. 99. Auftreten von Deuteranomalie und Protanomalie in der gleichen Familie. (Nach Brunner.)

DA Deuteranomalie.
PA Protanomalie.
EPA Extreme Protanomalie.

Man könnte versucht sein anzunehmen, daß zufällig zwei der nicht allelomorphen Gene für Farbensinnstörungen im *gleichen* X-Chromosom der Mutter zusammenkommen könnten, so daß trotzdem normale Söhne auftreten würden. Dies ist aber sehr unwahrscheinlich, da Gene, die im gleichen Chromosom liegen, gekoppelt sind, und zwar nicht nur unter sich, sondern auch mit den Allelomorphen des anderen (vgl. S. 642). Da in der Regel wohl nur. *ein* Gen für eine Farbensinnstörung im X-Chromosom vorhanden ist, muß dieses mit dem Allelomorph der anderen Art der Farbenblindheit, also mit der Anlage für Farbentüchtigkeit gekoppelt sein.

Eine Sprengung der Koppelung ist insbesondere beim Gonochromosom kaum zu erwarten.

Die oben erwähnte Tatsache, daß heute am Vorkommen heterozygot manifester Frauen nicht mehr gezweifelt werden kann, macht es auch wahrscheinlich, daß allgemein die Dominanz des normalen Allelomorphs keine vollständige, sein dürfte. Brunner und Franceschetti, Fleischer, v. Planta sowie Waaler haben denn auch bei Konduktorinnen nicht selten geringe Abweichungen des Farbensinns von der Norm gefunden.

Einseitige Störungen des Farbensinnes sind nur sehr selten beobachtet worden (Hegner, Hermann, A. v. Hippel, Kolbe, Snell, Woinow). Meist handelte es sich um amblyopische Augen, so daß es nahe liegt, an einen durch andere Anomalien verursachten Folgezustand zu denken.

b) Gelbblaublindheit.

Von den recht seltenen angeborenen Störungen des Gelbblausinnes hat Engelking die Tritanomalie genauer umschrieben. Sie vererbt sich, wie aus dem Stammbaum von Hartung hervorgeht, ebenfalls *recessiv geschlechtsgebunden* (vgl. Abb. 100).

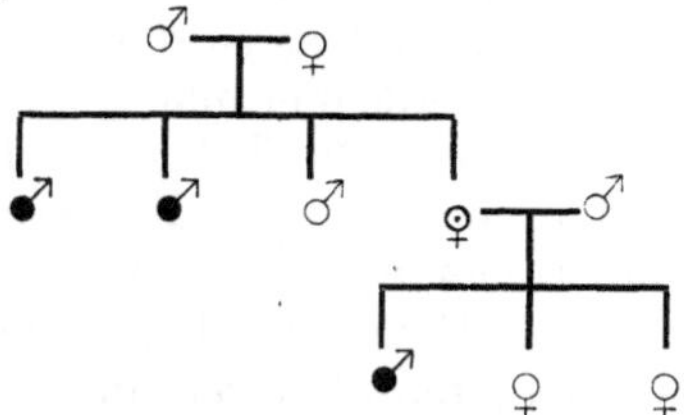

Abb. 100. Vererbung von Tritanomalie. (Nach Hartung.)

c) Totale Farbenblindheit.

Es darf heute mit Sicherheit angenommen werden, daß die totale Farbenblindheit im Gegensatz zur Rotgrünblindheit, die sich recessiv geschlechtsgebunden vererbt, ein *einfach recessiv* vererbtes Leiden darstellt.

Ausführliche Zusammenstellungen der in der Literatur vorhandenen Fälle verdanken wir Julia Bell und Lina Peter.

Für die Recessivität der totalen Farbenblindheit spricht das familiäre Auftreten bei Geschwistern sowie die häufige Konsanguinität der Eltern der Befallenen. L. Peter fand unter den bis jetzt beschriebenen 60 Familien in 23% Blutsverwandtschaft. Auf deren Bedeutung bei der Manifestierung des Leidens hat übrigens schon Nettleship 1880 hingewiesen (vgl. auch Abb. 27, S. 661).

Ein weiterer Beweis für die Recessivität der totalen Farbenblindheit ergibt sich aus dem Verhältnis der kranken zu den gesunden Geschwistern in den betreffenden Familien. L. Peter fand mit Einschluß der eigenen Fälle in 36 Familien unter 229 Kindern 62 sichere und 15 wahrscheinlich Befallene, was ein Verhältnis krank : gesund = 1 : 2,7 (oder 1 : 2,3, wenn die Hälfte der unsicheren Fälle mitgerechnet wird) ergibt, also gegenüber der theoretischen Erwartung 1 : 3 ein Recessivenüberschuß (s. S. 670). Letzterer dürfte sogar noch größer sein, da unter den früh verstorbenen Kindern wohl auch befallene gewesen waren.

Unter Hinzurechnung aller wahrscheinlich Befallenen zu den Kranken habe ich nach der Weinbergschen Methode das Recessivenverhältnis berechnet; dabei ergibt sich als Minimalwert (Reduktionsmethode) 1 : 2,3, als Maximalwert 1 : 3,7 (Geschwistermethode). Da der theoretische Wert bei einfach recessiver Vererbung (1 : 3) gerade in der Mitte liegt, so zeigt sich auch auf diese Weise eine Bestätigung für die einfach recessive Vererbung der totalen Farbenblindheit.

Die bei den typischen Fällen vorhandene Lichtscheu ist bei *inkomplett totaler Farbenblindheit* meist weniger ausgesprochen. Auch die Sehschärfe ist gewöhnlich etwas besser (6/36—6/24 gegenüber 6/60). Diese Patienten zeigen das typische Verhalten der Totalfarbenblinden sowohl hinsichtlich Helligkeitsverteilung und Verkürzung des Spektrums, als auch bei der Einstellung am Anomaloskop, unterscheiden aber auf großem Felde blaue und rote Farbtöne voneinander.

Auch die inkomplette totale Farbenblindheit vererbt sich *recessiv*. Konsanguinität ist dementsprechend ebenfalls häufig (Franceschetti, Vogt).

d) Hemeralopie.

α) *Kongenitale Hemeralopie.*

Die kongenitale idiopathische Hemeralopie, bei der sich wenigstens im Hinblick auf die Nachtblindheit als solche keine Veränderungen der Netzhaut feststellen lassen, ist vom erbbiologischen Standpunkt aus besonders interessant, weil die verschiedenen Arten der Vererbung in außerordentlich typischer Weise in Erscheinung treten.

Eine geradezu vorbildliche Wiedergabe der in der Literatur enthaltenen Stammbäume findet sich in der Arbeit von I. Bell.

Im wesentlichen lassen sich heute drei Haupttypen unterscheiden.

Die dominante Form (Typus Nougaret). Die Kenntnis der dominanten Vererbung der Hemeralopie stützt sich vor allem auf den bis heute berühmtesten Stammbaum menschlicher Erbforschung, welcher zuerst von Cunier (1838) beschrieben wurde (vgl. Abb. 23, S. 656). Es handelt sich um die Nachkommen eines Jean Nougaret, geboren 1637 im Dorfe Vendémian bei Montpellier, nach dem diese Art der Hemeralopie auch häufig „héméralopie nougarienne" benannt wird. Nettleship hat dann 1907 nach gemeinsamen Untersuchungen mit dem französischen Ophthalmologen Truc einen die sämtlichen Nachkommen dieses

Stammvaters umgreifenden Stammbaum veröffentlicht. Er umfaßt 10 Generationen mit 2116 Personen, davon waren 135 nachtblind. Der Stammbaum ist auch deshalb interessant, weil sich keine Ausnahmen vom einfach dominanten Erbgang finden, insbesondere sind sämtliche Nachkommen eines gesunden Individuums frei.

Bemerkenswert ist, daß unter den Kindern von Befallenen das Verhältnis krank: gesund nicht der theoretischen Erwartung 1:1 entspricht, sondern ein Überschuß von Normalen vorhanden ist (134:246). Siemens glaubt, daß möglicherweise ein Teil der früh verstorbenen Kinder fälschlich als gesund bezeichnet worden sei. Da dies aber zur Erklärung nicht ausreicht, hat F. Lenz die Vermutung ausgesprochen, daß Samenfäden mit der Anlage zur Nachtblindheit weniger befruchtungsfähig seien als normale. Dafür spricht die Tatsache, daß der Überschuß an gesunden Kindern in der Nachkommenschaft nachtblinder Männer größer ist als in derjenigen befallener Mütter.

Es wäre zu wünschen, daß dieser einzigartige Stammbaum bald eine neue sorgfältige Weiterbearbeitung erführe.

Neuerdings haben nun Truc und Opin über weitere 6 Familien mit Hemeralopie vom Typus Nougaret berichtet, welche sie in einem Dorfe Néoules (Département du Var) fanden. Ein genealogischer Zusammenhang dieser Familien unter sich konnte aber nicht ermittelt werden. Die betreffenden Autoren vermuten, daß der Stammvater Nougaret, der „Provençal" genannt wurde, aus Néoules stammen könnte.

In der Literatur findet sich übrigens noch ein Stammbaum von Sedan (ergänzt durch Cutler) über Hemeralopie im Département du Var, welcher 4 Generationen umfaßt und anscheinend Opin und Truc nicht bekannt war. Zugleich teilt dieser Autor mit, daß in der betreffenden Gegend noch andere befallene Familien leben[1].

Wie aus einer bis heute wenig beachteten Arbeit von Rambusch zu ersehen ist, scheint auch in Dänemark ein solcher Herd dominant vererbter Hemeralopie vorhanden zu sein, was aus den 4 wiedergegebenen Stammbäumen hervorgeht (vgl. Abb. 101), welche sich zum Teil über 8 Generationen erstrecken.

Stammbäume mit dominanter Vererbung sind weiterhin mitgeteilt worden von Sinclair (6 Generationen), Bordley (5 Generationen), Stiévenart (4 Generationen), Atwool (3 Generationen), Bessonet, Hudson, Langdon (2 Generationen).

Die recessiv geschlechtsgebundene Form. Die recessiv geschlechtsgebunden vererbte Form der Hemeralopie zeichnet sich vor allem dadurch aus, daß sie durchwegs mit *Myopie* kombiniert ist[2]. Diese schwankt meistens zwischen 6 und 11 dptr und ist oft mit Astigmatismus und Sehschwäche verbunden.

Die erste Mitteilung über eine Familie, bei der nur die männlichen Mitglieder betroffen wurden, stammt von Donders (1854). Pflüger hat dann an Hand eines von ihm untersuchten Stammbaumes nachgewiesen, daß die Vererbung der mit Myopie kombinierten Nachtblindheit der Hornerschen Regel folgt.

Weiterhin hat Ammann ebenfalls einen schweizerischen Stammbaum beschrieben, in dem sich die beiden Leiden auf die gleiche Weise vererben. Von Vogt wurde 1922 nachgewiesen, daß die beiden erwähnten Stammbäume identisch sind, bzw. ineinandergreifen. Durch seinen Schüler Kleiner wurde dann der ausführliche Stammbaum in bereinigter Form veröffentlicht (vgl. Abb. 102).

---

[1] Auch im Berner Jura (Schweiz) ist neuerdings von Koby eine Familie mit dominant vererbter Hemeralopie gefunden worden. Ein Zusammenhang mit den französischen Stammbäumen scheint nicht ausgeschlossen (persönliche Mitteilung).

[2] Wahrscheinlich dürfte es sich sogar um echte Koppelung handeln, was um so wahrscheinlicher ist, als geschlechtsgebundene Gene ohnedies im gleichen Chromosom (eben dem X-Chromosom) liegen müssen.

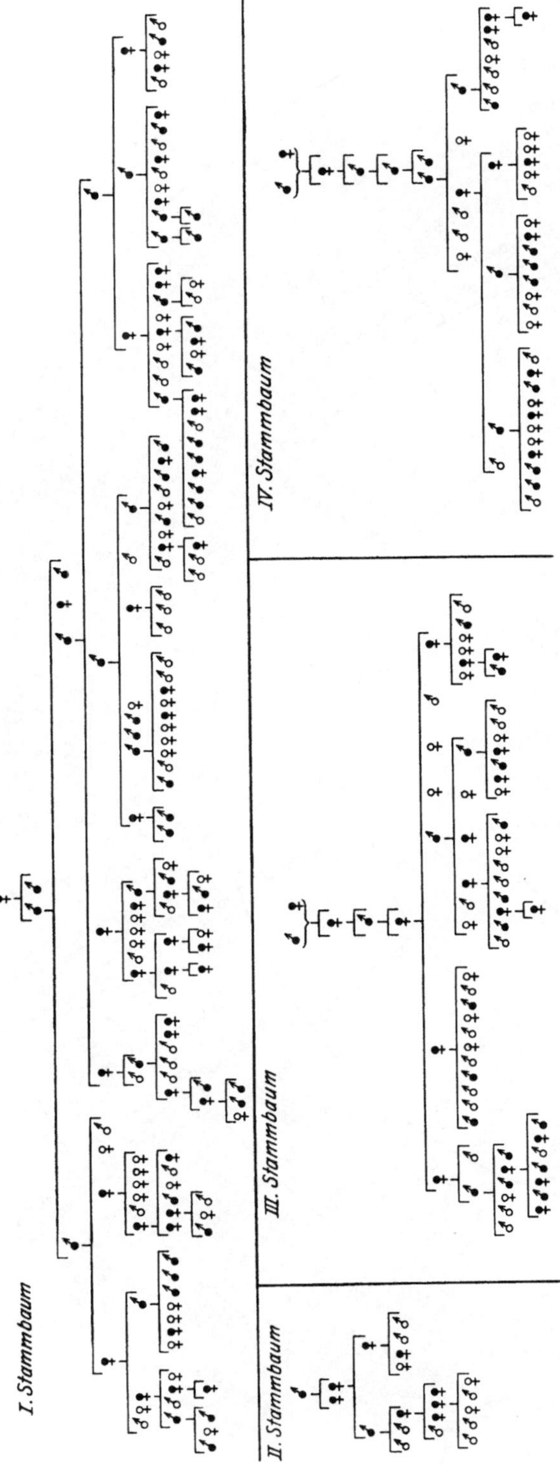

Abb. 101. Dominante Vererbung von Hemeralopie. (Nach RAMBUSCH.)

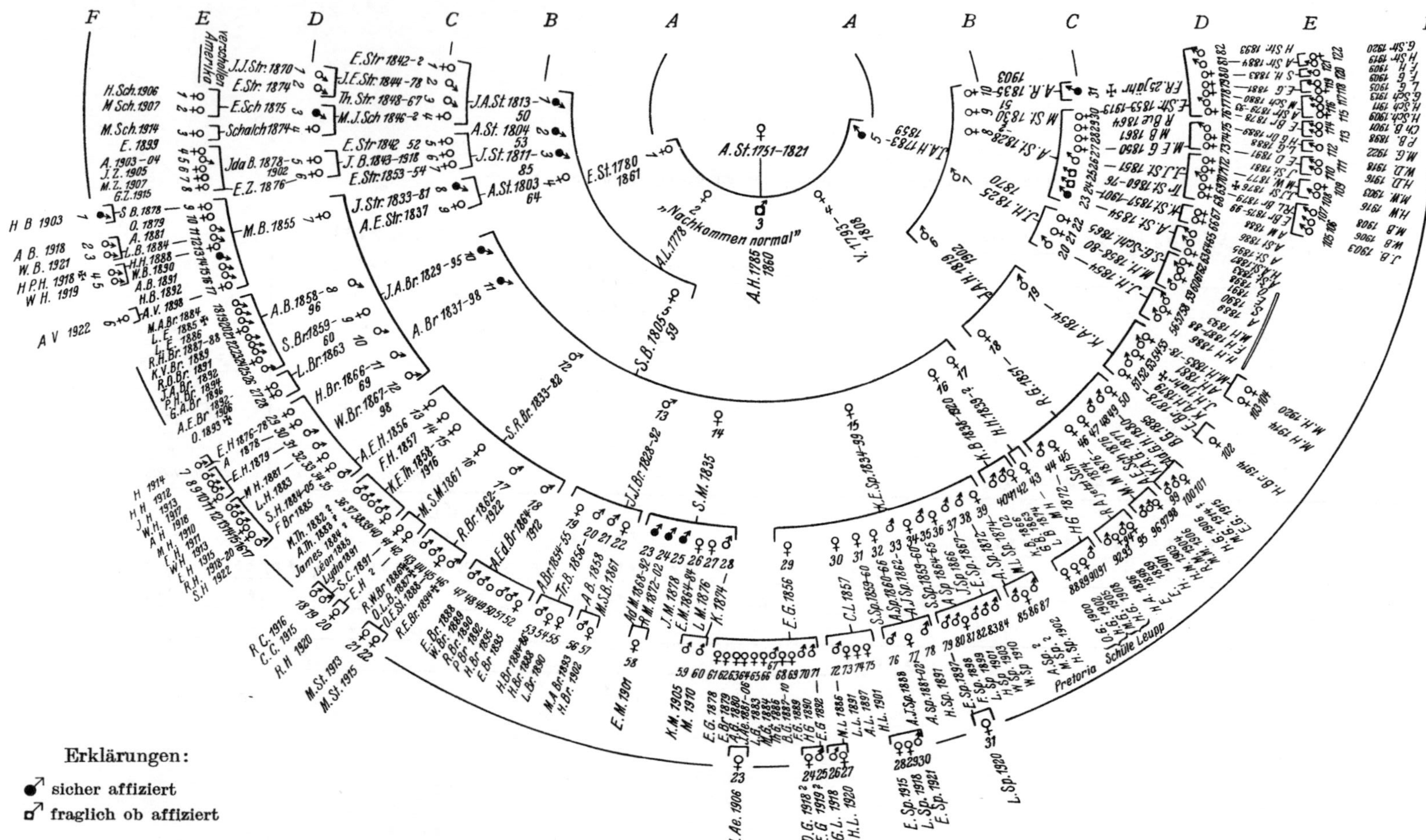

Abb. 102. Geschlechtsgebundene Vererbung von Hemeralopie und Myopie. (Nach Pflüger-Ammann-Kleiner.)

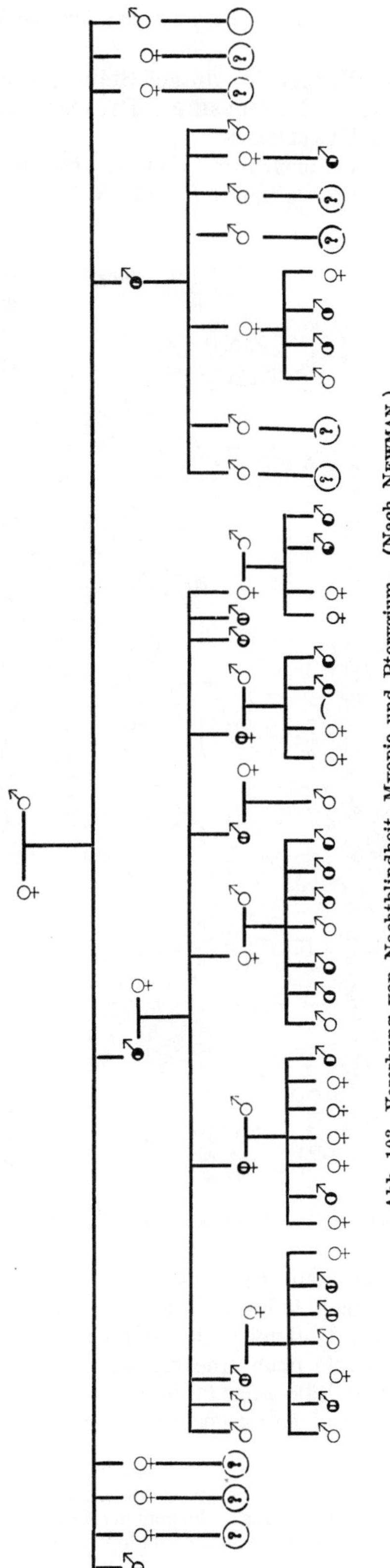

Abb. 103. Vererbung von Nachtblindheit, Myopie und Pterygium. (Nach NEWMAN.)

Ausführliche Zusammenstellungen der übrigen Stammbäume aus der Literatur (Cutler, Morton, Newman, Nettleship, Pagenstecher, Varelmann) finden sich bei I. Bell und Varelmann.

In der von Newman veröffentlichten Familie trat unabhängig von der Hemeralopie noch erbliches Pterygium auf (vgl. Abb. 103).

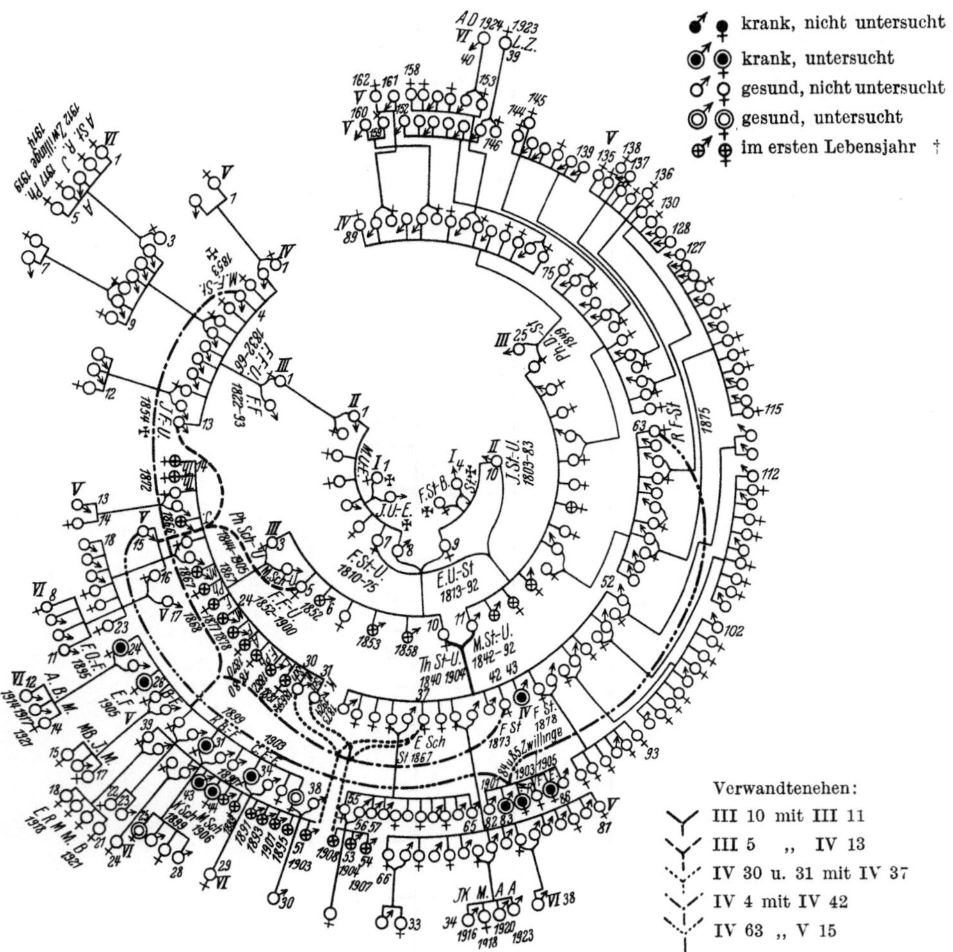

Abb. 104. Recessive Vererbung von Hemeralopie und Myopie. (Nach Gassler.)

Abweichungen vom typischen Erbgang scheinen kaum vorzukommen, insbesondere sind bis jetzt noch keine befallenen Frauen bekannt[1].

Die einfach recessive Form. Daß neben der dominant und recessivgeschlechtsgebunden vererbten Hemeralopie noch eine einfach recessive Form vorkommt, wurde schon von Nettleship 1908 angedeutet. Auch hier besteht eine Korrelation mit Myopie, die aber nicht so ausgesprochen ist wie bei der geschlechtsgebundenen Form.

---

[1] Die in einem Stammbaum von Nettleship (J. Bell Nr. H) angegebene zweimalige Übertragung von Vater auf Sohn scheint mir nicht genügend erwiesen, um Schlüsse daraus zu ziehen. Immerhin sei erwähnt, daß solche Ausnahmen evtl. durch Non-disjunction möglich wären (vgl. S. 647).

Neuerdings hat nun GASSLER über eine von VOGT im Kanton Schwyz gefundene Familie berichtet, in der Hemeralopie mit Myopie verknüpft auftrat. Alle Befallenen stammten aus Verwandtenehen (vgl. Abb. 104). Nur in einem der 10 Fälle war lediglich Nachtblindheit vorhanden [1].

Die gleichzeitige Vererbung von Hemeralopie und Myopie ist vor allem auch bedeutsam für die Erkennung der Vererbungsweise von Refraktionsanomalien, denn nur wenn wie hier eine weitgehende Korrelation mit einem anderen seltenen Leiden besteht, können wir mit Sicherheit auch den Vererbungsmodus in diesem Falle der Myopie ermitteln. Dementsprechend gibt es also sowohl eine geschlechtsgebunden als auch eine recessiv vererbte Myopie (vgl. S. 723).

β) *Temporäre oder idiopathische Hemeralopie.*

Unter diesem Namen werden von manchen Autoren solche Fälle subsumiert, bei denen die Hemeralopie nur zeitweise, aber wahrscheinlich ebenfalls angeboren auftritt. In den von VIEUSSE beschriebenen Fällen soll es sich um stundenweises Auftreten von Hemeralopie gehandelt haben.

Neuerdings erwähnt OGUCHI, daß von japanischer Seite temporäre Hemeralopie in Familien mit OGUCHIscher Krankheit (vgl. unten) gefunden worden sei. Von ASHIE wurde zum Beispiel das Leiden bei einem Bruder und einem Vetter eines an genannter Krankheit leidenden Patienten festgestellt. Es manifestierte sich aber lediglich während der Sommermonate.

Die nahen Beziehungen zur OGUCHIschen Krankheit sprechen für *recessiven* Erbmodus.

γ) *Die* OGUCHI*sche Krankheit.*

Bei der von OGUCHI 1907 beschriebenen Krankheit handelt es sich um angeborene Hemeralopie mit weißgrauer Verfärbung des Fundus, die bei mehrstündiger Dunkeladaptation verschwindet (MIZUO*sches Phänomen*).

Wie aus der Zusammenstellung von KAWAKAMI hervorgeht, ist es ein typisch einfach *recessiv* vererbtes Leiden. Unter den 21 bis dahin veröffentlichten Fällen fand sich 13mal, also in 62%, Blutverwandtschaft der Eltern.

Erwartungsgemäß waren fast stets nur Geschwister befallen. Zweimal wurde eine Vererbung über 2 Generationen festgestellt, wobei es sich aber wahrscheinlich um Heirat eines Befallenen mit einem Konduktor gehandelt hat.

Hinsichtlich der in der japanischen Literatur veröffentlichten Fälle sei auf die Zusammenstellung von YAMANAKA sowie KAWAKAMI verwiesen.

In Europa sind nur wenige Fälle beschrieben, die möglicherweise hier einzureihen wären (AUGSTEIN, DOR, HUIDIEZ, LIEBREICH). Einen sicheren Fall mit typischem MIZUOschem Phänomen hat SCHEERER gefunden.

δ) *Fundus albipunctatus.*

Der von LINDNER beschriebene Fall von *Fundus albipunctatus mit Hemeralopie* ist möglicherweise den erwähnten Formen verwandt. Es scheint nicht ausgeschlossen, daß, wenn weiterhin ähnliche Fälle bekannt würden, Übergänge zwischen idiopathischer Hemeralopie, OGUCHIscher Krankheit und Retinitis punctata albescens bzw. pigmentosa gefunden werden könnten.

---

[1] Sofern es sich auch hier um echte Koppelung handelt, ist eine Trennung der Gene eher zu erwarten, da diese in einem Autochromosom gelegen sind und daher durch crossing-over eher getrennt werden können als bei der recessiv geschlechtsgebundenen Form, weil die crossing-over-Verhältnisse des Gonochromoms andere sind und Trennung von gekoppelten Genen seltener ist (LENZ).

2. Progressive tapeto-retinale Affektionen.

Es ist das Verdienst von Leber, die verschiedenen Formen der hereditär degenerativen Netzhautaffektionen unter der einheitlichen Bezeichnung tapeto-retinale Leiden zusammen gefaßt zu haben. Wie der Name ausdrückt, ist neben der Netzhaut auch das Pigmentepithel in der Regel ebenfalls am degenerativen Prozeß beteiligt.

Vor allem hat Leber gezeigt, daß neben dem typischen Vertreter dieser Gruppe, der Pigmentdegeneration der Retina, eine Reihe anderer Erkrankungen hierher zu rechnen sind und daß nicht das Vorhandensein der retinalen Pigmentierung das Wesentliche darstellt, sondern die Natur dieser Affektionen gekennzeichnet ist durch eine Degeneration der spezifischen Netzhautelemente, welche sekundär zu einer Pigmenteinwanderung führen kann.

Die familiär degenerativen Netzhautleiden sind häufig verbunden mit Affektionen von seiten des zentralen Nervensystems. Man ist immer noch gerne geneigt, vom ophthalmologischen Standpunkte aus diese als Komplikationen aufzufassen, während die Verhältnisse insofern umgekehrt liegen, als die Veränderungen am Auge lediglich als Ausdruck der mehr oder weniger generell wirkenden cerebralen Degenerationsprozesse anzusehen sind.

Es scheint daher gegeben, diese Gruppe der kombinierten *cerebro-retinalen* Degeneration zuerst und dann erst die Gruppe der aufs Auge beschränkten Affektionen zu besprechen.

a) Cerebro-retinale Affektionen (tapeto-retinale Affektionen mit Demenz).

Die von Bing, Higier, Jendrassik, Londe u. a. betonten Gesetzmäßigkeiten für die hereditär-familiären Degenerationen gelten in ausgesprochenem Maße auch für die Gruppe der cerebro retinalen Degenerationen. Es sind dies:

Homochrone Heredität. Auftreten bei den Mitgliedern derselben Generation, meist ungefähr im gleichen Alter.

Homologe Heredität. Befallensein mehrerer Mitglieder homologer Generationen, und zwar vorwiegend vom gleichen Krankheitstypus.

Progressivität. In der Regel unaufhaltsames Fortschreiten des degenerativen Prozesses vom Momente der Manifestierung an.

Antizipation. Das Leiden pflegt meist in den jüngeren Generationen früher und was besonders betont werden muß, auch meist in schwererem Ausmaße aufzutreten.

Mit der Progressivität und der Antizipation hängt auch die Tatsache zusammen, daß je früher das Leiden sich zu manifestieren beginnt, um so schwerer und rascher der degenerative Prozeß verläuft.

Tendenz zur Bildung von Mischformen. Nicht nur bezüglich der cerebralen Degenerationen, sondern auch hinsichtlich der Augenaffektionen zeigt sich eine weitgehende Tendenz zur Bildung von Mischformen. Innerhalb der einzelnen Familien werden aber bestimmte Krankheitstypen bevorzugt, so daß trotzdem eine Unterscheidung möglich ist. Eine scharfe Trennung ist aber wegen der Übergangsformen nicht möglich.

Kombination mit angeborenen Defektzuständen und Mißbildungen. Neben den progressiv degenerativen Prozessen können sich Mißbildungen der Hände und Füße (Syndaktylie, Klumpfuß), Anomalien der Knochen, Gesichtsasymmetrie, Muskeldefekte, angewachsene Ohrläppchen usw. befinden.

α) *Idiotia amaurotica familiaris infantilis* (Tay-Sachs-Schaffer).

Bei der typischen familiären amaurotischen Idiotie, wie sie zuerst von Warren Tay 1881 beschrieben wurde, kommt es im Verlaufe des ersten Lebens-

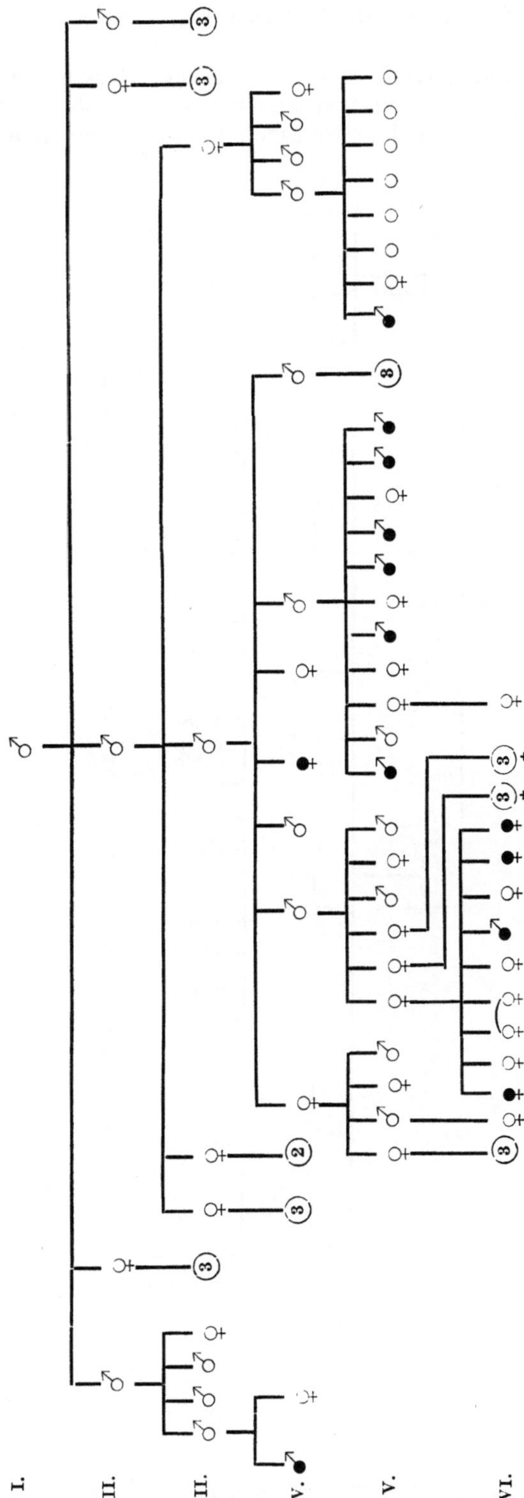

Abb. 105. Vererbung von amaurotischer Idiotie TAY-SACHS. (Nach FALKENHEIM-ROCHLINY.)

jahres bei vorerst gesunden Kindern meist jüdischer Herkunft zum Auftreten von Demenz, sowie Muskellähmungen spastischer oder schlaffer Natur. Daneben zeigt sich ein typischer ophthalmoskopischer Befund, nämlich ein hellweißer,

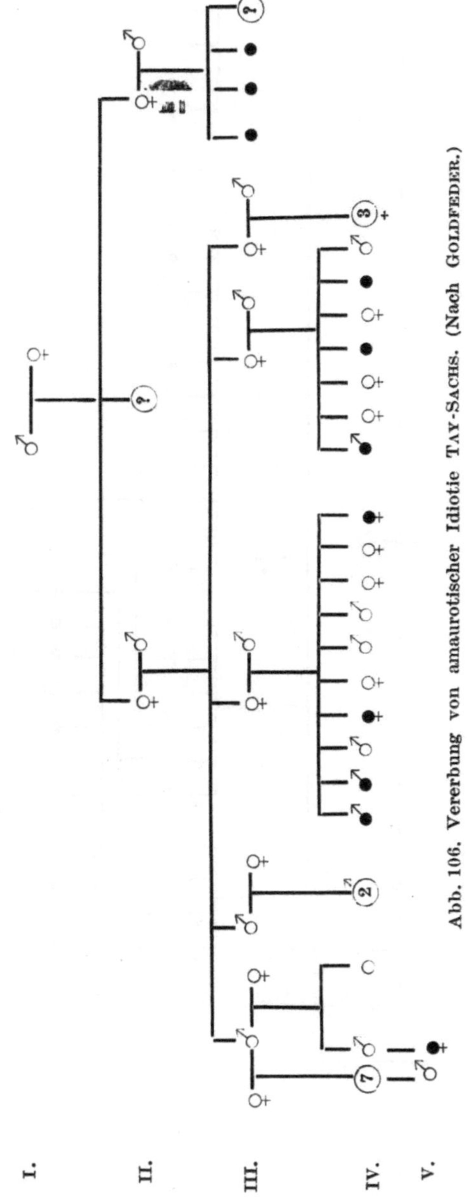

Abb. 106. Vererbung von amaurotischer Idiotie Tay-Sachs. (Nach Goldfeder.)

leicht bläulicher Herd in der Macula, der in der Mitte einen kirschroten Fleck aufweist, ferner progressive Opticusatrophie. Das Leiden führt unter zunehmender Verblödung, allgemeiner Schwäche und Amaurose meist innerhalb des 2. Lebensjahres zum Tode.

Es zeigt einen ausgesprochen familiären Charakter, indem sehr häufig zwei und mehr Geschwister befallen sind. Zusammenstellungen der aus der Literatur bekannten Fälle haben Apert sowie Falkenheim gegeben. Dieser fand, daß von 106 Fällen 73 aus Familien mit mehr als einem befallenen Kind stammten.

Trotz des ausgesprochen familiären Charakters der amaurotischen Idiotie wurde zum Beispiel von Higier die Erblichkeit des Leidens noch völlig bestritten. Dies hängt im wesentlichen damit zusammen, daß früher über Vorkommen der Krankheit in mehreren Linien einer Familie nur wenig bekannt war. Freilich berichtet Apert in seiner Zusammenstellung bereits über 6 entsprechende Fälle.

Falkenheim hat als erster einen größeren Stammbaum veröffentlicht, in dem das Leiden in 4 Zweigen auftrat. R. und L. Rochliny haben diesen Stammbaum neuerdings noch erweitert (vgl. Abb. 105). Ferner hat Goldfeder über eine Familie berichtet, in der sich das Leiden in 4 Zweigen zeigte (vgl. Abb. 106). Es kann demnach an der ausgesprochenen Erblichkeit wohl nicht mehr gezweifelt werden.

Es erhebt sich nun aber die Frage, welcher *Vererbungsmodus* liegt vor? Das häufige Befallensein läßt auf den ersten Blick eine recessive Vererbung vermuten.

Auffallenderweise ist aber Konsanguinität trotz der Seltenheit des Leidens relativ wenig beobachtet worden. Apert fand bei 64 Fällen der Literatur 4mal Blutsverwandtschaft vermerkt. Unter den seither publizierten Fällen ist sie auch nur bei einem kleinen Teil angegeben (de Bruin, Dollinger, Epstein, Levy, von Starck u. a.).

Weiterhin fand Apert in 39 Familien mit genauer Angabe der Kinderzahl 81 Kranke gegenüber 88 Gesunden, was eher für dominanten Erbgang als für recessiven spricht. Auch wenn man diese Zahlen nach der Weinbergschen Reduktionsmethode umrechnet, ergibt sich immer noch ein Verhältnis von krank: gesund = 1: 2,1. Da die Reduktionsmethode hinsichtlich der theoretischen Zahl Befallener ein Minimum ergibt, so dürfte in Wirklichkeit die Annäherung an das Verhältnis bei Dominanz (1: 1) noch stärker ausgesprochen sein.

Wenn das Zahlenverhältnis der befallenen zu den gesunden Kindern eher den Kreuzungsverhältnissen bei *Dominanz* entspricht, so tritt uns hier die gleiche Erscheinung wie bei andern hereditär degenerativen Erkrankungen entgegen. Das ließe sich dahin deuten, daß es sich um eine Manifestierung bei Heterozygoten handelt (vgl. z. B. myotonische Dystrophie, S. 754). Es tritt also gewissermaßen ein mit der Progression hereditärer Leiden in Zusammenhang stehender Dominanzwechsel ein. Wahrscheinlich würde in der nächsten Generation das Leiden wieder manifest werden, sofern nicht die amaurotische Idiotie tödlich verlaufen würde. Die Anlage zur amaurotischen Idiotie ist also zugleich ein letal wirkender Faktor.

Das zwischen Recessivität und Dominanz stehende Zahlenverhältnis sowie die immerhin nicht allzu seltenen Verwandtenehen sprechen dafür, daß neben dominanter auch *recessive* Vererbung vorkommt, d. h. Homozygotie zur Manifestierung notwendig sein kann[1].

Dominanz im Sinne der Manifestierung bei Heterozygoten wird insbesondere in den Familien zu erwarten sein, wo mehrere Zweige befallen sind.

Goldfeder hat auf Grund des Stammbaumes Falkenheim-Rochliny und des von ihm aufgestellten das Recessivenverhältnis nach der Weinbergschen Geschwistermethode

---

[1] Auch bei anderen hereditär familiären Leiden des zentralen Nervensystems wurde sowohl recessive als dominante Vererbung gefunden, so zum Beispiel bei der spastischen Spinalparalyse (Bremer).

berechnet und erhält dafür 1:1,51. Merkwürdigerweise zieht er aber daraus den Schluß, daß es sich um recessive Vererbung im Sinne der Manifestierung bei Homozygoten handelt, trotzdem die berechnete Zahl mit der theoretischen Erwartung 1:3 auch nicht annähernd übereinstimmt, abgesehen davon, daß das Befallensein mehrerer Zweige einer Familie bei einem so seltenen Leiden gegen Recessivität spricht. Wie Fleischer mit Recht bemerkt, ist nämlich nicht zu erwarten, daß die eingeheirateten Ehepartner der Konduktoren selbst alle auch wieder heterozygot befallen sind, wie es zur Manifestierung der Homozygotie der befallenen Kinder notwendig wäre.

Während man früher annahm, daß nur jüdische Kinder ergriffen würden, sind in letzter Zeit immer mehr Mitteilungen erschienen, welche die vereinzelten früheren Befunde bei nicht jüdischen Kindern bestätigen (Cockayne und Attlee, Cohen, Gallé, Hoppe und Clay, Jenscher, Laje und Valdés, Levy, Magnus, Mandel, Pooley u. a.). Häufig scheint es sich allerdings um Kinder entfernter jüdischer Abstammung gehandelt zu haben (Clausen, Higier, Leber, Rochliny u. a.). Wenn aber Goldfeder, Rochliny und andere glauben, alle Fälle bei nicht jüdischen Kindern ablehnen zu müssen, so scheint mir dies doch etwas zu weitgehend. So zeigten zum Beispiel die von Elisabeth Schmutziger beschriebenen Fälle sicher nicht jüdischer Kinder, durchaus den charakteristischen Maculabefund, wovon ich mich bei zweien selbst überzeugen konnte.

Allerdings muß zugegeben werden, daß der Prozeß im allgemeinen bei den nicht jüdischen Kindern gewöhnlich nicht so foudroyant verläuft und deshalb meist etwas später ad exitum führt. Daß gerade bei diesen Fällen die Konsanguinität nicht zu fehlen scheint (de Bruin, Clausen, Dollinger, Levy, von Starck u. a.), deutet darauf hin, daß wahrscheinlich bei den nicht jüdischen Rassen nur die Homozygotie zur Manifestierung führt und auch dann noch der krankhafte Prozeß aus unbekannten Gründen einen milderen Verlauf zeigt und ophthalmologische Veränderungen sogar fehlen können (Higier, Koller, Lukács und Markbreiter, Weber u. a.).

Hydrocephalus internus wird in gewissen Fällen von Tay-Sachsscher Idiotie als Komplikation erwähnt (De Bruin, Coriat, Forster, Kob, Schob u. a.).

Was die zugrunde liegenden pathologisch-anatomischen Veränderungen im zentralen Nervensystem betrifft, so müssen diese hier kurz erwähnt werden, weil sie das Bindeglied zwischen infantiler und juveniler Form der amaurotischen Idiotie darstellen.

Hirsch und Sachs haben zuerst nachgewiesen, daß der degenerative Prozeß die grauen Massen und dort vor allem die Ganglienzellen ergreift. In der Hauptsache ist es aber das Verdienst K. Schaffers, die histologischen Grundlagen der Erkrankung scharf umschrieben und vor allem auf die Ubiquität des Prozesses hingewiesen zu haben, welcher sich auszeichnet durch eine Schwellung der Ganglienzellen auf Grund einer Quellung des Hyaloplasmas (Quellungsphase), der sekundär eine Ausfällung lecithinoider Körperchen (Fällungsphase) folgt. Entsprechend dem *allörtlichen* ektodermalen Prozeß stimmen auch die Veränderungen der Netzhaut im wesentlichen mit denen im Zentralnervensystem überein. In der Hauptsache handelt es sich um eine Degeneration der großen Ganglienzellen mit sekundärer Atrophie der Nervenfasern. Die Veränderungen sind aber nicht nur in der Macula vorhanden, sondern entsprechend der Ubiquität der Veränderungen auch in den peripheren Netzhautpartien, doch muß infolge der Anhäufung der großen Ganglienzellen der Prozeß in der Macula ophthalmoskopisch am ehesten zum Ausdruck kommen. Auch der Sehnerv ist völlig atrophisch, ebenso werden Chiasma und Tractus opticus nicht verschont.

β) *Idiotia amaurotica juvenilis* (Vogt-Spielmeyer).

F. E. Batten (1903) sowie Mayou (1904) haben zuerst eine cerebrale Degeneration mit makulären Veränderungen beschrieben, welche im 6.—8. Altersjahr bei mehreren Geschwistern auftrat. Das Leiden führte mit progressiver Demenz, Lähmungen und epileptiformen Anfällen nach einigen Jahren zum Tode. Im Gegensatz zur juvenilen Form zeigte sich in der Macula eine mit sekundärer Pigmentierung einhergehende Degeneration. H. Vogt hat dann 1905 auf Grund ähnlicher Fälle, vom klinischen Standpunkte aus diese

Erkrankung des späteren Kindesalters in Beziehung gebracht zur infantilen Form, indem er hervorhob, daß die beiden Gruppen einem gemeinsamen Typus zuzurechnen seien, der durch fortschreitende Verblödung und progressive Generation der motorischen und optischen Systeme gekennzeichnet sei. Zu gleicher Zeit hat auch SPIELMEYER in ähnlichen von STOCK ophthalmoskopisch untersuchten Fällen die juvenile Form der TAY-SACHSschen amaurotischen Idiotie erkannt. Im Gegensatz zu den VOGTschen Beobachtungen fand sich aber hier eine retinale Atrophie mit mehr oder weniger deutlicher Pigmentierung der Peripherie.

Daraus ergibt sich schon, daß das klinische Bild, was das Auge betrifft, bei der juvenilen Form nicht mehr ein einheitliches ist und bald mehr die Macula *(Maculatypus)*, bald mehr die Peripherie *(peripherer* oder *Pigmentosatypus)* befallen wird.

Bei der Untersuchung des Zentralnervensystems fand SPIELMEYER eine ubiquitäre Ganglienzellenerkrankung mit einer totalen oder partiellen Aufblähung des Zelleibes infolge Einlagerung einer körnigen Substanz, welche er in Parallele zu den Veränderungen bei der infantilen Form setzte. SCHAFFER hat dann insbesondere betont, daß es sich in beiden Fällen um ein und denselben Prozeß handle, welcher sich lediglich durch die geringere Intensität beim juvenilen Typus auszeichne.

Auf Grund der weiteren Arbeiten von M. BIELSCHOWSKY, SCHAFFER, SPIELMEYER, H. VOGT, WESTPHAL u. a. sind wir berechtigt, die infantile und juvenile Form der amaurotischen Idiotie vom neuro-pathologischen Standpunkt aus als etwas Einheitliches anzusehen.

Bezüglich des Prozesses am Auge besteht ein wesentlicher Unterschied darin, daß bei der infantilen Form die Ganglienzellen, bei der juvenilen dagegen das Neuroepithel in der Macula befallen wird. Es hat dies die Ophthalmologen dazu geführt, die TAY-SACHSsche Krankheit scharf von den übrigen Formen abzutrennen, selbst LEBER hat sich in diesem Sinne ausgesprochen, obwohl er doch gerade für die einheitliche Auffassung der tapeto-retinalen Degenerationen in so überzeugender Weise eingetreten ist. Daß zwischen den beiden Formen ein genetischer Zusammenhang besteht, läßt sich nicht nur durch die Ähnlichkeit des cerebralen Degenerationsprozesses nahe legen, sondern auch am Auge zeigen sich Übergangsformen zwischen infantiler und juveniler Form. Daß bei der TAY-SACHSschen Form der typische Maculabefund manchmal fehlt, wurde bereits erwähnt. Ferner haben M. BIELSCHOWSKY, HARBITZ, SAVINI, SCHAFFER u. a. gezeigt, daß bei spätinfantilen Fällen sowohl Ganglienzellen wie auch Stäbchen- und Zapfenschicht weitgehend zerstört sein können. WANDLESS hat in einem typisch juvenilen Falle sogar nur die Ganglienzellen der Netzhaut verändert gefunden.

Die Frage der genetisch einheitlichen Ursache infantiler und juveniler Formen könnte vom Erblichkeitsstandpunkte aus beantwortet werden, wenn es gelänge, nachzuweisen, daß beide Formen in der gleichen Familie auftreten. Bis heute liegt aber anscheinend nur ein einziger Befund von HIGIER vor, welcher in einer Familie bei zwei von vier befallenen Kindern cerebellare Heredoataxie und Opticusatrophie, bei einem weiteren cerebrale Diplegie und Opticusatrophie, also wahrscheinlich den juvenilen Typus, und beim letzten eine typische amaurotische Idiotie vorfand (vgl. Abb. 107). Leider fehlen bis jetzt weitere Beobachtungen in dieser Richtung[1].

Was die Vererbung der juvenilen Form der amaurotischen Idiotie betrifft, so liegen größere Stammbäume nicht vor, auch nicht solche, in denen mehrere Seitenzweige befallen sind. Mit Ausnahme von einigen anamnestischen Angaben über ähnliche Erkrankungen bei Verwandten handelt es sich entweder um

---

[1] Über die Beziehungen zur Maculadegeneration vgl. S. 782.

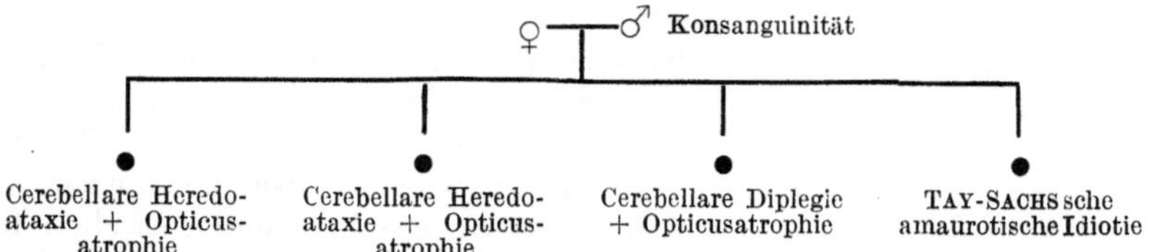

Abb. 107. Vorkommen verschiedener Formen cerebroretinaler Degenerationen in der gleichen Familie.
(Nach Higier.)

Einzelfälle oder um gehäuftes Auftreten bei Geschwistern (Adie, F. E. Batten, Gifford, Harbitz, Paton, Spielmeyer, Stock, Taft und Munroe u. a.), was an *recessive* Vererbung denken läßt. Konsanguinität ist zwar wiederholt beobachtet worden (Ichikawa, Riddoch u. a.), aber nicht so häufig wie bei der Seltenheit des Leidens eigentlich zu erwarten wäre. Es ist daher nicht unwahrscheinlich, daß ähnlich wie bei den infantilen Formen auch Manifestierung bei Heterozygoten vorkommen kann.

Was die Kombinationen mit anderen Anomalien betrifft, so wurde einige Male Dystrophia adiposo-genitalis beobachtet (de Bruin, Erdmann, Gordon, Schall); Polydaktylie erwähnt Gordon.

Die verschiedenen Übergangsformen und atypischen Fälle lassen eine weitere Unterteilung der amaurotischen Idiotie wünschenwert erscheinen:

Spätinfantile Form. Hierher werden solche Fälle gerechnet, bei denen das Leiden zwar im ersten oder zweiten Lebensjahr begonnen hat, aber erst später ad exitum führt (Heveroch, Koller, Peterson, Schaffer u. a.), ferner diejenigen, bei denen die Erscheinungen erst zwischen dem 2. und 6. Lebensjahr begonnen haben (M. Bielschowsky, Dollinger, Huismans, Ichikawa, Mühlberger u. a.).

Bei den spätinfantilen Formen handelt es sich meist um Kinder nicht jüdischer Abstammung (vgl. auch S. 776).

Tapeto-retinale Amaurose mit Demenz (Leber). Von Leber werden Fälle angeborener oder sehr frühzeitig auftretender Erblindung mit progressiver Demenz hier eingereiht. Während sich anfänglich gewöhnlich keine Fundusveränderungen nachweisen lassen, tritt im weiteren Verlauf meist eine Pigmentierung der Peripherie und sekundäre Opticusatrophie auf. In der Hauptsache sind diese Fälle identisch mit den bereits erwähnten von amaurotischer Idiotie ohne typischen Maculabefund (vgl. S. 776). Aus diesem Grunde könnte man sie auch als *peripheren* oder *Pigmentosatypus der amaurotischen Idiotie* bezeichnen.

Typische juvenile Form. Hierher zu rechnen wären nach dem bereits Gesagten diejenigen Fälle, welche zur Zeit der zweiten Dentition beginnen. Sofern die Affektion mehr die Macula betrifft, können wir einen *makulären Typus* unterscheiden. (Fälle von Batten, Nardin und Cunningham, Gifford, Mayou, Oatman, u. v. a.) Im Gegensatz dazu sind beim *peripheren oder Pigmentosatypus* die Veränderungen klinisch in der Peripherie meist als Atrophie des Pigmentepithels und sekundäre Netzhautpigmentierung nachweisbar.

Der spätjuvenile Typus. Bei denjenigen Fällen, die erst zur Zeit der Pubertät die ersten Anzeichen der Erkrankung zeigen, ist der Verlauf viel langsamer und führt meist erst nach vielen Jahren zum Tode (Beach, Juler, Sträussler, Vogt).

Die virile und senile Form. Je später die familiäre amaurotische Idiotie zum Ausbruch kommt, um so schwächer tritt sie in Erscheinung und um so schwerer wird es sein, sie mit Sicherheit dieser Gruppe einreihen zu können.

Eine Sicherstellung der Diagnose wird nur dann möglich, wenn es gelingt, im Zentralnervensystem den SCHAFFERschen Typus der Zelldegeneration nachzuweisen. Weiterhin ist hervorzuheben, daß die Ubiquitätsregel zwar für die infantile Form zutrifft, aber schon bei den juvenilen Fällen durchaus nicht immer alle Teile des Zentralnervensystems befallen zu sein brauchen (BERGER, GLOBUS, JACOBI, SCHOB, SPIELMEYER, WALTER u. a.), indem einzelne Teile verschont sein können (Rückenmark, Kleinhirn, Hirnstamm usw.).

Damit besteht aber auch die Möglichkeit, daß das Auge ausnahmsweise nicht mitbeteiligt sein wird, wie dies in einem von KUFS beschriebenen Falle zutraf. Wir hätten also hier gewissermaßen *amaurotische Idiotie sine amaurosi* vor uns. Auch WALTER hat über eine analoge Beobachtung berichtet, bei dem das Leiden schon im 1. Lebensjahr begann und ohne nachweisbare Augenveränderungen ad exitum führte.

Von den Fällen von viriler bzw. seniler cerebro-retinaler Degeneration wären zu erwähnen derjenige von JOSEPH, welcher einen 30jährigen Mann betraf und ein anderer von BATTEN, welcher mit 60 Jahren Maculaaffektion und cerebrale Erscheinungen aufwies. Da keine anatomische Untersuchung dieser Fälle vorliegt, ist natürlich ihre Zugehörigkeit zu dieser Gruppe problematisch; weil aber der Fall von KUFS beweist, daß tatsächlich auch beim Erwachsenen eine abgeschwächte Form familiär amaurotischer Idiotie vorkommen kann, so muß auf diese Möglichkeit hingewiesen werden. Ich zweifle nicht daran, daß in Zukunft, sofern solche Fälle zur genauen anatomischen Untersuchung gelangen, eine Zugehörigkeit zu dieser Gruppe sich feststellen lassen wird.

Da auch Fälle von der Pigmentosagruppe eine solche Kombination mit Demenz zeigen können, möchte ich eine eigene Beobachtung kurz anführen:

Es handelt sich um einen jetzt 60jährigen Mann, bei welchem im Alter von 20 Jahren eine progressive Hemeralopie mit sekundärer Opticusatrophie auftrat. Erst etwa 10 Jahre später bildete sich das typische Bild der peripheren Pigmentosadegeneration der Netzhaut aus. Seit etwa 10 Jahren macht sich eine starke Abnahme der Intelligenz geltend, welche inzwischen zur Verblödung geführt hat. Es scheint nicht ausgeschlossen, daß auch in diesem Falle die progressive Demenz als Ausdruck der cerebro-retinalen Degeneration aufzufassen ist.

b) Retinale Affektionen (tapeto-retinale Affektionen ohne Demenz).

Die ohne Demenz auftretenden tapeto-retinalen Affektionen zeigen sowohl hinsichtlich des klinischen Bildes als auch bezüglich der anatomischen Veränderungen weitgehende Übereinstimmung mit den bei den cerebralen Formen gefundenen Netzhautaffektionen, so daß die Vermutung nahe liegt, daß es sich hier um einen ähnlichen, lediglich aufs Auge beschränkten Degenerationsprozeß handelt. Insbesondere ist dies wichtig für die Auffassung der hereditären Maculaaffektion und deren Beziehungen zu den peripheren Erkrankungstypen (Retinitis pigmentosa u. a.). Aus den bei den juvenilen Formen der amaurotischen Idiotie gefundenen verschiedenen Netzhautdegenerationstypen darf man wohl auch für die isolierten Netzhauterkrankungen eine analoge Verwandtschaft annehmen.

Vom klinischen Standpunkte aus rechtfertigt sich aber hier eine Trennung in solche Formen, bei denen die Maculaveränderung im Vordergrund steht *(Maculatypus)* und in solche, bei denen die peripheren Veränderungen überwiegen *(peripherer oder Pigmentosatypus)*. Für die nahe Verwandtschaft der beiden Krankheitsbilder spricht auch die Tatsache, daß sämtliche Übergänge vorkommen können. Eine Trennung ist nur deshalb möglich, weil in den einzelnen Familien bestimmte Typen aufzutreten pflegen und insbesondere einzelne Gruppen wie die Pigmentdegeneration eine gewisse Konstanz der

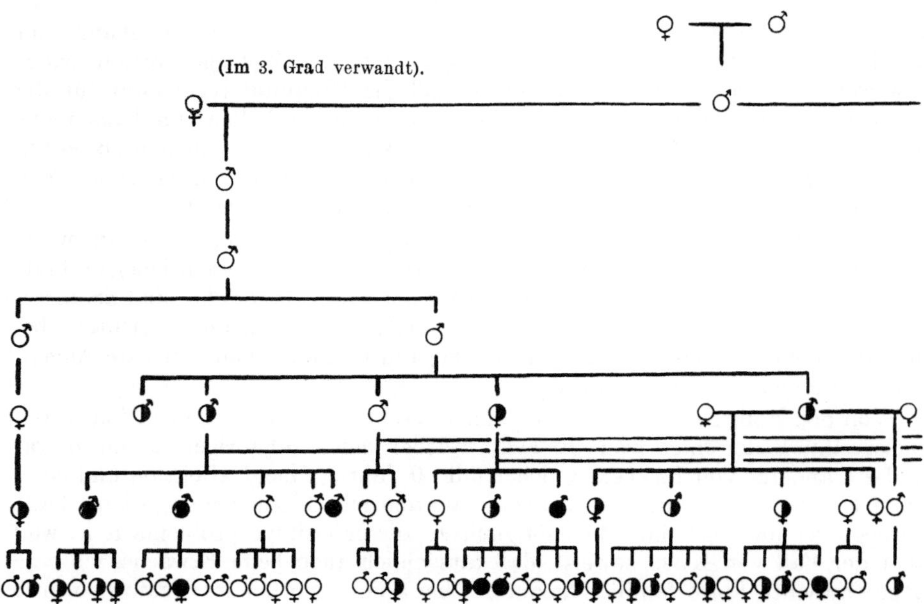

Abb. 108. Vererbung von hereditärer Maculaaffektion.
● Hereditäre Maculaaffektion. ○ Verschiedene Augenaffektionen (Pigmentierung des Fundus,

Erscheinungsform aufweisen. Auch bezüglich der aufs Auge beschränkten Degeneration gilt die allgemeine Regel, daß der Prozeß um so schwerer und um so genereller auftritt, je früher er beginnt.

α) *Maculatypus.* [*Tapetoretinale Degeneration der Macula und Papillengegend* (Leber); *Heredodegeneration der Macula* (Behr).]

Die infantile Form. In diese Gruppe müßten sich solche Fälle einreihen lassen, welche ähnlich wie die amaurotische Idiotie bereits im frühen Kindesalter auftreten. Erwartungsgemäß sollte es sich infolge des frühzeitigen Beginnes um schwere Formen handeln. Tatsächlich sind aber aus der Literatur entsprechende Fälle nicht mit Sicherheit nachzuweisen.

An dieser Stelle läßt sich die *angeborene Maculadegeneration* (Best) einreihen. Während nämlich die ersten von Best 1905 beschriebenen Fälle dafür sprachen, daß es sich bei dem durch mehrere Generationen auftretenden Leiden um eine *kongenitale stationäre Affektion* handle, haben die späteren Arbeiten von Vossius und Weisel gezeigt, daß in einem Teil der Bestschen Fälle doch ein progredienter Verlauf vorkommt, indem sich ein gelblich-rötlicher Herd mit sekundärer Pigmentierung bildet, welcher große Ähnlichkeit mit der juvenilen Form aufweist. Man ist deshalb wohl berechtigt, diese Fälle zu den allerdings sehr langsam progredienten degenerativen Affektionen der Macula zu rechnen. Das Leiden scheint sich *unregelmäßig dominant* zu vererben. Andere Augenaffektionen traten in der betreffenden Familie ebenfalls häufig auf (vgl. Abb. 108).

Es steht zu hoffen, daß ähnliche Fälle zur Beobachtung gelangen, welche die Beziehungen zur juvenilen Form klar zu stellen erlauben. Ich selber konnte bei Schwestern eine sehr frühzeitig auftretende Maculaaffektion nachweisen (Beginn vor dem 4. Lebensjahr sichergestellt), welche mit Protanomalie verknüpft war und ähnlich den Bestschen Fällen nur eine sehr geringgradige Progredienz zeigte. Die Sehschärfe betrug anfänglich 6/36 bis 6/24. Da in einem

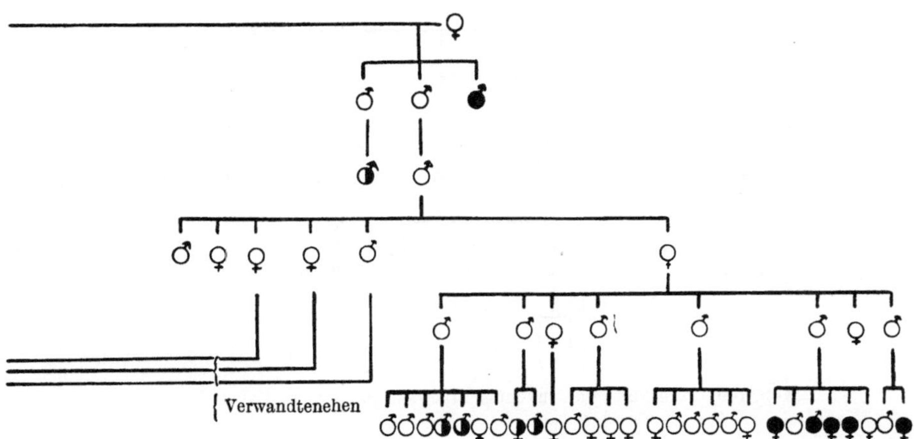

(Nach BEST-VOSSIUS-WEISEL.)
hintere Polkatarakt, ausgesprochener Astigmatismus, Strabismus u. a.).

anderen Zweige dieser Familie typisch juvenile Maculadegeneration auftrat spricht das für die genetisch einheitliche Ursache dieser Affektionen.

Juvenile Form [1] [familiäre progressive Maculadegeneration (STARGARDT)]. Von R. D. BATTEN wurde 1897 eine familiäre Form der Maculaaffektion beschrieben, welche durchaus mit den Befunden, wie sie bei der juvenilen amaurotischen Idiotie auftreten, übereinstimmt. Im Beginn zeigen sich gelblichgraue Fleckchen, dann tritt eine Unregelmäßigkeit der Pigmentierung auf und schließlich bildet sich in der Macula ein schmutzig grauer Herd von 1 bis 2 Papillendurchmesser mit mehr oder weniger starker Pigmentanhäufung am Rande, Atrophie des Pigmentepithels und der Choriocapillaris.

Bei der *früh-juvenilen Form* beginnt das Leiden zur Zeit der zweiten Dentition, und zwar werden meist mehrere Geschwister homochron befallen (ALKIO, BEHR, DARIER, HUTCHINSON, JACKSON, LEWINA, ROLL, DE ROSA, STEINDORFF, STEYN, STIRLING, TISCORNIA).

Bei der *spät-juvenilen Form* liegt der Beginn etwas später, ungefähr zur Zeit des Anfanges der Pubertät. Auch bei diesem Typus scheint vorwiegend familiäres Auftreten von Geschwistern beobachtet worden zu sein (R. D. BATTEN, BECKER, CAVARA, CHANCE, CLAUSEN, FEINGOLD, KLEEFELD, LUTZ, MORELLI, OGUCHI und YANO, PUSEY, RIEGER, STARGARDT).

Das häufige Befallensein von Geschwistern spricht wiederum für *recessiven* Erbgang. Konsanguinität ist aber relativ selten (FEINGOLD, JACKSON, JENNINGS, OGUCHI und YANO, RIEGER). In Analogie zur amaurotischen Idiotie scheint auch bei den familiären Maculaaffektionen in einem Teil der Fälle *dominante* Vererbung vorzukommen. Daraufhin deuten auch diejenigen Beobachtungen, bei denen das Leiden über zwei und mehr Generationen auftrat (BEHR,

---

[1] Von BEHR wurde diese Form als infantiler Typus bezeichnet. Es scheint mir aber richtiger, hier die Bezeichnung juvenile Form anzuwenden, schon deshalb, um die Parallele mit der juvenilen Form der amaurotischen Idiotie anzudeuten.

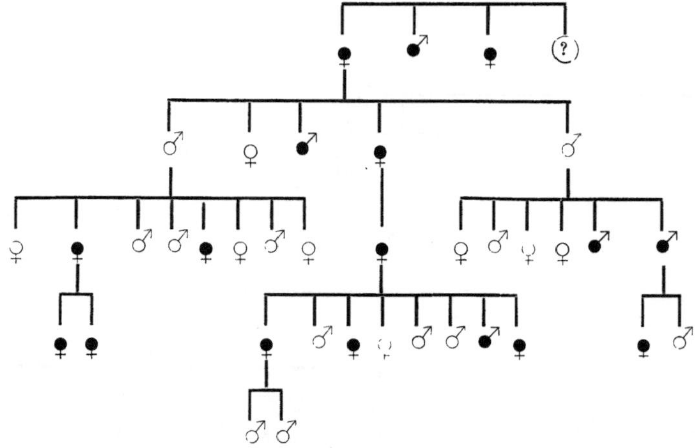

Abb. 109. Vererbung von juveniler Maculadegeneration. (Nach Behr.)

Blue, Clausen, Morelli (vgl. Abb. 109 u. 110). Dabei macht sich wieder Antizipation geltend, was dafür spricht, daß auch in Fällen ohne nachweisbare Vererbung durch Dominanzwechsel bedingte manifeste Heterozygotie vorliegen dürfte.

Bedeutsam ist ein Stammbaum von Alkio, in welchem 4 von 9 Geschwistern an typischer Heredodegeneration der Macula lutea litten, während der eine gesunde Bruder ein Kind mit juveniler amaurotischer Idiotie (Pigmentosatypus) besaß. Es kann dies wohl wiederum als Beweis für die nahe Verwandtschaft der beiden Erkrankungen angesehen werden, wobei erwartungsgemäß die schwerere Form in der jüngeren Generation auftritt (vgl. Abb. 111).

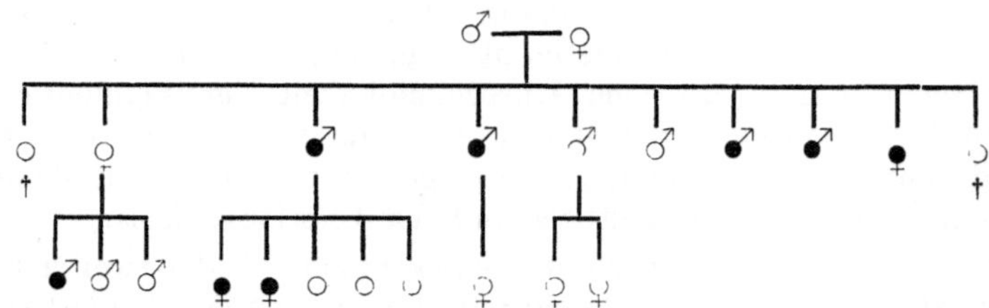

Abb. 110. Vererbung von juveniler Maculadegeneration. (Nach Morelli.)

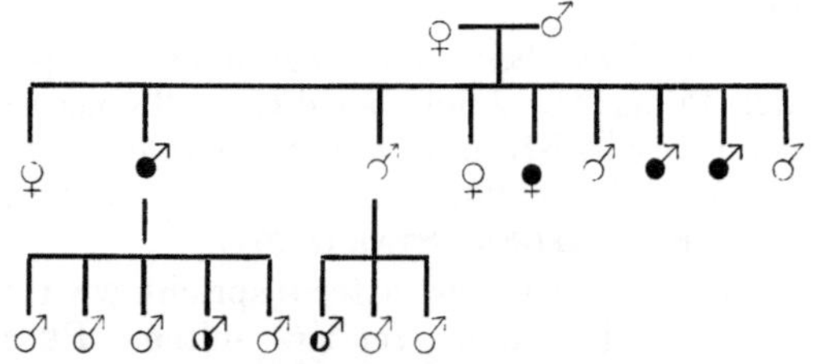

Abb. 111.   Familie mit verschiedenen cerebroretinalen Affektionen. (Nach Alkio.)

● Heredodegeneratio maculae.
◐ Degeneratio cochleae.
○ Idiotia familiaris amaurotica (juvenilis).

Bei Besprechung der juvenilen Form der amaurotischen Idiotie wurde darauf hingewiesen, daß hinsichtlich der Veränderungen am Auge sowohl der makuläre als der periphere Typus in Erscheinung treten kann. Es ist deshalb nicht erstaunlich, daß auch bei der aufs Auge beschränkten tapeto-retinalen Degeneration sich *Kombinationsformen* zeigen. Einerseits findet man neben typischer Maculadegeneration nicht selten eine ausgesprochene Pigmentierung der Peripherie (R. D. BATTEN, BEHR, CLAUSEN, FIRJUKOWA, KLEEFELD, OGUCHI und YANO, RIEGER, STARGARDT u. a.), andererseits können bei typischen Fällen von Pigmentdegeneration der Netzhaut schon frühzeitig schwere Veränderungen in der Macula vorhanden sein (BAUMGARTEN, HEIN, KNAPP, LEBER, MAEWSKY, REDSLOB, STUTZIN u. a.).

Auffallend ist auch die häufige Komplikation mit angeborenen Farbensinnstörungen.

Es kommen hier nicht nur Anomalien des Rotgrün- oder Gelbblausinnes vor, sondern in der Regel besteht totale Farbenblindheit (ALKIO, BEHR, BEST, CHANCE, CLAUSEN, KNAPP, LEBER, RIEGER, STARGARDT u. a.). Ob es sich dabei um die Auswirkung des gleichen Gens, um Koppelung mit einem anderen Erbfaktor oder um indirekt ausgelöste Manifestierung der Farbensinnstörung durch die Anlage für die Maculadegeneration handelt, läßt sich nicht entscheiden. Diese Beziehung weist aber darauf hin, daß wir auch die totale Farbenblindheit als heredodegenerative Störung aufzufassen haben, wie dies schon von BEHR ausgesprochen wurde. Die engen Beziehungen zwischen totaler Farbenblindheit und Maculadegeneration gehen auch daraus hervor, daß nicht nur durchwegs eine Aplasie der Macula bei der Achromatopsie vorhanden ist, sondern daß nicht selten gröbere Maculaveränderungen gefunden werden (GRUNERT, HESS, NAGEL, NETTLESHIP, UHTHOFF, VELTER u. a.).

Die bereits erwähnten Fälle von infantiler progressiver Maculadegeneration mit typischer Protanomalie lassen vermuten, daß möglicherweise auch die anomale Trichromasie und damit auch die Dichromasie als familiär degenerative Anomalien auftreten können.

Neuerdings hat HALBERTSMA über eine hereditäre Maculaveränderung berichtet, welche sich *geschlechtsgebunden* vererbte und ebenfalls mit Farbensinnstörungen einherging (vgl. Abb. 112). Von 13 Männern zeigten allerdings nur 4 eine mehr oder weniger starke Alterationen in der Maculagegend, während die übrigen nur Farbensinnstörungen aufwiesen.

Virile und präsenile Form. Fälle von hereditärer Maculaaffektion, die jenseits des zwanzigsten Altersjahres auftreten, gelangen relativ selten zur Beobachtung. Es hängt dies mit verschiedenen Umständen zusammen. Einmal wissen wir. daß je später eine familiär degenerative Erkrankung auftritt, um so leichter gewöhnlich ihr Verlauf ist. Weiterhin ist die Erblichkeit bei diesen Formen (vgl. z. B. Katarakt, Glaukom) weniger ausgesprochen. Dazu kommt, daß im vorgerückteren Alter meistens entzündliche Chorioiditis als Ursache vermutet wird.

Die in der Literatur erwähnten Fälle stammen fast durchwegs aus Familien, in denen auch ausgesprochene juvenile Maculaaffektionen vorkommen, sei es, daß das homochrone Auftreten bei Geschwistern eine große Streuung aufweist, sei es, daß bei der vorhergehenden Generation das Leiden sich erst später zeigte (BEHR, BLUE, CAVARA, CLAUSEN, METZGER, STARGARDT, STEYN).

Typisches familiäres Auftreten von präseniler familiärer Maculadegeneration bei drei Brüdern hat übrigens schon HUTCHINSON beobachtet.

Von BEHR wird auch die Beziehung zur senilen Maculadegeneration hervorgehoben, indem er darauf hinweist, daß auch diese genotypisch bedingt sein könne und die Manifestationszeit der verschiedenen Formen vom Standpunkt der frühzeitigen Rückbildung aus betrachtet werden müsse. Die Verhältnisse liegen also hier ganz ähnlich wie bei der Katarakt, bei der ebenfalls die juvenilen, sicher genotypisch bedingten Formen unmerklich in die senilen Typen übergehen,

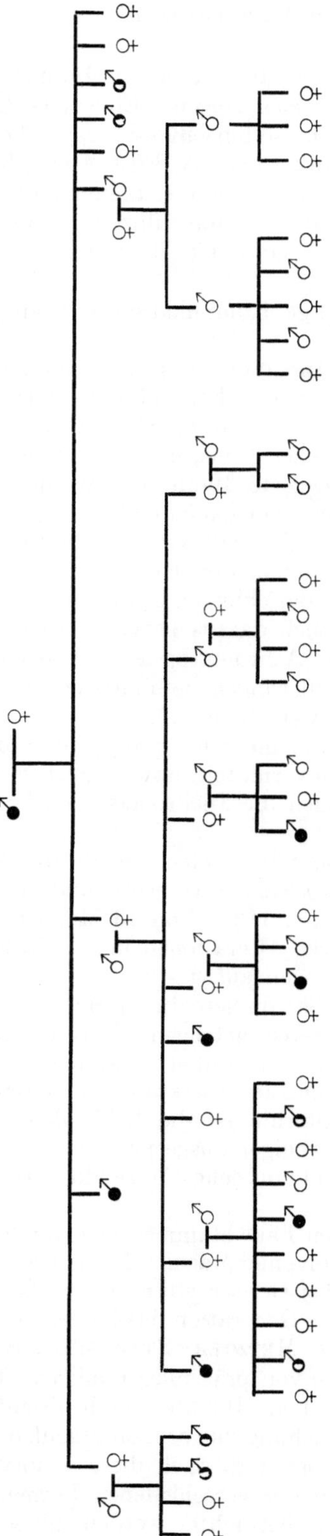

Abb. 112. Vererbung von Farbenblindheit und hereditärer Maculaaffektion. (Nach Halbertsma.)

● Farbenblindheit + hereditäre Maculaaffektion.
○ Farbenblindheit.

bei denen der Nachweis der Vererbung schwierig ist. Man kann sich deshalb fragen, ob es wirklich eine genotypische Anlage für die verschiedenen Formen der Maculadegeneration gibt, oder ob nicht einfach ein Gen zur frühzeitigen Involution dieser Gebilde vorhanden ist, das je nach der durch seine Quantität bedingten Manifestationszeit, verschiedene Krankheitsbilder hervorrufen kann. Eine Beantwortung dieser Frage dürfte nach dem heutigen Stand unseres Wissens noch nicht möglich sein.

Seltene und atypische Formen. In der englischen Literatur wurden schon frühzeitig familiäre Affektionen der Maculagegend beschrieben, denen aber, wie mir scheint, eine zu große Bedeutung beigemessen wird. Es sind dies die TAYsche *Chorioiditis guttata* und die *familiäre Maculadegeneration* (DOYNE). Diese beiden Leiden wurden von STARGARDT als besondere Formen von der familiären progressiven Maculadegeneration abgetrennt, von LEBER aber mit Recht der großen Gruppe der tapeto-retinalen Affektionen der Macula- und Papillengegend zugewiesen.

Bei beiden Formen kommt es zum Auftreten von hellen Flecken in der Gegend der Macula und Papille. Doch dürfte es sich in der Hauptsache, wie bereits LEBER betont hat, nicht um Chorioidealherde handeln, sondern um Drusen der Glaslamelle, wie sie ja häufig auch bei der Pigmentdegeneration gefunden werden (GINSBERG).

Nach dem Zeitpunkt des Beginnes müssen wir diese Affektionen in die Gruppe der präsenilen und zum Teil der senilen Maculadegeneration einreihen.

Chorioiditis guttata (TAY). HUTCHINSON und TAY haben zuerst 1875 bei drei Schwestern zwischen 40 und 60 Jahren eine progressive Maculaveränderung beschrieben, welche sich durch helle Fleckchen am hinteren Augenpol auszeichnete und mit hochgradiger Sehstörung bei zentralem Skotom einherging. Für diese und ähnliche von HUTCHINSON und TAY beschriebene nicht familiäre Veränderungen hat dann NETTLESHIP 1884 den Namen Chorioiditis guttata (TAY) geprägt. Bei den von englischen Autoren seither hierher gerechneten Fällen handelt es sich durchwegs um nicht familiäres Vorkommen (JULER, NETTLESHIP, SCHNEIDEMAN u. a.).

Da bei einem der BEHRschen Fälle von hereditärer Maculadegeneration das Bild der Chorioiditis guttata vorlag, so dürfte die von LEBER angenommene Zugehörigkeit dieser Beobachtungen zur tapeto-retinalen Degeneration der Netzhaut wohl zu Recht bestehen.

Honigwabenähnliche oder familiäre Maculadegeneration (DOYNE). DOYNE hat 1891 eine familiäre „Chorioiditis" in 3 Generationen beschrieben. Es handelte sich um weiße Fleckchen in der Macula- und Papillengegend, welche ophthalmoskopisch ein honigwabenähnliches Aussehen hatten[1].

HOLTHOUSE und BATTEN haben dann 1897 eine ähnliche Affektion beobachtet, die LEBER auf Grund der farbigen Abbildung im Original zu dieser Gruppe rechnet. Es handelte sich um eine 25jährige Frau, bei der ohne wesentliche Sehstörung größere weiße eckige Flecken in der Macula und Papillengegend vorhanden waren; von ihren 24 Geschwistern waren 20 an einer merkwürdigen cerebralen Affektion gestorben.

Ähnliche Fälle wurden von BICKERTON, DERKAC, LANG, THOMPSEN u. a. beschrieben. Vererbung über 2 bzw. 3 Generationen beobachteten BUTTLER

---

[1] Leider sind auch im Original keine Angaben über das Alter der Patienten enthalten. DOYNE hat dann 1910 neuerdings über Vererbung dieser Affektion durch mehrere Generationen berichtet. Das honigwabenähnliche Bild scheint aber nicht mehr durchwegs vorhanden gewesen zu sein. so daß er nur noch von familiärer Chorioiditis spricht. Nähere Angaben fehlen aber wiederum.

und Mould. In einem Teil der Fälle scheint es sich um Übergangsformen zur Retinitis punctata albescens zu handeln (Ancke, Liebrecht, Wölfflin u. a.).

β) Der periphere oder Pigmentosatypus
(Retinitis pigmentosa und verwandte Formen).

Die infantile Form. Die heredodegenerativen Veränderungen sind, sofern sie schon sehr frühzeitig auftreten, erwartungsgemäß schwer. Am zwanglosesten lassen sich diese frühinfantilen Fälle in die von Leber genauer umschriebene Gruppe der *infantilen tapeto-retinalen Amaurose* einreihen. Da sie mit einer allerdings häufig erst später auftretenden Pigmentierung der Netzhaut einhergehen, könnte man sie auch als infantile Formen der Pigmentdegeneration bezeichnen. Ein gewisser Unterschied besteht darin, daß hier die Macula primär mitbeteiligt ist und der Prozeß infolgedessen schon frühzeitig zur Erblindung führt. Es handelt sich also eigentlich um gemischte Formen (Kombination von maculärem und peripherem Typus). Da aber nach dem klinischen Befunde die Maculaveränderungen wenigstens im gewöhnlichen Lichte meist nicht nachweisbar sind, so werden sie dem peripheren Typus zugerechnet.

Häufig zeigt sich familiäres Auftreten bei Geschwistern (v. Graefe, Leber, Mooren, Pauly u. a.). Blutsverwandtschaft bei den Eltern erwähnen Davidsohn und Leber.

Als Übergänge zur typischen Pigmentdegeneration der Netzhaut können die von Leber beschriebenen Fälle spätinfantiler bzw. frühjuveniler tapeto-retinaler Degeneration bezeichnet werden, bei denen das Leiden im Alter von 5—7 Jahren auftritt.

Die juvenile Form *(Die typische Pigmentdegeneration der Netzhaut).* Die Pigmentdegeneration der Netzhaut gehört zu den wenigen Krankheiten des Auges, bei denen das erbliche Moment von jeher übereinstimmend von allen Autoren anerkannt wurde. Zwar hat Ovelgün schon 1744 über familiäres Auftreten einer wahrscheinlich hierher zu rechnenden Affektion berichtet; doch lassen sich sichere Schlüsse über die Zugehörigkeit zu dieser Gruppe erst bezüglich derjenigen Publikationen ziehen, die nach der Erfindung des Augenspiegels erschienen sind. Als erste haben van Trigt (1853) und Ruete (1854) die Pigmentdegeneration der Netzhaut beschrieben. Donders gab ihr dann 1855 den Namen Retinitis pigmentosa. Von ihm und v. Graefe (1858) wurde bereits erkannt, daß Erblichkeit häufig im Spiele ist. Liebreich hat dann 1861 die Bedeutung der Blutsverwandtschaft der Eltern für die Manifestierung des Leidens betont.

Es ist wiederum das Verdienst des englischen Forschers Nettleship, schon 1908 auf Grund des in der Literatur vorhandenen Materials und eigener großer Untersuchungen an Hand von 976 Familien die Vererbungsweise der Pigmentdegeneration der Netzhaut, wie wir sie heute richtigerweise bezeichnen müssen, klargelegt zu haben. Eine weitere umfangreiche Arbeit, welche 40 zum Teil sehr ausführliche Stammbäume enthält, wurde 1914 von Usher veröffentlicht. 1922 hat dann Julia Bell in dem von Karl Pearson herausgegebenen Werke „The Treasury of human inheritance" in geradezu vorbildlicher Weise die gesamte Weltliteratur über Retinitis pigmentosa und verwandte Krankheiten zusammengestellt und die zugehörigen Stammbäume auf Tafeln wiedergegeben.

Was hier in erster Linie interessiert, ist die Art und Weise der Vererbung der Pigmentdegeneration.

Recessive Form. Der häufigste Vererbungstypus ist wohl der recessive. Dafür spricht vor allem das gehäufte Auftreten bei Geschwistern (Donders, Förster, v. Graefe, Höring, Maes u. v. a.) und die häufige Konsanguinität in der

Ascendenz (nach BELL in 27,2% aller Fälle und 25,8% der betroffenen Geschwisterschaften).

Dominante Form. Wesentlich seltener als der recessive Vererbungsmodus
ist der dominante (nach GROENOUW, SCHMIDT u. a. in 3—4% der Fälle). Wenn
man die große Zahl von Stammbäumen der Literatur überblickt, so fällt vor
allem auf, daß nicht selten zwei aufeinander folgende Generationen befallen
sind (HUTCHINSON, MAES, MOOREN, RANSOHOFF u. v. a.). Wie BECKERSHAUS
mit Recht bemerkt, spricht dies aber noch keineswegs mit Sicherheit für Dominanz, da es sich in solchen Fällen um die Heirat eines homozygot Befallenen
mit einem heterozygoten Konduktor handeln kann. Sobald aber Vererbung
über drei und mehr Generationen vorkommt, so deutet dies, insbesondere bei
einem immerhin seltenen Leiden, mit größter Wahrscheinlichkeit auf Dominanz. Entsprechende Stammbäume wurden mitgeteilt von AYRES, HANSSEN,
LEBER, LÖB, NETTLESHIP, SIEGHEIM (4 Geschlechterfolgen), BECKERSHAUS,
BORDLEY, SCHNEIDER, SNELL (5 Geschlechterfolgen), sowie BECKERSHAUS,
NETTLESHIP (6 Geschlechterfolgen). (Vgl. Abb. 113).

Ebenso wie bei anderen Affektionen, die verschiedene Vererbungsmodi
aufweisen, können wir heute noch nicht entscheiden, ob es sich dementsprechend
auch um verschiedene Krankheitsformen handelt.

Während BECKERSHAUS lediglich einen Dominanz- oder Valenzwechsel
annimmt, glaubt FLEISCHER, daß doch zwei verschiedene Degenerationsformen
vorliegen, vor allem weil bei der dominanten Form die Hemeralopie anscheinend schon in frühester Jugend beobachtet wurde. Der genannte Autor glaubt
deshalb, daß es sich in Analogie zur dominanten Nachtblindheit hier ebenfalls
um eine angeborene Hemeralopie handle, bei der eine Pigmenteinwanderung
hinzukomme, die klinisch zu einem mit der recessiven Form übereinstimmenden Bilde führe.

Die Entscheidung, ob die Hemeralopie angeboren oder postnatal auftritt,
ist nicht von allzu großer Bedeutung, da dies lediglich vom erblich bedingten
Zeitpunkt der Manifestierung abhängt. Wichtiger ist dagegen die Frage, ob
die Hemeralopie, wenn tatsächlich angeboren, stationär ist. Solange nicht
quantitativ einwandfreie Untersuchungen darüber vorliegen, muß diese Frage
noch offen gelassen werden. Es wird in Zukunft also insbesondere bei den dominanten Formen der Pigmentdegeneration darauf geachtet werden müssen,
ob nur die degenerativen Symptome oder ob auch die Hemeralopie progrediert.

Da bei all diesen hereditär degenerativen Erkrankungen verschiedene Ver-
erbungsformen vorkommen, so scheint es mir wahrscheinlicher, daß auch die
dominante Retinitis pigmentosa nicht etwas wesentlich Verschiedenes im
Sinne der FLEISCHERschen Annahme darstellt, wenn auch geringgradige Unterschiede gegenüber der recessiven Form vorkommen. Wie schon NETTLESHIP
hervorgehoben hat, sind bei der dominanten Form Komplikationen mit anderen
Affektionen (Taubstummheit, Idiotie usw.) seltener als bei der recessiven
Pigmentdegeneration, eine Erscheinung, die auch bei anderen Leiden beobachtet
wird (vgl. z. B. Hemeralopie und Myopie S. 766).

Ergänzend sei noch erwähnt, daß die Dominanz nicht immer regelmäßig
ist, indem in manchen Stammbäumen Generationen übersprungen werden
(HOCQUARD, NETTLESHIP, SNELL, USHER).

Recessiv geschlechtsgebundene Form. Die auffällige Erscheinung, daß das
männliche Geschlecht häufiger befallen wird als das weibliche (nach BELL
in 55,6%, nach Angaben anderer Autoren zwischen 54 und 70%), hat, wie
FLEISCHER neuerdings betont, bis jetzt noch keine Erklärung gefunden. Der
Überschuß an kranken Männern muß vom Erblichkeitsstandpunkte aus in
erster Linie den Verdacht auf einen recessiv-geschlechtsgebundenen Erbgang

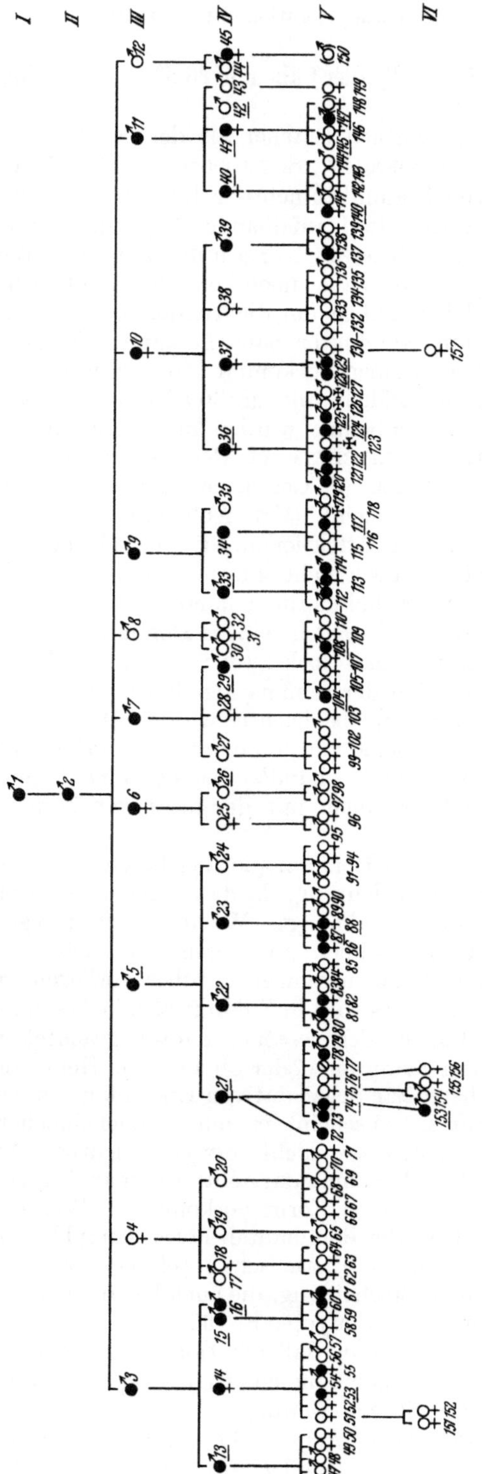

Abb. 113. Dominante Vererbung von Retinitis pigmentosa. (Nach BECKERSHAUS.)

erwecken. Wenn wir uns daran erinnern, daß die kongenitale Hemeralopie nicht selten diesem Typus folgt, so ist es eigentlich nicht überraschend, daß wir auch für die Retinitis pigmentosa in einem Teil der Fälle ein ähnliches Verhalten nachweisen können. Bei der Durchsicht der Literatur fand ich neben einigen in dieser Richtung verdächtigen Stammbäumen einen, der durchaus für recessiv geschlechtsgebundene Vererbung spricht. Es handelt sich um den zuerst von NETTLESHIP und später von USHER wiedergegebenen Stammbaum, in welchem nur männliche Mitglieder von Retinitis pigmentosa befallen sind, das Leiden aber anscheinend durch Konduktorinnen weiter vererbt wird (vgl. Abb. 114).

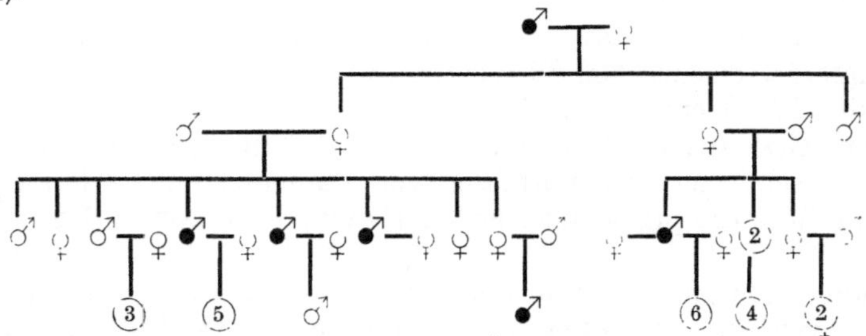

Abb. 114. Geschlechtsgebundene Vererbung von Retinitis pigmentosa. (Nach USHER.)

Die Pigmentdegeneration der Netzhaut des späteren Lebensalters. In seltenen Fällen scheint die Pigmentdegeneration sich erst im späteren Leben manifestieren zu können. NETTLESHIP hat über eine Anzahl solcher Fälle berichtet, bei denen das Leiden sogar erst in den fünfziger und sechziger Jahren sich entwickelte. Wie bei allen homochron auftretenden Affektionen besteht natürlich auch bei der Retinitis pigmentosa die Möglichkeit, daß die Manifestierung erst viel später als gewöhnlich eintritt. Dementsprechend ist auch die Intensität des Prozesses sehr viel geringer und der Verlauf wesentlich langsamer als bei den typisch juvenilen Formen.

Atypische und verwandte Formen der Pigmentdegeneration. Neben der typischen Pigmentdegeneration der Netzhaut hat LEBER, wie bereits erwähnt, verschiedene andere Krankheitsbilder, die sich durch ähnliche funktionelle und klinische Erscheinungen auszeichnen, ebenfalls der großen Gruppe der tapeto-retinalen Degeneration zugeteilt. An dieser Stelle hätten wir speziell noch die der Pigmentdegeneration nahe stehenden Anomalien zu besprechen.

Einseitige Pigmentdegeneration der Netzhaut. Interessant sind sowohl vom klinischen wie vom Erblichkeitsstandpunkte aus diejenigen Fälle von Retinitis pigmentosa, bei denen das Leiden nur einseitig auftritt (BAUMEISTER, DERIGS, GÜNSBURG, PETRAGLIA, DE WECKER u. a.).

Gegen die Annahme, daß es sich nur um zufällig ähnliche Entzündungserscheinungen handeln könne, sprechen solche Beobachtungen, bei denen Geschwister der einseitig Erkrankten an typisch doppelseitiger Pigmentdegeneration litten (DERIGS, E. SCHMIDT).

Die Pigmentdegeneration der Netzhaut ohne Pigment. Daß die Retinitis pigmentosa mit und ohne Pigment genetisch einheitlich bedingt sein dürfte, geht auch daraus hervor, daß unter Geschwistern verschiedentlich beide Formen nebeneinander beobachtet wurden (BORDLEY, GEBB, HERRLINGER, RODSEWITSCH u. a.).

Die Vermutung liegt natürlich nahe, daß die Retinitis pigmentosa sine pigmento den Übergang zur kongenitalen Hemeralopie bildet. Dem scheint aber durchaus nicht so zu sein, da sich die beiden Krankheitsbilder, abgesehen von der Progredienz, auch durch die übrigen klinischen Symptome, wie sie für die Pigmentdegeneration typisch sind, in der Regel scharf trennen lassen. Gleichzeitiges Vorkommen von Retinitis pigmentosa und kongenitaler stationärer Hemeralopie ist nur ganz vereinzelt beobachtet worden (Nettleship, Pellet, Zorn).

Pigmentdegeneration ohne Hemeralopie. Interessant sind auch diejenigen Fälle, bei denen nicht das Pigment, sondern die Hemeralopie fehlt, worauf Axenfeld sowie Marlow aufmerksam gemacht haben. Entsprechende Beobachtungen sind seither wiederholt mitgeteilt worden (Ancke, Mouchot, H. Schmidt, Usher u. v. a.).

Retinitis punctata albescens. Der Zusammenhang der Retinitis punctata albescens mit der eigentlichen Pigmentosaform der tapeto-retinalen Degenerationen ergibt sich einerseits aus dem typischen Befunde der schon frühzeitig auftretenden Gesichtsfeldeinschränkung und der Hemeralopie, andererseits daraus, daß Geschwister oder Vorfahren von Patienten mit Retinitis punctata albescens an Retinitis pigmentosa leiden (Diem, Groenouw, Healy, Nettleship) [1].

Die häufige Konsanguinität in der Ascendenz sowie das, wenn auch selten beobachtete, gehäufte Auftreten bei Geschwistern (van Duyse, Groenouw, Lauber, Nettleship, Spengler, Wicherkiewicz, Wüstefeld, Zani) sprechen dafür, daß wohl wie bei der eigentlichen Retinitis pigmentosa der *recessive* Vererbungsmodus im Vordergrund steht.

Atrophia chorioideae et retinae. Fast vollständiges Fehlen der Chorioidea bei Pigmentdegeneration wurde zuerst von Mauthner 1872 unter dem Namen *Chorioideremie* beschrieben. Weiterhin hat König das Leiden bei zwei Brüdern beobachtet. Die Zusammengehörigkeit der Atrophia chorioideae et retinae totalis und der Retinitis pigmentosa geht daraus hervor, daß die betreffenden Patienten häufig aus Familien stammen, in denen die letztgenannte Affektion vererbt wird (Beckershaus, Smith und Usher). In einem von Zorn wiedergegebenen Stammbaum litten verschiedene andere Mitglieder an Hemeralopie zum Teil mit Atrophie des Pigmentepithels und peripherer Funduspigmentierung. Auffallenderweise handelt es sich ausschließlich um Männer, ohne daß jedoch Anhaltspunkte für geschlechtsgebundene Vererbung beständen. Mit Ausnahme des von Beckershaus beschriebenen Falles fand sich durchwegs Korrelation mit mittlerer bis hoher Myopie.

Ein weniger ausgesprochenes Fehlen der Chorioidea mit Pigmentdegeneration hat Fuchs 1896 bei drei Schwestern beobachtet und als *Atrophia chorioideae et retinae gyrata* bezeichnet. Familiäres Auftreten bei Geschwistern sahen ferner Cutler, Hutchinson sowie Wernicke. Weitere Fälle stammen wiederum zum Teil aus Familien, in denen noch Retinitis pigmentosa auftrat (Böhm, Jacobsohn). Konsanguinität ist ebenfalls wiederholt verzeichnet (Böhm, Cutler, Komoto). Es scheinen beide Geschlechter befallen zu werden. Die Korrelation mit Myopie ist weniger ausgesprochen als bei der Atrophia chorioideae totalis.

Korrelationen zwischen Pigmentdegeneration der Netzhaut und anderen Anomalien. Wie bereits erwähnt, weisen die hereditär degenerativen Leiden ganz allgemein häufig Beziehungen zu andern Anomalien, insbesondere zu Mißbildungen auf. Auch die Retinitis pigmentosa zeigt dementsprechend Korrelationen mit verschiedenen Affektionen sowohl des Auges als auch der übrigen Körperteile, die einer besonderen Besprechung bedürfen.

---

[1] Dor und Takayasu fanden bei den Geschwistern lediglich Hemeralopie.

Mit Glaukom. Über gleichzeitiges Vorkommen von Retinitis pigmentosa und Glaukom hat schon GALEZOWSKY berichtet. Seither sind sehr zahlreiche Fälle mitgeteilt worden, bei denen es sich in der Hauptsache um Glaucoma simplex zu handeln scheint (MELLINGER, SCHMIDT-RIMPLER, SCHNABEL, WIDER u. v. a.). Daß nicht bloß ein zufälliges Zusammentreffen vorliegt, geht schon aus der statistisch ermittelten Häufigkeit des Glaukoms bei Pigmentdegeneration hervor (2,78% gegenüber 0,73% des gesamten Materials nach SCHMID-HÄUSER). Für die korrelative Beziehung spricht auch das gleichzeitige Vorkommen beider Affektionen bei Geschwistern (AYRES, BRADBURNE und SMITH) oder das alternierende Auftreten in der gleichen Familie (BLESSIG).

Wenn auch die Befunde von VON HIPPEL sich dafür verwerten ließen, daß bestimmte Veränderungen im Kammerwinkel bei der Pigmentdegeneration der Netzhaut zu Glaukom führen können, so scheint es dennoch zweifelhaft, ob der grüne Star in diesen Fällen im Sinne LEBERS durchwegs als Sekundärglaukom aufzufassen ist oder ob nicht doch auch hier korrelative Vererbung vorliegt.

Mit Katarakt. Da es im späteren Verlauf des Lebens bei der Pigmentdegeneration fast immer zu einer Cataracta complicata der hinteren Rinde kommt, so fragt es sich, ob hier ein reiner Folgezustand oder eine korrelative Beziehung besteht. Gegen letztere Annahme spricht die Tatsache, daß in den Pigmentosafamilien diese Kataraktform bei sonst gesunden Individuen nicht beobachtet wurde, im Gegensatz zu den übrigen korrelativen Anomalien.

Mit andern Anomalien des Auges. Das Vorkommen anderer Augenaffektionen ist sicherlich zum Teil rein zufälliger Natur.

Was die *Myopie* betrifft, so wäre an und für sich die Möglichkeit einer engeren Beziehung in Analogie zur Hemeralopie immerhin vorhanden. Das gleichzeitige Auftreten beider Affektionen bei Geschwistern (HEINERSDORFF, HERRLINGER, NETTLESHIP, SNELL u. a.) ist aber natürlich bei einem so häufigen Leiden wie die Myopie nicht beweisend. Größere Stammbäume, die bestimmtere Schlüsse zulassen würden, sind aber noch nicht vorhanden.

Von den seltenen Beziehungen seien noch erwähnt: Gleichzeitiges Vorkommen von Retinitis pigmentosa und blauer Sclera (VORHOEVE), Ectopia lentis et pupillae (DERIGS, HERRLINGER, E. SCHMIDT), Keratokonus (PONS), Drusen am Opticus (OLIVER, THOMPSON).

Mit Taubstummheit. Schon v. GRAEFE (1858) war das gleichzeitige Vorkommen von Retinitis pigmentosa und Schwerhörigkeit aufgefallen. Letztere kann sowohl kongenital als auch postnatal auftreten. SIEBENMANN und BING haben nachgewiesen, daß die Veränderung des inneren Ohres eine der Netzhautdegeneration entsprechende Affektion darstellt (Atrophie des CORTISchen Organes, sowie der Ganglienzellen und Nervenfasern des Acusticus). Daß nicht nur Taubheit, sondern auch Taubstummheit bei Retinitis pigmentosa vorkommt, hat zuerst LIEBREICH 1871 festgestellt. Aus einer Statistik von SNEGIREFF geht hervor, daß ungefähr 3% aller Taubstummen Pigmentdegeneration der Netzhaut aufweisen. Die Zusammenstellung von I. BELL zeigt, daß etwa 10% aller Pigmentosakranken zugleich taubstumm oder taub bzw. schwerhörig sind. Häufig treten diese Störungen auch bei anderen nicht augenkranken Familienmitgliedern auf. USHER, welcher besonders darauf geachtet hat, fand sogar ausnahmslos in allen Familien, in denen ein Befallener Retinitis und Schwerhörigkeit aufwies, noch weitere Mitglieder mit Ohrstörungen. Beim Aufstellen von Stammbäumen muß deshalb stets darauf geachtet werden, daß die Schwerhörigkeit an Stelle der Retinitis pigmentosa die genotypische Anlage verrät (sog. Äquivalent).

Mit angeborener Idiotie. Angeborener Schwachsinn findet sich nicht nur bei Pigmentosakranken, sondern auch bei Geschwistern von solchen relativ häufig (Liebreich, Höring, de Wecker u. v. a.). Nach J. Bell sind in ungefähr 4% aller Fälle geistige Störungen vorhanden. Sofern ein Fall von Idiotie und Retinitis pigmentosa in einer Familie vorgefunden wurde, zeigten in 34% aller Fälle noch andere Verwandte Zeichen von Geistesschwäche.

Mit Dystrophia adiposo-genitalis, Polydaktylie und geistigen Entwicklungshemmungen (Bardet-Biedlsches Syndrom). Laurence und Moon haben 1866 Fälle von atypischer Retinitis pigmentosa bei 4 Geschwistern beschrieben, welche noch Dystrophia adiposo-genitalis und Hemmung der geistigen Entwicklung aufwiesen [1]. Von Bardet wurde dann zum ersten Male auf den ganzen Symptomenkomplex, zu dem auch die Polydaktylie gehört, hingewiesen. Ebenso hat Biedl eine eingehende Beschreibung entsprechender Fälle gegeben.

Das familiäre Vorkommen des Syndroms (Biedl, Rozabal, Sohlis-Cohen und Weiss), sowie die neuerdings in Einzelfällen von Rieger und Trauner sowie J. Bauer nachgewiesene Konsanguinität der Eltern (vgl. Abb. 115) sprechen für *recessive* Vererbung.

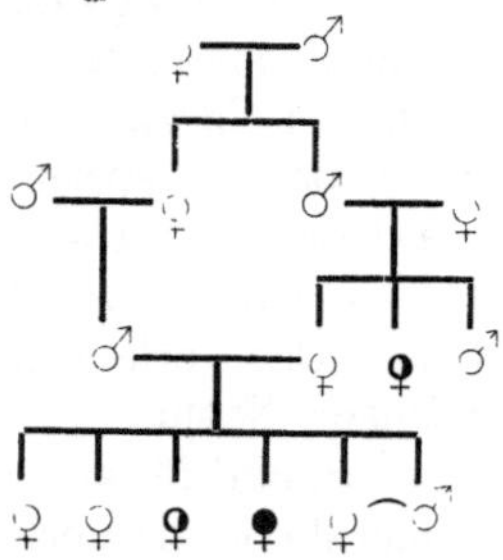

Abb. 115. Vererbung eines Falles von Bardet-Biedlschem Syndrom. (Nach Rieger und Trauner.)
  ◐ Fettsucht.
  ● Bardet-Biedlsches Syndrom.
  ○⌒○ Zwillinge.

Was die verschiedenen Symptome betrifft, so ist hervorzuheben, daß jedes derselben einzeln vererbt werden kann. Nicht selten finden sich auch bloß einzelne Symptome kombiniert, während andere fehlen.

Retinitis pigmentosa und Polydaktylie wurde schon von Höring 1864 erwähnt und seither wiederholt beobachtet (Darier, Grossmann, Herrlinger, E. Schmidt, Siegheim, Stör u. a.), zum Teil mit geistigen Störungen (Wider). Fettsucht und Retinitis pigmentosa wurde außer von Laurence und Moon, von Biedl, Sievert, sowie Madigan und Moore erwähnt. Hinsichtlich der Ursache der Dystrophia adiposo-genitalis nimmt Biedl eine primäre Entwicklungshemmung des Zwischenhirns an, da eine Veränderung an der Hypophyse meist nicht vorzuliegen scheint. Manche Autoren wollen allerdings eine Veränderung der sella turcica im Röntgenbilde gesehen haben (Denzler, Madigan und Moore, Rozabal).

Weiterhin kann auch die Retinitis pigmentosa fehlen, so daß sich lediglich Polydaktylie und Obesitas kombinieren (De Cyon, Variot und Bourquier, Rozabal).

Was die cerebralen Störungen betrifft, so handelt es sich meist um einen Stillstand der geistigen Entwicklung, der allerdings in den verschiedenen Fällen sehr ungleich stark zum Ausdruck kommt.

---

[1] Der gleiche Stammbaum wurde übrigens von Hutchinson 1900 wieder veröffentlicht. Nach Nettleship handelte es sich um Atrophia chorioideae et retinae gyrata.

Bezüglich der genotypisch sichergestellten Ursache des ganzen Symptomenkomplexes nehmen I. BAUER, sowie RIEGER und TRAUNER eine Genkoppelung an. Ob es sich tatsächlich um eine solche handelt, ist schwer zu entscheiden. Meines Erachtens wäre auch die Möglichkeit einer polyphänen Vererbung in Betracht zu ziehen (vgl. S. 647).

Mit andern cerebralen Anomalien. Den Übergang zu den juvenilen Formen der *amaurotischen Idiotie* vom Pigmentosatypus (vgl. S. 778) bilden diejenigen Fälle von Retinitis pigmentosa, bei denen die Degeneration des Zentralnervensystems unter dem Bilde der cerebralen Diplegie auftrat (FRENKEL und DIDE, LEBER, LENOBLE und AUBINEAU) (vergl. auch S. 604).

Die Beziehungen zur *Epilepsie* scheinen nicht sehr ausgesprochen zu sein (BÖHM, CANT, LEDERER, NOLTE u. a.).

3. Übrige Netzhautaffektionen.

a) Die Angiomatosis retinae (VON HIPPEL-CZERMAK).

Bei der Angiomatosis retinae handelt es sich um eine eigentümliche Tumorbildung, meist in der unteren Netzhauthälfte, zu der erweiterte Gefäße hinziehen. Im ferneren Verlauf können weiter solche Tumoren mit entsprechenden Gefäßschlingen entstehen, wobei in der Regel beide Augen befallen sind.

Der erste Fall wurde von E. FUCHS 1882 als arterio-venöses Aneurysma veröffentlicht. Aber erst TREACHER COLLINS, welcher einen von WOOD (1892) beschriebenen Fall anatomisch untersuchte, hat erkannt, daß es sich um eine capilläre Neubildung mit cystischer Entartung handle, wobei er bereits auf das familiäre Vorkommen (Bruder und Schwester) aufmerksam machte. v. HIPPEL hat dann eine weitere Beobachtung mitgeteilt und den Namen *Angiomatosis retinae* eingeführt.

SEIDEL hat darauf aufmerksam gemacht, daß sowohl in einem eigenen als auch in einem von CZERMAK beschriebenen Falle eine Kleinhirncyste gefunden wurde. Ebenso war ein Bruder des SEIDELschen Patienten an einer Cyste des Cerebellums gestorben. In allen diesen drei Fällen sowie in einem weiteren von DZIALOWSKI war eine Stauungspapille gefunden worden.

Aus einer Zusammenstellung von ARVID LINDAU geht hervor, daß die Angiomatosis in $25^0/_0$ der Fälle mit Affektionen des Gehirns kompliziert ist, von denen die Kleinhirncysten im Vordergrund stehen. In 16 entsprechenden Fällen fand er immer angioblastische Tumoren des Cerebellums, kombiniert mit ähnlichen Neubildungen anderer Organe (Hypernephrom, Nebennierenadenome, Pankreascysten, Leberkavernome usw.).

Die Angiomatosis retinae muß deshalb heute ins Bild der *Angiomatosis des Zentralnervensystems* (LINDAUsche Krankheit) eingefügt werden. Als Ursache nimmt LINDAU eine — sicherlich genotypisch — bedingte Störung zwischen nervösem Gewebe und Mesenchym an. Seither ist bereits eine Reihe von Arbeiten erschienen, welche durchaus die LINDAUschen Befunde bestätigen (CUSHING und BAILEY, LINDAU, MÖLLER, ROCHAT, SHUBACK, WOHLWILL).

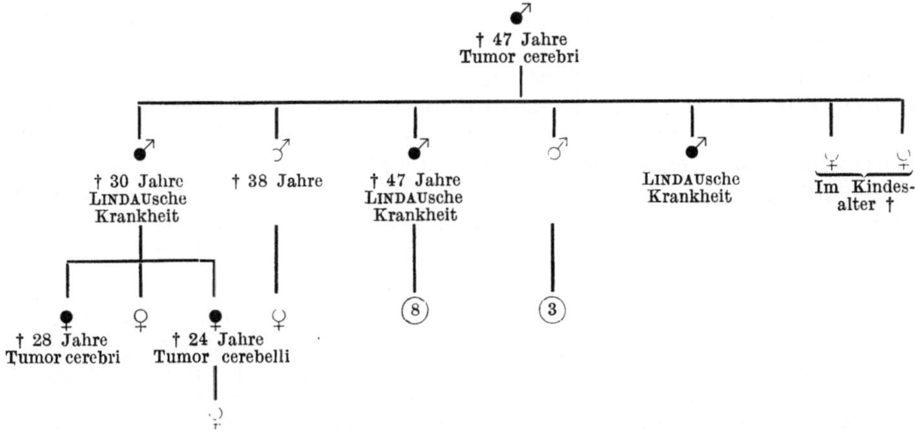

Abb. 116. Vererbung von Angiomatosis retinae et cerebelli (LINDAUsche Krankheit). (Nach MÖLLER.)

Was die Vererbung betrifft, so wurde bereits auf das gleichzeitige Auftreten bei Geschwistern (Wood-Collins) hingewiesen, das auch von Frenkel sowie Griffith und Ormond gefunden wurde. Bei den Fällen von Hippel-Hoffmann-Brandt handelte es sich um Vater und Sohn. Neuerdings sind nun aber zwei größere Stammbäume von Tresling-Rochat-Hemmes und Möller beschrieben worden, in denen die Lindausche *Krankheit* über drei Generationen vererbt wurde, was für *dominanten* Erbgang spricht (vgl. Abb. 116). Nur in einem Teil der Fälle war allerdings eine Angiomatosis retinae vorhanden, was aber begreiflich erscheint, wenn wir diese nur als ein zufällig im Auge lokalisiertes Symptom der Allgemeinerkrankung auffassen.

Bemerkenswert ist vor allem der von Möller beschriebene Fall, weil durch die rechtzeitige Diagnosenstellung und Kenntnis der Erblichkeitsverhältnisse auch bei einem andern Falle der gleichen Familie ohne Netzhautveränderung in vivo die Diagnose der Lindauschen Krankheit gestellt werden konnte. Es ist das von besonderer Bedeutung, da diese Gehirncysten an und für sich nicht maligen sind und deshalb durch eine rechtzeitige Operation das Leben des Patienten zu retten ist.

b) Netzhauttumoren bei tuberöser Hirnsklerose.

Bei der von Bourneville 1880 beschriebenen tuberösen Hirnsklerose handelt es sich ebenfalls um eine Krankheit, welche mit Tumorbildung in den verschiedensten Organen einhergeht. Von van der Hoeve sind wiederholt flache Netzhautgeschwülste und zum Teil Papillentumoren festgestellt worden, die aus Nervenfasern und protoplasmatischen Zellen bestand.

Ein Teil dieser Patienten stammte aus einer von van Bouwdyk-Bastiaanse mitgeteilten Familie, in der 5 von 9 Kindern entsprechende Augenveränderungen aufwiesen.

Das Leiden ist nahe verwandt mit der Recklinghausen*schen Krankheit*, bei der übrigens van der Hoeve auch in zwei Fällen Tumoren der Netzhaut gefunden hat (betreffs der Vererbung vgl. S. 679).

c) Netzhautablösung.

Über *erbliche, nicht myopische Netzhautablösung* sind in der Literatur nur wenige Angaben zu finden. Heine hat auf die Beziehungen des Pseudoglioms zur Amotio retinae hingewiesen und betont, daß ganz verschiedene Degenerations- und Entzündungserscheinungen ein gleichartiges ophthalmoskopisches Bild hervorrufen können, so daß den hier zu erwähnenden Fällen verschiedene ätiologische Momente zugrunde liegen dürften. Clarke, Heine, Millikin, Treacher Collins und Santos beobachteten Netzhautablösung bei Geschwistern. Ferner sah Pagenstecher Netzhautablösung, Hyperopie, Strabismus und Nystagmus bei Großvater und zwei Söhnen einer seiner Töchter (geschlechtsgebundene Vererbung?). Salzmann berichtet über Amotio retinae im temporal untern Quadranten des linken Auges bei Vater und Sohn, Schreiber über geheilte Ablatio bei Mutter und Sohn und Heine über seniles Auftreten dieser Affektion ebenfalls bei Vater und Sohn. Inwieweit entzündliche Ursachen in all diesen Fällen vorlagen, läßt sich nicht mit Sicherheit entscheiden.

Daß die *myopische Ablatio retinae* familiär auftreten kann, ist eher zu erwarten. Alt hat schon 1888 über eine Familie berichtet, in der in drei Generationen Kurzsichtigkeit und Netzhautablösung vorkam. Weiterhin hat Salzmann myopische Ablatio bei Geschwistern, sowie bei Vater und Sohn beobachtet. In letzterem Falle betrug die Refraktion allerdings nur etwa − 4 dptr.

Neuerdings hat Schmelzer bei 3 von 5 Geschwistern mit Kurzsichtigkeit mittleren Grades Netzhautabhebung und periphere chorioretinale Herde gesehen. Letztere waren auch bei einem weiteren der Geschwister vorhanden.

d) Netzhautveränderungen bei familiären Gelenkaffektionen.

Igersheimer beobachtete bei zwei Geschwistern eine periphere Erkrankung der Netzhaut in Form von strang- bis flächenförmigen Trübungen, die unter den Netzhautgefäßen lagen und die er als Bindegewebsneubildungen ansprach. Das Leiden begann ungefähr im 15. Altersjahr als Arthritis deformans. Da bis heute keine ähnlichen Fälle beschrieben wurden, läßt sich natürlich über das Wesen dieser Affektion nichts Sicheres aussagen.

e) Fundusentartung mit angioiden Pigmentstreifen.

Bei den zuerst von DOYNE (1889) beschriebenen, von STEPHENSON und KNAPP als „*angioid streaks*" benannten Fundusveränderungen handelt es sich um rötlichbraune Streifen, welche von einem eben solchen Ring in gewissem Abstand von der Papille radiär nach der Peripherie verlaufen. Das Leiden beginnt gewöhnlich beidseitig, aber erst nach dem 20. Lebensjahr und führt im weiteren Verlauf zu Veränderungen in der Maculagegend und zu sekundärer Bindegewebswucherung. Familiäres Auftreten bei Geschwistern wurde von LEDERER, LINDNER, SPICER und WILDI beobachtet. Letzterer sah ferner bei dem Sohne eines Befallenen ebenfalls beginnende Pigmentstreifenbildung.

Komplikationen anderer Art sind erst in neuer Zeit vereinzelt beobachtet worden. LEDERER verzeichnet eine auffallende Vermehrung der Hautcapillaren, GRISCOM schieferfarbige Pigmentierung der Stirnhaut. welche er als Cloasma ansah, und GRÖNBLAD eine Hautveränderung, die er als Pseudoxanthoma elasticum (DARIER) anspricht. Da die letztgenannte Hautaffektion ebenfalls familiär auftreten kann (BETTMAN, WITH), scheint es nicht ausgeschlossen, daß hier gemeinsame genotypische Ursachen zugrunde liegen.

f) Markhaltige Nervenfasern.

Über die Vererbung von markhaltigen Nervenfasern liegen bis jetzt nur sehr spärliche Beobachtungen vor. Als erster hat MAUTHNER diese Veränderung bei zwei Schwestern beobachtet. Neuerdings hat KISO einen Stammbaum mitgeteilt, in dem 6 Mitglieder in zwei Generationen zum Teil an einem Auge, zum Teil an beiden befallen waren (vgl. Abb. 117). Da, wie aus dem Stammbaum

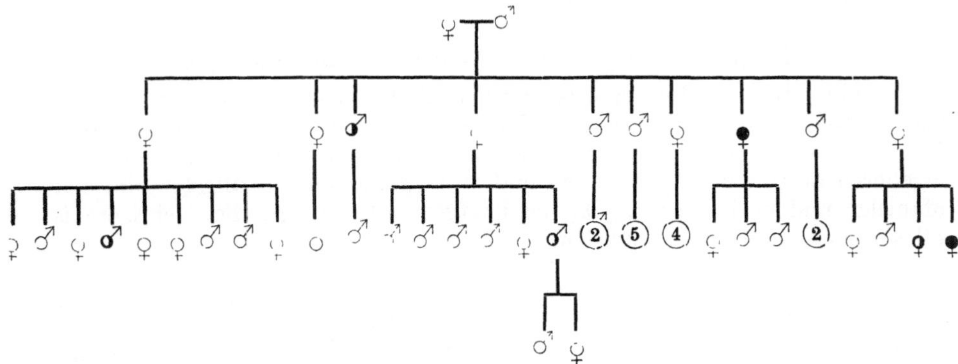

Abb. 117. Vererbung von markhaltigen Nervenfasern der Netzhaut. (Nach KISO.)
● Beiderseits markhaltige Nervenfasern.
◑ Einseitig markhaltige Nervenfasern.

hervorgeht, in der zweiten Generation immer nur Kinder von nicht befallenen Müttern das Leiden aufwiesen, so glaubt KISO eine an das Geschlechtschromosom geknüpfte Anlage annehmen zu müssen, um so mehr als auch MEYER-RIEMSLOH markhaltige Nervenfasern bei Mutter und Tochter fand. Da aber, wie KISO an Hand der Literatur selbst feststellt, Männer und Frauen ungefähr gleich häufig befallen werden, so ist kein Grund vorhanden, ein geschlechtsgebundenes Gen anzunehmen, um so mehr als in seinem Stammbaum ebenfalls Männer und Frauen betroffen sind. Ein *unregelmäßig dominanter* Erbgang scheint mir deshalb wahrscheinlicher zu sein.

Hervorzuheben sind die Beziehungen zu anderen Anomalien. Daß markhaltige Nervenfasern bei Nerven- und Geisteskrankheiten auffallend häufig vorkommen, haben schon BERNHARD, DEGNER, MANZ und WOLLENBERG betont. FISCHER fand unter 12 Fällen von RECKLINGHAUSENscher Krankheit viermal markhaltige Nervenfasern. Umgekehrt konnte allerdings GYGER in 16 Fällen von markhaltigen Nervenfasern keine Anhaltspunkte für RECKLING-HAUSENsche Krankheit finden. Nicht selten wurden am Auge noch andere

Anomalien festgestellt, insbesondere solche, die der Colobomgruppe zuzurechnen sind: Polykorie (Strzeminski), Coloboma chorioideae sive maculae luteae (Derby, Clausen), Conus, Papillenanomalien (Aurand, Berg, Clarke, Fischer, Kraupa).

Eine ganz ausgesprochene Korrelation besteht aber mit *Myopie*. Unter 40 Fällen der Literatur mit *ausgedehnten markhaltigen Nervenfasern* des Fundus fand Kiso 25mal Myopie und zwar in der Regel nur einseitig am befallenen Auge — meist über 10 dptr — verzeichnet. Bei nur schwach entwickelten markhaltigen Nervenfasern ließ sich dagegen keine entsprechende Beziehung feststellen, indem unter 36 Fällen nur 3 myopisch waren. Das Vorkommen der markhaltigen Nervenfasern dürfte, wie Scheerer ebenfalls betont hat, mit Störungen der Entwicklung des vorderen Sehnervenabschnittes und der Conus- und Colobombildung zusammenhängen. Daß man versucht ist, auch die Entstehung der gleichzeitig vorhandenen Myopie auf verwandte Ursachen zurückzuführen, scheint begreiflich.

III. Affektionen des Opticus.

Ebenso wie die hereditären Degenerationen der Netzhaut können auch die familiären Opticusaffektionen entweder in Kombination mit cerebralen Affektionen oder als isoliertes Leiden in Erscheinung treten.

1. Affektionen des Opticus ohne cerebrale Störungen.

Die ohne Kombination mit cerebralen Affektionen auftretenden hereditär degenerativen Opticusaffektionen manifestieren sich zu sehr verschiedener Zeit des Lebens. Einerseits kann das Leiden in frühester Jugend oder sogar angeboren auftreten, andererseits, und zwar weitaus am häufigsten, im spät-infantilen und virilen Alter. Da die letztgenannte Gruppe die wichtigere ist, soll sie zuerst besprochen werden.

a) Die recessiv-geschlechtsgebundene Form der Opticusatrophie oder die familiäre Opticusatrophie (Leber).

Das Bild der familiären Sehnervenatrophie (Lebersche *Krankheit*) wurde 1871 von Leber genau umschrieben, nachdem bereits vorher einige Autoren ähnliche Fälle mitgeteilt hatten (v. Graefe, Mooren, Sedgewick).

Das Leiden befällt in der Regel nur Männer und zwar meist zwischen dem 18. und 25. Lebensjahre. Es beginnt plötzlich mit Kopfschmerzen, Schwindelgefühl und Herabsetzung der Sehkraft, die im Laufe von Wochen weiter abnimmt. Der Augenhintergrund ist anfänglich entweder normal oder es besteht eine leichte Neuritis optica zum Teil mit Einscheidung der Gefäße. Charakteristisch ist das ausgesprochene Zentralskotom mit Erhaltensein der peripheren Gesichtsfeldgrenzen. Später kommt es zur temporalen Abblassung der Papille, häufig mit Übergang in ausgesprochene totale Atrophie des Sehnerven und bisweilen zu völliger Erblindung.

Nachdem bereits früher wiederholt zusammenfassende Arbeiten erschienen waren (Groenouw, Hormuth, Klopfer, Nettleship, Wilbrand und Saenger) und Fleischer und Josenhans sowie Vogt die *recessiv-geschlechtsgebundene* Vererbung an größeren Stammbäumen bestätigt fanden, hat Drexel die bis 1922 publizierten Fälle übersichtlich in Stammbaumform geordnet und einer genauen Analyse unterzogen. Kawakami hat dann neuerdings die seit der Arbeit Drexels publizierten Stammbäume wiedergegeben und vor allem auch die ganze japanische Literatur, die sonst nicht zugänglich gewesen wäre, mit verwertet. Weitere Autoren haben sich in letzterer Zeit eingehend mit der Vererbung der Erkrankung befaßt (Fleischer und Josenhans, Meyer-Riemsloh, Schönenberger, Vogt, Waardenburg).

Im Gegensatz zur Übertragung der Rotgrünblindheit, die, wie gezeigt wurde, im allgemeinen gut mit den theoretischen Erwartungen bei recessiv-geschlechtsgebundener Vererbung übereinstimmt, liegen die Verhältnisse bei der LEBERschen Opticusatrophie wesentlich komplizierter, so daß im folgenden näher darauf eingegangen werden muß.

Befallene Männer. Entsprechend der recessiv-geschlechtsgebundenen Vererbung tritt die Krankheit erwartungsgemäß bei Brüdern gehäuft auf, während die Schwestern nicht befallen sind, dagegen das Leiden auf ihre Söhne weiter vererben, sofern sie Konduktorinnen sind, wie dies auch bereits von LEBER konstatiert wurde. Neuerdings sind einige Stammbäume mitgeteilt worden, welche die typische Übertragung des Leidens durch 4—6 Generationen zeigen (ELSCHNIG-HIRSCH, FLEISCHER und JOSENHANS, HANCOCK, KAWAKAMI, MEYER-RIEMSLOH, WAARDENBURG).

Was das Verhältnis kranker zu gesunden Söhnen betrifft, das ja, sofern die Mutter Konduktorin ist (vgl. S. 664), theoretisch 1:1 sein sollte, so hat schon NETTLESHIP eine entsprechende Berechnung angestellt, wobei er das Verhältnis 1:2 fand. DREXEL hat dann diese Frage eingehend studiert und kommt zum Schluß, daß eben nur sehr wenige Stammbäume einer Kritik bezüglich des klinischen Befundes und der genauen Angabe Befallener und nicht Befallener standhalten (HENSEN, KOWALEWSKI, LEBER, NETTLESHIP, PUFAHL, SCHLÜTER). Auf Grund der WEINBERGschen Reduktionsmethode erhält er für das Verhältnis krank : gesund bei den Söhnen von Konduktorinnen nahezu 1:1. Da es sich um einen Minimalwert handelt, scheint in Wirklichkeit sogar eher mit einem leichten Überschuß Befallener gerechnet werden zu müssen.

Diejenigen Fälle der Literatur, welche mit der geschlechtsgebundenen Vererbung in Widerspruch stehen, sind von KAWAKAMI eingehend erörtert worden. Insbesondere betrifft es solche, bei denen das Leiden bei Vater und Sohn auftrat. Mit Recht teilt er sie in zwei Gruppen und zwar in solche, bei denen es sich entweder klinisch oder anamnestisch um unsichere Fälle handelt, und in solche, bei denen an einer *dominanten* Vererbung nicht zu zweifeln ist. Diese müssen daher in einem besonderen Abschnitt besprochen werden (s. S. 801).

Befallene Frauen. Schon NETTLESHIP fand in seinen Stammbäumen ungefähr 20% befallene Frauen. Nach der Theorie der recessiv-geschlechtsgebundenen Vererbung kann aber eine Frau ein solches Leiden nur dann manifest aufweisen, wenn der Vater selbst auch krank und die Mutter zudem Konduktorin ist (vgl. S. 660ff). Es zeigt sich nun aber mit aller Deutlichkeit, daß bei der LEBERschen Opticusatrophie dies keinesfalls zutrifft, sondern daß die Väter befallener Frauen in der Regel normal sind. Aus den neueren Arbeiten von KAWAKAMI, MEYER-RIEMSLOH, SCHÖNENBERGER, USHER, WAARDENBURG u. a. geht hervor, daß es nicht angängig ist, die Fälle von LEBERscher Opticusatrophie bei Frauen einfach als nicht hierher gehörig zu betrachten, wie FLEISCHER und JOSENHANS noch glaubten annehmen zu müssen. Da es sich in den genannten Arbeiten um Frauen aus Familien mit sonst typisch recessiv-geschlechtsgebunden vererbter Opticusatrophie handelt, so kommt nur *manifeste Heterozygotie* in Frage (vgl. Abb. 118).

WAARDENBURG sowie KAWAKAMI haben deshalb einen Dominanzwechsel angenommen, wie er auch bei anderen recessiv-geschlechtsgebundenen Leiden gefunden wird (Hämophilie, Rotgrünblindheit, Nystagmus u. a.). KAWAKAMI hat die Häufigkeit dieses Dominanzwechsels auf Grund der Literaturangaben berechnet. Dabei ergibt sich für Deutschland 3,5%, für Frankreich 11,9%, für England 19,8%, für Japan 30,0%. Manifeste Heterozygotie kommt also bei der LEBERschen Opticusatrophie relativ häufig vor. Damit läßt sich auch die Tatsache erklären, daß das Leiden in direkter Linie durch zwei und mehr

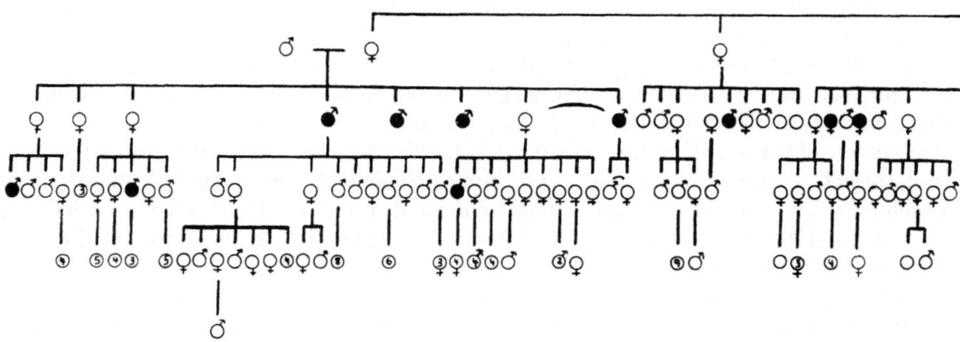

Abb. 118. Vererbung von Leberscher

Generationen bei Frauen auftreten kann (Batten, Buisson, Gunn, Isiguro, Kakutani, Nettleship, Nisizaki, Norris, Taylor und Holmes, Waardenburg). Die Unterscheidung gegenüber einfacher Dominanz wird dadurch natürlich sehr erschwert. Eine solche muß aber nur angenommen werden, wenn Übertragung von Vater auf Sohn stattfinden würde, was in diesen Fällen nicht zutrifft.

Für Dominanzwechsel spricht auch der interessante Stammbaum von Waardenburg, in dem sich eine Ehe zwischen zwei befallenen Eltern vorfindet (vgl. Abb. 119). Sofern die Frau homozygot krank wäre, müßten sämtliche Kinder befallen sein, was aber nicht der Fall ist. Daß es sich bei den befallenen Frauen nicht um Homozygotie handelt, geht auch daraus hervor, daß die Zahl befallener Kinder nicht wesentlich größer ist als bei den Konduktorinnen.

Konduktorinnen. Hervorzuheben ist die *relative Häufigkeit* der Konduktorinnen in den belasteten Familien, worauf besonders Meyer-Riemsloh, Vogt und Waardenburg aufmerksam gemacht haben. Es zeigt sich nämlich die merkwürdige Tatsache, daß von den Schwestern befallener Frauen der größte Teil wieder befallene Söhne aufweist, sie also Konduktorinnen sind, während dies nach der Erwartung nur für die Hälfte zutreffen müßte (vgl. S. 660). Ich habe aus 20 Stammbäumen die Zahl der Konduktorinnen bestimmt, wobei natürlich nur die älteren Generationen, bei denen schon erwachsene Söhne vorhanden sind, in Betracht kamen. Dabei ergab sich, daß die Zahl der Konduktorinnen sich zur Zahl normaler Schwestern verhielt wie 90:14, also ein gewaltiges Überwiegen der latent Befallenen. Die Zahl dürfte eher noch größer sein, da ja von den Konduktorinnen bei der kleinen Kinderzahl nicht immer befallene Söhne vorhanden zu sein brauchen.

Zur Erklärung nimmt Vogt an, daß bei der weiblichen Geschlechtszellenbildung ausnahmsweise, bzw. mehr oder weniger häufig, ein Faktorenaustausch vorausgehe, der zur homozygot affizierten Eizelle führen könne, so daß die Töchter von latent befallenen Frauen häufiger Konduktorinnen wären als der Erwartung entspricht. Sofern diese Annahme zu Recht besteht, muß aber auch die Zahl befallener Söhne überwiegen. Dies scheint nun nach dem bereits Gesagten (vgl. S. 797) bis zu einem gewissen Grade der Fall zu sein. Weitere

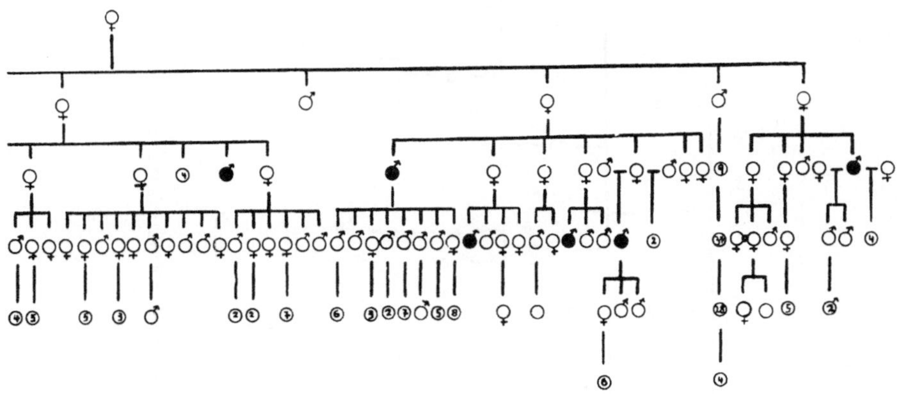

Opticusatrophie. (Nach USHER.)

ausführliche Stammbäume sind aber nötig, um in dieser Frage zu einem sicheren
Schlusse zu gelangen.

Die LOSSENsche Regel bei der familiären Opticusatrophie. Bei der LEBERschen
Opticusatrophie zeigt sich in gleicher Weise wie bei der Hämophilie die merkwürdige
Erscheinung, daß die direkte Weiterleitung des Leidens durch manifeste Träger kaum je in
Frage kommt. Mit anderen Worten, die Mütter befallener Söhne haben das krankhafte Gen
wieder von ihrer Mutter ererbt. In der ganzen Ascendenz würde also das Leiden immer
nur von mütterlicher Seite durch Generationen weiterübertragen, während anscheinend bei
den Nachkommen Befallener die Krankheit nicht wieder auftritt.

Diese LOSSENsche Regel ist in jüngster Zeit stark umstritten worden, insbesondere seit
SCHLOESSMANN gezeigt hat, daß bei der Hämophilie ausnahmsweise auch Übertragung
durch befallene Männer vorkommen kann. Bei der familiären Opticusatrophie ist es aber
trotz der vielen mitgeteilten Stammbäume noch nicht gelungen, die Übertragung durch
einen kranken Mann mit Sicherheit nachzuweisen. Zwar war in den Fällen von BATTEN,
GOULD, HANCOCK und KUWAHARA der Großvater mütterlicherseits befallen. Es handelt
sich aber lediglich um anamnestische Angaben, denen keine Beweiskraft zukommt. SCHÖNEN-
BERGER, VOGT, WAARDENBURG u. a. glauben, daß auch für die LEBERsche Opticusatrophie
früher oder später die LOSSENsche Regel durchbrochen werde. VOGT nimmt an, daß der
Nachweis bis jetzt nur darum nicht geglückt sei, weil die Nachkommen von geschlechtsgebundenen Defekten häufig eine geringere Lebensfähigkeit zeigen, wie dies MORGAN
und seine Schule sowie A. LANG im Tierexperiment bewiesen haben.

Auffallenderweise liegen allerdings in der Literatur nur sehr wenige Mitteilungen über
Enkel von tochterseits Befallenen vor. Dies hängt damit zusammen, daß es einem Untersucher kaum gelingt, drei Generationen selbst zu beobachten, um so mehr, als die Enkel
das kritische Alter überschritten haben müssen, um mit Wahrscheinlichkeit als normal
angesehen werden zu können. Verwertbare Angaben fand ich nur in den Stammbäumen
von FLEISCHER und JOSENHANS, HANCOCK, HIRSCH, LAUBER-GUZMANN, WESTHOFF. Befallene Enkel sind aber, wie gesagt, nirgends verzeichnet. Da alle Töchter von Befallenen
Konduktorinnen sind, also 50% der Enkel das Leiden wieder aufweisen müssen, ist
es wohl nicht nur ein Zufall, daß trotz der über 200 Arbeiten auf diesem Gebiet in
keinem Falle der sichere Nachweis erbracht werden konnte, daß die Krankheit von einem
befallenen Großvater stammt. Weiterhin hat KAWAKAMI gezeigt, daß in 192 Fällen von
Farbenblindheit das Leiden 84mal vom Großvater stammte, während unter 56 Fällen von
hereditärer Opticusatrophie nur 4mal, und zwar lediglich anamnestisch festgestellt, der
Großvater befallen gewesen war [1].

---

[1] Der Vergleich mit der Rotgrünblindheit ist freilich nur bedingt zulässig, da bei der
LEBERschen Opticusatrophie eine Selektion zugunsten der Gesunden stattfinden kann,
dadurch, daß erstens Befallene eine größere Sterblichkeit aufweisen, zweitens Kranke
weniger oft heiraten und geringe Kinderzahlen aufweisen. Ein sicherer Schluß in dieser
Hinsicht läßt sich nicht ziehen, immerhin fällt auf, daß Befallene häufig kinderlos sind.

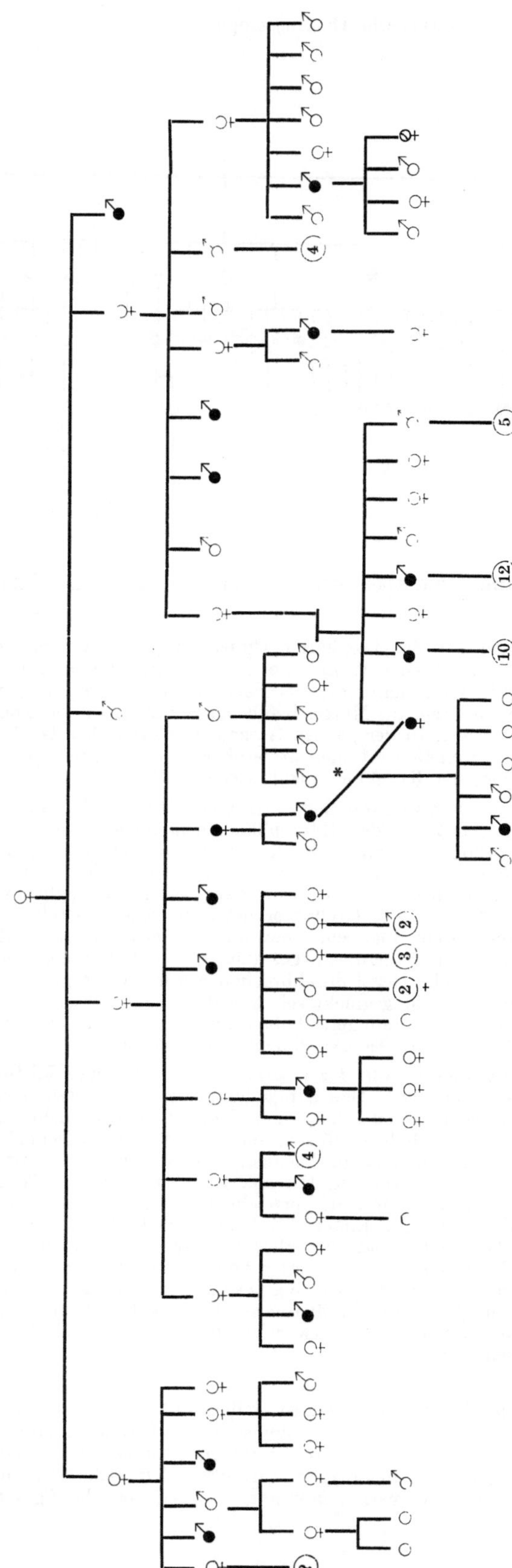

Abb. 119. Geschlechtsgebundene Vererbung von LEBERscher Opticusatrophie (* Ehe zwischen zwei Befallenen). (Nach WAARDENBURG.)

Zur Erklärung der Lossenschen Regel nimmt Kawakami an, daß das Y-Chromosom beim Manne die Ursache sei, indem es das im X-Chromosom von der Mutter ererbte krankhafte Gen zum Verschwinden bringe. Demgegenüber ist aber zu bemerken, daß es dann nicht recht verständlich ist, wieso das Leiden beim Sohn überhaupt manifest wird.

Sowohl Waardenburg als auch Kropp haben über Frauen mit Leberscher Opticusatrophie berichtet, deren Väter ebenfalls befallen waren. Weil hier direkte Übertragung vorliegt, so werden diese Fälle meist nicht als zugehörig betrachtet. Da wir aber gesehen haben, daß Frauen sehr oft, obwohl heterozygot, manifest befallen sind, so könnte es sich hier doch um eine Durchbrechung der Lossenschen Regel handeln.

Zusammenfassend läßt sich sagen, daß die Lossensche Regel anscheinend für die Lebersche Opticusatrophie wenigstens *relative Gültigkeit* hat.

Auf die praktische Wichtigkeit der Lossenschen Regel wurde bereits im allgemeinen Teil hingewiesen (S. 670). Wenn sie nämlich zu Recht besteht, so ist kein Grund vorhanden, einem Befallenen von der Ehe abzuraten (abgesehen von den möglichen Degenerationserscheinungen bei Nachkommen eines recessiv Befallenen). Es sind deshalb weitere Arbeiten trotz der großen Zahl von Veröffentlichungen nicht überflüssig, sofern sie eine genaue Angabe über die Zahl Befallener, Gesunder, Konduktorinnen usw. enthalten. Insbesondere wäre es wünschenswert, wenn alte bereits publizierte Stammbäume weiter verfolgt würden, um so mehrere Generationen augenärztlich untersuchter Patienten zu erhalten.

Beziehungen zu anderen Anomalien. Schon Leber hat darauf aufmerksam gemacht, daß häufig leichtere Störungen von seiten des Nervensystems vorhanden sind (Kopfschmerzen, Migräne, Schwindel, Zittern usw.).

Die bereits erwähnte Minderwertigkeit bei hereditär degenerativen Leiden äußert sich zum Teil in starker Kindersterblichkeit (Gould, Ogilvie, Thomsen).

Von schwereren cerebralen Veränderungen kommen Epilepsie, geistige Störungen, Ataxie usw. in Frage (Hancock, Lauber-Guzmann-Mauksch, Strzeminski, Taylor und Holmes). Diese Fälle bilden den Übergang zu den Opticusleiden mit ausgesprochenen cerebralen Degenerationserscheinungen (S. 804).

Hinsichtlich der Differentialdiagnose gegenüber der durch Alkohol- und Tabakabusus bedingten Intoxikationsamblyopie hat schon Jensen 1890 darauf hingewiesen, daß die sog. „idiopathischen" Fälle von axialer Neuritis optica mit sekundärer Atrophie häufig der Leberschen Form zuzurechnen sind. Wie aus der untenstehenden Tabelle 6 von

Tabelle 6. Manifestationsalter bei retrobulbären Sehnervenleiden.
(Nach Blegvad und Roenne.)

a) *Männer:*

	0—10	10—20	20—30	30—40	40—50	50—60	60—70	70—80
Lebersche Krankheit . .	7	71	177	37	12	5	1	—
Idiopathische Fälle . . .	2	2	13	5	—	1	—	—
Alkoholamblyopie	—	—	8	27	61	65	24	1

b) *Frauen:*

	0—10	10—20	20—30	30—40	40—50	50—60	60—70	70—80
(Lebersche Opticusatrophie)	4	10	8	8	8	8	—	—

Blegvad und Roenne hervorgeht, ist der Beginn des Leidens bei den idiopathischen Formen mit der Leberschen Form übereinstimmend zwischen dem 20. und 30. Lebensjahr, während die Intoxikationsamblyopie meist erst nach dem 40. Lebensjahr auftritt. Auffallenderweise ist bei den Frauen die Bevorzugung eines bestimmten Manifestationsalters viel weniger ausgesprochen (Blegvad und Roenne, Beckert u. a.). Wie bei der Retinitis pigmentosa scheint auch die hereditäre Opticusatrophie in manchen Fällen kombiniert mit (nicht erworbenen!) Farbensinnstörungen (Fisher, Griscom, Knapp, van Lint und Kleefeld, Mügge, Raymond und König, du Seutre u. a.).

Ferner sei noch erwähnt, daß nach Fisher mitunter Veränderungen im Bereiche der Sella turcica bei Leberscher Opticusatrophie nachzuweisen sind. Burroughs, Pollock, Zentmayer u. a. haben dies in einem Teil ihrer Fälle ebenfalls bestätigen können.

b) Die dominante Form der Opticusatrophie.

Es wurde bereits betont, daß bei der recessiv-geschlechtsgebundenen Form der Opticusatrophie direkte Vererbung vorkommen kann, wenn es sich um heterozygot befallene Frauen handelt. Es sind nun aber weiterhin verschiedene Stammbäume bekannt geworden, bei denen das Leiden auch durch Männer direkt weiter übertragen wurde.

Größere Stammbäume über 3—5 Generationen sind allerdings selten (Knapp, Norris, Rampoldi, Yo-Kansyo, vgl. Abb. 120). Da auch hier Antizipation

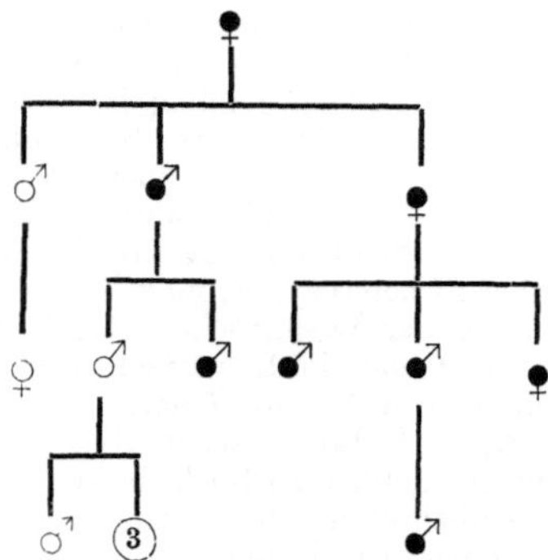

Abb. 120. Dominante Vererbung von Opticusatrophie. (Nach Rampoldi.)

vorkommt, so beginnt das Leiden in jüngeren Generationen oft schon wesentlich früher als bei der Leberschen Form (Burroughs, Norris, Reeder, Yo-Kansyo). Diese Fälle leiten dann über zu den infantilen Formen der hereditären Opticusatrophie.

c) Die infantile und kongenitale Opticusatrophie.

Sofern die Opticusatrophie schon in frühester Kindheit auftritt, ist es meist schwierig, zu entscheiden, ob es sich um ein angeborenes Leiden oder um die frühinfantile Form der Sehnervendegeneration handelt. Diese Gruppe ist übrigens sehr nahe verwandt mit der tapeto-retinalen Amaurose im Kindesalter (vgl. S. 778), bei der oft die Opticusatrophie das erste Symptom ist.

Auch die angeborene Opticusatrophie müssen wir als eine bereits zur Zeit der Geburt manifeste Degenerationserscheinung auffassen. Da bei dem frühzeitigen Auftreten des Leidens meist Komplikationen mit anderen okularen oder cerebralen Degenerationen vorhanden sind, so ist die Beobachtung über isoliertes Vorkommen angeborener Opticusatrophie nur selten zu erwarten. Meist handelt es sich um befallene Geschwister (Badal, Clemesha, Higgens, Higier, Jakobsohn, Magnus, Posy, Snell). Vererbung über zwei (Linde) oder gar drei Generationen (Griscom) gehört zu den Seltenheiten (vgl. Abb. 121).

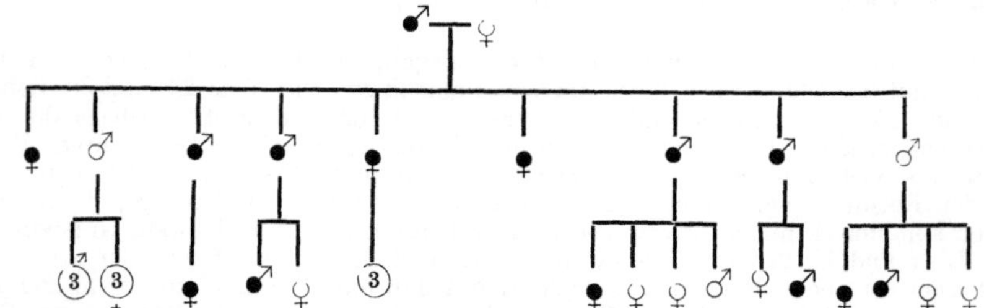

Abb. 121. Dominante Vererbung von kongenitaler Opticusatrophie. (Nach Griscom.)

2. Affektionen des Opticus mit cerebrospinalen Affektionen.

a) Affektionen des Opticus bei der infantilen und juvenilen Form der amaurotischen Idiotie.

Infolge der Ubiquität des degenerativen Prozesses der infantilen Form der amaurotischen Idiotie ist die Opticusatrophie lediglich als ein Begleitsymptom bei dieser Affektion aufzufassen. Sofern die typischen Symptome in der Macula fehlen, kann in seltenen Fällen die Sehnervenbeteiligung allerdings die einzige objektiv nachweisbare Veränderung am Auge sein.

Bei der juvenilen Form der amaurotischen Idiotie, bei welcher der degenerative Prozeß des Zentralnervensystems weniger generalisiert ist, kommt auch am Auge isolierte Opticusatrophie schon häufiger vor (BATTEN, FREUD, HUISMANS, JANSKY und MYSLIVETČEK, KRETSCHMER, OKAYAMA).

b) Die PELIZAEUS-MERZBACHERsche Krankheit.

1885 hat PELIZAEUS über eine der amaurotischen Idiotie nahestehende Erkrankung berichtet, welche in den ersten Lebensmonaten beginnt, bis zum 6. Lebensjahre progrediert und später einen langsamen Verlauf nimmt. Die Krankheit ist ausgezeichnet durch Nystagmus, Bradylalie, Erschwerung in der Ausführung motorischer Impulse (Störung der Sukzession und Koordination der Bewegungen, Ataxie, Intentionstremor, maskenhafter Gesichtsausdruck, Lähmungen und spastische Contracturen der unteren Extremitäten, Steigerung der Patellarsehnenreflexe, BABINSKI, Fehlen der Bauchdeckenreflexe). Dazu kommen trophische Störungen der Knochen, vasomotorische im Gebiete der unteren Extremitäten, Abnahme der geistigen Fähigkeiten. Die Patienten können ein hohes Alter erreichen und sterben gewöhnlich an einer interkurrenten Krankheit.

1909 hat MERZBACHER ähnliche Fälle veröffentlicht, wobei es sich herausstellte, daß sie aus der bereits von PELIZAEUS beschriebenen Familie stammten. Die Vererbung ist *recessiv geschlechtsgebunden* (vgl. Abb. 122). In der dritten Generation sind zwei befallene Frauen vorhanden, so daß analog wie bei der LEBERschen Opticusatrophie, auch hier Dominanzwechsel vorzukommen scheint.

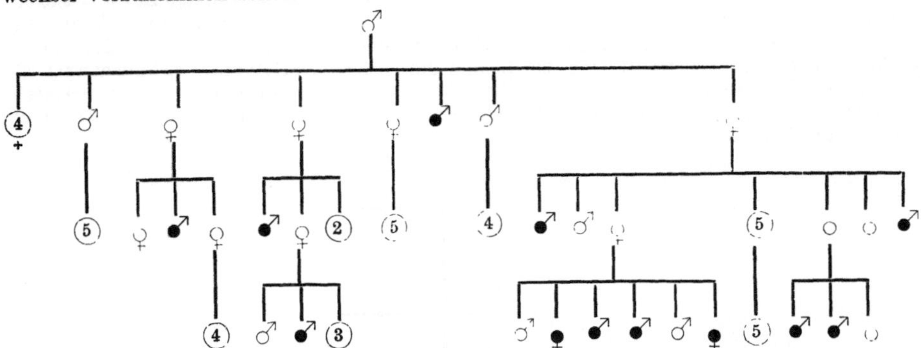

Abb. 122. Recessiv-geschlechtsgebundene Vererbung von PELIZAEUS-MERZBACHERscher Krankheit. (Nach MERZBACHER.)

Anatomisch fand MERZBACHER eine Aplasie der Markzylinder im Groß- und Kleinhirn, weshalb er die Krankheit als *Aplasia axialis extracorticalis* bezeichnet hat. Die Untersuchung eines weiteren Falles durch SPIELMEYER hat aber ergeben, daß die Annahme einer kongenitalen Mißbildung wohl nicht gerechtfertigt ist, da sich im Marklager deutliche Zeichen des Zerfalles im Sinne einer progredienten Degeneration fanden[1].

Neuerdings hat BOSTROEM eine weitere Familie mit PELIZAEUS-MERZBACHERscher Krankheit beschrieben. Es handelt sich um 8 Fälle, und zwar um sämtliche Söhne zweier Schwestern. Bei ihnen bestand durchweg eine temporale Abblassung der Papille, sowie Nystagmus. Bei den ursprünglichen PELIZAEUS-MERZBACHERschen Fällen fand sich angeblich nur einmal eine blasse Papille. Von den 14 Kranken waren aber nur 4 ophthalmoskopisch untersucht worden. Ein Teil der Befallenen hat zudem schlecht gesehen, so daß der Verdacht besteht, daß auch bei diesen eine Mitbeteiligung des Opticus und zwar im Sinne einer der LEBERschen Opticusatrophie nahestehenden Form vorgelegen hat.

c) Die komplizierte hereditär familiäre Opticusatrophie im Kindesalter (BEHR).

1909 hat BEHR einen im ersten Lebensjahr auftretenden Symptomenkomplex beschrieben, bei welchem außer dem Befunde einer familiären Opticusatrophie leichte Alterationen von seiten der Pyramidenbahn (Hypertonie und Reflexsteigerung, Störung der Koordination, Ataxie und unsicherer Gang), Blasenstörung und geringgradige geistige Minderwertigkeit auftraten. Der Zustand blieb nach anfänglicher Progredienz nachher durch viele Jahre stationär. Das Bild zeigt große Ähnlichkeit mit der PELIZAEUS-MERZBACHERschen Krankheit, wobei allerdings die Lähmungen zu fehlen scheinen. Auffallend ist, daß die fünf von BEHR

---

[1] Die Beziehungen zur amaurotischen Idiotie sind anatomisch dadurch gegeben, daß insbesondere bei den spätinfantilen Fällen Markveränderungen ebenfalls festgestellt wurden (M. BIELSCHOWSKY, BRODMANN, GLOBUS, NAVILLE, SAVINI).

51*

beobachteten Fälle durchwegs Knaben (einmal ein Brüderpaar) betrafen, so daß möglicherweise ebenfalls *recessiv geschlechtsgebundene* Vererbung vorliegen könnte.

Die von Takashima beschriebenen Fälle unterscheiden sich von den Behrschen durch den späteren Beginn des Leidens (6.—17. Jahr). Von seiten des Opticus bestand wiederum temporale Abblassung mit zentralem und parazentralem Skotom, daneben Nystagmus, leichte Ataxie, spastische Erscheinungen an den Extremitäten, Blasenschwäche und geistige Minderwertigkeit. Von den 6 Befallenen (4 Knaben und 2 Mädchen) handelte es sich einmal um ein Geschwisterpaar.

Die von Bach erwähnten Fälle (4 Geschwister) zeigten Sehnervenatrophie mit Idiotie, Hypertonie und Reflexstörungen. Es dürfte sich um Übergangsformen zur juvenilen amaurotischen Idiotie gehandelt haben.

d) Opticusatrophie mit cerebralen Diplegien.

Zu dieser Gruppe gehören solche Fälle, die sehr nahe Beziehungen einerseits zu den juvenilen Formen der amaurotischen Idiotie, andererseits zur Pelizaeus-Merzbacherschen Krankheit und den hereditären Ataxien zeigen. In der Hauptsache sind es also Übergangsformen. Symptomatisch handelt es sich hauptsächlich um cerebrale Diplegien, verbunden mit Debilität, Bradylalie, Nystagmus u. a. Von seiten der Augen ist die Opticusatrophie weitaus die häufigste Komplikation. Der Beginn der Erkrankung liegt in der Regel zwischen dem 4. und 8. Jahre (Freud, Higier, Jendrassik, Malaisé, Nonne, Rhein, Wolpert und Woodruff). Meist findet man befallene Geschwister. In einer von Hoffmann beschriebenen Familie vererbte sich das Leiden durch 4 Generationen. Erwähnenswert ist die Antizipation, während das Leiden bei den älteren Generationen erst im späteren Mannesalter auftrat, manifestierte es sich bei den jüngeren bereits in den zwanziger Jahren (vgl. Abb. 123).

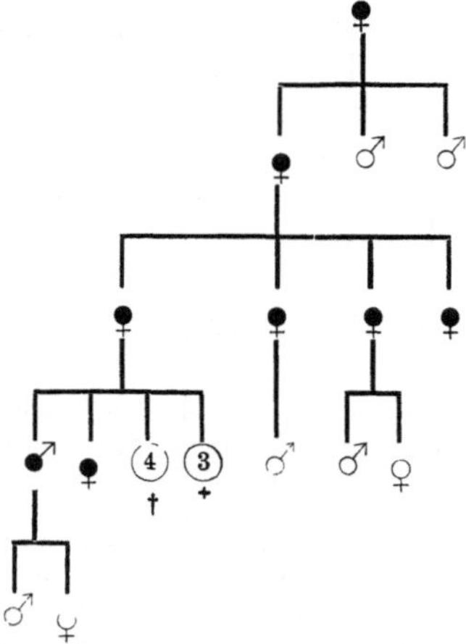

Abb. 123. Vererbung von Opticusatrophie, Diplegie und Intelligenzstörung. (Nach Hoffmann.)

Was die Häufigkeit der Opticusatrophie bei den cerebralen Kinderlähmungen betrifft, so liegt eine Statistik von Koenig vor, der unter 72 Fällen 12 mal Mitbeteiligung des Sehnerven fand.

Daß die cerebrale Diplegie auch mit Retinitis pigmentosa kombiniert sein kann (Frenkel und Dide, Hutchinson), wurde bereits an anderer Stelle erwähnt (vgl. S. 793).

e) Opticusatrophie mit hereditär-familiären Ataxien.

Bei den erblichen Ataxien handelt es sich im Gegensatz zu der ubiquitären Erkrankung bei der amaurotischen Idiotie um typische Systemaffektionen. Eine Kombination mit degenerativen Augenveränderungen ist deshalb relativ selten, immerhin besteht in einem Teil der Fälle bzw. Familien Opticusatrophie.

Die spinale hereditäre Ataxie (Friedreich). In der Hauptsache handelt es sich um eine zwischen dem 6. und 15. Lebensjahre auftretende Ataxie, zu der im fortgeschrittenen Stadium Sprachstörungen und regelmäßig in den Endstellungen der Augen Nystagmus hinzutreten. Augenmuskellähmungen sind nur selten beobachtet worden (Gowers, Mendel u. a.).

Diese spinale Form zeigt im Gegensatz zu der noch zu besprechenden cerebellaren Form nur sehr selten Opticusatrophie (Bäumlin, Brown, Cohn, Dreyer-Dufer, Lennmalm, Lloyd und Newcomer, Neff, Rouffinet, Worster-Drought).

Es scheint sich vorwiegend um *recessive Vererbung* zu handeln. Hanhart fand in 21 Familien, die zum größten Teil aus der Schweiz stammen, wo das Leiden relativ häufig ist, nach der Weinbergschen Geschwistermethode $25 \pm 4\%$ Befallene und in $16,7\%$ Konsanguinität, was gut mit der theoretischen Erwartung bei recessiver Verbung übereinstimmt.

Bemerkenswert ist ein von K. Frey mitgeteilter Stammbaum, der ebenfalls aus der Schweiz stammt, in dem das Leiden in 6 Linien einer großen Familie in homologen Generationen auftrat. Trotzdem in der betreffenden Sippschaft Blutsverwandtschaft wiederholt vorkam, liegt es doch nahe, hier an eine Manifestierung des Leidens infolge Dominanzwechsel, ähnlich wie bei anderen familiär degenerativen Erkrankungen (myotonische Dystrophie, familiäre Hornhautentartung, amaurotische Idiotie usw.) zu denken.

Die cerebellare hereditäre Ataxie (Pierre Marie). Diese Form der hereditären Ataxie unterscheidet sich von der klassischen Friedreichschen Krankheit durch den späteren Beginn (meist erst nach dem zwanzigsten Jahre). Komplikationen mit Augenaffektionen, insbesondere Opticusatrophie, Gesichtsfeldstörungen, reflektorische Pupillenstarre und Nystagmus sind aber hier wesentlich häufiger. Eine scharfe Trennung der Friedreichschen und der Marieschen Form ist aber nicht möglich, da sowohl klinisch als anatomisch Übergänge vorkommen (Bing, Higier, Nonne, Seiffer u. a.), und zudem in der gleichen Familie beide Typen gefunden werden können (Hanhart, Triebel u. a.).

Die Vererbung der cerebellaren Heredoataxie (Marie) ist vorwiegend *dominant*. Vererbung über drei, vier und fünf Generationen ist wiederholt mitgeteilt worden (Braun, Classen, Mendel, Neff, Raymond, Triebel).

Bei der von Déjerine 1890 beschriebenen infantil progressiv hypertrophischen Neuritis (Déjerine-Sottas) handelt es sich um eine der Marieschen Ataxie nahestehende Krankheit, welche mit Sensibilitätsstörungen einhergeht und meist bei Geschwistern auftritt. Neben den typischen Zeichen der Ataxie bestehen *Nystagmus, reflektorische Pupillenstarre*, psychische Abnormitäten, Hypertrophie der peripheren Nervenstämme u. a.

3. Anomalien des Stützgewebes des Opticus.

a) Pseudoneuritis und Pseudostauungspapille.

Bei diesen Anomalien handelt es sich um eine durch ektodermale Bildungsstörung bedingte Gliahyperplasie. In etwa 90% besteht eine Korrelation mit Hypermetropie und Astigmatismus (Uhthoff). Familiäres Auftreten bei Geschwistern erwähnen Calhoun und Schneideman.

In ausgesprochenen Fällen kann direkt eine Stauungspapille vorgetäuscht werden. Auch solche Fälle sind familiär bei Geschwistern beobachtet worden (Bartels, Heine).

b) Mesodermales Bindegewebe auf der Papille.

Bindegewebsmassen am Opticus in mehr oder weniger starker Ausdehnung stehen häufig in andern Beziehungen zu Entwicklungsstörungen (persistierende Arteria hyaloidea, Kolobom, Mißbildungen der Papille usw.). Mac Mullen fand solche Bindegewebsbildungen mit Herabsetzung der Sehschärfe. Ich selbst habe eine feine Membrana epipapillaris an beiden Augen bei Vater und Tochter beobachtet.

4. Aplasie des Sehnerven und der Netzhaut.

Fehlen der Papille und der Netzhautgefäße bei zwei Schwestern wurde von Newman beschrieben.

IV. Alterserscheinungen am Auge.

Die Lebensdauer der Individuen einer bestimmten Art ist im allgemeinen für diese charakteristisch und genotypisch fixiert. Sie wird innerhalb einer Rasse bestimmte Variationserscheinungen zeigen, die durch äußere Momente wesentlich beeinflußt werden.

Die mit der senilen Involution in Zusammenhang stehenden Veränderungen an den einzelnen Organen werden zwar im allgemeinen mit dem Altern parallel gehen. Immerhin dürften gerade in dieser Richtung wesentliche Unterschiede vorkommen, da verschiedene Organe und Organteile durchaus nicht in gleichem Maße davon betroffen zu sein pflegen.

Hinsichtlich des Auges hat die Frage der Beziehung der Katarakt zum Senium die Ophthalmologen von jeher beschäftigt (vgl. diesbez. S. 741 ff.).

Eingehende Untersuchungen über die Vererbung der Alterserscheinungen am Auge sind aber mit Schwierigkeiten verbunden, weil es dem gleichen Beobachter nur selten möglich sein wird, mehr als eine Generation zu erforschen und mehrere Geschwister auch nur beschränkt zur Untersuchung kommen.

Wie aus einer Arbeit von Voegeli hervorgeht, finden sich häufig bei Geschwistern die gleichen senilen Merkmale (Gerontoxon, ausgesprochene Pinguecula, Degeneration des Randschlingennetzes und der Conjunctiva u. a.). Senile bandförmige Hornhauttrübungen bei zwei Brüdern fand Velhagen. Im Zusammenhang mit der genotypischen Bedingtheit seniler Merkmale kann aber auch umgekehrt hervorgehoben werden, daß das Fehlen von gewissen Alterserscheinungen bei Geschwistern trotz vorgerückten Alters ebenfalls als Ausdruck der genotypischen Anlage zu später Involution des betreffenden Organteils aufgefaßt werden muß (Vogt).

V. Anomalien des Schädels mit Beteiligung der Augen.

1. Cranio-dysostosis praematura.

Die infolge zu frühzeitiger Verknöcherung der Nähte (Virchow) entstehenden Schädeldeformitäten gehen sehr häufig mit Störungen von seiten der Augen einher. Daher bedürfen sie einer besonderen Erwähnung.

a) Turmschädel.

Der Turmschädel (Pyrgo-, Oxy- oder Turricephalie) hat vom ophthalmologischen Standpunkt aus ein besonderes Interesse, weil er sich sehr häufig mit Stauungspapille bzw. postneuritischer Opticusatrophie, Exophthalmus, Nystagmus und Strabismus kombiniert (Enslin, Groenouw, Michel, Patsy, Uthoff u. a.).

Familiäres Vorkommen wurde wiederholt beobachtet. Einfache Vererbungsverhältnisse scheinen aber nicht vorzuliegen . Es soll sowohl *recessiver* als auch *dominanter* Erbgang vorkommen (Nègre, Peiper, Savelli u. a.). Knaben scheinen wesentlich häufiger befallen zu sein als Mädchen (nach Larsen, Patry, Uthoff u. a. in etwa 80—85%).

b) Akrocephalo-Syndaktylie.

Von Apert wurde 1906 auf das Syndrom der Oxycephalie bzw. Akrocephalie (Spitzkopf) mit Syndaktylie aufmerksam gemacht. Seither sind wiederholt hierher zu rechnende Fälle mitgeteilt worden, bei denen ebenfalls Augenkomplikationen, insbesondere Opticusatrophie, sowie häufig adenoide Vegetationen im Rachen vorhanden waren (Bahrdt, Cameron, Davis, Rieping u. a.). Inwieweit genotypische Momente im Spiele sind, steht noch nicht fest.

c) Dysostosis cranio-facialis (Crouzon).

Bei dem von Crouzon beschriebenen Syndrom handelt es sich um eine sehr ausgesprochene oxycephale Mißbildung des Schädels mit typischer Stirnbeule, Prognathie des Unterkiefers, die zu einem vogelartigen Gesichtsausdruck führt. Die Augen stehen stark lateral, es besteht Exophthalmus, Strabismus und häufig Opticusatrophie. Das Leiden kommt sowohl familiär bei Geschwistern als auch in aufeinanderfolgenden Generationen vor (Monthus und Chennevière).

2. Anomalien des Gesichtsschädels.

A. Peters fand in einer Familie in zwei Generationen einen einseitigen *Tiefstand der Orbita* mit Abflachung der entsprechenden Gesichtshälfte.

Weiterhin berichtet Harman über eine Anomalie, welche er als minimale *Fissura facialis* auffaßt. Es handelte sich um eine 6 mm unterhalb des inneren Augenwinkels befindliche kleine Öffnung mit Hautwulst bei Mutter und Tochter.

Bezüglich der *halbseitigen Gesichtshypertrophie* vgl. S. 679.

VI. Erbliche Allgemeinleiden und Auge.

Die in diesem Abschnitt zu behandelnden Allgemeinleiden, deren Erwähnung hier überflüssig erscheinen könnte, führen nicht selten zu Augenkomplikationen. Es wird zwar im folgenden nicht weiter auf diese hingewiesen werden, da sie als bekannt vorausgesetzt werden müssen und zudem in andern Kapiteln dieses Handbuches eingehend gewürdigt werden. Eine kurze Besprechung der Erblichkeitsverhältnisse der in Frage kommenden Allgemeinleiden soll aber auch den Augenarzt veranlassen, bei ihrem Auftreten die Möglichkeit einer genotypischen Anlage nicht außer acht zu lassen.

A. Erbliche Nervenleiden und verwandte Affektionen.

1. Dyskinesien.

a) Degeneratio lenticularis progressiva (Wilson).

Bei der von Wilson 1907 beschriebenen Pseudosklerose handelt es sich um eine Gliose der Linsenkerne, sowie um eine hypertrophische Lebercirrhose. Dabei treten bilateral unwillkürliche Bewegungsstörungen der Arme und Beine auf, ferner Hypertonie der Extremitäten, des Rumpfes und der Gesichtsmuskulatur, Contracturen, psychische Störungen und Dysarthrie. Da das Leiden meist bei Geschwistern vorkommt, scheint es sich um *Recessivität* zu handeln (vgl. diesbezüglich die zusammenfassende Arbeit von M. Bielschowsky).

Vom ophthalmologischen Standpunkt aus interessiert der anscheinend aus abgelagertem Silber bestehende Kayser-Fleischersche Descemetiring, welcher bei der Wilsonschen Krankheit und der ihr nahestehenden Strümpel-Westphalschen Pseudosklerose häufig beobachtet wird (Rumpel, Vogt, Weinland).

b) Nystagmusmyoklonie.

Ein der Myoklonusepilepsie (Lundborg, Unverricht) verwandter Symptomenkomplex wurde von Lenoble und Aubinau 1905 beschrieben. Bei diesem Leiden treten außer myoklonischen Erscheinungen Nystagmus, Kopfschmerzen, gesteigerte Reflexe, Fußklonus, Babinski, trophische und vasomotorische Störungen usw. auf. Männer werden bei diesem Leiden, das bis jetzt in dieser Form nur in der Bretagne und in England beobachtet wurde, weitaus häufiger befallen als Frauen, so daß möglicherweise *recessiv-geschlechtsgebundene* Vererbung in Betracht kommt. Da der isolierte Nystagmus auch diesen Erbgang zeigen kann (s. S. 689), besteht hier eine interessante Parallele.

c) Myotonia congenita (Thomsen).

Das Leiden beginnt bereits in frühester Jugend und zeichnet sich dadurch aus, daß bei willkürlicher Bewegung ein Andauern des Kontraktionszustandes der Muskeln eintritt, der sich erst allmählich wieder löst. Die Augenmuskeln können ebenfalls befallen sein. Die Vererbung ist ausgesprochen *dominant* (Thomsen, Nissen) (vgl. auch S. 756).

2. Die progressiven Muskelatrophien.

Bei den heredofamiliären Muskelatrophien kann man eine myopathische, eine neurale und eine spinale Form unterscheiden, die allerdings nicht immer scharf gegeneinander abgrenzbar sind. Vor allem können auch bei der myopathischen Form, der sog. *Dystrophia musculorum progressiva*, die Augenmuskeln (insbesondere der Musc. orbicularis oculi) von

dem allgemein fortschreitenden Muskelschwund betroffen werden. Der Erbgang ist verschieden. Es kommt sowohl *recessive* (Weitz) als auch *dominante* Vererbung (Kehrer)
in Frage. Nach Lenz gibt es auch eine *recessiv geschlechtsgebundene* Form.

3. Die Myasthenia gravis pseudo-paralytica (Erb-Goldflam.)

Dieses Leiden entwickelt sich bei Individuen zwischen dem 20. und 30. Jahre allmählich
mit Paresen im Gebiete der vom Bulbus innervierten Muskeln (Kau-, Schluck-, Zungen-,
Stirnmuskeln usw.). Später treten auch noch die Muskeln des Stammes und der Extremitäten dazu.

Am Auge kann es zu Lähmungen der äußeren Augenmuskeln kommen (Ptosis, Ophthalmoplegia externa).

Daß erbliche Momente auch bei dieser Affektion eine Rolle spielen, ist sehr wahrscheinlich. Familiäres Auftreten ist allerdings selten (Hart, Kapziovskaya). Dafür spricht
auch die Kombination mit angeborenen Anomalien (Polydaktylie, Infantilismus, Mikro-
gnathie usw.).

4. Die multiple Sklerose.

Über das Wesen der multiplen Sklerose sind wir auch heute noch durchaus auf Vermutungen angewiesen; insbesondere ist eine Entscheidung, inwieweit genotypische Anlagen
eine Rolle spielen, noch nicht möglich.

Familiäres Auftreten bei Geschwistern wurde zwar wiederholt beobachtet (vgl. Steiner).
Da aber auch infektiöse Krankheiten ein gleiches Verhalten zeigen können, so wird von den
meisten Autoren das erbliche Moment mehr oder weniger abgelehnt. Trotzdem scheint es
nicht ausgeschlossen, daß auch die multiple Sklerose früher oder später doch bei den hereditär
degenerativen Leiden eingereiht werden muß. Sofern es sich nämlich nicht um einfache,
sondern um di- oder polygene Vererbung handelt, ist familiäre Häufung kaum oder nur
selten zu erwarten.

5. Die familiäre diffuse Hirnsklerose, Encephalitis periaxialis diffusa
(Schilder).

Bei dem zuerst von Virchow 1867 beschriebenen Krankheitsbild handelt es sich um
eine Erkrankung der weißen Substanz, welche von Schilder als Encephalitis periaxialis
diffusa bezeichnet wurde. Betroffen werden jugendliche Individuen, wobei sich unter
Fiebererscheinungen psychische Veränderungen und *Neuritis optica* einstellen. Im späteren
Verlauf kommt es zu Paresen, Ataxie, Sensibilitätsstörungen u. a.

Das Leiden ist ausgesprochen familiär (Haberfeld und Spieler, Krabbe, Scholz).
Beachtenswert ist der Stammbaum von Scholz, da sich in der Ascendenz zwei Brüder mit
spastischer Spinalparalyse vorfanden. Bei den in der dritten Generation Erkrankten handelte
es sich am Auge um eine temporale Abblassung mit Zentralskotom. Anscheinend tritt also
die Opticusatrophie unter einem der Leberschen Form ähnlichen Bilde auf.

6. Die Wortblindheit.

Bei der angeborenen Wortblindheit, bei der das Gedächtnis für das gedruckte Wort
fehlt, soll es sich um einen Defekt im Gyrus angularis handeln. Die Affektion kann familiär
auftreten sowohl bei Geschwistern (Hinshelwood) als auch in aufeinander folgenden
Generationen (Plate). Überspringen von Generationen kommt ebenfalls vor (Illing) [1].

B. Konstitutionsanomalien.

1. Die Diathesen des Kindesalters.

Sowohl die *exsudative* als auch die *lymphatische und dystrophische Diathese* scheint in
der Hauptsache durch erbliche Anlagen bedingt zu sein. Da sie korrelative Beziehungen
unter sich zeigen, glaubt Pfaundler, daß teilweise gemeinsame Erbanlagen vorliegen.
Möglicherweise gibt es auch eine Anlage für die ganze Gruppe und daneben andere Gene
für die einzelnen der genannten Diathesen (Weitz).

---

[1] An dieser Stelle möge noch kurz erwähnt werden, daß auch Synästhesien, insbesondere
die sog. *Audition colorée* (Farbenempfindung bei Tönen, evtl. beim Hören von Eigennamen
und Zahlen) familiär vorkommen kann (Marinesco und Vasile).

Eine genaue Erfassung des Erbganges ist aber dadurch erschwert, daß die Umwelteinflüsse bei der Manifestierung eine wesentliche Rolle spielen und eine Abgrenzung gegen
die Norm zudem Schwierigkeiten bereitet.

In gewissen Familien scheinen *dominante* Gene diesen Affektionen zugrunde zu liegen
(PFAUNDLER).

Die Entstehung der *Rachitis* ist zwar im wesentlichen von äußeren Umständen [Er-
nährung (Vitamine), Licht, Milieu usw.] abhängig. Trotzdem scheint auch eine erblich
bedingte „*rachitische Diathese*" mitzuspielen. Eine einheitliche Erbgrundlage dürfte aber
nicht vorhanden sein, trotzdem manchmal direkte Übertragung auf die Kinder vorkommt
und eineiige Zwillinge weitgehende Übereinstimmung zeigen können (SIEMENS, WEITZ).

Auch die *spasmophile Diathese* zeigt insbesondere in schweren Fällen mitunter familiär
gehäuftes Auftreten.

2. Allergische Zustände.

In die Gruppe der allergischen Zustände gehört eine Reihe verschiedener Leiden, die
unter sich zum Teil sehr enge Beziehungen aufweisen (Asthma bronchiale, Urticaria, Migräne,
QUINCKEsches Ödem, Heuschnupfen usw., vgl. Abb. 124 u. 125).

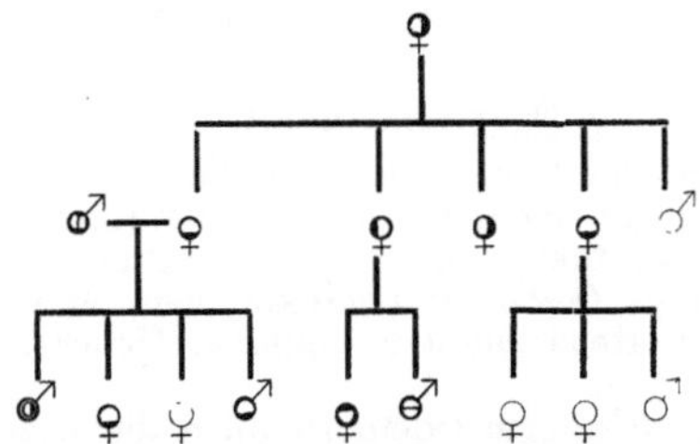

Abb. 124. Familiäre Häufung verschiedener Allergien. (Nach GÄNSSLEN.)

⊕ Gicht.   ⊖ Heuschnupfen.
◐ Migräne.   ● Asthma.
◑ Gallenstein.   ○ Nesselsucht.
◎ QUINCKEsches Ödem.

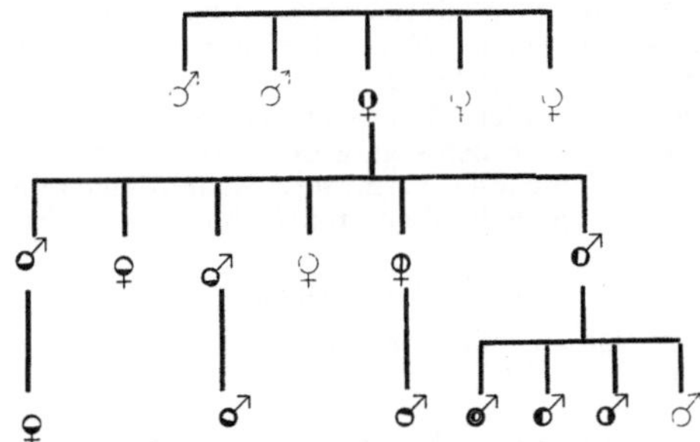

Abb. 125. Familiäre Häufung verschiedener Allergien. (Nach BRÜCKNER[1].)

◐ Migräne.   ● Asthma.
◑ Heuschnupfen.   ◎ Urticaria.
⊕ Gicht.   ○ Fettsucht.

a) Heuschnupfen.

Im allgemeinen scheint der Heuschnupfen eine *dominant* vererbte Krankheit zu sein,
wobei aber häufig in der Ascendenz auch andere verwandte Affektionen an dessen Stelle
auftreten können (vgl. Abb. 124 u. 125).

Nach FETSCHNER soll auch *recessive* Vererbung vorkommen. Vortäuschung einer solchen
kann dadurch zustande kommen, daß bei anderen Familienmitgliedern eine verwandte
Affektion als Ausdruck der genotypischen Anlage vorhanden ist.

b) Migräne.

Auch die Migräne ist häufig vererbt. Familiäres Auftreten über mehrere Generationen
ist wiederholt beobachtet worden (SCHNEIDER, UNGER, WEITZ). Da sie bei Frauen etwa

---

[1] Persönliche Mitteilung.

doppelt so häufig wie bei Männern auftritt, vermutet Lenz mit Recht einen *dominant geschlechtsgebundenen* Erbmodus (vgl. Abb. 126)[1].

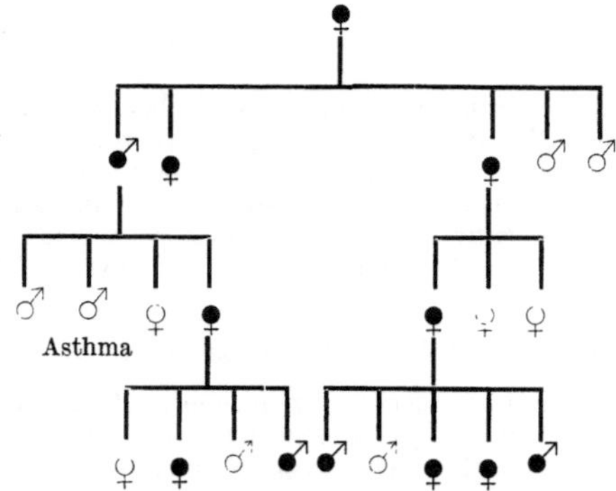

Abb. 126. Vererbung von Migräne. (Nach Weitz.)

c) Quinckesches Ödem.

Das *angioneurotische Ödem*, das nicht selten auch die Lider befällt, tritt ebenfalls familiär auf. *Dominante* Vererbung durch mehrere Generationen (bis zu fünf) wurde verschiedentlich beobachtet (Bulloch, Cassirer, Philipps und Barrows, Quincke). In einem Teil der Fälle scheint *unregelmäßige Dominanz* vorzukommen. Manchmal handelt es sich um Kombinationen mit Migräne, Heuschnupfen, Asthma, Urticaria, Ekzem (Gänsslen) oder Tetanie (Bolton).

Nahe verwandt dem Quinckechen Ödem ist auch die *Urticaria* sowie das *Erythema exsudativum multiforme*. Während die erstgenannte Affektion, wie bereits erwähnt, in Familien mit anderen allergischen Erkrankungen auftritt (s. Abb. 124 u. 125), scheint über den Erbgang des Erythema exsudativum multiforme noch nichts Genaueres bekannt zu sein.

3. Hyperthyreose.

Bei der Hyperthyreose und der dadurch bedingten Basedowschen Krankheit sind ebenfalls idiotypische Anlagen im Spiele. Ein einfacher Erbgang scheint nicht vorzuliegen.

Manche Stammbäume sprechen für *unregelmäßige Dominanz*. Vererbt dürfte lediglich die Disposition sein, wobei auslösenden Momenten eine wesentliche Bedeutung zukommt.

Da Frauen etwa 11mal häufiger befallen werden als Männer, wurde von Lenz eine *dominant geschlechtsgebundene* Vererbung vermutet. Neuerdings nimmt er allerdings an, daß das Leiden bei Frauen lediglich häufiger und schwerer zur Entfaltung gelangt.

4. Hypothyreose.

Auch die Hypothyreose, die in ausgesprochenen Fällen zu Myxödem führt, ist wohl erblich fixiert (vgl. S. 753).

C. Stoffwechselkrankheiten.

1. Gicht.

Die gichtische Diathese vererbt sich in der Regel *dominant* (Epstein). Unregelmäßige Dominanz kann zum Teil durch paratypische Einflüsse im Sinne einer Verhinderung der Manifestation durch günstige Ernährungsweise usw. vorgetäuscht werden.

Daß bei der Gicht paratypische Einflüsse eine wesentliche Rolle spielen, geht daraus hervor, daß sie in Deutschland nach 1914 infolge der schlechten Ernährung wesentlich zurückging.

2. Fettsucht.

Neben der durch äußere Einflüsse (Ernährungsweise, mangelnde Bewegung usw.) bedingten Fettsucht gibt es auch eine genotypisch bedingte Form, die sich *dominant* zu vererben scheint (Liebendörfer, Weitz u. a., vgl. Abb. 127).

Bezüglich der Dystrophia adiposo-genitalis vgl. S. 792.

---

[1] Wenn Lenz den Stammbaum von Weitz als völlig übereinstimmend mit dominant geschlechtsgebundenem Erbgang bezeichnet (Baur-Fischer-Lenz, S. 298), so ist demgegenüber zu bemerken, daß die nicht erkrankte Tochter eines Befallenen (III$_3$) erwartungsgemäß das Leiden auch aufweisen müßte (vgl. S. 665).

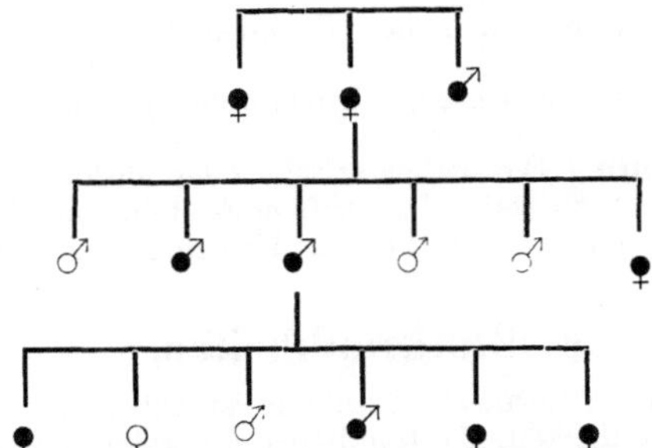

Abb. 127. Vererbung von endogener Fettsucht. (Nach WEITZ.)

3. Diabetes mellitus.

Auf die Vererbungsweise der Zuckerkrankheit wurde schon an anderer Stelle eingegangen (vgl. S. 752).

4. Diabetes insipidus.

Daß sich der Diabetes insipidus häufig *dominant* vererbt, wurde bereits früher ausgeführt (vgl. S. 753).

D. Herz- und Gefäßkrankheiten.

1. Die genuine oder vasculäre Hypertension.

Nach den Untersuchungen von WEITZ ist die Hypertension meist genotypisch bedingt und folgt dem *dominanten* Erbgang. Die äußeren Schädlichkeiten dürften in der Regel lediglich die Manifestierung des Leidens begünstigen.

Damit in Zusammenhang steht auch das gehäufte Auftreten von Schlaganfällen in den betroffenen Familien.

2. Affektionen des Herzens.

Auch für die nach *Gelenkrheumatismus* auftretende Endokarditis scheint eine familiäre Disposition vorhanden zu sein, die sich *dominant* vererben kann. Bemerkenswert ist ein von STREBEL und STEIGER mitgeteilter Stammbaum, in dem sich neben der genannten Herzaffektion zugleich Ektopia lentis vererbte. Er läßt, wie LENZ betont, an *dominant-geschlechtsgebundenen* Erbgang denken, um so mehr als ganz allgemein bei Herzleiden recessiv — und wahrscheinlich auch dominant — geschlechtsgebundene Vererbung häufig sind. Auch RÖTTH fand in einer Familie Ectopia lentis und verschiedene Herzfehler (Myodegeneratio cordis, Mitralstenose), insbesondere bei den befallenen Mitgliedern (vgl. S. 697). Das Geschlechtschromosom scheint deshalb, wie LENZ hervorhebt, für die Konstitution des Herzens eine besondere Rolle zu spielen.

E. Nierenkrankheiten.

Glomerulonephritis. Bei den Nierenentzündungen scheint neben den exogenen Momenten auch die idiotypische Disposition eine Rolle zu spielen. Wie aus dem von WEITZ mitgeteilten

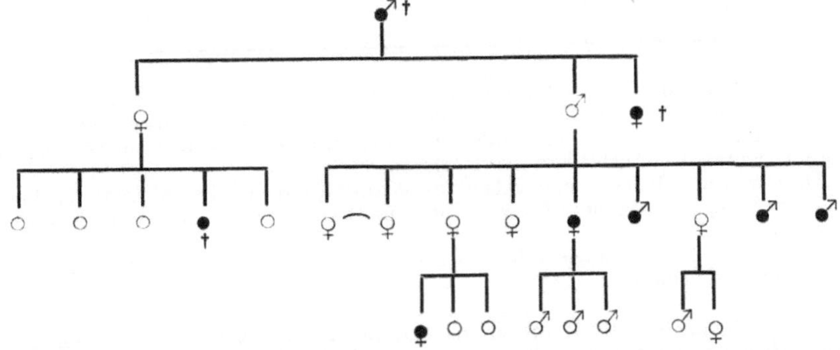

Abb. 128. Vererbung von Glomerulonephritis. (Die mit † bezeichneten sind an dem Leiden gestorben. Die jüngste Generation steht im kindlichen Alter). (Nach WEITZ.)

Stammbaum hervorgeht, dürfte in manchen Familien *dominante* Vererbung vorkommen (vgl. Abb. 128).

Nephrose. Auch die Nephrose tritt in manchen Familien gehäuft auf, was für ihre erbliche Bedingtheit spricht.

Orthostatische Albuminurie. Die orthostatische oder lordotische Albuminurie scheint gleichfalls idiotypisch bedingt zu sein. Ihr Auftreten steht zum Teil in Zusammenhang mit allgemeiner *Asthenie*, der auch genotypische Ursachen zugrunde liegen.

F. Blutkrankheiten.

Perniziöse Anämie. Bei der perniziösen Anämie ist außer auf exogene Momente auch an idiotypische Anlagen zu denken, da familiäres Auftreten bei Geschwistern, seltener Manifestierung durch mehrere Generationen beobachtet wurde.

Leukämie. Sowohl bei der *lymphatischen* als auch bei der *myeloischen* Leukämie ist familiäres Auftreten beobachtet worden. Äußere Einflüsse scheinen aber von wesentlicher Bedeutung zu sein.

Polycythämie. Vererbung von primärer Polycythämie (Vaquez) durch drei Generationen hat Engelking mitgeteilt (vgl. Abb. 129). Es dürfte sich demnach um einen

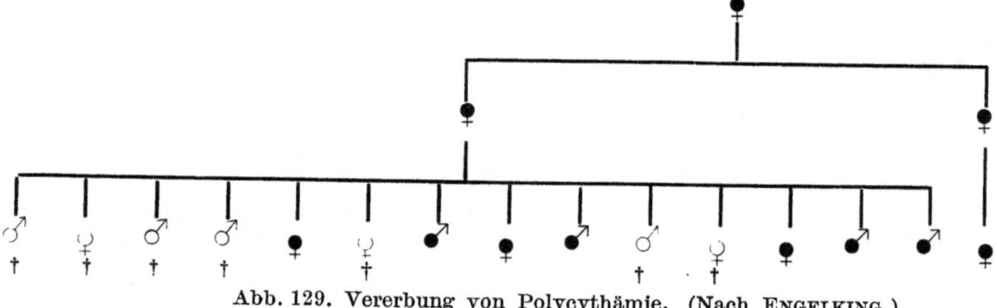

Abb. 129. Vererbung von Polycythämie. (Nach Engelking.)

dominanten Erbgang handeln. Familiäres Vorkommen ist auch sonst wiederholt beobachtet worden (Gaisböck, Moeves, Tancré u. a.).

Blutgruppen [1]. Durch Landsteiner wurde 1901 ein *Agglutinationsphänomen* im Blute entdeckt, welches zu einer Einteilung der Menschen in vier verschiedene Klassen geführt hat. Die roten Blutkörperchen eines Individuums werden nämlich zum Teil durch das Blutserum eines anderen agglutiniert. Das Eintreten oder Nichteintreten dieses Phänomens ist bedingt durch die Beziehung zwischen dem zu untersuchenden Blute und dem zur Agglutination verwendeten Testserum, wie das folgende Schema zeigt.

Zelle	Serum			
	1	2	3	4
1	—	—	—	—
2	+	—	+	—
3	+	+	—	—
4	+	+	+	—

Mit 1, 2, 3, 4 sind die verschiedenen Blutgruppen bezeichnet [2]. Das + Zeichen bedeutet Agglutination zwischen den Blutkörperchen des zu untersuchenden Blutes (linke Kolonne) und dem Serum der in der horizontalen Kolonne angegebenen Menschenklasse. Das — Zeichen bedeutet das Ausbleiben der Reaktion.

von Dungern und Hirschfeld haben zuerst auf Grund von Familienuntersuchungen darauf hingewiesen, daß die spezifischen Blutstrukturen nach den Mendelschen Regeln vererbt werden.

Zur Erklärung der Kreuzungsverhältnisse hat Ottenberg Digenie angenommen (vgl. das nachstehende Schema).

---

[1] Die Einrechnung der Blutgruppen ins Kapitel der Blutkrankheiten geschieht aus praktischen Gründen, trotzdem es sich um eine physiologische Erscheinung handelt.

[2] Die Blutgruppen werden statt mit 1, 2, 3 und 4 auch mit O, B, A und AB bezeichnet.

A und B sind dominante Erbfaktoren, a und b die entsprechenden recessiven Allelomorphe.

Klasse	Indiv.
1	aa bb
2	bbBB, bbBB
3	AAbb, Aabb
4	AABB, AaBB
	AABb, AaBb

Neuerdings hat BERNSTEIN die Ansicht ausgesprochen, daß es sich um 3 multiple Allelomorphe handle, die er mit A, B und R bezeichnet. Dabei wären A und B über R dominant, während A und B sich in der heterozygoten Kombination AB intermediär verhalten würden. Dementsprechend ergibt sich folgendes Schema:

Klasse	Indiv.
1	RR
2	RB, BB
3	RA, AA
4	AB

Auf die Ergebnisse bei der Kreuzung, die auf Grund der MENDELschen Regeln (vgl. S. 631 ff) ohne weiteres ableitbar sind, kann hier nicht eingegangen werden. Die praktische Bedeutung der Blutgruppen in der Medizin liegt vor allem darin, daß bei Transfusionen nur solche Spender in Frage kommen können, deren Serum mit dem des Patienten keine Agglutination ergibt.

Auch vom ophthalmologischen Standpunkt aus sollten neuerdings die Blutgruppen berücksichtigt werden, sofern es sich um eine Transplantation der Hornhaut handelt.

G. Infektionskrankheiten.

Hinsichtlich der Infektionskrankheit ist zu betonen, daß lediglich die *Disposition*, von der außer der Entstehung auch der Verlauf und allfällige Komplikationen abhängig sind, von idiotypischen Einflüssen beherrscht sind.

Die *familiäre Häufung* dürfte in manchen Fällen — insbesondere auch bei der *Tuberkulose* — nicht nur durch die erhöhte Infektionsmöglichkeit, sondern auch durch konstitutionelle Momente bedingt sein. Dabei scheint es sich aber nicht nur um eine „spezifische" Veranlagung zu handeln, sondern es ist wohl anzunehmen, daß ganz verschiedene Momente, die eine verminderte Widerstandskraft des Organismus, insbesondere seiner Abwehrkräfte verursachen, eine Disposition für die *Tuberkulose* und andere *Infektionskrankheiten* schaffen.

Die wesentliche Bedeutung der auslösenden paratypischen Einflüsse macht es verständlich, daß bei den Krankheiten, denen lediglich eine erbliche Disposition zugrunde liegt — insbesondere also bei den Infektionskrankheiten — am ehesten die Aussicht besteht, durch diätetische, medikamentöse und vor allem soziale Maßnahmen Erfolge zu erzielen, während bei anderen, fast ausschließlich genotypisch bedingten, Affektionen, zu denen leider ein nicht kleiner Teil der Augenkrankheiten gehört, in der Regel keine wirksamen Mittel zur Verfügung stehen.

Literatur.

ALLGEMEINER TEIL.

BAUER, JULIUS: Vorlesungen über allgemeine Konstitutions- und Vererbungslehre. 2. Aufl. Berlin 1923. — BAUR, E., E. FISCHER und F. LENZ: Menschliche Erblichkeitslehre. 3. Aufl. München 1927. — BRIDGES, C. B.: Non disjunction as proof of the chromosome theory of hereditary. Genetics 1 (1916).

CORRENS, C.: G. MENDELS Regel über das Verhalten der Nachkommenschaft der Rassenbastarde. Ber. dtsch. bot. Ges. 1900. — CUÉNOT, L.: La loi de MENDEL et l'hérédité de la pigmentation chez les souris. Archives de Zool. 1902—1906. — CUNIER, F.: Observations curieuses d'une achromatopsie héréditaire depuis cinq générations. Arch. Ocul. et Gynéc. 1, 417 (1839).

Franceschetti, A.: Ectopia lentis et pupillae congenita als recessives Erbleiden und ihre Manifestierung durch Konsanguinität. Klin. Mbl. Augenheilk. 78, 351 (1927).
Goldschmidt, R.: (a) Physiologische Theorie der Vererbung. Berlin 1927. (b) Einführung in die Vererbungswissenschaft. 5. Aufl. Berlin 1928.
Horner: Die Erblichkeit des Daltonismus, ein Beitrag zum Vererbungsgesetz. Amtlicher Bericht über die Verwaltung des Medizinalwesens des Kantons Zürich vom Jahre 1876. — Hoffmann, H.: Vererbung und Seelenleben. Berlin 1922.
Johannsen, W.: Elemente der exakten Erblichkeitslehre. 3. Aufl. Jena 1926. — Just, G.: Übungen zur Vererbungslehre. Freiburg 1923.
Lang, A.: Die experimentelle Vererbungslehre in der Zoologie seit 1900. Jena 1914. — Lenz, F.: Die Bedeutung der statistisch ermittelten Belastung mit Blutsverwandtschaft der Eltern. Münch. med. Wschr. 1919, 1340. — Lossen: Z. Chir. 7 (1876) und 76 (1905).
Mavor, J. W.: The production of non-disjunction by X-Rays. J. of exper. Zool. 39 (1924). — Morgan, T. H.: Die stoffliche Grundlage der Vererbung. Deutsche Ausgabe von H. Nachtsheim, Berlin 1921. — Morgan, T. H., C. B. Bridges and H. H. Sturtevant: The genetics of Drosophila. Bibliographia genetica 2, 1 (1925). — Müller, H. J.: Artificial transmutations of the gene. Science (N. Y.) 66 (1927).
Nasse: Von einer erblichen Neigung zu tödlichen Blutungen. Arch. med. Erfahrungen 1821, 385.
Oguma, K. u. H. Kihara: Etude des chromosomes chez l'homme. Archives de Biol. 23, 493 (1923).
Painter, S.: Studies in mammalian spermatogenesis. II. The spermatogenesis of man. J. of exper. Zool. 37, 291 (1925).
Schmalfuss, H.: Vererbung, Entwicklung und Chemie, nebst entwicklungschemischen Untersuchungen an Organismen. Naturwiss. 16, 209 (1928). — Siemens, H. W.: (a) Einführung in die allgemeine und spezielle Vererbungspathologie des Menschen. 2. Aufl. Berlin 1923. (b) Die Zwillingspathologie. Berlin 1924.
Tschermak, E.: Über künstliche Kreuzung bei Pisum sativum. Z. landwirtschaftl. Versuchsw. Österreich 3 (1900).
Verschuer, von: Die vererbungsbiologische Zwillingsforschung. Ergeb. inn. Med. 31, 93 (1927). — Vogt, A.: Über Vererbung von Augenleiden. Schweiz. med. Wschr. 1923, 161. — Vogt, A. u. R. Klainguti: Weitere Untersuchungen über die Entstehung der Rotgrünblindheit beim Weibe. Arch. Rassenbiol. 14, 129 (1922). — de Vries, H.: Das Spaltungsgesetz der Bastarde. Ber. dtsch. bot. Ges. 18 (1906).
Weinberg, W.: Über neuere psychiatrische Vererbungsstatistik. Arch. Rassenbiol. 9 (1912) und 10 (1913). — Winiwater, H. v.: Etude sur la Spermatogénèse humaine. Archives de Biol. 27, 91 (1912). — Winiwater, H. v. et K. Oguma: Nouvelles recherches sur la spermatogénèse humaine. Archives de Biol. 36, 99 (1926).

SPEZIELLER TEIL.

Zusammenfassende Werke.

Baur, E., E. Fischer u. F. Lenz: Menschliche Erblichkeitslehre. 2. Aufl. München 1927.
Clausen, W.: Vererbungslehre und Augenheilkunde. Zbl. Ophthalm. 11, 81, 209 u. 417 (1924); 13, 1 u. 161 (1925).
Fleischer, B.: Die Vererbung von Augenleiden. Erg. Path. Erg.-Bd. 2, 2. München 1929.
Groenouw, A.: Erbliche Augenkrankheiten. Graefe-Saemischs Handbuch der gesamten Augenheilkunde. 3. Aufl., 1920, Kap. 12, Abschn. 9, S. 670.
Nettleship, E.: The Bowman lecture on some hereditary diseases of the eye. Trans. ophthalm. Soc. U. Kingd. 29, LVII (1909).
Siemens, W.: Einführung in die allgemeine und spezielle Vererbungspathologie des Menschen. 2. Aufl. Berlin: Julius Springer 1923.

I. Affektionen der Augenadnexe.

A. Affektionen der Lider.

Achermann, E.: Beitrag zur Vererbung der Recklinghausenschen Krankheit. Z. Augenheilk. 67, 141 (1929). — Asayama: Vererbung von Kryptophthalmus (jap.). Jap. ophthalm. Kongr., 2.—4. April 1906. Ref. Klin. Mbl. Augenheilk. 44 II, 346 (1906). — Aubineau, E.: Les entropions congénitaux. Annales d'Ocul. 165, 161 (1928).
Beltman, J.: Über angeborene Teleangiektasien des Auges als Ursache von Glaucoma simplex. Graefes Arch. 59, 502 (1904). — Blatt, N.: Distichiasis congenita vera.

Z. Augenheilk. 53, 325 (1924). — Braun, G.: Eine besondere Form des Epicanthus mit kongenitaler Ptosis. Klin. Mbl. Augenheilk. 68, 110 (1922). — Brückner, A.: Zur Kenntnis des kongenitalen Epicanthus. Arch. Augenheilk. 55, 23 (1906). — Bruns: Das Rankenneurom. Virchows Arch. 50, 1C9 (1870). — Brushfield, Th.: Mongolism. Brit. J. Childr. Dis. 21, 241 (1924). Ref. Zbl. Ophthalm. 14, 887 (1925).

Coover, D.: Two cases of cryptophthalmia. Ophthalmoscope 8, 259 (1910).

Daion, R.: Ein Fall von Distichiasis vera congenita bei Vater und Tochter. Arch. Oftalm. (russ.) 5, 104 (1928). Ref. Zbl. Ophthalm. 22, 345 (1929). — Duyse, van: Cryptophthalmos. Annales d'Ocul. 101, 69 (1889). — Dzialowski: Ein neuer Fall allgemeiner Alopecie mit Bemerkungen über die Ätiologie und den Verlauf des Leidens. Now. lek. 1902, Nr 4. (poln.) Ref. Nagels Jber. 1902, 402.

Erdmann, P.: Ein Beitrag zur Kenntnis der Distichiasis congenita (hereditaria). Z. Augenheilk. 11, 427 (1904).

Fischer, G.: Studien über Vererbung von Hautkrankheiten. X. Die Nachkommenschaft der Recklinghausenkranken. Arch. f. Dermat. 152, 611 (1926).

Goldberg, H. G.: Cryptophthalmus: Congenital Ankyloblepharon. College of physicians of Phyladelphia, Section on ophtalm., 15. Febr. 1912. Ref. Ophthalm. Rec. 21, 200 (1912). — Golowin, S.: Beiträge zur Anatomie und Pathogenese des Kryptophthalmus congenitus. Z. Augenheilk. 8, 175 (1902). — Graf: Vererbung von Blepharochalasis. Caspars Wschr. 1836, 225.

Harlan, G. C.: Two cases of congenital entropion of both upper lids, with deficiency of tarsal cartilages. Transplantation of a flap of skin into the lid margin. Trans. amer. ophthalm. Soc. 7, 418 (1896). — Hessberg, R.: Über ein angeborenes familiäres Entropium beider Unterlider. Klin. Mbl. Augenheilk. 68, 120 (1922). — Hoekstra, G.: Über die familiäre Neurofibromatosis mit Untersuchungen über die Häufigkeit von Heredität und Malignität bei der Recklinghausenschen Krankheit. Virchows Arch. 237, 79 (1922). Ref. Zbl. Ophthalm. 8, 304 (1923).

Isakowitz, J.: Eine seltene erbliche Anomalie der Lidspalte (atypisches Lidkolobom?). Klin. Mbl. Augenheilk. 78, 509 (1927).

Jany: Cit. J. Michel, Krankheiten der Lider. Graefe-Saemischs Handbuch der gesamten Augenheilkunde. 1. Aufl., Bd. 4, S. 426. Leipzig 1876. — Jeanselme et Morax: Distichiasis familial et héréditaire. Soc. Ophtalm. Paris, 7. Juni 1904. Ref. Annales d'Ocul. 132, 66 (1904).

Komoto: Über die Operation bei hereditärer Phimosis congenita mit Ptosis (japan.). Nippon Gangakai Zasshi, Juli bis Dez. 1920. Ref. Klin. Mbl. Augenheilk. 66, 952 (1921).

Lafond, Ch. u. M. Villemonte: Blépharochalasis héréditaire avec dacryadénoptose. Arch. d'Ophtalm. 26, 639 (1906). — Leblond, E.: Etiologie de l'entropion congénital. Arch. d'Ophtalm. 27, 782 (1907). — Lezius: Einseitiger angeborener Buphthalmus mit einseitiger angeborener Hauthypertrophie kompliziert. Inaug.-Diss. Jena 1899. Ref. Nagels Jber. 1899, 337.

Manz: Epicanthus bei 5 von 10 Geschwistern. Graefe-Saemischs Handbuch der gesamten Augenheilkunde. 1. Aufl. Bd. 2, S. 109. — Marx, G.: Ein Fall von multipler Neurofibromatose. Z. Augenheilk. 19, 528 (1908). — Meirowsky: Vererbung des Epicanthus. Arch. Rassenbiol. 17, 414 (1925). — Metzger: Elephantiasis der Lider und Hydrophthalmus mit Erweiterung der Sella turcica. Ver. hessisch. u. hessisch-nassau. Augenärzte Marburg, 30. Mai 1925. Ref. Klin. Mbl. Augenheilk. 75, 248 (1925). — Mintschewa, M.: Erweiterung der Sella turcica bei einseitiger Elephantiasis der Lider und Hydrophthalmus infolge Recklinghausenscher Krankheit. Klin. Mbl. Augenheilk. 76, 403 (1926). — Moravec, Z.: Elephantiasis der Lider auf Grund einer Neurofibromatose mit angeborenen Anomalien des Auges (tschech.). Čas. lék. česk. 63, 1082 (1924). Ref. Zbl. Ophthalm. 14, 190 (1925).

Panas: Traité des maladies des yeux. Tome 2, p. 115, 1894. — Peters, A.: Die Dunkelfärbung der Lider als vererbbare Anomalie. Klin. Mbl. Augenheilk. 73, 664 (1924). — Peters, R.: Auffallende Dunkelfärbung der unteren Lider als erbliche Anomalie. Zbl. prakt. Augenheilk. 42, 8 (1918). — Pfannmüller: Zu den Kolobom des Auges. Inaug.-Diss. Gießen 1894. — Polstoocchow: Entropion congénital familial de la paupière inférieure (russ.). Westn. Ophthalm. 1914, 820. Ref. Arch. d'Ophtalm. 35, 125 (1916/17). — Poncet-Collet: Gaz. hebd. 1893; zit. Stella.

Rapok: Dtsch. Z. Chir. 30, 538 (1889). — Rosa, G. de: Neuroma plessiforme della palpebra. Arch. Ottalm. 32, 464 (1925).

Sachsalber, A.: Über das Rankenneurom der Orbita mit sekundärem Buphthalmos. Beitr. Augenheilk. 3, 523 (1898). — Safar, K.: Histologischer Beitrag zur Frage des ursächlichen Zusammenhanges zwischen Hydrophthalmus congenitus und Naevus flammeus. Z. Augenheilk. 51, 301 (1923). — Sattler, R.: Congenital epicanthus and ptosis. Trans. amer. ophthalm. Soc. 8, 96 (1899). — Scheidt, W.: Einige Ergebnisse biologischer Familienerhebungen. Arch. Rassenbiol. 17, 129 (1925). Ref. Zbl. Ophthalm. 16, 604 (1926). —

Schiess-Gemuseus: Vier Fälle angeborener Anomalie des Auges. Graefes Arch. **30** III, 191 (1884). — Schmidt-Rimpler, H.: Fetthernien der oberen Augenlider. Zbl. prakt. Augenheilk. **23**, 297 (1899). — Schreiber, L.: Die Krankheiten der Augenlider. Graefe-Saemischs Handbuch der gesamten Augenheilkunde. 3. Aufl. Berlin 1924. — Schweinitz, G. E. de: Addendum to Dr. G. C. Harlans communication on two cases of congenital entropion of both upper lids, with deficiency of the tarsal cartilages. Trans. amer. ophthalm. Soc. **7**, 422 (1897). — Siemens, H. W.: Ätiologisch-dermatologische Studien über die Recklinghausensche Krankheit. Virchows Arch. **260**, 234 (1926). Ref. Zbl. Ophthalm. **17**, 928 (1927). — Slutschewsky: Distichiasis congenita vera bei Mutter und Sohn (russ.). Westn. Ophthalm. 1905. — Steinheim: Epicanthus mit Ptosis und Heredität. Zbl. prakt. Augenheilk. **22**, 249 (1898). — Stella, P.: Neuroma plessiforme della palpebra. Boll. Ocul. **5**, 1 (1926). — Stoll: A case of multiple double lipodermoids of the conjunctivae and cornea accompanied by intrabulbar and other anomalies. Amer. J. Ophthalm. **30**, 1 (1913). Ref. Nagels Jber. **1913**, 265.

Terrien, F., J. Mawas et Pr. Veil: Des formes frustes de la maladie de Reckling-hausen: La neuro-gliomatose palpebro-orbitaire. Arch. d'Ophtalm. **44**, 691 (1927). — Thylmann, V.: Das aus der statistischen Bearbeitung von 119 Fällen sich ergebende klinische Bild des Lidkoloboms nebst Mitteilung eines selbst beobachteten Falles. Arch. Augenheilk. **85**, 194 (1919). — Traquair, H. M.: A case of congenital deficiency of cilia and intermarginalaria of both lower lids with distichiasis. Ophthalm. Rev. **31**, 138 (1912).

Usher, Ch.: A pedigree of epicanthus and ptosis. Ann. of Eugenics **1**, 128 (1925). Ref. Zbl. Ophthalm. **16**, 364 (1926).

Valude et Dudos: Lentigo malignas. Bull. Soc.d'Ophtalm. Paris **1906**. — Vancea, P.: (a) Rankenneurom des Augenlides mit einer forme fruste von Recklinghausenscher Krankheit. Cluj. med. (rum.) **6**, 40 (1925). Ref. Zbl. Ophthalm. **15**, 145 (1926). (b) Névrome plexiforme orbito-palpébral associé à une forme fruste de la maladie de Recklinghausen. Arch. d'Ophtalm. **44**, 302 (1927). — Van der Hoeve: (a) Abnorme Länge der Tränenröhrchen mit Ankyloblepharon. Klin. Mbl. Augenheilk. **56**, 232 (1916). (b) Elongation congénitale des canalicules lacrymaux inférieurs avec ankyloblepharon interne. Congr. Soc. franç. Ophtalm. **1929**. Ref. Arch. d'Ophtalm. **46**, 378 (1929). — Van der Scheer, W. M.: Cataracta lentis bei mongoloider Idiotie. Klin. Mbl. Augenheilk. **62**, 155 (1919). — Vignes: Epicanthus héréditaire. Soc. Ophtalm. Paris, 4. Juni 1889. Rec. Ophtalm. **1889**, 422. Ref. Nagels Jber. **1889**, 145. — Vogt, A.: Einseitige Elephantiasis des Oberlides bei erweiterter Sella turcica. Klin. Mbl. Augenheilk. **72**, 507 (1924).

Westhoff, C. H. A.: Distichiasis congenita hereditaria. Zbl. prakt. Augenheilk. **23**, 180 (1899). — Wilks: Zit. J. Michel, Krankheiten der Lider. Graefe-Saemischs Handbuch der gesamten Augenheilkunde. 1. Aufl., Bd. 4, S. 426. Leipzig 1876. — Wood, C.: Zwei Fälle von kongenitaler Distichiasis. Chicago ophthalm. a. otol. Soc., 11. Okt. 1898. Ref. Ophthalm. Klin. **3**, 95 (1898).

Yamanaka, T.: Ein Fall von Naevus flammeus mit gleichseitigem Glaukom. Klin. Mbl. Augenheilk. **78**, 372 (1927).

B. Affektionen der Tränenorgane.

Emmert, E.: Ophthalmologische Mitteilungen. Angeborenes Fehlen aller 4 Tränenpunkte und Tränenröhrchen. Arch. Augen- u. Ohrenheilk. **5** II, 399 (1876).

Groenouw, A.: Beziehungen der Allgemeinleiden und Organerkrankungen zu Veränderungen und Krankheiten des Sehorganes. v. Graefe-Saemischs Handbuch der gesamten Augenheilkunde. 3. Aufl. S. 782. 1920.

Lafond, Ch. u. M. Villemonte: Blépharochalasis héréditaire avec dacryadénoptose. Arch. d'Ophtalm. **26**, 639 (1906). — Leboucq: Dacryocystite congénitale familiale. Soc. belge Ophtalm., 1. Mai 1921. Ref. Arch. d'Ophtalm. **38**, 508 (1921). — Löhlein: Über hereditäre Ptosis der orbitalen Tränendrüsen. Münch. med. Wschr. **66**, 651 (1919).

Nieden, A.: (a) Über das Vorkommen und die Erblichkeit von Erkrankungen der Tränenableitungswege. Zbl. prakt. Augenheilk. **7**, 301 (1883). (b) Über den Zusammenhang von Augen- und Nasenaffektionen. Arch. Augenheilk. **16**, 381 (1886).

Peters, A.: Zur Behandlung der Tränenschlauchatresie der Neugeborenen. Klin. Mbl. Augenheilk. **30**, 363 (1892). — Peters, Rich.: Zur Kenntnis der Atresia ductus-nasolacrymalis congenita. Klin. Mbl. Augenheilk. **71**, 726 (1923).

Schmeichler, L.: Einseitige Tränensackeiterung bei zwei neugeborenen Kindern (Brüder). Verslg dtsch. Ärzte Brünn **1925**. Ref. Wien. klin. Wschr. **38**, 398 (1925) u. Klin. Mbl. Augenheilk. **75**, 262 (1925). — Schnyder, W. F.: Über familiäres Vorkommen resp. die Vererbung von Erkrankungen der Tränenwege. Z. f. Augenheilk. **44**, 257 (1920).

C. Affektionen im Gebiete der äußeren Augenmuskeln.

Addario la Ferla: Blefaroptosi bilaterale congenita ereditaria (Nota clinica). Ann. Ottalm. **42**, 372 (1913). Ref. Nagels Jber. **1913**, 264. — Alessi: Einseitige Ptosis durch

4 Generationen. Annales d'Ocul. **1842**, 39. — AURAND: Ophtalmoplégie externe congénitale bilatérale et familiale. Soc. Ophtalm. Lyon, 10. Nov. 1925. Ref. Annales d'Ocul. **163**, 222 (1926).

BARTÓK, E.: Vererbung der Ptosis des einen unteren Lides durch 3 Generationen. Klin. Mbl. Augenheilk. **76**, 496 (1926). — BEAUMONT, W. M.: Family tendency to ophtalmoplegia externa. Trans. opthalm. Soc. U. Kingd. **20**, 258 (1900). — BLOK: Abnorme Mitbewegung eines ptotischen Oberlides (holl.). Weekbl. Nederl. Tijdschr. Geneesk. **2**, Nr 6 (1891). Ref. Nagels Jber. **1891**, 380 u. 438. — BÖHM: Das Schielen und der Sehnenschnitt in seiner Wirkung auf Stellung und Sehkraft der Augen. Berlin 1845. — BOULANGER, A.: Le ptosis tardif familial. Diss. Lille 1923; Clin. ophtalm. **12**, 679 (1923). Ref. Zbl. Ophthalm. **16**, 363 (1926). — BRADBURNE, A. A.: Hereditary ophthalmoplegia in five generations. Trans. ophthalm. Soc. U. Kingd. **32**, 142 (1912). — BRIGGS, H. H.: Hereditary congenital ptosis with report of 64 cases conforming to the mendelian rule of dominance. Amer. J. Ophthalm. **2**, 408 (1919). — BROWNING: A case of family susceptibility to facial paralysis. Albany. med. Annal. Juni 1899. Zit. SIEMENS: Einführung in die allgemeine und spezielle Vererbungspathologie des Menschen. 2. Aufl., S. 273. Berlin 1923.

CAILLAUD: Ophtalmoplégie externe bilatérale congénitale et héréditaire. Soc. Ophtalm. Paris, 5. März 1912. Ref. Annales d'Ocul. **147**, 303 (1912). — CLAUSEN, W. u. J. BAUER: Beiträge und Gedanken zur Lehre von der Vererbung des Strabismus concomitans. Z. Augenheilk. **50**, 313 (1923). — COHN, H.: Über Vererbung und Behandlung des Schielens. Berl. klin. Wschr. **1904**, 1047. Ref. Nagels Jber. **1904**, 666. — COLLINS, E. TREACHER: Hereditary ocular degenerations, ophthalmic abiotrophies. Ber. internat. Congr. of ophthalm. Washington **1922**. Ref. Zbl. Ophthalm. **10**, 134 (1923). — COOPER: A series of cases of congenital ophthalmoplegia externa (nuclear paralysis) in the same family. Brit. med. J. **1910 I**, 917. Ref. Nagels Jber. **1910**, 278. — CROUZON, O. u. P. BÉHAGUE: (a) Contribution à l'histoire d'une famille atteinte d'ophtalmoplégie congénitale dans 3 générations. Bull. Soc. Hôp. Paris **36**, 372 (1920). Ref. Zbl. Ophthalm. **3**, 396 (1920). (b) Un cas nouveau d'ophtalmoplégie congénitale familiale héréditaire. Bull. Soc. méd. Hôp. Paris **36**, 495 (1920). Zbl. Ophthalm. **3**, 397 (1920). — CRZELLITZER, A.: (a) Wie vererbt sich Schielen? 100. Jahresfeier Verslg dtsch. Naturforsch. Leipzig, 21.—22. Sept. 1922. Ref. Klin. Mbl. Augenheilk. **69**, 519 (1922). (b) Wie vererbt sich Schielen? Arch. Rassenbiol. **14**, 377 (1923).

DELORD: Sur une forme de ptosis non congénital et héréditaire. Presse méd., 19. Aug. **1903**. Ref. Rev. gén. Ophtalm. **23**, 280 (1904). — DIMITRY, T. J.: Hereditary ptosis. Amer. J. Ophthalm. **4**, 655 (1921). — DUJARDIN: Ptosis congénital double avec ophtalmoplégie partielle. J. Sci. méd. **1894**, 561. Ref. Nagels Jber. **1895**, 245. — DUTIL: Note sur une forme de ptosis non congénital et héréditaire. Progr. méd. **1892**, 401. Rev. gén. Ophtalm. **11**, 564 (1892). Ref. Nagels Jber. **1892**, 475.

ENDELMAN: Ein Fall von angeborener Lähmung des N. abducens bei Mutter und Tochter (poln.). Gaz. lek. **1907**. Zit. CLAUSEN: Zbl. Ophthalm. **13**, 181 (1915).

FRANCESCHETTI, A.: Über doppelseitige kongenitale (familiäre) Trochlearislähmung und ihre Beziehung zur alternierenden Hyperphorie. Z. Augenheilk. **59**, 17 (1926).

GAZÉPY: Deux cas d'ophtalmoplégie congénitale externe. Arch. d'Ophtalm. **14**, 273 (1894). — GELPKE: Zit. CRZELLITZER A.: Wie vererbt sich Schielen? Arch. Rassenbiol. **14**, 378 (1922). — GOURFEIN: Un cas de double ophtalmoplégie extérieure congénitale et héréditaire chez six membres de la famille. Rev. méd. Suisse rom. **16**, 673 (1896). — GUNN, D.: Congenital ophthalmoplegia externa in two brothers. Trans. ophthalm. Soc. U. Kingd. **13**, 150 (1893). — GUNN, MARCUS R.: Congenital ptosis with peculiar associated movements of the affected lid. Trans. ophthalm. Soc. U. Kingd. **3**, 283 (1883). — GÜNSBURG, F.: Zur Kasuistik der angeborenen Muskelanomalien. Klin. Mbl. Augenheilk. **27**, 263 (1889).

HARLAN, G. C.: Congenital paresis of both external recti muscles. Trans. amer. ophthalm. Soc. **4**, 48 (1885). — HEUCK, G.: Über angeborenen vererbten Beweglichkeitsdefekt der Augen. Klin. Mbl. Augenheilk. **17**, 253 (1879). — HIRSCHBERG: Über den Zusammenhang zwischen Epicanthus und Ophthalmoplegie. Berl. Ges. Psychiatr., 8. Juni 1885. Neur. Zbl. **1885**, 294. Ref. Nagels Jber. **1885**, 544. — HORNER: Die Krankheiten des Auges im Kindesalter. Gerhardts Handbuch der Kinderheilkunde 1882. — HÜTTEMANN, R.: Über Ptosis congenita und Heredität. Graefes Arch. **80**, 280 (1912).

JENDRASSIK: Vererbung von Ptosis und Facialisparese. Zit. nach SIEMENS: Einführung in die allg. und spez. Vererbungspathologie des Menschen. 2. Aufl. Berlin 1923.

KILLIAN, H.: Ein Fall von Ptosis hereditaria des Lides. Klin. Wschr. **2**, 2286 (1923). — KRÄMER, R.: Ein Beitrag zur Vererbung der Ptosis congenita. Wien. med. Wschr. **75**, 2533 (1925). Ref. Zbl. Ophthalm. **16**, 363 (1926). — KRAUS: Angeborener Abduktionsmangel. Nürnberg. med. Ges. u. Pol., 18. Mai 1905. Ref. Münch. med. Wschr. **52**, 1957 (1905).

LANDON: Hereditary transmission of squint. Brit. med. J. **1909**, 1228. — LÉRI, A. et J. WEIL: (a) Phénomène de Marcus Gunn (synergie palpébro-maxillaire congénital et héréditaire). Bull. Soc. méd. Hôp. Paris **45**, 875 (1929). Ref. Zbl. Ophthalm. **22**, 275 (1929).

(b) Un cas de phénomène de Marcus Gunn. Soc. ophtalm. Paris, 15. Juni 1929. Ref. Annales d'Ocul. **166**, 677 (1929). — Li, T. M.: Congenital total bilateral ophthalmoplegia. Amer. J. Ophthalm. **6**, 816 (1923).

Münden: Ein Fall von erworbener und vererbter Ptosis palpebrarum. Dtsch. med. Wschr. **1899**, 164. Ref. Nagels Jber. **1899**, 361.

Pagniez: Ophtalmoplégie externe congénitale et héréditaire. Soc. neur. Paris, 6. April 1905. Ref. Rev. gén. Ophtalm. **24**, 468 (1905). — Peters, R.: Angeborener Lagophthalmus in vier Generationen. Klin. Mbl. Augenheilk. **55**, 308 (1915). — Pinard, M. et Béthoux: A propos d'un cas d'ophtalmoplégie externe héréditaire et familiale. Bull. Soc. méd. Hôp. Paris **38**, 483 (1922). Ref. Zbl. Ophthalm. **8**, 74 (1923).

Sarbó, v.: Zur Pathogenese der sog. rheumatischen Facialislähmung. Dtsch. Z. Nervenheilk. **25** (1904). Ref. Nagels Jber. **1904**, 466. — Schiler: Augenmuskellähmungen durch 3 Generationen vererbt. Württemberg. ärztl. Korrespbl. **1895**, Nr 4. Ref. Nagels Jber. **1895**, 245. — Shannon: Conjugate palsy of the upward and downward movements of the eyes, a report of two cases. Ann. of Ophthalm. **1907**, 98. Ref. Zbl. prakt. Augenheilk. **31**, 346 (1907). — Sicherer, v.: (a) Vererbung des Schielens. Münch. med. Wschr. **54**, 1231 1907). (b) Weiterer Beitrag zur Vererbung des Schielens. Münch. med. Wschr. **56**, 2707 (1909). — Simmonds, A.: Gehäufte Fälle von Facialislähmung in einer Familie. Münch. med. Wschr. **66**, 815 (1919).

Tscherning: Zit. A. Crzellitzer: Wie vererbt sich Schielen? Arch. Rassenbiol. **14**, 378 (1922).

Varese: Vizio congenito ed ereditario della statica del bulbo oculare. Arch. Ottalm. **9**, 143 (1901). Ref. Nagels Jber. **1901**, 264. — Vogt, A.: Über Vererbung von Augenleiden. Schweiz. med. Wschr. **1923**, 161 u. 188. — Volmer, W.: Erbliche abnorme Mitbewegung des Oberlides. Klin. Mbl. Augenheilk. **73**, 135 (1924). — Vossius, A.: Zwei Fälle von angeborener fast vollständiger Unbeweglichkeit beider Augen und der oberen Augenlider. Beitr. Augenheilk. **1**, 359 (1893).

Zentmayer, W. M.: Family congenital Palsy of external rectus muscle. Trans. coll. Phys. Philad. **38**, 355 (1916).

D. Der Nystagmus.

Audeoud, H.: Note sur le nystagmus familial. Annales d'Ocul. **113**, 412 (1895).

Burton, F. W.: Hereditary congenital nystagmus. Lancet **1895 II**, 1497. Ref. Nagels Jber. **1895**, 421.

Caspar, L.: Ein Fall von vererbtem Augenzittern. Zbl. prakt. Augenheilk. **32**, 199 (1908). — Cockayne, E. A.: (a) Hereditary Nystagmus (male limited inheritance). Proc. roy. Soc. Med. **7**, Nr 6, sect. neur., ophthalm. a. otol., 4 (1914). Ref. Nagels Jber. **1914**, 443. (b) Hereditary Nystagmus with head movements (ambi-sexual inheritance). Proc. roy. Soc. Med. **7**, Nr 6, sect. neur., ophthalm. a. otol., 2 (1914). Ref. Nagels Jber. **1914**, 443.

Dubois, H. F.: Heteditärer Nystagmus (holl.). Nederl. Tijdschr. Geneesk. **1913 I**, 66. Ref. Nagels Jber. **1913**, 269. — Dudley: Consanguinity a cause of congenital nystagme. Arch. of Ophthalm. **37**, 565 (1908).

Engelhard, C. F.: Eine Familie mit hereditärem Nystagmus. Z. Neur. **28**, H. 4/5 (1915).

Hemmes, G. D.: (a) Über hereditären Nystagmus (holl.). Diss. Utrecht 1924. Ref. Zbl. Ophthalm. **13**, 262 (1925). (b) Über die Genese des hereditären Nystagmus. Z. Augenheilk. **58**, 413 (1926). — Holm, E.: Hereditary Nystagmus. Acta ophthalm. **4**, 20 (1927).

Igersheimer, J.: Über Nystagmus. Klin. Mbl. Augenheilk. **52**, 337 u. 668 (1914).

Kibort, E.: Beitrag zur Lehre von hereditären Nystagmus. Diss. Zürich 1910.

Lans: Familiärer Nystagmus in 5 Generationen (holl.). Niederl. ophthalm. Ges., 14. Juni 1908. Ref. Klin. Mbl. Augenheilk. **46 II**, 227 (1908). Nederl. Tijdschr. Geneesk. **1908 II**, 343. Ref. Nagels Jber. **1908**, 739.

Mac Gillivray, A.: Hereditary congenital nystagmus associated with headmovements. Ophthalm. Rev. **14**, 252 (1895). Ref. Nagels Jber. **1895**, 242. — Müller, L. R.: Über hereditären Nystagmus. Dtsch. Z. Nervenheilk. **35**, 467 (1908). Ref. Nagels Jber. **1908**, 739.

Nettleship, E.: (a) On some hereditary diseases of the eye. Trans. ophthalm. Soc. U. Kingd. **29**, LVII (1909). (b) On some cases of hereditary nystagmus. Trans. ophthalm. Soc. U. Kingd. **31**, 159 (1911). — Niccol: A pedigree of hereditary nystagmus. Ophthalmoscope **13**, 224 (1915). — Nodop, H.: Über hereditären Nystagmus. Diss. Leipzig 1912.

Owen, D. C. L.: An illustration of hereditary nystagmus. Ophthalm. Rev. **1**, 219 (1881 bis 1882).

Radloff, A.: Über familiären Nystagmus. Diss. Rostock 1909.

Sinclair: Nystagmus as a family peculiarity. Brit. med. J. **1905**, 1204. Ref. Nagels Jber. **1905**, 308. — Sommer, J. u. Segaller-Miron: Contribution à l'étude du nystagmus. Annales d'Ocul. **165**, 196 (1928).

VOGT, A.: Über Maculalosigkeit bei isoliertem Bulbusalbinismus als geschlechtsgebunden recessives Merkmal. Arch. Klaus-Stiftg Vererbungsforschg 1, 119 (1925). Ref. Zbl. Ophthalm. 17, 186 (1927).
WAARDENBURG, P. J., vgl. HEMMES, G. D.: Über hereditären Nystagmus (holl.). Diss. Utrecht 1924. S. 24.

II. Affektionen des Bulbus.

A. Kolobomatöse Affektionen.

ADAMS, P. H.: A family with congenital displacement of lenses. Trans. ophthalm. Soc. U. Kingd. 29, 274 (1909). — AMMON, v.: Illustr. med. Ztg 1, 6 (1852). — ASH, W. M.: Hereditary Microphthalmia. Brit. med. J. 1922, 558. — AXENFELD, TH.: (a) Die Spontanluxation der durchsichtigen ektopischen Linse in die Vorderkammer, besonders im Kindesalter, und ihre operative Beseitigung. Klin. Mbl. Augenheilk. 52, 195 (1914). (b) Embryotoxon corneae posterius. Ber. 42. Verslg dtsch. ophthalm. Ges. Heidelberg 1920, 301.
BACH, L.: Pathologisch-anatomische Studien über verschiedene Mißbildungen des Auges. Graefes Arch. 45, 1 (1898). — BAHR: Über Spontanluxation der durchsichtigen ektopischen Linse im Kindesalter. Diskussion zum Vortrag v. AXENFELD. Ver.igg südwestdtsch. Augenärzte. Sitzg 7. Dez. 1913. Ref. Klin. Mbl. Augenheilk. 52, 129 (1914). — BARKAN, A.: Congenital arrested development in the fundus of each eye. Ophthalm. Rec. 10, 216 (1901). — BEAUVIEUX, J.: (a) Sur deux cas d'hypermetropie forte. Clin. ophthalm. 13, 73 (1907). (b) Etude sur les déplacements congénitaux du cristallin. Arch. d'Ophtalm. 33, 16 (1913). — BECK, D. DE: (a) A rare family history of congenital colobom of the iris. Arch. Ophthalm. N. Y. 15, 1 (1886). Ref. Nagels Jber. 1886, 218. (b) A family history of irideremia and coloboma iridis. Trans. amer. ophthalm. Soc. 7, 117 (1894). — BECKER, F.: Microphthalmos. Dtsch. med. Wschr. 1906, 485. Ref. Nagels Jber. 1906, 269. — BERNHEIMER, ST.: Zur Kenntnis der angeborenen Anomalien der Iris. Arch. Augenheilk. 74, 229 (1913). — BEST, F. R.: Korectopie. Graefes Arch. 40 IV, 198 (1894). — BLAIR, CH. and B. POTTER: Two cases of aniridia and one of coloboma of the iris in the same family. Trans. ophthalm. Soc. U. Kingd. 23, 261 (1903). — BOCK: Die angeborenen Kolobome des Augapfels. Sofari, Wien 1893. Ref. Nagels Jber. 1893, 222. — BÖHM, K.: Klinische und pathologisch-anatomische Untersuchungen zur kongenitalen partiellen Aniridie. Klin. Mbl. Augenheilk. 55, 544 (1915). — BÖRGER, FR.: Zwei Fälle von Arachnodactylie. Z. Kinderheilk. 12, 161 (1915). — BOWMAN, W.: Leçons sur les parties intéréssées dans les opérations qu'on pratique sur l'oeil etc. Annales d'Ocul. 31, 7 (1854). — BRAUNSCHWEIG, P.: Vielfache angeborene Anomalien innerhalb einer Familie. Ophthalm. Klin. 2, 65 (1898). — BREITBARTH: Beitrag zur Kenntnis der Ectopia lentis et pupillae. Diss. Gießen 1878. Ref. Nagels Jber. 1878, 205. — BRESGEN, H.: Zur Heredität der Linsenanomalien. Zbl. prakt. Augenheilk. 3, 104 (1879). — BRONNER, A.: Notes on two families with bilateral congenital microphthalmos and cataract. Trans. ophthalm. Soc. U. Kingd. 22, 209 (1902). — BROSE, L. D.: Angeborener rechtsseitiger Anophthalmus mit linksseitigem Mikrophthalmus. Arch. of Ophthalm. 30 (1902). Ref. Arch. Augenheilk. 45, 69 (1902). — BRUNS, H.: A microphthalmic family. Amer. J. Ophthalm. 16, 68 (1899). — BUSACCA, A. u. G. CANAVESI: Osservazione su di un caso di coloboma irideo bilaterale in gemelli monocorii. Boll. Ocul. 4, 556 (1925).
CAMERON, E. P.: An interesting example of hereditary dislocation of the lens occuring in four succesive generations. Brit. J. Ophthalm. 10, 384 (1926). — CASPAR, L.: Typisches Kolobom der Iris und Aderhaut nach oben. Klin. Mbl. Augenheilk. 75, 707 (1925). — CECCHETTO, E.: Dell' anoftalmo congenito familiare. Arch. Ottalm. 27, 114 (1920). — CLARK, C. F.: Coloboma and so called congenital dislocation of the lens. Arch. of Ophthalm. 48, 475 (1919). Ref. Klin. Mbl. Augenheilk. 65, 133 (1920). — CLAUSEN, W.: (a) Hyperopia per magna. Berl. ophthalm. Ges., Sitzg 26. Jan. 1911. Zbl. prakt. Augenheilk. 35, 71 (1911). (b) Typisches beiderseitiges hereditäres Maculakolobom. Frühjahrsitzg Ver.igg Augenärzte Provinz Sachsen, Anhalt und der Thüringer Lande, 29. Mai 1921. Ref. Klin. Mbl. Augenheilk. 67, 116 (1921). (c) Aniridia congenita und Heredität. Frühjahrssitzg Ver.igg Augenärzte Provinz Sachsen Anhalt, und der Thüringer Lande, 29. Mai 1921. Ref. Klin. Mbl. Augenheilk. 67, 116 (1921). (d) Die Vererbung in der Augenheilkunde. Zbl. Ophthalm. 13, 17 (1925). — CORDIALE: Un cas de microphakie. Annales d'Ocul. 126, 346 (1901). — COUTURIER, G.: De l'ectopie du cristallin et de ses complications. Thèse de Lyon 1922. — CRAMPTON, G.: Two cases of binocular coloboma of the optic nerve in the same family. Amer. ophthalm. Soc. Sitzg 6. u. 7. Mai 1913. Ref. Ophthalm. Rec. 22, 377 (1913). — CROLL, L. J.: Aniridia occurring in three generations. Arch. of Ophthalm. 2, 699 (1929). — CUNIER: Microphthalmie et surdi-muteté héréditaires. Annales d'Ocul. 13, 30 (1845). — CUNNINGHAM, J. F.: A case of aniridia, with a family history of the condition in four generations. Trans. ophthalm. Soc. U. Kindg., 29, 131 (1909).

Dalén: Fälle von sog. reinem Mikrophthalmus mit Glaukom. Mitt. Augenkl. Carol. med.-chir. Inst. Stockholm 1914. — Duyse, van G.-M.: (a) Aniridie incomplète (iris rudimentaire). Arch. d'Ophtalm. 27, 1 (1907). (b) Aniridie congénitale partielle bilatérale. Bull. Soc. belge Ophtalm. 1924, 17. Ref. Zbl. Ophthalm. 15, 485 (1926).

Eha: Beiträge zur Kasuistik der Ectopia lentis congenita. Inaug.-Diss. Tübingen 1902. Ref. Nagels Jber. 1902, 285. — Engelbrecht, K.: Klinischer Beitrag zu den seltenen Irisanomalien. Arch. Augenheilk. 61, 390 (1908).

Fecht, W.: Über familiäre Linsenluxation. Z. Augenheilk. 62, 162 (1927). — Fleischer, B.: Abnorme Kleinheit und abnorme Kugelgestalt der Linse bei zwei Geschwisterpaaren. Arch. Augenheilk. 80, 249 (1915). — Franceschetti, A.: Ectopia lentis et pupillae congenita als recessives Erbleiden und ihre Manifestierung durch Konsanguinität. Klin. Mbl. Augenheilk. 78, 351 (1927). — Frank-Kamenetzki, S. G.: Über eine eigenartige hereditäre Glaukomform mit Mangel des Irisstromas und geschlechtsgebundener Vererbung. Klin. Mbl. Augenheilk. 74, 133 (1925). — Frenzel, H.: Über reinen Mikrophthalmus und hochgradige Hypermetropie. Diss. Leipzig 1920. — Frickhöffer: Über Korektopie. Inaug.-Diss. Bonn 1880. Ref. Nagels Jber. 1881, 234.

Galezowski: Iridérémie ou absence de l'iris transmise par hérédité dans plusieurs générations. Rec. Ophtalm. 1880, 122. — Gallemaerts: Anophtalmie congénitale et familiale. Bull. Soc. franç. Ophtalm. 37, 272 (1924). Ref. Zbl. Ophthalm. 15, 485 (1926). — Gehrung: Congenital dislocation of lenses. Arch. of Ophthalm. 43, 271 (1914). — Gifford: Atypical coloboma of the iris and choroid. Amer. J. Ophthalm. 3, 97 (1920). — Gilbert, W.: Beiträge zur Kenntnis der pathologischen Anatomie der angeborenen Kolobome des Augapfels mit besonderer Berücksichtigung des Sehnerven. Graefes Arch. 65, 185 (1907). — Gilbert, W.: Zwei Fälle seltener kongenitaler Irisanomalien. (Multiple Einkerbungen des Pupillarrandes der Iris.) Z. Augenheilk. 13, 144 bzw. 147 (1905). — Glüh, B.: Über angeborenes Fehlen des vorderen Irisblattes. Z. Augenheilk. 63, 175 (1927). — Graefe, A. v.: Fälle von spontanen Linsendislokationen. Graefes Arch. 2, 255 (1855). — Grimminger, W.: Die Aplasie bzw. Hypoplasie der Fovea centralis und ihre klinische Bedeutung. Z. Augenheilk. 55, 144 (1925). — Grob: Über Lageveränderungen der Linse in ätiologischer und therapeutischer Beziehung. Inaug.-Diss. Zürich 1902. Ref. Nagels Jber. 1902, 576. — Groenouw, A.: Beziehung der Allgemeinleiden und Organerkrankungen zu Veränderungen und Krankheiten des Sehorganes. Graefe-Saemischs Handbuch der gesamten Augenheilk. 3. Aufl. 1920. S. 697. — Guggenheim, Irma: Ektopie der Pupille, partielles superfizielles Iriskolobom und Ectropium uveae congenitum nebst einigen Bemerkungen zur Vererbung dieser Anomalien. Z. Augenheilk. 55, 161 (1925). — Gunn, A. R.: Complete congenital dislication of the lens. A family history. Ophthalmoscope 10, 193 (1912). — Guyer: The production and transmission of certain eye defects. Ber. internat. ophthalm. Kongr. Washington 1922, 669. Ref. Zbl. Ophthalm. 10, 8 (1923). — Guyer, M. F. and Smith, E. A.: Studies on Cytolysins II. Transmission of induced eye defects. J. of exper. Zool. 31, 171 (1922). Ref. Zbl. Ophthalm. 12, 414 (1924).

Handmann: Erbliche, vermutlich angeborene zentrale gliöse Entartung des Sehnerven mit besonderer Beteiligung der Zentralgefäße. Klin. Mbl. Augenheilk. 83, 145 (1929). — Harman, N. B.: Ten pedigrees of congenital and infantile cataract; lamellar, coralliform, discoid, and posterior polar with microphthalmia. Trans. ophthalm. Soc. U. Kingd. 30, 251 (1910). — Hasner, von: 6 Fälle von Anophthalmus congenitus. Prag. Vjahrhundertschr. 130, 55 (1876). Ref. Nagels Jber. 1876, 211. — Hegner, C. A.: Über die Abhängigkeit des Linsenwachstums von der Zonula Zinnii. Klin. Mbl. Augenheilk. 55, 30 (1915). — Hennicke: Vererbtes Iris- und Aderhautkolobom. Wschr. Ther. u. Hyg. Auges 6, 73 (1902). Hessin: Kolobom der Iris und Chorioidea. St. Petersburg. ophthalm. Ges., Sitzg 27. März 1914. Ref. Klin. Mbl. Augenheilk. 52, 728 (1914). — Hippel, E. von: (a) Über Anophthalmus congenitus. Graefes Arch. 47, 227 (1899). (b) Embryologische Untersuchungen über die Entstehungsweise der typischen angeborenen Spaltbildungen (Kolobome) des Auges. Graefes Arch. 55, 507 (1903). (c) Die Mißbildungen und angeborenen Fehler des Auges. Graefe-Saemischs Handbuch der gesamten Augenheilkunde. 2. Aufl. Bd. 2, 1. Teil, 1908, S. 75. (d) Über Microphthalmus congenitus. Kolobom. Rosetten der Netzhaut, Aniridie und Korektopie. Beitr. path. Anat. 12, Suppl.-Bd. (1908). — Hochstetter: Vgl. Seefelder: Über Vererbung von Augenkolobomen. Ber. 42. Verslg dtsch. ophthalm. Ges. Heidelberg 1920, 210. — Hoffmann, H. von: Über ein Kolobom der inneren Augenhäute ohne Kolobom der Iris. Bonner Inaug.-Diss. Frankfurt a. M. 1871. Ref. Nagels Jber. 1871, 171. — Holm, E.: Ein anatomisch untersuchter Fall von Aniridie. Klin. Mbl. Augenheilk. 66, 730 (1921). — Hopf: Zur pathologischen Anatomie des angeborenen Irismangels. Inaug.-Diss. Jena 1900. Ref. Nagels Jber. 1900, 305. — Horner, F. R.: Sitzgsber. ophthalm. Ges. im Jahre 1869, Diskussionsbemerkung zum Vortrag E. Meyer über Luxatio lentis. Ref. Klin. Mbl. Augenheilk. 7, 353 (1869). — Hosford, S.: Congenital dislocation of both lenses with corectopia in six members of a family of seven.

Trans. ophthalm. Soc. U. Kingd. **31**, 50 (1911). — Hubbel, A.: The spontaneous dislocation of both crystalline lenses in two members of the same family. Amer. Acad. ophthalm. a. oto-laryng., ophthalm. sect. Ref. Ophthalm. Rec. **15**, 455 (1906).

Igersheimer, J.: Typischer Augenbefund bei Arachnodactylie, zugleich ein Beitrag zur Megalocornea. Ber. **46**. Verslg ophthalm. Ges. Heidelberg 1927, 409.
Juler, H.: Aniridia. Trans. ophthalm. Soc. U. Kingd., **22**, 195 (1902).

Kayser, B.: Über Embryotoxon corneae posterius nebst einem Befund von persistierenden Resten der Membrana capsulo-pupillaris. Klin. Mbl. Augenheilk. **68**, 82 (1922). — Klein, S.: Beiderseitiger Anophthalmus congenitus. Ophthalm. Ges. Wien, 18. Mai 1908. Ref. Z. Augenheilk. **20**, 75 (1908). — Klopstock, A.: Familiäres Auftreten von Cyclopie und Arrhinencephalie. Mschr. Geburtsh. **56**, 59 (1921). Ref. Zbl. Ophthalm. **7**, 211 (1922). — Koyanagi, Y.: Embryologische Untersuchungen über die Genese der Augenkolobome und des Mikrophthalmus mit Orbitalcyste. Graefes Arch. **104**. 1 (1921). Krükow: Zwei Fälle von angeborenem Hornhautstaphylom. Graefes Arch. **21 II,** 213 (1875).

Lafosse, V.: Bilateraler Anophthalmus und Epicanthus bei einem Kinde, dessen Mutter rechtsseitigen Anophthalmus hatte. Arch. of Ophthalm. **25**. Ref. Arch. Augenheilk. **33**, 245 (1896). — Landesberg: Vier Fälle von Anophthalmus congenitus. Klin. Mbl. Augenheilk. **15**, 141 (1877). — Langenhan: Ergebnisse diaskleraler Durchleuchtung mit starker Lichtquelle. Graefes Arch. **79**, 137 bzw. 143 (1911). — Langon, M. F.: Angeborene familiäre doppelseitige Anophthalmie. Arch. latino-amer. Pediatr. **18**, 510 (1924). Ref. Zbl. Ophthalm. **15**, 53 (1926). — Lauber, H.: Klinische und anatomische Untersuchungen über lochförmige partielle Kolobome des Sehnerven. Z. Augenheilk. **21**, 494 (1909). — Lavagna, J.: Contribution à la tératologie et à l'embryologie oculaire. Soc. méd. Monaco, 17. April 1901. Ref. Nagels Jber. **1901**, 270. — Leber, Th.: Über höchstgradige Hypermetropie bei Vorhandensein der Krystallinse. Ber. 33. Verslg ophthalm. Ges. Heidelberg 1906, 203. — Lembeck, H.: Über die pathologische Anatomie der Iriseremiae totalis congenita. Inaug.-Diss. Halle 1890. Ref. Nagels Jber. **1890**, 210. — Levinsohn, G.: Kurze Bemerkungen zur Arbeit J. G. Lindbergs: Beiträge zum klinischen Bilde der angeborenen sog. Kerben am Pupillarrande und zu ihrer entwicklungsgeschichtlichen Erklärung. Klin. Mbl. Augenheilk. **66**, 130 (1921). — Lewis, G: (a) Hereditary ectopia lentis with reports of cases. Arch. of Ophthalm. **33**, 275 (1904). Ref. Arch. Augenheilk. Jber. **1904**, 212. (b) A case of complete bilateral iridermia in a child whose father has bilateral coloboma of the iris. Ophthalm. Rev. **24** (1915). — Lewis, J.: Aniridia in four generations. Med. J. Austral. **1**, 489 (1926). Ref. Zbl. Ophthalm. **17**, 136 (1927). — Lindberg, J. G.: (a) Beiträge zum klinischen Bilde der angeborenen sog. Kerben am Pupillarrande und ihrer entwicklungsgeschichtlichen Erklärung. Klin. Mbl. Augenheilk. **65**, 723 (1920). (b) Beitrag zur Kenntnis der kongenitalen sog. Aniridie. Fälle totaler und partieller Aniridie und ein „Aniridie"-Fall mit beibehaltener Iris in ein und derselben Familie. Klin. Mbl. Augenheilk. **70**, 133 (1923). — Loeb: Erbliches Iriskolobom nach oben und andere erbliche Zustände. Chigaco ophthalm. Soc. 1917. Amer. J. ophthalm. Soc. **3**, 62 (1918). Ref. Klin. Mbl. Augenheilk. **64**, 573 (1918).

Mc Millan, L.: Anophthalmia and maldevelopment of the eyes. Four cases in the same family. Brit. J. Ophthalm. **5**, 121 (1921). — Macnaughton: Ectopia lentis et pupillae. Doublin. J. med. Sci. **67**, 102 (1879). — Manz: Cyclitis bei angeborenem Irismangel. Klin. Mbl. Augenheilk. **13**, 35 (1875). — Marlow, F. W.: Buphthalmus bei einem Patienten mit angeborener Dislokation der Linse. Arch. Augenheilk. **52**, 356 (1905). — Martin, F. R.: Über Mikrophthalmus. Inaug.-Diss. Erlangen 1888. Ref. Nagels Jber. **1888**, 227. — Mayerhausen, G.: Direkte Vererbung von beiderseitigem Mikrophthalmus. Zbl. prakt. Augenheilk. **6**, 97 (1882). — Maynard: Two cases of coloboma iridis in mother and son with monocular policoria also in the son. Indian med. Gaz. **1987**, Nr 12. Ref. Nagels Jber. 1898, 361. — Menacho: Beitrag zum Studium der kongenitalen fissuralen Fehler im Fundus oculi. Kgl. Acad. Med. Barcelona 1916. — Mennacher: Beiderseitiges Iriskolobom bei Mutter und Kind. Münch. Ges. Kinderheilk., 10. Mai 1907. — Meyer-Riemsloh: Hereditäres Aderhautkolobom mit eigenartiger Irisanomalie. Sitzg ophthalm. Ges. Wiss. u. Leb. rhein.-westfäl. Industriebez., 18. Juli 1925. Ref. Z. Augenheilk. **56**, 363 (1925). — Mittendorf: Multiple colobomata of the iris or polycoria congenitalis. Trans. amer. ophthalm. Soc. **3**. 735 (1884). — Mooren: Ophthalm. Beobachter **1867**, 41. — Morano: Caso di anophthalmo congenito. Ann. Ottalm. **15**, 70 (1886). Ref. Nagels Jber. **1886**, 211. — Morton, St.: Congenital displacement of both lenses occuring in several members of one family. Roy. Lond. ophthalm. Hosp. Rep. **9**, 435 (1879). Ref. Zbl. Ophthalm. **14**, 618 (1925). — Mules, P. H.: Hereditary transmission of ectopia lentis. Ophthalm. Rev. **2**, 48 (1883). Ref. Zbl. Ophthalm. **14**, 618 (1925). — Muntendam: Ein Fall von Mikrophakie (holl.). Nederl. Tijdschr. Geneesk. **1906** I, 501. Ref. Nagels Jber. **1906**, 286.

Ormond, A. W.: Congenital bilateral anophthalmos. Trans Ophthalm. Soc. U. Kingd. 12, 205 (1902). — Ormond, A. W. and R. G. Williams: A case of arachno-dactyly with special report to ocular symptoms. Guy's Hosp. Rep. 74, 385 (1924). Ref. Zbl. Ophthalm. 14, 805 (1925). — Osterroht: Ein Fall von hochgradiger Hypermetropie bei angeborenem Mikrophthalmus mit inneren Komplikationen. Beitr. Augenheilk. 6, 827 (1904). — Ourgaud: Un cas d'anophtalmie bilatérale. Congr. Soc. franç. Ophtalm. Paris, 8.—11. Mai 1922. Ref. Arch. d'Ophtalm. 39, 574 (1922).

Page, H.: Transmission through three generations of microphthalmos irideremia, and nystagmus. Lancet 1874, 193. Ref. Nagels Jber. 1874, 255. — Pagenstecher, H. E.: Experimentelle Studien über die Entstehung von angeborenen Staren und Mißbildungen bei Säugetieren. Arch. vergl. Ophthalm. 2, 424 (1911). — Palmieri: Contributo allo studio dell' „Iridermia congenita". Ann. Ottalm. 41, 367 (1912). Ref. Nagels Jber. 1912, 328. — Pelláthy, B. von: Angeborene Hypoplasie des vorderen Blattes der Iris mit Mydriasis. Klin. Mbl. Augenheilk. 76, 575 (1926). — Pere, J.: Contribution à l'étude des déplacements congénitaux du cristallin. Thèse de Bordeaux 1912. Ref. Rev. gén. Ophtalm. 32, 570 (1913). — Pflüger, E.: (a) Ber. Univ.-Augenklin. Bern 1882, 51. (b) Mikrocephalie und Mikrophthalmie. Arch. Augenheilk. 14, 1 (1885). — Pi, H. T.: Microphthalmos with high degree of myopia. Nat. med. J. China 15, Nr 5 (1929). Ref. Klin. Mbl. Augenheilk. 84, 121 (1930). — Polte: Mehrere Fälle angeborener Irismißbildungen. Arch. Augenheilk. 48, 75 (1903). — Pufahl, M.: Über Korektopia. Zbl. prakt. Augenheilk. 3 293 (1879). — Purtscher, O.: Angeborene Mißbildung bei einem Brüderpaar. Graefes Arch. 105, 39 (1921).

Rahnenführer, E.: Anatomische Untersuchungen von drei Augen mit ieinem Mikrophthalmus nebst Bemerkungen über Linsenhernien und cystoide Degeneration der Retina. Graefes Arch. 92, 76 (1917). — Rava: Estrazione doppia di cataratta felicemente esequita. Ann. Ottalm. 9, 281 (1880). — Remky, E.: Embryotoxon corneae posterius (Axenfeld). Klin. Mbl. Augenheilk. 78, 512 (1927). — Ridley, N. C.: Congenital anophthalmos. Trans. ophthalm. Soc. U. Kingd., 11. Dez. 1902. Ref. Ophthalm. Rev. 22, 55 (1903). — Rindfleisch, G.: Ein Fall von angeborener Iridermie und Kolobombildung der Iris am anderen Auge. Graefes Arch. 38, 183 (1892). — Ring, O.: (a) Congenital cataract and coloboma of iris in mother and child. Trans. College Physic. Philad. 37, 468 (1915). (b) Concerning coloboma of the iris in association with congenital cataract. Ophthalm. Rec., März 1917. Ref. Klin. Mbl. Augenheilk. 59, 176 (1917). — Risley: (a) Hereditary aniridia. An interesting family history. J. amer. med. Assoc. 1915. Ref. Klin. Mbl. Augenheilk. 55, 767 (1915). (b) Aniridia with interesting family history. Trans. College Physic. Philad. 38, 397 (1916). — Rössler, F.: Atypische Iriskolobome und andere Mißbildungen des Auges. Graefes Arch. 60, 297 (1912). — Rötth, A. von: Über die Vererbung der Linsenektopie. Arch. Augenheilk. 95, 78 (1924). — Rupprecht. J.: Demonstration eines Falles von Microphthalmus congenitus. Münch. med. Wschr. 60, 895 (1913). — Rush, C. C.: Congenital aniridia. Trans. amer. ophthalm. Soc. 24, 332 (1926). — Ryan, L. R.: Report of a case of complete absence of both eyeballes at birth. Ophthalm. Rec. 12, 296 (1903).

Saeger, F.: Hochgradige Myopie durch angeborene kleine Kugellinse (Mikrophakie) ohne Dislokation. Klin. Mbl. Augenheilk. 80, 177 (1928). — Salzmann: Über mangelhafte Ausbildung der Fovea centralis. Vortr. Ver. Ärzte Steiermark 1916. — Schaumberg: Kasuistische Beiträge zu den Mißbildungen des Auges. Inaug.-Diss. Marburg 1882. Ref. Nagels Jber. 1882, 253. — Schenkl: Jber. dtsch. Poliklin. Prag. Ref. Nagels Jber. 1884, 281. — Scherenberg, K.: Beiträge zur Lehre vom reinen Mikrophthalmus. Inaug.-Diss. Tübingen 1900. Ref. Nagels Jber. 1900, 297. — Schlüter, H.: Beitrag zum Iris- und Chorioidealkolobom, nebst einer Stastistik der in der Literatur aufgefundenen Fälle. Inaug.-Diss. Rostock 1874. Ref. Nagels Jber. 1874, 209. — Schmidt-Rimpler, H.: (a) Chorioidalkolobom mit gleichzeitiger sog. Druckexkavation der Papilla optica. zit. Thomsen. (b) Über Linsenluxationen. Ber. 28. Verslg ophthalm. Ges. Heidelberg. 1900, 57. Schott, K.: Über das sog. Kolobom der Macula. Klin. Mbl. Augenheilk. 67, 415 (1921). Schulte, W.: Familiäre Netzhautcysten bei Aderhautkolobom. 54. Verslg Ver. rhein.-westfäl. Augenärzte Münster i. W., Sitzg 10. März 1929. Ref. Klin. Mbl. Augenheilk. 82, 532 (1929). — Schwarz: Ectopia lentis et pupillae bei 3 von 5 Kindern. Schmidts Jber. 37, 327. Zit. Clausen: Zbl. Ophthalm. 13, 192 (1925). — Seefelder, R.: (a) Ein pathologisch-anatomischer Beitrag zur Frage der Kolobome und umschriebenen Grubenbildungen am Sehnerveneintritt. Graefes Arch. 90, 129 (1916). (b) Über die Vererbung von Augenkolobomen. Ber. 42. Verslg dtsch. ophthalm. Ges. Heidelberg 1920, 210. (c) Die angeborenen Anomalien und Mißbildungen des Auges. Erg. Path. 21 (Erg.-Bd. 1). Allgemeine Pathologie und pathologische Anatomie des Auges. 1. Teil, S. 51. München 1927. — Selz: Eine Kolobomfamilie. Inaug.-Diss. Jena 1900. Ref. Nagels Jber. 1900, 305. — Shannon, E. G.: Zwei Fälle von angeborenem Iriskolobom. Amer. ophthalm. Soc., Mai 1917. Ber. in Ophthalm. Rec. 26, 398 (1917). Ref. Klin. Mbl. Augenheilk. 60, 121 (1918). — Siemens, H. W.: Über die Ätiologie der Ectopia lentis et pupillae nebst einigen allgemeinen Bemerkungen über die Vererbung bei Augenleiden. Graefes Arch. **103**, 359 (1920). — SNELL, S.: Coloboma of the iris in each eye, occurring in five generations. Trans. ophthalm. Soc. U. Kingd. **28**, 148 (1908). — STÄHLI, J.: Über Persistenz von Resten der fetalen Pupillarmembran. Klin. Mbl. Augenheilk. **51 I**, 432 (1913). — STREBEL, J. u. O. STEIGER: Korrelation der Vererbung von Augenleiden (Ectopia lentium cong., Ectopia pupillae, Myopie) und sog. nicht angeborenen Herzfehlern. Arch. Augenheilk. **78**, 208 (1915). — STREIFF, J. J.: (a) Kryptenblatt und Kryptengrundblatt der Regenbogenhaut und die Entstehung der serösen Cysten an der vorderen Seite der Iris. Arch. Augenheilk. **50**, 56 (1904). (b) Über eine untere Irismulde und über Iristypen und Übergänge zu Anomalien. Klin. Mbl. Augenheilk. **54**, 33 (1915). — STUELP, O.: Über familiären Microphthalmus congenitus bei 8 von 14 Geschwistern. Graefes Arch. **86**, 136 (1913). — SULZER, M.: Microphtalmie unilatérale droite avec colobome de l'iris et de la choroïde. Soc. Ophtalm. Paris, 12. Juni 1906. Ref. Annales d'Ocul. **136**, 42 (1906). — SZILY, A. v.: (a) Die Deutung der Zusammenhänge der wichtigsten Entwicklungsphasen des Wirbeltierauges usw. Graefes Arch. **106**, 195 (1921). (b) Über den Konus in heterotypischer Richtung. Graefes Arch. **110**, 183 (1922). (c) Die Ontogenese der idiotypischen (erbbildlichen) Spaltbildungen des Auges, des Mikrophthalmus und der Orbitalcysten. Ein Beitrag zum Problem der Vererbung und Erwerbung des Koloboms. Z. Anat. **74**, 1 (1924). Ref. Zbl. Ophthalm. **14**, 800 (1925). (d) Über die entwicklungsgeschichtlichen Grundlagen für die Erklärung der kongenitalen Defektbildungen am Auge. Ber. 37. Verslg ophthalm. Ges. Heidelberg **1911**, 40.

TERTSCH, R.: Der Konus in atypischer Richtung. Graefes Arch. **84**, 530 (1913). — THADEN, F.: Ein Fall von Arachnodactylie mit besonderer Berücksichtigung der Augensymptome. Arch. Augenheilk. **100/101**, 278 (1929). — THEOBALD, S.: A case of double congenital Irideremia in a child whose mother exhibited a congenital coloboma of each iris. Trans. amer. ophthalm. Soc. **5**, 99 (1888). — THIER, A.: Angeborene Entwicklungsstörung des Irisvorderblattes im Zusammenhang mit ringförmiger peripherer Hornhauttrübung. Arch. Augenheilk. **89**, 137 (1921). — THOMPSON, P. L.: Congenital and spontaneous displacement of the crystalline lens. J. amer. med. Assoc. **9**, 674 (1887). — THOMSEN, CHR.: Über die Vererbung des Mikrophthalmus mit und ohne Katarakt. Klin. Mbl. Augenheilk. **54**, 236 (1915). — THORPE: Case of congenital iridodialysis with heterochromia. Brit. med. J. 21. Juli 1906. Ref. Nagels Jber. **1906**, 289. — THYE, A.: Doppelseitiger kongenitaler Defekt des vorderen Irisblattes in 2 Generationen. Klin. Mbl. Augenheilk. **41**, Beil.-H. 374 (1903). — TIFFANY, F. B.: Ectopia lentis. J. amer. med. Assoc. **25**, 796 (1895). Ref. Nagels Jber. **1895**, 353. — TOCKUS, P.: Über die Irideremia totalis congenita. Inaug.-Diss. Straßburg 1888. Ref. Nagels Jber. **1888**, 148.

USHER, C. H.: (a) A pedigree of microphthalmia with myopia and corectopia. Brit. J. Ophthalm. **5**, 289 (1921). (b) A pedigree of congenital dislocation of lenses. Biometrika **16**, 273 (1924). Ref. Zbl. Ophthalm. **14**, 617 (1925). — VELHAGEN: Atypisches Coloboma iridis congenitum beim Vater, Aniridia congenita bei den Kindern. Münch. med. Wschr. **70**, 469 (1923). — VOGT, A.: (a) Dislocatio lentis spontanea als erbliches Moment. Z. Augenheilk. **14**, 153 (1905). (b) Neuere Ergebnisse der Vererbungsforschung in der Medizin. Verh. schweiz. Naturforsch.-Ges. **106**, 58 (1925). Ref. Zbl. Ophthalm. **15**, 55 (1926).

VAN DER HOEVE: Die Gefahren des Naphthalins für das menschliche Auge. Niederl. ophthalm. Ges. 12. Dez. 1915. Ref. Klin. Mbl. Augenheilk. **57**, 207 (1916).

WAARDENBURG, P. J.: (a) Über angeborene Ektopie der Pupille und Linse (holl.). Nederl. Oogheelk. Gez., Sitzg Amsterdam 15.—16. Dez. 1923. Nederl. Tijdschr. Geneesk. **68**, 1099 (1924). Ref. Zbl. Ophthalm. **13**, 69 (1925). (b) Über das Erblichkeitsmoment bei der angeborenen Platzänderung der Pupille und der Linse. Genetica ('s-Gravenhage) **6**, 337 (1924). Ref. Zbl. Ophthalm. **14**, 806 (1925). — WAGENMANN: Embryologische Untersuchungen über die Entstehungsweise der angeborenen typischen Spaltbildungen des Auges. Diskussionsbemerkung zum Vortrag von HIPPEL. 30. Verslg ophthalm. Ges. Heidelberg **1903**, 50. WECKER, L. DE: Zit nach PICQUÉ: Anomalies de développement et maladies congénitales du globe de l'oeil. Thèse de Paris **1886**. Ref. Nagels Jber. **1886**, 212. — WESCOTT, C. DE:. An additional case of double congenital microphthalmos. J. amer. med. Assoc. 24. Sept. 1898. Ref. Nagels Jber. **1898**, 370. — WESSELY, K.: Über das Verhalten der Zonula bei Spontanluxation der Linse in die Vorderkammer (Anat. Beitr.). Arch. Augenheilk. **85**, 63 (1919). — WEYERT, F.: Zur Heredität der Opticuskolobome. Klin. Mbl. Augenheilk. **28**, 325 (1890). — WICHERKIEWICZ, B.: Beiträge zur Kenntnis der persistierenden Pupillarmembran. Graefes Arch. **35 IV**, 35 (1888). — WUTZER: Zwei Fälle von angeborener Kleinheit des Augapfels. Arch. Anat. u. Physiol. **1830**, 179. Zit. AMMONS. Z. f. Ophthalm. **2**, 261 (1832).

B. Anomalien der Pigmentierung.

ARCOLEO, G.: Studi sull albinismo. Gazz. clin. dell' ospedale civico di Palermo **2**, 15 u. Riconto della clinica ottalm. della r. univers. di Palermo per gli anni scol. 1867—1869. Palermo 1871. Zit. Nagels Jber. **1871**, 67.

824   A. FRANCESCHETTI: Die Vererbung von Augenleiden.

BEHREND: 1887 zit. SEYFAHRT, C.: Beiträge zum totalen Albinismus. Virchows Arch.
228, 483 bzw. 488 (1920). — BISTIS, J.: Heterochromie und Kataraktbildung. Zbl. prakt.
Augenheilk. 22, 136 (1898). — BOLLAG, L.: Untersuchungen über die Vererbung von
Mischfarben der Iris beim Menschen. Arch. Jul.-Klaus-Stiftung 2, 191 (1926). Ref. Zbl.
Ophthalm. 18, 742 (1927). — BOURQUIN, J.: Die angeborene Melanose des Auges. Z. Augenheilk. 37, 129 u. 294 (1917). — BRUSHFIELD and WYATT: Brit. J. Childr. Dis. 11, 25 (1914). —
BRYN, H.: (a) Researches into anthropological heredity. I. On the inheritance of eye colour
in man. Hereditas (Lund) 1, 186 (1920). Ref. Rev. gén. Ophtalm. 38, 97 (1924). (b) Über
die Augentypen in Norwegen und ihre Vererbung. Oslo 1927. Ref. Arch. Rassenbiol. 20,
193 (1928).

CALHOUN, F. P.: Causes of heterochromia iridis with special reference of the cervical
sympathetic. Amer. J. Ophthalm. 2, 254 (1919). — CANDOLLE, A. DE: Hérédité de la couleur
des yeux dans l'espèce humaine. Arch. Sci. physiol. et nat. Genève 3, période XII, 97
(1884). Ref. Nagels Jber. 1884, 49. — COATS, G.: Unilateral diffuse melanosis of the uvea
with small elevations of the surface of the iris. Trans. ophthalm. Soc. U. Kingd. 32, 165
(1912). — COLLINS, TR.: Case of a patient with congenital excess of pigment in the uveal
tract and pigmentation of the sclerotic in one eye, which late in life became the seat of a
melanotic sarcoma. Trans. ophthalm. Soc. U. Kingd. 14, 197 (1894).

DAVENPORT, C. B. u. G. C. DAVENPORT: Heredity of eye colour in man. Science (N. Y.).
26, 589 (1907). DAVENSPORT, G. u. C. DAVENPORT: Heredity of skin pigmentation in
man. Amer. Naturalist. 44, 641 (1910). — DÜRKEN, B.: Die Vererbung der Augenfarbe
beim Menschen. Z. Abstammungslehre 37, 67 (1925). Ref. Zbl. Ophthalm. 15, 487 (1926).

ELSCHNIG, A.: Zur Anatomie des menschlichen Albinoauges. Graefes Arch. 84, 401
(1913).

FISCHER, E.: Die Rassenmerkmale des Menschen als Domestikationserscheinungen.
Z. Morph. u. Anthrop. 18 (1914). — FLEISCHER, B.: (a) Zwei Fälle von einseitiger Melanosis
der Sclera, der Iris und des Augenhintergrundes mit warzenförmigen kleinen Erhebungen
an der Irisvorderfläche. Klin. Mbl. Augenheilk. 51 II, 170 (1913). (b) Die Vererbung von
Augenleiden. Erg. Path. 11 II, Erg.-Bd., 2. Hälfte, 564. München 1929. — FRETS, G. P.:
Über die Erblichkeit der Augenfarbe. Genetica (s'-Gravenhage) 7, 65 (1925). Ref.
Zbl. Opthhalm. 16, 58 (1926). — FRITSCH: (a) Über den Bau und die Bedeutung der
histologischen Elemente in der Netzhaut des Auges, besonders am Ort des deutlichsten
Sehens, bei verschiedenen Menschenrassen. Verh. 22.Verslg anat. Ges. Berlin 1908, 141. Anat.
Anz. 30, Erg.-H., 146 (1908). Zit. Nagels Jber. 1908, 6. (b) Über Bau und Bedeutung der
Area centralis des Menschen. Berlin: G. Reimer 1908. Ref. Nagels Jber. 1908, 6. — FUCHS,
E.: (a) Über Komplikationen der Heterochromie. Z. Augenheilk. 15, 191 (1906). (b) Normal
pigmentierte und albinotische Iris. Graefes Arch. 84, 521 (1913).

GALEZOWSKI, J.: Hétérochromie de l'iris, cataracte et troubles sympathiques. Rec.
Ophtalm. 33, 76 (1911). Ref. Nagels Jber. 1911, 629. — GOSSAGE, A. M.: The inheritance
of certain abnormalities. Quart. J. Med. Oxford 1, 304 (1907). — GROSS, K.: Über Vererbung von Augen- und Haarfarbe und den Zusammenhang beider. Arch. Rassenbiol. 13,
164 (1921).

HEISER, V. G. u. R. VILLAFRANCA: Albinism in the Philippine islands. Philippine J.
Sci. B 8, Nr 6 (1913). — HEMMES, G. D.: Über hereditären Nystagmus (holl.). Diss. Utrecht
1924. Ref. Zbl. Ophthalm. 13, 262 (1925). — HERRENSCHWAND, F. VON: (a) Über verschiedene Arten von Heterochromia iridis. Klin. Mbl. Augenheilk. 60, 467 (1918). (b) Zur
Heterochromie mit Cyclitis und Katarakt. Ber. 43. Verslg ophthalm. Ges. Heidelberg 1922,
223. — HERVÉ: 1890. Zit. KOBY. — HOLM, E.: Hereditary nystagmus. Acta ophthalm. 4,
20 (1926). — HUTCHINSON, J.: Notes of miscellaneous cases. Ophthalm. Hosp. Rep. 6, 44
u. 277 (1869).

ICHIKAWA, K.: Über den ophthalmoskopischen Befund der Area zentralis des albinotischen Auges. Klin. Mbl. Augenheilk. 51, 9 (1913).

JABLONSKI, W.: Über Albinismus des Auges in Zusammenhang mit den Vererbungsgesetzen. Dtsch. med. Wschr. 46, 708 (1920). — JAPHA: Über die Vererbung der Augenfarben beim Menschen. Verh. Ges. physische Anthrop. 1, 58 (1926). Ref. Zbl. Ophthalm.
18, 455 (1927).

KESTENBAUM, A.: Über Megalocornea. Klin. Mbl. Augenheilk. 62, 734 (1919). —
KOBY, F. E.: (a) Contribution à l'étude de la chrométéropie. Rev. gén. Ophtalm. 35, 49
(1921). (b) Recherches sur l'hétérochromie et l'oeil vairon des animaux domestiques. Annales
d'Ocul. 160, 119 (1923). (c) Nouvelles observations de pigmentation fusiforme de la cornée.
Rev. gén. Ophtalm. 41, 349 (1927). (d) Deux cas de pigmentation fusiforme acquise de
la cornée. Bull. Soc. Ophtalm. Paris 1927, 124. Ref. Zbl. Ophthalm. 18, 560 (1927). (e) Pathogénie de la pigmentation fusiforme de la face postérieure de la cornée. Rev. gén. Ophtalm.
41, 53 (1927). — KOYANAGI, Y.: Über den genetischen Zusammenhang zwischen dem
hereditären Nystagmus und Bulbusalbinismus. Klin. Mbl. Augenheilk. 79, 43 (1927). —
KRAEMER R.: Angeborene Pigmentanomalie. Ophthalm. Ges. Wien, 12. Mai 1909. Ref.

Z. Augenheilk. **22**, 79 (1909). — KRANZ, H. W.: Beobachtungen und Bemerkungen zum Heterochromieproblem. Graefes Arch. **117**, 554 (1926). — KRUKENBERG, F.: (a) Beiderseitige angeborene Melanose der Hornhaut. Klin. Mbl. Augenheilk. **37**, 254 (1899). (b) Weitere Mitteilung über angeborene doppelseitige Melanose der Hornhaut. Klin. Mbl. Augenheilk. **37**, 478 (1899).

LAGLEYZE: L'oeil des albinos. Arch. d'Ophtalm. **27**, 280 (1907). — LAURENCE, W.: Treatise of diseases of the eye. London 1853. — LENZ, F.: (a) Über geschlechtsgebundene Erbanlagen für Augenfarbe. Arch. Rassenbiol. **13**, 298 (1921). (b) Muß das Nachdunkeln der Haare als Dominanzwechsel aufgefaßt werden? Arch. Rassenbiol. **16**, 428 (1924). — LUNDBORG, H.: Rassen- und Gesellschaftsprobleme in genetischer und medizinischer Beleuchtung. II. Sozialanthropologische Untersuchungen in Schweden. Hereditas (Lund) **1**, 163 (1920). — LUTZ, A.: (a) Über einige Fälle von Heterochromia iridum. Z. Augenheilk. **19**, 208 (1908). (b) Über einige weitere Fälle von Heterochromia iridis. Dtsch. med. Wschr. **24**, 1125 (1910). (c) Über einige Stammbäume und die Anwendung der MENDELschen Regeln auf die Ophthalmologie. Graefes Arch. **79**, 393 (1911).

MALGAT: La chromohétéropie. Rec. d'Ophthalm. **1895**, 449. Ref. Annales d'Ocul. **115**, 304 (1896). — MOORE, R. F.: A haemangioma of the menings involving the visual cortex. Brit. J. of Ophthalm. **13**, 252 (1929).

NETTLESHIP, E.: (a) On some of the forms of congenital and infantile amblyopia. Roy. Lond. ophthalm. Hosp. Rep. **11**, 353 (1887). (b) On some hereditary diseases of the eye. Albinism. Trans. ophthalm. Soc. U. Kingd. **29**, CXXIII (1909).

OSBORNE: Dublin. Quart. J. **7**, 33 (1849).

PAPILLON, P. H. et CH. LESTOQUOY: Nystagmus congénital et familial avec albinisme. Bull. Soc. Pédiatr. Paris. Ref. Zbl. Ophthalm. **8**, 327 (1923). — PEARSON, K., E. NETTLESHIP u. C. H. USHER: A monograph in albinims in man. Teil I, II u. IV Drapers Company research Memoirs. Biometric series IX. London 1911—1913. — PRZIBRAM: Vererbungsversuche über asymmetrische Augenfärbung bei Angorakatzen. Arch. Entw.mechan. **25**, 260 (1908). Ref. Nagels Jber. **1908**, 35.

REINHARD: 1900. Zit. KOBY, F. E.: Rev. gén. Ophtalm. **35**, 58 (1921).

SANSON: Cas curieux d'hérédité croisée. Bull. Soc. Anthrop. Paris **1887**, 433. — SCALINCI: Eterocromia e paralisi del simpatico. Arch. Ottalm. **22**, 57 (1915). — SEISSINGER, J.: Weitere Beiträge zur Kenntnis der AXENFELD-KRUKENBERGschen Pigmentspindel. Klin. Mbl. Augenheilk. **77**, 37 (1926). — SELTER, E. M.: Über familiäres Auftreten von Melanosis bulbi. Mschr. Kinderheilk. **31**, 587 (1925). — SEYFARTH, C.: Beiträge zum totalen Albinismus, seine Vererbung und die Anwendung der MENDELschen Vererbungsgesetze auf menschliche Albinos. Virchows Arch. path. Anat. **228**, 483 (1920). Ref. Zbl. Ophthalm. **5**, 134 (1921). — SHELDON: Zit. R. F. MOORE. — STÄHLI, J.: Klinische Untersuchungen an Mikrocorneaaugen mit besonderer Berücksichtigung von Cornealwölbung, Totalrefraktion und Achsenlänge, zugleich ein Beitrag zur Megalocorneafrage. Klin. Mbl. Augenheilk. **62**, 316 (1919). — STEDMANN 1796: Zit. nach LUTZ: Über einige Stammbäume und die Anwendung der MENDELschen Regeln auf die Ophthalmologie. Graefes Arch. **79**, 393 (1911). — STÖREN: Über die Vererbbarkeit der Augenfarbe (norw.). Tidsskr. norske Laege **1915**, 553; Ref. Ophthalmology **13**, 493 (1916/17). — STREBEL, J. u. O. STEIGER: Korrelation der Vererbung von Augenleiden (Ectopia lentis cong., Ectopia pupillae, Myopie) und sog. nicht angeborenen Herzfehlern. Arch. Augenheilk. **78**, 208 (1915). — STREIFF, J.: Beobachtungen und Gedanken zum Heterochromieproblem und über Sympathicus-Glaukom. Klin. Mbl. Augenheilk. **62**, 353 (1919).

TERTSCH: Albino mit bemerkenswertem Stammbaum. Wien. ophthalm. Ges. 16. Nov. 1910. Ref. Z. Augenheilk. **25**, 107 (1911). — THORPE: Case of congenital Iridodialysis with heterochromie. Brit. med. J. **1906**. Ref. Nagels Jber. **1906**, 289. — TROUSSEAU, A.: La consanguinité en pathologie oculaire. Annales d'Ocul. **107**, 5 (1892).

VELHAGEN: Über Albinismus. Med. Ges. Chemnitz, 14. Febr. 1917. Ref. Münch. med. Wschr. **64**, 845 (1917). — VOGT, A.: (a) Über angeborenes und vererbtes Fehlen der Macula lutea. Schweiz. ophthalm. Ges. Mai 1925. Klin. Mbl. Augenheilk. **72**, 806 (1924). Ref. Zbl. Ophthalm. **13**, 472 (1925). (b) Die Ophthalmoskopie im rotfreien Licht. Graefe-Saemischs Handbuch der gesamten Augenheilkunde. 3. Aufl., 1925. Untersuchungs-Methoden Bd. 3, S. 1ff. (c) Über Maculalosigkeit bei isolierten Bulbusalbinismus als geschlechtsgebunden recessives Merkmal. Arch. Jul.-Klaus-Stiftung **1**, 119 (1925). Ref. Zbl. Ophthalm. **17**, 186 (1927).

WEBER, P. F.: (a) J. of Neur. **3**, 134 (1922). (b) A note on the association of extensive haemangiomatous naevus of the skin with cerebral (menningeal) Haemangioma, especially cases of facial vascular Naevus with contralateral hemiplegia. Proc. of roy. Soc. Med. **22 IV**, 431 (1929). — WEBER, KÄTHE: Über Vererbung von Albinismus. Arch. Augenheilk. **92**, 40 (1922). — WILDE: Dublin Quart. J., Nov. **1848**. — WINGE, Ö.: Über eine teilweise geschlechtsgebundene Vererbung der Augenfarbe bei Menschen. Z. Abstammungslehre **28**, 53 (1922). Ref. Zbl. Ophthalm. **8**, 28 (1923). — WÜRDEMANN, H. V.: Hereditary reversion pigmentation of the eye-lids with heterochromia of the iris. Amer. J. Ophthalm. **3**, 874 (1920).

C. Glaukom.

Arlt, F.: Die Krankheiten des Auges. Bd. 2, S. 197. Prag 1853. — Aynsley, T. R.: Brit. J. Childr. Dis. **25**, 197 (1928).

Bär, C.: Ein bemerkenswerter Fall von Feuermal und Glaukom. Z. Augenheilk. **57**, 628 (1925). — Benedict, T.: Abh. Augenheilk. **1842**. — Bondi, M.: Megalophthalmus und Hydrophthalmus in einer Familie. Klin. ther. Wschr. **1903**, Nr 41. — Brushfield and Wyatt: Brit. J. Childr. Dis. **11**, 25 (1914).

Clausen, W.: Vererbungslehre und Augenheilkunde. (Erbliches Glaukom.) Zbl. Ophthalm. **13**, 40 (1925). — Cushing, H.: J. amer. med. Assoc. **47**, 178 (1906).

Dürr u. Schlegtendal: Fünf Fälle von Hydrophthalmus congenitus. Graefes Arch. **35 II**, 88 (1889). — Duschnitz: Einseitiges jugendliches Glaukom mit Naevus flammeus der gleichseitigen Gesichtshälfte. Ophthalm. Ges. Wien, 19. Febr. 1923. Ref. Klin. Mbl. Augenheilk. **70**, 404 (1923).

Fleischer, B.: Erbliches Glaukom. Erg. Path. **21** (Erg.-Bd.) II (2), 600. München 1929. — Fuchs: Zit. H. Schmidt-Rimpler: Graefe-Saemischs Handbuch der gesamten Augenheilkunde Bd. 6, Abt. 1, Glaukom, S. 128. Leipzig 1908.

Galezowski, X.: Compte-rendu de 189 opérations de pupille artificielle, pratiquées à la clinique du Dr. Desmarres, du 1er Janvier 1860 au 1er aout 1861. Annales d'Ocul. **47**, 220 resp. 255 (1862). — Gallenga: Dell 'idroftalmia congenita (studio clinico ed istologico). Ann. Ottalm. **14**, 322 (1885). Ref. Nagels Jber. **1885**, 187. — Ginzburg, J.: Glaukom und Feuermal mit Akromegalie. Klin. Mbl. Augenheilk. **76**, 393 (1926). — Graefe, A. von: (a) Weitere Zusätze über Glaukom und die Heilwirkung der Iridektomie. Graefes Arch. **8 II**, 242 (1862). (b) Beiträge zur Pathologie und Therapie des Glaukoms. Graefes Arch. **15 III**, 108 bez. 228 (1869).

Harlan, H.: Diskussion zum Vortrag R. Sattler: Juvenile Glaucoma. Trans. amer. ophthalm. Soc. **10**, 520 (1905). — Hippel, E. von: Über Hydrophthalmus congenitus nebst Bemerkungen über die Verfärbung der Cornea durch Blutfarbstoff. Graefes Arch. **44**, 539 (1897).

Jüngken, J.: Die Lehre von den Augenkrankheiten. 3. Aufl. Berlin 1842.

Kauffmann, F.: Zur Statistik der Vererbung von Augenkrankheiten. Wschr. Ther. u. Hyg. Auge **11**, 68 (1907). — Komoto: Glaukom bei einer Frau mit Angioma faciei dextra. Nippon Gankakai Zashi **1921**. Ref. Klin. Mbl. Augenheilk. **69**, 158 (1922).

Laqueur: Beitrag zur Lehre von den hereditären Erkrankungen des Auges. Z. Augenheilk. **10**, 477 (1903). — Löhlein, W.: Das Glaukom der Jugendlichen. Graefes Arch. **85**, 393 (1913).

Mackenzie: Clinical society transaction **12**, 162 (1879). — Mandelstamm: Zit. H. Schmidt-Rimpler: Graefe-Saemischs Handbuch der gesamten Augenheilkunde Bd. 6, Abt. 1, Glaukom, S. 128. Leipzig 1908. — Muralt, W. von: Über Hydrophthalmus congenitus. Inaug.-Diss. Zürich 1869.

Nettleship, E.: Some hereditary diseases of the eye. Ophthalmoscope **4**, 549 (1906).

Pattillo, R. S.: Two cases of congenital abnormalities. Chicago ophthalm. a. otol. oSc., Sitzg 8. Mai 1900. Ref. Ophthalm. Rec. **9**, 313 (1900). — Plocher, R.: Beitrag zum juvenilen familiären Glaukom. Klin. Mbl. Augenheilk. **60**, 592 (1918).

Reis, W.: Untersuchungen zur pathologischen Anatomie und zur Pathogenese des angeborenen Hydrophthalmus. Graefes Arch. **60**, 1 (1905). — Robertson, Argyll: Diskussion zum Vortrag von F. R. Cross: Hydrophthalmus. Trans. ophthalm. Soc. U. Kingd. **11**, 239 (1891). — Rosas: Zit. Schmidt-Rimpler, H.: Graefe-Saemischs Handbuch der gesamten Augenheilkunde Bd. 6, Abt. 1, Glaukom, S. 128. Leipzig 1908.

Salus, R.: Glaukom und Feuermal. Klin. Mbl. Augenheilk. **71**, 305 (1925). — Schirmer, R.: Ein Fall von Teleangiektasie. Graefes Arch. **7 I**, 119 (1860). — Schmidt-Rimpler, H.: Glaucoma complicatum. Graefe-Saemischs Handbuch der gesamten Augenheilkunde 1. Aufl., Bd. 5, Kap. VI, S. 48. Leipzig 1877. — Schmidthäuser: Retinitis pigmentosa und Glaukom. Diss. Tübingen 1904. Ref. Nagels Jber. **1904**, 600. — Schnabel, J.: Sehr heftiger Anfall akuten Glaukoms in einem durch Retinitis pigmentosa und Sehnerven-exkavation seit drei Jahren erblindeten Auge. Arch. Augen- u. Ohrenheilk. **7**, 128 (1878). — Seefelder: Klinische und anatomische Untersuchungen zur Pathologie und Therapie des Hydrophthalmus congenitus. Graefes Arch. **63**, 205 (1906).

Venneman: Remarques au sujet de cas de buphtalmos. Soc. belge Ophtalm., 26. April 1902. Ref. Annales d'Ocul. **128**, 137 (1902). — Voegele, J.: Naevus vasculosus und Glaukom. Ver.igg mitteldtsch. Augenärzte. 17. Mai 1925. Ref. Klin. Mbl. Augenheilk. **74**, 775 (1925). — Vogt, A.: Vererbter Hydrophthalmus beim Kaninchen. Ges. Schweiz. Augenärzte **1919**. Ref. Klin. Mbl. Augenheilk. **63**, 233 (1919).

Wagner, H.: Einiges über Glaukom im Anschluß an einen Bericht über meine Erkrankung an Glaukom. Graefes Arch. **29 II**, 280 bz. 284 (1883). — Wallenberg: Kasuistische

Mitteilungen. Erbliches juveniles Glaukom in vier Generationen. Ber. 82. Verslg dtsch. Naturforsch., 20. Sept. 1910. Ref. Klin. Mbl. Augenheilk. 48 II, 495 (1910). — WEBER, P.: J. of Neur. 3, 134 (1922).

ZAHN: Über die hereditären Verhältnisse bei Buphthalmus. Inaug.-Diss. Tübingen 1904. Ref. Nagels Jber. 1904, 300.

D. Maligne Tumoren des Auges.

BELL, J.: Retinitis pigmentosa and allied diseases, congenital stationary night-blindness and glioma retinae. The treasury of human inheritance (edited by K. PEARSON). London 1922. Cambridge University Press. — BERRISFORD, P. D.: Statistical notes on glioma retinae with a report on forty-one cases. Roy. Lond. ophthalm. Hosp. 20, 296 (1916).

CASPAR, L.: Ein Fall von vererbtem Netzhautgliom. Zbl. prakt. Augenheilk. 35, 161 (1911). — COMAS, L.: Five cases of glioma of the retina in one family. J. amer. med. Assoc. 75, 1664 (1920).

DAVENPORT, R. C.: A family history of chorioidal sarcoma. Brit. J. Ophthalm. 11, 443 (1927).

ELSCHNIG: Krankheiten der Netzhaut. Graefe-Saemischs Handbuch der gesamten Augenheilkunde 2. Aufl. Bd. 7, II. Teil, Kap. 10a, S. 1897. Leipzig 1916.

FIETTA: Un cas de gliome héréditaire. Rev. gén. Ophtalm. 39, 278 (1925).

GOUVÊA, H. DE: L'hérédité des glioms de la rétine. Annales d'Ocul. 143, 32 (1910). — GRIFFITH, A. H.: Hereditary glioma of the retina. Trans. ophthalm. Soc. U. Kingd. 37, 242 (1917). — GUTMANN, G.: Kasuistischer Beitrag zur Lehre von den Geschwülsten des Auges. Arch. Augenheilk. 31, 158 bez. 168 (1895).

HAAS, H. K. DE: Ein Fall von Gliom (holl.). Nederl. Tijdschr. Geneesk. 52, 1529 (1916). — HOFFMANN jun., M. VON: Bericht über einen interessanten Fall von vererbtem Glioma retinae. Ber. 35. Verslg ophthalm. Ges. Heidelberg 1908, 15.

ISCHREYT: Zwei Fälle von Xeroderma pigmentosum mit Tumorbildung an den Lidern. Z. Augenheilk. 14, 31 (1905).

JUNÈS, E.: Xeroderma pigmentosum avec lésions oculaires. Le Xeroderma pigmentosum en Tunésie. Arch. d'Ophtalm. 42, 193 (1925). — JUNÈS et BUCKWELL: Chronique du Xeroderma pigmentosum en Tunisie. Arch. Inst. Pasteur Tunis 13, 296 (1924).

KNAPP, H.: Ein frühzeitig operierter Fall von retinalem Gliom mit anatomischen Eigentümlichkeiten. Arch. Augen- u. Ohrenheilk. 2 I, 158 (1871).

LASSAR: Carcinomatöser Lidtumor bei Xeroderma pigmentosum. Dtsch. med. Wschr. 1900, Nr 28. — LEDERER, R.: Die Beteiligung des Auges an dem Krankheitsbilde des Xeroderma pigmentosum. Graefes Arch. 100, 32 (1919). — LERCHE, W.: Merkwürdige Entartung des linken Augapfels bei allen männlichen Kindern einer Familie. Vermischte Abh. Heilk. 1, 184 (1821), Zit. S. HIRSCHBERG: Der Markschwamm der Netzhaut 1869.

MENDÈS DA COSTA: Nederl. Tijdschr. Geneesk. 1899, 984. Ref. Ann. de Dermat. 1900, 1117.

NEWTON, R. E.: Glioma of retina. A remarkable family history. Austral. med. Gaz. 21, 236 (1902). Ref. OWEN: Ophthalm. Hosp. Rep. 16, 337 (1905).

ODINZOW, W.: Zur Frage der Vererbung des Glioms (russ.). Russk. oftalm. Ž. 680 (1927). Fußnote zu SABUGIN. Ref. Zbl. Ophthalm. 18, 743 (1927). — OWEN, S. A.: Glioma retinae. Roy. Lond. ophthalm. Hosp. Rep. 16, 323 (1905).

PARSONS, J. H.: The pathology of the eye. London 1904/05. — PFINGST, A. O.: Melanosarcoma (melanoma) of the choroid occurring in brothers. Trans. amer. ophthalm. Soc. 19, 195 (1921). — PFINGST, A. O. u. ST. GRAVES: Melanosarcoma of the choroid occurring in brothers. Arch. of Ophthalm. 50, 431 (1921). — POCKLEY, R. G. A.: Retinal glioma. Ophthalm. soc. of New-south Wales. Ref. Med. J. Austral. 1919, 121. — PUCCIONI: Epitelioma della congiuntiva e della cornea. 19. Cong. Assoc. ottalm. ital. Parma, 3. Okt. 1907. Ref. Nagels Jber. 1907, 596. — PURTSCHER, G.: Zur Kenntnis des Markschwammes der Netzhaut und seiner spontanen Rückbildung. Zbl. prakt. Augenheilk. 39, 193 (1915).

ROUVIÈRE: Le Xeroderma pigmentosum. Thèse de Toulouse 1910.

SATTLER, H.: Die bösartigen Geschwülste des Auges. Leipzig 1926. S. 27. — SCHONNEFELD, R.: Über Xeroderma pigmentosum. Arch. f. Dermat. 104, 47 (1910). — SCHUSTER: Ein Fall von spastischer Heredodegeneration kombiniert mit Gliom. Dtsch Z. Nervenheilk. 77 (1923). — SILCOCK: Hereditary sarcoma of eyeball in 3 generations. Brit. med. J. 1892 1, 1079.

TAYLOR, J.: Diskussion zum Vortrag SNELL. Trans. of the ophthalm. Soc. U. Kingd. 25, 265 (1905). — THOMSON, J. and H. KNAPP: Ein Fall von Retinalgliom, klinisch ausgezeichnet durch Familienprädisposition zu Gliom und anatomisch durch die klar nachweisbare Entstehung der Neubildung aus der inneren Körnerschicht. Arch. Augen- u. Ohrenheilk. 4 I, 79 (1874). — TRAQUAIR, H. M.: Hereditary glioma of the retina. Brit. J. Ophthalm. 3, 21 (1919).

E. Refraktion.

Beckershaus, F.: Über eineiige Zwillinge. Z. Augenheilk. 59, 264 (1926). — Best, F.: Über Korrelation bei Vererbung in der Augenheilkunde. Münch. med. Wschr. 54, 62 (1907). Betsch, A.: Über die menschliche Refraktionskurve. Klin. Mbl. Augenheilk. 82, 365 (1929). — Blatt, N.: Die Vererbung der Anisometropie. Graefes Arch. 114, 604 (1924). — Brückner, A.: Disk.bem. 90. Verslg Ges. dtsch. Naturforsch. 1928. Ref. Zbl. Ophthalm. 20, 626 (1929).

Clausen: (a) Hypermetropia permagna. Berl. ophthalm. Ges., 24. Nov. 1910. Ref. Z. Augenheilk. 25, 113 (1911). (b) Das Wesen der Kurzsichtigkeit im Lichte der heutigen Vererbungslehre. Ver. Ärzte Halle a. d. S., 12. Jan. 1921. Ref. Münch. med. Wschr. 68, 532 (1921). (c) Theorien über die Entstehung der Kurzsichtigkeit. 90. Verslg dtsch. Naturforsch. u. Ärzte Hamburg, 16.—19. Sept. 1928. Ref. Zbl. Ophthalm. 20, 623 (1929).

Fleischer, B.: (a) Über Vererbung von Kurzsichtigkeit. 34. Verslg ophthalm. Ges. Heidelberg 1907, 238. (b) Myopie. Erg. Path. 11 (Erg.-Bd.) II, 2. Hälfte, 604. München 1929.

Gallus: Über die Refraktionskurve. 44. Verslg rhein.-westfäl. Augenärzte, 6. April 1924. Ref. Klin. Mbl. Augenheilk. 73, 491 (1924).

Heinonen, O.: (a) Über die Refraktion bei eineiigen Zwillingen, speziell in Hinsicht der asymmetrischen Fälle. Acta ophthalm. 2, 35 (1924). (b) Untersuchungen betreffend die Refraktion des Auges, speziell mit Berücksichtigung einiger Spezialfragen. Acta soc. Medic. fenn. Duodecim 9, 1 (1928). Ref. Zbl. Ophthalm. 20, 639 (1929). Hertel, E.: Über Myopie. Graefes Arch. 56, 326 (1903) — Holm, E.: Myopie from the point of view of heredity. Acta ophthalm. 3, 335 (1926).

Jablonski, W.: (a) Zur Vererbung der Myopie. Klin. Mbl. Augenheilk. 68, 560 (1922). (b) Ein Beitrag zur Vererbung der Refraktion menschlicher Augen. Arch. Augenheilk. 91 308 (1922).

Kraupa, E.: Studien über die Melanosis des Augapfels. Arch. Augenheilk. 82, 87 (Fußnote) (1917). — Krusius, F.: Heredität, Gesichtstypus und Refraktionsanomalien. Ber. 38. Verslg ophthalm. Ges. Heidelberg 1912, 73.

Leber, Th.: Über höchstgradige Hypermetropie bei Vorhandensein der Krystallinse. Ber. 33. Verslg ophthalm. Ges. Heidelberg 1906, 203. — Leibowicz, M.: Hornhautkrümmung und Astigmatismus. Z. ophthalm. Opt. 16, 33 (1928).

Münch: Über Anisometropie bei eineiigen Zwillingen. Ber. 43. Verslg dtsch. ophthalm. Ges. Jena 1922, 241.

Osterroht, H.: Ein Fall von hochgradiger Hypermetropie bei angeborenem Mikrophthalmus mit inneren Komplikationen. Beitr. Augenheilk. 6, 827 (1904).

Scheerer, R.: Zur entwicklungsgeschichtlichen Auffassung der Brechungszustände des Auges. Ber. 47. Verslg ophthalm. Ges. Heidelberg 1928, 118. — Scheerer, R. u. A. Seitzer: Über das Auftreten von sog. myopischen Veränderungen am Augenhintergrund bei den verschiedenen Brechungszuständen des Auges. Klin. Mbl. Augenhilk. 82, 511 (1929). — Scherenberg, K.: Beiträge zur Lehre vom reinen Mikrophthalmus. Inaug.-Diss. Tübingen 1900. Ref. Nagels Jber. 1900, 297. — Schmidt: Ophthalmologische Untersuchungen bei ein- und zweieiigen Zwillingen. 52. Verslg rhein.-westfäl. Augenärzte, 25. März 1928. Ref. Klin. Mbl. Augenheilk. 80, 553 (1928). — Schnabel u. Herrnheiser: Über Staphyloma posticum, Conus und Myopie. Z. Heilk. 16 (1895). Ref. Nagels Jber. 1895, 436. — Schneideman, T. B.: High hypermetropie. Ophthalm. Rec. 15, 468 (1906). — Scily, A. von: Über den Konus in heterotypischer Richtung. Graefes Arch. 110, 183 (1922). — Spengler, E.: Ist Hornhautastigmatismus vererblich? Klin. Mbl. Augenheilk. 42 I, 164 (1904). — Spemann u. Lewis: Zit. Best. — Steiger, A.: (a) Studien über die erblichen Verhältnisse der Hornhautkrümmung. Z. Augenheilk. 16, 229 u. 333 (1906) u. 17, 307 u. 444 (1907). (b) Die Entstehung der sphärischen Refraktion. Berlin 1913. — Stilling, J.: Die Myopiefrage mit besonderer Rücksicht auf die Schule. Z. Schulgesdhpfl. 6, 377 (1893). Zit. Nagels Jber. 1893, 93. — Straub, M.: La part de l'hérédité et de l'étude dans le développment de la myopie. Arch. d'Ophtalm. 36, 68 (1918/19).

Tron, E.: Variationsstatistische Untersuchungen über Refraktion. Graefes Arch. 122, 1 (1929). — Vogt, A.: (a) Zur Genese der sphärischen Refraktion. Ber. 44. Verslg dtsch. ophthalm. Ges. Heidelberg 1924, 67. (b) Über Berührungspunkte der senilen und der myopischen Bulbusdegeneration. Klin. Mbl. Augenheilk. 72, 212 (1924). (c) Die Ophthalmoskopie im rotfreien Lichte. Graefe-Saemischs Handbuch der gesamten Ophthalmologie. 3. Aufl. Untersuchungsmethoden. Bd. 3. Berlin 1925. (d) Über Maculalosigkeit bei isoliertem Bulbusalbinismus als geschlechtsgebunden recessives Merkmal. Arch. Jul.-Klaus-Stiftung Vererbungsforschg 1, 119 (1925). Ref. Zbl. Ophthalm. 17, 186 (1927).

Wibaut, T.: Bemerkungen zur Arbeit von K. Betsch in den klin. Mbl. März 1929: Über die menschliche Refraktionskurve. Klin. Mbl. Augenheilk. 82, 684 (1929). — Worth, C.: Hereditary influence in myopia. Trans. ophthalm. Soc. U. Kingd. 26, 141 (1906).

F. Affektionen der Hornhaut.

AMMON, VON: Hyperkeratosis s. corn. conica oder besser Ochlodes. Amon's Z. Ophthalm. 1, 122 (1830). — AXENFELD, TH.: Zur Kenntnis der isolierten Dehiscenzen der Membrana Descemeti. Klin. Mbl. Augenheilk. 43 II, 157 (1905).

BACHSTEZ, E.: Über eine neue Form familiärer Hornhautentartung. Klin. Mbl. Augenheilk. 63, 387 (1919). — BIBER: Über einige seltene Hornhauterkrankungen. Inaug.-Diss. Zürich 1890. — BOAS, K.: Über Megalocornea. Inaug.-Diss. Rostock 1916.

CARLOTTI, J.: Hydrophthalmie congénitale familiale sans excavation, et avec bonne acuité visuelle. Soc. Ophtalm. Paris, 6. Nov. 1906. Ref. Annales d'Ocul. 136, 477 (1906). — CLAUSEN, W.: (a) Keratokonus und seine Behandlung. Ber. 42. Verslg ophthalm. Ges. Heidelberg 1920, 288. (b) Vererbungslehre und Augenheilkunde. Keratokonus. Zbl. Ophthalm. 13, 5 (1925). — COATS, G.: (a) Congenital anterior staphyloma. Ophthalmoscope 8, 248 (1910). (b) Congenital mesoblastic strand adhering to, and apparently penetrating the cornea. Proc. roy. Soc. Med., sect. ophthalm., 6, 55 (1913). Ref. Nagels Jber. 1913, 252. — COLLINS, E. TREACHER: (a) Two children in the same family with congenital opacities of both corneae. Trans. ophthalm. Soc. U. Kingd. 25, 49 (1905). (b) An unusual superficial circumferential opacity of the cornea symmetrical in the two eyes. Trans. ophthalm. Soc. U. Kingd. 24, 45 (1906). (c) Congenital anterior staphyloma. Trans. ophthalm. Soc. U. Kingd. 29, 169 (1909). (d) Hereditary ocular degenerations ophthalmic abiotrophies. Internat. Congr. ophthalm. Washington 1922, 103. Ref. Zbl. Ophthalm. 10, 134 (1923). — COPPEZ: Diskussion zum Vortrag PARISOTTI. — CRAMPTON: On congenital opacity of the cornea. Lond. med. Gaz. 1840, 432. Ref. Graefes Arch. 21 II, 216 (1875). — CROSS, F. R.: Hydrophthalmos. Trans. ophthalm. Soc. U. Kingd. 11, 224 (1891).

DIMMER, F.: Über oberflächliche gittrige Hornhauttrübung. Z. Augenheilk. 2, 354 (1899).

EPINATZEW: Ein seltener Fall von angeborener Anomalie des Auges (russ.). Westn. Oftalm. 1896. Ref. Zbl. prakt. Augenheilk. 21, 582 (1897).

FEHR: (a) Über familiäre, fleckige Hornhautentartung. Zbl. prakt. Augenheilk. 28, 1 (1904). (b) Ein Fall von gittriger Hornhauttrübung. Zbl. prakt. Augenheilk. 28, 173 (1904). FELIX, C. H.: (a) Demonstration zweier Brüder mit seltener angeborener Augenanomalie (holl.). Nederl. Tijdschr. Geneesk. 68, 1094 (1924). Ref. Zbl. Ophthalm. 13, 68 (1925). (b) Kongenitale familiäre Cornea plana. Klin. Mbl. Augenheilk. 74, 710 (1925). — FLEISCHER, B.: (a) Über familiäre Hornhautentartung. Arch. Augenheilk. 53, 263 (1905). (b) Über familiäre Hornhautentartung. Ber. 32. Verslg ophthalm. Ges. Heidelberg 1905, 345. — FOLKER, H. H.: Nodular opacity of the cornea in three generations. Trans. ophthalm. Soc. U. Kingd. 29, 42 (1909). — FRANCESCHETTI, A.: Hereditäre rezidivierende Erosion der Hornhaut. Z. Augenheilk. 66, 309 (1928). — FREUND, H.: Die gitterige Hornhauttrübung. Graefes Arch. 57, 377 (1904). — FRIEDE, R.: (a) Über kongenitale „Cornea plana" und ihr Verhältnis zur Mikrocornea. Klin. Mbl. Augenheilk. 67, 192 (1921). (b) Zur Klinik der Mikrocornea und ihrer Übergangsformen. Klin. Mbl. Augenheilk. 69, 561 (1922). (c) Zur Klinik der Megalocornea. Graefes Arch. 111, 392 (1923). (d) Zur Klinik und Vererbung der Cornea plana congenita. Klin. Mbl. Augenheilk. 79, 464 (1927). — FUCHS, E.: Über knötchenförmige Hornhauttrübung. Graefes Arch. 53, 423 (1902). — FUHS, H.: Über das seltene Syndrom von kongenitalen Keratosen der Haut und Cornea. Dermat. Z. 53, 199 (1928).

GALLENGA: Contributo alla conoscenza delle ectasie opache congenite della cornea de cheratite intrauterina. Arch. Ottalm. 1902, 1 u. Rend. assoc. med. Parma 1900. Ref. Zbl. prakt. Augenheilk. 26, 63 (1902). — GERTZ, O.: Demonstration zweier Fälle von Megalocornea congenita (Horner). Ophthalm. Ges. Kopenhagen, 16. Dez. 1914. Ref. Klin. Mbl. Augenheilk. 54, 331 (1915). — GIFFORD, S. R.: Epithelial dystrophy and recurrent erosion of the cornea as seen with the slitlamp. Arch. of Ophthalm. 54, 217 (1925). Ref. Zbl. Ophthalm. 15, 506 (1926). — GREDIG, CHR.: Eine neue Vererbungsart der Megalocornea. Arch. Jul.-Klaus-Stiftung Vererbungsforschg 2, 79 (1926). Ref. Zbl. Ophthalm. 17, 513 (1927). — GROENOUW, A.: (a) Knötchenförmige Hornhauttrübungen. Arch. Augenheilk. 21, 281 (1890). (b) Knötchenförmige Hornhauttrübungen. Graefes Arch. 46, 85 (1898). (c) Knötchenförmige Hornhauttrübungen, vererbt durch 3 Generationen. Klin. Mbl. Augenheilk. 58, 411 (1917). — GRÖNHOLM, V.: (a) Über familiären Keratoglobus. (Finnisch.) Vortr. Ver. finnl. Augenärzte, 23. Mai 1914. Finska Läk.sällsk. Hdl. 58, 1792 (1916). — (b) Über die Vererbung der Megalocornea nebst einem Beitrag zur Frage des genetischen Zusammenhanges zwischen Megalocornea und Hydrophthalmus. Klin. Mbl. Augenheilk. 67, 1 (1921). — GUTIERREZ-PONCE: Hérédité du pterygium. Soc. Ophtalm. Paris, 6. Juni 1893. Ref. Annales d'Ocul. 110, 39 (1893). — GUTZEIT, R.: Über familiäre knötchenförmige Hornhauttrübung. Z. Augenheilk. 68, 349 (1929).

HAAB, O.: (a) Die Mißbildungen des Auges. Zieglers Lehrbuch der pathologischen Anatomie. 1.—9. Aufl., 1883—1898. (b) Die gitterige Keratitis. Z. Augenheilk. 2, 235 (1899). — HAMBRESIN: Dégénéréscence tachetée héréditaire et familiale de la cornée, examen à la lampe à fente. 39. Congr. Soc. franç. Ophtalm. Paris 1926. Ref. Zbl. Ophthalm. 18, 257

(1927). — Hancock, W. J.: Nodular opacities of the cornea in mother and child. Trans. ophthalm. Soc. U. Kingd. **25**, 64 (1905). — Harlan, G. C.: A case of keratoglobus. Meeting Ophthalm., sec. College Physic. Philad., 18. Jan. 1898. Ref. Nagels Jber. **1898**, 709. — Heller: Über familiäre Ichthyosis. Zit. Siemens, H. W.: Einführung in die allgemeine und spezielle Vererbungspathologie des Menschen. Berlin 1923. — Hess, C.: Über die Rolle der Vererbung und der Disposition bei Augenkrankheiten. Med. Klin. **1905**, 437. Ref. Nagels Jber. **1905**, 292. — Hippel, E. von: (a) Über Hydrophthalmus congenitus nebst Bemerkungen über die Verfärbung der Cornea mit Blutfarbstoff. Graefes Arch. **44**, 539 (1897). (b) Die Mißbildungen und angeborenen Fehler des Auges. Graefe-Saemischs Handbuch der gesamten Ophthalmologie. 2. Aufl., Bd. 2, Kap. 9. 1900. (c) Die Ergebnisse meiner Fluoresceinmethode zum Nachweis von Erkrankungen des Hornhautendothels. Graefes Arch. **54**, 509 (1902). (d) Über angeborene Defektbildung der Descemetschen Membran. Klin. Mbl. Augenheilk. **44 II**, 1 (1906). (e) Über Keratitis parenchymatosa und Ulcus internum corneae. Graefes Arch. **68**, 354 (1908). (f) Zur Ätiologie des Keratokonus. Klin. Mbl. Augenheilk. **51 II**, 273 (1913). (g) Weitere Untersuchungen über Keratokonus mit dem Abderhaldenschen Dialysierverfahren. Graefes Arch. **90**, 173 (1915). (h) Über die angeborenen zentralen Defekte der Hornhauthinterfläche, sowie über angeborene Staphylome. Graefes Arch. **95**, 184 (1918). — Horner: Die Krankheiten des Auges im Kindesalter. Handbuch der Kinderkrankheiten von Gerhardt. Bd. 5, 1889.

Jacqueau: Une forme de kératite héréditaire et familiale. Clin. ophtalm. **15**, 434 (1909). Ref. Nagels Jber. **1909**, 649. — Jaensch, P. A.: Keratokonus, die Ergebnisse der Forschungen der letzten 20 Jahre. Zbl. Ophthalm. **21**, 305 (1929). — Jeandelize, P. u. P. Bretagne: Un cas de kératite héréditaire et familiale vue en microscopie oculaire. Annales d'Ocul. **163**, 608 (1926). — Joel: Juveniler Arcus senilis bei Cholestearinämie. Berl. augenärztl. Ges., 22. Febr. 1923. Ref. Klin. Mbl. Augenheilk. **70**, 403 (1923).

Kayser, B.: (a) Megalocornea oder Hydrophthalmus nebst einem Stammbaum mit 17 Patienten über 6 Generationen. Vererbung nach dem Horner-Bollingerschen Vererbungstypus. Klin. Mbl. Augenheilk. **52**, 226 (1914). (b) Zu meinen Fällen von Megalocornea. Klin. Mbl. Augenheilk. **62**, 349 (1919). — Kestenbaum, A.: Über Megalocornea. Klin. Mbl. Augenheilk. **62**, 734 (1919). — Kieser: Mißbildungen des menschlichen Auges. Zit. Manz: Graefe-Saemischs Handbuch der gesamten Augenheilheilkunde. 1. Aufl. Bd. 2, S. 139. 1876. — Koby, F. E.: Sur la dégénérescence réticulaire superficielle de la cornée. Arch. d'Ophtalm. **44**, 149 (1927). — Komoto, J.: Über angeborene erbliche Hornhauttrübung. Klin. Mbl. Augenheilk. **47 II**, 445 (1909). — Kraupa, E.: (a) Die Ichthoysis der Hornhaut. Klin. Mbl. Augenheilk. **65**, 903 (1920). (b) Familiäre celluläre (ichthyotische) und neurotische Dystrophie der Hornhaut. Klin. Mbl. Augenheilk. **73**, 229 (1924). (c) Über Wölbungsdeformationen der Hornhaut. Arch. Augenheilk. **97**, 205 (1926).

Laméris: Nederl. Tijdschr. Geneesk. **1905**, 1524. Zit. Kraupa. — Landesberg: Zur Kenntnis der angeborenen Anomalien des Auges. Klin. Mbl. Augenheilk. **24**, 399 (1886).— Lapersonne, de: Diskussion zum Vortrag Parisotti. — Leven, L.: Stammbaum einer Ichthyosisfamilie. Dermat. Arch. **139**, 117 (1921).

Mans: Die Genese der angeborenen Hornhauttrübung. Graefes Arch. **119**, 77 (1927). — Martin, F. R.: Über Mikrophthalmus. Inaug.-Diss. Erlangen 1888. Ref. Nagels Jber. **1888**, 227. — Meissner, W.: Angeborene Hornhauttrübungen. Ber. 42. Verslg ophthalm. Ges. Heidelberg **1920**, 334. — Mohr, Th.: Beiträge zur Frage der Entstehung der kongenitalen Hornhauttrübungen. Klin. Mbl. Augenheilk. **48 II**, 338 (1910). — Muralt, von: Hydrophthalmus congenitus. Inaug.-Diss. Zürich 1869.

Newman, H. H.: Five generations of congenital stationary nightblindness in an american family. J. of Genet. **3**, 25 (1915).

Parisotti: Le keratocône. Bull. Soc. franç. Ophtalm. **26**, 1 (1909). Ref. Nagels Jber. **1909**, 668. — Pascheff, C.: Recherches biomicroscopiques sur certaines formes rares de keratites. Arch. d'Ophtalm. **43**, 46, (1926). — Peter, Rosa: Über die Corneagröße und ihre Vererbung. Graefes Arch. **115**, 29 (1925). — Peters, A.: Über angeborene Defektbildung in der Descemetschen Membran. Klin. Mbl. Augenheilk. **44 I**, 27 u. 105 (1906). (b) Weiterer Beitrag zur Kenntnis der angeborenen Defektbildung der Descemetschen Membran. Klin. Mbl. Augenheilk. **46 II**, 241 (1908). (c) Die angeborenen Fehler und Erkrankungen des Auges. Bonn 1909. (d) Zur Kenntnis der kongenitalen Hornhauttrübungen. Klin. Mbl. Augenheilk. **49 II**, 88 (1911). (e) Zur Frage der angeborenen Trübungen und Staphylome der Hornhaut. Klin. Mbl. Augenheilk. **70**, 629 (1923). (f) Zur Frage der angeborenen Staphylome. Klin. Mbl. Augenheilk. **76**, 803 (1926). — Pflüger, L.: Über Megalocornea und infantiles Glaukom. Inaug.-Diss. Zürich 1894. — Pillat, A.: Über die gitterige und andere Formen degenerativer Hornhauterkrankungen. Z. Augenheilk. **49**, 313 (1923).

Rabinowitsch: Keratokonus kompliziert durch akute vorübergehende Ektasie. Westn. Ophthalm. **1907**, Nr 5. Ref. Nagels Jber. **653** (1908). — Reis, V.: Bemerkungen zur Arbeit des Dr. R. FRIEDE: Zur Klinik der Megalocornea. Graefes Arch. **113**, 237 (1924). — RÜBEL, E.: Kongenitale familiäre Flachheit der Cornea (Cornea plana). Klin. Mbl. Augenheilk. **50 I**, 427 (1912).

SALZMANN, M.: (a) Hydrophthalmus. Z. Augenheilk. **34**, 63 (1915). (b) Über eine Abart der knötchenförmigen Hornhautdystrophie. Z. Augenheilk. **57**, 92 (1925). — SCHLÄFKE jun., W.: Über einen Fall von Hydrophthalmus mit vorderer Synechie und Fehlen der Linse. Inaug.-Diss. Rostock 1913 u. Graefes Arch. **86**, 106 (1913). — SCHNAUDIGL, O.: Zur Therapie des Keratokonus. Klin. Mbl. Augenheilk. **69**, 466 (1922). — SCHOMANN, H. A.: Über Veränderungen des Hornhautzentrums bei angeborenen Hornhauttrübungen. Diss. Rostock 1914. — SEEFELDER, R.: (a) Über den anatomischen Befund in einem Falle von Membrana pupillaris persistens corneae adhaerens und angeborener Hornhauttrübung. Arch. Augenheilk. **69**, 164 (1911). (b) Pathologisch-anatomische Beiträge zur Frage der angeborenen zentralen Defektbildung der Hornhauthinterfläche. Klin. Mbl. Augenheilk. **65**, 539 (1920). — SIEGRIST: Zur Ätiologie und Therapie des Keratokonus. Ges. Schweiz. Augenärzte Bern **1920**. Ref. Klin. Mbl. Augenheilk. **65**, 108 (1920). — SIEMENS, W.: Über einen in der menschlichen Pathologie nicht beobachteten Vererbungsmodus: dominant geschlechtsgebundene Vererbung. Arch. Rassenbiol. **17**, 47 (1925). — SMITH, PRIESTLEY: On the size of the cornea in relation to age, sex, refraction and primary glaucoma. Trans. ophthalm. Soc. U. Kingd. **10**, 68 (1890). — SPANLANG, H.: Beiträge zur Klinik und Pathologie seltener Hornhauterkrankungen. Z. Augenheilk. **62**, 21 (1927). — STÄHLI, J.: (a) Über Megalocornea. Klin. Mbl. Augenheilk. **53**, 83 (1914). (b) Über den FLEISCHERschen Ring bei Keratokonus und eine neue typische Epithelpigmentation der normalen Cornea. Klin. Mbl. Augenheilk. **60**, 721 (1918). (c) Klinische Untersuchungen an Mikrocorneaaugen (mit besonderer Berücksichtigung von Corneawölbung, Totalrefraktion und Achsenlänge), zugleich ein Beitrag zur Megalocorneafrage. Klin. Mbl. Augenheilk. **62**, 316 (1919). (d) Das Krankheitsbild des Keratokonus vom Standpunkte der Variabilitätslehre (mit 2 klinischen Beispielen von Familiarität des Keratokonus und einem Anhang mit Bemerkungen zur Myopiefrage). Klin. Mbl. Augenheilk. **62**, 712 (1919). (e) Bemerkungen über Keratokonus und seine Behandlung. Klin. Mbl. Augenheilk. **67**, 425 (1921). (f) Weitere Mitteilungen über die Vererbung des Keratokonus. Schweiz. ophthalm. Ges. **1925**. Ref. Klin. Mbl. Augenheilk. **75**, 465 (1925). — STEINHEIM: Zur Kenntnis der angeborenen Staphylome der Hornhaut. Zbl. prakt. Augenheilk. **21**, 353 (1897). — STEPHENSON, S.: A peculiar appearence of the eyes affecting twenty-one members belonging to 4 generations of a family. Ophthalmoscope 8, 330 (1910). — STREBEL, J. u. O. STEIGER: (a) Über Keratokonus. Seine Beziehungen zur inneren Sekretion und zum intraokularen Druck. Klin. Mbl. Augenheilk. **51 I**, 260 (1913). (b) Korrelationen der Vererbung von Augenleiden (Ectopia lentium, Ectopia pupillae, Myopie) und sog. nicht angeborenen Herzfehlern. Arch. Augenheilk. **78**, 208 (1914).

TÖRÖK, E. and L. D. REDWAY: A preliminary report of three cases of keratoconus. Arch. of Ophthalm. **57**, 19 (1928). — TRITSCHELLER, L.: Beitrag zur Vererbung der familiären Hornhautentartung. Klin. Mbl. Augenheilk. **66**, 579 (1921).

VACHER: Diskussion zum Vortrag PARISOTTI. — VAN DER HOEVE, J.: (a) Vererbbarkeit des Keratokonus. Z. Augenheilk. **52**, 321 (1924). (b) Vererbbarkeit des Keratokonus. Z. Augenheilk. **53**, 342 (1924). (c) Erblichkeit von Keratokonus und anderen Augenleiden (holl.). Verslg Akad. Wetensch. Amsterd., Wis- en natuurkd. Afd. **33**, 468 (1924). Ref. Zbl. Ophthalm. **14**, 175 (1925). — VELHAGEN: Über die primäre bandförmige Hornhauttrübung. Klin. Mbl. Augenheilk. **42 I**, 428 (1904). — VOGT, A.: Ein Fall von hereditärem Keratokonus. Schweiz. ophthalm. Ges., 29. Juni 1929. Ref. Klin. Mbl. Augenheilk. **84**, 110 (1930).

WARDROP: An essay on morbid anatomie of the human eye. 2 Vol. London 1739. — WARLOMONT: Buphtalmie congénitale avec conservation d'une bonne vision chez un sujet de treize ans. Soc. franç. Ophtalm. Paris, 7.—10. Mai 1894. Ref. Annales d'Ocul. **111**, 444 (1894). — WEHEFRITZ: Zur Vererbung der Ichthyosis. Z. Konstit.lehre **10** (1924). — WEILL, G.: Sur l'étiologie du kératocone. Annales d'Ocul. **164**, 668 (1927). — WESSELY, K.: Augenbefund bei familiärer Hyperkeratosis follicularis. Bayr. augenärtl. Ver.igg 14. Juli 1929. Ref. Klin. Augenheilk. **83**, 335 (1929). — WIRTHS, M.: (a) Über angeborene Hornhautstaphylome. Beitr. Augenheilk. **9**, 521 (1923). (b) Über angeborene Hornhautveränderungen. Klin. Mbl. Augenheilk. **61**, 625 (1918).

YOSHIDA, Y.: Über eine neue Art der Dystrophia corneae mit histologischem Befunde. Graefes Arch. **114**, 91 (1924).

ZEISER, MARIE LUISE: Ein Fall von angeborener Hornhauttrübung bei 3 Mitgliedern derselben Familie. Inaug.-Diss. München 1918. Ref. Klin. Mbl. Augenheilk. **62**, 274 (1919).

G. Affektionen der Sclera.

ADAIR-DIGHTON, C. A.: Four generations of blue sclerotics. Ophthalmoscope **10**, 188 (1912). Ref. Zbl. prakt. Augenheilk. **36**, 282 (1912).

BEHR, C.: Beitrag zur Ätiologie des Keratokonus (Keratokonus, blaue Sclera, habituelle Luxationen). Klin. Mbl. Augenheilk. **51 II**, 281 (1913). — BERNEAUD: Blaue Sclera und

Knochenbrüchigkeit. Sitzungsber. Ver.igg rhein.-westfäl. Augenärzte, 8. März. 1925. Ref. Klin. Mbl. Augenheilk. 74, 505 (1925). — BIGLER, M.: Über das gleichzeitige Vorkommen von Osteopsathyrosis und blauer Verfärbung der Scleren. Z. Hals- usw. Heilk. 5, 233 (1923). Ref. Zbl. Ophthalm. 12, 447 (1924). — BLEGVAD, O. u. H. HAXTHAUSEN: Blue sclerotics and brittle bones, with macular atrophy of the skin and zonular cataract. Brit. med. J. 1921, 1071. Ref. Zbl. Ophthalm. 8, 69 (1923). — BOLTEN, G. E.: (a) Das Vorkommen von blauen Lederhäuten in Verbindung mit angeborenen Anomalien (holl.). Nederl. Tijdschr. Geneesk. 1918 I, 560. Ref. Klin. Mbl. Augenheilk. 42, 274 (1919). (b) Der Ursprung der Fragilitas ossium (holl.). Nederl. Tijdschr. Geneesk. 1923 II, 2015. Ref. Klin. Mbl. Augenheilk. 72, 288 (1924). — BOLTEN, H.: Blaue Sclera (holl.). Nederl. Tijdschr. Geneesk. 1923 II, 1747. Ref. Klin. Mbl. Augenheilk. 72, 289 (1924). — BRONSON, E.: On fragilitas ossium and its association with blue sclerotics and otosclerosis. Edinburgh med. J., April 1917. Ref. Brit. J. Ophthalm. 2, 243 (1918). — BUCHANAN, L.: (a) Case of congenital maldevelopment of the cornea and sclerotic. Trans. ophthalm. Soc. U. Kingd. 23, 267 (1903). (b) Blue sclerotics. Trans. ophthalm. Soc. U. Kingd. 43, 352 (1923). — BURROWS, H.: Blue sclerotics and brittle bones. Brit. med. J. 1911 II, 16.

COCKAYNE, E. A.: Hereditary blue sclerotics and brittle bones. Ophthalmoscope 12, 271 (1914). — COLDEN, C.: Blaue Scleren mit eigenartigem ophthalmoskopischem Befund. Klin. Mbl. Augenheilk. 74, 360 (1925). — CONLON: Five generations of blue sclerotics and associated osteoporosis. Boston. med. J., 3. Juli 1913. — CROCCO: Blaue Sclera (span.). Comm. Hosp. oftalm. Buenos-Ayres 2 I, 38 (1920). Ref. Klin. Mbl. Augenheilk. 64, 574 (1920).

EDDOWES: Dark sclerotics and fragilitas ossium. Brit. med. J. 1900 II, 222.

FREYTAG, G. TH.: Über blaue Sclera und Knochenbrüchigkeit. Klin. Mbl. Augenheilk. 66, 507 (1921). — FUCHS, E.: Über Episcleritis periodica fugax. Graefes Arch. 41 IV, 229 (1895).

GIMPLINGER, E.: Blaue Verfärbung der Scleren und Herderkrankung der Labyrinthkapsel. Z. Hals- usw. Heilk. 13, 345 (1926). Ref. Zbl. Ophthalm. 16, 605 (1926). — GUTZEIT, R.: Über blaue Sclera und Knochenbrüchigkeit. Klin. Mbl. Augenheilk. 68, 771 (1922).

HARMAN, N. B.: A pedigree of five generations of blue sclerotics. Ophthalmoscope 8, 559 (1910). — HEINONEN, O.: (a) Episcleritis periodica fugax und Erblichkeit. Acta ophthalm. 1, 166 (1923). (b) Nachtrag zu meiner Arbeit: Über Episcleritis periodica fugax und Erblichkeit. Acta ophthalm. 4, 278 (1927). — HOFMANN: Arch. klin. Chir. 107, 279 (1906). — HUTCHINSON, J.: On the relation of certain diseases of the eye to gout. Trans. ophthalm. Soc. U. Kingd. 5, 3 (1885).

KAZNELSON, A.: Über das Syndrom der blauen Sclera (russ.). Russk. Oftalm. 5, 890 (1926). Ref. Zbl. Ophthalm. 18, 710 (1927). — KNAPP, A.: Blue sclerotics. N. Y. Acad. Med. sect. ophthalm. 20. Mai 1929. Ref. Arch. of Ophthalm. 2, 603 (1929). — KROPP: Blaue Scleren und Knochenbrüchigkeit. Ber. 9. Sitzg ophthalm. Abt. Ges. Wiss. u. Leben rhein.-westfäl. Industriebez., 16. Jan. 1926. Ref. Z. Augenheilk. 59, 323 (1926).

NETTLESHIP, E.: On iridectomy for recurrent iritis. Trans. ophthalm. Soc. U. Kingd. 8, 94 (1888).

PAAL, H.: Über blaue Scleren. Klin. Wschr. 8, 1304 (1929). — PERLIA: Blaue Scleren und Knochenbrüchigkeit. Diskussion zum Vortrag BERNEAUD. Klin. Mbl. Augenheilk. 74, 508 (1925). — PETERS, A.: (a) Blaufärbung des Augapfels durch Verdünnung der Sclera als angeborene und erbliche Anomalie. Klin. Mbl. Augenheilk. 46 I, 130 (1908). (b) Zur Kenntnis der angeborenen Veränderungen der Sclera. Zbl. prakt. Augenheilk. 37, 279 (1913). (c) Blaue Sclera und Knochenbrüchigkeit. Klin. Mbl. Augenheilk. 51 I, 594 (1913).

ROTSCHILD: Über die Vereinigung von blauer Sclera und Knochenbrüchigkeit nebst kasuistischer Mitteilung. Diss. München 1917.

SCHNEE, A. J.: Zur Frage der Beziehung der blauen Sclerafärbung zur Brüchigkeit der Knochen. Klin. Med. (russ.) 5 II, 25 (1924). Ref. Zbl. Ophthalm. 15, 55 (1926). — SPURWAY, J.: (a) Hereditary tendency to fracture. Brit. med. J. 1896 II, 844. (b) Fragilitas ossium, blue sclerotics and otosclerosis. Brit. med. J. 1917 I, 826. Ref. Brit. J. Ophthalm. 2, 244 (1918). — STENVERS, H. W.: Röntgenologische Bemerkungen zur vorhergehenden Arbeit von J. VAN DER HOEVE und DE KLEYN. Graefes Arch. 95, 94 (1918). — STEPHENSON, S.: A peculiar appearance of the eyes affecting twenty-one members belonging to four generations of a family. Ophthalmoscope 8, 330 (1910). — STOBIE, W.: The association of blue sclerotics with brittle bones and progressive deafness. Quart. J. Med. 17, 274 (1924). Ref. Zbl. Ophthalm. 13, 403 (1925). — STÖLTZING, W.: Ein Beitrag zur Ätiologie und Therapie der Episcleritis periodica fugax. Münch. med. Wschr. 1900. Ref. Zbl. prakt. Augenheilk. 25, 31 (1901). — STRAAT, H. L.: Blaue Sclerae, Fragilitas ossium und Otosklerose. Nederl. Tijdschr. Geneesk. 67 I, 151 (1923). Ref. Zbl. Ophthalm. 10, 226 (1923).

TAKAHASHI, T.: Beitrag zur Kenntnis der blauen Sclera. Graefes Arch. 115, 206 (1925). — TERRIEN, F., P. SAINTON u. P. VEIL: Deux cas de syndrome de VAN DER HOEVE (oeil bleu, fragilité osseuse, surdité). Soc. Ophtalm. Paris, Jan. 1927. Ref. Ann. d'Ophtalm. 155, 58 (1928) Ref. Zbl. Augenheilk. 18, 710 (1927).

URBANEK: Patientin mit beiderseitiger blauer Sclera und Knochenbrüchigkeit. Ophthalm. Ges. Wien, 20. Febr. 1928. Ref. Z. Augenheilk. 64, 391 (1928).

VAN DER HOEVE, J.: Familiäre blaue Sclera, Schwerhörigkeit und abnorme Knochenbrüchigkeit (holl.). Sitzgsber. neederl. ophthalm. Ges., 10. Dez. 1916. Ref. Klin. Mbl. Augenheilk. 58, 305 (1917). — VAN DER HOEVE, J. u. A. DE KLEYN: Blaue Sclera, Knochenbrüchigkeit und Schwerhörigkeit. Graefes Arch. 95, 81 (1918). — VOGT, A.: Diskussion zum Vortrag BOREL: Die blaue Sclera und ihre Ursache. Schweiz. ophthalm. Ges. 1925. Ref. Klin. Mbl. Augenheilk. 75, 464 (1925). — VOORHOEVE: Das Krankheitsblid der blauen Sclera in Verbindung mit anderen erblichen resp. angeborenen Abweichungen (holl.). Nederl. Tijdschr. Geneesk. 1917 I, 1873. Ref. Klin. Mbl. Augenheilk. 59, 682 (1917).

WIECHMANN, E. u. H. PAAL: Zur Klinik der sog. blauen Scleren. Münch. med. Wschr. 72, 213 (1925). — WIRTH, M.: Blaue Scleren und Knochenbrüchigkeit. Ver.igg Augenärzte Schlesien und Posen, 18. Mai 1924. Ref. Klin. Mbl. Augenheilk. 73, 251 (1924). — WYLER, J. S.: Episcleritis periodica fugax — with the report of a case. Ophthalm. Rec. 18, 57 (1909).

H. Affektionen der Iris.

BRÜCKNER, A.: Über Persistenz von Resten der tunica vasculosa lentis. Arch. Augenheilk. 56 (Erg.-Bd.), 5 (1907).

FLEISCHER, B.: Demonstration einer eigenartigen Irisanomalie. Verslg Württemberg. Augenärzte, 2. Juni 1907. Ref. Ophthalm. Klin. 11, 398 (1907). — FRÖHLICH, R. E.: Über Flocculusbildungen der menschlichen Iris und ihre Vererbung. Arch. Rassenbiol. 15, 249 (1924).

GILBERT, W.: Weiter Beitrag zur Kenntnis seltener Irisanomalien. Z. Augenheilk. 17, 32 (1907). — GLOOR, A.: Klinische Beobachtung eines Falles von Coloboma iridis partiale incompletum. Arch. Augenheilk. 37, 159 (1898). — GUGGENHEIM, IRMA: Ektopie der Pupille, partielles, superfizielles Iriskolobom und Ectropium uveae congenitum, nebst einigen Bemerkungen zur Vererbung dieser Anomalien. Z. Augenheilk. 55, 161 (1925).

HIRSCHBERG, J.: Über angeborene Ausstülpung des Pigmentblattes der Regenbogenhaut. Zbl. prakt. Augenheilk. 27, 321 (1903). — HOLTH, S. u. O. BERNER: (a) Miosis congenita seu Microcoria familiaris-ex aplasia musculi dilatatoris pupillae (norweg.). Norsk Magaz. Laegevidensk. 82, 63 (1921). Ref. Zbl. Ophthalm. 7, 85 (1922). (b) Congenital miosis or pinhole pupils owing to developmental faults of the dilatator muscle. Brit. J. Ophthalm. 7, 401 (1923).

MONTHUS, ROCHON-DUVIGNEAUD et CADILHAC: Floculi et kystes pigmentés de l'iris. Bull. Soc. Ophtalm. Paris 1928, 288. Ref. Zbl. Ophthalm. 20, 699 (1929).

NAPP: Familiäre einseitige absolute Pupillenstarre. Berl. ophthalm. Ges., 17. Juni 1909. Ref. Klin. Mbl. Augenheilk. 47 II, 119 (1909).

PADERSTEIN: Familie mit Pupillenungleichheit. Berl. ophthalm. Ges., 26. Juni 1913. Med. Klin. 1913, 1480. Ref. Zbl. prakt. Augenheilk. 37, 236 (1913). — PAGENSTECHER, A. jun.: Irismißbildung in drei Generationen (teilweise Verdoppelung des mesodermalen Teiles der Iris). Klin. Mbl. Augenheilk. 74, 128 (1925).

REITSCH, W.: Viereckige Pupillen als kongenitale Anomalie. Klin. Mbl. Augenheilk. 74, 165 (1925).

SAMUELS, B.: Über Ectropium uveae congenitum. Z. Augenheilk. 31, 333 (1914). — STÄHLI, J.: Über Flocculusbildung der menschlichen Iris. Klin. Mbl. Augenheilk. 65, 349 (1920). — SZILY, A. VON: Beitrag zu den Befunden von angeborenem akzessorischem Irisgewebe. Klin. Mbl. Augenheilk. 47 I, 369 (1909).

VOGT, A.: (a) Beobachtungen am Spaltlampenmikroskop, Eversion des retinalen Irisblattes. Ges. der Schweiz. Augenärzte 1920. Ref. Klin. Mbl. Augenheilk. 65, 102 (1920). (b) Atlas der Spaltlampenmikroskopie. S. 134. Berlin 1921. (c) Weitere Ergebnisse der Spaltlampenmikroskopie des vorderen Bulbusabschnittes. 8. Abschn. Über die pathologisch veränderte Iris. Flocculusbildungen. Graefes Arch. 111, 91 (1923). (d) Doppelter Pupillarpigmentsaum. Graefes Arch. 111, 94 (1923). (e) Die Selbständigkeit des vorderen Irisblattes (Kryptenblatt Streiff) und ihre Bedeutung für die Irispathologie. Graefes Arch. 112, 98 (1923). (f) Ectropium congenitum des retinalen Irisblattes. Graefes Arch. 112, 111 (1923).

WIEGMANN, E.: Ein eigenartiger Irisbefund: Angeborene Spaltung in zwei Blätter. Klin. Mbl. Augenheilk. 51 II, 697 (1913).

J. Katarakt.

ANDOGSKY, N.: Cataracta dermatogenes. Klin. Mbl. Augenheilk. 52, 824 (1914). — ANDRASSY, K.: Ein Beitrag zur Vererbung der Katarakt. Klin. Mbl. Augenheilk. 66, 568 (1921). — APPENZELLER, G. F. A.: Beitrag zur Lehre von der Erblichkeit des grauen Stars.

Mitt. ophthalm. Klin. Tübingen **2**, 120 (1884). Diss. Tübingen 1884. Ref. Nagels Jber. **1884**, 545. — Armaignac, H.: Cataracte congénitale double, hérédité morbide remarquable. Rev. Ocul. Sud-Ouest Bordeaux **1881**, 246. Ref. Nagels Jber. **1881**, 402. — Arx, M. von: Zur Pathologie des Schichtstares. Inaug.-Diss. Zürich 1883.

Baker, A. R.: Infantile cataract. J. amer. med. Assoc. **19**, 278 (1892). — Barbot, E. M.: La sclérodermie associée à la cataracte (affection familiale). Thèse de Paris **1925**. Bastard: Conseils pratiques sur la cataracte. Thèse de Montpellier **1850**. — Bateson, W.: Mendelian principles of heredity. Univ. Presse **1909**. — Batten, F. E. and H. P. Gibb: Myotonia atrophica. Brain **32**, 187 (1909). — Baudon: Cataracte congénitale, observation curieuse d'hérédité. Rec. Chir. et Pharm. mil. III. **33**, 646 (1877). Ref. Rec. d'Ophtalm. **1878**, 9; Nagels Jber. **1878**, 371. — Bauer, J.: Innere Sekretion. Berlin 1927. — Becker, O.: (a) Pathologie und Therapie des Linsensystems. Graefe-Saemischs Handbuch der gesamten Augenheilk. 1. Aufl., Bd. 5, S. 262. 1877. (b) Zur Anatomie der gesunden und kranken Linse. Wiesbaden 1883. Ref. Nagels Jber. **1883**, 477. — Beer, J.: (a) Lehre der Augenkrankheiten. Bd. 2, S. 154. Wien 1792. (b) Das Auge. Wien 1813. S. 68. — Belivier: Zit. bei Guille: Nouvelles recherches sur la cataracte et la goutte sereine. Paris 1818. — Berry, B. A.: Note on an instance of marked heredity in a form of cataract developed in early life. Ophthalm. Rev. **7**, 1 (1888). — Braun, G.: Kongenitale Katarakt mit Krystallbildung. Graefes Arch. **118**, 701 (1927). — Buchanan, J. A.: A consideration of the various laws of heredity and their applications to conditions in man. Amer. J. med. Sci. **165**, Nr 5 (1923). — Bücklers: Familiäre angeborene Katarakt mit zentralen Defekten. Berl. augenärztl. Ges., 27. Juni 1929. Ref. Klin. Mbl. Augenheilk. **83**, 356 (1929). — Bulloch: Diabetes insipidus. Treasury of human inheritance **1**, 1 (1909).

Cahuzac: L'hérédité dans l'étiologie de la cataracte. Thèse de Toulouse **1908**. — Callan, P. A.: Eye lesions in myxoedema. Trans. amer. ophthalm. Soc. **7**, 391 (1895). — Cantonnet, A.: Catarcte chez une malade atteinte de myxoedème et de tétanie. Soc. Neur. Paris, 6. Jan. 1910. Ref. Annales d'Ocul. **143**, 475 (1910). — Caussade: Recherches pour servir à l'histoire pathologique de la cataracte et son traitement par l'aiguille. Thèse de Montpellier **1859**. — Chance, B.: Unusual form of hereditary congenital cataract occurring in several members of a family. Trans. amer. ophthalm. Soc. **11**, 2, 334 (1907). Arch. of Ophthalm. **36**, 505 (1907). — Cheatham, W.: Cataract in the young. The medical age, 26. Sept. 1903. Zit. Nagels Jber. **1903**, 603. — Clausen: Vererbungslehre und Augenheilkunde. Zbl. Ophthalm. **13**, 10 (1925). — Coler: Über familiäres Auftreten der Tetanie. Med. Klin. **1910**, Nr 28. — Collins, Treacher: Disk. z. Vortrag Smith, Priestley: A pedigree of Doyne's discoid cataract. Trans. ophthalm. Soc. U. Kingd. **30**, 42 (1910). — Curschmann, H.: Zur Nosologie und Symptomatologie der myotonischen Dystrophie. Dtsch. Arch. klin. Med. **149**, 129 (1925). Ref. Zbl. Ophthalm. **16**, 465 (1926).

Danforth, C. H.: (a) Some notes on a family with hereditary congenital catarct. Amer. J. Ophthalm. **31**, 161 (1914). Ref. Klin. Mbl. Augenheilk. **53**, 436 (1914). (b) The inheritance of congenital cataract. Amer. Natural. **50**, 442 (1916). — Duddel: Zit. Cahuzac: L'hérédité dans l'étiologie de la cataracte. Thèse de Toulouse **1908**, 26. — Dupuytren: Leçons orales de clinique chirurgicale. Hôtel-Dieu de Paris. Tome 3, p. 288 f. (1839) (zit. Cahuzac). — Dutoit, A.: Augenstörungen bei einem Fall von Myxödem. Z. Augenheilk. **32**, 139 (1914). — Dyer, S.: Case of hereditary cataract. Prov. med. a. surg. J. Lond. **1850**, 91.

Fischer, J. u. O. Triebenstein: Untersuchungen über Tetanie und Altersstar. Klin. Mbl. Augenheilk. **52**, 441 (1914). — Fisher, J. H.: Coralliform cataract. Trans. ophthalm. Soc. U. Kingd. **25**, 90 (1905). — Fleischer, B.: (a) Über Myotonia atrophicans und Katarakt. Ber. 40. Verslg ophthalm. Ges. Heidelberg **1916**, 441. (b) Über myotonische Dystrophie. Münch. med. Wschr. **51**, 1630 (1917). (c) Über myotonische Dystrophie mit Katarakt. Graefes Arch. **96**, 91 (1918). (d) Über die Vererbung der myotonischen Dystrophie. Ber. Verh. außerordentl. Tagg ophthalm. Ges. Wien, 4.—6. Aug. **1921**, 169. (e) Untersuchungen von sechs Generationen eines Geschlechtes auf das Vorkommen von myotonischer Dystrophie und anderer degenerativer Merkmale. Arch. Rassenbiol. **14**, 13 (1922). Ref. Zbl. Ophthalm. **8**, 532 (1923). (f) Zur Vererbung nervöser Degenerationen. Z. Neur. **84**, 418 (1923). — Forster, N. B.: Consanguineal diabetes mellitus. Bull. Hopkins Hosp. **34**, H. 23 (1912). — Frey, H. C.: Beitrag zur myotonischen Dystrophie (Myotonia atrophica). Arch. Rassenbiol. **17**, 1 (1925). — Fromaget: Glaucome secondaire chez und chien. Cataracte congénitale luxée dans la chambre antérieure. Adhérence intime à la cornée. Extraction. Soc. Méd. et Chir. Bordeaux, 29. Okt. **1897**. Ref. Annales d'Ocul. **119**, 63 (1898). — Fromaget, C.: Cataractes congénitales héréditaires pendant six générations. Soc. d'ophtalm. de laryngol. et d'otol. de Bordeaux et du sud-ouest, 18. Mai 1893. Gaz. hebdom. Sci. méd. Bordeaux **1893**, 368. Ref. Nagels Jber. **1893**, 301. — Fuchs, E.: Lehrbuch der Augenheilkunde. S. 413. Leipzig u. Wien 1889.

Gänsslen, M. u. Fritz: Über Diabetes insipidus. Klin. Wschr. **3**, 22 (1924). — Garfunkel, B.: Zur Erblichkeit der Cataracta senilis. Arch. Jul.-Klaus-Stiftung. Vererbungsforschg **2**, 71 (1926). Ref. Zbl. Ophthalm. **17**, 514 (1927). — Gifford, S. R.: (a) Congenital anomalies of the lens as seen with the slit lamp. Amer. J. Ophthalm. 7, 678 (1924). (b) Zum kongenitalen Star des Embryonalkerns (Cataracta centralis pulverulenta). Klin. Mbl. Augenheilk. 78, Beil.-H., 191 (1927). (c) Spießkatarakt. Korallenförmige Katarakt. Klin. Mbl. Augenheilk. 78 (Erg.-Bd.), 194 (1927). — GINESTOUS et LAVIE: Cataracte congénitale double et syndactylie. Soc. Anat. et Physiol. Bordeaux, 23. Nov. 1903. Zit. Ginestous Ophthalmologie infantile S. 460. Paris 1922. — GJERSING, O. M.: Eine kataraktöse Bauernfamilie. Ugeskr. f. Laeg. (dän.) R. 3, 26, Nr 18 (1879). Ref. Zbl. prakt. Augenheilk. 3, 316 (1879). GJESSING: Über Augensymptome bei Störungen des intern sezernierenden Organsystems Vort. Ärzteverein Drammen. Ref. Tidsskr. norske Laegeforening 1922, 363 u. 411. — GONZÁLEZ, J.: (a) Familiär angeborene Katarakt (span.). Anal. Soc. mexic. Oftalm. y Otol. 4, 83 (1923). Ref. Zbl. Ophthalm. 15, 485 (1926). (b) Juvenile familiäre Katarakt bei allen Töchtern einer Verwandtenehe ohne Beteiligung der Söhne (span.). Anal. Soc. mexic. Oftalm. y Otol. 4, 86 (1923). Ref. Zbl. Ophthalm. 15, 486 (1926). — GREEFF, R.: Die pathologische Anatomie des Auges. Berlin 1920. — GREEN, J.: Notes on 21 cases of cataract occurring in a single family. Trans. amer. ophthalm. Soc 5, 724 (1890). — GREENFIELD: Dystrophia myotonica. Brain 1923. — GREENFIELD, J.: Notes on a family of Myotonia atrophica and early cataract with a report of an additional case of myotonia atrophica. Rev. of Neur. 9, 169 (1911). — GROENOUW, A.: Beziehungen der Allgemeinleiden und Organerkrankungen zu Veränderungen und Krankheiten des Sehorganes. Graefe-Saemischs Handbuch der gesamten Augenheilk. 3. Aufl. S. 701 f. 1920. Berlin. — GRÖNHOLM, V.: Zur Frage der endokrinen Ätiologie des juvenilen Stars. Acta ophthalm. (Københ.) 5, 166 (1927). — GRÓSZ, E. VON: (a) Die Augenkrankheiten der großen Ebenen Ungarns. 1857. Zit. Z. Augenheilk. 27, 84 (1912). (b) Fälle von hereditärer Katarakt. Ung. ophthalm. Ges., 5. Nov. 1922. Ref. Klin. Mbl. Augenheilk. 69, 853 (1922). (c) Über die hereditären Katarakte. Orvosképzés (ung.) 13, 80 (1923). Ref. Zbl. Ophthalm. 10, 198 (1923). — GROTE, L. R.: Grundlagen ärztlicher Betrachtung. Berlin 1921. — GUÉRIN: L'hérédité dans l'étiologie de la cataracte. Zit. CAHUZAC. Thèse de Toulouse 1908, 26. — GUNN, M.: Notes on some forms of congenital cataract. Ophthalm. Rev. 17, 129 (1898). — GUNN, R. M.: Peculiar coralliform cataract with crystals (of cholesterine?) in the lens. Trans. ophthalm. Soc. U. Kingd. 15, 119 (1895).

HALBERTSMA, K. T. A.: Über familiäre juvenile Katarakt. Nederl. ophthalm. Ges., 17.—18. Dez. 1927. Ref. Klin. Mbl. Augenheilk. 80, 108 (1928). — HANSEN, S.: Über die Vererbung des Diabetes mellitus. Acta med. scand. (Stockh.) 62, H. 1/2 (1925). — HARMAN, N. B.: (a) Congenital cataract, a pedigree of five generations. Trans. ophthalm. Soc. U. Kingd. 29, 101 (1909). (b) New pedigrees of cataract-posterior polar, anterior polar and microphthalmia and lamellar. Trans. ophthalm. Soc. U. Kingd. 29, 296 (1909). (c) Treasury of human inheritance. Eug. Laboratory Memoirs Vol. 11, Part. IV, Sect. III. 1910. (d) Ten pedigrees of cong. and infantile cataract (lamellar, coralliform, discoid and posterior polar with microphthalmia). Trans. ophthalm. Soc. U. Kingd. 30, 251 (1910). (e) Hereditary anterior polar cataract and microphthalmia. Trans. ophthalm. Soc. U. Kingd. 30, 139 (1910). (f) Hereditary posterior polar cataract. Trans. ophthalm. Soc. U. Kingd. 30, 140 (1910). (g) Familial discoid or „Coppock" cataract. Trans. ophthalm. Soc. U. Kingd. 30, 29 (1910). — HEINE, L.: (a) Über Tetanie- und Myotoniekatarakte. Z. exper. Med. 31, 84 (1923). (b) Über Tetanie- und Myotoniekatarakte. Z. Augenheilk. 55, 1 (1925). — HENKE, K. u. S. SEEGER: Über die Vererbung der myotonischen Dystrophie. Genetischer Beitrag zum Problem der Degeneration. Z. Konstit.lehre 13, 371 (1927). — HERZ, OSCAR: Familiäre progressive cerebrale Diplegie. Mschr. Kinderheilk. 37, 135 (1927). Ref. Zbl. Ophthalm. 20, 356 (1929). — HESSE, R. u. E. PHLEPS: Schichtstar und Tetanie. Z. Augenheilk. 29, 238 (1913). — HILBERT, R.: Schichtstarbildung durch 4 Generationen einer Familie. Münch. med. Wschr. 59, 1272 (1912). — HIMLY, E.: Die Krankheiten und Mißbildungen des menschlichen Auges. Bd. 2, S. 238. Berlin 1843. — HIPPEL, E. VON: Über Vererbung angeborener Katarakt. Nordwestdtsch. augenärztl. Ver.igg, 1. Juni 1929. Ref. Klin. Mbl. Augenheilk. 83, 114 (1929). — HIRSCHBERG, J.: Angeborener grauer Star als Familienübel. Zbl. prakt. Augenheilk. 21, 271 (1897). — HIRSCHFELD: Myotonia atrophica. Z. Neur. 5, 682 (1911). — HIRSCHFELD, R.: Über myotonische Muskeldystrophie. Z. Neur. 34, 441 (1916). — HOFFMANN, J.: Katarakt bei und neben atrophischer Myotonie. Graefes Arch. 81, 512 (1912).

JANIN: Observations sur l'oeil. p. 149. Paris 1720. — JEAFFRESON, C. S.: Clinical lectures on cataract. Lancet 1886 I, 387, 434 u. 479. Ref. Nagels Jber. 1886, 408. — JESS, A.: Über kongenitale und vererbbare Starformen der weißen Ratte, nebst Bemerkungen über die Frage des Verhaltens der Linsen bei vitaminfreier Ernährung. Klin. Mbl. Augenheilk. 74, 49 (1925). — JONES, D. F. and S. L. MASON: Further remarks on the inheritance of congenital cataract. Amer. Naturalist 50, 751 (1916). — JUST: Zur Kasuistik der Kernstare im Kindesalter. Zbl. prakt. Augenheilk. 4, 8 (1880). — JUST, G.: Ein Wort zu WEILS Diabetes insipidus-Stammbaum. Arch. Rassenbiol. 16, H. 3 (1925).

KAST, H,: Katarakt nach Strumektomie. Z. Augenheilk. **59**, 357 (1926) — KAUF-
MANN: Zuchtversuche bei starkranken Kaninchen. Ver.igg mitteldtsch. Augenärzte,
15. Nov. 1925. Ref. Klin. Mbl. Augenheilk. **76**, 132 (1926). — KEHRER, F. A.: Zur Pathogenese der Tetanie, insbesondere der sog. „Hemitetanie". Klin. Wschr. **4**, 1906 (1925). —
KENNEDY, F. and C. P. OBERNDORF: Myotonia atrophica. J. amer. med. Assoc. **57**, 1117
(1911). — KNAPP, F. N.: Familial cataract: a study thru five generations. Amer. J. Ophthalm.
9, 683 (1926). — KNIES, M.: Über den Spindelstar und die Akkommodation bei demselben.
Graefes Arch. **23** I, 211 (1877). — KNÜSEL, O.: Das Spaltlampenbild der postoperativen
Tetaniekatarakt. Graefes Arch. **114**, 636 (1924). — KOBY, F. E.: (a) Cataracte familialc
d'un type particulier, se transmettant apparement suivant le mode dominant. Arch.
d'Ophtalm. **40**, 492 (1923). (b) Un cas d'idiotie mongolienne avec cataracte. Rev. gén.
Ophtalm. **38**, 365 (1924). — KURZ, J.: Hinterer Rindenstar bei rezidivierendem Ekzem
(tschech.). Čas. lék. česk. **63**, 1072 (1924). Ref. Zbl. Ophthalm. **13**, 476 (1925). — KYRIE-
LEIS, W.: Katarakt bei myotonischer Dystrophie. Z. Augenheilk. **54**, 185 (1925).

LAQUEUR: Beitrag zur Lehre von den hereditären Erkrankungen des Auges. Z. Augenheilk. **10**, 477 (1903). — LONG, F. A.: A contribution on the study of the familial aspects
of diabetes mellitus. Western. med. Rev. **30** (1914). — LÖWENSTEIN, A.: (a) Innersekretorische Störungen und Katarakt. Dtsch. ophthalm. Ges. Tschechoslov., 8. Nov. 1925.
Ref. Klin. Mbl. Augenheilk. **75**, 771 (1925). (b) Hautveränderungen auf Grund von inneren
Sekretionsstörungen und Linsentrübung. Klin. Mbl. Augenheilk. **76**, 539 (1926).

MAÎTRE-JAN, A.: Traité des maladies de l'oeil et des remèdes propres pour leur guérison.
Paris 1722. Zit. CAHUZAC. — MANSON, J. S. u. E. NETTLESHIP: Hereditary lamollar cataract
and digital deformity in the same pedigree. Trans. ophthalm. Soc. U. Kingd. **32**, 45 (1912). —
MARINESCO, DRĂGĂNESCO et VASILIU: Cataracte familiale et arrêt dans l'évolution somato-
neuro-psychique. Bull. Soc. neur. **4**, 16 (1927). Ref. Zbl. Ophthalm. **19**, 389 (1928). —
MAUNOIR: Essai sur quelques points de l'histoire de la cataracte. Thèse de Paris **1833**. —
MIDDLEMORE: Treatise on the diseases of the eye. Vol. 2, p. 61. London 1835. — MONIER-
VINARD et BARBOT: Sclérodermie et cataracte. Syndrome familial. Bull. Soc. méd. Hôp.
Paris **44**, 708 (1928). Ref. Zbl. Ophthalm. **20**, 603 (1929). — MONJUKOWA, W. N. K.: Über
den Zusammenhang der Linsentrübungen mit Störungen der Drüsen der inneren Sekretion
(russ.). Russ. ophthalm. J. **2**, 174 (1923). Ref. Zbl. Ophthalm. **10**, 525 (1923). — MÜLLER,
E.: Schichtstar. Graefes Arch. **2** II, 166 (1855).

NAEGELI: Über Myotonia atrophica, speziell über die Symptome und die Pathogenese
der Krankheit nach 22 eigenen Fällen. Münch. med. Wschr. **64**, 1631 (1917). — NETT-
LESHIP, E.: (a) On heredity in the various forms of cataract. Roy. Lond. ophthalm.
hosp. Rep. **16** III, 179 (1905). (b) Senile cataract in husband and wife, conditions of the
lenses in their children and grand-children. Trans. ophthalm. Soc. U. Kingd. **28**, 220 (1908).
(c) Lamellar cataract, Coppock, or discoid cataract and retinitis pigmentosa, affecting different
members of the same pedigree. Trans. ophthalm. Soc. U. Kingd. **28**, 226 (1908). (d) Seven
new pedigrees of hereditary cataract. Trans. ophthalm. Soc. U. Kingd. **29**, 188 (1909).
(e) On some hereditary diseases of the eye (the BOWMAN lecture). Trans. ophthalm. Soc.
U. Kingd. **29**, LVII (1909). (f) A pedigree of presenile or juvenile cataract. Trans. ophthalm.
Soc. U. Kingd. **32**, 337 (1912). — NETTLESHIP, E. and F. M. OGILVIE: A peculiar form of
hereditary congenital cataract. Trans. ophthalm. Soc. U. Kingd. **26**, 191 (1906). — NEU-
SCHÜLER, J.: Encefalocele e cataratta congenita. Riv. otol. ecc. **6**, 19 (1929). — NIEDEN, A.:
Kataraktbildung bei teleangiektatischer Ausdehnung der Capillaren der ganzen Gesichts-
haut. Zbl. prakt. Augenheilk. **11**, 353 (1887). — NISSEN: Beiträge zur Kenntnis der THOM-
SENschen Krankheit (Myotonia cong.) mit besonderer Berücksichtigung des hereditären
Momentes und seiner Beziehung zu den MENDELschen Vererbungsregeln. Z. klin. Med.
97, H. 1/3 (1923). — NITZULESCU, J.: Double cataracte et myxoedème. Bull. Soc. roum.
Neur. ecc. **2**, 12 (1925). Ref. Zbl. Ophthalm. **15**, 847 (1926). — NOLTE: Beitrag zu der
Lehre von der Erblichkeit von Augenerkrankungen. Diss. Marburg 1896. — NOORDEN, C.v.:
Die Zuckerkrankheit. Berlin 1900. — NORDMANN, J.: La cataracte postérieure en forme de
soucoupe. Bull. Soc. Ophtalm. Paris **1927**, 328. Ref. Zbl. Ophthalm. **19**, 231 (1928). —
NORRIE, G.: Über Erblichkeit des grauen Stars. Ugeskr. Laeg. (dän.). R. V. **3**, 937 (1896).
Zit. Nagels Jber. **1896**, 326.

ORMOND, A. W.: A case of myotonia atrophica with cataract. Trans. ophthalm. Soc.
U. Kingd. **31**, 214 (1911).

PAPASTRATIGAKIS, C.: Alopecia associated with cataract and ungual alterations. Paris
méd. **12**, 475 (1922). Ref. Abstr. Int. Surv. Ophthalm. **5**, 58 (1923). Ophthalm. Yearbook
10, 191 (1924). — PEARCE, F., R. RANKINE and A. ORMOND: Notes on twenty-eight cases
of mongolian imbeciles. Brit. med. J. **1910** II, 187. — PETERDY, E. M.: Sulla cataratta
zonulare pulverulenta. Arch. Ottalm. **36**, 35 (1929). — PETERS, A.: (a) Über die Entstehung
des Schichtstares und verwandter Starformen. Graefes Arch. **39** I, 221 (1893). (b) Die
Pathologie der Linse. Erg. Path. **10** (Erg.-Bd. 1), 389 (1906). (c) Die Bedeutung der Vererbung für die Augenheilkunde. Slg Abh. Augenheilk. **8**, H. 5 (1911). (d) Die Pathologie

der Linse. Erg. Path. (Bericht über die Jahre 1906—1911) 14 (Erg.-Bd.), 388f. (1911). (e) Die Vererbung der Katarakt im Lichte der Konstitutionspathologie. Z. Konstit.lehre 8, 545 (1922). Ref. Zbl. Ophthalm. 9, 151 (1923). (f) Die Vererbung der Katarakt. Erg. Path. 21 (Erg.-Bd. 1), 161 (1927). — Pisenti, G.: Cataracte familiale congénitale. Influence de la consanguinité et de l'hérédité névropathique. Annales d'Ocul. 123, 354 (1900). — Poos, F.: Über eine familiär aufgetretene besondere Schichtstarform „Cataracta zonularis pulverulenta". Klin. Mbl. Augenheilk. 76, 502 (1926).

Richter: On the different symptomes of cataract. Zit. Cahuzac 1777. S. 3. — Rollet, J.: Cataractes hérédo-familiales pendant quatre générations. Soc. Ophtalm. Lyon, 11. Dez. 1928. Ref. Annales d'Ocul. 166, 146 (1929). — Rollet et Genet: Cataracte congénitale familiale. Soc. Ophtalm. Lyon, Febr. 1913. Ref. Rev. gén. Ophtalm. 32, 418 (1913). — Romer, A.: Untersuchung über die Erblichkeit der Spießkatarakt (Vogt). Arch. Jul.-Klaus-Stiftung Vererbungsforschg 2, 207 (1926). Ref. Zbl. Ophthalm. 19, 225 (1928). — Rothmund: Über Katarakten in Verbindung mit einer eigentümlichen Hautdegeneration. Graefes Arch. 14 I, 159 (1868). — Rowan, J. and J. A. Wilson: Hereditary cataract. Brit. J. Ophthalm. 5, 64 (1921).

Sainton, P. et G. Renard: Cataracte, tétanie et nanisme. Arch. d'Ophtalm. 45, 391 (1928). Ref. Zbl. Ophthalm. 20, 603 (1929). — Salus, R.: Untersuchungen über die Biologie der Linse. Graefes Arch. 72, 514 (1909). — Schickedanz, K.: Zwei Mitteilungen zu den erblichen Anomalien des menschlichen Auges. Ver.igg Augenärzte Schlesien u. Posen, 4. März 1923. Ref. Klin. Mbl. Augenheilk. 70, 401 (1923). — Schiötz, C.: Katarakt und innere Sekretion. Norsk. Mag. Laegevidensk. 1913, Nr 9. Ref. Nagels Jber. 1913, 434. — Schmid, C.: Über Vererbung der vorderen axialen Embryonalkatarakt. Arch. Rassenbiol. 15, 263 (1924). — Schmid-Rimpler: Augenheilkunde und Ophthalmoskopie. 6. Aufl., S. 360. Berlin 1894. — Schmidt, W. A.: Kasuistischer Beitrag zur myotonischen Dystrophie mit Katarakt. Z. Augenheilk. 41, 199 (1919). — Schnyder, W. F.: (a)Untersuchungen über Vorkommen und Morphologie der Cataracta diabetica. Klin. Mbl. Augenheilk. 70, 45 (1923). (b) Nachtrag zur Arbeit: Untersuchungen über Vorkommen und Morphologie der Cataracta diabetica. Klin. Mbl. Augenheilk. 73, 418 (1924). (c) Ein bisher nicht bekannter Typus von familiärer, präseniler, subcapsulärer Schalenkatarakt und gleichzeitiges Vorkommen von Glaskörperveränderungen. Schweiz. ophthalm. Ges., Sitzg 19. Juni 1926. Ref. Klin. Mbl. Augenheilk. 77, 721 (1926). (d) Ein bisher nicht bekannter Typus familiärer präseniler, subcapsulärer Schalenkatarakt und gleichzeitiges Vorkommen familiärer Glaskörperveränderungen. Klin. Mbl. Augenheilk. 79, 585 (1927). — Siegrist, A.: Der graue Altersstar. Berlin 1928. — Smith, Priestley: A pedigree of Doyne's discoid cataract. Trans. ophthalm. Soc. U. Kingd. 30, 37 (1910). — Steinert: Klinisches und anatomisches Bild des Muskelschwundes der Myotoniker. Dtsch. Z. Nervenheilk. 37, 58 (1909). — Stekker: Über die Beziehungen zwischen Katarakt und innersekretorischen Störungen, nebst Mitteilung eines Falles von Katarakt und Sklerodermie, verbunden mit Störung der Stimme. Diss. Rostock 1920. — Stieren, Ed.: A study in atavistic descent of congenital cataract through 4 generations. Ophthalm. Rec. 16, 234 (1907). — Stock, W.: Beitrag zur angeborenen Starbildung. Über Narbenbildung in Schichtstaren. Klin. Mbl. Augenheilk. 40 II, 11 (1902). — Storbeck: Beiträge zur Lehre vom Schichtstar. Diss. Straßburg 1877. — Streatfeild: Six cases of cataract in one family. Ophthalm. hosp. Rep. 1, 104 (1858). — Stricker, L.: The crystalline lens system 1899. p. 238. Zit. Nettleship 1905. — Szily, A. von: (a) Störungen der inneren Sekretion und ihre Bedeutung für das Sehorgan. Zbl. Ophthalm. 5, 97 (1921). (b) Über familiäre Rettungsgürtelkatarakt. 52. Verslg Ver. rhein.-westfäl. Augenärzte, 25. März 1928. Ref. Klin. Mbl. Augenheilk. 80, 550 (1928). (c) Angeborene, familiäre Ringstarlinse. Ber. 47. Verslg dtsch. ophthalm. Ges. Heidelberg 1918, 450.

Terrien, F. et Prélat: Telangiectasie généralisée et cataracte congénitale. Soc. Pédiatr., 19. Okt. 1909. — Tron, E.: (a) Ein Fall von doppelseitigem Corticalstar im Kindesalter in Verbindung mit Status thymo-lymphaticus. Klin. Mbl. Augenheilk. 76, 490 (1926). (b) Die Bedeutung der Epithelkörperchen in der Pathogenese des Altersstars. Arch. Augenheilk. 97, 356 (1926).

Ullmann, H.: Zur Frage der Vitalität und Morbidität der jüdischen Bevölkerung. Arch. Rassenbiol. 18, H. 1 (1926).

Van der Scheer, W. M.: Cataracta lentis bei mongoloider Idiotie. Klin. Mbl. Augenheilk. 72, 155 (1919). — Velardi, E.: Cataratta a forma congenita verificata in tre fratelli. Boll. Ocul. 91 (1882). Zit. Zbl. prakt. Augenheilk. 6, 568 (1882). — Vogt, A.: (a) Der Altersstar, seine Heredität und seine Stellung zu exogener Krankheit und Senium. Z. Augenheilk. 40, 123 (1918). (b) Die vordere axiale Embryonalkatarakt der menschlichen Linse. Z. Augenheilk. 41, 125 (1919). (c) Neuere Ergebnisse der Altersstarforschung. Schweiz. med. Wschr. 1920, 785. (d) Atlas der Spaltlampenmikroskopie des lebenden Auges. Berlin 1921. (e) Weitere Ergebnisse der Spaltlampenmikroskopie. Angeborene und früh erworbene Linsenveränderungen. Graefes Arch. 107, 196 (1921). (f) Heredität der Spießkatarakt. Graefes Arch. **108**, 182 (1922). (g) Cataracta complicata anterior bei Neurodermatitis disseminata. Graefes Arch. **109**, 195 (1922). (h) Weitere Ergebnisse der Spaltlampenmikroskopie des vorderen Bulbusabschnittes. 5. Abschnitt. Die Spezifität angeborener und erworbener Starformen für die einzelnen Linsenzonen. Graefes Arch. **108**, 219 (1922). (i) Weitere Ergebnisse der Spaltlampenmikroskopie des vorderen Bulbusabschnittes. 4. Abschnitt. Präsenile und senile Linsentrübungen. Graefes Arch. **108**, 192 (1922). (k) Demonstration zur Vererbung der Startypen. Schweiz. ophthalm. Ges., 19. Juni 1926. Ref. Klin. Mbl. Augenheilk. **77**, 712 (1926). — Vossius, A.: Zwei Fälle von Katarakt in Verbindung mit Sklerodermie. Z. Augenheilk. **43**, 640 (1920).

Wardrop, J.: The morbid anatomy of the human eye. 2. Aufl., S. 96. London 1834. — Weil, A.: Über die hereditäre Form des Diabetes insipidus. Dtsch. Arch. klin. Med. **43**, 181 (1908). — Werner, Otto: (a) Über Katarakt in Verbindung mit Sklerodermie. Inaug.-Diss. Kiel 1904. Zit. Nagels Jber. **1904**, 556. — Werner, S.: Erblicher Star und feingelocktes Haar bei mehreren Mitgliedern derselben Familie. Acta ophthalm. **6**, 382 (1928). — Wessely, K.: Über Korrelationen des Wachstums (nach Versuchen am Auge). Z. Augenheilk. **43**, 654 (1920). — Williams, A. D.: Congenital cataracts, seventeen cases in four generations of a single family, the most remarkable instance of heredity ever observed in lenticular disease, one of the cases successfully operated at the age of thirty-six years. Med. Brief. St. Louis 8, 268 (1880). (b) A remarkable descent of congenital cataract running through four generations and showing 15 cases of a single family. St. Louis med. a. surg. J. **38**, 368 (1880). Zit. Nagels Jber. **1880**, 358. — Wilson, H.: Hereditärer kongenitaler Star. J. of Ophthalm. etc. **3**, 1 (1891). Ref. Nagels Jber. **1891**, 267.

Ziegler and Griscom: Hereditary posterior polar cataract with report of a pedigree. Trans. amer. ophthalm. Soc. **14**, 356 (1915). — Zirm, E.: Zur Tetaniekatarakt. Arch. Augenheilk. **52**, 183 (1905). — Zoepfel, H.: Familiäres kongenitales Myxödem. Z. Kinderheilk. **36**, H. 4 (1922).

K. Anomalien des Glaskörpers.

Ivanow: Hereditäre und familiäre persistierende Arteria hyaloidea (russ.). Ref. Ann. Ottalm. **57**, 416 (1929).

L. Anomalien der Netzhaut.
1. Kongenitale stationäre (funktionelle) Affektionen.

Ammann, E.: Das Vererbungsgesetz der Hämophilie bei der Nachtblindheit. Korrespbl. Schweiz. Ärzte **28**, 623 (1898). — Augstein, C.: (a) Kriegserfahrungen über Hemeralopie und Augenhintergrund. Klin. Mbl. Augenheilk. **55**, 474 (1915). (b) Weitere kriegsärztliche Erfahrungen über Hemeralopie und Augenhintergrund. Klin. Mbl. Augenheilk. **57**, 272 (1916). — Atwool, W. T.: Two cases of hereditary congenital night-blindness. Roy. Lond. ophthalm. hosp. Rep. 14, 260 (1895).

Bell, Julia: (a) Retinitis pigmentosa and allied diseases, congenital stationary nightblindness, glioma retinae. The treasury of human inheritance edited by K. Pearson Vol. 2, Part. 1. Eug. Laborat. mem. Vol. 21. Cambridge University Press 1922. (b) The treasury of human inheritance. Vol. 2. Anomalies and diseases of the eye. Part. 2 Colour-blindness. Cambridge University Press London 1926. Ref. Zbl. Ophthalm. **18**, 627 (1927). — Bessonnet: Héméralopie héréditaire sans lésions rétiniennes. Ann. méd.-chir. du Centre, Mai **1904**. Ref. Rec. d'Ophthalm. **24**, 505 (1904). — Bordley, J.: A family of hemeralopes. Hopkins Hosp. Bull. **19**, 278 (1908). — Brunner, W.: Über den Vererbungsmodus der verschiedenen Typen der angeborenen Rotgrünblindheit. Graefes Arch. (im Druck).

Combe, G.: System of Phrenology. J. Sec. Ed. Edinburgh 1825. Zit. Bell. — Cunier, F.: (a) Histoire d'une héméralopie héréditaire depuis deux siècles dans une famille de la commune de Vendémian, près Montpellier. Ann. Soc. méd. Gand **1838**, 383. Ref. Annales Ocul. et Gynéc. **1**, 31 (1838). (b) Observation curieuse d'une achromatopsie héréditaire depuis cinq générations. Annales Ocul. et Gynéc. **1**, 417 (1839). — Cutler, C. W.: (a) Über angeborene Nachtblindheit und Pigmentdegeneration. Arch. Augenheilk. **30**, 92 (1895). (b) Congenital nightblindness and pigmentary degeneration. Arch. of Ophthalm. **24**, 313 (1895).

Dalton, J.: Extraordinary facts relating to the vision of colours. Memoires of the literary and phylosophical society of Manchester. Vol. 5, Part. I, S. 28. 1798. Zit. Bell. — Doederlein, G.: Über die Vererbung von Farbensinnstörungen. Arch. Augenheilk. **90**, 43 (1921). — Doncaster, L. u. G. H. Raynor: On breeding experiments with lepidoptera. Proc. zool. Soc. Lond. **1906**, 125. — Donders, F. C.: Torpeur de la rétine congénitale héréditaire. Lancet **1854**. Ref. Annales d'Ocul. **34**, 270 (1855). — Dor, H.: Héméralopie dépendant d'une forme atypique de rétinite. Arch. d'Ophtalm. **3**, 481 (1883).

Earle, P.: On the inability to distinguish colours. Amer. J. med. Sci. 9, 346 (1845). — Engelking, E.: (a) Über die anomal trichromatischen Farbensysteme. Ber. 45. Verslg ophthalm. Ges. Heidelberg 1925, 83. (b) Die Tritanomalie, ein bisher unbekannter Typus anormaler Trichromasie. Graefes Arch. 116, 196 (1926).

Fleischer, B.: (a) Über die Vererbung geschlechtsgebundener Krankheiten. Ber. 42. Verslg dtsch. ophthalm. Ges. Heidelberg 1920, 4. (b) Vererbung (Übersichtsreferat). Jber. Ophthal. 1924, 370. — Franceschetti, A.: (a) Die Bedeutung der Einstellungsbreite am Anomaloskop für die Diagnose der einzelnen Typen der Farbensinnstörungen nebst Bemerkungen über ihren Vererbungsmodus. Schweiz. med. Wschr. 1928, 1273. Ref. Zbl. Ophthalm. 21, 268 (1929). (b) Über die Dominanzverhältnisse bei der Vererbung angeborener Farbensinnstörungen. Ber. 11. Tagg dtsch. physiol. Ges. Kiel, 22.—24. Mai 1929. Ref. Ber. Physiol. 50, H. 3/4 1929. — Fueter, R.: Über die Wahrscheinlichkeiten des Auftretens geschlechtsgebundener Leiden. Graefes Arch. 114, 593 (1924).

Gassler, V. J.: Über eine bis jetzt nicht bekannte recessive Verknüpfung hochgradiger Myopie mit angeborener Hemeralopie. Arch. Jul.-Klaus-Stiftung für Vererbungsforschg 1, 259 (1925). Ref. Zbl. Ophthalm. 17, 185 (1927). — Göthlin, G. F.: (a) Några resultat av en släktforskning angående „fargblindhet". Psyke S. 1. Upsala 1916. (b) Congenital redgreen abnormality in colour-vision and congenital total colour-blindness from the point of view of heredity. Acta ophthalm. 2, 15 (1924).

Hartung, H.: Über drei familiäre Fälle von Tritanomalie. Klin. Mbl. Augenheilk. 76, 229 (1926). — Hegner, C. A.: Über angeborene einseitige Störungen des Farbensinnes. Klin. Mbl. Augenheilk. 54, 81 (1915). — Hermann: Ein Beitrag zur Kasuistik der Farbenblindheit. Inaug.-Diss. Dorpat 1882. — Hess, C. von: Die relative Rotsichtigkeit und Grünsichtigkeit. Graefes Arch. 105, 137 (1921). — Hippel, A. von: (a) Ein Fall von einseitiger kongenitaler Rotgrünblindheit bei normalem Farbensinn des anderen Auges. Graefes Arch. 26 II, 176 (1880). (b) Über einseitige Farbenblindheit. Graefes Arch. 27 III, 47 (1881). — Horner: Die Erblichkeit des Daltonismus, ein Beitrag zum Vererbungsgesetz. Amtl. Ber. über die Verwaltung des med. Wesens des Kantons Zürich vom Jahre 1876. S. 208. — Hudson, A.: Notes of a case of congenital night-blindness. Ophthalmoscope 1, 89 (1903). — Huidiez: Rétinite pigmentaire, sans pigment visible à l'ophthalmoscope. Annales d'Ocul. 78, 211 (1877).

Jeffries, B. J.: Colour-Blindness its dangers and its detection. Boston 1879. — Just G.: Zur Vererbung der Farbensinnstufen beim Menschen. Arch. Augenheilk. 96, 406 (1925).

Kawakami, R.: (a) Über die Vererbung der Oguchischen Krankheit. Klin. Mbl. Augenheilk. 72, 340 (1924). (b) Beiträge zur Vererbung der familiären Sehnervenatrophie. Graefes Arch. 116, 568 (1926). — Kleiner: Über den großen schweizerischen Stammbaum, indem mit Kurzsichtigkeit kombinierte Nachtblindheit sich forterbt. Arch. Rassenbiol. 15, H. 1 (1923). — Kolbe, B.: Ein Fall von angeborener einseitiger Rotgrünschwäche. Zbl. prakt. Augenheilk. 6, 291 (1882). — Köllner, H.: (a) Die Störungen des Farbensinnes; ihre klinische Bedeutung und Diagnose. Berlin 1912. (b) Fortschritte in der Erkenntnis der Farbensinnstörungen. Dtsch. med. Wschr. 50, 228 (1914). (c) Über Übergänge zwischen normalem Farbensinn und angeborener Rotgrünblindheit und über die Möglichkeit ihrer quantitativen Bestimmung. Arch. Augenheilk. 78, 302 (1915).

Langdon, H. M.: (a) Hereditary deficiency of the light sense. Ophthalm. Rec. 21, 200 (1912). (b) Hereditary deficiency of the light sense in otherwise healthy eyes, with report of a case. Ann. Ophthalm. 24, 469 (1915). — Lauber, H.: Die sog. Retinitis punctata albescens. Klin. Mbl. Augenheilk. 48 I, 133 (1910). — Liebreich: Anmerkung zur Arbeit von Schweigger. Untersuchungen über pigmentierte Netzhaut. Graefes Arch. 5 I, 110 (1859). — Lindner, K.: Über einen Fall von Hemeralopie mit weißgrau verfärbtem Fundus. Graefes Arch. 88, 251 (1914). — Lort, M: On account of remarkable imperfection of sight. Phil. trans. 68, 612. London 1778.

Morgan, T. H.: Sex-limited inheritance in Drosophila. Science (N. Y.) 32, 120 (1910). — Morton, S. A.: Two cases of hereditary congenital night-blindness without visible fundus change. Trans. ophthalm. Soc. U. Kingd. 13, 147 (1893).

Nasse: Von einer erblichen Neigung zu tödlichen Blutungen. Arch. med. Erfahrg 1821. 385. — Nettleship, E.: (a) On cases of congenital day-blindness with colour-blindness, St. Thomas Hosp. Rep. 10, 37 (1880). (b) On some of the forms of congenital and infantile amblyopia. Roy. Lond. ophthalm. Hosp. Rep. 11, 353 (1887). (c) Cases of permanent partial night-blindness, with unusual ophthalmoscopic changes. Trans. ophthalm. Soc. U. Kingd. 7, 301 (1887). (d) A history of congenital stationary night-blindness in nine concecutive generations. Trans ophthalm. Soc. U. Kingd. 27, 269 (1907). (e) On retinitis pigmentosa and allied diseases. Roy. Lond. ophthalm. hosp. Rep. 17 I, 151 u. 333 (1908). (f) On some hereditary diseases of the eye. (Bowmann Lecture). Trans. ophthalm. Soc. U. Kingd. 29, LVII (1909). (g) A pedigree of congenital night-blindness with myopia. Trans.

ophthalm. Soc. U. Kingd. **32**, 21 (1912). — Newman, H. H.: Five generations of congenital stationary night-blindness in an american family. J. Genet. **3**, 25 (1915). — Nicholl, W.: Med.-chir. Trans. **7**, 477 (1816). Zit. Schiötz 1922.

Oguchi, C.: (a) Über einen Fall von eigenartiger Hemeralopie. Nippon Gangakai Zasshi **11**, 123 (1907). (b) Über die eigenartige Hemeralopie mit diffuser weißgraulicher Verfärbung des Augenhintergrundes. Graefes Arch. **81**, 109 (1912). (c) Zur Anatomie der sog. Oguchischen Krankheit. Graefes Arch. **115**, 234 (1925). (d) Weitere Mitteilungen über die Oguchische Krankheit. Graefes Arch. **117**, 208 (1926).

Pagenstecher, H.: Über Erblichkeit der Hemeralopie. Zbl. prakt. Augenheilk. **2**, 40 (1878). — Peter, Lina: Zur Kenntnis der Vererbung der totalen Farbenblindheit mit besonderer Berücksichtigung der in der Schweiz bis jetzt nachgewiesenen Fälle. Arch. Jul.-Klaus-Stiftung für Vererbungsforschg **2**, 143 (1926). Ref. Zbl. Ophthalm. **18**, 730 (1927). — Pflüger: Stammbaum einer Familie, in welcher Hemeralopie neben hochgradiger Myopie sich forterbt. Jber. Univ.-Augenklin. Bern **1883**, 54. — Planta, P. von: Die Häufigkeit der angeborenen Farbensinnstörungen bei Knaben und Mädchen und ihre Feststellung durch die üblichen klinischen Proben. Graefes Arch. **120**, 253 (1928).

Rambusch: Den Medfødte Natte blindheds arvelig hedsforhold. Oversight over det Kgl. Danske Nidenskabernes selskabs. Forhandlinger **1909**, 337.

Scheerer, R.: Der erste sichere Fall von Oguchischer Krankheit mit Mizuoschem Phänomen außerhalb Japans (angeborene Nachtblindheit mit weißgrauer Verfärbung des Augenhintergrundes, die nach längerem Dunkelaufenthalt verschwindet). Klin. Mbl. Augenheilk. **78**, 811 (1927). — Schoeler, H.: Über Rot-blaugrün- und Grün-purpurblindheit. Jahresbericht über die Wirksamkeit der (früher Ewersschen) Augen-Klinik S. 41. Berlin 1879. — Schiötz, J.: (a) Colour blind females: the inheritance of colour blindness in man. Brit. J. Ophthalm. **4**, 345 u. 393 (1920). (b) Rotgrünblindheit als erbliche Eigenschaft (norweg.). Med. Rev. **38**, 529 (1921). Ref. Zbl. Ophthalm. **7**, 233 (1922). (c) Rotgrünblindheit als Erbeigenschaft. Klin. Mbl. Augenheilk. **68**, 498 (1922). — Sedan: Une famille d'héméralopes. Rec. d'Ophtalm. **11**, 673 (1885). Ref. Rev. gén. Ophtalm. **4**, 560 (1885). — Siemens, H. W.: Eine prinzipiell wichtige Beobachtung über die Vererbung der Farbenblindheit. Klin. Mbl. Augenheilk. **76**, 769 (1926). — Sinclair, W. W.: Hereditary congenital night-blindness without visible ophthalmoscopic changes. Ophthalm. Rev. **24**, 255 (1905). — Snell: On the importance of the examination of the eyes separately for defects of colour vision. Brit. med. J. **1892 I**, 222. — Sommer: Über Chromatopseudopsie oder den manchem Menschen eigenen Mangel des Farbenunterscheidungsvermögens. Graefe-Walters J. **5**, 19 (1823). — Stiévenart: Note sur une héméralopie héréditaire. Annales d'Ocul. **18**, 163 (1847).

Truc, H.: Complément généalogique d'une grande famille d'héméralopes remontant à plusieurs siècles. Bull. Soc. franç. Ophtalm. **26**, 205 (1909). Ref. Arch. d'Ophtalm. **29**, 387 (1909). — Truc et Opin: (a) Un ancien foyer provençal d'héméralopie nougarienne. Arch. d'Ophtalm. **42**, 481 (1925). (b) Un ancien foyer provençal d'héméralopie nougarienne. (héméralopie congénitale, familiale, héréditaire, typ. Nougaret de Vendémian). 38. Congr. Soc. franç. Ophtalm. Bruxelles **1925**. Ref. Zbl. Ophthalm. **16**, 797 (1926).

Varelmann, A.: Die Vererbung der Hemeralopie mit Myopie. Arch. Augenheilk. **96**, 385 (1925). — Vieusse: Une nouvelle forme d'héméralopie dite héméralopie temporaire congénitale. Gaz. hebdom. Méd. Chir. **1878**, 667. Zit. Nagels Jber. **1878**, 336. — Vogt, A.: (a) Vererbung in der Augenheilkunde. Münch. med. Wschr. **66**, 1 (1919). (b) Über geschlechtsgebundene Vererbung von Augenleiden. Schweiz. med. Wschr. **1922**, 77. (c) Über Vererbung von Augenleiden. Schweiz. med. Wschr. **1923**, 161 u. 188. (d) Die Ophthalmoskopie im rotfreien Licht. Graefe-Saemischs Handbuch der gesamten Augenheilkunde. Untersuchungsmethoden III. 1925. — Vogt, A. u. R. Klainguti: Weitere Untersuchungen über die Entstehung der Rotgrünblindheit beim Weibe. Arch. Rassenbiol. **14**. 129 (1922).

Waaler, G. H. M.: (a) Über die Erblichkeitsverhältnisse der verschiedenen Arten von angeborener Rotgrünblindheit. Acta ophthalm. (Københ.) **5**, 311 (1927). (b) Über die Erblichkeitsverhältnisse der verschiedenen Arten von angeborener Rotgrünblindheit. Z. Abstammungslehre **45**, 279 (1927). Ref. Zbl. Ophthalm. **21**, 446 (1929). — Waardenburg, P. J.: Ein Fall von totaler Farbenblindheit (holl.) Nederl. Tijdschr. Geneesk. **1924 II**, 1249. Ref. Klin. Mbl. Augenheilk. **73**, 520 (1924). — Wilson, E. B.: The sex chromosome. Arch. mikrosk. Anat. **77**, 249 (1911). — Wölfflin, E.: Über das Vererbungsgesetz der anomalen Trichromaten. Pflügers Arch. **201**, 214 (1923). — Woinow, M.: Zur Diagnose der Farbenblindheit. Klin. Mbl. Augenheilk. **9**, 377 (1871).

Yamanaka, T.: Existiert die Pigmentverschiebung im Retinalepithel im menschlichen Auge? Der erste Sektionsfall von sog. Oguchischer Krankheit. Klin. Mbl. Augenheilk. **73**, 742 (1924).

2. Progressive tapeto-retinale Affektionen.

a) Cerebro-retinale Affektionen.

ADIE, W. J.: Two cases of cerebro-macular degeneration. Proc., sec. neur. roy. Soc. Med. 1924. Ref. Brain 47, 251 (1924). — APERT: L'idiotie amaurotique familiale (Maladie des TAY-SACHS). Semaine méd. 1908, No 3. Ref. Nagels Jber. 1908, 465. — APERT et DUBUSE: L'idiotie amaurotique familiale. Semaine méd. 1907. Bull. Soc. Pédiatr. Paris, 19. Nov. 1907. Ref. Nagels Jber. 1907, 452.

BATTEN, F. E.: Cerebral degeneration with symmetrical changes in the maculae in two members of a family. Trans ophthalm. Soc. U. Kingd. 23, 386 (1903). — BATTEN, F. E. u. S. MAYOU: Family cerebral degeneration with macular changes. Roy. Soc. Med., sect. ophthalm. 8, 70 (1915). Ref. Klin. Mbl. Augenheilk. 55, 173 (1915). — BATTEN, R. D.: Symmetrical destruction or absence of retina in macular region? Correlated to the maculo-cerebral degeneration of adolescence and infancy. Trans. ophthalm. Soc. U. Kingd. 42, 109 (1922). — BEACH, S. J.: Familial maculo-cerebral degeneration in half brother and sister. Arch. of Ophthalm. 56, 286 (1927). — BERGER, HANS: Zwei Fälle von familiärer amaurotischer Idiotie. Naturwiss.-med. Ges. Jena, 13. Febr. 1913. Ref. Münch. med. Wschr. 60, 784 (1913). Z. Neur. 12, 435 (1913). Nagels Jber. 1913, 270. — BIELSCHOWSKY, M.: (a) Über spätinfantile familiäre amaurotische Idiotie mit Kleinhirnsymptomen. 7. Jverslg Ges. dtsch. Nervenärzte Breslau, 29. Sept. 1913. Ref. Dtsch. Z. Nervenheilk. 50, 7 (1913). (b) Zur Histopathologie und Pathogenese der amaurotischen Idiotie mit besonderer Berücksichtigung der cerebellaren Veränderungen. J. Psychol. u. Neur. 26, 123 (1921). Ref. Zbl. Ophthalm. 5, 422 (1921). — BING, R.: Weitere heredofamiliäre Organopathien des Nervensystems. MOHR u. STAEHLIN: Handbuch der inneren Medizin. 2. Aufl., Bd. 5, Teil II, S. 1214f. Berlin 1926. — BREMER, F. W.: Klinischer und erbbiologischer Beitrag zur Lehre von den Heredodegenerationen des Nervensystems. Arch. f. Psychiatr. 66 (1922). BRUIN, J. DE: (a) Amaurotische familiäre Idiotie (holl.). Weekbl. Nederl. Tijdschr. Geneesk. 1900, 499. (b) Ein komplizierter Fall von Idiotia amaurotica progressiva familiaris infantilis (TAY-SACHS). Nederl. Mschr. Verloskde Vrouw. en Kindergeneesk. 1914. Ref. Neur. Zbl. 1916, 343. (c) Ein Fall von familiärer infantiler progressiver Idiotie (TAY-SACHS) kompliziert mit chronischem Hydrocephalus, Riesenwuchs und allgemeiner Fettsucht. Nederl. Tijdschr. Geneesk. 1015 I, 405. Ref. Ophthalmology 12, 117 (1915).

COCKAYNE u. ATTLEE: Amaurotic family idiocy. Roy. Soc. Med., sect. ophthalm., 3. Febr. 1915. Ref. ophthalm. Rec. 24, 215 (1915). — COHEN, M.: Report of a case of amaurotic family idiocy in an infant of nonjewish parentage. Arch. of ophthalm. 52, 140 (1923). — CORIAT, J. H.: (a) Amaurotic family idiocy. Arch. of Pediatr. 30, 104 (1913). (b) Some new symptoms in amaurotic family idiocy. Boston. med. J. 173, 21 (1915). Ref. Neur. Zbl. 1916, 342.

DOLLINGER, A.: Zur Klinik der infantilen Form der familiären amaurotischen Idiotie (TAY-SACHS). Z. Kinderheilk. 22, 167 (1919).

EPSTEIN, J.: Amaurotic family idiocy or infantile amaurotic idiocy. Med. Rec. 97, 224 (1920). Ref. Zbl. Ophthalm. 3, 173 (1920). — ERDMANN, L.: Beitrag zur Differentialdiagnose der juvenilen Form der familiären amaurotischen Idiotie (SPIELMEYER-VOGT). Z. Augenheilk. 54, 84 (1925).

FALKENHEIM: Über familiäre amaurotische Idiotie. Jber. Kinderheilk. 57, 23 (1901). — FORSTER: Demonstration von anatomischen Präparaten eines Falles von infantiler Idiotie. Berl. Ges. Psychiatr., 9. März 1914. Ref. Zbl. Neur. 33, 477 (1914). Arch. Augenheilk. Jber. 1914, S. 243.

GALLÉ, R. P.: Contribution à l'étude de l'idiotie amaurotique familiale (maladie de Warren TAY-SACHS). Thèse de Bordeaux 1924. — GIFFORD, H.: A case of the juvenile form of family aumarotic idiocy. Ophthalm. Rec. 21, 577 (1912). — GLOBUS, J. H.: Ein Beitrag zur Histopathologie der amaurotischen Idiotie. (Mit besonderer Berücksichtigung der Beziehungen zu den hereditären Kleinhirnerkrankungen und zur MERZBACHER-PELIZAEUSschen Krankheit.) Z. Neur. 85, 424 (1923). Ref. Zbl. Ophthalm. 11, 301 (1924). — GOLDFEDER, A. E.: Materialien zur Kasuistik und zur Frage über die Erblichkeit der TAY-SACHSschen Krankheit. Klin. Mbl. Augenheilk. 79, 176 (1927). — GORDON, A.: Cases allied to amaurotic family idiocy. N. Y. med. J. 1907, 294.

HARBITZ, F.: Familiäre amaurotische Idiotie. Arch. Augenheilk. 73, 140 (1913). — HEVEROCH: Zwei Fälle von familiärer amaurotischer Idiotie (SACHS) mit einem Sektionsbefunde. Cas. lék. čes. 43, 267 (1904). Ref. Neur. Zbl. 1904, 948. Nagels Jber. 1904, 452. — HIGIER, H.: (a) Über die seltenen Formen der hereditären und familiären Hirn- und Rückenmarkserkrankungen. Dtsch. Z. Nervenheilk. 9, 1 (1896). (b) Zur Klinik der familiären Opticusaffektionen. Dtsch. Z. Nervenkrkh. 21, 489 (1897). Ref. Nagels Jber. 1897, 517. (c) Weiters zur Klinik der TAY-SACHSschen familiären paralytisch-amaurotischen Idotie. Neur. Zbl. 1901, 843. Ref. Nagels Jber. 1901, 404. (d) Familiäre paralytisch-amaurotische Idiotie und familiäre Kleinhirnataxie des Kindesalters. Dtsch. Z. Nervenkrkh. 31, 231

(1906). Ref. Nagels Jber. 1906, 430. (e) Über die klinische Stellung einiger seltener familiär-hereditärer Hirnkrankheiten. Kongr. poln. Neur., Psych. u. Psychol. Ges. Neur. Zbl. 1910, 619. Ref. Nagels Jber. 1910, 490. (f) Über progressive cerebrale Diplegie und verwandte Formen spez. über die juvenile und infantile Varietät der TAY-SACHSschen Krankheit oder der familiär-amaurotischen Idiotie. Dtsch. Z. Nervenkrkh. 38, 388 (1910). Ref. Nagels Jber. 1910, 490. (g) Zur Klassifikation der Idiotie und zur Pathologie ihrer selteneren Formen. Dtsch. Z. Nervenheilk. 39, 235 (1910). Ref. Nagels Jber. 1910, 490. (h) TAY-SACHSsche familiäre amaurotische Idiotie und epileptische Krämpfe. Neur. Zbl. 1911, 369. Ref. Nagels Jber. 1911, 493. (i) Zur Pathologie der angeborenen familiären und hereditären Krankheiten, speziell der Nerven- und Geisteskrankheiten. Arch. f. Psychiatr. 48, 41 (1911). Zit. Nagels Jber. 1911, 490. — HIRSCH, W.: The pathological anatomy of a fatal disease of infancy with symmetrical changes in the yellow spot (W. TAY), amaurot. family idiocy (SACHS), infantil cerebral degeneration (KINGDON and RUSSEL). J. nerv. Dis. 1908, 538. — HOPPE, L. D. and G. E. CLAY: Amaurotic family idiocy with report of a case in a gentile. Arch. of Pediatr. 41, 389 (1924). Ref. Zbl. Ophthalm. 13, 447 (1925). — HUISMANS, L.: (a) Ein Fall von TAY-SACHSscher familiärer amaurotischer Idiotie. Dtsch. med. Wschr. 1906, 1737. Ref. Nagels Jber. 1906, 430. (b) Kurze Bemerkungen zur TAY-SACHSschen familiären amaurotischen Idiotie. J. Psych. u. Neur. 10, 282 (1908).

ICHIKAWA, K.: Über eine der amaurotischen familiären Idiotie verwandte Krankheit mit histologischer Beschreibung. Klin. Mbl. Augenheilk. 47 I, 73 (1909).

JACOBI: A case of amaurotic family idiocy. N. Y. Acad. of med. (sect. ophthalm., 21. Febr. 1898). Ref. Z. Augenheilk. 1, 397 (1899). — JENDRASSIK, E.: Dtsch. Arch. klin. Med. 58, 137 (1897). — JENSCHER, K.: Zit. GOLDFEDER. — JOSEPH, H. M.: Case of progressive macular changes associated with tremors. Proc. roy. Soc. Med. 16, sect. ophthalm. 1923, 39. Ref. Zbl. Ophthalm. 11, 509 (1924). — JULER, F. A.: Case of retinal degeneration with mental deficiency. Proc. roy. Soc. Med. 16, 16 (1923). Ref. Zbl. Ophthalm. 9, 535 (1923).

KOB: Ein Fall von familiärer amaurotischer (TAY-SACHSscher) Idiotie. Charité-Ann. 30, 139 (1906). Ref. Nagels Jber. 1906, 429. — KOLLER, C.: Two cases of „a rare fatal disease of infancy, with symmetrical changes at the macula lutea" (KINGDON). Trans. amer. ophthalm. Soc. 7, 661 (1896). — KUFS, H.: Über eine Spätform der amaurotischen Idiotie und ihre heredofamiliären Grundlagen. Z. Neur. 95, 169 (1925). Ref. Zbl. Ophthalm. 15, 449 (1926).

LAJE u. VALDÉS: Zit. GOLDFEDER. — LEBER, TH.: Die Krankheiten der Netzhaut. Graefe-Saemischs Handbuch der gesamten Augenheilkunde. 2. Aufl., Bd. 7, Kap. 10 A (2. Bd.), S. 1076f. Leipzig 1916. — LEVY, A. H.: Case of amaurotic family idiocy. Proc. roy. Soc. Med. 16, 7 (1923), sect. ophthalm. 17. Ref. Zbl. Ophthalm. 11, 77 (1924). — LONDE, P. F. L.: De l'hérédoataxie cérébelleuse. Paris 1895. — LUKÁCS, H. u. IRENE MARKBREITER: Fälle von Amaurosis idiotica. Budapesti Orv. Ujság 3 (1906). Ref. Neur. Zbl. 1906, 616. Nagels Jber. 1906, 430.

MAGNUS: 2 Fälle amaurotischer Idiotie. (norweg.) Norsk Mag. Laegevidensk. 1912, 1598. Zit. Nagels Jber. 1912, 557. — MANDEL: Ref. Zbl. Kinderheilk. 15 (1923). — MAYOU, M. S.: Cerebral degeneration with symmetrical changes in the maculae in three members of a family. Trans. ophthalm. Soc. U. Kingd. 24, 142 (1904). — MÜHLBERGER: Die familiäre amaurotische Idiotie und ihre Diagnose. Münch. med. Wschr. 45, 1968 (1903). Ref. Nagels Jber. 1903, 480.

NARDIN, W. H. and R. S. CUNNINGHAM: Familial retino-cerebral degeneration. Amer. J. Ophthalm. 6, 476 (1923).

OATMAN, E. L.: (a) Rep. meeting Ophthalm. sect. N. Y. Acad. Med., Febr. 1907. Ref. Arch. of Ophthalm. 26, 554 (1907). (b) Maculo-cerebral degeneration (familial). Amer. J. med. Sci. 142, 221 (1911). Ref. Nagels Jber. 1911, 716.

PATON, L.: (a) Diskussion zum Vortrag ADIE. Two cases of cerebro-macul. Degeneration. Proc. roy. Soc. Med., sect., neur., 10. Jan. 1924. Ref. BRAIN 47, 251 (1924). (b) Four cases of cerebro-macular degeneration. Proc. roy. Soc. Med. 17, sect. ophthalm., 42 (1924). Ref. Zbl. Ophthalm. 14, 45 (1925). — PETERSON, FR.: A case of amaurotic family idiocy with autopsia. J. nerv. Dis. 25, 529 (1898). Ref. Nagels Jber. 1898, 561. — POOLEY: Idiotie amaurot. famil. Pédiatrics 1900.

RIDDOCH, G.: Amaurotic idiocy, juvenile form. Proc., sect. neur., roy. Soc. Med., 9. Nov. 1922. Ref. Brain 45, 482 (1922). — ROCHLINY, R. u. L.: Zur Kasuistik und Ätiologie der TAY-SACHSschen Krankheit. Zit. GOLDFEDER.

SACHS, B.: (a) A further contribution to the pathology of arrested cerebral development. J. nerv. Dis. 19, 603 (1892). (b) The nervous diseases of children. J. nerv. Dis. 1895, 396. (c) Die amaurotische familiäre Idiotie. Dtsch. med. Wschr. 1898, 24—33. — SAVINI-CASTANO, TH. u. E. SAVINI: Beitrag zur Ätiologie, Pathogenese und pathologischen Anatomie der TAY-SACHSschen familiären amaurotischen Idiotie. Z. Kinderheilk. 7, 321 (1913). — SCHAFFER, K.: Über das morphologische Wesen und die Histopathologie der hereditär systematischen Nervenkrankheiten. Berlin 1926. — SCHALL, E.: Beitrag zur Frage der „familiären progressiven Maculadegeneration". Graefes Arch. 117, 702 (1926). — SCHMUT-ZIGER, ELISABETH: Zur Kenntnis der familiären amaurotischen Idiotie. Inaug.-Diss. Zürich 1925. — SCHOB, F.: (a) Demonstration eines Falles von Idiotie mit Amaurose. Ges. Natur-u. Heilk. Dresden, 25. Nov. 1911. Ref. Münch. med. Wschr. 59, 442 (1912). (b) Zur pathologischen Anatomie der juvenilen Form der amaurotischen Idiotie. Z. Neur. 10, 303 (1912). (c) Zur pathologischen Anatomie der juvenilen Form der amaurotischen Idiotie. Z. Neur. 46 (1919). — SPIELMEYER, W.: (a) Über familiäre amaurotische Idiotien. (36. Wanderverslg südwestdtsch. Neur. u. Irrenärzte.) Arch. Psychiatr. 40, 1038. Ref. Nagels Jber. 1905, 465. (b) Weitere Mitteilung über eine besondere Form von familiärer amaurotischer Idiotie. Neur. Zbl. 1905, 1131. Ref. Nagels Jber. 1905, 465. (c) Familiäre amaurotische Idiotie. Zbl. Ophthalm. 10, 161 (1923). — STARCK, VON: Zur Kasuistik der familiären amaurotischen Idiotie. Mschr. Kinderheilk. Orig. 18, 139 (1920). Ref. Zbl. Ophthalm. 3, 530 (1920). — STOCK, W.: (a) Retinitis pigmentosa bei den von SPIELMEYER erwähnten Fällen. Arch. f. Psychiatr. 40, 1039 (1905). Ref. Nagels Jber. 1905, 465. (b) Über eine besondere Form der familiären amaurotischen Idiotie. 33. Verslg ophthalm. Ges. Heidelberg 1906, 48. (c) Über eine bis jetzt noch nicht beschriebene Form der familiär auftretenden Netzhautdegeneration bei gleichzeitiger Verblödung und über typische Pigmentdegeneration der Netzhaut. Klin. Mbl. Augenheilk. 46 I, 225 (1908). — STRÄUSSLER: Neur. Zbl. 1906, 154 u. 313. — STRÄUSSLER, E.: Über Entwicklungsstörungen im Zentralnervensystem bei der juvenilen progressiven Paralyse und die Beziehungen dieser Erkrankung zu den hereditären Erkrankungen des Zentralnervensystems. Z. Neur. 1910, 30.

TAFT, A. E. and J. P. MUNROE: Familial preadolscent mental deterioration and blindness: histology of one case. Amer. J. Psychiatr. 5, 87 (1925). Ref. Zbl. Ophthalm. 16, 428 (1926). — TAY, WARREN: Symmetrical changes in the region of the yellow spot in each eye of an infant. Trans. ophthalm. Soc. U. Kingd. 1, 55 (1881). — VOGT, H.: (a) Über familiäre amaurotische Idiotie und verwandte Krankheitsbilder. Mschr. Psychiatr. 18, 161 (1905). Ref. Nagels Jber. 1905, 464. (b) Zur Pathologie und pathologischen Anatomie der verschiedenen Idiotieformen. Mschr. Psychiatr. 18, 310 (1905). (c) Familiäre amaurotische Idiotie, histologische und histopathologische Studien. Arch. Kinderheilk. 51, H. 1/4 (1909). Ref. Nagels Jber. 1909, 494.

WALTER, F. K.: Über familiäre Idiotie. Z. Neur. 40, 349 (1918). — WANDLESS: Amaurotic family idiocy. N. Y. med. J. a. med. Rec. 1909. — WEBER, F. P.: Family amaurotic idiocy without characteristic ophthalmoscopic signs. Ophthalmoscope 8, 166 (1910). — WESTPHAL, A.: Beitrag zur Lehre von der amaurotischen Idiotie. Arch. f. Psychiatr. 58 (1917).

b) Tapeto-retinale Affektionen.

α) Der makuläre Typus.

ADROGUÉ, E.: Über einen seltenen Fall von Augenhintergrundsveränderung (span.). Rev. Asoc. méd. argent. 37, 87 (1924). Ref. Zbl. Ophthalm. 16, 206 (1926). — ALKIO, V. V.: Heredodegeneratio maculae centralis retinae bei 4 Geschwistern. Acta ophthalm. 1, 27 (1923). — ANCKE, R.: Beiträge zur Kenntnis von der Retinitis pigmentosa. Zbl. prakt. Augenheilk. 9, 167 (1885).

BAUMGARTEN: Zur Kenntnis der Retinitis pigmentosa und ihrer Komplikationen mit Glaukom und Maculaveränderungen. Diss. Jena 1907. — BATTEN, R. D.: (a) Two brothers with symmetrical disease of the macula, commencing at the age of fourteen. Trans. ophthalm. Soc. U. Kingd. 17, 48 (1897). (b) The classification of macular diseases illustrated by ophthalmic drawings. Trans. ophthalm. Soc. U. Kingd. 43, 550 (1923). — BECKER, F.: 12 Fälle doppelseitiger Degeneration der Macula lutea. Klin. Mbl. Augenheilk. 66, 700 (1921). — BEHR, C.: (a) Die Heredodegeneration der Macula. Klin. Mbl. Augenheilk. 65, 465 (1920). (b) Die Anatomie der „senilen Macula" (die senile Form der maculären Heredodegeneration). Klin. Mbl. Augenheilk. 67, 551 (1921). — BEST, F.: Über eine hereditäre Maculaaffektion. Z. Augenheilk. 13, 199 (1905). — BICKERTON, R. E.: A peculiar form of affection of the choroid. Trans. ophthalm. Soc. U. Kingd. 20, 93 (1900). — BLUE, R.: Family degeneration of the macula lutea. J. amer. med. Assoc. 73, 1328 (1919). — BUTLER, H.: Diskussion zum Vortrag DOYNE. Trans. ophthalm. Soc. U. Kingd. 30, 94 (1910).

CAVARA, V.: Sulla degenerazione famigliare della macula e dei suoi dintorni. Boll. Ocul. 3, 128 (1924). — CHANCE, B.: Symmetric macular degeneration in a brother and sister. Amer. J. Ophthalm. 3, 241 (1920). — CLAUSEN, W.: Heredodegeneration der Macula. Ver.igg Augenärzte Prov. Sachsen, Anhalt u. Thüringer Lande, 19. Mai 1921. Ref. Klin. Mbl. Augenheilk. 67, 117 (1921).

DARIER, A.: Dégénérescence maculaire familiale progressive (STARGARDT). Clin. ophtalm. 20, 3 (1914). Ophthalmoscope 12, 149 (1914). — DERKAC, V.: Sur un cas de choroidite centrale avec rétinite ponctuée albescente. Annales d'Ocul. 161, 33 (1924). — DOYNE,

R. W.: (a) Peculiar condition of choroiditis in several members of the same family. Trans. ophthalm. Soc. U. Kingd. **19**, 71 (1899). (b) A note on family choroiditis. Trans. ophthalm. Soc. U. Kingd. **30**, 93 (1910).

FEINGOLD, M.: Progressive macular degeneration in three members of a family. Arch. of Ophthalm. **1916**, 312. — FIRJUKOWA, E. V.: Ein Fall von familiären Veränderungen des Augengrundes (russ.). Russ. ophthalm. J. **3**, 77 (1924). Ref. Zbl. Ophthalm. **14**, 45 (1925).

GINSBERG: Über die sog. Drusen der Glaslamelle und über Retinitis pigmentosa. Berl. ophthalm. Ges., 15. März 1906. Ref. Klin. Mbl. Augenheilk. **44** I, 425 (1906). — GRUNERT, K.: Über angeborene totale Farbenblindheit. Graefes Arch. **56**, 132 (1903).

HALBERTSMA, K. T. A.: Über erbliche Entartung des gelben Fleckes, vereinigt mit Farbenblindheit (holl.). Nederl. Tijdschr. Geneesk. **71** II, 2056 (1927). Ref. Zbl.Ophthalm. **19**, 492 (1928). — HEIN: Zur Statistik der Pigmentdegeneration der Netzhaut. Diss. Gießen 1920. — HESS: Weitere Untersuchungen über totale Farbenblindheit. Z. Psych. u. Phys. **29**, 99 (1902). — HOULTHOUSE, E. H. and R. D. BATTEN: A case of superficial choroido-retinitis of peculiar form and doubtfoul causation. Trans. ophthalm. Soc. U. Kingd. **17**, 62 (1897) u. **20**, 95 (1900). — HUTCHINSON, J.: Choroido-retinitis in two sisters ending in blindness in one of them at the age of 17, infantile paralysis in the other. Roy. Lond. ophthalm. hosp. Rep. **5**, 324 (1866). — HUTCHINSON, J. (a. W. TAY): Symmetrical central choroido-retinal disease occurring in senile persons. Roy. Lond. ophthalm. hosp. Rep. **8**, 231 (1875).

JACKSON, E.: A type of degeneration involving the central zone of the choroid and retina. Trans. amer. ophthalm. Soc. **10**, 150 (1905). — JENNINGS, J. E.: Symmetrical degeneration of the macula in three children of the same family. Ophthalm. sect. St. Louis med. Soc. Ref. Amer. J. Ophthalm. **26**, 296 (1909). — JULER, H.: Guttate choroiditis. Trans. ophthalm. Soc. U. Kingd. **13**, 143 (1893).

KLEEFELD: Retinite familiale non spécifique. Bull. Soc. belge Ophtalm. **43**, 20 (1921). Ref. Ophthalm. Year Book 18, 351 (1922). — KNAPP: Peculiar form of retinitis pigmentosa. Trans. amer. ophthalm. Soc. **7**, 121 (1870).

LANG, W.: (a) Central choroiditis. Trans. ophthalm. Soc. U. Kingd. **5**, 141 (1885). (b) Central choroiditis, disseminated patches in remainder of fundus. Trans. ophthalm. Soc. U. Kingd. **5**, 140 (1885). — LEWINA, L. S.: Familiäre hereditäre Degeneration der Macula lutea (russ.). Russ. ophthalm. J. **2**, 44 (1923). Ref. Zbl. Ophthalm. **11**, 294 (1924). — LIEBRECHT, R.: Retinitis punctata albescens. Klin. Mbl. Augenheilk. **33**, 169 (1895). — LUTZ, A.: Über eine Familie mit hereditärer familiärer Chorio-Retinitis. Klin. Mbl. Augenheilk. **49** I, 699 (1911).

MAEWSKY: Abnorme Retinitis pigmentosa (russ.). Ophthalm. Ges. Odessa, Sitzg 18. März 1914. Ref. Zbl. Ophthalm. **1**, 341 (1914). — METZGER, E. L.: Traumatische Cystenbildung in der Fovea centralis bei tapetoretinaler Degeneration der Macula des anderen Auges. Klin. Mbl. Augenheilk. **71**, 424 (1923). — MORELLI, E.: Sulla degenerazione famigliare ereditaria della macula. Boll. Ocul. **3**, 303 u. 381 (1924). — MOULD, G. T.: Family choroiditis. Trans. ophthalm. Soc. U. Kingd. **30**, 189 (1910).

NAGEL, W. A.: Einige Beobachtungen an einem Falle von totaler Farbenblindheit. Arch. Augenheilk. **44**, 153 (1902). — NETTLESHIP, E.: (a) On cases of congenital day-blindness with colour-blindness. St. Thomas' Hosp. Rep. **10**, 37 (1880). (b) Central senile guttate choroiditis (without defect of sight). Trans. ophthalm. Soc. U. Kingd. **4**, 162 (1884). (c) Central guttate choroiditis without defect of sight, premature presbyopia. Trans. ophthalm. Soc. U. Kingd. **4**, 164 (1884). (d) Central senile areolar choroidal atrophy. Trans. ophthalm. Soc. U. Kingd. **4**, 165 (1884). (e) Some hereditary diseases of the eye. Ophthalmoscope **4**, 493 u. 549 (1906). (f) On some hereditary diseases of the eye (BOWMAN lecture). Trans. ophthalm. Soc. U. Kingd. **29**, LVII (1909).

OGUCHI, Z. u. F. YANO: Über zwei Fälle von Brüdern, wo ein Zusammenhang zwischen familiärer, progressiver Entartung der Macula lutea und der Pigmentdegeneration der Retina ersichtlich war (jap.). Nippon Gankakai Zashi **1921**. Ref. Klin. Mbl. Augenheilk. **68**, 271 (1922).

PUSEY, B.: Family degeneration of the macula lutea, with a suggestion as to its cause. Trans. amer. ophthalm. Soc. **15**, 364 (1915). Ref. Klin. Mbl. Augenheilk. **56**, 311 (1916).

REDSLOB: Zur Therapie der Retinitis pigmentosa durch subkonjunktivale Kochsalzinjektionen. Klin. Mbl. Augenheilk. **44** II, 366 (1906). — RIEGER, H.: (a) Ein Beitrag zur Kasuistik der tapeto-retinalen Degeneration. (Heredodegeneration der Macula mit Beteiligung der Peripherie bei 3 Brüdern.) Z. Augenheilk. **57**, 429 (1925). (b) Tapeto-retinale Degeneration. Ophthalm. Ges. Wien, 26. Jan. 1925. Ref. Z. Augenheilk. **55**, 346 (1925). (c) Über einen Fall von tapeto-retinaler Degeneration mit Zapfenbildung in der Macula. Z. Augenheilk. **70**, 22 (1929). — ROLL, G. W.: Case showing macular changes. Proc. roy. Soc. Med. **14**, sect. ophthalm. **1921**, 69. Ref. Zbl. Ophthalm. **6**, 361 (1922). — ROSA, G. DE: Degenerazione della macula e microftalmo familiari congeniti. Atti Congr. Soc. ital. Ottalm. (27.—30. Okt. 1924) **1925**, 68. Ref. Zbl. Ophthalm. **16**, 363 (1926). Arch. Ottalm. **32**, 540 (1925). Zbl. Ophthalm. **17**, 51 (1927).

SCHNEIDEMAN, T. B.: Central superficial choroiditis. Amer. Acad. ophthalm. a. otol. etc. Ref. Ophth. Rec. 13, 413 (1904). Nagels Jber. 35, 578 (1904). — STARGARDT, K.: (a) Über familiäre progressive Degeneration in der Maculagegend des Auges. Graefes Arch. 71, 534 (1909). (b) Über familiäre progressive Degeneration in der Maculagegend des Auges. Z. Augenheilk. 30, 95 (1913). (c) Zur Kasuistik der familiären progressiven Degeneration in der Maculagegend des Auges. Z. Augenheilk. 35, 249 (1916). (d) Über familiäre Degeneration in der Maculagegend des Auges mit und ohne psychische Störungen. Arch. f. Psychiatr. 58, 852 (1917). (e) Ein Fall von familiärer progressiver Maculadegeneration. Ver. igg hess. u. hessennaussau. Augenärzte, 30. Mai 1925. Ref. Klin. Mbl. Augenhelk. 75, 246 (1925). — STEINDORFF: Doppelseitige Opticusatrophie und chorioiditische Veränderungen in der Macula. Berl. ophthalm. Ges., 18. Okt. 1906. Ref. Klin. Mbl. Augenheilk. 44 II, 553 (1906). — STEYN, J. S.: Familial juvenile degeneration of the macula. Brit. J. Ophthalm. 10, 391 (1926). — STIRLING, A. W.: A form of family choroiditis. Ophthalmoscope 10, 141 (1912). — STUTZIN: Über die typische Pigmentdegeneration der Netzhaut an der Hand von 46 Fällen. Diss. Gießen 1905. Ref. Nagels Jber. 1905, 639.

THOMPSON, A. H.: Superficial choroidal atrophy without subjective symptomes in a member of a family subject to night-blindness. Trans. ophthalm. Soc. U. Kingd. 21, 66 (1901). — TISCORNIA, A.: (a) Hereditäre und familiäre Chorioiditis macularis (span.). Arch. Oftalm. Buenos Aires 2, 102 (1926). Ref. Zbl. Ophthalm. 18, 470 (1927). (b) Hereditäre und familiäre Chorioiditis macularis (span.). Rev. Assoc. méd. argent. 39, 239 (1926). Ref. Zbl. Ophthalm. 17, 613 (1927).

UHTHOFF, W.: Ein weiterer Beitrag zur angeborenen totalen Farbenblindheit. Z. Psych. u. Physiol. 27, 344 (1902).

VELTER: Achromatopsie totale et anomalie maculaire bilatérale. Soc. Ophtalm. Paris, 16. Dezember 1922. Ref. Arch. d'Ophtalm. 40, 444 (1923). — VOSSIUS, A.: Über die BESTsche familiäre Maculadegeneration. Graefes Arch. 105, 1050 (1921).

WEISEL, GERTRUD: Beitrag zur BESTschen hereditären Maculaerkrankung mit besonderer Berücksichtigung der Vererbung. Diss. Gießen 1922. — WÖLFFLIN, E.: Über die Beziehungen der Retinitis punctata albescens zur sog. zentralen tröpfchenförmigen Aderhautentzündung (NETTLESHIP). Klin. Mbl. Augenheilk. 62, 456 (1919).

β) Der Pigmentosatypus.

ANCKE, R.: Beiträge zur Kenntnis von der Retinitis pigmentosa. Zbl. prakt. Augenheilk. 9, 167 (1885). — AUBINEAU: Rétinite pigmentaire congénitale familiale. Annales d'Ocul. 129, 432 (1903). — AXENFELD, T.: Bemerkungen über Retinitis pigmentosa, besonders solche ohne Hemeralopie. Klin. Mbl. Augenheilk. 47, Beil.-H., 53 (1909). — AYRES, S. C.: Retinitis pigmentosa. Amer. J. Ophthalm. 3, 81 (1886).

BARDET, G.: Syndrome d'obésité infantile avec polydactylie et rétinite pigmentaire. Thèse de Paris 1920. — BAUER, J.: Innere Sekretion. Berlin 1927, 312. — BAUMEISTER, E.: Retinitis pigmentosa unilateralis mit gleichseitiger Taubheit. Graefes Arch. 19 II, 261 (1873). — BECKERSHAUS, F.: (a) Dominante Vererbung der Retinitis pigmentosa. Klin. Mbl. Augenheilk. 75, 96 (1925). (b) Totale Atrophie der Retina und Chorioidea. Klin. Mbl. Augenheilk. 76, 384 (1926). — BELL, JULIA: Retinitis pigmentosa and allied diseases, congenital stationary night-blindness, glioma retinae. Eug. labor. Mem. Vol. 21 (the treasury of human inheritance) edited by K. PEARSON, Vol. 2, Part. 1, Cambridge University Press 1922. — BIEDL, A.: (a) Geschwisterpaar mit adiposo-genitaler Dystrophie. Ver. dtsch. Ärzte Prag, 16. Juni 1922. Ref. Dtsch. med. Wschr. 48, 1630 (1922). (b) Physiologie und Pathologie der Hypophyse. München und Wiesbaden 1922. Ref. Zbl. Ophthalm. 9, 249 (1923). — BLESSIG, E.: Alternierendes Auftreten von Glaucoma simplex und Retinitis pigmentosa an einer Reihe von Geschwistern (russ.). Petersburg. ophthalm. Ges. St. Petersburg. med. Wschr. 26, 105 (1901). Ref. Klin. Mbl. Augenheilk. 39 I, 404 (1901). — BOEHM, F. M.: Über einen eigentümlichen Fall von Retinitis pigmentosa mit Atrophie der Aderhaut. (Atrophia gyrata chorioideae et retinae.) Klin. Mbl. Augenheilk. 63, 381 (1919). — BORDLEY, J.: A family of hemeralopes. Bull. Hopkins Hosp. 19, 278 (1908). Ref. Nagels Jber. 1909, 750. — BRADBURNE, A. A. and P. SMITH: Retinitis pigmentosa in five sisters with glaucoma in three of them. Ophthalm. Rev. 35, 65 (1916).

CANT, W. J.: A family of four children affected with retinitis pigmentosa, the father being an epileptic. Ophthalm. Rev. 5, 245 (1886). — CUTLER, C. W.: Drei ungewöhnliche Fälle von Retino-Chorioidealdegeneration. Arch. Augenheilk. 30, 117 (1895). — CYON, DE: Bull. Acad. méd. Paris, 20. Nov. 1898. Zit. BARDET.

DARIER, A.: Quelques observations de rétinite pigmentaire avec anomalies intéressantes. Arch. d'Ophtalm. 7, 170 (1887). — DAVIDSOHN, D.: Congenital blindness from optic atrophy and pigmentary retinitis. Brit. med. J. 1886 I, 72. Ref. Nagels Jber. 1886, 375. — DENZLER, E.: Über eine eigenartige Form der Dystrophia adiposo-genitalis. Jb. Kinderheilk., III. F. 57, 35 (1924). Ref. Zbl. Augenheilk. 14, 361 (1925). — DERIGS, G.:

Über Retinitis pigmentosa. Inaug.-Diss. Bonn 1882. — Diem, Martha: Retinitis punctata albescens und pigmentosa. Klin. Mbl. Augenheilk. 53, 371 (1914). — Donders, F. C.: Torpeur de la rétine, congénitale, héréditaire. Annales d'Ocul. 34, 270 (1855). — Dor, H.: Héméralopie dépendant d'une forme atypique de rétinite. Arch. d'Ophtalm. 3, 481 (1883). — Duyse, van: Trois cas de rétinite ponctuée albescente typique et familiale. Arch. d'Ophtalm. 27, 497 (1907).

Fleischer, B.: Erg. Path. 21 II (Erg.-Bd. 2, 2), 583. München 1929. — Förster, R.: Über Hemeralopie und die Anwendung eines Photometers. Breslau 1857. — Frenkel, H. u. M. Dide: Rétinite pigmentaire avec atrophie papillaire et ataxie cerebelleuse familiale. Revue neur. 25, 729 (1913). Ref. Nagels Jber. 1913, 528. — Fuchs, E.: Über zwei der Retinitis pigmentosa verwandte Krankheiten (Retinitis punctata albescens und Atrophia gyrata chorioideae et retinae). Arch. Augenheilk. 32, 111 (1896).

Galezowski, M.: (a) Glaucome aigu dans un cas d'atrophie progressive de la rétine (rétinite pigmentaire des auteurs). Annales d'Ocul. 48, 269 (1862). (b) Recherches ophtalmoscopiques sur les maladies de la rétine et du nerf optique. p. 22. Paris 1863. — Gebb, H.: Zur Kasuistik der Retinitis pigmentosa sine pigmento. Arch. Augenheilk. 64, 204 (1909). — Graefe, A. von: (a) Über die Untersuchung des Gesichtsfeldes bei amblyopischen Affektionen. Graefes Arch. 2 II, 258 (1856). (b) Exzeptionelles Verhalten des Gesichtsfeldes bei Pigmententartung der Netzhaut. Graefes Arch. 4 II, 250 (1858). — Groenouw, A.: Beziehungen der Allgemeinleiden und Organerkrankungen zu Veränderungen und Krankheiten des Sehorgans. Graefe-Saemischs Handbuch der gesamten Augenheilk. 3. Aufl., S. 720. Berlin 1920. — Grossmann. E.: Kongenitaler Herzfehler, familiäre Polydactylie und Retinitis pigmentosa. Wien. med. Wschr. 58, 741 (1908). Ref. Nagels Jber. 1908, 720. — Günsburg, F.: Über einen Fall von typischer Retinitis pigmentosa unilateralis. Arch. Augenheilk. 21. 184 (1890(.

Hansen, S.: Dementia praecox und Retinitis pigmentosa (dän.). Hosp.tid 63, 417 (1920). Ref. Zbl. Ophthalm. 4, 41 (1921). — Hanssen, R.: Zur Erblichkeit der Retinitis pigmentosa. Arch. Rassenbiol. 17, 322 (1925). — Healy, J. J.: Retinitis punctata albescens. Brit. J. Ophthalm. 5, 18 (1921). — Heinersdorff: Ein Fall von doppelseitigem nichtentzündlichem Glaukom in jugendlichem Lebensalter bei gleichzeitiger Retinitis pigmentosa und Myopie. Arch. Augenheilk. 34, 230 (1897). — Herrlinger, C. L.: Über die Ätiologie der Retinitis pigmentosa mit besonderer Berücksichtigung der Heredität und der Konsanguinität der Eltern. Inaug.-Diss. Tübingen 1899. — Hippel, E. von: Zur pathologischen Anatomie des Glaukoms nebst Bemerkungen über Netzhautpigmentierung vom Glaskörperraum aus. Graefes Arch. 52, 498 (1901). — Hocquard, E.: De la rétinite pigmentaire. p. 62. Paris 1875. — Höring, jun.: Retinitis pigmentosa. Klin. Mbl. Augenheilk. 2, 233 (1864). — Hutchinson, J.: (a) On retinitis pigmentosa and allied affections as illustrating the laws of heredity. Ophthalm. Rev. 1, 26 (1882). (b) Slowly progressive paraplegia and disease of the choroids, with defective intellect and arrested sexual development in several brothers and a sister — the disease beginning in childhood. Arch. Surg. 11, 118 (1900).

Jacobsohn, E.: Ein Fall von Retinitis pigmentosa atypica. Klin. Mbl. Augenheilk. 25, 202 (1888).

Koenig, H.: Zwei Beobachtungen von mangelhafter Entwicklung der Chorioidea, verbunden mit Hemeralopie. Inaug.-Diss. Greifswald 1874. — Komoto, J.: Über die sog. Atrophia gyrata chorioideae et retinae. Klin. Mbl. Augenheilk. 52, 416 (1914). — Kuhnt: Retinitis punctata albescens. 55. Verslg dtsch. Naturforsch. Eisenach 1882. Ref. Klin. Mbl. Augenheilk. 21, 428 (1883).

Landolt, E.: Anatomische Untersuchungen über typische Retinitis pigmentosa. Graefes Arch. 18 I, 325 (1872). — Lauber, H.: Die sog. Retinitis punctata albescens. Klin. Mbl. Augenheilk. 48 I, 133 (1910). — Laurence, J. Z. and R. C. Moon: Four cases of retinitis pigmentosa occurring in the same family and accompanied by general imperfection of development. Ophthalm. Rev. 2, 32 (1866). — Leber, Th.: (a) Über Retinitis pigmentosa und angeborene Amaurose. Graefes Arch. 15 III, 1 (1869). (b) Über anomale Formen der Retinitis pigmentosa. Graefes Arch. 17 I, 314 (1871). (c) Die Krankheiten der Netzhaut und des Sehnerven. Graefe-Saemischs Handbuch der gesamten Augenheilk. 1. Aufl., Bd. 5, S. 521. 1877. (d) Die Krankheiten der Netzhaut. Graefe-Saemischs Handbuch der gesamten Augenheilk. 2. Aufl., Bd. 7, II. Teil, Kap. 10a, S. 1076f. Leipzig 1916. — Lederer, Maria: Nichtluetische Chorioiditis bei Krampfkrankheiten. Jb. Kinderheilk. III. F. 67, 339 (1927). Ref. Zbl. Ophthalm. 19, 482 (1928). — Lenoble, E. et E. Aubineau: Deux cas de maladie nerveuse familiale intermédiaire entre la maladie de P. Marie (hérédoataxie cérébelleuse) et la maladie de Friedreich. Revue neur. 9, 393 (1901). Ref. Zbl. prakt. Augenheilk. 37, 243 (1913). — Liebreich, R.: Abkunft aus Ehen unter Blutsverwandten als Grund von Retinitis pigmentosa. Dtsch. Klin. 13, 53 (1861). — Loeb, C.: Hereditary blindness ans its prevention. Ann. of Ophthalm. 18, 489 u. 755 (1909).

Madigan, J. J. and T. W. Moore: Dystrophia adiposo-genitalis (Fröhlichs Syndrom). J. amer. med. Assoc. 1918, 669. — Maes, H. G.: Über Torpor retinae (holl.). Diss. Utrecht

1861. — MARLOW, F. W.: A case of retinitis pigmentosa with extreme contraction of the visual fields and without night-blindness. Amer. J. Ophthalm. 11, 191 (1894). — MAUTHNER: Ein Fall von Chorioideremie. Ber. d. naturwiss. med. Ver. Innsbruck 2, 191 (1872). — MELLINGER, C.: (a) Drei Fälle von Retinitis pigmentosa. Klin. Mbl. Augenheilk. 26, 356 (1888). (b) Ein Fall von typischer ausgedehnter Retinitis pigmentosa ohne Gesichtsfeldeinschränkung. Klin. Mbl. Augenheilk. 29, 171 (1891). — MOOREN, A.: (a) De la rétinite pigmenteuse. Annales d'Ocul. 41, 21 (1859). (b) Ophthalmiatr. Beobachtungen. S. 260. 1867. (c) Ophthalm. Mitteilungen aus dem Jahre 1873/74. S. 82. 1874. Ref. Nagels Jber. 1874, 420. (d) Fünf Lustren ophthalmologischer Wirksamkeit. Wiesbaden 1882. — MOUCHOT, E.: Essai sur la rétinite pigmentaire. Paris 1868.

NETTLESHIP, E.: (a) Clinical notes and cases. Retinitis pigmentosa. Cases 1—4. Roy. Lond. ophthalm. Hosp. Rep. 9, 168 (1877). (b) Cases of permanent partial night-blindness, with unusual ophthalmoscopic changes. Trans. ophthalm. Soc. U. Kingd. 7, 301 (1887). (c) A case of stationary night-blindness with minute white spots at the fundus. Trans. ophthalm. Soc. U. Kingd. 8, 163 (1888). (d) Some hereditary diseases of the eye. Ophthalmoscope 4, 493 u. 550 (1906). (e) Lamellar cataract, coppock or discoid cataract, and retinitis pigmentosa, affecting different members of the same pedigree. Trans. ophthalm. Soc. U. Kingd. 28, 226 (1908). (f) On retinitis pigmentosa and allied diseases. Roy. Lond. ophthal. Hosp. Rep. 17 I, 151 u. 333 (1908). (g) Retinitis punctata albescens. Roy. Lond. ophthalm. Hosp. Rep. 17, 377 (1908). (h) The BOWMAN lecture on some hereditary diseases of the eye. Trans. ophthalm. Soc. U. Kingd. 29, LVII (1909). (i) A note on the progress of some cases of retinitis pigmentosa sine pigmento and of retinitis punctata albescens. Roy. Lond. ophthalm. Hosp. Rep. 19 II, 123 (1914). — NOLTE, F.: Ein Beitrag zu der Lehre von der Erblichkeit von Augenerkrankungen. Inaug.-Diss. Marburg 1896.

OLIVER, G. H.: (a) Thirteen cases of hereditary transmission of retinitis pigmentosa in two generations. Ophthalmoscope 11, 407 (1913). (b) Hyaline bodies et the optic disc in a case of retinitis pigmentosa. Ophthalmoscope 11, 716 (1913). — OVELGÜN: Nyctalopia hereditaria. Acta physico-med. 7, Obs. 28, 76 (1744). (Nürnberg.)

PAULY: Angeborene Blindheit bei 9 Kindern derselben Familie. Canstatts Jb. 3, 94 (1848). — PEDRAGLIA: Retinitis pigmentosa. Klin. Mbl. Augenheilk. 3, 114 (1865). — PELLOT, W.: Atypische Retinitis pigmentosa hereditaria. Graefes Arch. 80, 379 (1911). — PONS, MARQUÉS, L.: Keratoconus, atrophia nervi optici und retinitis pigmentosa bei drei Geschwistern (span.). Arch. Oftalm. hisp.-amer. 12, 581 (1912). Ref. Nagels Jber. 1912, 1097.

RANSOHOFF, M.: Zur Kenntnis der Retinitis pigmentosa. Klin. Mbl. Augenheilk. 29, 271 (1891). — RIEGER, H. u. R. TRAUNER: Über einen Fall von BIEDL-BARDETschem Syndrom und die Erblichkeitsverhältnisse dieses Zustandes. Z. Augenheilk. 68, 235 (1929). — RODSEWITSCH: Ein Fall von Pigmentdegeneration der Netzhaut ohne Pigment (russ.). Wojenno-med. J. 10, 468 (1899). Ref. Nagels Jber. 1899, 665. — ROZABAL, F.: Hypophysentumor mit Dystrophia adiposo-genitalis kombiniert bei 2 Brüdern (span.). Rev. Clin. Madrid 9, 401 (1913). Ref. Revue neur. 1913, 439. — RUETE, C. G. T.: Bildliche Darstellung der Krankheiten des menschlichen Auges. S. 52. Leipzig 1854.

SCHMIDHÄUSER, F.: Retinitis pigmentosa und Glaukom. Inaug.-Diss. Tübingen 1904. — SCHMIDT, E.: Über Retinitis pigmentosa. Inaug.-Diss. Bonn 1890. — SCHMIDT, H.: Zur Heredität der Retinitis pigmentosa. Klin. Mbl. Augenheilk. 12, 29 (1874). — SCHMIDT-RIMPLER, H.: Glaucoma complicaticum. Graefe-Saemischs Handbuch der gesamten Augenheilk. 1. Aufl., Bd. 5, Kap. VI, S. 48. Leipzig 1877. — SCHNABEL, J.: Beiträge zur Lehre von Glaukom. Arch. Augen- u. Ohrenheilk. 7 I, 99 (1878). — SCHNEIDER, H.: Über die Erblichkeit der Retinitis pigmentosa nebst Mitteilung eines Falles von Retinitis pigmentosa hereditaria in 5 Generationen einer Familie. Inaug.-Diss. Berlin 1896. — SIEBENMANN u. R. BING: Über den Labyrinth- und Hirnbefund bei einem an Retinitis pigmentosa erblindeten angeborenen Taubstummen. Z. Ohrenheilk. 54, 265 (1907). — SIEGHEIM, M.: Beiträge zur Kenntnis der Retinitis pigmentosa unter besonderer Rücksichtsnahme auf die Ätiologie. Inaug.-Diss. Breslau 1886. — SIEVERT, H.: Über das Zusammentreffen von Sehnervenatrophie und Adipositas universalis bei einem Geschwisterpaar. Z. Augenheilk. 19, 544 (1908). — SMITH, H. E. and C. H. USHER: Choroideremia and two other varieties of night-blindness in the same pedigree. Roy. Lond. ophthalm. Hosp. Rep. 20, 157 (1916). — SMITH, P.: Origin of familial and hereditary disorders in retinitis pigmentosa and glaucoma. Ophthalm. Rev. 35, 70 (1916). — SNEGIREFF, K. W.: Über den Zustand der Augen taubstummer Schulkinder. Klin. Mbl. Augenheilk. 47 II, 65 (1909). — SNELL, S.: (a) Nyctalopia (retinitis pigmentosa) occurring in several members of one family. Ophthalm. Rev. 5, 72 (1886). (b) Numerous instances of night-blindness (retinitis pigmentosa) occurring in five generations with genealogical chart. Trans. ophthalm. Soc. U. Kingd. 23, 68 (1903). (c) Retinitis pigmentosa occurring in several members of a family. Trans. ophthalm. Soc. U. Kingd. 37, 217 (1907). — SOLIS-COHEN, S. u. E. WEISS: Dystrophia adiposo-genitalis, with atypical retinitis pigmentosa and mental deficiency, the LAURENCE-BIEDL syndrome. Amer. J. med. Sci. 169, 489 (1925). Ref. Zbl. Ophthalm. 15, 524 (1926). — SPENGLER, E.:

Eine ungewöhnliche Aderhautnetzhautveränderung auf kongenitaler Basis. Z. Augenheilk. **6**, 285 (1901). — Stör: Retinitis pigmentosa. Klin. Mbl. Augenheilk. **3**, 23 (1865).

Takayasu, M.: Zur Kasuistik der Retinitis punctata albescens. Graefes Arch. **63**, 281 (1906). — Thompson, A. H.: Superficial choroidal atrophy, without subjective symptomes in a member of a family subject to night-blindness. Trans. ophthalm. Soc. U. Kingd. **21**, 66 (1901). — Thomson, E.: Hyaline nodules in the optic disc in a case of retinitis pigmentosa. Ophthalmoscope **11**, 19 (1913). — Trigt, A. C. van: Der Augenspiegel (holl.). Nederl. Lancet **1852/53**, 492.

Usher, C. H.: On the inheritance of retinitis pigmentosa with notes of cases. Roy. Lond. ophthalm. Hosp. Rep. **19**, 130 (1914).

Variot et Bourquier: Gaz. Hôp., 27. April **1920**. Cit. Bardet. — Voorhoeve, N.: Blue sclerotics in connection with other hereditary or congenital abnormalities. Lancet **1918 II**, 740.

Wecker, L. de et E. Landolt: Traité complet d'ophtalmologie. Tome 4, p. 121. Paris 1878—1889. — Wernicke, O.: Atrophia gyrata chorioideae et retinae. Arch. Augenheilk. **62**, 239 (1908). — Wicherkiewicz, B.: Über Retinitis punctata albescens. Ber. 15. Congr. internat. Med., sect. XI ophthalm., **1906**, 297. — Wider, A.: Über die Ätiologie der Retinitis pigmentosa. Inaug.-Diss. Tübingen 1885. Mitt. ophthalm. Klin. Tübingen **2**, H. 2, 212f. (1885). — Wüstefeld, F.: Zur Kasuistik der Retinitis punctata albescens. Z. Augenheilk. **5**, 110 (1901).

Zani: Della cosidetta retinite puntata albescente. Ann. Ottalm. **41**, 66 (1912). Ref. Nagels Jber. **1912**, 832. — Zorn: Über familiäre atypische Pigmentdegeneration der Netzhaut (totale Aderhautatrophie). Graefes Arch. **101**, 1 (1920).

3. Übrige Netzhautaffektionen.

Alt, A.: Detachement of the retina in three successiv generations of one family. Amer. J. Ophthalm. **1888**, 355. Ref. Nagels Jber. **1888**, 392. — Aurand: Fibres myéliniques de la rétine coincidant avec une amblyopie par trouble de développement de la papille. Soc. Ophtalm. Lyon, 14. Dez. 1907. Rev. gén. Ophtalm. **27**, 413 (1908).

Berg, F.: Ungewöhnlich ausgedehnte markhaltige Nervenfasern bei hochgradiger Myopie und Amblyopie. Klin. Mbl. Augenheilk. **52**, 495 (1914). — Bernhardt, N.: Über Vorkommen und Bedeutung markhaltiger Nervenfasern in der menschlichen Netzhaut vom neurologischen Standpunkt. Berl. klin. Wschr. **1907**, Nr 15. Ref. Nagels Jber. **1907**, 411. — Bettmann: Über Poikilodermia atrophicans vascularis. Arch. f. Dermat. **129**, 101 (1921). — Bouwdyk-Bastiaanse, van: Eine familiäre Form der tuberösen Hirnsklerose (holl.). Diss. Utrecht 1922. — Bouwdyk-Bastiaanse, van u. Landsteiner: Eine familiäre Form der tuberösen Sklerose (holl.). Nederl. Tijdschr. Geneesk. **1922 II**, 248. — Brandt, R.: Zur Frage der Angiomatosis retinae. Graefes Arch. **106**, 127 (1921).

Clarke: An unusual arrangement of opaque nerve-fibers. Proc. roy. Soc. Med., sect. ophthalm., **6**, 102 (1913). Ref. Nagels Jber. **1913**, 525. — Clarke, E.: Pseudo-glioma in both eyes. Trans. ophthalm. Soc. U. Kingd. **18**, 136 (1898). — Clausen: Typisches beiderseitiges hereditäres Maculakolobom. Ver.igg Augenärzte Provinz Sachsen, Anhalt und Thüringer Lande, 29. Mai 1921. Ref. Klin. Mbl. Augenheilk. **67**, 116 (1921). — Collins, Treacher E.: (a) Pseudo-glioma. Ophthalm. Hosp. Rep. **13 III**, 361 (1892). (b) Two cases, brother and sister, with peculiar vascular new growth probably primarily retinal, affecting both eyes. Trans. ophthalm. Soc. U. Kingd. **14**, 141 (1894). — Cushing, H. and P. Bailey: Hemangiomas of cerebellum and retina (Lindaus disease). Arch. of Ophthalm. **57**, 447 (1928). — Czermak, W.: Pathologisch-anatomischer Befund bei der von E. von Hippel beschriebenen sehr seltenen Netzhauterkrankung. Ber. 32. Verslg ophthalm. Ges. Heidelberg **1905**, 184.

Degner: Zur Kenntnis der markhalt¹gen Nervenfasern in der Netzhaut. Inaug.-Diss. Königsberg 1912. — Derby: Coloboma of the choroid upward. Opaque nerve fibers. Boston med. J., Juli **1907**. Ref. Nagels Jber. **1907**, 308. — Doyne, R. W.: Choroidal and retinal changes, the result of blows on the eyes. Trans. ophthalm. Soc. U. Kingd. **9**, 128 (1889). — Dzialowski, von: Ein seltener Fall von Gefäßerkrankung (Aneurysmenbildung in der Retina). Inaug.-Diss. Gießen 1900. Ref. Nagels Jber. **1900**, 620.

Fischer: Beitrag zur Recklinghausenschen Krankheit. Dermat. Z. **42**, 143 (1925). — Frenkel, H.: Angiomatose capillaire de la rétine. Annales d'Ocul. **147**, 161 (1912). — Fuchs, E.: Aneurysma arterio-venosum retinae. Arch. Augenheilk. **11**, 440 (1882).

Griffith, A. H. and A. W. Ormond: A case of massive exsudation of the retina with arterio-venous communication. Trans. ophthalm. Soc. U. Kingd. **29**, 279 (1909). — Griscom, J. M.: Angioid streaks of the retina. Amer. J. Ophthalm. **11**, 95 (1928). — Grönblad, E.: Angioid streaks—pseudoxanthoma elasticum. Acta ophthalm. Københ. **7**, 329 (1929). — Gyger, R.: Über die Beziehung der markhaltigen Nervenfasern zur Recklinghausenschen Krankheit. Inaug.-Diss. Basel 1930.

HEINE, L.: Über das familiäre Auftreten von Pseudoglioma congenitum bei zwei Brüdern und Amotio retinae acq. bei Vater und Sohn und über Pseudogliom mit Nekrose der Uvea und Retina beim Sohn eines Vaters mit Iritis (Tbc?). Z. Augenheilk. 56, 155 (1925). — HEMMES, W.: Hippels disease. Diss. GRONINGEN 1929. Ref. Amer. J. Ophthalm. 12, 935 (1929). — HIPPEL, E. VON: (a) Über eine sehr seltene Erkrankung der Netzhaut. Graefes Arch. 59, 83 (1904). (b) Die anatomische Grundlage der von mir beschriebenen sehr seltenen Erkrankung Netzhaut. Graefes Arch. 79, 350 (1911). — HOFFMANN, J.: Fall von v. HIPPEL-CZERMAK-scher Krankheit. Naturhist. med. Ver. Heidelberg, 3. Juli 1917. Ref. Münch. med. Wschr. 64, 1371 (1917).

IGERSHEIMER: Familiäre Netzhauterkrankung bei familiärer Gelenkaffektion. Med. Ges. Göttingen, 8. Febr. 1923. Ref. Münch. med. Wschr. 70, 479 (1923).

KISO, K.: Beiträge zur Kenntnis von der Vererbung der markhaltigen Sehnervenfasern der Netzhaut. Graefes Arch. 120, 154 (1928). — KNAPP, H.: Arch. of Ophthalm. 21, 282 (1892). — KRAUPA: Beiträge zur Morphologie des Augenhintergrundes. Graefes Arch. 101, 333 (1920).

LEDERER: Angioid streaks. Dtsch. ophthalm. Ges. tschechoslov. Rep., 9. Dez. 1923. Ref. Klin. Mbl. Augenheilk. 71, 767 (1923). — LINDAU, A.: (a) Studien über Kleinhirn-cysten. Acta path. scand. (Københ.) 1926, Suppl., 1. (b) Zur Frage der Angiomatosis retinae und ihrer Komplikationen. Acta ophthalm. Københ. 4, 193 (1927). (c) Über Angiomatosis retinae (dän.). Verh. ophthalm. Ges. 1928, 19. Hospid. 1929 I. Ref. Zbl. Ophthalm. 22, 300 (1929). LINDNER, K.: Über Pigmentstreifenbildung in der Retina. Graefes Arch. 88, 230 (1914).

MANZ, W.: Über markhaltige Nervenfasern in der menschlichen Netzhaut. Arch. Augen-heilk. 29, 220 (1894). — MAUTHNER: Lehrbuch der Ophthalmoskopie. S. 259. Wien 1868. — MEYER-RIEMSLOH, B.: Markhaltige Nervenfasern als erbliche Anomalie. Klin. Mbl. Augen-heilk. 74, 355 (1925). — MILLIKIN, B. C.: Three cases of detachment of the retina in the same family. Ann. Ophthalm. a. Otol. 5, 955 (1897). — MÖLLER, H. M.: Familial angiomatosis retinae et cerebelli, LINDAUs disease. Acta ophthalm. (Københ.) 7, 244 (1929).

PAGENSTECHER, H. E.: Über eine unter dem Bilde der Netzhautablösung verlaufende erbliche Erkrankung der Retina. Graefes Arch. 86, 457 (1913).

ROCHAT, G. FR.: Familiäre Angiomatosis retinae und Kleinhirnangiom. Klin. Mbl. Augenheilk. 78, 601 (1927).

SALZMANN, M.: Über Vererbung von Netzhautablösung. Wien. med. Wschr. 71, 1082 (1921). Ref. Zbl. Ophthalm. 6, 101 (1922). — SANTOS, F.: Décollement congénital total de la rétine chez deux frères. Arch. of Ophthalm. 36, 338 (1905). Ref. Annales d'Ocul. 135, 74 (1906). — SCHEERER, R.: Netzhaut und Sehnerv. Erg. Path. 21, Erg.-Bd. 2 II, 1, 71. München 1928. — SCHMELZER, H.: Zur Frage der familiären Netzhautablösung. Arch. Augenheilk. 100/101, 268 (1929). — SCHREIBER, L.: Über Heilungen von Netzhautablösungen und die rheumatische Netzhautablösung. Graefes Arch. 103, 75 (1920). — SEIDEL: Über ein Angiom der Netzhaut. Ber. 38. Verslg ophthalm. Ges. Heidelberg 1912, 335. — SHUBACK, A.: Über Angiomatosis des Zentralnervensystems (LINDAUsche Krankheit). Zbl. Neur. 46, 456 (1927). — SPICER, W. T. H.: Angioid streaks in brother and sister. Proc. roy. Soc. Med., sect. ophthalm. 7, 33 (1914). — STEPHENSON, S.: Angioid streaks in retina. Trans. ophthalm. Soc. U. Kingd. 12, 140 (1892). — STRZEMINSKI: Ein Fall von markhaltigen Nervenfasern der Netzhaut mit Irislücken und überzähligen Pupillaröffnungen (poln.). Post. okulist., Aug. 1906. Ref. Rec. d'Ophtalm. 1906, 705.

TRESLING, J. H. A. T.: Über Angiomatosis retinae. Klin. Mbl. Augenheilk. 64, 306 (1920).

VAN DER HOEVE, J.: Augengeschwülste bei der tuberösen Hirnsklerose (BOURNEVILLE) und verwandte Krankheiten. Graefes Arch. 111, 1 (1923).

WILDI, G.: Zur Fundusentartung mit angioider Streifenbildung (angioid streaks Knapp). Klin. Mbl. Augenheilk. 76, 177 (1926). — WITH: Pseudoxanthoma elasticum. Dermat. Z. 31, 42 (1920). — WOHLWILL: Ein Fall von Angiomatosis des Zentralnervensystems. (LINDAUsche Krankheit). Zbl. Neur. 46, 456 (1927). — WOLLENBERG: Über kongenitale Anomalien des Auges bei Geisteskrankheiten. Charité-Ann. 14, 470 (1889). Zit. Nagel's Jber. 1889, 129. — WOOD: D. J.: (a) Retinal detachement with unusual dilatation of retinal vessels and other changes. Trans. ophthalm. Soc. U. Kingd. 12, 143 (1892). (b) A case of retinal exsudations with extreme distension of vessels and perhaps arterio-venous anasto-mosis. Trans. ophthalm. Soc. U. Kingd. 29, 115 (1909).

III. Affektionen des Opticus.

a) Affektionen des Opticus ohne cerebrale Störungen.

BADAL: Examen des yeux de deux cents sourdesmuettes de l'institution national de Bordeaux. Ann. Mal. Oreille 1881, No 4. Ref. Nagels Jber. 1881, 328. — BATTEN, R. D.: Two cases of hereditary optic atrophy in a family with recovery in one case. Trans. ophthalm. Soc. U. Kingd. 29, 144 (1909). — BLEGVAD, O. u. H. RÖNNE: Über die Klinik und Systematik der Retrobulbärneuritiden. Klin. Mbl. Augenheilk. **65**, 206 (1920). — Buisson: Névrite optique rétrobulbaire familiale. Thèse de Paris 1899. — Burroughs, A. E.: Two cases of Lebers disease, or familial optic atrophy with enlargement of the pituitary fosse. Trans. ophthalm. Soc. U. Kingd. **44**, 399 (1924).

Clemesha, J. C.: An example of Lebers disease. Amer. J. Ophthalm. **27**, 139 (1910). Drexel, K. Th.: Inwieweit stimmen die wirklichen Erfahrungen über die Vererbung der familiären, hereditären Sehnervenatrophie (Lebersche Krankheit) überein mit der Theorie der Vererbung der geschlechtsgebundenen Krankheiten? Arch. Augenheilk. **92**, 49 (1922).

Elschnig: (a) Pathologische Anatomie des Sehnervens. Handbuch der pathologischen Anatomie des Nervensystems. Herausgeg. v. Flatan, Jacobsohn u. Minor. Berlin 1903. (b) Zur Kenntnis der Leberschen hereditären Sehnervenatrophie. Dtsch. ophthalm. Ges. Tschechoslov., 14.—15. Mai 1923. Ref. Klin. Mbl. Augenheilk. **70**, 542 (1923).

Fisher, J. H.: Lebers disease (hereditary optic atrophy) a suggestion as to its cause. Ophthalmoscope 14, 398 (1916) u. Trans. ophthalm. Soc. U. Kingd. **36**, 298 (1916). (b) A further case of Lebers disease, and two allied cases associated with changes in the sella turcica. Trans. ophthalm. Soc. U. Kingd. **37**, 251 (1917). — Fleischer, B.: Die Vererbung geschlechtsgebundener Krankheiten. Ber. 42. Verslg dtsch. ophthalm. Ges. Heidelberg **1920**, 4. — Fleischer, B. u. W. Josenhans: Ein Beitrag zur Vererbung der familiären Opticusatrophie. Arch. Rassenbiol. **13**, 129 (1921).

Gould, G. M.: Homochronous heredity optic nerve atrophy extending through six generations. Ann. Ophthalm. a. Otol. 2, 303. St. Louis 1893. Ref. Rev. gén. Ophtalm. **13**, 123 (1894). — Graefe, A. von: (a) Ein ungewöhnlicher Fall von hereditärer Amaurose. Graefes Arch. **4** II, 266 (1858). (b) Progressive Amaurose unter der Form zentraler Scotome mit gleichzeitiger Anomalie der Gesichtsfeldperipherie auftretend. Klin. Mbl. Augenheilk. **3**, 222 (1865). — Griscom, J. M.: Hereditary optic atrophy. Amer. J. Ophthalm. **4**, 347 (1921). Ref. Zbl. Ophthalm. **6**, 102 u. 458 (1922). — Groenouw, A.: Beziehungen der Allgemeinleiden und Organerkrankungen zu Veränderungen und Krankheiten des Sehorgans. Graefe-Saemischs Handbuch der gesamten Ophthalmologie. 3. Aufl., 1920. S. 729. — Gunn, R. M.: Family optic atrophy in mother and two children. Trans. ophthalm. Soc. U. Kingd. **27**, 221 (1907). — Guzmann, E.: Über hereditäre, familiäre Sehnervenatrophie. Wien. klin. Wschr. **1913**, 139. Ref. Nagels Jber. **1913**, 268.

Hancock, W. J.: Hereditary optic atrophy (Lebers disease). Ophthalm. Hosp. Rep. **17**, 167 (1908). Ref. Nagels Jber. **1908**, 730. — Hensen: Über Neuritis optici hereditaria. Klin. Mbl. Augenheilk. **59**, 33 (1917). — Higgens, C.: Three cases of symple atrophy of the optic nerve occurring in members of the same family. Lancet 1881 II, 869. — Higier: Zur Klinik der familiären Opticusaffektionen. Dtsch. Z. Nervenheilk. **10**, 489 (1897). Ref. Nagels Jber. **1897**, 517. — Hirsch, J.: Über familiäre hereditäre Sehnervenatrophie. Klin. Mbl. Augenheilk. **70**, 710 (1923). — Hormuth, Ph.: Beiträge zur Lehre von den hereditären Sehnervenleiden. Beitr. Augenheilk. **5**, H. 42, 63 (1900).

Isiguro: Gank. Rinsho Iho 1923. Zit. Kawakami.

Jakobsohn, E.: Kasuistische Beiträge zur angeborenen Sehnervenatrophie. Zbl. prakt. Augenheilk. **11**, 362 (1887). — Jensen, Ed.: Über die mit zentralem Skotom verlaufenden Augenerkrankungen (dän.). Diss. Kopenhagen 1890.

Kakutani: Chico Ganko Iho 1920. Zit. Kawakami. — Kawakami, R.: Beiträge zur Vererbung der familiären Sehnervenatrophie. Graefes Arch. **116**, 568 (1926). — Klopfer, G.: Neuritis optica infolge von Heredität und kongenitaler Anlage (Leber). Diss. Tübingen 1898. — Knapp, A.: Hereditary optic atrophy. Eight cases in three generations. Arch. of Ophthalm. **33**, 383 (1904). Ref. Arch. Augenheilk. **54**, 200 (1906). — Kowalewski: Familiäre Opticusatrophie. Berl. ophthalm. Ges., 15. März 1906. Ref. Zbl. prakt. Augenheilk. **30**, 114 (1906). — Kropp, L.: Zur Differentialdiagnose der Leberschen familiären Opticusatrophie. Z. Augenheilk. **62**, 57 (1927). — Kuwahara: Chico Ganko Iho 1918. Zit. Kawakami.

Lauber, H.: Familiäre retrobulbäre Neuritis. Wien. klin. Wschr. **1902**, 1264. Ref. Nagels Jber. **1902**, 637. — Leber, Th.: (a) Über das Vorkommen von Anomalien des Farbensinnes bei Krankheiten des Auges, nebst Bemerkungen über einige Formen von Amblyopie. Graefes Arch. **15** III, 26 (bzw. 83) (1869). (b) Über hereditäre und kongenital angelegte Sehnervenleiden. Graefes Arch. **17** II, 249 (1871). (c) Nagels Jber. **1871**, 324 (Anmerkung). — (d) Die Neuritis optica infolge von Heredität und kongenitaler Anlage. Graefe-Saemischs Handbuch der gesamten Augenheilk. 1. Aufl. Bd. 5, S. 824. 1877. — Linde, M.: Neuritische Atrophie des Sehnerven bei Mutter und Kind. Zbl. prakt. Augenheilk. **19**, 363 (1895). — Lint, A. van u. C. Kleefeld: Névrite optique familiale (2 frères, 1 soeur). Insuffisance thyreodienne. Annales d'Ocul. **152**, 110 (1914).

Magnus, H.: Die Jugendblindheit. Wiesbaden 1886. Ref. Nagels Jber. **1886**, 123. — Mauksch, H.: Ein Beitrag zur Kenntnis der familiär-hereditären Sehnervenatrophie. Ophthalm. Ges. Wien, 15. Dez. 1924. Ref. Z. Augenheilk. **55**, 196 (1925). — Meyer-Riemsloh,

B.: Über hereditäre Sehnervenatrophie (LEBERsche Krankheit). Klin. Mbl. Augenheilk. 74, 340 (1925). — MOOREN, A.: (a) Ophthalmologische Mitteilungen aus dem Jahre 1873. Berlin 1874. (b) Fünf Lustren ophthalmologischer Wirksamkeit. S. 244f. 1882. — MÜGGE, F.: (a) Hereditäre Neuritis optica. Med. Ges. Gießen. 1910. Ref. Dtsch. med. Wschr. 1910, 2365; Nagels Jber. 1910, 690. (b) Ein Beitrag zur LEBERschen familiären Opticusatrophie. Z. Augenheilkl. 25, 236 (1911).

NETTLESHIP, E.: (a) A case of family optic neuritis (LEBERS disease) in which perfect recovery of sight took place. Trans. ophthalm. Soc. U. Kingd. 23, 108 (1903). (b) On some hereditary diseases of the eye. (BOWMAN lecture.) Trans. ophthalm. Soc. U. Kingd. 29, LVII (1909). — NETTLESHIP, E. and HUDSON: On a case of blindness from optic neuritis without intracranial disease, in a pedigree bull. Several cases, probably of the same kind, in other members of the pedigree. References to other cases of amaurosis in domesticated animals. Roy. Lond. ophthalm. Hosp. Rep. 19, 12 (1913). Ref. Nagels Jber. 1913, 268. — NETTLESHIP, E. and A. H. THOMPSON: An extensive pedigree of LEBERS disease of the optic nerves. Roy. Soc. Med., sect. ophthalm., 1913, 8. Ref. Nagels Jber. 1913, 268. — NISIZAKI: Hereditäre familiäre Sehnervenatrophie (jap.). Nippon Gankakai. Zasshi, Juli 1910. Ref. Klin. Mbl. Augenheilk. 50 I, 261 (1912). — NORRIS, W. F.: (a) Hereditary atrophy of the optic nerves. Trans. amer. ophthalm. Soc. 3, 355 (1882). (b) Hereditary atrophy of the optic nerves. Trans. amer. ophthalm. Soc. 3, 662 (1884).

OGILVIE, F. M.: Optic atrophy in three brothers. Trans. ophthalm. Soc. U. Kingd. 16, 111 (1896).

POLLOCK, W. B. J.: Two cases of LEBERS disease (hereditary optic atrophy) with X-ray examination of the sella turcica. Trans. ophthalm. Soc. U. Kingd. 37, 247 (1917). — POSEY, C. W.: (a) Hereditary optic nerve atrophy. Ann. of Ophthalm. a. Otol. 7, 357 (1898). (b) Hereditary form of retrobulbar neuritis (LEBERS disease). Philad. Polyclin. ophthalm. Soc., 14. Jan. 1915. Ref. Ophthalm. Rec. 24, 269 (1915). — PUFAHL: Über hereditäre Amblyopie. Berl. klin. Wschr. 1876, 128. Ref. Nagels Jber. 1876, 405.

RAMPOLDI, R.: Amaurosi da atrofia ottica in 4 generazioni. Ann. Ottalm. 12, 269 (1883). — RAYMOND u. E. KÖNIG: Atrophie héréditaire de la papille. Acad. Méd., 2. März 1909. Rec. d'Ophtalm. 65 (1909). Ref. Nagels Jber. 1909, 758 u. Rev. gén. Ophtalm. 29, 318 (1910). — REEDER, J. E.: Hereditary optic atrophy. Amer. J. Ophthalm. 10, 429 (1927).

SCHLÜTER, F.: Über Neuritis optica. Inaug.-Diss. Berlin 1882. — SCHÖNENBERGER, F.: Beitrag zur Kenntnis der homochron hereditären Opticusatrophie. Arch. Jul.-Klaus-Stiftung Vererbungsforschg 2, 59 (1926). Ref. Zbl. Ophthalm. 17, 514 (1927). — SEDGWICK: A case of hereditary amaurosis. Brit. med. J. 1861. Med. Times a. Gaz. 1862, 309. — SEUTRE, J. DU: Une famille atteinte de la maladie de LEBER. Arch. d'Ophtalm. 37, 545 (1920). SNELL, S.: Hereditary or congenital optic atrophy and allied cases. Trans. ophthalm. Soc. U. Kingd. 17, 66 (1897). — STRZEMINSKI, M.: Trois cas de névrite optique rétrobulbaire héréditaire dans une même famille. Annales d'Ocul. 121, 99 (1899).

TAYLOR, J.: Changes in the sella turcica in family optic atrophy. Brit. J. Ophthalm. 3. 193 (1919). — TAYLOR, J. and G. HOLMES: Nervous symptoms associated with optic atrophy of the familial type. Trans. ophthalm. Soc. U. Kingd. 33, 116 (1913). — TAYLOR, J. a. G. M. HOLMES: Two families with several members in each, suffering from optic atrophy. Trans. ophthalm. Soc. U. Kingd. 33, 95 (1913). — THOMSEN, H.: Fall von hereditärer retrobulbärer Neuritis. Berl. Ges. Psychiatr., 12. März 1888. Ref. Münch. med. Wschr. 1888, 222 u. Zbl. prakt. Augenheilk. 12, 136 (1888).

USHER, C. H.: Two pedigrees of hereditary optic atrophy. Brit. J. Ophthalm. 11, 416 (1927).

VOGT, A.: Über geschlechtsgebundene Vererbung von Augenleiden. Schweiz. med. Wschr. 1922, 77.

WAARDENBURG, P. J.: (a) Untersuchungen über die Erblichkeit psychologischer und pathologischer Merkmale des Auges beim Menschen (holl.). Inaug.-Diss. Utrecht 1913. Ref. Nagels Jber. 1913, 267. (b) Beitrag zur Vererbung der familiären Sehnervenatrophie (LEBERsche Krankheit). Klin. Mbl. Augenheilk. 73, 619 (1924). — WESTHOFF, C. H. A.: Hereditäre retrobulbäre Neuritis optica. Zbl. prakt. Augenheilk. 19, 168 (1895). — WILBRAND u. SAENGER: Die hereditäre Neuritis optica. Neurologie des Auges. Bd. 5, S. 135 f. Wiesbaden 1913.

Yo-KANSYO: Ganka Rinsho Iho 1923. Zit. KAWAKAMI.

ZENTMAYER, W.: Hereditary optic nerve atrophy. Amer. ophthalm. Soc., 9.—10. Juli 1918. Ref. Amer. J. Ophthalm. 1, 791 (1918).

b) Mit cerebro-spinalen Affektionen.

BACH: Diskussion zum Vortrag MATTHES. Ärztl. Ver. Marburg, Sitzg 25. Nov. 1911. Ref. Münch. med. Wschr. 59, 225 (1912). — BATTEN, R. D.: The classification of macular diseases illustrated by ophthalmic drawings. Trans. ophthalm. Soc. U. Kingd. 43, 550

(1923). — BÄUMLIN, J.: Über familiäre Erkrankungen des Nervensystems. Dtsch. Z. Nervenheilk. 20, 265 (1901). — BEHR, C.: Die komplizierte hereditär-familiäre Opticusatrophie des Kindesalters. Klin. Mbl. Augenheilk. 47 II, 138 (1909). Dtsch. med. Wschr. 1909, 1051. — BIELSCHOWSKY, M.: Zur Histopathologie und Pathogenese der amaurotischen Idiotie mit besonderer Berücksichtigung der cerebellaren Veränderungen. J. f. Psychiatr. 26, 123 (1921). Ref. Zbl. Ophthalm. 5, 422 (1921). — BING, R.: (a) Die Abnützung des Rückenmarkes (FRIEDREICHsche Krankheit und Verwandtes). Dtsch. Z. Nervenheilk. 26, 163 (1904). (b) Eine kombinierte Form der heredofamiliären Nervenkrankheiten (spinocerebellare Heredoataxie mit Dystrophia musculorum). Dtsch. Arch. klin. Med. 83, 199 (1905). (c) Weitere heredofamiliäre Organopathien des Nervensystems. Mohr-Staehelins Handbuch der inneren Medizin. 2. Aufl., Bd. 5, II. Teil, S. 1214f. 1926. — BOSTROEM, A.: Über die PELIZAEUS-MERZBACHERsche Krankheit. Dtsch. Z. Nervenheilk. 100, 63 (1927). Ref. Zbl. Ophthalm. 19, 782 (1928). — BRODMANN: Fall familiärer amaurotischer Idiotie mit neuartigem anatomischem Befund. Jverslg dtsch. Ver. Psychiatr. Straßburg, 24. April 1914. Ref. Neur. Zbl. 33, 994 (1914). — BROWN, S.: Onhereditary ataxy with a series of twenty one cases. Brain 15, 250 (1892). Ref. Nagels Jber. 1892, 553.

CLASSEN: Vererbung von Krankheiten und Krankheitsanalgen durch mehrere Generationen. Arch. Rassenbiol. 13, 711 (1918). — COHN, P.: Zwei Fälle von FRIEDREICHscher Ataxie. Neur. Zbl. 17, 302 (1898).

DREYER-DUFER: Un cas de maladie de FRIEDREICH. Extr. du Bull. Soc. Dermat. 1896. Ref. Nagels Jber. 1896, 500.

FRENKEL, H. et M. DIDE: Rétinite pigmentaire avec atrophie papillaire et ataxie cérébelleuse familiale. Revue neur., 15. Juni 1913. Ref. Nagels Jber. 1913, 528. — FREUD, S.: Zur Kenntnis der cerebralen Diplegien des Kindesalters. Leipzig u. Wien 1903. Neur. Zbl. 1893, 512 u. 542. — FREY, K.: Zwei Stammbäume von hereditärer Ataxie. Dtsch. Z. Nervenheilk. 44, 351 (1912).

GLOBUS, J. H.: Ein Beitrag zur Histopathologie der amaurotischen Idiotie. (Mit besonderer Berücksichtigung der Beziehungen zu den hereditären Kleinhirnerkrankungen und zur MERZBACHER-PELIZAEUSschen Krankheit.) Z. Neur. 85, 424 (1923). Ref. Zbl. Ophthalm. 11, 301 (1924). — GOWERS: Handbuch der Nervenkrankheiten. Dtsch. Ausgabe von Dr. KARL GRUBE. Bd. 1, S. 468. Bonn 1892.

HANHART, E.: Beiträge zur Konstitutions- und Vererbungsforschung an Hand von Studien über hereditäre Ataxien (46 neue Fälle FRIEDREICHscher Krankheit). Schweiz. med. Wschr. 1923, 138. — HIGIER, H.: (a) Über die seltenen Formen der hereditären und familiären Hirn- und Rückenmarkskrankheiten. Dtsch. Z. Nervenheilk. 9, 1 (1896). (b) Zur Klinik der familiären Opticusaffektionen. Dtsch. Z. Nervenheilk. 21, 489 (1897). Ref. Nagels Jber. 1897, 517. (c) Familiäre paralytisch-amaurotische Idiotie und familiäre Kleinhirnataxie des Kindesalters. Dtsch. Z. Nervenheilk. 31, 231 (1906). Ref. Nagels Jber. 1906, 430. (d) Über progressive cerebrale Diplegie und verwandte Formen, speziell über die juvenile und infantile Varietät der TAY-SACHSschen Krankheit oder der familiären amaurotischen Idiotie. Dtsch. Z. Nervenheilk. 38, 388 (1910). Ref. Nagels Jber. 1910, 490. — HOFFMANN, M.: Beitrag zur Lehre von den hereditären und familiären Hirn- und Rückenmarkserkrankungen. Inaug.-Diss. Kiel 1916. — HUISMANS, L.: Ein Fall von TAY-SACHSscher familiärer amaurotischer Idiotie. Dtsch. med. Wschr. 1906, 1737. Ref. Nagels Jber. 1906, 430. — HUTCHINSON: A case of progressive cerebral degeneration, family type. Rep. Soc. Study Dis. Childr. 4, 112 (1905). Ref. Nagels Jber. 1905, 466.

JANSKÝ u. MYSLIVEČEK: Beitrag zur familiären amaurotischen Idiotie. Arch. f. Psychiatr. 59, 668 (1918). Ref. Nagels Jber. 1918, 256. — JENDRASSIK, E.: Über Paralysis spastica und über die vererbten Nervenkrankheiten im allgemeinen. Dtsch. Arch. klin. Med. 58, 139 (1897).

KÖNIG: Über das Verhalten der Hirnnerven bei den cerebralen Kinderlähmungen. Neur. Zbl. 14, 797 (1895). — KRETSCHMER: Drei Fälle von familiärer cerebraler Kinderlähmung. Dtsch. med. Wschr. 46, 1241 (1920). Ref. Zbl. Ophthalm. 4, 442 (1921).

LENNMALM, F.: Über hereditäre cerebellare Ataxien (schwed.). Nord. med. Ark., N. F. 8, Nr 29 (1897). Ref. Nagels Jber. 1897, 341 u. Neur. Zbl. 17, 560 (1898). — LLOYD, J. H. and H. S. NEWCOMER: A case of FRIEDREICHs ataxia. Arch. of Neur. 6, 157 (1921). Ref. Zbl. Ophthalm. 6, 361 (1922).

MALAISÉ: Über infantile Cerebralerkrankungen. Neur. Zbl. 27, 1018 (1908). — MENDEL: Zwei Geschwisterpaare mit FRIEDREICHscher Krankheit. Berl. Ges. Psychiatr. Ref. Berl. klin. Wschr. 1905, 1308. — MERZBACHER: (a) Eine eigenartige familiär-hereditäre Erkrankungsform. Z. Neur. 3, 1 (1910). (b) Über die PELIZAEUS-MERZBACHERsche Krankheit. Aus den wissenschaftlichen Sitzungen der dtsch. Forschungsanstalt für Psychiatrie in München. Ref. Zbl. Neur. 32, 202 (1923). — MERZBACHER, L.: Gesetzmäßigkeiten in der Vererbung und Verbreitung verschiedener hereditär-familiärer Erkrankungen. Arch. Rassenbiol. 6, 172 (1909).

NAVILLE, F.: (a) Etude anatomique du névraxe dans un cas d'idiotie familiale amaurotique de SACHS. Schweiz. Arch. Neur. **1**, 286 (1917). (b) L'idiotie amaurotique familiale de TAY-SACHS. Rev. générale et étude de ses cas juvéniles et atypiques. Schweiz. Arch. Neur. **1**, 314 (1917). — NEFF: A report of thirteen cases of ataxia in adults with hereditary history. J. of Insanity 1895. Zit. Nagels Jber. **1895**, 555. — NONNE: Ein weiterer Befund bei einem Fall von familiärer Kleinhirnataxie. Über die Berechtigung der Einteilung des Morbus FRIEDREICH in eine spinale und cerebrale Form. Arch. f. Psychiatr. **39**, 1225 (1905). Ref. Nagels Jber. **1905**, 473. — NONNE, M.: Über eine eigentümliche familiäre Erkrankungsform des Zentralnervensystems. Arch. f. Psychiatr. **12**, 283 (1890). Ref. Nagels Jber. **1890**, 483.

OKAYAMA: Über die juvenile Form der familiären amaurotischen Idiotie (jap.). Festschrift für Prof. KOMOTO. Ref. Klin. Mbl. Augenheilk. **65**, 761 (1920).

PELIZAEUS, F. R.: Über eine eigentümliche Form spastischer Lähmung mit Cerebralerscheinungen auf hereditärer Grundlage (multiple Sklerose). Arch. f. Psychiatr. **16**, 698 (1885). Ref. Nagels Jber. **1885**, 541.

RAYMOND: Maladie de FRIEDREICH et hérédo-ataxie cérébelleuse. Nouv. Iconogr. de la Salp. Ref. Neur. Zbl. **1906**, 417. — RHEIN, J. H. W.: Family spastic paralysis. J. nerv. Dis. **44** (1916). Ref. Neur. Zbl. **1917**, 194. — ROUFFINET, G.: Essai clinique sur les troubles oculaires dans la maladie de FRIEDREICH. Thèse de Paris 1891. Ref. Nagels Jber. **1891**, 500.

SAVINI-CASTANO, TH. u. E. SAVINI: Beitrag zur Ätiologie, Pathogenese und pathologischen Anatomie der TAY-SACHSschen familiären amaurotischen Idiotie. Z. Kinderheilk. **7**, 321 (1913). — SEIFFER: Über die FRIEDREICHsche Krankheit und ihre Trennung in eine spinale und cerebellare Form. Charité-Ann. **26**, 413 (1902). — SPIELMEYER: Der anatomische Befund bei einem 2. Fall von PELIZAEUS-MERZBACHERschen Krankheit. Zbl. Neur. **32**, 203 (1923).

TAKASHIMA, S.: Sechs Fälle der komplizierten hereditärfamiliären Opticusatrophie des Kindesalters (BEHR). Klin. Mbl. Augenheilk. **51 II**, 714 (1913). — TRIEBEL, H.: Die Familie K., eine Studie über die Vererbung der FRIEDREICHschen Krankheit (hereditären Ataxie). Dtsch. Z. Nervenheilk. **75**, 111 (1922). Ref. Zbl. Ophthalm. **10**, 160 (1923).

WOLPERT: Klinischer Beitrag zur progressiven familiären cerebralen Diplegie. Z. Neur. **34**, 343 (1916). — WOODRUFF, T. A.: Well marked changes in the fundi of a whole family. Chic. Ophthalm. a. Otol. Soc., 8. Mai 1900. Ref. Ophthalm. Rec. **9**, 315 (1900). — WORSTER-DROUGHT, C.: Case of FRIEDREICHS ataxia with double optic atrophy. Proc. roy. Soc. Med. **17**, Nr 6, sect neur., 29. Ref. Zbl. Ophthalm. **14**, 207 (1925).

c) Weitere Anomalien des Opticus.

BARTELS, M.: Bild einer Stauungspapille als angeborene familiäre Veränderung. Dtsch. med. Wschr. **1908**, 1254. Ref. Nagels Jber. **1908**, 417.

CALHOUN, F. PH.: Pseudo-optic neuritis. Ophthalm. Rec. **23**, 226 (1914).

HEINE, L.: Über angeborene familiäre Stauungspapille. Graefes Arch. **102**, 339 (1920).

MC. MULLEN, W. H.: Fundus changes in three brothers, characterized by abnormal formation of connective tissue. Proc. roy. Soc. Med. **14**, sect. ophthalm., 67 (1921). Ref. Zbl. Ophthalm. **6**, 400 (1922).

NEWMAN. W.: Congenital blindness in two sisters. Absence of optic disc and retinal vessels. Ophthalm. Hosp. Rep. **4**, 202 (1864).

SCHNEIDEMAN, TH. B.: Pseudo optic neuritis. Ophthalm. Rec. **17**, 572 (1908).

UHTHOFF: Pseudoneuritis. Dtsch. Z. Nervenheilk. **50** (1913).

WOOD, C. G. R.: On Pseudoneuritis. Ophthalmoscope **11**, 530 (1913).

IV. Alterserscheinungen.

VELHAGEN: Über die primäre bandförmige Hornhauttrübung. Klin. Mbl. Augenheilk. **42 I**, 428 (1904). — VOEGELI, A.: Über Altersveränderungen des vorderen Bulbusabschnittes bei Geschwistern. Inaug.-Diss. Zürich **1923**. — VOGT, A.: Das Altern des Auges. Schweiz. med. Wschr. **1929**, 301. Ref. Zbl. Ophthalm. **22**, 59 (1929).

V. Anomalien des Schädels.

APERT: De l'acrocéphalosyndactylie. Soc. méd. Hôp. Paris **1906**, 1310.

BAHRDT, H.: Turmschädel und andere Mißbildungen beim Säugling. Ges. Natur- u. Heilk. Dresden, 1. Nov. 1919. Ref. Münch. med. Wschr. **67**, 464 (1920).

CAMERON: Case of oxycephaly with symmetrical polysyndactylie. Proc. roy. Soc. Med. **12**, 8 (1919). — CHENNEVIÈRE: Manifestations oculaires dans la dysostose cranio-faciale. Soc. Ophtalm. Paris, 20. Mai 1929. Ref. Annales d'Ocul. **166**, 409 (1929). — CROUZON:

Dysostose cranio-faciale héréditaire. Soc. méd. Hôp. Paris, 10. März 1912. Ref. Presse méd. **1912**, No 73.

Davis: Acrocephalosyndactylism. Amer. J. Dis. Childr. **1915**.

Enslin: Die Augenveränderungen beim Turmschädel, besonders die Sehnervenerkrankung. Graefes Arch. **58**, 151 (1904).

Groenouw, A.: Beziehungen der Allgemeinleiden und Organerkrankungen zu Veränderungen und Krankheiten des Sehorgans. Graefe-Saemischs Handbuch der gesamten Augenheilk. 3. Aufl. S. 447. Berlin 1920.

Harman, N. B.: A minimal form of fissura facialis. Trans. ophthalm. Soc. U. Kingd. **23**, 256 (1903).

Larsen, H.: Die Schädeldeformität mit Augensymptomen. Klin. Mbl. Augenheilk. **51** II, 145 (1913).

Michel, J.: Beitrag zur Kenntnis der Entstehung der sog. Stauungspapille und der pathologischen Veränderungen in dem Raume zwischen äußerer und innerer Opticusscheide. Arch. Heilk. **1873**, 39. Ref. Nagels Jber. **1873**, 358. — Monthus, C. et Chennevière: (a) Les manifestations oculaires dans la dysostose craniofaciale (maladie de Crouzon). Bull. Soc. ophtalm. Paris **1929**, 178. Ref. Zbl. Ophthalm. **21**, 827 (1929). (b) Manifestations oculo-orbitaires dans la maladie de Crouzon. Bull. Soc. ophtalm. Paris **1929**, 258. Ref. Zbl. Ophthalm. **22**, 335 (1929).

Nègre: Oxycéphalie familiale. Bull. Soc. ophtalm. Paris **1927**, 601. Ref. Zbl. Ophthalm. **20**, 76 (1929).

Patry, A.: Contribution à l'étude des lésions oculaires dans les malformations crâniennes spécialement dans l'oxycéphalie. Paris 1905. — Peiper, A.: Über den Turmschädel. Mschr. Kinderheilk. **25**, 509 (1924). — Peters, A.: Über Gesichts- und Schädelasymmetrien und ihr Verhältnis zum Caput obstipum. Münch. med. Wschr. **55**, 1781 (1908).

Rieping: Zur Pathogenese des Turmschädels. Dtsch. Z. Chir. **148**, 1 (1919).

Savelli, G. B.: Contributo allo studio del cranio a torre (ossicefalia). Riv. Clin. pediatr. **19**, 321 (1921). Ref. Zbl. Ophthalm. **7**, 291 (1922).

Uhthoff, W.: Augensymptome bei Turmschädel. Graefe-Saemischs Handbuch der gesamten Augenheilkunde. Bd. 11, Abt. 2 B, S. 1430. 2. Aufl., 1915.

VI. Erbliche Allgemeinleiden.

Bernstein, F.: Zusammenfassende Betrachtungen über die erblichen Blutstrukturen des Menschen. Z. Abstammgslehre **37**, 236 (1925). — Bielschowsky, M.: Die Wilsonsche Krankheit. Jkurse ärztl. Fortbildg **1923**, H. 5, 1. München: J. Lehmann. — Bolten: Ein Fall familiären angioneurotischen Ödems, kompliziert mit Tetanie. Dtsch. Z. Nervenheilk. **63**, 360 (1919). — Bulloch: Angioneurotic oedema. Treasury of human inheritance. Vol. 3, p. 38. 1909.

Cassirer: Die vasomotorisch-trophischen Neurosen. Berlin 1912.

Dungern, von u. Hirschfeld: Z. Immun.forschg **1909**, 10 u. 11.

Engelking, E.: Über familiäre Polycythämie und die dabei beobachteten Augenveränderungen. Klin. Mbl. Augenheilk. **64**, 645 (1920). — Epstein, W.: Die Natur und Behandlung der Gicht. Wiesbaden 1906.

Fetschner: Zur Vererbung des Heuschnupfens. Arch. Rassenbiol. **19**, 187 (1927).

Gaisböck, F.: Die Polycythämie. Erg. inn. Med. **21**, 204 (1922). Ref. Zbl. Ophthalm. **8**, 314 (1923). — Gänsslen: (a) Familiäre Häufung verschiedener Allergien. Med. Klin. **1921**. (b) Die Eosinophilie bei der Migräne. Med. Klin. **1921**, 1232. — Gänsslen u. Fritz: Über Diabetes insipidus. Klin. Wschr. **3**, 22 (1924).

Haberfeld u. Spieler: Zur diffusen Hirn- und Rückenmarkssklerose im Kindesalter. Dtsch. Z. Nervenheilk. **40** (1910). — Hansen, K. M. u. G. von Ubisch: Der Erbgang der Dystrophia musculorum progressiva. Dtsch. Z. Nervenheilk. **99** (1927). Ref. Arch. Rassenbiol. **20**, 94 (1928). — Hart, H. H.: Myasthenia gravis with ophthalmoplegia and constitutional anomalies in sisters. Arch. of Neur. **18**, 439 (1927). Ref. Zbl. Ophthalm. **19**, 734 (1928).

Hinshelwood: Vier Fälle von angeborener Wortblindheit in derselben Familie. Brit. med. J. **1907**, Nr 10.

Illing, E.: Über kongenitale Wortblindheit (angeborene Schreib- und Leseschwäche). Mschr. Psychiatr. **71**, 297 (1929). Ref. Zbl. Augenheilk. **22**, 159 (1929).

Kapziovskaja, R.: Ein Fall von Ptosis myastenica (russ.). Russk. oftalm. Ž. **7**, 89 (1928). Ref. Zbl. Ophthalm. **19**, 734 (1928). — Kehrer, F. A.: Beitrag zur Lehre von den hereditären Muskelatrophien. Diss. Freiburg i. B. 1908. — Krabbe: A new infantil form of diffuse sclerosis of the brain. Brain **39** (1916).

Landsteiner: Über Agglutinationserscheinungen des normalen menschlichen Blutes. Wien. klin. Wschr. **1901**. — Lenz, F.: Über dominant-geschlechtsbegrenzte Vererbung und die Erblichkeit der Basedowdiathese. Arch. Rassenbiol. **13**, 1 (1921). — Lenoble, E. et E. Aubineau: Rev. Méd. **27**, 471 (1906). — Liebendörfer, Th.: Über Erblichkeitsverhältnisse bei Fettsucht. Arch. Rassenbiol. **15**, 18 (1923/24).

Marinesco, G. et S. Vasile: Etude sur l'audition colorée. Rev. d'Otol. **7**, 500 (1929). — Moeves, C.: Über Polycythaemia rubra. Dtsch. Arch. klin. Med. **111**, 281 (1913).

Nissen, K.: Beiträge zur Kenntnis der Thomsenschen Krankheit (Myotonia congenita) mit besonderer Berücksichtigung des hereditären Momentes und seinen Beziehungen zu den Mendelschen Vererbungsregeln. Z. klin. Med. **97**, 58 (1923).

Ottenberg, R.: Medicolegal application of human bloodgrouping. J. amer. med. Assoc. **77**, 9 (1921).

Pfaundler, M. von: Über Wesen und Bedeutung der Diathesen im Kindesalter. Wiesbaden 1911. — Philipps, J. and W. Barrows: Heredity of angioneurotic oedema. Genetics **7** (1922). — Plate: Vier Fälle von kongenitaler Wortblindheit in einer Familie. Münch. med. Wschr. **1909**, 1793.

Quincke: Über akutes umschriebenes Ödem und verwandte Zustände. Med. Klin. **1921**, 675.

Rosett, J.: A study of Thomsens disease, based on eight cases, in a family exhibiting remarkable inheritance features in three generations. Brain **45**, 1 (1922). — Rötth, A. von: Über die Vererbung der Linsenektopie. Arch. Augenheilk. **95**, 78 (1924). — Rumpel, A.: Über das Wesen und die Bedeutung der Leberveränderungen und die Pigmentierung bei den damit verbundenen Fällen von Pseudosklerose, zugleich ein Beitrag zur Lehre von der Pseudosklerose (Westphal-Strümpel). Dtsch. Z. Nervenheilk. **49**, 54 (1913).

Schilder: Die Encephalitis periaxialis diffusa. Arch. f. Psychiatr. **71** (1924). — Schneider, H.: Zur Ätiologie der Hemicrania ophthalmica. Münch. med. Wschr. **56**. 1368 (1909). — Scholz, W.: Klinische, pathologisch-anatomische und erbbiologische Untersuchungen bei familiärer diffuser Hirnsklerose im Kindesalter. Z. Neur. **99**, 651 (1925). — Steiner, G.: Über den gegenwärtigen Stand der Erforschung der multiplen Sklerose. Erg. inn. Med. **21**, 251 (1912). — Strebel, J. u. O. Steiger: Korrelation der Vererbung von Augenleiden (Ectopia lentium cong., Ectopia pupillae, Myopia) und sog. nicht angeborenen Herzfehlern. Arch. Augenheilk. **78**, 208 (1915).

Tancré: Dtsch. Arch. klin. Med. **123** (1917). — Thomsen, J.: Tonische Krämpfe in willkürlich beweglichen Muskeln infolge ererbter psychischer Disposition (Ataxia muscular.). Arch. f. Psychiatr. **6** (1876).

Unger: Zit. Baur-Fischer-Lenz: Menschliche Erblichkeitslehre. S. 298. 1927.

Vogt, A.: (a) Klinisches und Anatomisches über den Pseudosklerosering der Hornhaut. Schweiz. ophthalm. Ges., 19. Juni 1926. Ref. Klin. Mbl. Augenheilk. **77**, 709 (1926). (b) Untersuchungen über das Substrat des Descemetipigmentringes bei Pseudosklerose. Klin. Mbl. Augenheilk. **82**, 433 (1929). (c) Nachtrag zu meiner Mitteilung: Untersuchung über das Substrat des Descemetipigmentringes bei Pseudosklerose. Klin. Mbl. Augenheilk. **82**, 672 (1929). (d) Kupfer und Silber aufgespeichert in Auge, Leber, Milz und Nieren als Symptom der Pseudosklerose. Klin. Mbl. Augenheilk. **83**, 417 (1929).

Weinland: Dtsch. Z. Nervenheilk. **44**, 54 (1912). — Weitz: Über die Vererbung bei Muskeldystrophie. Dtsch. Z. Nervenheilk. **1921**. — Weitz, W.: (a) Zur Ätiologie der genuinen oder vasculären Hypertension. Z. klin. Med. **96** (1923). (b) Die Bedeutung der Erblichkeit für die Ätiologie. Erg. inn. Med. **5**, 468 (1925). — Wilson: Progressive lenticular degeneration. Brain **34**, 295 (1912).

Namenverzeichnis.

(Die schrägen Zahlen verweisen auf die Literaturverzeichnisse.)

Sachverzeichnis.

Kurzes Handbuch der Ophthalmologie.

Herausgegeben von

F. Schieck-Würzburg und A. Brückner-Basel.

Inhaltsübersicht über das Gesamtwerk.

Erster Band.

(Erschienen: Februar 1930.)

Mit 422 zum Teil farbigen Abbildungen.

RM. 134.—, gebunden RM. 138.60.

Zweiter Band.

Dritter Band.

Vierter Band.

Verlag von Julius Springer/Berlin

Kurzes Handbuch der Ophthalmologie.

Herausgegeben von

F. Schieck-Würzburg und **A. Brückner-Basel.**

Fünfter Band.

(Erschienen: Februar 1930.)

Mit 466 meist farbigen Abbildungen. XIV, 774 Seiten.

RM. 134.—, gebunden RM. 138.60.

Die Erkrankungen der Uvea (Gefäßhaut).
Von Professor Dr. W. Gilbert-Hamburg.

Die Linse und ihre Erkrankungen.
Von Professor Dr. A. Jeß-Gießen.

Der Glaskörper und seine Erkrankungen.
Von Professor Dr. A. Jeß-Gießen.

Die Erkrankungen der Netzhaut.
Von Geheimrat Professor Dr. F. Schieck-Würzburg.

Die Erkrankungen der Papille und des Opticus bis zum Chiasma.
Von Privatdozent Dr. H. Rönne-Kopenhagen.

Sechster Band.

Pathologische Anatomie der Hirnbasis.
Von Professor Dr. Fr. Wohlwill-Hamburg.

Physiologie und Pathologie der Pupille.
Von Professor Dr. R. Bing-Basel und Dr. A. Franceschetti-Basel.

Sehbahn.
Von Professor Dr. C. Behr-Hamburg.

Höhere Zentren.
Von Professor Dr. C. Behr-Hamburg.

Gehirn.
Von Professor Dr. F. Quensel-Leipzig.

Nervenkrankheiten.
Von Professor Dr. F. Best-Dresden.

Entzündliche Nervenkrankheiten.
Von Professor Dr. H. Erggelet-Jena.

Neurosen.
Von Professor Dr. L. W. Weber †-Chemnitz und Stadtobermedizinalrat Professor Dr. W. Runge-Chemnitz.

Siebenter Band.

Stoffwechselkrankheiten. Nephritis.
Von Professor Dr. L. Lichtwitz-Altona.

Erkrankungen der Gefäße.
Von Professor Dr. R. Kümmell-Hamburg.

Tuberkulose und Syphilis.
Von Professor Dr. J. Igersheimer-Frankfurt a. M.

Infektionskrankheiten.
Von Professor Dr. M. Zade-Heidelberg.

Vergiftungen.
Von Professor Dr. C. H. Sattler-Königsberg i. Pr.

Die auf das Auge übergreifenden Hautkrankheiten.
Von Professor Dr. C. Grouven-Halle a. S.

Basedowsche Krankheit.
Von Professor Dr. H. Zondek-Berlin.

Immunität.
Von Medizinalrat Professor Dr. H. Dold-Kiel und Geheimrat Professor Dr. F. Schieck-Würzburg.

Tropenkrankheiten.
Von Dr. C. Bakker-Batavia (Java).

Verlag von Julius Springer/Berlin